KURSBUCH GESUNDHEIT

Verena Corazza · Renate Daimler
Andrea Ernst · Krista Federspiel · Vera Herbst · Kurt Langbein
Hans-Peter Martin · Hans Weiss

KURSBUCH GESUNDHEIT

BESCHWERDEN UND SYMPTOME
KRANKHEITEN
UNTERSUCHUNG UND BEHANDLUNG
SELBSTHILFE

Mit 300 farbigen
und schwarz-weißen Illustrationen
von Eitel Schwarzer

KIEPENHEUER & WITSCH

Aktualisierte Neuausgabe

Illustrationen Eitel Schwarzer, Köln
Umschlag Rudolf Linn, Köln
unter Verwendung einer Illustration von Eitel Schwarzer
Gesamtherstellung Mohndruck, Gütersloh
ISBN 3 462 02064 1

Dr. Michael Adam
Gynäkologe, Wien

Dr. Rieke Alten
Rheumatologin, Schloßpark-Klinik, Berlin

Dr. Klaus Baum
Physiologisches Institut der Sporthochschule Köln

Univ. Prof. Dr. Heinz Carl Bettelheim
Augenarzt, Universitätsklinik Wien

DDr. Wolfgang Bigenzahn
Hals-Nasen-Ohrenarzt, Universitätsklinik Wien

Dr. Hans Peter Bilek
Onkopsychotherapeut, Wien

Univ. Doz. Dr. Christian Dittrich
Internist, Universitätsklinik Wien

Dr. Ulrike Fennesz
Gynäkologin, Wien

Dr. Bernhard Frischhut
Orthopäde, Universitätsklinik Innsbruck

Dr. Gerd Glaeske
Pharmazeut
Pharmakologischer Beratungsdienst
der AOK Mettmann

Dr. Karl-Johann Hartig
Chemiker, Wien

Helmut Hirsch
Physiker, Gruppe Ökologie, Hannover

Dr. Judith Hutterer
Fachärztin für Haut- und Geschlechtskrankheiten, Wien

Dr. Jochen Jordan
Psychosomatiker, Universitätsklinik Frankfurt/M.

Univ. Doz. Dr. Gert Judmaier
Gastro-Enterologe, Universitätsklinik Innsbruck

Dr. Wolfgang Kirchhoff
Zahnarzt, Marburg

Frank Kuebarth
Chemiker, Köln

Dr. Ingeborg Lackinger
Frauenärztin, Universitätsklinik Düsseldorf

Univ. Prof. Dr. Claus Leitzmann
Ernährungswissenschaftler, Universitätsklinik Gießen

Univ. Prof. Dr. D. Heinz Ludwig
Internist, Universitätsklinik Wien

Klaus Malek
Rechtsanwalt, Freiburg i. Br.

Dr. Thomas Meisl
Nephrologe, Wilhelminenspital Wien

Dr. Ingrid Mühlhauser
Diabetologin, Universitätsklinik Düsseldorf

Univ. Prof. Dr. J. R. Möse
Hygieniker, Universität Graz

Dr. Christine Remien
Ärztin, München

Univ. Prof. Dr. Jörg Remien
Pharmakologe, Universitätsklinik München

Dr. Georg Röggla
Internist, Universitätsklinik Wien

Dr. Wolfgang Scheibelhofer
Internist und Kardiologe, Wien

Marietta Schirpf
Masseurin und Lebensberaterin

Dr. Paul Schramek
Urologe, Allgemeine Poliklinik Wien

Dr. Ilse Sokal
Psychotherapeutin, Wien

Dr. Susanna Stadler
Praktische Ärztin, Wien

Dr. Kirsten Stollhoff
Kinderärztin, Hamburg

Dr. Ines Stuckly
Fachärztin für Physikotherapie, Wien

Univ. Prof. Dr. Reinhard Ziegler
Endokrinologe, Universitätsklinik Heidelberg

Mitarbeit

Katja Austerlitz, Wien

Erica Fischer
Journalistin und Autorin, Köln

Martin Margulies, Wien

Lektorat

Erika Stegmann, Köln

SPÜREN

Sie haben Beschwerden - Ihnen tut der Bauch weh, Sie haben Bauchschmerzen.

Sie finden im blauen Abschnitt »Beschwerden und Symptome« die Überschrift »Bauchschmerzen«. Der blaue Abschnitt beschreibt in alphabetischer Reihenfolge die am häufigsten vorkommenden Beschwerden.
In der linken Spalte finden Sie eine Beschreibung der bei Ihnen auftretenden Beschwerden. Wenn sie mit anderen Symptomen oder Ereignissen kombiniert auftreten, so ist es dort vermerkt.
In der mittleren Spalte erfahren Sie, auf welche Erkrankung Ihre Beschwerden hindeuten können.

In der rechten Spalte erfahren Sie, was Sie tun sollen: Ob und wie Sie sich eventuell selbst helfen können; ob Sie zum Arzt gehen müssen und wie rasch. Zusätzlich erfahren Sie, an welchen Stellen des Buches Sie sich intensiver informieren können.

WISSEN

Sie hören oder lesen einen Befund - etwa den, daß Sie eine »Gastritis« haben.

Sie finden im Inhaltsverzeichnis ab Seite 8, auf welcher Seite des roten Abschnittes »Krankheiten« Gastritis beschrieben ist. Sie können auch unter dem Stichwort »Gastritis« im alphabetisch geordneten Stichwortverzeichnis ab Seite 950 nachschauen.
Im Krankheitskapitel erfahren Sie, welches die Ursachen der Erkrankung sein können, wie häufig sie ist und wie sie vielleicht vermeidbar wäre.
Hier können Sie nachlesen, was Sie selbst tun können, um Beschwerden zu lindern, und ab wann Sie zum Arzt gehen sollen.

Ihnen werden die Vor- und Nachteile der wesentlichen Behandlungsmethoden vorgestellt, die man üblicherweise bei dieser Krankheit anwendet.

FRAGEN

Ihr Hausarzt schickt Sie »zur Gastroskopie«, um feststellen zu lassen, ob Ihre Magenbeschwerden einen sichtbaren organischen Grund haben.
Sie finden im Inhaltsverzeichnis ab Seite 8, auf welcher Seite des gelben Abschnittes »Untersuchung und Behandlung« die Gastroskopie beschrieben ist. Sie können auch unter »Gastroskopie« im alphabetisch geordneten Stichwortverzeichnis ab Seite 950 nachschauen.
Im Untersuchungs- und Behandlungskapitel können Sie nachlesen, bei welchen Krankheiten eine Gastroskopie sinnvoll ist und welches Risiko sich mit der Untersuchung verbindet. Dieser Abschnitt informiert Sie zugleich über Ihre Rechte beim Arzt und im Krankenhaus. Sie finden Wissenswertes über häufig angewandte Behandlungsmethoden wie zum Beispiel Psychotherapie, Homöopathie, Akupunktur und Physikotherapie.

SUCHEN

Sie wollen gesünder leben - vielleicht abnehmen, mit dem Rauchen aufhören oder Schadstoffe aus Ihrer Wohnung verbannen.
Sie finden im Inhaltsverzeichnis ab Seite 8, auf welcher Seite des grünen Abschnittes »Selbsthilfe« etwas über Ernährung, Rauchen oder Schadstoffe steht. Sie können auch unter Stichworten wie zum Beispiel »Gewicht«, »Nikotin« oder »Formaldehyd« im alphabetisch geordneten Stichwortverzeichnis ab Seite 950 nachschauen.

Im Kapitel »Selbsthilfe« bekommen Sie Informationen über die Gefahren, die manche Verhaltensweisen für die Gesundheit mit sich bringen. Sie finden Hinweise auf Möglichkeiten, Ihr Leben so zu gestalten, daß Sie diese Gefahren vermeiden.

BESCHWERDEN UND SYMPTOME

Beschwerden und Symptome

In der linken Spalte werden die Beschwerden aufgezählt, für die sämtliche danebenstehenden Aussagen gelten. Soweit Aufzählungen nicht ausdrücklich mit »eventuell« oder ähnlichen Einschränkungen versehen sind, haben die nebenstehenden Aussagen und Empfehlungen nur Gültigkeit, wenn alle angeführten Symptome gleichzeitig auftreten.

Mögliche Ursachen

Die mittlere Spalte benennt die Belastungsfaktoren und Erkrankungen, die zu solchen Beschwerden führen können. Wenn nicht anders angeführt, bedeuten Aufzählungen in diesem Absatz, daß nur eine der angeführten Ursachen angenommen werden kann.

Was man tun soll

In der rechten Spalte sind die Empfehlungen zur Selbsthilfe angeführt.
Wenn keine Empfehlung besonders hervorgehoben ist, sondern ausschließlich in ein Kapitel der Abschnitte 2 bis 4 verwiesen wird, bedeutet das, daß keine professionelle Hilfe vonnöten ist. Sie finden dann in den entsprechenden Kapiteln Informationen zur Selbsthilfe.
Die Empfehlungen »*Arztbesuch sinnvoll*«, »*Arztbesuch notwendig*«, »*Arztbesuch dringend notwendig*« und »*Sofort Rettungsdienst rufen*« bedeuten in der jeweiligen Abstufung, daß ein Mediziner mit Ihrem Problem konfrontiert werden sollte.

KRANKHEITEN

In diesem Abschnitt werden sämtliche Krankheiten nach dem gleichen Grundprinzip abgehandelt:

Beschwerden

Die für die jeweilige Erkrankung *typischen* Symptome werden angeführt.

Ursachen

Hier werden die *wichtigsten* und *häufigsten* Ursachen benannt.

Erkrankungsrisiko

In diesem Absatz werden - wenn möglich - Angaben zur Häufigkeit der Krankheit gemacht. Darüber hinaus werden Lebensumstände, Verhaltensweisen oder zum Beispiel andere Erkrankungen angeführt, bei denen das Risiko einer Erkrankung überdurchschnittlich hoch ist.

Vorbeugung

Hier ist angegeben, welche Maßnahmen jeder selbst ergreifen kann, um das Risiko zu verringern, an der betreffenden Krankheit zu erkranken.

Mögliche Folgen und Komplikationen

Unter dieser Rubrik ist beschrieben, welche weiteren Probleme durch die beschriebene Erkrankung auftreten können - vor allem dann, wenn eine Behandlung nicht oder nicht rechtzeitig erfolgt.

Wann zum Arzt

Diese Rubrik enthält die »Alarmzeichen«, bei denen in jedem Fall ein Mediziner eingreifen sollte.

Selbsthilfe

Hier sind die für die jeweilige Erkrankung sinnvollen Selbsthilfe-Maßnahmen angeführt.

Behandlung

Sie lesen hier eine kurze, kritisch-bewertende Übersicht über die üblichen Therapien.
Nach Möglichkeit werden nähere Bedingungen benannt, unter denen die Maßnahmen sinnvoll oder abzulehnen sind. Bewertungen und Empfehlungen erfolgen nach dem Grundsatz der Abwägung des zu erwartenden Nutzens und der möglichen Risiken.

UNTERSUCHUNG UND BEHANDLUNG

Hier werden besonders häufige Untersuchungs- und Behandlungsmethoden beschrieben.

Bewertungen und Empfehlungen erfolgen nach dem Grundsatz der Abwägung des zu erwartenden Nutzens und der möglichen Risiken der jeweiligen Maßnahme nach Ansicht der Fachberater und laut Angaben der Fachliteratur.

SELBSTHILFE

Wichtigstes Kriterium für die Auswahl der hier angeführten Selbsthilfe-Maßnahmen ist deren Tauglichkeit zur Krankheitsvorbeugung und -behandlung für möglichst große Bevölkerungsgruppen.

Bewertungen und Empfehlungen erfolgen nach dem Grundsatz der Abwägung des zu erwartenden Nutzens und der möglichen Risiken der jeweiligen Maßnahme nach Ansicht der Fachberater und laut Angaben der Fachliteratur.

INHALT

BESCHWERDEN UND SYMPTOME

KRANKHEITEN

UNTERSUCHUNG UND BEHANDLUNG

SELBSTHILFE

ABGESCHLAGENHEIT UND MÜDIGKEIT

Wenn Sie sich oft erschöpft fühlen, keinen Antrieb haben und leicht müde werden, dann muß nicht gleich eine Krankheit die Ursache dafür sein. Vielleicht sind es einfach Bewegungsmangel, falsche Ernährung, Übergewicht oder Wetterfühligkeit, die Ihre Lebenslust dämpfen. Wenn Sie aber immer wieder »*schlapp machen*«, dann können Sie sich auch überlegen, wer oder was in Ihrem Leben so ermüdend wirkt.

BESCHWERDEN UND SYMPTOME	MÖGLICHE URSACHEN	WAS MAN TUN SOLL
Abgeschlagenheit und/oder Müdigkeit nach Überarbeitung oder Schlafmangel	Normale Reaktion des Körpers	Schlafen Sie sich aus. Gönnen Sie sich Entspannung. → Befindlichkeitsstörungen, Seite 215 → Entspannung, Seite 813
Abgeschlagenheit und/oder Müdigkeit, wenn Sie sich – wenig bewegen und/oder – zu fett oder einseitig essen und/oder – Übergewicht haben	Bewegungsmangel, Falsche Ernährung, Belastung durch Übergewicht	Versuchen Sie, mehr Bewegung in Ihr Leben zu bringen. Ändern Sie Ihre Ernährungsgewohnheiten. Bemühen Sie sich, Ihr Übergewicht in den Griff zu bekommen. → Bewegung und Sport, Seite 900 → Gesunde Ernährung, Seite 854 → Gewicht, Seite 858
Abgeschlagenheit und/oder Müdigkeit bei Wetterumschwüngen oder Föhn und – eventuell Reizbarkeit und – eventuell Kopfschmerzen	Wetterfühligkeit	Nehmen Sie Rücksicht auf Ihre Bedürfnisse, und treten Sie kürzer. Streichen Sie alle Termine, die nicht unbedingt notwendig sind. → Befindlichkeitsstörungen, Seite 215 → Entspannung, Seite 813
Abgeschlagenheit und/oder Müdigkeit, wenn Sie eine Abmagerungskur machen	Begleiterscheinung der Diät	Viele Abmagerungskuren sind einseitig und daher ungesund. Informieren Sie sich. → Gewicht, Seite 858
Abgeschlagenheit und/oder Müdigkeit, wenn Sie – viel Alkohol trinken und/oder – viel rauchen und/oder – andere Drogen konsumieren	Begleiterscheinung des Mißbrauchs	Reduzieren Sie Ihren Alkoholkonsum. Hören Sie auf zu rauchen. Nehmen Sie keine anderen Drogen ein. Wenn es Ihnen nicht gelingt, ohne Hilfe von Ihren »Lastern« loszukommen, ***Arztbesuch notwendig*** → Genußmittel und Drogen, Seite 887 → Abhängigkeiten, Seite 247

BESCHWERDEN UND SYMPTOME	MÖGLICHE URSACHEN	WAS MAN TUN SOLL
Abgeschlagenheit und/oder Müdigkeit, die immer dann auftritt, wenn Sie sich mit einer bestimmten Person oder in einer bestimmten Situation befinden, und – eventuell Unlustgefühle und – eventuell Antriebslosigkeit	Abwehrreaktion des Körpers gegen seelisches Unbehagen, Überforderung durch Ansprüche von anderen Menschen	Beobachten Sie, wann Ihre Müdigkeit auftritt. Achten Sie auf das, was Sie selbst wollen. Wenn Sie mit Ihren Problemen nicht alleine fertig werden, ***Arztbesuch notwendig*** ➔ Befindlichkeitsstörungen, Seite 215 ➔ Kranke Seele, Seite 234
Abgeschlagenheit und/oder Benommenheit und/oder Müdigkeit nach dem Gebrauch von Medikamenten	Nebenwirkung einer großen Zahl von Medikamenten, vor allem von Mitteln, die Antihistaminika, Barbiturate oder Benzodiazepine enthalten. Dazu gehören – die meisten Schlaf- und Beruhigungsmittel – viele Grippemittel – viele Hustenmittel – viele Schnupfenmittel – die meisten Mittel gegen Allergien – einige Mittel gegen Migräne	Wenn Sie das Mittel rezeptfrei in der Apotheke gekauft haben und Müdigkeit im Beipacktext nicht als harmlose, vorübergehende Begleiterscheinung beschrieben ist, hören Sie auf, es einzunehmen. Wenn das Mittel vom Arzt verordnet wurde und er Sie nicht auf die mögliche Nebenwirkung aufmerksam gemacht hat, ***Arztbesuch notwendig*** ➔ Umgang mit Medikamenten, Seite 754
Mattigkeit nach der Einnahme von Medikamenten und – eventuell Schwindel – eventuell Kopfschmerzen	Anzeichen von Blutdruckabfall als Nebenwirkung einer großen Zahl von Medikamenten, vor allem von – vielen Schlaf- und Beruhigungsmitteln – vielen Mitteln gegen Bluthochdruck – vielen Husten- und Schnupfenmitteln – einigen Mitteln gegen Reisekrankheiten und Übelkeit	Wenn Sie das Mittel rezeptfrei in der Apotheke gekauft haben und Blutdruckabfall im Beipacktext nicht als harmlose, vorübergehende Begleiterscheinung beschrieben ist, hören Sie auf, es einzunehmen. Wenn das Mittel vom Arzt verordnet wurde und er Sie nicht auf die mögliche Nebenwirkung aufmerksam gemacht hat, ***Arztbesuch notwendig*** ➔ Umgang mit Medikamenten, S. 754
Abgeschlagenheit und/oder Müdigkeit nach dem Aufwachen und – eventuell Schwindelgefühl bei zu raschem Aufstehen und – eventuell Kopfweh	Niedriger Blutdruck	Regen Sie Ihren Kreislauf durch regelmäßige Bewegung an. Machen Sie Wechselduschen oder Kneippgüsse. Nehmen Sie ausreichend Flüssigkeit zu sich. Wenn der niedrige Blutdruck ein Problem ist, ***Arztbesuch notwendig*** ➔ Niedriger Blutdruck, Seite 386

BESCHWERDEN UND SYMPTOME	MÖGLICHE URSACHEN	WAS MAN TUN SOLL
Abgeschlagenheit und/oder Müdigkeit mit allgemeinem Unwohlsein und – eventuell erhöhter Temperatur oder Fieber	Beginnende Erkrankung, Verschiedene Entzündungen	Wenn die Beschwerden nicht nach drei Tagen nachlassen, ***Arztbesuch notwendig***
Abgeschlagenheit und/oder Müdigkeit nach einer kürzlich überstandenen Krankheit oder – bei einer chronischen Erkrankung	Begleiterscheinung der Erkrankung	Schonen Sie sich, bis Sie wieder fit sind. Wenn Sie an einer chronischen Krankheit leiden und die Müdigkeit ungewöhnlich stark ist, ***Arztbesuch notwendig***
Abgeschlagenheit und/oder Müdigkeit mit Gewichtsabnahme, obwohl Sie keine Diät machen	Seelische Probleme, Verschiedene Allgemeinerkrankungen (z.B. Magengeschwür, Darmerkrankungen, Tuberkulose), Krebs	Wenn die Müdigkeit und die Gewichtsabnahme nicht nach zwei Wochen nachlassen, ***Arztbesuch notwendig*** → Befindlichkeitsstörungen, Seite 215
Abgeschlagenheit und/oder Müdigkeit über einen längeren Zeitraum hinweg und – Schlafstörungen und – Konzentrationsschwäche und – eventuell Unlust und – eventuell Kopfweh oder andere körperliche Beschwerden	Depression	Wenn Sie mit Ihrer Depression nicht ohnehin schon in ärztlicher Behandlung sind, ***Arztbesuch notwendig*** → Depressionen, Seite 237 → Befindlichkeitsstörungen, Seite 215
Abgeschlagenheit und/oder Müdigkeit und – Blässe und – eventuell Schwächegefühl und – eventuell Kollapsneigung	Blutarmut	***Arztbesuch notwendig*** → Blutarmut, Seite 407
Abgeschlagenheit und/oder Müdigkeit und – Kältegefühl und – eventuell Gewichtszunahme	Schilddrüsenunterfunktion	***Arztbesuch notwendig*** → Schilddrüsenunterfunktion, Seite 572

AFTERBESCHWERDEN

Wenn der After schmerzt oder juckt, dann sind häufig Reizungen, kleine Risse, Hämorrhoiden, Pilze, Würmer und in seltenen Fällen Fisteln oder Abszesse die Ursache dafür. Aber auch seelische Anspannung kann zu Afterbeschwerden führen, wenn Sie immer »*den Popo zusammenkneifen*« müssen.

BESCHWERDEN UND SYMPTOME	MÖGLICHE URSACHEN	WAS MAN TUN SOLL
Afterjucken, wenn Sie enge oder zu warme Kleidung tragen	Reizung durch Reibung, Reizung durch Wärme	Tragen Sie lockere, nicht zu warme Kleidung und Unterwäsche aus Naturfasern. Wenn diese Selbsthilfemaßnahmen nichts nützten, ***Arztbesuch notwendig***
Afterjucken, wenn Sie sich – zu wenig waschen oder – zu häufig waschen und/oder – Hygienetücher verwenden	Mangelnde Hygiene, Übertriebene Hygiene (zuviel Seife, starkes Reiben), Reizung durch Toilettenpapier oder Hygienetücher	Reinigen Sie den After nach dem Stuhlgang - wenn es die Situation erlaubt - mit feuchten Baumwolltüchern oder unter fließendem Wasser. Wenn diese Selbsthilfemaßnahmen nichts nützen, ***Arztbesuch notwendig***
Afterjucken	Lebensmittelunverträglichkeit (z.B. Gewürze, Zitrusfrüchte, Vitamin C-Tabletten, Bier, Cola), Chronische Erkrankungen (wie z.B. Diabetes, Lebererkrankungen, Darmerkrankungen), Seelische Probleme	Versuchen Sie herauszufinden, ob bestimmte Lebensmittel den Juckreiz verursachen. Reinigen Sie den After nicht mit scharfen Seifen oder Hygienetüchern. Wenn diese Selbsthilfemaßnahmen nichts nützen, ***Arztbesuch notwendig*** → Allergie, Seite 534 → Befindlichkeitsstörungen, Seite 215
Schmerzende, blutende Einrisse am After	Zu harter Stuhl, Wenig behutsame Sexualpraktiken	Sorgen Sie für faserreiche Kost (Salate, Gemüse, Obst, Vollkornprodukte), und trinken Sie viel, damit Ihr Stuhlgang weicher wird. Wenn Sie Analverkehr haben, verwenden Sie ein Gleitmittel. Wenn die Schrunden am After nicht nach einer Woche weggehen, ***Arztbesuch notwendig*** → Afterschrunden, Seite 473 → Ernährung, Seite 853

BESCHWERDEN UND SYMPTOME	MÖGLICHE URSACHEN	WAS MAN TUN SOLL
Hautschäden am After oder juckender After nach der Verwendung von Medikamenten	Hautschäden als Nebenwirkung von fast allen Medikamenten gegen Hämorrhoiden, Juckender After durch Antibiotika und Mittel zur örtlichen Betäubung	Wenn Sie ein solches Mittel rezeptfrei in der Apotheke gekauft haben, hören Sie auf, es anzuwenden. Wenn das Mittel vom Arzt verordnet wurde, ***Arztbesuch notwendig*** → Umgang mit Medikamenten, Seite 754
Schmerzender, juckender After und – eventuell erhabene Stellen, auf denen sich Bläschen bilden und – eventuell warzenartige Wucherungen	Schleimhautreizung, Herpes, Feigwarzen	Wenn die Beschwerden nicht nach einer Woche nachlassen oder Sie immer wieder an Herpes oder Feigwarzen am After leiden, ***Arztbesuch notwendig*** → Herpes genitalis, Seite 630 → Feigwarzen, Seite 629
Afterjucken und – eventuell weiße, bewegliche Würmer im Stuhl, die wie Suppennudeln aussehen	Madenwürmer,	***Arztbesuch notwendig*** → Würmer, Seite 472
Afterschmerzen und – hellrotes Blut am Stuhl und/oder – knotige Schwellung am After	Hämorrhoiden, Krebs	***Arztbesuch notwendig*** → Hämorrhoiden, Seite 473
Geröteter, gespannter After und – eventuell Schwellung am After	Abszeß	***Arztbesuch notwendig***
Afterschmerzen beim Stuhlgang und neben dem After eine kleine, nässende Wunde	Fistel	***Arztbesuch notwendig*** → Morbus Crohn, Seite 469
Schleimig-eitriges Sekret aus dem After und – eventuell Schmerzen beim Stuhlgang und – eventuell blutig-schleimiger Durchfall	Darmentzündung	***Arztbesuch notwendig*** → Colitis ulcerosa, Seite 467

ALPTRÄUME

Sie sollten Ihr geträumtes Leben ernst nehmen - auch wenn Ihre Träume Sie in Angst und Schrecken versetzen. Träume sind meistens Botschaften aus dem Unterbewußtsein, mit denen Sie belastende Situationen im Schlaf verarbeiten. Aber auch Medikamente und verschiedene Krankheiten können Alpträume verursachen.

BESCHWERDEN UND SYMPTOME	MÖGLICHE URSACHEN	WAS MAN TUN SOLL
Alpträume vor oder nach einem einschneidenden Ereignis wie z.B. – Prüfungen oder – Verlust des Arbeitsplatzes oder – neuen, schwierigen Aufgaben oder – Autounfall oder – Trennung von einem geliebten Menschen usw.	Normale Reaktion der Verarbeitung durch Träume	Kein Grund zur Beunruhigung. Der Traum kann sich mehrere Male wiederholen, bis die Situation verarbeitet ist. Wenn die Alpträume sich über Monate hinweg einstellen, ***Arztbesuch notwendig*** → Befindlichkeitsstörungen, Seite 215
Alpträume im Zusammenhang mit einer Erkrankung, meistens verbunden mit Fieber	Begleiterscheinung der Erkrankung	Kein Grund zur Beunruhigung. Die Alpträume hören mit der Genesung meist auf. Wenn Sie länger andauern, ***Arztbesuch notwendig*** → Befindlichkeitsstörungen, Seite 215
Alpträume, nachdem Sie – abends zuviel gegessen haben oder – zuviel getrunken haben oder – aufgehört haben zu trinken oder – aufgehört haben, Schlafmittel oder Drogen einzunehmen	Voller Magen, Alkoholmißbrauch, Begleiterscheinung des Alkoholentzugs, Reaktion auf den Entzug von Schlafmitteln oder Drogen	Wenn Ihre Alpträume nach einigen Wochen nicht nachlassen, ***Arztbesuch notwendig*** → Genußmittel und Drogen, Seite 887 → Abhängigkeiten, Seite 247 → Befindlichkeitsstörungen, Seite 215 → Schlafstörungen, Seite 227
Alpträume nach der Verwendung von Medikamenten	Nebenwirkung von – Nasentropfen bei Kleinkindern – Mitteln gegen Juckreiz oder Übelkeit, Reisekrankheit und Schwindel mit den Wirkstoffen Cyclizin, Dimenhydrinat, Hydroxyzin, Meclozin	Kontrollieren Sie im Beipacktext Ihrer Medikamente, ob einer der genannten Wirkstoffe enthalten ist oder ob Sie ein Medikament der genannten Gruppen anwenden. Wenn Sie das Mittel rezeptfrei in der Apotheke gekauft haben, hören Sie auf, es anzuwenden. Wenn das Mittel vom Arzt verordnet wurde, ***Arztbesuch notwendig*** → Umgang mit Medikamenten, Seite 754

ANGSTZUSTÄNDE

Angst kann manchmal durchaus sinnvoll sein und uns vor Gefahren schützen. In den meisten Fällen ist sie aber ein Alarmzeichen für unbewältigte Situationen und starke seelische Belastungen. Versteckte Angst, die wir selbst gar nicht wahrnehmen, drückt sich häufig in der Körperhaltung aus. Wenn Ihnen »*die Angst im Nacken sitzt*«, dann sollten Sie ihr auf den Grund gehen. Manchmal können auch körperliche Krankheiten Angst machen.

BESCHWERDEN UND SYMPTOME	MÖGLICHE URSACHEN	WAS MAN TUN SOLL
Angst bei Kindern, vor allem in der Nacht	Träume, Angst vor Dunkelheit, Mangel an Sicherheit	Sie sollten die Ängste Ihres Kindes ernst nehmen. Was für uns lächerlich erscheint, kann für ein Kind dramatisch sein. Wenn Ihr Kind seine Ängste nicht verliert, ***Arztbesuch notwendig*** → Befindlichkeitsstörungen, Seite 215
Angst, die immer wieder auftritt und keinen realistischen Grund zu haben scheint	Seelische Probleme	Wenn Ihre Ängste Sie in Ihrer Lebensfreude einschränken oder länger als drei bis vier Wochen andauern, ***Arztbesuch notwendig*** → Befindlichkeitsstörungen, Seite 215 → Neurosen, Seite 235
Angstzustände, nachdem Sie zuviel Alkohol getrunken haben oder sich vom Alkohol entwöhnen	Alkoholmißbrauch, Begleiterscheinung des Alkoholentzugs, Seelische Probleme	Wenn Sie häufig trinken, egal ob Sie Ihre Angst »ertränken« wollen oder ob sie durch das Trinken erst auftritt, ***Arztbesuch notwendig*** → Alkohol, Seite 891 → Alkoholismus, Seite 247
Angstzustände vor oder nach starken seelischen oder körperlichen Belastungen wie z.B. – Prüfungen, – Verlust des Arbeitsplatzes, – neuen, schwierigen Aufgaben, – Geburt eines Kindes, – schweren Erkrankungen, – Verlust eines geliebten Menschen usw.	Normale Reaktion auf die Belastung	Unterdrücken Sie Ihre Angst nicht. Reden Sie über Ihre Gefühle. Wenn Sie mit Ihren Ängsten allein nicht zurecht kommen, suchen Sie Hilfe in einer Beratungsstelle, ***Arztbesuch notwendig*** → Befindlichkeitsstörungen, Seite 215 → Schwangerschaft und Geburt, Seite 652 → Beratung, Psychotherapie, Seite 822

BESCHWERDEN UND SYMPTOME	MÖGLICHE URSACHEN	WAS MAN TUN SOLL
Angstzustände nur bei bestimmten Gelegenheiten z. B. in geschlossenen Räumen, im Aufzug, im Flugzeug, in Straßentunneln, in den oberen Stockwerken von Hochhäusern usw.	Phobie, Angstneurose	Wenn die Ängste immer wiederkehren, ***Arztbesuch notwendig*** ➔ Neurosen, Seite 235
Angstzustände nach einer schweren Erkrankung	Begleiterscheinung der Erkrankung	Schwere Krankheiten sind immer gravierende Einschnitte im Leben. Wenn die Angstzustände nicht nach drei Wochen nachlassen, ***Arztbesuch notwendig*** ➔ Befindlichkeitsstörungen, Seite 215 ➔ Beratung, Psychotherapie, Seite 822
Angstzustände nach der Einnahme von Medikamenten	Nebenwirkung von – Schlaf- und Beruhigungsmitteln mit Benzodiazepinen, wenn sie länger eingenommen werden – hirndurchblutungsfördernden Mitteln mit dem Wirkstoff Piracetam – Neuroleptika	Kontrollieren Sie im Beipacktext Ihrer Medikamente, ob einer der genannten Wirkstoffe enthalten ist. Wenn das der Fall ist, ***Arztbesuch notwendig*** ➔ Umgang mit Medikamenten, Seite 754
Angstzustände nach dem Absetzen von länger eingenommenen Medikamenten und – eventuell Schlafstörungen und – eventuell Unruhe und Zittern und – eventuell Herzklopfen	Entzugserscheinungen beim Absetzen von – Schlaf- und Beruhigungsmitteln – Arzneimitteln z.B. gegen Schmerzen oder Asthma, denen Barbiturate oder Benzodiazepine beigemengt sind – Appetitzüglern	***Arztbesuch notwendig*** ➔ Medikamentenabhängigkeit, Seite 249
Angstzustände und Zittern bei gleichzeitiger starker Gewichtsabnahme und – starkem Schwitzen und – glänzenden, hervortretenden Augäpfeln	Schilddrüsenüberfunktion	***Arztbesuch notwendig*** ➔ Schilddrüsenüberfunktion, Seite 573
Angstzustände und – häufige Niedergeschlagenheit und – Energieverlust und – eventuell Schlafstörungen und – eventuell Appetitverlust und – eventuell Selbstmordgedanken	Depression	***Arztbesuch notwendig*** ➔ Depressionen, Seite 237

APPETITLOSIGKEIT

Wenn Ihnen das Essen nicht mehr schmeckt oder jeder Bissen im Hals stecken bleibt, dann können verschiedene Krankheiten, aber auch seelischer Druck dazu führen, daß Ihnen *»der Appetit vergeht«*.

BESCHWERDEN UND SYMPTOME	MÖGLICHE URSACHEN	WAS MAN TUN SOLL
Appetitlosigkeit, wenn – die Speisen lieblos präsentiert werden und/oder – wenn Sie sich einseitig ernähren oder – wenn Sie sich überfordern oder – wenn Sie immer allein essen und sich dabei einsam fühlen	Unlustgefühle beim Essen, Vitaminmangel, Seelische Probleme	Essen Sie ausgewogen und gesund. Einseitige Ernährung kann zu Vitaminmangel führen. Versuchen Sie, Gewohnheiten zu ändern, die Ihnen den Appetit verderben. Wenn die Appetitlosigkeit länger als drei Wochen andauert, ***Arztbesuch notwendig*** → Ernährung, Seite 853 → Befindlichkeitsstörungen, Seite 215
Appetitlosigkeit, wenn Sie – viel Alkohol trinken und/oder – rauchen und/oder – Drogen einnehmen	Begleiterscheinung des Alkohol- und/oder Nikotinmißbrauchs, Begleiterscheinung der Drogeneinnahme	Hören Sie auf zu rauchen. Wenn Sie oft zuviel trinken oder Drogen einnehmen, ***Arztbesuch notwendig*** → Genußmittel und Drogen, Seite 887 → Abhängigkeiten, Seite 247
Appetitlosigkeit, wenn Sie Probleme haben oder traurig sind und – eventuell starke Gewichtsabnahme und – eventuell künstlich herbeigeführtes Erbrechen	Seelische Probleme, Magersucht	Versuchen Sie, Ihre Probleme zu lösen. Wenn Sie über einen längeren Zeitraum hinweg an Appetitlosigkeit leiden oder sich immer wieder übergeben, ***Arztbesuch notwendig*** → Befindlichkeitsstörungen, Seite 215 → Eßstörungen, Seite 244
Appetitlosigkeit und – Magenschmerzen und – eventuell Übelkeit und – eventuell Druck oder Völlegefühl	Seelische Probleme, Nervöser Magen, Magenschleimhautentzündung Magen- oder Zwölffingerdarmgeschwür, Magenkrebs	Wenn die Appetitlosigkeit länger als 14 Tage andauert, ***Arztbesuch notwendig*** → Befindlichkeitsstörungen, Seite 215 → Nervöser Magen, Seite 442 → Akute Gastritis, Seite 444 → Magen- und Zwölffingerdarmgeschwür, Seite 445 → Magenkrebs, Seite 448

BESCHWERDEN UND SYMPTOME	MÖGLICHE URSACHEN	WAS MAN TUN SOLL
Appetitlosigkeit und chronische Verstopfung	Folge der Verstopfung	Ernähren Sie sich ausgewogen mit ausreichend Ballaststoffen. Trinken Sie ausreichend. Wenn die Verstopfung länger als fünf Tage andauert, ***Arztbesuch notwendig*** → Verstopfung, Seite 462 → Darmverengenung, Darmverschluß Seite 463 → Ernährung, Seite 853
Appetithemmung nach der Einnahme von Medikamenten	Nebenwirkung von – Vitamin A, Vitamin D bei Überdosierung – Antibiotika mit dem Wirkstoff Metronidazol – Tuberkulosemitteln mit dem Wirkstoff Pyrazinamid – Mitteln gegen Herzrhythmusstörungen mit dem Wirkstoff Propafenon – Mitteln gegen Fettstoffwechselstörungen mit dem Wirkstoff Beta-Sitosterin bei hoher Dosierung – Mitteln gegen Epilepsie mit den Wirkstoffen Barbexaclon, Phenobarbital, Primidon	Kontrollieren Sie im Beipacktext Ihrer Medikamente, ob einer der genannten Wirkstoffe enthalten ist. Wenn Sie das Mittel rezeptfrei in der Apotheke gekauft haben, hören Sie auf, es einzunehmen. Wenn das Mittel vom Arzt verordnet wurde, ***Arztbesuch notwendig*** → Umgang mit Medikamenten, Seite 754
Appetitlosigkeit und Schmerzen im Mund- und/oder Rachenbereich	Kleine Verletzungen, Prothesendruckstelle, Entzündungen der Mundschleimhaut, Verschiedene Erkrankungen im Mund- oder Rachenbereich	Spülen Sie mit Kamillen- oder Salbeitee. Wenn nach einem Tag noch keine Besserung eingetreten ist, ***Arztbesuch notwendig*** → Mundschleimhautentzündung, Seite 435 → Zahnfleischentzündung, Seite 425 → Zahnbetterkrankungen, Seite 426 → Zungenentzündung, Seite 437
Appetitlosigkeit und – gelbe Haut und/oder – gelbe Augen	Gelbsucht	***Arztbesuch notwendig*** → Gelbsucht, Seite 449
Appetitlosigkeit und – Schmerzen im Oberbauch und eventuell – übermäßig voluminöse Stühle und – Blähungen	Bauchspeicheldrüsenerkrankung, Erkrankungen der Gallenblase	***Arztbesuch notwendig*** → Bauchspeicheldrüsenschwäche, Seite 458 → Bauchspeicheldrüsenentzündung, Seite 456 → Gallenblasenentzündung, Seite 456

ARM- UND ODER HANDSCHMERZEN

Schmerzen in den Armen oder in den Händen können durch Überbeanspruchung oder Zerrung von Muskeln, Sehnen und Bändern entstehen. In manchen Fällen sind sie aber auch Hinweis auf eine ernste Erkrankung. Wenn Sie sich oft auf *»den Arm genommen«* fühlen, zu selten *»in die Arme«* genommen werden oder sich immer wieder Arme oder Hände brechen, können Sie sich überlegen, welche Lasten Sie tragen, die zu schwer für Sie sind oder warum Sie sich Ruhepausen auf diese Weise erzwingen.

BESCHWERDEN UND SYMPTOME	MÖGLICHE URSACHEN	WAS MAN TUN SOLL
Schmerzen in den Armen nach ungewohnter Belastung z. B. beim Sport	Muskelkater	Schonen Sie sich. Ein Muskelkater vergeht von allein. Wärme und Massage helfen meistens. → Muskelkater, Seite 495 → Massage, Seite 806 → Stretching, Seite 901
Schmerzen in den Handgelenken nach ungewohnten oder monotonen Tätigkeiten z. B. Schreibmaschine-schreiben	Sehnenscheidenentzündung	Stellen Sie das Handgelenk und die Daumengelenke ruhig, und kühlen Sie die schmerzende Stelle. Wenn Sie die Beschwerden selbst nicht lindern können oder sie immer wiederkehren, ***Arztbesuch notwendig*** → Sehnenscheidenentzündung, Seite 502 → Kältebehandlung, Seite 798
Arm- und Schulterschmerzen, vor allem auf der Seite der »Gebrauchshand«	Muskelverspannung, Abnützungserscheinung, »Tennisarm«	Wenn Sie häufig solche Schmerzen haben, ***Arztbesuch notwendig*** → Weichteilrheumatismus, Seite 525 → Arthrose, Seite 515
Geröteter, geschwollener, schmerzender Ellenbogen und – eventuell Bewegungsbehinderung	Schleimbeutelentzündung	Stellen Sie den Ellenbogen ruhig, und kühlen Sie die schmerzende Stelle. Wenn Sie die Schmerzen nicht selbst lindern können oder sie immer wiederkehren, ***Arztbesuch notwendig*** → Schleimbeutelentzündung, Seite 503 → Kältebehandlung, Seite 798

BESCHWERDEN UND SYMPTOME	MÖGLICHE URSACHEN	WAS MAN TUN SOLL
Schmerzende, weißlich verfärbte Finger - eventuell nach einem Aufenthalt in der Kälte	Reaktion auf Kälte, Erfrierungen, Gefäßkrampf, verschiedene Erkrankungen	Wenn sich Ihre Finger häufig weiß verfärben oder Sie so lange in der Kälte waren, daß Sie Erfrierungen haben können, ***Arztbesuch notwendig*** → Erste Hilfe, Seite 844 → Erfrierung, Seite 316 → Raynaudsche Erkrankung, Seite 392 → Sklerodermie, Seite 524
Schmerzen in den Fingergrundgelenken und – gerötete geschwollene Gelenke und – morgens Schmerzen und Steifigkeit nach dem Aufstehen und – eventuell Fieber	Entzündliche Gelenkerkrankung	***Arztbesuch notwendig*** → Chronische Polyarthritis, Seite 517
Schmerzen in den Fingerendgelenken	Abnützungserscheinung	***Arztbesuch notwendig*** → Arthrose, Seite 515
Schmerzen in den Armen, die vom Nacken ausstrahlen, und – eventuell Hinterhaupt-Kopfschmerzen und – eventuell Empfindungstörungen in den Armen	Bandscheibenschaden	***Arztbesuch notwendig*** → Bandscheibenschaden, Seite 530
Schmerzen im Arm, die in die Hand ausstrahlen und besonders in der Nacht auftreten, und – Prickeln oder Gefühllosigkeit in den Fingern	Druck auf einen Nerv im Handgelenk (Karpaltunnelsyndrom)	***Arztbesuch notwendig*** → Weichteilrheumatismus, Seite 525
Schmerzen in den Armen mit einer schmerzhaften Versteifung und Verkrümmung der Wirbelsäule und – eventuell Fersenschmerzen	Chronisch entzündliche Versteifung der Wirbelsäule	***Arztbesuch notwendig*** → Bechterewsche Krankheit, Seite 522
Schmerzen und Schwellung des Arms nach einer Brustoperation oder – nach einer Brustbestrahlung und/oder – nach einer Achselhöhlen-bestrahlung	Lymphödem	***Arztbesuch notwendig*** → Brustkrebs, Seite 593

BESCHWERDEN UND SYMPTOME	MÖGLICHE URSACHEN	WAS MAN TUN SOLL
Schmerzen im Arm oder in den Handgelenken nach einem Sturz oder Unfall oder einer extremen Bewegung und – eventuell Bluterguß und – eventuell geschwollener Arm oder Hand und – eventuell Arm oder Hand kaum oder nicht beweglich oder – an ungewöhnlicher Stelle beweglich	Verstauchtes oder verrenktes Gelenk, Sehnenzerrung, Sehnenriß, Bänderzerrung, Bänderriß, Knochenbruch	*Sofortmaßnahme*: Stellen Sie den Arm oder die Hand ruhig. ***Arztbesuch dringend notwendig*** → Verstauchung, Seite 509 → Verrenkung, Seite 510 → Sehnenzerrung, Sehnenriß, Seite 501 → Bänderzerrung, Bänderriß, Seite 501 → Knochenbruch, Seite 487
Schmerzen vor allem im linken Arm, die von der Brust ausstrahlen, mit dem Gefühl, wie wenn ein eiserner Ring die Brust umspannte und – Atembeschwerden und – eventuell Herzjagen und Herzklopfen	Sauerstoffmangel im Herz durch Verengung der Herzkranzarterien, Seelische Probleme	***Arztbesuch dringend notwendig*** → Angina pectoris, Seite 393 → Herzjagen, Siete 401
Schmerzen vor allem im linken Arm und starke Schmerzen in der Brust und – Beklemmung und – Atemnot und – kalter Schweiß und – Angst und – eventuell Übelkeit und Erbrechen	Herzinfarkt	***Sofort Rettungsdienst rufen*** → Herzinfarkt, Seite 396
Schmerzen im Arm und Atemnot und – Husten und – Schmerzen im Brustkorb und – Herzjagen und – eventuell Bluthusten und – einige Tage vorher Spannungsgefühl in den Waden	Lungeninfarkt	***Sofort Rettungsdienst rufen*** → Lungeninfarkt, Seite 371

ATEMBESCHWERDEN

Von der harmlosen verstopften Nase bis zur Entzündung der Lunge kann uns alles *»die Luft nehmen«*. Wenn es Ihnen aber öfter *»den Atem verschlägt«* oder Sie *»kaum zum Luftholen kommen«*, dann sollten Sie sich überlegen, was Ihnen *»den Hals zuschnürt«*. Schwere Atemnot ist immer ein Notfall!

BESCHWERDEN UND SYMPTOME	MÖGLICHE URSACHEN	WAS MAN TUN SOLL
Atembeschwerden bei körperlicher Belastung ohne zusätzliche Anzeichen einer Erkrankung	Eingeschränkte Leistungsfähigkeit durch Bewegungsmangel, Normale Reaktion des Körpers auf außergewöhnliche körperliche Anstrengung	Wenn Sie keine Freude an Sport haben, versuchen Sie, mehr Bewegung in Ihren Alltag zu bringen. Radfahren statt Autofahren, Treppe statt Aufzug benutzen → Bewegung und Sport, Seite 900
Atembeschwerden mit verstopfter Nase und – eventuell Husten und – eventuell Halsschmerzen	Erkältungskrankheit	Ein Schnupfen ist harmlos und klingt nach einigen Tagen wieder ab. Wenn die Erkältung länger als eine Woche dauert und Beschwerden wie Husten, Halsweh usw. nicht nachlassen, ***Arztbesuch notwendig*** → Schnupfen, Seite 353, → Erkältung, »Grippe«, Seite 351
Atembeschwerden mit dem Gefühl, nicht genug Luft zu bekommen und – eventuell trockener Husten ohne Schleimausstoß	Reizung der Atemwege durch – Zigarettenrauch – Schadstoffe in den Innenräumen (z.B. Formaldehyd in Spanplatten und Textilien, Staub, Lösungsmittel) – Gift am Arbeitsplatz – Umweltgifte (z.B. Schwefeldioxid) und/oder Seelische Probleme	Hören Sie auf zu rauchen. Versuchen Sie, die Schadstoffe zu reduzieren. Wenn die Beschwerden immer wieder auftreten, ***Arztbesuch notwendig*** → Rauchen, Seite 887 → Wohngifte, Seite 910 → Gifte am Arbeitsplatz, Seite 943 → Luftverschmutzung, Seite 933 → Befindlichkeitsstörungen, Seite 215
Übermäßig gesteigerte Atmung mit dem Gefühl, trotzdem nicht genug Luft zu bekommen und – krampfartige Schmerzen in der Brust und – Kribbeln in den Fingern und – verkrampfte Hände (Pfötchenstellung) und – Angstgefühle	Meist seelisch bedingter Atemkrampf (Hyperventilation)	*Sofortmaßnahme*: Beruhigen, langsam und möglichst flach atmen. Halten Sie sich eine Tüte vor den Mund, um die verbrauchte kohlendioxidhaltige Luft wieder einzuatmen. Wenn Sie besorgt sind, daß sich der Anfall wiederholen könnte, ***Arztbesuch notwendig*** → Befindlichkeitsstörungen, Seite 215 → Beratung, Psychotherapie, Seite 822

BESCHWERDEN UND SYMPTOME	MÖGLICHE URSACHEN	WAS MAN TUN SOLL
Atemstörung oder -beschwerden nach der Einnahme von Medikamenten	Nebenwirkung von – Schlaf- und Beruhigungsmitteln, die Barbiturate enthalten, wenn sie zu hoch dosiert sind – Hustenmitteln mit dem Wirkstoff Terpinhydrat – Betablockern (Mitteln gegen Herz-, Kreislauferkrankungen) – Mitteln gegen Harnweginfektionen mit dem Wirkstoff Nitrofurantoin bei Einnahme über lange Zeit – starken Schmerzmitteln (Opiaten), die als Betäubungsmittel eingestuft werden – Migränemitteln mit dem Wirkstoff Methysergid bei Einnahme über lange Zeit – Appetitzüglern bei Einnahme über lange Zeit	Kontrollieren Sie im Beipacktext Ihrer Medikamente, ob einer der genannten Wirkstoffe enthalten ist. Wenn Sie das Mittel rezeptfrei in der Apotheke gekauft haben, hören Sie auf, es einzunehmen. Wenn das Mittel vom Arzt verordnet wurde, ***Arztbesuch notwendig*** ➔ Umgang mit Medikamenten, Seite 754 Wenn eine Atemlähmung auftritt, ***Sofort Rettungsdienst rufen*** ➔ Erste Hilfe, Seite 534
Atembeschwerden (Atemnot) bei Säuglingen und Kleinkindern nach der Verwendung von Medikamenten	Nebenwirkung von – den meisten Nasentropfen und Schnupfensprays – Einreibe- und Inhalationsmitteln mit den Wirkstoffen Eukalyptus, Kampfer, Menthol	Kontrollieren Sie im Beipacktext Ihrer Medikamente, ob einer der genannten Wirkstoffe enthalten ist oder Sie Mittel der genannten Gruppen verwenden. Hören Sie auf, sie anzuwenden. Wenn das Mittel vom Arzt verordnet wurde, ***Arztbesuch notwendig*** ➔ Umgang mit Medikamenten, Seite 754
Atembeschwerden mit Husten und schleimigem Auswurf, der klar oder gelbgrün sein kann, und – eventuell Fieber	Akute Infektion der Atemwege, Chronische Infektion der Atemwege	***Arztbesuch notwendig*** ➔ Akute Bronchitis, Seite 361 ➔ Chronische Bronchitis, Seite 362 ➔ Lungenentzündung, Seite 368
Anfallartige Atembeschwerden, besonders beim Ausatmen, mit – starker Atemnot und Keuchen und – Erstickungsangst und Unruhe	Asthma, Allergische Reaktion Seelische Beschwerden	***Arztbesuch notwendig*** ➔ Asthma, Seite 363 ➔ Allergie, Seite 534 ➔ Befindlichkeitsstörungen, Seite 215

BESCHWERDEN UND SYMPTOME	MÖGLICHE URSACHEN	WAS MAN TUN SOLL
Atembeschwerden bei tiefem Einatmen mit schmerzhaftem Husten und – Kurzatmigkeit und – später schleimig gelbgrünem Auswurf und – rasch ansteigendem Fieber und – eventuell Schüttelfrost	Lungenentzündung	***Arztbesuch notwendig*** → Lungenentzündung, Seite 368
Chronische Kurzatmigkeit, die am Anfang nur bei körperlicher Belastung, aber mit der Zeit immer häufiger auftritt, und – Atemnot in der Nacht (Probleme, flach zu schlafen) und – häufiges Wasserlassen in der Nacht – eventuell geschwollene Beine	Unzureichende Pumpleistung der Herzens	***Arztbesuch notwendig*** → Herzschwäche, Seite 398
Plötzliche Atembeschwerden mit heftigen Schmerzen in der Brust, die beim Einatmen stärker werden, und – eventuell einige Tage vorher Spannungsgefühl in den Waden und – eventuell Husten mit Blutspucken	Blutgerinnsel in der Lunge	***Sofort Rettungsdienst rufen*** → Lungenembolie, Seite 371
Plötzliche Atemnot mit blutig-schaumigem Auswurf	Lungenödem	***Sofort Rettungsdienst rufen*** → Lungenödem, Seite 371
Plötzliche Atemnot mit heftigen Schmerzen in der Brust	Lungenkollaps	***Sofort Rettungsdienst rufen*** → Lungenkollaps, Seite 372
Plötzliche Atemnot mit heftigen Schmerzen in der Herzgegend, die sich auf Nacken, Arme und Schultern ausbreiten, und – kalter Schweiß und – Angst und – eventuell Übelkeit und Erbrechen	Herzinfarkt	***Sofort Rettungsdienst rufen*** → Herzinfarkt, Seite 396
Plötzlich auftretende schwere Atemnot beim Essen	Fremdkörper in der Luftröhre	***Sofort Rettungsdienst rufen*** → Verschlucken, Seite 846

AUFSTOSSEN UND RÜLPSEN

Rülpsen galt schon bei Luther als Anzeichen von Wohlbefinden und ist sicher in den meisten Fällen ein normaler Ausdruck unserer Verdauung. Wenn Ihnen aber häufig »*etwas aufstößt*«, dann können akustisch untermalter Unmut, falsche Ernährung und in seltenen Fällen auch verschiedene Erkankungen die Ursache dafür sein.

BESCHWERDEN UND SYMPTOME	MÖGLICHE URSACHEN	WAS MAN TUN SOLL
Aufstoßen und Rülpsen nach einer Mahlzeit	Blähende Speisen, Zu üppige Mahlzeit, Zu hastiges Essen, Unbewußtes Luftschlucken	Wenn Sie immer nach dem Essen aufstoßen müssen, obwohl Sie nicht zuviel gegessen haben, sind Sie wahrscheinlich ein »Luftschlucker«. Kauen Sie langsam, und schlucken Sie nur kleine Bissen. Unterdrücken Sie das Aufstoßen nicht, es erleichert.
Aufstoßen und Rülpsen nach dem Genuß von kohlesäurehaltigen Getränken	Magenblähung	Versuchen Sie, kohlensäurehaltige Getränke zu meiden. Achten Sie beim Kauf von Mineralwasser auf den Kohlensäuregehalt.
Aufstoßen nach der Einnahme von Medikamenten	Nicht sachgemäße Einnahme der Medikamente	Nehmen Sie das Medikament immer mit einem halben Glas Wasser zu sich, oder lassen Sie es mit einigen Bissen Banane rutschen. → Umgang mit Medikamenten, Seite 754
Aufstoßen, bei dem Speisebrei und/oder Magensäfte hochkommen, (saures Aufstoßen, Sodbrennen) und – eventuell brennende, drückende Schmerzen hinter dem Brustbein	Übersäuerung des Magens, Schwäche des Speiseröhrenschließmuskels Übergewicht, Schwangerschaft, Zwerchfellbruch	Wenn Sie nach dem Aufstoßen längere Zeit Sodbrennen haben, ***Arztbesuch notwendig*** → Saures Aufstoßen, Seite 439 → Beschwerden während der Schwangerschaft, Seite 659 → Bruch, Seite 499
Aufstoßen und – Schmerzen in der Magengrube und – eventuell Übelkeit und Erbrechen und – eventuell Völlegefühl und – eventuell Blähungen – eventuell Appetitlosigkeit	Nervöser Magen, Magenschleimhautentzündung	Wenn die Störungen einige Wochen anhalten, obwohl Sie Entspannungsübungen machen, ***Arztbesuch notwendig*** → Befindlichkeitsstörungen, Seite 215 → Nervöser Magen, Seite 442 → Akute Gastritis, Seite 444 → Entspannung, Seite 813

BESCHWERDEN UND SYMPTOME	MÖGLICHE URSACHEN	WAS MAN TUN SOLL
Aufstoßen und – Wechsel zwischen Durchfall und Verstopfung und – eventuell Völlegefühl und – eventuell Blähungen	Nervöser Darm	Überlegen Sie, was Sie in sich »hineinfressen«. Wenn Sie Ihre Probleme nicht allein lösen können und die Beschwerden hartnäckig sind, ***Arztbesuch notwendig*** → Nervöser Darm, Seite 459 → Befindlichkeitsstörungen, Seite 215
Aufstoßen von Speisebrei und Magensäure und ein brennender, drückender Schmerz (Sodbrennen), der sich bis zum Hals hinaufziehen kann, und – Schluckbeschwerden	Entzündung der Speiseröhre	Wenn die Schmerzen und Schluckbeschwerden sich wiederholen, ***Arztbesuch notwendig*** → Speiseröhrenentzündung, Seite 439
Aufstoßen und – eventuell Schmerzen im Oberbauch (die nach fettem Essen kolikartig auftreten können) und – eventuell Schmerzen, die bis in die rechte Schulter ausstrahlen und – eventuell Übelkeit und Erbrechen	Gallensteine	***Arztbesuch notwendig*** → Gallensteine, Seite 454
Rülpsen und – Schmerzen im rechten Oberbauch und – fettige, voluminöse Stühle	Bauchspeicheldrüsenschwäche oder -entzündung	***Arztbesuch notwendig*** → Bauchspeicheldrüsenschwäche, Seite 458 → Bauchspeicheldrüsenentzündung, Seite 456

AUGEN, GESTÖRTES SEHEN

Wenn Ihre Sicht gestört ist, das Bild verzerrt, verschleiert, verschwommen, doppelt usw. erscheint, so kann das eine harmlose Ermüdung des Auges, aber in seltenen Fällen auch eine schwere Augenerkrankung bedeuten. Wenn *»es Ihnen wie Schuppen von den Augen fällt«*, Sie häufig etwas oder jemanden *»übersehen«* oder Sie *»mit Blindheit geschlagen«* sind, dann kann es sein, daß Ihnen Ihre Probleme *»die Sicht verstellen«*.

BESCHWERDEN UND SYMPTOME	MÖGLICHE URSACHEN	WAS MAN TUN SOLL
Sehen von Leuchtpünktchen, Mücken und Flimmern	Normale Erscheinung, Druck auf die Augen, Beginnende Netzhautablösung	Meistens sind diese Erscheinungen harmlos. Wenn Sie aber nicht innerhalb eines Tages vorbeigehen, ***Arztbesuch notwendig*** → Netzhautablösung, Seite 297
Sehen von Blitzen und leuchtenden Zackenmustern und – eventuell Kopfschmerzen	Migräne	Diese Erscheinungen vergehen nach einiger Zeit von selbst. Wenn Sie öfter an Migräne leiden, ***Arztbesuch notwendig*** → Migräne, Seite 269
Gestörtes Sehen nach der Verwendung von Medikamenten	Nebenwirkung einer großen Zahl von Medikamenten, vor allem von – den meisten Augenmitteln – sehr vielen entzündungshemmenden Mitteln (Kortisonen) nach längerer Anwendung – vielen Rheumamitteln – vielen muskellockernden Mitteln – vielen Mitteln gegen Depressionen, – der »Pille«, – Aknemitteln, – Mitteln gegen Schnupfen oder Grippe	Wenn Sie das Mitteln rezeptfrei in der Apotheke gekauft haben und Sehstörungen im Beipacktext nicht als harmlose, vorübergehende Begleiterscheinung beschrieben sind, hören Sie auf, es anzuwenden. Wenn das Mittel vom Arzt verordnet wurde, ***Arztbesuch notwendig*** → Umgang mit Medikamenten, Seite 754
Verschwommenes Sehen	Fehlsichtigkeit, Falsche Brillen- oder Kontaktlinsenstärke, Diabetes, Trübung der Linse, Hornhauterkrankungen Netzhauterkrankungen, Erkrankungen des Sehnervs	***Arztbesuch notwendig*** → Fehlsichtigkeit, Seite 276 → Diabetes, Seite 555 → Grauer Star, Seite 293 → Hornhautentzündung, Seite 291 → Erkrankung der Netzhautmitte, Seite 296 → Durchblutungsstörungen der Netzhaut, Seite 296 → Netzhautablösung, Seite 297

BESCHWERDEN UND SYMPTOME	MÖGLICHE URSACHEN	WAS MAN TUN SOLL
Sehen von farbigen Ringen um Lichtquellen	Grüner Star	***Arztbesuch notwendig*** → Grüner Star, Seite 294
Plötzliche, starke Sehverschlechterung oder Erblindung auf einem Auge	Verschluß der Netzhautarterie, Erkrankung oder Verletzung des Sehnervs (z. B. durch Schädelbruch), Akuter Grüner Star, Netzhautblutung Entzündung in Blutgefäßen	***Arztbesuch dringend notwendig*** → Durchblutungsstörungen der Netzhaut, Seite 296 → Grüner Star, Seite 294 → Polymyalgia rheumatica, Seite 525
Plötzliche, starke Sehverschlechterung oder Erblindung auf beiden Augen	Erkrankungen der Gefäße oder Blutungen im Bereich der Sehbahn, Lähmung des Linsenmuskels	***Arztbesuch dringend notwendig*** → Durchblutungsstörungen, Seite 258
Verschwommenes Sehen und – eventuell Schmerzen und – eventuell tränende Augen und – eventuell gerötete Augen	Entzündung der Regenbogenhaut	***Arztbesuch dringend notwendig*** → Regenbogenhautentzündung, Seite 292 → Chronische Polyarthritis, Seite 517 → Gelenkentzündungen bei Infektionskrankheiten, Seite 521 → Bechterewsche Krankheit, Seite 522
Sehverschlechterung, weil ein Teil des Bildes verlorengeht (Gesichtsfeldausfall)	Netzhauterkrankungen, Chronischer Grüner Star, Erkrankungen des Sehnervs, Diabetes, Schlaganfall, Alkoholismus	***Arztbesuch dringend notwendig*** → Erkrankungen der Netzhautmitte, Seite 296 → Durchblutungsstörung der Netzhaut, Seite 296 → Netzhautablösung, Seite 297 → Erbliches Netzhautleiden, Seite 298 → Grüner Star, Seite 294 → Diabetes, Seite 555 → Schlaganfall, Seite 259

AUGENBESCHWERDEN

Die Ursachen, warum Sehen weh tut oder sich verschlechtert, sind vielfältig: Augenverletzungen, Entzündungen, Prellungen, falsche oder fehlende Brille, Medikamente, Chemikalien in der Luft, Krankheiten, Streß, seelische oder Arbeitsbelastungen. Wenn Ihnen der »*Durchblick fehlt*«, Sie »*nicht mehr klar sehen*«, dann sollten Sie versuchen, Ihre Probleme zu »*durchschauen*«.

BESCHWERDEN UND SYMPTOME	MÖGLICHE URSACHEN	WAS MAN TUN SOLL
Augen, gestörtes Sehen und Augenschmerzen		→ Symptom Augen, gestörtes Sehen, Seite 34 → Symptom Augenschmerzen, Seite 38
Müde Augen und – eventuell Anstrengung beim Schauen	Erschöpfung, Nicht erkannte Fehlsichtigkeit, Falsche Brillen- oder Kontaktlinsenstärke, Streß, Seelische Belastungen, Medikamente	Schonen Sie Ihre Augen, und entspannen Sie sich mit geschlossenen Augen. Wenn die Beschwerden anhalten oder immer wieder auftreten, ***Arztbesuch notwendig*** → Fehlsichtigkeit, Seite 276 → Augenbelastungen, Seite 273
Trockene Augen und – eventuell Brennen und – eventuell Fremdkörpergefühl	Überheizte Räume, Reizung durch Klimaanlage, Wind, Rauch, Parfüm, Staub, Medikamente (z. B. »die Pille«)	Eine Brille kann das Auge vor dem Luftstrom schützen. Wenn die Beschwerden anhalten oder immer wieder auftreten, ***Arztbesuch notwendig*** → Augenbelastungen, Seite 273
Tränende Augen	Überanstrengung, Mechanische Reizung z. B. durch ein Staubkorn, Belastungen durch Chemikalien, Verlegung der tränenabführenden Wege	Wenn die Beschwerden nach einigen Tagen nicht von selbst vergehen, ***Arztbesuch notwendig*** → Augenbelastungen, Seite 273 → Unfälle und Verletzungen am Auge, Seite 275 → Verlegung der tränenabführenden Wege, Seite 290
Juckende Augen und – eventuell Rötung	Falsche Brillenstärke Kontaktlinsenunverträglichkeit, Reizung durch Kosmetika, Allergische Reaktion, Lidrandentzündung, Medikamente	Wenn die Beschwerden nach einigen Tagen nicht von selbst vergehen, ***Arztbesuch notwendig*** → Fehlsichtigkeit, Seite 276 → Kontaktlinse, Seite 285 → Allergie, Seite 534 → Lidrandentzündung, Seite 289

BESCHWERDEN UND SYMPTOME	MÖGLICHE URSACHEN	WAS MAN TUN SOLL
Geschwollene Augenlider	Gerstenkorn, Hagelkorn, Entzündungen am oder im Auge, Prellungen (z. B. Faustschlag) Folge von Nierenerkrankungen	Wenn die Beschwerden nach einigen Tagen nicht von selbst vergehen, ***Arztbesuch notwendig*** ➔ Gerstenkorn, Seite 288 ➔ Hagelkorn, Seite 288 ➔ Verlegung der tränenabführenden Wege, Seite 290 ➔ Akute oder chronische Entzündung der Filterzellen der Nieren, Seite 480
Gerötete Augen und – eventuell sich verschlechternde Sicht und – eventuell Juckreiz – eventuell leichte Schmerzen	Ermüdung durch lange Feinarbeit, Fehlsichtigkeit, Falsche Brillen- oder Kontaktlinsenstärke, Reizung der Bindehaut z. B. durch Wind, Staub, Licht, Bindehautentzündung, Bindehautblutung, Hornhautentzündung, Entzündung der tränenableitenden Wege, Allergie	Wenn die Rötung nicht nach einem Tag zurückgeht oder zusätzlich andere Beschwerden auftreten, ***Arztbesuch notwendig*** ➔ Augenbelastungen, Seite 273 ➔ Fehlsichtigkeit, Seite 276 ➔ Unfälle und Verletzungen der Augen, Seite 275 ➔ Bindehautentzündung, Seite 290 ➔ Hornhautentzündung, Seite 291 ➔ Verlegung der tränenabführenden Wege, Seite 290 ➔ Allergie, Seite 534
Verklebte Augen und – eventuell Jucken und – eventuell Rötung und – eventuell Schmerzen	Lidrandentzündung, Bindehauterkrankungen	Kühle, feuchte Umschläge auf den geschlossenen Augen lindern. Wenn die Beschwerden nach drei Tagen nicht nachlassen, ***Arztbesuch notwendig*** ➔ Lidrandentzündung, Seite 289 ➔ Bindehautentzündung, Seite 290
Hervortretender Augapfel	Entzündungen, Blutungen, Schilddrüsenerkrankungen, Krebs	***Arztbesuch notwendig*** ➔ Basedowsche Krankheit, Seite 573 ➔ Krebs, Seite 539

AUGENSCHMERZEN

Wenn die Augen schmerzen und das Schauen weh tut, dann ist das oft ein Alarmzeichen. Die Ursache dafür können schwere Erkrankungen der Augen sein, aber auch weniger dramatische Allgemeinerkrankungen.

BESCHWERDEN UND SYMPTOME	MÖGLICHE URSACHEN	WAS MAN TUN SOLL
Augenschmerzen und – eventuell Kopfweh	Klimaschwankungen Wetterfühligkeit (Föhn)	Wenn die Beschwerden immer wieder auftreten, ***Arztbesuch notwendig*** ➔ Befindlichkeitsstörungen, Seite 215 ➔ Wetterfühligkeit, Seite 228 ➔ Niedriger Blutdruck, Seite 386
Augenschmerzen und – eventuell Jucken und – eventuell Brennen	Ungenügende Produktion von Tränenflüssigkeit, Heuschnupfen	Meiden Sie klimatisierte Räume, Autogebläse, Wind, Tabakrauch, Parfüm. Wenn die Beschwerden immer wieder auftreten, ***Arztbesuch notwendig*** ➔ Augenbelastungen, Seite 273 ➔ Nebenhöhlenentzündung, Seite 355 ➔ Allergischer Schnupfen, Seite 354
Augenschmerzen nach der Verwendung von Medikamenten	Nebenwirkung von – sehr vielen entzündungshemmenden Mitteln (Kortisonen) bei Rheuma, Asthma und Allergien nach längerer Anwendung – Migränemitteln mit dem Wirkstoff Pizotifen – Augentropfen bei Unverträglichkeit	Kontrollieren Sie im Beipacktext Ihrer Medikamente, ob einer der Wirkstoffe enthalten ist oder ob Sie Medikamente der genannten Gruppen verwenden. Wenn Sie das Mittel rezeptfrei in der Apotheke gekauft haben, hören Sie auf, es anzuwenden. Wenn das Mittel vom Arzt verordnet wurde, ***Arztbesuch notwendig*** ➔ Umgang mit Medikamenten, Seite 754
Augenschmerzen, die beim Vorbeugen des Kopfes schlimmer werden und in Stirn und Wangen ausstrahlen und – eventuell Druckempfindlichkeit	Stirn- und Nasennebenhöhlenentzündung	***Arztbesuch notwendig*** ➔ Nebenhöhlenentzündung, Seite 355

BESCHWERDEN UND SYMPTOME	MÖGLICHE URSACHEN	WAS MAN TUN SOLL
Augenschmerzen und – eventuell Schmerzen im Bereich des Oberkiefers	Gesichtsneuralgie	***Arztbesuch notwendig*** → Nervenschmerzen, Seite 269
Augenschmerzen beim Bewegen der Augen	Beginnende Multiple Sklerose	***Arztbesuch notwendig*** → Multiple Sklerose, Seite 264
Augenschmerzen mit Verschlechterung der Sehkraft	Verletzung oder Entzündung der Hornhaut, Akuter Grüner Star, Regenbogenhautentzündung, Entzündung des Sehnervs	***Arztbesuch notwendig*** → Unfälle und Verletzungen der Augen, Seite 275 → Hornhautentzündung, Seite 291 → Grüner Star, Seite 294 → Regenbogenhautentzündung, Seite 292
Augenschmerzen mit starker Rötung	Bindehautentzündung, Bindehautblutung, Hornhautentzündung, Regenbogenhautentzündung, Grüner Star, Splitter im Auge	***Arztbesuch dringend notwendig*** → Bindehautentzündung, Seite 290 → Hornhautentzündung, Seite 291 → Entzündung der Iris, Seite 292 → Grüner Star, Seite 294 → Unfälle und Verletzungen am Auge, Seite 275

AUSFLUSS AUS DER SCHEIDE

Ein leichter Ausfluß aus der Scheide, der nicht unangenehm riecht, ist ganz normal - entgegen allen Werbeslogans, die Frauen den keimfreien Unterleib einreden wollen. Wenn Ihr Ausfluß stärker wird, können seelische Belastungen, Streß, Angst vor Sexualität, aber auch Pilze und Bakterien die Ursache sein. Unangenehm riechender Ausfluß ist immer das Anzeichen einer Infektion der Geschlechtsorgane.

BESCHWERDEN UND SYMPTOME	MÖGLICHE URSACHEN	WAS MAN TUN SOLL
Juckender, brennender Ausfluß		→ Symptom Scheidenjucken und/oder -brennen, Seite 169
Leichter Ausfluß, der nicht unangenehm riecht	Die Scheide ist eine Öffnung. Es ist vollkommen normal, daß sie Flüssigkeit absondert.	Leichter Scheidenausfluß ist normal. Tragen Sie Baumwollunterwäsche, und benutzen Sie keine scharfen Seifen oder Intimdeodorants.
Leichter, wäßrig-schleimiger Ausfluß, der nicht unangenehm riecht und in der Mitte zwischen zwei Monatsblutungen auftritt oder sich verstärkt	Eisprung	Normale Reaktion des Körpers In der Zeit des Eisprungs kann Ausfluß auftreten oder sich verstärken. → Empfängnisverhütung, Seite 633
Ausfluß, der nicht unangenehm riecht und/oder juckt oder brennt, und – Streß – Überlastung – seelische Probleme	Reaktion des Körpers auf Überforderung, Seelische Probleme	Der Ausfluß geht von allein wieder weg, wenn der körperliche oder seelische Streß nachläßt. → Empfängnisverhütung, Seite 633 → Befindlichkeitsstörungen, Seite 215
Ausfluß, der nicht unangenehm riecht, – bei Verwendung einer Spirale oder – der Einnahme »der Pille«	Reizung durch die Spirale, Hormonelle Veränderung durch »die Pille«, Harmlose Muttermundveränderung	Wenn der Ausfluß störend ist oder wenn Sie gleichzeitig Schmerzen im Unterleib haben, ***Arztbesuch notwendig*** → Empfängnisverhütung, Seite 633
Ausfluß während der Schwangerschaft	Hormonelle Umstellung	Ein verstärkter Ausfluß während der Schwangerschaft ist normal. Wenn Sie zusätzliche Beschwerden haben oder der Ausfluß unangenehm riecht, ***Arztbesuch notwendig*** → Beschwerden während der Schwangerschaft, Seite 659

BESCHWERDEN UND SYMPTOME	MÖGLICHE URSACHEN	WAS MAN TUN SOLL
Weißlicher Ausfluß und – eventuell Scheidenjucken und/oder Scheidenbrennen und – eventuell gerötete, entzündete Schamlippen	Bakterielle Infektion der Scheide, Pilzinfektion	***Arztbesuch notwendig*** → Scheidenentzündung, Seite 596 → Pilzerkrankungen der Genitalien, Seite 627
Gelb-grünlicher, schlecht riechender Ausfluß und – eventuell Scheidenjucken und/oder Brennen	Bakterielle Infektion von Scheide oder Gebärmutter, Trichomonaden, Tripper (Gonorrhoe), In der Scheide vergessener Tampon oder Diaphragma	***Arztbesuch notwendig*** → Scheidenentzündung, Seite 596 → Gebärmutterentzündung, Seite 598 → Trichomonaden-Infektion, Seite 628 → Tripper (Gonorrhoe), Seite 631
Leichter Ausfluß und – Schmerzen im Unterbauch und – Schmerzen beim Geschlechtsverkehr und – eventuell häufiger Harndrang und – eventuell erschwertes Harnlassen	Chlamydien- und Ureaplasmainfektionen	***Arztbesuch notwendig*** → Chlamydien- und Ureaplasmainfektionen, Seite 628
Ausfluß mit heftigen Unterbauchschmerzen – eventuell Fieber	Eileiterentzündung oder Eierstockentzündung	***Arztbesuch notwendig*** → Eileiterentzündung, Eierstockentzündung, Seite 603
Blutiger Ausfluß	Zwischenblutung, Gutartige Tumore der Gebärmutter, Krebs von Gebärmutter oder Gebärmutterhals	***Arztbesuch notwendig*** → Blutungsstörungen, Seite 586 → Polypen, Seite 599 → Myome, Seite 599 → Gebärmutterentzündung, Seite 598 → Gebärmutterhalskrebs, Seite 602 → Gebärmutterkrebs, Seite 602
Schmierblutungen und heftige Schmerzen im Unterbauch	Eileiterschwangerschaft	***Arztbesuch dringend notwendig*** → Eileiterschwangerschaft, Seite 604

BAUCHSCHMERZEN

Bauchschmerzen sind oft harmlos und gehen von selbst wieder vorüber. In manchen Fällen weisen sie aber auf Erkrankungen hin. Wenn Sie »*Bauchweh bei einer Entscheidung haben*« oder sich »*ein Loch in den Bauch ärgern*«, dann sollten Sie vielleicht mehr »*aus dem Bauch heraus*« entscheiden, was Ihnen gut tut.

BESCHWERDEN UND SYMPTOME	MÖGLICHE URSACHEN	WAS MAN TUN SOLL
Bauchschmerzen, die Sie als »Magenschmerzen« erkennen können		→ Symptom Magenschmerzen, Seite 137
Bauchschmerzen, einige Zeit nachdem Sie zu schwer oder zuviel gegessen haben	Überlasteter Magen	Öffnen Sie beengende Kleidungsstücke, legen Sie sich für kurze Zeit hin. Eine sanfte Bauchmassage kann helfen.
Bauchschmerzen im Zusammenhang mit Streß oder seelischen Belastungen wie z.B. Prüfungen, großen Entscheidungen usw. und – eventuell Durchfall	Streß, Nervosität, Seelische Belastungen	Versuchen Sie, Situationen, die Streß mit sich bringen, zu vermeiden, und lernen Sie, sich zu entspannen. Wenn Sie oft an Bauchschmerzen leiden, ***Arztbesuch notwendig*** → Befindlichkeitsstörungen, Seite 215 → Entspannung, Seite 813 → Nervöser Magen, Seite 442 → Nervöser Darm, Seite 459
Krampfartige Bauchschmerzen während der Regel	Begleiterscheinung der Regel	Wenn Sie immer wieder starke Regelschmerzen haben, ***Arztbesuch notwendig*** → Menstruationsschmerzen, Seite 584
Brennende, krampfartige Bauchschmerzen und – eventuell Völlegefühl und – eventuell Blähungen und – eventuell Sodbrennen, Aufstoßen und – eventuell Übelkeit und Erbrechen und – eventuell Zittern	Seelische Probleme, Magenschleimhautentzündung	Wenn die Beschwerden immer wieder auftreten, obwohl Sie Entspannungsübungen machen, ***Arztbesuch notwendig*** → Befindlichkeitsstörungen, Seite 215 → Nervöser Magen, Seite 442 → Akute Gastritis, Seite 444 → Entspannung, Seite 813

BESCHWERDEN UND SYMPTOME	MÖGLICHE URSACHEN	WAS MAN TUN SOLL
Bauchschmerzen und Durchfall	Magen-Darm-Infektion, Nahrungsmittelunverträglichkeit	Trinken Sie viel, und essen Sie gar nichts oder Zwieback. Wenn die Beschwerden nach zwei Tagen nicht nachlassen, ***Arztbesuch notwendig*** → Darminfektionen, Seite 460 → Akute Gastritis, Seite 444
Bauchschmerzen und harter, aufgeblähter Bauch und – Völlegefühl und – Wechsel zwischen Durchfall und Verstopfung oder häufiger Stuhlgang	Nervöser Darm (Reizkolon)	Wenn die Beschwerden immer wieder auftreten, ***Arztbesuch notwendig*** → Nervöser Darm, Seite 459
Bauchschmerzen nach der Einnahme von Medikamenten und/oder – Bauchkrämpfe und/oder – Darmkrämpfe	Nebenwirkung von verschiedenen Medikamenten, vor allem von – kaliumhaltigen Mineralstoffpräparaten – Mitteln gegen Wechseljahrsbeschwerden mit Östrogen-haltigen Wirkstoffen bei Überdosierung – Abführmitteln mit den Wirkstoffen Aloe, Bisacodyl, Faulbaumrinde, Natriumpicosulfat, Phenolphthalein, Rhabarber, Rizinusöl und Senna – Mitteln gegen Fettstoffwechselstörungen mit den Wirkstoffen Beta-Sitosterin, Clofibrat, Colestyramin	Kontrollieren Sie im Beipacktext Ihrer Medikamente, ob einer der genannten Wirkstoffe enthalten ist. Wenn Sie das Mittel rezeptfrei in der Apotheke gekauft haben, hören Sie auf, es einzunehmen. Wenn das Mittel vom Arzt verordnet wurde, ***Arztbesuch notwendig*** → Umgang mit Medikamenten, Seite 754
Krampfartige Bauchschmerzen nach der Einnahme von Medikamenten und/oder – Blut im Harn	Anzeichen von Nierensteinen als Nebenwirkung von – Überdosierung von Vitamin C – Kalzium-haltigen, säurebindenden Mitteln gegen Magen-Darm-Geschwüre und Magenübersäuerung	Kontrollieren Sie im Beipacktext Ihrer Medikamente, ob einer der genannten Wirkstoffe enthalten ist. Wenn die Beschwerden auftreten, ***Arztbesuch notwendig*** → Umgang mit Medikamenten, Seite 754
Bauchschmerzen und – eventuell Wechsel zwischen Verstopfung und Durchfall und – eventuell Blut im Stuhl	Entzündung von Darmdivertikeln, Darmkrebs	***Arztbesuch notwendig*** → Divertikelentzündung, Seite 465 → Dickdarm-, Mastdarmkrebs, Seite 471

BESCHWERDEN UND SYMPTOME	MÖGLICHE URSACHEN	WAS MAN TUN SOLL
Bauchschmerzen, die immer wieder in Schüben auftreten, und – blutige, schleimige Durchfälle und – eventuell Fieber und – eventuell Gewichtsabnahme	Entzündliche Darmerkrankung	***Arztbesuch notwendig*** ➔ Colitis ulcerosa, Seite 467 ➔ Morbus Crohn, Seite 469
Bei Frauen Schmerzen im Unterbauch und – eventuell unangenehm riechender Ausfluß und – eventuell Fieber	Entzündung der Eierstöcke, Entzündung der Eileiter	***Arztbesuch notwendig*** ➔ Eierstockentzündung, Eileiterentzündung, Seite 603
Bauchschmerzen, die sich von der Lendengegend zur Leiste hinziehen, und – eventuell Schmerzen beim Harnlassen und – eventuell häufigeres Harnlassen und – eventuell Fieber	Entzündung der Harnwege	***Arztbesuch notwendig*** ➔ Blasenentzündung, Seite 475 ➔ Akute Nierenbeckenentzündung, Seite 478
Bauchschmerzen unter dem rechten Rippenbogen und – eventuell Blähungen und – eventuell Durchfall und – eventuell Gelbfärbung von Augen und Haut und – eventuell Juckreiz – eventuell leichtes Fieber	Leberentzündung	***Arztbesuch notwendig*** ➔ Hepatitis, Seite 451
Bauchschmerzen, meistens im rechten Unterbauch, die sich beim Gehen, Husten oder Niesen verstärken, und – eine hart gespannte Bauchdecke und – eventuell Übelkeit und – eventuell Erbrechen und – eventuell Fieber	Blinddarmentzündung	Bei starken Bauchschmerzen, ***Arztbesuch dringend notwendig*** ➔ Blinddarmentzündung, Seite 464
Kolikartige Schmerzen im rechten Oberbauch und – eventuell galliges Erbrechen und – eventuell gelbe Augen und – eventuell heller Stuhl und – eventuell Fieber	Gallensteine, Gallenblasenentzündung	***Arztbesuch dringend notwendig*** ➔ Gallensteine, Seite 454 ➔ Gallenblasenentzündung, Seite 456

BESCHWERDEN UND SYMPTOME	MÖGLICHE URSACHEN	WAS MAN TUN SOLL
Krampfartige Schmerzen im Oberbauch, die – eventuell in den ganzen Bauchraum und in den Rücken ausstrahlen, und – Erbrechen von galligem Magensaft und – Vernichtungsgefühl und – fliegender Puls	Entzündung der Bauchspeicheldrüse	***Sofort Rettungsdienst rufen*** → Bauchspeicheldrüsenentzündung, Seite 456
Heftige Bauchschmerzen und harte, gespannte Bauchdecke und – Erbrechen und – Atemstörungen und – schneller Puls und – kalte Stirn und kalte Hände	Bauchfellentzündung	***Sofort Rettungsdienst rufen*** → Bauchfellentzündung, Seite 465
Bauchschmerzen und Beklemmungsgefühl und – Druck auf der Brust	Herzinfarkt	***Sofort Rettungsdienst rufen*** → Herzinfarkt, Seite 396
Plötzliche, starke Bauchkrämpfe und – aufgetriebener Bauch und – Erbrechen von galligem oder kotigem Darminhalt und – Verstopfung	Darmverschluß	***Sofort Rettungsdienst rufen*** → Darmverengung, Darmverschluß, Seite 463
Bauchschmerzen und Blutungen außerhalb der Regel, wenn die Regel schon zwei Wochen überfällig ist	Eileiterschwangerschaft, Fehlgeburt	***Sofort Rettungsdienst rufen*** → Eileiterschwangerschaft, Seite 604 → Fehlgeburt, Seite 663

BAUCHSCHMERZEN BEI KINDERN

Für kleine Kinder ist alles »Bauchweh«, egal ob Hals oder Magen, Oberbauch oder Unterbauch schmerzen. Sie können meist nicht unterscheiden, wo es weh tut. Durch genaues Nachfragen und vorsichtiges Tasten finden Sie vielleicht selbst heraus, was Ihrem Kind fehlt. Häufige Bauchschmerzen ohne Ursachen weisen meistens darauf hin, daß Ihr Kind »*Wut im Bauch*« hat oder ihm Dinge »*im Magen liegen*« die es nicht aussprechen will oder darf.

BESCHWERDEN UND SYMPTOME	MÖGLICHE URSACHEN	WAS MAN TUN SOLL
Bauchschmerzen, nachdem das Kind – zuviel und/oder – schwer verdauliche Speisen gegessen hat	Normale Reaktion des Magens auf Überbelastung	Geben Sie dem Kind Fencheltee zu trinken, und lassen Sie es wenig essen (Zwieback oder Suppen). Die Magenverstimmung gibt sich von selbst. ➔ Ernährung, Seite 853
Bauchschmerzen, nachdem das Kind blähende Speisen gegessen hat (z.B. Kohlgemüse, frisches Brot) und – eventuell geblähter Bauch	Blähungen	Geben Sie dem Kind Fencheltee zu trinken, und meiden Sie blähende Speisen. ➔ Nervöser Darm, Seite 459
Bauchschmerzen ohne irgend ein Anzeichen von Krankheit, nachdem es dem Kind vorher gut gegangen ist, und die – eventuell in bestimmten Situationen auftreten	Seelische Probleme	Legen Sie dem Kind eine Wärmflasche auf den Bauch, oder machen Sie einen Bauchwickel. Versuchen Sie herauszufinden, was Ihr Kind bedrückt. Wenn die Bauchschmerzen nicht nach drei Stunden nachlassen, ***Arztbesuch notwendig*** ➔ Wickel, Seite 784 ➔ Nervöser Darm, Seite 459 ➔ Befindlichkeitsstörungen, Seite 215
Bauchschmerzen mit Durchfall und/oder – Erbrechen	Infektion des Magen-Darm-Trakts, Vergiftete Lebensmittel	Wenn das Erbrechen nicht nach einem Tag nachläßt, ***Arztbesuch notwendig*** ➔ Magen-Darm-Infektionen, Seite 460 ➔ Akute Gastritis, Seite 444 Beim Verdacht auf Vergiftungen ***Arztbesuch dringend notwendig***

BESCHWERDEN UND SYMPTOME	MÖGLICHE URSACHEN	WAS MAN TUN SOLL
Bauchschmerzen, wenn Ihr Kind erkältet ist	Begleiterscheinung der Erkrankung	Wenn die Beschwerden nicht nach einem Tag nachlassen, ***Arztbesuch notwendig*** → Erkältung, »Grippe«, Seite 351 → Schnupfen, Seite 353
Bauchschmerzen und Schmerzen beim Wasserlassen und/oder – häufiges Wasserlassen und – eventuell Fieber	Infektion der Blase oder Harnwege	***Arztbesuch notwendig*** → Blasenkatarrh, Blasenentzündung, Seite 475
Bauchschmerzen, die in den Rücken oder die Nierengegend ausstrahlen, und – Fieber und – eventuell Schmerzen beim Wasserlassen	Nierenbeckenentzündung	***Arztbesuch notwendig*** → Akute Nierenbeckenentzündung, Seite 478
Bauchschmerzen und eine schmerzhafte Ausbuchtung in der Leiste oder des Hodensackes	Leistenbruch, Wasserbruch	***Arztbesuch notwendig*** → Bruch, Seite 499 → Wasserbruch, Seite 610
Krampfartige Bauchschmerzen, bei denen das Kind häufig die Beine anzieht, und – eventuell verstärkter Schmerz im rechten Unterbauch und – eventuell Erbrechen und – eventuell Fieber	Blinddarmentzündung	***Arztbesuch dringend notwendig*** → Blinddarmentzündung, Seite 464
Heftige Bauchschmerzen und ein harter gespannter Bauch und – eventuell verstärkter Schmerz im rechten Unterbauch und – eventuell erhöhter Puls und – eventuell kalter Schweiß und – eventuell Erbrechen	Blinddarmdurchbruch	***Sofort Rettungsdienst rufen*** → Blinddarmentzündung, Seite 464

BEINSCHMERZEN

Schmerzen im Bein können durch Überbeanspruchung oder Verletzungen, aber auch durch Entzündungen entstehen. Wenn »*die Beine nicht mehr wollen*« oder Sie sich immer wieder Knochenbrüche zuziehen, können Sie auch überlegen, warum Ihre Beweglichkeit eingeschränkt wird. Brauchen Sie eine Ruhepause, haben Sie keine Lust mehr, etwas »*durchzustehen*«?

BESCHWERDEN UND SYMPTOME	MÖGLICHE URSACHEN	WAS MAN TUN SOLL
Beinschmerzen mit Kribbeln in den Beinen nach längerem Sitzen oder Liegen oder – »eingeschlafene« Beine	Muskelverkrampfung durch eine ungeschickte Position, Behinderung der Durchblutung	Normale Reaktion des Körpers. Der Schmerz läßt meistens nach einer Lageveränderung nach. ➔ Massage, Seite 806 ➔ Bewegung und Sport, Seite 900
Beinschmerzen mit verkrampften Muskeln nach einer ungewohnt starken Belastung (z. B. durch Sport)	Muskelkrampf durch Überbeanspruchung, Muskelkater durch Überbeanspruchung, Muskelzerrung	Wärme (Sauna) oder leichte Massagen können den Schmerz lindern. Eine Muskelzerrung heilt meist von selbst. ➔ Muskelkrampf, Seite 495 ➔ Muskelzerrung, Seite 497 ➔ Massage, Seite 806
Beinschmerzen, besonders nach langem Stehen oder Sitzen und – hervorstehende Venen am Bein und – eventuell schwere, geschwollene Beine und – eventuell nächtliche Wadenkrämpfe	Krampfadern	Machen Sie Beingymnastik, und bewegen Sie sich möglichst viel (Radfahren, laufen usw.). Tragen Sie Kompressionsstrümpfe. Wenn die Krampfadern schlimmer werden, ***Arztbesuch notwendig*** ➔ Krampfadern, Seite 388 ➔ Bewegung und Sport, Seite 900
Beinschmerzen, die von der Lende in den Oberschenkel ausstrahlen	Hexenschuß, Ischias	Wenn die Schmerzen nicht nachlassen, ***Arztbesuch notwendig*** Wenn Lähmungserscheinungen auftreten, sofort zum Arzt! ➔ Massagen, Seite 806 ➔ Hexenschuß, Ischias, Seite 530
Wadenschmerzen bei Alkoholikern oder Diabetikern	Nervenschädigung	Wenn Sie nicht ohnehin in ärztlicher Behandlung sind, ***Arztbesuch notwendig*** ➔ Diabetes, Seite 555 ➔ Alkoholismus, Seite 247

BESCHWERDEN UND SYMPTOME	MÖGLICHE URSACHEN	WAS MAN TUN SOLL
Beinschmerzen bei Frauen nach der Einnahme oder Injektion von Medikamenten und – geschwollene Wade, die sich warm anfühlt	Anzeichen von Thrombosenbildung. Nebenwirkung oder Überdosierung vor allem von – der »Pille« – Mitteln gegen Wechseljahrs-beschwerden	Wenn Sie diese Mittel verwenden und die angegebenen Beschwerden auftreten ***Arztbesuch notwendig*** ➔ Umgang mit Medikamenten, Seite 754
Beinschmerzen beim Beugen oder Strecken – eventuell nach einem Sturz, Tritt, Stoß oder Schlag	Sehnenzerrung, Sehnenriß, Bänderzerrung, Bänderriß	Stellen Sie das Bein ruhig, und kühlen Sie die schmerzende Stelle. ***Arztbesuch notwendig*** ➔ Sehnenzerrung, Sehnenriß, Seite 501 ➔ Bänderzerrung, Bänderriß, Seite 501 ➔ Kältebehandlung, Seite 798
Wadenschmerzen bei Fehlstellungen der Füße	Plattfuß, Knickfuß, Spitzfuß, Senkfuß, Spreizfuß	***Arztbesuch notwendig*** ➔ Füße, Seite 504
Beinschmerzen beim Gehen, die im Ruhezustand nachlassen, und – kalte Füße	Durchblutungsstörungen der Beine	***Arztbesuch notwendig*** ➔ Durchblutungsstörungen, Seite 387
Beinschmerzen, die vom Hüftgelenk ausstrahlen	Abnutzung des Hüftgelenks	***Arztbesuch notwendig*** ➔ Arthrose, Seite 515
Fußgelenkschmerzen und meistens – Schmerzen in anderen Gelenken, besonders der Finger und – geschwollene Gelenke und – morgens Schmerzen nach dem Aufstehen und – eventuell Müdigkeit und – eventuell Fieber	Entzündliche Gelenkerkrankung	***Arztbesuch notwendig*** ➔ Chronische Polyarthritis, Seite 517
Ständige Beinschmerzen, die sich auf einen bestimmten Punkt beschränken, und – eventuell Fieber	Knochenentzündung, Knochenkrebs	***Arztbesuch notwendig***
Beinschmerzen mit einem geröteten, geschwollenen Bereich im Verlauf einer harten, entzündeten Vene	Venenentzündung mit Blutpfropfenbildung	***Arztbesuch notwendig*** ➔ Oberflächliche Venenentzündung, Seite 390

BESCHWERDEN UND SYMPTOME	MÖGLICHE URSACHEN	WAS MAN TUN SOLL
Geschwollene, schmerzende Wade, die sich geringfügig wärmer anfühlt als die andere Wade, und – eventuell Schmerzen in der Fußsohle	Venenverschluß	***Arztbesuch dringend notwendig*** ➔ Tiefe Venenentzündung, Seite 391 Wenn auch der Oberschenkel schmerzt ***Sofort Rettungsdienst rufen***
Ziehende Beinschmerzen, die vom Lendenbereich in den Oberschenkel, meistens bis in den Fuß ausstrahlen, und – Schwierigkeiten beim Gehen (Hinken als Schonhaltung) und – eventuell Taubheitsgefühl	Bandscheibe, die auf einen Nerv drückt, Bandscheibenvorfall	***Arztbesuch dringend notwendig*** ➔ Bandscheibenschaden, Seite 530
Beinschmerzen nach einem Sturz oder Unfall, die so stark sind, daß Sie nicht auftreten können, und/oder – das Bein kaum oder gar nicht mehr bewegen können und – geschwollenes Bein und – eventuell Fehlstellung des Beins	Verrenkung, Sehnenriß, Beinbruch	***Arztbesuch dringend notwendig*** ➔ Verrenkung, Seite 510 ➔ Sehnenriß, Seite 501 ➔ Knochenbruch, Seite 487
Plötzliche, starke Beinschmerzen, die Haut des Beins wird ungewöhnlich blaß und kalt	Arterienembolie	***Sofort Rettungsdienst rufen***

BLÄHUNGEN, AUFGEBLÄHTER BAUCH

Blähungen sind meistens harmlos und hängen mit Ihren Ernährungsgewohnheiten zusammen. Wenn Sie aber immer wieder einen aufgeblähten Bauch haben, sollten Sie herausfinden, »*was Sie drückt*«. In seltenen Fällen können Erkrankungen Blähungen verursachen.

BESCHWERDEN UND SYMPTOME	MÖGLICHE URSACHEN	WAS MAN TUN SOLL
Blähungen und aufgeblähter Bauch und – Magenschmerzen		→ Symptom Magenschmerzen, Seite 137
Blähungen und aufgeblähter Bauch und – Bauchschmerzen		→ Symptom Bauchschmerzen, Seite 42
Blähungen einige Zeit nach dem Essen	Blähende Speisen (z. B. frisches Brot, Bohnen, Linsen, Kohl, Zwiebeln, Knoblauch usw.)	Meiden Sie blähende Speisen. → Ernährung, Seite 853
Blähungen, nachdem Sie Ihre Ernährung umgestellt haben oder ungewohnte Kost essen (z. B. Vollwertkost)	Normale Umstellungsphase	Kein Grund zur Beunruhigung. Das Verdauungssystem braucht Zeit, um sich auf die neue Situation einzustellen. → Ernährungsgewohnheiten, Seite 854
Aufgeblähter Bauch und Völlegefühl, wenn Sie große Portionen essen und/oder – häufig zwischendurch naschen	Überlastung des Magens	Essen Sie nur drei Mahlzeiten am Tag. Kauen Sie jeden Bissen möglichst lange. So werden Sie schneller satt, und Ihr Magen kann sich erholen.
Blähungen, die durch das Ablassen von Winden nachlassen, und – eventuell Bauchschmerzen	Verhaltene Winde	Kein Grund zur Beunruhigung. → Befindlichkeitsstörungen, Seite 215
Aufgeblähter Bauch und Verstopfung	Ballaststoffarme Ernährung	Wenn Sie immer wieder an Verstopfung und aufgeblähtem Bauch leiden oder die Beschwerden nicht nach einer Woche nachlassen, ***Arztbesuch notwendig*** → Verstopfung, Seite 462 → Nervöser Darm, Seite 459

BESCHWERDEN UND SYMPTOME	MÖGLICHE URSACHEN	WAS MAN TUN SOLL
Blähungen und ein aufgeblähter Bauch, wenn Sie unter großem seelischen Druck leiden	Seelische Probleme	Versuchen Sie, Ihren Problemen auf den Grund zu gehen. Wenn Ihre Blähungen nicht nachlassen, obwohl Sie Entspannungsübungen machen, ***Arztbesuch notwendig*** → Befindlichkeitsstörungen, Seite 215 → Nervöser Darm, Seite 459 → Entspannung, Seite 813
Bei Frauen: Aufgeblähter Bauch vor oder während der Regel und – eventuell Bauchschmerzen	Begleiterscheinung der Regel	Kein Grund zur Beunruhigung. Wenn der aufgeblähte Bauch nach der Menstruation nicht weggeht, ***Arztbesuch notwendig*** → Menstruation, Seite 583
Blähungen nach der Einnahme von Medikamenten	Nebenwirkung von – Mitteln gegen Fettstoffwechselstörungen mit dem Wirkstoff Probucol – Abführmitteln mit dem Wirkstoff Lactulose – Schlankheitsmitteln mit dem Wirkstoff Methylcellulose	Kontrollieren Sie im Beipacktext Ihrer Medikamente, ob einer der genannten Wirkstoffe enthalten ist. Wenn Sie das Mittel rezeptfrei in der Apotheke gekauft haben, hören Sie auf, es einzunehmen. Wenn das Mittel vom Arzt verordnet wurde, ***Arztbesuch notwendig*** → Umgang mit Medikamenten, Seite 754
Aufgeblähter Darm und – Durchfall und – Appetitlosigkeit und – eventuell Fieber und – eventuell Darmkrämpfe	Entzündliche Darmerkrankungen, Infektiöse Darmerkrankungen	***Arztbesuch notwendig*** → Darminfektionen, Seite 460 → Morbus Crohn, Seite 469 → Colitis ulcerosa, Seite 467
Aufgeblähter Bauch und – geschwollene Füße oder Unterschenkel und – eventuell Kurzatmigkeit und – häufiges nächtliches Wasserlassen	Herzerkrankung	***Arztbesuch notwendig*** → Herzschwäche, Seite 398

BESCHWERDEN UND SYMPTOME	MÖGLICHE URSACHEN	WAS MAN TUN SOLL
Aufgeblähter Bauch und – geschwollene Füße oder Unterschenkel und – geschwollene Augenlider und – weniger häufiges Harnlassen als normal und – Abgeschlagenheit – eventuell Fieber und – eventuell hoher Blutdruck	Nierenerkrankung	***Arztbesuch notwendig*** ➔ Akute oder chronische Entzündung der Filterzellen der Nieren, Seite 480
Aufgeblähter Bauch und voluminöse Stühle und – eventuell Oberbauchschmerzen und – eventuell Appetitlosigkeit	Bauchspeicheldrüsenschwäche, Bauchspeicheldrüsenentzündung	***Arztbesuch notwendig*** ➔ Bauchspeicheldrüsenschwäche, Seite 458 ➔ Bauchspeicheldrüsenentzündung, Seite 456 ➔ Zöliakie, Seite 466
Aufgeblähter Bauch und gelbliche Haut und/oder – das Weiße in den Augen gelblich	Lebererkrankungen	***Arztbesuch notwendig*** ➔ Gelbsucht, Seite 449 ➔ Hepatitis, Seite 451 ➔ Fettleber, Seite 450
Aufgeblähter Bauch über einen längeren Zeitraum hinweg und – Ekel vor Fleisch und – Appetitlosigkeit und – Gewichtsverlust	Magenkrebs	***Arztbesuch notwendig*** ➔ Magenkrebs, Seite 448
Aufgeblähter, harter Bauch und mehr als drei Tage keinen Stuhl, obwohl Sie normalerweise eine geregelte Verdauung haben, und – Bauchschmerzen und – eventuell Erbrechen	Darmverschluß	***Sofort Rettungsdienst rufen*** ➔ Darmverschluß, Seite 463

BLUTHUSTEN ODER -SPUCKEN

Bluthusten oder -spucken ist fast immer ein Alarmsignal. Sie sollten, wenn das Blut nicht auf eine kleine Verletzung im Mund zurückzuführen ist, in jedem Fall Ihren Arzt aufsuchen.

BESCHWERDEN UND SYMPTOME	MÖGLICHE URSACHEN	WAS MAN TUN SOLL
Leichtes Blutspucken und Schmerzen im Mund oder an der Zunge	Verletzung der Mundschleimhaut, Verletzungen der Zunge	Kein Grund zur Beunruhigung. Wenn die Blutung nicht bald aufhört, ***Arztbesuch notwendig*** → Mundhöhle, Seite 435
Blutspucken nach dem Zähneputzen oder nachdem Sie beim Zahnarzt waren	Zahnfleischerkrankungen, Verletzung des Zahnfleisches	Wenn die Blutungen länger anhalten oder immer wieder auftreten, ***Arztbesuch notwendig*** → Zahnfleischentzündung, Seite 425 → Zahnbetterkrankungen, Seite 426
Blutspucken, wenn Sie gleichzeitig Nasenbluten haben	Blut rinnt von der Nase durch den Rachen	Kein Grund zur Beunruhigung, mit dem Nasenbluten hört das Blutspucken auf. Wenn Sie nach einer Stunde immer noch bluten, ***Arztbesuch notwendig*** → Nase-Verletzungen, Seite 350
Bluthusten und – eventuell Atemnot und – eventuell Fieber	Akute Bronchitis, Chronische Bronchitis, Lungenentzündung, Tuberkulose	***Arztbesuch notwendig*** → Akute Bronchitis, Seite 361 → Chronische Bronchitis, Seite 362 → Lungenentzündung, Seite 368 → Tuberkulose, Seite 369
Blutspucken nach einem epileptischen Anfall	Zungenbiß	***Arztbesuch notwendig*** → Epilepsie, Seite 261
Blutspucken, wenn Sie in der – keramischen Industrie oder – in einem Steinbruch oder – mit Asbest arbeiten	Staubteilchen in der Lunge	***Arztbesuch notwendig*** → Schadstoffe, ab Seite 910
Blutspucken und chronische Heiserkeit	Kehlkopfkrebs	***Arztbesuch notwendig*** → Kehlkopfkrebs, Seite 359

BESCHWERDEN UND SYMPTOME	MÖGLICHE URSACHEN	WAS MAN TUN SOLL
Bluthusten und nächtliches Schwitzen und – eventuell Schmerzen in der Brust und – eventuell Gewichtsverlust	Lungentuberkulose, Lungenkrebs	***Arztbesuch notwendig*** → Tuberkulose, Seite 369 → Lungenkrebs, Seite 373
Bluthusten mit Erbrechen und – eventuell Magenschmerzen	Magen- oder Zwölffingerdarmgeschwür, Blutung aus Speiseröhrenkrampfadern	***Sofort Rettungsdienst rufen*** → Magen- und Zwölffingerdarmgeschwür, Seite 445 → Leberzirrhose, Seite 452
Bluthusten und Atemnot und – Schmerzen in der Brust und – eventuell einseitig geschwollenes Bein	Lungeninfarkt	***Sofort Rettungsdienst rufen*** → Lungeninfarkt, Seite 371
Blutiger, schaumiger Husten und Herzjagen und – Atemnot und – Röcheln und – kalter Schweiß und – eventuell bläulich verfärbte Haut	Lungenödem	***Sofort Rettungsdienst rufen*** → Lungenödem, Seite 371
Blutspucken nach Unfällen oder Verletzungen	Innere Verletzungen	***Sofort Rettungsdienst rufen*** → Erste Hilfe, Seite 835

BLUTUNGEN, UNGEWÖHNLICHE BEI FRAUEN

Wenn es außerhalb Ihrer Menstruation zu Zwischenblutungen kommt, dann können äußere Einflüsse, harmlose hormonelle Veränderungen, aber auch verschiedene Erkrankungen die Ursache dafür sein.

BESCHWERDEN UND SYMPTOME	MÖGLICHE URSACHEN	WAS MAN TUN SOLL
Unregelmäßige Monatsblutung		→ Symptom Regelstörungen, Seite 164
Blutungen nach dem Geschlechtsverkehr	Harmlose Veränderungen am Muttermund, Verletzung durch den Geschlechtsverkehr, Polypen am Gebärmutterhals, Krebs	Wenn sich die Blutungen nach dem Geschlechtsverkehr wiederholen, ***Arztbesuch notwendig*** → Polypen, Seite 599 → Myome, Seite 599 → Gebärmutterhalskrebs, Seite 602 → Gebärmutterkrebs, Seite 602
Blutungen nach dem Einsetzen der Spirale	Anfängliche Irritation durch den Fremdkörper, Unverträglichkeit der Spirale	Üblicherweise wird die Spirale während der Menstruation eingesetzt. Wenn Sie danach etwas länger oder heftiger bluten, dann ist das kein Grund zur Beunruhigung. Wenn Sie länger als zehn Tage oder sehr stark bluten (mehr als sechs Vorlagen innerhalb von zwei Stunden) ***Arztbesuch notwendig*** → Intrauterinpessar, Seite 638
Ungewöhnliche Blutungen nach der Anwendung von Medikamenten	Nebenwirkung durch zu hoch dosierte Präparate von – Mitteln gegen Wechseljahrsbeschwerden mit Östrogen-haltigen Wirkstoffen – der »Pille« – gerinnungshemmenden Mitteln	Wenn Sie diese Mittel verwenden und solche Beschwerden auftreten ***Arztbesuch notwendig*** → Umgang mit Medikamenten, Seite 754
Blutungen und – übelriechender Ausfluß oder – stark wäßriger Ausfluß	Gebärmutterentzündung, Eierstockentzündung, Gebärmutterhalskrebs	***Arztbesuch notwendig*** → Gebärmutterentzündung, Seite 598 → Eierstockentzündung, Seite 603 → Gebärmutterhalskrebs, Seite 602

BESCHWERDEN UND SYMPTOME	MÖGLICHE URSACHEN	WAS MAN TUN SOLL
Blutungen in den Wechseljahren, wenn die Periode schon einige Monate ausgeblieben ist	Noch eine Regelblutung, Hormonstörung, Polypen, Myome, In seltenen Fällen Gebärmutter- oder Gebärmutterhalskrebs	***Arztbesuch notwendig*** → Wechseljahre, Seite 588 → Gebärmutterhalskrebs, Seite 602 → Gebärmutterkrebs, Seite 602
Leichte Blutungen in den ersten drei Schwangerschaftsmonaten	Niedriger Hormonspiegel, Erste Anzeichen einer Fehlgeburt	***Arztbesuch notwendig*** → Erstes Schwangerschaftsdrittel, Seite 653 → Fehlgeburt, Seite 663 Leichte Blutungen sind fast immer harmlos, trotzdem sollten Sie sich versichern, daß es keine drohende Fehlgeburt ist.
Blutungen im ersten und zweiten Schwangerschaftsdrittel	Drohende Fehlgeburt, Drohende Frühgeburt	***Sofort Rettungsdienst rufen*** → Fehlgeburt, Seite 663 → Frühgeburt, Seite 663
Blutungen im letzten Schwangerschaftsdrittel	Frühgeburt, Plazentafehllage, Plazentalösung	***Sofort Rettungsdienst rufen*** → Frühgeburt, Seite 663 → Kaiserschnitt, Seite 672
Abgang eines schleimigen, blutigen Pfropfens am errechneten Geburtstermin	Erste Anzeichen der beginnenden Geburt	***Sofort Rettungsdienst rufen*** → Schwangerschaft, Seite 664
Blutungen und starke Bauchschmerzen, wenn die Regel schon zwei Wochen überfällig ist	Eileiterschwangerschaft	***Sofort Rettungsdienst rufen*** → Eileiterschwangerschaft, Seite 604 → Intrauterinpessar, Seite 638

BRUSTSCHMERZEN UND/ODER BEKLEMMUNG

Beklemmung oder Schmerzen in der Brust können vor allem durch Erkrankungen der Atmungsorgane, des Herzkreislaufsystems, aber auch durch Muskelverletzungen entstehen. Wenn Sie oft einen Druck auf der Brust spüren, können Sie sich überlegen, was Ihnen *»das Herz abdrückt«*.

BESCHWERDEN UND SYMPTOME	MÖGLICHE URSACHEN	WAS MAN TUN SOLL
Brustbeklemmung und Herzklopfen, Herzjagen usw.		➔ Symptom Herzklopfen, Seite 117
Schmerzen in der Brust, die bei körperlicher Belastung eher nachlassen, und – eventuell Herzklopfen oder Herzjagen	Streß und/oder Seelische Probleme, Herzrhythmusstörungen	Überlegen Sie, was Sie »auf dem Herzen haben«. Wenn die Beschwerden wieder auftreten, ***Arztbesuch notwendig*** ➔ Befindlichkeitsstörungen, Seite 215 ➔ Beratung, Psychotherapie, Seite 822 ➔ Herzrhythmusstörungen, Seite 400
Beklemmung oder dumpfer Herzschmerz, wenn Sie – Angst vor einer Situation haben, – einen geliebten Menschen verloren haben, – mitten in Beziehungsproblemen stecken, – unglücklich verliebt sind usw.	»Herzeleid«	Wenn die Herzschmerzen nicht vorübergehen, obwohl sich die Situation geändert hat oder wenn Sie mit Ihren Problemen nicht allein fertig werden, ***Arztbesuch notwendig*** ➔ Befindlichkeitsstörungen, Seite 215 ➔ Beratung, Psychotherapie, Seite 822
Einseitiger Brustschmerz, der von der Rückenmuskulatur ausstrahlt	Muskelverkrampfung, Muskelzerrung	Wenn die Schmerzen trotz Ruhe und Entspannung nicht nachlassen, ***Arztbesuch notwendig*** ➔ Muskelkrampf, Seite 495 ➔ Muskelzerrung, Seite 497 ➔ Rücken- und Kreuzschmerzen, Seite 528
Krampfartige Schmerzen in der Brust mit übermäßig gesteigerter Atmung und dem Gefühl, trotzdem nicht genug Luft zu bekommen und – Kribbeln in den Fingern und – verkrampften Händen (Pfötchenstellung) und – Angstgefühlen	Meist seelisch bedingter Atemkrampf (Hyperventilation)	*Sofortmaßnahme*: Beruhigen, langsam, möglichst flach atmen. Halten Sie sich eine Tüte vor den Mund, um die verbrauchte, kohlendoxidhaltige Luft wieder einzuatmen. Es besteht keine Gefahr für die Gesundheit. Wenn Sie besorgt sind, daß sich der Anfall wiederholen könnte, ***Arztbesuch notwendig*** ➔ Befindlichkeitsstörungen, Seite 215

BESCHWERDEN UND SYMPTOME	MÖGLICHE URSACHEN	WAS MAN TUN SOLL
Schmerzen in der Brust nach einem Sturz oder Stoß	Rippenprellung, Rippenbruch	***Arztbesuch notwendig*** ➔ Erste Hilfe, Seite 838 ➔ Knochenbruch, Seite 487
Schmerzen in der Brust und hartnäckiger Reizhusten mit schleimigem Auswurf und – eventuell erhöhter Temperatur und – eventuell Atemnot	Akute Bronchitis, Chronische Bronchitis	***Arztbesuch notwendig*** ➔ Akute Bronchitis, Seite 361 ➔ Chronische Bronchitis, Seite 362
Schmerzen in der Brust (Herzbeschwerden) nach der Einnahme von Medikamenten	Nebenwirkung von – vielen Grippemitteln – vielen Asthmamitteln – Mitteln gegen niedrigen Blutdruck mit den Wirkstoffen Etilefrin, Oxedrin – Mitteln gegen Angina pectoris mit dem Wirkstoff Isosorbid bei hoher Dosierung – Schilddrüsenhormonen bei Überdosierung	Kontrollieren Sie im Beipacktext Ihrer Medikamente, ob einer der genannten Wirkstoffe enthalten ist oder Sie Mittel aus den genannten Medikamentengruppen verwenden. Wenn Sie das Mittel rezeptfrei in der Apotheke gekauft haben, hören Sie auf, es einzunehmen. Wenn das Mittel vom Arzt verordnet wurde, ***Arztbesuch notwendig*** ➔ Umgang mit Medikamenten, Seite 754
Brennende Brustschmerzen, die stärker werden, wenn Sie sich nach vorne beugen und – eventuell häufiges Sodbrennen	Zwerchfellbruch	***Arztbesuch notwendig*** ➔ Bruch, Seite 499
Blitzartige Schmerzen in der Brust, die vom Rücken ausstrahlen	Nervenreizung zwischen den Rippen	***Arztbesuch notwendig*** ➔ Nervenschmerzen, Seite 269
Halbseitige Brustschmerzen mit Bläschen an den betroffenen Stellen	Gürtelrose	***Arztbesuch notwendig*** ➔ Gürtelrose, Seite 338
Schmerzen in der Brust und Husten und – gelber oder gelbgrüner Auswurf und – rasch ansteigendes Fieber und – Schüttelfrost	Lungenentzündung	***Arztbesuch notwendig*** ➔ Lungenentzündung, Seite 368

BESCHWERDEN UND SYMPTOME	MÖGLICHE URSACHEN	WAS MAN TUN SOLL
Langandauernde Schmerzen in der Brust mit Reizhusten und unerklärlichem Gewichtsverlust	Tuberkulose, Lungenkrebs	***Arztbesuch notwendig*** ➔ Tuberkulose, Seite 369 ➔ Lungenkrebs, Seite 373
Beklemmung und Schmerzen in der Brust, die wie ein eiserner Ring die Brust umspannen und vor allem bei Belastung auftreten, und – Atembeschwerden und – eventuell Herzjagen und Herzklopfen	Sauerstoffmangel im Herz durch Verengung der Herzkranzarterien	***Arztbesuch dringend notwendig*** ➔ Angina pectoris, Seite 393
Ziehende oder stechende Brustschmerzen mit starker Atemnot und Hustenreiz	Lungenkollaps	***Sofort Rettungsdienst rufen*** Lungenkollaps, Seite 372
Beklemmung und starke Schmerzen in der Brust, die sich auf den Nacken, die Schultern und auf den linken Arm ausbreiten, und – Atemnot und – kalter Schweiß und – Angst und – Vernichtungsgefühl und – eventuell Übelkeit und Erbrechen	Herzinfarkt	*Sofortmaßnahme*: Eine Nitroglycerinkapsel zerbeißen. ***Sofort Rettungsdienst rufen*** ➔ Herzinfarkt, Seite 396
Plötzliche, starke Schmerzen in der Brust und Atembeschwerden und – eventuell einige Tage vorher Spannungsgefühl in den Waden und – eventuell Husten mit Blutspucken und – eventuell Herzjagen	Blutgerinnsel in der Lunge	***Sofort Rettungsdienst rufen*** ➔ Lungenembolie, Seite 371

BRUSTSCHMERZEN ODER KNOTEN BEI FRAUEN

Wenn Ihre Brüste schmerzen oder wenn Sie Knoten tasten, dann hat das meistens harmlose Ursachen. In manchen Fällen kann es aber auch ein Hinweis auf Brustkrebs oder eine Vorstufe davon sein.

BESCHWERDEN UND SYMPTOME	MÖGLICHE URSACHEN	WAS MAN TUN SOLL
Schmerzende, empfindliche Brüste kurz vor der Regel	Begleiterscheinung der Regel	→ Menstruationsschmerzen, Seite 584
Schmerzende, empfindliche Brüste während der Schwangerschaft	Normale Reaktion auf die hormonelle Umstellung	Die Brüste bereiten sich auf die Milchproduktion vor und werden größer. Spannungsgefühle sind daher normal. Tragen Sie zur Unterstützung der Brust einen Büstenhalter.
Schmerzende, angeschwollene Brüste nach der Geburt eines Kindes bis die Milch fließt	Vorbereitung auf das Einschießen der Milch	Es kann einige Tage dauern bis sich die Milchgänge der Brust füllen. Lassen Sie Ihr Baby saugen, auch wenn die Milch noch nicht fließt, das kann die Produktion beschleunigen. → Stillen, Seite 675
Schmerzende Brustwarzen beim Stillen und – eventuell Rötung	Normale Reaktion, Eingerissene Brustwarze	Es dauert eine Weile, bis die Brust beim Stillen abgehärtet ist. Wenn andere Beschwerden dazukommen oder die Schmerzen nicht nach zwei Wochen aufhören, ***Arztbesuch notwendig*** → Stillen, Seite 675
Schmerzende Brüste beim Stillen und – angeschwollene Brust und – eventuell gerötete Brust und – eventuell Fieber	Milchstau, Blockierter Milchgang, Brustdrüsenentzündung	Machen Sie vor dem Stillen warme Dunstumschläge. Legen Sie nach dem Stillen Quark (Topfen) auf die Brust. Wenn die Brust dann immer noch schmerzt, ***Arztbesuch notwendig*** → Stillen, Seite 675 → Brustentzündungen, Seite 591

BESCHWERDEN UND SYMPTOME	MÖGLICHE URSACHEN	WAS MAN TUN SOLL
Brustschmerzen und/oder Brustspannen nach der Verwendung von Medikamenten	Nebenwirkung von – der »Pille« – östrogenhaltigen Mitteln gegen Wechseljahrsbeschwerden	Kontrollieren Sie, ob Sie Mittel aus den genannten Gruppen einnehmen. Wenn der Arzt Sie nicht auf die mögliche Nebenwirkung aufmerksam gemacht hat ***Arztbesuch notwendig*** ➔ Umgang mit Medikamenten, Seite 754
Schmerzende, druckempfindliche Brüste und – eventuell Schwellung und – eventuell Rötung und – eventuell Fieber	Vergrößertes oder verdicktes Brustdrüsengewebe, Brustentzündung	***Arztbesuch notwendig*** ➔ Schwellungen und Knoten, Seite 593 ➔ Brustentzündungen, Seite 591
Ein oder mehrere Knoten in der Brust, die meistens nicht schmerzen	Verdicktes Brustgewebe, Harmlose Zyste, Verschiedene harmlose Knoten, Brustkrebs	***Arztbesuch notwendig*** ➔ Schwellungen und Knoten, Seite 593 ➔ Brustkrebs, Seite 593
Schmerzende Brustwarze, die – eingezogen ist oder – juckt oder – eventuell Ausfluß aus der Brust	Brustkrebs	***Arztbesuch notwendig*** ➔ Brustkrebs, Seite 593

BRUSTWACHSTUM BEI MÄNNERN

Wenn Ihnen eine Brust wächst, dann sind meistens Hormonstörungen, innere Erkrankungen, Medikamente oder Alkoholismus die Ursache dafür.

BESCHWERDEN UND SYMPTOME	MÖGLICHE URSACHEN	WAS MAN TUN SOLL
Brustwachstum bei Jungen in der Pubertät	Normale Hormonumstellung	Die Brust bildet sich von allein wieder zurück.
Brustwachstum, wenn Sie Bodybuilding betreiben	Muskelwachstum	→ Bewegung und Sport, Seite 900
Brustwachstum bei extremer Fettleibigkeit	Übergewicht	Wenn Sie abnehmen wollen und dabei Hilfe brauchen, ***Arztbesuch notwendig*** → Gewicht, Seite 858
Brustwachstum nach der Einnahme von Medikamenten	Begleiterscheinung von Medikamenten mit – männlichen Sexualhormonen – Wirkstoffen zum »Muskelaufbau« wie z. B. Nandrolon, Metenolon, Stanozolol, Clostebol, Oxabolon – entwässernden Mitteln (Aldosteron-Antagonisten)	Kontrollieren Sie, ob Sie ein Mittel aus den genannten Gruppen einnehmen. Wenn der Arzt Sie nicht auf die mögliche Nebenwirkung hingewiesen hat, ***Arztbesuch notwendig*** → Umgang mit Medikamenten, Seite 754
Brustwachstum bei chronischem Alkoholismus	Folge des Alkoholkonsums	***Arztbesuch notwendig*** → Alkoholismus, Seite 247
Brustwachstum und Verlust von sekundären Geschlechtsmerkmalen (z. B. nachlassender Bartwuchs)	Hormonstörung, Leberzirrhose	***Arztbesuch notwendig*** → Leberzirrhose, Seite 452
Brustwachstum und Knoten – in einem Hoden oder – derber Knoten in der Brust tastbar	Hodentumor, Brustkrebs (selten, aber auch bei Männern möglich)	***Arztbesuch notwendig*** → Hodenkrebs, Seite 610

DURCHFALL

Durchfall ist meistens die Reaktion des Darmes auf eine Infektion. Er kann aber auch durch verschiedene Allgemeinerkrankungen, Medikamente, Nervosität und Angst ausgelöst werden. Überlegen Sie, was Sie nicht verdauen können, wovor Sie »*Schiß*« haben.

BESCHWERDEN UND SYMPTOME	MÖGLICHE URSACHEN	WAS MAN TUN SOLL
Durchfall im Zusammenhang mit – Streß, Angst oder – anderen seelischen Belastungen oder – übermäßigem Alkoholkonsum	Streß, Seelische Probleme, Alkoholmißbrauch	Trinken Sie viel (Mineralwasser, Tee). Überlegen Sie, was Sie so stark belastet. Wenn der Durchfall nach drei Tagen nicht nachläßt, ***Arztbesuch notwendig*** → Befindlichkeitsstörungen, Seite 215 → Entspannung, Seite 813 → Genußmittel und Drogen, Seite 887
Wiederholter Durchfall und – Völlegefühl und – Blähungen und – Übelkeit	Nervöser Darm	Wenn die Beschwerden auftreten, versuchen Sie sofort, sich zu entspannen. Wenn die Beschwerden sich wiederholen, ***Arztbesuch notwendig*** → Befindlichkeitsstörungen, Seite 215 → Nervöser Darm, Seite 459 → Entspannung, Seite 813
Durchfall mit Magenschmerzen und – eventuell Erbrechen und – eventuell erhöhter Temperatur und – eventuell Kopfweh und – eventuell Muskelschmerzen	Meist Virusinfektion	Trinken Sie viel (Mineralwasser, Tee), und essen Sie wenig (Zwieback, Suppen) oder gar nichts. Wenn der Durchfall nach drei Tagen nicht nachläßt, ***Arztbesuch notwendig*** → Darminfektionen, Seite 460 → AIDS, Seite 415
Durchfall mit heftigem Erbrechen und Magenschmerzen wenige Stunden nach der Nahrungsaufnahme – häufig sind mehrere Personen gleichzeitig betroffen	Lebensmittelvergiftung - meist durch verdorbene Speisen, Pilzvergiftung	Trinken Sie viel (Tee oder Mineralwasser), und essen Sie wenig (Zwieback oder Suppen). Wenn der Durchfall nach drei Tagen nicht nachläßt, ***Arztbesuch notwendig*** Wenn Sie Pilze gegessen haben, oder wenn mehrere Menschen betroffen sind, ***Arztbesuch dringend notwendig*** → Akute Gastritis, Seite 444

BESCHWERDEN UND SYMPTOME	MÖGLICHE URSACHEN	WAS MAN TUN SOLL
Durchfall, der immer nach dem Essen bestimmter Speisen auftritt und – eventuell Magenbeschwerden und – eventuell Hautausschlag	Allergische Reaktion auf bestimmte Nahrungsmittel	Versuchen Sie herauszufinden, auf welche Nahrungsmittel Sie allergisch reagieren, und meiden Sie diese. Wenn sich die Durchfälle wiederholen, ***Arztbesuch notwendig***, → Allergie, Seite 534
Durchfall nach der Einnahme von Medikamenten	Nebenwirkungen einer großen Zahl von Medikamenten, vor allem von – Antibiotika – vielen Husten- und Asthmamitteln – vielen Rheuma- und Gichtmitteln – Eisen-haltigen Mitteln – vielen Mitteln gegen Herz-, Kreislauferkrankungen – vielen Mitteln gegen Magen- und Darmerkrankungen	Wenn Sie das Mittel rezeptfrei in der Apotheke gekauft haben und Durchfall im Beipacktext nicht als harmlose, vorübergehende Begleiterscheinung beschrieben ist, hören Sie auf, es einzunehmen. Wenn das Mittel vom Arzt verordnet wurde und er Sie nicht auf die mögliche Nebenwirkung aufmerksam gemacht hat, ***Arztbesuch notwendig*** → Umgang mit Medikamenten, Seite 754
Durchfall und – eventuell Blut und/oder – Schleim im Stuhl und – eventuell Fieber	Entzündung des Dickdarms	***Arztbesuch notwendig*** → Colitis ulcerosa, Seite 467 → Morbus Crohn, Seite 469
Durchfall, der übel riecht und – Gewichtsverlust und – Blässe	Der Darm kann die Nahrung nicht verwerten (Resorptionsstörung)	***Arztbesuch notwendig*** → Resorptionsstörungen, Seite 466 → Zöliakie (Sprue), Seite 466
Durchfall bei Reisen in den Süden	Reisedurchfall, Typhus, Ruhr, Cholera	***Arztbesuch notwendig*** → Darminfektionen, Seite 460 → Reisen, Seite 848
Durchfall, der über einen längeren Zeitraum mit Verstopfung abwechselt und – eventuell Gewichtsverlust und – eventuell Stuhl bei Winden und – eventuell Blut im Stuhl	Darmkrebs	***Arztbesuch notwendig*** → Dickdarm- und Mastdarmkrebs, Seite 471

DURST, STARKER

Wenn Sie mehr Durst als gewöhnlich haben, dann ist das fast immer das gesunde Signal Ihres Körpers, daß er mehr Wasser braucht. In seltenen Fällen kann aber Durst ein Hinweis auf ernste Erkrankungen sein.

BESCHWERDEN UND SYMPTOME	MÖGLICHE URSACHEN	WAS MAN TUN SOLL
Starker Durst bei hohen Temperaturen (Sauna) und/oder – schweißtreibender körperlicher Betätigung (Sport) usw.	Natürlicher Regulationsmechanismus	Trinken Sie Tee oder Mineralwasser.
Starker Durst, nachdem Sie stark gesalzene Speisen gegessen haben	Salzhaltige Speisen	Trinken Sie Tee oder Mineralwasser
Starker Durst, wenn Sie am Tag vorher viel Alkohol getrunken haben	Begleiterscheinung des Alkoholkonsums	Wenn Sie häufig viel trinken und davon loskommen möchten, ***Arztbesuch notwendig*** → Alkohol, Seite 891 → Alkoholismus, Seite 247
Starker Durst bei länger andauerndem Durchfall	Natürlicher Regulationsmechanismus	Trinken Sie soviel Tee oder Mineralwasser wie möglich. Wenn Sie nicht ohnehin in ärztlicher Behandlung sind, ***Arztbesuch notwendig*** → Darminfektionen, Seite 460
Starker Durst bei fieberhaften Erkrankungen	Natürlicher Regulationsmechanismus	Trinken Sie viel Tee oder Mineralwasser. Wenn das Fieber länger als drei Tage andauert, ***Arztbesuch notwendig***
Starker Durst und – häufiges Wasserlassen und – Müdigkeit und – Gewichtsabnahme	Zuckerkrankheit	***Arztbesuch notwendig*** → Diabetes, Seite 555

BESCHWERDEN UND SYMPTOME	MÖGLICHE URSACHEN	WAS MAN TUN SOLL
Starker Durst und – häufiges Wasserlassen und – Müdigkeit und – eventuell Magenschmerzen und – eventuell anfallartige Nierenschmerzen (Nierenkolik)	Überfunktion der Nebenschilddrüsen	***Arztbesuch notwendig*** ➔ Nebenschilddrüsen-Überfunktion, Seite 576
Starker Durst bei chronischen Nierenerkrankungen	Folge der Erkrankung	***Arztbesuch notwendig***
Starker Durst – und sehr große Harnmengen	Hormonstörung (Diabetes insipidus)	***Arztbesuch notwendig***

ERBRECHEN

Erbrechen ist oft die Abwehr des Körpers gegen Stoffe, die ihm nicht gut tun. Es kann aber auch Begleiterscheinung verschiedenster Krankheiten sein. Wenn Sie *»alles zum Kotzen«* finden oder die aufgenommene Nahrung wiederholt nicht behalten können, dann sollten Sie überlegen, was Ihnen so *»schwer im Magen liegt«*, daß Sie es loswerden müssen.

BESCHWERDEN UND SYMPTOME	MÖGLICHE URSACHEN	WAS MAN TUN SOLL
Erbrechen nach übermäßigem Essen und/oder Alkoholkonsum	Normale Reaktion des Körpers auf Überbelastung	Die Beschwerden gehen meistens von selbst vorüber. Trinken Sie viel (Tee und Mineralwasser), und essen Sie nichts oder wenig (Suppen, Zwieback). Versuchen Sie, Ihre Probleme anders zu lösen als durch häufiges Essen oder Trinken. Wenn Sie dabei Hilfe brauchen, ***Arztbesuch notwendig*** ➔ Befindlichkeitsstörungen, Seite 215 ➔ Beratung, Psychotherapie, Seite 822 ➔ Alkoholismus, Seite 247
Erbrechen meistens morgens mit – Magenschmerzen und – Aufstoßen und – Sodbrennen und – Appetitlosigkeit und – eventuell Blähungen	Nervosität, Seelische Probleme, Magenschleimhautentzündung	Wenn die Beschwerden nach einer Woche nicht nachlassen, ***Arztbesuch notwendig*** ➔ Nervöser Magen, Seite 442 ➔ Akute Gastritis, Seite 444 ➔ Befindlichkeitsstörungen, Seite 215 ➔ Beratung, Psychotherapie, Seite 822
Bei Frauen: Erbrechen und Übelkeit meistens in der Früh	Schwangerschaft	Wenn die Beschwerden nach den ersten Wochen nicht nachlassen, oder wenn Sie Gewicht verlieren, ***Arztbesuch notwendig*** ➔ Beschwerden während der Schwangerschaft, Seite 659
Erbrechen mit Durchfall und Magenschmerzen und – eventuell erhöhter Temperatur	Virusinfektion	Trinken Sie viel (Tee oder Mineralwasser). Essen Sie wenig (Suppen, Zwieback) oder gar nichts. Wenn die Beschwerden länger als drei Tage andauern, ***Arztbesuch notwendig*** ➔ Darminfektionen, Seite 460

BESCHWERDEN UND SYMPTOME	MÖGLICHE URSACHEN	WAS MAN TUN SOLL
Erbrechen nach längerem Aufenthalt in der Sonne und – eventuell Schwindel und – eventuell Kopfschmerzen	Sonnenstich	Gehen Sie sofort in den Schatten. Legen Sie sich feuchte Tücher auf die Stirn. Trinken Sie viel (Tee oder Mineralwasser). Nehmen Sie Salziges zu sich. Wenn die Beschwerden nach einigen Stunden nicht nachlassen, ***Arztbesuch notwendig*** ➔ Sonnenstich, Seite 844
Heftiges Erbrechen mit Magenkrämpfen und Durchfall und – häufig sind mehrere Personen gleichzeitig betroffen	Lebensmittelvergiftung	Trinken Sie viel (Tee oder Mineralwasser). Essen Sie wenig (Suppen oder Zwieback) oder gar nichts. Wenn die Beschwerden nach drei Tagen nicht nachlassen, ***Arztbesuch notwendig*** Wenn Sie Pilze gegessen haben, oder wenn mehrere Menschen betroffen sind, ***Arztbesuch dringend notwendig*** ➔ Akute Gastritis, Seite 444
Brechreiz (Erbrechen) nach der Einnahme von Medikamenten	Nebenwirkung einer großen Zahl von Medikamenten, vor allem von – vielen Husten- und Asthmamitteln – einigen Migränemitteln – Antibiotika – vielen Mitteln gegen Herz-, Kreislauferkrankungen – vielen Mitteln gegen Magen-, Darmbeschwerden – kaliumhaltigen Mineralstoffpräparaten – bei Überdosierung von Vitamin A und D – Mitteln zur örtlichen Betäubung – vielen Mitteln gegen Erkrankungen der Harnwege	Wenn Sie das Mittel rezeptfrei in der Apotheke gekauft haben und Erbrechen im Beipacktext nicht als harmlose, vorübergehende Begleiterscheinung beschrieben ist, hören Sie auf, es einzunehmen. Wenn das Mittel vom Arzt verordnet wurde und er Sie nicht auf die mögliche Nebenwirkung aufmerksam gemacht hat, ***Arztbesuch notwendig*** ➔ Umgang mit Medikamenten, Seite 754
Erbrechen mit starken Bauchschmerzen und – Fieber und – Durchfall	Schwere Darminfektion	***Arztbesuch notwendig*** ➔ Darminfektionen, Seite 460

BESCHWERDEN UND SYMPTOME	MÖGLICHE URSACHEN	WAS MAN TUN SOLL
Erbrechen und Übelkeit einige Zeit nach fetten Mahlzeiten und – plötzlich einsetzende krampfartige Schmerzen in der Gegend der Magengrube, die sich zur rechten Oberbauchseite hinziehen	Gallenkolik	***Arztbesuch notwendig*** ➔ Gallensteine, Seite 454
Erbrechen mit Schmerzen in der Nierengegend oder im Rücken, die manchmal in die Blase ausstrahlen, und – eventuell Fieber	Nierenkolik	***Arztbesuch notwendig*** ➔ Akute Nierenbeckenentzündung, Seite 478 ➔ Nierensteine, Seite 482
Erbrechen mit Appetitmangel und Übelkeit und – Müdigkeit und – Kopf- und Gliederschmerzen und – eventuell Fieber und – eventuell Juckreiz am ganzen Körper und – später Gelbfärbung von Augen und Haut	Gelbsucht	***Arztbesuch notwendig*** ➔ Gelbsucht, Seite 449 ➔ Hepatitis, Seite 451
Erbrechen mit Schwindel und – Störungen des Gleichgewichts und – eventuell Übelkeit und – eventuell Schwierigkeiten beim Hören	Infektion oder Störung des inneren Ohres	***Arztbesuch notwendig*** ➔ Ménièrsche Krankheit, Seite 310
Häufiges, absichtlich herbeigeführtes Erbrechen und – Gewichtsabnahme	Schwere seelische Störung	***Arztbesuch notwendig*** ➔ Eßstörungen, Seite 244
Erbrechen mit Augenschmerzen und unscharfem Sehen auf einem Auge	Übermäßiger Druck im Auge (Grüner Star)	***Arztbesuch dringend notwendig*** ➔ Grüner Star, Seite 294
Erbrechen, das meistens plötzlich auftritt - oft nach übermäßigem Alkoholkonsum - und – heftige Bauchschmerzen und – Fieber	Entzündung der Bauchspeicheldrüse	***Arztbesuch dringend notwendig*** ➔ Bauchspeicheldrüsenentzündung, Seite 456

BESCHWERDEN UND SYMPTOME	MÖGLICHE URSACHEN	WAS MAN TUN SOLL
Erbrechen mit Kopfweh nach einer Kopfverletzung	Gehirnerschütterung	***Arztbesuch dringend notwendig*** ➔ Gehirnerschütterung, Seite 255
Erbrechen mit Kopfweh und – Schläfrigkeit oder Verwirrung und – Schmerzen im Nacken beim Nach-vorne-Beugen des Kopfes und – eventuell Schwindel und – eventuell lichtempfindliche Augen	Gehirnhautentzündung, Gehirnblutung, Erhöhter Hirndruck	***Arztbesuch dringend notwendig*** ➔ Gehirnhautentzündung, Seite 256 ➔ Gehirnblutung, Seite 259 ➔ Gehirntumor, Seite 265
Erbrechen von Blut oder einer Flüssigkeit, die wie Kaffeesatz aussieht	Magenblutung, Blutung aus Speiseröhrenkrampfadern	***Sofort Rettungsdienst rufen*** ➔ Magen- und Zwölffingerdarmgeschwür, Seite 445 ➔ Leberzirrhose, Seite 452
Erbrechen mit hartem Bauch und – starken Bauchschmerzen und – kaltem Schweiß und – erhöhtem Puls	Durchbruch eines Organs	***Sofort Rettungsdienst rufen*** ➔ Magen- und Zwölffingerdarmgeschwür, Seite 445 ➔ Gallenblasenentzündung, Seite 456 ➔ Blinddarmentzündung, Seite 464
Erbrechen mit starken Schmerzen im Unterleib und – kein Stuhl und – eventuell bräunliches Erbrechen von Stuhl	Darmverschluß	***Sofort Rettungsdienst rufen*** ➔ Darmverschluß, Seite 463
Erbrechen mit starken Schmerzen in der Herzgegend, die eventuell in den Nacken oder einen Arm ausstrahlen und – Übelkeit und – Atemnot und – kalter Schweiß	Herzinfarkt	***Sofort Rettungsdienst rufen*** ➔ Herzinfarkt, Seite 396

ERBRECHEN BEI KINDERN

Wenn Ihr Baby manchmal erbricht, dann ist das kein Grund zur Beunruhigung. Häufiges Erbrechen oder Erbrechen im Zusammenhang mit anderen Beschwerden (Fieber, Bauchschmerzen usw.) ist aber immer ein Alarmzeichen.

BESCHWERDEN UND SYMPTOME	MÖGLICHE URSACHEN	WAS MAN TUN SOLL
Erbrechen von kleinen Mengen Nahrung unmittelbar nach einer Mahlzeit	Harmloser Rückfluß von Nahrung	Kein Grund zur Beunruhigung.
Erbrechen, wenn Sie Ihr Baby mit der Flasche ernähren	Zu großes Loch im Schnuller, Unverträgliche Säuglingsnahrung	Versuchen Sie, Ihr Baby mit einem Sauger zu füttern, der ein kleineres Loch hat. Wechseln Sie das Präparat, wenn Sie den Eindruck haben, daß Ihr Baby die Nahrung nicht verträgt. Wenn Sie unsicher sind oder das Kind weiter erbricht, ***Arztbesuch notwendig*** ➔ Kinderernährung, Seite 876
Häufiges Erbrechen im Schwall nach dem Füttern, wenn Ihr Baby noch keine drei Monate alt ist	Verengung des Magenpförtners	Wenn Ihr Baby regelmäßig nach den Mahlzeiten erbricht, ***Arztbesuch notwendig***
Erbrechen und – Husten und/oder – Schnupfen	Erkältung	Wenn das Erbrechen länger als zwei Tage andauert, ***Arztbesuch notwendig*** ➔ Erkältung, »Grippe«, Seite 351
Brechreiz (Erbrechen) nach der Einnahme von Medikamenten	Nebenwirkung einer großen Zahl von Medikamenten, vor allem von – vielen Husten- und Asthmamittel – Antibiotika – vielen Mitteln gegen Magen-, Darmbeschwerden – kaliumhaltigen Mineralstoffpräparaten – Vitamin A und D (bei Überdosierung) – Mitteln zur örtlichen Betäubung – vielen Mitteln gegen Erkrankungen der Harnwege	Geben Sie Ihrem Kind Medikamente möglichst als Flüssigkeit, oder lassen Sie es viel hinterhertrinken. Kontrollieren Sie im Beipacktext Ihrer Medikamente, ob einer der genannten Wirkstoffe enthalten ist. Wenn Sie das Mittel rezeptfrei in der Apotheke gekauft haben, hören Sie auf, es anzuwenden. Wenn das Mittel vom Arzt verordnet wurde, ***Arztbesuch notwendig*** ➔ Umgang mit Medikamenten, Seite 754

BESCHWERDEN UND SYMPTOME	MÖGLICHE URSACHEN	WAS MAN TUN SOLL
Erbrechen und wäßrige Stühle und – Bauchschmerzen und – eventuell Fieber	Infektion des Magen-Darm-Trakts	***Arztbesuch notwendig*** → Magen-Darm-Infektionen, Seite 460
Erbrechen und Bauchschmerzen	Lebensmittelvergiftung, Blinddarmentzündung	***Arztbesuch notwendig*** → Akute Gastritis, Seite 444 → Blinddarmentzündung, Seite 464
Erbrechen und Durchfall und – trockener Mund und – eingesunkene Augen und – kein Harn (trockene Windel) und – trockene Haut und – eventuell Schläfrigkeit	Austrocknung durch Wasserverlust	***Arztbesuch dringend notwendig*** → Magen-Darm-Infektionen Seite 460
Erbrechen, nachdem das Kind gestürzt ist	Gehirnerschütterung, Gehirnverletzung	***Arztbesuch dringend notwendig*** → Gehirnerschütterung, Seite 255 → Gehirnprellung, Seite 256
Erbrechen mit starken Kopfschmerzen und – Schläfrigkeit oder Verwirrung und – Lichtempfindlichkeit und – eventuell hohes Fieber	Gehirnhautentzündung	***Sofort Rettungsdienst rufen*** → Gehirnhautentzündung, Seite 256

FIEBER

Fieber ist ein sinnvoller Abwehrmechanismus des Körpers gegen Krankheitserreger. Fiebersenkende Medikamente sind daher selten notwendig. Meistens genügen feuchtkalte Umschläge. Fieber oder erhöhte Temperatur über einen längeren Zeitraum hinweg kann auf eine ernste Erkrankung hinweisen.

BESCHWERDEN UND SYMPTOME	MÖGLICHE URSACHEN	WAS MAN TUN SOLL
Fieber bei Kindern Fieber mit Hautausschlag		➔ Symptom Fieber bei Kindern, Seite 78 ➔ Symptom Hautausschlag mit Fieber, Seite 105
Fieber mit allgemeiner Abgeschlagenheit und Schnupfen und – eventuell Kopfweh und – eventuell Gliederschmerzen und – eventuell Husten und – eventuell Heiserkeit und – eventuell Kratzen im Hals	Grippaler Infekt	Wenn das Fieber auf mehr als 39 Grad ansteigt oder die Beschwerden nicht nach einer Woche nachlassen, ***Arztbesuch notwendig*** ➔ Erkältung, »Grippe«, Seite 351 ➔ Hausmittel, Seite 784
Fieber mit allgemeiner Abgeschlagenheit und Husten und – eventuell schleimigem oder zähem, glasigem oder eitrigem Auswurf und – eventuell Schmerzen in der Brust	Akute Bronchitis, Chronische Bronchitis	Wenn das Fieber auf mehr als 39 Grad ansteigt oder der Auswurf eitrig ist oder diese Beschwerden immer wieder auftreten, ***Arztbesuch notwendig*** ➔ Akute Bronchitis, Seite 361 ➔ Chronische Bronchitis, Seite 362
Fieber mit Halsschmerzen und – eventuell Schluckbeschwerden und – eventuell Kopfweh und – eventuell geschwollene Lymphknoten am Hals	Mandelentzündung, Rachenentzündung	Wenn das Fieber auf mehr als 39 Grad ansteigt oder die Beschwerden nicht nach zwei Tagen nachlassen, ***Arztbesuch notwendig*** ➔ Mandelentzündung, Seite 357 ➔ Rachenentzündung, Seite 358
Fieber mit Halsschmerzen und – Schluckbeschwerden und – starker Heiserkeit und – Schmerzen beim Sprechen	Kehlkopfentzündung, Stimmbandentzündung	Wenn das Fieber auf mehr als 39 Grad ansteigt oder die Beschwerden nicht nach drei Tagen nachlassen, ***Arztbesuch notwendig*** ➔ Kehlkopfentzündung, Stimmbandentzündung, Seite 359

BESCHWERDEN UND SYMPTOME	MÖGLICHE URSACHEN	WAS MAN TUN SOLL
Fieber nach der Einnahme von Medikamenten	Nebenwirkung von verschiedenen Medikamenten	Wenn Fieber auftritt, während Sie Medikamente anwenden, ***Arztbesuch notwendig*** → Umgang mit Medikamenten, Seite 754
Fieber mit Durchfall und – eventuell Erbrechen	Infektion des Magen-Darm-Trakts	Wenn das Fieber auf mehr als 39 Grad steigt oder die Beschwerden nach drei Tagen nicht nachlassen, ***Arztbesuch notwendig*** → Akute Gastritis, Seite 444 → Darminfektionen, Seite 460
Leichtes Fieber und schleimiger Durchfall, der aber auch blutig sein kann und – Bauchschmerzen und – Appetitlosigkeit und – eventuell Gewichtsverlust	Entzündliche Darmerkrankungen	***Arztbesuch notwendig*** → Morbus Crohn, Seite 469 → Colitis ulcerosa, Seite 467
Fieber und Ohrenschmerzen und – eventuell Kopfschmerzen und – eventuell wäßriger oder eitriger Ausfluß aus dem Ohr	Mittelohrentzündung	***Arztbesuch notwendig*** → Akute Mittelohrentzündung, Seite 307
Fieber mit Stirn- und/oder Kieferschmerzen und – Schmerzen zwischen Augen und Wangen (bei den Nebenhöhlen)	Nasennebenhöhlenentzündung	***Arztbesuch notwendig*** → Nebenhöhlenentzündung, Seite 355
Fieber und Schmerzen beim Wasserlassen und/oder – häufigeres Urinieren als gewohnt	Infektion der Blase oder Harnwege	***Arztbesuch notwendig*** → Blasenkatarrh, Blasenentzündung, Seite 475
Fieber und Rückenschmerzen in der Lendengegend, die in die Blase ausstrahlen und – eventuell Schmerzen beim Wasserlassen	Nierenbeckenentzündung	***Arztbesuch notwendig*** → Akute Nierenbeckenentzündung, Seite 478
Fieber und Zahnschmerzen	Eiterherd an der Zahnwurzel	***Arztbesuch notwendig*** → Entzündung an der Wurzelspitze, Seite 424

BESCHWERDEN UND SYMPTOME	MÖGLICHE URSACHEN	WAS MAN TUN SOLL
Fieber und Schmerzen im rechten Oberbauch, die in Wellen auftreten	Gallenblasenentzündung	***Arztbesuch notwendig*** → Gallenblasenentzündung, Seite 456
Bei Frauen: Fieber und Schmerzen im Unterleib	Eierstockentzündung, Eileiterentzündung	***Arztbesuch notwendig*** → Eileiter-, Eierstockentzündung, Seite 603
Bei Frauen: Fieber kurz nach der Geburt eines Kindes	Brustentzündung	***Arztbesuch notwendig*** → Brustentzündungen, Seite 593
Fieber und Schwellungen im – seitlichen Halsbereich und/oder – in den Achselhöhlen und/oder – in der Leistengegend	Geschwollene Lymphdrüsen durch Viruserkrankung	***Arztbesuch notwendig*** → Pfeiffersches Drüsenfieber, Seite 413
Fieber nach – großen Blutergüssen oder – Wunden, die plötzlich zu nässen beginnen (nach Operationen)	Resorptionsfieber, Wundinfektion	***Arztbesuch notwendig***
Fieber und anhaltende Gelenkschmerzen	Rheumatisches Fieber, »Kollagenosen«	***Arztbesuch notwendig*** → Gelenkentzündungen bei Infektionskrankheiten, Seite 521 → Lupus erythematodes, Seite 523
Fieber mit Husten und Auswurf und – starkes Schwitzen und – Atemnot und – Schüttelfrost	Lungenentzündung	***Arztbesuch notwendig*** → Lungenentzündung, Seite 368
Leichtes Fieber mit Husten über einen längeren Zeitraum hinweg (mehr als drei Wochen) und – Gewichtsabnahme und – Schwitzen in der Nacht	Tuberkulose, Lungenkrebs	***Arztbesuch notwendig*** → Tuberkulose, Seite 369 → Lungenkrebs, Seite 373
Leichtes Fieber über einen längeren Zeitraum hinweg, ohne eine der oben genannten Ursachen und – eventuell Gewichtsverlust	Blutarmut, Krebs, AIDS	***Arztbesuch notwendig*** → Blutarmut, Seite 407 → Krebs, Seite 539 → AIDS, Seite 415

BESCHWERDEN UND SYMPTOME	MÖGLICHE URSACHEN	WAS MAN TUN SOLL
Fieber in tropischen Ländern oder nachdem Sie in einem tropischen Land waren	Tropenkrankheiten	***Arztbesuch notwendig*** → Darminfektionen, Seite 460 → Reisen, Seite 848
Fieber und Schmerzen im rechten Unterbauch und – eventuell gespannter, harter Bauch und – eventuell Übelkeit und Erbrechen	Blinddarmentzündung	Wenn der Bauch hart und gespannt ist, ***Arztbesuch dringend notwendig*** → Blinddarmentzündung, Seite 464
Fieber mit Augenschmerzen und plötzlicher Sehverschlechterung und – geröteten Augen und – eventuell Schwindel und – eventuell Kopfschmerzen und – eventuell Übelkeit und Erbrechen	Erhöhter Druck im Auge (Grüner Star)	***Arztbesuch dringend notwendig*** → Grüner Star, Seite 294
Fieber mit starken Kopfschmerzen, die schlimmer werden, wenn sie den Kopf nach vorne beugen und – Nackensteifigkeit und – lichtempfindliche Augen – eventuell Übelkeit und Erbrechen und – eventuell Schwindel	Gehirnhautentzündung	***Arztbesuch dringend notwendig*** → Gehirnhautentzündung, Seite 256
Hohes Fieber, heiße trockene Haut, Schwindel und Übelkeit nach zu langem Aufenthalt in der Sonne und – eventuell Bewußtseinsstörungen	Hitzschlag	*Sofortmaßnahme*: Betroffenen an einen schattigen Ort bringen, Kleider öffnen, mit kaltem Wasser bespritzen. Eisbeutel auf Kopf und Nacken. Schluckweise kühle Getränke geben, wenn er bei Bewußtsein ist. ***Arztbesuch dringend notwendig*** → Hitzschlag, Seite 844
Hohes Fieber mit starken Temperaturschwankungen im Tagesverlauf	Blutvergiftung (Sepsis)	***Arztbesuch dringend notwendig***
Fieber nach der Einnahme von Medikamenten und – eventuell Halsschmerzen – eventuell Geschwüre an Zahnfleisch, Zunge und im Rachen	Anzeichen einer seltenen, aber lebensgefährlichen Abnahme weißer Blutzellen, als Nebenwirkung verschiedener Medikamente	***Sofort Rettungsdienst rufen*** → Umgang mit Medikamenten, Seite 754

FIEBER BEI KINDERN

Fieber ist ein sinnvoller Abwehrmechanismus des Körpers gegen Krankheitserreger. Solange das Kind nicht mehr als 39 Grad Fieber hat oder zu Fieberkrämpfen neigt, sind fiebersenkende Mittel meistens nicht notwendig. Umschläge mit Essigtüchern oder Wadenwickel senken das Fieber ebenso und schaden weniger als Medikamente. Wenn Ihr Baby noch keine drei Monate alt ist, sollten Sie bei Fieber immer den Arzt aufsuchen.

BESCHWERDEN UND SYMPTOME	MÖGLICHE URSACHEN	WAS MAN TUN SOLL
Fieber mit Hautausschlag Fieber mit Bauchschmerzen		→ Symptom Hautausschlag bei Kindern, Seite 101 → Symptom Bauchschmerzen bei Kindern, Seite 46
Fieber mit allgemeiner Abgeschlagenheit und Schnupfen und – eventuell Husten und – eventuell Kopfweh und – eventuell Appetitlosigkeit	Erkältungskrankheit	Machen Sie Umschläge mit Essigtüchern oder Wadenwickel. Geben Sie dem Kind viel zu trinken. Wenn das Kind jünger als drei Jahre ist oder das Fieber auf mehr als 39 Grad ansteigt oder die Beschwerden nach einer Woche nicht nachlassen ***Arztbesuch notwendig*** → Erkältung, »Grippe«, Seite 351 → Hausmittel, Seite 784
Plötzlich hohes Fieber ohne ersichtlichen Grund, das nach drei bis vier Tagen wieder abklingt und – eventuell Hautausschlag mit diffusen Flecken	Virusinfektion	Machen Sie dem Kind Umschläge aus Essigtüchern oder Wadenwickel. Geben Sie ihm viel zu trinken. Das sogenannte »Drei-Tage-Fieber« ist meistens harmlos. Wenn das Fieber länger als drei bis vier Tage andauert oder die Temperatur auf mehr als 39 Grad ansteigt, ***Arztbesuch notwendig*** → Drei-Tage-Fieber, Seite 702 → Hausmittel, Seite 784
Fieber mit Durchfall und – eventuell Erbrechen	Infektion des Magen-Darm-Traktes	Machen Sie Umschläge mit Essigtüchern oder Wadenwickel. Geben Sie Ihrem Kind Zwieback und Tee oder Suppen. Wenn das Kind jünger als drei Jahre ist oder das Fieber auf mehr als 39 Grad ansteigt, ***Arztbesuch notwendig*** → Magen-Darm-Infektionen, Seite 460 → Hausmittel, Seite 784

BESCHWERDEN UND SYMPTOME	MÖGLICHE URSACHEN	WAS MAN TUN SOLL
Fieber und Halsschmerzen Wenn das Kind noch nicht sprechen kann, – schreit es beim Füttern – und/oder – verweigert die Nahrung	Mandelentzündung, Rachenentzündung, Kehlkopfentzündung, Stimmbandentzündung	Wenn Kind jünger als drei Jahre ist oder das Fieber auf mehr als 39 Grad ansteigt, ***Arztbesuch notwendig*** → Mandelentzündung, Seite 357 → Rachenentzündung, Seite 358 → Kehlkopfentzündung, Stimmbandentzündung, Seite 359
Fieber mit Zahnschmerzen und/oder Zahnfleischschmerzen	Durchbruch der Kinderzähne (Zahnen), Eiterherd an der Zahnwurzel	Kinder, die Zähne bekommen, sind anfälliger für Krankheitserreger. Wenn das Fieber auf mehr als 39 Grad ansteigt, ***Arztbesuch notwendig*** → Kinderzähne, Seite 431 → Entzündungen an der Wurzelspitze, Seite 424
Fieber und Schmerzen beim Wasserlassen und – häufigeres Urinieren als gewohnt	Infektion der Blase oder Harnwege	***Arztbesuch notwendig*** → Blasenkatarrh, Blasenentzündung, Seite 475
Fieber und Rückenschmerzen in der Lendengegend, die in die Blase ausstrahlen, und – eventuell Schmerzen beim Wasserlassen	Nierenbeckenentzündung	***Arztbesuch notwendig*** → Akute Nierenbeckenentzündung, Seite 478
Fieber und Ohrenschmerzen Wenn das Kind noch nicht sprechen kann, – schreit es und hält sich die Hände auf die Ohren und/oder – zupft oft am Ohrläppchen	Mittelohrentzündung	***Arztbesuch notwendig*** → Akute Mittelohrentzündung, Seite 307
Fieber mit Stirn- und/oder Kieferschmerzen und – Schmerzen zwischen Augen und Wangen (bei den Nebenhöhlen)	Nasennebenhöhlenentzündung	***Arztbesuch notwendig*** → Nebenhöhlenentzündung, Seite 355
Fieber und Schwellungen im – seitlichen Halsbereich und/oder – in den Achselhöhlen und/oder – in der Leistengegend	Mumps, Geschwollene Lymphdrüsen durch Viruserkrankung	***Arztbesuch notwendig*** → Mumps, Seite 699 → Pfeiffersches Drüsenfieber, Seite 413 → Lymphsystem, Seite 413

BESCHWERDEN UND SYMPTOME	MÖGLICHE URSACHEN	WAS MAN TUN SOLL
Fieber nach – großen Blutergüssen oder – Wunden, die plötzlich zu nässen beginnen (nach Operationen)	Resorptionsfieber, Wundinfektion	***Arztbesuch notwendig***
Fieber mit allgemeiner Abgeschlagenheit und Husten und – eventuell schleimigem, zähem, glasigem oder eitrigem Auswurf und – eventuell Schmerzen in der Brust	Akute Bronchitis, Spastische Bronchitis, Lungenentzündung	***Arztbesuch notwendig*** ➔ Akute Bronchitis, Seite 361 ➔ Spastische Bronchitis, Seite, 692 ➔ Lungenentzündung, Seite 368
Fieber mit langandauernden Hustenanfällen und einer tiefen, pfeifenden Einatmung und – eventuell Aushusten von zähem Schleim	Keuchhusten	***Arztbesuch notwendig*** ➔ Keuchhusten, Seite 698
Fieber mit bellendem Husten und – eventuell Atemnot und – eventuell Heiserkeit und – eventuell Erstickungsanfälle in der Nacht	Pseudokrupp Schwellung des Kehlkopfdeckels durch Entzündung	Versuchen Sie, das Kind zu beruhigen. ***Arztbesuch dringend notwendig*** ➔ Pseudokrupp, Seite 690 ➔ Epiglottitis, Seite 691
Fieber mit starken Kopfschmerzen, die schlimmer werden, wenn das Kind den Kopf nach vorne beugt und – Nackensteifigkeit und – lichtempfindliche Augen und – eventuell Übelkeit und Erbrechen und – eventuell Krämpfe	Gehirnhautentzündung	***Arztbesuch dringend notwendig*** ➔ Gehirnhautentzündung, Seite 256
Hohes Fieber mit starken Temperaturschwankungen im Tagesverlauf	Blutvergiftung (Sepsis)	***Arztbesuch dringend notwendig***
Hohes Fieber, heiße, trockene Haut, Schwindel und Übelkeit nach zu langem Aufenthalt in der Sonne und – eventuell Bewußtseinsstörungen	Hitzschlag	***Arztbesuch dringend notwendig*** ➔ Hitzschlag, Seite 844

BESCHWERDEN UND SYMPTOME	MÖGLICHE URSACHEN	WAS MAN TUN SOLL
Fieber und Krämpfe und – eventuell Bewußtseinsstörungen	Fieberkrampf	Ein Fieberkrampf bei Kindern ist nicht lebensbedrohlich. Versuchen Sie, mit kalten Wickeln das Fieber zu senken. Wenn das Kind jünger als 18 Monate ist oder der Fieberkrampf länger als 5 Minuten andauert, ***Sofort Rettungsdienst rufen*** Ist das Kind älter oder dauert der Krampf nicht so lange, ***Arztbesuch dringend notwendig***
Fieber, nachdem das Kind giftige Substanzen geschluckt hat (Zahnpasta, giftige Pflanzen, Waschmittel usw.)	Vergiftung	***Sofort Rettungsdienst rufen*** ➔ Vergiftung, Seite, 845
Fieber nach einer Verletzung und – Kopfschmerzen und – Schwindel und – Muskelkrämpfe	Wundstarrkrampf	***Sofort Rettungsdienst rufen*** ➔ Tetanus, Seite 774

FRIEREN, UNGEWÖHNLICHES

Wenn Sie oft das Gefühl haben, daß Ihnen kalt ist, dann können ständige Übermüdung, Durchblutungsstörungen, Hormonstörungen, Depressionen usw. die Ursache dafür sein. Vielleicht sollten Sie sich aber auch überlegen, warum Sie in Ihrem Leben nicht genug Wärme bekommen, was Ihnen eine »*Gänsehaut über den Rücken jagt*«.

BESCHWERDEN UND SYMPTOME	MÖGLICHE URSACHEN	WAS MAN TUN SOLL
Frieren, wenn Sie lange nicht oder wenig geschlafen haben	Erschöpfung	Schlafen Sie sich aus. Das Kältegefühl vergeht von allein.
Frieren, wenn Sie gerade eine Abmagerungskur machen	Hunger	Viele Abmagerungskuren sind ungesund. Wenn Sie sich nicht wohl fühlen, sollten Sie die Kur unterbrechen. ➔ Gewicht, Seite 858
Frieren, wenn Sie untergewichtig sind	Wenig Kälteschutz	Versuchen Sie, gezielt ein paar Kilo zuzunehmen. Wenn Sie extrem mager sind, ***Arztbesuch notwendig*** ➔ Gewicht, Seite 858 ➔ Eßstörungen, Seite 244
Frieren, wenn Sie – sich einsam fühlen und/oder – sich nicht ausreichend geliebt fühlen	Seelische Probleme	Versuchen Sie, Wärme in Ihr Leben zu bringen. Wenn Sie dabei Hilfe brauchen, ***Arztbesuch notwendig*** ➔ Befindlichkeitsstörungen, Seite 215 ➔ Beratung, Psychotherapie, Seite 822
Frieren und – Müdigkeit in der Früh und – eventuell Kopfweh und – eventuell Übelkeit	Niedriger Blutdruck	Bringen Sie Bewegung in Ihr Leben. Treiben Sie Sport, wenn Sie Lust dazu haben, oder gehen Sie öfter zu Fuß. Wenn das nichts nützt, ***Arztbesuch notwendig*** ➔ Niedriger Blutdruck, Seite 386 ➔ Bewegung und Sport, Seite 900

BESCHWERDEN UND SYMPTOME	MÖGLICHE URSACHEN	WAS MAN TUN SOLL
Frieren nach der Einnahme von Medikamenten und – eventuell Blässe	Anzeichen für Durchblutungsstörungen als Nebenwirkung von – Migränemitteln mit den Wirkstoffen Dihydroergotamin, Ergotamin – Mitteln gegen Herz-, Kreislaufbeschwerden mit den Wirkstoffen Dihydroergocristin, Dihydroergocornin, Dihydroergocryptin, Dihydroergotamin, Midodrin – Betablockern (Mitteln gegen zu hohen Blutdruck) – Mitteln gegen Zyklusstörungen und zum Abstillen mit dem Wirkstoff Bromocriptin	Kontrollieren Sie im Beipacktext Ihrer Medikamente, ob einer der genannten Wirkstoffe enthalten ist. Wenn das der Fall ist, ***Arztbesuch notwendig*** ➔ Umgang mit Medikamenten, Seite 754
Frieren und Fieber und – eventuell Schüttelfrost	Begleiterscheinung des Fiebers	Wenn das Fieber länger als drei Tage andauert oder 40 Grad übersteigt, ***Arztbesuch notwendig***
Frieren bei tiefen Temperaturen und – weißblaue Finger, Lippen und Ohren und – dunkler Harn	Blutarmut, Akute oder chronische Kältekrankheit	***Arztbesuch notwendig*** ➔ Blutarmut, Seite 407
Kalte Finger, die plötzlich blau oder weiß werden	Gefäßverkrampfung	***Arztbesuch notwendig*** ➔ Raynaud'sche Erkrankung, Seite 392

FÜSSE, GESCHWOLLENE

Geschwollene Füße zeigen nicht nur Entzündungen oder Verletzungen im Bereich des Fußes an, sie sind auch manchmal Warnsignal für andere Erkrankungen.

BESCHWERDEN UND SYMPTOME	MÖGLICHE URSACHEN	WAS MAN TUN SOLL
Geschwollene, schmerzende Füße		→ Symptom Füße, schmerzende, Seite 86
Geschwollene Füße nach langem Stehen oder Gehen	Ermüdungserscheinung	Legen Sie die Beine hoch. Nehmen Sie ein Fußbad. → Wasserbehandlung, Seite 800
Geschwollene Füße bei großer Hitze	Schwellung durch Hitze	Nehmen Sie ein kühlendes Fußbad. → Wasserbehandlung, Seite 800
Geschwollene Füße bei Krampfadern und – eventuell Schmerzen	Begleiterscheinung der Krampfadern	Wenn Sie häufig geschwollene Füße haben, ***Arztbesuch notwendig*** → Krampfadern, Seite 388
Bei Frauen: Geschwollene Füße – vor und während der Regel oder – während der Einnahme der Pille oder – während der Schwangerschaft	Wassereinlagerung im Körper	Normale Reaktion des Körpers. Wenn andere Beschwerden dazukommen, ***Arztbesuch notwendig*** → Menstruation, Seite 583 → Pille, Seite 639 → Beschwerden während der Schwangerschaft, Seite 659
Geschwollene Füße während der Schwangerschaft und plötzliche Gewichtszunahme, obwohl Sie nicht wesentlich mehr essen und – eventuell Kopfweh und – eventuell Schwindel	Schwangerschaftsvergiftung	***Arztbesuch notwendig*** → Schwangerschaftsvergiftung, Seite 662
Schmerzhafte Schwellung und Überwärmung eines Beins und – bläulich-rote Hautverfärbung und – Schmerzen in Wade und Fußsohle	Blutpfropf in einer tiefen Beinvene	***Arztbesuch notwendig*** → Tiefe Venenentzündung, Seite 391 Wenn der Oberschenkel schmerzt, ***Sofort Rettungsdienst rufen***

BESCHWERDEN UND SYMPTOME	MÖGLICHE URSACHEN	WAS MAN TUN SOLL
Geschwollener Knöchel nach einer Verletzung, die unter Umständen auch schon Monate zurückliegen kann	Bänderdehnung, Bänderzerrung	***Arztbesuch notwendig*** ➔ Bänderzerrung, Bänderriß, Seite 501
Geschwollene Knöchel an beiden Beinen ohne erkennbare Ursache (Verletzung, Überbeanspruchung) und – eventuell Kurzatmigkeit	Herzschwäche	***Arztbesuch notwendig*** ➔ Herzschwäche, Seite 398
Geschwollene Knöchel und Augenlider und – Abgeschlagenheit und – trüber Harn und – eventuell Kopfschmerzen und – eventuell Fieber	Nierenentzündung	***Arztbesuch notwendig*** ➔ Akute Entzündung der Filterzellen der Nieren, Seite 480

FÜSSE, SCHMERZENDE

Wenn Ihre Füße Sie nicht mehr tragen wollen, dann haben Sie ihnen vielleicht zuviel zugemutet. Auch ein eingetretener Fremdkörper, Abnutzungserscheinungen und einige Krankheiten können die Füße schmerzen lassen.

BESCHWERDEN UND SYMPTOME	MÖGLICHE URSACHEN	WAS MAN TUN SOLL
Schmerzende Füße nach langem Stehen oder Gehen und – eventuell unbequeme Schuhe und – eventuell Übergewicht	Ermüdungserscheinung, Falsches Schuhwerk, Überwicht	Tragen Sie nur bequeme Schuhe, in denen Ihre Füße genug Platz haben. Legen Sie die Beine hoch. Nehmen Sie ein Fußbad. → Füße, Seite 504 → Wasserbehandlung, Seite 800 → Gewicht, Seite 858
Schmerzende Füße durch Fehlstellung der Füße	Knickfuß, Plattfuß, Spitzfuß, Spreizfuß, Hallux valgus	***Arztbesuch notwendig*** → Füße, Seite 504
Schmerzende Fußsohle mit einer kleinen Schwiele oder einer entzündeten Stelle	Dornwarzen, Hornschwielen, Eingetretener Fremdkörper (z.B. Glassplitter)	Wenn die Beschwerden nicht nach einer Woche nachlassen oder Sie den Fremdkörper nicht entfernen können, ***Arztbesuch notwendig*** → Warzen, Seite 317 → Hornhaut, Seite 317
Schmerzende Zehen und hornartige Erhebungen	Hühneraugen	Wenn Sie oder ein Fußpfleger Ihre Hühneraugen nicht entfernen können, ***Arztbesuch notwendig*** → Hühnerauge, Seite 317
Juckende Füße, vor allem zwischen den Zehen und – eventuell rissige, gerötete Haut, die sich schält	Fußpilz	Baden Sie die Füße in Kaliumpermanganat-Lösung. Geht die Entzündung nicht zurück, ***Arztbesuch notwendig*** → Fußpilz, Seite 317
Schmerzende Zehen und – gerötetes, entzündetes Nagelbett	Nagelbettentzündung	Nehmen Sie ein warmes Fußbad in Kamillentee. Wenn dadurch die Entzündung nicht zurückgeht, ***Arztbesuch notwendig*** → Nagelbettentzündung, Seite 348

BESCHWERDEN UND SYMPTOME	MÖGLICHE URSACHEN	WAS MAN TUN SOLL
Fußschmerzen und – eventuell Kribbeln in Armen und Beinen nach der Einnahme von Medikamenten	Anzeichen von Nervenschäden als Nebenwirkung von – Schlafmitteln mit dem Wirkstoff Methaqualon (nach längerer Anwendung) – Rheumamitteln mit dem Wirkstoff Chloroquin – Tuberkulosemitteln mit den Wirkstoffen Isoniazid, Methaniazid-Kalzium – Vitamin B_6 nach längerer Anwendung	Kontrollieren Sie im Beipacktext Ihrer Medikamente, ob einer der genannten Wirkstoffe enthalten ist. Wenn diese Beschwerden auftreten, ***Arztbesuch notwendig*** ➔ Umgang mit Medikamenten, Seite 754
Schmerzende Sprunggelenke mit zunehmendem Alter und – eventuell gleichzeitig Schmerzen in den Knien und Hüftgelenken	Abnutzungserscheinung	***Arztbesuch notwendig*** ➔ Arthrose, Seite 515
Schmerzende, geschwollene, gerötete Fußgelenke und – eventuell andere schmerzende Gelenke und – eventuell Fieber	Rheuma, Gicht (meist ist die große Zehe betroffen)	***Arztbesuch notwendig*** ➔ Rheuma, Seite 511 ➔ Gelenkentzündungen, Seite 521 ➔ Chronische Polyarthritis, Seite 517 ➔ Gicht, Seite 516 ➔ Lupus erythematodes, Seite 523
Fersenschmerzen und Rückenschmerzen, besonders bei jungen Männern	Morbus Bechterew	***Arztbesuch notwendig*** ➔ Bechterewsche Krankheit, Seite 522
Fußschmerzen und – eventuell Kribbeln und Brennen in den Beinen	Nervenschäden bei Diabetikern oder Alkoholikern	***Arztbesuch notwendig*** ➔ Nervenerkrankungen, Seite 268 ➔ Diabetes, Seite 555 ➔ Alkoholismus, Seite 247
Schmerzender Fuß nach einem Sturz oder Unfall und – Unfähigkeit aufzutreten und – eventuell Fehlstellung des Fußes	Verrenkung, Bruch	***Arztbesuch dringend notwendig*** ➔ Erste Hilfe, Seite 838 ➔ Verrenkung, Seite 510 ➔ Knochenbruch, Seite 487

GEWICHTSABNAHME, UNERKLÄRLICHE

Gewichtsverlust ist meistens die Folge von Appetitlosigkeit. Wenn Sie keine Lust mehr zum Essen haben oder Ihr Körper die Nahrung nicht richtig verwertet, können verschiedene Krankheiten die Ursache sein. Vielleicht liegt Ihnen aber etwas im Magen, was Ihnen *»den Appetit verschlägt«*.

BESCHWERDEN UND SYMPTOME	MÖGLICHE URSACHEN	WAS MAN TUN SOLL
Gewichtsabnahme bei Streß oder seelischen Belastungen und – eventuell Appetitlosigkeit und – eventuell Niedergeschlagenheit und – eventuell Schlafstörungen	Seelische Probleme, Nervöser Magen	Wenn sich Ihr Gewicht nach sechs Wochen nicht normalisiert hat, ***Arztbesuch notwendig*** → Befindlichkeitsstörungen, Seite 215 → Nervöser Magen, Seite 442
Gewichtsabnahme, wenn Sie viel Alkohol trinken und – Appetitlosigkeit	Reaktion auf Alkoholmißbrauch	Wenn Sie nicht ohnehin in ärztlicher Behandlung sind, ***Arztbesuch notwendig*** → Alkoholismus, Seite 247
Gewichtsabnahme nach der Einnahme von Medikamenten	Erwünscht bei harntreibenden Medikamenten (Diuretika) Nebenwirkung von – Mitteln gegen Fettstoffwechselstörungen – Mitteln gegen Epilepsie – Schilddrüsenhormonen (bei Überdosierung)	Wenn Sie Medikamente gegen diese Krankheiten einnehmen und der Arzt Sie nicht auf die mögliche Nebenwirkung hingewiesen hat, ***Arztbesuch notwendig*** → Umgang mit Medikamenten, Seite 754
Gewichtsabnahme mit – Durchfall und – Magenschmerzen und – eventuell Erbrechen	Darminfektion	Trinken Sie viel (Mineralwasser, Tee), und essen Sie wenig (Zwieback, Suppen). Wenn die Beschwerden nach drei Tagen nicht nachlassen, ***Arztbesuch notwendig*** → Darminfektionen, Seite 460
Gewichtsabnahme und künstlich herbeigeführtes Erbrechen und – eventuell Anfälle von Freßsucht und – eventuell Ausbleiben der Regel	Magersucht, Eß-Brech-Sucht	***Arztbesuch notwendig*** → Eßstörungen, Seite 244

BESCHWERDEN UND SYMPTOME	MÖGLICHE URSACHEN	WAS MAN TUN SOLL
Gewichtsabnahme mit Durchfall, der in Schüben auftritt, und – fettigem, voluminösem Stuhl	Chronische Entzündung der Bauchspeicheldrüse	***Arztbesuch notwendig*** ➔ Bauchspeicheldrüsenschwäche, Seite 458 ➔ Bauchspeicheldrüsenentzündung, Seite 456
Gewichtsabnahme mit starkem Schwitzen und – Zittern und – eventuell glänzenden, leicht hervortretenden Augäpfeln und – eventuell Durchfall – eventuell Kropf	Schilddrüsenüberfunktion	***Arztbesuch notwendig*** ➔ Schilddrüsenüberfunktion, Seite 573
Gewichtsabnahme mit häufigem Wasserlassen und – starkem Durst und – Müdigkeit und – eventuell Juckreiz im Genitalbereich	Zuckerkrankheit	***Arztbesuch notwendig*** ➔ Diabetes, Seite 555
Gewichtsabnahme mit – blutig-schleimigen Durchfällen und – Appetitlosigkeit und – Krämpfen und – eventuell Fieber	Entzündliche Darmerkrankungen, Schwere Darminfektion	***Arztbesuch notwendig*** ➔ Morbus Crohn, Seite 469 ➔ Colitis ulcerosa, Seite 467 ➔ Darminfektionen, Seite 460
Gewichtsverlust mit krampfartigen, drückenden oder stechenden Schmerzen im Oberbauch und – eventuell Übelkeit und Erbrechen und – eventuell Sodbrennen	Magengeschwür, Zwölffingerdarmgeschwür	***Arztbesuch notwendig*** ➔ Magen- und Zwölffingerdarmgeschwür, Seite 445
Gewichtsverlust mit Husten und – eventuell Nachtschweiß und – eventuell erhöhter Temperatur und – eventuell Blut im Auswurf	Tuberkulose, Lungenkrebs	***Arztbesuch notwendig*** ➔ Tuberkulose, Seite 369 ➔ Lungenkrebs, Seite 373
Starker unerklärlicher Gewichtsverlust	Warnsignal bei fast allen Krebserkrankungen, sehr selten bei AIDS	***Arztbesuch notwendig*** ➔ Krebs, Seite 539 ➔ AIDS, Seite 415

GEWICHTSZUNAHME

Wenn Sie stark zunehmen, sind nur ganz selten Hormonstörungen oder andere Erkrankungen die Ursache dafür. In den meisten Fällen entsteht Übergewicht durch zuviel und zu fettes Essen und durch zuviel Alkohol. Vielleicht müßten Sie sich die Fragen stellen »Was soll das Essen ersetzen?« »Wovor soll der Fettpanzer schützen?« »Was muß ich in mich hineinfressen?«

BESCHWERDEN UND SYMPTOME	MÖGLICHE URSACHEN	WAS MAN TUN SOLL
Gewichtszunahme nach häufigem üppigem Essen und/oder Alkoholkonsum	Normale Reaktion des Körpers	Essen Sie ein paar Tage lang weniger. Bemühen Sie sich um eine ausgewogene Zusammenstellung der Speisen, und bewegen Sie sich mehr. Schränken Sie Ihren Alkoholkonsum ein. ➔ Gewicht, Seite 858 ➔ Alkohol, Seite 891
Gewichtszunahme in einer Familie, in der die Eltern übergewichtig sind	Falsche Ernährung und/oder Zuwenig Bewegung und/oder Seelische Probleme und/oder Veranlagung	Hinterfragen Sie Ihre Eßgewohnheiten ➔ Ernährungsgewohnheiten, Seite 854 ➔ Gewicht, Seite 858 ➔ Befindlichkeitsstörungen, Seite 215 ➔ Bewegung und Sport, Seite 900
Gewichtszunahme, nachdem Sie aufgehört haben zu rauchen	Begleiterscheinung des Nikotinentzugs	Wahrscheinlich essen Sie mehr. Beobachten Sie sich auch zwischen den Mahlzeiten. Vielleicht naschen Sie nun, anstatt zu rauchen. Versuchen Sie, mehr Bewegung in Ihr Leben zu bringen. In den meisten Fällen pendelt sich das Gewicht nach einigen Monaten wieder ein. ➔ Rauchen, Seite 887 ➔ Bewegung und Sport, Seite 900
Gewichtszunahme, nachdem sich Ihre Lebensumstände geändert haben (z. B. ruhigeres Leben, Wegfallen körperlicher Betätigungen usw.)	Verminderter Kalorienbedarf	Wahrscheinlich essen Sie gleich viel, obwohl Sie weniger Kalorien verbrauchen. Essen Sie weniger, oder betreiben Sie mehr Sport. ➔ Gewicht, Seite 858 ➔ Bewegung und Sport, Seite 900
Bei Frauen: Gewichtszunahme eine Woche vor und während der Regel	Hormonell bedingte Schwankungen	Kein Grund zur Beunruhigung. Der Körper speichert manchmal mehr Wasser. ➔ Menstruation, Seite 583

BESCHWERDEN UND SYMPTOME	MÖGLICHE URSACHEN	WAS MAN TUN SOLL
Gewichtszunahme und – Unlustgefühle und/oder – Streß und/oder – gedrückte Stimmung und/oder – Müdigkeit und/oder – Angst	Überessen als Ersatzhandlung, Seelische Probleme	Überprüfen Sie, ob sich Ihre Eßgewohnheiten in der letzten Zeit geändert haben. Wenn Sie aus Frustration essen, versuchen Sie, Ihre Probleme zu lösen. Wenn Sie dabei Hilfe brauchen, ***Arztbesuch notwendig*** ➔ Gewicht, Seite 858 ➔ Befindlichkeitsstörungen, S. 215 ➔ Beratung, Psychotherapie, S. 822
Gewichtszunahme und/oder ungewöhnliche Appetitzunahme nach der Einnahme von Medikamenten	Nebenwirkung von – Rheumamitteln, die Kortisone oder das Hormon ACTH enthalten (bei längerer Anwendung) – Mitteln zur Beruhigung und gegen Allergien mit dem Wirkstoff Promethazin – Migränemitteln mit den Wirkstoffen Methysergid, Pizotifen – Mitteln gegen Allergien mit dem Wirkstoff Astemizol – Mitteln mit dem Wirkstoff Danazol, die den Hormonhaushalt der Frau beeinflussen – Mitteln gegen Epilepsie mit dem Wirkstoff Valproinsäure	Kontrollieren Sie im Beipacktext Ihrer Medikamente, ob einer der genannten Wirkstoffe enthalten ist. Wenn Sie das Mittel rezeptfrei in der Apotheke gekauft haben, hören Sie auf, es einzunehmen. Wenn das Mittel vom Arzt verordnet wurde und er Sie nicht auf die mögliche Nebenwirkung aufmerksam gemacht hat ***Arztbesuch notwendig*** ➔ Umgang mit Medikamenten, Seite 754
Gewichtszunahme im Zusammenhang mit – Herzerkrankungen oder – Nierenerkrankungen oder – Lebererkrankungen	Wassereinlagerung im Gewebe	***Arztbesuch notwendig*** ➔ Herzschwäche, Seite 398 ➔ Leberzirrhose, Seite 452 ➔ Nierenschwäche, Nierenversagen, Seite 483
Gewichtszunahme mit – trockener Haut und Haar und – Müdigkeit und – ungewöhnlichem Kälteempfinden und – eventuell Heiserkeit	Schilddrüsenunterfunktion	***Arztbesuch notwendig*** ➔ Schilddrüsenunterfunktion, Seite 572
Bei Frauen: Plötzliche Gewichtszunahme in der Schwangerschaft, ohne daß Sie erheblich mehr essen und – geschwollene Füße, Hände und – eventuell ein aufgequollenes Gesicht	Schwangerschaftsvergiftung	***Arztbesuch notwendig*** ➔ Schwangerschaftsvergiftung, Seite 662

HAARAUSFALL

Einige Haare im Kamm sind noch kein Grund zur Beunruhigung. Erst wenn sich das Haar lichtet oder sich kahle Stellen auf der Kopfhaut bilden, spricht man von Haarausfall. Wenn Ihnen aber oft »*haarsträubende*« Dinge passieren oder dauernd »*die Haare zu Berge stehen*«, sollten Sie sich überlegen, warum Sie »*Haare lassen*« müssen.

BESCHWERDEN UND SYMPTOME	MÖGLICHE URSACHEN	WAS MAN TUN SOLL
Langsam schütter werdendes Haar mit zunehmendem Alter, das bei Männern meistens mit »Geheimratsecken« und Hinterkopfglatze beginnt	Vererbung, Normaler Alterungsprozeß	Es gibt keine Wundermittel. ➔ Haarausfall und Glatzenbildung, Seite 345
Haarausfall nach »Verschönerungs«techniken, die das Haar strapazieren, z. B. – Shampoos und/oder – zu heißes Fönen und/oder – Färben und/oder – Dauerwellbehandlung	Haarschäden durch falsche Behandlung	Meiden Sie alle strapaziösen Behandlungsmethoden, dann hört der Haarausfall von selbst auf. ➔ Haar- und Bartpflege, Seite 343
Bei Frauen: Haarausfall nach der Geburt eines Kindes	Hormonelle Umstellung	Kein Grund zur Beunruhigung. Der Haarausfall hört nach einigen Monaten von selbst wieder auf.
Haarausfall einige Zeit nach einer schweren Infektionskrankheit	Begleiterscheinung der Erkrankung	Kein Grund zur Beunruhigung. Der Haarausfall hört nach einigen Monaten von selbst wieder auf.
Haarausfall bei Alkoholismus und Lebererkrankungen	Begleiterscheinung der Erkrankung	Wenn Sie nicht ohnehin in ärztlicher Behandlung sind, ***Arztbesuch notwendig*** ➔ Alkoholismus, Seite 247 ➔ Leberzirrhose, Seite 452

BESCHWERDEN UND SYMPTOME	MÖGLICHE URSACHEN	WAS MAN TUN SOLL
Haarausfall nach der Verwendung von Medikamenten	Nebenwirkung von – Hautmitteln mit dem Wirkstoff Etretinat – Mitteln gegen Kopfschuppen und Seborrhoe mit den Wirkstoffen Kadmiumsulfid, Selensulfid – Mitteln gegen Blutgerinnsel mit den Wirkstoffen Acenocoumarol, Heparin, Phenprocoumon (selten) – Mitteln gegen Schilddrüsenerkrankungen mit den Wirkstoffen Carbimazol, Thiamazol – Mitteln gegen Epilepsie mit dem Wirkstoff Valproinsäure	Kontrollieren Sie im Beipacktext Ihrer Medikamente, ob einer der genannten Wirkstoffe enthalten ist. Wenn Sie das Mittel rezeptfrei in der Apotheke gekauft haben, hören Sie auf, es anzuwenden. Wenn das Mittel vom Arzt verordnet wurde, ***Arztbesuch notwendig*** → Umgang mit Medikamenten, Seite 754
Plötzlich beginnender, starker Haarausfall	Hormonstörung	***Arztbesuch notwendig*** → Haarausfall und Glatzenbildung, Seite 345
Plötzlich beginnender kreisrunder Haarausfall	Häufig ungeklärt (Alopecia areata)	***Arztbesuch notwendig*** → Kreisrunder Haar- oder Bartausfall, Seite 346
Haarausfall und brüchiges Haar und – brüchige Nägel und – eventuell Müdigkeit und – eventuell Blässe	Eisenmangel-Anämie	***Arztbesuch notwendig*** → Blutarmut: Eisenmangel-Anämie, Seite 407
Haarausfall und – gerötete, leicht schuppende Flecken, vor allem im Gesicht, auf der Nase und den Wangenknochen und – Gelenkschmerzen, besonders in den Fingern und – Fieber	Erkrankung des Bindegewebes	***Arztbesuch notwendig*** → Lupus erythematodes, Seite 523
Haarausfall mit kahlen Stellen und – eventuell geröteter Kopfhaut und – eventuell schuppiger Kopfhaut und – eventuell Eiterbläschen	Entzündungen der Kopfhaut, Pilzinfektion	***Arztbesuch notwendig***

HAARWUCHS, ÜBERMÄSSIGER BEI FRAUEN

Starke Behaarung bei Frauen ist selten ein Krankheitszeichen. Wenn Ihre Körperbehaarung jedoch ungewohnt stark zunimmt, dann kann das eine Störung sein.

BESCHWERDEN UND SYMPTOME	MÖGLICHE URSACHEN	WAS MAN TUN SOLL
Starke Behaarung, die sich bereits in der Jugend entwickelt, und – eventuell stark behaarte Frauen in der Verwandtschaft	Erbliche Anlage	Kein Grund zur Beunruhigung. Wenn Sie darunter leiden, können Sie die Haare bleichen oder entfernen.
Behaarung, die nach dem 45. Lebensjahr auftritt, vor allem auf der Oberlippe und am Kinn	Hormonelle Veränderungen	Kein Grund zur Beunruhigung. Wenn Sie am ganzen Körper ungewöhnlich viele Haare bekommen oder durch Ihren Haarwuchs beunruhigt sind, ***Arztbesuch notwendig*** ➔ Wechseljahre, Seite 588
Übermäßiger Haarwuchs	Nebenwirkung von – männlichen Sexualhormonen wie Clostebol, Metenolon, Mesterolon, Methyltestosteron, Testosteron, Nandrolon – Mitteln gegen Zyklusstörungen mit den Wirkstoffen Lynestrenol, Medrogeston, Norethisteron – Mitteln gegen Unfruchtbarkeit mit dem Wirkstoff Danazol – Mitteln gegen Epilepsie mit den Wirkstoffen Mephenytoin, Phenytoin	Kontrollieren Sie im Beipacktext Ihrer Medikamente, ob einer der genannten Wirkstoffe enthalten ist. Wenn der Arzt Sie auf diese Nebenwirkung nicht aufmerksam gemacht hat, ***Arztbesuch notwendig*** ➔ Umgang mit Medikamenten, Seite 754
Starke Behaarung und – Tieferwerden der Stimme und – Ausbleiben der Monatsblutung und – »Vermännlichung«	Störung der Hirnanhangdrüse, Störung der Nebennierenrinde, Störung der Eierstöcke	***Arztbesuch notwendig*** ➔ Riesenwuchs bei Erwachsenen, Seite 578 ➔ Cushing-Erkrankung, Seite 580 ➔ Eileiter und Eierstöcke, Seite 603
Verstärkter Haarwuchs bei Unterernährung	Unterernährung, Magersucht	***Arztbesuch notwendig*** ➔ Eßstörungen, Seite 244

HALLUZINATIONEN

Wenn Sie Dinge sehen, Stimmen hören oder etwas fühlen, was andere Menschen nicht sehen, hören oder fühlen können, so ist das nicht immer ein Grund zur Beunruhigung. In manchen Fällen können Halluzinationen aber auch Begleiterscheinung schwerer körperlicher oder seelischer Erkrankungen oder die Nebenwirkung von Medikamenten sein.

BESCHWERDEN UND SYMPTOME	MÖGLICHE URSACHEN	WAS MAN TUN SOLL
Ungewöhnliche Wahrnehmungen – kurz vor dem Einschlafen oder Aufwachen oder – im Zusammenhang mit Meditation	Hineingehen in Randzonen des Bewußtseins, Wahrnehmung anderer Bewußtseinsebenen	Kein Grund zur Beunruhigung. Wenn Sie mehr darüber wissen wollen, finden Sie Informationen in »Esoterischer Literatur«.
Hören oder Sehen eines geliebten Menschen, der kürzlich gestorben ist	Normale Trauerarbeit, Wahrnehmung anderer Bewußtseinsebenen	Kein Grund zur Beunruhigung. Wenn Sie die Trauer nicht allein verarbeiten wollen oder können, ***Arztbesuch notwendig*** → Beratung, Psychotherapie, Seite 822
Halluzinationen, wenn Sie – viel Alkohol trinken oder – Drogen einnehmen oder – Medikamente einnehmen	Alkoholmißbrauch, Drogenmißbrauch, Nebenwirkung verschiedener Medikamente	***Arztbesuch notwendig*** → Genußmittel und Drogen, Seite 887 → Abhängigkeiten, Seite 247
Halluzinationen und hohes Fieber	Fieberträume	Wenn Sie länger als einen Tag mehr als 40 Grad Fieber haben, ***Arztbesuch notwendig***
Halluzinationen und – Hören von Stimmen, die Sie verfolgen oder anschuldigen	Depressionen, Schizophrenie, Wahn	***Arztbesuch notwendig*** → Depressionen, Seite 237 → Schizophrenie, Seite 241
Halluzinationen und eines oder mehrere der folgenden Symptome – allgemeine Verwirrung – extreme Unruhe – Zittern – Schweißausbrüche	Delirium	***Arztbesuch dringend notwendig*** → Alkoholismus, Seite 247

HALSSCHMERZEN

Halsschmerzen entstehen meistens, wenn die Atemwege gereizt oder entzündet sind. Wenn Sie »*zuviel am Hals*« haben, sollten Sie überlegen, warum Ihnen »*das Wasser bis zum Hals*« steht, was Ihnen »*den Hals zuschnürt*«.

BESCHWERDEN UND SYMPTOME	MÖGLICHE URSACHEN	WAS MAN TUN SOLL
Halsschmerzen mit Heiserkeit nach – übermäßigem Rauchen und/oder – Alkoholkonsum	Reizung der Schleimhäute	Hören Sie auf zu rauchen. Trinken Sie weniger. Gurgeln mit Kamillen- oder Salbeitee lindert die Schmerzen. ➔ Genußmittel und Drogen, Seite 887 ➔ Naturheilmethoden, Seite 788
Halsschmerzen mit Heiserkeit – nach lautem Schreien oder – vielem Reden oder – Singen	Überbeanspruchung der Stimmbänder	Schonen Sie Ihre Stimme. Gurgeln Sie mit Kamillen- oder Salbeitee. ➔ Naturheilmethoden, Seite 788
Halsschmerzen mit Brennen und Kratzen und – eventuell Schluckbeschwerden und – eventuell Räusperzwang und – eventuell Trockenheitsgefühl im Hals	Reizung des Rachens durch – trockene, überheizte Luft und/oder – staubige Luft und/oder – Chemikalien in der Atemluft	Gurgeln Sie mit Kamillen- oder Salbeitee. Wenn die chemische Belastung akut auftritt (z. B. Ausströmen von Reizgasen), ***Arztbesuch notwendig*** ➔ Rachenentzündung, Seite 358 ➔ Schadstoffe, ab Seite 910
Halsschmerzen mit rinnender Nase und – Niesen und – eventuell Schluckbeschwerden und – eventuell Husten und – eventuell Kopfschmerzen und – eventuell Muskelschmerzen und – eventuell Fieber	Erkältung, »Grippe«	Gurgeln Sie mit Kamillen- oder Salbeitee. Trinken Sie viel Tee oder andere Flüssigkeiten. Wenn die Beschwerden nach einer Woche nicht nachlassen, ***Arztbesuch notwendig*** ➔ Erkältung, »Grippe«, Seite 351 ➔ Rachenentzündung, Seite 358 ➔ Naturheilmethoden, Seite 788
Halsschmerzen nach der Einnahme von Medikamenten und – Infektneigung – Blässe, Müdigkeit und Schwindel	Anzeichen von Blutschäden oder Knochenmarkschäden als Nebenwirkung einer Vielzahl von Medikamenten	Wenn diese Beschwerden auftreten ***Arztbesuch notwendig*** ➔ Umgang mit Medikamenten, Seite 754

BESCHWERDEN UND SYMPTOME	MÖGLICHE URSACHEN	WAS MAN TUN SOLL
Halsschmerzen und – Schluckbeschwerden und – gerötete, geschwollene, eitrig-belegte Mandeln und – Fieber und – geschwollene Lymphknoten am Hals	Entzündung der Mandeln, Drüsenfieber	***Arztbesuch notwendig*** → Mandelentzündung, Seite 357 → Pfeiffersches Drüsenfieber, Seite 413
Halsschmerzen mit einer Schwellung zwischen Ohr und Kiefer und – Fieber	Mumps	***Arztbesuch notwendig*** → Mumps, Seite 699
Halsschmerzen und – Schluckbeschwerden und – starke Heiserkeit und – Schmerzen beim Sprechen und – eventuell langsam beginnende Stimmveränderung	Stimmbandentzündung, Kehlkopfentzündung, Kehlkopf- und Stimmbandtumor	***Arztbesuch notwendig*** → Kehlkopfentzündung, Stimmbandentzündung, Seite 359 → Kehlkopf- und Stimmbandtumor, Seite 359
Halsschmerzen im Bereich der Schilddrüse (beim »Kropf«)	Schilddrüsenentzündung	***Arztbesuch notwendig*** → Schilddrüsenentzündung, Seite 575
Starke Halsschmerzen und Hustenanfälle nach »Verschlucken«	Fremdkörper oder Teilchen von Nahrungsmitteln in der Luftröhre	Beugen Sie den Kopf vornüber, und versuchen Sie, den Fremdkörper auszuhusten (jemand soll Ihnen auf den Rücken klopfen). Kleinkinder mit den Füßen in die Höhe nehmen und auf den Rücken klopfen. Wenn diese Maßnahme nichts nützt und Erstickungsanfälle auftreten, ***Sofort Rettungsdienst rufen*** → Erste Hilfe, Seite 846
Bei Kindern: Halsschmerzen und – eventuell bellender Husten und – eventuell Heiserkeit und – eventuell Atemnot und – eventuell kloßige Stimme	Pseudokrupp, Kehlkopfdeckelentzündung	Bei Atemnot oder wenn das Kind eine kloßige Stimme bekommt, ***Sofort Rettungsdienst rufen*** → Pseudokrupp, Seite 690 → Epiglottitis, Seite 691

HAUTAUSSCHLAG

Die Haut zeigt unsere Emotionen sehr direkt. Wir erröten, erblassen, bekommen eine Gänshaut und können oft »*nicht aus unserer Haut heraus*«. Was immer Ihnen »*unter die Haut geht*«, »*Sie juckt*« oder Ihre Haut zum »*ausschlagen*« bringt, die Ursachen dafür können Infektionen, Viren, Pilze, Allergien usw. sein. Vielleicht lohnt es sich aber, daß Sie an Ihrem Unterbewußtsein »*kratzen*«, um das Problem zu finden.

BESCHWERDEN UND SYMPTOME	MÖGLICHE URSACHEN	WAS MAN TUN SOLL
Hautausschlag mit Fieber Hautflecken, Hautverfärbungen Hautknoten, Wucherungen und Warzen Allgemeine Hautprobleme		→ Symptom Hautausschlag mit Fieber, Seite 105 → Symptom Hautflecken, Hautverfärbungen, Seite 106 → Symptom Hautknoten, Wucherungen und Warzen Seite 109 → Symptom Hautprobleme, allgemeine, Seite 111
Plötzlich auftretender Hautausschlag nach dem Essen	Allergische Reaktion auf bestimmte Nahrungsmittel oder Zusätze in Nahrungsmitteln	Beobachten Sie, wann der Ausschlag auftritt, und meiden Sie diese Speisen. Wenn Sie Probleme damit haben, ***Arztbesuch notwendig*** → Allergie, Seite 534
Hellroter Ausschlag und – meist Juckreiz und – Bläschen und – später verdickte, entzündete, trocken schuppende Haut	Kontaktekzem	Beobachten Sie, womit sie in Berührung kamen, bevor der Ausschlag auftrat (z. B. Uhr, Schmuck, Kosmetika, Waschmittel usw.) ***Arztbesuch notwendig*** → Kontaktekzem, Seite 321
Rote oder weiße, flüchtige, juckende, beetartige Erhabenheit der Haut	Nesselausschlag	Wenn die Beschwerden unangenehm sind oder immer wieder auftreten, ***Arztbesuch notwendig*** → Nesselsucht, Seite 335
Gerötete, stark juckende Quaddeln mit rotem Punkt (Einstichstelle) auf der Haut, häufig mehrere nebeneinander	Flöhe	***Arztbesuch notwendig*** → Flöhe, Seite 320
Juckende, entzündete, gerötete Haut, vor allem an Nacken, Ellenbeuge, Kniekehlen, Handrücken, Gesicht und – eventuell kleine Knötchen	Neurodermitis	***Arztbesuch notwendig*** → Neurodermitis, Seite 324

BESCHWERDEN UND SYMPTOME	MÖGLICHE URSACHEN	WAS MAN TUN SOLL
Hautausschlag und/oder Hautbläschen nach der Anwendung von Medikamenten	In vielen Fällen Anzeichen einer allergischen Reaktion bzw. einer Lichtüberempfindlichkeit. Nebenwirkung zahlreicher Arzneimittel vor allem von – Antibiotika und Mitteln, denen Antibiotika beigemengt sind – den meisten Einreibemitteln bei Muskel- und Gelenkschmerzen – den meisten Mitteln gegen Hauterkrankungen – vielen Mitteln gegen Krampfadern – einigen Rheuma- und Gichtmitteln – einigen Husten- und Asthmamitteln – einigen Schnupfenmitteln – einigen Schmerzmitteln – einigen Abführmitteln – einigen Mitteln gegen Herz-, Kreislauferkrankungen – einigen Mitteln gegen Magen- und Darmerkrankungen	Wenn Sie das Mittel rezeptfrei in der Apotheke gekauft haben und Hautbeschwerden im Beipacktext nicht als harmlose, vorübergehende Begleiterscheinung beschrieben ist, hören Sie auf, es anzuwenden. Wenn das Mittel vom Arzt verordnet wurde und er Sie nicht auf die mögliche Nebenwirkung aufmerksam gemacht hat, ***Arztbesuch notwendig*** ➔ Umgang mit Medikamenten, Seite 754
Fettige, gelbliche, schuppige, leicht gerötete Haut, meistens am behaarten Kopf, aber auch im Augenbrauenbereich, auf Augenlidern, im Bereich von Nase und Mund (bei Männern im Bart und auf der behaarten Brust und Rücken) und – leichter Juckreiz	Seborrhoisches Ekzem	***Arztbesuch notwendig*** ➔ Schuppende Haut, Seite 329
Hellrote, bis blaßrosa, schuppende Hautflecken, die meist am Rumpf auftreten und sich von dort ausbreiten	Schüppchenrose	***Arztbesuch notwendig*** ➔ Schüppchenrose, Seite 330
Ziegelrote, erhabene, meist nicht juckende Hautflecken mit silberweißen Schuppen vor allem auf der Kopfhaut, am Ellenbogen und über dem Kreuzbein	Schuppenflechte (Psoriasis)	***Arztbesuch notwendig*** ➔ Schuppenflechte, Seite 330
Sehr schmerzhafter Ausschlag mit Rötung und Bläschen, die in Gruppen auftreten, auf einer Körperseite, meist nur am Rumpf oder im Gesicht	Gürtelrose	***Arztbesuch notwendig*** ➔ Gürtelrose, Seite 338

BESCHWERDEN UND SYMPTOME	MÖGLICHE URSACHEN	WAS MAN TUN SOLL
Roter Fleck, der sich als Hautausschlag vergrößert, nach Zeckenstich	Zeckensticherkrankung	***Arztbesuch notwendig*** → Lyme-Borreliose, Seite 268
Kleine Bläschen auf der Haut, meist um Mund und Nase, die schnell aufplatzen und gelbe Krusten bilden	Bakterielle Hautinfektion	***Arztbesuch notwendig*** → Grindflechte, Seite 336
Kleine gerötete, linienförmig angeordnete, stark juckende Knötchen und Pusteln an den Seitenflächen oder der Beugeseite der Handgelenke und – an den Fußknöcheln und – an den Pobacken und – im Genitalbereich	Krätze	***Arztbesuch notwendig*** → Krätze, Seite 321
Gerötete, rissige, später nässende und juckende Haut zwischen den Zehen, die sich abschält und unangenehm riecht	Fußpilz	Baden Sie die Füße in Kalium-permanganat-Lösung. Geht die Entzündung nicht zurück, ***Arztbesuch notwendig*** → Fußpilz, Seite 316
Gerötete, entzündete, juckende Haut, vor allem hinter den Ohren und – eventuell weiße Punkte im Haar sichtbar (Nissen)	Kopfläuse	***Arztbesuch notwendig*** → Läuse, Seite 319
Bläuliche, juckende Punkte in der Schamregion	Filzläuse	***Arztbesuch notwendig*** → Läuse, Seite 219
Hautrötung und Schwellung am ganzen Körper nach einem Insektenstich und – Juckreiz und – eventuell Atemnot und – Kollaps	Allergische Reaktion	***Sofort Rettungsdienst rufen*** → Allergie, Seite 534

HAUTAUSSCHLAG BEI KINDERN

Kinderhaut reagiert sensibel auf Einflüsse jeglicher Art. Ist sie in einem Moment rot und fleckig, so kann sie im nächsten unnatürlich blaß sein. Aber auch Irritationen durch Nahrungsmittel und verschiedene Kinderkrankheiten verursachen Hautausschlag. Wenn Sie keine offensichtliche Ursache finden, können Sie sich überlegen, warum Ihr Kind *»so eine arme Haut ist«*, warum es *»ausschlagen«* muß, um seine *»dünne Haut«* zu schützen.

BESCHWERDEN UND SYMPTOME	MÖGLICHE URSACHEN	WAS MAN TUN SOLL
Hautausschlag mit roten Flecken, der plötzlich auftritt und nach einiger Zeit wieder verschwindet	Starke Erhitzung, Aufregung	Ziehen Sie dem Kind überflüssige Kleidungsstücke aus, und gehen Sie mit ihm in den Schatten. Kühle Getränke und Ruhe können helfen.
Juckende, schmerzende, rote Hautstelle	Insektenstich	Insektenstiche sind, außer bei Personen, die darauf allergisch reagieren, meistens ungefährlich. Die Rötung und der Schmerz gehen von selbst wieder weg. ➔ Insektenstich, Seite 318 ➔ Biß und Insektenstich, Seite 837
Fleckiger Hautauschlag nach dem Essen von unverträglichen Nahrungsmitteln (z. B. Erdbeeren, Tomaten, Schokolade usw.)	Unverträglichkeit bestimmter Nahrungsmittel	Beobachten Sie, wann der Ausschlag auftritt, und meiden Sie diese Nahrungsmittel. Wenn der Hautausschlag trotzdem wieder auftritt, ***Arztbesuch notwendig*** ➔ Allergie, Seite 534
Bleibende rote Flecken im Gesicht (meistens ist es nur ein größerer Fleck auf der Stirn oder an der Nasenwurzel), die das Kind schon bei seiner Geburt hatte	Geburtsmal	Geburtsmale sind ungefährlich. Sie verblassen mit der Zeit oder gehen ganz weg. Wenn Sie besorgt sind oder unsicher, ob es sich um ein harmloses Geburtsmal handelt, ***Arztbesuch notwendig***

BESCHWERDEN UND SYMPTOME	MÖGLICHE URSACHEN	WAS MAN TUN SOLL
Gelbfärbung der Haut bei Säuglingen in den ersten Lebenstagen	Neugeborenen-Gelbsucht	Eine leichte Gelbsucht ist ungefährlich und tritt bei fast allen Babies nach der Geburt auf. Bei starker Gelbsucht muß das Kind behandelt werden, ***Arztbesuch notwendig*** ➔ Neugeborenen-Gelbsucht, Seite 688
Hautausschlag mit kleinen, roten Pickeln, bei Säuglingen vor allem im Genitalbereich und am Popo und – gleichzeitig weißliche Beläge auf der Mundschleimhaut	Mundsoor und Windeldermatitis, verursacht durch Hefepilze	Kochen Sie Schnuller und Flaschen aus. Lassen Sie Ihr Baby möglichst oft ohne Windel strampeln. Manchmal hilft es auch, die Windelmarke zu wechseln und öfter zu wickeln. Wenn der Hautausschlag nicht nach einer Woche nachläßt, ***Arztbesuch notwendig*** ➔ Mundsoor, Windeldermatitis, Seite 689
Gerötete, trockene, schuppige Haut und – Juckreiz und – eventuell verdickte Hautstellen	Milchschorf, Neurodermitis	Es ist wichtig, das Kind am Kratzen zu hindern. Feuchte Umschläge, kühle, fetthaltige Badezusätze und Baumwollkleidung können den Juckreiz lindern. Wenn der Ausschlag näßt oder immer wieder auftritt, ***Arztbesuch notwendig*** ➔ Milchschorf, Seite 690 ➔ Neurodermitis, Seite 324
Hautausschlag mit diffusen Flecken und meist hohem Fieber, das drei bis vier Tage dauert	Virusinfektion	Der Hautausschlag ist eine harmlose Begleiterscheinung der Virusinfektion. Wenn das Fieber auf mehr als 39 Grad ansteigt, ***Arztbesuch notwendig*** ➔ Erkältung, »Grippe«, Seite 351
Hautausschlag nach der Anwendung von Medikamenten	In vielen Fällen Anzeichen einer allergischen Reaktion	***Arztbesuch notwendig*** ➔ Umgang mit Medikamenten, Seite 754

BESCHWERDEN UND SYMPTOME	MÖGLICHE URSACHEN	WAS MAN TUN SOLL
Entzündete, gerötete, fettig-gelbe, schuppende Hautstellen (vor allem am beharrten Kopf, im Gesicht, Nacken und Leisten)	Seborrhoisches Ekzem	***Arztbesuch notwendig*** → Schuppende Haut, Seite 329
Juckender Hautauschlag mit feinen, leicht erhabenen Linien auf den befallenen Körperteilen (z. B. zwischen den Fingern)	Krätze	***Arztbesuch notwendig*** → Krätze, Seite 321
Kleine, juckende, mit Eiter gefüllte Bläschen auf der Haut, meist um Mund und Nase	Bakterielle Hautinfektion	***Arztbesuch notwendig*** → Grindflechte, Seite 336
Hautausschlag mit linsengroßen, hellroten Punkten, die deutlich voneinander abgegrenzt sind und meistens im Gesicht beginnen und sich auf den ganzen Körper ausbreiten, und – leichtes Fieber und – geschwollene Lymphknoten im Nacken	Röteln	***Arztbesuch notwendig*** → Röteln, Seite 697
Juckender Hautausschlag mit hellroten Knötchen, meistens im Gesicht und am Rumpf, aus denen flüssigkeitsgefüllte Bläschen entstehen, die wieder austrocknen und Krusten bilden, und – Kopf-, Kreuz- und Gliederschmerzen und – eventuell Fieber	Windpocken	***Arztbesuch notwendig*** → Windpocken, Seite 700
Hautausschlag mit hellroten, kleinen, unregelmäßigen Flecken, die hinter den Ohren und im Gesicht beginnen und sich auf den ganzen Körper ausbreiten, und – Lichtempfindlichkeit und – gerötete Bindehaut und – Fieber und – trockener Husten und – eventuell Kopfschmerzen	Masern	***Arztbesuch notwendig*** → Masern, Seite 695

BESCHWERDEN UND SYMPTOME	MÖGLICHE URSACHEN	WAS MAN TUN SOLL
Feinfleckiger, stecknadelgroßer, scharlachroter Hautausschlag, der von der Brust und Leistengegend ausgeht und sich über den ganzen Körper ausbreitet, und – Halsweh und – Fieber und – eventuell Schüttelfrost und – eventuell himbeerrote Zunge	Scharlach	***Arztbesuch dringend notwendig*** ➔ Scharlach, Seite 697
Hautrötung und Schwellung am ganzen Körper nach einem Insektenstich und – Juckreiz und – eventuell Atemnot und – Blutdruckabfall	Allergische Reaktion	***Sofort Rettungsdienst rufen*** ➔ Allergie, Seite 534
Juckende, schmerzende, rote Stelle in Hals oder Rachen nach einem Insektenbiß oder -stich	Insektenstich	Wenn Ihr Kind in Mund oder Rachen gestochen wurde, lassen Sie es Eiswürfel lutschen. ***Sofort Rettungsdienst rufen*** ➔ Insektenstich, Seite 318 ➔ Biß und Insektenstich, Seite 837

HAUTAUSSCHLAG MIT FIEBER

Wenn Ihre Haut »*ausschlägt*« und Fieber dazu kommt, dann haben Sie möglicherweise eine Kinderkrankheit. In seltenen Fällen können aber auch andere Erkrankungen diese Symptome verursachen.

BESCHWERDEN UND SYMPTOME	MÖGLICHE URSACHEN	WAS MAN TUN SOLL
Hautausschlag bei fieberhaften Allgemeinerkrankungen	Virusinfektion	Wenn der Ausschlag und/oder das Fieber länger als drei Tage andauern, ***Arztbesuch notwendig***
Hautausschlag mit Fieber und roten Flecken, Punkten oder Bläschen auf der Haut	Hinweis auf eine Kinderkrankheit (Masern, Röteln, Windpocken)	***Arztbesuch notwendig*** ➔ Masern, Seite 695 ➔ Röteln, Seite 697 ➔ Windpocken, Seite 700
Scharf begrenzte, schmerzhafte, gerötete Hautschwellung mit flammenartigen Ausläufern vor allem am Unterschenkel und hohem Fieber	Infektion einer Hautverletzung (Rotlauf)	***Arztbesuch notwendig*** ➔ Wundrose, Seite 337
Hautauschlag mit Fieber und geschwollenen Lymphknoten am Hals, in der Leiste und unter den Achseln und – Halsschmerzen und – eventuell vergrößerte Mandeln	Pfeiffersches Drüsenfieber	***Arztbesuch notwendig*** ➔ Pfeifferschesu Drüsenfieber, Seite 413
Feinfleckiger, stecknadelgroßer, scharlachroter Hautausschlag mit Fieber und – Halsweh und – eventuell Schüttelfrost und – eventuell himbeerroter Zunge	Scharlach	***Arztbesuch notwendig*** ➔ Scharlach, Seite 697
Punktförmiger, purpurner Hautausschlag mit hohem Fieber und – Lichtscheuheit und – Kopfschmerzen und – Nackensteifigkeit und – Benommenheit	Gehirnhautentzündung	***Arztbesuch dringend notwendig*** ➔ Gehirnhautentzündung, Seite 256

HAUTFLECKEN, HAUTVERFÄRBUNG

Wenn Sie blaß vor Wut, rot vor Zorn oder blau vor Kälte sind, dann ist die Erklärung für die Veränderung Ihrer Haut einfach. Hautflecken oder Farbveränderungen können aber auch Anzeichen verschiedener Erkrankungen sein.

BESCHWERDEN UND SYMPTOME	MÖGLICHE URSACHEN	WAS MAN TUN SOLL
Ständige Blässe und – eventuell Müdigkeit	Vererbung, Blutarmut, Niedriger Blutdruck, Herzkreislauferkrankungen	Blässe kann die normale Färbung Ihrer Haut sein. Wenn Sie aber Hautblässe als länger andauernde Veränderung bemerken, ***Arztbesuch notwendig*** ➔ Blutarmut, Seite 407 ➔ Niedriger Blutdruck, Seite 386
Rote Flecken auf der Haut, die bei bestimmten Gelegenheiten auftreten und – eventuell nach einiger Zeit wieder verschwinden	Aufregung, Allergie	Beobachten Sie, in welchen Situationen der Ausschlag auftritt. Möglicherweise sind Sie gegen bestimmte Lebensumstände oder Substanzen in Nahrungsmitteln, Kosmetika usw. allergisch. ***Arztbesuch notwendig*** ➔ Befindlichkeitsstörungen, Seite 215 ➔ Allergie, Seite 534
Rote Haut und im späteren Verlauf weiße Hautstellen, besonders an Fingerspitzen, Zehen, Nase usw. bei starker Kälte	Erfrierungen	*Warnung*: Erfrorene Stellen auf keinen Fall massieren oder mit Schnee abreiben. Auch direkte Hitze ist schädlich (Heizdecken, Fön usw.). Nehmen Sie heiße Getränke zu sich (keinen Alkohol), und erwärmen Sie die erfrorenen Gliedmaßen langsam und vorsichtig. Wenn diese Selbsthilfemaßnahmen nichts nützen, ***Arztbesuch notwendig*** ➔ Erfrierung, Seite 316 ➔ Erste Hilfe, Seite 844
Gerötete, heiße, schmerzende Haut nach starker Sonneneinwirkung	Sonnenbrand	Halten Sie die Haut feucht, und bedecken Sie die geröteten Stellen mit feuchten Tüchern. Wenn mit dem Sonnenbrand andere Beschwerden verbunden sind, ***Arztbesuch notwendig*** ➔ Sonnenbrand, Seite 314 ➔ Erste Hilfe, Seite 844

BESCHWERDEN UND SYMPTOME	MÖGLICHE URSACHEN	WAS MAN TUN SOLL
Rotblau schimmernde Flecken unter der Haut nach Verletzungen	Ansammlung von Blut im Gewebe	Wenn die blauen Flecken nach sieben Tagen nicht verschwunden oder wenn sie ohne Verletzung aufgetreten sind, ***Arztbesuch notwendig*** ➔ Muskelprellung, Muskelquetschung, Bluterguß Seite 496
Rote, punktförmige oder kleinfleckige Blutungen unter der Haut	Gefäßveränderungen der Haut, Gerinnungsstörungen, Blutplättchenmangel	Wenn die Flecken nicht nach einer Verletzung aufgetreten sind, ***Arztbesuch notwendig*** ➔ Mangel an Blutplättchen, Seite 410 ➔ Bluterkrankheit, Seite 409
Blaue, gut sichtbare, oft geschlängelte Adern unter der Haut	Krampfadern	Wenn die Krampfadern weh tun oder sehr störend sind, ***Arztbesuch notwendig*** ➔ Krampfadern, Seite 388
Rötliche bis blaurote Streifen auf der Haut, die später weißlich werden	Überdehnung der Haut durch – starke Gewichtsschwankungen und/oder – krankhaft erhöhte Hormonproduktion oder – als Nebenwirkung von Kortisonen – Störung der Hirnanhangdrüse	Wenn Sie sich über die Ursache der Streifen nicht im klaren sind, ***Arztbesuch notwendig*** ➔ Streifen, Seite 332 ➔ Kortisone, Seite 765 ➔ Cushing-Erkrankung, Seite 580
Gelblich-braune Hautflecken, meistens im Gesicht	Parfümflecken, Pigmentstörungen, bei Frauen häufig durch die Schwangerschaft oder durch die Einnahme der »Pille« verursacht	Braune Flecken auf der Haut sind meistens harmlos und verschwinden nach einiger Zeit von selbst. Wenn Sie beunruhigt sind oder Veränderungen feststellen, ***Arztbesuch notwendig*** ➔ Dunkle Flecken im Gesicht, Seite 333
Hautstreifen und/oder Hautflecken nach der Anwendung von Medikamenten und – eventuell schlechte Wundheilung – eventuell Pergamenthaut – eventuell blaue Flecken	Nebenwirkung von – allen Kortison-haltigen Hautmitteln	Kontrollieren Sie, ob Sie ein solches Medikament verwenden, oder fragen Sie Ihren Apotheker. Wenn Beschwerden auftreten, ***Arztbesuch notwendig*** ➔ Umgang mit Medikamenten, Seite 754

BESCHWERDEN UND SYMPTOME	MÖGLICHE URSACHEN	WAS MAN TUN SOLL
Hautverfärbung nach der Einnahme von Medikamenten z. B. – Gelbfärbung oder – Rotfärbung	Nebenwirkung einer großen Anzahl von Medikamenten	Wenn das Mittel vom Arzt verordnet wurde, ***Arztbesuch notwendig*** → Umgang mit Medikamenten, Seite 754
Braune Hautflecken, oft seit der Geburt, – die eventuell behaart sind	Muttermal, Sommersprossen	Muttermale sind meistens harmlos. Wenn Sie größer werden oder bluten und jucken, ***Arztbesuch notwendig*** → Muttermal, Seite 339
Braune Hautflecken, die – eventuell bluten und/oder – eventuell jucken und/oder – eventuell mit der Zeit größer werden	Melanom	***Arztbesuch notwendig*** → Hautkrebs, Seite 340
Scharf begrenzte, weiße Hautflecken mit Rändern, die oft dunkler gefärbt sind	Ursache nicht bekannt, vermutlich eine Störung des Abwehrsystems	***Arztbesuch notwendig*** → Weißfleckenkrankheit, Seite 333
Schmerzhafte, dunkelblaurote Flecken an Händen, Füßen, Nase oder Ohren nach großer Kälte	Frostbeulen	***Arztbesuch notwendig*** → Erfrierung, Seite 316 → Erste Hilfe, Seite 844
Gelbbraunfärbung der Haut ohne Sonneneinwirkung	Chronische Erkrankungen, Verschiedene Medikamente	Wenn Sie nicht ohnehin in ärztlicher Behandlung sind, ***Arztbesuch notwendig*** → Leberzirrhose, Seite 452 → Nierenschwäche, Nierenversagen, Seite 483
Gelbfärbung der Haut und – gelbe Augen	Gelbsucht	***Arztbesuch notwendig*** → Gelbsucht, Seite 449

HAUTKNOTEN, WUCHERUNGEN UND WARZEN

Hautknoten, Wucherungen oder Warzen sind in den meisten Fällen harmlos und können oft auch ohne Behandlung wieder verschwinden. Ganz selten sind sie Anzeichen einer schweren Erkrankung.

BESCHWERDEN UND SYMPTOME	MÖGLICHE URSACHEN	WAS MAN TUN SOLL
Kleine, sich nie verändernde, weiche Knoten unter der Haut	Fettgewebegeschwulst	Zur Absicherung der Diagnose ***Arztbesuch notwendig*** → Muttermal, Seite 339
Kleine, sich nie verändernde, schmerzlose, mittelharte, gut verschiebbare Knoten unter der Haut	Bindegewebegeschwulst	Zur Absicherung der Diagnose ***Arztbesuch notwendig*** → Muttermal, Seite 339
Knoten in der Haut, häufig von einem Haar durchbohrt und – eventuell entzündet	Oberflächliche Haarbalgentzündung	Wenn die Knoten störend sind oder schmerzen, ***Arztbesuch notwendig*** → Haarbalgentzündung, Seite 346 → Furunkel, Karbunkel Seite 337
Knoten – am Hals und/oder – in der Achselhöhle und/oder – in der Leistengegend und/oder – um die großen Blutgefäße herum	Geschwollene Lymphknoten	Wenn andere Beschwerden dazukommen, ***Arztbesuch notwendig*** → Lymphsystem, Seite 413
Warzen (hügelige, zerklüftete, verhornte Hauterhebungen)	Viruserkrankung	Warzen sind meistens harmlos. Wenn Sie älter als 45 Jahre sind, sollten Sie trotzdem zur Überprüfung zum Hautarzt gehen. ***Arztbesuch notwendig*** → Warzen, Seite 317
Leberfleckähnliche, weiche, fette Wucherung	Warze, Muttermal	Zur Absicherung der Diagnose ***Arztbesuch notwendig*** → Warzen, Seite 317 → Muttermal, Seite 339

BESCHWERDEN UND SYMPTOME	MÖGLICHE URSACHEN	WAS MAN TUN SOLL
Braune, leberfleckartige Gebilde (wie Muttermale), die – eventuell beim Kratzen bluten und – eventuell jucken	Melanom	***Arztbesuch notwendig*** ➔ Hautkrebs, Seite 340
Tiefsitzender, entzündlicher, eitriger, schmerzhafter Knoten	Furunkel	***Arztbesuch notwendig*** ➔ Furunkel, Seite 337
Knoten unter der Haut in der Nähe von Ellenbogen, Handgelenk und Fingergelenken und meistens – schmerzende, gerötete und/oder geschwollene Gelenke und – morgens Schmerzen nach dem Aufstehen und – Müdigkeit und – eventuell Fieber	Entzündliche Gelenkerkrankung	***Arztbesuch notwendig*** ➔ Rheuma, Seite 511 ➔ Chronische Polyarthritis, Seite 517
Rötlichblaue schwammartige Geschwulst	Blutschwamm	***Arztbesuch notwendig***
Kleine, auf der Haut spitz aufsitzende, warzenartige, verhornte Gebilde im – Genitalbereich und/oder – am After	Feigwarzen	***Arztbesuch notwendig*** ➔ Feigwarzen, Seite 629
Knoten am Penis, an den Schamlippen oder am After	Syphilis	***Arztbesuch notwendig*** ➔ Syphilis, Seite 630
Rötliches, wächsernes Knötchen, meistens im Gesicht	Hautkrebs (Basaliom)	***Arztbesuch notwendig*** ➔ Hautkrebs, Seite 340

HAUTPROBLEME, ALLGEMEINE

Ob Ihre Haut trocken, fett oder schuppig ist - nicht immer ist es unabänderbare »Veranlagung«. Sie können viel zu ihrem Schutz tun und manche Probleme ganz beheben. Vielleicht sind aber einfach Ihre Lebensumstände »*zum aus der Haut fahren*«.

BESCHWERDEN UND SYMPTOME	MÖGLICHE URSACHEN	WAS MAN TUN SOLL
Trockene Haut, die – eventuell schuppt und – eventuell rauhe Stellen	Veranlagung, Stark entfettende Reinigungsmaßnahmen, Trockene Luft durch Zentralheizung und Klimaanlagen, Verminderte Talgdrüsenfunktion (z. B. im Alter)	Meiden Sie trockene Luft (Zentralheizung, Klimaanlagen), oder sorgen Sie für Luftbefeuchtung. Baden Sie selten, und vermeiden Sie schäumende Badezusätze. Cremen Sie sich nach dem Waschen ein. ➔ Hautpflege, Seite 313 ➔ Heizung, Seite 928
Fette Haut, oft nur an einzelnen Stellen und – eventuell fettige, gelbliche Schuppen	Veranlagung, Seborrhoisches Ekzem	Duschen Sie häufig, und verwenden Sie keine fetthaltigen Cremes. Wenn Sie an einzelnen Stellen immer wieder fettige Haut haben, die gelblich schuppig aussieht, ***Arztbesuch notwendig*** ➔ Hautpflege, Seite 313 ➔ Schuppende Haut, Seite 329
Unreine Haut, z. B. Mitesser mit schwarzen Köpfen, talgige Erhebungen und – eventuell Pusteln	Fette Haut, Akne,	Verwenden Sie keine fetthaltigen Cremes. Wenn Sie an schwerer Akne leiden, ***Arztbesuch notwendig*** ➔ Hautpflege, Seite 313 ➔ Akne, Seite 326
Verdickte Hautstellen (Hornhaut) oder schmerzende Hornhaut (Hühnerauge)	Reibung oder Druck an der betroffenen Stelle (z. B. durch zu enge Schuhe)	Hornhaut kann mit warmem Wasser aufgeweicht und mit Bimsstein entfernt werden. Bei Hühneraugen hilft meistens ein Hühneraugenpflaster. Wenn diese Selbsthilfemaßnahmen nichts nützen, ***Arztbesuch notwendig*** ➔ Hornhaut, Seite 317 ➔ Hühnerauge, Seite 317 ➔ Füße, Seite 504

BESCHWERDEN UND SYMPTOME	MÖGLICHE URSACHEN	WAS MAN TUN SOLL
Schmerzende Bläschen an den Lippen oder an den Geschlechtsteilen	Herpes	Wenn die Bläschen nicht von allein wieder weggehen, ***Arztbesuch notwendig*** → Fieberblasen, Seite 339 → Herpes genitalis, Seite 630
Hautausschläge im Gesicht (Akne) nach der Einnahme von Medikamenten	Nebenwirkung von – Mitteln, die Jod- oder Bromverbindungen enthalten – Schlaf- und Beruhigungsmitteln, die Barbiturate enthalten – einigen Antiepileptika – Psychopharmaka mit dem Wirkstoff Lithium – Hormonpräparaten mit den Wirkstoffen Methyltestosteron, Mesterolon, Testosteron	Kontrollieren Sie im Beipacktext Ihrer Medikamente, ob einer der genannten Wirkstoffe enthalten ist oder ob Sie Mittel dieser Medikamentengruppen verwenden. Wenn das Mittel vom Arzt verordnet wurde, ***Arztbesuch notwendig*** → Umgang mit Medikamenten, Seite 754
Trockene, rauhe Haut mit weißen oder grauen, festhaftenden Schuppen (Eidechsenhaut)	Vererbte Verhornungsstörung	***Arztbesuch notwendig*** → Vererbbare Verhornungsstörung, Seite 329
Fleckförmige Rötung der grobporigen Haut, vor allem auf der Nase, der Stirn und den Wangen und – eventuell Knötchen und Pusteln	Kupferfinne (Rosacea)	***Arztbesuch notwendig*** → Kupferfinne, Seite 335
Dick geschwollene Adern unter der Haut, die – eventuell schmerzen	Krampfadern	***Arztbesuch notwendig*** → Krampfadern, Seite 388
Offene Stellen am Unterschenkel	Geschwüre durch Krampfadern, Mangelnde Durchblutung	***Arztbesuch notwendig*** → Unterschenkelgeschwür, Seite 341 → Krampfadern, Seite 388 → Diabetes, Seite 555
Rötung, Schwellung und im Anschluß daran »offene« Haut bei Bettlägrigkeit	Andauernder Druck auf immer dieselben Hautstellen	***Arztbesuch notwendig*** → Wundliegen, Seite 342

BESCHWERDEN UND SYMPTOME	MÖGLICHE URSACHEN	WAS MAN TUN SOLL
Dünne Haut, auf der sich Streifen bilden, und – eventuell Akne und – bei Frauen eventuell stärkere Körperbehaarung und Menstruationsstörungen	Hormonstörung durch Störung der Hirnanhangdrüse	***Arztbesuch notwendig*** ➔ Cushing-Erkrankung, Seite 580
Derbe, starre Haut, die kaum verschiebbar ist und – trockener Mund, trockene Augen und – bei Frauen trockene Scheide und – Schluckstörungen und – eventuell offene Stellen an den Fingerkuppen	Krankheit des Bindegewebes	***Arztbesuch notwendig*** ➔ Sklerodermie, Seite 524
Gerötete Haut nach Verbrennungen und – eventuell Bläschen und – eventuell Nässen	Verbrennung	Betroffene Hautstelle sofort unter kaltes Wasser halten, bis der Schmerz aufgehört hat. Wenn notwendig, bis zu einer halben Stunde. *Warnung*: Keine Salben, kein Puder, kein Öl auf die verbrannten Stellen. Bei schwereren Verbrennungen Abdecken der Stellen mit einem sterilen Verband. Wenn mehr als 20 Prozent (bei Kindern 5 Prozent) der Hautoberfläche betroffen sind, ***Sofort Rettungsdienst rufen*** ➔ Verbrennung, Seite 315 ➔ Erste Hilfe, Seite 845 Sonst: ***Arztbesuch notwendig***

HEISERKEIT ODER VERLUST DER STIMME

Heiserkeit entsteht, wenn die Stimmbänder nicht mehr frei schwingen können. Die Ursache dafür sind meistens Infektionen des Rachens oder des Kehlkopfes. Aber auch eine Überanstrengung der Stimmbänder durch Schreien, lautes Reden oder Singen kann Heiserkeit hervorrufen. Wenn es Ihnen »*die Stimme verschlägt*«, dann können Sie sich überlegen, was Sie »*sprachlos*« macht, worüber Sie nicht reden wollen oder dürfen.

BESCHWERDEN UND SYMPTOME	MÖGLICHE URSACHEN	WAS MAN TUN SOLL
Heiserkeit mit rauhem, schmerzendem Hals und – eventuell Husten	Trockene, überheizte Luft, Starkes Rauchen, Reizung durch Chemikalien	Hören Sie auf zu rauchen. ➔ Rauchen, Seite 887 ➔ Wohngifte, Seite 910 ➔ Gifte am Arbeitsplatz, Seite 943 ➔ Luftverschmutzung, Seite 933
Heiserkeit im Zusammenhang mit – Nervosität und – Anspannung und/oder – Angst und/oder – unterdrückter Wut	Seelische Probleme	➔ Befindlichkeitsstörungen, Seite 215 ➔ Beratung, Psychotherapie, Seite 822
Heiserkeit nach langem, lautem Sprechen, Singen oder Schreien	Überanstrengung der Stimmbänder	Schonen Sie Ihre Stimme. Gurgeln Sie mit Salbei- oder Kamillentee. Wenn die Beschwerden nach zwei Wochen nicht nachlassen, ***Arztbesuch notwendig***
Heiserkeit mit Halsschmerzen und – eventuell Schluckbeschwerden und – eventuell Husten und – eventuell Fieber	Erkältung, »Grippe«	Gurgeln Sie mit Salbei- oder Kamillentee. Inhalieren Sie. Wenn die Beschwerden nach einer Woche nicht nachlassen, ***Arztbesuch notwendig*** ➔ Erkältung, »Grippe«, Seite351 ➔ Naturheilmethoden, Seite 788 ➔ Inhalation, Seite 786
Stimmveränderung nach der Einnahme von Medikamenten	Nebenwirkung von – Asthmamitteln, die Kortisone enthalten und inhaliert werden – Diuretika mit den Wirkstoffen Kaliumcanrenoat, Spironolacton	Kontrollieren Sie im Beipacktext Ihrer Medikamente, ob einer der genannten Wirkstoffe enthalten ist. Wenn das der Fall ist, ***Arztbesuch notwendig*** ➔ Umgang mit Medikamenten, Seite 754

BESCHWERDEN UND SYMPTOME	MÖGLICHE URSACHEN	WAS MAN TUN SOLL
Bei Frauen: Stimmvertiefung nach der Verwendung von Medikamenten	Nebenwirkung von männlichen Sexualhormonen	Wenn Sie diese Medikamente anwenden und die Nebenwirkung auftritt ***Arztbesuch notwendig*** → Umgang mit Medikamenten, Seite 754
Heiserkeit mit – trockener Haut und trockenem Haar – Gewichtszunahme ohne erkennbare Ursache und – Müdigkeit und – ungewöhnlichem Kälteempfinden	Schilddrüsenunterfunktion	***Arztbesuch notwendig*** → Schilddrüsenunterfunktion, Seite 572
Heiserkeit und – Halsschmerzen und – Schluckbeschwerden und – Schmerzen beim Sprechen und – eventuell langsam beginnende Stimmveränderung	Stimmbandentzündung, Kehlkopfentzündung, Kehlkopf- und Stimmbandtumor	***Arztbesuch notwendig*** → Kehlkopfentzündung, Stimmbandentzündung, Seite 359 → Kehlkopf- und Stimmbandtumor, Seite 359
Heiserkeit nach Kropfoperation	Stimmbandlähmung	***Arztbesuch notwendig***
Bei Kindern: Heiserkeit und – eventuell bellender Husten und – eventuell Atemnot und – eventuell kloßige Stimme	Pseudokrupp, Kehlkopfdeckelentzündung	Bei starker Atemnot oder wenn das Kind eine kloßige Stimme bekommt, ***Sofort Rettungsdienst rufen*** → Pseudokrupp, Seite 690 → Epiglottitis, Seite 691

HEISSHUNGER UND FRESSLUST

Wenn Sie sehr hungrig sind und Lust haben, mehr zu essen, dann kann das eine natürliche Reaktion Ihres Körpers sein, der mehr Nahrung braucht. In vielen Fällen ist Heißhunger über einen längeren Zeitraum hinweg aber Ausdruck einer Störung. Überlegen Sie, wozu Sie sich einen Schutzpanzer *»anfressen«* müssen, was das Essen ersetzen soll.

BESCHWERDEN UND SYMPTOME	MÖGLICHE URSACHEN	WAS MAN TUN SOLL
Heißhunger und Übergewicht		→ Symptom Gewichtszunahme, Seite 90
Heißhunger und/oder Freßlust, wenn Sie Probleme haben (Unlust, Langeweile, Kummer)	Ersatzhandlung	Suchen Sie andere Möglichkeiten, sich zu »nähren«. Wenn Sie über einen längeren Zeitraum hinweg zuviel essen, ***Arztbesuch notwendig*** → Befindlichkeitsstörungen, Seite 215 → Eßstörungen, Seite 244
Bei Frauen: Heißhunger, wenn Sie ein Kind erwarten und – eventuell Gier auf bestimmte Speisen	Begleiterscheinung der Schwangerschaft	Gelüste oder mehr Hunger sind während der Schwangerschaft normal. Trotzdem sollten Sie nicht »für zwei« essen. Wenn Sie bemerken, daß Sie ungewöhnlich viel zunehmen, ***Arztbesuch notwendig*** → Schwangerschaft-Ernährung, Seite 656 → Schwangerschaftsvergiftung, Seite 662
Heißhunger und – ungewöhnlicher Durst und – häufiges Wasserlassen und – Gewichtsabnahme	Zuckerkrankheit	***Arztbesuch notwendig*** → Diabetes, Seite 555
Heißhunger und – Zittern und – Gewichtsverlust und – eventuell hervortretende Augäpfel	Schilddrüsenüberfunktion	***Arztbesuch notwendig*** → Schilddrüsenüberfunktion, Seite 573
Heißhunger und Freßlust und – anschließend künstlich herbeigeführtes Erbrechen	Eß-Brech-Sucht	***Arztbesuch notwendig*** → Eßstörungen, Seite 244

HERZKLOPFEN, HERZSTOLPERN, HERZJAGEN

Das Herz ist das Zentrum unseres Seins. »*Herzeleid, Herzenslust*«, ein »*verlorenes Herz*«, ein »*kaltes Herz*«, es gibt vieles, was wir uns »*zu Herzen nehmen*«, »*was uns das Herz bricht*«. Wenn das Herz klopft, jagt oder stolpert, können aber auch schwerwiegende Erkrankungen die Ursache sein.

BESCHWERDEN UND SYMPTOME	MÖGLICHE URSACHEN	WAS MAN TUN SOLL
Herzschmerzen		➔ Symptom Brustschmerzen, Seite 58
Herzklopfen oder Herzjagen nach großen körperlichen Anstrengungen	Normale Begleiterscheinung der vermehrten Anstrengung	Kein Grund zur Beunruhigung. Ruhen Sie sich aus.
Herzklopfen oder Herzjagen nachdem Sie – große Mengen Kaffee oder Tee getrunken haben und/oder – viel geraucht haben und/oder – viel Alkohol getrunken haben und/oder – andere Drogen eingenommen haben	Koffein- und/oder Nikotin- und/oder Alkohol- und/oder Drogenmißbrauch	Reduzieren Sie Ihren Kaffee-, Tee- oder Cola-Konsum. Hören Sie auf zu rauchen. Trinken Sie weniger Alkohol. Nehmen Sie keine anderen Drogen mehr ein. Wenn Sie Probleme damit haben, ***Arztbesuch notwendig*** ➔ Genußmittel und Drogen, Seite 887 ➔ Abhängigkeiten, Seite 247
Herzklopfen, Herzjagen oder Herzstolpern im Zusammenhang mit Streß oder Problemen und – eventuell Angst und – eventuell Druck auf der Brust	Streß und/oder Seelische Probleme (Herzneurose), Herzrhythmusstörungen	Beobachten Sie, bei welcher Gelegenheit die Herzbeschwerden auftreten. Meiden Sie diese Situationen, oder lösen Sie Ihre Probleme. Wenn Ihnen das nicht gelingt oder der unregelmäßige Herzschlag immer wieder auftritt, ***Arztbesuch notwendig*** ➔ Befindlichkeitsstörungen, Seite 215 ➔ Beratung, Psychotherapie, Seite 822 ➔ Herzjagen, Seite 401
Schneller Herzschlag mit Fieber	Begleiterscheinung von Fieber	Wenn Sie nicht ohnehin in ärztlicher Behandlung sind, ***Arztbesuch notwendig***

BESCHWERDEN UND SYMPTOME	MÖGLICHE URSACHEN	WAS MAN TUN SOLL
Herzjagen und Blässe und – Kopfschmerzen und – Mattigkeit und – Konzentrationsschwäche	Blutarmut	Wenn Sie nicht ohnehin in ärztlicher Behandlung sind, ***Arztbesuch notwendig*** ➔ Eisenmangel-Anämie, Seite 407
Herzklopfen nach dem Absetzen von länger eingenommenen Medikamenten und – eventuell Schlafstörungen – eventuell Unruhe und Zittern – eventuell Angstzustände	Entzugserscheinungen beim Absetzen von – Schlaf- und Beruhigungsmitteln – Arzneimitteln, denen Wirkstoffe beigemengt sind wie etwa Allobarbital, Amobarbital, Barbitursäure, Butalbital, Kodein, Diazepam, Dipropylbarbitursäure, Meprobamat, Oxazepam, Phenobarbital, Tetrazepam – Appetitzüglern	***Arztbesuch notwendig*** ➔ Medikamentenabhängigkeit, Seite 249
Unregelmäßiger Pulsschlag (unregelmäßiger Herzschlag, Herzklopfen) nach der Einnahme von Medikamenten	Nebenwirkung einer großen Zahl von Medikamenten, vor allem von – sehr vielen Mitteln gegen Bluthochdruck und Angina pectoris – vielen Mitteln gegen niedrigen Blutdruck – den meisten Mitteln gegen Herzrhythmusstörungen – vielen herzstärkenden Mitteln (Glykosiden) bei Überdosierung – vielen Husten- und Asthmamitteln – Grippemitteln mit den Wirkstoffen Etilefrin, Ephedrin, Methylephedrin, Norfenefrin – Schnupfenmitteln mit den Wirkstoffen Ephedrin, Norephedrin, Phenylephrin, Phenylpropanolamin, Pseudoephedrin – vielen krampflösenden Mitteln – Appetitzüglern – Schilddrüsenhormonen (bei Überdosierung)	Wenn Sie das Mittel rezeptfrei in der Apotheke gekauft haben und unregelmäßiger Pulsschlag oder Herzklopfen im Beipacktext nicht als harmlose, vorübergehende Begleiterscheinung beschrieben ist, hören Sie auf, es einzunehmen. Wenn das Mittel vom Arzt verordnet wurde und er Sie nicht auf die mögliche Nebenwirkung aufmerksam gemacht hat, ***Arztbesuch notwendig*** ➔ Umgang mit Medikamenten, Seite 754

BESCHWERDEN UND SYMPTOME	MÖGLICHE URSACHEN	WAS MAN TUN SOLL
Herzflattern und Schweißausbrüche bei Diabetikern	Unterzuckerung	Wenn möglich: Blutzucker messen. *Sofortmaßnahme*: Lutschen Sie zwei Plättchen Traubenzucker. Essen Sie anschließend eine Scheibe Brot oder einen Apfel (2 Broteinheiten). Wenn Sie immer wieder in eine Unterzuckerung hineingeraten, ***Arztbesuch notwendig*** ➔ Diabetes, Seite 555
Herzklopfen bei hohem Blutdruck	Blutdrucksteigerung	Wenn Sie nicht geschult sind, Ihren Blutdruck zu messen, ***Arztbesuch notwendig*** ➔ Hoher Blutdruck, Seite 380
Wiederholtes Herzjagen mit unerklärlichem Gewichtsverlust bei gutem Appetit und – Zittern und – eventuell glänzenden, leicht hervortretenden Augäpfeln	Schilddrüsenüberfunktion	***Arztbesuch notwendig*** ➔ Schilddrüsenüberfunktion, Seite 573
Wiederholtes Herzjagen oder Herzklopfen, das bei körperlicher Belastung schlimmer wird, und – eventuell Atemnot und – eventuell geschwollene Beine	Herzschwäche (Herzinsuffizienz), Herzmuskelentzündung, Herzklappenfehler	***Arztbesuch notwendig*** ➔ Herzschwäche, Seite 398 ➔ Entzündungen am Herzen, Seite 403 ➔ Erworbener Herzklappenfehler, Seite 404
Herzrasen und Schwindel und/oder – Bewußtseinsstörungen (Schwarzwerden vor den Augen)	Herzrhythmusstörung	***Arztbesuch dringend notwendig*** ➔ Herzrhythmusstörungen, Seite 400
Wiederholtes Herzjagen oder Herzklopfen verbunden mit Atemnot und Schmerzen hinter dem Brustbein, wie wenn ein eiserner Ring die Brust umspannte	Sauerstoffmangel im Herz durch Verengung der Herzkranzarterien	*Sofortmaßnahme*: Eine Nitroglyzerinkapsel zerbeißen. Wenn keine Besserung eintritt, ***Sofort Rettungsdienst rufen*** ➔ Angina pectoris, Seite 393

HINKEN

Hinken kann oft eine natürliche Schonhaltung sein, weil Gehen Schmerzen bereitet. Vielleicht ziehen Sie aber Ihren Fuß nach, weil Sie immer »*hintennach hinken*« müssen. Wenn kleine Kinder hinken, gehören Sie sofort zum Arzt.

BESCHWERDEN UND SYMPTOME	MÖGLICHE URSACHEN	WAS MAN TUN SOLL
Hinken – wenn Sie zu enge Schuhe tragen oder lange Zeit in Ihrem Leben zu enge Schuhe getragen haben oder – an einer Fehlstellung der Füße leiden oder – Warzen oder Hühneraugen haben oder – sich einen Splitter oder Dorn eingetreten haben	Schmerzende Schuhe, Verkrüppelte Füße, Senk-Spreiz-Platt-Knickfuß, Hühneraugen, Warzen, Wunde an der Fußsohle	Tragen Sie nur noch bequeme, breite Schuhe. Wenn Sie eine Fehlstellung der Füße oder andere Beschwerden haben, die Sie nicht mit Selbsthilfemaßnahmen beheben können, ***Arztbesuch notwendig*** → Füße, Seite 504 → Hühneraugen, Seite 317 → Warzen, Seite 317
Hinken und Schmerzen im Bein nach einem Sturz oder Unfall und – eventuell Rötung und – eventuell Schwellung	Muskelzerrung, Sehnen- oder Bänderzerrung	Machen Sie kühlende Umschläge ***Arztbesuch notwendig*** → Muskelzerrung, Seite 497 → Sehnen- oder Bänderzerrung, Seite 501 → Kältebehandlung, Seite 798 → Erste Hilfe, Seite 838
Hinken, das nach längerem Gehen auftritt und – Schmerzen in den Waden, die in Ruhestellung besser werden	Durchblutungsstörungen (Schaufensterkrankheit, Raucherbein)	***Arztbesuch notwendig*** → Durchblutungsstörungen, Seite 387
Plötzlich auftretendes Hinken durch Schwäche im Bein, aber keine Schmerzen und – eventuell Kribbeln oder Taubheitsgefühl in einer Körperhälfte und – eventuell Sprachstörungen und – eventuell schiefer Mund	Vorbote eines Schlaganfalls (TIA)	***Arztbesuch dringend notwendig*** → Vorübergehende Durchblutungsstörung, Seite 258 → Schlaganfall, Seite 259

HODENVERÄNDERUNGEN

Die Hoden produzieren Samenzellen und männliche Sexualhormone. Wenn sie schmerzen, ihre Form verändern oder geschwollen sind, dann ist das immer ein Alarmzeichen.

BESCHWERDEN UND SYMPTOME	MÖGLICHE URSACHEN	WAS MAN TUN SOLL
Schmerzender, vergrößerter Hodensack und – vom Hoden abgegrenzte Geschwulst oder – wurmartig verdickte Adern	Wasserbruch, Krampfaderbruch Blutbruch	***Arztbesuch notwendig*** → Wasserbruch, Krampfaderbruch, Blutbruch, Seite 610
Hodenschmerzen und Schwellungen und – geröteter Hodensack – eventuell Fieber	Hodenentzündung	***Arztbesuch notwendig*** → Hodenentzündung, Seite 609
Schmerzhafte, einseitige Hodenschwellung und – harter, geröteter Nebenhoden	Nebenhodenentzündung	***Arztbesuch notwendig*** → Nebenhodenentzündung, Seite 609
Geschwür am Hodensack	Sexuell übertragbare Erkrankung	***Arztbesuch notwendig*** → Geschlechtskrankheiten, Seite 627
Geschwollener Hoden, der meistens nicht schmerzt, und – eventuell Knoten und – eventuell Verhärtung	Hodenkrebs	***Arztbesuch notwendig*** → Hodenkrebs, Seite 610
Meistens bei Kindern: Stechender, plötzlicher Schmerz an einer Hodenseite, meist nach einer plötzlichen Bewegung und – rasches Anschwellen des Hoden	Verdrehung des Gefäßstiels des Hoden	***Arztbesuch dringend notwendig*** → Unfälle und Verletzungen der äußeren Geschlechtsorgane, Seite 607
Hodenschmerzen nach einer Prellung oder Verletzung und – eventuell Schwellung des Hodens und/oder – offene Hodenverletzung	Verletzung oder Prellung	Wenn der Schmerz nach einer Stunde nicht nachläßt und eine Schwellung zurückbleibt, ***Arztbesuch dringend notwendig*** → Unfälle und Verletzungen der äußeren Geschlechtsorgane, Seite 607

HUSTEN

Husten ist die normale Reaktion des Körpers auf eine Reizung der Atemwege durch Fremdkörper, Chemikalien, Viren usw. Wenn Sie jemandem »*etwas husten*« wollen, kann Ihr Husten auch unterdrückte Aggressionen ausdrücken.

BESCHWERDEN UND SYMPTOME	MÖGLICHE URSACHEN	WAS MAN TUN SOLL
Bluthusten		➔ Symptom Bluthusten, Seite 54
Nervöses Hüsteln oder Husten im Zusammenhang mit Ärger oder Aggression (oft unbemerkt)	Unterdrückte Gefühle	➔ Befindlichkeitsstörungen, Seite 215
Plötzlich auftretender trockener Husten, der mit der Zeit schlimmer wird	Reizung der Atemwege durch – Zigarettenrauch oder – Wohngifte oder – Gifte am Arbeitsplatz oder – Umweltgifte	Hören Sie auf zu rauchen, und meiden Sie verrauchte Räume. Versuchen Sie, die Schadstoffe in Ihrer Umgebung zu verringern. Wenn Ihr Husten durch diese Maßnahmen nicht besser wird, ***Arztbesuch notwendig*** ➔ Genußmittel und Drogen, Seite 887 ➔ Wohngifte, Seite 910 ➔ Luftverschmutzung, Seite 933 ➔ Gifte am Arbeitsplatz, Seite 943 ➔ Chronische Bronchitis, Seite 362
Vor kurzer Zeit erst aufgetretener Husten mit Schleimauswurf und – eventuell rinnender Nase und – eventuell Heiserkeit und – eventuell Fieber	Erkältung, »Grippe«, Akute Bronchitis	Wenn die Beschwerden nicht nach einer Woche nachlassen, ***Arztbesuch notwendig*** ➔ Akute Bronchitis, Seite 361 ➔ Erkältung, »Grippe«, Seite 351
Vor kurzer Zeit erst aufgetretener trockener Husten und – Heiserkeit und – eventuell Stimmverlust und – eventuell Fieber	Kehlkopfentzündung	Wenn die Beschwerden nicht nach drei Tagen nachlassen, ***Arztbesuch notwendig*** ➔ Kehlkopfentzündung, Seite 359

BESCHWERDEN UND SYMPTOME	MÖGLICHE URSACHEN	WAS MAN TUN SOLL
Husten (auch Asthmaanfälle) nach der Verwendung von Medikamenten	Nebenwirkung von – Schmerz- und Grippemitteln mit den Wirkstoffen Azetylsalizylsäure (ASS), Mefenaminsäure, Salizylamid-Verbindungen – nichtsteroidalen Antirheumatika – vielen Husten- und Asthmamitteln – Mitteln gegen Bluthochdruck, die ACE-Hemmer enthalten (Captopril, Enalapril) – Darm- und Blasenmitteln mit den Wirkstoffen Distigmin, Mesalazin, Neostigmin, Pyridostigmin	Kontrollieren Sie im Beipacktext Ihrer Medikamente, ob einer der genannten Wirkstoffe enthalten ist oder ob Sie Mittel der genannten Gruppen verwenden. Wenn Sie das Mittel rezeptfrei in der Apotheke gekauft haben, hören Sie auf, es anzuwenden. Wenn das Mittel vom Arzt verordnet wurde, ***Arztbesuch notwendig*** → Umgang mit Medikamenten, Seite 754
Immer wieder auftretender Husten mit grünlich gelbem Schleimauswurf	Chronische Bronchitis	***Arztbesuch notwendig*** → Chronische Bronchitis, Seite 362
Hustenanfälle mit Atemnot	Asthma, Chronische Bronchitis	***Arztbesuch notwendig*** → Asthma, Seite 363 → Chronische Bronchitis, Seite 362
Husten mit Schleimauswurf, Krankheitsgefühl und – Fieber und – Schwitzen und – eventuell Atemnot und – eventuell Schüttelfrost	Akute Bronchitis, Lungenentzündung	***Arztbesuch notwendig*** → Akute Bronchitis, Seite 361 → Lungenentzündung, Seite 368
Husten und erhöhte Temperatur über einen längeren Zeitraum hinweg und – Gewichtsabnahme und – Schwitzen in der Nacht	Tuberkulose, Lungenkrebs	***Arztbesuch notwendig*** → Tuberkulose, Seite 369 → Lungenkrebs, Seite 373
Plötzlich auftretender heftiger Husten nach Verschlucken	Fremdkörper in den Atemwegen	Beugen Sie den Kopf vornüber, und versuchen Sie, den Fremdkörper auszuhusten. Wenn das nichts nützt, ***Sofort Rettungsdienst rufen*** → Erste Hilfe, Seite 846

HUSTEN BEI KINDERN

Husten ist die normale Reaktion des Körpers auf Irritationen der Atemwege durch Fremdkörper, Chemikalien, Viren usw. Bei Kindern unter sechs Monaten ist Husten ungewöhnlich und kann Anzeichen einer ernsten Erkrankung sein. Bei älteren Kindern wird er - wenn nicht Atemnot dazukommt - meistens durch eine harmlose Erkältung verursacht. Wenn Ihr Kind häufig an Husten leidet, dann sollten Sie sich überlegen, warum es Ihnen »*etwas husten*« möchte.

BESCHWERDEN UND SYMPTOME	MÖGLICHE URSACHEN	WAS MAN TUN SOLL
Nervöses Hüsteln oder Husten, der immer wieder bei bestimmten Gelegenheiten auftritt	Unterdrückte Gefühle (Ärger, Aggression) Wunsch nach Aufmerksamkeit und Zuwendung	Beobachten Sie, bei welcher Gelegenheit der Husten auftritt. Versuchen Sie, mit Ihrem Kind über seine Gefühle und Bedürfnisse zu reden. ➔ Befindlichkeitsstörungen, Seite 215 ➔ Familientherapie, Seite 824
Plötzlich auftretender, trockener Husten bei Kindern, die sich in rauchigen Räumen oder in schadstoffbelasteter Umgebung aufhalten müssen	Reizung der Atemwege durch – Zigarettenrauch oder – Wohngifte oder – Umweltgifte	Rauchen Sie nicht in Gegenwart von Kindern. Schützen Sie Ihr Kind so weit es möglich ist vor Schadstoffen jeglicher Art. Wenn der Husten sich nicht bessert, ***Arztbesuch notwendig*** ➔ Wohngifte, Seite 910 ➔ Chronische Bronchitis, Seite 362
Husten im Zusammenhang mit Schnupfen, vor allem in der Nacht	Der Schleim rinnt in den Rachen	Lagern Sie das Kind durch ein Kissen oder ein Matratzenteil erhöht. Wenn das Kind häufig an Schnupfen leidet, ***Arztbesuch notwendig*** ➔ Schnupfen, Seite 353
Vor kurzer Zeit erst aufgetretener Husten mit Schleimauswurf und – eventuell rinnender Nase und – eventuell Heiserkeit und – eventuell Fieber	Erkältung, Akute Bronchitis	Wenn die Beschwerden nicht nach einer Woche nachlassen, ***Arztbesuch notwendig*** ➔ Erkältung, »Grippe«, Seite 351 ➔ Akute Bronchitis, Seite 361

BESCHWERDEN UND SYMPTOME	MÖGLICHE URSACHEN	WAS MAN TUN SOLL
Husten (auch Asthmaanfälle) nach der Verwendung von Medikamenten	Nebenwirkung von – Schmerz- und Grippemitteln mit den Wirkstoffen Azetylsalizylsäure (ASS), Mefensäure, Salizylamid-Verbindungen – nichtsteroidalen Antirheumatika – vielen Husten- und Asthmamitteln – Darm- und Blasenmitteln mit den Wirkstoffen Distigmin, Mesalazin, Neostigmin, Pyridostigmin	Kontrollieren Sie im Beipacktext Ihrer Medikamente, ob einer der genannten Wirkstoffe enthalten ist oder ob Sie Mittel der genannten Gruppen verwenden. Wenn Sie das Mittel rezeptfrei in der Apotheke gekauft haben, hören Sie auf, es anzuwenden. Wenn das Mittel vom Arzt verordnet wurde, ***Arztbesuch notwendig*** → Umgang mit Medikamenten, Seite 754
Immer wieder auftretender Husten mit Auswurf von grünlich-gelbem Schleim	Chronische Bronchitis	***Arztbesuch notwendig*** → Chronische Bronchitis, Seite 362
Anfallartiger Husten mit Atemnot	Asthma	***Arztbesuch notwendig*** → Asthma, Seite 363
Hustenanfälle mit kurzen, harten Hustenstößen, meist nach einer länger andauernden Erkältung und – ziehende Einatmung	Keuchhusten	***Arztbesuch notwendig*** → Keuchhusten, Seite 698
Plötzlich auftretender, heftiger Husten nach Verschlucken	Fremdkörper in den Atemwegen	Lassen Sie das Kind den Kopf nach vorne beugen, und klopfen Sie ihm auf den Rücken, damit es den Fremdkörper wieder aushusten kann. Kleinkinder an den Füßen hochziehen und auf den Rücken klopfen. Wenn es nicht gelingt, ***Sofort Rettungsdienst rufen*** → Verschlucken, Seite 847

JUCKREIZ

Wenn Ihre Haut juckt, können Textilien, chemische Substanzen, Entzündungen, Parasiten, Pilze, aber auch innere Krankheiten die Ursache dafür sein. Wenn Sie häufig unter Juckreiz leiden, können Sie sich überlegen »*was Sie juckt*«.

BESCHWERDEN UND SYMPTOME	MÖGLICHE URSACHEN	WAS MAN TUN SOLL
Juckreiz mit Hautausschlag Juckreiz in der Scheide Juckreiz am Penis		→ Symptom Hautausschlag, Seite 98 → Symptom Scheidenjucken und/oder Brennen, Seite 169 → Symptom Peniserkrankungen, Seite 162
Juckreiz und trockene Haut	Stark entfettende Reinigungsmaßnahmen, Trockene Luft durch Zentralheizung und Klimaanlagen, Altersbedingt	Meiden Sie trockene Luft, Zentralheizung und Klimaanlage. Baden Sie selten, und verwenden Sie keine schäumenden Badezusätze. Cremen Sie sich nach dem Waschen ein. Tragen Sie Kleidung aus Naturfasern. → Hautpflege, Seite 313 → Heizung, Seite 928
Juckreiz auf der Kopfhaut	Schuppung der Kopfhaut, Läuse	Wenn der Juckreiz anhält oder Sie Läuse oder Nissen entdecken, ***Arztbesuch notwendig*** → Kopfschuppen, Seite 344 → Läuse, Seite 319
Juckreiz am After	Mangelnde Sauberkeit, Allergie (z. B. gegen Toilettenpapier), Lebensmittelunverträglichkeit (z. B. Gewürze, Zitrusfrüchte, Vitamin C-Tabletten, Bier, Cola) Hämorrhoiden, Pilze, Bakterien, Madenwürmer, Seelische Probleme, Chronische Erkrankungen (z. B. Diabetes, Lebererkrankungen, Darmerkrankungen)	Waschen Sie den After sorgfältig mit einer milden Seife. Meiden Sie Pflegemittel mit chemischen Substanzen. Wenn der Juckreiz nach drei Tagen nicht nachläßt, ***Arztbesuch notwendig*** → Hämorrhoiden, Seite 473 → Pilzerkrankungen der Genitalien, Seite 627 → Allergie, Seite 534 → Würmer, Seite 472 → Befindlichkeitsstörungen, Seite 215
Juckreiz nur auf einer Körperseite und beschränkt auf ein Gebiet (z. B. am Rumpf)	Vorstadium von Gürtelrose (noch ohne Hautausschlag)	***Arztbesuch notwendig*** → Gürtelrose, Seite 338

BESCHWERDEN UND SYMPTOME	MÖGLICHE URSACHEN	WAS MAN TUN SOLL
Hautjucken nach der Verwendung von Medikamenten	In vielen Fällen Anzeichen einer allergischen Reaktion. Nebenwirkung zahlreicher Arzneimittel zum Einreiben und Schlucken, vor allem von – Mitteln gegen Hauterkrankungen – den meisten Einreibemitteln bei Muskel- und Gelenkschmerzen – sehr vielen Aknemitteln – vielen Pilzmitteln – Wundbehandlungsmitteln mit Perubalsam und Quecksilberverbindungen	Wenn Sie das Mittel rezeptfrei in der Apotheke gekauft haben und Juckreiz im Beipacktext nicht als harmlose, vorübergehende Begleiterscheinung beschrieben ist, hören Sie auf, es anzuwenden. Wenn das Mittel vom Arzt verordnet wurde und er Sie nicht auf die mögliche Nebenwirkung aufmerksam gemacht hat, ***Arztbesuch notwendig*** → Umgang mit Medikamenten, Seite 754
Juckreiz nach der Einnahme von Medikamenten und – eventuell Gelbfärbung der Haut – eventuell Stuhl- und Harnverfärbung	Anzeichen von Leberschäden als Nebenwirkung einer großen Zahl von Medikamenten, vor allem von – vielen Schmerz-, Rheuma-, Migräne- und krampflösenden Mitteln – Antibiotika (vor allem Tetrazykline) – vielen Mitteln gegen Fettstoffwechselstörungen – vielen Mitteln gegen Durchfall – Vitamin A bei Dauerverwendung – den meisten Mitteln gegen Psychosen (Neuroleptika) – Östrogen-Gestagen-Kombinationen	Kontrollieren Sie im Beipacktext Ihrer Medikamente, ob einer der genannten Wirkstoffe enthalten ist oder ob Sie Medikamente aus den genannten Gruppen verwenden. Wenn das der Fall ist und diese Beschwerden auftreten, ***Arztbesuch notwendig*** → Umgang mit Medikamenten, Seite 754
Juckreiz und gelbe Haut und/oder – gelbliche Augäpfel	Gelbsucht	***Arztbesuch notwendig*** → Gelbsucht, Seite 449
Juckreiz und – eventuell starker Durst und – eventuell häufiges Wasserlassen und – eventuell Gewichtsabnahme, – eventuell Heißhunger	Diabetes	***Arztbesuch notwendig*** → Diabetes, Seite 555
Juckreiz am ganzen Körper und schweres Krankheitsgefühl und – eventuell Gewichtsverlust und – geschwollene Lymphknoten	Lymphknotenkrebs	***Arztbesuch notwendig*** → Hodgkinsche Krankheit, Seite 414
Juckreiz am ganzen Körper und – Hautverfärbung (pfirsichfarben) und – Müdigkeit und – Übelkeit und Appetitlosigkeit und – häufiges Urinieren oder gar kein Harn	Nierenschwäche	***Arztbesuch dringend notwendig*** → Nierenschwäche, Seite 483

KNIESCHMERZEN UND/ODER -SCHWELLUNGEN

Schmerzen im Knie entstehen meistens durch Verletzungen, Abnutzungserscheinungen oder Entzündungen des Kniegelenks. Wenn Ihnen oft »*die Knie zittern*«, können Ihre Probleme damit zu tun haben, daß Sie »*in die Knie gehen*«, weil die Belastungen zu groß sind.

BESCHWERDEN UND SYMPTOME	MÖGLICHE URSACHEN	WAS MAN TUN SOLL
Schmerzende Knie nach starker Belastung z. B. beim Bergsteigen, Schilaufen, Fußballspielen	Überbeanspruchung des Kniegelenks	Knie ruhig lagern, kühle Umschläge Wenn die Schmerzen nicht nach einem Tag nachlassen, ***Arztbesuch notwendig*** ➔ Kältebehandlung, Seite 798
Schmerzende, geschwollene Knie nach Verletzungen	Bänderverletzung Sehnenverletzung Kniegelenkerguß Meniskusverletzung	***Arztbesuch notwendig*** ➔ Sehnenzerrung, Sehnenriß, Bänderzerrung, Bänderriß, Seite 501 ➔ Meniskusverletzung, Seite 511
Häufige Knieschmerzen, die über die Jahre hinweg schlimmer werden und – eingeschränkte Beweglichkeit des Kniegelenks	Abnutzungserscheinung	***Arztbesuch notwendig*** ➔ Arthrose, Seite 515
Gerötetes, geschwollenes, stark schmerzendes Knie und – eingeschränkte Beweglichkeit	Schleimbeutelentzündung	***Arztbesuch notwendig*** ➔ Schleimbeutelentzündung, Seite 503
Gerötetes, geschwollenes, stark schmerzendes Knie, das sich heiß anfühlt, und – eventuell andere geschwollene Gelenke (z. B. Finger) und – eventuell Fieber	Gelenkentzündung	***Arztbesuch notwendig*** ➔ Rheuma, Seite 511 ➔ Gicht, Seite 516
Schmerzende, geschwollene Knie nach Sturz oder Unfall und – Unmöglichkeit, aufzutreten und – eventuell Fehlstellung des Knies	Bänderzerrung, Bänderriß Knochenbruch	***Arztbesuch dringend notwendig*** ➔ Bänderzerrung, Bänderriß Seite 501 ➔ Knochenbruch, Seite 487

KNOTEN UND/ODER SCHWELLUNGEN UNTER DER HAUT

Knoten und Schwellungen, die Sie ertasten oder sehen können, entstehen meistens durch vergrößerte Lymphknoten, die an der Infektionsabwehr beteiligt sind. Schwellungen, deren Ursache Sie nicht kennen, müssen immer vom Arzt abgeklärt werden.

BESCHWERDEN UND SYMPTOME	MÖGLICHE URSACHEN	WAS MAN TUN SOLL
Hautknoten, Warzen, Wucherungen Bei Frauen: Brustschmerzen oder Knoten		➔ Symptom Hautknoten, Warzen, Wucherungen, Seite 109 ➔ Symptom Brustschmerzen oder -knoten bei Frauen, Seite 56
Schwellungen zwischen Ohr und Kiefer (dicke Backe) und – Fieber	Geschwollene Ohrspeicheldrüse (Mumps)	***Arztbesuch notwendig*** ➔ Mumps, Seite 699
Schmerzhafte, weiche Schwellung im Leistenbereich, die bei Druck verschwindet	Leistenbruch	***Arztbesuch notwendig*** ➔ Leistenbruch, Seite 499
Schwellungen oder Knoten – am Hals und/oder – in der Achselhöhle und/oder – in der Leistengegend	Geschwollene Lymphknoten bei verschiedenen Infektionen	***Arztbesuch notwendig*** ➔ Lymphsystem, Seite 413
Schwellungen in der Achselhöhle nach einer Brustoperation oder Brustbestrahlung	Blockierte Lymphbahn	***Arztbesuch notwendig*** ➔ Brustkrebs, Seite 593
Schwellungen am Hals und/oder unter den Achseln und/oder in der Leistenbeuge und – Müdigkeit und – nächtliche Schweißausbrüche und – eventuell Fieber und – eventuell Appetitlosigkeit und – eventuell Gewichtsverlust	Lymphdrüsenkrebs, AIDS	***Arztbesuch notwendig*** ➔ Lymphom, Seite 414 ➔ AIDS, Seite 415

KOPFSCHMERZEN

Kopfschmerzen treten meist unabhängig von einer anderen Krankheit auf und haben nur selten organische Ursachen. Wenn Sie sich oft *»den Kopf zerbrechen«* oder nicht mehr wissen, wo Ihnen *»der Kopf steht«*, dann sind Ihre Kopfschmerzen ein Alarmsignal für körperliche oder seelische Überlastung. In manchen Fällen können auch Medikamente, Krankheiten oder Schadstoffe einen *»schweren Kopf«* verursachen.

BESCHWERDEN UND SYMPTOME	MÖGLICHE URSACHEN	WAS MAN TUN SOLL
Kopfschmerzen und – eventuell Schlafstörungen und – eventuell Nervosität	Überarbeitung und/oder Streß und/oder Überforderung und/oder Seelische Belastungen	Gönnen Sie sich Ruhe. Versuchen Sie, die Probleme zu lösen, über die Sie sich den »Kopf zerbrechen«. ➔ Befindlichkeitsstörungen, Seite 215 ➔ Kopfschmerzen, Seite 232 ➔ Entspannung, Seite 813
Kopfschmerzen mit Nacken- und/oder Schulterschmerzen	Angespannte Körperhaltung durch – falsches oder zu langes Sitzen oder – Seelische Probleme	Machen Sie Pausen, und verändern Sie öfter Ihre Körperhaltung. Versuchen Sie herauszufinden, welche Lasten auf Ihren Nacken oder die Schultern drücken. ➔ Befindlichkeitsstörungen, Seite 215 ➔ Kranke Seele, Seite 234 ➔ Entspannung, Seite 813
Kopfschmerzen nachdem Sie vorher viel koffeinhaltige Getränke konsumiert haben (z. B. Kaffee, Tee, Cola) oder – aufgehört haben, derartiges zu trinken	Kopfweh durch Koffein, Entzugserscheinungen von Koffein	Reduzieren Sie den Konsum koffeinhaltiger Getränke. ➔ Koffein, Seite 895
Kopfschmerzen nachdem Sie – viel geraucht und/oder – Alkohol getrunken und/oder – Drogen eingenommen haben	Nebenwirkung von Nikotin, Nachwirkungen des Alkohols, Nachwirkungen der Drogen	Wenn Sie häufig Probleme damit haben, ***Arztbesuch notwendig*** ➔ Genußmittel und Drogen, Seite 887 ➔ Alkoholismus, Seite 247 ➔ Drogenabhängigkeit, Seite 251
Kopfschmerzen und – eventuell leichtes Schwindelgefühl	Belastendes Wetter (z. B. Föhn, niedriger Luftdruck), Zu lange Sonnenbestrahlung	Gönnen Sie sich Ruhe. Wenn Sie in der Sonne waren, gehen Sie sofort in den Schatten. Wenn die Beschwerden nicht nach einem Tag nachlassen, ***Arztbesuch notwendig*** ➔ Wetterfühligkeit, Seite 228 ➔ Sonnenstich, Seite 844

BESCHWERDEN UND SYMPTOME	MÖGLICHE URSACHEN	WAS MAN TUN SOLL
Starke, meist einseitig pulsierende Kopfschmerzen, oft in der Schläfen-Stirn-Augen-Region und – eventuell Übelkeit oder Erbrechen	Migräne	Schonen Sie sich. Wenn Sie oft Migräne haben und sehr darunter leiden, ***Arztbesuch notwendig*** → Migräne, Seite 269 → Befindlichkeitsstörungen, Seite 215
Anfallartige, meist einseitige Gesichtsschmerzen, vor allem durch Kauen, Niesen, Gähnen oder Sprechen ausgelöst	Schädigung eines Gesichtsnervs (Trigeminusnerv)	***Arztbesuch notwendig*** → Nervenschmerzen, Seite 269
Kopfschmerzen mit rinnender oder verstopfter Nase und – eventuell tränenden Augen und – eventuell Husten und – eventuell Fieber	Erkältungskrankheit	Wenn die Beschwerden nach einer Woche nicht nachlassen, ***Arztbesuch notwendig*** → Erkältung, »Grippe«, Seite 351
Kopfschmerzen bei starker Augenbelastung, meist mit Flimmern vor den Augen bei – Feinarbeiten (z. B. sticken, nähen usw.) oder – Bildschirmarbeit oder – langem Lesen	Überlastung der Augen, Fehlsichtigkeit	Pausieren Sie öfter. Drängen Sie an Ihrem Arbeitsplatz auf die gesetzlich vorgeschriebenen Arbeitsunterbrechungen. Wenn Sie häufig an Kopfweh leiden oder Ihr Sehvermögen nachläßt, ***Arztbesuch notwendig*** → Augenbelastungen, Seite 273 → Fehlsichtigkeit, Seite 276
Kopfschmerzen, meist verbunden mit einem dumpfen Gefühl (»Druck im Kopf«) oder stechenden Schmerzen, wenn Sie – mit chemischen Substanzen arbeiten oder – in schadstoffbelasteter Luft leben	Schadstoffe in der Atemluft	Wenn Sie häufig an Kopfweh leiden, ***Arztbesuch notwendig*** → Wohngifte, Seite 910 → Luftverschmutzung, Seite 933 → Gifte am Arbeitsplatz, Seite 943
Kopfschmerzen und Nervosität im Zusammenhang mit starkem Lärm zu Hause oder am Arbeitsplatz	Lärmbelästigung	Wenn Sie häufig an Kopfschmerzen leiden oder schlecht hören, ***Arztbesuch notwendig*** → Schwerhörigkeit, Seite 301

BESCHWERDEN UND SYMPTOME	MÖGLICHE URSACHEN	WAS MAN TUN SOLL
Kopfschmerzen nach der Einnahme von Medikamenten	Nebenwirkung einer großen Zahl von Medikamenten, vor allem von – Schmerzmitteln – der »Pille« – vielen Rheumamitteln – vielen Mitteln gegen Magen- und Darmerkrankungen – vielen Mitteln gegen Herz-, Kreislauferkrankungen (vor allem blutdrucksenkenden Mitteln)	Wenn Sie Ihr Mittel rezeptfrei in der Apotheke gekauft haben und Kopfweh im Beipacktext nicht als harmlose, vorübergehende Begleiterscheinung beschrieben ist, hören Sie auf, es einzunehmen. Wenn das Mittel vom Arzt verordnet wurde und er Sie nicht auf die mögliche Nebenwirkung aufmerksam gemacht hat ***Arztbesuch notwendig*** ➔ Umgang mit Medikamenten, Seite 754
Kopfschmerzen bei niedrigem Blutdruck oder hohem Blutdruck und – eventuell Schwindelgefühl	Niedriger Blutdruck, Hoher Blutdruck	Wenn Sie an niedrigem Blutdruck leiden, bringen Sie Ihren Kreislauf in Schwung. Turnen oder laufen Sie nach dem Aufstehen. Bei erhöhtem Blutdruck, ***Arztbesuch notwendig*** ➔ Niedriger Blutdruck, Seite 386 ➔ Hoher Blutdruck, Seite 380 ➔ Bewegung und Sport, Seite 900
Kopfschmerzen bei Diabetikern und – eventuell Unruhe und – eventuell Zittern und – eventuell Schweißausbrüche	Unterzuckerung	Wenn möglich: Blutzucker messen. *Sofortmaßnahme*: Essen Sie zwei Plättchen Traubenzucker, später dann eine Scheibe Brot oder einen Apfel. Wenn Sie immer wieder in eine Unterzuckerung hineingeraten, ***Arztbesuch notwendig*** ➔ Diabetes, Seite 555
Kopfschmerzen mit Schmerzen rund um die Augen und Backenknochen, die schlimmer werden, wenn Sie den Kopf nach vorne beugen und – eventuell erhöhte Temperatur und – eventuell gelbgrünes Sekret aus der Nase	Stirnhöhlenentzündung	***Arztbesuch notwendig*** ➔ Nebenhöhlenentzündung, Seite 355
Kopfschmerzen in der Schwangerschaft und – geschwollene Beine und – geschwollene Lider	Schwangerschaftsvergiftung	***Arztbesuch notwendig*** ➔ Schwangerschaftsvergiftung, Seite 662

BESCHWERDEN UND SYMPTOME	MÖGLICHE URSACHEN	WAS MAN TUN SOLL
Kopfschmerzen nach dem Aufschlagen des Kopfes (meistens nach einem Sturz) und – Schwindel oder Übelkeit und – Erinnerungslücken und – eventuell Lethargie	Gehirnerschütterung	***Arztbesuch dringend notwendig*** ➔ Gehirnerschütterung, Seite 255 ➔ Erste Hilfe, Seite 839
Kopfschmerzen, die schlimmer werden, wenn Sie den Kopf beugen und – Fieber und – Nackensteife und – lichtempfindliche Augen	Gehirnhautentzündung	***Arztbesuch dringend notwendig*** ➔ Gehirnhautentzündung, Seite 256
Starke Kopfschmerzen (wenn Sie nicht an bekannter Migräne leiden) und – eventuell Erbrechen und – eventuell Schwindel und – eventuell Sehstörungen – eventuell Verwirrtheit	Gehirnblutung, Gehirntumor	***Arztbesuch dringend notwendig*** ➔ Gehirntumor, Seite 265 ➔ Gehirnblutung, Seite 259
Kopfschmerzen nach dem Gebrauch von Medikamenten und – eventuell Sehstörungen – eventuell Nasenbluten	Anzeichen von Blutdruckanstieg als Nebenwirkung von – der »Pille« – abschwellenden Schnupfenmitteln – Mitteln gegen niedrigen Blutdruck – Grippe- und Schmerzmitteln mit den Wirkstoffen Koffein, Etilefrin, Pholedrin, Phenylephrin – Mitteln gegen Zyklusstörungen oder Wechseljahrsbeschwerden mit Östrogenen oder Östrogen-Gestagen-Kombinationen	Kontrollieren Sie im Beipacktext Ihrer Medikamente, ob einer der genannten Wirkstoffe enthalten ist oder Sie Mittel aus der gennannten Gruppe verwenden. Wenn Sie das Mittel rezeptfrei in der Apotheke gekauft haben, hören Sie auf, es anzuwenden. Wenn das Mittel vom Arzt verordnet wurde, ***Arztbesuch dringend notwendig*** ➔ Umgang mit Medikamenten, Seite 754

KRIBBELN ODER TAUBHEITSGEFÜHL

Wenn ein Körperteil unangenehm kribbelt oder taub wird, haben Sie wahrscheinlich nur durch ungeschicktes Sitzen oder Stehen kurzfristig die Blutzufuhr eingeschränkt. Wenn diese Beschwerden aber immer wieder auftreten oder andere Symptome hinzukommen, leiden Sie vielleicht an einer ernsten Erkrankung.

BESCHWERDEN UND SYMPTOME	MÖGLICHE URSACHEN	WAS MAN TUN SOLL
Kribbeln oder Taubheitsgefühl nach dem Aufwachen oder nachdem Sie längere Zeit in unbequemer Haltung gesessen haben	Einschränkung der Blutzufuhr Druck auf einen Nerv	Die Beschwerden vergehen von allein, wenn Sie Ihre Lage verändern.
Kribbeln in Armen und Beinen und – eventuell Fußschmerzen	Anzeichen von Nervenschäden als Nebenwirkung von – Schlafmitteln mit dem Wirkstoff Methaqualon (nach längerer Anwendung) – Rheumamitteln mit dem Wirkstoff Chloroquin – Tuberkulosemitteln mit den Wirkstoffen Isoniazid, Methaniazid – Vitamin B_6 nach längerer Anwendung	Kontrollieren Sie im Beipacktext Ihrer Medikamente, ob einer der genannten Wirkstoffe enthalten ist oder Sie Mittel aus den genannten Gruppen anwenden. Wenn Sie das Mittel rezeptfrei in der Apotheke gekauft haben, hören Sie auf, es anzuwenden. Wenn das Mittel vom Arzt verordnet wurde, ***Arztbesuch notwendig*** ➔ Umgang mit Medikamenten, Seite 754
Kribbeln oder Taubheitsgefühl an den Fingern und/oder Zehen und – eventuell blaue Hände oder Füße bei Kälte	Kurzfristige Durchblutungsstörung, Niedriger Blutdruck, Gefäßverkrampfung	***Arztbesuch notwendig*** ➔ Niedriger Blutdruck, Seite 386 ➔ Raynaud'sche Erkrankung, Seite 392
Kribbeln oder Taubheitsgefühl in beiden Armen und – Schmerzen, die von der Schulter in den Arm ausstrahlen, und – eventuell Kopfschmerzen	Halswirbelsäulenerkrankungen	***Arztbesuch notwendig*** ➔ Rücken- und Kreuzschmerzen, Seite 528 ➔ Bandscheibenschaden, Seite 530
Kribbeln oder Taubheitsgefühl in der Hand (vor allem im Daumen, Zeige- und Mittelfinger) und – Schmerzen (vor allem in der Nacht), die vom Handgelenk den Arm »hinaufschießen«, und – morgendliche Schwellung	Schädigung eines Handnerves (Karpaltunnelsyndrom)	***Arztbesuch notwendig*** ➔ Weichteilrheumatismus, Seite 525

BESCHWERDEN UND SYMPTOME	MÖGLICHE URSACHEN	WAS MAN TUN SOLL
Kribbeln oder Taubheitsgefühl in Armen oder Beinen und – Schmerzen	Diabetes, Alkoholismus, Schadstoffe und Gifte (z. B. Blei, Quecksilber, Insektizide)	***Arztbesuch notwendig*** → Nervenerkrankungen, Seite 268 → Diabetes, Seite 555 → Alkoholismus, Seite 247 → Schadstoffe, ab Seite 910
Taubheitsgefühl und Kribbeln in Armen und Beinen und – extrem rasche Atmung und – Angstgefühl und – eventuell Krämpfe (Hände in Pfötchenstellung)	Seelisch bedingter Atemkrampf (Hyperventilation)	*Sofortmaßnahme*: Beruhigen, langsam und möglichst flach atmen. Halten Sie sich eine Tüte vor den Mund, um die verbrauchte, kohlendioxidhaltige Luft wieder einzuatmen. Wenn Sie Angst haben, daß sich der Anfall wiederholen könnte, ***Arztbesuch notwendig*** → Befindlichkeitsstörungen, Seite 215 → Beratung, Psychotherapie, Seite 822
Taubheitsgefühl in Armen oder Beinen – eventuell teilweise mit Lähmungserscheinungen und – Kreuz- oder Rückenschmerzen, die bis ins Bein ausstrahlen können	Bandscheibenschaden	***Arztbesuch dringend notwendig*** → Bandscheibenschaden, Seite 530
Taubheitsgefühl auf einer Körperseite und – eventuell teilweise Lähmung des Armes und/oder Beines und – eventuell Sehstörungen und – eventuell Verwirrung und – eventuell Sprachstörung und – eventuell schiefer Mund	Schlaganfallähnliche Attacke (TIA), Schlaganfall, Gehirntumor, Multiple Sklerose	***Sofort Rettungsdienst rufen*** → Vorübergehende Durchblutungsstörung, Seite 258 → Schlaganfall, Seite 259 → Gehirntumor, Seite 265 → Multiple Sklerose, Seite 264
Taubheitsgefühl in den Armen und/oder Beinen und – Schmerzen an der Wirbelsäule nach einem Unfall oder Sturz und – eventuell Bewegungsstörung	Querschnittlähmung	***Sofort Rettungsdienst rufen*** → Rückenmarkverletzung, Seite 266 → Erste Hilfe, Seite 840

LIPPENBESCHWERDEN

Wenn Sie spröde oder schmerzende Lippen haben, dann kann eine Reizung oder Entzündung der Lippen die Ursache dafür sein. In seltenen Fällen können blaue Lippen oder Lippengeschwüre auf ernste Erkrankungen hinweisen.

BESCHWERDEN UND SYMPTOME	MÖGLICHE URSACHEN	WAS MAN TUN SOLL
Aufgesprungene Lippen	Witterungseinflüsse, Trockene Luft (Klimaanlage), Schadstoffe	Verwenden Sie eine Fettsalbe. Die im Handel erhältlichen Fettstifte trocknen oft die Lippen noch mehr aus. ➔ Heizung, Seite 928
Leicht entzündete Lippen, nachdem Sie einen Lippenstift oder eine Creme verwendet haben	Unverträglichkeit einer Substanz in diesen Kosmetika	Wechseln Sie die Marke. Wahrscheinlich vertragen Sie einen der Inhaltsstoffe der Creme oder des Lippenstifts nicht. ➔ Allergie, Seite 534
Gerötete, geschwollene Lippen	Eisenmangel, Vitaminmangel, Insektenstiche, Nahrungsmittelunverträglichkeit, Umweltgifte	Wenn die Beschwerden nicht nach zwei Wochen nachlassen, ***Arztbesuch notwendig*** ➔ Blutarmut, Seite 407 ➔ Vitamine, Seite 879 ➔ Allergie, Seite 534 ➔ Schadstoffe, ab Seite 910
Schmerzhafte, erhabene Stellen auf den Lippen, auf denen sich Bläschen bilden, die zusammenfließen können	»Fieberblase« (Herpesinfektion)	Wenn Sie sehr unter den Fieberblasen leiden oder häufig davon betroffen sind, ***Arztbesuch notwendig*** ➔ Fieberblasen, Seite 339
Eingerissene Mundwinkel, die eventuell entzündet sind	Vitaminmangel, Eisenmangel, Unzureichender Gebißschluß durch schlecht angepaßte Füllungen oder Kronen	Wenn die Mundwinkel nach zwei Wochen nicht heilen, ***Arztbesuch notwendig*** ➔ Vitamine, Seite 879 ➔ Blutarmut, Seite 407 ➔ Zähne, Seite 418
Blaue Lippen, obwohl Sie nicht im Kalten waren	Herz- oder Lungenerkrankung	***Arztbesuch dringend notwendig*** ➔ Koronare Herzkrankheit, Seite 376 ➔ Lungenödem, Seite 371

MAGENBESCHWERDEN

Wenn Sie allerhand »*hinunterschlucken*« müssen, »*sauer*« sind und vieles »*nicht verdauen*« können, dann liegt Ihnen wahrscheinlich Ihre Situation im Magen, denn Magenschmerzen haben viel seltener körperliche Ursachen als man allgemein annimmt. Bei etwa der Hälfte aller Patienten kann der Arzt keine organischen Veränderungen finden. Verschiedene Erkrankungen und Medikamente können schuld daran sein, wenn der Magen rebelliert.

BESCHWERDEN UND SYMPTOME	MÖGLICHE URSACHEN	WAS MAN TUN SOLL
Magenbeschwerden und Bauchschmerzen		→ Symptom Bauchschmerzen, Seite 42
Magenbeschwerden nach zu raschem oder üppigen Essen und/oder Alkoholkonsum und – eventuell Erbrechen	Normale Reaktion des Magens auf Überlastung Falsche Ernährung	Essen Sie einen Tag lang gar nichts oder wenig (klare Suppe, Zwieback). → Ernährung, Seite 853
Magenschmerzen nach starkem Rauchen und/oder Alkoholgenuß	Reizung der Magenschleimhaut	Hören Sie auf zu rauchen. Schränken Sie Ihren Alkoholkonsum ein. Wenn die Beschwerden nicht nach einer Woche nachlassen, ***Arztbesuch notwendig*** → Genußmittel und Drogen, Seite 887 → Akute Gastritis, Seite 444
Magenschmerzen mit – Völlegefühl und – Sodbrennen und – eventuell Blähungen und – eventuell Aufstoßen und – eventuell Übelkeit und Erbrechen und – eventuell belegter Zunge und Mundgeruch und – eventuell Appetitlosigkeit	Nervöser Magen Magenschleimhautentzündung Seelische Probleme	Wenn die Beschwerden auftreten, versuchen Sie sofort, sich zu entspannen. Meistens vergehen die Schmerzen dadurch von selbst. Wenn Sie häufig an Magenbeschwerden leiden, ***Arztbesuch notwendig*** → Nervöser Magen, Seite 442 → Akute Gastritis, Seite 444 → Befindlichkeitsstörungen, Seite 215 → Entspannung, Seite 813
Magenschmerzen und – Übelkeit oder Erbrechen und – allgemeines Schwächegefühl und – eventuell Durchfall und – eventuell Fieber	Magenvergiftung durch – Virusinfektion – verdorbene Lebensmittel – Belastung durch Röntgenstrahlen	Wenn Sie Pilze gegessen haben, müssen Sie sofort zum Arzt. In allen anderen Fällen können Sie zwei Tage warten, ob die Beschwerden nachlassen, dann ***Arztbesuch notwendig*** → Akute Gastritis, Seite 444 → Krebs-Behandlung, Seite 545

BESCHWERDEN UND SYMPTOME	MÖGLICHE URSACHEN	WAS MAN TUN SOLL
Magenschmerzen, wenn Sie mit chemischen Substanzen arbeiten	Belastung durch Chemikalien am Arbeitsplatz	Wenn Sie häufig an Magenschmerzen leiden, ***Arztbesuch notwendig*** ➔ Gifte am Arbeitsplatz, Seite 943
Magenschmerzen nach der Einnahme von Medikamenten und/oder – Übelkeit und/oder – Erbrechen und/oder – Durchfall und/oder – Verstopfung	Nebenwirkung von zahlreichen Medikamenten, vor allem von – verschiedenen Schmerzmitteln – einer großen Zahl von Rheumamitteln – entzündungshemmenden Mitteln (Kortisone) – einer großen Zahl von Husten- und Asthmamitteln – Antibiotika – einer großen Zahl von Mitteln gegen Herz-Kreislaufbeschwerden – einer großen Zahl von Magen-Darmmitteln – verschiedenen Mitteln gegen Erkrankungen der Harnwege	Wenn Sie das Mittel rezeptfrei in der Apotheke gekauft haben und Magenbeschwerden im Beipacktext nicht als harmlose, vorübergehende Begleiterscheinung beschrieben sind, hören Sie auf, es einzunehmen. Wenn das Mittel vom Arzt verordnet wurde und er Sie nicht auf die mögliche Nebenwirkung aufmerksam gemacht hat, ***Arztbesuch notwendig*** ➔ Umgang mit Medikamenten, Seite 754
Magenschmerzen mit Sodbrennen, die sich verstärken, wenn Sie sich nach dem Essen hinlegen	Übergewicht, Entzündung der Speiseröhre, Bruch des Zwerchfells	***Arztbesuch notwendig*** ➔ Gewicht, Seite 858 ➔ Speiseröhrenentzündung, Seite 439 ➔ Bruch, Seite 499
Brennende, krampfartige Magenschmerzen mit Völlegefühl unmittelbar nach dem Essen und – eventuell Sodbrennen und – eventuell Übelkeit oder Erbrechen und – eventuell Gewichtsabnahme – eventuell belegte Zunge	Magenschleimhautentzündung Magengeschwür	***Arztbesuch notwendig*** ➔ Akute Gastritis, Seite 444 ➔ Magen- und Zwölffingerdarmgeschwür, Seite 445
Magenschmerzen, meist zwischen dem Nabel und der Mitte des rechten Rippenbogens, die meistens zwei Stunden nach dem Essen auftreten und – eventuell Sodbrennen und – eventuell Erbrechen und Übelkeit und – eventuell Appetitlosigkeit und – eventuell Gewichtsabnahme – eventuell belegte Zunge	Zwölffingerdarmgeschwür	***Arztbesuch notwendig*** ➔ Magen- und Zwölffingerdarmgeschwür, Seite 445

BESCHWERDEN UND SYMPTOME	MÖGLICHE URSACHEN	WAS MAN TUN SOLL
Magenschmerzen mit Ekel vor Fleisch und – Appetitlosigkeit und – eventuell Gewichtsabnahme	Magenkrebs	***Arztbesuch notwendig*** → Magenkrebs, Seite 448
Magenschmerzen nach der Einnahme von Medikamenten und – eventuell schwarzer Stuhl – eventuell Erbrechen	Anzeichen von Magen- oder Darmblutungen oder Magen-Darm-Geschwüren als Nebenwirkung von – Mitteln, die Azetylsalizylsäure (ASS), Carbocistein oder Diflunisal enthalten – vielen Rheumamitteln bei längerer Anwendung – vielen entzündungshemmenden Mitteln (Kortisonen) bei Langzeitanwendung – kaliumhaltigen Mineralstoffpräparaten – Eisenpräparaten	Kontrollieren Sie im Beipacktext Ihrer Medikamente, ob einer der genannten Wirkstoffe enthalten ist oder Sie Mittel der genannten Gruppen verwenden. Bei Eisenpräparaten ist die Schwarzfärbung des Stuhls eine normale Begleiterscheinung. In allen anderen Fällen ***Arztbesuch dringend notwendig*** → Umgang mit Medikamenten, Seite 754
Magenschmerzen mit kaffeesatzartigem Erbrechen oder Bluterbrechen und – schwarzer, teerartiger Stuhl	Magenblutung	***Sofort Rettungsdienst rufen*** → Magen- und Zwölffingerdarm-geschwür, Seite 445
Magenschmerzen mit bretthartem Bauch und – fliegendem Puls und – eventuell Schweißausbrüchen	Magendurchbruch	***Sofort Rettungsdienst rufen*** → Magen- und Zwölffingerdarm-geschwür, Seite 445
Magenschmerzen mit starkem Druck auf der Brust	Herzinfarkt	***Sofort Rettungsdienst rufen*** → Herzinfarkt, Seite 396

MUNDGERUCH

Mundgeruch kann nicht nur durch schlechte Zahnpflege entstehen, er ist auch Warnsignal für Erkrankungen zum Beispiel der Lunge oder des Magens. Streß und seelische Probleme können aber auch der Auslöser dafür sein, daß man Sie »*nicht riechen kann*«.

BESCHWERDEN UND SYMPTOME	MÖGLICHE URSACHEN	WAS MAN TUN SOLL
Mundgeruch nach dem Genuß von Knoblauch, Zwiebeln, Alkohol usw.	Normale Reaktion	Der Mundgeruch vergeht nach einem Tag wieder.
Mundgeruch, wenn Sie das Zähneputzen vernachlässigt haben	Speisereste in den Zahnzwischenräumen	Sie sollten nach jeder Mahlzeit die Zähne putzen. Wenn das nicht möglich ist, dann wenigstens vor dem Schlafengehen und nach dem Frühstück. → Richtige Zahnpflege, Seite 419
Mundgeruch im Zusammenhang mit – Streß und/oder – seelischen Belastungen	Seelische Probleme	Der Mundgeruch vergeht von selbst, wenn die Belastungen nachlassen. → Befindlichkeitsstörungen, Seite 215
Mundgeruch im Zusammenhang mit einer Erkrankung und – eventuell Fieber	Häufige Begleiterscheinung von Fieber und Kranksein	Wenn der Mundgeruch nach dem Ende der Erkrankung nicht vergeht, ***Arztbesuch notwendig***
Mundgeruch mit blutendem Zahnfleisch und – eventuell schmerzendem Zahnfleisch	Zahnfleischentzündung	***Arztbesuch notwendig*** → Zahnfleischentzündung, Seite 425
Mundgeruch mit gelbem Belag auf den Zähnen und/oder – Zahnweh	Zahnbelag, Löcher in den Zähnen	***Arztbesuch notwendig*** → Richtige Zahnpflege, Seite 419 → Karies, Seite 421
Mundgeruch beim Tragen einer Zahnprothese oder Brücke	Speisereste zwischen den Zahnersatzteilen	***Arztbesuch notwendig*** → Totalprothese, Seite 431
Mundgeruch mit – Halsweh und – Schluckbeschwerden und – eventuell Fieber	Entzündung der Mandeln	***Arztbesuch notwendig*** → Mandelentzündung, Seite 357

BESCHWERDEN UND SYMPTOME	MÖGLICHE URSACHEN	WAS MAN TUN SOLL
Mundgeruch mit Schmerzen und Bläschen in der Mundhöhle oder weißlichem Belag auf der Mundschleimhaut und – eventuell Schluckbeschwerden und – eventuell Fieber	Mundschleimhautentzündung	***Arztbesuch notwendig*** ➔ Mundschleimhautentzündung, Seite 435
Mundgeruch mit Magenschmerzen	Nervöser Magen, Magenschleimhautentzündung Zwölffingerdarmgeschwür	***Arztbesuch notwendig*** ➔ Nervöser Magen, Seite 442 ➔ Akute Gastritis, Seite 444 ➔ Magen- und Zwölffingerdarmgeschwür, Seite 445
Mundgeruch mit hartnäckigem Husten und – schleimig, eitrigem Auswurf	Entzündung der Bronchien, Lungenentzündung	***Arztbesuch notwendig*** ➔ Akute Bronchitis, Seite 361 ➔ Lungenentzündung, Seite 368
Mundgeruch über einen längeren Zeitraum hinweg ohne eines der oben genannten Symptome und – eventuell Fremdkörpergefühl im Mund	Tumor im Mund-Rachenbereich	***Arztbesuch notwendig*** ➔ Zungenkrebs, Seite 438
Mundgeruch nach Ammoniak	Leberschaden	***Arztbesuch notwendig*** ➔ Leberzirrhose, Seite 452 ➔ Lebervergiftung, Seite 449
Mundgeruch nach Urin	Nierenversagen	***Arztbesuch notwendig*** ➔ Nierenschwäche, Seite 483
Mundgeruch nach Azeton (Nagellackentferner)	Zuckerkrankheit	***Arztbesuch dringend notwendig*** ➔ Diabetes, Seite 555

MUND- UND/ODER ZUNGENSCHMERZEN

Schmerzen im Mund oder um den Mund herum entstehen meistens durch Entzündungen und in seltenen Fällen durch Allergien und Allgemeinerkrankungen. Wenn Sie oft nicht aussprechen, was Ihnen *»auf der Zunge liegt«*, dann können Ihre unterdrückten Gefühle *»auf der Zunge brennen«*.

BESCHWERDEN UND SYMPTOME	MÖGLICHE URSACHEN	WAS MAN TUN SOLL
Eingerissene Mundwinkel, die eventuell entzündet sind	Vitaminmangel, Eisenmangel, Unzureichender Gebißschluß durch schlecht angepaßte Füllungen oder Kronen	Wenn die Mundwinkel nach einer Woche nicht heilen, ***Arztbesuch notwendig*** → Vitamine, Seite 879 → Blutarmut, Seite 407 → Zähne, Seite 418
Schmerzen im Mund und geschwollenes, rotes Zahnfleisch besonders in den Zahnzwischenräumen und – eventuell Zahnfleischbluten	Zahnfleischentzündung, Zahnbetterkrankungen	Gurgeln Sie mit Salbeitee, und verwenden Sie eine weiche Zahnbürste. Wenn die Schmerzen nach zwei Wochen nicht nachlassen, ***Arztbesuch notwendig*** → Zahnfleischentzündung, Seite 425 → Zahnbetterkrankungen, Seite 426
Zungenbrennen, ohne daß Sie zu heiß gegessen haben	Eisenmangel, Vitaminmangel, Allergie, Seelische Probleme	Wenn das Zungenbrennen nicht nach einer Woche nachläßt, ***Arztbesuch notwendig*** → Blutarmut, Seite 407 → Vitamine, Seite 879 → Allergie, Seite 534 → Befindlichkeitsstörungen, Seite 215
Weißlich belegte Zunge und – eventuell Magenschmerzen	Fieber, Verstopfung, Nervöser Magen, Magen- oder Zwölffingerdarmgeschwür Darmerkrankungen	Wenn der weißliche Belag nicht nach einer Woche verschwunden ist, ***Arztbesuch notwendig*** → Nervöser Magen, Seite 442 → Magen- und Zwölffingerdarmgeschwür, Seite 445 → Verstopfung, Seite 462
Gerötete, geschwollene Mundschleimhaut	Allergie, Umweltgifte, Reizung durch Prothese	Wenn die Schmerzen nicht nach einer Woche nachlassen, ***Arztbesuch notwendig*** → Allergie, Seite 534 → Luftverschmutzung, Seite 933 → Teilprothese, Seite 430 → Totalprothese, Seite 431

BESCHWERDEN UND SYMPTOME	MÖGLICHE URSACHEN	WAS MAN TUN SOLL
Schmerzhafte Schwellungen unter der Zunge, die unter dem Unterkiefer tastbar sind	Entzündung der Speicheldrüse	Kauen Sie eine Zitrone oder Kaugummi zur Förderung des Speichelflusses. Wenn die Beschwerden nicht nach drei Tagen nachlassen, ***Arztbesuch notwendig*** → Speicheldrüsenentzündung, Seite 437
Mundtrockenheit nach der Einnahme von Medikamenten	Nebenwirkung einer großen Zahl von Medikamenten, vor allem von – den meisten Mitteln gegen Allergien (Antihistaminika) – den meisten krampflösenden Mitteln – einer großen Zahl von Mitteln gegen Magen-Darmerkrankungen – vielen Mitteln gegen Depressionen – Grippemitteln, Schnupfenmitteln, Hustenmitteln, Schlaf- und Beruhigungsmitteln, denen Antihistaminika beigemengt sind	Wenn Sie das Mittel rezeptfrei in der Apotheke gekauft haben und Mundtrockenheit im Beipacktext nicht als harmlose, vorübergehende Begleiterscheinung beschrieben ist, hören Sie auf, es einzunehmen. Wenn das Mittel vom Arzt verordnet wurde und er Sie nicht auf die mögliche Nebenwirkung aufmerksam gemacht hat, ***Arztbesuch notwendig*** → Umgang mit Medikamenten, Seite 754
Mund- und Zungenbeschwerden nach der Verwendung von Medikamenten und/oder – Ausschlag im Mundbereich und/oder – Juckreiz im Mundbereich und/oder – Verfärbung der Mundschleimhaut oder Zunge	Nebenwirkung von – einer großen Zahl von Mund- und Rachentherapeutika – Hautmitteln mit dem Wirkstoff Etretinat	Wenn Sie das Mittel rezeptfrei in der Apotheke gekauft haben, hören Sie auf, es anzuwenden. Wenn das Mittel vom Arzt verordnet wurde und er Sie nicht auf die mögliche Nebenwirkung aufmerksam gemacht hat ***Arztbesuch notwendig*** → Umgang mit Medikamenten, Seite 754
Entzündete Mundschleimhaut mit weißlichem Belag an einzelnen Stellen	Pilzerkrankung	***Arztbesuch notwendig*** → Soor, Seite 436
Schmerzende, geschwollene Mundschleimhaut mit Bläschen und – starkem Mundgeruch und – belegter Zunge und – eventuell Schluckbeschwerden und – eventuell Fieber	Mundschleimhautentzündung	***Arztbesuch notwendig*** → Mundschleimhautentzündung, Seite 435

BESCHWERDEN UND SYMPTOME	MÖGLICHE URSACHEN	WAS MAN TUN SOLL
Juckende Bläschen auf der Mundschleimhaut und/oder auf der Zunge und – im Gesicht und am Körper und – auf der behaarten Kopfhaut und – eventuell Fieber	Windpocken	***Arztbesuch notwendig*** → Windpocken, Seite 700
Bläulich-weiße Flecken auf der Mundschleimhaut und/oder auf der Zunge	Chronische Reizung der Mundschleimhaut und/oder der Zunge zum Beispiel durch – Zigaretten- oder Pfeifenrauch oder – Zähne mit scharfen Kanten oder – Metallfüllungen oder Kronen oder – Schwermetallvergiftung	***Arztbesuch notwendig*** → Rauchen, Seite 887 → Mundschleimhautentzündung, Seite 435 → Zungenentzündung, Seite 437 → Zähne, Seite 418 → Gifte am Arbeitsplatz, Seite 943
Schmerzende, glatte, dunkelrote Zunge und – eventuell gerötete, geschwollene Mundschleimhaut	Zungenentzündung, Vitamin B_{12} Mangel, Darmerkrankungen, Lebererkrankungen	***Arztbesuch notwendig*** → Zungenentzündung, Seite 437 → Vitamine, Seite 879 → Colitis ulcerosa, Seite 467 → Lebervergiftung, Seite 449
Harte Stellen, Knoten oder kleine Geschwüre auf der Zunge und/oder auf der Mundschleimhaut	Möglicherweise Zungenkrebs	***Arztbesuch notwendig*** → Zungenkrebs, Seite 438
Himbeerrote Zunge und – feinfleckiger, scharlachroter Hautausschlag	Scharlach	***Arztbesuch dringend notwendig*** → Scharlach, Seite 697

MUSKELSCHMERZEN UND/ODER -KRÄMPFE

Muskelschmerzen oder Krämpfe sind meistens harmlos. Sie können durch eine unbequeme Haltung oder durch Überbeanspruchung eines Muskels entstehen. In seltenen Fällen sind sie Begleiterscheinung einer Krankheit.

BESCHWERDEN UND SYMPTOME	MÖGLICHE URSACHEN	WAS MAN TUN SOLL
Muskelkrämpfe nach längerem Sitzen oder Liegen	Verkrampfung durch ungeschickte Position	Normale Reaktion des Körpers. Die Verkrampfung läßt nach, wenn Sie Ihre Lage verändern.
Muskelschmerzen nach einer ungewohnt starken Belastung (z. B. durch Sport)	Muskelkater	Normale Reaktion des Körpers. Wärme (Sauna) oder leichte Massagen können den Schmerz lindern. → Muskelkrampf, Seite 495 → Massage, Seite 806
Muskelkrämpfe nach langem Aufenthalt in der Sonne oder an einem heißen Ort und – eventuell Erbrechen und – eventuell Kopfschmerzen	Wasserentzug durch die Hitze (Sonnenstich)	Trinken Sie viel (Tee oder Mineralwasser). Essen Sie salzige Speisen. Wenn die Beschwerden nicht nach einem Tag nachlassen, ***Arztbesuch notwendig*** → Sonnenstich, Seite 844
Muskelkrämpfe in den Händen (Pfötchenstellung) mit übermäßig gesteigerter Atmung und dem Gefühl, trotzdem nicht genug Luft zu bekommen, und – eventuell krampfartige Schmerzen in der Brust	Meist seelisch bedingter Atemkrampf (Hyperventilation)	*Sofortmaßnahme*: Beruhigen, langsam und möglichst flach atmen. Halten Sie sich eine Tüte vor den Mund, um die verbrauchte, kohlendioxidhaltige Luft wieder einzuatmen. Es besteht keine Gefahr für die Gesundheit. Wenn Sie besorgt sind, daß sich der Anfall wiederholen könnte, ***Arztbesuch notwendig*** → Befindlichkeitsstörungen, Seite 215 → Beratung, Psychotherapie, Seite 822
Muskelkrämpfe bei – Diabetikern oder – Alkoholikern	Nervenschädigung	Wenn Sie nicht ohnehin in ärztlicher Behandlung sind, ***Arztbesuch notwendig*** → Diabetes, Seite 555 → Alkoholismus, Seite 247

BESCHWERDEN UND SYMPTOME	MÖGLICHE URSACHEN	WAS MAN TUN SOLL
Muskelkrämpfe nach der Verwendung von Medikamenten	Nebenwirkung von – Mitteln gegen Harnwegerkrankungen mit den Wirkstoffen Norfloxacin, Ofloxacin, Pipemidsäure – durchblutungsfördernden Mitteln mit dem Wirkstoff Bencyclan – Mitteln gegen Krätzmilben und Läusen mit den Wirkstoffen Carbaryl, Lindan (bei Überdosierung) – Migränemitteln mit dem Wirkstoff Methysergid – Asthma- und Bronchitismitteln mit dem Wirkstoff Theophyllin-Ethylendiamin – Mitteln gegen Psychosen (Neuroleptika)	Kontrollieren Sie im Beipacktext Ihrer Medikamente, ob einer der genannten Wirkstoffe enthalten ist. Wenn Sie das Mittel rezeptfrei in der Apotheke gekauft haben, hören Sie auf, es anzuwenden. Wenn das Mittel vom Arzt verordnet wurde, ***Arztbesuch notwendig*** → Umgang mit Medikamenten, Seite 754
Muskelkrämpfe, Muskelschwäche nach der Einnahme von Medikamenten	Anzeichen von Störungen im Salzhaushalt als Nebenwirkung von – entwässernden Mitteln (Diuretika) – Mitteln gegen Durchfall mit den Wirkstoffen Johannisbrotmehl, Kaolin, Pektin – sehr vielen Abführmitteln – harntreibenden und Reserpin-haltigen Hochdruckmitteln	Kontrollieren Sie im Beipacktext Ihrer Medikamente, ob einer der genannten Wirkstoffe enthalten ist oder ob Sie Mittel der genannten Gruppen verwenden. Wenn Sie das Mittel rezeptfrei in der Apotheke gekauft haben, hören Sie auf, es einzunehmen. Wenn das Mittel vom Arzt verordnet wurde, ***Arztbesuch notwendig*** → Umgang mit Medikamenten, Seite 754
Muskelkrämpfe bei Kleinkindern und Säuglingen nach der Anwendung von Medikamenten	Nebenwirkung von – Einreibe- und Inhalationsmitteln mit den Wirkstoffen Eukalyptusöl, Kampfer, Menthol – Mitteln gegen Übelkeit, Erbrechen und Reisekrankheit mit den Wirkstoffen Cyclizin, Chlorphenoxamin, Dimenhydrinat, Hydroxyzin, Meclozin (bei Überdosierung)	Kontrollieren Sie im Beipacktext Ihrer Medikamente, ob einer der genannten Wirkstoffe enthalten ist. Wenn Sie das Mittel rezeptfrei in der Apotheke gekauft haben, hören Sie auf, es anzuwenden. Wenn das Mittel vom Arzt verordnet wurde, ***Arztbesuch notwendig*** → Umgang mit Medikamenten, Seite 754
Nächtliche Muskelkrämpfe bei Krampfadern	Krampfadern	***Arztbesuch notwendig*** → Krampfadern, Seite 388
Muskelschmerzen beim Gehen, die im Ruhezustand nachlassen	Durchblutungsstörungen	***Arztbesuch notwendig*** → Durchblutungsstörungen, Seite 387

BESCHWERDEN UND SYMPTOME	MÖGLICHE URSACHEN	WAS MAN TUN SOLL
Muskelkrämpfe mit Zittern und – starkem Schwitzen und – eventuell Gewichtsverlust und – eventuell glänzenden, leicht hervortretenden Augäpfeln und – eventuell Kropf	Schilddrüsenüberfunktion	***Arztbesuch notwendig*** → Schilddrüsenüberfunktion, Seite 573
Muskelkrämpfe, die sich zuerst nur auf einen bestimmten Körperabschnitt beschränken (z. B. Mundwinkel, Hand, Fuß), sich dann aber auf eine ganze Körperseite oder die gesamte Muskulatur ausbreiten können	Gehirnturmor, Epilepsie	***Arztbesuch dringend notwendig*** → Gehirntumor, Seite 265 → Epilepsie, Seite 261
Muskelkrämpfe und hohes Fieber bei Kindern und – eventuell kurzzeitige Bewußtseinsstörung	Fieberkrampf	Ein Fieberkrampf bei Kindern ist nicht lebensbedrohlich. Versuchen Sie, mit kalten Wickeln das Fieber zu senken. Wenn das Kind jünger als 18 Monate ist oder der Fieberkrampf länger als 5 Minuten andauert, ***Sofort Rettungsdienst rufen*** Ist das Kind älter oder dauert der Krampf nicht so lange, ***Arztbesuch dringend notwendig***
Muskelkrämpfe der gesamten Körpermuskulatur mit Schaum vor dem Mund und – eventuell Atemnot und – eventuell Zungenbiß und – eventuell unfreiwilliger Harnabgang und – eventuell Bewußtlosigkeit	Epileptischer Anfall	Wenn der Anfall länger als drei Minuten dauert oder sich bald wiederholt ***Sofort Rettungsdienst rufen*** *Sofortmaßnahme*: Schützen Sie den Kranken vor Verletzungen, indem Sie alles aus dem Weg räumen, womit er sich verletzen könnte. Halten Sie ihn nicht fest, schieben Sie ihm nichts gewaltsam zwischen die Zähne. Lassen Sie den Kranken nach dem Anfall ausschlafen. → Epilepsie, Seite 261
Muskelkrämpfe nach einer Verletzung mit – Kopfschmerzen und Schwindel und – verzerrtem Grinsen durch Krampf der Kaumuskulatur und Rückenschmerzen und – eventuell Schüttelkrämpfe	Wundstarrkrampf	***Sofort Rettungsdienst rufen***

NACKENSCHMERZEN

Nackenschmerzen entstehen fast immer durch Verspannungen. Wenn Sie mit der »*Angst im Nacken*« leben oder immer »*buckeln*« müssen, wenn es Ihnen »*an den Kragen*« geht, verkrampft sich die Halsmuskulatur. Nackenschmerzen oder ein steifer Nacken können in seltenen Fällen auch Alarmsignal für eine ernsthafte Erkrankung sein.

BESCHWERDEN UND SYMPTOME	MÖGLICHE URSACHEN	WAS MAN TUN SOLL
Nackenschmerzen nach längerem Sitzen oder Liegen in einer ungünstigen Position (z. B. am Schreibtisch oder im Bett)	Muskelverspannung	Massieren Sie Ihren Nacken. Machen Sie kleine Pausen am Arbeitsplatz, und strecken Sie sich. Überprüfen Sie Ihre Sitzposition. ➔ Entspannung, Seite 813 ➔ Befindlichkeitsstörungen, Seite 215
Nackenschmerzen – nach dem Aufenthalt in zugigen Räumen oder – im Zusammenhang mit einer Erkrankung	Zugluft, Begleiterscheinung der Erkrankung (z. B. Erkältungskrankheit)	Wärme, Massage und Entspannungsübungen helfen meistens. Wenn die Schmerzen nicht nach drei Tagen nachlassen, ***Arztbesuch notwendig*** ➔ Entspannung, Seite 813 ➔ Massage, Seite 806
Nackenschmerzen und – Streß oder – Überforderung oder – Angst oder – Seelischer Druck	Körperliche oder seelische Überforderung	Versuchen Sie, das Problem zu lösen, daß Ihnen im Nacken sitzt. Wenn Sie dabei Hilfe brauchen, ***Arztbesuch notwendig*** ➔ Befindlichkeitsstörungen, Seite 215 ➔ Beratung, Psychotherapie, Seite 822 ➔ Entspannung, Seite 813
Plötzliche, heftige Nackenschmerzen und – eventuell »schiefer«, steifer Hals	Muskelverspannung, Muskelzerrung	Legen Sie sich ins Bett, und machen Sie eine Wärmebehandlung. Wenn die Schmerzen nach einigen Tagen nicht nachlassen, ***Arztbesuch notwendig*** ➔ Muskelzerrung, Seite 497 ➔ Wärmebehandlung, Seite 797
Nackenschmerzen, die morgens am heftigsten sind, und – Schulter- und Beckenschmerzen und – sich verschlechterndes Sehvermögen und – eventuell Schläfenkopfschmerz	Erkrankung des Bindegewebes der Blutgefäße, die in die Muskeln verlaufen	***Arztbesuch dringend notwendig*** ➔ Polymyalgia rheumatica, Seite 525

BESCHWERDEN UND SYMPTOME	MÖGLICHE URSACHEN	WAS MAN TUN SOLL
Nackenschmerzen, die mit der Zeit immer schlimmer werden, und – eventuell steifer Nacken und – eventuell ein gestörtes Schmerz-, Kraft- oder Berührungsempfinden in den Armen	Bandscheibenschaden an der Halswirbelsäule	***Arztbesuch dringend notwendig*** ➔ Bandscheibenschaden, Seite 530
Nackenschmerzen nach einem heftigen Schlag, Stoß oder Sturz	Zerrung der Halsmuskeln oder Bänder	***Arztbesuch dringend notwendig*** ➔ Muskelzerrung, Seite 497
Nackenschmerzen, die schlimmer werden, wenn Sie den Kopf nach vorne beugen, und – starke Kopfschmerzen und – Müdigkeit und – eventuell Verwirrung und – eventuell Übelkeit und/oder Erbrechen und – eventuell Lichtempfindlichkeit und – eventuell Fieber	Gehirnhautentzündung	***Arztbesuch dringend notwendig*** ➔ Gehirnhautentzündung, Seite 256
Nackenschmerzen nach einem schweren Schlag, Stoß oder Sturz und – Arme und Beine teilweise oder komplett gelähmt	Wirbelbruch	Bleiben Sie ruhig liegen, und bewegen Sie den Kopf nicht. Jede ungeschickte Bewegung oder Hilfestellung kann schwere Schäden anrichten. ***Sofort Rettungsdienst rufen*** ➔ Erste Hilfe, Seite 840

NAGELPROBLEME

Nägel sind totes Gewebe. Trotzdem können sie ein Spiegel für unsere Gesundheit sein. Spröde, verfärbte oder verformte Nägel sind manchmal Hinweis auf eine Erkrankung. Wenn Sie Nägel beißen, sollten Sie herausfinden, was Ihnen »*unter den Nägeln brennt*«.

BESCHWERDEN UND SYMPTOME	MÖGLICHE URSACHEN	WAS MAN TUN SOLL
Matte, glanzlose Nägel	Nagellack und Nagellackentferner	Lackieren Sie Ihre Nägel seltener.
Eingewachsene Nägel und – eventuell entzündetes Nagelbett	Zu knapp an den Ecken abgeschnittene Nägel Zu enge Schuhe	Tragen Sie bequeme Schuhe. ➔ Füße, Seite 504 ➔ Eingewachsener Nagel, Seite 348
Brüchige Nägel	Anlagebedingt Arbeit mit entfettenden Substanzen Eisenmangel Schilddrüsenunterfunktion	Tragen Sie Handschuhe bei der Arbeit. Wenn Sie über mehrere Monate hinweg an brüchigen Nägeln leiden, ***Arztbesuch notwendig*** ➔ Schadstoffe, ab Seite 910 ➔ Blutarmut, Seite 407 ➔ Schilddrüsenunterfunktion, Seite 572
Verformte, verfärbte Nägel wie z. B. – durchscheinende Nägel oder – weiße Flecken auf den Nägeln oder – löffelartige Wölbungen oder – Querrillen	Harmlose Ursachen Verschiedene Erkrankungen	Wenn die Nägel immer wieder verfärbt nachwachsen oder auffallend verformt sind ***Arztbesuch notwendig***
Verdickte Nägel, die – eventuell verformt und/oder – eventuell verfärbt sind	Verletzung an der Nagelwurzel durch ständigen Druck (enge Schuhe), Nagelpilz, Alterserscheinung	Meiden Sie Druck auf den Nagel. Wenn die Nägel trotzdem verdickt nachwachsen, ***Arztbesuch notwendig*** ➔ Nagelbettentzündung, Seite 348
Geschwollenes, gerötetes Nagelbett und – eventuell Schmerzen und – eventuell Eiterbildung	Nagelbettentzündung	***Arztbesuch notwendig*** ➔ Nagelbettentzündung, Seite 348
Nagel, der sich ablöst	Schuppenflechte, Nagelbettentzündung, Verletzungen mit massivem Druck auf den Nagel	***Arztbesuch notwendig*** ➔ Schuppenflechte, Seite 330 ➔ Nagelbettentzündung, Seite 348

NASE, RINNENDE

Wenn Ihre Nase rinnt, dann können Erkältungskrankheiten, aber auch Staub, Rauch, chemische Dämpfe, eine Allergie oder seelische Belastungen die Ursache dafür sein. Wenn Sie häufig »*verschnupft*« sind, dann sollten Sie sich überlegen, wovon Sie »*die Nase voll*« haben.

BESCHWERDEN UND SYMPTOME	MÖGLICHE URSACHEN	WAS MAN TUN SOLL
Rinnende Nase und – eventuell Kratzen im Hals und – eventuell Halsweh	Schnupfen, Irritation der Nasenschleimhaut (z. B. durch Staub, Rauch, chemische Dämpfe usw.), Streß, Verbiegung der Nasenscheidewand, Nasenpolypen, Allergie, Nebenwirkung von z. B. Nasentropfen, -sprays, Dosieraerosol (bei längerem Gebrauch)	Wenn Sie häufig an einer rinnenden Nase leiden, ist zur Abklärung der Ursache ein ***Arztbesuch notwendig*** ➔ Schnupfen, Seite 353 ➔ Schadstoffe, abSeite 910 ➔ Nasenpolypen, Seite 356 ➔ Allergie, Seite 534 ➔ Befindlichkeitsstörungen, Seite 21
Rinnende Nase und Niesen und – eventuell tränende Augen – eventuell juckende Augen	Heuschnupfen	***Arztbesuch notwendig*** ➔ Allergischer Schnupfen, Seite 354 ➔ Allergie, Seite 534
Rinnende Nase und – Kopfschmerzen und – eventuell Husten – eventuell Gliederschmerzen – eventuell Fieber	Erkältungskrankheit, »Grippe« Nebenhöhlenentzündung	Wenn die Erkältung nicht nach einer Woche besser wird, ***Arztbesuch notwendig*** ➔ Erkältung, »Grippe«, Seite 351 ➔ Nebenhöhlenentzündung, Seite 355
Nasenbluten	Geplatztes Blutgefäß in der Nasenschleimhaut durch – Nasenbohren, – Unfall, – Bluthochdruck, – Infekte, – Medikamente	*Sofortmaßnahme*: Beugen Sie den Kopf nach vorne, und drücken Sie die Nase für ein paar Minuten fest zu. Wenn das Nasenbluten nach 20 Minuten nicht aufhört, ***Arztbesuch notwendig*** ➔ Nase-Verletzungen, Seite 350
Nasenbluten nach Sturz oder Schlag auf den Kopf, ohne daß die Nase verletzt wurde	Schädelbruch	***Sofort Rettungsdienst rufen*** ➔ Schädelbruch, Seite 255

NERVOSITÄT, REIZBARKEIT

Wenn Ihnen »*alles auf die Nerven*« geht, ist es höchste Zeit für eine Änderung Ihrer Lebensumstände. Es gibt aber viele Dinge, die wir gar nicht mehr bewußt wahrnehmen und die uns trotzdem »*den Nerv töten*«.

BESCHWERDEN UND SYMPTOME	MÖGLICHE URSACHEN	WAS MAN TUN SOLL
Nervosität und/oder Reizbarkeit, wenn Sie zuwenig oder schlecht schlafen	Erschöpfung	Der Schlafbedarf ist bei jedem Menschen verschieden. Richten Sie sich nach Ihren Bedürfnissen. ➔ Schlaflosigkeit, Seite 227 ➔ Befindlichkeitsstörungen, Seite 215
Nervosität nachdem Sie viel geraucht und/oder Kaffee getrunken haben	Vergiftungserscheinungen	Hören Sie auf zu rauchen. Trinken Sie weniger Kaffee. ➔ Genußmittel und Drogen, Seite 887
Nervosität und/oder Reizbarkeit bei bestimmten Wetterlagen (Föhn) oder bei Wetterumschwung	Wetterfühligkeit	Nehmen Sie sich nicht zu viel vor an diesen Tagen. Versuchen Sie, sich etwas Gutes zu tun. ➔ Wetterfühligkeit, Seite 228 ➔ Befindlichkeitsstörungen, Seite 215
Nervosität und/oder Reizbarkeit, wenn Sie Dauerlärm ausgesetzt sind (z. B. Wohnort in Flughafennähe, Maschinenlärm bei der Arbeit)	Nervenbelastung durch Lärm	Versuchen Sie, die Lärmbelastung zu reduzieren. Wenn sich Ihr Hörvermögen verschlechtert, ***Arztbesuch notwendig*** ➔ Befindlichkeitsstörungen, Seite 215 ➔ Schwerhörigkeit, Seite 301
Nervosität und/oder Reizbarkeit, wenn Sie in einer giftstoffbelasteten Umgebung leben oder arbeiten	Vergiftungserscheinung	Versuchen Sie, der Belastung auf die Spur zu kommen, und schützen Sie sich. Wenn die Beschwerden nicht nachlassen, ***Arztbesuch notwendig*** ➔ Schadstoffe, ab Seite 910
Nervosität und/oder Reizbarkeit, nachdem Sie nach einer Erkrankung die Arbeit wieder aufgenommen haben	Nicht ausreichende Erholungszeit	Schonen Sie sich noch eine Weile. Wenn die Nervosität nicht nachläßt und Sie Hilfe brauchen, ***Arztbesuch notwendig*** ➔ Befindlichkeitsstörungen, Seite 215

BESCHWERDEN UND SYMPTOME	MÖGLICHE URSACHEN	WAS MAN TUN SOLL
Nervosität und/oder Reizbarkeit, wenn Sie kaum Zeit für sich selbst haben und dauernd unter Druck stehen	Überforderung	Überdenken Sie Ihre Situation. »Müssen« Sie wirklich alles machen, was Sie sich aufgeladen haben? Versuchen Sie, Bereiche für Ihre Entspannung zu erkämpfen. Wenn Sie mit Ihren Problemen nicht allein zurechtkommen, ***Arztbesuch notwendig*** → Befindlichkeitsstörungen, Seite 215 → Beratung, Psychotherapie, Seite 822
Nervosität und/oder Reizbarkeit, wenn Sie – zuviel rauchen oder damit aufgehört haben und/oder – Alkohol trinken oder damit aufgehört haben und/oder – Drogen einnehmen oder damit aufgehört haben	Begleiterscheinung von Genußmittel- und Drogenmißbrauch, Entzugserscheinungen	Wenn Sie Probleme mit Ihrer Sucht haben, ***Arztbesuch notwendig*** → Genußmittel und Drogen, Seite 887 → Alkoholismus, Seite 247 → Drogenabhängigkeit, Seite 251
Nervosität und/oder Reizbarkeit, wenn Sie unter seelischen Belastungen leiden	Seelische Probleme	Versuchen Sie, Probleme, die an Ihren Nerven sägen, in den Griff zu bekommen. Wenn Sie Hilfe dabei brauchen, ***Arztbesuch notwendig*** → Befindlichkeitsstörungen, Seite 215 → Beratung, Psychotherapie, Seite 822
Nervosität und/oder Reizbarkeit, wenn Sie eine Abmagerungskur machen	Begleiterscheinung der Diät	Wenn Sie sehr nervös werden, essen Sie zwischendurch eine Kleinigkeit. Wenn Ihr Wohlbefinden sehr gestört ist und die Diät auf ärztlicher Verordnung beruht, ***Arztbesuch notwendig*** → Gewicht, Seite 858 → Eßstörungen, Seite 244

BESCHWERDEN UND SYMPTOME	MÖGLICHE URSACHEN	WAS MAN TUN SOLL
Nervosität und/oder Unruhe nach der Verwendung von Medikamenten	Nebenwirkung einer großen Zahl von Medikamenten, vor allem von – vielen Hustenmitteln und Mitteln gegen Asthma – vielen durchblutungsförderenden Mitteln – vielen Grippemitteln und Schmerzmitteln – vielen Schlankheitsmitteln – vielen Mitteln zur örtlichen Betäubung – Neuroleptika gegen Psychosen – vielen Mitteln gegen Herz-Kreislauferkrankungen	Wenn Sie das Mittel rezeptfrei in der Apotheke gekauft haben und Unruhe oder Nervosität im Beipacktext nicht als harmlose, vorübergehende Begleiterscheinung beschrieben sind, hören Sie auf, es einzunehmen. Wenn das Mittel vom Arzt verordnet wurde und er Sie nicht auf die mögliche Nebenwirkung aufmerksam gemacht hat, ***Arztbesuch notwendig*** ➔ Umgang mit Medikamenten, Seite 754
Nervosität bei älteren Menschen nach der Einnahme von Medikamenten	Nebenwirkung von – Schlaf- und Beruhigungsmitteln mit Benzodiazepinen	Wenn Sie solche Medikamente einnehmen, ***Arztbesuch notwendig*** ➔ Umgang mit Medikamenten, Seite 754
Nervosität bei Kindern nach der Einnahme von Medikamenten	Nebenwirkung von – Mitteln gegen Juckreiz oder Übelkeit, Erbrechen und Reisekrankheit oder zur Gewichtszunahme mit den Wirkstoffen Chlorphenoxamin, Cyclizin, Cyproheptadin, Dimenhydrinat, Diphenhydramin, Hydroxyzin, Meclozin (bei Überdosierung)	Kontrollieren Sie im Beipacktext der Medikamente, ob einer der genannten Wirkstoffe enthalten ist. Wenn Sie das Mittel rezeptfrei in der Apotheke gekauft haben, hören Sie auf, es dem Kind weiter einzugeben. Wenn das Mittel vom Arzt verordnet wurde, ***Arztbesuch notwendig*** ➔ Umgang mit Medikamenten, Seite 754
Nervosität bei Säuglingen nach der Verwendung von Medikamenten	Nebenwirkung von – abschwellenden Schnupfenmitteln	Wenn Sie das Mittel rezeptfrei in der Apotheke gekauft haben, hören Sie auf, es anzuwenden. Wenn das Mittel vom Arzt verordnet wurde, ***Arztbesuch notwendig*** ➔ Umgang mit Medikamenten, Seite 754
Nervosität und Gewichtsabnahme bei gutem Appetit und – Zittern und – eventuell hevortretende Augäpfel	Schilddrüsenüberfunktion	***Arztbesuch notwendig*** ➔ Schilddrüsenüberfunktion, Seite 573

OHNMACHT ODER BEWUSSTLOSIGKEIT

Wenn Sie die Kontrolle über Ihr Bewußtsein verlieren, ohnmächtig werden, dann können Angst oder Schwäche, Hitze oder stickige Luft die Ursache dafür sein. In manchen Fällen führen aber auch schwere Erkrankungen oder lebensbedrohliche Zustände zur Bewußtlosigkeit.

BESCHWERDEN UND SYMPTOME	MÖGLICHE URSACHEN	
Ohnmacht nach längerem Liegen und abruptem Aufstehen	Kreislaufstörung	Kein Grund zur Beunruhigung. Bewegen Sie die Beine vor dem Aufstehen, und stehen Sie langsam auf. Wenn sich die Ohnmachtsanfälle wiederholen, ***Arztbesuch notwendig*** ➔ Ohnmacht, Bewußtlosigkeit, Seite 840
Ohnmacht, die ohne erkennbare Ursache immer wieder auftritt und/oder – Blässe und – Müdigkeit	Seelische Probleme Blutarmut	***Arztbesuch notwendig*** ➔ Befindlichkeitsstörungen, Seite 215 ➔ Blutarmut, Seite 407
Ohnmacht nach einem großem Schreck oder – bei starken Angstgefühlen oder – in stickigen, heißen Räumen	Kreislaufstörung	Wenn die Ohnmacht nicht nach einer Minute vorüber ist, ***Arztbesuch dringend notwendig*** ➔ Ohnmacht, Bewußtlosigkeit, Seite 840 Dauert die Ohnmacht länger, ***Sofort Rettungsdienst rufen***
Ohnmacht nach übersteigerter Atmung und – Muskelkrämpfen (Hände in Pfötchenstellung)	Meist seelisch bedingter Atemkrampf (Hyperventilation)	Lassen Sie den Ohnmächtigen in eine Tüte atmen, damit er kohlendioxidhaltige Luft bekommt. Wenn die Ohnmacht nach einer Minute nicht vorüber ist, ***Arztbesuch dringend notwendig*** ➔ Ohnmacht, Bewußtlosigkeit, Seite 840 ➔ Befindlichkeitsstörungen, Seite 215 Dauert die Ohnmacht länger, ***Sofort Rettungsdienst rufen***
Ohnmacht nach langem Aufenthalt in der Hitze oder nach direkter Sonnenbestrahlung und – Übelkeit und – eventuell Erbrechen und – eventuell hohes Fieber	Hitzschlag, Sonnenstich	*Sofortmaßnahme*: Legen Sie den Betroffenen an einen schattigen Ort, öffnen Sie beengende Kleidung, und kühlen Sie den Kopf. ***Arztbesuch dringend notwendig*** ➔ Hitzschlag, Seite 844 ➔ Sonnenstich, Seite 844

BESCHWERDEN UND SYMPTOME	MÖGLICHE URSACHEN	WAS MAN TUN SOLL
Bewußtlosigkeit nach übermäßigem Alkoholkonsum oder – nach der Einnahme oder dem Einatmen von giftigen Substanzen	Vergiftungserscheinung	Wenn der Patient nicht weckbar ist, ***Sofort Rettungsdienst rufen*** ➔ Ohnmacht, Bewußtlosigkeit, Seite 840 ➔ Alkoholismus, Seite 247 ➔ Vergiftungen, Seite 845
Bewußtlosigkeit nach Unfällen oder Verletzungen oder – nach einem elektrischen Schlag	Gehirnerschütterung, Gehirnverletzung Herzrhythmusstörung	***Sofort Rettungsdienst rufen*** ➔ Ohnmacht, Bewußtlosigkeit, Seite 840 ➔ Gehirnerschütterung, Seite 256 ➔ Gehirnprellung, Seite 256 ➔ Elektrischer Schock, Seite 845
Ohnmacht nach einem Hustenanfall oder – nach besonders starkem Schmerz	Kreislaufstörung, Kreislaufkollaps	Wenn die Ohnmacht nach einer Minute nicht vorüber ist, ***Sofort Rettungsdienst rufen*** ➔ Ohnmacht, Bewußtlosigkeit, Seite 840
Ohnmacht bei einem Krampfanfall und – Schaum vor dem Mund	Epilepsie	Wenn der Anfall länger als drei Minuten dauert oder sich bald wiederholt ***Rettungsdienst rufen*** *Sofortmaßnahme*: Schützen Sie den Kranken vor Verletzungen, indem Sie alles aus dem Weg räumen, womit er sich verletzen könnte. Halten Sie ihn nicht fest, schieben Sie ihm nichts gewaltsam zwischen die Zähne. Lassen Sie den Kranken nach dem Anfall ausschlafen. ➔ Epilepsie, Seite 261
Bei Kindern: Ohnmacht und Muskelkrämpfe mit hohem Fieber	Fieberkrampf	Ein Fieberkrampf bei Kindern ist nicht lebensbedrohlich. Versuchen Sie, mit kalten Wickeln das Fieber zu senken. Wenn das Kind jünger als 18 Monate ist oder der Fieberkrampf länger als 5 Minuten andauert oder sich wiederholt, ***Rettungsdienst rufen***
Ohnmacht bei bestimmten Kopfbewegungen (Drehen oder nach Hinten-oben-Blicken)	Hirndurchblutungsstörung	Wenn die Ohnmacht länger als eine Minute andauert, ***Sofort Rettungsdienst rufen*** ➔ Ohnmacht, Bewußtlosigkeit, Seite 840

BESCHWERDEN UND SYMPTOME	MÖGLICHE URSACHEN	WAS MAN TUN SOLL
Bewußtlosigkeit bei Diabetikern, die Insulin spritzen	Schwere Unterzuckerung	Wenn möglich: Blutzucker messen. *Sofortmaßnahme*: Glukagon spritzen. Wenn das nicht möglich ist, legen Sie dem Bewußtlosen ein Plättchen Traubenzucker zwischen Wange und Zahnfleisch, und drücken Sie es gut fest, bis es sich aufgelöst hat. Nach dem Aufwachen eine Scheibe Brot essen oder ein Glas Saft trinken (2 Broteinheiten). Wenn der Bewußtlose zehn Minuten nach dem Glukagonspritzen nicht aufwacht, ***Rettungsdienst rufen*** ➔ Diabetes, Seite 555
Bewußtlosigkeit nach der Einnahme von Medikamenten und – eventuell Hautausschlag – eventuell Schweiß – eventuell Blässe – eventuell Atemnot – eventuell Fieber	Schockzustand als Nebenwirkung vor allem von – Schmerzmitteln, Migränemitteln, krampflösenden Mitteln, Grippemitteln mit den Wirkstoffen Amidopyrin, Metamizol (Novaminsulfon), Phenazon, Propyphenazon – injizierten Mitteln zur Betäubung mit den Wirkstoffen Benzocain, Lidocain, Procain	***Sofort Rettungsdienst rufen*** ➔ Umgang mit Medikamenten, Seite 754 ➔ Ohnmacht, Bewußtlosigkeit, Seite 840
Bewußtlosigkeit und vorher auffallend rascher oder langsamer oder unregelmäßiger Puls	Herzrhythmusstörung	***Sofort Rettungsdienst rufen*** ➔ Ohnmacht, Bewußtlosigkeit, Seite 840 ➔ Herzrhythmusstörung, Seite 400
Bewußtlosigkeit und – rasender Puls und – kalter Schweiß	Schock durch verschiedene Erkrankungen	***Sofort Rettungsdienst rufen*** ➔ Ohnmacht, Bewußtlosigkeit, Seite 840
Bewußtlosigkeit und – halbseitige Lähmung und vorher – Sprachstörungen und/oder – Verwirrung	Schlaganfall	***Sofort Rettungsdienst rufen*** ➔ Schlaganfall, Seite 259 ➔ Ohnmacht, Bewußtlosigkeit, Seite 840

OHREN, SCHLECHTES HÖREN

Schwerhörigkeit ist nicht nur eine Alterserscheinung, sie kann auch durch verschiedene Erkrankungen des Ohres, Lärm oder Chemikalien entstehen. Wenn Sie sich aber »*am liebsten die Ohren zuhalten möchten*«, sich mit Ihrer Umgebung »*überhaupt nicht mehr verstehen*«, dann können Sie sich überlegen, warum bei Ihnen alles »*auf taube Ohren stößt*«.

BESCHWERDEN UND SYMPTOME	MÖGLICHE URSACHEN	WAS MAN TUN SOLL
Schlechtes Hören mit Ohrenschmerzen		➔ Symptom Ohrenschmerzen, Seite 160
Schlechtes Hören mit dem Gefühl der Verstopfung im Ohr, das durch Druckunterschiede auftritt (z. B. in der Seilbahn, im Flugzeug, beim Tauchen usw.) und – eventuell Geräusche im Ohr und/oder – Ohrensausen	Das Ohr kann den Druckunterschied nicht ausgleichen	Meist genügt kräftiges Schlucken oder Kaugummikauen. Wenn Sie drei bis fünf Stunden nach dem Ereignis immer noch schlecht hören, ***Arztbesuch notwendig*** ➔ Druckschmerz, Seite 309
Schlechtes Hören mit dem Gefühl der Verstopfung im Ohr, das nicht durch Schlucken beseitigt werden kann, und – eventuell Ohrenschmerzen und – eventuell Ohrensausen	Gehörgangverschluß durch Ohrenschmalz oder Gegenstände	Wenn sich das Ohr nicht selbsttätig reinigt oder Sie einen Fremdkörper im Ohr haben, ***Arztbesuch notwendig*** ➔ Ohrschmalzpfropfen, Seite 305 ➔ Fremdkörper im Ohr, Seite 305
Schlechtes Hören nach einer entzündlichen Erkrankung im Nasen-Rachen-Bereich (z. B. Erkältung) und – Druck- und Völlegefühl im Ohr	Die Eustachische Röhre ist verlegt	Wenn sich das Hörvermögen nach drei Tagen nicht bessert, ***Arztbesuch notwendig*** ➔ Tubenmittelohrkatarrh, Seite 306
Hörstörungen nach der Verwendung von Medikamenten	Nebenwirkung von – Aminoglykosiden (eine Gruppe von Antibiotika). Auch in Ohrenmitteln und Mitteln gegen Hauterkrankungen enthalten. – Mitteln gegen Magen-Darm-beschwerden mit den Wirkstoffen Neomycin, Paromomycin – entwässernden Mitteln (Herzmittel) mit den Wirkstoffen Ethacrinsäure, Furosemid – muskellockernden Mitteln mit dem Wirkstoff Chinin	Kontrollieren Sie im Beipacktext Ihrer Medikamente, ob einer der genannten Wirkstoffe enthalten ist oder Sie Mittel der genannten Gruppen verwenden. ***Arztbesuch notwendig*** ➔ Umgang mit Medikamenten, Seite 754

BESCHWERDEN UND SYMPTOME	MÖGLICHE URSACHEN	WAS MAN TUN SOLL
Schlechtes Hören und – eventuell ständiger oder – immer wiederkehrender eitriger Ohrfluß	Chronische Infektion des Mittelohres	***Arztbesuch notwendig*** ➔ Chronische Mittelohrentzündung, Seite 308 ➔ Cholesteatom, Seite 310
Schlechtes Hören, wenn Sie älter als 60 Jahre sind	Normale Alterserscheinung	***Arztbesuch notwendig*** Meistens kann Ihre Schwerhörigkeit mit einem Hörgerät ausgeglichen werden. ➔ Schwerhörigkeit, Seite 301
Schlechtes Hören, wenn Sie oft starkem Lärm ausgesetzt sind (z. B. bei der Arbeit oder weil Sie in der Nähe eines Flugplatzes wohnen)	Schädigung des Ohres durch Lärm	***Arztbesuch notwendig*** ➔ Schwerhörigkeit, Seite 301
Schlechtes Hören und Sausen und/oder Brummen in einem oder beiden Ohren und – eventuell Schwindel und – eventuell Erbrechen und – eventuell Übelkeit	Ménièrsche Krankheit, Verkalkung im Ohr	***Arztbesuch notwendig*** ➔ Ménièrsche Krankheit, Seite 310 ➔ Verkalkung im Ohr, Seite 311
Schlechtes Hören und pulsierende, klopfende Geräusche im Ohr	Hoher Blutdruck	***Arztbesuch notwendig*** ➔ Hoher Blutdruck, Seite 380
Schlechtes Hören und Ohrensausen in einem oder beiden Ohren und – eventuell Zischen und Pfeifen	Akustisches Trauma durch lauten Knall oder Schädelverletzung, Durchblutungsstörungen im Innenohrbereich, Schädigung durch Infektionskrankheiten (z. B. Mumps, Gehirnhautentzündung)	Wenn das schlechte Hören nach einer Verletzung auftritt, ***Arztbesuch dringend notwendig*** ➔ Geräusche im Ohr, Seite 304
Plötzlicher Hörverlust in einem Ohr und – eventuell Ohrensausen und/oder – eventuell Druck im Ohr	Hörsturz	***Arztbesuch dringend notwendig*** ➔ Hörsturz, Seite 311

OHRENSCHMERZEN

Ohrenschmerzen können durch Druck, Infektionen, Entzündungen und Verletzungen entstehen. Wenn Sie immer wieder an Ohrenschmerzen leiden, haben Sie vielleicht »*zuviel um die Ohren*«, was Ihnen Schmerzen bereitet.

BESCHWERDEN UND SYMPTOME	MÖGLICHE URSACHEN	WAS MAN TUN SOLL
Ohrenschmerzen mit dem Gefühl der Verstopfung oder Taubheit im Ohr, die durch Druckunterschiede auftreten (z. B. im Flugzeug, beim Tauchen usw.) und – eventuell Geräusche im Ohr und – eventuell Schwindel	Das Ohr kann den Druck nicht ausgleichen	Oft genügt kräftiges Schlucken, Kaugummikauen oder das Lutschen eines Bonbons. Wenn die Bescherden nicht innerhalb von drei bis fünf Stunden nach dem Ereignis nachlassen, ***Arztbesuch notwendig*** ➔ Druckschmerz, Seite 309
Ohrenschmerzen mit dem Gefühl der Verstopfung im Ohr, das nicht durch Schlucken beseitigt werden kann, und – eventuell Schwierigkeiten beim Hören	Gehörgangverschluß durch Ohrenschmalz oder Gegenstände	Wenn der Ohrenschmalzpfropfen nicht von allein weggeht, ***Arztbesuch notwendig*** ➔ Ohrenschmalzpfropfen, Seite 305 ➔ Fremdkörper im Ohr, Seite 305
Ohrenjucken nach der Anwendung von Medikamenten	In vielen Fällen Anzeichen einer allergischen Reaktion als Nebenwirkung von – vielen Ohrenmitteln	Wenn Sie das Mittel rezeptfrei in der Apotheke gekauft haben, hören Sie auf, es anzuwenden. Wenn das Mittel vom Arzt verordnet wurde, ***Arztbesuch notwendig*** ➔ Umgang mit Medikamenten, Seite 754
Leichte Ohrenschmerzen oder -stechen mit verstopfter Nase und – eventuell Druck im Ohr	Erkältungskrankheit	Wenn die Schmerzen nach drei Tagen nicht von allein vergehen, ***Arztbesuch notwendig*** ➔ Erkältung, »Grippe«, Seite 351
Starke Ohrenschmerzen mit Fieber und – schlechtes Hören und – eventuell nach einigen Tagen Ausfluß aus dem Ohr	Mittelohrentzündung	***Arztbesuch notwendig*** ➔ Akute Mittelohrentzündung, Seite 307
Ohrenschmerzen als Folge einer Mittelohrentzündung, die – hinter das Ohr ausstrahlen, und – schlechtes Hören und – Fieber	Entzündung des Knochens hinter dem Ohr	***Arztbesuch notwendig*** ➔ Mastoiditis, Seite 308

BESCHWERDEN UND SYMPTOME	MÖGLICHE URSACHEN	WAS MAN TUN SOLL
Ohrenschmerzen, die sich verstärken, wenn man am Ohrläppchen zieht und – Juckreiz im äußeren Ohr und – eventuell eitriges Sekret aus dem Ohr	Entzündung des äußeren Gehörganges	***Arztbesuch notwendig*** → Entzündung des äußeren Gehörgangs, Seite 305
Ohrenschmerzen und geschwollene Backe	Entzündung der Ohrspeicheldrüse	***Arztbesuch notwendig*** → Mumps, Seite 699
Ohrenschmerzen und – Zahn- oder Kieferschmerzen	Zahnentzündungen, Zahnfehlstellung Kiefergelenkprobleme	***Arztbesuch notwendig*** → Entzündung des Zahnmarks, Seite 423 → Entzündungen an der Wurzelspitze, Seite 424 → Zahnfehlstellungen bei Erwachsenen, Seite 427 → Kinderzähne, Seite 431 → Erkrankungen des Kiefergelenks, Seite 426
Plötzlicher Schmerz im Ohr und Blut oder – Flüssigkeit aus dem Ohr und – eventuell Hörverlust und – eventuell Klingeln im Ohr und – eventuell Schwindel	Trommelfellverletzung (z. B. durch Bohren mit Wattestäbchen oder Unfall)	***Arztbesuch dringend notwendig*** → Trommelfellverletzung, Seite 308

PENISERKRANKUNGEN

Wenn der Penis schmerzt oder ein Ausfluß aus der Harnröhre Probleme macht, dann sind häufig Entzündungen die Ursache dafür. Erkrankungen am Penis, die immer wieder auftreten, können auch darauf hinweisen, daß Ihnen Sexualität bewußt oder unbewußt große Angst macht und Sie deshalb das Werkzeug dafür außer Gefecht setzen.

BESCHWERDEN UND SYMPTOME	MÖGLICHE URSACHEN	WAS MAN TUN SOLL
Probleme, eine Erektion zu haben Schmerzen am Penis beim Geschlechtsverkehr Schmerzen im Penis beim Urinieren		→ Symptom Sexuelle Probleme, Seite 184 → Symptom Sex, schmerzhafter, Seite 181 → Symptom Urinieren, Probleme beim, Seite 196
Ausfluß aus dem Penis und – eventuell Schmerzen beim Wasserlassen	Verschiedene Geschlechtskrankheiten	***Arztbesuch notwendig*** → Geschlechtskrankheiten, Seite 627
Entzündeter Penis und – eventuell weiße Ablagerungen an Eichel und Vorhaut	Mangelnde Hygiene, Pilzerkrankung	***Arztbesuch notwendig*** → Eichelentzündung, Vorhautentzündung, Seite 608 → Pilzerkrankungen der Genitalien, Seite 627
Entzündeter Penis und Bläschen an Eichel und/oder Vorhaut und – im späteren Stadium kleine Geschwüre mit Krusten	Herpes genitalis	***Arztbesuch notwendig*** → Herpes genitalis, Seite 630 → Eichelentzündung, Vorhautentzündung, Seite 608
Geschwüre und Knötchen am Penis, die – eventuell nässen oder bluten	Feigwarzen, Syphilis, Frühstadium von Krebs	***Arztbesuch notwendig*** → Feigwarzen, Seite 629 → Syphilis, Seite 630 → Peniskrebs, Seite 608
Juckreiz am Penis und – ungewöhnlicher Durst und – häufiges Urinieren	Diabetes	***Arztbesuch notwendig*** → Diabetes, Seite 555
Schmerzen am Penis und verengte Vorhaut	Vorhautverengung	***Arztbesuch notwendig*** → Vorhautverengung, Seite 688

REGELSCHMERZEN

Schmerzen bei der monatlichen Blutung entstehen meistens durch körperliche oder seelische Überforderung. Aber auch die Einstellung zur Menstruation spielt eine große Rolle. Wenn Sie schon als Mädchen gelernt haben, daß man sich während der »Tage« krank fühlt, kann das »Unwohlsein« Beschwerden verursachen. Betrachten Sie den Schmerz als Aufforderung, aufmerksamer mit Ihren Bedürfnissen umzugehen. In seltenen Fällen sind krankhafte Veränderungen die Ursache.

BESCHWERDEN UND SYMPTOME	MÖGLICHE URSACHEN	WAS MAN TUN SOLL
Krampfartige, ausstrahlende, ziehende oder dumpfe Schmerzen im Unterleib, die regelmäßig bei jeder Blutung auftreten, und – eventuell Rückenschmerzen und – eventuell Kopfschmerzen und – eventuell Erbrechen und – eventuell Kreislaufstörungen	Seelische Probleme und/oder Körperliche Ursachen	Schonen Sie sich. Manchmal hilft eine Wärmflasche auf dem Bauch. Wenn die Schmerzen Sie sehr belasten, ***Arztbesuch notwendig***, ➔ Menstruationsschmerzen, Seite 584 ➔ Befindlichkeitsstörungen, Seite 215
Krampfartige, ausstrahlende, ziehende oder dumpfe Schmerzen im Unterleib, die plötzlich während der Regel auftreten, obwohl Sie meistens eine beschwerdefreie Menstruation haben	Momentane Überforderung, Seelische Probleme, Polypen oder Myome, Hormonelle Umstellungen (Wechsel), Fehlgeburt	Wenn die Beschwerden anhalten oder bei der darauffolgenden Regel wieder auftreten, ***Arztbesuch notwendig*** ➔ Befindlichkeitsstörungen, Seite 215 ➔ Menstruationsschmerzen, Seite 584 ➔ Polypen, Seite 599 ➔ Myome, Seite 599 ➔ Wechseljahre, Seite 588 ➔ Fehlgeburt, Seite 663
Krampfartige Unterleibschmerzen nach dem Einsetzen einer Spirale	Anfangsschwierigkeiten mit der Spirale, Unverträglichkeit der Spirale	Wenn die Schmerzen nicht nach zwei Tagen nachlassen oder Sie stark und lange bluten (mehr als sechs Vorlagen innerhalb von zwei Stunden), ***Arztbesuch notwendig*** ➔ Menstruationsschmerzen, Seite 584 ➔ Intrauterinpessar, Seite 638
Schmerzen während der Regel, nachdem Sie mit der Pille aufgehört haben	Hormonelle Veränderung, Seelische Probleme	Die Pille mildert Regelschmerzen. Wenn sie abgesetzt wird, treten die »alten« Regelschmerzen wieder auf. Wenn sie damit nicht zurechtkommen, ***Arztbesuch notwendig*** ➔ Pille, Seite 639 ➔ Befindlichkeitsstörungen, Seite 215

REGELSTÖRUNGEN

»Die kritischen Tage«, wie die Monatsblutung genannt wird, sind eine Zeit erhöhter Sensibilität. Seelische Probleme, Krankheiten, Medikamente, alles, was Sie belastet, kann den Zyklus verändern.

BESCHWERDEN UND SYMPTOME	MÖGLICHE URSACHEN	WAS MAN TUN SOLL
Unregelmäßige Blutungen im Alter zwischen 13 und 20 Jahren	Unregelmäßiger Zyklus, weil sich der Hormonhaushalt noch nicht eingependelt hat, Körperliche Veränderungen durch die Pubertät, Seelische Probleme, Entzündungen	Schwankungen von etwa sechs Wochen sind bei jungen Mädchen normal. Wenn die Blutung noch länger ausbleibt, ***Arztbesuch notwendig***, → Blutungsstörungen, Seite 585 → Befindlichkeitsstörungen, Seite 215
Unregelmäßige Blutungen und – eventuell Schmerzen während der Regel	Streß und/oder Überforderung und/oder Erschöpfung und/oder Seelische Probleme, Orts- und/oder Klimawechsel, Begleiterscheinung von Erkrankungen Hormonelle Probleme	Wenn die Schmerzen nicht nachlassen oder sich die Regel über Monate hinweg nicht normalisiert, ***Arztbesuch notwendig*** → Blutungsstörungen, Seite 585 → Befindlichkeitsstörungen, Seite 215
Unregelmäßige Blutungen im Alter zwischen 45 und 55 Jahren	Unregelmäßige oder verringerte Hormonproduktion durch Eintritt der Wechseljahre, Polypen, Myome	Wenn die Menstruation unregelmäßig bleibt oder die Blutungen ein Jahr oder später nach dem Einsetzen der Wechseljahre wieder auftreten, ***Arztbesuch notwendig*** → Wechseljahre, Seite 588 → Polypen, Seite 599 → Myome, Seite 599
Regelstörungen nach der Einnahme von Medikamenten	Nebenwirkung von – Diuretika mit den Wirkstoffen Kaliumcanrenoat, Spironolacton – Mitteln gegen Schilddrüsenerkrankungen mit den Wirkstoffen Levothyroxin, Liothyronin (bei Überdosierung) – der »Pille« – weiblichen und männlichen Sexualhormonen – Mitteln gegen Psychosen mit dem Wirkstoff Sulpirid	Kontrollieren Sie im Beipacktext Ihrer Medikamente, ob einer der genannten Wirkstoffe enthalten ist oder Sie Mittel der genannten Gruppen anwenden. Wenn das der Fall ist, ***Arztbesuch notwendig*** → Umgang mit Medikamenten, Seite 754

BESCHWERDEN UND SYMPTOME	MÖGLICHE URSACHEN	WAS MAN TUN SOLL
Starke Blutungen, die meistens lange dauern	Begleiterscheinung der Spirale, Blutgerinnungsstörungen, Entzündung der Gebärmutter, Polypen und Myome	Wenn die Blutung bei der nächsten Regel wieder so stark ist, ***Arztbesuch notwendig*** ➔ Blutungsstörungen, Seite 585 ➔ Intrauterinpessar, Seite 638 ➔ Gebärmutterentzündung, Seite 598 ➔ Eileiter-, Eierstockentzündung, Seite 603
Starke Blutungen eine Woche oder noch später nach der erwarteten Regel	Stärkere Blutung durch die Verzögerung, Hormonelle Veränderungen, In seltenen Fällen Fehlgeburt im Frühstadium, Seelische Probleme	Wenn Sie Beschwerden haben oder die Blutungen sehr stark sind, ***Arztbesuch notwendig*** ➔ Blutungsstörungen, Seite 585 ➔ Fehlgeburt, Seite 663 ➔ Befindlichkeitsstörungen, Seite 215
Zwischen- oder Schmierblutungen	Reizung durch die Spirale, Nebenwirkung der Pille, Hormonelle Veränderungen, Scheideninfektion, Scheidenkatarrh, Gebärmutterhalsentzündung, Krebs oder Vorstadien davon, Seelische Probleme	Wenn Sie Schmerzen haben oder die Schmierblutung nicht aufhört oder sich wiederholt, ***Arztbesuch notwendig*** ➔ Blutungsstörungen, Seite 585 ➔ Intrauterinpessar, Seite 638 ➔ Pille, Seite 639 ➔ Scheidenentzündung, Seite 596 ➔ Gebärmutterentzündung, Seite 598 ➔ Eileiter-, Eierstockentzündung, Seite 603 ➔ Gebärmutterkrebs, Seite 602 ➔ Befindlichkeitsstörungen, Seite 215
Aussetzen der Blutung	Seelische Probleme, Absetzen der Pille, Gewichtsverlust, Fasten, Sportliches Leistungstraining, Schwangerschaft, Hormonelle Veränderungen, Wechseljahre	***Arztbesuch notwendig*** ➔ Befindlichkeitsstörungen, Seite 215 ➔ Blutungsstörungen, Seite 585 ➔ Pille, Seite 639 ➔ Gewicht, Seite 858 ➔ Schwangerschaft, Seite 652 ➔ Wechseljahre, Seite 588 ➔ Befindlichkeitsstörungen, Seite 215
Starke Blutungen oder Schmierblutungen eine Woche oder mehr nach der erwarteten Regel und – starke einseitige Unterleibschmerzen – Schwitzen – fliegender Puls	Eileiterschwangerschaft	***Sofort Rettungsdienst rufen*** ➔ Eileiterschwangerschaft, Seite 604

RÜCKENSCHMERZEN

Wenn Sie immer »*Haltung bewahren*« oder den »*Rücken steif halten*« müssen, »*viel auf dem Buckel*« haben oder »*buckeln*« müssen, dann kann Ihnen das eines Tages »*das Kreuz brechen*«. Aber auch Abnutzungserscheinungen, Übergewicht, ein eingeklemmter Nerv und einige Allgemeinerkrankungen können zu Schmerzen im Rücken führen.

BESCHWERDEN UND SYMPTOME	MÖGLICHE URSACHEN	WAS MAN TUN SOLL
Rückenschmerzen nach langem Sitzen oder Stehen oder – nach schwerem Heben oder – nach ungewohnter sportlicher Betätigung	Verspannung der Rückenmuskulatur durch schlechte Haltung, Überbelastung der Rückenmuskeln, Zerrung der Rückenmuskulatur	Wärme, Massage und Entspannungsübungen helfen meistens. Wenn die Schmerzen davon nicht besser werden, ***Arztbesuch notwendig*** → Rücken- und Kreuzschmerzen, Seite 528 → Entspannung, Seite 813 → Massage, Seite 806
Rückenschmerzen im Zusammenhang mit Streß und/oder seelischen Belastungen	Belastung der Wirbelsäule durch angespannte Körperhaltung (z. B. unbewußtes Hochziehen der Schultern)	Beobachten Sie Ihre Körperhaltung, seelischer Druck findet fast immer seinen Ausdruck in der Haltung. Wenn Ihre Rückenschmerzen nicht nach einer Woche nachlassen, ***Arztbesuch notwendig*** → Rücken- und Kreuzschmerzen, Seite 528 → Weichteilrheumatismus, Seite 525 → Befindlichkeitsstörungen, Seite 215
Rückenschmerzen und Übergewicht	Dauerbelastung der Wirbelsäule durch zuviel Gewicht	Versuchen Sie abzunehmen. Wenn es Ihnen nicht allein gelingt, ***Arztbesuch notwendig*** → Gewicht, Seite 858 → Bewegung und Sport, Seite 900
Bei Frauen: Rückenschmerzen während der Schwangerschaft oder – vor und/oder während der Regel	Belastung der Wirbelsäule durch erhöhtes Gewicht, Begleiterscheinung der Regel	Wärme, Massage und Entspannungsübungen helfen meistens. Wenn die Schmerzen schlimmer werden, ***Arztbesuch notwendig*** → Beschwerden während der Schwangerschaft, Seite 659 → Menstruationsschmerzen, Seite 584 → Entspannung, Seite 813 → Massage, Seite 806

BESCHWERDEN UND SYMPTOME	MÖGLICHE URSACHEN	WAS MAN TUN SOLL
Rückenschmerzen im Zusammenhang mit Erkältungskrankheiten	Begleiterscheinung der Erkrankung	Wenn die Beschwerden nicht nach drei Tagen nachlassen, ***Arztbesuch notwendig*** ➔ Erkältung, »Grippe«, Seite 351
Rückenschmerzen nach der Einnahme von Medikamenten	Nebenwirkung von – gestagenhaltigen Mitteln gegen Zyklusstörungen – Mitteln gegen Frühgeburt mit den Wirkstoffen Allylestrenol, Dydrogesteron, Medrogeston, Hydroxyprogesteron	Kontrollieren Sie im Beipacktext Ihrer Medikamente, ob einer der genannten Wirkstoffe enthalten ist. Wenn der Arzt Sie nicht auf die mögliche Nebenwirkung aufmerksam gemacht hat, ***Arztbesuch notwendig*** ➔ Umgang mit Medikamenten, Seite 754
Rückenschmerzen nach der Langzeitanwendung von Medikamenten	Anzeichen einer Knochenerweichung als Nebenwirkung von – Kortisonen, die vor allem gegen Rheuma, Asthma und Allergien verordnet werden	Wenn die Beschwerden auftreten ***Arztbesuch notwendig*** ➔ Kortisone, Seite 765 ➔ Umgang mit Medikamenten, Seite 754
Rückenschmerzen im Bereich der unteren Brust und Lendenwirbelsäule nach einer ungeschickten Bewegung oder Heben eines schweren Gewichts	Zerrung oder Verspannung der Rückenmuskulatur, Hexenschuß, Bandscheibenschaden	Wärme, Massage und Entspannungsübungen helfen meistens. Wenn die Schmerzen nicht nach einem Tag nachlassen, oder Sie immer wieder einen Hexenschuß haben, ***Arztbesuch notwendig*** ➔ Hexenschuß, Ischias, Bandscheibenschaden, Seite 530
Rückenschmerzen im Bereich der Lendenwirbelsäule, die von dort über das Gesäß zum Bein und eventuell bis in den Fuß ausstrahlen	Verspannte Rückenmuskulatur, Ischiasreizung, Bandscheibenvorfall, Wirbelgleiten	***Arztbesuch notwendig*** ➔ Hexenschuß, Ischias, Bandscheibenschaden, Seite 530
Rückenschmerzen mit schiefer Körperhaltung (eine Schulter höher, Hüftknochen in verschiedener Höhe) und – eventuell Buckel	Verkrümmte Wirbelsäule	***Arztbesuch notwendig*** ➔ Skoliose, Seite 532
Rückenschmerzen im Bereich der gesamten Wirbelsäule, die immer wieder auftreten, und – eventuell Armschmerzen und – eventuell Fersenschmerzen	Chronisch entzündliche Versteifung der Wirbelsäule	***Arztbesuch notwendig*** ➔ Bechterewsche Krankheit, Seite 522

BESCHWERDEN UND SYMPTOME	MÖGLICHE URSACHEN	WAS MAN TUN SOLL
Bei Jugendlichen: Rückenschmerzen schon bei leichter Belastung und – eventuell leichter Rundrücken	Veränderung an den Wirbelkörpern	***Arztbesuch notwendig*** ➔ Scheuermannsche Krankheit, Seite 532
Rückenschmerzen vor allem im Bereich der Lende und – Schmerzen beim Wasserlassen und – Fieber	Nierenbeckenentzündung	***Arztbesuch notwendig*** ➔ Akute Nierenbeckenentzündung, Seite 478
Rückenschmerzen und Schmerzen im Unterbauch und – eventuell Ausfluß und – eventuell Fieber	Gebärmutterentzündung, Eierstockentzündung	***Arztbesuch notwendig*** ➔ Gebärmutterentzündung, Seite 598 ➔ Eierstockentzündung, Seite 603
Rückenschmerzen nach dem 50. Lebensjahr, besonders bei Frauen und – eventuell häufige Knochenbrüche und – eventuell abnehmende Körpergröße	Osteoporose	***Arztbesuch notwendig*** ➔ Knochenschwund, Seite 489
Rückenschmerzen über einen längeren Zeitraum hinweg bei einer bekannten Krebserkrankung	Metastasen an der Wirbelsäule	***Arztbesuch notwendig*** ➔ Krebs, Seite 539
Starke Rückenschmerzen mit Lähmungserscheinungen in den Beinen und – Störungen der Empfindlichkeit	Bandscheibenvorfall	***Arztbesuch dringend notwendig*** ➔ Bandscheibenschaden, Seite 530
Plötzliche Rückenschmerzen nach einem Sturz oder nach einer Verletzung des Rückens und – Verlust des Schmerz- und/oder Berührungsempfindens und – Lähmung der Beine	Wirbelbruch	***Sofort Rettungsdienst rufen*** Bleiben Sie ruhig liegen, und bewegen Sie sich nicht. Jede Lageveränderung kann schwere Schäden anrichten. ➔ Erste Hilfe, Seite 840

SCHEIDENJUCKEN UND/ODER -BRENNEN

Wenn Ihre Scheide juckt oder brennt, dann bedeutet das immer, daß sie irritiert ist. Infektionen oder chemische Substanzen, aber auch Nervosität, Beziehungsprobleme und verschiedene Allgemeinerkrankungen können ihr Gleichgewicht stören.

BESCHWERDEN UND SYMPTOME	MÖGLICHE URSACHEN	WAS MAN TUN SOLL
Scheidenjucken und/oder -brennen, wenn Sie – enge oder synthetische Kleidungsstücke tragen und/oder – sich mehrmals täglich mit Seife waschen und/oder – Intimdeodorants verwenden und/oder – Vaginalduschen benutzen und/oder – chemische Verhütungsmittel anwenden	Irritation der Schamlippen durch Reibung, Irritation der Scheide durch Seife, Irritation der Scheide durch Chemikalien	Meiden Sie enge Kleidungsstücke oder solche aus synthetischem Material. Waschen Sie sich ohne Seife oder mit alkalifreien Produkten. Vermeiden Sie Chemikalien. → Vulva und Scheide, Seite 596 → Empfängnisverhütung, Seite 633
Scheidenjucken, wenn Sie älter als 45 Jahre sind, keine anderen Ursachen finden und – eventuell trockene Scheide	Hormonmangel	Wenn die Beschwerden nicht nach einiger Zeit nachlassen, ***Arztbesuch notwendig*** → Wechseljahre, Seite 588
Scheidenjucken und/oder -brennen beim Urinieren und – Schmerzen beim Urinieren und – häufiges Urinieren	Harnweginfekt	***Arztbesuch notwendig*** → Blasenentzündung, Seite 475 → Akute Nierenbeckenentzündung, Seite 478
Scheidenjucken und/oder -brennen mit ungewöhnlichem Ausfluß	Scheideninfektion, Geschlechtskrankheit	***Arztbesuch notwendig*** → Scheidenentzündung, Seite 596 → Geschlechtskrankheiten, Seite 627
Scheidenjucken und/oder -brennen mit – Warzen in der Größe von Reiskörnern auf den Schamlippen oder – kleinen Blasen auf den Schamlippen oder – sehr schmerzhafte Beulen mit starker Schwellung an den Schamlippen	Kondylome, Herpes genitalis, Entzündung der Bartholinschen Drüsen	***Arztbesuch notwendig*** → Geschlechtskrankheiten, Seite 627 → Entzündung der Bartholinschen Drüsen, Seite 597
Scheidenjucken mit starkem Durst und – eventuell Gewichtsverlust	Zuckerkrankheit	***Arztbesuch notwendig*** → Diabetes, Seite 555

SCHLAFSTÖRUNGEN

Was Ihnen den Schlaf raubt, was Sie daran hindert einzuschlafen oder durchzuschlafen, können Sie meist selbst herausfinden. Oft sind es Probleme, die Sie wälzen, aber auch andere Belastungen wie zum Beispiel Lärm, falsche Temperatur, eine schlechte Matratze, Medikamente und verschiedene Erkrankungen können Ihnen schlaflose Nächte bereiten. Wie lange Sie schlafen, ist nicht wichtig. Erst wenn Sie sich am nächsten Tag abgeschlagen und müde fühlen, kann man von einer Schlafstörung sprechen.

BESCHWERDEN UND SYMPTOME	MÖGLICHE URSACHEN	WAS MAN TUN SOLL
Schlafstörungen nach – schweren Mahlzeiten und/oder – Alkoholkonsum und/oder – koffeinhaltigen Getränken (Kaffee, Tee, Cola)	Belasteter Magen, Folge des Genußmittelkonsums	Essen Sie früher und leichter. Konsumieren Sie weniger Alkohol und koffeinhaltige Getränke. ➔ Ernährung, Seite 853 ➔ Genußmittel und Drogen, Seite 887 ➔ Schlafstörungen, Seite 227
Schlafstörungen nachdem Sie sehr wenig oder gar nichts gegessen haben	Hunger	Essen Sie Kleinigkeiten, die den Magen nicht belasten, z. B. klare Suppen oder Zwieback. ➔ Gewicht, Seite 858 ➔ Schlafstörungen, Seite 227
Schlafstörungen nach ungewöhnlichen körperlichen oder geistigen Aktivitäten	Überreizung	Oft hilft ein beruhigendes Bad oder ein Kräutertee. ➔ Schlafstörungen, Seite 227
Schlafstörungen, eventuell durch Gedanken, die Ihnen »im Kopf herumgehen«	Ungelöste Probleme	Oft hilft ein beruhigendes Bad oder ein Kräutertee. Sie können auch versuchen, sich Ihre Gedanken von der Seele zu schreiben oder zu reden. ➔ Schlafstörungen, Seite 227
Schlafstörungen, die ohne erkennbare Ursache schon länger andauern, oder – in einer neuen Umgebung entstehen	Schlechte Matratze, Falsche Raumtemperatur oder schlecht gelüfteter Raum, Lärm, Schadstoffe in der Atemluft	Kaufen Sie eine feste Matratze auf einem Lattenrost. Versuchen Sie, alle Störfaktoren auszuschalten. ➔ Schlafstörungen, Seite 227 ➔ Wohngifte, Seite 910 ➔ Luftverschmutzung, Seite 933

BESCHWERDEN UND SYMPTOME	MÖGLICHE URSACHEN	WAS MAN TUN SOLL
Schlafstörungen nachdem Sie aufgehört haben, Alkohol zu trinken oder – Drogen einzunehmen	Entzugserscheinung	Wenn Sie damit Probleme haben oder die Schlafstörungen nach einiger Zeit nicht nachlassen, ***Arztbesuch notwendig*** → Genußmittel und Drogen, Seite 887 → Alkoholismus, Seite 247 → Drogenabhängigkeit, Seite 251
Durchschlafstörungen und – Nervosität und – Müdigkeit und – Unlustgefühle und – eventuell Angst und – eventuell Appetitlosigkeit	Depression	Wenn Sie trotz verschiedener Selbsthilfemaßnahmen immer noch schlecht schlafen, ***Arztbesuch notwendig*** → Depressionen, Seite 237 → Beratung, Psychotherapie, Seite 822
Schlafstörungen bei verschiedenen Allgemeinerkrankungen	Verschiedene Ursachen wie zum Beispiel Schmerzen, Husten, Atemnot, häufiges Urinieren usw.	Wenn Sie nicht ohnehin in ärztlicher Behandlung sind und die Schlaflosigkeit anhält, ***Arztbesuch notwendig***
Schlafstörungen nach der Einnahme von Medikamenten	Nebenwirkung einer großen Zahl von Medikamenten, vor allem von – Schlaf- und Beruhigungsmitteln, wenn sie länger eingenommen werden – vielen Husten- und Asthmamitteln – vielen Mitteln gegen Herz-Kreislauferkrankungen	Wenn Sie das Mittel rezeptfrei in der Apotheke gekauft haben und Schlafstörungen im Beipacktext nicht als harmlose, vorübergehende Begleiterscheinung beschrieben sind, hören Sie auf, es einzunehmen. Wenn das Mittel vom Arzt verordnet wurde und er Sie nicht auf die mögliche Nebenwirkung aufmerksam gemacht hat, ***Arztbesuch notwendig*** → Umgang mit Medikamenten, Seite 754
Schlafstörungen nach dem Absetzen länger eingenommener Medikamente und – eventuell Herzklopfen – eventuell Unruhe und Zittern – eventuell Angstzustände	Entzugserscheinungen beim Absetzen von – Schlaf- und Beruhigungsmitteln – Arzneimitteln, denen Barbiturate, Benzodiazepine oder Kodein beigemengt sind – Schlankheitsmitteln mit den Wirkstoffen Amfepramon, D-Norpseudoephedrin, Fenfluramin, Nor-Ephedrin, Phentermin	***Arztbesuch notwendig*** → Medikamentenabhängigkeit, Seite 249

SCHLUCKBESCHWERDEN

Schluckbeschwerden sind häufig die Begleiterscheinung verschiedener Halserkrankungen. Wenn Ihnen die Worte »*im Hals steckenbleiben*«, dann kann der Brocken, den Sie »*nicht mehr schlucken*« wollen, die Beschwerden verursachen.

BESCHWERDEN UND SYMPTOME	MÖGLICHE URSACHEN	WAS MAN TUN SOLL
Schluckbeschwerden mit dem Gefühl, einen Kloß im Hals zu haben, und – eventuell Sodbrennen und – eventuell Aufstoßen	Seelische Probleme, Nervöser Magen	Versuchen Sie herauszufinden, was Sie nicht mehr schlucken möchten. Wenn es Ihnen nicht allein gelingt, ***Arztbesuch notwendig*** → Nervöser Magen, Seite 442 → Befindlichkeitsstörungen, Seite 215 → Beratung, Psychotherapie, Seite 822
Schluckbeschwerden mit Brennen in der Speiseröhre (Sodbrennen) und – eventuell saures Aufstoßen und – eventuell Schmerzen in der Brust	Magensaft fließt in die Speiseröhre	Wenn Sie immer wieder an diesen Beschwerden leiden, ***Arztbesuch notwendig*** → Saures Aufstoßen, Seite 439 → Speiseröhrenentzündung, Seite 439
Schluckbeschwerden nach dem Essen mit Druck oder Fremdkörpergefühl in der Speiseröhre und – eventuell Kratzen im Hals	Eventuell Teilchen von Nahrungsmitteln in der Speiseröhre, meistens aber nur das Gefühl, daß etwas feststeckt	Trinken Sie viel. Wenn die Beschwerden nach einer Stunde nicht nachlassen oder immer wieder auftreten, ***Arztbesuch notwendig*** → Speiseröhre, Seite 439 → Speiseröhrendivertikel, Seite 440
Schluckbeschwerden mit rauhem, schmerzendem Hals und – eventuell Heiserkeit und – eventuell Husten und – eventuell Fieber	Erkältungskrankheit, Rachenentzündung, Mandelentzündung, Kehlkopfentzündung, Stimmbandentzündung	Wenn die Beschwerden nicht nach drei Tagen nachlassen, ***Arztbesuch notwendig*** → Erkältung, »Grippe«, Seite 351 → Rachenentzündung, Seite 358 → Mandelentzündung, Seite 357 → Kehlkopfentzündung, Stimmbandentzündung, Seite 359
Schluckbeschwerden mit Bläschen im Mund und – eventuell fauliger Mundgeruch und – eventuell Fieber	Mundfäule	***Arztbesuch notwendig*** → Mundschleimhautentzündung, Seite 435

BESCHWERDEN UND SYMPTOME	MÖGLICHE URSACHEN	WAS MAN TUN SOLL
Schluckbeschwerden bei Kropf	Einengung der Speiseröhre durch den Kropf	***Arztbesuch notwendig*** ➔ Kropf, Seite 569
Schluckbeschwerden bei Blutarmut	Eisenmangel	***Arztbesuch notwendig*** ➔ Blutarmut, Seite 407
Krampfartige Schluckbeschwerden mit Druck oder Würgegefühl und – eventuell Verlust der Gesichtsmimik (starrer Gesichtsausdruck)	Speiseröhrenverengung, Sklerodermie	***Arztbesuch notwendig*** ➔ Speiseröhrenverengung, Seite 440 ➔ Sklerodermie, Seite 524
Schluckbeschwerden über einen längeren Zeitraum hinweg und – eventuell Heiserkeit und – eventuell unerklärlicher Gewichtsverlust	Speiseröhrenkrebs, Kehlkopftumor	***Arztbesuch notwendig*** ➔ Speiseröhrenkrebs, Seite 441 ➔ Kehlkopftumor, Seite 359
Schluckbeschwerden und – Übelkeit und – kalter Schweiß und – Sehen von Doppelbildern und – herabhängende Augenlider – Darmlähmung (dadurch Verstopfung)	Schwerste Lebensmittelvergiftung (Botulismus)	***Sofort Rettungsdienst rufen*** ➔ Akute Gastritis, Seite 444
Schluckbeschwerden mit heftigem Husten und Atemnot	Teilchen von Nahrungsmitteln in der Luftröhre	Beugen Sie den Kopf vor, und versuchen Sie, den Fremdkörper auszuhusten (jemand soll Ihnen auf den Rücken klopfen). Kinder an den Beinen hochziehen und auf den Rücken klopfen. Wenn diese Maßnahme nichts nützt und Erstickungsanfälle auftreten, ***Sofort Rettungsdienst rufen*** ➔ Erste Hilfe, Seite 846

SCHULTERSCHMERZEN

Wenn Sie »*zuviel auf dem Buckel*« haben, dann ist es kein Wunder, wenn Ihre Schultern »*vor Gram gebeugt sind*«. Meistens sind es Verspannungen, die Ihre Schultern schmerzen lassen, aber auch Abnutzungserscheinungen und verschiedene Erkrankungen können schuld daran sein, wenn die Schultern schmerzen.

BESCHWERDEN UND SYMPTOME	MÖGLICHE URSACHEN	WAS MAN TUN SOLL
Schulterschmerzen, wenn Sie den ganzen Tag in einer angespannten Haltung sitzen oder stehen müssen (z. B. Büro, Schneiderwerkstatt, Kasse im Supermarkt, Fließband usw.)	Muskelverspannung	Machen Sie immer wieder fünf Minuten Pause, wenn es möglich ist, und entspannen Sie sich. Der richtige Abstand vom Arbeitstisch und die richtige Höhe der Sitzgelegenheit sind wichtig. ➔ Entspannung, Seite 813 ➔ Weichteilrheumatismus, Seite 525
Schulterschmerzen nach ungewohnter Betätigung (z. B. Sport, Gartenarbeit, Heimwerker usw.)	Es wurden Muskeln bewegt, die das nicht gewohnt waren	Nehmen Sie ein warmes Bad. Eine Massage kann helfen. ➔ Muskelkater, Seite 495 ➔ Massage, Seite 806
Schulterschmerzen über einen längeren Zeitraum hinweg, oft mit Kopfschmerzen, die in den Arm ausstrahlen, oder – vom Nacken bis in den Rücken gehen und – Streß und/oder – Angst und/oder – andere seelische Belastungen	Unbewußt hochgezogene oder angespannte Schultern durch zuviel Anspannung und/oder Druck Seelische Problme	Versuchen Sie, die Last zu verringern, die auf Ihre Schultern drückt. Wenn Sie dabei Hilfe brauchen, ***Arztbesuch notwendig*** ➔ Befindlichkeitsstörungen, Seite 215 ➔ Entspannung, Seite 813 ➔ Weichteilrheumatismus, Seite 525 ➔ Rücken- und Kreuzschmerzen, Seite 528
Schulterschmerzen, wenn Sie den Arm bewegen, die über die Jahre hinweg langsam schlimmer werden, und – steife Schulter	Abnutzungserscheinung	***Arztbesuch notwendig*** ➔ Weichteilrheumatismus, Seite 525 ➔ Arthrose, Seite 515
Schulterschmerzen und gleichzeitig Schmerzen und Schwellungen in anderen Gelenken	Rheuma	***Arztbesuch notwendig*** ➔ Rheuma, Seite 511
Schulterschmerzen nach einem Sturz oder Unfall	Muskelprellung, Muskelzerrung, Bänderzerrung	***Arztbesuch notwendig*** ➔ Muskelprellung, Seite 496 ➔ Muskelzerrung, Seite 497 ➔ Bänderzerrung, Seite 501

BESCHWERDEN UND SYMPTOME	MÖGLICHE URSACHEN	WAS MAN TUN SOLL
Schulterschmerzen nach einem Sturz oder Unfall oder einer »extremen« Bewegung und – Arm kaum beweglich und/oder – Fehlstellung des Arms	Verstauchung, Verrenkung, Bruch	***Arztbesuch dringend notwendig*** → Verstauchung, Seite 509 → Verrenkung, Seite 510 → Knochenbruch, Seite 487
Schulterschmerzen, die morgens am heftigsten sind, und – Nacken- und Beckenschmerzen und – sich rapide verschlechterndes Sehvermögen	Erkrankung des Bindegewebes der Blutgefäße, die in den Muskeln verlaufen	***Arztbesuch dringend notwendig*** → Polymyalgia rheumatica, Seite 525
Starke Schmerzen in der linken Schulter und – Beklemmung und Druckgefühl in der Brust	Herzinfarkt	***Sofort Rettungsdienst rufen*** → Herzinfarkt, Seite 396
Schulterschmerzen bei Frauen, nach längerer Zeit mit Bauchschmerzen und – ausgefallener oder sehr schwacher Periode und – eventuell Blässe und – eventuell Ohnmacht	Geplatzter Eileiter bei einer Eileiterschwangerschaft	***Sofort Rettungsdienst rufen*** → Eileiterschwangerschaft, Seite 604

SCHWINDEL, GLEICHGEWICHTSSTÖRUNGEN

Wenn Ihnen »*der Boden unter den Füßen schwankt*« und Sie Mühe haben, »*das Gleichgewicht zu halten*«, fehlt Ihrem Leben vielleicht die nötige Stabilität. Schwindelgefühle entstehen meistens durch eine Störung der Gleichgewichtsorgane und einen kurzfristigen Sauerstoffmangel im Gehirn

BESCHWERDEN UND SYMPTOME	MÖGLICHE URSACHEN	WAS MAN TUN SOLL
Schwindelgefühle und/oder Gleichgewichtsstörungen, wenn Sie »den Boden unter den Füßen verlieren«, weil Sie – auf Reisen sind (Autobus, Schiff) – in großer Höhe sind und/oder – Angst haben und/oder – Dauerstreß ausgesetzt sind und/oder – andere seelische Belastungen erleben und/oder – Alkohol und/oder Drogen konsumieren	Seelische Probleme, Höhenschwindel Begleiterscheinung des Alkoholkonsums, Begleiterscheinung des Drogenkonsums	Versuchen Sie, Ihre »schwindelerregenden« Probleme zu ergründen. Wenn es Ihnen nicht gelingt, ***Arztbesuch notwendig*** ➔ Befindlichkeitsstörungen, Seite 215 ➔ Beratung, Psychotherapie, Seite 822 ➔ Reisen, Seite 848 ➔ Abhängigkeiten, Seite 247
Schwindel und Müdigkeit und – eventuell Kopfschmerzen und – eventuell Blässe oder roter Kopf	Hoher Blutdruck, Niedriger Blutdruck, Blutarmut	Wenn Sie an niedrigem Blutdruck leiden, regen Sie Ihren Kreislauf durch Bewegung an. Duschen Sie heiß und dann kalt. Hoher Blutdruck wird oft lange nicht entdeckt. Wenn der Schwindel nicht nachläßt, ***Arztbesuch notwendig*** ➔ Niedriger Blutdruck, Seite 386 ➔ Hoher Blutdruck, Seite 380 ➔ Blutarmut, Seite 407
Schwindelgefühl nach der Einnahme von Medikamenten und – eventuell Mattigkeit – eventuell Kopfschmerzen	Nebenwirkung von zahlreichen Arzneimitteln (auch Anzeichen von Blutdruckabfall), vor allem von – vielen Rheumamitteln – einer großen Zahl von Mitteln gegen Herz-Kreislauferkrankungen – einer großen Zahl von Mitteln zur örtlichen Betäubung – Schmerz- und Migränemitteln mit den Wirkstoffen Mefenamsäure, Methysergid, Tilidin – Husten- und Asthmamitteln mit den Wirkstoffen Terpinhydrat, Theophyllin	Wenn Sie das Mittel rezeptfrei in der Apotheke gekauft haben und leichte Schwindelgefühle im Beipacktext nicht als harmlose, vorübergehende Begleiterscheinung beschrieben sind, hören Sie auf, es einzunehmen. Wenn das Mittel vom Arzt verordnet wurde und er Sie nicht auf die mögliche Nebenwirkung aufmerksam gemacht hat, ***Arztbesuch notwendig*** ➔ Umgang mit Medikamenten, Seite 754

BESCHWERDEN UND SYMPTOME	MÖGLICHE URSACHEN	WAS MAN TUN SOLL
Schwindel, wenn Sie – mit chemischen Substanzen arbeiten oder – in schadstoffbelasteter Luft (Kohlenmonoxid) leben oder – starkem Lärm ausgesetzt sind	Wirkung der Schadstoffe, Gleichgewichtsstörung durch Lärm	***Arztbesuch notwendig*** → Luftverschmutzung, Seite 933 → Schwerhörigkeit, Seite 301
Schwindel und schlechtes Sehen	Schlecht angepaßte Brille, Akuter Grüner Star	***Arztbesuch notwendig*** → Fehlsichtigkeit, Seite 276 → Grüner Star, Seite 294
Schwindel und schlechtes Hören und – eventuell Sausen und/oder Brummen in einem oder beiden Ohren	Ménièrsche Krankheit	***Arztbesuch notwendig*** → Ménièrsche Krankheit, Seite 310
Schwindelgefühl, wenn Sie den Kopf rasch drehen oder zurückbeugen und – älter als 50 Jahre sind	Abnutzung der Halswirbelsäule, Durchblutungsstörungen im Gehirn	***Arztbesuch notwendig*** → Vorübergehende Durchblutungsstörung, Seite 258
Schwindel und Gleichgewichtsstörungen und Kribbeln oder Taubheitsgefühl und – eventuell Bewegungstörungen (z. B. Armlähmung) und – eventuell eine kurze Bewußtseinstörung und – eventuell leichte Sprachstörungen	Durchblutungsstörung im Gehirn, Vorbote eines Schlaganfalls, Gehirnturmor, Multiple Sklerose	***Arztbesuch dringend notwendig*** → Vorübergehende Durchblutungsstörung, Seite 258 → Schlaganfall, Seite 259 → Gehirntumor, Seite 265 → Multiple Sklerose, Seite 264
Häufig Schwindel und starke Kopfschmerzen und – eventuell Übelkeit und Erbrechen	Gehirntumor	***Arztbesuch dringend notwendig*** → Gehirntumor, Seite 265
Plötzlich starker Schwindel und Kopfschmerzen und – eventuell Übelkeit und Erbrechen – eventuell Bewußtseinstörungen	Gehirnblutung	***Sofort Rettungsdienst rufen*** → Gehirnblutung, Seite 259

SCHWITZEN, STARKES

Wenn Ihnen der Schweiß aus allen Poren bricht, dann ist das oft der Ausdruck Ihres Körpers für Streß, Angst und Aufregung, die Sie »*ausschwitzen*« müssen. Aber auch Übergewicht, körperliche Anstrengung, falsche Bekleidung, Hormonumstellungen und verschiedene Krankheiten können Sie zum Schwitzen bringen.

BESCHWERDEN UND SYMPTOME	MÖGLICHE URSACHEN	WAS MAN TUN SOLL
Starkes Schwitzen im Zusammenhang mit – Angst und/oder – Streß und/oder – Aufregung. Dann beschränkt sich das Schwitzen manchmal auf Hände oder Füße	Normale Reaktion des Körpers	Der Schweißausbruch ist die Sprache Ihres Körpers. Nehmen Sie darauf Rücksicht. ➔ Befindlichkeitsstörungen, Seite 215
Regelmäßiges starkes Schwitzen und Übergewicht	Begleiterscheinung des Übergewichts	Versuchen Sie abzunehmen. Tragen Sie keine einengenden Kleidungsstücke aus Kunstfasern. ➔ Gewicht, Seite 858
Starkes Schwitzen beim Tragen bestimmter Kleidungsstücke	Kunstfasern, unter denen die Haut nicht atmen kann, Zu enge Kleidung	Tragen Sie Kleidung aus Naturfasern. Meiden Sie enge Kleidungstücke.
Starkes Schwitzen bei Frauen – während der Regel oder – nach dem 45. Lebensjahr	Begleiterscheinung der Regel, Hormonumstellung in den Wechseljahren	➔ Menstruation, Seite 583 ➔ Wechseljahre, Seite 588
Starkes Schwitzen nach der Einnahme von Medikamenten	Nebenwirkung von – Schmerzmitteln, vor allem ASS-haltigen und Metamizol-haltigen – Mitteln gegen Zuckerkrankheit – Darm- und Blasenmitteln mit den Wirkstoffen Distigmin, Neostigmin, Pyridostigmin – Schilddrüsenhormonen – Leber-Gallemitteln mit den Wirkstoffen Papaverin, Xenytropium – durchblutungsfördernden Mitteln mit dem Wirkstoff Piracetam	Kontrollieren Sie im Beipacktext Ihrer Medikamente, ob einer der genannten Wirkstoffe enthalten ist oder ob Sie Mittel der genannten Gruppen verwenden. Wenn Sie das Mittel rezeptfrei in der Apotheke gekauft haben, hören Sie auf, es einzunehmen. Wenn das Mittel vom Arzt verordnet wurde, ***Arztbesuch notwendig*** ➔ Umgang mit Medikamenten, Seite 754
Starkes Schwitzen nach Magenoperationen und – eventuell Zittern	Zu rasche Passage des Nahrungsbreis	Essen Sie kleinere Portionen, dafür aber häufiger. Wenn das Schwitzen trotzdem nicht aufhört, ***Arztbesuch notwendig***

BESCHWERDEN UND SYMPTOME	MÖGLICHE URSACHEN	WAS MAN TUN SOLL
Starkes Schwitzen bei Diabetikern	Unterzuckerung	Wenn möglich: Blutzucker messen. *Sofortmaßnahme*: Essen Sie zwei Plättchen Traubenzucker, später dann eine Scheibe Brot oder einen Apfel. Wenn Sie immer wieder in eine Unterzuckerung hineingeraten, ***Arztbesuch notwendig*** → Diabetes, Seite 555
Starkes Schwitzen bei Alkoholikern nach Alkoholentzug und – eventuell Zittern und – eventuell Unruhe und – eventuell Verwirrtheit	Begleiterscheinung des Entzugs	Wenn Sie nicht ohnehin in ärztlicher Behandlung sind, ***Arztbesuch notwendig*** → Alkoholismus, Seite 247
Starkes Schwitzen mit – Nervosität und – Gewichtsabnahme und – Zittern und – eventuell hervortretenden Augäpfeln	Überfunktion der Schilddrüse	***Arztbesuch notwendig*** → Schilddrüsenüberfunktion, Seite 573
Schwitzen und Juckreiz und – starkes Krankheitsgefühl und – eventuell Gewichtsabnahme	Lymphdrüsenkrebs	***Arztbesuch notwendig*** → Hodgkinsche Krankheit, Seite 414
Starkes Schwitzen mit anhaltendem Husten vor allem in der Nacht und – Gewichtsabnahme	Tuberkulose, Lungenkrebs	***Arztbesuch notwendig*** → Tuberkulose, Seite 369 → Lungenkrebs, Seite 373
Starkes Schwitzen mit kaltem Schweiß und – starken Bauchschmerzen und – hartem Bauch und – Erbrechen und – fliegendem Puls	Durchbruch eines inneren Organs (z. B. Magen, Blinddarm, Galle)	***Sofort Rettungsdienst rufen***
Starkes Schwitzen mit starken Schmerzen, die in die Herzgegend ausstrahlen, und – kaltem Schweiß und – Übelkeit und – Atemnot	Herzinfarkt	*Sofortmaßnahme*: Zerbeißen Sie eine Nitroglycerinkapsel. ***Sofort Rettungsdienst rufen*** → Herzinfarkt, Seite 396

SEX, SCHMERZHAFTER BEI FRAUEN

Wenn die körperliche Liebe keinen Spaß macht, weil Ihnen der Geschlechtsverkehr weh tut, dann können Angst und Vorurteile, ein rücksichtsloser Partner, aber nur relativ selten Unterleibserkrankungen die Ursache dafür sein.

BESCHWERDEN UND SYMPTOME	MÖGLICHE URSACHEN	WAS MAN TUN SOLL
Schmerzen beim Geschlechtsverkehr, weil Ihre Scheide nicht feucht genug ist	Mangelnde Erregung, Probleme mit dem Partner, Seelische Probleme, Wechseljahre, Verschiedene Krankheiten, bei denen die Schleimhäute trockener werden	Wenn Ihrem Partner die Erfahrung fehlt, wie er Sie erregen kann, sagen Sie ihm, was Sie gerne haben. Wenn Sie mit Ihren Problemen gemeinsam nicht zurechtkommen, ***Arztbesuch notwendig*** → Frauensachen, Seite 617 → Wechseljahre, Seite 588 → Befindlichkeitsstörungen, Seite 215
Schmerzen beim Geschlechtsverkehr nach der Geburt eines Kindes	Schmerzende Dammnaht, Probleme mit dem Partner, Seelische Probleme	Wenn die Schmerzen nach zwei Monaten nicht nachlassen, ***Arztbesuch notwendig*** → Dammschnitt, Seite 672 → Nach der Geburt, Seite 675 → Frauensachen, Seite 617 → Befindlichkeitsstörungen, Seite 215
Schmerzen beim Geschlechtsverkehr, wenn der Partner tief in Sie eindringt	Probleme mit dem Partner, Seelische Probleme, Wucherung der Gebärmutterschleimhaut, Verkürzte oder verengte Scheide durch Operation	Wenn die Schmerzen immer wieder auftreten, ***Arztbesuch notwendig*** → Frauensachen, Seite 617
Schmerzen beim Geschlechtsverkehr und – Schmerzen beim Urinieren und/oder – ungewöhnlicher Ausfluß und – eventuell Scheidenjucken und/oder Brennen	Blasenentzündung, Scheideninfektion, Geschlechtskrankheit	***Arztbesuch notwendig*** → Blasenkatarrh, Seite 475 → Scheidenentzündung, Seite 596 → Geschlechtskrankheiten, Seite 627
Schmerzen beim Geschlechtsverkehr und gleichzeitig Schmerzen im Unterleib	Eitleiterentzündung, Gebärmutterentzündung	***Arztbesuch notwendig*** → Eileiter-, Eierstockentzündung, Seite 603 → Gebärmutterentzündung, Seite 598

SEX, SCHMERZHAFTER BEI MÄNNERN

Wenn die körperliche Liebe schmerzhaft ist, dann können verschiedenen Erkrankungen, chemische Substanzen, aber auch Angst und Schuldgefühle, etwas »Schmutziges« oder »Verbotenes« zu tun, die Ursache dafür sein.

BESCHWERDEN UND SYMPTOME	MÖGLICHE URSACHEN	WAS MAN TUN SOLL
Schmerzen beim Sex, weil der Penis schlecht gleiten kann	Mangelnde Erregung, Probleme mit der Partnerin, Trockene Scheide, Analverkehr	Wenn Ihnen die Erfahrung fehlt, wie Sie Ihre Partnerin erregen können, fragen Sie nach, was Ihr Lust macht. Wenn Sie Analverkehr haben, verwenden Sie ein Gleitmittel. ***Arztbesuch notwendig*** → Männersachen, Seite 621 → Frauensachen, Seite 617
Schmerzen nach dem Sex durch eine wunde Eichel oder Vorhaut	Allergie gegen chemische Verhütungsmittel, Allergie gegen das Kondommaterial, Ungewöhnliche Sexualpraktiken	Wechseln Sie das Verhütungsmittel. Probieren Sie eine andere Kondomsorte. Wenn die Schmerzen nicht nach einem Tag nachlassen, ***Arztbesuch notwendig*** → Eichelentzündung, Seite 608
Schmerzen beim Sex und gerötete und/oder geschwollene Eichel und Vorhaut und – eventuell weißliche Beläge auf dem Penis	Entzündungen der Eichel oder Vorhaut, Pilzerkrankung	***Arztbesuch notwendig*** → Eichelentzündung, Vorhautentzündung, Seite 608 → Pilzerkrankungen der Genitalien, Seite 627
Schmerzen beim Sex und kleine Bläschen auf der Eichel und/oder Vorhaut	Herpes-Virus	***Arztbesuch notwendig*** → Herpes genitalis, Seite 630
Schmerzen bei der Ejakulation und – ungewöhnlicher Ausfluß aus der Harnröhre und/oder – Brennen oder Schmerzen beim Wasserlassen	Infektion der Harnröhre, Prostataentzündung, Geschlechtskrankheit	***Arztbesuch notwendig*** → Harnröhrenentzündung, Seite 607 → Prostataentzündung, Seite 611 → Geschlechtskrankheiten, Seite 627
Schmerzen beim Erigieren des Penis	Verhärtung des Schwellkörpers, Krummer Penis, Phimose	***Arztbesuch notwendig***

SEXUELLE PROBLEME BEI FRAUEN

Wenn Sie keine Lust auf Sex haben oder keinen Orgasmus erleben können, dann sind oft falsche Vorstellungen, eine gestörte Partnerbeziehung oder eine sexualfeindliche Erziehung die Ursache dafür. In manchen Fällen können auch seelische Probleme oder körperliche Erkrankungen die Freude an der Liebe verleiden.

BESCHWERDEN UND SYMPTOME	MÖGLICHE URSACHEN	WAS MAN TUN SOLL
Schmerzen beim Sexualverkehr		→ Symptom Sex, schmerzhafter, Seite 180 → Symptom Scheidenjucken und/oder -brennen, Seite 169
Fehlendes sexuelles Verlangen	Unbewußte Ablehnung des Partners, Sexualfeindliche Erziehung, Seelische Probleme, Uneingestandene lesbische Neigungen	Wenn Sie unter Ihrer sexuellen Unlust leiden, suchen Sie Hilfe bei einer Frauenberatungstelle, oder nehmen Sie therapeutische Beratung in Anspruch. → Frauensachen, Seite 617 → Beratung, Psychotherapie, S. 822
Fehlendes sexuelles Verlangen über einen längeren Zeitraum hinweg, obwohl Sie die Liebe früher immer genießen konnten	»Lustlose Phase«, Müdigkeit durch Überforderungen, Probleme mit dem Partner, Langeweile in der sexuellen Beziehung, Seelische Probleme	Versuchen Sie, Ihrer Unlust auf den Grund zu gehen. Wenn das nichts nützt und Sie darunter leiden, suchen Sie Hilfe in einer Frauenberatungsstelle oder nehmen Sie therapeutische Beratung in Anspruch. → Frauensachen, Seite 617 → Beratung, Psychotherapie, S. 822
Fehlendes sexuelles Verlangen nach einer schweren Erkrankung oder bei chronischen Krankheiten	Normale Reaktion des geschwächten Körpers, Begleiterscheinung der chronischen Erkrankung	Wenn die sexuellen Unlustgefühle zwei Monate nach der Krankheit nicht nachlassen und Sie darunter leiden, ***Arztbesuch notwendig*** → Frauensachen, Seite 617
Fehlendes sexuelles Verlangen oder Orgasmusschwierigkeiten nach der Geburt eines Kindes	Normale Reaktion, Überforderung durch das Kind, Schmerzende Dammnaht	Die Beschäftigung mit dem Kind nimmt in der ersten Zeit nach der Geburt viel Zeit und Energie in Anspruch. Es ist normal, daß Sie Ihre Rolle als Geliebte nicht so wichtig nehmen. Außerdem kann die Dammnaht noch eine Zeitlang weh tun. Wenn Ihre sexuelle Lust nach drei Monaten nicht wieder erwacht ist und Sie darunter leiden, ***Arztbesuch notwendig*** → Nach der Geburt, Seite 675 → Frauensachen, Seite 617

BESCHWERDEN UND SYMPTOME	MÖGLICHE URSACHEN	WAS MAN TUN SOLL
Orgasmusschwierigkeiten, wenn Sie die ersten Male mit einem Mann schlafen	Normale Reaktion	Vergessen Sie jeden Leistungszwang. Das Sich-Fallenlassen erfordert viel Vertrauen zu sich selbst und in den Partner und auch eine gewisse Übung. Haben Sie Geduld, und sagen Sie Ihrem Partner ohne Scham, was Ihnen gefällt. Wenn Sie nie oder selten einen Orgasmus erleben und darunter leiden, ***Arztbesuch notwendig*** ➔ Frauensachen, Seite 617 ➔ Beratung, Psychotherapie, Seite 822
Probleme beim Geschlechtsverkehr, weil Sie noch nie einen Orgasmus hatten oder – nur selten zum Höhepunkt kommen	»Genormte« Vorstellungen darüber, wie Frauen zum Höhepunkt kommen, Wenig einfühlsamer Partner, Unbewußte Ablehnung des Partners, Ängste, sich zu verlieren, Uneingestandene sexuelle Neigungen, Sexualfeindliche Erziehung, Seelische Probleme	Sagen Sie Ihrem Partner, was Sie erregt, und stehen Sie zu Ihren Neigungen. Alles, was zwei Menschen freiwillig miteinander tun, ist in Ordnung. Wenn Sie trotz eines angenehmen Sexuallebens keinen Orgasmus erleben können und das als Problem empfinden, ***Arztbesuch notwendig*** ➔ Frauensachen, Seite 617 ➔ Beratung, Psychotherapie, Seite 822
Sexuelle Probleme nach der Einnahme von Medikamenten	Nebenwirkung von – Mitteln zur Beruhigung und gegen Allergien mit dem Wirkstoff Promethazin – Mitteln gegen Psychosen (Neuroleptika)	Kontrollieren Sie im Beipacktext Ihrer Medikamente, ob einer der genannten Wirkstoffe enthalten ist. Wenn das der Fall ist, ***Arztbesuch notwendig*** ➔ Umgang mit Medikamenten, Seite 754

SEXUELLE PROBLEME BEI MÄNNERN

Das Sprichwort vom »Schlappschwanz« sagt schon aus, unter welchem Leistungszwang Männer die Liebe erleben. Die Angst, einer Norm nicht zu genügen, die den steifen Penis und die Lust auf Lust zur Forderung erhebt, ist häufig die Ursache für Potenzprobleme. Aber auch Streß, seelische Störungen und einige Krankheiten können Ihre Lust auf Liebe beeinträchtigen.

BESCHWERDEN UND SYMPTOME	MÖGLICHE URSACHEN	WAS MAN TUN SOLL
Potenzprobleme bei Peniserkrankungen, Schmerzhafter Sex		→ Symptom Peniserkrankungen, Seite 162 → Symptom Sex, schmerzhafter, Seite 181
Potenzprobleme oder Lustlosigkeit nach – Überlastung, Übermüdung oder – fiebrigen Erkrankungen	Normale Reaktionen des Körpers	Die Störung vergeht von selbst. → Befindlichkeitsstörungen, Seite 215 → Männersachen, Seite 621
Potenzprobleme durch verlangsamte Erregung und Erektion	Normale Alterserscheinung, Bei jungen Männern meistens Aufregung, Seelische Probleme	Wenn Sie den Leistungszwang vergessen, zählt eine verlangsamte Erektion nicht zu den Störungen. → Männersachen, Seite 621 → Befindlichkeitsstörungen, Seite 215
Potenzprobleme wenn Sie – viel Alkohol trinken und/oder – viel rauchen und/oder – Drogen einnehmen	Alkoholmißbrauch, Nikotinmißbrauch, Drogenmißbrauch	Trinken Sie weniger Alkohol. Hören Sie auf zu rauchen. Versuchen Sie, keine Drogen mehr einzunehmen. Wenn Ihnen das nicht gelingt und Sie unter Ihren Potenzstörungen leiden, ***Arztbesuch notwendig*** → Männersachen, Seite 621 → Abhängigkeiten, Seite 247 → Befindlichkeitsstörungen, Seite 215
Anhaltende Potenzprobleme oder Lustlosigkeit bei seelischen Belastungen (z. B. Streß, Beziehungskonflikte, Leistungsdruck, Angst)	Seelische Probleme	Versuchen Sie, Ihre Probleme zu lösen. Offene Gespräche mit der Partnerin können manchmal helfen. Wenn Ihnen das nicht gelingt und Sie darunter leiden, ***Arztbesuch notwendig*** → Männersachen, Seite 621 → Beratung, Psychotherapie, Seite 822

BESCHWERDEN UND SYMPTOME	MÖGLICHE URSACHEN	WAS MAN TUN SOLL
Sexuelle Probleme, weil Sie Lust auf Praktiken haben, die Sie sich nicht zugestehen wollen	Gesellschaftliche Vorurteile	Wenn Sie eine Partnerin haben, reden Sie mit ihr darüber. Stehen Sie zu Ihren Neigungen. Alles, was zwei Menschen freiwillig miteinander tun, ist in Ordnung. Wenn Sie Neigungen haben, die Ihnen bedenklich erscheinen oder die anderen Menschen schaden könnten, ***Arztbesuch notwendig*** ➔ Lust und Liebe, Seite 614 ➔ Beratung, Psychotherapie, Seite 822
Anhaltende Potenzprobleme bei Erkrankungen	Begleiterscheinung der Erkrankung (z. B. Nervenleitungsstörungen durch Verletzungen oder Operationen, Durchblutungsstörungen der Genitalien usw.)	Wenn Sie nicht ohnehin in ärztlicher Behandlung sind, ***Arztbesuch notwendig***
Sexuelle Probleme und/oder Potenzprobleme nach der Einnahme von Medikamenten	Nebenwirkung von – Betablockern – blutdrucksenkenden Mitteln – Mitteln zur Beruhigung und gegen Allergien mit dem Wirkstoff Promethazin – Mitteln gegen Magen-Darmbeschwerden mit den Wirkstoffen Cimetidin, Famotidin, Metoclopramid, Ranitidin – Diuretika mit den Wirkstoffen Kaliumcanrenoat, Spironolacton, Thiazid – Mitteln gegen Psychosen (Neuroleptika) – Mitteln gegen Epilepsie mit dem Wirkstoff Carbamazepin – Mitteln, die männliche Sexualhormone enthalten	Kontrollieren Sie im Beipacktext Ihrer Medikamente, ob einer der genannten Wirkstoffe enthalten ist oder ob Sie Mittel der genannten Gruppen verwenden. Wenn das der Fall ist, ***Arztbesuch notwendig*** ➔ Umgang mit Medikamenten, Seite 754
Potenzprobleme und Schwierigkeiten beim Harnlassen	Prostataerkrankungen	***Arztbesuch notwendig*** ➔ Prostatavergrößerung, Seite 612 ➔ Prostataentzündung, Seite 611

SPRACHSTÖRUNGEN

Wenn Kinder oder Erwachsene Schwierigkeiten haben zu sprechen, dann kann ihre »*Sprachlosigkeit*« der Ausdruck seelischer Not sein. In manchen Fällen können aber auch Krankheiten zu Sprechproblemen führen.

BESCHWERDEN UND SYMPTOME	MÖGLICHE URSACHEN	WAS MAN TUN SOLL
Undeutliche Aussprache bei Kindern bis zum dritten Lebensjahr	Normale Entwicklung	Manche Kinder brauchen länger, bis sie fehlerfrei sprechen können. Wenn Sie aber den Eindruck haben, daß Ihr Kind schlecht hört, ***Arztbesuch notwendig*** → Schwerhörigkeit, Seite 301
Verzögerte Sprachentwicklung oder ungewöhnlich kleiner Wortschatz bei Kindern	Ungenügende sprachliche Anregung, Schwerhörigkeit	Wenn Ihr Kind trotz Anregung wenig spricht, ***Arztbesuch notwendig*** → Schwerhörigkeit, Seite 301
Sprachfehler bei Kindern durch – falsche Bildung der S-Laute (Lispeln) oder – Unfähigkeit, die Buchstaben G, K und L zu bilden	Sprachfehler durch organische oder seelische Ursachen	Wenn der Sprachfehler sich bis zum vierten Lebensjahr nicht gibt, ***Arztbesuch notwendig*** → Befindlichkeitsstörungen, Seite 215 → Beratung, Psychotherapie, Seite 822
Sprechen mit nasalem Beiklang (näseln)	Familienangewohnheit, Organische Ursachen	Wenn das »Näseln« nicht nur eine Nachahmung der Sprechweise der Erwachsenen ist, ***Arztbesuch notwendig*** → Nasenpolypen, Seite 599
Stottern bei Kindern und Erwachsenen	Seelische Probleme	Wenn das Stottern nicht nur in Ausnahmefällen vorkommt, ***Arztbesuch notwendig*** → Befindlichkeitsstörungen, Seite 215 → Beratung, Psychotherapie, Seite 822
Sprechstörungen bei Kiefer-, Lippen- und Gaumenspalten	Folgeerscheinung der Mißbildung	Wenn Sie nicht ohnehin in ärztlicher Behandlung sind, ***Arztbesuch notwendig***

BESCHWERDEN UND SYMPTOME	MÖGLICHE URSACHEN	WAS MAN TUN SOLL
Sprechstörungen, nachdem Sie zuviel Alkohol getrunken haben oder – Drogen eingenommen haben	Alkoholmißbrauch, Drogenmißbrauch	Wenn Sie öfter zuviel trinken oder Drogenprobleme haben, ***Arztbesuch notwendig*** → Genußmittel und Drogen, Seite 887 → Alkoholismus, Seite 247 → Drogenabhängigkeit, Seite 251
Verzögerte Sprachentwicklung oder Sprachlosigkeit bei Kindern und – Desinteresse an der Umgebung und – eingeschränkte Mimik und – Teilnahmslosigkeit	Autismus	***Arztbesuch notwendig*** → Autismus, Seite 683
Sprechstörungen und Lähmung einer Gesichtshälfte und – schiefer Mund und – Auge kann nicht geschlossen werden	Lähmung bestimmter Gesichtsnerven	***Arztbesuch notwendig*** → Gesichtslähmung, Seite 271
Sprechstörungen (verwaschene Stimme) und – Schwäche oder Taubheitsgefühl in Armen und Beinen und – eventuell Zittern	Multiple Sklerose	***Arztbesuch notwendig*** → Multiple Sklerose, Seite 264
Sprechstörungen mit starrem Gesicht und ausdrucksloser Stimme und – Zittern der Hände	Parkinsonsche Krankheit	***Arztbesuch notwendig*** → Parkinsonsche Krankheit, Seite 263
Sprechstörungen bei alten Menschen und – Verwirrung und – Konzentrationsschwierigkeiten und – Erinnerungslücken	Isolation und Einsamkeit, Durchblutungsstörungen im Gehirn	***Arztbesuch notwendig*** → Älter werden, Seite 703 → Alzheimersche Krankheit, Seite 264
Sprechstörungen und Lähmungserscheinungen in den Armen oder Beinen und – eventuell Verwirrung und – eventuell Schwindel und – eventuell Sehstörungen	Vorübergehende Durchblutungsstörung, Schlaganfall, Gehirntumor	***Sofort Rettungsdienst rufen*** → Vorübergehende Durchblutungsstörung, Seite 258 → Schlaganfall, Seite 259 → Gehirntumor, Seite 265

STUHL, UNGEWÖHNLICHES AUSSEHEN ODER GERUCH

Der Kot gibt uns wichtige Hinweise über Vorgänge im Körper. Nicht immer ist es ein Alarmzeichen, wenn der Stuhl anders gefärbt ist als sonst oder stark riecht. Manche Speisen oder eine unausgewogene Ernährung können die Erklärung dafür sein. Vielleicht sollten Sie sich überlegen, was Ihnen so »*schwer im Magen liegt*«, daß Sie es nicht verdauen können. In einigen Fällen zeigt die Art der Ausscheidung aber auch eine ernst zu nehmende Erkrankung an.

BESCHWERDEN UND SYMPTOME	MÖGLICHE URSACHEN	WAS MAN TUN SOLL
Ungewöhnlich gefärbter Stuhl (z. B. fast schwarz oder rötlich), nachdem Sie etwas gegessen haben, das den Stuhl färben kann (dunkles Blattgemüse, rote Bete, Rüben usw.)	Normale Verdauung dieser Nahrungsmittel	Kein Grund zur Beunruhigung, die Farbe normaliert sich von selbst.
Breiiger und/oder stinkender Stuhl	Verdauungsprobleme durch schlechte Ernährung	Versuchen Sie, sich ausgewogen zu ernähren. → Ernährung, Seite 853
Zu flüssiger oder zu harter Stuhl	Zu ballaststoffarme Ernährung, Zu ballaststoffreiche Ernährung, Ernährungsumstellung, Begleiterscheinung verschiedener Erkrankungen	Wenn der Stuhl sich nicht nach drei Tagen normalisiert, ***Arztbesuch notwendig*** → Ernährung, Seite 853 → Darminfektionen, Seite 460 → Verstopfung, Seite 462
Stuhlverfärbung nach der Verwendung von Medikamenten und – eventuell Juckreiz auf der Haut – eventuelle Gelbverfärbung der Haut	Anzeichen von Leberschäden als Nebenwirkung von einer großen Zahl von Arzneimitteln.	Wenn diese Beschwerden bei Ihnen auftreten, ***Arztbesuch notwendig*** → Umgang mit Medikamenten, Seite 754
Würmer im Stuhl	Wurmbefall	***Arztbesuch notwendig*** → Würmer, Seite 472
Fahlgelber, fettiger Stuhl und – eventuell voluminös und stinkend	Verdauungsstörung durch Bauchspeicheldrüsenentzündung	***Arztbesuch notwendig*** → Bauchspeicheldrüsenentzündung, Seite 456
Fahlgelber Stuhl und – gelbe Haut und – gelbe Augen und – dunkler Harn	Gelbsucht	***Arztbesuch notwendig*** → Hepatitis, Seite 451 → Gelbsucht, Seite 449

BESCHWERDEN UND SYMPTOME	MÖGLICHE URSACHEN	WAS MAN TUN SOLL
Hellrotes Blut am Stuhl und – eventuell Schmerzen beim Stuhlgang und – eventuell Jucken am After	Hämorrhoiden, Einrisse am After	***Arztbesuch notwendig*** → Hämorrhoiden, Seite 473 → Afterschrunden, Seite 473
Blut und Schleim im Stuhl und – Durchfall und – eventuell Bauchkrämpfe und – eventuell Fieber	Schwere Darminfektion (z. B. Ruhr), Colitis ulcerosa, Morbus Crohn	***Arztbesuch notwendig*** → Darminfektionen, Seite 460 → Colitis ulcerosa, Seite 467 → Morbus Crohn, Seite 469
Blut im Stuhl und – eventuell Wechsel zwischen Durchfall und Verstopfung und – eventuell Knötchen am After	Darmkrebs	***Arztbesuch notwendig*** → Dickdarm- und Mastdarmkrebs, Seite 471
Schwarzer Stuhl nach der Einnahme von Medikamenten	Nebenwirkung von – Tierkohle – allen eisenhaltigen Mitteln In seltenen Fällen: Anzeichen von Magen- oder Darmblutungen als Nebenwirkung von verschiedenen Arzneimitteln.	Kontrollieren Sie im Beipacktext Ihrer Medikamente, ob Stuhlverfärbung als harmlose, vorübergehende Begleiterscheinung beschrieben ist. Wenn das nicht der Fall ist, ***Arztbesuch dringend notwendig*** → Umgang mit Medikamenten, Seite 754
Schwarzer, teerartiger Stuhl, obwohl Sie keine Nahrungsmittel gegessen haben, die ihn verfärben könnten, und – eventuell Bluterbrechen oder – eventuell kaffeesatzartiges Erbrechen	Magengeschwür, Zwölffingerdarmgeschwür	***Sofort Rettungsdienst rufen*** → Magen- und Zwölffingerdarmgeschwür, Seite 445
Schwarzer Stuhl oder Blut im Stuhl nach einem Unfall mit Bauchprellung (z. B. Aufprall auf das Lenkrad)	Darmverletzung	***Sofort Rettungsdienst rufen***

ÜBELKEIT

Übelkeit kann verschiedenste Ursachen haben. Ob Sie zuwenig essen, zuviel rauchen oder trinken, einen niedrigen Blutdruck haben, der Körper kann auf alles, was ihm nicht gut tut, mit Unwohlsein reagieren. Nur in seltenen Fällen ist Übelkeit Anzeichen schwerer Erkrankungen. Wenn Ihnen »*schon beim Hinschauen schlecht wird*«, können Sie sich überlegen, wen oder was Sie zum Kotzen finden.

BESCHWERDEN UND SYMPTOME	MÖGLICHE URSACHEN	WAS MAN TUN SOLL
Übelkeit und Magenschmerzen		→ Symptom Magenschmerzen, Seite 137
Übelkeit, nachdem Sie längere Zeit – nichts gegessen und/oder – zuwenig geschlafen haben oder – sich lange in heißen, stickigen Räumen aufgehalten haben	Hunger, Schlafmangel, Schlechte Luft, Niedriger Blutdruck	Der Körper macht Sie auf einen Mangel aufmerksam. Wenn Sie wieder essen oder Ihr Schlafdefizit aufholen, gibt sich die Übelkeit von selbst. → Befindlichkeitsstörungen, Seite 215 → Wohngifte, Seite 910 → Niedriger Blutdruck, Seite 386
Übelkeit nach dem Essen oder beim Anblick von Essen und – eventuell Erbrechen und – eventuell Magenschmerzen	Zu fettes oder reichhaltiges Essen, Verdorbene Lebensmittel, Schwere Eßstörung	Wenn Sie zuviel gegessen haben, legen Sie einen Fastentag ein. Wenn Ihnen immer beim Anblick von Essen übel wird oder Sie sich immer wieder selbst zum Erbrechen bringen, ***Arztbesuch notwendig*** → Akute Gastritis, Seite 444 → Eßstörungen, Seite 244
Übelkeit und – brennende, krampfartige Schmerzen im Oberbauch und – eventuell Sodbrennen und Aufstoßen und – eventuell Erbrechen und – eventuell Völlegefühl	Nervöser Magen Magenschleimhautentzündung	Wenn die Beschwerden wiederholt auftreten, ***Arztbesuch notwendig*** → Nervöser Magen, Seite 442 → Akute Gastritis, Seite 444 → Befindlichkeitsstörungen, Seite 215
Übelkeit im Zusammenhang mit Angst, Streß oder anderen seelischen Belastungen	Seelische Probleme	Wenn die Übelkeit über einen längeren Zeitraum hinweg anhält, ***Arztbesuch notwendig*** → Befindlichkeitsstörungen, Seite 215 → Beratung, Psychotherapie, Seite 822

BESCHWERDEN UND SYMPTOME	MÖGLICHE URSACHEN	WAS MAN TUN SOLL
Übelkeit nach dem Genuß von Alkohol, Zigaretten oder Drogen	Begleiterscheinung des Alkohols oder des Alkoholentzugs, Begleiterscheinung des Zigaretten- oder Drogenmißbrauchs	Hören Sie auf zu rauchen. Wenn Sie häufig zuviel trinken oder Drogen einnehmen und damit Probleme haben, ***Arztbesuch notwendig*** ➔ Genußmittel und Drogen, Seite 887 ➔ Abhängigkeiten, Seite 247
Übelkeit nach dem Einatmen von giftigen Dämpfen (sie können auch zu Hause in Spanplatten oder Gasherden »versteckt« sein) und – eventuell Kopfschmerzen	Vergiftung	Wenn die Übelkeit nicht nach drei Tagen nachläßt oder Sie an Ihrem Arbeitsplatz dauernd giftigen Dämpfen ausgesetzt sind, ***Arztbesuch notwendig*** ➔ Schadstoffe, ab Seite 910 ➔ Erste Hilfe, Seite 845
Bei Frauen: Übelkeit am Morgen nach dem Aufstehen und – eventuell Erbrechen	Schwangerschaft	Übelkeit in den ersten Schwangerschaftsmonaten ist normal. Wenn Sie an schwerer Übelkeit leiden, ***Arztbesuch notwendig*** ➔ Beschwerden während der Schwangerschaft, Seite 659
Übelkeit nach der Einnahme von Medikamenten	Nebenwirkung von zahlreichen Arzneimitteln, vor allem von – einer großen Zahl von Hustenmitteln – vielen Mitteln gegen Herz-Kreislauferkrankungen – der »Pille« und vielen anderen hormonhaltigen Präparaten – Pilzmitteln – Mitteln gegen Harnweginfektionen – Mitteln zur örtlichen Betäubung – starken Schmerzmitteln, die als Opiate eingestuft werden	Wenn Sie das Mittel rezeptfrei in der Apotheke gekauft haben und Übelkeit im Beipacktext nicht als harmlose, vorübergehende Begleiterscheinung beschrieben ist, hören Sie auf, es einzunehmen. Wenn das Mittel vom Arzt verordnet wurde und er Sie nicht auf die mögliche Nebenwirkung aufmerksam gemacht hat, ***Arztbesuch notwendig*** ➔ Umgang mit Medikamenten, Seite 754
Übelkeit im Zusammenhang mit allen Erkrankungen	Oft Begleiterscheinung der Erkrankung	Wenn Sie nicht ohnehin in ärztlicher Behandlung sind und die Übelkeit länger als drei Tage andauert, ***Arztbesuch notwendig***
Übelkeit und – kalter Schweiß und – fliegender Puls	Verschiedene lebensbedrohliche Erkrankungen	***Sofort Rettungsdienst rufen***

UNFRUCHTBARKEIT

Wenn Sie sich ein Kind wünschen und innerhalb von ein bis zwei Jahren nicht schwanger werden, obwohl sie einander mehrmals in der Woche lieben, gelten Sie als unfruchtbares Paar. Die Ursache dafür kann bei beiden Partnern liegen. Daher sollten sich immer beide zur gleichen Zeit untersuchen lassen. Bevor Sie alles unternehmen, um ein Baby zu haben, sollten Sie sich ganz genau überlegen, ob Sie dieses Kind wirklich ersehnen, oder ob Sie etwas tun wollen, was andere von Ihnen erwarten. In vielen Fällen verhindern unbewußte Widerstände oder der Druck, »funktionieren« und »produzieren« zu müssen, die Befruchtung.

BESCHWERDEN UND SYMPTOME	MÖGLICHE URSACHEN	WAS MAN TUN SOLL
Unfruchtbarkeit, wenn Sie – nicht genau wissen, welches die fruchtbaren Tage sind, an denen eine Empfängnis möglich ist oder – sexuelle Praktiken anwenden, die einer Empfängnis nicht förderlich sind	Mangelndes Wissen wie der Körper funktioniert	Es gibt nur wenige Tage im Zyklus der Frau, an denen ein Ei befruchtet werden kann. Wenn Sie sich ein Kind wünschen, sollten Sie an diesen Tagen miteinander schlafen und Praktiken anwenden, die es dem Samen einfach machen, zum Ei zu gelangen. → Unfruchtbarkeit, Seite 642 → Empfängnisverhütung, Seite 633
Unfruchtbarkeit, obwohl keine organischen Störungen vorliegen, wenn – Ihre Beziehung nicht ganz in Ordnung ist und das Kind als »Kitt« benützt werden soll, oder – wenn das Kind als Ersatz für die Liebe des Partners oder der Partnerin dienen soll, oder – wenn nur ein Partner ein Kind möchte und der andere »nachgibt«	Oft unbewußte Ablehnung der Schwangerschaft	Vielleicht ist der Wunsch nach einem Kind nur an der Oberfläche da und nicht tief in Ihrem Inneren. Versuchen Sie zu klären, ob es wirklich sinnvoll ist, mit allen Mitteln ein Kind haben zu wollen. Wenn Sie dabei Hilfe brauchen, ***Arztbesuch notwendig*** → Unfruchtbarkeit, Seite 642 → Beratung, Psychotherapie, Seite 822
Unfruchtbarkeit, wenn Sie – unter Dauerstreß stehen und/oder – überlastet sind und/oder – viel Alkohol trinken und/oder – viel rauchen und/oder – Drogen einnehmen	Folge von Belastung und Streß, Folge des Alkohol- und Nikotinmißbrauchs, Folge des Drogenmißbrauchs	Nehmen Sie sich Zeit füreinander. Suchen Sie Ihre Entspannung nicht durch Alkohol und andere Suchtgifte. Wenn Sie Hilfe dabei brauchen, ***Arztbesuch notwendig*** → Unfruchtbarkeit, Seite 642 → Genußmittel und Drogen, Seite 887 → Abhängigkeiten, Seite 247 → Befindlichkeitsstörungen, Seite 215

BESCHWERDEN UND SYMPTOME	MÖGLICHE URSACHEN	WAS MAN TUN SOLL
Unfruchtbarkeit, wenn Sie – an starkem Übergewicht leiden oder – extrem schlank sind oder – ständig Diät halten	Störung des Hormonhaushaltes	Vermeiden Sie alle extremen Diäten oder permanentes Hungern, um schlank zu sein. Wenn Sie Hilfe dabei brauchen, ***Arztbesuch notwendig*** ➔ Unfruchtbarkeit, Seite 642 ➔ Gewicht, Seite 858 ➔ Eßstörungen, Seite 244
Unfruchtbarkeit, wenn Sie mit Umweltgiften arbeiten z. B. als – Textil- und Lederarbeiterin oder – Labor- und Chemiearbeiterin oder – Landwirtin, Weinbauer/Bäuerin, Forstarbeiterin, Floristin oder – Narkosearzt/Ärztin und Gehilfin	Schäden durch Umweltgifte	***Arztbesuch notwendig*** ➔ Unfruchtbarkeit, Seite 642
Unfruchtbarkeit, wenn einer der beiden Partner an einer chronischen Krankheit leidet oder – über einen längeren Zeitraum hinweg krank war	Folge der Erkrankung	Nach einer schweren Erkrankung ist es normal, daß die Fruchtbarkeit gestört ist. Haben Sie Geduld. Durch chronische Erkrankungen kann die Fruchtbarkeit gestört werden. Wenn Sie Probleme damit haben, ***Arztbesuch notwendig*** ➔ Unfruchtbarkeit, Seite 642
Unfruchtbarkeit bei Männern, wenn sie – immer enge Hosen tragen oder – Medikamente einnehmen oder – an einem nicht behobenen Hodenhochstand leiden oder – eine Hoden-, Prostata-, Harnröhren- oder Samenblasenentzündung hatten oder – einen Leisten-, Krampfader- oder Venenbruch hatten oder – eine sexuell übertragbare Krankheit hatten	Störung der Spermienproduktion Störung der Ejakulation	Tragen Sie keine engen Hosen oder solche aus Kunstfasern. Es dauert ungefähr drei Monate, bis sich wieder funktionstüchtige Spermien bilden können. Wenn eine der anderen Ursachen auf Sie zutrifft, ***Arztbesuch notwendig*** ➔ Unfruchtbarkeit beim Mann, Seite 645
Unfruchtbarkeit bei Frauen nach – der Einnahme von Medikamenten oder – chronischer Eileiterentzündung oder – Eileiter- oder Bauchhöhlenschwangerschaft oder – Schwangerschaftsabbruch oder – sexuell übertragbaren Krankheiten	Schäden durch Medikamente, Folge der Erkrankung, Folge des Eingriffs	***Arztbesuch notwendig*** ➔ Unfruchtbarkeit, Seite 642

UNTERLEIBSCHMERZEN BEI FRAUEN

Alles, was mit dem Frausein zu tun hat, Gebärmutter, Eierstöcke und Eileiter, können die Ursache von Unterleibschmerzen sein. Wenn Sie häufig Probleme mit dem Unterleib haben, dann sollten Sie sich überlegen, wie schmerzlich Sie Ihr Frausein und vielleicht auch Ihre Sexualität erleben.

BESCHWERDEN UND SYMPTOME	MÖGLICHE URSACHEN	WAS MAN TUN SOLL
Leichte, ziehende Schmerzen im Unterleib in der Gegend der Eierstöcke, die – vor dem Eisprung auftreten oder – vor oder während der Regel auftreten	Normale Reaktion	Ein leichtes Ziehen ist kein Grund zur Beunruhigung, bei manchen Frauen kündigt sich so der Eisprung oder die Regel an. → Empfängnisverhütung, Seite 633 → Menstruationsschmerzen, Seite 584
Unterleibschmerzen, wenn Sie nicht mit Ihrem Partner schlafen wollen	Schutzmechanismus des Körpers bei seelischen Problemen	Versuchen Sie, Ihrer Unlust auf den Grund zu gehen. Wenn die Schmerzen trotzdem nicht nachlassen, ***Arztbesuch notwendig*** → Frauensachen, Seite 617 → Befindlichkeitsstörungen, Seite 215
Unterleibschmerzen und Schmerzen beim Wasserlassen und/oder häufiges Wasserlassen	Infektion der Blase oder Harnwege, Geschlechtskrankheiten	***Arztbesuch notwendig*** → Blasenentzündung, Seite 475 → Geschlechtskrankheiten, Seite 627
Unterleibschmerzen in der Gegend der Eierstöcke und Eileiter und – eventuell ungewöhnlicher Ausfluß und – eventuell Schmerzen beim Verkehr und – eventuell Fieber	Eileiterentzündung, Eierstockentzündung, Gebärmutterentzündung, Geschlechtskrankheiten	***Arztbesuch notwendig*** → Eileiter-, Eierstockentzündung, Seite 603 → Gebärmutterentzündung, Seite 598 → Geschlechtskrankheiten, Seite 627
Starke Unterleibschmerzen und Blutungen, wenn Sie schwanger sind	Fehlgeburt	***Sofort Rettungsdienst rufen*** → Fehlgeburt, Seite 663
Starke Unterleibschmerzen auf einer Seite und eventuell Blutungen eine Woche oder mehr nach der erwarteten Regel und – Schwitzen und – fliegender Puls	Eileiterschwangerschaft	***Sofort Rettungsdienst rufen*** → Eileiterschwangerschaft, Seite 604

URIN, UNGEWÖHNLICHES AUSSEHEN ODER GERUCH

Verfärbter Urin kann harmlose Ursachen haben, zum Beispiel wenn Sie etwas »Färbendes« gegessen haben oder Medikamente Farbstoffe enthalten. In vielen Fällen zeigen aber veränderter Geruch und Farbe Krankheiten an.

BESCHWERDEN UND SYMPTOME	MÖGLICHE URSACHEN	WAS MAN TUN SOLL
Nur für kurze Zeit verfärbter Harn nachdem Sie Lebensmittel mit natürlichen oder künstlichen Farbstoffen gegessen haben (z. B. Rote Bete oder Rüben)	Farbe der Lebensmittel	Kein Grund zur Beunruhigung. Die Farbe normalisiert sich nach wenigen Tagen.
Urinverfärbung nach der Einnahme von Medikamenten	Rotfärbung nach der Einnahme von – Abführmitteln mit Senna-Wirkstoffen – Schmerzmitteln mit dem Wirkstoff Metamizol (Novaminsulfon)	Kontrollieren Sie im Beipacktext Ihrer Medikamente, ob der genannte Wirkstoff enthalten ist. Die Urinverfärbung ist eine harmlose vorübergehende Begleiterscheinung.
Dunkelgelber Harn, nachdem Sie – stark geschwitzt haben oder – lange nichts getrunken haben oder im Zusammenhang mit – Durchfällen oder mit – Fieber oder mit – Erbrechen	Hochkonzentrierter Harn durch Flüssigkeitsmangel	Trinken Sie viel, der Harn bekommt dann wieder seine normale Farbe. Wenn sich die Harnfarbe trotz ausreichender Flüssigkeitszufuhr nicht normalisiert, ***Arztbesuch notwendig***
Rot oder bräunlich gefärbter Harn und – eventuell milchig wolkig und – eventuell übel riechend und – eventuell mit Schmerzen verbunden	Blasenentzündung, Nierenbeckenentzündung, Nierensteine, Nierenverletzung Nierenkrebs, Blasenkrebs, Dauerkatheter	***Arztbesuch notwendig*** → Blasenkatarrh, Seite 475 → Akute Nierenbeckenentzündung, Seite 478 → Akute oder chronische Entzündung der Filterzellen der Niere, Seite 480 → Nierensteine, Seite 482 → Nierenverletzung, Seite 481 → Tumore der Niere und Blase, Seite 485
Klarer, dunkelbrauner (bierartiger) Harn und – heller Stuhl und – eventuell gelbe Augen und/oder Haut	Gelbsucht	***Arztbesuch notwendig*** → Gelbsucht, Seite 449

URINIEREN, PROBLEME BEIM

Wenn Sie ungewöhnlich oft auf die Toilette müssen oder manchmal den Harn nicht halten können, dann muß das nicht immer auf eine Erkrankung hinweisen. Sie können sich auch überlegen, welches Problem Ihnen allzusehr auf die Blase drückt. Schmerzen beim Urinieren sind aber auf jeden Fall ein Alarmsignal.

BESCHWERDEN UND SYMPTOME	MÖGLICHE URSACHEN	WAS MAN TUN SOLL
Häufiges Urinieren nach reichlichem Tee-, Kaffee- oder Alkoholkonsum oder – bei Streß oder – Angst	Harntreibende Wirkung der Getränke Seelischer Druck	Wenn Sie immer wieder in sehr kurzen Abständen auf die Toilette müssen und darunter leiden, → Befindlichkeitsstörungen, Seite 215
Bei Frauen: häufiges Urinieren während der Schwangerschaft	Normale Begleiterscheinung in der Schwangerschaft	→ Beschwerden während der Schwangerschaft, Seite 659
Häufiges Urinieren nach der Einnahme von Medikamenten	Erwünschte Wirkung von entwässernden Mitteln (Diuretika) Nebenwirkung von – einigen herzstärkenden Mitteln – Mitteln gegen Harnweg-erkrankungen mit dem Wirkstoff Methenamin – Mitteln gegen niedrigen Blutdruck mit dem Wirkstoff Midodrin	Kontrollieren Sie im Beipacktext Ihrer Medikamente, ob einer der genannten Wirkstoffe enthalten ist oder ob Sie Mittel der genannten Gruppen verwenden. ***Arztbesuch notwendig*** → Umgang mit Medikamenten, Seite 754
Unkontrolliertes Urinieren bei Kindern, die bereits »trocken« waren und älter als vier Jahre sind	Seelische Ursachen, Folge eines Harnweginfektes, Angeborene Anomalie der harnableitenden Wege	Versuchen Sie, die Gründe für das Bettnässen zu erforschen. Wenn Sie dabei Hilfe brauchen oder den Verdacht haben, daß das Kind an einer organischen Erkrankung leidet, ***Arztbesuch notwendig*** → Befindlichkeitsstörungen, Seite 215 → Blasenkatarrh, Blasenentzündung, Seite 475
Unkontrollierter Harnabgang beim Husten, Pressen, Niesen, Heben und anderen körperlichen Anstrengungen	Schwäche des Blasen-Schließmuskels, Bei Frauen: Gebärmuttersenkung	Wenn Sie häufig unfreiwillig Harn verlieren, ***Arztbesuch notwendig*** → Blasenschwäche, Reizblase, Seite 477 → Gebärmuttersenkung, Seite 601

BESCHWERDEN UND SYMPTOME	MÖGLICHE URSACHEN	WAS MAN TUN SOLL
Ständiger Harndrang, wobei jedoch nur kleine Urinmengen ausgeschieden werden und – Brennen und Stechen beim Urinieren und – eventuell blutiger, stark riechender Harn	Blasenkatarrh, Blasenentzündung, Prostataentzündung	***Arztbesuch notwendig*** → Blasenkatarrh, Blasenentzündung, Seite 475
Schmerzen beim Urinieren und – häufiges Urinieren und – eventuell Rückenschmerzen in der Nierengegend und – eventuell Fieber	Nierenbeckenentzündung	***Arztbesuch notwendig*** → Akute Nierenbeckenentzündung, Seite 478
Bei Frauen: Schmerzen beim Urinieren und – Ausfluß aus der Scheide und – eventuell Scheidenjucken	Scheidenentzündung, Geschlechtskrankheit	***Arztbesuch notwendig*** → Scheidenentzündung, Seite 596 → Geschlechtskrankheiten, Seite 627
Bei Männern: Schmerzen beim Urinieren und Ausfluß aus dem Penis	Entzündung der Harnröhre, Geschlechtskrankheit	***Arztbesuch notwendig*** → Harnröhrenentzündung, Seite 607 → Geschlechtskrankheiten, Seite 627
Bei Männern: Häufiger Harndrang bei immer geringer werdender Harnmenge und – dünner Harnstrahl und – Nachträufeln	Prostatavergrößerung, Prostatakrebs	***Arztbesuch notwendig*** → Prostatavergrößerung, Seite 612 → Prostatakrebs, Seite 613
Häufiges Urinieren und – starker Durst und – eventuell Gewichtsverlust	Zuckerkrankheit	***Arztbesuch notwendig*** → Diabetes, Seite 555
Häufiges Urinieren in der Nacht und – Atemnot in der Nacht (Probleme, flach zu schlafen) und – Kurzatmigkeit bei körperlichen Belastungen und – eventuell geschwollene Beine	Unzureichende Pumpleistung des Herzens	***Arztbesuch notwendig*** → Herzschwäche, Seite 398
Bei Frauen: Unkontrolliertes »Urinieren« gegen Ende der Schwangerschaft, wobei Flüssigkeit tröpfchenweise oder im Schwall abgeht	Blasensprung	***Sofort Hebamme oder Arzt rufen. Nur liegend transportieren.*** → Geburt, Seite 664

VERGESSLICHKEIT UND/ODER KONZENTRATIONSSTÖRUNGEN

Wenn Sie immer wieder etwas vergessen, dann muß nicht unbedingt das Alter daran schuld sein. Vielleicht haben Sie einfach zuviel am Hals und schieben einen Teil davon weg. Gedächtnisstörungen können aber in manchen Fällen auch Begleiterscheinung einer Erkrankung sein.

BESCHWERDEN UND SYMPTOME	MÖGLICHE URSACHEN	WAS MAN TUN SOLL
Vergeßlichkeit und/oder Konzentrationsstörungen, wenn Sie häufig zuwenig schlafen	Erschöpfung	Schlafmangel führt zu Konzentrationsstörungen. Ruhen Sie sich aus. → Befindlichkeitsstörungen, Seite 215
Vergeßlichkeit und/oder Konzentrationsstörungen, wenn Sie viele Pflichten oder Sorgen haben, die Sie belasten	Normale Reaktion	Machen Sie eine Liste aller täglichen Verpflichtungen, und überlegen Sie, was Sie davon streichen können. Wahrscheinlich überfordern Sie sich. → Befindlichkeitsstörungen, Seite 215
Vergeßlichkeit und/oder Konzentrationsstörungen bei Dingen, die Sie lieber nicht wahrnehmen oder tun möchten	Natürlicher Schutzmechanismus	Wenn Sie immer wieder bestimmte Dinge vergessen, dann liegt der Verdacht nahe, daß Sie nichts damit zu tun haben wollen. → Befindlichkeitsstörungen, Seite 215
Vergeßlichkeit und/oder Konzentrationsstörungen bei – starken Emotionen z. B. Verliebtsein oder Trauer oder – Engagement für ein bestimmtes Thema	Normale Reaktion	Sie beschäftigen sich so intensiv mit Ihren Gefühlen oder einem bestimmten Thema, daß alles andere in den Hintergrund tritt. → Befindlichkeitsstörungen, Seite 215
Vergeßlichkeit, die im Verlauf der Jahre allmählich zunimmt	Altersvergeßlichkeit	Eine Abnahme der Merkfähigkeit ist im Alter häufig. Sie können aber Ihr Gedächtnis trainieren. Nehmen Sie an Diskussionen teil, oder lernen Sie etwas Neues (z. B. eine Sprache). → Älter werden, Seite 703
Vergeßlichkeit und/oder Konzentrationstörungen, nachdem Sie – zuviel Alkohol getrunken und/oder – Drogen eingenommen haben	Alkoholmißbrauch, Drogenmißbrauch	Wenn Sie öfter soviel trinken, ***Arztbesuch notwendig*** → Genußmittel und Drogen, Seite 887 → Alkoholismus, Seite 247 → Drogenabhängigkeit, Seite 251

BESCHWERDEN UND SYMPTOME	MÖGLICHE URSACHEN	WAS MAN TUN SOLL
Gedächtnislücken oder Konzentrationsstörungen nach schweren Erkrankungen oder Operationen	Normale Reaktion	Wenn die Vergeßlichkeit nach drei Monaten nicht nachläßt, ***Arztbesuch notwendig***
Abnahme des Reaktionsvermögens und/oder Konzentrationsschwäche nach der Einnahme von Medikamenten	Nebenwirkung von – den meisten Schlaf- und Beruhigungsmitteln – muskellockernden Mitteln mit den Wirkstoffen Memantin, Orphenadrin – Mitteln gegen Epilepsie mit den Wirkstoffen Carbamazepin, Clonazepam – Mitteln gegen Psychosen (Neuroleptika)	Kontrollieren Sie im Beipacktext Ihrer Medikamente, ob einer der genannten Wirkstoffe enthalten ist oder ob Sie Mittel der genannten Gruppen verwenden. Wenn das der Fall ist, ***Arztbesuch notwendig*** ➔ Umgang mit Medikamenten, Seite 754
Vergeßlichkeit und/oder Konzentrationsstörungen und – eventuell Erinnerungslücken und – eventuell Verwirrung und – eventuell Sprachstörungen	Durchblutungsstörungen des Gehirns, Alzheimersche Krankheit	***Arztbesuch notwendig*** ➔ Vorübergehende Durchblutungsstörung, Seite 258 ➔ Alzheimersche Krankheit, Seite 264
Vergeßlichkeit und/oder Konzentrationsstörungen mit Erinnerungslücken nach einer Kopfverletzung	Neurologische Ausfälle durch Kopfverletzung	***Arztbesuch notwendig*** ➔ Gehirnerschütterung, Seite 256 ➔ Gehirnprellung, Seite 256
Verlust des Gedächtnis z. B. durch einschneidende Ereignisse (Unfall, Schock usw.)	Seelische Probleme	***Arztbesuch notwendig*** ➔ Beratung, Psychotherapie, Seite 822

VERHALTEN ODER GEFÜHL, VERÄNDERTES ODER UNGEWÖHNLICHES

Wenn Sie Veränderungen an sich oder anderen bemerken, dann muß es sich nicht unbedingt um eine Störung handeln. Manche Verhaltensmuster passen vielleicht nur nicht in das, was wir »angepaßtes Leben« nennen. In manchen Fällen können aber Änderungen auf seelische oder körperliche Erkrankungen hinweisen.

BESCHWERDEN UND SYMPTOME	MÖGLICHE URSACHEN	WAS MAN TUN SOLL
Wahrnehmungsstörungen und Orientierungsverlust nach – Alkohol- und/oder – Drogenmißbrauch	Alkoholmißbrauch, Medikamentenmißbrauch, Drogenmißbrauch	Wenn diese Störungen häufig auftreten, ***Arztbesuch notwendig*** → Genußmittel und Drogen, Seite 887 → Alkoholismus, Seite 247 → Medikamentenabhängigkeit, Seite 249 → Drogenabhängigkeit, Seite 251
Sexuelle Wünsche und Vorstellungen und/oder Praktiken, von denen Sie glauben, daß Sie ungewöhnlich sind	Sexuelle Phantasien, Sexuelle Praktiken, Gleichgeschlechtliche Liebes- und Sexualitätswünsche	Sexuellen Phantasien und Praktiken sind keine Grenzen gesetzt, solange die Beteiligten damit einverstanden sind. Wenn Sie sich zu gleichgeschlechtlichen Partnern oder Partnerinnen hingezogen fühlen, haben Sie vielleicht uneingestandene homosexuelle Neigungen. Wenn das ein Problem für Sie ist, ***Arztbesuch notwendig*** → Lust und Liebe, Seite 614 → Beratung, Psychotherapie, Seite 822
Auffälliges Verhalten in Form von unbeherrschbaren Körperreaktionen wie z. B. Augenzucken, Kopfwackeln, Grimassen-Schneiden	Ticks	Wenn Sie unter Ihrem Tick leiden, ***Arztbesuch notwendig*** → Neurosen, Seite 235
Zwanghaftes Verhalten in bestimmten Lebensbereichen, z. B. zwanghaftes Zuspätkommen, zwanghafter Geiz, zwanghafte Pingeligkeit, Putzzwang, Waschzwang, Sammelzwang	Charakterneurosen, Zwänge	Wenn Sie unter Ihren Eigenheiten leiden, ***Arztbesuch notwendig*** → Neurosen, Seite 235 → Beratung, Psychotherapie, Seite 822

BESCHWERDEN UND SYMPTOME	MÖGLICHE URSACHEN	WAS MAN TUN SOLL
Angstgefühle, die sich auf bestimmte Dinge, Orte oder Situationen beziehen, z. B. Spinnen, Schlangen, große Plätze, enge Räume	Verschiedene Phobien wie z. B. Platzangst, Flugangst usw., Angstneurose	Wenn Sie unter Ihren Ängsten leiden, ***Arztbesuch notwendig*** ➔ Neurosen, Seite 235 ➔ Beratung, Psychotherapie, Seite 822
Gefühle – der Trauer und Schwermut und – der Leere und Sinnlosigkeit und – Selbstzweifel und Selbstanklage und – Rückzug in sich selbst und – eventuell Schlaflosigkeit und – eventuell Appetitlosigkeit	Depression	Wenn Sie aus Ihrem Tief nicht selbst herausfinden, ***Arztbesuch notwendig*** ➔ Depressionen, Seite 237 ➔ Neurosen, Seite 235 ➔ Beratung, Psychotherapie, Seite 822
Depressionen nach der Einnahme von Medikamenten	Nebenwirkung von – vielen Psychopharmaka, – Sexualhormonen z. B. der »Pille«, – verschiedenen Mitteln gegen Bluthochdruck, – verschiedenen Magen-Darmmitteln, – Mitteln gegen die Parkinsonsche Krankheit mit den Wirkstoffen Amantadin, Levodopa, – muskellockernden Mitteln mit dem Wirkstoff Baclofen	Kontrollieren Sie im Beipacktext Ihrer Medikamente, ob einer der genannten Wirkstoffe enthalten ist. Wenn das der Fall ist, ***Arztbesuch notwendig*** ➔ Umgang mit Medikamenten, Seite 754
Wenn Sie aus der Fassung geraten und – haltlos weinen und/oder – schreien und/oder – zittern und beben und/oder – aggressiv, zerstörerisch reagieren	Nervenzusammenbruch	***Arztbesuch notwendig*** ➔ Nervenzusammenbruch, Seite 240 ➔ Psychosen, Seite 240 ➔ Beratung, Psychotherapie Seite 822
Wahrnehmungsstörungen wie z. B. – fremde Stimmen hören und/oder – Dinge sehen, die andere nicht sehen und/oder – Verfolgungswahn	Schizophrenie	***Arztbesuch notwendig*** ➔ Schizophrenie, Seite 241 ➔ Psychosen, Seite 240
Aufgeputschte Stimmung, die sich mit Depressionen abwechselt, und – wirres Chaos durch unterschiedlichste Handlungen und – alles wird begonnen und nichts zu Ende geführt	Manisch-Depressiv-Sein	***Arztbesuch notwendig*** ➔ Manisch-Depressiv-Sein, Seite 243 ➔ Psychosen, Seite 240

VERHALTEN, UNGEWÖHNLICHES BEI KINDERN

Was von uns oder von Menschen, die unsere Kinder miterziehen, als »Störung« empfunden wird, ist vielleicht nur das »normale« Verhalten eines Kindes, das nicht durch Anpassung »pflegeleicht« gemacht wird. Manchmal zeigen uns aber Kinder durch Verhaltenstörungen ihre Überforderung an. Nehmen Sie diesen Hilfeschrei ernst. Strafen können die Ursache nicht beseitigen, sondern nur verschlimmern.

BESCHWERDEN UND SYMPTOME	MÖGLICHE URSACHEN	WAS MAN TUN SOLL
Sehr lebhaftes Kind, das immer in Bewegung ist, kaum still sitzen kann und – eventuell »überaktiv« ist und – eventuell wenig Schlaf braucht	Normales Verhalten, Nervosität, Reizüberflutung	Kinder sind sehr verschieden. Wahrscheinlich ist die Lebhaftigkeit Ihres Kindes normal und wird nur von den Betreuern als ungewöhnlich oder unpraktisch empfunden. Wenn Sie aber den Eindruck haben, daß Ihr Kind nie zur Ruhe kommt oder häufig unangemessen reagiert, ***Arztbesuch notwendig*** → Hyperaktivität, Seite 683 → Befindlichkeitsstörungen, Seite 215
Trotziges Kind, das gegen Sie rebelliert	Normales Trotzalter, Pubertät, Selbstherrliches autoritäres Verhalten der Eltern	Wenn Ihr Kind weniger als vier Jahre alt ist, dann drückt der Trotz die Entdeckung des eigenen Ichs aus. Die Pubertät dient der Abgrenzung. In beiden Fällen ist Strenge fehl am Platz. Wenn Sie gewöhnt sind, daß Sie befehlen und die Kinder zu gehorchen haben, dann ist der Kindestrotz eine normale Reaktion auf Ihre Anmaßung. Wenn Sie mit Ihrem Kind andauernde Probleme haben und Hilfe brauchen, ***Arztbesuch notwendig*** → Familientherapie, Seite 824
Aggressives Kind	Eifersucht, Mangel an Zuwendung, Antwort auf unterschwellige Aggressionen der Erwachsenen, Mangel an Grenzen oder Grenzen am falschen Platz	Meistens steckt hinter Aggression Verzweiflung und der Wunsch, darauf aufmerksam zu machen. Wenn Ihr Kind über einen längeren Zeitraum hinweg zu starken Aggressionen neigt, ***Arztbesuch notwendig*** → Familientherapie, Seite 824

BESCHWERDEN UND SYMPTOME	MÖGLICHE URSACHEN	WAS MAN TUN SOLL
Plötzlich zurückgezogenes, unzugängliches Kind	Probleme, die das Kind nicht besprechen kann oder will (z. B. schlechte Noten), Schock (z. B. durch Mißbrauch), Trauer, Drogenprobleme	Versuchen Sie, mit Ihrem Kind zu sprechen oder finden Sie jemanden, dem sich Ihr Kind anvertrauen kann. Wenn sich das Verhalten nicht nach einer Woche ändert, ***Arztbesuch notwendig*** → Befindlichkeitsstörungen, Seite 215 → Beratung, Psychotherapie, Seite 822 → Drogenabhängigkeit, Seite 251
Kind, das älter als vier bis fünf Jahre ist und – häufig Daumen lutscht und/oder – häufig ins Bett macht (obwohl es keine Harnweginfektion hat)	Mangel an Zuwendung, Ungewohnte, neue Situation, Streß, Angst	Wenn Ihr Kind über einen längeren Zeitraum hinweg Daumen lutscht oder ins Bett macht, sollten Sie herausfinden, was ihm fehlt. Auf keinen Fall ist das Verbot eine Lösung. Wenn es Ihnen nicht gelingt, ***Arztbesuch notwendig*** → Befindlichkeitsstörungen, Seite 215 → Familientherapie, Seite 824 → Kinderzähne, Seite 431 → Bettnässen, Seite 680
Kind, das häufig an einer Haarsträhne lutscht oder immer mit den Haaren spielt und/oder – Nägel beißt	Nervosität, Mangelnde Zuwendung, Angst, Streß (vor allem Schulstreß)	Wenn Ihr Kind über einen längeren Zeitraum diese Angewohnheit hat, versuchen Sie herauszufinden, was ihm fehlt. Wenn Ihnen das nicht gelingt und das Kind nur noch selten fröhlich wirkt, ***Arztbesuch notwendig*** → Befindlichkeitsstörungen, Seite 215 → Familientherapie, Seite 824
Kind, das – unglücklich wirkt und/oder – sich von der Umwelt abschließt und/oder – wenig Interesse am Spielen hat, und – eventuell Appetitlosigkeit und – eventuell Schlafstörungen	Depression	***Arztbesuch notwendig*** → Familientherapie, Seite 824
Kleinkind, das seine Umgebung nicht wahrnimmt und teilnahmslos wirkt, und – ausdrucksloses Gesicht und – sprachlos ist	Schwere Störung (Autismus)	***Arztbesuch notwendig*** → Autismus, Seite 683

VERSTOPFUNG

Von Verstopfung spricht man erst dann, wenn Sie Ihren Darm drei bis vier Tage lang nicht entleeren konnten. Meistens führen falsche Ernährungsgewohnheiten - ein Mangel an Ballaststoffen - dazu, daß der Darm träge wird. In manchen Fällen kann die Verstopfung aber ein Alarmsignal oder Begleiterscheinung einer Krankheit sein. Fortwährende Verdauungsprobleme können auch bedeuten, daß Sie nur schwer von sich abgeben oder etwas oder jemanden loslassen können.

BESCHWERDEN UND SYMPTOME	MÖGLICHE URSACHEN	WAS MAN TUN SOLL
Häufige Verstopfung, wenn Sie zuwenig Ballaststoffe zu sich nehmen oder sich kaum bewegen	Darmträgheit	Ändern Sie Ihre Ernährungsgewohnheiten. Trinken Sie viel. Bewegen Sie sich mehr. ➔ Verstopfung, Seite 462 ➔ Ernährung, Seite 853 ➔ Bewegung und Sport, Seite 900
Häufige Verstopfung, verbunden mit der Gewohnheit, aus Zeitgründen die Stuhlentleerung zurückzuhalten und auf später zu verschieben	Beeinträchtigung des natürlichen Reflexes	Unterdrücken Sie Ihren Stuhldrang nicht. ➔ Verstopfung, Seite 462
Verstopfung auf Reisen, bei Klimawechsel oder anderen Umstellungen	Begleiterscheinung einer Umstellung	Nehmen Sie leichte und ballaststoffreiche Mahlzeiten ein, und trinken Sie viel. Ersetzen Sie auf Reisen die Hauptmahlzeiten wenn möglich nicht durch Naschereien. ➔ Verstopfung, Seite 462 ➔ Ernährung, Seite 853
Häufige Verstopfung und Nervosität und – eventuell Kopfschmerzen und – eventuell Schlafstörungen und – eventuell Müdigkeit	Seelische Probleme	Wenn die Verstopfung länger als vier Tage andauert, ***Arztbesuch notwendig*** ➔ Befindlichkeitsstörungen, Seite 215
Verstopfung während der Schwangerschaft	Begleiterscheinung der Schwangerschaft	Wenn Sie durch ballaststoffhaltige Nahrungsmittel Ihre Verdauung nicht anregen können, ***Arztbesuch notwendig*** ➔ Verstopfung, Seite 462 ➔ Beschwerden während der Schwangerschaft, Seite 659

BESCHWERDEN UND SYMPTOME	MÖGLICHE URSACHEN	WAS MAN TUN SOLL
Verstopfung bei gleichzeitiger Einnahme von Medikamenten	Nebenwirkung einer großen Zahl von Medikamenten, vor allem von – vielen Schmerz- und krampflösenden Mitteln – vielen Mitteln gegen Depressionen – aluminiumhaltigen Magenmitteln – eisenhaltigen Mitteln – vielen Abführmitteln – einigen Mitteln gegen die Parkinsonsche Krankheit	Wenn Sie das Mittel rezeptfrei in der Apotheke gekauft haben und Verstopfung im Beipacktext nicht als harmlose, vorübergehende Begleiterscheinung beschrieben ist, hören Sie auf, es einzunehmen. Wenn das Mittel vom Arzt verordnet wurde und er Sie nicht auf die mögliche Nebenwirkung aufmerksam gemacht hat, ***Arztbesuch notwendig*** ➔ Umgang mit Medikamenten, Seite 754
Verstopfung, obwohl Sie Abführmittel einnehmen und immer wieder die Dosis erhöht haben	Durch Abführmittel verstärkte Darmträgheit	Hören Sie auf, Abführmittel einzunehmen. Stellen Sie Ihre Ernährung auf ballaststoffreiche Nahrungsmittel um. Wenn diese Maßnahme nichts nützt, ***Arztbesuch notwendig*** ➔ Verstopfung, Seite 462 ➔ Ernährung, Seite 853
Verstopfung und – eventuell abwechselnd Durchfall und – eventuell Blähungen und – eventuell krampfartige Bauchschmerzen	Nervöser Darm, Entzündung der Darmdivertikel	***Arztbesuch notwendig*** ➔ Nervöser Darm, Seite 459 ➔ Divertikelentzündung, Seite 465 ➔ Befindlichkeitsstörungen, Seite 215
Verstopfung mit Schmerzen beim Stuhlgang und – eventuell Blut am Stuhl	Hämorrhoiden, Kleine Verletzungen am After	***Arztbesuch notwendig*** ➔ Hämorrhoiden, Seite 473 ➔ Afterschrunden, Seite 473
Langandauernde Verstopfung ohne eine der oben genannten Ursachen und – eventuell unwillkürlicher Stuhlabgang	Darmkrebs	***Arztbesuch notwendig*** ➔ Dickdarm- und Mastdarmkrebs, Seite 471
Plötzliche Verstopfung mit starken Bauchschmerzen und – eventuell hartem Bauch und – eventuell Erbrechen	Darmverschluß	***Sofort Rettungsdienst rufen*** ➔ Darmverschluß, Seite 463

VERWIRRUNG UND/ODER DESORIENTIERUNG

Wenn Sie nicht mehr klar denken können, plötzlich Erinnerungslücken haben oder Ort, Zeit und Ereignisse durcheinanderbringen, dann kann das das Anzeichen einer schweren Erkrankung sein. Aber auch Alkohol, Drogen und manche Medikamente können zu Verwirrung und Desorientierung führen.

BESCHWERDEN UND SYMPTOME	MÖGLICHE URSACHEN	WAS MAN TUN SOLL
Verwirrung und/oder Desorientierung bei hohem Fieber		→ Symptom Fieber, Seite 74
Verwirrung und/oder Desorientierung – nachdem Sie zuviel Alkohol getrunken oder Drogen eingenommen haben oder – aufgehört haben, Alkohol und Drogen zu konsumieren	Alkoholmißbrauch, Drogenmißbrauch, Entzugserscheinung	Wenn Sie öfter durch die Einnahme von Alkohol oder Drogen verwirrt sind, ***Arztbesuch notwendig*** → Abhängigkeiten, Seite 247
Verwirrtheitszustände nach der Einnahme von Medikamenten	Nebenwirkung zahlreicher Mittel vor allem von – vielen Psychopharmaka, sowie Mitteln, denen Psychopharmaka beigemengt sind, wie beispielsweise einigen Grippemitteln – einigen Mitteln gegen Magen-Darmerkrankungen – einigen durchblutungsfördernden Mitteln – einigen Mitteln gegen Erkrankungen der Harnwege	Wenn diese Beschwerden auftreten, kontrollieren Sie im Beipacktext, ob Sie Mittel der genannten Gruppen einnehmen. Wenn das der Fall ist, ***Arztbesuch notwendig*** → Umgang mit Medikamenten, Seite 754
Verwirrung und/oder Desorientierung bei alten Menschen und – eventuell Sprechstörungen und – eventuell Konzentrationsschwierigkeiten und – eventuell Erinnerungslücken	Durchblutungsstörungen des Gehirns Alzheimersche Krankheit	***Arztbesuch notwendig*** → Vorübergehende Durchblutungsstörung, Seite 258 → Alzheimersche Krankheit, Seite 264
Verwirrung und/oder Desorientierung bei Flüssigkeitsmangel (häufig bei alten Menschen)	Flüssigkeitsmangel	***Arztbesuch notwendig*** → Trinken, Seite 872
Verwirrung und/oder Desorientierung bei chronischen Nierenerkrankungen	Störung des Elektrolythaushalts	***Arztbesuch notwendig*** → Nierenschwäche, Seite 483

BESCHWERDEN UND SYMPTOME	MÖGLICHE URSACHEN	WAS MAN TUN SOLL
Verwirrung und/oder Desorientierung und – eventuell Mundgeruch, der nach Leber riecht	Lebererkrankung	***Arztbesuch notwendig*** → Leberzirrhose, Seite 452
Verwirrung und/oder Desorientierung bei Diabetikern	Schwere Unterzuckerung	Wenn möglich: Blutzucker messen. *Sofortmaßnahme*: Essen Sie zwei Plättchen Traubenzucker, später dann eine Scheibe Brot oder z. B. einen Apfel. Wenn dadurch keine Besserung eintritt, ***Arztbesuch dringend notwendig*** → Diabetes, Seite 555
Verwirrung und/oder Desorientierung bei alten Menschen nach längerem Aufenthalt in einem kalten Raum oder im Freien	Unterkühlung	***Arztbesuch dringend notwendig*** → Unterkühlung, Seite 844
Verwirrung und Erinnerungslücken nach einem Unfall oder Sturz auf den Kopf	Gehirnerschütterung	***Arztbesuch dringend notwendig*** → Gehirnerschütterung, Seite 255
Verwirrung und/oder Desorientierung nach einer Kopfverletzung (eventuell auch ein paar Tage später)	Gehirnblutung	***Sofort Rettungsdienst rufen*** → Gehirnblutung, Seite 259
Verwirrung und/oder Desorientierung und Lähmungserscheinungen in den Armen oder Beinen und – eventuell Sprechstörungen und – eventuell Schwindel und – eventuell Sehstörungen	Schlaganfall	***Sofort Rettungsdienst rufen*** → Schlaganfall, Seite 259

ZAHNSCHMERZEN UND ZAHNPROBLEME

Zahnschmerzen sind immer ein Alarmsignal, das Sie beachten müssen. Selbst wenn der Schmerz wieder verschwindet, nimmt die Krankheit – in den meisten Fällen die Zerstörung des Zahnes durch Karies – ihren Lauf. Wenn Sie Probleme haben, »*jemandem die Zähne zu zeigen*« oder oft »*die Zähne zusammenbeißen*«, dann kann es sein, daß Sie Ihren »*Biß verlieren*«, weil Sie Ihre Aggressionen nicht ausleben.

BESCHWERDEN UND SYMPTOME	MÖGLICHE URSACHEN	WAS MAN TUN SOLL
Braunfleckig verfärbte Zähne	Rauchen, Zahnstein, Verfärbung durch Medikamente	Hören Sie auf zu rauchen. Wenn die Flecken störend sind, kann Ihr Zahnarzt den Belag entfernen. → Rauchen, Seite 887 → Karies, Seite 421
Leichte Zahnschmerzen – nur an manchen Tagen und/oder – Empfindlichkeit gegen kalte Getränke oder Speisen und/oder – süße oder saure Speisen und Getränke	Überempfindlichkeit des Zahnmarks durch – Klimawechsel, – Streß, Seelische Probleme, – Beginnende Karies	Wenn die Schmerzen nicht nachlassen oder häufig wieder auftreten, ***Arztbesuch notwendig*** → Befindlichkeitsstörungen, Seite 215 → Karies, Seite 421
Überempfindliche, schmerzende Zahnhälse nach der Entfernung von Zahnstein	Normale Reaktion auf die Behandlung	Wenn die Beschwerden nicht nach einigen Tagen nachlassen, ***Arztbesuch notwendig*** → Zahnbetterkrankungen, Seite 426
Leichte Zahnschmerzen mit nächtlichem Zähneknirschen und – eventuell Schmerzen im Kiefer und – eventuell verspannte Kaumuskulatur	Seelische Probleme, Vorstehende Zahnfüllung, Fehlstellung der Zähne,	Wenn die Beschwerden nicht nach einigen Tagen nachlassen, ***Arztbesuch notwendig*** → Befindlichkeitsstörungen, Seite 215 → Karies, Seite 421 → Zahnfehlstellungen, Seite 427
Gespanntes, juckendes, gerötetes, geschwollenes Zahnfleisch bei Kindern	Zahnfleischreizung, weil ein Zahn durchbricht, Zahnfleischreizung durch Zahntaschenbildung	Wenn Ihr Kind zahnt, können Sie ihm einen harten Gummiring zum Beißen geben. Wenn Sie eine Fehlstellung der Zähne bemerken, ***Arztbesuch notwendig*** → Kinderzähne, Seite 431

BESCHWERDEN UND SYMPTOME	MÖGLICHE URSACHEN	WAS MAN TUN SOLL
Zahnfleischschäden nach der Einnahme von Medikamenten	Nebenwirkung von – Mitteln gegen Epilepsie mit den Wirkstoffen Mephenytoin, Phenytoin, Primidon – Ciclosporin	Kontrollieren Sie im Beipacktext Ihrer Medikamente, ob einer der genannten Wirkstoffe enthalten ist. Wenn das der Fall ist, ***Arztbesuch notwendig*** ➔ Umgang mit Medikamenten, Seite 754
Scharfe, stechende, bohrende oder dumpfe Zahnschmerzen und – eventuell eine dicke Backe und – eventuell Eitergang im Zahnfleisch sichtbar	Zahnfäule im fortgeschrittenen Stadium, Entzündung des Zahnmarks, Entzündung an der Zahnwurzel, Entzündung des Kieferknochens	***Arztbesuch notwendig*** Wenn die Schmerzen sehr stark sind, haben Sie ein Recht, noch am selben Tag von einem Zahnarzt behandelt zu werden. ➔ Karies, Seite 421 ➔ Entzündung des Zahnmarks, Seite 423 ➔ Entzündung an der Wurzelspitze, Seite 424
Schmerzendes Zahnfleisch, das beim Abbeißen oder Zähneputzen blutet und – eventuell zwischen den Zähnen anschwillt	Zahnfleischentzündung durch – Streß oder – Zahnstein oder – überstehende Füllungs- und Kronenränder oder – Diabetes oder – Vitaminmangel oder – Allergien oder – Medikamente gegen Epilepsie	***Arztbesuch notwendig*** ➔ Befindlichkeitsstörungen, Seite 215 ➔ Zahnfleischentzündung, Seite 425 ➔ Karies, Seite 421 ➔ Zähne überkronen, Seite 428
Schmerzendes Ziehen im Kiefer mit Lockerung der Zähne und – entzündetes Zahnfleisch	Zahnbettentzündung	***Arztbesuch notwendig*** ➔ Zahnbetterkrankungen, Seite 426
Schmerzen im Kiefer, die meistens ausstrahlen, und – eventuell Knacken im Kiefer	Funktionsstörung durch Fehlstellung der Zähne, Fehlstellung des Kiefers, Pressen oder Knirschen	***Arztbesuch notwendig*** ➔ Zahnfehlstellungen Seite 427 ➔ Erkrankungen des Kiefergelenks, Seite 426
Schmerzen unter der Zahnprothese	Schlecht sitzende Prothese, Reizung durch den Kunststoff der Prothese, Mangelnde Mundhygiene, Kieferveränderungen, Mundhöhlenkrebs	***Arztbesuch notwendig*** ➔ Wenn der Zahn nicht mehr zu retten ist, Seite 427 ➔ Krebs im Mundbereich, Seite 438

ZITTERN ODER ZUCKEN

Wenn Sie »*wie Espenlaub zittern*« und Ihre Muskeln nicht kontrollieren können, kann das Anzeichen starker seelischer Anspannung sein. In manchen Fällen können Zittern oder Zucken aber auch ein Hinweis auf eine schwere Erkrankung sein.

BESCHWERDEN UND SYMPTOME	MÖGLICHE URSACHEN	WAS MAN TUN SOLL
Zittern bei großer Kälte und/oder zu leichter Bekleidung	Wärmeverlust des Körpers	Ziehen Sie sich wärmer an, und trinken Sie etwas Heißes.
Zittern nach übermäßigem Genuß von – Kaffee oder Tee oder Cola	Erregung des Nervensystems durch Koffein	Schränken Sie den Konsum dieser Getränke ein → Koffein, Seite 895
Zucken einzelner Körperteile beim Einschlafen	Unwillkürliche Muskelanspannung	Normale Reaktion des Körpers bei Entspannung.
Zittern oder Zucken bei starken Gefühlen z. B. Angst, Wut, Erregung	Körperlicher Ausdruck der inneren Spannung	Normale Reaktion des Körpers auf Anspannung.
Zittern nach übermäßigem Alkoholgenuß oder Drogeneinnahme oder – nachdem Sie aufgehört haben, Alkohol zu trinken oder Drogen einzunehmen	Reaktion des Nervensystems, Entzugserscheinung	Wenn Sie häufig viel trinken oder Drogen einnehmen oder schwere Entzugserscheinungen haben, ***Arztbesuch notwendig*** → Genußmittel und Drogen, Seite 887 → Alkoholismus, Seite 247 → Drogenabhängigkeit, Seite 251
Zittern oder Zucken nach der längeren Einnahme von Medikamenten und – eventuell Herzklopfen – eventuell Schlafstörungen – eventuell Angstzustände	Entzugserscheinungen beim Absetzen von – Schlaf- und Beruhigungsmitteln – Arzneimitteln, denen Barbituate und/oder Benzodiazepine oder Kodein beigemengt sind – Appetitzüglern	***Arztbesuch notwendig*** → Medikamentenabhängigkeit, Seite 249
Zittern der Hände, das sich bei gezielten Bewegungen verstärkt, und – später auch Zittern des Kopfes	Erkrankung des Nervensystems	***Arztbesuch notwendig*** → Parkinsonsche Krankheit, Seite 263

BESCHWERDEN UND SYMPTOME	MÖGLICHE URSACHEN	WAS MAN TUN SOLL
Zittern oder Zucken nach der Einnahme von Medikamenten	Nebenwirkung von zahlreichen Medikamenten vor allem von – einer großen Zahl von Schlaf- oder Beruhigungsmitteln, – vielen Mitteln gegen Asthma und Bronchitis, – einigen Mitteln gegen Bluthochdruck und Angina pectoris, – einer großen Zahl von Mitteln gegen Psychosen (Neuroleptika)	Wenn diese Beschwerden auftreten und Sie das Mittel rezeptfrei in der Apotheke gekauft haben, hören Sie auf, es einzunehmen. Wenn das Mittel vom Arzt verordnet wurde, ***Arztbesuch notwendig*** → Umgang mit Medikamenten, Seite 754
Zeitweiliges Zittern oder Zucken eines einzelnen Muskels z. B. Augenlid, Mund, Kinn	Ermüdung, Streß, Tick	Wenn die Beschwerden immer wieder auftreten oder länger als zwei Wochen andauern, ***Arztbesuch notwendig*** → Befindlichkeitsstörungen, Seite 215 → Neurosen, Seite 235
Zittern bei Diabetikern	Unterzuckerung	Wenn möglich: Blutzucker messen. *Sofortmaßnahme*: Essen Sie zwei Plättchen Traubenzucker, später dann eine Scheibe Brot oder einen Apfel. Wenn Sie immer wieder in eine Unterzuckerung hineingeraten, ***Arztbesuch notwendig*** → Diabetes, Seite 555
Zittern mit starkem Schwitzen und – eventuell Gewichtsverlust bei gutem Appetit und – eventuell glänzenden, leicht hervortretenden Augäpfeln und – eventuell Kropf	Schilddrüsenüberfunktion	***Arztbesuch notwendig*** → Schilddrüsenüberfunktion, Seite 573
Plötzliches Zittern und Zucken, der Betroffene stürzt zu Boden und – Muskelkrämpfe und – Schaum vor dem Mund und – Bewußtlosigkeit	Epileptischer Anfall	Wenn der Anfall länger als drei Minuten dauert oder sich bald wiederholt ***Sofort Rettungsdienst rufen*** *Sofortmaßnahme*: Schützen Sie den Kranken vor Verletzungen, indem Sie alles aus dem Weg räumen, womit er sich verletzen könnte. Halten Sie ihn nicht fest, schieben Sie ihm nichts zwischen die Zähne. Lassen Sie den Kranken nach dem Anfall ausschlafen. → Epilepsie, Seite 261

GESUNDHEIT UND WOHLBEFINDEN

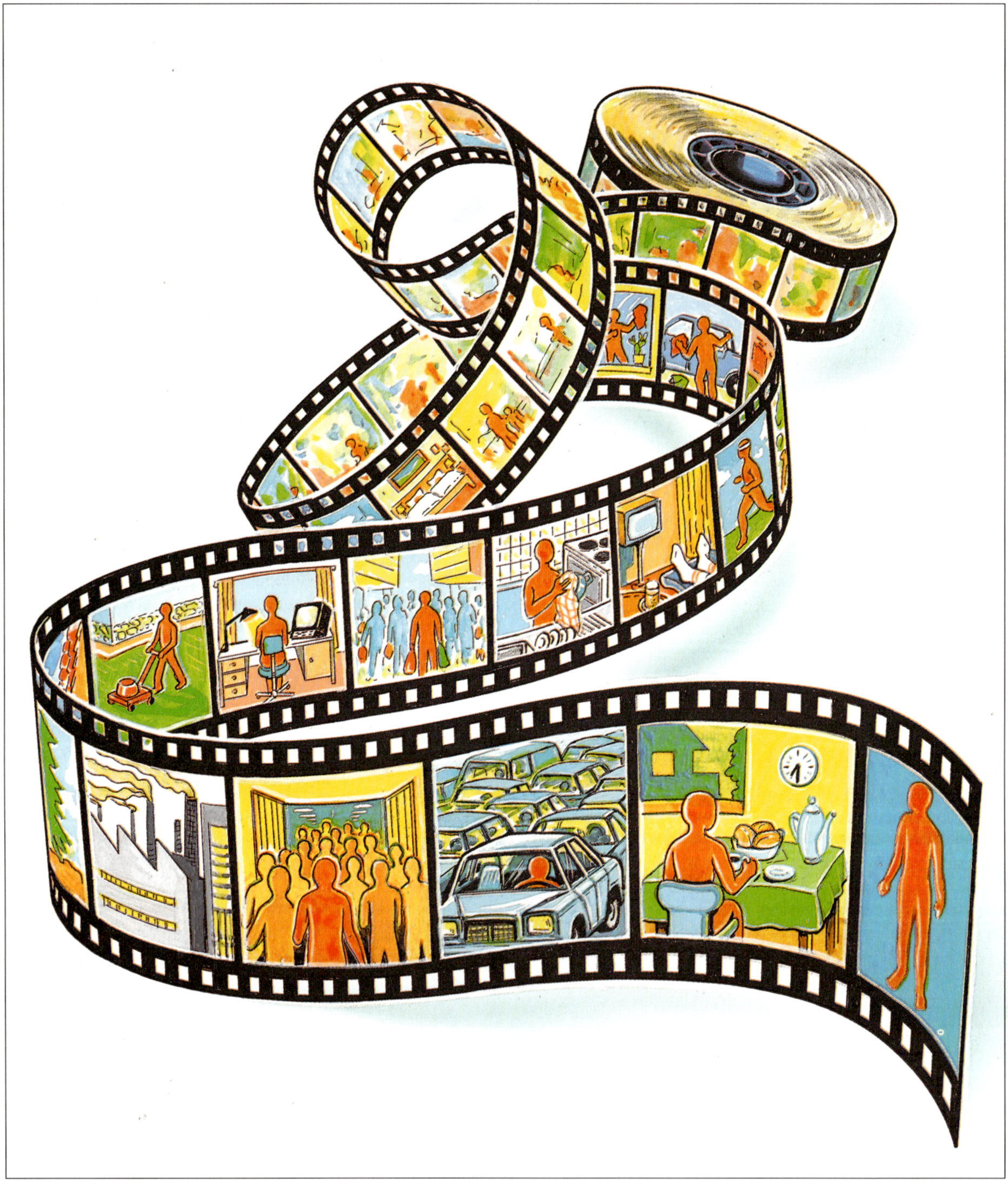

»Gesundheit« ist mehr als nur körperliches Wohlbefinden. Wer nicht krank ist, muß sich nicht unbedingt gesund fühlen. Zum »Gutgehen« gehören auch zufriedenstellende Beziehungen, gute Arbeitsverhältnisse, eine gesunde Wohn- und Umwelt und soziale Sicherheit. Erst in dem komplizierten Wechselspiel zwischen Einstellungen und Bedürfnissen, zwischen körperlichem Wohlbefinden und äußeren Einflüssen entsteht das, was wir auf die Kurzformel »es geht mir gut, ich bin gesund« bringen.
Das Wissen um dieses komplizierte Wechselspiel vernachlässigen heute viele Menschen - auch Mediziner. Die Naturwissenschaften und die moderne Technik haben unseren Blickwinkel verengt. Wir konzentrieren uns auf den Körper und verlieren das Gefühl für die Einheit von Leib und Seele. In unserem Alltag wie auch in der Apparatemedizin werden die emotionalen und sozialen Anteile körperlichen Wohlbefindens abgespalten oder verdrängt. Wir betrachten unseren Körper wie ein Auto. Der Arzt wird zum Mechaniker, der unter Zuhilfenahme der »richtigen« Werkzeuge die Gesundheit wiederherstellt. So spiegelt sich unser Verhalten in dem der Ärzte und umgekehrt, obwohl die Unpersönlichkeit der Medizin immer wieder beklagt wird. Die Weltgesundheitsorganisation hat sich in ihrer Definition von Gesundheit gegen diese Vorstellung der Mensch-Maschine gewandt. Sie bezeichnet Gesundheit als einen »Zustand des völligen körperlichen, seelischen und sozialen Wohlbefindens«. In dieser Idealvorstellung ist gesund, wer körperlich-seelisch im Gleichgewicht ist und mit seiner sozialen Umwelt weitgehend im Einklang lebt.

Körperliches Wohlbefinden

Die körperliche Gesundheit fördern
- eine weitgehend schadstoffarme Wohn-, Arbeits- und Umwelt (➔ ab Seite 910)
- das Vermeiden von übermäßigem Koffein-, Alkohol- und Nikotinkonsum und anderer Drogen (➔ Seite 887)
- regelmäßige körperliche Betätigung in Form von Bewegung und Sport (➔ Seite 900)
- ausgewogene, ballaststoffreiche Ernährung (➔ Seite 853)
- Körperpflege und Hygiene (➔ Seite 313)
- Zahnpflege (➔ Seite 419)

Den meisten von uns fällt es schwer, diese Grundregeln zu befolgen. Der individuellen Entscheidungsfreiheit können Grenzen gesetzt sein, wie zum Beispiel durch kulturelle und soziale Normen, aber auch ganz einfach durch mangelndes Geld.

In der Familie und seiner Umgebung lernt bereits das Kind, wie es zum eigenen Körper steht, wie »man« ißt, sich pflegt und sich bewegt. Die persönliche Lebensweise ist letztendlich eine Reaktion auf die gemachten Erfahrungen. Es ist schwierig, diese Gewohnheiten zu korrigieren, denn sie verlangen von uns mehr als nur den einfachen Entschluß: »Ab heute wird alles anders«.
Beispiel Ernährung: Mit dem Vorhaben, sich von nun an ausgewogen und ballaststoffreich zu ernähren, kann sich der gesamte Lebensrhythmus verändern: Man muß lernen, anders einzukaufen, andere Läden zu suchen, muß sich Zeit für die Zubereitung der Nahrung nehmen, und man muß lernen, an neuen Geschmacksrichtungen Gefallen zu finden. Doch der Versuch lohnt sich.
Ähnliche Veränderungen sind nötig, wenn Bewegung und Sport in das Alltagsleben integriert oder wenn Alkohol und Nikotin reduziert werden sollen. Es gibt keine generelle Gebrauchsanleitung für Verhaltensänderungen. Für jeden Menschen gibt es ganz individuelle Aspekte, die jeder für sich beantworten muß:
- Was bedeuten mir Zigaretten: Sicherheit oder Entspannung, Streßabbau oder Genuß?
- Suche ich in meinem Verlangen nach Süßigkeiten Trost, oder stille ich meinen Hunger?
- Trinke ich Alkohol, um zu vergessen oder um vor meinen Kollegen bestehen zu können?
- Bin ich ein Bewegungsmuffel, weil ich mich schon immer tolpatschig fühlte und daher schäme oder weil ich ohnehin den ganzen Tag schwer arbeite?

Die Liste der Fragen könnte fortgesetzt werden. Sie wird bei jedem Menschen anders aussehen, weil sie mit dem eigenen Empfinden und der sozialen Umwelt verknüpft ist.

Das körperliche Wohlbefinden beeinflussen
- Beginnen Sie mit kleinen Schritten. An großen Vorhaben, die den ganzen Lebensstil verändern, können Sie schneller scheitern als an kleineren Wegeinheiten.
- Planen Sie in langen Zeiträumen, wenn Sie Gewohnheiten umstellen wollen. Grundsätzliche Veränderungen benötigen meist mehr als ein Jahr, bis sie vollständig in den Lebensalltag integriert sind.
- Beginnen Sie mit den Veränderungen, die Ihnen leichter fallen, und belohnen Sie sich für gelungene Umstellungen.
- Teilen Sie Ihre Erfolge mit anderen.
- Der Weg zu körperlichem Wohlbefinden hat nichts mit Askese, Drill und Entbehrung zu tun; ohne Sexualität, Lust und Freude am Körper gibt es keine Gesundheit.

Gesundheitserziehung

Dem erhobenen Zeigefinger der Gesundheitserzieher kann man kaum noch entgehen. Die Vorstellung, daß Gesundheit durch ein System von Strafe und Sühne herstellbar ist, führte zu strengen Regeln und Geboten. Doch die Erfolge schulmeisterlicher Methoden sind gering.

Am Übergewicht wird dieser Zusammenhang besonders deutlich. Dicke, runde Menschen leiden nicht nur an den scheelen Blicken, die sie von ihren Mitmenschen empfangen, sondern auch unter den ärztlichen Prophezeiungen, daß sie mit einem Herzinfarkt enden werden. Tatsächlich steigt das Herzinfarktrisiko durch Übergewicht, doch es kann auch steigen, wenn man gegen sein Gewicht unter großen seelischen Anstrengungen kämpfen muß. Es steigt im Streß um immer neue Abmagerungsversuche, mit gesundheitsschädigenden Diäten und Appetitzüglern. Es macht die Dicken krank, wenn sie mit Schuldgefühlen beladen gegen ihre eigenen Wünsche kämpfen müssen. Für viele ist es schon ein Sieg, wenn sie ihr bestehendes Gewicht halten können.

Gesundheitserziehung bei Kindern

Was für Erwachsene gilt, gilt auch für Kinder. Mit »Du darfst nicht, du sollst nicht« ist wenig zu erreichen. Das Vorbild von Eltern, Verwandten oder Freunden hat mehr Wirkung als strenge Lebensregeln.

Gesundheitsbewußtsein

Wenn das eigene Wohlbefinden und die Freude am Leben im Mittelpunkt stehen, weichen viele Ge- und Verbote. Gesundheitsbewußtsein hat auch mit der Entscheidung zu tun, gewisse Risiken auf sich zu nehmen oder zu vermeiden. Es kommt auf die Quantität (wie oft mache ich »Fehltritte«?) und Qualität der Risiken (wie sehr genieße ich meinen Dämmerschoppen?) an und darauf, ob sie über lange Zeit und/oder in Summe wirken. Wichtig ist, sich der Risiken bewußt zu sein und zu wissen, welche Bedeutung ein bestimmtes Verhalten für einen selbst hat. Dazu gehört auch das Wissen, daß es Bereiche gibt, auf die man als einzelner kaum direkt Einfluß nehmen kann: Der Schadstoffbelastung in der Nahrung kann man manchmal, aber nicht immer ausweichen (➔ Seite 864). Der Schadstoffbelastung im Wohnraum kann man entgegenwirken (➔ Seite 930), doch die generelle Qualität unserer Stadtluft ist nur durch gemeinsame Anstrengungen zu beeinflussen.

Gesundheitsförderung

Gesundheitsförderung greift dieses Zusammenspiel zwischen individuellem Verhalten und Außenwelt auf. Dabei sollen der einzelne Mensch und die Gemeinschaft, in der er lebt, die wesentlichen Bereiche zur Gesunderhaltung selbst in die Hand nehmen. Das betrifft nicht nur die Veränderungen im persönlichen Bereich und im eigenen Lebensstil, sondern auch Veränderungen in der »ferneren« Umwelt, wie zum Beispiel am Arbeitsplatz, am Wohnort, in der kommunalen Wasser- und Energieversorgung oder in den sozialen Kontakten. Nur dieses Wechselspiel zwischen persönlichen und kollektiven Anstrengungen kann Gesundheit fördern.

Seelisches Wohlbefinden

Die seelische Gesundheit fördern

- die Zuwendung von anderen in Form von Anerkennung, Aufmerksamkeit, Unterstützung, Hilfe, Lob
- Liebe, Intimität, Zärtlichkeit und Sexualität
- soziale Beziehungen in Freundschaften, in Familienkontakten, am Arbeitsplatz und im Wohnumfeld
- ein regelmäßiger Wechsel zwischen Anspannung (Arbeit) und Entspannung (Schlaf, Freizeit, Urlaub)
- die Fähigkeit, eigene Meinungen und Gefühle vermitteln zu können. Dazu gehören der Ausdruck von Trauer, Wut, Enttäuschung oder Kränkung, aber auch die Fähigkeit, Freude, Lust, Glück oder Befriedigung mitteilen zu können
- Kreativität und die Möglichkeit, am kulturellen Leben und an Bildung teilzunehmen

Das seelische Wohlbefinden beeinflussen

- Seelisches Wohlbefinden ist keine statische Größe. Es ist immer in Bewegung und daher immer veränderbar.
- Zuwendung und Anerkennung müssen nicht immer von derselben Person kommen. Je vielfältiger die sozialen Bezüge, desto besser. Einsamkeit macht krank!
- Achten Sie darauf, daß das, was Sie anderen an emotionaler Zuwendung entgegenbringen, im Gleichgewicht steht mit dem, was Sie bekommen. Aufopferndes Verhalten ist auf Dauer schädlich.
- Den eigenen Wünschen und Bedürfnissen kommen Sie am besten auf die Spur, wenn Sie sich regelmäßig Zeit nehmen, über sich selbst nachzudenken und zu sprechen.
- Seelisches Wohlbefinden hat nichts mit Harmoniestreben zu tun. Zur Gesundheit gehört auch die Bereitschaft, sich auseinanderzusetzen, zu streiten, zu verzeihen, Kränkungen zu überwinden, Konflikte zu bewältigen und eigene Positionen zu beziehen.

Für wesentliche Aspekte des seelischen Wohlbefindens kann man selbst sorgen. Aber auch hier gibt es keine generellen Anleitungen, kein allgemeines Maß, das festlegt, wieviel Zuwendung, Intimität oder soziale Kontakte man benötigt, um gesund zu bleiben. Was und wieviel uns im jeweiligen Bereich des seelischen Wohlbefindens wichtig ist, legen wir meist selber fest. Die individuellen Unterschiede entstehen aus der persönlichen Lebenssituation und aus der Biographie (Erziehung, Familie und Sozialisation).

Soziales Wohlbefinden

Das soziale Wohlbefinden wird in der Diskussion um Gesundheitsbildung und Gesundheitsbewußtsein häufig vergessen. Dabei zeigt sich im sozialen Bereich das Zusammenspiel von körperlicher und seelischer Gesundheit am deutlichsten. Menschen, die ohne Arbeit, ohne materielle Grundsicherung und ohne kulturelle Zusammenhänge leben müssen, haben eine geringere Lebenserwartung als alle anderen und werden häufiger krank.
Zum sozialen Wohlbefinden gehören
- ein Wohn- und Arbeitsumfeld, das Orte der Kommunikation, soziale Netze, Bewegungsräume und Erholung anbietet
- Wohnungen, in denen Größe, Ausstattung, Licht und Ruhe ein gemeinschaftliches Leben ermöglichen
- eine Gesetzgebung, die die materielle Grundsicherung und gesundheitliche Versorgung aller Menschen sicherstellt; besonders die der Alten, Kranken, Behinderten und Gefährdeten
- eine Gesetzgebung, die die Arbeitsformen und die Arbeitszeitregelung zum Wohle aller festlegt. Dazu gehören auch entsprechende Bestimmungen im Arbeitsschutz und die Verteilung der Arbeit unter denen, die arbeiten wollen
- ein gesellschaftliches System, das die individuelle und kollektive Teilnahme an allen wichtigen Entscheidungsprozessen ermöglicht

Die wichtigsten Aspekte der sozialen Gesundheit können nicht mehr durch individuelle Anstrengungen gesteuert werden. Sie sind eine gemeinsame Aufgabe und Teil der Sozialpolitik. Durch sie wird unser soziales Wohlbefinden begrenzt oder gefördert. Wie sehr das körperliche, seelische und soziale Wohlbefinden miteinander verbunden sind, zeigt z. B. das Massenphänomen Arbeitslosigkeit. Die gesundheitlichen Folgen von Arbeitslosigkeit wirken auf das Wohlbefinden von mehr als zwei Millionen Menschen in der Bundesrepublik und Österreich.

Das soziale Wohlbefinden beeinflussen
- Gesundheit braucht ganzheitliches Denken und Handeln; Körperbewußtsein, Umweltbewußtsein und soziales Bewußtsein gehören dazu.
- Gesundheit ist keine Aufgabe, die delegiert werden kann; sie ist mit individuellen, gemeinsamen und kollektiven Anstrengungen verbunden.
- Eine aktive Auseinandersetzung mit dem eigenen Alltag und mit den Lebensbedingungen der anderen Menschen fördert die Gesundheit als gemeinsames Ziel.

Durch knappe finanzielle Mittel sinkt fast immer die Ernährungs- und Wohnqualität. So steigt beispielsweise die Tuberkulose in jenen Wohngebieten West-Berlins, wo viele Sozialhilfeempfänger und Arbeitslose leben.
Die Qualität des seelischen Wohlbefindens sinkt, wenn man ohne Anerkennung und soziale Kontakte im Berufsleben auskommen muß. Bei 20 bis 30 Prozent der bundesdeutschen Arbeitslosen steigt deshalb der Alkoholkonsum. Durch Isolation, Hoffnungslosigkeit und mangelnde emotionale Unterstützung beginnen der Körper und die Psyche zu leiden. Bei mehr als 25 Prozent der bundesdeutschen Arbeitslosen nehmen die Arztbesuche und der Medikamentenkonsum zu. Das Immunsystem wird geschwächt. Arbeitslose sind anfälliger für Infektionen als Menschen, die im Berufsleben stehen.
Rund ein Drittel aller Arbeitslosen trägt sich mit dem Gedanken an Selbstmord. Der internationale Anstieg der Arbeitslosigkeit geht fast immer mit einem Anstieg der Selbstmordraten einher.

BEFINDLICHKEITS-STÖRUNGEN

(Affektive und funktionelle Beschwerden)

Viele gesundheitliche Störungen spielen sich im Gefühlsbereich (affektiv) ab, ohne daß wir eine direkte körperliche Beeinflussung spüren. Dazu zählen beispielsweise Angst und innere Unruhe, Nervosität und Gereiztheit, Unlust oder Apathie. Eng verknüpft damit können funktionelle Beschwerden sein, wie beispielsweise Durchfall, Kopfschmerzen oder Kreislaufschwäche. Dabei spielt das vegetative Nervensystem eine wichtige Rolle.
Es kann einerseits mit Schlappheit und Erschöpfung signalisieren, daß Körper und Seele Entspannung oder Er-

holung brauchen. Es kann mit Angst, Nervosität und Unruhe signalisieren, daß Entlastung oder Zuwendung nötig sind. Andererseits kann es damit alle wichtigen Organe und Körperprozesse in ihren Funktionen beeinflussen: Das vegetative Nervensystem regelt ohne unser Zutun die Atmung, den Kreislauf, die Verdauung, den Stoffwechsel, die Körpertemperatur sowie die Fortpflanzungs- und Heilungsprozesse. Es wirkt auf die glatte Muskulatur, auf die Eingeweidemuskulatur und auf die Drüsen. Daher gehen emotionale (affektive) Beschwerden oft Hand in Hand mit einer »funktionellen« Störung der Organe.
Der komplizierte Zusammenhang zwischen Gefühlen und körperlichen Reaktionen kann an dem einfachen Beispiel einer Streßreaktion deutlich gemacht werden:
Wir liegen im Bett und hören ein unbekanntes Geräusch im Keller. Es entsteht Angst. In den Bruchteilen einer Sekunde wird nun das Gefühl »Angst« in ein bestimmtes Verhalten umgesetzt, zum Beispiel in »Abwehr«.
Die Botschaft »Abwehr« schickt nun das Hirn zum vegetativen Nervensystem. Dort wird alles auf »Abwehr« eingestellt: Das Herz wird vermehrt durchblutet, der Blutdruck erhöht, die Atmung beschleunigt, die Muskeln spannen sich an. Die gesamte Leistungsfähigkeit wird in dieser Notfallreaktion durch eine blitzschnelle Aktivierung des Nervensystems erhöht.
Nun ist es nicht mehr möglich, ruhig im Bett zu bleiben, denn der gesamte Organismus ist hellwach und auf »Abwehr« und »Handeln« eingestellt. Ob man nun Fenster und Türen schließt, zum Telefon greift oder in den Keller geht, um nachzusehen, ist individuell verschieden. Hat man sich versichert, daß die Geräusche nichts Bedrohliches bedeuten, dann normalisieren sich unsere Körperfunktionen allmählich wieder. Atmung und Pulsfrequenz werden wieder langsamer, der Blutdruck fällt, die Muskeln entspannen sich.
Dieses einfache Zusammenspiel zwischen Emotion (Gefühl) und veränderter Körperfunktion ist fast jedem bekannt. Ebenso die Verbindung zwischen »sich schämen« und »erröten« oder »vor Aufregung nur noch stottern können«.
Komplizierter werden die Zusammenhänge, wenn die körperlichen Funktionen nicht nur für einen »Notfall« verändert werden, sondern in einem langandauernden Belastungsprozeß. Dann läßt sich nicht mehr so einfach feststellen, woher der erhöhte Blutdruck, das jagende Herz oder die verspannte Nacken- und Rückenmuskulatur kommen. Die körperliche Reaktion hat sich von der auslösenden Situation »entkoppelt«. Das ist das Wesen psychosomatischer Krankheiten: Sie sind uns meist in ihren Ursachen unbewußt, und sie können mit naturwissenschaftlichen Meßmethoden oft kaum oder gar nicht festgestellt werden.
Dennoch machen sie in der heutigen Zeit den Hauptteil aller Beschwerden aus. Rund zwei Drittel der Patienten, die zu einem praktischen Arzt kommen, leiden an Beschwerden des allgemeinen Wohlbefindens und davon wiederum rund die Hälfte an psychosomatischen Beschwerden.

Beschwerden

Prinzipiell muß jede Krankheit als psychosomatisches »Geschehen« verstanden werden, weil kein körperlicher Zustand, keine Verletzung oder Krankheit ohne Einfluß auf das seelische Befinden bleibt und umgekehrt jede psychische Regung aufs engste mit körperlichen Vorgängen verbunden ist. Daher sind außerordentlich vielfältige Störungen denkbar, die in den verschiedensten Lebenszusammenhängen entstehen können. Jeder muß individuell prüfen, welche Situationen oder Erfahrungen entscheidend sein können.
Man unterscheidet heute vier verschiedene Arten von psychosomatischen Krankheiten oder Störungen, die allesamt auf ähnliche Ursachen zurückgeführt werden können und die man mit ähnlichen Behandlungs- und Selbsthilfemaßnahmen lindern oder heilen kann:

Befindlichkeitsstörungen

Das sind unangenehme - überwiegend psychisch empfundene - Stimmungen und Körperwahrnehmungen, die *nicht* mit körperlichen Veränderungen im Sinne einer Krankheit verbunden sind.
Zu den typischen Befindlichkeitsstörungen zählen:
- unbestimmte Angstgefühle
- innere Unruhe
- Niedergeschlagenheit und Traurigkeit
- Nervosität und Gereiztheit
- Schlappheit und Abgespanntheit
- Benommenheit und Konzentrationsschwäche
- Unlust und Apathie
- Abnahme der sexuellen Lust und sozialer Rückzug
- Veränderung der Wahrnehmungsfähigkeit, der Wahrnehmungsgenauigkeit und der Urteilsfähigkeit

Funktionelle Störungen

Dabei wird das Funktionieren der Organe oder deren Zusammenspiel gestört, *ohne* daß sich die Organe krankhaft verändern.

Zu den bekanntesten funktionellen Beschwerden zählen:
- Eß-, Schluck- und Verdauungsstörungen, zum Beispiel Durchfall, Verstopfung, Erbrechen oder Übelkeit und allgemeine Gewichtsveränderungen
- Atembeschwerden, langdauernde Heiserkeit oder Stimmverlust
- Herzklopfen, Herzjagen, Herzstechen, Kreislaufschwäche oder Ohnmacht
- schmerzhafte Menstruationen oder fehlender Eisprung
- Scheidenkrämpfe, fehlender Orgasmus, Impotenz oder frühzeitiger Samenerguß

Konversionssymptome
Hierzu zählen zum Beispiel Blindheit, Taubheit, Stummwerden, Gehstörungen oder lähmungsähnliche Erscheinungen, die nicht auf organischen Veränderungen beruhen. Die »Krankheiten« existieren ausschließlich in der Wahrnehmung der Betroffenen - die medizinisch meßbaren Körperfunktionen sind in keiner Weise beeinträchtigt.

Psychosomatosen
Hierunter fallen die sogenannten »klassischen« psychosomatischen Krankheiten, von denen die bekannteste das Magengeschwür ist. Weiterhin gehören dazu arterielle Verschlußkrankheiten, Herzinfarkt, essentieller Bluthochdruck (➔ Seite 380); Bronchialasthma (➔ Seite 363), Magen- und Zwölffingerdarmgeschwür (➔ Seite 445), Entzündungen des Dickdarms (Colitis ulcerosa, ➔ Seite 467, Morbus Crohn, ➔ Seite 469), entzündliche und allergische Hauterkrankungen (Neurodermitis, ➔ Seite 324), Eßstörungen (Magersucht, Eßsucht, Brechsucht, ➔ Seite 244) und verschiedene Frauenkrankheiten und Krankheiten des Bewegungsapparates. Bei diesen Krankheiten sind Organe oder Gewebe deutlich krankhaft verändert, und die Veränderungen sind durch psychische Vorgänge mitbedingt.

Autoimmunkrankheiten
Man vermutet, hat aber noch keinen sicheren Nachweis dafür, daß psychische Vorgänge auch an der Entstehung sogenannter Autoimmunkrankheiten beteiligt sind. Hierbei greift das Immunsystem eines Menschen den eigenen Körper an: Der Körper produziert Stoffe oder Substanzen, die er nicht als »eigen« erkennt, sondern als »fremd« bekämpft. Das Immunsystem bildet Antikörper gegen die scheinbar »fremden« Eindringlinge und versucht so, körpereigenes Material zu vernichten. Der entstehende Kreislauf von Produktion und »Gegenproduktion« läßt sich nur schwer durchbrechen. Meistens verselbständigen sich die körperorganischen Prozesse. Lebensbedrohliche Krankheiten sind dann die Folge.
Zu den Krankheiten, denen selbstzerstörerische Prozesse zugrunde liegen, gehören:
- Chronische Gelenkentzündung (Polyarthritis, ➔ Seite 517)
- Typ I Diabetes (➔ Seite 555)
- Schilddrüsenüberfunktion (Hyperthyreose, ➔ Seite 573)
- Lupus erythematodes (➔ Seite 523)
- Polymyalgia rheumatica (➔ Seite 525)

Ursachen

Arbeit
Wir leben in Rhythmen, in einem Wechsel zwischen Anspannung und Entspannung. Intensive Arbeit fordert das gesamte vegetative Nervensystem. Dabei werden Kraftreserven mobilisiert und Energien verbraucht. In der Phase der Erholung regenerieren sich die verbrauchten körperlichen und geistigen Kräfte wieder.
Schlappheit, Erschöpfung oder Konzentrationsschwäche können ausgesprochen »gesunde« Signale des Körpers sein. Sie zeigen an, daß die Grenze der Leistungsfähigkeit erreicht ist und daß die Kraftreserven verbraucht sind. Entspannung, Ruhe und Erholung werden nötig.

Überarbeitung
Überarbeitung entsteht, wenn man die körperlich-seelischen Reserven abschöpft, ohne ihnen die Möglichkeit zur Erholung zu geben. Die Folge kann eine »Übererregung« sein, in der es kaum mehr möglich ist, sich zu entspannen. Man läuft auf »Hochtouren« und kann trotz Müdigkeit nicht einschlafen, trotz Erschöpfung nicht entspannen.
Harmlos ist es, wenn der individuelle Rhythmus von Kräfteverbauch und Energietanken einmal aus dem Gleichgewicht gerät. Eine überstundenreiche Woche oder ein arbeitsintensives Wochenende kann man wieder ausgleichen.
Wenn der Zustand der dauernden Überarbeitung jedoch Wochen, Monate oder Jahre anhält, kann ein »Leistungsknick« entstehen, der das gesamte seelische Wohlbefinden erfaßt. Das Gefühl, nicht mehr zu können, nicht mehr zu wollen, von niemanden mehr angesprochen werden zu wollen, ist das deutlichste Zeichen vollständiger Überarbeitung. Teilnahmslosigkeit und Desinteresse können einen »psychischen Rückzug« signalisieren, der die körperliche und seelische Erholung »erzwingt«.

Überlastung

Sie entsteht, wenn man sich immer wieder selbst oder durch die Wünsche anderer an die eigenen Grenzen getrieben fühlt. Körper und Psyche beginnen zu streiken, wenn ein Mißverhältnis zwischen eigenem Können und Wollen (oder Sollen) besteht, wenn die Anforderungen zu hoch gesetzt sind. Besonders deutlich wird das bei (Schul-)Kindern, die auf die Leistungsforderungen ihrer Eltern (oder Lehrer) apathisch, müde, unlustig und mit Konzentrationsschwäche reagieren.

Unterforderung

Bei der Betonung des notwendigen Rhythmus zwischen Spannung und Entspannung vergißt man meist, daß nicht nur fehlende Erholung Beschwerden machen kann, sondern auch fehlende Anspannung. Unterfordert sind Menschen immer dann, wenn es an Außenreizen, an individuellen Anforderungen, an inneren oder äußeren Betätigungsmöglichkeiten mangelt. Das geschieht nicht nur im Berufsalltag, sondern kann sich im gesamten Lebenszusammenhang äußern. Isolation und Eintönigkeit fördern das Entstehen von Befindlichkeitsstörungen.

Streß

Streß ist keine Krankheit, aber er kann krank machen. Er zeigt an, daß der Körper alarmiert wurde und sich auf eine erhöhte Leistungsfähigkeit einstellt. Solche Reize können Wärme, Kälte oder Krach, Verletzungen, Infektionen oder Narkose sein. »Positiver« Streß ist zum Beispiel die Spannung vor neuen Aufgaben, vor Festen, Auszeichnungen, Erfolgen oder im Sport. Um Streß positiv erleben zu können, muß jedoch der Wechsel zwischen erhöhter Leistungsbereitschaft und Entspannung erhalten sein. Das vegetative Nervensystem reagiert auf »Alarmsituationen«:

- Es schüttet vermehrt Hormone wie Adrenalin und Kortison aus
- Es entläßt vermehrt Zucker und Fette in das Blut
- Herzschlag und Blutdruck steigen
- Die Durchblutung verändert sich, es wird verstärkt Schweiß abgesondert
- Verdauungs- und Sexualfunktionen werden ausgeschaltet

Halten solche Anspannungen länger an, gewöhnt sich der Körper daran. Die »Alarmreaktion« wird sein Normalzustand. Das hat den Vorteil, daß nun nicht mehr jeder Reiz den Körper außergewöhnlich belastet. Es hat den Nachteil, daß chronischer Streß Nieren, Blutgefäße und Bindegewebe krankhaft verändern kann. Die von der Nebennierenrinde produzierten Kortisone beeinflussen das Immunsystem. Dadurch kann sich die Abwehrbereitschaft gegenüber Krankheiten verringern. Auch Krebszellen haben nun leichteres Spiel. Negativer Streß äußert sich vor allem im psychosozialen Bereich. Zeitknappheit und ein immerwährender Kampf gegen die Uhr gehören heute zu den »hervorragenden« Merkmalen unserer Gesellschaft. Wie sehr man sich selbst diesem Druck beugt oder nach Alternativen sucht, hängt von äußeren Bedingungen, aber auch von den eigenen Entscheidungen ab.
Die gefährlichste Art von Streß entsteht, wenn man über Jahre hinweg ein hohes Maß an Anstrengung und Ehrgeiz aufbringt, aber letztlich immer unter dem Gefühl leidet, keinen wirklichen Erfolg zu haben. Wenn die Anerkennung fehlt, wenn trotz großer eingesetzter Energie die Angst vor dem Versagen oder die Angst vor Kritik bleibt, dann ist das Erkrankungsrisiko besonders hoch. Meist hält man solche Situationen über Jahre aus, ohne zusammenzubrechen. Die Folgen werden meist viel später deutlich, wie etwa beim Herzinfarkt.

Sie sind streßgefährdet, wenn
- Sie sich spürbar gereizt fühlen und bei nichtigen Anlässen übermäßig reagieren;
- Sie sich innerlich gehetzt fühlen;
- Sie nur schwer zur Ruhe kommen und sich auch in der Freizeit zu dauernder Aktivität verpflichtet fühlen;
- Sie merken, daß Ihnen das keine Lust und Freude mehr macht, was Ihnen bisher Spaß machte;
- Sie auf Gespräche nicht mehr eingehen können und es Ihnen schwerfällt, anderen zuzuhören;
- die innere Unruhe Ihr Interesse an sozialen Beziehungen überlagert;
- Sie beginnen, sich der Außenwelt zu verschließen.

Arbeitszeiten

Kraft, Ausdauer und Leistungsfähigkeit haben kein festgelegtes Maß. Sie sind bei jedem Menschen anders. Sie unterscheiden sich nicht nur individuell, sondern hängen auch von der allgemeinen körperlichen Verfassung, vom Alter und von der jeweiligen Lebenssituation ab. Die alte Regel acht Stunden Schlaf, acht Stunden Arbeit und acht Stunden Freizeit ist daher falsch. Im Gegenteil, die strikte Abgrenzung zwischen diesen Bereichen wird von vielen als belastend empfunden, denn es kommt auf die Qualität unserer Anspannung oder Entspannung an. Auch während der Arbeit sind Phasen der Ruhe und Pausen nötig, auch in der Freizeit sollte es einen Wechsel zwischen Spannung und Erholung geben. Die Menge der jeweiligen Zeit hat also wenig Aussagekraft.

Schichtarbeit

Sehr deutlich zeigen sich hingegen gesundheitliche Beeinträchtigungen bei Menschen, die in ihrem Hell-Dunkel-Rhythmus gestört werden. Schichtdienste verhindern die körperliche Erholung derart nachhaltig, daß 64 Prozent aller Schichtarbeiter unter nervösen Störungen leiden. Die Beschwerden verschärfen sich mit der Schwierigkeit, bei Tag erholsamen Schlaf zu finden und mit dem gegenläufigen Lebensrhythmus den Anschluß an die Familie zu behalten. Wenn überhaupt, dann sollte Schichtarbeit nach Meinung der Arbeitsmediziner nur »eingestreut« und auf keinen Fall regelmäßig abgeleistet werden. Auf jede Nachtschicht sollte eine arbeitsfreie Zeit von mindestens 24 Stunden folgen.

Fließbandarbeit

Ähnlich deutlich wie bei der Schichtarbeit sind Befindlichkeitsstörungen bei gleichförmiger Arbeit. Im Akkord und am Fließband werden Fähigkeiten wie Ausdauer, Geduld und Anpassung verlangt. Die gesamte Arbeitsorganisation erfordert ein hohes Maß an Geschicklichkeit und Genauigkeit, um immer wieder den gleichen Handgriff über viele Stunden mit derselben Präzision unter großem Zeitdruck auszuführen.

Diese Eintönigkeit, die immer mit Konzentration verbunden werden muß, belastet die Psyche stark. Lärm, kurze Pausen, einseitige Überforderung und gleichzeitige Unterforderung führen zu einer »nervösen« Anstrengung, die sich in Beschwerden wie Schlappheit, Benommenheit, Gereiztheit, Konzentrationsschwäche und Unlust äußert.

Emotionale Probleme

Seelische Belastungen in der Partnerschaft, in der Familie oder am Arbeitsplatz wirken am intensivsten auf das allgemeine Befinden. Dabei bestimmen die soziale Situation, die persönlichen Erfahrungen aus Kindheit und Jugend, die spezielle Beziehung zu einem Organ und die bisherigen Erfahrungen mit Krankheit und Gesundheit, ob und wie sich Gefühle in körperlichen Beschwerden ausdrücken.

So wie die »unverdaute Angst« zu funktionellen Störungen im Verdauungsbereich führen kann, kann sich eine jahrelange, emotionale Konfliktsituation zum Beispiel äußern in

- Herzbeklemmungen: »Angst schnürt mir das Herz zu«
- Atemnot: »Angst drückt mir die Luft ab«
- Stoffwechselveränderungen: »Vor Angst schwitzen«
- Haut- und Haarveränderungen: »Vor Angst erbleichen, vor Angst sträuben sich die Haare«

Jeder Mensch kann auf psychosoziale Konfliktsituationen anders reagieren. Angst ist auch nur ein Beispiel für ein Gefühl. Unterdrückter Zorn, geschluckte Wut oder Aggression können zutage treten zum Beispiel

- in einer allgemeinen Krankheit: »Jede Kränkung macht krank«
- in chronischem Kopfschmerz: »Mein Kopf zerplatzt vor Ärger«
- in Erschöpfungzuständen: »Krank vor Zorn«
- in Verdauungsbeschwerden: »Das liegt mir im Magen, die Galle läuft mir über, ich gifte mich«
- in Übelkeit: »Mir ist ganz schlecht vor Wut«

Unverdaute Angst

Die 28jährige Sekretärin ist seit einem Jahr arbeitslos. Seit zwei Monaten hat sie nun eine neue Stelle in Aussicht, doch sie leidet seit fast acht Wochen an unerklärlichem Durchfall. Der Arzt nennt es eine funktionelle Störung. Die Frau ist ratlos.

Schon als Schülerin litt sie manchmal an Durchfall, wenn Prüfungen drohten. Sie hatte Angst vor den Lehrern und fühlte sich oft von ihren Eltern im Stich gelassen. Dennoch bewältigte sie die Schule mit guten Noten und zeigte sich selbständig und stark. Sie spürte ihre Angst kaum und wollte sie auch nicht hochkommen lassen.

Als Erwachsene verschwinden die Angstgefühle völlig. In den ersten Berufsjahren ist sie erfolgreich, doch dann rationalisiert ihre Firma. Die Frau verliert ihren Arbeitsplatz. Während der Arbeitslosigkeit besucht sie einen Umschulungskurs in ein neues System der Textverarbeitung. Aufgrund dieser Kenntnisse bekommt sie schließlich eine neue Stelle als Sekretärin in Aussicht gestellt.

Es beginnen widerstreitende Gefühle in ihr zu kämpfen. Sie freut sich, blüht auf, fühlt ihr Selbstbewußtsein gestärkt, sich aber gleichzeitig unsicher und überfordert: Neue Arbeitskollegen, neue Vorgesetzte, neue Sachbereiche warten auf sie.

Ihren Freundinnen erzählt sie nichts von den widerstreitenden Gefühlen. Sie kann diesen Gefühlskonflikt selbst kaum wahrnehmen: Eigentlich wird sie Tag für Tag nur durch den Durchfall daran erinnert, daß »irgend etwas« nicht stimmt. Die Frau beginnt zu arbeiten, und zwei Monate später ist der Durchfall »verschwunden«. Sie hat sich an ihrem Arbeitsplatz eingelebt, die neuen Kollegen haben sie dabei unterstützt. In der Arbeit bekommt sie Anerkennung. An ihre diffusen und widerstreitenden Gefühle kann sie sich nicht mehr erinnern. Nur der monatelange Durchfall fällt ihr noch manchmal ein. Er bleibt ihr unerklärlich.

Der Volksmund weiß, wie Organe sprechen

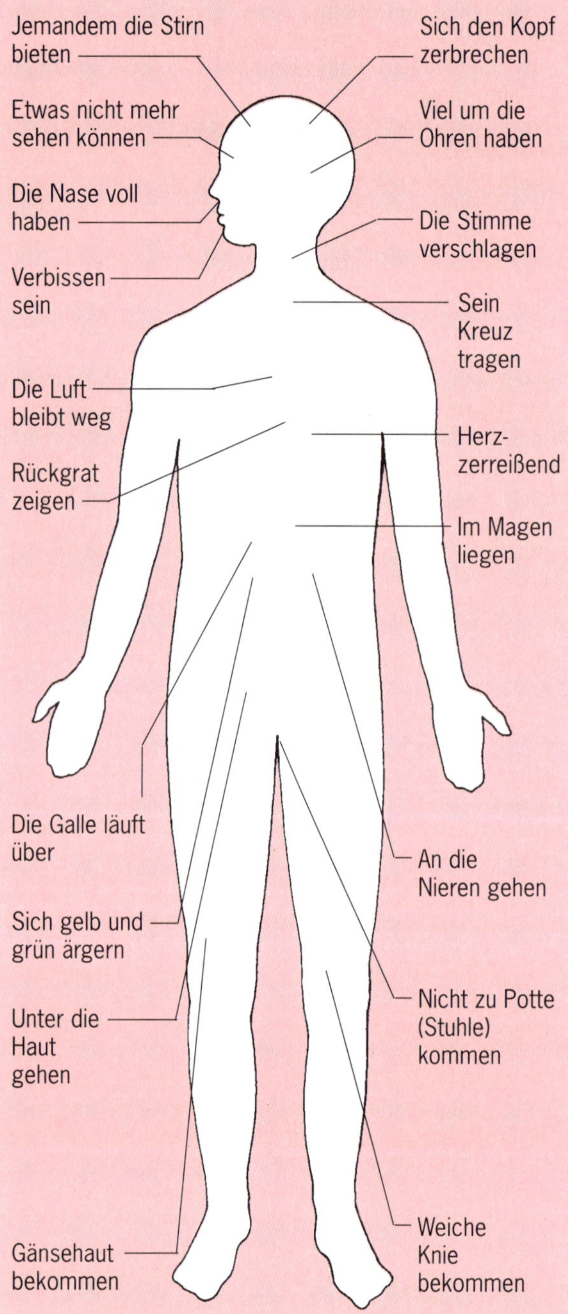

Schwerwiegende Kindheits- und Jugendereignisse

Belastende Kindheitserfahrungen haben fast immer gravierende Auswirkungen auf das Wohlbefinden, auf die emotionale Erlebnisfähigkeit und Zufriedenheit im Erwachsenenalter. Besonders schwerwiegend wirken - neben Heimaufenthalten, Trennungen, Scheidungen oder Tod nahestehender Menschen - die dauerhafte elterliche Ablehnung, das Gefühl, nicht geliebt zu werden, oder dauernde familiäre Spannungen. Dazu zählen auch körperliche Übergriffe nahestehender Menschen in Form von Gewalttätigkeiten oder sexuellem Mißbrauch. Solche oder ähnliche Kindheitserlebnisse können die Erlebnisfähigkeit, das Vertrauen zu anderen Menschen und das Selbstvertrauen so weit stören, daß es nicht mehr möglich ist, kontinuierliche Beziehungen zu anderen Menschen aufzubauen.

Arbeit in der Familie

Hausarbeit ist immer belastend, weil sich die verschiedenen Tätigkeiten in einem ewigen gleichförmigen Kreislauf wiederholen. Es ist eine Arbeit, die fast immer mit Isolation, mit mangelnden sozialen Kontakten und mit fehlender Anerkennung verbunden ist. Die Erfolge von Hausarbeit bleiben meist unsichtbar. Die Leistung, die dahintersteckt, wird erst dann gesehen, wenn diese alltäglichen Aufgaben nicht mehr erledigt werden.

Hinzu kommt die Fremdbestimmung der Zeit, denn der Rhythmus der Hausarbeiten wird vom Leben außerhalb des Hauses bestimmt. Diese Abhängigkeiten, die Eintönigkeit, die mangelnde Zuwendung von außen und die fehlende soziale Unterstützung lassen Befindlichkeitsstörungen und andere psychosomatische Krankheiten bei Frauen besonders häufig auftreten. Die sogenannte Beziehungsarbeit kommt hinzu. Denn zur Arbeit in der Familie gehört eben nicht nur der Haushalt, sondern auch die intensive emotionale Sorge für den Ehepartner und die Kinder, all die Leistungen, die traditionell als typisch weibliche Fähigkeiten bezeichnet werden, wie zum Beispiel: sorgen, pflegen, stärken, stützen, zuhören, Beistand leisten, Mut machen, familiäre Spannungen ausgleichen, ein positives Klima und Harmonie schaffen.

Zur Überlastung kommt es dadurch, daß traditionell nur Frauen für diese Aufgaben in der Familie und Beziehung verantwortlich gemacht werden. Für die Betroffenen selbst gibt es meist niemanden, der ihnen eine ähnlich intensive Zuwendung und Aufmerksamkeit schenken würde. Die emotionalen Kräfte können sich dann kaum mehr regenerieren. Frauen leiden daher mehr als doppelt so oft an Befindlichkeitsstörungen wie Männer.

Bewältigung innerer Konflikte
Überforderung und Krankheit entstehen nicht nur, wenn sich viele belastende Faktoren summieren. Sie entstehen besonders dann, wenn innere Spannungen, sich widersprechende Wünsche oder tief sitzende Ängste zu scheinbar ausweglosen Lebenssituationen führen. Manchmal sind wir uns dieser Widersprüche bewußt, meistens jedoch wirken sie unbewußt. Unbewußte Gefühle und Konflikte finden wir vor allem in unserem »Triebleben«. Unsere Handlungen, fast unser ganzes Leben, wird von Impulsen beeinflußt, die wir nur ganz selten kennen. Meist haben wir sie aus unserer frühesten Kindheit mitgenommen und können uns kaum mehr daran erinnern, woher sie kommen. »Verbotene« innere Wünsche oder schwere Enttäuschungen spielen auch bei Schmerzen eine wichtige Rolle. Besonders deutlich wird das beim Kopfschmerz oder bei der Migräne (➔ Seite 232).

Einwirkung giftiger Stoffe
Nikotin und Alkohol (➔ Seite 887 und Seite 891), aber auch allgegenwärtige Umweltschadstoffe wie Blei, Lösungsmittel, Benzol oder Pflanzenschutzmittel beeinflussen das gesamte Wohlbefinden (➔ Wohngifte, Seite 910, Luftverschmutzung, Seite 933, Gifte am Arbeitsplatz, Seite 943). Vergiftungen unterschiedlichen Ausmaßes können auf das Nervensystem wirken:
- Auf das zentrale Nervensystem in Form von Gedächtnisstörungen und Nervosität
- auf das periphere Nervensystem in Form von Sehstörungen und Gefühllosigkeit
- auf das vegetative Nervensystem in Form von Gleichgewichtsstörungen und Erschöpfungszuständen

Arzneimittel
Zahlreiche Medikamente führen in der Liste ihrer Nebenwirkungen Störungen wie Müdigkeit, Schlappheit und Abgespanntheit an. Informieren Sie sich bei Ihrem Arzt oder Apotheker. Nach dem Absetzen von Arzneimitteln, die im allgemeinen gegen Angst, Unruhe und Nervosität genommen werden (Tranquilizer), können genau dieselben Beschwerden auftreten, gegen die sie ursprünglich wirken sollten (➔ Umgang mit Medikamenten, Seite 754).

Krankheiten
Befindlichkeitsstörungen wie Schlappheit, Unlust oder Apathie treten häufig im Gefolge von Krankheiten auf. Sie sind für die Regeneration des Körpers wichtig. Die Kranken befinden sich auf einem »emotionalen Rückzug«, der neue Kräfte mobilisiert.

Andererseits können vegetative und affektive Beschwerden auch Anzeichen eines körperlichen Mangels oder einer beginnenden Krankheit sein. Müdigkeit, Erschöpfung und Schwäche können sich äußern
- bei falscher Ernährung mit Vitamin-, Eisen- und Magnesiummangel
- bei mangelnder Bewegung und fehlendem Sauerstoff
- bei Stoffwechselstörungen
- bei (Infektions-)Krankheiten

Erkrankungsrisiko

Psychosomatische Beschwerden wie beispielsweise Befindlichkeitsstörungen gehören zu den häufigsten Leiden überhaupt. Ein »Durchschnittsmensch« durchläuft in seinem Leben rund 600 verschiedene »Gesundheitsstörungen«, von denen sich die meisten ohne ärztliche Betreuung bessern und von selbst heilen. Nur 140 dieser Störungen führen uns zu einem Arzt und nur zwanzig zu einem Spezialisten oder ins Krankenhaus.
Das Zahlenverhältnis zeigt, daß unsere Selbstheilungskräfte viele Beschwerden meistern können. Dennoch steigen die Erkrankungsrisiken in ganz bestimmten Lebenssituationen: am deutlichsten, wenn gravierende Einschnitte im Leben eine schnelle Anpassung an neue Lebensbedingungen erfordern. Je bedeutsamer ein Lebensereignis ist, um so mehr Zeit und Kraft brauchen wir zur Anpassung und um so größer ist auch das Erkrankungsrisiko. Die Störung tritt dabei meist nicht in der aktuellen Situation auf, sondern folgt den bedeutsamen Lebensereignissen in einem Abstand von sechs bis achtzehn Monaten nach. Am bekanntesten sind die Folgen des sogenannten Pensionschocks: Beim Wechsel vom Berufsleben in den Ruhestand kann es - mit bis zu einem Jahr »Verspätung« - zu funktionellen Störungen, Herzbeschwerden und zum Herzinfarkt kommen.
Die folgende Skala kann Anhaltspunkte geben, bedeutsame Veränderungen besser zu erkennen. Dabei verlangen nicht nur negative Erlebnisse eine Neuorientierung, auch positive Ereignisse müssen verarbeitet werden.
Die individuelle Bedeutung der Ereignisse ist bei jedem Menschen anders. Der mittlere Wert der Punktezahlen ist daher nur eine grobe Orientierung, um den Veränderungen und ihrer Bedeutung besser auf die Spur zu kommen. Prüfen Sie, welche in der Tabelle angeführten Ereignisse Sie in den letzten eineinhalb Jahren erlebt haben und welche Ansprüche, Erwartungen, Hoffnungen oder Enttäuschungen (Kränkungen und Verletzungen) sie damit verbunden haben.

Bedeutsame Lebensereignisse - Skala der Anpassungsleistung

Geschehen	*Mittlerer Wert*
Tod des (Ehe-)Partners	100
Scheidung	73
Trennung oder Getrenntsein vom Partner	65
Gefängnisstrafe	63
Tod eines nahen Angehörigen	63
Schwerere Verletzung oder Krankheit	53
Hochzeit	50
Entlassung, Verlust des Arbeitsplatzes	47
Neue Einigung mit dem (Ehe-)Partner	45
Pensionierung	45
Schwerere Erkrankung eines Angehörigen	44
Schwangerschaft	40
Sexuelle Schwierigkeiten und Probleme	39
Familienzuwachs	39
Berufliche Veränderungen, Berufswechsel	39
Veränderungen im finanziellen Bereich	38
Tod eines nahen Freundes, einer Freundin	37
Auseinandersetzungen mit dem (Ehe-)Partner	35
Aufnahme von hohen Krediten, Hypotheken	31
Verfallen einer Hypothek, eines Darlehens	30
Kind verläßt die Familie	29
Konflikte mit Angehörigen des (Ehe-)Partners	29
Außergewöhnliche persönliche Leistungen	28
(Ehe-)Partner beginnt mit neuer Arbeit oder kündigt	26
Einschulung, Schulbeginn oder Schulabschluß	26
Aufgabe persönlicher Gewohnheiten	24
Auseinandersetzungen mit Vorgesetzten	23
Veränderung der Arbeitsbedingungen	20
Umzug, Wohnungswechsel, Schulwechsel	20
Veränderungen im Freizeitbereich	19
Veränderung in den sozialen oder politischen Aktivitäten	18
Aufnahme eines kleineren Kredits	17
Veränderung der Schlafgewohnheiten	16
Veränderung der Eßgewohnheiten	15
Urlaub	13
Weihnachten	12
Kleinere Gesetzesverstöße	11

Die Schwierigkeiten der Anpassung und die jeweilige Bedeutung der Neuorientierung sind individuell unterschiedlich. Als Richtgröße zur Erkennung eines gesteigerten Störungsrisikos können Sie annehmen, daß 300 und mehr Punkte eine hohe Gefährdung, zwischen 200 und 299 eine mittlere und zwischen 150 und 199 eine geringe Gefährdung darstellen.

Unberücksichtigt geblieben sind dabei Umweltbelastungen wie Flug- oder Autolärm, Reizüberflutungen durch neue Technologien, Vereinzelung oder Isolation. Sie haben vegetative und affektive Beschwerden zur Massenerscheinung werden lassen.
Versuchen Sie, in Zeiten der Veränderung oder während intensiver Belastungen (Streß) besonders sensibel und verständnisvoll mit sich selbst umzugehen.

Folgen und Komplikationen

Befindlichkeitsstörungen können eine durchaus positive Bedeutung haben. Die herbstliche Erkältung ist dafür ein gutes Beispiel. Menschen, die sich alljährlich eine Grippe »nehmen«, werden allerdings am Arbeitsplatz meist mit scheelen Blicken bedacht. Leider gilt das »Recht auf Krankheit« in der Berufswirklichkeit fast nie.
Der Körper kann sich für diese Entfremdung bitter rächen. Ein plötzlicher Zusammenbruch nach jahrelanger scheinbarer Gesundheit signalisiert, daß die Erschöpfung extrem verleugnet wurde und daß körperliche Empfindungen jahrelang unterdrückt wurden.
Krankheiten und funktionelle Beschwerden haben also auch eine »seelenpflegende« Funktion. Ob akut oder chronisch, ob infektiös oder nicht, durch Krankheit können wir uns Ruhe und Abstand verschaffen. Es wird ein Rückzug, es wird Passivität möglich. Dieses periodische, passive Sichfallenlassen bietet Schutz und kann dem Körper zur Regeneration verhelfen. Manche Beschwerden können uns Aufschub bringen, wenn wir vor Entscheidungen stehen, die wir eigentlich noch nicht lösen wollen. Vor allem aber können funktionelle Störungen einen Anstoß geben, sich mit den eigenen Konflikten bewußt auseinanderzusetzen. Die Beschwerden können uns dazu zwingen, Probleme zu bearbeiten und neue Orientierungen zu suchen.

Krankheitsgewinn

Mit psychosomatischen Beschwerden oder funktionellen Störungen können wir uns nicht nur eine Entlastung, einen Schonraum oder einen Aufschub verschaffen, sondern wir gewinnen auch durch die Reaktion unserer Umwelt. Krank-sein-zu-können befreit vorerst von allen beruflichen Verpflichtungen und von der Verantwortung, den familiären Alltag zu organisieren. Die Umgebung wird rücksichtsvoll, Aufregung wird ferngehalten, man darf sich schonen, pflegen und verwöhnen lassen.
Oft machen die kleinen Dinge den eigentlichen Gewinn aus. Für Magenkranke werden nur bestimmte Lieblings-

speisen gekocht, mit Kopfschmerzen können unangenehme Einladungen abgesagt werden, mit Heiserkeit und Stimmverlust kann man sich unerfreulichen Gesprächen entziehen, mit Kreislaufschwäche kann man sich Unterstützung und Hilfe von anderen holen.
Funktionelle Beschwerden können also sinnvolle Aufgaben erfüllen, wenn man lernt, den Signalen des Körpers nachzugeben und ihn zu »verstehen«.

Ignorieren ist riskant

Wenn der psychosoziale Zusammenhang dauerhaft mißachtet wird, kann sich der »störende« Einfluß des vegetativen Nervensystems allerdings auf den Organismus ausdehnen. In der Folge können sich die Funktionen des Kreislaufs, der Verdauung, der Atmung und des Stoffwechsels verändern. Damit sind nicht nur Komplikationen durch eine Chronifizierung des Leidens zu erwarten, damit werden auch Organschädigungen möglich.
Medikamente können unser Warnsystem wirkungsvoll ausschalten und die Beschwerden lindern. Damit werden aber kaum die Ursachen des Leidens beseitigt. Ein chronischer Medikamentenkonsum ist die häufigste Folge allgemeiner Befindlichkeitsstörungen.

Vorbeugung

Befindlichkeitsstörungen sind unser wichtigstes Alarmsystem. Es signalisiert, daß das körperlich-seelische Wohlbefinden aus dem Gleichgewicht geraten ist. Nehmen Sie die Signale ernst, und lernen Sie, ihre Bedeutung zu interpretieren. Eine grundsätzliche Vorbeugung ist die Abkehr vom Durchhaltevermögen. Der Druck zu Leistung, Disziplin und Ordnung wirkt heute bis in jeden Lebensbereich. Mit Ratschlägen, die einen harten und unnachgiebigen Umgang mit sich selbst fordern, werden sogar Kinder gefüttert. Folgende Sprüche illustrieren, daß unsere Kultur es uns nicht gestattet, uns abzugrenzen, um uns nicht zu überfordern:
- »Reiß Dich zusammen« und »Beiß die Zähne zusammen«
- »Haltung annehmen, da mußt Du durch«
- »Stell Dich nicht so an, da könnte ja jeder kommen«
- »Das wirst Du schon aushalten, das haben schon andere ausgehalten«
- »Das Kreuz mußt Du tragen, das gehört zum Leben«
- »Über die eigenen Probleme spricht man nicht. Das gehört sich nicht«

Diese Anpassung an äußere Formen und Normen kann gefährlich werden. Wenn man den psychosozialen Schwierigkeiten keine Aufmerksamkeit schenken darf, dann treten die körperlichen Beschwerden um so intensiver hervor. Oft werden wir mit unseren Problemen erst dann ernst genommen, wenn wir eine handfeste Störung vorweisen können. Handfest werden die Störungen aber erst, wenn ein Organ wirklich schon Schaden genommen hat. Soweit sollten Sie es nicht kommen lassen:
- Wehren Sie sich sofort und deutlich, wenn Sie sich überfordert oder ungerecht behandelt fühlen
- »Explodieren« Sie, wenn Ihnen danach ist; ärgerliche Dinge müssen sofort klargestellt werden
- Vermeiden Sie jedes passive Verharren in behinderndem Selbstmitleid

Selbsthilfe

Bei kurzzeitig auftretenden Befindlichkeitsstörungen helfen:
- Schlaf (➔ Seite 227)
- Entspannungsübungen (➔ Seite 815)
- Bewegung und Sport (➔ Seite 900)
- Naturheilmittel – Tees (➔ Seite 783)

Versuchen Sie,
- Muße und Ruhe zu gewinnen, um Ihre eigenen Wünsche und Bedürfnisse besser kennenzulernen
- schriftlich festzuhalten, wann genau die Angst und Unruhe, die Nervosität oder Gereiztheit auftritt
- an Hand der Aufzeichnungen festzustellen, ob Ihre Stimmungen mit einem bestimmten Ereignis oder mit einer bestimmten Situation am Arbeitsplatz oder in der Familie zusammenhängen
- über die Forderungen nachzudenken, die von anderen und von Ihrem eigenen Gewissen an Sie gestellt werden; wie weit entsprechen diese Anforderungen Ihren eigenen Wünschen?
- Ihren eigenen Lebensstil zu überdenken: Wie sehen Ihre Beziehungen im Beruf und in der Familie aus, wie ist Ihr Arbeitsverhalten, wie ernähren Sie sich, wieviel Alkohol trinken Sie, wieviel rauchen Sie, wie ist Ihr Bewegungsbedürfnis?
- über die Forderungen nachzudenken, die Sie jeden Tag an sich selbst stellen: Wie wichtig sind die Aufgaben und Ziele, denen Sie tagtäglich nachstreben?
- »Zeit für sich selbst« zu gewinnen, ohne diese Zeit mit Haushaltstätigkeiten, Hobbys, Sport oder Fernsehen zu füllen. Tun Sie einfach einmal »nichts«, und verbummeln Sie die Zeit

Erfüllen Sie sich Bedürfnisse nach Verwöhnung, Fürsorge, Pflege und mehr Eigenliebe. Tun Sie sich etwas Gutes:

- Wasser und Wärme entspannen und schaffen ein neues Körpergefühl. Ein Vollbad, Dampfbad oder ein Saunabesuch können Wunder wirken
- Gespräche entlasten. Treffen Sie regelmäßig Freunde oder Freundinnen, und scheuen Sie sich nicht, über persönliche Stimmungen, Ängste oder Beunruhigungen zu sprechen
- Halten Sie Ihre Emotionen nicht zurück. Traurigkeit oder Ängste, Aggressionen oder Verletzungen werden »leichter«, wenn man sie (mit-)teilt
- Fordern Sie Hilfe und Unterstützung von anderen zu Ihrer Entlastung. Das kann vom einfachen Zuhören bis zur Übernahme größerer Aufgaben (zum Beispiel: Kinderbetreuung!) reichen
- Lassen Sie sich einladen, verwöhnen und umsorgen. Gehen Sie aus, gehen Sie tanzen, und genießen Sie regelmäßig soziale und kulturelle Kontakte, Sex und Zärtlichkeit

Die Organsprache

Meistens bestimmt nicht der Zufall das Organ, das »leidet«, sondern die Auswahl kann man als Zeichen verstehen. Leib und Seele können sich wechselseitig darstellen und wechselseitig erklären. Diese Beziehung kann sich bei jedem Menschen anders äußern. Sie sollten sich fragen:

- Warum wird dieses Organ krank, warum nicht ein anderes?
- Warum wird es zu diesem Zeitpunkt gestört? Warum nicht schon früher, warum nicht später?
- Gibt es einen Zusammenhang zwischen der Störung und bedeutsamen Lebensveränderungen?
- Was verbinde ich mit diesem Organ, welche Bedeutung hat es für mich?

Am einfachen Beispiel der Nase oder einer Erkältung werden die möglichen Interpretationen sichtbar:

- Mit »Ich habe die Nase voll« beschreiben wir Überforderungen und zeigen, daß eine bestimmte Grenze der Belastung erreicht ist
- Mit »Ich bin verschnupft« können wir signalisieren, daß man persönlich verletzt und gekränkt wurde und daß man auf diese Kränkung »allergisch« reagiert
- Mit »Den kann ich nicht riechen« zeigen wir Abwehr und ziehen eine Grenze gegenüber einem Menschen, der uns zu nahe treten will
- Mit »Ich habe mich angesteckt« machen wir darauf aufmerksam, daß uns niemand zu nahe kommen soll

Am deutlichsten wird die wechselseitige Darstellung von Organ und Seele am Herzen. Das Herz ist für die meisten der eigentliche Ort des Gefühls. Sätze wie »An gebrochenem Herzen sterben«, »Es zerreißt mir das Herz«, »Er hat ein enges Herz« oder »Da schnürt sich mein Herz zu« zeigen die enge Verbindung von Körper und Psyche. Versuchen Sie, bei der sprachlichen Beschreibung Ihrer Beschwerden diesen Bedeutungen auf die Spur zu kommen. Mit der Organsprache kann man nicht nur den Sinn einer Störung entschlüsseln, sondern man kann jene Gefühle wahrnehmen, die bisher fremd und unzugänglich waren und die sich nur »organisch« ausdrücken konnten.

Zum Weiterlesen

Frauke Teegen: Ganzheitliche Gesundheit - Der sanfte Umgang mit uns selbst; Reinbek/Hamburg, 1987
Gerd Overbeck: Krankheit als Anpassung - Der sozio-psychosomatische Zirkel; Frankfurt/Main, 1984

Wann zum Arzt?

Funktionelle Störungen, gleichgültig in welchem Organ- oder Körperbereich, müssen immer - und möglichst schnell - von einem Arzt abgeklärt werden.
Anders ist es bei affektiven Beschwerden wie Unruhe, Nervosität oder Apathie. Wenn sie durch einfache Selbsthilfemaßnahmen nicht zu bessern sind, sollten Sie fachliche Unterstützung entweder bei einem Arzt oder in einer Beratung und Psychotherapie (➔ Seite 822) suchen.

Behandlung emotionaler (affektiver) Befindlichkeitsstörungen

In den seltensten Fällen können Befindlichkeitsstörungen auf organische Veränderungen zurückgeführt werden. Trotzdem bekommen die emotionalen (affektiven) Beschwerden wie Unruhe, Nervosität und Abgespanntheit im traditionellen Medizinbetrieb Diagnosenamen, die das Gefühl von »Krankheit« vermitteln:

- Neuro-dystonische Beschwerden
- Neurovegetative Dystonie
- Neurovegetative Dysregulationen
- Vegetative Dystonie

Kritiker nennen diese Diagnosen eine Indikationslyrik, die Ärzte vor allem dazu verführt, Psychopharmaka zu verschreiben. Der Ursprung der Angst, Benommenheit oder Apathie bleibt dabei fast immer unerkannt. In der

Streß wirkt auf den ganzen Körper

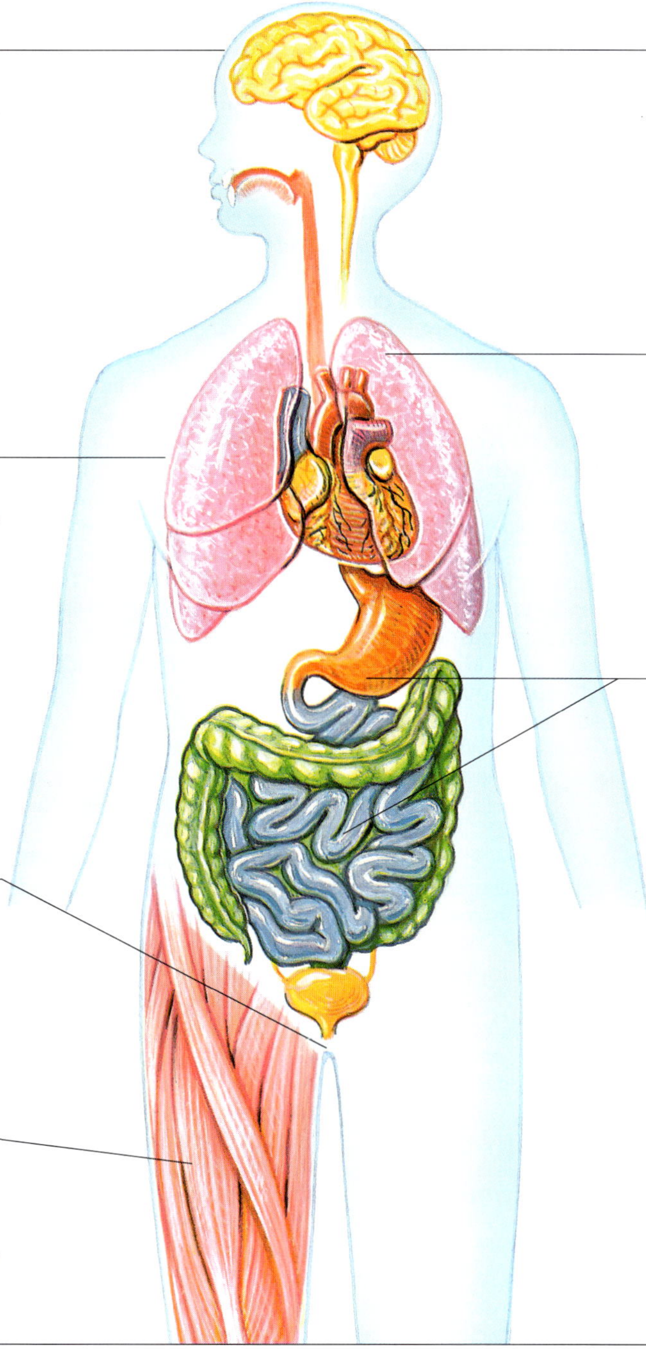

Haut.
Sie kann auf Streß mit Rötungen, Ausschlägen, Ekzemen reagieren. Schuppenflechte wird durch Streß gefördert.

Gehirn und Kopf.
Andauernder psychosozialer Streß kann zu Ängsten und Depressionen führen oder über das vegetative Nervensystem Kopfschmerzen auslösen.

Lungen und Atmung.
Atembeschwerden oder das Gefühl, nicht genug Luft zu bekommen, können Streßfolgen sein, ebenso unerwartete Asthmaanfälle.

Herz und Kreislauf.
Der Herzinfarkt ist das bekannteste Streßrisiko, neben Herzjagen, Herzstechen oder Kreislaufschwächen.

Magen- Darmtrakt und Verdauung.
Streß kann über das vegetative Nerven system zu Übelkeit, Durchfall oder Verstopfung führen. Magenschleimhautentzündungen, Magen- und Zwölffingerdarmgeschwüre oder geschwürige Dickdarmentzündungen gehören zu den bekannten Streßrisiken.

Genitalorgane.
Egal ob Mann oder Frau – Streß lähmt die sexuelle Lust und kann zu Funktionsstörungen (Regelbeschwerden, Impotenz) führen.

Muskeln.
Zuckungen oder verstärkte Ticks können ein Ausdruck von Streß sein, der Tremor bei der Parkinsonschen Krankheit verstärkt sich.

Mehrzahl der Fälle beginnt eine Arzneimitteltherapie, die das Leiden zudeckt und kurzfristig lindert, aber nicht heilt. Langfristig kann diese Behandlung mehr schaden als nutzen, nämlich dann, wenn daraus Arzneimittelabhängigkeit und Sucht entstehen.

Beruhigungsmittel (Tranquilizer)

Die am häufigsten verschriebenen Beruhigungsmittel sind Tranquilizer vom Benzodiazepintyp z. B. *Adumbran* (BRD/Ö), *Gewacalm* (Ö), *Lexotanil* (BRD/Ö), *Limbatril* (BRD), *Limbitrol* (Ö), *Tavor* (BRD), *Tranxilium* (BRD/Ö) oder *Valium* (BRD/Ö).
Sie wirken wie eine Vielzahl ähnlicher Präparate aus derselben Familie bewußtseins- und gefühlsmindernd und
- angst- und spannungsdämpfend
- zähmend-antiaggressiv
- muskelentspannend und krampflösend

Tranquilizer können in akuten seelischen Krisen und Extremsituationen, vor Operationen oder nach Herzinfarkten hilfreich sein. Doch die Einnahme der Mittel ist nur kurzfristig vertretbar. Sie machen sich meist selbst unentbehrlich.
Schon nach zwei bis drei Wochen Einnahme können beim Absetzen genau die Symptome verstärkt auftreten, gegen die die Mittel wirken sollten: Angstzustände, Unruhe, Panikgefühle, Schlafstörungen. Die Bitte an den Arzt um ein weiteres Rezept ist die Konsequenz. Damit wird die Spirale der Sucht in Gang gesetzt. In der Bundesrepublik sind rund 500 000 Menschen von Beruhigungsmitteln abhängig (➔ Umgang mit Medikamenten, Seite 754).

Behandlungsalternativen

Auf der Suche nach den Ursachen langdauernder, allgemeiner Störungen des Wohlbefindens unterstützen Sie (➔ Beratung und Psychotherapie, Seite 822):
- Psychotherapeutisch qualifizierte Ärzte und Psychologen
- Beratungseinrichtungen der Wohlfahrtsverbände
- Frauenhäuser und Frauengesundheitszentren
- Beratungseinrichtungen der kommunalen Gesundheitsämter

Behandlung körperlicher (funktioneller) Befindlichkeitsstörungen

Funktionelle, psychosomatische Beschwerden und Konversionssymptome verunsichern die meisten Patienten. Einerseits wird durch die ärztliche Untersuchung bestätigt, daß man eigentlich »nichts Organisches« hat, also scheinbar gesund ist. In der Fachsprache heißt das: ohne Organbefund. Andererseits fühlt man sich dennoch im Wohlbefinden beeinträchtigt und krank.
Für viele beginnt sich dann ein endloses Diagnosekarussell zu drehen. Lange Irrwege durch medizinische Institutionen entstehen, wenn Störungen wie zum Beispiel Herzjagen oder Schwindel als Organerkrankung behandelt werden. Bei funktionellen Beschwerden gehören falsche Behandlungen zum medizinischen Alltag.
Der Leidensweg durch traditionelle Therapien und Diagnosestraßen, durch schmerzhafte Untersuchungen und sinnlose Behandlungen kostet nicht nur viel Geld. Am Ende können die Betroffenen tatsächlich seelisch oder körperlich krank sein. Bis sie in eine wirkungsvolle psychosomatische Behandlung kommen, vergehen meist fünf bis acht Jahre. Die Erfolge einer rein organbezogenen Behandlungsform sind äußerst gering:
- Eine Verbesserung funktioneller Magenbeschwerden wurde in nur 32 Prozent der Fälle beobachtet
- Bei Herzgefäßbeschwerden, nervösen Atembeschwerden oder anderen nicht lokalisierbaren funktionellen Störungen sinkt die Erfolgsrate der Behandlungen auf 23 bis 25 Prozent
- Bei Dauer-Kopfschmerzen braucht man von einer traditionellen Behandlung überhaupt keine Besserung zu erhoffen

Hinzu kommt, daß einige »Ausgangsstörungen« zwar gebessert werden können, daß aber in der Folge mit der »Wanderung« der Störung zu rechnen ist: Die Beschwerden äußern sich dann an einem anderen Organ.

Behandlungsalternativen

Bundesrepublik Deutschland
In der BRD tragen die meisten psychosomatisch orientierten Ärzte den Zusatztitel »Psychotherapie« oder »Psychoanalyse«. Damit ist gekennzeichnet, daß sie eine spezialisierte Ausbildung abgeschlossen haben. Die betreffenden Ärzte sind in den örtlichen Telefonbüchern verzeichnet.
Außerdem gibt es ein gut ausgebautes System von Spezialkliniken, in denen die psychosozialen Aspekte einer Störung in die Behandlung der Krankheit miteinbezogen werden: Beispielsweise Sucht-, Schmerz-, Herz- und Kreislaufkliniken, Rheuma- und Asthmakliniken. Mit der Verbindung von medizinischer und psychologischer Betreuung steigen die Heilungschancen. Auskunft erhalten Sie bei Ihrer zuständigen Krankenkasse (➔ Beratung und Psychotherapie, Seite 822).
Neben diesen spezialisierten Einrichtungen gibt es in der

Bundesrepublik zwischen 60 und 100 relativ gut ausgestattete Psychosomatik-Kliniken. Vorsicht ist geboten, denn der Begriff »Psychosomatische Klinik« ist nicht gesetzlich geschützt. Daher darf sich jede Kurklinik diese Bezeichnung selbst verleihen:
- Erkundigen Sie sich bei Ihrer Krankenkasse nach geeigneten und qualifizierten Einrichtungen in der Nähe Ihres Wohnorts
- Erkundigen Sie sich bei der nächstliegenden Universitätsklinik mit einer psychosomatischen Abteilung nach qualifizierten Einrichtungen in Ihrer Umgebung

Beachten Sie folgende Kriterien:
- *Qualifikation der Ärzte*: Die Klinik- oder Abteilungsleiter sollten von der zuständigen Landesärztekammer ermächtigt worden sein, den Zusatztitel »Psychotherapie« oder »Psychoanalyse« zu tragen. Außerdem kann es hilfreich sein, nach den Kontakten der Klinikmitarbeiter zum Deutschen Kollegium für Psychosomatische Medizin zu fragen. Diese Fachgesellschaft hat eigene Weiterbildungsrichtlinien entwickelt, die als Qualifikationsmaßstab angelegt werden können
- *Qualifikation der Therapeuten* ➔ Beratung und Psychotherapie, Seite 829
- *Kostenträger*: Einrichtungen, die mit den Krankenkassen Verträge abgeschlossen haben, liegen meist im Zuweisungsnetz der umliegenden Praxen oder benachbarten Kliniken. Damit kann man bei einem stationären Aufenthalt in relativer Nähe zum Wohnort oder zu den Verwandten und Freunden bleiben. Gibt es Verträge mit den Rentenversicherungsträgern (BfA, LVA u.a.), wird man meist in weiter entfernte Regionen überwiesen. Das kann vorteilhaft sein, wenn man Abstand von der Familie sucht
- *Verweildauer*: Die Frage nach der durchschnittlichen Verweildauer der Patienten gibt Ihnen Einblick in das Arbeitsprogramm der Klinik. Kurzfristige Aufenthalte von beispielsweise sechs Wochen sollten das Minimum sein. Richten Sie sich auf einen längeren Aufenthalt ein
- *Bettenzahl*: Ob eine Klinik 200 oder 50 Betten hat, ist weniger wichtig als die Frage, wie sie in spezielle Abteilungen oder Stationen untergliedert ist und welche Arbeitsschwerpunkte sie sich gesetzt hat (➔ Beratung und Psychotherapie, Seite 830)
- *Information*: Bevor Sie sich entscheiden, vereinbaren Sie ein Beratungsgespräch mit der von Ihnen gewünschten Einrichtung. Der persönliche Kontakt zu den Mitarbeitern bringt Ihnen mehr Information und gibt zusätzliche Sicherheit in der Entscheidung

Zum Weiterlesen
Heinz Neun: Psychosomatische Einrichtungen - Was sie machen und wie man sie finden kann; (Informationsbroschüre); Göttingen 1987
P. Stössel: Wenn Pillen alleine nicht helfen; 1984

Österreich
In Österreich mangelt es sehr an psychosomatischen Einrichtungen. Es ist zwar möglich, über die jeweilige Krankenkasse Psychotherapien zu beantragen, aber psychosomatische Ambulanzen gibt es nur in einigen Großstadtbereichen. Speziell ausgebildete, psychosomatisch orientierte Ärzte sind nach wie vor selten. Für ganz Österreich gibt es nur zwei Ausbildungsposten.
Weitere Informationen erhalten Sie:
- bei Ihrer Krankenkasse
- in der psychosomatischen Abteilung der Wiener psychiatrischen Universitätsklinik
- am Institut für Medizinische Psychologie an der Medizinischen Fakultät, 1090 Wien, Währinger Gürtel 74-76

Zum Weiterlesen
Erwin Ringel, Ulrich Kropiunigg: Der fehlgeleitete Patient - Psychosomatische Patientenkarrieren und ihre Akteure; Wien, 1983
Gerhard Stumm (Hrsg.); Handbuch für Psychotherapie und psychologische Beratung; Wien, 1988
Monika Reichelt: Wegweiser Psychotherapie. Methoden, Kosten und Adressen; Düsseldorf, 1989

Schlafstörungen

Mit dem Schlafbeginn werden viele Körpervorgänge auf »Sparflamme« gesetzt. Die Körpertemperatur fällt um einige Zehntel-Grade ab, Atmung und Puls werden langsamer, der Blutdruck sinkt. Unsere Sinne nehmen die Umwelt nur noch reduziert wahr, das gesamte Nervensystem ist im Schlaf vermindert erregbar. Dieses Umschalten des Körpers auf »Sparfunktionen« ermöglicht die lebensnotwendige Erholung und schützt die begrenzten Energiereserven unseres Körpers.
Schlafverhalten wird von der Kultur geprägt, in der man lebt. Millionen Menschen haben einen anderen Schlaf-Wach-Rhythmus als wir. Sie ruhen und schlafen beispielsweise um die Mittagszeit und sind in der Nacht länger wach. Ebenso gibt es Unterschiede von Mensch zu

Wetterfühligkeit

Je nach Hoch- oder Tiefdruck, Licht oder Dunkelheit, Dauer des Sonnenlichts oder Temperatur fühlen sich manche Menschen vital und lebenslustig, niedergeschlagen oder im Wohlbefinden beeinträchtigt. Vor allem Befindlichkeitsstörungen wie Kopfschmerzen, Schlafstörungen, depressive Verstimmungen, Gefühle der Unruhe, Kreislaufstörungen oder Atembeschwerden können sich in Föhn- oder Tiefdrucklagen verstärken. Eine nachvollziehbare Erklärung gibt es dafür nicht.

Entscheidend können für die Wetterfühligkeit sein:

- Die individuelle, körperliche Disposition, mit »anfälligen« Organsystemen oder Organfunktionen etwa auf Druckschwankungen zu reagieren;
- die erhöhte psychische Bereitschaft, bestimmte Befindlichkeitsstörungen eher »zuzulassen«, wenn das Wetter schlecht ist oder wenn es sich rasch ändert. Das Wetter kann einen Betroffenen auch davon entlasten, die tiefer liegenden Ursachen »seiner« Beschwerden zu erforschen;
- Tiefdruck, der sich vor allem in städtischen Ballungsgebieten zu »Dunstglocken« sammelt, hat durch die Konzentration von Umweltgiften (➔ Seite 933) besonders negative Auswirkungen auf das Wohlbefinden.

Wintermüdigkeit

Seit kurzem gibt es Hinweise, daß ein veränderter Stoffwechsel im Gehirn die Befindlichkeitsstörungen in der dunklen und kälteren Jahreszeit bedingt. Das helle Tageslicht im Frühling und Sommer unterdrückt die Produktion des Hormons Melatonin. In Herbst und Winter wird es hingegen vermehrt ausgeschüttet. Auch der Energiehaushalt verändert sich im Rhythmus von Winter und Sommer. Menschen, die auf die unterschiedlichen Sonnenlichtbedingungen in den nördlichen Breiten besonders sensibel reagieren, ziehen sich meist während der Herbst- und Wintermonate aus dem Freundeskreis zurück, kapseln sich ab und leiden unter allgemeiner Trägheit und Unlust. Gleichzeitig fühlen sie sich müde und verspüren wilden Hunger auf Kohlenhydrate (Brot, Zucker, Süßigkeiten). Eine spezielle Lichttherapie kann 60 bis 80 Prozent der Betroffenen helfen.

Die Lichttherapie: Die Helligkeit, die die Augen trifft, muß in etwa einem hellen Frühlingstag entsprechen (2500 Lux) und täglich ein bis zwei Stunden einwirken. Diese Lichtmenge produziert eine tragbare Lichtbox mit mehreren 40-Watt-Leuchtstoffröhren, die der Arzt zu Lasten der Krankenkasse verordnen kann.

Auskunft bei der Uniklinik Bonn: (02 28) 2 80-33 68.

Mensch und Unterschiede je nach Lebensalter. Eine »Norm« für »richtigen« Schlaf kann es daher nicht geben.

Morgenmenschen - Abendmenschen

Die Acht-Stunden-Schlafregel ist das Ergebnis einer langen historischen Entwicklung. Nach dieser Regel ist das öffentliche Leben organisiert, nach ihr funktionieren das Schul- und Arbeitsleben sowie die Essens- und Ruhezeiten.

Für individuelle Abweichungen gibt es wenig Platz. Für den einzelnen kann das quälend sein. Die »innere Uhr« läßt »Abendmenschen« um rund eineinhalb Stunden später zu Bett gehen und fast zwei Stunden später aufstehen als »Morgenmenschen«. Beide Typen brauchen einen ihrem Körperrhythmus angepaßten Schlaf. Volksweisheiten wie »Morgenstund hat Gold im Mund« oder die diskriminierende Bezeichnung »Langschläfer« sind daher fehl am Platz. Die Unterschiede zwischen beiden Menschentypen sind auch noch während des Tages am Verlauf der Körpertemperatur erkennbar.

Schlafdauer

Die Schlafdauer ist auch vom Lebensalter abhängig. Säuglinge schlafen fast zwei Drittel ihrer Zeit, Kleinkinder benötigen zwischen zehn und zwölf Stunden, größere Kinder nähern sich langsam einer Zeit von acht bis zehn Stunden, Erwachsene im mittleren Alter kommen mit acht Stunden Schlafdauer ganz gut zurecht. Mit höherem Alter sinkt die Schlafdauer weiter. Sie wird immer kürzer. Bis zu einem Alter von 70 Jahren kann sie auf fünf bis sechs Stunden täglich absinken.

Beschwerden

- Einschlafstörungen. Man liegt quälend lange wach, in Extremfällen sogar stundenlang
- Durchschlafstörungen. Man wacht häufig auf, der Schlaf ist oberflächlich und »zerhackt«
- Vorzeitiges Erwachen. Man wacht »viel zu früh« auf und kann nicht mehr einschlafen

Irrtümer

Die Nacht kann wie eine Zeitlupe wirken. Die Zeit leichten Schlafs oder Wachperioden schätzt man leicht erheblich länger ein, als sie in Wirklichkeit sind.

Der einzige Bewertungsmaßstab für die Schlafqualität ist das Gefühl des Ausgeruhtseins am nächsten Morgen. Wer sich am Tage leistungsfähig und munter fühlt, hat selbst dann keine Schlafstörung, wenn er nachts mehrfach aufwacht.

Schlafbedürfnis

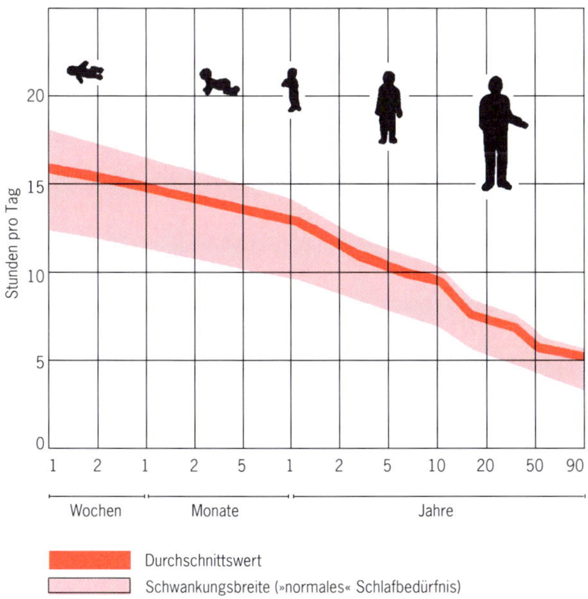

Ursachen

Alkohol
Ein kleines Glas Wein oder Bier können in Ausnahmefällen die Funktion eines »Schlummertrunks« übernehmen. Doch mehr Alkohol als diese geringe Menge kann den Schlaf stören.
Mit Alkohol kann man meistens schnell einschlafen. Er belastet jedoch während des Schlafs das Nervensystem und den gesamten Organismus, der mit der Abbauarbeit des Alkohols beschäftigt ist. Der »Narkotisierte« wacht relativ schnell wieder auf, von nun an ist der Schlaf gestört. Die wichtigste Schlafphase, der REM-Schlaf, wird unterdrückt, das Schlafprofil verändert sich. Alkohol ist daher einer der häufigsten Schlafstörer.

Schichtarbeit
Schlafrhythmusgestört sind alle Beschäftigten im Schichtdienst. Der »Hell-Dunkel-Takt« gerät gemeinsam mit der »inneren Uhr« aus dem Gleichgewicht. Während des Tages wird der Schlaf meist »oberflächlich« oder verkürzt und kann die verlorenen Nachtstunden kaum wettmachen.
Rund 80 Prozent der Schichtarbeiter in der Bundesrepublik leiden an Schlafstörungen.

Psychosoziale Probleme
Das seelische Gleichgewicht hat den entscheidendsten Einfluß auf die Schlafqualität. Belastende Lebenssituationen, die nicht an einem bestimmten Ereignis festgemacht werden können, zerstören den Schlaf meist »schleichend«.
Langandauernde Ehekrisen, gärende Konflikte in der Familie, steigende Anforderungen am Arbeitsplatz, lieblose Beziehungen, unbefriedigende Sexualität oder fehlende soziale Anerkennung haben eine nachhaltige Wirkung auf die Schlafqualität.
Folgendes weist eindeutig auf psychische Probleme hin: Man quält sich vor dem Einschlafen, ja, man fürchtet es, wälzt scheinbar sinnlose Gedanken, steht öfter auf und kann erst in den frühen Morgenstunden einschlafen. Dann schläft man jedoch meist gut durch (➔ Befindlichkeitsstörungen, Seite 215).
Traurige Verstimmungen oder Depressionen äußern sich meist anders. Man schläft gut ein, aber wacht nach wenigen Stunden wieder auf. Dann beginnt die Quälerei, das unruhige Wachliegen.
Schlafstörungen können oft das einzige Symptom einer Depression sein (➔ Seite 237).

Lärm
Unser Gehörsinn bleibt auch während des Schlafs »wach« und signalisiert dem vegetativen Nervensystem Außenreize.
Eine Schlafstörung ist also auch dann zu erwarten, wenn man sich scheinbar an den Lärm »gewöhnt« hat und ihn nicht mehr bewußt registriert.
In einer ruhigen Wohngegend liegt der Geräuschpegel nachts bei 30 bis 35 Dezibel, mit Straßenlärm bei 70 bis 80 Dezibel und bei Baulärm um die 90 Dezibel (➔ Schwerhörigkeit, Seite 301). Unsere Schlaftiefe nimmt aber bereits bei 50 Dezibel ab.

Wohn- und Schlafsituation
Schlechte oder trockene Luft können den Schlaf ebenso beeinflussen wie übermäßige Wärme (über 18 Grad). Weiche Betten, die die optimale Lage der Wirbelsäule oder die Durchblutung stören, wirken auf die Schlafqualität ebenfalls negativ.

Gifte
Mit Schlafstörungen machen sich oft die Schäden zuerst bemerkbar, die Wohn- und Umweltgifte beim Menschen anrichten (➔ Seite 910 und Seite 933). Auch elektromagnetische Felder können die Schlafqualität beeinträchtigen (➔ Seite 917).

Arzneimittel
Koffeinhaltige Schmerz- und Grippemittel beleben und können so Schlafprobleme vergrößern. Ähnlich ist es bei Präparaten, die Ephedrin, Theophyllin oder verwandte Stoffe enthalten. Sie sind vor allem in Grippe-, Husten- und Schnupfenmitteln zu finden, in Mitteln gegen Bronchitis und Asthma und (eher selten) in durchblutungsfördernden Mitteln. Appetitzügler führen fast immer zu Schlafstörungen.
Fragen Sie bei Schlafstörungen Ihren Apotheker oder Arzt nach belebenden Stoffen in Ihren Medikamenten.
Schlafmittel können Schlaf bringen, ihn aber in der Folge ebenso nachhaltig stören. Wer versucht, das Medikament nach einiger Zeit der Gewöhnung abzusetzen, kämpft mit denselben Beschwerden wie vor Einnahme des Mittels; unter Umständen sogar mit schwerwiegenderen Störungen (➔ Umgang mit Medikamenten, Seite 754).

Krankheiten
Die Sorge um die Gesundheit kann jeden Schlaf ebenso stören wie die Symptome vieler Krankheiten.

Erkrankungsrisiko
Rund ein Drittel der Bundesdeutschen, also rund zwanzig Millionen Menschen, klagt über gestörten Schlaf. Die Hälfte davon empfindet diese Störung als ernstzunehmend. Frauen sind davon doppelt so oft betroffen wie Männer (➔ Befindlichkeitsstörungen, Seite 215).

Folgen und Komplikationen
Die direkten Folgen von Schlafstörungen sind jedem bekannt: Man fühlt sich gerädert, erschöpft, ausgelaugt, benommen, kämpft mit Konzentrationsschwierigkeiten und braucht viele Stunden, um sich wieder halbwegs fit zu fühlen. Anhaltender Schlafmangel wirkt auf das gesamte Nervensystem, stört die Wahrnehmungsfähigkeit, die Sinne und wirkt wie eine Folter. Schlafentzug und Schlafstörung gehören bis heute zu den gängigen Verhörmethoden. Die häufigste Folge von Schlafstörungen ist der dauernde Gebrauch von Schlafmitteln, der in eine Medikamentenabhängigkeit münden und die Schlafqualität nachhaltig verändern kann.

Vorbeugung
- Abends nur leicht verdauliche Mahlzeiten essen
- Abends Alkohol, Kaffee, grünen oder schwarzen Tee und Cola-Getränke meiden
- Die Abendstunden zur Entspannung nützen: lesen, plaudern, spielen, baden oder einfach Zeit verbummeln
- Bewegung und Sport, ein abendlicher Spaziergang
- Lüftung und Luftaustausch im Schlafzimmer können durch feinstufige Kippstellungen am Fenster geregelt werden. Das Anlaufen der Fenster an kalten Tagen signalisiert eine zu hohe Luftfeuchtigkeit und zu starke Abdichtungen
- Bei Schallschutzfenstern muß man innerhalb der Wohnung für ausreichenden Luftaustausch sorgen. Durch moderne Isolierfenster können die Wohnschadstoffe aus Textilien, Teppichen, Böden und Spanplatten bedrohliche Werte erreichen (➔ Wohngifte, Seite 910). Öffnen Sie die Türen zu Räumen, in denen Sie keine Isolierfenster haben
- Heizung zurückstellen und, dem individuellen Bedürfnis entsprechend, das Schlafzimmer eher kühl halten
- Für die Wirbelsäule ist ein flaches Bett mit Lattenrost

Tees gegen Schlafstörungen, Nervosität und Unruhe (Nerventees, Gute-Nacht-Tees)

Baldrianwurzel
Zubereitung:
- Einen Teelöffel Baldrian mit einer mittelgroßen Tasse heißem Wasser übergießen;
- 10 bis 15 Minuten stehenlassen, danach abseihen.

Anwendung: Zur Beruhigung während des Tages zwei- bis dreimal täglich einen frisch zubereiteten Teeaufguß trinken. Als schlafanstoßenden Tee kurz vor dem Zubettgehen eine frisch zubereitete Tasse Tee trinken.

Hopfenzapfen
Zubereitung und Anwendung: Wie Baldrianwurzel.

Melissenblätter
Zubereitung:
- Ein bis drei Teelöffel Melissenblätter mit einer mittelgroßen Tasse heißem Wasser übergießen;
- zehn Minuten stehenlassen, danach abseihen.

Anwendung: Mehrmals täglich eine Tasse frisch zubereiteten Tee trinken.

Lavendelblüten
Zubereitung und Anwendung: Wie Melissentee.

Beruhigungstee-Mischung
Rezept: 40 g Baldrianwurzel, 20 g Hopfenzapfen, 15 g Melissenblätter, 15 g Pfefferminzblätter, 10 g Pomeranzenschale.
Zubereitung und Anwendung: Wie Melissentee.

optimal. Menschen, die nicht flach liegen können, sollten mit einem verstellbaren Teil den Oberkörper entlasten
- Matratze und Bettdecke sollen aus natürlichem Material sein, das genug Feuchtigkeit aufnimmt. Pro Nacht gibt der Mensch rund einen halben Liter Schweiß ab
- Am häufigsten vergessen: Sexualität und Zärtlichkeit, Hautkontakt und Wärmeaustausch beruhigt, entspannt und bringt gesunden Schlaf

Wann zum Arzt?

Wenn der Schlaf trotz Selbsthilfemaßnahmen nach zwei bis drei Wochen gestört bleibt. Nehmen Sie das Schlaf-Tagebuch mit (➔ Selbsthilfe). Gemeinsames Lesen kann neue Aufschlüsse geben.
Treffen die Schlafschwierigkeiten (vor allem frühzeitiges Erwachen und zerhackter Schlaf) noch mit anderen Beschwerden wie Antriebs- und Appetitlosigkeit, mit Schuld- und Unlustgefühlen, mit Gewichtsverlust, Konzentrationsschwierigkeiten und Leistungsstörungen zusammen, so kann das ein Anzeichen für eine ernsthafte depressive Verstimmung sein. Gehen Sie in solchen Fällen auf jeden Fall zum Arzt.

Selbsthilfe

- Entspannende Rituale wie ein Spiel gemeinsam spielen, sich vorlesen lassen, eine Honigmilch trinken
- Entspannungsübungen (➔ Seite 815)
- Massage (➔ Seite 806)
- Bewegung und Sport (➔ Seite 900)
- Beruhigungstees

Unterstützend wirkt alles, was die seelische Entspannung fördert. Man muß »innerlich und äußerlich loslassen« können, um Ruhe zu finden. Viele Menschen bevorzugen dafür Kuschelstimmungen, individuelle Bein- und Armhaltungen, eigene Kissen oder Decken, die umschlungen werden. Geben Sie diesen Bedürfnissen nach. Auch als Erwachsener gibt es keinen Grund, sich dafür zu schämen.
Um der Ursache längerfristiger Schlafstörungen auf die Spur zu kommen, ist ein Schlaf-Tagebuch oft hilfreich. Die Auswertung nach ein bis zwei Wochen hilft Ihnen, die störenden Ursachen zu erkennen.

Schlafstörungen als Chance

Da vor allem psychische Probleme den Schlaf beeinträchtigen, kann die Nacht auch zu einer wichtigen Problemhelferin werden. Es ist still, der Partner und die Kinder schlafen, man ist ungestört und kann über sich selbst nachdenken.

Der Inhalt des Schlaf-Tagebuchs

- Wann sind Sie schlafen gegangen, wann sind Sie aufgestanden (wach geworden)?
- Welche Mahlzeiten, welche Getränke haben Sie nach 17 Uhr zu sich genommen?
- Welche Arzneimittel haben Sie während des Tages genommen?
- Was haben Sie während des Tages gemacht? Welche Arbeiten?
- Wie war die Stimmung während des Tages? Gab es Ereignisse oder Erlebnisse, die besonders belastend waren?
- Haben Sie während des Tages ein »Nickerchen« gemacht?
- Wie wurde der Schlaf beeinträchtigt: Durch Einschlaf- oder Durchschlafstörungen oder mit vorzeitigem Erwachen?
- Wie war das allgemeine körperliche Befinden am nächsten Tag?
- Welche Gedanken haben Sie im Kopf gewälzt, während Sie wach dalagen?

Ungelöste Konflikte, Sorgen, Kummer, bevorstehende Entscheidungen, Beziehungskrisen oder Probleme im Beruf können Sie im Schutz der Nacht neu überdenken. Dafür sollten Sie allerdings aufstehen und den Raum wechseln. Versuchen Sie, eine Zwischenbilanz aufzustellen oder Entscheidungshilfen zu formulieren. Überlegen Sie kleine Lösungsschritte. Schreiben Sie Ihre Gedanken auf, oder richten Sie »Briefe« an sich selbst. Belastende Situationen oder Ereignisse sind leichter zu lösen, wenn man sie mitteilt.

Behandlung

Wenn die Schlafbeschwerden
- mit einer körperlichen Krankheit zusammenhängen, muß die »Grundkrankheit« behandelt werden
- mit einer belastenden Arbeitsorganisation oder mit giftigen Arbeitsstoffen zusammenhängen, versuchen Sie, die Unterstützung der Kollegen, des Betriebs- und Personalrats zu gewinnen oder genauere Auskünfte beim Betriebsarzt zu bekommen (➔ Seite 949)

Zum Weiterlesen

Kurt Langbein: Schlaflos - Vom Umgang mit Schlafproblemen; Köln, 1991
Andrea Ernst, Ingrid Füller: Schlucken und schweigen. Wie Arzneimittel Frauen zerstören können; Köln, 1988

- Suchen Sie Beratung und Psychotherapie, wenn die Schlafbeschwerden mit psychosozialen Problemen zusammenhängen (➔ Seite 212)

Behandlung mit Medikamenten
Viele Ärzte reagieren auf eine Schlafstörung mit einem »Kurzschluß«: Sie verordnen Schlafmittel, obwohl die meisten Präparate bereits nach kurzer Einnahmezeit den Schlaf kraß verschlechtern können.

- Die Verschlechterung des Schlafs verführt dazu, die Dosis zu erhöhen. Die größeren Mengen verändern den Schlaf in eine »Einheitsnarkose«
- Schlafmittel beeinflussen die Schlafphasen. Mit Nacht-Tranquilizern (Benzodiazepinen) verändert sich der Tiefschlaf, mit den meisten anderen der Traumschlaf
- Wenn man versucht, Nacht-Tranquilizer oder Barbiturate nach längerer Zeit abzusetzen, dann können Entzugserscheinungen auftreten. Schon nach drei Wochen Einnahme können sich diese Beschwerden in schweren Schlafstörungen, Schwindel, Kopfschmerzen, Zittern, Durchfall, Übelkeit, Gewichtverlust oder Angst und Alpträumen äußern
- Durch diese Entzugserscheinungen wird man dazu verleitet, die Mittel weiter einzunehmen. Die Spirale der Abhängigkeit und Sucht setzt sich damit in Bewegung, ohne daß man es merkt
- Länger wirkende Durchschlafmittel werden im Körper nur langsam abgebaut, sie können bis in den nächsten Vormittag wirken. Verwirrtheit und Benommenheit beeinträchtigen die Bewegungs- und Leistungsfähigkeit während des Tages
- Manche Mittel (z. B. einige Nacht-Tranquilizer) können sich im Körper »anhäufen« (kumulieren). Damit bleiben die Substanzen noch viele Stunden nach der letzten Einnahme aktiv

Fragen Sie Ihren Arzt oder Apotheker nach den möglichen Neben- und Folgewirkungen (➔ Umgang mit Medikamenten, Seite 754).

Schlafmittel sind nur in Ausnahmefällen sinnvoll

- Kurzzeitig bei situationsbedingten Belastungen oder Umstellungen; meist genügt eine einmalige Einnahme, zum Beispiel bei der Verschiebung des Hell-Dunkel-Rhythmus nach Flugreisen
- Bei kurzzeitigen Schlafstörungen durch körperliche oder seelische Belastungen, zum Beispiel bei schwerer, schmerzhafter Krankheit, vor Operationen oder in ungewohnter und fremder Umgebung. Die Einnahme sollte auf keinen Fall länger als drei Wochen dauern (Gewöhnungsgefahr!).

Kopfschmerzen

Beschwerden
Die meisten Menschen werden dann und wann von Kopfschmerzen geplagt, einige leiden heftig, manche sogar regelmäßig darunter. Kopfweh ist jedoch keine Krankheit, sondern ein Warnsignal.
Kopfschmerzen können zu jeder Tageszeit auftreten und unterschiedlich heftig sein, vom leichten »Druck im Kopf« bis zu unerträglich stechenden Schmerzen. Sie können mit Sehstörungen und anderen Beschwerden kombiniert sein.

Ursachen
Neben einer Vielzahl von körperlichen Ursachen (➔ Kopfschmerzen im Abschnitt Beschwerden und Symptome, Seite 130) können vor allem seelische Spannungen Kopfweh verursachen.
Widerstreitende Gefühle, die »krampfhaft« unter Kontrolle gehalten werden müssen, der innere Konflikt zwischen eigenen Lebenswünschen und der unbefriedigenden Lebenssituation können »Kopfzerbrechen« machen - zum Beispiel Aggressionen oder Wut gegen nahestehende Bezugspersonen oder Vorgesetzte, die man sich nicht auszuleben getraut. Diese »verbotenen« Impulse von Wut und Zorn werden schließlich nach innen, gegen die eigene Person, gerichtet. Diese Spannung drückt sich im Dauerkopfschmerz aus.
Besonders Frauen können oft dem Bild nicht entsprechen, das die Gesellschaft von ihnen erwartet: friedlich, freundlich, ausgleichend, harmonisch. Dementsprechend quälen Kopfschmerzen vor allem Frauen. Sie bekommen auch ein Drittel mehr Schmerztabletten verschrieben als Männer.
Gestaute Emotionen sind oft die Grundlage dafür, daß sich Kopfschmerzen entwickeln können. Zusätzlich auslösende Faktoren können dann sein: Überlastung, Mißbrauch von Genußmitteln (➔ Seite 887), Schadstoffeinflüsse (➔ Seite 910), Überempfindlichkeit auf bestimmte Nahrungsmittel (➔ Seite 534), Wetterfühligkeit (➔ Seite 228), Schlafmangel (➔ Seite 227), schlechte Luft, Verspannungen der Nacken- und Wirbelsäulenmuskulatur (➔ Seite 528), allgemeine Krankheiten.

Mögliche Folgen und Komplikationen
➔ auch Migräne, Seite 269.
Der Griff zur Schmerztablette kann schwerwiegende Folgen haben. Einerseits wird das Warnsignal Schmerz unterdrückt und damit womöglich die Chance vertan, eine

ernste Krankheit frühzeitig zu behandeln. Andererseits birgt die häufige Einnahme von Schmerzmitteln die Gefahr, daß sich eine Abhängigkeit entwickelt, und sie können Leber und Nieren dauerhaft schädigen (➔ Schmerzmittel, Seite 760). Kopfschmerzen mit Tabletten »wegzuschlucken«, heißt auch, die Forderung des Körpers zu ignorieren, endlich das Gleichgewicht zwischen Spannung und Entspannung wiederherzustellen.

Vorbeugung
Alles, was darauf abzielt, mit sich und seiner Umwelt im Gleichgewicht zu leben, beugt Kopfschmerzen vor (➔ Befindlichkeitsstörungen, Seite 215).

Wann zum Arzt?
Wenn Kopfschmerzen regelmäßig wiederkehren oder lange anhalten. Der Arzt sollte abklären, ob organische Krankheiten die Kopfschmerzen verursachen.
Wenn trotz »negativer« Befunde die Schmerzen bestehenbleiben, können Spezialeinrichtungen sinnvolle Beratung bieten:

Deutsche Schmerzhilfe
Woldsenweg 3
2000 Hamburg 20

Selbsthilfe
- Ein Spaziergang in frischer Luft, ein warmes Bad können entspannen
- Sich hinlegen, alle äußeren Geräuschquellen ausschalten, innerlich abschalten
- Das Erlernen und die Anwendung von Entspannungstechniken kann hilfreich sein (➔ Entspannung, Seite 813)
- Massagen (➔ Seite 806)
- Kalte oder heiße Kompressen auf Stirn und Nacken legen, die schmerzenden Stellen mit Eiswürfeln massieren
- Beide Ohrläppchen fest reiben. Mit Daumen und Zeigefinger den Nasenrücken in den Augenwinkeln zusammendrücken
- Kalte Arm- und Fußbäder (➔ Seite 799)
- Haare in alle Richtungen bürsten
- Für den, dessen Magen es verträgt: Schwarzer Kaffee, eventuell mit Zitrone

Behandlung
Eine wirkungsvolle Behandlung muß die Ursachen des Kopfschmerzes angehen - auch dann, wenn keine körperliche Ursache für die Beschwerden gefunden wurde. Dazu müssen Sie sich zunächst einmal mit sich selbst, Ihren inneren Spannungen, Ihren Konflikten in Beziehungen und den Problemen am Arbeitsplatz auseinandersetzen.
Möglicherweise brauchen Sie aber auch vorübergehend professionelle Hilfe (➔ Beratung und Psychotherapie, Seite 822).
Zur Behandlung von Kopfschmerzen mit Schmerzmitteln ➔ Einfache Schmerzmittel, Seite 760.

KRANKE SEELE

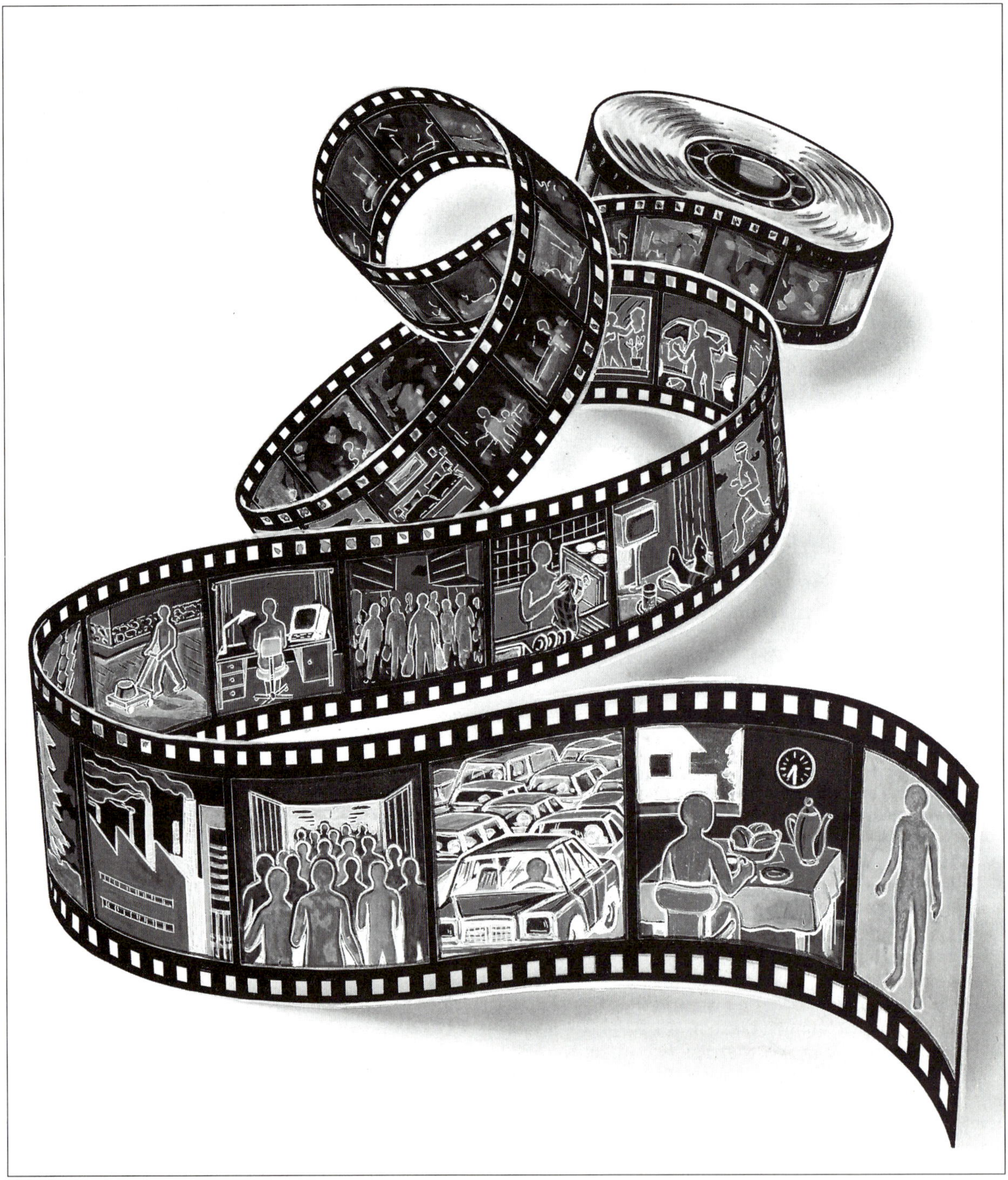

Menschen, die an einem organischen Leiden erkrankt sind, können sich des Mitleids, der Aufmerksamkeit und Fürsorge ihrer Angehörigen oder Freunde relativ sicher sein. Psychisch Kranke haben es ungleich schwerer. Den Krankheiten der Seele und des Geistes wird in unserer Gesellschaft ein gänzlich anderer Stellenwert zugemessen als körperlichen Beschwerden. Über psychiatrische Erkrankungen wird, wenn überhaupt, nur hinter vorgehaltener Hand gesprochen. Die Betroffenen werden gemieden, ausgegrenzt, ausgeschlossen und zu Tausenden vergessen. Über psychiatrischen Kliniken hängt ein unausgesprochenes Tabu, und hinter ihren verschlossenen Türen enden - auch heute noch - unzählige Lebenswege. An diesem System wirken entmündigende Gesetze mit, das Fehlen ambulanter Versorgungseinrichtungen und eine Gesellschaft, die sich mit dem Widersprüchlichen und »Ver-Rückten« des eigenen Lebens nicht auseinandersetzen will. An keinem Ort liegen Zerrissenheit und Einheit, Verzweiflung und Glück, Banales und Einmaliges, das Sich-Verirren und Sich-Finden des Menschen näher beieinander als in der Psychiatrie. Diese Nähe zum scheinbar »Normalen« löst Ängste aus, denn fast jeder Mensch kennt in seinem Innersten Gefühle und Gedanken, die den Krankheiten der Seele und des Geistes ähneln. Psychisch und psychiatrisch Kranke leben einen extremen Pol der unzähligen Variationen menschlichen Verhaltens, Fühlens und Denkens. Erst wenn wir das erkennen, bekommt der Satz »Irren ist menschlich« seine Bedeutung.

NEUROSEN

Menschen verändern sich in einem stetigen Prozeß. Zu den wichtigsten Entwicklungsphasen zählen dabei Kindheit und Jugend, in denen man bestimmte Muster der Lebens- und Konfliktbewältigung erlernt. Diese »Lernmaterialien«, die wir aus frühkindlichen, aber auch späteren Erfahrungen mitnehmen, legen uns ein bestimmtes Verhalten, eine bestimmte Wahrnehmung, ein bestimmtes Denken und Fühlen nahe. In Konfliktsituationen greifen wir häufig auf diese Muster zurück, die wir wie Folien über eine aktuelle Situation legen, und benutzen sie, um ein auftretendes Problem zu meistern.

Oft passen diese Folien zur aktuellen Situation und helfen tatsächlich, Konflikte zu lösen, Beziehungen zu knüpfen und ein weitgehend ausgeglichenes Leben zu führen. Sie sind sogar die unerläßliche Voraussetzung für unsere Fähigkeit, im Leben zurechtzukommen.

Neurosen sind ebenfalls in der Vergangenheit erworbene Muster, mit denen ein Mensch versucht, Konflikte zu bewältigen. So vielfältig wie die Erfahrungen jedes Menschen sind, so vielfältig können neurotische Konfliktverarbeitungen sein. Die überwiegende Mehrzahl der Menschen lebt mit neurotischen Störungen weitgehend komplikationslos. Fast jeder von uns hat im Laufe seines Lebens einmal kleinere oder größere Zwänge, Ängste oder Ticks. Wir suchen uns dann Partner, Freunde und Freundinnen, die mit ihren Neurosen zu uns »passen«, Berufe, in denen wir mit unserem neurotischen Anteil wenig auffallen, und eine Alltagsgestaltung, in der wir mit unseren neurotischen Störungen ausgeglichen leben.

Beschwerden

Zu Beschwerden werden Neurosen dann, wenn die Muster der Vergangenheit die aktuelle Situation überlagern und der Betroffene die Anforderungen seines Alltags nicht mehr angemessen bewältigen kann. Die psychische Energie wird dann nicht mehr gebraucht, um ein Problem zu meistern, sondern um die von innen kommenden Konflikte abzuwehren.

Zu den klassischen neurotischen Störungen zählen:

Charakterneurose

Darunter versteht man zwanghaftes Verhalten, das sich zum »Charakter« verfestigt hat, nicht auf eine aktuelle Situation abgestimmt ist und laufend wiederholt wird. Zum Beispiel

- Hypochondrie, obwohl man bei bester Gesundheit ist
- Übertriebene Pingeligkeit, obwohl alles bestens aufgeräumt ist
- Zwanghafter Geiz sich selbst und anderen gegenüber, obwohl ausreichend materielle Mittel vorhanden sind
- Zwanghaftes Zu-Spät-Kommen, obwohl es dafür keinen Grund gibt
- Dauernde Selbstzweifel, obwohl man auf die eigene Lebensgestaltung durchaus stolz sein könnte
- Zwanghaftes Casanova-Verhalten, obwohl die Vielfalt der Beziehungen keineswegs beglückt

Charakterneurosen haben - entsprechend unseren menschlichen Eigenschaften - eine unendliche Variationsbreite. Zum Leiden werden sie dadurch, daß die Betroffenen merken, daß etwas mit ihnen geschieht, was sie eigentlich nicht wollen.

Zwang

Zwänge unterscheiden sich von den Charakterneurosen dadurch, daß sie sich nur auf einen bestimmten Lebensbereich oder auf eine bestimmte Situation beziehen. Ein

Zwang ist ein sich immer wiederholender Handlungsablauf, der dem Betroffenen bewußt ist, dem er aber nicht entkommt. Zum Beispiel

- Waschzwang. Die Menschen waschen sich wiederholt, obwohl ihr Körper völlig rein ist
- Putzzwang. Die Menschen säubern immerfort die Wohnung, obwohl alles sauber ist
- Ordnungszwang, Sammelzwang oder Klauzwang

Milde Ausprägungen von Zwängen lassen sich fast immer in das Leben integrieren. Zum Problem werden Zwänge erst dann, wenn es den Betroffenen nicht mehr möglich ist, einen normalen Alltag zu gestalten. So kann beispielsweise der Zwang, immer wieder die verschlossene Wohnungstür zu kontrollieren, so sehr behindern, daß es nicht mehr möglich ist, das Haus in Ruhe zu verlassen.

Phobie

Phobien sind intensive Gefühle der Angst, die in Situationen entstehen, in denen eine überflutende Panik nicht gerechtfertigt ist. Zum Beispiel

- Spinnenphobien. In unseren Breiten entbehrt eine übermäßige Panik vor Spinnen jeder realen Grundlage. Gleiches gilt für fast alle Tierphobien, wie zum Beispiel die Angst vor Mäusen, Ratten oder Schlangen
- Platzangst. Die Unmöglichkeit, große, weite Flächen zu überqueren (*Agoraphobie*), Angst in engen Räumen (*Klaustrophobie*), die große Angst, in einem Aufzug oder in der U-Bahn steckenzubleiben, paßt nicht zu der tatsächlichen Wahrscheinlichkeit und der Gefahr, die daraus erwachsen kann
- Ausgeprägte Flugangst. Sie orientiert sich nicht an der tatsächlichen Gefahr eines Flugzeugabsturzes

Phobische Menschen können sehr gut einschätzen, daß ihre übermäßige Angst nicht »realitätsgerecht« ist, dennoch sind sie ihren Gefühlen ausgeliefert. Meistens ist es den Betroffenen möglich, mit ihren Phobien normal zu leben, indem sie die angstauslösenden Situationen vermeiden. Erst, wenn das nicht mehr möglich ist, werden Phobien zum qualvollen Leiden.

Angstneurose

Die Betroffenen werden von diffusen Ängsten überflutet, die sie nicht mehr kontrollieren können und die ohne direkten Auslöser auftreten. Das Gefühl der Angst kann so groß und übermächtig werden, daß es zu einer intensiven Panikstimmung kommt. Häufig richten sich Angstneurosen auf den eigenen Körper, zum Beispiel in der Herzneurose (Angst vor Herzstillstand), in der Angst vor AIDS oder in der übermäßigen Angst vor Krebs.

Die meisten Menschen können mit ihren Angstneurosen ein weitgehend normales Leben führen. Wenn sie spüren, daß ein Angstanfall droht, ziehen sie sich zurück, versuchen, sich mit Entspannungstechniken oder Beruhigungsmitteln zu schützen, und warten, bis er vorüber ist. Langandauernde, schwere Angstneurosen können die Lebensbewältigung extrem beeinträchtigen.

Tick

Darunter versteht man unbeherrschbare, unmotivierte Körperreaktionen ohne organische Ursachen wie zum Beispiel Augenzucken, Kopfwackeln, Grimassenschneiden oder Zungenschnalzen. Oft besteht die auslösende Situation nicht mehr, das Verhalten geschieht davon unabhängig und automatisch. Den Betroffenen ist es nicht mehr möglich zu sagen: Jetzt höre ich damit auf.

Es gibt milde Ticks, die noch einen Zusammenhang zur Auslösesituation haben, wenn zum Beispiel jemand bei Aufregung mit heftigem Lidschlagen reagiert oder in Streßsituationen der Kopf zu wackeln beginnt.

Ursachen

Neurosen entstehen meist in Situationen, in denen man

- entweder zuviel oder zuwenig bekommt. Eine übermäßige, besitzergreifende Fürsorge kann ebenso zu Neurosen führen wie mangelnde Zuwendung und Liebe oder fehlende Anerkennung und Aufmerksamkeit
- vor ambivalenten Entscheidungen steht. Das Aushalten von Widersprüchen und Ambivalenzen gehört zu den schwierigsten Aufgaben menschlichen Lebens. Nur wenige können beispielsweise Liebe und Haß nebeneinander und gemeinsam ertragen. Fast alle Menschen spalten einen Teil ihres Gefühlslebens ab und verdrängen ihn, um diese Ambivalenzen auszugleichen
- traumatische Ereignisse bewältigen muß. Dazu gehören die Erfahrungen von Trennung oder Tod, von Gewalt, Krieg und Vernichtung, von Gefängnissen oder Konzentrationslagern, von Verachtung, Vergewaltigung oder Folter

Es ist schwierig, an den Ursprung einer solchen Einschränkung vorzudringen, denn es gehört zum Wesen der Neurose, daß sie unbewußt bleibt, obwohl sie in einem dauernden Wiederholungszwang »reinszeniert« wird.

Erkrankungsrisiko

Das Risiko, Konflikten auf neurotische Art zu begegnen, besteht für jeden Menschen in schwierigen Lebenssituationen. Auslöser können alle Lebensphasen sein, in denen es zu Um- und Neuorientierungen kommt, zum Beispiel die Pubertät, das Verlassen des Elternhauses, Heirat, die Geburt eines Kindes oder die Wechseljahre.

Mögliche Folgen und Komplikationen

Sie treten erst dann auf, wenn die neurotische Störung so übermächtig wird, daß es nicht mehr möglich ist, im »normalen« Rahmen zu leben, zu arbeiten und soziale Beziehungen zu pflegen.

Vorbeugung

Vorbeugend wirkt jede Form der Offenheit. Je freier es möglich ist, über eigene Gefühle, Bedürfnisse, Wünsche, Ängste und Hoffnungen zu sprechen, um so eher sind wir vor neurotischen Konfliktverarbeitungen geschützt.

➔ Befindlichkeitsstörungen, Seite 215
➔ Lust und Liebe, Seite 614

Wann zum Arzt?

Wenn Neurosen das Leben belasten. Der Leidensdruck der Betroffenen ist dabei das ausschlaggebende Moment oder auch das Leiden der Angehörigen und der weiteren Umwelt. Besonders deutlich ist dieser Zusammenhang bei neurotischen Eltern, unter denen die Kinder leiden.
Allgemeinmediziner können in solchen Situationen kaum helfen. Suchen Sie Unterstützung in Beratungsstellen oder bei psychotherapeutisch ausgebildeten Ärzten (➔ Beratung und Psychotherapie, Seite 822).

Selbsthilfe

Sie ist im Bereich der neurotischen Konfliktverarbeitung kaum möglich, denn die Ursachen unterschiedlichster Zwänge, Phobien, Ängste oder Depressionen liegen im Unbewußten. Manchmal ist es bei Gesprächen im vertrauten Kreis möglich, in die tiefer liegenden Schichten der eigenen Störung vorzudringen. Je ehrlicher und offener Sie in solchen Momenten sind, um so besser können Sie sich selbst helfen.

Behandlung

Die Wahrscheinlichkeit einer Spontanheilung ist außerordentlich hoch. Die auslösenden Momente einer Spontanheilung sind unterschiedlich. Sie können mit neuen Beziehungen, Lebensveränderungen oder Neuorientierungen zusammenhängen. Sehr gut können Neurosen in einer Psychotherapie aufgelöst werden. So ist es beispielsweise möglich, klassische Phobien oder Ticks in einer Verhaltenstherapie beherrschen zu lernen oder auch charakterliche Zwänge aufzulösen. Oft ist es schon nach dreißig Sitzungen möglich, wieder ein weitgehend normales Leben zu führen. Im allgemeinen muß man damit rechnen, daß die Therapien um so länger dauern, je tiefer und umfassender der innere Konflikt ist (➔ Beratung und Psychotherapie, Seite 822).
Neurosen mit Medikamenten zu behandeln, ist falsch. Am häufigsten werden - vor allem bei Angstzuständen - Tranquilizer eingesetzt. Sie »heilen« nicht, sondern decken die Symptome zu und können bei längerem Gebrauch zur Sucht und Abhängigkeit führen (➔ Beruhigungsmittel, Seite 226; ➔ Umgang mit Medikamenten, Seite 754). Die Einnahme dieser Präparate ist ausschließlich kurzfristig in akuten Angstsituationen vertretbar.

Depressionen

Jeder Mensch kennt traurige und bedrückte Stimmungen oder Gefühle der Schwermut. Sie sind wichtig und unentbehrlich, um Krisen verstehen zu lernen und sie zu verarbeiten.
In der Alltagssprache bezeichnet man einen Menschen, der in einer Trauersituation steckt und »an sich selbst leidet«, häufig als depressiv. Mediziner fassen den Begriff Depression als »Störung« jedoch enger. Die Betroffenen sind nicht nur bedrückt und schwermütig, sondern richten meist massive Selbstvorwürfe und Selbstanklagen gegen sich. Sie leiden unter extremen Minderwertigkeitsgefühlen und setzen ihre eigene Person herab.
Man unterscheidet verschiedene Formen der Depression:

Neurotische Depression (Reaktive Depression)
Sie ist die Reaktion auf einen konkreten Auslöser, ein bestimmtes Ereignis, auf eine Erfahrung oder Lebensphase. So weiß man beispielsweise, daß Depressionen besonders häufig in »kritischen« Entwicklungsabschnitten auftreten: in der Pubertät, rund um das 40. Lebensjahr, in der Schwangerschaft oder im Rentenalter. In Zeiten des Um- oder Neuaufbruchs werden viele Menschen anfällig für Depressionen.

Psychotische Depression (Endogene Depression)
Bei dieser Form der Depression gehen Mediziner davon aus, daß sie von »innen heraus« kommt, zum Beispiel stoffwechselabhängig ist oder vererbt wurde. Ursache und Auslöser sind unbekannt. Man nimmt an, daß biochemische Prozesse eine Rolle spielen können. Kritiker meinen, daß es schwierig sei, die verschiedenen Depressionstypen zu unterscheiden, denn Ursache und Wirkung könnten möglicherweise vertauscht werden: Die Veränderung hirnorganischer Prozesse kann auch als Reaktion des Körpers auf die Psyche verstanden werden.

Larvierte Depression
Mit dieser Diagnose, die häufig bei psychosomatischen Krankheiten gestellt wird, versucht man auszudrücken, daß der Körper eine Depression mit einer Krankheit abwehrt. Zum Beispiel haben viele ungeklärte Schmerzzustände im Bewegungsapparat »abgewehrte« Anteile einer Depression: Der Rücken schmerzt, das Kreuz krümmt sich. Bildlich ausgedrückt versucht die Psyche, den eigenen Schmerz, die Depression, nicht »offen« zu durchleben, sondern körperlich darzustellen. *Saisonabhängige Depression* ➔ Wintermüdigkeit, Seite 228.

Beschwerden

- Schwermut und Rückzug in sich selbst
- Abkapselung nach außen, verbunden mit Selbstanklagen, Selbstunsicherheit und Selbstzweifel
- Gefühle der Leere und Sinnlosigkeit, häufig verbunden mit Angst, Abgeschlagenheit, Schlafstörungen (auch zuviel Schlaf), Appetitlosigkeit und Gewichtsverlust oder auch Eßlust und Gewichtszunahme
- Mangelnde Konzentrationsfähigkeit, Interesse- und Bewegungslosigkeit
- Mehr oder weniger ausgeprägte Selbstmordgedanken oder Todeswünsche

Eine Depression hängt nicht von der Dauer dieser Symptome ab. Sie kann Tage, Wochen, Monate oder Jahre währen, wieder abklingen und zu einem späteren Zeitpunkt wieder auftauchen. Manchmal mischt sich in diese Krankheit auch noch die Melancholie, eine Unterform der Depression. Dabei gehen die Selbstanklagen und Selbstvorwürfe eher in Richtung einer »Versündigung«, wie zum Beispiel »ich habe mich an etwas schuldig gemacht«. Dieses Leid kann zur völligen Bewegungslosigkeit und Erstarrung führen.

Ursachen

Depressive Menschen leiden in ihrem Innersten an unbewußten aggressiven Gefühlen, die sich an keinen bewußten Adressaten richten. Trauer, Wut, Verzweiflung, Enttäuschung oder Ärger finden keinen »Abnehmer«. Damit können sich die Anklage und der Schmerz nur nach innen, gegen die eigene Person wenden. Depressive Menschen haben meist verlernt, ihre »negativen« Gefühle dorthin zu richten, wohin sie eigentlich gehörten. Die Aggression darf nicht ausgelebt werden. Eine Depression kann jedoch auch organische Ursachen haben. So ist unumstritten, daß Krankheiten von Leber, Darm und Schilddrüse oder Blutarmut depressionsanstoßend sein können und daß fast alle chronischen Erkrankungen wie Rheuma oder Krebs depressive Folgen haben.

Erkrankungsrisiko

Bei einer Anfang der 80er Jahre in der Bundesrepublik durchgeführten Untersuchung gab jeder zweite Befragte an, gelegentlich bedrückt zu sein, jeder dritte sprach von Niedergeschlagenheit, jeder vierte bzw. fünfte war zeitweise freudlos oder resigniert.
Die Weltgesundheitsorganisation schätzt die Zahl der depressiv Kranken weltweit auf drei bis fünf Prozent. Amerikanische Studien sprechen von fünf bis zehn Prozent.
Je nach Studie und Autor stehen jedem (reaktiv) depressiven Mann zwei bis sechs depressive Frauen gegenüber. Man schätzt, daß rund 80 Prozent der an (reaktiven) Depressionen leidenden Menschen Frauen sind.
Das Erkrankungsrisiko ist bei Frauen vor allem deswegen so hoch, weil sie - anders als Männer - ihre Konflikte kaum nach außen zum Beispiel in Sport, Beruf oder Verein ausagieren, sondern nach innen tragen (müssen).
Das Hauptrisiko für Frauen liegt in dem Idealbild, das man von ihnen zeichnet: harmonisierend, sanft, ausgleichend. Aggressive Gefühle dürfen sie nicht haben und infolgedessen auch nicht zeigen, denn sie passen scheinbar nicht in die »weibliche« Gefühlsskala.
Gesichert ist auch, daß der Lebenszusammenhang von Frauen die Entstehung von Depressionen begünstigt: Einsamkeit und Isolation, Armut und soziale Risiken, kleine Kinder, lieblose Beziehungen, verständnislose Partner und Abhängigkeiten erhöhen die Depressionsgefahr.
Depressionen treten meist zwischen dem 30. und 40. und dem 50. und 60. Lebensjahr auf. Dabei wird nochmals deutlich, daß alle Lebensphasen, in denen es zu Umbrüchen, Veränderungen, Neuanfängen oder »Abschieden« kommt, mit psychischen Risiken behaftet sind (Schwangerschaftsdepression, Midlife-crisis, Pensionsschock).

Mögliche Folgen und Komplikationen

Körperliche Folgen: Die betroffenen Personen vernachlässigen sich völlig und ernähren sich zu wenig. Sie essen oft das Falsche. Vitaminmangel und Durchblutungsstörungen können die Folge sein. Auch die körperliche Betätigung ist unzureichend.
Soziale Folgen: Es kann zum totalen Rückzug in die völlige Bewegungslosigkeit kommen. Depressive kapseln sich von ihrer Familie, Freunden und Partnern oft völlig ab. Vor allem bei psychotischen Depressionen ist es schließlich kaum mehr möglich, als Außenstehender mit den Kranken Kontakt aufzunehmen. Sie sind völlig in sich eingeschlossen.

Die Selbsttötung - Der Freitod

Man schätzt, daß sich rund zwanzig Prozent der schwer depressiv Kranken irgendwann in einer kritischen Phase das Leben nehmen. In der Bundesrepublik sterben jedes Jahr zwischen 10000 und 12000 Menschen durch eigene Hand. Die Statistiken sind dabei sehr ungenau, denn es gibt viele Verkehrstote und Opfer übermäßigen Alkohol- oder Drogenkonsums, die ihren bewußt gewählten Tod in solche »Unfälle« gekleidet haben. Auch Menschen, die lebensrettende Maßnahmen verweigern, erscheinen nicht in solchen Datensammlungen.

Fast jeder Mensch sendet Signale aus, bevor er sich das Leben nimmt.

- Achten Sie auf diese »Zeichen«, auch wenn Sie meinen, es seien leere Drohungen. Jede Ankündigung eines erwünschten Todes, einer Todessehnsucht oder Selbsttötung muß ernst genommen werden
- Nur ernsthafte Gespräche und Hilfsangebote können das nötige Vertrauen schaffen, wieder Kontakt mit der Außenwelt aufzunehmen. Jedes bagatellisierende Verhalten, Verkleinern oder Verharmlosen des Leids fördert die Grundstimmung der Hoffnungslosigkeit
- Es ist wichtig zu wissen, daß vor allem die depressive Selbsttötung oft lange und gut vorbereitet ist. Sie kann so gut geplant sein, daß kaum jemandem die Chance gegeben wird, einzugreifen
- Menschen, die den Freitod mit allen Konsequenzen geplant haben, können nur selten von ihrem Vorhaben abgebracht werden. Etwa jede zehnte Selbsttötung ereignet sich im Umfeld eines psychiatrischen Krankenhauses oder in der ambulanten Behandlung
- Auch wenn wir alles versuchen müssen, um einen Menschen von seinem Selbsttötungs-Vorhaben abzubringen, so bleibt es doch das ureigenste Recht eines jeden, dem eigenen Leben - nach eigener Entscheidung - ein Ende zu setzen

Vorbeugung

Jeder Mensch hat depressive Anteile. Je besser man diese Anteile kennt, um so sorgsamer kann man in Krisensituationen mit sich selbst umgehen:

- Hinterfragen Sie besonders korrektes, ordentliches, genaues und pflichtbewußtes Verhalten. Viele Dinge, die wir zur Norm erhoben haben und meinen, machen zu »müssen«, sind nicht notwendig
- Machen Sie sich nicht kleiner, als Sie sind. Versagensängste hat jeder Mensch. Wichtig ist, darüber zu reden. Je größer der innere Rückzug, um so größer die Gefährdung
- Trauer, Schmerz, Trennung und Aggression müssen »erlebt« werden. Je mehr Sie sich mit diesen Gefühlen an andere wenden, um so besser beugen Sie einer Depression vor. Mitteilen ist teilen.

Wann zum Arzt?

Sobald man sich eingesteht, daß man sich auf dem Weg des Rückzugs und der Abkapselung befindet, sollte man sich in fachliche Beratung begeben. Ideal wäre dafür ein Arzt mit psychotherapeutischer Zusatzausbildung.

Selbsthilfe

Individuelle Selbsthilfe ist abzulehnen, denn es gilt, von dem Gedanken Abschied zu nehmen, alle Dinge allein lösen zu wollen. Sie helfen sich am besten selbst, indem Sie sich an andere wenden. Je mehr Sie sich nach »außen« wenden, um so eher treffen Sie Menschen, mit denen Sie reden können. Die Krankheit Depression besteht in der Vorstellung, »ich muß mich in mich selbst zurückziehen«.

Behandlung

Wenden Sie sich vorerst an eine Konfliktberatungs- oder Kriseninterventionsstelle. Dort können Sie mit Fachleuten über Ihr Problem sprechen und gemeinsam entscheiden, ob eine psychotherapeutische Beratung (➔ Seite 823) und/oder weitere ärztliche Betreuung mit Psychopharmaka notwendig ist. Lichttherapie bei saisonabhängiger Depression ➔ Seite 228.

Mittel gegen Depressionen (Antidepressiva)

Medikamente sind nur bei schweren Depressionen sinnvoll. Antidepressiva sind hochwirksame Medikamente, die alle unterschiedlich stark stimmungsaufhellend und dazu antriebssteigernd oder antriebsdämpfend wirken. Bei extremer Niedergeschlagenheit können sie den Leidensdruck lindern, aber nicht im ursprünglichen Sinn des Wortes »heilen«. Die besten Erfolge zeigen sich, wenn die medikamentöse Behandlung mit einer psychischen und sozialen Begleitung kombiniert wird. Jeder Arzt, der Antidepressiva gibt, ist zu einer psychotherapeutischen Betreuung seines Patienten verpflichtet.

Antriebssteigernde Mittel bergen eine häufig unterschätzte Gefahr. Bei apathisch-niedergeschlagenen Menschen können sie zwar sehr schnell die Apathie beseitigen, aber sie lindern die Depression erst nach ein bis drei Wochen. In der Zwischenzeit steigt durch die Antriebssteigerung das Selbsttötungsrisiko. Daher benötigen alle Patienten, die Antidepressiva schlucken, eine intensive psychotherapeutische Betreuung und Beratung.

Mittel gegen Depressionen

Anafranil (BRD/Ö)	Saroten (BRD/Ö)
Aponal (BRD)	Sinequan (Ö)
Dogmatil (BRD/Ö)	Stangyl (BRD/Ö)
Equilibrin (BRD)	Tofranil (BRD)
Insidon (BRD/Ö)	Tolvin (BRD)
Ludiomil (BRD/Ö)	Tolvon (Ö)
Noveril (BRD/Ö)	Tryptizol (BRD/Ö)

Wichtigste Nebenwirkungen: Zittern, Muskelzucken, Mundtrockenheit, Durst, Herzschäden.

Achtung: Kombinationspräparate
Von Präparaten, in denen zusätzlich Psychose- oder Beruhigungsmittel zu finden sind, ist abzuraten. Sie bergen ein erhöhtes Nebenwirkungsrisiko (➔ Neuroleptika, Seite 226). Enthalten sie Tranquilizer (➔ Beruhigungsmittel, Seite 243), können sie zur Medikamentenabhängigkeit verführen. Die bekanntesten Präparate aus dieser Gruppe sind *Limbatril* (BRD) und *Limbitrol* (Ö). Wegen der häufig notwendigen Langzeitbehandlung ist das Suchtrisiko unverantwortbar hoch (➔ Umgang mit Medikamenten, Seite 754).

Andere Therapien
Es ist unzweifelhaft, daß der Rhythmus der uns umgebenden Welt auf unser Leben zurückwirkt. Tag und Nacht beeinflussen uns ebenso wie der Wechsel der Jahreszeiten. Inwieweit diese Biorhythmen auch das depressive Geschehen beeinflussen, ist noch nicht sicher geklärt. Dementsprechend befinden sich alle Behandlungsverfahren, die Biorhythmen beeinflussen sollen, noch im Versuchsstadium. Dazu gehören sowohl die Bestrahlung mit Licht als auch Schlafentzug oder Dauerschlaf. Wer von einem Arzt, dem er vertraut, eine solche Therapie im Rahmen eines Krankenhausaufenthaltes angeboten bekommt, kann den Versuch unternehmen. Ohne entsprechende Begleitung und Aufsicht ist derartiges jedoch abzulehnen.

PSYCHOSEN

Unter Psychosen versteht man im allgemeinen die klassischen psychiatrischen Krankheiten wie zum Beispiel Schizophrenie oder Manisch-Depressiv-Sein. Bis vor kurzem galten diese Krankheiten als schicksalsgegeben und kaum heilbar. Heute weiß man, daß sie psychotherapeutischen Verfahren zugänglich sind und daß es den Betroffenen bei entsprechender ambulanter Versorgung (Wohngemeinschaften, Kriseninterventions- und Sozialzentren usw.) möglich ist, ein weitgehend normales Leben zu führen.
Früh erworbene Störungen spielen bei der Entstehung von Psychosen die Hauptrolle. So können zum Beispiel organische Schäden, ungünstige Lebensbedingungen oder psychotische Eltern den Bezug zur Außenwelt und die Wahrnehmung stören. Dadurch wird der Betroffene immer unsicherer, wie er das bewerten soll, was um ihn herum vorgeht.
Es ist dann nicht mehr möglich, Fragen wie »Was wollen andere von mir?« oder »In welcher Beziehung stehe ich zu anderen?« zu beantworten.
Kein Mensch ist vor Verunsicherungen dieser Art geschützt. Es ist ausgesprochen leicht, auch bei »gesunden« Menschen psychotische Schübe oder Wahnvorstellungen (*Halluzinationen*) hervorzurufen. Ein deutliches Beispiel dafür ist die Isolationshaft. Durch das völlige Fehlen von Außenreizen kommt es bereits nach wenigen Stunden zu Wahrnehmungsveränderungen. Auch chronischer Schlafentzug kann nach einigen Tagen psychotische Störungen auslösen.
Ein psychotischer Zustand ist am einleuchtendsten durch »mangelnden Reizschutz« zu erklären. Unser Seelen- und Geistesleben ist dadurch geschützt, daß wir nur zehn Prozent der unzähligen Eindrücke und Empfindungen, die ununterbrochen auf uns einstürzen, bewußt wahrnehmen.
Wenn uns statt dessen zwanzig Prozent bewußt werden, stehen wir kurz vor einem Nervenzusammenbruch. Bei dreißig Prozent werden Geist und Seele krank.

Nervenzusammenbruch

Fast alle Menschen können selbst in Extremsituationen Ruhe bewahren. Man konzentriert sich auf das Allerwesentlichste, um die Situation zu bewältigen, und achtet nicht mehr auf »Nebensignale«.
Bei einem Nervenzusammenbruch »brennen« diese Sicherungen durch.

Beschwerden
»Aus-der-Fassung-geraten« mit manchmal aggressiven, zerstörerischen Aspekten; haltloses Weinen; anfallartiges Schreien oder Zittern, das den gesamten Körper wie ein Beben erfassen kann. Halluzinationen können hinzukommen.

Ursachen
Die dauernde psychische Überlastung während oder nach plötzlichen Ereignissen wie Krankheit, Operation, (Flugzeug-)Entführung, Geiselnahme, Vergewaltigung oder der plötzliche Tod eines Angehörigen können einen Nervenzusammenbruch auslösen. Die massive Reizüberflutung, die sich sonst beispielsweise in einer stunden- oder tagelangen Lebensangst äußert, kann psychisch nicht mehr »verdaut« werden.

Erkrankungsrisiko
Ein Nervenzusammenbruch kann jeden Menschen treffen.

Mögliche Folgen und Komplikationen
Sie sind nicht zu erwarten, wenn der Zusammenbruch behandelt wird.

Vorbeugung
Ist nicht bekannt.

Wann zum Arzt?
Sofort, wenn die Symptome sichtbar werden.

Selbsthilfe
Ist nicht möglich.

Behandlung
Um den Betroffenen vorerst zu beruhigen, bekommt er vom Arzt - je nach Ausprägung der Symptome - Medikamente wie zum Beispiel Tranquilizer (➔ Beruhigungsmittel, Seite 226) oder Psychosemittel (➔ Neuroleptika, Seite 243). Die Medikamente über längere Zeit zu schlucken, ist nicht nötig. Wenn man sich wieder gefangen und etwas stabilisiert hat, ist eine Krisenintervention sinnvoll und notwendig. Dabei wird versucht, die extreme Belastungssituation in psychotherapeutischen Gesprächen (➔ Konfliktzentrierte Verfahren, Seite 826) zu verarbeiten und zu bewältigen.

Schizophrenie

In der Umgangssprache wird Schizophrenie mit »gespaltener Persönlichkeit« gleichgesetzt. Dieses eindeutige Krankheitsbild kommt jedoch sehr selten vor.
Im allgemeinen versteht man unter dieser Krankheit eine Zerrissenheit der Gedanken und Gefühle. Die Grenzen zwischen dem »Ich« und der Umwelt verwischen sich. Es ist nicht mehr möglich, zwischen Wichtig und Unwichtig zu unterscheiden, oder Dinge, die zusammengehören, auch als zusammengehörig zu erkennen. Die »Ich-Grenzen« lösen sich auf, es kommt zum Realitätsverlust.
Schizophrene Menschen sind fast immer hochsensibel, empfindsam und außerordentlich kreativ. Durch ihre Fähigkeit der überklaren Wahrnehmung werden sie für das normale Leben scheinbar »untauglich«. Es ist ihnen nicht mehr möglich, die zerrissenen oder trennenden Anteile des eigenen Gefühlslebens zu überbrücken. So können beispielsweise die meisten Schizophrenen durch ihre ausgeprägte Feinfühligkeit heuchlerisches oder verlogenes Verhalten anderer Menschen glasklar erkennen, aber nicht mehr richtig einordnen.
Durch die übersteigerte Wahrnehmungsfähigkeit können sie Wahnvorstellungen entwickeln oder Wahnbilder (*Halluzinationen*) sehen.

Beschwerden
Schizophrene Menschen empfinden ihre eigene Störung oft als normales Verhalten. Dennoch leiden sie und haben Phasen, in denen sie merken, wie anders sie sind. Im akuten Krankheitsschub verlieren sie völlig ihren Bezug zur Außenwelt und sind von außen kaum noch zu beeinflussen. Solche Schübe können mit relativ normalen Phasen abwechseln. Sie können aber auch als Dauerzustand bestehenbleiben.
Leichte Formen der Schizophrenie äußern sich in etwas bizarrem Verhalten und unangepaßtem Gefühlsleben. Lachen, Weinen und Kichern liegen scheinbar zusammenhanglos nebeneinander. Das Verhalten wirkt sprunghaft und läßt keinen Bezug zur Umwelt erkennen.
Bei der *katatonen Schizophrenie* wirken die Menschen äußerst gespannt, verkrampft und innerlich erregt. Sie können zur Statue versteinern oder in wilde, um sich schlagende, kaum zu bremsende Bewegungen verfallen.
Am häufigsten ist die *Paranoid-halluzinatorische Schizophrenie*.
- Wahrnehmungsstörungen treten in den Vordergrund. Sie mischen sich mit großer Erregung und Zerfahrenheit, wobei die Betroffenen nicht mehr zwischen Wirklichem und Unwirklichem, zwischen Gedachtem und Vorhandenem unterscheiden können
- Nicht zusammenhängende Ereignisse werden miteinander verknüpft und in einen »neuen« Zusammenhang gebracht. Es kommt zu Wahnvorstellungen: Man fühlt sich Manipulationen, fremden Einflüssen und Mächten ausgesetzt oder von Komplotten bedroht
- Wahnvorstellungen können alle Sinne erfassen. Die Betroffenen sehen ungewöhnliche Dinge, riechen und

schmecken ungewöhnliche Speisen oder hören Stimmen. Sie handeln so, als wären diese Vorstellungen Wirklichkeit

Dabei tragen fast alle Wahnvorstellungen einen Kern von Wahrheit in sich. So mag beispielsweise die Vorstellung falsch sein, von Nachbarn verfolgt zu sein; aber das Gefühl, daß der Nachbar einen mit kleinen Bosheiten quält, kann durchaus auf realer Grundlage stehen.

Ursachen

- Alkohol, Drogen oder Medikamente können schizophrene Schübe auslösen
- Fast immer stellt man bei schizophrenen Menschen veränderte hirnorganische Prozesse fest, die sich aber nicht einordnen lassen
- Diskutiert werden auch Stoffwechselstörungen oder Enzymdefekte
- Vererbte Anlagen können eine Rolle spielen, doch soziale und psychische Faktoren müssen hinzukommen, um eine Schizophrenie tatsächlich entstehen zu lassen

Erkrankungsrisiko

Schizophrenie ist eine Krankheit, die meist mit Armut, sozialer Isolierung, Perspektivlosigkeit und Entwurzelung verbunden ist.

Prinzipiell liegt die Anlage zur Schizophrenie in jedem Menschen. Etwa einer von hundert leidet darunter so stark, daß er irgendwann in seinem Leben mit der Psychiatrie in Berührung kommt. Damit ist diese Störung die häufigste Psychose überhaupt. Sie setzt zwischen dem 15. und 25. Lebensjahr ein oder äußert sich später in der paranoid-halluzinatorischen Form zwischen dem 30. und 45. Lebensjahr. Die paranoide Form wird fast immer durch eine besondere psychosoziale Belastungssituation ausgelöst.

Mögliche Folgen und Komplikationen

Paranoid Schizophrene sind fast immer selbsttötungsgefährdet, meist am Anfang oder Ende eines Schubs.

Die Betroffenen geraten außerdem durch die Ausgrenzung von den anderen Menschen ins soziale Abseits. Sie verlieren ihren Arbeitsplatz, Freunde und Beziehungen, bis sie völlig isoliert sind.

Nur wenige Menschen sind darin geübt, mit Gespaltenem oder Zerrissenem umzugehen. Das Bizarre, Fremde und andere wird abgelehnt. Gleichzeitig fasziniert es aber auch. Fast immer entsteht im Kontakt zu schizophrenen Menschen irgendwann das Gefühl, selbst den Sinn für die Wirklichkeit zu verlieren. Dieses Gefühl macht große Angst. Die Angst der betreuenden Menschen um sich selbst, aber auch die enorme Anforderung, die die Betreuung eines solchen Kranken bedeutet, führt dazu, daß viele Schizophrene - auch heute noch - in geschlossenen Anstalten und psychiatrischen Kliniken leben. Gäbe es ausreichende Unterstützung, Betreuung und Hilfsmöglichkeiten außerhalb dieser Kliniken, könnten Schizophrene sehr wohl auch selbständig leben.

Vorbeugung

Ist nicht möglich.

Wann zum Arzt?

Sofort bei Wahrnehmungsstörungen oder -veränderungen.

Selbsthilfe

Schizophrene Menschen haben nur dann eine Möglichkeit zur Selbsthilfe, wenn sie ihr Leiden als Krankheit erkennen. Hilfe können andere Menschen, Freunde, Bekannte oder Familienangehörige bieten. Lassen Sie die Kranken nicht alleine, und überzeugen Sie sie, daß ambulante psychotherapeutische Hilfe vom Leidensdruck befreien kann. Das ist eine schwierige Aufgabe, bei der Tricks oder Halbwahrheiten nicht weiterhelfen. Die hochsensiblen Kranken durchschauen jedes Täuschungsmanöver. Je offener und ehrlicher Sie sind, um so überzeugender werden Sie sein.

In einigen bundesdeutschen Großstädten gibt es Selbsthilfegruppen für Angehörige, in denen diese ihre Unsicherheiten und Ängste im Umgang mit den Kranken bewältigen lernen. Erkundigen Sie sich beim zuständigen Krankenhaus oder Gesundheitsamt nach diesen Kontakten.

Behandlung

Sozial- und Psychotherapie (→ Seite 825) sollten an erster Stelle stehen. Nur diese Therapieformen garantieren, daß die Betroffenen ihre Fähigkeiten, Gefühle, Denk- und Verhaltensmuster wiedererlangen.

Medikamente stellen ruhig, aber heilen nicht. Daher sollten sie andere Behandlungsformen nur unterstützen. Arzneimittel können helfen, Rückfälle zu verhindern und akute Schübe schneller zu beenden. Während früher zahllose Menschen lebenslänglich in der Psychiatrie endeten, ist es heute möglich, mit einer ambulanten psychotherapeutischen und medikamentösen Behandlung einen weitgehend normalen Alltag zu leben. Die Krankheit ist kein lebenslängliches Urteil, sie kann auch wieder völlig verschwinden. Unentbehrlich sind dabei das Verständnis und die Zuwendung von anderen Menschen.

Neuroleptika (Psychosemittel)
Am häufigsten wird eine Schizophrenie mit Neuroleptika behandelt.

Neuroleptika

Atosil (BRD)	Imap (BRD)
Buronil (Ö)	Melleril (BRD/Ö)
Dapotum (BRD/Ö)	Neurocil (BRD)
Dogmatil (BRD/Ö)	Nozinan (Ö)
Dominal (BRD/Ö)	Phenergan (Ö)
Eunerpan (BRD)	Sigaperidol (BRD)
Fluanxol (BRD/Ö)	Taxilan (BRD)
Haldol (BRD/Ö)	Truxal (BRD/Ö)

Sie schränken die Behandelten ein, und ihre beruhigende Wirkung ist mit zahlreichen Begleiterscheinungen verbunden:
- Abstumpfung gegen äußere Reize und Verlangsamung der Reaktionen bis zur völligen Erstarrung
- Verminderung des Antriebs bis zur völligen Apathie
- Quälende Blickkrämpfe, Zungenkrämpfe, Zittern, Sitzunruhe, Mundtrockenheit und Hemmung der intellektuellen Leistungsfähigkeit
- Gleichzeitig bleibt das Bewußtsein weitgehend ungetrübt. Die Betroffenen nehmen das meiste wahr, auch wenn sie es nicht ausdrücken können

Kaum heilbare Nebenwirkungen können hinzukommen. Sie äußern sich in Bewegungsstörungen. Die Betroffenen können ihre Gesichtsmuskulatur nicht mehr unter Kontrolle halten. Sie machen unkontrollierte Grimassen, die Mund- und Zungenbewegungen erinnern an Schmatzen und Kauen. In Extremfällen kann der ganze Körper von Schleuderbewegungen erfaßt werden. Es gibt Hinweise darauf, daß nach einer mehr als fünfjährigen Neuroleptikatherapie drei bis zwanzig Prozent der Patienten mit einem solchen irreparablen Dauerschaden zu rechnen haben. Unter Kritikern tragen Neuroleptika wegen dieser Wirkungen und möglichen Folgen den Namen »chemische Knebel«. Die hohen Risiken rechtfertigen ihren Einsatz nur bei schwersten Erkrankungen, genauester Diagnose und stützender Psychotherapie. Unter diesen Voraussetzungen können sie sinnvoll eingesetzt werden.

Manisch-Depressiv-Sein

Diese Krankheit wird meist im Zusammenhang mit einer endogenen Depression (→ Seite 237) gesehen. Die Menschen schwanken zwischen »himmelhoch jauchzend und zu Tode betrübt«. Das sind Elemente, die jeder aus seinem eigenen Leben kennt. Bei manisch-depressiv Erkrankten steigern sich diese Stimmungen zu extremen Formen, die weitgehend unabhängig von äußeren Ereignissen sind.

Beschwerden

Manisch-depressive Menschen empfinden ihre eigene Störung als normales Verhalten. Sie haben daher keine Beschwerden im eigentlichen Sinn. In der manischen Phase sprengen sie jeden Rahmen, verlassen die gesellschaftlichen Normen und verhalten sich in der Öffentlichkeit provozierend und respektlos.
- Die Stimmung ist ausgelassen, heiter, witzig und sprühend oder angriffslustig und gereizt
- In rasendem Tempo werden die unterschiedlichsten Aktivitäten angegangen. Eine Aktivität jagt die andere. Es entsteht ein wirres Chaos unterschiedlichster Handlungen
- Die Betroffenen sind Umweltreizen völlig schutzlos ausgeliefert. Damit geht ihnen der »rote Faden« verloren. Sie beginnen vieles, was dann in unzähligen Ablenkungen endet. Die Erkrankten können nicht mehr innehalten, um nachzudenken
- Sie überhöhen sich selbst: Alles ist möglich, alles ist machbar. Alles geht leicht, alles ist einfach. Es werden Kredite aufgenommen, Schulden gemacht, Häuser verkauft, Firmen gegründet oder wahllos Beziehungen geknüpft
- Die körperlichen Leistungen erstaunen. Mit unvorstellbarer Energie und Geschwindigkeit wirbeln Manische durchs Leben. Sie benötigen kaum Schlaf, »vergessen« zu essen und spüren keinen Schmerz
- Nach dem Abklingen der manischen Phase setzt fast immer eine depressive Stimmung ein (→ Seite 237). In dieser Zeit sind die Betroffenen hochgradig selbsttötungsgefährdet

Ursachen

Das Manisch-Sein ist von allen psychotischen Erkrankungen am eindeutigsten auf veränderte biochemische Prozesse im Gehirn (Lithiummangel) zurückzuführen. Psychische Belastungssituationen können mit der Entstehung zusammenhängen, meistens jedoch liegt keine direkte äußere Ursache vor. Die manischen Phasen setzen allmählich ein und sind anfangs nur an der außergewöhnlich hohen Aktivität zu erkennen.
In sehr seltenen Fällen können Infektionen, ein Schlaganfall oder eine Gehirnverletzung die Krankheit auslösen.

Erkrankungsrisiko
In Phasen des Um- und Aufbruchs steigt das Erkrankungsrisiko (➔ Depression, Seite 237). Das Manisch-Sein beginnt meist rund um das zwanzigste Lebensjahr, in dem es darum geht, die eigenen Werte und Lebensvorstellungen in der Welt der Erwachsenen durchzusetzen.

Mögliche Folgen und Komplikationen
Körperliche Folgen: Der chronische Schlafmangel, die Nicht-Beachtung körperlicher Warnsignale und die rasende Geschwindigkeit der Aktivitäten können zur völligen Vernachlässigung und tödlichen Erschöpfung führen.
Soziale Folgen: Manische Menschen verlangen von ihren Angehörigen hohe Sympathieleistungen. Die Kranken können nicht nur witzig und sprühend werden, sondern auch takt- und schamlos. Sie sprengen in maßloser Selbstüberschätzung alle Konventionen, zwischenmenschliche Beziehungen werden ohne weiteres Nachdenken geopfert, Scheidungen eingereicht, Kinder verlassen. Die ungeheure Energie, die in der manischen Phase frei wird, zerstört fast alle sozialen Bezüge und kann im finanziellen Chaos mit totaler Überschuldung, Krediten oder Hypotheken enden.

Vorbeugung
Ist nicht möglich.

Wann zum Arzt?
Sofort, wenn ungewöhnlich hohe Aktivitätsschübe auftreten, denen ohne jedes Nachdenken, in einem sich selbst völlig überschätzenden, chaotischen »Handlungszwang« nachgegangen wird.

Selbsthilfe
Ist nicht möglich.

Behandlung
Die medikamentöse Therapie steht im Vordergrund. Psychotherapien helfen, mit der Krankheit umzugehen, sie besser einzuschätzen und mit ihr leben zu lernen.

Lithiumpräparate
Sie können den Betroffenen die Gestaltung eines weitgehend normalen Lebens mit Beruf und Familie ermöglichen. Voraussetzung dafür ist die genaue Kontrolle des Blutspiegels, die kontinuierliche ärztliche Begleitung und regelmäßige Einnahme der Mittel über mehrere Jahre oder auch bis ans Lebensende. Lithiumpräparate helfen, die Gefühlslandschaft »auszugleichen« und gleichmäßiger zu gestalten. Das wird von den Erkrankten nur schwer akzeptiert, denn sie vermissen die Gefühle des emotionalen Höhenflugs, der ungebremsten Aktivität und großen Euphorie. Dadurch sind sie immer wieder dazu verführt, die Einnahme abzubrechen. Die Begleitung und Unterstützung der Therapie durch Freunde und Freundinnen, Angehörige und Kollegen ist für das Gelingen daher besonders wichtig.

Lithiumpräparate

Hypnorex (BRD)	Neurolepsin (Ö)
Lithium Duriles (BRD)	Quilonum (BRD/Ö)
Mikroplex (BRD)	

ESS-STÖRUNGEN

Eßstörungen haben nicht direkt mit dem häufig kritisierten falschen, ungesunden oder überreichlichen Essen in unserer Gesellschaft zu tun (➔ Ernährung, Seite 853). Die Krankheit »Eßstörung« bezieht sich ausschließlich auf das gestörte, individuelle Eßverhalten. Allerdings sind Eßstörungen nur dort möglich, wo es Überfluß und Mißbrauch von Nahrung gibt.

Magersucht, Eß-Brech-Sucht (Anorexia nervosa, Bulimie)

Beide Krankheiten sind miteinander verwandt und bilden die äußeren Pole einer Eßstörung, die in denselben Ursachen wurzelt. Die Betroffenen bewegen sich häufig zwischen diesen Polen: Magersüchtige werden eß-brechsüchtig oder umgekehrt. Wie sich die beiden Krankheiten äußern, ist völlig unterschiedlich.

Beschwerden

Magersucht
Die aufgezählten Anzeichen erleben die Magersüchtigen selbst kaum als Beschwerden. Aufmerksame Eltern können sie jedoch als Hinweis darauf nehmen, daß aus dem Bestreben ihres Kindes, schlank zu sein, eine Sucht geworden ist.
- Zwanghaftes, suchtartiges Achten auf das Essen; ein Übermaß an psychischer und geistiger Energie fließt in das Auszählen und Berechnen der Kalorien, in das stundenlange Einkaufen und Vergleichen von Packun-

gen, Fett- und Zuckerangaben, in das Zubereiten eines Joghurtbechers oder in das Aufteilen eines Apfels
- Die Psyche ist vom Essen völlig gefangengenommen. Die Gedanken kreisen ohne Unterlaß darum, wie man Nahrung einsparen kann
- Manchmal wird die Sucht auch mit übermäßigen sportlichen Aktivitäten (Laufen von Marathonstrecken, stundenlanges Treppauf-treppab-Laufen) oder mit dem Gebrauch von Abführmitteln und Appetitzüglern kombiniert
- Viele Magersüchtige erleben zusätzlich sogenannte »Triebdurchbrüche«. Dann schlingen sie plötzlich Unmengen an Essen ohne jede Kontrolle in sich hinein. Sie selbst erleben solche Heißhungeranfälle als Niederlage. Meist versuchen sie dann, das Essen über Erbrechen wieder loszuwerden. Hier liegt für viele Magersüchtige der Übergang zur Bulimie. Familienangehörige erkennen solche Triebdurchbrüche an plötzlich und auf unerklärliche Weise geleertem Kühlschrank bzw. Speisekammer
- Die Eigenwahrnehmung ist gestört. Obwohl die Betroffenen bereits dünn sind, fühlen und empfinden sie sich dick. Sie leben oft tagelang mit nicht mehr als 200 Kalorien. Daß sie dabei zum Skelett abmagern, erkennen sie nicht als krankhaft

Eß-Brech-Sucht
- Anfallartig und süchtig werden Unmengen an Nahrung gegessen, bis zu 30 000 Kalorien pro Tag
- Die Momente des Essens sind die einzig ruhigen im Leben. Sonst kreisen - wie bei der Magersucht - die Gedanken um nichts anderes als Nahrung: Wann kaufe ich ein, was kaufe ich ein?
- Ein übermäßig großer Anteil des zur Verfügung stehenden Geldes wird für Essen ausgegeben
- Das Essen wird sofort wieder erbrochen. Dieser Vorgang zwischen Essen und Brechen ist mit großen Schamgefühlen verbunden. Die Essensgier und das folgende Erbrechen werden meist geheimgehalten
- Die Betroffenen sind meist normalgewichtig und kennen ihre Krankheit. Für Außenstehende ist die Eßstörung kaum zu erkennen

Ursachen

Eßstörungen wurzeln in frühen familiären Erfahrungen (➔ Neurosen, Seite 235) und beginnen fast immer in der Pubertät. Besonders schwierig ist diese Phase für Mädchen, denen in der Erziehung zuwenig Selbständigkeit gewährt wird. Sie müssen sich von der Familie ablösen und gleichzeitig eine weibliche Identität finden. Häufig orientiert sich dann das Bild am idealisierten, krankmachenden Schlankheitsideal unserer Zeit.
Magersüchtige Frauen versuchen, sich unbewußt über die eigene körperliche »Dürre« von der Mutter und damit vom Frau-Sein abzugrenzen. Weibliche Formen wie Busen, Po, Hüften oder Schenkel fallen der Magersucht zum Opfer. Die dann oft ausbleibende Regel ist ein zusätzlicher »Sieg« über das Frau-Werden. Aus dem Triumph über den Hunger wird zusätzlich eigene Autonomie gewonnen. Bei magersüchtigen Jungen steht weniger die Frage der Geschlechtsidentität im Vordergrund, sondern mehr das Streben nach Autonomie und Abgrenzung.
Eß-brech-süchtige Frauen kämpfen ebenfalls um ihre weibliche Identität und ihr Selbstbewußtsein. Sie leiden jedoch an ihren süchtigen Heißhunger- und Brechanfällen und können keinen »Gewinn« aus ihrer Krankheit ziehen. Im Gegenteil: Sie erleben sich selbst in einer permanenten Niederlage.

Erkrankungsrisiko

Bei der Magersucht schätzt man, daß etwa zwei von 100 Mädchen im Alter zwischen 15 und 18 Jahren davon betroffen sind. Neu ist, daß zunehmend mehr Frauen erst mit etwa 30 Jahren magersüchtig werden. Bei der Bulimie gibt es eine riesige Dunkelziffer, wobei die Zahl etwa zwei- bis dreimal höher angesetzt wird als bei der Anorexie. Das entspräche vier bis sechs von 100 erkrankten Mädchen im jugendlichen Alter. Jungen sind erheblich seltener magersüchtig als Mädchen.
Eßstörungen sind eine gesellschaftliche Krankheit:
- Sie kommen als Massenphänomen nur im Überfluß vor (»Hungern neben vollen Töpfen«). Das heißt, diese Krankheiten gibt es nicht in armen Ländern
- Sie sind eng verbunden mit dem in den Industrienationen vorherrschenden »weiblichen« Schlankheits- und Frauenideal
- Sie treten vor allem bei Mittelschichts-Mädchen auf, die aus stark leistungs- und erfolgsorientierten Familien kommen

Das Erkrankungsrisiko steigt vor allem dann, wenn in der Pubertät mit Diäten oder Fastenkuren experimentiert wird. Dazu zählt auch die Erfahrung, daß die Hungergefühle nach einigen Tagen einer Hungereuphorie weichen.

Mögliche Folgen und Komplikationen

Magersucht
- Veränderung des Stoffwechsels und der hormonellen Kreisläufe; Ausbleiben des Eisprungs und der Menstruation (➔ Blutungsstörungen, Seite 585)

- Extreme Abmagerung und Austrocknung mit Schwächung des gesamten Körpers, Schäden am Herz, an den Nieren und Ödembildung
- Völlige Entgleisung des Stoffwechsels und Elektrolythaushalts durch langsames Verhungern. Das Gehirn wird am längsten und besten mit Nährstoffen versorgt. Wenn das nicht mehr funktioniert, kommt es zu psychotischen Zuständen
- Rund zehn Prozent aller Magersüchtigen sterben
- Zwanzig Prozent bleiben gefährdet und pendeln jahrelang zwischen Kliniken, künstlicher Ernährung und Phasen eines relativ normalen Lebens
- Dreißig Prozent haben ihr Leben lang Eßprobleme. Sie können sich jedoch so weit stabilisieren, daß keine weiteren Klinikaufenthalte notwendig werden
- Bei dreißig Prozent der Betroffenen »wächst« sich die Magersucht in der Pubertät einfach aus und verschwindet für immer

Eß-Brech-Sucht
- Das häufige Erbrechen kann den Wasser- und Elektrolythaushalt stören
- Es kann zur chronischen Entzündung der Speiseröhre oder des Magens führen
- Bei der Bulimie besteht keine Lebensgefahr

Soziale Folgen
Sie sind bei beiden Krankheitsformen dramatisch:
- Magersüchtige haben kaum mehr soziale Kontakte, keine Partnerbeziehungen, keine Sexualität und leben sehr isoliert
- Bulimische Frauen pflegen meist soziale Beziehungen, nehmen am Arbeitsleben teil und leben auch mit Partnern zusammen. Sie sind aber durch die enormen finanziellen Aufwendungen für das Essen bedroht. Wenn das Geld nicht mehr reicht, kann es zur Verschuldung und zu Diebstählen kommen

Vorbeugung
Je mehr Wildheit, Freiheit und Autonomie Kindern zugestanden wird, um so besser sind sie vor Eßstörungen geschützt. Essen sollte nie zum familiären Kampfplatz werden. Je geringer der Druck ist, etwas Bestimmtes oder bestimmte Mengen essen zu müssen, desto geringer ist die Gefahr, daß sich ein Kind vollständig verweigert oder daß Diäten zur Sucht werden.

Wann zum Arzt?
Bei der Magersucht so bald und so regelmäßig wie möglich, um die körperliche Verfassung überwachen zu lassen (➔ Beratung und Psychotherapie, Seite 822). Eß-Brech-Süchtige benötigen kaum die Unterstützung eines Allgemeinmediziners, da ihr körperlicher Zustand selten gefährdet ist. Besser sofort: ➔ Beratung und Psychotherapie, Seite 822.

Selbsthilfe
Wichtig sind Gespräche mit anderen. Es gibt in fast jeder Stadt Selbsthilfegruppen für Frauen mit Eßstörungen.

Informationen für Magersüchtige und Eß-Brech-Süchtige

BRD: Cinderella
Universitäts-Nervenklinik München
Nußbaumstraße 7; 8000 München 2

Deutsche Arbeitsgemeinschaft
Selbsthilfegruppen
Albrecht-Achilles-Str. 65;
1000 Berlin 31

Österreich: Verein Frauen beraten Frauen
Lehárgasse 9/2/17; 1060 Wien

Behandlung
Magersüchtige im kritischen Zustand werden fast immer in die interne Abteilung einer Klinik eingewiesen. Dort versucht man vorerst, durch künstliche Ernährung das Gewicht zu stabilisieren. Daneben sollte bereits in der Klinik mit einer Psychotherapie begonnen werden. Meist ist eine stationäre Behandlung in einer psychosomatischen Klinik erforderlich. Nach der Entlassung muß eine ambulante Psychotherapie das Begonnene fortsetzen (➔ Seite 829). In der Bundesrepublik gibt es eigene Spezialkliniken für alle Formen von Eßstörungen. Der Aufenthalt dauert mindestens drei Monate, oft auch länger. Die Langzeiterfolge einer solchen intensiven medizinischen und psychotherapeutischen Betreuung sind besser als in Kurztherapien. In Österreich gibt es keine spezialisierten Einrichtungen dieser Art. Auf Anfrage übernehmen die Krankenkassen - nach entsprechender Prüfung - jedoch auch die Kosten für den Aufenthalt im Ausland.

Zum Weiterlesen
Maria Langsdorff: Die heimliche Sucht, unheimlich zu essen; Frankfurt 1986
Alice Schwarzer: Durch dick und dünn; Reinbek bei Hamburg, 1986

Freßsucht

Sie kommt unter den Eßstörungen am seltensten vor und äußert sich in chronischem, anfallartigem, gierigem und suchtartigem Verschlingen von Nahrung. Auch bei der Freßsucht kreisen die Gedanken beständig um das Essen. Weil Freßsüchtige im Gegensatz zu den Eß-Brech-Süchtigen ihre Nahrung bei sich behalten, werden sie extrem dick und müssen mit allen körperlichen Risiken rechnen, die sich mit Übergewicht verbinden: Herz-Kreislauferkrankungen, erhöhter Blutdruck, Diabetes, Stoffwechselerkrankungen, Gelenkerkrankungen und Arthrose. Die Lebenserwartung ist drastisch reduziert.
Die Ursachen dieses gestörten Eßverhaltens sind noch wenig erforscht. Die Behandlung ist dementsprechend schwierig (➔ Beratung und Psychotherapie, Seite 822). Chirurgische Maßnahmen sollten ausschließlich als letzte Möglichkeit in Erwägung gezogen werden:
- Möglich sind Operationen, die den Magen verkleinern (Teilentfernung)
- Man kann durch Operationen den Verdauungstrakt so verändern, daß das Gegessene weitgehend am Dünndarm vorbeigeleitet wird, so daß der Nahrung weniger Kalorien entzogen werden
- In den Magen eingeführte Ballons »füllen« ihn und reduzieren seine Aufnahmefähigkeit

ABHÄNGIGKEITEN

Süchte äußern sich vorrangig in psychischen Abhängigkeiten (z. B. Spiel- oder Wettleidenschaften, Arbeitssucht, Mager- oder Eß-Brech-Sucht). Aber der Begriff »Sucht« wird auch im Gefühlsleben angewandt, zum Beispiel in der Eifer»sucht« oder in der Sehn»sucht«. Die Möglichkeit zum süchtigen Verhalten liegt also in jedem Menschen.
Wenn zur seelischen noch körperliche Abhängigkeiten hinzukommen wie im Alkoholismus, in der Medikamenten- oder (»harten«) Drogenabhängigkeit, wird der Suchtkreislauf noch komplizierter. Die Seele und der Körper leiden am Entzug und signalisieren das intensive Bedürfnis nach Nachschub; der Körper reagiert mit Beschwerden, weil der »Stoff« ausbleibt.

Alkoholismus

➔ auch Alkohol, Seite 891

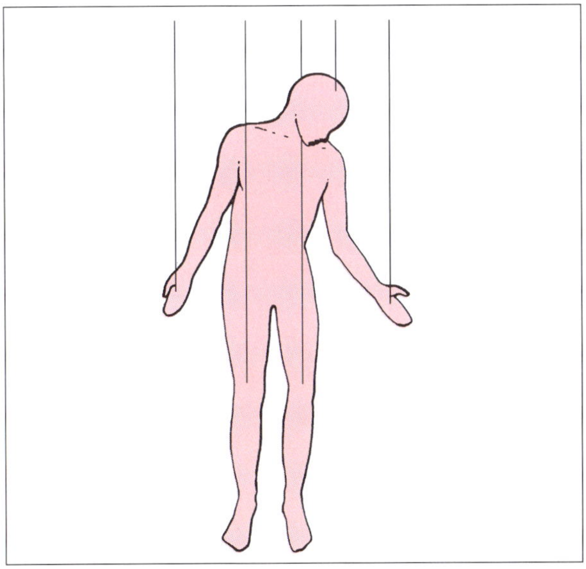

Beschwerden

Folgendes sind Anzeichen dafür, daß Sie alkoholabhängig geworden sind:
- Sie müssen eine bestimmte Menge trinken, um sich entspannt und wohl zu fühlen
- Sie meinen, belastende Situationen nur mit Alkohol bewältigen zu können
- Sie glauben, immer mehr Alkohol zu »vertragen«
- Sie verlegen die Tageszeit, zu der Sie mit dem Trinken beginnen, immer weiter nach vorne
- Sie werden unruhig, nervös und zittrig, wenn Ihnen kein Alkohol zur Verfügung steht
- Der Gedanke an die nächste Möglichkeit zu trinken nimmt Sie völlig gefangen
- Sie werden von einem starken seelischen Verlangen getrieben, sobald kein Alkohol zu haben ist
- Sie belügen sich selbst und verheimlichen die Menge und Regelmäßigkeit Ihres Trinkens unter Kollegen, Freunden und Bekannten
- Sie leiden unter Schlaflosigkeit und Libidostörungen

»Heimliche« Trinker fallen eher auf durch
- versteckte volle oder geleerte Flaschen
- heimlich geleerte Flaschen, die mit anderen Flüssigkeiten gefüllt sind

Ursachen

Alkoholismus entsteht aus einem Bündel individueller, psychischer und sozialer Bedingungen (➔ Alkohol, Seite 891).

- Trinken wird erlernt. Ob und wie die Eltern trinken, beeinflußt die Kinder. In der Jugendgruppe oder in der Bundeswehr zum Beispiel kann Alkohol zu trinken bedeuten, dazuzugehören, erwachsen zu sein oder seinen Vorbildern ähnlich zu sein. Aus der Nachahmung kann über die Spirale der Abhängigkeit chronischer Alkoholmißbrauch werden
- Alkohol entspannt und verringert Angst. Diese zunächst positive Erfahrung kann dazu verführen, in Problem-, Konflikt- oder Belastungssituationen immer wieder zuzugreifen

Erkrankungsrisiko

Es ist in unserer Gesellschaft außerordentlich hoch. Man schätzt, daß etwa 1,8 Millionen Menschen in der Bundesrepublik und 500 000 in Österreich alkoholabhängig sind. Nach Langzeitstudien von Infratest werden 15 Prozent aller Männer und vier Prozent aller Frauen zwischen 30 und 59 Jahren als »alkoholgefährdet« eingestuft. Die Gründe dafür sind unter anderem:

- Alkohol ist ausgesprochen leicht und preiswert zu bekommen und genießt einen hohen Stellenwert in unserer »Lebenskultur«
- Immer mehr Menschen leben allein, viele einsam. Damit steigt das Risiko, Trost in der Flasche zu suchen
- Mit Alkohol scheint man private oder berufliche Spannungen »wegtrinken« zu können. Diese Scheinlösung von Problemen bevorzugen vornehmlich Männer oder Menschen in sozialen Randgruppen

Mögliche Folgen und Komplikationen

Alkoholismus hat sowohl für den Betroffenen als auch seine Familie und die Gesellschaft insgesamt schwerwiegende und weitreichende Folgen.

Geistig-seelische Folgen

- Folgende Veränderungen sind bei fast allen Alkoholikern anzutreffen: Störungen des Langzeitgedächtnisses und der Merkfähigkeit, herabgesetzte Aufmerksamkeit, gesteigerte Ermüdbarkeit, Abnahme der Urteilsfähigkeit, Euphorie, die mit depressiven Stimmungen abwechselt, und gesteigertes Mißtrauen gegenüber der Umgebung
- *Alkoholdelirium*: Die Betroffenen wissen nicht mehr, wo, wann und wie sie sind. Sie sehen Wahnbilder, haben Angstzustände und sind gleichzeitig reizbar, euphorisch und albern. Unbehandelt dauert das Alkoholdelirium meist vier bis zehn Tage und weist eine Todesrate von 15 bis 30 Prozent auf
- *Wernicke-Korsakow-Syndrom*: Es tritt etwa bei drei bis fünf Prozent aller Alkoholiker auf und ist eine Störung des Nervensystems: Augenmuskeln und Blick können nicht mehr willkürlich bewegt werden. Gehen und Stehen werden unsicher. Die Alkoholkranken können ihr Gedächtnis verlieren und werden unfähig, sich neue Gedächtnisinhalte einzuprägen. Sie können sich nicht mehr konzentrieren und nur noch schlecht orientieren. Sich etwas vorzustellen und in Worten auszudrücken, fällt schwer

Körperliche Folgen

- Unterernährung und Vitaminmangel, weil der Alkohol den größten Teil der Kalorien liefert
- Massive Durchfälle und gelegentlich Magenblutungen
- Leberzirrhose (➔ Seite 452)
- Bauchspeicheldrüsenentzündung (➔ Seite 456)
- Häufiges Erbrechen kann tiefe Risse am Übergang von der Speiseröhre zum Magen entstehen lassen, die dann bluten
- Taubheitsgefühle in Füßen und Beinen, Kribbeln in den Unterschenkeln, Muskelschwäche, Wadenschmerzen und Gangunsicherheiten (*Polyneuropathie*)
- Muskelschwäche und Muskelschwund, vor allem in den Oberschenkeln
- Herzmuskelerkrankungen und in der Folge Lungenstauung
- Große Anfälligkeit gegenüber Infektionskrankheiten, zum Beispiel Lungenentzündung (➔ Seite 368), Lungentuberkulose (➔ Seite 369)

In der BRD sterben laut amtlicher Ursachenstatistik pro Jahr rund 2 700 Menschen an »Alkoholismus«. Wenn dazu aber auch die gezählt werden, die durch alkoholbedingte Folgekrankheiten ihr Leben lassen, und die Opfer alkoholbedingter Unfälle und Selbstmorde, erhöht sich in der BRD die Zahl auf geschätzte 17 000 Tote pro Jahr.

Soziale Folgen

Alkoholkranke verlieren häufig Partner und Freunde. In der Folge kommt es oft zur Kriminalisierung durch Gewalttätigkeiten oder Verschuldung.

Die volkswirtschaftlichen Folgen wie Krankheits- und Sozialkosten, Arbeitsunfälle und -ausfälle, die Produktionsmängel oder Verkehrsunfälle hat noch niemand unter dem Stichwort »Alkoholismus« zusammengefaßt.

Vorbeugung

Gesellschaftspolitische Aufgaben wären: Allen Menschen ein sozial integriertes Leben zu ermöglichen. Überall alkoholfreie Getränke zu Preisen anzubieten, die niedriger sind als die alkoholhaltiger Getränke. Individuelle Vorbeugung: Alkohol in Konfliktsituationen, als Angst- und Problemlöser meiden (➔ Alkohol, Seite 891).

Wann zum Arzt?

Wenn Sie nach den unter Beschwerden genannten Anzeichen annehmen müssen, daß Sie von Alkohol abhängig geworden sind.

Selbsthilfe

Alkoholkranke Menschen haben sich in großen Selbsthilfeorganisationen zusammengeschlossen, um sich gegenseitig bei der Entwöhnung zu unterstützen.

Behandlung

Es kann nur die Behandlung erfolgreich sein, die die medizinischen, sozialen und psychischen Aspekte der Krankheit berücksichtigt und je nach dem Grad der körperlichen, seelischen oder sozialen Abhängigkeit unterschiedliche Schwerpunkte in den jeweiligen Behandlungsphasen setzt:

- *Kontaktphase*: Mit einer ambulanten Therapieberatung beginnt die Vorbereitung auf eine Behandlung der Alkoholkrankheit. Zusammen mit dem Alkoholkranken werden die zukünftigen Schritte geplant (→ Beratung und Psychotherapie, Seite 822)
- *Entgiftung* (Entzugsbehandlung): Stationärer, »trockener« Aufenthalt in einer (Fach-)Klinik, bei dem die Entzugssymptome medizinisch kontrolliert und die bereits aufgetretenen Folgeerkrankungen behandelt werden
- *Vorbereitungsphase*: Nach der Entgiftung beginnt die eigentliche Therapie. Gemeinsam mit dem Alkoholkranken wird entschieden, ob die nun folgende Psychotherapie ambulant (z. B. bei niedergelassenen Ärzten), teilstationär (z. B. in Nachtkliniken oder therapeutischen Wohngemeinschaften) oder stationär (z. B. in Übergangsheimen oder Alkoholikerheilstätten) stattfindet
- *Entwöhnungsphase*: Es schließt sich eine intensive stationäre und/oder ambulante psycho- und sozialtherapeutische Behandlung an, die oft mehrere Monate dauert (fast immer: Gruppentherapie, → Seite 823)
- *Nachsorge und Rehabilitation* durch ambulante Einrichtungen, Selbsthilfeorganisationen oder Laienhelfer

Das langfristige Ziel ist eine dauerhafte Veränderung des bisherigen Trinkverhaltens und die Wiedereingliederung des Kranken in normale soziale Bezüge. Umstritten ist, ob es dabei notwendig ist, »ewig« abstinent zu bleiben, also nie mehr zu Alkohol zu greifen, oder ob »kontrolliertes Trinken« nicht ein ebenso erfolgversprechendes Konzept ist.

Rat und Hilfe

bekommen Sie bei den folgenden und den auf Seite 253 genannten Einrichtungen. Auskünfte über örtliche Beratungsstellen erteilen außerdem das Gesundheits- oder Jugendamt Ihrer Stadt oder Ihres Kreises.

BRD:

Anonyme Alkoholiker
Postfach 10 04 22; 8000 München 1
Tel.: (0 89) 2 78 00 82

Alateen-Kontaktstelle (für Kinder von Alkoholkranken)
Altstadthaus
Rottstraße 9; 4300 Essen 1

AL-ANON Familiengruppen
Zentrales Dienstbüro
Postfach 100192; 5000 Köln 1

Österreich:

Anonyme Alkoholiker
Geblergasse 45/3; 1170 Wien
Tel.: (02 22) 43 81 64

Medikamentenabhängigkeit

Arzneimittel sind in den industrialisierten Ländern nach dem Alkohol das Suchtmittel Nummer zwei.
Arzneimittel mit Mißbrauchs-, Gewöhnungs- und Suchtpotential sind:

- *Stark wirkende Schmerzmittel*: Dazu zählen Morphin und seine Verwandten, Mittel aus der Pethidin-Gruppe und Methadon-Derivate. Die meisten stark wirksamen Schmerzmittel unterstehen dem Betäubungsmittelgesetz bzw. der Suchtgiftverordnung. Sie führen bereits nach kurzem Gebrauch zur Abhängigkeit. Je nach Dauer der Einnahme kann es zu Persönlichkeitsveränderungen kommen
- *Stark wirkende Hustenmittel*: Sie enthalten meist Kodein oder verwandte Substanzen, die von einer bestimmten Menge an ebenfalls dem Betäubungsmittelgesetz bzw. der Suchtgiftverordnung unterstehen. Mißbräuchlich verwendet werden vor allem rezeptpflichtige kodeinhaltige Hustenmittel. Bei Mißbrauch kann es zu Wahrnehmungsveränderungen, Verwirrtheit und Gedächtnisstörungen kommen
- *Einfache Schmerz- und Migränemittel*: Häufig werden vor allem rezeptfrei erhältliche Kombinationspräparate aus Schmerzmittel und Koffein mißbräuchlich verwendet (→ Umgang mit Medikamenten, Seite 754)

- *Schlaf- und Beruhigungsmittel*: Sie haben fast alle ein Mißbrauchspotential, besonders jedoch die, die Barbitursäuren, Methaqualon, Methyprilon, Clomethiazol oder Benzodiazepine enthalten. Bei chronischem Gebrauch kann es zu Verwirrtheit, Konzentrationsstörungen und Gefühlsveränderungen kommen
- *Tranquilizer*: Dazu gehören die am häufigsten mißbrauchten Arzneimittel, die Benzodiazepine (➔ Beruhigungsmittel, Seite 226). Die regelmäßige Einnahme über längere Zeit hinweg kann auch in »normalen« Dosen zur Abhängigkeit, zu Wahrnehmungs- und Gefühlsveränderungen, Schlafstörungen und Bewußtseinstrübungen führen
- *Alkohol*: In vielen Hustensäften oder sogenannten Stärkungsmitteln (Tonica) befinden sich bis zu 20 Prozent Alkohol, die Konzentration kann jedoch auch bis 78 Prozent gehen. In der BRD muß auf dem Medikamentenetikett vermerkt sein, daß das Mittel Alkohol enthält
- *Aufputschmittel*: Dazu zählen vor allem die Amphetamine und ihre Verwandten. Amphetaminähnliche Stoffe verstecken sich auch in Vitaminpräparaten wie zum Beispiel in *Katovit* (BRD) oder *Reaktivan* (BRD/Ö) oder in Schmerzmittelkombinationen (z. B. *Rosimon-neu* [BRD]). Der längere Mißbrauch kann zu psychotischen Erscheinungen führen
- *Appetitzügler*: Sie gehören entweder zu den Amphetaminen oder sind diesen sehr nahe verwandt wie die Mittel aus der Ephedrin-Gruppe. Bei längerem Mißbrauch kann es zu Wahrnehmungsveränderungen kommen
- *Abführmittel*: Jede Form des chronischen Abführmittelgebrauchs kann zur Gewöhnung und Abhängigkeit führen (➔ Verstopfung, Seite 462)

Beschwerden

Unter psychischer Abhängigkeit versteht man das starke Verlangen, den Drogeneffekt zu wiederholen. Dieser Effekt kann sein, Angst zu mindern, Probleme oder Schmerzen zu lösen, Wohlgefühl zu empfinden.

Die körperliche Abhängigkeit ist in der Regel mit Toleranzentwicklung (man »verträgt immer mehr«) und Dosissteigerungen verbunden. Es gibt jedoch auch eine »low-dose«-Abhängigkeit, bei der man zwar nicht mehr ohne das Mittel leben kann, aber die Menge nicht zu steigern braucht. Merkmal jeder Medikamentenabhängigkeit ist, daß sich die Präparate unentbehrlich machen. Wenn man versucht, sie abzusetzen, entstehen die Symptome, gegen die man sie genommen hat. Anzeichen für Medikamentenabhängigkeit sind, wenn Sie

- sich »Sicherheitspackungen« Ihres Medikaments mitnehmen, sobald Sie das Haus verlassen
- beim Gedanken, einen Tag ohne »Ihr« Mittel auskommen zu müssen, verunsichert und unruhig werden
- beim Absetzen körperlich und seelisch zu leiden beginnen
- zu verschiedenen Ärzten oder Apothekern gehen, um Ihr Mittel verschrieben oder ausgehändigt zu bekommen
- sich selbst und Ihren Arzt, Ihre Freunde und Bekannten über die tatsächliche Menge der geschluckten Pillen »beschwindeln«

Ursachen

- *Vom Arzt verursacht*: Rund drei Viertel aller Medikamentabhängigkeiten beginnen in einer Arztpraxis. Alljährlich werden in der Bundesrepublik über zwanzigmillionenmal Arzneimittel aus der Gruppe der Benzodiazepine (Tranquilizer) als Schlaf- oder Beruhigungsmittel verordnet. Rund zwei Drittel werden länger als drei Wochen geschluckt. Bereits in dieser kurzen Zeit kann die Abhängigkeitsspirale in Gang gesetzt werden, ohne daß die Betroffenen davon wissen (➔ Beruhigungsmittel, Seite 226)
- *Selbstmedikation*: Menschen, die unter chronischen Schmerzen leiden, sind sehr abhängigkeitsgefährdet. Für sie sind Tabletten oft der einzige - trügerische - Ausweg, den Alltag schmerzlos zu bewältigen. Anders ist es beim chronischen Mißbrauch von Appetitzüglern oder Abführmitteln. Sie werden häufig unter dem Eindruck eines (krankmachenden) Schlankheitsideals geschluckt. Vor allem Frauen leiden darunter, diesem Ideal nicht nachkommen zu können, und greifen dann oft zu Pillen
- *Soziale und individuelle Konfliktsituationen*: ➔ Befindlichkeitsstörungen, Seite 215 und ➔ Neurosen, Seite 235
- *Kombination verschiedener Medikamente*: Schmerz- und Beruhigungsmittel, Aufputschmittel und Appetitzügler werden auch zur wechselseitigen Wirkungssteigerung von Alkohol oder anderen Drogen verwendet

Erkrankungsrisiko

In der Bundesrepublik schätzt man, daß rund 800 000 Menschen arzneimittelabhängig sind, davon »hängen« rund 500 000 an Tranquilizern. Bis zu zwei Drittel aller Schmerz- und Psychopharmaka landen in Frauenhänden. Das Erkrankungsrisiko ist damit für Frauen ungleich höher als für Männer.

Mögliche Folgen und Komplikationen

Je nach Arzneimittelgruppe sind die körperlichen und geistigen Folgen dauernden Mißbrauchs unterschiedlich. Ein Beispiel für körperliche Schäden ist das Nierenversagen als Folgen eines langjährigen Gebrauchs von Schmerzmittel-Kombinationspräparaten (➔ Nierenversagen, Seite 483).

Ein Beispiel für einen Schaden der Seele sind Gefühls- und Wahrnehmungsstörungen, Leistungsminderungen, Sinnes- und Persönlichkeitsveränderungen nach dem chronischen Gebrauch von Tranquilizern. Allgemeinstörungen wie zum Beispiel Unterernährung, Vitamin- oder Eiweißmangelzustände begleiten fast jede Medikamentenabhängigkeit.

Die sozialen Folgen dieser Krankheit sind kaum erforscht. Durch das herabgesetzte, gestörte oder veränderte Reaktionsvermögen steigt die Gefahr von Unfällen am Arbeitsplatz, im Verkehr oder im Haushalt. Persönliche Beziehungen gehen in die Brüche, Arbeitsplätze verloren.

Es kann zur Kriminalisierung durch den Versuch der illegalen Arzneimittelbeschaffung (Rezeptfälschungen, Apothekeneinbrüche) kommen.

Vorbeugung

Hier sind vor allem das medizinische Versorgungssystem und die Ärzte gefragt.

- Jede Verschreibung psychisch wirkender Präparate verlangt eine genaue Diagnose, umfassende Aufklärung und Information der Patienten und eine sorgfältige Nutzen-Risiko-Abwägung der Mittel (➔ Beim Arzt, Seite 715)

Die individuelle Vorbeugung beginnt früher. Bevor Sie ein Medikament einnehmen, sollten Sie sich überlegen, was Sie sich davon erwarten und ob es auch andere Möglichkeiten des Umgangs mit dem Mißbefinden oder der Krankheit gibt (➔ Umgang mit Medikamenten, Seite 754).

Wann zum Arzt?

Sobald Sie die unter Beschwerden aufgezählten Anzeichen einer Abhängigkeit an sich bemerken.

Selbsthilfe

Rat und Hilfe ermöglicht der Austausch mit anderen Betroffenen. Auskunft über Selbsthilfegruppen und Beratungsstellen in Ihrer Nähe erhalten Sie bei den auf Seite 253 genannten Einrichtungen.

Einen Entzug auf eigene Faust durchzuführen ist meist nicht möglich und nur selten dauerhaft erfolgreich.

Behandlung

Sie erfolgt gewöhnlich gemeinsam mit Alkoholkranken oder anderen Drogensüchtigen. Es gibt keine speziellen Entwöhnungseinrichtungen für Medikamentenabhängige. Die Behandlungsphasen verlaufen genauso wie beim Alkoholismus, je nach Schwere und Art der Erkrankung ambulant und/oder stationär (➔ Seite 829). Je nach Arzneimittelgruppe werden in der Entgiftungsphase die mißbrauchten Mittel abrupt abgesetzt oder die Dosis langsam reduziert (»ausschleichend«). Oft geschieht das im sogenannten »verdeckten« Entzug, bei dem die Betroffenen nicht wissen, wieviel sie von ihrem Medikament tatsächlich bekommen. Bei allen Drogenabhängigkeiten gehören die selbständige Lebensbewältigung und das Wiederfinden sozialer Bezüge zum langfristigen Ziel der Behandlung (➔ Gruppentherapie, Seite 823).

Drogenabhängigkeit

Bei der Abhängigkeit von sogenannten illegalen Drogen müssen die gebrauchten Stoffe sehr genau unterschieden werden. Eine starke, sich schnell entwickelnde körperliche Abhängigkeit ist nur für Heroin und andere Opiate und Crack dokumentiert. Bei Haschisch und Kokain steht die psychische Abhängigkeit im Vordergrund (➔ Rauschgifte, Seite 896).

Die sozialen und körperlichen Folgen wie das Abgleiten in eine kriminalisierte Subkultur, Appetitverlust, Abmagerung und Anfälligkeit für Infektionskrankheiten sind jedoch bei jeder Art von Drogenabhängigkeit gegeben.

Ursachen

Heroin und Crack sind Drogen der jugendlichen »Szene«. Entscheidend ist der erste Schritt zum Probieren, der fast immer unter dem Eindruck des »Nachahmens« und »Dazu-Gehörens« gesetzt wird. Wenn Freunde und Freundinnen sniffen, rauchen oder fixen, können viele der Versuchung nicht widerstehen und wollen ebenfalls wissen, »wie das ist«. Nachdem oft schon die erste »Probe« abhängig macht, wird der Weg in die Sucht leicht zum Absturz. Viele »Probierer« nehmen ihre zweite Dosis noch am selben Tag.

Entgegen vieler populärer Berichte entscheidet nicht eine bestimmte »Suchtpersönlichkeit« oder das soziale Milieu, aus dem man kommt, darüber, ob jemand Drogenkonsument wird. Ausschlaggebend sind vielmehr

- die Gruppe, in der man sich bewegt (Szene)
- die Verfügbarkeit des Stoffs (Angebotenes wird probiert)

- die Neugier (Unbekanntes und Verbotenes will ausprobiert werden)
- die Lust auf angenehme Gefühle
- das Lernen an Vorbildern (Freunde, Stars)

Problem- oder Konfliktsituationen können hinzukommen, aber sie sind nicht spezifisch für den Einstieg. Die Pubertät ist immer mit Neuorientierungen und Ablösungsprozessen verbunden und daher konfliktbeladen.

Erkrankungsrisiko

Es steigt je nach dem Grad der persönlichen Verunsicherung (Pubertät), des Gruppendrucks (Szene) und der Verfügbarkeit (Schwarzmarkt).

Mögliche Folgen und Komplikationen

Die gravierenden Gesundheitsfolgen entstehen nicht durch Heroin an sich, sondern durch das Leben in der Subkultur:

- Verelendung, Verschuldung und Kriminalisierung durch die gigantischen Schwarzmarktpreise, die die Endverbraucher bezahlen müssen
- Das Leben am sozialen Rand der Gesellschaft ist von einem allgemeinen schlechten körperlichen Zustand begleitet und macht krankheitsanfällig (mangelnde Ernährung, mangelnder Schlaf, mangelnde Hygiene)
- Bakterielle und Virusinfektionen (AIDS) über unsaubere Spritzbestecke und verunreinigtes Heroin gehören zum Alltag der Abhängigen (z. B. Entzündungen der Herzinnenhaut, der Leber, der Nieren und Lungen, Blutvergiftungen)
- Überdosierungen (»Goldener Schuß«) hängen häufig mit Stoff zusammen, der verunreinigt und von mangelnder Qualität ist. Es kann auch der Versuch sein, »stoff«lose Phasen mit Medikamenten und/oder Alkohol zu überbrücken, oder der Versuch, nach einer langen Abstinenz mit der »früheren« Dosis weiterzumachen, die nun allerdings zur Überdosis geworden ist

Vorbeugung

Die Vorbeugemodelle sind ebenso vielfältig wie umstritten. Zur Diskussion steht vor allem der Schwarzmarkt, der für einen Großteil der gesundheitlichen und sozialen Folgen verantwortlich ist, aber auch die Kriminalisierung der Haschischkonsumenten. Kritiker dieser Politik meinen, ohne Strafandrohung fiele der Reiz am Verbotenen weg und der Stoff verlöre seine Bedeutung in der jugendlichen Szene. Doch immer ist die individuelle Vorbeugung wichtig: Je sicherer sich Jugendliche im Prozeß des Erwachsen-Werdens fühlen, um so weniger sind sie gefährdet.

Wann zum Arzt?

Sofort. ➔ Beratung und Psychotherapie, Seite 822.

Selbsthilfe

Ist nur in sehr vereinzelten Fällen möglich. Besser ist der sofortige Weg in die nächste Drogenberatungsstelle, die heute in fast jeder größeren Kommune über das zuständige Gesundheitsamt zu erfragen ist.

Informationen für Drogensüchtige

BRD:	Deutsche Hauptstelle gegen die Suchtgefahren Westring 2; 4700 Hamm
Österreich:	Drogen-Ambulanz der Psychiatrischen Universitätsklinik AKH-Wien Lazarettgasse 14; 1090 Wien

Behandlung

Sie verläuft in denselben Phasen wie beim Alkoholismus (➔ Seite 247). Entscheidend ist, ob die Entgiftung mit Medikamenten unterstützt wird oder nicht.

Der kalte Entzug (*Cold-Turkey*) verlangt die abrupte Abstinenz. Die Angst vor den Entzugschmerzen läßt viele Abhängige vor dieser »kalten« Methode zurückschrecken.

Methadon, eine morphinähnliche Substanz, ist das im Entzug am meisten verwendete Medikament, das allerdings selbst süchtig macht.

Es wird in der Bundesrepublik bei folgenden Behandlungen verabreicht:

- Ambulante Kurzzeitbehandlungen, um die Wartezeit auf einen Therapieplatz zu überbrücken. Viele Abhängige können ihre Therapiemotivation nicht so lange aufrechterhalten, wie die Formalitäten einer Aufnahme in eine gewünschte Einrichtung dauern. Die Methadondosis wird bereits in dieser Zeit langsam reduziert
- Mittelfristige Behandlungen, um die Abhängigen in einem auf lange Zeit angelegten Programm in die Abstinenz zu führen. Auch dabei wird die Dosis langsam reduziert. Voraussetzung dafür, daß die Süchtigen wirklich abstinent leben können, ist ihre Wiedereingliederung in das Alltagsleben. Der Weg dorthin wird mit einer intensiven ambulanten Psychotherapie begleitet. Erst wenn der soziale Rahmen geschaffen ist und keine Sehnsucht nach der »Szene« mehr besteht, ist es wirklich möglich, ein drogenfreies Leben zu führen

Langfristige Behandlungen, insbesondere bei langjährig Süchtigen, die in der Subkultur bereits völlig untergegangen sind und sich für keine Therapie mehr motivieren lassen. Dabei wird Methadon in konstanter Dosis über sehr lange Zeit verabreicht, um die Betroffenen aus der Kriminalität in ein legales und weniger gesundheitsgefährdetes Leben zu begleiten. Menschen, die nicht mehr »therapierbar« sind, kann man auf diesem Weg ein Minimum an menschenwürdigem Leben sichern. Langfristige Sonderprogramme dieser Art können eine entspannte, entkriminalisierte und stabilisierte Lebensphase schaffen, in der es dem Abhängigen möglich ist - auf lange Sicht gesehen -, aus seiner Sucht herauszuwachsen.

Rat und Hilfe

In der Bundesrepublik gibt es in jeder größeren Stadt und für jeden Landkreis Beratungsstellen für Menschen mit Alkohol-, Medikamenten- und Drogenproblemen. In jedem Bundesland gibt es außerdem eine Landesstelle gegen die Suchtgefahren. Ihre Anschriften und weitere Hinweise für Hilfsangebote können Sie bei den folgenden Institutionen erfragen:

BRD:

Deutsche Arbeitsgemeinschaft Selbsthilfegruppen
Albrecht-Achilles-Str. 65; 1000 Berlin 31

Deutscher Guttempler-Orden
Adenauerallee 45; 2000 Hamburg
Tel.: (0 40) 24 58 80

Fachverband Drogen und Rauschmittel
Brüderstraße 4B; 3000 Hannover 1
Tel.: (05 11) 32 50 23

Gesamtverband für Suchtkrankenhilfe im Diakonischen Werk der Evangelischen Kirche
Brüder-Grimm-Platz 4; 3500 Kassel
Tel.: (06 51) 10 26 38

Kreuzbund
Jägerallee 5; 4700 Hamm 1
Tel.: (0 23 81) 87 97

Deutsche Hauptstelle gegen die Suchtgefahren
Westring 2; 4700 Hamm 1
Tel.: (0 23 81) 2 58 55, 2 52 69

Bundeszentrale für gesundheitliche Aufklärung
Ostheimerstraße 200; 5000 Köln 91
Tel.: (02 21) 89 92-1

Bundesverband der Arbeiterwohlfahrt
Oppelner Straße 130; 5300 Bonn 1
Tel.: (02 28) 6 68 51 69

Deutscher Paritätischer Wohlfahrtsverband
Heinrich-Hoffmann-Straße 3;
6000 Frankfurt 71
Tel.: (0 69) 67 06-0

Deutscher Caritasverband, Referat Gefährdetenhilfe
Karlstraße 40; 7800 Freiburg
Tel.: (07 61) 2 00-1

Österreich:

Anton-Proksch-Institut
Mackgasse 7-9; Kalksburg
Tel.: (02 22) 8 84 13 70

Dialog, Hilfs- und Beratungsstelle für Suchtgefährdete und ihre Angehörigen
Hegelgasse 8/3/11; 1010 Wien

Zentralstelle für Suchtkrankenhilfe
Borschkegasse 1; 1090 Wien
Tel.: (02 22) 42 67 86, 42 26 88

Kuratorium für Psychosoziale Dienste Wien
Notruf (auch nachts) (02 22) 31 84 19, 31 84 20
Information für Angehörige Tel.: (02 22) 31 97 56

GEHIRN UND NERVEN

Das Nervensystem ist der vielfältigste und gleichzeitig komplizierteste Teil des Körpers. Nach dem Ort, an dem sich die Nervenbahnen befinden, teilt man es ein in das zentrale Nervensystem (*ZNS*), zu dem Gehirn und Rückenmark gehören, und das periphere Nervensystem, dem man alle übrigen Nervenbahnen zurechnet.

Gehirn

Im Gehirn (*Enzephalon*) spielt sich all das ab, was wir mit Denken, Fühlen, Empfinden und Handeln benennen. Das Gehirn ist der Ursprungsort der zwölf Paare Kopf- und Hirnnerven, die zum einen Impulse an Körperregionen geben, zum anderen aber auch Impulse aufnehmen, weiterleiten und verarbeiten.

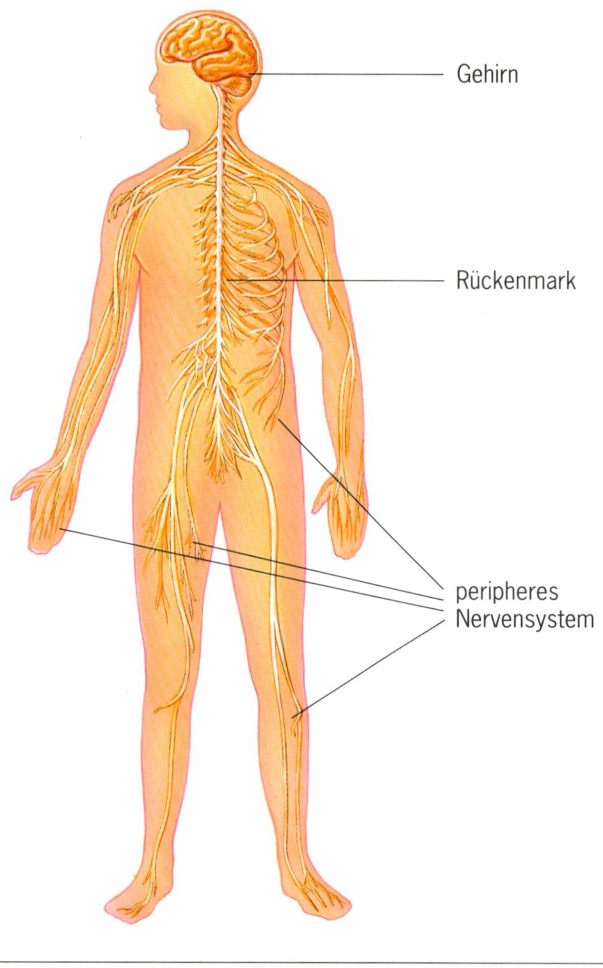

Das Gehirn ist von drei Häuten (*Meningen*) umgeben. Zwei weiche Schichten liegen der Hirnoberfläche dicht an. Sie sind mit einer härteren Schicht verbunden, die eine Schutzkapsel für das Gehirn darstellt und das Innere des Gehirns mit dem Inneren der Schädelknochen verbindet. Bei einer Gehirnhautentzündung sind diese drei Schichten entzündet.

Die Hohlräume im Inneren des Gehirns sind von der Gehirnflüssigkeit (*Liquor cerebrospinalis*) ausgefüllt. Sie befindet sich auch zwischen den beiden weichen Hirnhäuten. Die weiche Masse des Gehirns muß in der Gehirnflüssigkeit »schwimmen«, um seine Form nicht zu verlieren. Gleichzeitig ist die Flüssigkeit Schutz und Stoßdämpfer. Diese Gehirnflüssigkeit umgibt das gesamte ZNS und befindet sich somit auch im Rückenmarkkanal.

Viele krankhafte Prozesse im Bereich des Gehirns und der Hirnhäute verändern die Zusammensetzung der Gehirnflüssigkeit. Der Arzt kann sie untersuchen lassen und damit Krankheiten feststellen oder ausschließen, indem er bei einer *Lumbalpunktion* in Höhe der Lendenwirbel Gehirnflüssigkeit entnimmt.

Da das Gehirn viele lebenswichtige Funktionen steuert, ist es besonders gut geschützt. Es liegt in einer relativ festen Knochenkapsel. Beim Neugeborenen sind die einzelnen Knochenplatten noch nicht ganz fest miteinander verwachsen. Das erleichtert die Geburt.

Rückenmark

Als »Fortsetzung« des Gehirns kann man das Rückenmark ansehen, das sich im Inneren der Wirbelsäule bis in den Lendenbereich zieht. Es hat den gleichen Aufbau wie das Gehirn und ist wie dieses von Gehirnflüssigkeit umgeben.

Das Rückenmark endet in Höhe des dritten Lendenwirbels, füllt also die Wirbelsäule nicht in ganzer Länge aus.

Periphere Nervenbahnen

Die peripheren Nervenbahnen erfüllen zwei Aufgaben: Sie leiten Empfindungen und Wahrnehmungen, die der Körper von außen bekommt, zum Zentralnervensystem, und sie geben die »Anweisungen« des Zentralnervensystems an Muskeln und Organe weiter.

Der Transport von Informationen geschieht, indem sie als ganz schwache elektrische Ströme oder als chemische Reaktionen oder durch körpereigene Überträgerstoffe übermittelt werden. Im Zentralnervensystem werden sämtliche Informationen miteinander verbunden und verarbeitet.

Vegetatives und autonomes Nervensystem

Eine andere Einteilungsform benennt das Nervensystem nach seinen Funktionen: Das vegetative oder autonome Nervensystem arbeitet selbständig, vom Wollen nicht beeinflußbar. Ohne daß wir uns dessen bewußt sind, steuert es jede einzelne Körperfunktion - von der Anspannung einzelner Muskeln, zum Beispiel, um sich zu bewegen oder um zu sprechen, bis zur Atmung, dem Herzschlag oder der Verdauung.

Innerhalb des autonomen Nervensystems steuern zwei große Nervenbereiche gegensätzliche Funktionen und ergänzen sich so.

Der *Sympathicus* ist zuständig für Aktivität, Anstrengung und Energieabbau, der *Parasympathicus* sorgt für die Erholung und Speicherung von Energie.

Im Gegensatz zum vegetativen kann man dem willkürlichen Nervensystem bewußt Aufträge erteilen. Den Entschluß »Ich gehe jetzt« setzt das willkürliche Nervensystem in Gehbewegungen um. Doch auch in diesem System geschieht bei Erwachsenen bereits manches »automatisch«. Aufgrund von erlernten Reflexen ziehen wir die Hand beim Berühren einer heißen Herdplatte zurück oder sind in der Lage, aufrecht zu gehen.

Gehirnerschütterung (Commotio cerebri)

Beschwerden

Im Moment des Unfalls beginnt eine Bewußtlosigkeit. Sie kann Sekunden dauern oder wenige Minuten anhalten. Darauf folgt meist eine Zeit, in der das Bewußtsein noch etwas getrübt sein kann. Diese Phase ist häufig begleitet von Erbrechen, Kopfschmerzen und/oder Schwindelgefühlen.

Für die Zeit unmittelbar vor dem Unfall besteht häufig eine Gedächtnislücke, die manchmal nur Bruchteile von Sekunden umfaßt.

Dauert die Bewußtlosigkeit länger als eine Viertelstunde oder die anschließende Bewußtseinstrübung länger als eine Stunde, besteht der dringende Verdacht, daß der Schaden über eine einfache Gehirnerschütterung hinausgeht (➔ Gehirnprellung, Seite 256, und Gehirnblutung, Seite 259).

Ursache

Einwirkung von Gewalt auf den Kopf. Eine Gehirnerschütterung entsteht am häufigsten dadurch, daß eine schnelle Bewegung des Kopfes zum Beispiel durch einen Sturz oder eine motorisierte Fahrt urplötzlich abgebremst wird. Die Gehirnerschütterung ist zwar ein Zeichen dafür, daß die Funktion der Nervenzellen vorübergehend gestört wurde, es ist aber kein bleibender Schaden im Gewebe entstanden.

Mögliche Folgen und Komplikationen

Kopfschmerzen, Schwindelgefühl und Konzentrationsschwäche können noch monatelang nach dem Unfall Beschwerden machen.

Selten - dann aber meistens bei älteren Menschen - blutet es nach zwei bis vier Wochen zwischen Gehirn und harter Hirnhaut (➔ Gehirnblutung, Seite 259). Die Kopfschmerzen nehmen dann zu, auch Lähmungen sind möglich.

Vorbeugung

Sturzhelme zum Beispiel haben die Aufgabe, die Abbremszeit bei einem Unfall zu verlängern. Alles, was das schnelle Abbremsen des Kopfes bei einem Sturz verlangsamt, beugt einer Gehirnerschütterung vor.

Wann zum Arzt?

Sofort ins Krankenhaus, wenn jemand nach einem Unfall, an dem der Kopf beteiligt war, bewußtlos wird oder sich erbricht. Je nach der Intensität der Beschwerden muß dann der Schädel geröntgt oder eine Computertomografie gemacht werden (➔ Seite 746).

Selbsthilfe

Wenn sicher ist, daß außer der Gehirnerschütterung keine anderen Schäden bestehen, genügen 12 Stunden bis zwei Tage Bettruhe.

Behandlung

Bei längerer Bewußtlosigkeit oder Bewußtseinstrübung oder immer wiederkehrendem Erbrechen sollte der Kranke zur Beobachtung einige Tage im Krankenhaus verbringen.

Gehirnprellung (Contusio cerebri)

Beschwerden
Bewußtlosigkeit, oftmals länger als 15 Minuten. Heftige Kopfschmerzen, steifer Nacken, Erbrechen. Halbseitige Lähmungserscheinungen, Sprach-, Seh- und Atemstörungen sind selten.
Meist treten die Beschwerden gleich nach der Verletzung auf, in seltenen Fällen erst ein bis vier Tage später.

Ursachen
Wenn Gewalt auf den Kopf einwirkt, können in seinem Inneren Blutgefäße verletzt werden. Die Prellung, die zum Beispiel am Bein als »blauer Fleck« erscheint, ist im Gehirn eine Blutung mit oft schwerwiegenden Folgen. Der Druck des austretenden Blutes und von Gewebewasser kann das Gehirn schädigen.

Mögliche Folgen und Komplikationen
Die Folgen einer Gehirnprellung hängen von ihrer Ausdehnung und Lage ab. Sie reichen von häufigen Kopfschmerzen, Krampfanfällen und Gedächtnisstörungen bis zu schweren Lähmungen, Verhaltensstörungen oder dauerhafter Bewußtlosigkeit.

Wann zum Arzt?
Sofort ins Krankenhaus bei den oben genannten Beschwerden.

Selbsthilfe
Ist nicht möglich.

Behandlung
Die Patienten werden im Krankenhaus im Bett gehalten, bis sie beschwerdefrei sind. Je nach Art der Schädigung müssen dann heilgymnastische, sprachtherapeutische und ähnliche Behandlungen folgen, um die Schäden auszugleichen.

Schädelbruch

Beschwerden
➔ Gehirnerschütterung, Seite 255. Weitere Beschwerden: Bläuliche Schwellung um ein oder beide Augen. Es kann klare Flüssigkeit aus der Nase rinnen.

Mögliche Folgen und Komplikationen
Sie entstehen durch Blutungen oder Wasseransammlungen im Gehirn (➔ Seite 259).

Wann zum Arzt?
Sofort ins Krankenhaus beim Verdacht auf Schädelbruch. Eine Röntgenaufnahme des Schädels oder eine Computertomografie zeigen, welche Schäden entstanden sind.

Behandlung
Ein Schädelbruch heilt folgenlos ab, wenn außer dem Knochen nichts verletzt wurde. Zur Behandlung bei Blutungen ➔ Seite 259.
Gelangte Gehirnflüssigkeit nach außen, sollte mit Antibiotika einer Infektion vorgebeugt werden.

Gehirnhautentzündung (Meningitis)

Beschwerden
Kopfschmerzen, Lichtempfindlichkeit, Nackensteifigkeit und manchmal Erbrechen können sich binnen weniger Stunden entwickeln. In schweren Fällen wird man benommen oder bewußtlos. Kleine Kinder entwickeln diese Anzeichen nur selten; bei ihnen stehen Bauchschmerzen im Vordergrund, manchmal auch Krampfanfälle.
Insbesondere bei Säuglingen besteht die Gefahr, daß eine Gehirnhautentzündung zunächst übersehen wird, weil sie sich manchmal nur in Trinkschwäche und Schlaffheit äußert.

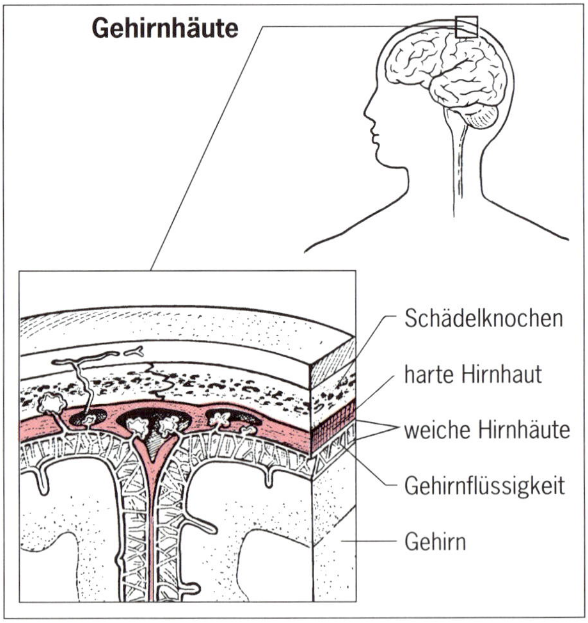

Ursachen
Bei einer Gehirnhautentzündung infizieren sich die Gehirnhäute mit Bakterien oder Viren, die entweder das Blut von einem anderen Organ hierher getragen hat, oder die Erreger breiten sich direkt vom entzündeten Ohr bzw. den Nasennebenhöhlen auf die Gehirnhäute aus. Bei einem offenen Schädelbruch können Krankheitserreger durch die Bruchstelle einwandern.

Erkrankungsrisiko
Kinder haben ein besonders hohes Risiko, an einer Gehirnhautentzündung zu erkranken.

Vorbeugung
Eine angemessene Behandlung von Mittelohr- und Nasennebenhöhlenentzündungen kann die Ausbreitung der Keime verhindern.

Mögliche Folgen und Komplikationen
Eine Gehirnhautentzündung kann in schweren Fällen geistige Behinderung nach sich ziehen oder sogar zum Tod führen.

Wann zum Arzt?
Sofort zum Arzt oder ins Krankenhaus beim Verdacht auf Gehirnhautentzündung. Der Arzt entnimmt Gehirnwasser aus dem Rückenmarkkanal, um es auf Infektionszeichen und Krankheitserreger zu untersuchen.

Selbsthilfe
Ist nicht möglich.

Behandlung
Eine Gehirnhautentzündung muß fast immer im Krankenhaus beobachtet und behandelt werden. Hat die Untersuchung des Gehirnwassers ergeben, daß Bakterien die Erkrankung verursacht haben, müssen Antibiotika gespritzt werden. Bei virusbedingten Gehirnhautentzündungen kann man nicht mehr tun, als den Kranken gut zu pflegen und zu hoffen, daß der Körper stärker ist als die Krankheit.

Gehirnentzündung (Enzephalitis)

Beschwerden
Je nach Schwere der Erkrankung reichen die Beschwerden von Fieber, Kopfschmerzen und Abgeschlagenheit bis zu Lähmungen, Sehstörungen mit Doppelbildsehen, Krämpfen und Bewußtlosigkeit.

Ursachen
Fast immer ist eine Gehirnentzündung die Folge von Virusinfektionen wie etwa Grippe, Masern, Röteln oder Mumps. Auch das durch Zecken übertragene FSME-Virus kann eine solche Entzündung auslösen.

Erkrankungsrisiko
Säuglinge und sehr alte Menschen sind stärker gefährdet, da als Folge einer Virusinfektion eine Gehirnentzündung entsteht.

Mögliche Folgen und Komplikationen
Eine leichte Gehirnentzündung im Rahmen einer Grippe wird häufig nicht einmal bemerkt und klingt mit der Grippe wieder ab.
Viren wie etwa Herpes simplex können zu einer schweren Erkrankung führen, die einen wochenlangen Krankenhausaufenthalt notwendig macht. Dabei kann es für längere Zeit zu Lähmungen und Sprachstörungen kommen.
In seltenen Fällen kann sich aus einer Gehirnentzündung später einmal die Parkinsonsche Krankheit entwickeln (➔ Seite 263).

Vorbeugung
Impfungen können Menschen schützen, die durch Viruskrankheiten besonders gefährdet wären, eine Gehirnentzündung zu entwickeln (➔ Impfungen, Seite 768).

Wann zum Arzt?
Wenn der Verdacht auf eine Gehirnentzündung besteht. Möglicherweise muß der Arzt Blut und Gehirnwasser auf Anzeichen einer Infektion und Krankheitserreger untersuchen. Manchmal muß ein EEG angefertigt werden (➔ Seite 742).

Selbsthilfe
Bei leichten Gehirnentzündungen (etwa im Rahmen einer Grippe) ist Selbsthilfe nicht nötig, bei schweren Formen nicht möglich.

Behandlung
Schwere Gehirnentzündungen müssen immer im Krankenhaus beobachtet und behandelt werden, um hinzukommende Probleme wie etwa Bewußtlosigkeit oder Krämpfe rechtzeitig zu erkennen und zu behandeln.
Besteht der Verdacht, daß Herpes simplex-Viren die Erkrankung ausgelöst haben, kann das Spritzen des virushemmenden Medikaments Aciclovir sinnvoll sein (*Zovirax* [BRD/Ö]).

Gehirnabszeß

Beschwerden
Lähmungserscheinungen, Gefühllosigkeit in Arm oder Bein, manchmal Sprachstörungen, Fieber, Kopfschmerzen und Benommenheit.

Ursachen
Bei einem Gehirnabszeß sammelt sich im Gehirn Eiter an, der dann auf bestimmte Hirnteile drückt. Verursacher sind stets Bakterien, die etwa in den Nasennebenhöhlen oder im Mittelohr eine Entzündung hervorgerufen haben.

Das Erkrankungsrisiko steigt
- wenn eine Nasennebenhöhlen- oder Mittelohrinfektion nicht behandelt wird
- bei Menschen mit einem zyanotischen Herzfehler (➔ Seite 405)

Mögliche Folgen und Komplikationen
Bei rechtzeitiger Behandlung kann die Erkrankung ohne Folgeschäden abheilen. Ein großer Hirnabszeß, der stark auf das Gehirn drückt, kann zu dauerhaften Lähmungen führen.

Vorbeugung
Rechtzeitige Behandlung von bakteriellen Infektionen mit Antibiotika.

Wann zum Arzt?
Sofort zum Arzt oder ins Krankenhaus beim Verdacht auf einen Gehirnabszeß.

Selbsthilfe
Ist nicht möglich.

Behandlung
Manchmal genügt eine Behandlung mit Antibiotika, die über die Vene gespritzt werden. In schweren Fällen muß die Eiteransammlung operativ entfernt werden.

Vorübergehende Durchblutungsstörung (TIA)

Beschwerden
Die Beschwerden einer Gehirndurchblutungsstörung hängen davon ab, wo die Arterie liegt, die kein Blut mehr hindurchläßt, bzw. für welche Funktion das von ihr versorgte Gehirngebiet zuständig ist. Vielfach ist ein Arm, ein Bein oder eine Körperhälfte gefühllos und/oder gelähmt. In anderen Fällen ist das Sehen oder Sprechen gestört, der Betroffene ist verwirrt oder bewußtlos. Die Beschwerden können wenige Minuten bis mehrere Stunden anhalten.

Ursachen
Eine Gehirnarterie, die zumeist durch Arterienverkalkung bereits etwas eingeengt ist, wird durch ein Blutgerinnsel verschlossen. Das Gerinnsel kann sich dort gebildet haben oder aus einer ferneren Arterie (meist der Halsschlagader) eingeschwemmt worden sein. Der Sauerstoffmangel in dem betreffenden Gehirngebiet bedingt Funktionsstörungen.
Bei einer vorübergehenden Durchblutungsstörung löst sich das Gerinnsel innerhalb weniger Minuten wieder auf. Der Gehirnbezirk wird wieder durchblutet, und die Funktionsstörungen bilden sich wieder zurück.

Erkrankungsrisiko
Alles, was eine Arterienverkalkung fördert, erhöht das Risiko von Gehirndurchblutungsstörungen: Übergewicht, Bluthochdruck, Rauchen, Zuckerkrankheit und hohes Alter (➔ Arteriosklerose, Seite 376).

Mögliche Folgen und Komplikationen
Gehirndurchblutungsstörungen können sich wiederholen und gehen eines Tages nicht mehr vorüber. Es kann zu einem Schlaganfall kommen.

Vorbeugung
Alles meiden, was eine Arteriosklerose fördert (➔ Seite 376). Sind Gehirndurchblutungsstörungen bereits mehrfach aufgetreten, so kann unter Umständen die lebenslange Einnahme von gerinnungshemmenden Medikamenten oder in seltenen Fällen eine Operation den Durchblutungsstörungen vorbeugen.

Wann zum Arzt?
Rufen Sie *sofort* einen Krankenwagen, wenn
- ein Arm oder Bein plötzlich gefühllos und/oder gelähmt ist
- plötzlich Seh- oder Sprachstörungen oder Bewußtlosigkeit auftreten

Der Arzt kann durch Untersuchungen (Ultraschall, EEG, Blutuntersuchung, Röntgenschichtaufnahme [CT/NMR] oder Kontrastmittel-Röntgenaufnahme der Gehirnarterien) die Ursache der Durchblutungsstörung ausfindig machen. Ein Großteil dieser Untersuchungen sind nur im Krankenhaus möglich.

Selbsthilfe
Alles, was die Risikofaktoren einer Arteriosklerose verringert, beugt einer Gehirndurchblutungsstörung vor (➔ Arteriosklerose, Seite 376).

Behandlung
Je nach Ursache der Erkrankung kann die Einnahme eines blutdrucksenkenden oder blutverflüssigenden Medikaments sinnvoll sein. Nur in seltenen Fällen ist eine Operation an der Halsschlagader notwendig.

Gehirnblutung (Apoplexie)

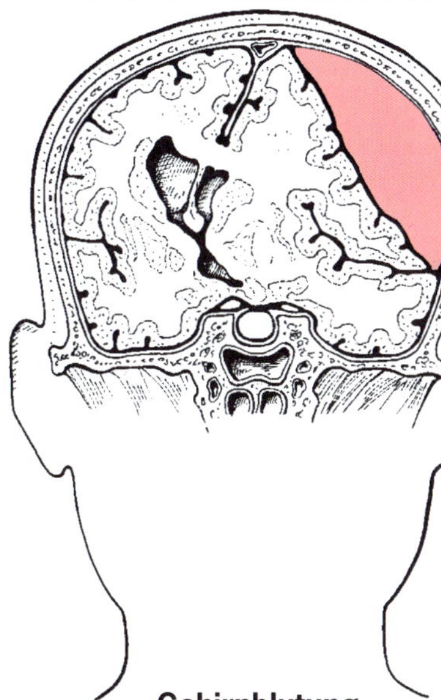

Gehirnblutung

Beschwerden
Eine Gehirnblutung ist ein »blutiger Schlaganfall«, bei dem das betroffene Gebiet nicht mehr mit Sauerstoff versorgt wird. Die Beschwerden entsprechen denen eines Schlaganfalls (➔ Seite 259) und richten sich in Art und Schweregrad danach, welches Gebiet betroffen ist und wie groß es ist.
Wenn sich der Bewußtseinszustand zum Beispiel nach einem Unfall verschlechtert oder eine Bewußtlosigkeit ohne ersichtlichen Grund länger als 15 Minuten andauert, deutet das auf eine Gehirnblutung hin. Im fortgeschrittenen Stadium ist die Pupille starr und weit geöffnet.

Ursachen
Aus einem Gefäß blutet es in das Gehirn hinein. Je nachdem, wieviel Blut austritt, wird der Gehirnteil mehr oder weniger zusammengepreßt. Die Ursachen eines Gefäßrisses können zum Beispiel zu hoher Blutdruck sein, eine Gefäßverkalkung oder ein Aneurysma (➔ Seite 392) eines Gehirngefäßes.

Erkrankungsrisiko
Etwa zehn Prozent der Schlaganfälle beruhen auf akuten Blutungen. Bei jüngeren Menschen ist ein »blutiger Schlaganfall« wahrscheinlicher als bei älteren.

Mögliche Folgen und Komplikationen
Unbehandelt führt eine Blut- oder Wasseransammlung im Gehirn zum Tod. Doch auch nach entsprechender Behandlung können Schäden zurückbleiben. Ihre Art und ihr Ausmaß richten sich nach der Lage der Blut- bzw. Wasseransammlung im Gehirn.

Vorbeugung
Ist nicht möglich.

Wann zum Arzt?
Sofort ins Krankenhaus, wenn sich bei jemandem, der nach einem Unfall kurz bewußtlos war, der Zustand wieder verschlechtert. Eine spezielle computertomografische Untersuchung gibt Lage und Ausdehnung des Prozesses zu erkennen. Mit ihr kann man Blutungen und Wasseransammlungen voneinander unterscheiden.

Selbsthilfe
Ist lebensgefährlich.

Behandlung
Eine Blutansammlung im Gehirn muß so schnell wie möglich operativ entfernt werden. Eine Wasseransammlung kann durch die Infusion von Stoffen, die dem Gewebe Wasser entziehen, und mit hohen Dosen Kortison behandelt werden.

Schlaganfall (Apoplexie, Apoplektischer Insult)

Beschwerden
Beim Schlaganfall bleibt die Gehirndurchblutungsstörung bestehen. Die Beschwerden sind von der Lage der betroffenen Arterie bzw. von der Funktion des versorgten Gehirngebiets abhängig. Vielfach ist ein Arm, ein

Schlaganfall

Die meisten Schlaganfälle entstehen, weil ein Teil des Gehirns nicht oder nicht mehr ausreichend durchblutet wird. Bei einer langsamen fortschreitenden Gefäßverkalkung fällt es dem Blutstrom immer schwerer, die Adern zu passieren und das Gehirn mit Sauerstoff und Nährstoffen zu versorgen. Blutgerinnsel können bereits verengte Gefäße schneller komplett verschließen als weite Gefäße. Ein Gefäßverschluß bedeutet, daß kein Blut das hinter dem Verschluß liegende Gehirngewebe mehr erreicht. Es ist ein Schlaganfall entstanden.

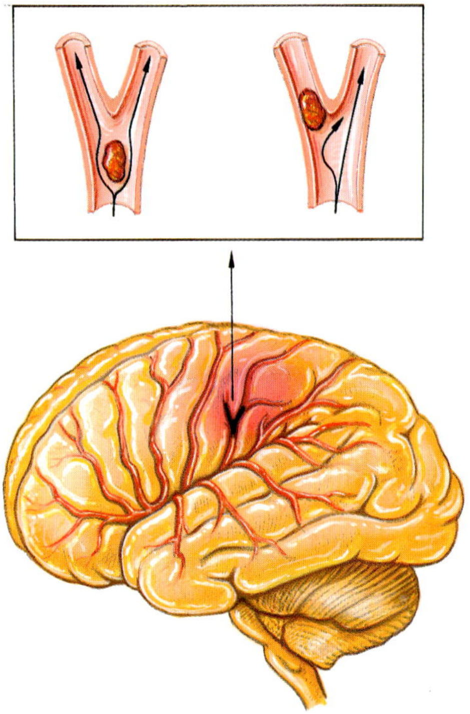

Bein oder eine Körperhälfte gefühllos und/oder gelähmt. In anderen Fällen ist das Sehen oder Sprechen gestört, der Betroffene ist verwirrt oder bewußtlos.
Häufig treten die Beschwerden nach dem Aufwachen auf. Anders als bei der Gehirndurchblutungsstörung bleiben sie jedoch meistens länger als 24 Stunden bestehen.

Ursachen
Die meisten Schlaganfälle entstehen durch den Verschluß einer Gehirnarterie. Erheblich weniger beruhen auf einer Blutung in das Gehirn (➔ Gehirnblutung, Seite 259).

Erkrankungsrisiko
Etwa 80 Prozent der Schlaganfälle beruhen auf einer Mangeldurchblutung des Gehirns. Alles, was eine Arterienverkalkung fördert, erhöht das Risiko eines Schlaganfalls (➔ Arteriosklerose, Seite 376).

Mögliche Folgen und Komplikationen
Bei etwa einem Drittel aller Schlaganfälle bilden sich die Beschwerden im Laufe von Wochen oder Monaten zurück, bei einem weiteren Drittel bleiben Lähmungen oder Sprach- bzw. Sehstörungen zurück. Ein Drittel verläuft tödlich.
Jeder Schlaganfall ist ein Alarmsignal - auch wenn er ohne dauerhafte Schädigung abläuft: Weitere, vielleicht schwerere Schlaganfälle sind jederzeit möglich.

Vorbeugung
Risikofaktoren vermindern (➔ Arteriosklerose, Seite 376). Unter Umständen kann die lebenslange Einnahme von gerinnungshemmenden Medikamenten oder in seltenen Fällen eine Operation an den Gehirngefäßen den Durchblutungsstörungen vorbeugen.

Wann zum Arzt?
Immer ins Krankenhaus, wenn der Verdacht auf einen Schlaganfall besteht. Durch verschiedene Untersuchungen (Ultraschall, EEG, Blutuntersuchung, Röntgenschichtaufnahme [CT/NMR] oder Kontrastmittel-Röntgenaufnahme der Gehirnarterien) kann die Ursache ausfindig gemacht werden.

Selbsthilfe
Es braucht viel Lebensmut und Kraft, mit Sprachübungen und Heilgymnastik die möglicherweise schweren Sprach- und Bewegungsstörungen zu überwinden. Doch nur regelmäßiges Üben gibt die Chance, wieder selbständig zu werden. Familie und Betreuer sollten daran denken, daß der Kranke zumeist recht gut versteht, was gesprochen wird, auch wenn er sich selbst nicht bewegen und nicht sprechen kann.

Behandlung
Die erste Behandlung eines Menschen, den »der Schlag getroffen« hat, erfolgt immer im Krankenhaus. Schon dort sollte eine möglichst frühzeitige heilgymnastische Behandlung die Rehabilitationschancen erhöhen. Leider geschieht das noch immer nicht in ausreichendem Maß. An die Krankenhausbehandlung sollten sich Rehabilitationsmaßnahmen anschließen, die von den jeweiligen Sozialversicherungsträgern finanziert werden.

Über alle notwendigen und möglichen sprachtherapeutischen, heilgymnastischen, arbeits- und beschäftigungstherapeutischen Hilfestellungen geben die Krankenkassen Auskunft.
Je nach Ursache der Erkrankung kann die Einnahme eines blutdrucksenkenden oder eines blutverflüssigenden Medikaments sinnvoll sein. In manchen Fällen ist eine Operation an der Halsschlagader notwendig.

Epilepsie (Fallsucht)

Beschwerden

Die Form der Krampfanfälle ist von Mensch zu Mensch verschieden. Einem großen Krampfanfall (*Grand mal*) gehen manchmal tagelang anhaltende Kopfschmerzen, Unwohlsein, Unruhe und Verstimmungen voraus. Beim Anfall selbst wird der Betroffene plötzlich bewußtlos, fällt zu Boden, wird steif und beginnt, mit Armen und Beinen zu zucken. Während der Zuckungen kann die Atmung unregelmäßig sein. Bewußtlosigkeit und Zuckungen können minutenlang andauern, danach fallen die Betroffenen oft in tiefen Schlaf, aus dem sie benommen wieder erwachen. Urin geht meistens unwillkürlich ab, Stuhl seltener. Bei kleinen Anfällen (*Petit mal*) stürzt der Betroffene nicht zu Boden. Besonders im Kindesalter äußern sich kleine Anfälle oft nur dadurch, daß die Kinder ihre momentane Tätigkeit kurz unterbrechen und abwesend vor sich hinstarren. Hinterher ist ihnen das oft gar nicht bewußt. Anfälle dieser Art werden deshalb oft für Tagträume gehalten.

Sofortiilfe bei einem Krampfanfall

- Alle Gegenstände wegräumen, an denen sich der Krampfende verletzen könnte.
- Den Krampfenden nur dann an einen anderen Ort bringen, wenn unbedingt nötig, etwa auf einer Treppe.
- Den Krampfenden nicht festhalten und nicht versuchen, ihn an seinen Zuckungen zu hindern.
- Ihm nichts zwischen die Zähne schieben.
- Beengende Kleidung am Hals öffnen.
- Trotz möglicherweise unregelmäßiger Atmung ist eine Mund-zu-Mund-Beatmung weder notwendig noch sinnvoll.
- Schläft der Kranke nach dem Anfallende ein, bringen Sie ihn in Seitenlage, und lassen Sie ihn ausschlafen.
- Sofort einen Arzt rufen, wenn der Anfall länger als drei Minuten andauert oder bald nach dem ersten ein weiterer Anfall auftritt.

Bei *Temporallappen-Anfällen* verlieren die Betroffenen ihr Bewußtsein häufig nicht, wohl aber benehmen sie sich zumeist einige Minuten »seltsam«: Sie nesteln, schmatzen und lachen.
Bei *fokalen Anfällen* kommt es zu Zuckungen, die in einer Gesichtshälfte oder in einer Hand beginnen und sich dann allmählich über eine Körperhälfte ausbreiten.
Als *Status epilepticus* wird der Zustand bezeichnet, bei dem ein Anfall den anderen jagt.
Von »Epilepsie« spricht man erst, wenn die Krampfanfälle immer wieder auftreten. Der Fieberkrampf eines Kindes oder der Krampf eines Diabetikers bei einer Unterzuckerung haben nichts mit Epilepsie zu tun.

Ursachen

Fehlerhafte elektrische Entladungen der Nervenzellen im Gehirn rufen die Krampfanfälle hervor. Ursache dafür können sein: Schädigungen während der Geburt, Gehirninfektionen, Abbauvorgänge im Gehirn, Stoffwechselkrankheiten, Verletzungen des Gehirns, Hirntumore, Vergiftungen, sehr häufig auch Alkoholvergiftungen. Vielfach ist die Ursache der Epilepsie unbekannt.
Eine genetische Voraussetzung zur erhöhten Krampfbereitschaft kann gegeben sein, wenn sich eine Epilepsie entwickelt.

Erkrankungsrisiko

Menschen mit Gehirnerkrankungen wie etwa einem Tumor oder nach einer schweren Kopfverletzung haben ein erhöhtes Risiko, an Epilepsie zu erkranken. Das gleiche gilt für Kinder, die bei der Geburt unter Sauerstoffmangel litten.

Mögliche Folgen und Komplikationen

Körperliche Folgen

Durch das Stürzen bei einem großen Anfall besteht erhebliche Verletzungsgefahr. Bißverletzungen der Zunge sind sehr häufig. Alle Krampfanfälle können den Epileptiker selbst und andere gefährden, wenn sie sich zum Beispiel im Straßenverkehr ereignen. Rasch aufeinanderfolgende Anfälle sind ein lebensbedrohlicher Notfall.
Epilepsie ist nur selten heilbar. Bei manchen Kindern endet die Erkrankung jedoch im Erwachsenenalter.

Soziale Folgen

Der Umgang mit der Krankheit Epilepsie ist auch heute noch vielfach von mittelalterlichem Denken geprägt. Unbewußte Furcht vor dieser rätselhaften Krankheit läßt viele Menschen innerlich zurückschrecken, wenn sie

hören, daß jemand Epileptiker ist. Unter dieser Ausgrenzung können Epilepsiekranke sehr zu leiden haben.
Wie sehr das soziale Leben eines Epileptikers von dem anderer Menschen abweicht, richtet sich danach, wie gut die Anfälle durch Medikamente beherrscht werden können und wie sehr die Nebenwirkungen der Medikamente ihn beeinträchtigen. Einen Führerschein bekommen Epileptiker nur, wenn sie bestimmte Auflagen erfüllen. Voraussetzung dazu sind mindestens zwei bis drei anfallsfreie Jahre.
Epileptikern, die eine Familie gründen wollen, stellt sich die Frage nach der Vererbbarkeit ihrer Krankheit. Sie kann nicht generell beantwortet werden, sondern muß mit einem Arzt, der in der Behandlung der Epilepsie erfahren ist, besprochen werden.
Epilepsiekranke Frauen müssen nicht grundsätzlich auf eigene Kinder verzichten. Vor einer geplanten Schwangerschaft sollten sie sich jedoch in jedem Fall mit ihrem Arzt beraten. Die allgemeinen Richtlinien der Amerikanischen Akademie für Kinderheilkunde lauten:

- Frauen, die mehrere Jahre anfallsfrei waren, sollten nach Möglichkeit vor einer Schwangerschaft ihre Medikamente absetzen
- Epileptikerinnen, die Medikamente einnehmen müssen, haben zu 90 Prozent die Chance, ein gesundes Kind zur Welt zu bringen. Das Risiko einer Mißbildung beim Kind ist infolge der Epilepsie der Mutter und/oder ihrer Behandlung um das Zwei- bis Dreifache erhöht
- Frauen, die erst nach dem ersten Schwangerschaftsdrittel den Rat des Arztes suchen, sollten sich nicht zu einer routinemäßigen Schwangerschaftsunterbrechung drängen lassen. Sie können sich auf Mißbildungen bei ihrem wachsenden Kind untersuchen lassen - wenn sie es wollen und bereit sind, gegebenenfalls auch einen Schwangerschaftsabbruch vornehmen zu lassen (➔ Untersuchungen in der Schwangerschaft, Seite 656)
- Das Schädigungsrisiko ist für die verschiedenen Medikamente in den verschiedenen Phasen der Schwangerschaft unterschiedlich. Es ist jedoch nicht ratsam, in der Schwangerschaft auf neue Medikamente umzusteigen, deren Risiko noch nicht so gut untersucht ist wie das der bekannten Mittel
- Epilepsiemedikamente während der Schwangerschaft abzusetzen kann Anfälle auslösen, die Mutter und Kind schädigen
- Schädigungen des Kindes durch die geringen Mengen an Arzneimitteln, die in die Muttermilch übertreten, sind nicht bekannt

Epilepsiekranke Kinder sollten so normal wie möglich aufwachsen dürfen. Ihre Berufswahl sollte Tätigkeiten ausschließen, bei denen ein eventueller Anfall sie selbst oder andere gefährden könnte.
Bis zum sechsten Lebenjahr sollten anfallskranke Kinder normalerweise nicht geimpft werden. Später muß die Indikation zu einer Impfung mit dem behandelnden Arzt sorgfältig beraten werden.

Vorbeugung

Einer Epilepsie kann man nicht vorbeugen. Allerdings besteht die Behandlung von Epilepsiekranken fast ausschließlich in der Vorbeugung der Krampfanfälle.

Wann zum Arzt?

Wenn es zu einem Krampfanfall gekommen ist. Je nach Art des Anfalls und Begleitumständen müssen dann Blut- und manchmal Gehirnwassertests, ein EEG (➔ Seite 742) oder eine Tomografie (➔ Seite 746) gemacht werden. Manchmal kann der Arzt schon aufgrund der Schilderung des Anfalls feststellen, ob es sich um Epilepsie handelt.

Selbsthilfe

Durch eine überlegte Lebensweise kann ein Epilepsiekranker vielfach die Zahl der Anfälle verringern. Schlafmangel oder Alkoholkonsum fördern Krampfanfälle.

Behandlung

Eine gelungene Behandlung macht 50 bis 60 Prozent der Epileptiker anfallsfrei und bessert den Zustand von 20 bis 30 Prozent wesentlich. Solche Ergebnisse erzielen aber nur Ärzte, die in der Behandlung der Epilepsie erfahren sind.

Kliniken mit Schwerpunkt Epilepsie
Auskunft: Internationale Liga gegen Epilepsie
Postfach 6, 7640 Kehl-Kork
Tel.: (0 78 51) 31 44; 10.00–12.00 Uhr
Österreichische Liga gegen Epilepsie
Neurolog. Uniklinik
Währinger Gürtel 18–20, 1090 Wien
Tel.: (02 22) 4 04 00-31 07

Nach Möglichkeit versucht man, mit einem Medikament auszukommen. Manchmal dauert es Monate, um die geeigneten Präparate und die richtige Dosierung zu finden, da jeder verschieden reagiert. Besonders bei Kindern ist für diese Einstellung manchmal ein Krankenhausaufenthalt notwendig. Zur Kontrolle dienen EEG-Untersuchun-

gen und manchmal die Bestimmung der Arzneimittelmenge im Blut. Jede eigenmächtige Veränderung der Dosierung kann den Behandlungserfolg der vergangenen Zeit wieder zunichte machen.
Nach zwei bis drei anfallsfreien Jahren kann der Arzt versuchen, die Medikamente im Verlauf eines halben oder ganzen Jahres langsam »ausschleichend« abzusetzen. Zur Kontrolle dient wieder das EEG. Es kann aber durchaus auch notwendig sein, die Medikamente lebenslang einzunehmen. Wer Mittel gegen Epilepsie einnimmt, muß das bei der Einnahme eines jeden anderen Medikaments berücksichtigen: Antiepileptika und andere Medikamente beeinflussen sich gegenseitig und auf vielfältige Art und Weise in ihrer Wirksamkeit.

Bewährte Mittel gegen Epilepsie

Convulex (BRD/Ö)	Petinimid (Ö)
Epanutin (BRD/Ö)	Petnidan (BRD)
Ergenyl (BRD/Ö)	Phenhydan (BRD/Ö)
Leptilan (BRD/Ö)	Rivotril (BRD/Ö)
Liskantin (BRD)	Simatin (Ö)
Luminal (BRD)	Suxinutin (BRD/Ö)
Maliasin (BRD/Ö)	Tegretal (BRD)
Mylepsinum (BRD)	Tegretol (Ö)
Mysoline (Ö)	Timonil (BRD)
Orfiril (BRD)	Zentropil (BRD)

Wichtigste Nebenwirkungen: Müdigkeit, Reizbarkeit, Schwäche, Kopfschmerzen, Magen-Darm-Störungen, Gewichtszunahme, Blutbildveränderungen, Leberschäden.

Parkinsonsche Krankheit (Schüttellähmung)

Beschwerden
Meistens beginnt die Erkrankung mit einem leichten Zittern, das nur in Ruhe auftritt und bei Bewegung oder im Schlaf verschwindet. Typisch ist dabei das Aneinanderreiben von Daumen und Zeigefinger, das sogenannte »Pillendrehen«. Im Laufe der Zeit verlangsamen und vermindern sich die Bewegungen (Gehen, Armbewegungen, Lidschlag) immer mehr, wobei besonders der Bewegungsbeginn schwerfällt. Die Schritte werden klein und schlurfend. Weil sich die Arme nicht mehr mitbewegen, ist das Gleichgewicht gestört. Mimik ist nicht mehr möglich, weil das Gesicht starr wird, die Sprache wird monoton und unverständlich, die Schrift klein und unleserlich. Die Muskulatur versteift zunehmend.

Ursachen
Langsam, aber unaufhaltsam gehen bestimmte Gehirnzentren zugrunde. Das Gleichgewicht chemischer Substanzen ist gestört, die für das Funktionieren des Nervensystems notwendig sind. Das kann durch eine Vergiftung mit Kohlenmonoxid, einen Gehirntumor oder eine Gehirnentzündung entstanden sein. In den meisten Fällen bleibt die Ursache dieser Störung aber unbekannt. Auch Medikamente, wie sie etwa zur Behandlung einer Schizophrenie eingesetzt werden, können zu Beschwerden wie bei einer Parkinsonschen Erkrankung führen.

Erkrankungsrisiko
Mit Ausnahme der durch Medikamente oder Vergiftung verursachten Erkrankung tritt die Parkinsonsche Krankheit fast nur bei über 50jährigen auf. In manchen Familien kommt es gehäuft zu dieser Erkrankung.

Mögliche Folgen und Komplikationen
Die zunehmenden Bewegungsstörungen erschweren die Bewältigung des Alltagslebens immer mehr. In sehr schweren Fällen kommt es zu geistigem Verfall und Depressionen. Viele Menschen sind jedoch bei geeigneter Behandlung in der Lage, ein beinahe normales Leben zu führen.

Vorbeugung
Nur möglich, wenn die Erkrankung durch Medikamente verursacht wurde.

Wann zum Arzt?
Im Alter beginnende Zittrigkeit ist völlig normal und kein Grund zur Beunruhigung. Nimmt das Zittern jedoch zu und sind die Bewegungen allgemein erschwert und verlangsamt, sollte man einen Arzt aufsuchen.

Selbsthilfe
Der Betroffene sollte sein Alltagsleben so normal wie möglich fortführen können. Schon kleine Hilfen - etwa Sessel mit hohen Armlehnen oder zusätzliche Geländer - können Wunder wirken. Psycho-soziale Betreuung und Hinwendung zum Patienten sind ein wesentlicher Bestandteil der Behandlung.

Behandlung
Die Parkinsonsche Erkrankung läßt sich weder heilen noch aufhalten. Die Beschwerden sollten erst dann mit Medikamenten gelindert werden, wenn sie sehr stören. Parkinson-Medikamente haben schwerwiegende Nebenwirkungen, und ihre Wirksamkeit läßt nach etwa vier bis

sechs Jahren nach. Gemeinsam mit dem Arzt sollte die geringste noch wirksame Dosis gefunden werden.

Bewährte Mittel gegen Parkinson

Akineton (BRD/Ö)	Pravidel (BRD)
Madopar (BRD/Ö)	Sinemet (Ö)
Nacom (BRD)	Sormodren (BRD/Ö)
Parlodel (Ö)	Symmetrel (BRD/Ö)
PK-Merz (BRD/Ö)	Tremarit (BRD)

Wichtigste Nebenwirkungen: Herzklopfen, Hitzegefühl, Mundtrockenheit, unwillkürlich schnelle Bewegungen, Psychosen, Verwirrtheitszustände, Halluzinationen

Eine Parkinson-Behandlung ohne Heilgymnastik ist unvollständig. Ist das Zittern und/oder die Muskelstarre anders nicht zu beeinflussen, kann eine sogenannte *stereotaktische Operation* erwogen werden. Dabei wird der im Gehirn für die Störung zuständige Bereich mittels EEG und Computertomografie ausfindig gemacht und zerstört. In geübten Händen und bei exakter Vorbereitung der Operation können die Symptome damit vielfach zumindest erheblich gebessert werden.

Alzheimersche Krankheit (Altersschwachsinn, Senile Demenz)

Beschwerden

Die Beschwerden ähneln normalen »Alterserscheinungen«: Gedächtnisschwäche, Orientierungsstörungen. Später kommen Sprach- und Lesestörungen hinzu. Die einfachsten Verrichtungen des Alltagslebens überfordern den Betroffenen. Am Ende der Krankheit steht der völlige Verfall der Persönlichkeit.

Ursachen

Die Untersuchungen des Gehirns von Menschen, die an Alzheimerscher Krankheit gestorben sind, ergab, daß krankhafte Ablagerungen die Kontakte von Nervenzellen zueinander blockieren. Die Zellen sterben ab und bilden verhärtete Inseln im Gehirngewebe. Für die Ursachen dieser Krankheit gibt es bisher erst Hypothesen. Möglicherweise sind Lebensweise, Mangelerscheinungen, Umwelt, Vergiftungen oder Stoffwechselstörungen im Gehirn Faktoren, die die Krankheit fördern. Auch eine erbliche Veranlagung wird nicht ausgeschlossen. Ein beschleunigter, aber ansonsten normaler Alterungsprozeß, der jeden alternden Menschen trifft, scheint es jedoch nicht zu sein, sondern eine eigenständige Krankheit.

Erkrankungsrisiko

Ein Prozent der Bundesdeutschen leidet unter dieser Krankheit, von den über 65jährigen sind es fünf Prozent, bei den über 80jährigen 20 Prozent.

Mögliche Folgen und Komplikationen

Etwa acht bis fünfzehn Jahre dauert es, bis nach den ersten Alzheimer-Symptomen der Tod die Betroffenen erlöst. Je weiter die Krankheit fortschreitet, desto abhängiger werden die Betroffenen von der Pflege durch andere. Haben sie diese nicht, verfallen sie zusehends. Ohne fachkundige Hilfe stehen die Angehörigen der Diagnose »Alzheimer« meist hilf- und hoffnungslos gegenüber.

Vorbeugung

Ist bisher nicht möglich.

Wann zum Arzt?

Bei der Vermutung, an dieser Krankheit zu leiden.

Deutsche Alzheimer-Gesellschaft
Richard-Strauss-Straße 34
8000 München 80

Selbsthilfe

Ist nicht möglich.

Behandlung

Keine medikamentöse Therapie konnte bisher eine wirkliche Besserung erzielen. Behandlungsformen, die darauf ausgerichtet sind, die noch verbliebenen intellektuellen Möglichkeiten der Patienten zu nutzen, ohne sie zu überfordern, brachten den Patienten bisher noch den größten Erfolg.

Multiple Sklerose

Beschwerden

Die Beschwerden können ganz verschiedenartig sein und zu Beginn nur flüchtig auftreten: Schwäche in Armen oder Beinen, Taubheitsgefühl, Zittrigkeit, verwaschene Sprache oder Sehstörungen. Meistens verschwinden diese Beschwerden wieder, manchmal auf Dauer.
Oft tauchen die Beschwerden nach einer Pause von Monaten oder gar Jahren wieder auf. Manchmal bilden sich einige Beschwerden dann nicht wieder vollständig zurück. So kann jeder neuerliche Krankheitsschub eine zunehmende Behinderung bedeuten.

Ursachen
Eine fleckförmige Zerstörung des Myelins, das als Markscheide an vielen Stellen des Nervensystems die Nerven umhüllt und für ihre Versorgung mit Nährstoffen bzw. die Weiterleitung von Nervenimpulsen notwendig ist. Die Schädigung kann an verschiedenen Stellen des Gehirns und des Rückenmarks auftreten, sich aber auch wieder zurückbilden. Wird durch die Myelinzerstörung aber auch der Nerv selbst geschädigt, so bleibt ein Teil der Beschwerden bestehen.
Unklar ist noch, warum es zu solchen Myelinschädigungen kommt. Möglicherweise sind ganz »langsame«, über Jahre hin wirksame Viren die Ursache.

Erkrankungsrisiko
Die Multiple Sklerose beginnt zumeist zwischen dem 20. und dem 40. Lebensjahr, Frauen sind etwas häufiger betroffen als Männer.

Mögliche Folgen und Komplikationen
Bei vielen Menschen verläuft die Erkrankung langsam und sehr mild: Die einzelnen Krankheitsschübe liegen viele Jahre auseinander.
Da sich die Beschwerden während einer Schwangerschaft verstärken, wird Multiple Sklerose-kranken Frauen bisweilen angeraten, auf eigene Kinder zu verzichten.

Vorbeugung
Ist nicht möglich.

Wann zum Arzt?
Beim Verdacht auf eine Multiple Sklerose sollten Sie einen Neurologen aufsuchen. Durch eine Untersuchung des Gehirnwassers kann er häufig feststellen, ob eine Multiple Sklerose vorliegt. In manchen Fällen sind außerdem noch eine Röntgenschichtaufnahme (NMR, ➔ Seite 746) oder ein EEG (➔ Seite 742) notwendig.

Selbsthilfe
So aktiv wie möglich bleiben. In manchen Fällen können Entspannungsübungen die Verkrampfungen der gelähmten Muskeln lindern. Hilfen von und Austausch mit ebenfalls Betroffenen findet man in den Selbsthilfegruppen.

Deutsche Multiple Sklerose Gesellschaft
Rosental 5/IV; 8000 München 2
Tel.: (0 89) 2 60 80 58

Behandlung
Eine Multiple Sklerose ist nicht heilbar. Krankengymnastik ist aber von zentraler Bedeutung. Ergotherapeutinnen können wesentliche Hilfen dafür geben, den Alltag trotz der Behinderungen zu bewältigen. Während eines Krankheitsschubes lassen sich die Beschwerden in manchen Fällen mit kortisonhaltigen Medikamenten lindern. Diese Mittel haben allerdings zahlreiche schwere Nebenwirkungen und verlieren ihre Wirksamkeit bei Multipler Sklerose, wenn sie auf Dauer eingenommen werden. Manchmal können muskelentspannende Medikamente (z. B. *Lioresal* [BRD/Ö]) Erleichterung bringen, in anderen Fällen verschlimmern sie jedoch die Beschwerden.

Gehirntumor

➔ auch Krebs, Seite 539

Beschwerden
Je nach Lage und Ausbreitung des Tumorgewebes im Gehirn können die Beschwerden sehr unterschiedlich sein. Kopfschmerzen, die sich im Liegen verstärken, sind häufig. Zusätzlich ist Erbrechen möglich, das plötzlich und ohne vorherige Übelkeit auftritt. Außerdem können Schwäche oder Lähmungserscheinungen in einer Körperhälfte, Gefühllosigkeit, Gleichgewichtsstörungen, Sehstörungen oder epileptische Anfälle auftreten.

Ursachen
Wie andere Körperzellen auch können Gehirnzellen die Grenzen des normalen Wachstums überschreiten (➔ Krebs, Seite 539).
Besonders bei Erwachsenen können Gehirntumore auch durch Einwanderung von Krebszellen von einem Brust- oder Lungentumor entstehen (*Metastasen*).

Erkrankungsrisiko
Das Risiko, an einem Gehirntumor zu erkranken, ist relativ gering.

Mögliche Folgen und Komplikationen
Da sich das Gewebe innerhalb des knöchernen Schädels nur begrenzt ausdehnen kann, drückt ein fortschreitend wachsender Tumor sehr auf das Gehirn. Deshalb kann auch ein gutartiger Gehirntumor zum Tod führen, wenn nicht rechtzeitig eingegriffen wird. Sehr selten können Tumorzellen aus einem Gehirntumor auch zu einem Rückenmarktumor führen.

Vorbeugung
Ist nicht möglich.

Wann zum Arzt?
Wenn häufig Kopfschmerzen auftreten, die sich besonders im Liegen verstärken oder mit plötzlichem Erbrechen einhergehen. Der Arzt kann durch eingehende Untersuchungen und mit Hilfe von Röntgenschichtaufnahmen (CT, ➔ Seite 746, und NMR, ➔ Seite 746) und einem EEG (➔ Seite 742) feststellen, ob es sich tatsächlich um einen Gehirntumor handelt. Manchmal ist auch eine Kontrastmittelaufnahme der Gehirnarterien notwendig.

Selbsthilfe
Ist nicht möglich.

Behandlung
In vielen Fällen kann bei einer Operation der ganze oder zumindest ein großer Teil des Tumors entfernt werden. Manchmal ist außerdem eine Bestrahlungsbehandlung notwendig. Immer wieder gelingt es allerdings nur, die Beschwerden vorübergehend zu lindern.
Daneben müssen manchmal Medikamente gegen Hirndruck oder gegen Krampfanfälle eingenommen werden.

Rückenmarkverletzung

Beschwerden
Verletzungen des Rückenmarks äußern sich immer durch Lähmungen. Sie können vorübergehend sein oder bestehenbleiben. Welche Teile des Körpers beeinträchtigt sind, hängt vom Ort der Verletzung ab:
Verletzungen des Rückenmarks im Bereich der Halswirbelsäule können Arme und Beine lähmen, die Funktionen der Verdauungs-, Ausscheidungs- und Sexualorgane lahmlegen und die Atmung beeinträchtigen. Bei Verletzungen des Rückenmarks im oberen Brustwirbelbereich sind die Beine und oft auch die Ausscheidungsorgane gelähmt, nicht immer jedoch Arme und Hände.
Bei Rückenmarkverletzungen im unteren Brust- oder Lendenwirbelbereich können beide Beine gelähmt sein.

Ursachen
Schwellung, die durch Aufprall oder Zerrung entstanden ist; Einblutung oder Durchtrennung des Rückenmarks.

Erkrankungsrisiko
Nicht jede Wirbelsäulenverletzung ist automatisch mit einer Verletzung des Rückenmarks verbunden. Diese schwere Verletzungsfolge trifft etwa 10 bis 20 von hundert Menschen mit einer Wirbelsäulenverletzung.
Experten schätzen, daß etwa die Hälfte der Querschnittgelähmten deshalb eine so schwere Unfallfolge erlitten haben, weil sie falsch transportiert wurden.

Mögliche Folgen und Komplikationen
Jede Rückenmarkverletzung ist ein massiver Einschnitt im Leben des Betroffenen. Es bedeutet zunächst einen langen Krankenhausaufenthalt, später dann Mobilisierungs- und Rehabilitationsversuche, die sich oft über Jahre hinziehen können und deren Erfolg nicht immer sicher vorherzusagen ist.
Querschnittgelähmt zu sein, heißt für viele - wenn auch nicht für alle - von der Pflege durch andere abhängig zu sein. Viele können sich nur im Rollstuhl fortbewegen. Manchmal ist es möglich, den Aktionsradius durch Autos zu erweitern, die auf Handbetrieb umgerüstet wurden.
Nach Rückenmarkverletzungen im Brust- oder Lendenwirbelbereich sind die Betroffenen zur Fortbewegung zwar auch meist auf einen Rollstuhl angewiesen, können aber soweit wieder mobilisiert werden, daß sie nicht mehr dauerhaft pflegebedürftig sind. Als körperliche Folgen der Nervenunterbrechung treten häufig Harnweginfekte auf, die unbemerkt »aufsteigen« und eine Nierenbeckenentzündung nach sich ziehen. Kreislauf, Schweißproduktion und Temperaturregelung sind oft gestört.

Wann zum Arzt?
Sofort Krankenwagen rufen beim Verdacht auf eine Rückenmarkverletzung. Rückenmarkverletzte müssen weniger schnell als vielmehr »richtig« versorgt werden. Das wichtigste dabei ist der stabile Transport auf einer harten, geraden Unterlage (➔ Erkrankungsrisiko).

Selbsthilfe
Ist nicht möglich.

Behandlung
Sie richtet sich nach der Art der Verletzung und findet in jedem Fall im Krankenhaus statt. Mobilisierungs- und Rehabilitationsmaßnahmen schließen sich an. Mit allen Fragen und Problemen, die ein solcher Bruch des Lebens nach sich zieht, kann man sich wenden an:

Fördergemeinschaft der Querschnittgelähmten in Deutschland
Silcherstr. 15; 6521 Mölsheim
Tel.: (0 62 43) 84 25

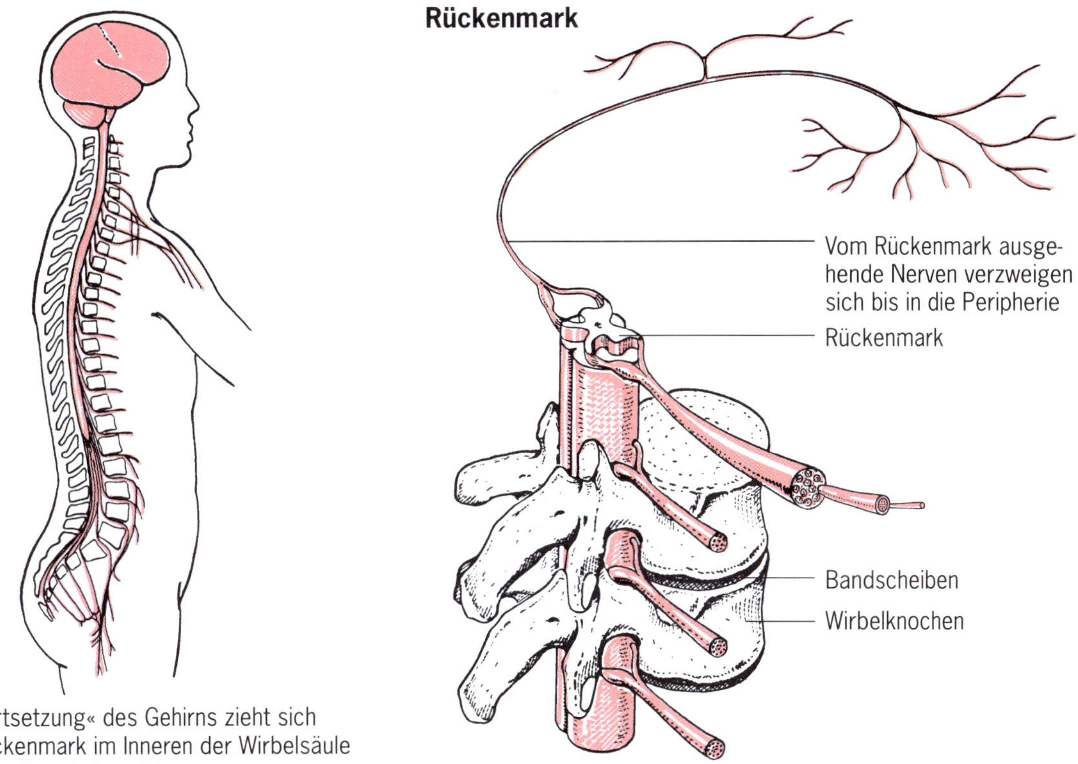

Als »Fortsetzung« des Gehirns zieht sich das Rückenmark im Inneren der Wirbelsäule bis in den Lendenbereich

Polio (Kinderlähmung)

Beschwerden

90 Prozent aller Polioinfektionen gehen vorüber, ohne daß die Betroffenen davon etwas bemerken. Sie sind anschließend immun gegen die Krankheit.

Die nachfolgend genannten Krankheitszeichen können in der genannten Reihenfolge sich steigernd auftreten, sie können aber auch nach jedem Stadium abbrechen.

- Zwei bis fünf Tage lang Fieber, Übelkeit, Rücken- und Gliederschmerzen, Heiserkeit, Verstopfung, Durchfall
- Zwei bis drei Tage später: sehr hohes Fieber, Kopf-, Muskel-, Rückenschmerzen, Erbrechen
- Muskelschwäche, die fließend in Lähmungserscheinungen übergeht

Ursachen

Infektion durch das Poliovirus, das die graue Substanz des Rückenmarks befällt.

Erkrankungsrisiko

Je älter ein Mensch ist, wenn er sich mit Polioviren infiziert, desto höher ist das Erkrankungsrisiko. Bei Säuglingen kommen Lähmungen durch Polioinfektion praktisch nicht vor. Polio wurde zu einer gefürchteten Seuche, seit hygienische Maßnahmen in Ländern mit hohem Lebensstandard die Säuglinge vor einer frühen Infektion bewahren. Das Erkrankungsrisiko steigt, wenn sich ungeimpfte Erwachsene in Ländern aufhalten, wo die Krankheit noch häufig vorkommt (→ Impfung, Seite 768).

Mögliche Folgen und Komplikationen

Die Polioinfektion kann Lähmungen der Gliedmaßen nach sich ziehen, die nicht rückgängig zu machen sind. Auch Atemlähmungen und Lähmungen des Blasenmuskels sind möglich.

Vorbeugung

Ist durch Impfung möglich (→ Impfung, Seite 768).

Wann zum Arzt?
Beim Verdacht auf eine Polioinfektion.

Selbsthilfe
Ist nicht möglich.

Behandlung
Polio ist bislang unheilbar.

Lyme-Borreliose

Beschwerden
Etwa eine Woche nach einem Zeckenbiß, der oft unbemerkt geblieben ist, breitet sich kreisförmig um die Bißstelle herum ein roter, juckender Hautausschlag aus. Fieber und Gliederschmerzen können hinzukommen.
Zwei bis sechs Wochen später machen zum Teil heftige Nervenschmerzen zu schaffen. Der Geschmacks- und Gehörsinn kann beeinträchtigt sein. Sehr oft ist die Muskulatur einer Gesichtshälfte gelähmt.
Herzrhythmusstörungen und Fieber weisen auf eine Herzentzündung hin (➔ Entzündungen am Herzen, Seite 403). Gliederschmerzen, Kopfschmerzen und Nackenschmerzen können hinzukommen.
Wird die Krankheit nicht behandelt, tritt nach Monaten oder Jahren das dritte Stadium auf, das sich durch Schmerzen im Knie oder anderen großen Gelenken äußert. Andere Beschwerden weisen darauf hin, daß die Nerven geschädigt sind; Hautveränderungen können ebenfalls auftreten.

Ursachen
Infektion mit Bakterien (*Borrelien*), die durch den Stich einer Zecke übertragen werden.

Erkrankungsrisiko
Zecken tragen etwa einhundertmal öfter Borrelien als das FSME-Virus. Damit ist das Risiko einer solchen Infektion nach einem Zeckenstich um den Faktor 100 größer gegenüber dem Risiko einer FSME-Infektion.

Mögliche Folgen und Komplikationen
Die Schädigungen der Hirnnerven, am Herzen und der großen Gelenke können bestehenbleiben, wenn die Erkrankung nicht rechtzeitig erkannt und behandelt wird.

Vorbeugung
Eine »Zeckenimpfung« beugt der Lyme-Borreliose nicht vor! Die einzige sinnvolle Vorbeugung besteht darin, sich bei Spaziergängen im Freien so zu kleiden, daß die Zecken die nackte Körperhaut nicht erreichen können.

Wann zum Arzt?
Sofort, wenn die genannten Beschwerden auftreten. Sie sind jedoch so unspezifisch, daß Sie dem Arzt unbedingt mit dem Hinweis bei der Diagnose helfen sollten, daß Sie vor einiger Zeit von einer Zecke gestochen worden sind. Eine Blutuntersuchung kann die Erreger meistens nachweisen. Manchmal ist dazu allerdings auch eine Untersuchung des Gehirnwassers notwendig.

Selbsthilfe
Ist nicht möglich.

Behandlung
Penicillin oder Cephalosporin (➔ Mittel gegen Infektionen, Seite 762) für etwa zwei Wochen. Die Schädigungen der Hirnnerven bilden sich dann meistens vollständig zurück.

Nervenerkrankungen (Polyneuropathie)

Beschwerden
»Ameisenlaufen« an Fußsohlen und Handflächen. Die Körperteile werden berührungs- und schmerzempfindlich, spüren aber Vibrationen häufig nicht mehr. Die üblichen Reflexe fehlen. Die Muskelkraft läßt nach.

Ursachen
Nerven können sich durch Infektion mit Bakterien, Viren und anderen Erregern entzünden.
Ursachen nicht-entzündlicher Nervenerkrankungen können sein:
- Alkoholismus (➔ Seite 247)
- Vergiftung mit Chemikalien wie Thallium (metallverarbeitende Industrie, Rattengift), Arsen (Pflanzenschutzmittel), Blei (Farben-, Metall-, Akkumulatorenindustrie)
- Eine Vielzahl von Medikamenten
- Folge eines Diabetes
- Leber- und Nierenerkrankungen
- Störungen im Hormonhaushalt
- Stoffwechselstörungen

Erkrankungsrisiko
Die ersten vier genannten Ursachen machen nahezu drei Viertel aller Nervenerkrankungen aus. Bei Kindern und Jugendlichen sind sie selten.

Mögliche Folgen und Komplikationen
Die meisten Schäden durch Nervenerkrankungen entstehen durch die nachlassende Temperatur- und Schmerzempfindlichkeit: tiefe Wunden und Erkrankungen im Körper, die unbemerkt bleiben, weil man Schmerzen als Vorboten nicht mehr bemerkt.

Vorbeugung
Bei Zuckerkranken ➔ Seite 557. Besondere Vorsicht beim Umgang mit Schwermetallen oder Lösungsmitteln.

Wann zum Arzt?
Bei Gefühllosigkeit oder Schmerzen.

Selbsthilfe
Ist nicht möglich.

Behandlung
Die eigentlichen Nervenerkrankungen kann man nicht beeinflussen. Betroffene sollten allerdings versuchen, die zugrundeliegende Krankheit angemessen zu behandeln: ➔ Diabetes, Seite 558, ➔ Alkoholismus, Seite 247, ➔ Gifte am Arbeitsplatz, Seite 943.

Nervenschmerzen (Neuralgien)

Beschwerden
Meist setzt der Schmerz plötzlich ein, ist stechend, hält nur einige Sekunden an, kann jedoch bis zu 100mal täglich auftreten. Manchmal rufen Berührung an genau zu bestimmenden Stellen oder eine bestimmte Bewegung die Schmerzattacken hervor.
Mediziner bezeichnen die verschiedenen Neuralgien nach den Nerven, in deren Versorgungsgebiet sich die Schmerzen ausbreiten.
Trigeminus-Neuralgie: Schmerzen meist im Bereich des Ober- und Unterkiefers.
Interkostal-Neuralgie: Sie spielt sich im Bereich der Nerven zwischen den Rippen ab.

Ursachen
Viele Ursachen können Nerven so irritieren, daß sie Schmerzen verursachen: Entzündungen, Gewebewucherungen, Narben.
Bei Nervenschmerzen, deren organische Ursachen sich nicht ermitteln lassen, ist es gerechtfertigt, mit einem psychosomatisch erfahrenen Arzt nach psychischen Ursachen zu suchen (➔ Befindlichkeitsstörungen, Seite 215).

Erkrankungsrisiko
Ältere Menschen erkranken häufiger als junge.

Vorbeugung
Ist nicht möglich.

Wann zum Arzt?
Wenn derartige Schmerzattacken auftreten.

Selbsthilfe
Ist nicht möglich.

Behandlung
Ein einfaches Schmerzmittel, das nur Paracetamol enthält, kann die Schmerzen nur selten erträglicher machen (➔ Seite 761).
Akupunktur (➔ Seite 791) und Neuraltherapie (➔ Seite 793) können bei Neuralgien erfolgreich sein.
Schwere Neuralgien müssen unter Umständen mit starken Schmerzmitteln oder dem entkrampfenden Mittel *Tegretal* (BRD), *Tegretol* (Ö) behandelt werden.
Sind die Schmerzen anhaltend und unerträglich stark, kann man erwägen, den schmerzauslösenden Nerv zu durchtrennen. Bevor das jedoch geschieht, sollte nach Möglichkeit ein psychosomatisch arbeitender Arzt befragt werden.

Migräne

Beschwerden
Anfallartig treten immer wieder starke Kopfschmerzen auf. Sie beginnen zumeist in einer Kopfhälfte und breiten sich dann langsam aus.
Vorboten eines Migräneanfalls sind oft Erbrechen, Lichtempfindlichkeit und Sehstörungen, manchmal auch Kribbeln bzw. Schwäche in einem Arm oder Ohrklingeln.

> **Cluster-Kopfschmerzen**
> sind eine Sonderform der Migräne. Die Schmerzen beginnen ebenfalls in einer Kopfhälfte, oft tränen die Augen und die Nase läuft.
> Häufig treten sie mitten in der Nacht auf, halten für einige Stunden an und beginnen nach ein paar Stunden Pause erneut. Die Schmerzattacken können sich mehrmals wiederholen und auch jahrelang nicht mehr auftreten. Ursachen und Behandlung sind die gleichen wie bei der Migräne.

Ursachen

Die Organmediziner können recht genau beschreiben, wie sich ein Migräneanfall abspielt: Im Vorstadium verengen sich Blutgefäße im Gehirn; Sauerstoffmangel im Gewebe verursacht Schmerzen. Später erweitern sich die Arterien, was auch wieder Schmerzen hervorruft. Die veränderten Durchblutungsverhältnisse setzen eine Reihe von biochemischen Prozessen in Gang, die wiederum Schmerzen bedingen.

Viele Faktoren werden als Auslöser eines Migräneanfalls angeschuldigt: Rotwein, Schokolade, bestimmte Käsesorten, Alkohol, körperliche Belastungen, optische Reize wie grelles Licht, Föhn; bei Frauen hormonelle Veränderungen durch Menstruation, Pilleneinnahme, Schwangerschaft. Bei mehr als 60 Prozent der Migränepatienten finden sich jedoch psychische Auslöser.

Psychosomatiker haben herausgefunden, daß Menschen, die immer wieder unter Migräne leiden, eine typische Persönlichkeit haben. Diese Menschen sind schlechter als andere Menschen in der Lage, Belastungssituationen auf »gesunde« Weise zu bewältigen. Sie leiden unter einer Art von Dauerstreß (➔ Befindlichkeitsstörungen, Seite 215). Wenn er sich zu lösen beginnt, entspannen sich auch die Blutgefäße, und der Kopfschmerz tritt auf. So erklären sich die Schmerzattacken am Wochenende, zu Beginn eines Urlaubs oder nachdem weitreichende Entscheidungen getroffen sind.

Erkrankungsrisiko

Migräne beginnt meist nach der Pubertät, tritt aber nach dem 40. Lebensjahr nur noch selten auf. Vier Frauen mit Migräne stehen drei Männer gegenüber, die an Migräne leiden.

Menschen, in deren Verwandtschaft Migräne vorkommt, haben ein erhöhtes Erkrankungsrisiko. Damit ist aber nicht gesagt, daß Migräne vererbt wird. Möglicherweise lernen die Heranwachsenden von ihren Angehörigen nur die krankmachende Art von Konfliktbewältigung.

Mögliche Folgen und Komplikationen

Migräne kann zum Leiden werden, obwohl sie aus medizinischer Sicht eine ungefährliche Erkrankung ist.

Wer häufig Migräneanfälle mit Medikamenten stoppen muß, läuft Gefahr, von diesen Mitteln abhängig zu werden oder damit seine Nieren oder Leber zu schädigen (➔ Umgang mit Medikamenten, Seite 754).

Vorbeugung

Ein ausgeglichenes Leben im Einklang mit sich und seiner Umwelt kann die Entstehung der funktionellen Störung Migräne verhindern (➔ Befindlichkeitsstörungen, Seite 215).

Einzelnen Anfällen kann man vorbeugen, indem man seine Eß-, Schlaf- und Lebensgewohnheiten sorgfältig beobachtet (Buchführung) und so versucht, den Auslöser des Anfalls zu ermitteln und dann gezielt zu vermeiden.

Wer die Vorboten eines Anfalls rechtzeitig erkennt, kann ihm frühzeitig begegnen. Manchmal genügt schon eine Tasse starken Kaffees, eventuell mit Zitrone, oder die rechtzeitige Einnahme eines Schmerzmittels (➔ Einfache Schmerzmittel, Seite 760).

Vorbeugung mit Medikamenten

Wer öfter als zweimal pro Monat von Migräne attackiert wird, kann versuchen, weiteren Anfällen mit Medikamenten vorzubeugen, die der Arzt verschreiben muß. Allerdings ist keine der bislang bekannten Möglichkeiten allgemein anerkannt.

- Relativ gut geeignet sind Betablocker mit dem Wirkstoff Propranolol (z. B. *Dociton* [BRD], *Inderal* [Ö]), Atenolol (z. B. *Tenormin* [BRD/Ö]) oder Metoprolol (z. B. *Beloc* [BRD/Ö]). Auch Pizotifen (z. B. in *Sandomigran* [BRD/Ö]) gilt als effektiv
- Methysergid (z. B. *Deseril retard* [BRD]) kann besonders schwerwiegende Nebenwirkungen haben. Dieses Mittel sollte nur verwendet werden, wenn andere Medikamente nicht wirken - und auch dann höchstens drei Monate lang und in der geringsten noch wirksamen Dosis

Anderen Medikamenten wie z. B. *Laroxyl* (BRD), *Dixarit* (BRD), *Isoptin* (BRD/Ö), *Sibelium* (BRD/Ö) und *Stutgeron* (BRD/Ö) werden ebenfalls Erfolge bei der Migränevorbeugung zugeschrieben. Sie sind dafür aber noch wenig erprobt.

Wann zum Arzt?

Wenn man bislang nicht unter Migräne gelitten hat und es plötzlich zu heftigen, möglicherweise mit Sehstörungen verbundenen Kopfschmerzen kommt.

Selbsthilfe

Ruhe und das Liegen in einem abgedunkelten Raum bringt auf jeden Fall Erleichterung. Vielen Geplagten hilft eine sanfte Massage der Schultern und entlang der Wirbelsäule ebenso wie Rotlichtbestrahlung.

Entspannungsübungen (➔ Seite 815) helfen, die Attacke besser zu überstehen, können aber - regelmäßig ausgeführt - gleichzeitig die Anfälligkeit für Migräne vermindern.

Behandlung
Viele nicht-schulmedizinische Behandlungsmethoden sind bei Migräne sehr erfolgreich: Allen voran die Akupunktur (➔ Seite 791), aber auch die Neuraltherapie (➔ Seite 793) und die transkutane Nervenstimulation.
Gegen die verschiedenen Beschwerden bei einem Migräneanfall kann der Arzt verordnen:
- Metoclopramid (*Paspertin* [BRD/Ö]) gegen Übelkeit und Erbrechen. Zehn Minuten vor dem Schmerzmittel eingenommen, sorgt es für eine schnellere Wirkung des Schmerzmittels
- Zwei Tabletten Azetylsalizylsäure oder Paracetamol (➔ Einfache Schmerzmittel, Seite 760) gegen die Schmerzen
- Ergotamin, um den Anfall abzukürzen. In der BRD müssen Sie diesen Stoff als Dosieraerosol - ähnlich einem Asthmamittel - inhalieren (*Ergotamin Medihaler* [BRD]) oder der Arzt muß ihn spritzen (*Gynergen* [BRD]). In Tablettenform gibt es Ergotamin in der BRD nur mit anderen Stoffen vermischt. In Österreich sind *Ergotartrat* Dragees verfügbar.
  Achtung: Niemals mehr oder öfter Ergotamin einnehmen, als der Arzt verordnet hat. Zuviel davon kann wieder Kopfschmerzen hervorrufen

Vorsicht vor Medikamentenmißbrauch
Der Arzt sollte regelmäßig überprüfen, ob Sie Migränemittel weiterhin einnehmen müssen. Zahlreiche wissenschaftliche Untersuchungen haben ergeben, daß sich das Befinden jedes zweiten Migränekranken bereits durch die Einnahme von Placebos (Scheinarzneimittel ohne Wirkstoff) bessern kann.

Da eine psychische Komponente bei Migräne fast immer gegeben ist, empfiehlt es sich, bei immer wiederkehrenden Kopfschmerzen einen Arzt aufzusuchen, der eine psychotherapeutische Zusatzausbildung hat (➔ Beratung und Psychotherapie, Seite 825).

Gesichtslähmung (Fazialisparese)

Beschwerden
Je nach Art der Erkrankung sind unterschiedliche Muskeln einer Gesichtshälfte gelähmt. Bei jeder Bewegung verzieht sich das Gesicht. Die Lähmung tritt innerhalb weniger Stunden auf und bildet sich meist binnen einiger Wochen wieder zurück.

Ursachen
Gesichtslähmungen können häufig eine Begleiterscheinung von Infektionen wie zum Beispiel der Lyme-Borreliose (➔ Seite 268) sein.
Manchmal sind Gesichtslähmungen die Folge einer Operation an den Ohren, bei denen Nerven verletzt wurden.
Bei der sogenannten *Bellschen Parese* schwillt aus unbekannter Ursache einer der beiden Gesichtsnerven an der Stelle an, wo er aus dem Schädelknochen austritt.

Erkrankungsrisiko
Es steigt bei Operationen an den Ohren.

Mögliche Folgen und Komplikationen
Bei manchen Menschen bildet sich die Lähmung bereits nach vier bis sechs Wochen zurück, bei anderen erst im Lauf von mehreren Monaten.
Eine Gesichtslähmung kann sehr entstellen. Die Betroffenen brauchen viel einfühlendes Verständnis von ihren Mitmenschen, um die Zeit bis zur Heilung ohne seelischen Schaden zu überstehen.
Wenn der Augenlidmuskel betroffen ist, läßt sich das Auge beim Schlafen nicht vollständig schließen. Dadurch trocknen Binde- und Hornhaut aus. Hornhautverletzungen können die Folge sein.

Vorbeugung
Ist nicht möglich.

Wann zum Arzt?
Wenn es zu einer Gesichtslähmung kommt.

Selbsthilfe
Gegen die Lähmung kann man nichts tun. Bei fehlendem Lidschluß kann künstliche Tränenflüssigkeit (➔ Augenbelastungen, Seite 273) die Augenhornhaut feuchthalten. Nachts muß das Auge eventuell zugeklebt werden.

Behandlung
Verletzte Nerven kann der Chirurg versuchen, wieder zu reparieren bzw. durch die Verpflanzung von intakten Nerven zu ersetzen. Keine der gebräuchlichen medikamentösen Behandlungen konnte bisher ihre Wirksamkeit beweisen.

AUGEN

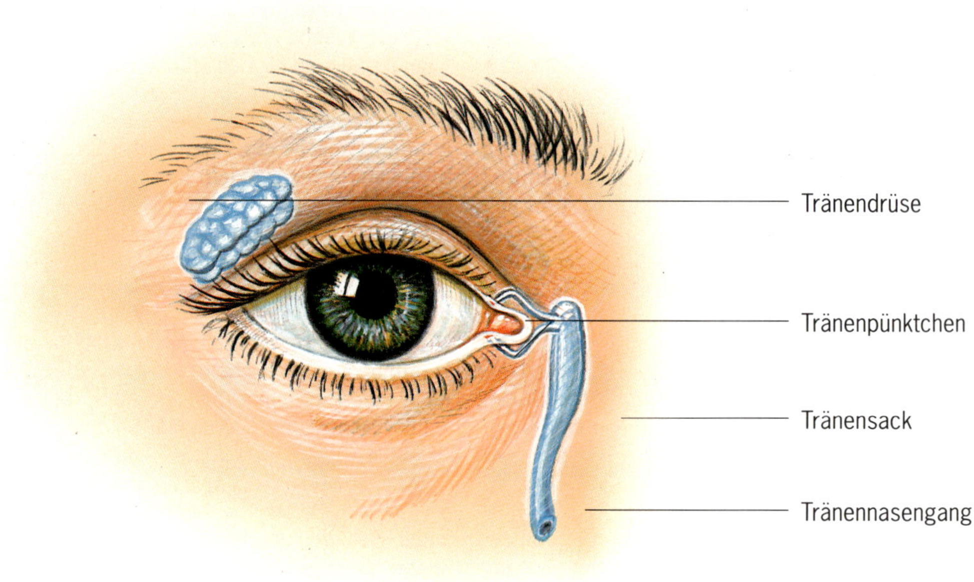
Tränendrüse
Tränenpünktchen
Tränensack
Tränennasengang

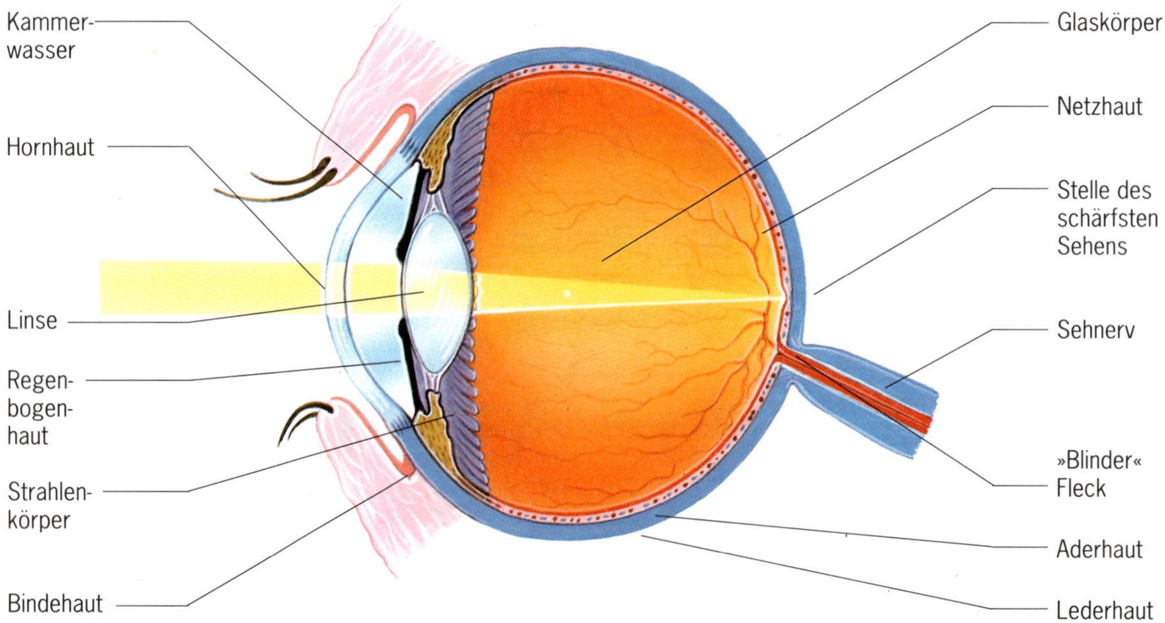
Kammer-
wasser
Hornhaut
Linse
Regen-
bogen-
haut
Strahlen-
körper
Bindehaut
Glaskörper
Netzhaut
Stelle des
schärfsten
Sehens
Sehnerv
»Blinder«
Fleck
Aderhaut
Lederhaut

In die Augen schauen wir einem Menschen, wenn wir ihn kennenlernen wollen. Augen sind der »Spiegel der Seele« und unser »Fenster zur Welt«. Das Auge arbeitet im Einklang mit und abhängig vom ganzen Menschen.

AUGENBELASTUNGEN

Die Augen sind immer auf Höchstleistung eingestellt, ohne Schaden zu nehmen. Bei Streß und Übermüdung jedoch nimmt die Sehleistung vorübergehend ab. Wer sich angestrengt fühlt, kann sich und damit auch die Augen entspannen (➔ Seite 813) oder die Augen mit Augen-Entspannungsübungen entlasten.
Durch Überanstrengung ausgelöste Beschwerden wie trockene, brennende Augen oder verschwommenes Sehen gehen zurück, wenn Sie sich ausreichend Erholung gönnen. Legen Sie sich eine Viertelstunde mit einer warmen Kompresse auf den geschlossenen Augen hin. Brillenträger entspannt es, wenn sie die Brille abnehmen und in entsprechendem Abstand lesen.

Entspannung für die Augen

Augenübungen sind keine »Gymnastik für Augenmuskeln«. Sie sind auch keine wirksame Behandlungsmethode gegen Fehlsichtigkeit. Augenübungen sollen helfen, auch die Sehreize am Rande des Gesichtsfeldes wahrzunehmen. Das kann Verspannungen entgegenwirken und das Wohlbefinden erhöhen.
Am besten ist es, Augenübungen in einer Gruppe zu erlernen und in entspannter Haltung durchzuführen.

Palmieren
Legen Sie beide Handflächen wie warme Höhlen über die geschlossenen Augen, und genießen Sie diesen Ruhezustand bewußt einige tiefe Atemzüge lang. Nehmen Sie danach die Hände vom Gesicht, blinzeln Sie mit den Augen, und nehmen Sie bewußt wahr, was Sie anschließend sehen.

Schwingen und Umkreisen
Stellen Sie sich bei geschlossenen Augen vor, daß ein großes Pendel langsam weit zu schwingen beginnt. Sie folgen mit der Nasenspitze dieser vorgestellten Bewegung und lassen den Kopf gelöst schwingen. Sie können mit dem Kopf auch einer vorgestellten großen Acht folgen. Diese Übungen lösen Verspannungen im Nacken. Stark Kurzsichtige sollten diese Übung wegen der Gefahr einer Netzhautveränderung nicht machen.
Gleiten Sie mit dem Blick langsam um einen weit entfernten Gegenstand, den Sie gerade noch sehen können. Der Kopf macht die Bewegung mit den Augen mit. Zwischendurch blinzeln. Augen schließen, an Einzelheiten erinnern. Augen öffnen, vergleichen.

Konvergenzübung
Strecken Sie Ihre Arbeitshand aus, bewegen Sie den Zeigefinger allmählich in Richtung Augen, und fixieren Sie ihn möglichst lange. Wiederholen Sie diese Übung mehrmals, zwischendurch und am Ende palmieren.
Decken Sie ein Auge mit der Hand ab. Das andere fixiert einen Finger der anderen Hand, die sich möglichst rasch in verschiedene Richtungen und Entfernungen bewegt. Diese Übung strengt die Augenmuskeln an. Sie sollten mit jedem Auge nicht länger als fünf Minuten trainieren. Nachher palmieren.

Massage zur Augenentspannung
Sitzen Sie in entspannter Haltung. Massieren Sie mit den Fingerkuppen Stirn, Wangen und Schläfen mit kreisenden Bewegungen von der Stirnmitte nach außen. Legen Sie drei Finger unter die Wölbung des Brauenbogens, und drücken Sie nach oben gegen den knöchernen Rand der Augenhöhle. Legen Sie die Finger auf die geschlossenen Augen, und massieren Sie sanft kreisend.
Das Drücken der Akupressurpunkte neben dem Nasenrücken mit Daumen und Zeigefinger entspannt ebenfalls.

Dicke Luft

Unter den vielen Umweltgiften, die Industrie und Verkehrsmittel in unsere Atemluft pusten, gilt *Schwefeldioxid* als besonders aggressiv. Es reizt die Augen dauerhaft. Kohlenwasserstoffe und Schwermetalle greifen die Sehkraft an (➔ Luftverschmutzung, Seite 933).
In der Wohnumwelt reizen neben anderen Giften aus dem Zigarettenrauch vor allem Formaldehyd (➔ Wohngifte, Seite 910) und Chemikalien aus Spraydosen. Wer mit Reinigungs-, Wasch- und Pflegemitteln hantiert, sollte die Augen vor Dämpfen und vor dem Kontakt mit den Händen schützen.
Das Auge muß immer von Tränenflüssigkeit umspült sein. Wohlbefinden und Sehschärfe hängen auch vom

Sinnvoll bei kurzfristiger Verwendung: Tränenersatzmittel

Isopto-Fluid (BRD)	Okuzell (Ö)
Isopto-Naturale (BRD)	Protagent (BRD/Ö)
Liquifilm (BRD/Ö)	

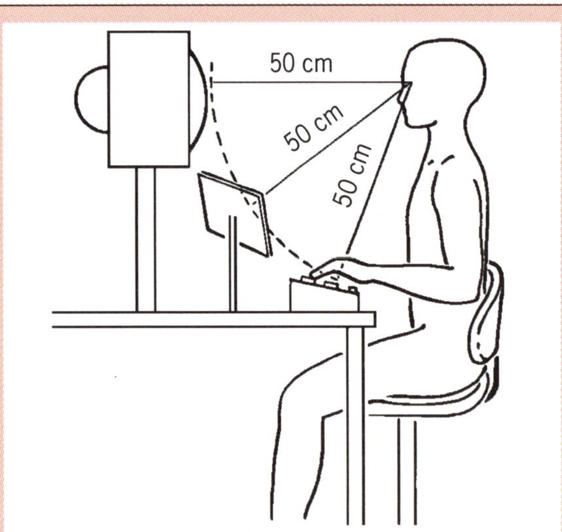

Bildschirm, Manuskripthalter und Tastatur sollten so angeordnet sein, daß sie vom Auge jeweils 50 Zentimeter entfernt sind.
Der Bildschirm soll nicht spiegeln, Vorfilter sind nicht zu empfehlen. Er soll kontrastreich sein. Am besten sind schwarze Schriftzeichen auf hellem Grund. Bei roten und blauen Zeichen reagiert das Auge kurzsichtig. Die Schriftzeichen sollen nicht flimmern. Auch die Schrift auf Vorlagen soll ausreichend kontrastiert sein.
Der Arbeitsstuhl sollte drehbar und verstellbar sein.
Der Arbeitstisch sollte aus Holz sein, um elektrostatische Aufladung zu verhindern.
Lassen Sie Ihre Sehleistung jedes Jahr überprüfen und eine Fehlsichtigkeit korrigieren. Dabei muß der Arbeitsabstand berücksichtigt werden (→ Brille, Seite 284). Wenn Ihre Brille wegen des Bildschirms extra korrigiert werden muß, tragen in der BRD die Krankenkassen die Kosten. Spezielle Bildschirmbrillen sind nicht notwendig.
Legen Sie während der Arbeit mehrere Pausen ein.

Informationen zur Gestaltung eines Bildschirmarbeitsplatzes

BRD: Hauptverband der gewerblichen Berufsgenossenschaften, Zentralstelle für Unfallverhütung und Arbeitsmedizin
Langenwartweg 103; 5300 Bonn 1

Österreich: Gewerkschaft der Privatangestellten
Deutschmeisterplatz 2; 1013 Wien

Tränenfilm ab. Trockene Augen, die jucken, brennen und schmerzen, gelten als neue Zivilisationserkrankung: Dafür sorgen überheizte Räume, Reizstoffe wie Tabakrauch, Parfüm, Aerosole und Staub. Autogebläse, Zentralheizung und Klimaanlagen verteilen Staub, Gase und Bakterien überdies gleichmäßig im Raum.
Eine Brille kann den Luftstrom am Auge vorbeileiten. Für kurze Zeit verringern »künstliche Tränen« die Beschwerden. Die Konservierungsmittel darin können bei langer Anwendung jedoch das Auge ebenfalls reizen.

Mangelnde Beleuchtung

Ausreichende Beleuchtung ist die Voraussetzung für gutes Sehen. Wichtig ist sie vor allem bei Feinarbeit und Lesen: Fehlt dem Auge der Kontrast, versucht es, das Dauer-Dämmersehen durch verstärkte Anpassung (Akkommodation) auszugleichen. Mit der Zeit können dann die Augen schmerzen.
Der Bedarf nach Helligkeit und die Empfindlichkeit gegen Blendung nehmen mit dem Alter zu.

Richtig beleuchten
- Die Lichtquelle sollte sich leicht hinter der Blickrichtung befinden - bei Rechtshändern linksseitig und umgekehrt
- Möglichst bei Tageslicht arbeiten. Wenn Kunstlicht, dann am besten normales Weißlicht. Flackernde Leuchtstoffröhren können Kopfweh und vegetative Störungen auslösen
- Beim Fernsehen den Raum so beleuchten, daß sich das Licht nicht im Bildschirm spiegelt und die Augen blendet

Belastungen am Arbeitsplatz

Sitzhaltung

Bei schlechter Sitzhaltung verspannt sich die Halswirbelsäule. Das kann zu vorübergehenden Sehstörungen führen. Für die richtige Gestaltung des Arbeitsplatzes ist der Arbeitgeber verantwortlich. Über die einschlägigen Empfehlungen und Vorschriften geben die Gewerkschaften Auskunft. Feinarbeit kann Augenleiden nicht herbeiführen. Fehlsichtigkeit, die vorher nicht gestört hat, fällt jedoch oft erst bei Feinarbeit auf. Fehlsichtigkeiten müssen exakt korrigiert werden (→ Seite 276), damit man sich beim Sitzen nicht verspannt.

Bildschirmarbeit

Bildschirmarbeit ist »unnatürlich«: Das menschliche

Auge ist für einen »Greifabstand« von etwa 33 Zentimetern und für den Blick in die Weite, also ab fünf Meter, eingerichtet. Der dauernde Blick auf den Bildschirm in einer Entfernung von 50 bis 60 Zentimetern strengt das Auge sehr an. Bei langdauernder Bildschirmarbeit sind Übermüdungserscheinungen wie unnatürliche Körperhaltung, Verspannung, Nervosität, Kopfschmerzen sowie Augenbeschwerden wie Brennen, Flimmersehen und vorübergehende Kurzsichtigkeit verständlich. Meistens bilden sie sich nach Erholungspausen wieder zurück. Nach neuesten Erkenntnissen kann Bildschirmarbeit dauerhaft die Fähigkeit der Augen einschränken, sich auf die richtige Entfernung einzustellen (*akkommodieren*).
Die Einhaltung der Empfehlung, nach maximal zwei Stunden Bildschirmarbeit die Tätigkeit zu wechseln oder zumindest eine Pause einzulegen, erscheint daher dringend nötig (➔ Seite 274).
Bildschirmgeräte und Fernsehapparate senden obendrein Röntgen- und Wärmestrahlung, Radio- und Mikrowellen und UV-Licht aus. Die Dosierung dieser Strahlungen ist jedoch sehr niedrig, so daß nach dem derzeitigen Wissensstand Aussagen über die Gesundheitsgefahren kaum möglich sind.

Belastung durch Strahlen und Wellen

Röntgenstrahlen (in medizinischen Berufen), Infrarotstrahlen (Hochofen, Schmiede, Glasbläser), UV-Strahlen (Schweißer, Vermessungswesen, medizinische Berufe), Laserstrahlen (Unterhaltungsbranche), Mikrowellen (Radaranlagen) und Kälte (Tiefkühlanlagen) können das Auge schädigen. Personen, deren Augen am Arbeitplatz solchen Belastungen ausgesetzt sind, sollten Schutzbrillen tragen. Diese muß der Arbeitgeber zur Verfügung stellen.
Neueste Erkenntnisse weisen darauf hin, daß auch der Lärm laufender Motoren das Sehvermögen (räumliches Sehen, Nachtsehen, Entfernung schätzen) stört.

Giftstoffe am Arbeitsplatz

Beinahe die Hälfte aller Berufskrankheiten geht mit Augenbeschwerden einher.
Unter den unzähligen Chemikalien, denen arbeitende Menschen ausgesetzt sind, sind etwa 600 Stoffe bekannt, die durch direkten Kontakt oder Dampfeinwirkung Augenschäden hervorrufen können.
Arbeitnehmer sollten vom Betrieb fordern, daß
- die maximale Konzentration eines Stoffes auf dem Arbeitsplatz (MAK-Werte) und
- die zulässigen Spitzenkonzentrationen (ZSK-Werte) eingehalten werden
- schädliche Stoffe abgesaugt, der Raum be- und entlüftet wird
- die Gesundheit durch Schutzmittel (Atemschutz und Schutzbrille gegen Gas, Schutzschirm gegen Spritzer) bewahrt wird

Augenschädigende Chemikalien

Arsen	Halogenierte Kohlenwasserstoffe
Chrom	Benzol
Mangan	Methanol
Thallium	Schädlingsbekämpfungsmittel
Vanadium	Organische Phosphorverbindungen
Kohlenmonoxid	Grubengas
Schwefelwasserstoff	
Schwefelkohlenstoff	

Wer am Arbeitsplatz solchen Belastungen ausgesetzt ist, kann sich - trotz Einhaltung aller Vorsichtsmaßnahmen - durch Genußgifte schaden. Alkohol verstärkt Aufnahme und Wirkung von Giften, Rauchen verstärkt Reizung durch Wind, Klimaanlagen, Staub und Gase.
Gegen Reizung und Rötung der Augen sollten Sie keine »Weißmacher« verwenden. Solche gefäßverengenden Mittel trocknen das Auge weiter aus und verstärken auf Dauer die Beschwerden.

UNFÄLLE UND VERLETZUNGEN

Einfache Verletzungen

Staub, Rost und kleine Fremdkörper spülen die Tränen meist aus dem Auge hinaus. Sie können dies mit Leitungswasser unterstützen. Ist der Fremdkörper auf dem Augapfel sichtbar, können Sie versuchen, ihn nach innen mit einem sauberen Taschentuch auszuwischen. Gelingt das nicht, sollten Sie den Augenarzt aufsuchen.

Hornhautkratzer

Jeder Kratzer auf der Hornhaut kann zur Folge haben, daß sich ein Geschwür bildet. Deshalb sollten Sie auch bei kleinen Hornhautkratzern den Augenarzt aufsuchen.
Hornhautverletzungen heilen rasch, wenn das Auge verbunden und für ein bis drei Tage ruhiggestellt wird. Auf keinen Fall dürfen kortisonhaltige Augenmittel angewendet werden.

Ernsthafte Verletzungen

Beim Fräsen, Schleifen, Meißeln können Splitter ins Auge dringen. Da sich die Hornhaut sofort wieder schließt, können Sie dies manchmal nicht selbst erkennen. Wird das Auge nach solchen Arbeiten rot, sollten Sie beide Augen verbinden und *den Augenarzt bzw. eine Augenklinik* aufsuchen. Eindringende Splitter können zu Infektionen führen, die das Augenlicht bedrohen.
Gehen Sie auch zum Arzt, wenn infolge einer Verletzung heftige Schmerzen, Rötung, Lidkrämpfe, Tränen und Lichtscheu auftreten. Bis der Facharzt erreicht ist, decken Sie beide Augen mit einem sterilen Tuch ab.

Verletztes Lid

Sie sollten nicht in chirurgischen, sondern in augenärztlichen Abteilungen versorgt werden.

Prellung

Ein Ball, Schneeball, Faustschlag, Wasserstrahl und Preßluft können das Augeninnere schwer schädigen. Wer mit einem »blauen Auge« davonkommt, sollte unbedingt einen Augenarzt aufsuchen.

Verätzung

Gerät Lauge (Waschmittel, ungelöschter Kalk, Chemikalien) oder Säure (aus Autobatterien, in Metallurgiebetrieben oder Labors) in die Augen oder kommen die Augen in Kontakt mit Spritzmitteln, ist rasches Handeln wichtig. *Die Augen müssen sofort mit viel Wasser ausgespült werden.* Dazu muß jemand die krampfenden Lider mit den Fingern fest auseinanderziehen. Notfalls eignen sich auch Tee, Kaffee, Cola zum Spülen, nicht jedoch Milch. Sterilen Verband anlegen und *sofort zum Augenarzt bzw. zur Augenklinik.* Wenn möglich, Etikett der schädigenden Flüssigkeit mitbringen.

FEHLSICHTIGKEIT

Fehlsichtigkeit ist keine Krankheit. Abweichungen bis drei Dioptrien werden heute als biologische Variante des Normalen angesehen. Weitsichtigkeit ist weiter verbreitet als Kurzsichtigkeit; Alterssichtigkeit trifft alle Menschen spätestens ab dem fünften Lebensjahrzehnt. Ab diesem Alter können am Auge auch andere Alters- und Krankheitserscheinungen beginnen. Deshalb ist es sinnvoll, vom vierzigsten Lebensjahr an alle ein bis zwei Jahre die Augen beim Augenarzt kontrollieren zu lassen.

Die Entwicklung der Augen, ihr Zusammenspiel miteinander und mit dem Gehirn ist erst zum Ende des dritten Lebensjahres abgeschlossen. Das Training anderer Sinne fördert die Augen: Babys, die viel herumgetragen werden, lernen schneller und besser sehen.
Reihenuntersuchungen an deutschen Schulkindern zufolge sieht die Hälfte der brillentragenden Schüler nicht ausreichend. Jeder zehnte Erwachsene hat die Sehkraft eines Auges weitgehend verloren und kann nicht räumlich sehen. Dieses hätte verhindert werden können, wenn die zugrundeliegende Störung, die sich im Vorschulalter entwickelt, rechtzeitig behandelt worden wäre.
Es ist wichtig, daß Eltern die Termine der Vorsorgeuntersuchungen einhalten und mit dem Kind im dritten Lebensjahr zur augenärztlichen Kontrolle gehen.
Wenn das Kind

- über Kopfschmerzen und Schwindel klagt, über Müdigkeit beim Schauen in der Nähe und wenn es einwärtsschielt, kann es weitsichtig sein
- häufig blinzelt und die Augen zukneift, den Kopf beim Schauen in die Ferne schrägstellt, kann es kurzsichtig sein
- häufig stolpert, anstößt, danebengreift, sich die Augen reibt oder ein Auge zuhält, mit dem Bleistift eine Linie nicht trifft oder Buchstaben falsch abschreibt, kann das ein Hinweis auf Schwäche eines Auges sein.

In jedem Fall sollten Sie bei diesen Erscheinungen mit dem Kind zum Augenarzt gehen.

Warum nicht alle Menschen scharf sehen
Scharfe Bilder liefert das Auge, wenn das Verhältnis zwischen seiner Brechkraft und der Achsenlänge ausgewogen ist.
Die Brechkraft ist die Fähigkeit des optischen Systems, einfallende Lichtstrahlen zu bündeln. Sie wird in Dioptrien gemessen. Eine Dioptrie entspricht der Brechkraft einer Linse, die das Licht einen Meter hinter ihr bündelt. Das Auge kann seine Brechkraft der Entfernung anpassen (Akkommodation): Rückt der fixierte Gegenstand näher, so verengt sich die Pupille, die Linse wölbt sich. Bei geringerem Licht und größerer Entfernung wird die Pupille weiter und die Linse schlaffer.
Stimmt die Achsenlänge (Abstand von der Hornhautmitte zur Netzhautmitte) nicht mit der Brechkraft überein, so fällt der gebündelte Lichtstrahl nicht genau auf die Netzhaut. Vereinigen sich parallel einfallende Lichtstrahlen schon vor der Netzhaut, werden weiter entfernte Gegenstände nur verschwommen gesehen: Man ist kurzsichtig. Trifft der gebündelte Strahl hinter der Netzhaut zusammen, so besteht Weitsichtigkeit.

Weitsichtigkeit (Hyperopie)

Beschwerden
Weit entfernte Gegenstände sieht man scharf, in der Nähe unscharf.

Ursachen
Meistens ist der Augapfel schon bei der Geburt zu kurz gebaut. Das Bild fällt nicht exakt auf die Netzhaut, sondern dahinter. Je nach »Bauplan« wächst der Augapfel im Lauf des Heranwachsens noch in die Länge.

Risiko
Etwa 55 Prozent der Bevölkerung sind weitsichtig, aber nicht bei jedem ist dies so ausgeprägt, daß eine Brille getragen werden muß.

Mögliche Folgen und Komplikationen
In jungen Jahren können die Augen die Weitsichtigkeit ausgleichen. Das überlastet aber den Linsenmuskel. Bei Naharbeit können sich dann rasche Ermüdung, Kopfschmerzen, Augenschmerzen und zeitweiliges Einwärtsschielen einstellen. Gleicht eine passende Brille dieses nicht rechtzeitig aus, kann das Schielen bestehenbleiben. In der Folge kann ein Auge an Sehkraft einbüßen.
Im höheren Alter sind Weitsichtige stärker vom Glaukom (➔ Seite 294) bedroht.

Vorbeugung
Rechtzeitige augenärztliche Untersuchung und bei Bedarf Brille oder Kontaktlinsen.

Wann zum Arzt?
Sobald die oben genannten Beschwerden oder Einwärtsschielen auftreten. Bei Kindern ist es wichtig, die Termine der Vorsorgeuntersuchungen genau einzuhalten und spätestens ab dem dritten Lebensjahr zu regelmäßigen Kontrollen den Augenarzt aufzusuchen.

Selbsthilfe
Ist nicht möglich. Augentraining hilft kaum gegen Weitsichtigkeit.

Behandlung
Eine Behandlung mit Medikamenten gibt es nicht.
Brille: Der Augenarzt muß rechtzeitig eine Brille mit konvex geschliffenen Gläsern anmessen (➔ Brille, Seite 284). Sie läßt alles größer und näher erscheinen, den Raum aber flacher.
Kontaktlinsen (➔ Seite 285): Sie können Weitsichtigkeit

Normalsichtigkeit

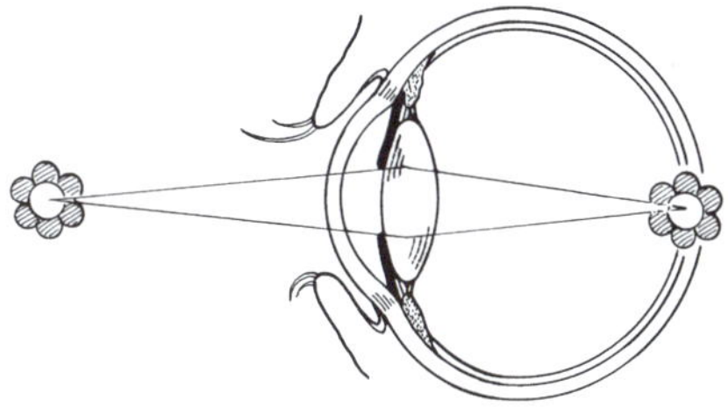

Die Lichtstrahlen treffen auf der Netzhaut zusammen. Das Bild ist scharf.

Kurzsichtigkeit

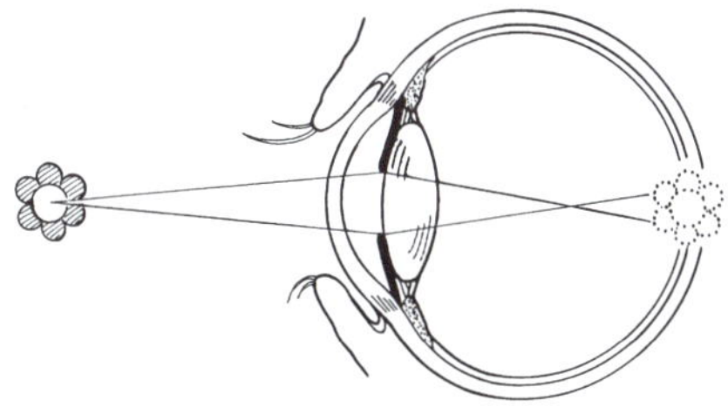

Die Lichtstrahlen treffen vor der Netzhaut zusammen. Das Bild ist unscharf.

Weitsichtigkeit

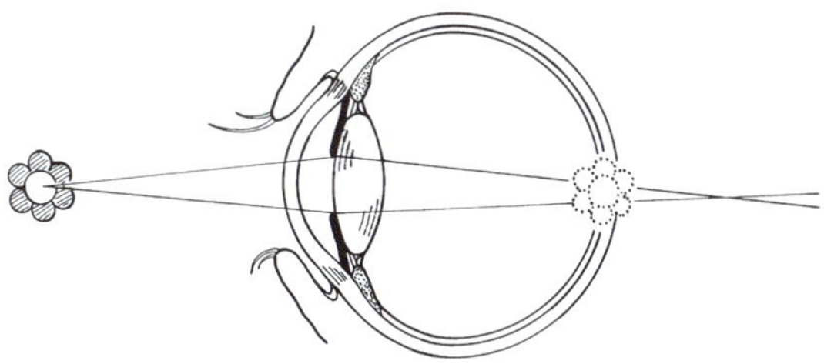

Die Lichtstrahlen treffen hinter der Netzhaut zusammen. Das Bild ist unscharf.

korrigieren, beeinflussen aber die Entwicklung der Fehlsichtigkeit nicht. In der BRD zahlen die Krankenkassen Kontaktlinsen ab +8 Dioptrien, in Österreich ab etwa +6 Dioptrien.

Kurzsichtigkeit (Myopie)

Beschwerden

Kurzsichtige können Gegenstände in der Nähe bis zu fünf Metern scharf sehen, weiter Entferntes sehen sie nur verschwommen.

Bei Kindern besonders beachten: Blinzeln und Augen zukneifen, den Kopf schräg legen, auffallend nahe an Buch oder Fernseher heranrücken.

Ursachen

Das Bild entfernter Gegenstände entsteht vor der Netzhaut. Selten ist dafür eine zu starke Krümmung von Hornhaut und Linse verantwortlich. Meist ist der Grund ein zu lang gewachsener Augapfel. Die Ursachen dafür sind noch ungeklärt. Es gibt zwei Arten von Kurzsichtigkeit. Bei der *Schulmyopie* verstärkt sich die Kurzsichtigkeit in der Jugendzeit; bis zum 25. Lebensjahr ist der Prozeß meist abgeschlossen und bleibt unter minus sechs Dioptrien. Nur bei ganz wenigen Menschen schreitet die Dehnung des Augapfels bis ins höhere Alter fort. Diese degenerative Form der Kurzsichtigkeit ist anlagebedingt.

Risiko

Kurzsichtigkeit kann sich durch körperliche oder seelische Überbelastung, schlechte Beleuchtungs- und Arbeitsbedingungen vorübergehend verstärken. Medikamente wie Sulfonamide oder Acetazolamid, Prellungen und Blutzuckeranstieg können vorübergehend kurzsichtig machen. Die Alterstrübung der Linse verändert das Sehvermögen in Richtung Kurzsichtigkeit. Unter Umständen können Weitsichtige dann vorübergehend wieder lesen.

Die Hormonumstellung in der Schwangerschaft kann Kurzsichtigkeit bleibend verschlechtern.

Mögliche Folgen und Komplikationen

Kurzsichtige sind häufig auch »nachtblind« und sollten dann nächtliche Autofahrten meiden.

Im Kurzsichtigkeitsbereich zwischen sechs und acht Dioptrien (mittlere Myopie) treten Defekte der Netzhaut häufiger auf. Die degenerative Kurzsichtigkeit kann zur Netzhautablösung und -blutung und Verlust des scharfen Sehens führen.

Vorbeugung

Vermeiden Sie Nachtarbeit und Arbeit in künstlich erleuchteten Räumen. Ist dies nicht möglich, so sollte

- der Raum *nicht* gleichförmig beleuchtet sein
- der Arbeitsplatz immer nach Bedarf ausgeleuchtet sein
- der Arbeitsabstand (beim Lesen 35 bis 40 Zentimeter, bei Bildschirmarbeit 50 Zentimeter) genau eingehalten werden

Vermeiden Sie Überanstrengung durch zu lange Feinarbeit. Sind die Augen ermüdet, sollten Sie Pausen einlegen, bis Sie sich wieder entspannt fühlen.

Höhergradig Kurzsichtige sollten zur Vorbeugung von Glaskörperblutungen keine körperliche Schwerstarbeit verrichten.

Da Kurzsichtige meist auch lichtempfindlich sind, sollten sie im Sonnenlicht möglichst Lichtschutzgläser tragen. Brillengläser für Innenräume sollten jedoch nur wenig getönt sein.

Wann zum Arzt?

Wenn Sie die Lider zusammenkneifen müssen, um in der Ferne scharf zu sehen. Kurzsichtige Kinder merken selbst lange nichts von der Sehschwäche.

Regelmäßige Untersuchungen beim Augenarzt helfen, eine Netzhautdegeneration rechtzeitig zu erkennen. Die Untersuchung sollte unbedingt eine Biomikroskopie der Netz- und Aderhaut umfassen. Diese Untersuchung ist nicht allgemein üblich. Sie müssen sie meist vom Arzt einfordern.

Selbsthilfe

Kurzsichtige mit einem Brechungsfehler unter 0,75 Dioptrien empfinden mangelndes Scharfsehen in der Ferne häufig nicht als störend und tragen daher keine Brille. Man kann auch mit Augenübungen (➔ Seite 273) lernen, ohne Sehhilfe auszukommen. Im Straßenverkehr ist die richtige Sehhilfe für die Sicherheit aller jedoch Pflicht.

Entspannung von Körper und Seele entlastet auch die Augen und kann Kurzsichtigkeit mildern. Besonders eignen sich dazu Atemübungen (➔ Seite 814).

Behandlung

Eine Behandlung mit Medikamenten gibt es nicht.

Brille

Eine Brille mit konkav geschliffenen Gläsern korrigiert die Kurzsichtigkeit (➔ Brille, Seite 284). Durch die Brille erscheint alles kleiner, der Raum tiefer, der Boden näher. Beim Blick durch die Randbereiche der Brille werden aus geraden Linien gebogene, je stärker die Kurzsichtigkeit ist. Das Gehirn »korrigiert« allmählich dieses verzerrte Bild durch »Erfahrung«, man sieht wieder »normal«. Muß man jedoch auf eine neue, größere oder stärkere Brille umsteigen oder ersetzt sie durch eine Kontaktlinse, muß sich das Gehirn erst umstellen. Es kann einige Tage dauern, bis die Beschwerden - ein »verbogenes« Bild, Kopfweh, Schwindel - wieder vergehen.

Kontaktlinsen
Bei ihnen gibt es keine Verzerrungen im Randbereich des Bildes. Möglicherweise können sie bei Jugendlichen eine fortschreitende Verschlechterung von Kurzsichtigkeit aufhalten.
Werden sie aus diesen Gründen vom Arzt verordnet, übernehmen die Krankenkassen in Österreich bei Jugendlichen bis zum Alter von 25 Jahren die Kosten. Sonst bezahlen sie Kontaktlinsen ab minus sechs bis minus sieben Dioptrien.
Die Kassen in der BRD bezahlen Kontaktlinsen ab minus acht Dioptrien.

Operationen
Operationen sind nur bei hochgradiger Kurzsichtigkeit gerechtfertigt, wenn weder Brille noch Kontaktlinsen Verbesserung bringen.

Radiäre Keratotomie
Von dem sternförmigen Einschneiden der gesunden Hornhaut, das die Kurzsichtigkeit zwischen acht und zwei Dioptrien verringern kann, raten europäische und amerikanische Augenärzte heute ab. Nur 60 Prozent der Operierten erreichen das angestrebte Ziel. Überdies treten Schwankungen der Sehschärfe, Lichtempfindlichkeit und Probleme durch Narbenbildung auf.

»Lebende Kontaktlinse« (Epikeratophakie)
Damit können hochgradige Kurzsichtigkeit, Linsenlosigkeit und die extreme Vorwölbung der Hornhaut (*Keratokonus*) erfolgreich behandelt werden. Hierbei wird eine aus einer Spenderhornhaut geschliffene »Linse« auf die eigene Hornhaut aufgesetzt und vernäht. In wenigen Fällen treten Komplikationen bei der Einheilung auf. Diese Hornhautlinse kann wieder entfernt und durch eine andere ersetzt werden.
Die Operation kann ambulant durchgeführt werden. Danach sollte man sich noch zwei Monate schonen, da die Hornhaut anfangs noch nicht ganz klar ist. In den USA wird dieses Verfahren häufig, in der BRD und in Österreich nur in wenigen Krankenhäusern durchgeführt.

Stabsichtigkeit (Astigmatismus)

Akkommodation der Augenlinse

Beim Blick in die Ferne ist der Linsenmuskel entspannt, die Linse streckt sich, die Brechkraft nimmt ab.

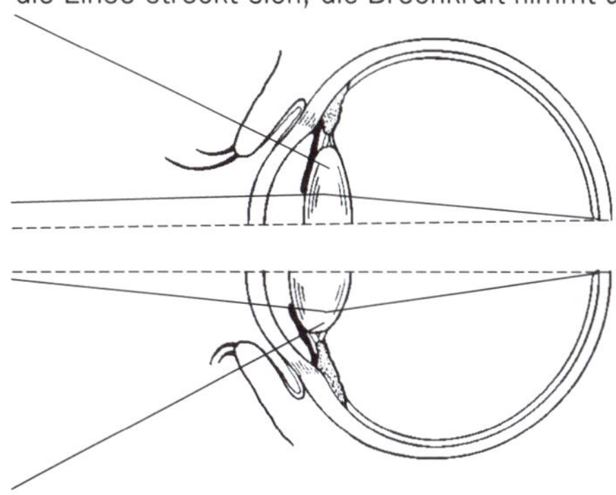

Beim Nahsehen zieht sich der Linsenmuskel zusammen, die Linse wölbt sich, die Brechkraft nimmt zu.

Beschwerden
Man sieht verzerrt, wie »unter Wasser«. Ein Punkt erscheint in einer bestimmten Richtung als Linie. Stabsichtige sind zusätzlich meist noch kurz- oder weitsichtig.

Ursachen
Die »reguläre« Stabsichtigkeit ist eine Hornhautverkrümmung und wahrscheinlich anlagebedingt, die »irreguläre« entsteht durch krankhafte Veränderungen der Hornhaut, zum Beispiel durch Hornhautnarben nach Verletzungen oder Entzündungen oder extreme Hornhautvorwölbung.

Risiko
Irreguläre Stabsichtigkeit, die durch Verletzungen, Entzündungen und Geschwüre bedingt ist, kann sich verschlechtern.

Mögliche Folgen und Komplikationen
Wird die Fehlsichtigkeit nicht korrigiert, schmerzen und röten sich die Augen bei Feinarbeiten.

Vorbeugung
Ist nicht möglich.

Wann zum Arzt?
Wenn die Beschwerden auftreten.

Selbsthilfe
Ist kaum möglich. In seltenen Fällen können konsequent durchgeführte Augen- und Entspannungsübungen (➔ Seite 274 und 814) die Stabsichtigkeit zurückgehen lassen.

Behandlung
Brille: Brillengläser mit zylindrischem Schliff korrigieren die Stabsichtigkeit. Tritt sie zusammen mit Kurz- oder Weitsichtigkeit auf, müssen die Gläser beides ausgleichen.
Kontaktlinse: Die beste Korrekturmöglichkeit der Stabsichtigkeit ist die harte Kontaktlinse (➔ Seite 285).
Starke Verzerrung der Hornhaut kann mit einer lebenden Linse (➔ Epikeratophakie, Seite 279) korrigiert werden.

Alterssichtigkeit (Presbyopie)

Beschwerden
Nach dem vierzigsten Lebensjahr sieht man in der Nähe zunehmend verschwommener.

Ursachen
Die Augenlinse verhärtet mit dem Alter. Ihre Fähigkeit, sich für die Naheinstellung zu wölben, nimmt ab.

Risiko
Alterssichtigkeit trifft jeden Menschen im fünften Lebensjahrzehnt. Die Veränderung der Linse schreitet allmählich voran.

Mögliche Folgen und Komplikationen
Die Sehschärfe in der Nähe läßt nach, bei Naharbeiten und beim Lesen ermüden die Augen rascher.

Vorbeugung
Ist nicht möglich.

Wann zum Arzt?
Wenn Probleme beim Nahsehen auftreten.
Ab dem vierzigsten Lebensjahr sollte jeder einmal jährlich seine Augen kontrollieren lassen.

Selbsthilfe
Ist nicht möglich.

Behandlung
Als Ersatz für die Naheinstellung ist eine Brille nötig. Der Augenarzt muß sie dem Zweck anpassen: Für das Lesen in etwa 35 bis 40 Zentimeter Abstand, unter Umständen ist auch eine Arbeitsbrille für größere Entfernung notwendig. Je mehr Feinarbeit man leisten muß, desto genauer sollte die Brilleneinstellung sein. Schmale Lesebrillen, die auf dem Nasenrücken sitzen, sodaß man über ihren oberen Rand in die Ferne blicken kann, sind zwar modisch, bieten aber ein kleineres Gesichtsfeld.
Besteht bereits eine Fehlsichtigkeit, so muß zum korrigierenden Glas die Korrektur für die Naheinstellung hinzukommen. Alterssichtigkeit hebt - entgegen der Volksmeinung - nur in seltenen Fällen Kurzsichtigkeit auf, und dann nur in der Nähe.
Fehlsichtige brauchen von nun an zwei Sehhilfen: eine Brille (oder Kontaktlinse) für die Ferne, eine Brille für die Naharbeit. Da das dauernde Wechseln der Brille unbequem ist, haben sich sogenannte *Bifokalgläser* eingebürgert. Sie enthalten beides - den Nah- und den Fernbereich.
- Sind Nah- und Fernteil durch eine Trennlinie voneinander abgesetzt, entsteht an der Grenze zwischen den zwei Sehbereichen ein Bildsprung, an den man sich erst nach einigen Wochen gewöhnt. Um den Bildsprung zu vermeiden, kann der Nahteil durch eine Stufe abgesetzt sein - das ist nicht besonders schön
- Der Nahteil kann auch in Form eines oben abgeschnittenen Kreises in den Fernteil eingeschmolzen sein

Sind eine Nah- und eine Fernbrille erforderlich, bezahlen die Kassen in der BRD und Österreich den Kostenanteil einer Bifokalbrille. Sie ist auch für das Autolenken geeignet.
Dreistärken- oder *Trifokalbrillen* haben zusätzlich zwischen Nah- und Fernsichtteil einen Bereich für mittlere Entfernungen. Die Größen der Nahteile können den Arbeitsbedingungen angepaßt werden. Sind die Unterschiede in den Sehbereichen nicht zu groß (z. B. gering kurzsichtig, gering alterssichtig), gewöhnt man sich gut an diese Brille. Für das Autolenken ist sie *nicht* gut geeignet. Die gesetzlichen Krankenkassen bezahlen Trifokalgläser nur in Ausnahmefällen.
Gleitsicht- oder Progressivgläser (Multifokalbrillen) vereinen mehrere Sehbereiche. Sie sehen wie normale Brillengläser aus, weil sie keine Trennungslinien zeigen. Nachteile sind: Das mittlere Gesichtsfeld ist schmal; außerhalb des Nahbereichs erscheint das Bild anfangs verbogen; bewegt man den Kopf, scheint sich das Bild zu bewegen. Empfindliche Menschen reagieren darauf mit Kopfschmerzen und Schwindel bis zum Erbrechen.
Gleitsichtgläser sind geeignet, wenn
- die Alterssichtigkeit noch nicht stark ist
- Fehlsichtigkeit exakt auskorrigiert ist

- die Brille ständig getragen wird. Gleitsichtgläser sind allerdings teuer. Und da die Alterssichtigkeit stets fortschreitet, braucht man etwa alle zwei Jahre wieder eine neue Brille

Gleitsichtgläser sind ungeeignet, wenn
- eine Alterssichtigkeit von mehr als 2,5 Dioptrien zum ersten Mal mit einer Brille ausgeglichen wird
- man im Zwischenbereich optimale Sehschärfe braucht und zwischen Nah- und Fernsicht große Unterschiede bestehen

Gleitsichtgläser können Schwierigkeiten bereiten, wenn
- man bei der Arbeit ständig den Blick schweifen läßt (zum Beispiel Bauarbeiter, Lehrer)
- man Auto fahren muß

In diesen Fällen muß für die Nähe und die Ferne eine eigene Brille oder eine Bifokalbrille getragen werden.

Schielen (Strabismus)

Schielen ist kein Schönheitsfehler, sondern eine folgenreiche Störung: Auch bei kleinsten Abweichungen der Augen von der Parallelstellung ist das beidäugige Sehen gestört. Etwa vier Prozent der Erwachsenen leiden an Schielfehlstellungen, oft, weil eine rechtzeitige Behandlung versäumt worden ist. In den meisten Fällen kann dann nur noch eine Operation (➔ Schieloperation, Seite 283) helfen.

Im Kindesalter ist Schielen der häufigste Sehfehler. Er sollte so bald wie möglich behandelt werden.

Es gibt verschiedene Formen des Schielens:
- Die Augen können von der parallelen Stellung nach außen oder nach innen abweichen. In seltenen Fällen stehen die Augen in der Höhe verschieden
- Der Schielwinkel kann immer gleich bleiben. Dabei kann entweder immer ein Auge den Blick führen oder beide dies abwechselnd übernehmen
- Ein Auge kann aus der Normalstellung nur gelegentlich abweichen, das andere führt den Blick

Verborgenes Schielen (Latenter Strabismus, Heterophorie)

Beschwerden

Die Augen weichen von der Normalstellung gelegentlich ab, ohne daß man dies bemerkt. Nur beim Abdecken eines Auges kann man die Abweichung von der Parallelstellung sehen. Diese kann zu sogenannten *asthenopischen Beschwerden* führen: Augenbrennen, rasche Ermüdung beim Lesen, Probleme beim Fixieren, Empfindlichkeit gegen Blendung, Sehen von Doppelbildern, Lidrandentzündung und Kopfschmerzen.

Ursachen

Die Augenmuskeln arbeiten nicht synchron. Deshalb »rasten« die Augen nicht immer zur regelrechten Zusammenarbeit »ein«, wenn die Fusionskraft nicht stark genug ist. Ein Auge weicht etwas (meist nach außen) von der Blickrichtung ab. Das tritt bereits in der Kindheit auf.

Risiko

Bei Ermüdung, Erkrankung oder unter Alkoholeinfluß kann verborgenes Schielen sichtbar werden.

Mögliche Folgen und Komplikationen

Aus dem verborgenen Schielen kann sich dauerhaftes Schielen entwickeln.

Vorbeugung

Meiden Sie Alkohol und Überbelastung.

Wann zum Arzt?

Sobald das Schielen bemerkt wird. Da verborgenes Schielen von Eltern und Arzt oft nicht wichtig genommen oder übersehen wird, sollte der Augenarzt bei jeder Kontrolluntersuchung die Kinder daraufhin untersuchen - insbesondere, wenn es Leseschwierigkeiten gibt.

Selbsthilfe

Konvergenzübungen (➔ Seite 273).

Behandlung

Schieltraining (➔ Seite 282) kann verborgenes Schielen bei Kindern heilen. Nur wenn die orthoptischen Übungen nicht helfen, sollten Brillen mit Prismengläsern versucht werden. Eingeschliffene Gläser sind besser als aufgeklebte Rillenfolien. Diese Behandlung ist auch bei Erwachsenen möglich.

Dauerhaftes Schielen (Manifestes Schielen, Strabismus concomitans)

Gelegentliches Schielen wird bei Kindern oft nur fallweise beobachtet und ist eine Vorstufe des dauerhaften Schielens.

Beschwerden

Der Schönheitsfehler fällt auf. Man sieht nicht räumlich.

Ursachen
- Angeborene oder durch z. B. Masern, Keuchhusten oder Scharlach erworbene Fusionsschwäche
- Weitsichtigkeit
- Seitenungleiche Brechungsfehler
- Unfälle mit Gehirnerschütterung, seelische Krisen
- Tumore
- Augenmuskelschwäche oder -lähmung
- Ausfall oder Fehlsteuerung einer Sehbahn
- Verletzung, einseitige Linsentrübung

Risiko
Fehlsichtigkeit muß früh behandelt werden, damit sich dauerhaftes Schielen nicht als Folge einstellen kann.

Mögliche Folgen und Komplikationen
Entweder bleibt das immer fixierende Auge für immer schwachsichtig, obwohl es keinen organischen Fehler hat. Oder man »steuert« die Augen so, daß das rechte oder das linke Auge abwechselnd schauen (anormale Korrespondenz). Bei diesem abwechselnden Schielen bleibt die Sehkraft beider Augen erhalten.
In beiden Fällen ist das räumliche Sehen beeinträchtigt. Das Risiko, das gut sehende Auge bei einem Unfall zu verlieren, steigt auf das Dreifache.

Vorbeugung
Regelmäßige Vorsorgeuntersuchungen.

Wann zum Arzt?
Sobald Schielen bemerkt wird.
Bei der Augenuntersuchung der Kinder bis zum fünften Lebensjahr sollten die Eltern auf einer sogenannten Schattenprobe, der *Atropin-Skiaskopie*, bestehen. Dabei wird in beide Augen vier Tage hindurch zweimal täglich eine 1/2prozentige Atropinlösung eingetropft. Diese Vorbehandlung lähmt den Linsenmuskel und schaltet dadurch die Akkommodation aus. Nur so kann der Arzt die Fehlsichtigkeit genau bestimmen und die drohende Gefahr der Schwachsichtigkeit eines Auges (➔ Seite 283) abwehren.

Selbsthilfe
Es gibt keine Selbsthilfe.

Behandlung bei Kindern
Jeder Arzt und jede Klinik bevorzugen bestimmte Behandlungsmethoden. Darum sollten Sie am einmal gewählten Ort bleiben. Am besten sind Sehschulen, die es an jeder Augenklinik gibt. Erkundigen Sie sich, welches Krankenhaus einen guten Ruf für Schielbehandlung hat. Lassen Sie sich vom Augenarzt die einzelnen Behandlungsschritte genau erklären.

Behandlungsziel
- Sehschwäche verhindern
- Das falsche Programmieren der Netzhaut verhindern bzw. abbauen
- Die richtige Führung beider Augen für die Fern- und Naheinstellung erreichen

Behandlungsschritte
Zu Beginn kann der Arzt nicht immer abschätzen, ob auch eine Operation notwendig ist und ob anschließend eine Nachbehandlung durchgeführt werden muß. Bei etwa jedem dritten schielenden Kind sind zwei oder drei Schieloperationen notwendig. Das bedeutet, daß Eltern, Kind und Arzt gut zusammenarbeiten und viel Geduld aufbringen müssen. Die Mühe lohnt sich aber in den meisten Fällen: Im Laufe der Jahre geht der »Schönheitsfehler« zurück, und beiden Augen bleibt die Sehkraft erhalten. Das räumliche Sehen kann allerdings nicht immer erreicht werden.

Durchführung
Ist frühe Weitsichtigkeit die Ursache des Schielens, muß sie mit einer Brille korrigiert werden. Dies ist durchaus schon im ersten Lebensjahr möglich. Das Kind muß die Brille auch in den Folgejahren - bis auf die Schlafenszeit - immer tragen. Wird die Sehhilfe weggelassen, kann das den Behandlungserfolg von Monaten zunichte machen.
Anschließend folgt die *Okklusionsbehandlung*. Dabei wird abwechselnd eines der beiden Augen verdeckt, das führende Auge länger, das andere kürzer. Dafür wird entweder
- über der Augenhöhle ein Verband mit einem Heftpflaster angeklebt. Er ist luftdurchlässig
- oder ein Brillenglas verklebt. Dazu werden je nach Störung verschiedene Folien verwendet
- oder ein pupillenerweiterndes Mittel ins Auge getropft. Bei fieberhaften Erkrankungen und bei Durchfall muß diese Behandlung unterbrochen werden

Die Okklusionsbehandlung kann Monate und Jahre dauern. Die vom Arzt festgesetzten Behandlungszeiten sollten unbedingt eingehalten werden.
Sie sollten sich nicht entmutigen lassen, wenn die verbesserte Sehkraft zu neuerlichem Schielen führt. Eine weitere Behandlung kann das beheben.
Das *Schieltraining* sollte möglichst in Augenkliniken von Spezialisten gemeinsam mit dem Kind durchgeführt

werden. Es kann vor oder nach Operationen notwendig sein.
Heute gelten optomotorische Reizmethoden als bestes Schieltraining. Dabei wird das gute Auge verklebt, das schwachsichtige dazu gebracht, den Bewegungen des »Muskeltrainers« zu folgen.

Schieloperation
Bei etwa jedem zweiten Kind, das wegen Schielens in Behandlung ist, muß eine Operation die Fehlstellung der äußeren Augenmuskeln korrigieren. Bei der Operation wird durch Verkürzen des einen Augenmuskels oder Rücklagern des anderen eine möglichst gerade Stellung angestrebt. Je nach Störung und Vorbehandlung kann eine solche Operation mehrmals notwendig sein.
Angeborenes Schielen, großer Schielwinkel, Schielen nach außen, Augenzittern und Schielen mit Zwangshaltung des Kopfes werden heute schon etwa ab dem zweiten Lebensjahr operiert. In den anderen Fällen wird bis zum fünften Lebensjahr operiert. Vorher muß einseitiges Schielen in Wechselschielen umgewandelt worden sein. Tritt das Schielen erst später auf, sollte möglichst rasch operiert werden.

Behandlung bei Erwachsenen
Eine Kontaktlinse verbessert das räumliche Sehen, die Sehschärfe kann jedoch damit nicht gehoben werden.
Eine Schieloperation ist bei Erwachsenen meist eine rein kosmetische Maßnahme. Dabei besteht das Risiko, daß
- man nachher doppelt sieht
- die Parallelstellung nicht erreicht wird

Die Chancen für gutes Gelingen kann nur ein erfahrener Schieloperateur abschätzen.
Wer zur Vorbehandlung Prismen getragen und in der Folge Doppelbilder gesehen hat, sollte auf die Operation verzichten. Dann sind die Erfolgschancen zu gering.

Schwachsichtigkeit eines Auges (Amblyopie)

Beschwerden
Wer ein schwachsichtiges Auge hat, bemerkt das kaum.

Ursachen
Wahrscheinlich führt eine frühkindliche Entwicklungsstörung zu der Schwachsichtigkeit, die keine erkennbaren organischen Ursachen hat. Sie kann verschiedene Auslöser haben wie z. B. Liderkrankungen, Schielen, Linsentrübung, Weitsichtigkeit, Augenzittern, Störungen der Sehzentren, ererbte und erworbene Störungen der Sehbahn, einseitige, überlange Behandlung mit Atropin.

Risiko
Die einseitig verminderte Sehschärfe entwickelt sich bis zum achten Lebensjahr. Etwa jeder Zehnte leidet darunter. Wenn die Schwachsichtigkeit nicht behandelt wird bzw. wenn die oben genannten Faktoren nicht ausgeschaltet werden, steigt das Risiko.

Mögliche Folgen und Komplikationen
Einseitige Schwachsichtigkeit schließt von Berufen aus, in denen gutes räumliches Sehen Bedingung ist wie z. B. Feinmechanik, Elektromontage, Arbeit an schnell rotierenden Maschinen, Chirurgie.
Erhebliche Sehschwäche eines Auges verdreifacht die Gefahr, bei einem Unfall das gute Auge zu verlieren. In diesem Fall sollte man gefahrenträchtige Berufe meiden.

Vorbeugung
Regelmäßige Vorsorgeuntersuchungen. Ab dem dritten Lebensjahr zur augenärztlichen Kontrolle, spätestens bei Auftreten von Schielen oder bei Auffälligkeiten wie Stolpern, Danebengreifen. Mit dem einfachen Test nach *Lang* kann der Augenarzt die Störung leicht erkennen. Eltern sollten diesen Test einfordern.

Behandlung
Gezieltes Schieltraining (➔ Seite 282) kann Schwachsichtigkeit verbessern. Mit Sehhilfen kann sie nicht beeinflußt werden.

Nachtblindheit (Nyktalopie)

Beschwerden
Wenn die Anpassung an das Sehen im Dunkeln gestört ist, wird dies landläufig »Nachtblindheit« genannt, obwohl Betroffene durchaus noch Formen erkennen können.

Ursachen
Schlechte Dunkelanpassung kann ererbt sein. Sie tritt auch bei Kurzsichtigkeit auf, bei Vitamin A-Mangel, bei Gelbsucht, im Alter und wenn ein lichtbrechender Teil des Auges getrübt ist.

Risiko
Bei den oben erwähnten Krankheitszuständen muß man mit gestörter Dunkelanpassung rechnen.

Mögliche Folgen und Komplikationen
Unsicherheit bei der Bewegung im Dunkeln. Gefährdung beim Autofahren. Die Unfallgefahr steigt nachweislich auf ein Mehrfaches.

Vorbeugung
Nur möglich, wenn Vitamin A-Mangel die Ursache ist (➔ Ernährung, Seite 880).

Wann zum Arzt?
Sobald die Beschwerden bemerkt werden.

Selbsthilfe
Ist nicht möglich.

Behandlung
Nur möglich, wenn Vitamin A-Mangel die Ursache ist.

BRILLE

Weit verbreitet ist der Irrtum, daß bebrillte Augen durch Unfälle besonders gefährdet seien. Vielmehr verhüten Brillen häufig Unfälle wie z. B. das Eindringen von Fremdkörpern ins Auge. Die Verordnung einer neuen Brille sollten Sie mit einer kompletten Augenuntersuchung beim Augenarzt verbinden. Vor allem nach dem vierzigsten Lebensjahr dient das gleichzeitig der Früherkennung von Augenkrankheiten.
Auch Optiker können die für eine Brillenanpassung notwendigen Messungen vornehmen. Computergesteuerte Messungen sind der traditionellen (mit Probegläsern) unterlegen. Die Qualität der für Fassungen und Gläser verwendeten Materialien ist durch eine DIN-Norm geregelt. Bei Billiganbietern (z. B. Optik-Filialketten) sollten Sie nachfragen, ob die Ware dieser Norm entspricht. Heute werden Brillen auch im Versandhandel angeboten. Diese Fertigbrillen sollten Sie jedoch nicht einmal als Reservebrille verwenden, da sie weder dem Augenabstand noch der Kopfform angepaßt sind.

Fassung

Sie sollte der Kopfform angepaßt sein und das Gesichtsfeld nicht einengen, wie es manche modisch schmalen Brillen tun. Metallfassungen sind länger haltbar als Kunststoffassungen. Bei Metallallergien (verbreitet ist die Nickelallergie) bleibt jedoch keine andere Wahl als die einer Kunststoffassung. Weitsichtige sollten mit ansteigender Dioptrienzahl einen zarteren Brillenrahmen wählen, weil dadurch der Sehkomfort steigt und die Brille leichter wird. Kurzsichtige sollten mit ansteigender Dioptrienzahl einen dickeren Rahmen wählen, weil dadurch die Dicke des Brillenglases nicht so stark auffällt. Günstig ist es in diesen Fällen, Formen mit kleineren Gläsern zu wählen, weil sich dadurch die Verzerrungen im Gesichtsfeldrand verringern, der Schliff nicht so auffällt und die Brille leichter wird.
Die Krankenkassen in der BRD bezahlen einen Zuschuß von 20 DM zum Brillengestell. Die österreichischen Kassen tragen die Kosten für eine Kassen-Brillenfassung.

Gläser

Die Krankenkassen in der BRD und in Österreich zahlen einen Kostenzuschuß zur Sehhilfe - für Kinder bis zum 14. bzw. 15. Lebensjahr bei jeder neuen Verschreibung, dann nur noch mit Einschränkungen.

Glas
Das meistgebrauchte und von den Kassen bezahlte Brillenglas ist Kronglas. Bei starker Fehlsichtigkeit wird es allerdings sehr dick und schwer.
Spezialgläser mit höherer Brechzahl sind zwar dünner, aber wesentlich teurer. Diese Gläser bezahlen die Krankenkassen nicht.

Kunststoff
Bei Kunststoff ist die Verletzungsgefahr durch Bruch geringer. Kunststoff CR 39 ist leichter als Kronglas, hat aber eine geringere Brechzahl und zerkratzt sehr rasch, was beim Sehen stören kann. Es gibt Kunststoffgläser mit höherer Brechzahl, die durch eine Quarzoberfläche weniger empfindlich gemacht sind. Bei starker Fehlsichtigkeit sind Kunststoffgläser sehr dick, aber trotzdem relativ leicht.
In Österreich bezahlen die Krankenkassen Kunststoffgläser bei Kindern bis 15 Jahre ohne Einschränkungen, bei Erwachsenen gar nicht.
In der BRD gilt:
- Bei Kindern ab Vorschulalter bis 14 Jahre ab 5 Dioptrien
- bei Erwachsenen ab +6 oder –8 Dioptrien
- wenn sich beide Augen um drei und mehr Dioptrien unterscheiden
- bei Einäugigen und bei besonders aufgeführten Gesichtsmißbildungen

Entspiegelung
Glas- und Kunststoffbrillen können einfach oder mehrfach entspiegelt werden. Entspiegelung verhindert Lichtreflexe auf der Brille. Mit entspiegelten Gläsern sieht man kontrastreicher und im Dunkeln besser. Die Krankenkassen zahlen diesen Komfort nicht.

Sonnenbrille

Das Tragen einer Sonnenbrille ist nur in Ausnahmefällen notwendig:
- Wenn Schnee-, Wasser- oder Sandflächen blenden (beim Skifahren, Surfen, auf Safari)
- Bei Sonnenbädern und bei Reisen, wenn der Himmel den größten Teil des Gesichtsfeldes ausmacht wie etwa beim Segeln, bei Flug- und Autoreisen
- Beim Fehlen der Augenlinse (z. B. nach Staroperation), bei Linsentrübung, Hornhautnarben. In diesen Fällen bezahlen die Kassen einen Teil des Lichtschutzes

Wer gegen helles Tageslicht empfindlich ist, sollte in der BRD eine Sonnenbrille mit dem Zeichen DIN 58217 wählen. (In Österreich gibt es keine Norm.) Sie filtert die UV-Strahlen aus dem Sonnenlicht und gewährleistet eine naturgetreue Farbwiedergabe. Die Sonnenbrille sollte braun gefärbt sein und nicht mehr als 65 Prozent Tönung haben.

Brillenträger brauchen für den Sonnenschutz meistens eine zweite Brille. Wer eine Brille mit veränderlich getönten Gläsern (*phototrope*) wählt, sollte bedenken, daß bei nächtlichen Autofahrten der Filter nicht mehr als 15 Prozent Helligkeit wegnehmen darf. Diese Gläser gibt es nur aus Glas. Sie verdunkeln sich, wenn UV-Strahlen darauffallen. Werden sie dauernd getragen, sollten sie nur zu etwa 10 bis 15 Prozent getönt und mehrfach entspiegelt sein. Für die Arbeit in Innenräumen eignen sie sich vor allem bei Kurzsichtigkeit *nicht*.

Arbeitsschutzbrille

Arbeitgeber sind verpflichtet, Schutzbrillen zu bezahlen, wenn die Augen vor Verletzungen oder Einwirkung von Strahlen und Gasen geschützt werden müssen. Benötigen Sie als Brillenträger zusätzlich eine Arbeitsschutzbrille, so können Sie den Arbeitgeber für eine kombinierte Brille zur Kasse bitten. Deutsche Betriebskrankenkassen und österreichische Kassen bezahlen die für Bildschirmarbeit benötigten Brillen-Sonderanfertigungen.

Sportbrillen für Schulkinder, deren Spezialbügel die Brille am Verrutschen hindern, werden nur von deutschen Kassen bezahlt, nicht von den österreichischen.

Tips für Brillenträger
Weil Brillengläser - vor allem die aus Kunststoff - leicht zerkratzen, sollten Sie Ihre Brille
- immer in ausreichend großen Etuis aufbewahren
- nie mit dem Glas nach unten ablegen
- möglichst mit warmem Wasser und Seife reinigen; ab und zu kann der Optiker den Rahmen generalreinigen
- Gegen das Beschlagen der Gläser beim Wechsel von Kälte in Wärme kann das Einreiben mit Zwiebelsaft ebenso gut helfen wie die auf dem Markt angebotenen Mittel
- Obwohl die Kassen eine Reservebrille nicht bezahlen, sollten Sie beim Autofahren, beim Sport und bei starker Fehlsichtigkeit generell immer eine Zweitbrille bei sich tragen

KONTAKTLINSEN

Die Nachteile der Brillen sind die Vorteile von Kontaktlinsen: Kontaktlinsen brechen nicht, beschlagen nicht, drücken nicht auf der Nase, behindern nicht bei Berufen, wo die Brille im Weg ist, verzerren nicht oder engen bei starker Fehlsichtigkeit das Sichtfeld nicht ein.

Die Linse ist allerdings ein Fremdkörper im Auge. Voraussetzung für das Tragen ist, daß
- Linsen- und Pflegematerial das Auge nicht reizen
- genügend Tränenfilm vorhanden ist, um die Linse ausreichend zu benetzen
- sich zwischen harter Linse und Hornhaut ausreichend Tränenfilm (die »Tränenlinse«) bilden kann

Nicht geeignet sind Kontaktlinsen bei
- Hornhautentzündung oder Hornhautgeschwüren
- chronischen Erkrankungen der Tränenwege
- chronischen Augenerkrankungen

Wer an Allergien und trockenen Augen leidet, sollte auf Linsen verzichten. Nach Staroperationen brauchen alte Menschen oft Kontaktlinsen - und einen Helfer, der ihnen beim Einsetzen der Linsen zur Hand geht, wenn sie es selbst nur schlecht tun können.

Wann die Krankenkassen Kontaktlinsen bezahlen, siehe bei den einzelnen Fehlsichtigkeiten. In Österreich empfiehlt es sich dringend, bei seiner Krankenkasse nachzufragen.

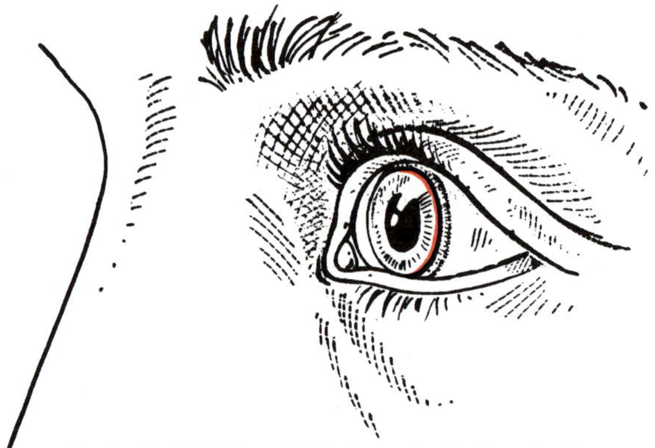

Harte Kontaktlinse ist kleiner als die Hornhaut

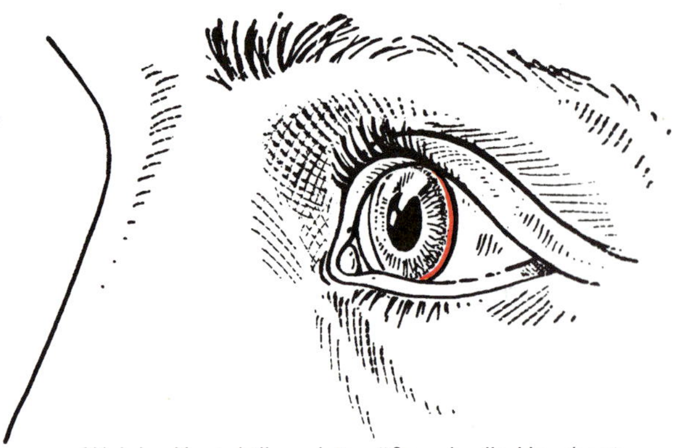

Weiche Kontaktlinse ist größer als die Hornhaut

Die Unterschiede zwischen den einzelnen Kassen in den einzelnen Ländern sind sehr groß. Es kommt hinzu, daß chefärztliche Genehmigungen viele Ausnahmen zulassen.

Weich oder hart?

Diese einfache Unterscheidung genügt heute nicht mehr als Angabe für die Verträglichkeit. Wichtiger als die Biegsamkeit ist die Gasdurchlässigkeit der Kontaktlinse. Denn die Hornhaut braucht Sauerstoff, den sie unter anderem über die Tränenflüssigkeit aus der Luft aufnimmt.

Klassifikation der Linsenmaterialien

- Hart/gasundurchlässig (PMMA)
- Stabil/gering gasdurchlässig (CAB)
- Flexibel/hoch gasdurchlässig (Mischverbindungen von MMA und Silikon, fluorhaltige Materialien)
- Weich/wasserhaltig (HEMA)
- Weich/hoch wasserhaltig (Non-HEMA)

Prinzipiell gilt: Je härter, desto kleiner ist die Linse, desto mehr Fremdkörpergefühl entsteht anfangs und desto länger dauert die Gewöhnung. Je weicher, desto größer ist die Linse und desto rascher wird sie vertragen.

Das bedeutet aber nicht automatisch, daß jeder weiche Linsen wählen soll: Das Risiko, nach langjährigem, regelmäßigem Tragen einen dauernden oder vorübergehenden Schaden am Auge zu erleiden, ist bei weichen Linsen erheblich größer als bei harten.

Die Wahl der Linse wird bestimmt von dem Augenfehler, der ausgeglichen werden muß, und von individuellen Bedingungen und Wünschen.

Harte Linsen

sind am billigsten und halten am längsten. Zur Gewöhnung trägt man sie anfangs nur wenige Stunden täglich, dann steigert man die Tragezeit. Unterbricht man die Trageroutine, so braucht es wieder einige Tage, bis man sich erneut an sie gewöhnt hat. Für nur stundenweises Tragen eignen sich diese Linsen nicht. Die Umstellung von Linse zu Ersatzbrille braucht oft einige Zeit, in der man verschwommen sieht.

Gasdurchlässige Linsen

sind gut verträglich, weil sie viel Sauerstoff an die Hornhaut heranlassen. Sie sind teurer als harte Linsen, werden aber als angenehmer empfunden.

Weiche Linsen

bestehen aus wasserhaltigem Kunststoff und passen sich dem Auge an. Nach kurzer Gewöhnungszeit kann man sie ganztägig ebensogut wie kurzfristig tragen. Ihr Nachteil ist, daß man sie sorgfältig pflegen muß. Wer das nicht genau beachtet, riskiert Schäden an Binde- und Hornhaut. Außerdem müssen sie etwa alle zwei Jahre erneuert werden. Weiche Linsen sollten nicht bei trockenem Auge bzw. in trockenem Klima getragen werden. Sie können Gase und Medikamente speichern.

Dauertragelinsen (vT) und Einmallinsen

vT-Linsen werden ohne Unterbrechung Tag und Nacht getragen. Sie sind angebracht bei linsenlos geborenen Kindern oder alten Menschen nach Staroperation oder bei Behinderten. Bei ihnen kontrolliert der Anpasser nach drei bis vier Wochen die Augen, nimmt die Linsen heraus, reinigt sie und setzt sie wieder ein.

Wer aus kosmetischen Gründen oder aus Bequemlichkeit solche Linsen tragen möchte, muß ebensolche regelmäßigen Augenkontrollen durchführen lassen, wenn er seine Augen nicht gefährden will. Das gleiche gilt beim Tragen sogenannter Einmallinsen.

Farbige Kontaktlinsen

verringern den Lichtdurchlaß. Das kann in der Dämmerung und besonders beim Autolenken ein Sicherheitsrisiko sein. Farbige Kontaktlinsen können besondere Lichtempfindlichkeit als Warnsignal für Augenerkrankungen verschleiern.

Linsenanpassung

Etwa die Hälfte der Linsen werden von Augenärzten angepaßt, der andere Teil von Kontaktlinsen-Optikern. Die Optiker müssen dafür eine spezielle Ausbildung und zwei Jahre praktische Arbeit absolvieren, Augenärzte brauchen dies nicht.

Der Anpasser muß sich über die Lebens- und Arbeitsbedingungen informieren, über mögliche Allergien, Einnahme von Medikamenten und Augenprobleme. Nach gründlicher Untersuchung werden die geeigneten Linsen ausgewählt. Sie müssen solange probiert und kontrolliert werden, bis sie wirklich exakt sitzen.

Zur Anpassung gehört die gründliche Information über Vor- und Nachteile der Linseneigenschaften, über die richtige Pflege, über die maximale Tragezeit, wie man sich beim Auftreten von Problemen und Notfällen verhält, und die Vereinbarung des nächsten Kontrolltermins. Der Anpasser sollte einen Kontaktlinsen-Paß ausstellen und darin alle Daten vermerken.

Normalerweise kann man die Linsen drei Monate lang kostenlos probieren, tauschen und zurückgeben. Erkundigen Sie sich beim Kauf, was der Linsenpreis einschließt: Anpassung, einen Satz Pflegemittel, Zubehör, Kontrollen innerhalb des ersten Halbjahres? Die Krankenkassen der BRD und Österreichs bezahlen Linsen nur in Ausnahmefällen: Bei Kurzsichtigkeit ab acht bzw. ab sechs Dioptrien, bei Weitsichtigkeit ab acht bzw. sieben Dioptrien, bei Astigmatismus, wenn damit die Sehschärfe merklich verbessert werden kann, und als Behandlungsmaßnahme bei Augenerkrankungen. Pflegemittel bezahlen die Kassen nicht.

Linsenpflege

Vom Anpasser bekommen Sie die zur Pflege Ihrer Linsen geeigneten Mittel: ein Reinigungsmittel und eine Aufbewahrungslösung. Für weiche Linsen kann noch eine Abspüllösung und ein Proteinentferner hinzukommen.

Niemals sollten Sie Mittel verschiedener Hersteller gleichzeitig anwenden.

Die Hälfte der Probleme, die Kontaktlinsenträger bekommen können, verursachen die Zusatzstoffe in Pflegemitteln. Sie sollten deshalb Mittel mit Konservierungsstoffen meiden. Das bedeutet jedoch, nach den teureren und weniger umweltfreundlichen Mitteln zu greifen: unkonservierte Mittel in Ein-Dosis-Packungen.

Die Linsen sollten täglich aus dem Auge entfernt und gereinigt werden. Dazu reibt man sie mit der Reinigungslösung zwischen Daumen und Zeigefinger, anschließend werden sie gründlich abgespült. Es folgt das Desinfizieren in der Aufbewahrungslösung, um Bakterien, Viren und Pilze abzutöten.

Probleme mit Linsen können entstehen durch:

- Altern der Linsen: Das Tragegefühl wird schlechter. Zur Kontrolle zum Anpasser
- Unverträglichkeit der Pflegematerialien: Die Augen röten sich und brennen. Zur Beratung zum Anpasser
- Krankheiten, Schwangerschaft, seelische Belastung: Sie verändern die Tränenflüssigkeit. Kurzzeitig können Tränenersatzmittel (➔ Seite 273) helfen
- Smog, Zigarettenrauch und Klimaanlagen: In Berufen mit trockener, staubiger Luft (wie z. B. Bäcker, Maurer) und bei konzentrierter Arbeit (z. B. am Bildschirm) werden gasdurchlässige Kontaktlinsen besser vertragen. Kurzfristig können Tränenersatzmittel (➔ Seite 273) Reizungen verringern
- Weiche Linsen können gasförmige Stoffe speichern. Wer in gasbelasteter Luft arbeitet, sollte keine weichen Linsen tragen
- Medikamente: Mittel gegen Allergien, Depressionen und zu hohen Blutdruck, Entwässerungsmittel und Hormone können die Tränenflüssigkeit verändern. Müssen Sie auf Dauer solche Medikamente einnehmen, sollten Sie dies mit Ihrem Anpasser besprechen

Tips für Linsenträger

- Setzen Sie die Linsen erst 30 Minuten nach dem Aufstehen ein
- Waschen Sie vor jeder Berührung der Linse Ihre Hände
- Behandeln Sie jede Linse einzeln, um Verwechslungen zu vermeiden
- Pflegen Sie die Linsen regelmäßig und gründlich
- Niemals mit den Linsen schlafen gehen (vT-Linsen ausgenommen); gönnen Sie der Hornhaut die notwendige Erholung
- Aufbewahrungsbehälter und aktuelle Ersatzbrille (auf Reisen auch Pflegemittel) immer mitführen

- Benutzen Sie wasserlösliche Kosmetika. Sprays immer vor dem Linseneinsetzen anwenden
- Ausgetrocknete weiche Linsen können Sie in Abspüllösung legen (Vorsicht, Bruchgefahr!), bis sie wieder weich sind. Vor dem Einsetzen desinfizieren
- Wenn eine Linse unter das Oberlid rutscht: Lid hochziehen, Linse mit dem Finger herunterschieben. Keine Angst, die Linse kann nicht hinter den Augapfel rutschen, das verhindert die Bindehaut
- Sport: Tragen Sie bei Ballsportarten Schutzbrillen. Schwimmen Sie möglichst ohne Linsen, weiche können Chlor aus dem Wasser speichern, harte gehen schnell verloren
- *Wichtig:* Vor dem Eintropfen von Augenmitteln und vor Operationen Linsen entfernen
- *Wichtig:* Sie selbst können die Anzeichen für eine harmlose Reizung und die ersten Symptome massiver Schädigung kaum voneinander unterscheiden. Bei Brennen, Jucken, Schleimabsonderungen, roten Augen, Sehverschlechterung oder Schmerzen sollten Sie die Linsen sofort aus dem Auge nehmen. Ist das Herausnehmen erschwert, können Sie es sich mit einem Tropfen Benetzungsflüssigkeit erleichtern. Anschließend zur augenärztlichen Kontrolle!

AUGEN-ERKRANKUNGEN

Gerstenkorn (Hordeolum)

Beschwerden
Das Augenlid schwillt an und schmerzt stark. Der Lidrand entzündet sich eitrig, die Bindehaut rötet sich.

Ursachen
Infektion der Schweißdrüsen am Lidrand oder an der Lidinnenseite mit eitererregenden Bakterien (*Furunkel*).

Erkrankungsrisiko
Gerstenkörner treten wiederholt auf bei herabgesetzter Widerstandskraft, bei chronischer Lidentzündung oder wenn durch Unsauberkeit die Infektion immer wieder übertragen wird.

Vorbeugung
Händewaschen vor dem Berühren der Augen.

Wann zum Arzt?
Wenn die Beschwerden nicht innerhalb von fünf bis acht Tagen von selbst abgeklungen sind.

Selbsthilfe
Wärme tut dem Auge gut: Rotlichtbestrahlung oder heiße Umschläge. Tauchen Sie ein sauberes Tuch in frisch abgekochten Kamillentee, und legen Sie es so lange, wie Sie es vertragen, auf das geschlossene Auge.
Mehrmals hintereinander und mehrmals am Tag wiederholen.

Behandlung
Der Arzt öffnet das Gerstenkorn mit einem chirurgischen Instrument, so daß der Eiter abfließen kann. Antibiotika in Salbenform sollten genau nach Anweisung des Arztes angewendet werden.

Hagelkorn (Chalazion)

Beschwerden
An der Oberseite des Augenlids entsteht ein schmerzfreier, reizloser Knoten, der oft wochenlang unverändert bleibt. Typisch ist, daß man über dem Knoten die Haut frei beweglich verschieben kann. Das unterscheidet ein Hagelkorn von anderen, unter Umständen bösartigen Geschwüren.

Ursachen
Ein Sekretstau der Talgdrüsen.

Das Erkrankungsrisiko steigt
Bei Sekretstörungen.

Mögliche Folgen und Komplikationen
Manchmal entzündet sich das Hagelkorn, dann schwillt das Lid an und schmerzt stark.

Vorbeugung
Ist nicht möglich.

Wann zum Arzt?
Wenn eine schmerzende Entzündung entsteht.

Selbsthilfe
Kleine Hagelkörner schwinden meist innerhalb von einigen Wochen von selbst. Sie können ihre Entleerung beschleunigen, wenn Sie das Lid zum Lidrand hin sanft massieren.

Behandlung
Größere Hagelkörner müssen häufig operativ entfernt werden. Dies ist bei örtlicher Betäubung ambulant möglich.

Lidrandentzündung (Blepharitis)

Beschwerden
Die Lidränder sind gerötet, jucken und brennen. Zwischen den Wimpern bilden sich Schuppen. Die Wimpern können ausfallen. Bisweilen bilden sich eitrige Krusten und Borken. Während des Schlafens kleben die Lider durch austrocknendes Sekret zusammen.

Ursachen
Reizung durch Rauch, Staub, Kosmetika (Lidschatten), Klimaanlagen und bakterielle Infektion.
Wenn Weitsichtigkeit und Stabsichtigkeit nicht sorgfältig korrigiert sind, ist der Lidrand gerötet.

Erkrankungsrisiko
Bei den oben genannten Reizungen steigt das Risiko.

Mögliche Folgen und Komplikationen
Die Lidrandentzündung kann immer wieder auftreten.

Vorbeugung
Meiden Sie Reizungen. Wenn Sie Brillenträger sind, lassen Sie regelmäßig die Fehlsichtigkeit kontrollieren.

Wann zum Arzt?
Wenn die Beschwerden nach wenigen Tagen nicht von selbst vergehen.

Selbsthilfe
Lindern Sie die Beschwerden mit kühlen Umschlägen: Tauchen Sie ein reines Tuch in abgekühlten, gekochten Tee und legen es auf die geschlossenen Augen.

Behandlung
Lidrandentzündung kann hartnäckig sein. Meist helfen nur Antibiotika in Salbenform. Vor der Behandlung sollte eine bakteriologische Untersuchung durch Facharzt und Labor den Erreger bestimmt haben. Die häufig ungezielte Anwendung dieser Mittel führt immer öfter zu Pilzbefall der Hornhaut. Die Behandlung dauert ein bis zwei Wochen. Ist zusätzlich der Einsatz von Kortisonen für längere Zeit notwendig, muß der Arzt vorher den Augeninnendruck kontrollieren.

Knötchen und Geschwüre am Augenlid

→ auch Krebs, Seite 539

Es gibt eine Reihe gutartiger Lid-Tumore: Fett-, Blutgefäß- und Talggeschwülste (Hagelkorn) oder Warzen am Lid. Doch auch bösartige Wucherungen am Augenlid können auftreten.

Beschwerden
Meist treten keine Beschwerden auf.

Ursachen
Warum Lidkrebs entsteht, ist nicht bekannt. Auslöser sind verschiedene Gewebewucherungen, chronische Entzündungen der Talgdrüse.

Erkrankungsrisiko
Lidkrebs ist relativ selten. Noch seltener, aber gefährlicher sind die sogenannten *Spinaliome*.

Folgen und Komplikationen
Plattenartige Tumore mit derbem Rand, meist im inneren Augenwinkel (*Basaliome*), bilden kaum Tochtergeschwülste.
Wird Lidkrebs rechtzeitig erkannt, kann er chirurgisch entfernt werden und ist hundertprozentig heilbar. Wird er nicht behandelt, kann er in die Augenhöhle wuchern und das Augenlicht gefährden.

Vorbeugung
Ist nicht möglich.

Wann zum Arzt?
Sofort zum Haut- oder Augenarzt, wenn warzige Wucherungen oder verkrustete Geschwüre auftreten. Oft beginnt Lidrandkrebs mit immer wiederkehrenden Krusten am Lid.

Selbsthilfe
Ist nicht möglich.

Behandlung
Meist bilden sich die kleinen gutartigen Geschwüre nach Monaten von selbst zurück. Wenn nicht, können sie chirurgisch entfernt werden. Dies ist einfach und ambulant möglich. Oft ist nicht einmal eine schmerzstillende Spritze notwendig.
Warzen werden scharf abgeschnitten, der Warzengrund wird durch Hitze mit der Glühschlinge abgetragen.

Ein- oder auswärts gedrehtes Unterlid

Beschwerden
Der Lidrand zieht nach innen (*Entropium*): Die Wimpern scheuern und reizen die Bindehaut und die Hornhaut. Der Lidrand kippt nach außen (*Ektropium*): Bindehaut, Hornhaut und Lidinnenseite trocknen aus und schmerzen dadurch.

Ursachen
Im höheren Alter wird das Fasergewebe schlaff.

Das Erkrankungsrisiko steigt
Mit zunehmendem Alter.

Mögliche Folgen und Komplikationen
Erkrankung von Bindehaut und Hornhaut durch Dauerreizung, trockenes Auge.

Vorbeugung
Es gibt keine Vorbeugung.

Wann zum Arzt?
Wenn die Beschwerden stören.

Selbsthilfe
Augenspülungen mit abgekochtem Wasser oder Kamillentee (➔ Seite 788) oder Eintropfen von Tränenersatzmitteln (➔ Seite 273) können die Reizungen lindern.

Behandlung
Eine kleine Operation unter örtlicher Betäubung kann das Lid wieder aufrichten.

Verlegung der tränenabführenden Wege

Beschwerden
Bei Kindern: Die Augen tränen dauernd.
Bei Erwachsenen: Oft keine Beschwerden. Manchmal schlechte Sicht und Schmerzen.

Ursachen
Die Tränenpünktchen und/oder ableitenden Tränenwege können von Geburt an verstopft sein; sie können sich nach chronischem Schnupfen oder Bindehautentzündung verlegen.

Erkrankungsrisiko
Bei Neugeborenen relativ häufig.

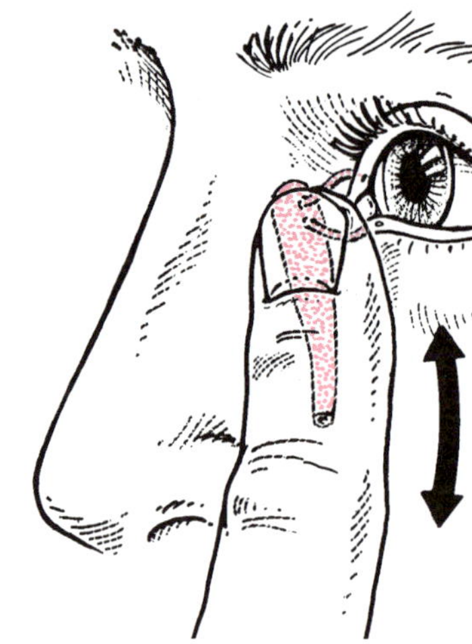

Verstopfte Tränenpünktchen kann man durch sanfte Massage zu öffnen versuchen

Mögliche Folgen und Komplikationen
Bleiben die Tränenwege längere Zeit verschlossen, kann sich der Tränensack infizieren. Er schwillt an. Daraus kann sich ein gefährliches Geschwür auf der Hornhaut bilden.

Vorbeugung
Es gibt keine Vorbeugung.

Wann zum Arzt?
Wenn die obengenannten Beschwerden auftreten.

Selbsthilfe
Der angeborene Verschluß der Tränenwege öffnet sich bis zum sechsten Lebensmonat oft von selbst. Man kann dies fördern, wenn man den Tränenweg zum Tränenpünktchen hin massiert.

Behandlung
Der Augenarzt muß die Tränenwege sondieren und spülen. Der Eingriff sollte unter Kurznarkose in einer Augenklinik durchgeführt werden. Nachher wird für einige Tage mit schleimhautabschwellenden Tropfen behandelt.

Bindehautentzündung (Konjunktivitis)

Beschwerden
Die Bindehaut wird rot, schwillt an, juckt manchmal, schmerzt und produziert Absonderungen. Beim Aufwachen ist das Auge »verklebt«.

Ursachen

- Allergische Reaktion (➔ Allergie, Seite 534) zum Beispiel auf Pollen oder Augenkosmetika
- Reizung durch Fremdkörper, UV-Strahlen (zum Beispiel ungeschützte Augen im Solarium)

Infektion mit

- *Bakterien*: schleimig-eitrige Absonderung; meist sind beide Augen betroffen
- *Chlamydien* (➔ Seite 628): sie gelangen durch Schmierkontakt auf das Auge
- *Viren*: wäßrig-schleimige Absonderung. Die Viren befallen zuerst nur ein Auge, erst einige Tage später das zweite. Bei epidemischen Erkrankungen der gesamten Familie, Schulklasse usw. kommen Kopfweh, Abgeschlagenheit, Drüsenschwellungen im Kieferbereich hinzu

Erkrankungsrisiko

Bindehautentzündung ist die häufigste Augenerkrankung. Das Erkrankungsrisiko steigt bei Anwendung von Kosmetika; Besuch in Schwimmbädern mit unzureichender Hygiene; Benutzen schmutziger Handtücher; Reiben des erkrankten Auges mit verunreinigten Fingern; Solarium/Sonnenbäder ohne Schutzbrille.

Mögliche Folgen und Komplikationen

Die Entzündung kann auf Horn- und Lederhaut übergreifen. Was mit einer allergischen Bindehautentzündung beginnt, kann sich später als Heuschnupfen oder Asthma fortsetzen.

Vorbeugung

Vermeiden Sie oben genannte Gefahren.

Wann zum Arzt?

Wenn die Beschwerden nicht nach drei Tagen von selbst vergehen.

Selbsthilfe

Wegen der Gefahr weiterer Infektion sollten Sie keine »Augenbäder« oder Teespülungen machen und stets nur Ihr eigenes Handtuch verwenden.

Behandlung

Der Augenarzt muß die Ursache abklären.
Allergischen Bindehautentzündungen kann man mit cromoglicinhaltigen Augentropfen begegnen, die aber möglichst frühzeitig angewendet werden müssen (*Allergocrom* [BRD], *Opticrom* [BRD], *Vividrin* [BRD]).
Bakterielle Bindehautentzündungen können mit antibiotikahaltigen Augentropfen und Salben behandelt werden. Sie sollten nur unter genauer Beobachtung und nach Anweisung des Augenarztes angewendet werden. Die wahllose Anwendung von Antibiotika führt immer häufiger zu Pilzerkrankungen am Auge.
Kortisone sollten prinzipiell nicht angewendet werden, solange die Ursache der Bindehautentzündung nicht feststeht. Wenn Herpes simplex-Viren beteiligt sind, könnte die Hornhaut sonst schweren Schaden nehmen.
Virusbedingte Bindehautentzündung heilt nach einigen Wochen von selbst. Manchmal kann die Anwendung von Kortisonen für wenige Tage sinnvoll sein. Damit versucht man, das Übergreifen auf die Hornhaut zu verhindern. Eine Behandlung mit Virusmitteln kann ebenfalls versucht werden (u.a. *Zovirax* [BRD/Ö]).

Hornhautentzündung (Keratitis)

Beschwerden

Die Beschwerden wirken banal: Das Auge ist gerötet und schmerzt leicht, das Sehen ist leicht beeinträchtigt.

Ursachen

Häufig sind Reizungen durch UV-Licht z. B. beim Sport, »Verblitzen« beim Schweißen oder am Kopiergerät. Seltener ist die Entzündung durch Herpesviren ausgelöst.

Erkrankungsrisiko

Die nicht angebrachte Verwendung von Kortison am Auge führt immer häufiger zu Herpesinfektionen der Hornhaut.

Mögliche Folgen und Komplikationen

Narben auf der Hornhaut können die Sehkraft schwächen

Vorbeugung

Tragen Sie bei langer UV-Bestrahlung und beim Schweißen Schutzbrillen. Schauen Sie nicht in den Blitz des Kopiergeräts.

Wann zum Arzt?

Sobald wie möglich zum Augenarzt.

Selbsthilfe

Gönnen Sie sich Ruhe.

Behandlung

Bei der banalen Hornhautentzündung helfen kalte Umschläge mit sauberen Tüchern auf den geschlossenen Augen. Bei Schneeblindheit und »Verblitzen« muß das Auge einige Tag mit schleimhautabschwellenden Tropfen und lokal schmerzstillenden Mitteln behandelt werden. Die Arbeitsfähigkeit ist für einige Tage beeinträchtigt. Hat der Arzt Pilzbefall festgestellt, werden Pilzmittel angewendet. Eine Virusinfektion wird vom Augenarzt durch die typischen Hornhautveränderungen erkannt. Sie muß mit Virusmitteln wie Aciclovir (*Zovirax* [BRD/Ö]) behandelt werden. Dies ist meist langwierig.

Hornhautgeschwür

Beschwerden
Meist ist in der Hornhautmitte ein grauweißes bis grüngelbes Geschwür zu sehen. Die Sehkraft ist vermindert, starke Schmerzen lassen das Lid krampfen. In der vorderen Augenkammer kann sich Eiter bilden.

Ursachen
Geschwüre können auf kleinen Hornhautabschürfungen entstehen. Seltener bilden sie sich nach Infektionen durch Bakterien und Viren.
Geschwüre können auch entstehen, weil die Lider nicht schließen. Auch das Tragen weicher Kontaktlinsen kann Auslöser sein. Weitere Ursachen: Vitamin A-Mangel, Pilzbefall.

Das Erkrankungsrisiko steigt
Durch Kratzer und Verletzungen der Hornhaut und durch das Dauertragen von Kontaktlinsen.

Mögliche Folgen und Komplikationen
Ein Hornhautgeschwür ist immer von einer Hornhautentzündung begleitet. Es ist eine der gefährlichsten Augenerkrankungen, da die Gefahr besteht, daß sich eine Regenbogenhautentzündung entwickelt, die Hornhaut einschmilzt oder sich ein grüner Star (→ Seite 294) bildet. Trotz laufender Behandlung kann das Auge ganz zerstört werden.

Vorbeugung
Regelmäßige Augenkontrolle durch den Anpasser bei Trägern von weichen Kontaktlinsen.

Wann zum Arzt?
Sofort zum Augenarzt beim Auftreten der Beschwerden.

Selbsthilfe
Es ist keine Selbsthilfe möglich.

Behandlung
Zuerst wird der Arzt versuchen, das Auge mit Antibiotika in Augentropfen, -salben und -injektionen zu behandeln und dies durch eine Allgemeinbehandlung mit Infusionen und Injektionen zu unterstützen.
Nur wenn diese Maßnahmen nicht ausreichen, muß der Geschwürrand elektrisch zerstört werden. Nach der Heilung bleiben Narben, die den Blick verzerren. Dieses kann man eventuell mit Kontaktlinsen ausgleichen.

Regenbogenhautentzündung (Iritis), Entzündung des Strahlenkörpers (Zyklitis)

Beschwerden
Der Augapfel ist stark gerötet, und dumpfe Schmerzen sind zu verspüren. Die Sicht ist verschlechtert und die Pupille verengt.

Ursachen
- Allergie gegen Eiweiß von Bakterien oder Viren, das von einer Infektionsquelle an einer anderen Stelle des Körpers durch das Blut ins Auge gelangt
- Folge von Allgemeinerkrankungen (z. B. Entzündliches Rheuma, Toxoplasmose, Tbc, Syphilis), Verletzungen, Hornhaut- und Netzhauterkrankungen

Das Erkrankungsrisiko steigt
Durch Infektionen, Rheuma, Augenverletzungen.

Mögliche Folgen und Komplikationen
Durch Verkleben von Iris und Linse kann der Augendruck ansteigen (→ Grüner Star, Seite 294). Ist der Strahlenkörper mitbetroffen, kommt es zu weiteren Komplikationen: Glaskörpertrübung und Druckschwankungen im Auge. Das Sehvermögen ist gefährdet.

Vorbeugung
Ist nicht möglich.

Wann zum Arzt?
Sofort zum Augenarzt, wenn dumpfe Augenschmerzen und Einschränkung der Sehkraft auftreten.

Selbsthilfe
Ist nicht möglich.

Behandlung
Die Ursachen müssen ausgeschaltet bzw. behandelt werden. Nach ärztlicher Anleitung wird zweimal täglich ein

atropinhaltiges Mittel eingetropft: Das erweitert die Pupille. Es verhindert das Verkleben der Regenbogenhaut, und die Entzündung geht zurück.
Meist muß die Regenbogenhautentzündung mit hohen Dosen kortisonhaltiger Mittel, die eingenommen und/oder am Auge angewendet werden, behandelt werden.

Grauer Star (Katarakt)

Beschwerden
Allmählich verliert das gesehene Bild immer mehr an Schärfe. Die Entwicklung führt über Monate oder Jahre dazu, daß man die Umwelt nur noch nebelhaft sieht. Das Auge wird empfindlich gegen Blendung.

Ursachen
- Die häufigste Form ist der *Altersstar*, die natürliche Alterung der Linse. Sie kann entweder vom Rand oder vom Zentrum her eintrüben. Ist nur der Linsenkern getrübt, kann man kurzfristig wieder ohne Brille lesen. In diesem Fall sollte nicht operiert werden
- Selten ist grauer Star angeboren: durch Vererbung oder Erkrankung der werdenden Mutter (Mumps, Masern, Röteln, Windpocken, Kinderlähmung, Hepatitis). Das Baby kann schon im ersten Lebensjahr operiert und mit einer Sehhilfe versorgt werden
- Jugendliche Linsentrübung (ererbt)
- Folge von Zuckerkrankheit, Wundstarrkrampf, Neurodermitis
- Längere Kortisonbehandlung. Die Linsentrübung bildet sich nach dem Absetzen der Medikamente wieder zurück
- Blitz- oder Feuereinwirkung, Röntgenstrahlen
- Prellung, Verletzungen und Entzündungen am Auge

Erkrankungsrisiko
Das Risiko steigt bei den oben genannte Faktoren.

Mögliche Folgen und Komplikationen
Die Sehkraft schwindet zunehmend, das Auge kann schließlich nur noch hell und dunkel unterscheiden, es wird jedoch nicht blind.

Vorbeugung
Ist nicht möglich.

Wann zum Arzt?
Wenn Beschwerden auftreten.

Selbsthilfe
Sie sollten auf gute Beleuchtung im Raum achten: Feinarbeit bei Tageslicht verrichten; Lampen mit Schirmen wählen, die nicht blenden. Es ist vorteilhaft, das Auge mit einer Schirmmütze gegen Sonnenlicht zu schützen. Legen Sie beim Lesen ein dunkles Blatt mit Leseschlitz auf die Buchseite, so können Sie Blendung vermeiden.

Behandlung
Alle Medikamente gegen grauen Star sind unwirksam. Man muß lernen, damit zu leben. Erst wenn der graue Star »reif« ist, sollte operiert werden, jedoch nur bei gutem Allgemeinzustand. Wird der Star »überreif«, können schwere Komplikationen zu einer Operation zwingen. Solange Sie sich selbst zurechtfinden, ist eine Operation nicht notwendig. Grundsätzlich gilt, daß ein Auge, das noch lesen kann, nicht operiert werden sollte. Sie sollten gemeinsam mit dem Augenarzt über die Operation beraten und entscheiden, wenn Sie sich in Ihrer Lebensqualität und Lebensfreude beeinträchtigt fühlen.

Staroperation
Als sicherste Operationstechnik bei älteren Personen gilt heute die *extrakapsuläre Extraktion*, bei der die Linse unter Narkose oder örtlicher Betäubung entfernt wird, aber der hintere Teil der Linsenkapsel verbleibt. Sofort anschließend kann eine *künstliche Linse* eingesetzt werden. Als beste Lösung gelten heute Hinterkammerlinsen. Zuletzt wird die kleine Hornhautwunde vernäht. Es sind nur einige Tage Krankenhausaufenthalt notwendig. Nach drei Monaten kann man wieder normal arbeiten.
Komplikationen: Netzhautablösung, Makulaschwellung, Entzündung durch Infektion sind selten. Meist entsteht durch den Nahtzug Stabsichtigkeit, die sich bei Zerfall der Naht nach einigen Monaten wieder zurückbildet.

Korrektur des Sehvermögens
Wird die fehlende Linse nicht durch eine künstliche Linse ersetzt, muß nach der Operation eine Brille 10 bis 12 Dioptrien Brechkraft ersetzen. Sie ist entsprechend dick. Man braucht eine Fernbrille und eine für die Nähe - zuerst ein Provisorium, nach einigen Wochen die endgültig passenden Brillen. Das mit der Brille gesehene Bild erscheint um ein Drittel größer. Diese Umstellung ist schwierig. Funktioniert das zweite Auge noch gut, muß das operierte Auge durch ein Milchglas verdeckt werden, bis die Operation des zweiten Auges notwendig ist.
Das operierte Auge kann auch mit einer *Kontaktlinse* versorgt werden. In diesem Fall ist der Bildunterschied gering, die Gewöhnung leichter. Der Umgang mit der Linse

ist aber für ältere Menschen nicht immer leicht zu erlernen. In diesen Fällen können sie unter Umständen *vT-Linsen* (➔ Seite 286) tragen. Für die Nähe müssen sie in jedem Fall zusätzlich eine Lesebrille haben.
Brille oder Kontaktlinse für das linsenlose Auge müssen einen UV-Filter haben, um die Netzhaut zu schonen.
Als beste Lösung gilt die bei der Operation eingesetzte *Kunststofflinse* – besonders dann, wenn nur ein Auge vom grauen Star betroffen ist. Sie können damit gleich nach Entfernen des Operationsverbandes sehen. Aber auch dann brauchen Sie zusätzlich eine Brille für die Nähe. Die Krankenkassen tragen die Kosten für die Operation samt implantierter Linse und für alle notwendigen Brillen oder Kontaktlinsen.

Grüner Star (Glaukom)

Etwa vier Prozent aller Menschen haben ein Glaukom, mehrheitlich nach dem 40. Lebensjahr. Es ist die häufigste Erblindungsursache in der Industriegesellschaft: Jeder fünfte Blinde hat das Augenlicht durch ein Glaukom verloren. Eine Behandlung kann das Fortschreiten der Erkrankung und das Erblinden in den meisten Fällen jedoch vermeiden. Der Augeninnendruck ist unabhängig vom Blutdruck, wird aber wie dieser in mm Hg (Millimeter Quecksilber) angegeben. Meist liegt der Augeninnendruck bei 13,5 mm Hg. Schwankungen zwischen 8 und 20 mm Hg gelten als normal, beim akuten Anfall kann der Augeninnendruck bis auf 70 mm Hg ansteigen.

Beschwerden

Chronisches Glaukom: Die schleichende Erkrankung eines oder beider Augen bleibt lange Jahre unbemerkt, auch wenn sie schon den Sehnerv geschädigt hat: Gelegentlich sieht man verschwommen, hat Kopfweh und braucht öfter eine neue Brille, weil sich die Fehlsichtigkeit ändert. Erst spät bemerkt man das Ausfallen des zentralen Gesichtsfeldes. Dann sind bereits schwere Schäden am Sehnerv aufgetreten.
Akutes Glaukom: Ein akuter Anfall betrifft nur ein Auge und ist dramatisch: Plötzlich treten Augen- und Stirnkopfschmerzen auf, Übelkeit bis zum Erbrechen, Schüttelfrost, Vernichtungsgefühl, Fieber. Da die Beschwerden am geröteten Auge oft übersehen werden, vermuten manche Ärzte eine Erkrankung im Oberbauch. Das Sehvermögen schwindet, die Pupille weitet sich, Licht blendet, das Auge tränt. Der Augapfel ist steinhart.
Vorwarnzeichen: Mitunter sieht man hin und wieder »Nebel« oder Farbringe um Lichtquellen.

Ursachen

Im Innenauge steigt der Druck, weil der Abfluß des Kammerwassers gestört ist. Dies passiert in steigendem Alter und kann die späte Folge einer Thrombose der Netzhautvene sein, die Folge von Verletzungen oder langdauernder Anwendung von kortisonhaltigen Medikamenten.
Engwinkelglaukom: In manchen Fällen ist der Kammerwinkel des Auges zu eng gebaut. Dies führt zu ähnlichen Beschwerden wie die Vorwarnzeichen des akuten Glaukoms und - häufig nachts - zu Augen- und Kopfschmerzen.
Akuter Glaukomanfall: Er wird meist durch Erregung und Dunkelheit (z. B. Fernsehkrimi) ausgelöst. Auch ungewohnte körperliche Anstrengung, große Trinkmengen, Koffein-, Alkohol- oder Nikotinmißbrauch, aber auch pupillenerweiternde Medikamente (z. B. Mittel gegen Depressionen) können ihn auslösen.

Erkrankungsrisiko

Grüner Star tritt in manchen Familien gehäuft auf.

Mögliche Folgen und Komplikationen

Das Augenlicht ist gefährdet, da der Überdruck zunehmend den Sehnerv schädigt.

Vorbeugung

Ab dem vierzigsten Lebensjahr jährliche Kontrolle durch den Augenarzt. Sie sollte eine Applanationstonometrie, die Untersuchung des Augenhintergrunds (Sehnerv) und eine Gesichtsfeldbestimmung umfassen. Leider werden diese wichtigen Untersuchungen den Kassenärzten schlecht vergütet. Das kann ein Grund dafür sein, daß sie nicht im notwendigen Umfang durchgeführt werden.
Sind Augen wegen ihrer Bauweise von ansteigendem Innendruck gefährdet, wird unter Umständen vorbeugend operiert (➔ Operationen, Seite 295).

Wann zum Arzt?

- Beim geringsten Anzeichen von Nebelsehen und wenn Sie Farbringe um Lichtquellen herum sehen
- *Sofort zum Augenarzt* bei den ersten Attacken von Sehstörung, die mit roten Augen, Kopfschmerzen und Übelkeit gekoppelt sind, auch wenn sie nach einigen Stunden von selbst vergehen. Jeder Glaukomanfall führt zur weiteren Zerstörung des Sehnervs

Selbsthilfe

Chronisches Glaukom: Sie sollten nie größere Mengen trinken. Verzichten Sie auf das Rauchen, es vermindert die Blutzufuhr zum Sehnerv. Wenn möglich, sollten Sie

Streß und Gefühlsbelastungen meiden. Normale Betätigungen wie Sport, Sex, Flugreisen schaden nicht. Normale Berufstätigkeit ist möglich. Sie dürfen auch körperlich anstrengende Arbeit in dauernd gebückter Haltung durchführen. Sie sollten mit dem Augenarzt abklären, ob Ihr Sehvermögen für das Lenken eines Fahrzeugs ausreicht.
Akutes Glaukom: Als erste Hilfe ist ein großer Schluck Schnaps oder Cognac zur Drucksenkung sinnvoll.

Behandlung des chronischen Glaukoms

Der Arzt muß die Medikamentenkombination herausfinden, die das Druckniveau möglichst schonend ausgleicht. Dazu muß mehrere Tage von morgens bis nachts hindurch in Abständen von vier Stunden der Augeninnendruck gemessen und der persönliche Rhythmus der Druckschwankungen aufgezeichnet werden.
Nach dieser Kurve kann der Arzt dann das Minimum an notwendigen Medikamenten auswählen. Reicht die Behandlung mit Medikamenten nicht aus, muß das Auge operiert werden.

Medikamente
Pilocarpin zur Verengung der Pupillen. Die Augentropfen muß man alle fünf bis sechs Stunden eintropfen. Während der Nacht kann man eine Salbe verwenden. Wird Pilocarpin nicht vertragen, kann es durch Carbachol ersetzt werden. Die jahrelange Anwendung von pupillenverengenden Mitteln kann zu Sehstörungen und allergischen Reaktionen am Auge führen.
Blutdrucksenkende Mittel (Betablocker) wirken zwölf Stunden und müssen daher nur zweimal täglich eingetropft werden. Sie rufen keine Sehstörungen hervor. In seltenen Fällen kann allerdings bei älteren Menschen durch Minderversorgung der Sehnerv weiter geschädigt werden. In den meisten Fällen stabilisiert man den Augendruck am besten mit der Kombination von Pilocarpin und Betablockern. Manchmal muß sie ergänzt werden durch ein Mittel, das die Produktion des Kammerwassers absenkt. Dazu eignet sich am besten Dipivefrin (*d-Epifrin* [BRD], *Glaucothil* [BRD/Ö]), zweimal täglich eingetropft. Auch dieses Mittel kann jedoch zur Unterversorgung des Sehnerven führen.
Erst wenn diese Kombinationen nicht ausreichen, sollten Medikamente zum Schlucken die Produktion der Augenflüssigkeit mindern (z. B. *Diamox* [BRD/Ö], *Diclofenamid* [BRD]). Langdauernde Behandlung damit führt zu Kaliummangel (➔ Kalium, Seite 883).

Sinnvoll: Pilocarpin zur Pupillenverengung

Isopto Pilocarpin (BRD)	Pilocarpol (BRD)
Pilocarpin (Ö)	Pilomann (BRD)
Pilocarpin Puroptal (Ö)	Spersacarpin (BRD)

Sinnvoll: Betablocker gegen Glaukom

Arteoptic (BRD)	Glauconex (BRD)
Betamann (BRD)	Glauco Visken (BRD)
Beta-Ophtiole (Ö)	Ophtorenin (BRD)
Betoptima (BRD)	Timoptic (Ö)
Chibro Timoptol (BRD)	Vistagen Liquifilm (BRD)
Durapindol (BRD)	

Tips für Glaukomkranke

- Augenmedikamente regelmäßig zu immer den gleichen Zeiten anwenden.
- Überlaufende Tropfen immer abtupfen.
- Immer genügend Augenmittel vorrätig haben. Trübe Augentropfen nicht mehr verwenden. Schreiben Sie sich Namen und Konzentration Ihres Mittels in Prozenten auf, damit Sie sich im Notfall Ersatz beschaffen können.
- Viele Arzneimittel steigern den Augeninnendruck. Fragen Sie Arzt und Apotheker, ob das verschriebene bzw. gekaufte Mittel für Glaukomkranke geeignet ist.

Operationen
Sie kommen nur in Frage, wenn Medikamente das Fortschreiten des chronischen Glaukoms nicht aufhalten.

Lasertrabekuloplastik (LTP)
Diese Methode ist oft erfolgreich. Dabei wird das Bindegewebe beim Ziliarkörper mit Laserstrahl beschossen. Dadurch kann das Kammerwasser besser abfließen, der Druck sinkt. Diese Behandlung kann ambulant durchgeführt und bei jedem Auge zweimal wiederholt werden. Sie ist nicht schmerzhaft und nicht riskant.
Bei der *Fisteloperation* bzw. der *Erweiterung des Kammerwinkels* liegen die Erfolgsaussichten zwischen 60 und 80 Prozent. Als letzter Ausweg bleibt der Einbau eines Kunststoffventils nach außen.
Bei allen Methoden können Probleme auftreten. Ein Drittel der Operierten entwickelt in der Folge schneller als üblich einen grauen Star.
Nach der Operation sind zwei Wochen Schonung nötig, nach zwei Monaten kann auch wieder schwere körperliche Arbeit verrichtet werden. Regelmäßge Druckkontrollen sind weiterhin wichtig. Nach der Fisteloperation muß zeitlebens ein desinfizierendes Mittel eingetropft werden.

Behandlung des akuten Glaukomanfalls
Die dramatischen Beschwerden beim akuten Glaukomanfall lindert man mit der Infusion von drucksenkenden Mitteln und Beruhigungsmitteln. Dann wird möglichst mit Laserstrahlen operiert. Das Auge muß dazu *nicht* eröffnet werden.

Iridektomie
Aus der Regenbogenhaut wird ein kleines Stückchen ausgeschnitten, damit das Kammerwasser in die Vorderkammer abfließen kann. Da zu 93 Prozent auch das zweite Auge von einem akuten Glaukomanfall bedroht ist, sollte auch dieses vorbeugend operiert werden.
Schon zwei Wochen nach der Operation ist wieder ein normales Leben möglich.
Bei hochgradiger Sehbehinderung ➔ Erblindung, Seite 298.

Erkrankung der Netzhautmitte (Makuladegeneration)

Beschwerden
Schrittweise verliert man nacheinander oder gleichzeitig an beiden Augen die Fähigkeit, scharf zu sehen. Das bleibt oft lange Zeit unbemerkt, bis man nicht mehr lesen kann. In der Dämmerung sieht man besser.

Ursachen
Ererbte Veranlagung; Arteriosklerose; Kreislauferkrankungen; Stoffwechselstörungen; hoher Cholesterinspiegel; Zuckerkrankheit.

Erkrankungsrisiko
Jeder zwanzigste muß damit rechnen, daß ab etwa dem 60. Lebensjahr die Stelle des schärfsten Sehens abbaut und schrittweise die Sehschärfe verlorengeht.

Mögliche Folgen und Komplikationen
Das Scharfsehen wird mit der Zeit immer schwächer. Sie werden jedoch den blauen Himmel und das Grün der Landschaft immer sehen.
Bei der *trockenen Makuladegeneration* bleiben die Randbereiche des Gesichtsfeldes sehtüchtig. Deshalb kann man sich recht gut orientieren und ein normales Leben führen.

Vorbeugung
Nach dem vierzigsten Lebensjahr mindestens alle zwei Jahre regelmäßige augenärztliche Kontrollen.

Wann zum Arzt?
Sobald Sie in der Mitte des Gesehenen einen unscharfen Fleck bemerken, der sich mit der Zeit vergrößert.

Selbsthilfe
- *Unbedingt* das Rauchen einstellen, Alkohol nur maßvoll genießen
- Gesunde Ernährung, ➔ Seite 854
- Entspannende Nacht- und Mittagsruhe
- Kreislauftraining durch regelmäßige Bewegung (➔ Bewegung und Sport, Seite 900)

Behandlung
Wirksame Medikamente gegen diese Erkrankung gibt es nicht. Der Nachweis, daß durchblutungsfördernde Mittel zur besseren Ernährung der Makula führen, steht noch aus.
Bei der seltenen *feuchten Makuladegeneration* können Gefäßneubildungen am Rande der Makula mit Laserstrahlen behandelt werden. Das beugt Blutungen vor. Diese Behandlung ist schmerzlos und geschieht ambulant ohne Narkose. Sie sollte von einem darin erfahrenen Arzt in einer Klinik durchgeführt werden.
Das Sehen wird durch den Eingriff nicht verbessert, aber das Fortschreiten der Sehverschlechterung aufgehalten.

Sehhilfen
Für das Sehen in der Ferne gibt es keine verbessernde Hilfe. Eine stärkere Lesebrille bringt zwar ein größeres Netzhautbild, aber das Lesen in der dann notwendigen kurzen Entfernung ist sehr ermüdend. Außerdem wird nicht nur die Schrift, sondern auch der Ausfall im Gesichtsfeld mitvergrößert.
Die richtige Sehhilfe, wie zum Beispiel eine *Lupenbrille* bzw. *Bifokallupenbrille*, die bis zum Vierfachen vergrößern kann, muß individuell angepaßt werden. Investieren Sie nicht kritiklos große Summen: Seriöse Optiker oder Spezialkliniken bieten Geräte zum Ausprobieren an.
In seltenen Fällen kann ein *Fernsehlesegerät* die Lesefähigkeit verbessern. Es besteht aus einer Kamera, die der Lesende selbst über den Text führen kann und die das Bild auf einem Bildschirm bis zum 25fachen vergrößert. Bestätigt ein Augenarzt, daß die Erkrankung so langsam voranschreitet, daß das Gerät voraussichtlich lange eine Hilfe sein kann, übernehmen die meisten Krankenkassen in der BRD und in Österreich einen Teil der Kosten. Pensionisten wird der Zuschuß oft verweigert. Über die Behindertenhilfe kann ein Kostenanteil eingefordert werden.

Durchblutungsstörung der Netzhaut

Beschwerden

Bei akuten Durchblutungsstörungen
- Plötzlich erblindet ein Auge schmerzlos und ohne Vorwarnung
- Plötzlich fehlen Teile des Gesichtsfeldes eines, selten beider Augen, wie von einem schwarzen Vorhang verdeckt. Das Auge schmerzt nicht
- Starke Sehverschlechterung

Bei chronischen Durchblutungsstörungen
- Langsame Sehverschlechterung

Ursachen

- Verschluß der Zentralarterie der Netzhaut oder akute Durchblutungsstörung des Sehnervs, weil Gefäße des Schädeläußeren entzündet sind (Chronische Polyarthritis des Alters, ➔ Seite 517)
- Verschlüsse der Äste von Blutgefäßen der Netzhaut
- Verschluß der Zentralvene der Netzhaut
- Bluthochdruck, Gefäßverkalkung

Die Ursachen können nur durch eine Untersuchung des Augenhintergrundes festgestellt werden.

Das Erkrankungsrisiko steigt

Mit dem Alter. Blutgerinnungsstörungen, hoher Blutdruck, Streß und Nikotin sind Risikofaktoren für jede Art von Durchblutungsstörungen.

Mögliche Folgen und Komplikationen

Bei Gefäßverschlüssen der Zentralarterie der Netzhaut und der den Sehnerv ernährenden Gefäße kann die Erblindung zumeist nicht verhindert werden.

Bei massiven Blutungen nach Venenthrombosen in der Netzhaut bleibt die Sehkraft hochgradig vermindert. Solche Blutungen können trotz Behandlung wiederholt auftreten.

In seltenen Fällen besteht die Gefahr, daß sich ein grüner Star entwickelt.

Vorbeugung

Bei Blutgerinnungsstörungen kann die vorbeugende Behandlung mit Azetylsalizylsäure (ASS) sinnvoll sein.

Wann zum Arzt?

Sofort zum Augenarzt, wenn Teile des Gesichtsfeldes ausfallen.

Selbsthilfe

Ist nicht möglich.

Behandlung

Wichtig ist die Behandlung mit Azetylsalizylsäure (ASS), die die Klebrigkeit der Blutplättchen vermindert. Unter Umständen muß das Medikament monatelang eingenommen werden. Mittel zur Blutverdünnung (z. B. mit dem Wirkstoff Cumarin bzw. Heparin) sind selten sinnvoll, aber risikoreich.

Behandlung mit Laserstrahlen kann die Gefäßneubildungen im erkrankten Netzhautgebiet verzögern. Dies ist schmerzlos und kann ohne Narkose ambulant durchgeführt werden. Erkundigen Sie sich nach einem darin erfahrenen Arzt in einer klinischen Augenabteilung. Nach der Behandlung ist eine Zeitlang Ruhigstellung notwendig.

Netzhautablösung (Ablatio retinae)

Beschwerden

Man sieht einen Lichtblitz oder »Mücken«, später steigt eine »schwarze Wand« auf, oder es fällt ein »dunkler Vorhang«. In der Folge sieht man stark verzerrt, sehr unscharf oder kann nur noch Lichteindrücke sehen.

Warnsignale:

Mit Lichtblitzen, Rauchschwaden und Schleiersehen - vor allem in der Dunkelheit - kündigt sich eine Glaskörperabhebung an. Sie kann die Abhebung der Netzhaut zur Folge haben.

Ursachen

Die beiden aufeinanderliegenden Netzhautblätter lösen sich, weil sich der Glaskörper löst und ein Loch in die Netzhaut reißt. Flüssigkeit vom Glaskörper dringt zwischen die beiden Netzhautschichten. Unbehandelt kann sich dadurch die ganze Netzhaut ablösen und das Auge erblinden.

Auch ein Unfall oder eine Staroperation können plötzlich zu einer Netzhautablösung führen.

Das Erkrankungsrisiko steigt

Bei mittlerer Kurzsichtigkeit zwischen sechs und acht Dioptrien, mit dem Alter und bei Unfällen.

Vorbeugung

Ist ein Auge bereits erkrankt, sollte unbedingt auch das andere regelmäßig mit untersucht werden.

Mögliche Folgen und Komplikationen

Die starke Beeinträchtigung der Sehkraft kann bis zur Erblindung fortschreiten.

Wann zum Arzt?
Sofort zum Augenarzt bzw. in eine Augenklinik bei den obengenannten Beschwerden.

Selbsthilfe
Ist nicht möglich.

Behandlung
Medikamente können nicht helfen. Es muß möglichst rasch von einem in solchen Operationen erfahrenen Arzt operiert werden. Unter örtlicher Betäubung oder Narkose werden die beiden Netzhautblätter wieder fest miteinander verbunden: Ein auf 80 Minusgrade gekühlter Metallstab wird an die Stellen der Lederhaut gesetzt, wo Risse an der Netzhaut »geklebt« werden sollen (*Kryotherapie*). Die schwierige Operation kann Stunden dauern. Anschließend ist eine Woche Krankenhausaufenthalt notwendig.
Nach der Entlassung müssen die Augen noch geschont werden: Möglichst keine ruckartigen Bewegungen (wie etwa beim Lesen) machen. Fernsehen dagegen schadet nicht. Je früher operiert wird, desto größer ist die Chance, daß man das ursprüngliche Sehvermögen wiedererlangt. Der Mißerfolg kann bei zehn Prozent liegen und bis auf 30 Prozent ansteigen, wenn zu lange gewartet wird. Dann ist eine weitere, kompliziertere Operation nötig. Wird jedoch nicht operiert, erblindet das Auge auf jeden Fall.

Erbliches Netzhautleiden (Retinitis pigmentosa)

Beschwerden
Erste Anzeichen: Nachtblindheit, Störungen der Helligkeitsanpassung und Blendung. Gesichtsfeldausfälle entwickeln sich meist vom Rand der Netzhaut aus nach innen bis zum »Röhrenblick«.

Selbsthilfegruppen

BRD:	Deutsche Retinitis Pigmentosa Vereinigung Ernst-Ludwig-Ring 44 6350 Bad Nauheim Tel.: (0 60 32) 3 34 99
Österreich:	Österreichisches Retinitis Pigmentosa-Forschungsprojekt Sellenygasse 2–4/17; 1020 Wien Tel.: (02 22) 218 92 94

Ursachen
Vererbbare Krankheit, deren Ursache unbekannt ist.

Erkrankungsrisiko
Retinitis pigmentosa kann in jedem Alter auftreten. Beginnt sie schon im ersten Lebensjahrzehnt, führt sie oft schon in der Lebensmitte zur Erblindung. Beginnt sie erst in höherem Alter, bleibt es oft bei einer zunehmenden Sehbehinderung.

Mögliche Folgen und Komplikationen
Erblindung.

Vorbeugung
Ist nicht möglich.

Wann zum Arzt?
Bei den ersten Krankheitszeichen.

Selbsthilfe
Der Austausch mit anderen Betroffenen kann das Leben mit dem Leiden erleichtern. Bei den Selbsthilfegruppen erhalten Sie auch Informationen über die Krankheit, über Hilfsmittel und humangenetische Beratung.

Behandlung
Bis heute gibt es keine wirksame Behandlung gegen diese Erkrankung.

Erblinden

In jedem Alter ist es schwierig, sich mit einer Sehbehinderung abzufinden. Wichtig ist, daß man aus dem verbliebenen Rest-Sehvermögen das Bestmögliche macht und daß man von Arzt und Mitmenschen Hilfe und Bestätigung bekommt. Als medizinisch blind gelten Menschen, die kein Licht bzw. die Richtung der Lichtquelle nicht mehr erkennen können.
Als »praktisch blind« anerkennen die Sozialämter in der BRD Personen, deren Sehschärfe auf dem besseren Auge nicht mehr als 1/50 beträgt. In Österreich gibt es keine einheitliche Definition dafür. In den neun Bundesländern gelten jeweils andere Maßstäbe für das Restsehvermögen.
Der Anspruch auf Blindengeld besteht unabhängig vom Vermögen oder Einkommen (BRD/Ö, in Österreich aber abhängig vom Alter). Der Antrag wird beim zuständigen Sozialamt (BRD/Ö) bzw. in Bayern bei der zuständigen Landesversicherungsanstalt gestellt.

Informationen über Frühförderung für blinde und sehbehinderte Kinder geben

BRD: Blindeninstitutsstiftung Würzburg
Ohmstraße 7; 8700 Würzburg

Österreich: Bundesblindeninstitut Wien
Wittelsbachstraße 5; 1020 Wien

Elternselbsthilfe sehgeschädigter Kinder
Falkestraße 3; 1010 Wien

Sehtraining

Für hochgradig Sehbehinderte ist eine Sehschulung entwickelt worden, die praktisch allen Betroffenen helfen kann, sich wieder im Raum zu orientieren und selbständig zu leben. Manche können sogar wieder lesen lernen. An vielen Augenkliniken werden gemeinsam mit einer Orthoptistin bereits solche Übungen mit Sehtafeln, Würfeln, Bewegungen und unter Einbeziehung des Tastsinnes durchgeführt.

Informationen darüber und über Hilfsmittel erhalten Sie an den Augenkliniken der Universitäten.

Bei fortschreitender Sehverschlechterung kann es sinnvoll sein, Blindenschrift zu erlernen (*Brailleschrift*: erhöhte Punkte werden mit den Fingerkuppen abgetastet). Die Auswahl des geeigneten Zeitpunkts ist wichtig, denn der Tastsinn entwickelt sich erst gut, wenn das Sehvermögen stark eingeschränkt ist.

Für hochgradig sehgeschädigte und blinde Kinder ist die Frühförderung besonders wichtig.

Eltern und Betreuer haben dabei eine bedeutende Rolle. Für diese entwicklungsfördernde Tätigkeit sollten sie fachliche Beratung suchen und annehmen. Es gibt Spielzeug und gezielte Spielprogramme, die es normal begabten, sehgeschädigten Kindern möglich machen, wie andere Kinder auch zum sechsten Jahr schulreif zu sein.

In der BRD gibt es bereits Einrichtungen zur Frühförderung.

In Österreich sind erst wenige Therapeuten in der mobilen Betreuung im Elternhaus tätig.

Tips für hochgradig Sehbehinderte

- Erledigen Sie Feinarbeiten nach Möglichkeit nur bei Tageslicht.
- Schützen Sie Ihre Augen vor grellem Sonnenlicht.
- Künstliches Licht sollte ausreichend hell sein und nicht blenden. Beleuchtungskörper sollten jedoch nicht in Augenhöhe befestigt sein. Bei der Arbeit sollte das Licht über die Schulter fallen.
- Gute Ausleuchtung der ganzen Wohnung ist wichtig, besonders bei Treppen und Türschwellen. Kennzeichnen Sie sie zusätzlich mit weißer Farbe.
- Schreitet die Augenerkrankung fort, sollten Sie sich rechtzeitig auf die Zeit der Erblindung einstellen. Erlernen Sie die Blindenschrift, und planen Sie eventuell eine berufliche Umschulung.
- Hilfsmittel für den Alltag erhält man bei folgenden Adressen:

  BRD: Bund zur Förderung Sehbehinderter e.V.
  Kirchfeldstraße 149; 4000 Düsseldorf 1

  Österreich: Blindenverband, Hilfsgemeinschaft der Blinden und Sehschwachen Österreichs
  Treustraße; 1200 Wien

  Die Verbände führen auch Kurse für das Besser-Zurechtfinden im Alltag durch und bieten Weiterbildungskurse in Stenotypie, Fremdsprachen, Blindenschrift und dem Spielen verschiedener Musikinstrumente an. Dort erhalten Sie auch Bücher in großen Druckbuchstaben, in Brailleschrift oder auf Tonband gesprochene Texte.
- Die Verbände geben auch Informationen über Vergünstigungen wie verbilligte Fahrten mit öffentlichen Verkehrsmitteln, über Befreiung von Rundfunk- und Fernsehgebühren, über Steuerermäßigungen, über Ihr Recht auf Kinderbeihilfe bzw. Pflegegeld für erheblich sehbehinderte Kinder und Erwachsene bzw. über deren Höhe.
- Bei den Sozialämtern (in Österreich bei den Landesinvalidenämtern) können Sie Informationen einholen über die staatliche Förderung zur Einrichtung und Erhaltung eines Arbeitsplatzes.

OHREN

Die Ohren nehmen nicht nur Töne und Geräusche wahr, sie helfen uns auch, das Gleichgewicht zu halten.
Zum Ohr gehören das äußere Ohr, das Mittelohr, das Innenohr und der Hörnerv mit den zentralen Hörbahnen.

Äußeres Ohr

Es besteht aus der knorpeligen Ohrmuschel und dem etwa drei Zentimeter langen äußeren Gehörgang, der vom Trommelfell abgeschlossen wird. Das äußere Ohr hat die Aufgabe, den Schall von außen zum Trommelfell zu leiten und das Mittelohr zu schützen.

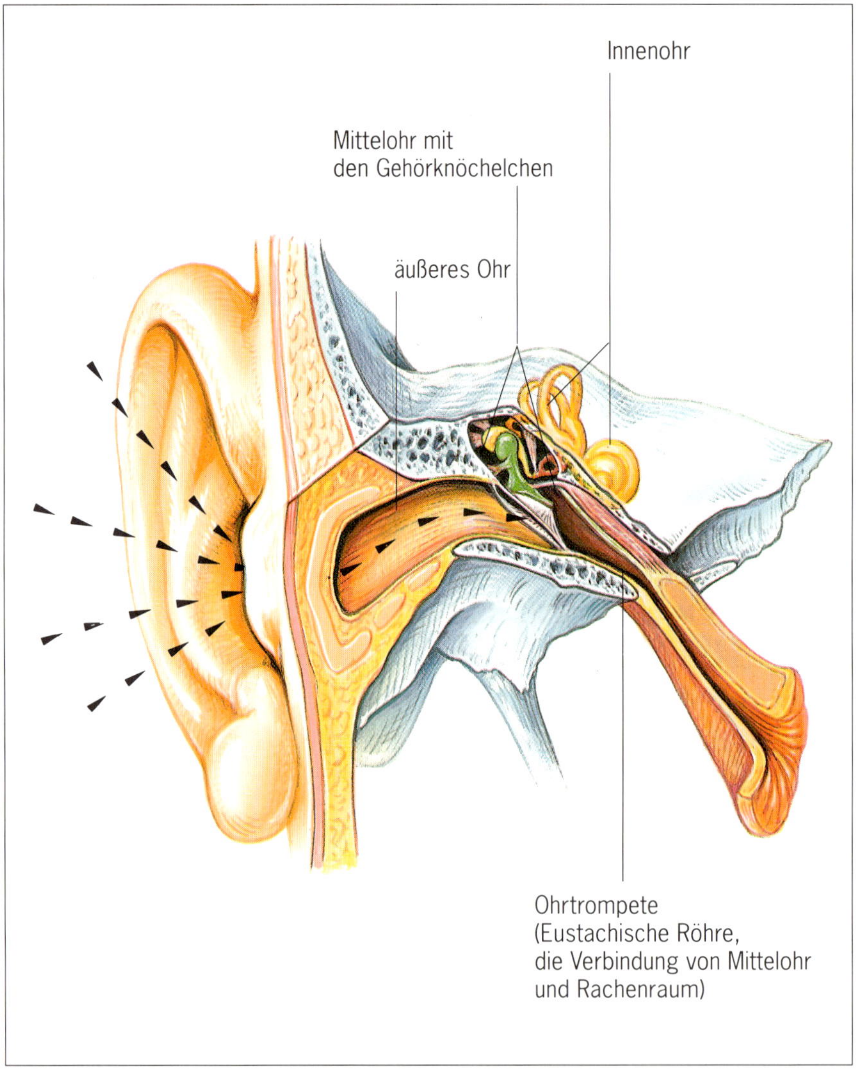

Mittelohr

Es besteht aus dem Trommelfell, der Paukenhöhle, den Gehörknöchelchen, einem Verbindungsgang zum Nasen-Rachen-Raum (*Eustachische Röhre*), Muskeln und lufthaltigen Hohlräumen des hinter dem Ohr gelegenen Warzenfortsatzes (*Mastoid*).
Das Trommelfell ist eine zarte Membran von etwa einem Zentimeter Durchmesser. Es hat die Aufgabe, Schallschwingungen der Luft aufzunehmen, in Bewegungsenergie umzuwandeln und auf die Kette der Gehörknöchelchen - Hammer, Amboß und Steigbügel - zu übertragen. Die Eustachische Röhre (*Ohrtrompete*, *Tube*) stellt den Druckausgleich her. Die lufthaltigen Hohlräume sollen vermutlich die Kaugeräusche dämpfen.
Das Mittelohr hat die Funktion, die Bewegungsenergie, die der Schall am Trommelfell erzeugt, in Druckenergie umzuwandeln und weiterzuleiten.

Innenohr

Es enthält das eigentliche Hörorgan (*Cochlea*) und das Gleichgewichtsorgan. Das Hörorgan hat die Form einer Schnecke und wandelt die mechanischen Bewegungen der Steigbügelfußplatte in elektrische Impulse um.
Das Gleichgewichtsorgan besteht aus zwei Bläschen und drei Bogengängen, die mit Flüssigkeit gefüllt sind.

Hörnerv und zentrale Hörbahnen

Der Hörnerv nimmt die elektrischen Impulse des Hörorgans auf. Die zentralen Hörbahnen leiten das Wahrgenommene zum Gehirn weiter.

Schwerhörigkeit

Beschwerden

- Sie hören das Ticken von Uhren nicht
- Sie haben beim Telefonieren immer wieder Schwierigkeiten, den Gesprächspartner zu verstehen
- Sie können im Kino oder Theater nur in den vorderen Reihen den Text verstehen
- Sie können der Unterhaltung mehrerer Personen nur mit Mühe folgen
- Sie können als Fußgänger herannahende Autos nur im letzten Moment wahrnehmen

Ursachen

Man unterscheidet zwei Arten von Ursachen:
Schallempfindungs-Schwerhörigkeit, bei der entweder die feinen Haarzellen im Innenohr oder die Weiterleitung zum Gehirn geschädigt ist. Diese Art der Schwerhörigkeit wird verursacht durch:
Lärm: Er ist die weitaus häufigste Ursache für Hörschäden. Die Gefahr einer dauerhaften Hörschädigung besteht dann, wenn 90 Dezibel und mehr regelmäßig und länger dauernd auf die Ohren einwirken. 90 Dezibel entsprechen etwa einer lauten Tanzmusik. Ein schwerer LKW kann in einem Abstand von wenigen Metern bis zu 90 Dezibel Lautstärke erreichen. Bei einem Rockkonzert werden üblicherweise etwa 100 Dezibel erreicht. Ein Straßenbauarbeiter, der ohne Hörschutz über Jahre hinweg mit Preßlufthämmern arbeitet - dabei entstehen Lautstärken zwischen 110 und 120 Dezibel -, wird mit Sicherheit schwerhörig. Lärmschwerhörigkeit steht an der Spitze aller Berufskrankheiten.
Weitere Ursachen der Schallempfindungs-Schwerhörigkeit können sein:
Vererbung, Folge von Verletzungen, Nebenwirkung von Medikamenten, chronische Mittelohrentzündung (➔ Seite 308), Folge von Gehirnhautentzündungen, Entzündungen des Innenohrs, Entzündung der bindegewebsartigen Membran des Gehirns und Rückenmarks, bestimmte Hirntumore, Ménièrsche Krankheit (➔ Seite 310), Mißbildungen des Innenohrs, Alterungserscheinungen der Gehörschnecke, Hörsturz (➔ Seite 311), Multiple Sklerose (➔ Seite 264).

Schalleitungs-Schwerhörigkeit. Der Ort der Schädigung liegt im Gehörgang, am Trommelfell oder im Mittelohr. Diese Art von Schwerhörigkeit wird verursacht durch:
Ohrenschmalzpfropfen (➔ Seite 305), Verschluß des äußeren Gehörganges durch Fremdkörper oder Entzündung des äußeren Gehörganges (➔ Seite 305), Mißbildungen des äußeren und/oder mittleren Ohres, Folgen von Verletzungen des äußeren und/oder mittleren Ohres, Tubenmittelohrkatarrh (➔ Seite 306), akute und chronische Mittelohrentzündung (➔ Seite 307), Otosklerose (➔ Seite 311). Schalleitungs-Schwerhörigkeit kann in vielen Fällen durch medizinische oder chirurgische Behandlung beseitigt oder gebessert werden.

Erkrankungsrisiko

Nach statistischen Erhebungen in der BRD ist etwa jeder 15. Bewohner hörbehindert. Ältere Menschen sind wesentlich häufiger davon betroffen als junge.
Das Erkrankungsrisiko steigt,

- wenn Sie einen lärmbelasteten Arbeitsplatz haben. In Österreich leben beispielsweise 250 000 Arbeitnehmer mit dem Risiko, immer wieder gesundheitsschädigendem Lärm ausgesetzt zu sein
- wenn Sie an einer stark befahrenen Straße wohnen
- wenn Sie häufig in die Disko gehen
- wenn Sie in der Nähe eines Flughafens oder in einem Tieffluggebiet wohnen

Die Lautstärke - gemessen in Dezibel (dB) - verdoppelt sich nicht linear, sondern subjektiv etwa alle sechs dB. Das heißt, 120 Dezibel sind nicht doppelt so laut wie 60 Dezibel, sondern etwa zehnmal so laut.
Lautstärken ab etwa 85 Dezibel können bei langer Einwirkung das Gehör schädigen, ab etwa 120 Dezibel verursacht Lärm Schmerzen im Ohr. Ein Knall von 125 Dezibel kann einen bleibenden Hörschaden verursachen.
Das menschliche Ohr ist imstande, Töne mit Frequenzen von 20 Hertz (tief) bis 20 000 Hertz (hoch) zu hören.

Richtwerte für Lärm (Dezibel)

Tickende Armbanduhr	20
Grundgeräusch in Wohngebieten/nachts	30-35
Ruhiges Wohnzimmer	40
Grundgeräusch in Wohngebieten/tagsüber	40-45
Normale Konversation	60
Büroräume, zum Beispiel Schreibstube	70
Lautes Restaurant	70
Laute Musik, belebte Straße	80
LKW in fünf Meter Entfernung	90
Motorrasenmäher	90-100
Durchschnittliche Lautstärke eines Walkman	95
Rockkonzert oder Diskothek	100-110
Aufheulender Fahrzeugmotor	110
Flugzeugtriebwerk in 240 Meter Entfernung	110
Preßlufthammer in etwa 1 Meter Abstand	100-120
Flugzeugtriebwerk in 30 Meter Entfernung	120-130

Vorbeugung

Arbeitsplatz

Sie sollten sich davor schützen, daß Lärmquellen von mehr als 85 Dezibel längere Zeit auf Sie einwirken. Die österreichische Arbeitsgesetzgebung schreibt vor: Der Aufenthalt an einem Arbeitsplatz mit Lautstärken bis 85 Dezibel darf acht Stunden nicht überschreiten. Wird dieser Wert um fünf Dezibel (= 90 Dezibel) überschritten, ist nur die halbe Aufenthaltsdauer, also vier Stunden, erlaubt. Bei 95 Dezibel dürfen es nicht mehr zwei Stunden sein, bei 100 Dezibel eine, bei 105 Dezibel eine halbe, bei 110 Dezibel eine viertel Stunde.

Weil diese Lautstärken und die jeweils erlaubte Aufenthaltsdauer häufig überschritten werden, empfehlen Gewerkschaften und Versicherungen ab 85 Dezibel individuelle Gehörschutzmaßnahmen wie

- Gehörschutzwatte: Sie ist billig und bequem zu tragen; geeignet für Lärm bis etwa 100 Dezibel
- elastische Kunststoffstöpsel (*Antiphone*): Sind oft unbequem, dämmen jedoch besser als Watte
- Dehnschaum-Stöpsel: Eine Kombination von Gehörschutzwatte und Kunststoffstöpsel mit relativ guter Wirkung. Öfter verwendbar
- Ohrenschützer: Sie sind vor allem dort geeignet, wo nur zeitweilig Gehörschutz notwendig ist

Erkundigen Sie sich bei der Gewerkschaft, welche gesetzlichen Möglichkeiten es gibt, eine Verminderung des Lärms am Arbeitsplatz einzufordern.

Fluglärm

Eine Studie des Bundesgesundheitsamtes in Berlin hat festgestellt, daß tieffliegende Militärmaschinen in 75 Meter Höhe Lautstärken bis 130 Dezibel verursachen und daß vor allem Kinder dadurch Hörschäden erleiden.

Mögliche Folgen und Komplikationen

Hörschäden können Berufschancen und Sozialkontakte beeinträchtigen. Bei schweren berufsbedingten Hörschäden besteht ein gesetzlicher Anspruch auf eine Rente.

Warnhinweis

Man kann mit individuellem Gehörschutz zwar Gehörschäden vermeiden, Lärm verursacht jedoch eine Reihe weiterer Gesundheitsschäden. Verschiedene Untersuchungen zeigen, daß Lärm langfristig das Immunsystem des Körpers stört - das kann die Infektionsabwehr herabsetzen. Außerdem wirkt sich Lärm auf das Kreislaufsystem aus - lärmbelastete Personen leiden wesentlich häufiger an Bluthochdruck (➔ Seite 380).

Wann zum Arzt?

Sobald Sie den Eindruck haben, daß Sie schlechter hören. Achten Sie beim Säugling darauf, ob er auf Lärm reagiert, ohne die Geräuschquelle zu sehen. Eine Hörminderung läßt sich schon vor dem 6. Lebensmonat feststellen und mit entsprechenden Hörgeräten ausgleichen. Nur so lernt das Kind unbehindert sprechen.

Selbsthilfe

Beratung und Information für Schwerhörige

BRD:	Deutscher Schwerhörigenbund (DSB) Wagnerstr. 42; 2000 Hamburg 76 Tel.: (0 40) 29 16 05
Österreich:	VOX, Schutzverband der Schwerhörigen Österreichs Sperrgasse 8-10; 1150 Wien Tel.: (02 22) 83 71 71 Mo-Fr von 10-16 Uhr

Die beste Selbsthilfe ist, Hörschäden vorzubeugen.

Der DSB bietet Informationen über alle Probleme im Zusammenhang mit Schwerhörigkeit: juristische Hilfe, Rehabilitationsmaßnahmen, Hörtrainingskurse, Vermittlung von Kontakten, Information über finanzielle Ansprüche gegenüber Krankenkassen und Rentenversicherung, gesetzliche Vergünstigungen.

Wer lange Zeit schlecht gehört hat, erschrickt zuerst über die lauten Geräusche, die er wahrnimmt, wenn er dann ein Hörgerät trägt. Wie man ein Hörgerät optimal einstellt, kann man in Hörtrainings-Kursen lernen, die der Deutsche Schwerhörigenbund regelmäßig veranstaltet. Erkundigen Sie sich beim nächstgelegenen DSB-Ortsverein.

Verhaltensregeln für Schwerhörige und Ertaubte im Umgang mit Normalhörenden:

- Wenn Sie möchten, daß Ihr Gesprächspartner auf Ihre Hörbehinderung eingeht, dürfen Sie sie ihm nicht verheimlichen
- Tragen Sie Ihr Hörgerät immer und gut sichtbar
- Fordern Sie Ihren Gesprächspartner auf, zu Ihnen hingewendet zu sprechen. Er braucht nicht zu schreien, nur deutlich zu sprechen
- Achten Sie darauf, daß Sie den Mund bzw. das Gesicht Ihres Gesprächspartners sehen können
- Sprechen Sie selbst ruhig und deutlich, damit man auch zu Ihnen so spricht

- Bleiben Sie geduldig, und bitten Sie den anderen freundlich um Wiederholung, wenn Sie ihn nicht verstanden haben
- Täuschen Sie nicht vor, verstanden zu haben, wenn das nicht der Fall ist. Mißverständnisse sind sonst unvermeidlich
- Wenn Ihnen die Lautstärke nicht ausreichend erscheint, kontrollieren Sie zuerst, ob Ihr Hörgerät richtig eingestellt ist oder ob eine neue Batterie eingesetzt werden muß. Durch die richtige Benutzung Ihres Hörgerätes vermeiden Sie Ärger und Irritation Ihres Gesprächspartners
- Üben Sie das Ablesen vom Mund, und versuchen Sie dadurch, sich Ihren Platz im gesellschaftlichen Leben zu erhalten
- Setzen Sie sich immer so, daß Sie Ihr Gegenüber deutlich im Licht sehen können, wenn Sie die Worte vom Mund ablesen müssen
- Falls Sie handelsübliche Türklingeln nicht hören, lassen Sie diese durch laute »Summer« mit tiefer Frequenz, vielleicht auch in Verbindung mit einem Lichtsignal, ersetzen. Falls Sie das Hörgerät zum Telefonieren nicht benutzen, können Sie in das Fernsprechgerät von einem Fachmann leicht einen Verstärker einbauen lassen

Behandlung

Hat ein Medikament den Hörschaden verursacht, müssen Sie es - nach Rücksprache mit dem Arzt - sofort absetzen. Kann der Hörschaden durch ein Hörgerät ausgeglichen werden, muß Sie der Arzt an einen Hörgeräte-Akustiker überweisen. Dieser sucht in Zusammenarbeit mit Ihnen das passende Hörgerät aus.

Schwerhörigkeit besteht nicht nur darin, daß jemand »leiser« hört. Das Hörvermögen ist bei Tönen verschiedener Höhe meist auch verschieden stark beeinträchtigt. Ältere Menschen haben besonders oft Schwierigkeiten, hohe Töne zu hören. Dementsprechend muß das Hörgerät bei jedem unterschiedliche Aufgaben erfüllen und individuell angepaßt werden.

Die Krankenkassen in Österreich ersetzen bei der Anschaffung eines Hörgerätes nur einen Teil der Kosten. Dieser Betrag ist in den einzelnen Bundesländern verschieden, in Wien sind es beispielsweise bis 6 000 Schilling.

In der Bundesrepublik Deutschland zahlen die Kassen seit der Gesundheitsreform nur noch einen fixen Zuschuß von 800,- DM pro Gerät. Die Kosten für Batterien - etwa 20,- DM im Monat - müssen die Hörgeräte-Besitzer selbst tragen.

Welches Hörgerät?

Taschengeräte: Bei ihnen befinden sich Mikrofon, Verstärker, Lautstärkeregler und Batterien in einem zigarettenschachtelgroßen Kästchen. Der Hörer muß ins Ohr gestöpselt werden und ist über einen Draht mit dem Kästchen verbunden. Diese Hörhilfe ist deutlich sichtbar, weil das Kästchen so getragen wird, daß man Reibegeräusche der Kleidung vermeidet. Sie sind geeignet für große bis sehr große Hörverluste.

Hinter dem Ohr-Geräte (HdO-Gerät): Die meisten Hörgeräte werden hinter dem Ohr angebracht. Sie nehmen mittels Mikrofon Töne und Geräusche auf, verstärken sie elektrisch und leiten sie über einen kleinen Plastikschlauch in den Gehörgang. Diese Art von Hörgerät kann auch am oder im Brillenbügel angebracht werden. HdO-Geräte sind geeignet für kleine bis große Hörverluste.

Ohrmuschelgeräte: Der Hörgeräte-Akustiker fertigt eine Hohlform, in die er das Hörgerät einmontiert. Diese Geräte füllen die Ohrmuschel aus und bieten gegenüber den HdO-Geräten den Vorteil, daß sich das Mikrofon für die Schallaufnahme genau im Ohr, also an der natürlichen Stelle befindet. Auch die Wiedergabe von hohen Tönen und das Hören, aus welcher Richtung die Töne kommen, ist besser als bei HdO-Geräten. Der Nachteil dieser Geräte ist die schwierigere Bedienung des Lautstärkereglers und des damit kombinierten Ein- und Ausschalters. Ohrmuschelgeräte sind geeignet für kleine bis mittelgroße Hörverluste.

Gehörganggeräte: Diese Geräte passen vollkommen in den Gehörgang und sind damit praktisch unsichtbar. Die Qualität der Verstärkung und Tonwiedergabe ist ähnlich gut wie bei den Ohrmuschelgeräten. Nachteil: Die Bedienung des Ein- und Ausschalters sowie des Lautstärkereglers erfordert eine gewisse Geschicklichkeit. Gehörganggeräte sind geeignet für kleine bis mittelgroße Hörverluste.

Taubheit

Beschwerden

Es ist nichts mehr zu hören.

Ursachen

Angeboren oder durch dieselben Faktoren verursacht, die im Abschnitt »Schwerhörigkeit« aufgezählt sind.

Das Erkrankungsrisiko steigt

Durch dieselben Faktoren, die im Abschnitt »Schwerhörigkeit« beschrieben sind (➔ Seite 301).

Vorbeugung
Es gibt nach heutigem Wissensstand keine Möglichkeit, eine angeborene Taubheit zu verhindern. Zur Gefährdung des Hörvermögens durch Lärm ➔ Schwerhörigkeit, Seite 301.

Mögliche Folgen und Komplikationen
Taubheit beeinträchtigt Sozialkontakte und Berufschancen ganz erheblich.

Wann zum Arzt?
Sobald Sie bemerken, daß das Hörvermögen nachläßt.

Selbsthilfe
Die Gehörlosen in der Bundesrepublik - insgesamt 60 000 Personen - haben keine eigene Organisation. Sie können sich mit allen Fragen an den Deutschen Schwerhörigenbund wenden, Adresse ➔ Seite 302. Kontaktadresse für Österreich ➔ Seite 302.
Der Deutsche Schwerhörigenbund veranstaltet sogenannte »Absehkurse«, bei denen man lernt, durch »Absehen« vom Mund zu erkennen, was gesprochen wird. Wenn das Absehen schwerfällt, bietet sich als Ausweg die Möglichkeit, ein Handzeichensystem zu erlernen. Dazu ist es allerdings notwendig, daß der Gesprächspartner diese »Sprache« auch erlernt.

Behandlung
Sind beide Ohren ganz oder fast taub, kann man sogenannte Cochlearimplantate einsetzen. Die wichtigste Voraussetzung dafür ist ein funktionsfähiger Hörnerv. Es gibt eine Vielzahl von Implantattypen. Alle bestehen aus einem inneren, zu implantierenden Teil mit einer oder mehreren Elektroden und einem äußeren Teil, dem Sprachprozessor sowie einem Sender. Die Erfolge einer solchen Implantation sind unterschiedlich. Manche Menschen können sich anschließend wieder mittels Geräuschen in der Umwelt orientieren, andere verstehen Sprache wieder, ohne sie von den Lippen ablesen zu müssen. Der größte Nachteil dieser Implantate sind ihre extrem hohen Kosten, die die Krankenkasse nicht bezahlt.

Geräusche im Ohr (Tinnitus)

Beschwerden
Klingen, Summen, Pfeifen oder Zischen im Ohr - Geräusche, die andere Personen am selben Ort nicht vernehmen. Diese Beschwerden können dauerhaft sein oder auch in Abständen immer wieder auftreten.

Ursachen
- Ohrschmalzpfropf (➔ Seite 305)
- Fremdkörper im äußeren Gehörgang
- Otosklerose (➔ Seite 311)
- Schädigung durch Lärm oder Explosionen
- Trommelfellverletzung (➔ Seite 308)
- Kopfverletzung
- Kreislauferkrankung
- Überfunktion der Schilddrüse (➔ Seite 573)
- In seltenen Fällen Nebenwirkung von Medikamenten
- Vergiftung durch Blei, Kohlenmonoxid, Quecksilber
- Ménièrsche Erkrankung (➔ Seite 310)

Erkrankungsrisiko
Ohrgeräusche sind meist verbunden mit anderen Ohrerkrankungen.

Vorbeugung
Ist nach derzeitigem Wissensstand kaum möglich.

Mögliche Folgen und Komplikationen
Störung des Wohlbefindens.

Wann zum Arzt?
Wenn die Beschwerden nicht nach kurzer Zeit von selbst vergehen.

Selbsthilfe
Sind die Geräusche im Ohr nicht allzu stark, hilft es manchmal, leise Hintergrundmusik laufen zu lassen. Entspannungsübungen können die Beschwerden bessern (➔ Seite 815).

Behandlung
Eine allgemeinmedizinische und eine spezielle Ohren-Untersuchung sind unbedingt notwendig, um mögliche Ursachen festzustellen. Bei den meisten Patienten, die an Tinnitus leiden, ist zwar keine Heilung, aber eine bedeutsame Linderung der Beschwerden möglich.
Hat der Arzt eine Krankheit als Ursache ausgemacht, muß diese behandelt werden. Medikamente, die als Ursache in Frage kommen, sollten abgesetzt werden. Hören die Ohrgeräusche trotzdem nicht auf, helfen Medikamente wie zum Beispiel *Stutgeron* (BRD/Ö), *Sibelium* (BRD/Ö), *Vertirosan* (Ö), *Vomex A* (BRD).
Falls sich die Beschwerden trotz Behandlung nicht bessern, kann unter Umständen ein sogenannter Tinnitus-Masker helfen. Das ist ein kleiner Apparat, der ähnlich aussieht wie ein Hörgerät und ein Geräusch produziert, das die im Ohr befindlichen Geräusche überdeckt.

Abstehende Ohren

Beschwerden
Abstehende Ohren können das Befinden beeinträchtigen.

Selbsthilfe
Es ist sinnlos, abstehende Ohren beispielsweise in der Nacht an den Kopf zu binden oder zu kleben und zu erwarten, daß sich die Ohren mit der Zeit »anlegen«.

Behandlung
Die einzige erfolgversprechende Behandlung ist die Operation. Dabei wird ein Knorpelstück hinter dem Ohr herausgeschnitten, die Ohrmuschel nach hinten gezogen und die Hautschnitte werden vernäht. Dazu ist ein Krankenhaus-Aufenthalt von ein bis zwei Tagen notwendig.
Die Operation sollte nicht vor dem fünften Lebensjahr durchgeführt werden, weil die Ohrmuscheln vorher noch nicht voll entwickelt sind.

Ohrschmalzpfropfen (Cerumen)

Beschwerden
Das Gefühl von verstopften Ohren, man hört schlechter. In seltenen Fällen Ohrgeräusche.

Ursachen
Jeder Mensch produziert unterschiedlich viel Ohrschmalz. Manchmal sammelt es sich im Gehörgang an und verstopft ihn.

Erkrankungsrisiko
Etwa 140 000mal im Jahr suchen die Bundesdeutschen wegen Ohrschmalzpfropfen einen Arzt auf.
Wer unter sehr staubigen Bedingungen arbeitet oder wer zu den Menschen zählt, die von Natur aus eine sehr starke Ohrschmalzproduktion haben, hat ein höheres Risiko, daß sich Ohrschmalzpfropfen entwickeln.

Mögliche Folgen und Komplikationen
Ohrschmalzpfropfen sind harmlos.

Vorbeugung
Die Bildung von Ohrschmalzpfropfen kann möglicherweise durch Aufsetzen von Ohrenschützern bei staubigen Arbeiten verhindert werden.

Wann zum Arzt?
Suchen Sie auf jeden Fall den Arzt auf.

Selbsthilfe
Die Entfernung des Ohrschmalzpfropfens sollte man in jedem Fall dem Arzt überlassen. Versuchen Sie nicht, mit Stäbchen oder spitzen Gegenständen das Ohrschmalz selbst zu entfernen. Es besteht die Gefahr, daß Sie es gegen das Trommelfell drücken und dieses verletzen.

Behandlung
Wenn das Trommelfell intakt ist, spült der Arzt lauwarmes Wasser in das Ohr hinein und den Schmalzpfropfen damit heraus. Falls das nicht gelingt oder wenn das Trommelfell verletzt ist, entfernt er den Pfropfen mit kleinen Häkchen.

Fremdkörper im Ohr

Beschwerden
Fremdkörpergefühl im Ohr; Druckschmerz; Geräusche im Ohr; Hörverminderung oder Hörstörung, wenn der Fremdkörper den Gehörgang ausfüllt.

Wann zum Arzt?
Sie sollten in jedem Fall einen Arzt aufsuchen, damit er den Fremdkörper fachgerecht entfernt.

Selbsthilfe
Ein Insekt im Ohr kann sehr unangenehm sein. Erste Hilfe: Träufeln Sie einige Tropfen Öl in den Gehörgang. Dadurch wird das Insekt meist getötet oder zumindest ruhiggestellt. Anschließend zum Arzt.

Behandlung
Wenn das Trommelfell nicht verletzt ist, spült der Arzt den Gehörgang mit lauwarmem Wasser aus. Bleibt dieses erfolglos, entfernt er den Fremdkörper mit Instrumenten. Bei Kleinkindern ist dies meist nur in Narkose möglich. Wenn der Gehörgang stark verschwollen ist, werden zunächst Alkoholstreifen eingelegt oder Ohrentropfen eingeträufelt und anschließend mit Wasser gespült.

Entzündung des äußeren Gehörgangs (Otitis externa)

Beschwerden
Juckreiz im äußeren Ohr, verbunden mit Schmerzen. In schweren Fällen kann aus dem Ohr gelbgrüner Eiter fließen. Das Hörvermögen ist eingeschränkt. Kopfbewegungen sind mit Schmerzen verbunden.

Ursachen
Entweder ist die gesamte Gehörganghaut entzündet, oder es besteht eine lokal begrenzte Infektion wie Furunkel oder Abszeß. Ursache der Infektion sind meist Bakterien oder Viren, in seltenen Fällen Pilze. Infektionen des äußeren Gehörgangs können durch Kratzen, durch unsachgemäßes Stochern mit spitzen Gegenständen, durch Haarsprays, Schmutz, Staub oder durch Baden in stark verunreinigtem Wasser entstehen (*Badeotitis*).

Das Erkrankungsrisiko steigt
- Durch Feuchtigkeit im Ohr nach Baden, Schwimmen oder Tauchen
- Durch feuchtwarmes Klima
- Bei Patienten mit Hauterkrankungen
- Durch Verletzungen bei der Reinigung des äußeren Gehörgangs

Der äußere Gehörgang reinigt sich normalerweise selbst durch Bewegungen der obersten Hautschicht, mit denen das Ohrschmalz nach außen befördert wird. Wer den Gehörgang regelmäßig mit Wattestäbchen reinigt, stört diesen Selbstreinigungs-Mechanismus.

Mögliche Folgen und Komplikationen
Wenn die Infektion unbehandelt bleibt, kann sie auch Knorpel und Knochen erfassen und auf das Mittelohr übergreifen.

Vorbeugung
Kratzen oder stochern Sie nicht mit Gegenständen im Ohr. Benützen Sie keine Wattestäbchen zum Reinigen der Ohren. Sie reinigen sich normalerweise selbst.
Vor dem Schwimmen oder Tauchen den Gehörgang mit in Öl getränkter Watte schützen.

Wann zum Arzt?
Sobald Sie den Verdacht haben, daß der äußere Gehörgang verlegt ist oder sich entzündet hat.

Selbsthilfe
Träufeln Sie nicht eigenmächtig Ohrentropfen ein, sondern überlassen Sie die Behandlung dem Arzt.

Behandlung
Der Arzt kann folgendes tun:
- Gehörgang reinigen (Spülungen)
- Alkoholhaltige Streifen zur Abschwellung einlegen
- Antibiotika- und/oder kortisonhaltige Streifen und Tropfen verwenden
- Eine Pilzinfektion mit einem Pilzmittel behandeln

Tubenmittelohrkatarrh

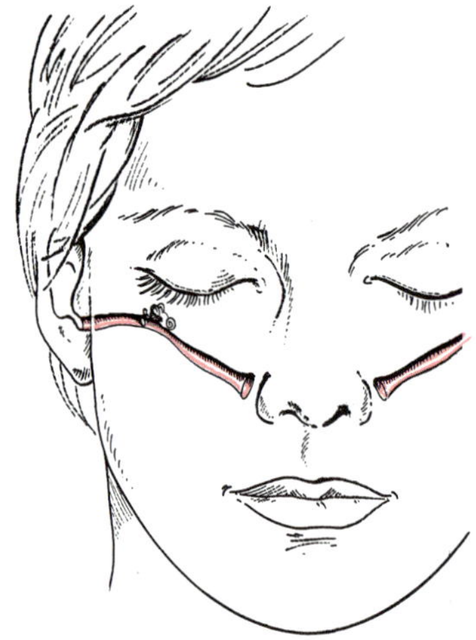

Die Eustachische Röhre verbindet Ohr und Nase

Beschwerden
Druck- und Völlegefühl im Ohr; Hörstörung; in manchen Fällen Geräusche im Ohr.

Ursachen
Verschluß der Eustachischen Röhre. Dieses wird meistens durch entzündliche Erkrankungen im Nasen- und Rachenbereich verursacht, kann jedoch auch Folge von plötzlichen Luftdruckänderungen (beim Fliegen oder Tauchen) sowie von Nasen- und Rachentumoren sein.
Durch die verschlossene Tube entsteht im Mittelohr ein Unterdruck. Dadurch kann sich Gewebeflüssigkeit im Mittelohr bilden, sich dort ansammeln und die Schallübertragung der Gehörknöchelchen behindern.

Erkrankungsrisiko
Die Erkrankung tritt häufig bei Kindern auf.

Mögliche Folgen und Komplikationen
Wenn die Erkrankung nicht behandelt wird, bildet sich zähflüssiges Sekret im Mittelohr. Das kann zu bleibenden Hörstörungen führen.

Vorbeugung
Entzündliche Erkrankungen im Nasen-Rachen-Bereich sollten - vor allem bei Kindern - immer behandelt werden.

Wann zum Arzt?
Sie sollten sobald wie möglich einen Arzt aufsuchen.

Selbsthilfe
Es gibt keine sinnvollen Selbsthilfemaßnahmen.

Behandlung
Am wichtigsten ist es, abschwellende Nasentropfen zu verwenden (➔ Seite 354).
Um eine Belüftung des Mittelohres zu erreichen, sind außerdem folgende Maßnahmen sinnvoll:
- Der Arzt wird Sie anweisen, bei geschlossenem Mund die Nase zuzuhalten und vorsichtig Atemluft gegen die geschlossene Nase zu pressen
- Wenn dieses nicht hilft, wird der Arzt mit einem Ballon Luft in ein Nasenloch blasen, während das andere zugehalten wird. Gleichzeitig muß man »Kuckuck« sagen. Dadurch wird das Gaumensegel angehoben, der Nasen-Rachen-Raum abgeschlossen und Luft in die Tuben gepreßt
- Wenn das ebenfalls erfolglos bleibt, wird die Nasenschleimhaut betäubt und über die Nase ein Katheter in die Tube eingeführt
- Falls sich im Mittelohr Flüssigkeit befindet, muß der Arzt nach örtlicher Betäubung das Trommelfell ein klein wenig anritzen und die Flüssigkeit absaugen
- Langfristig muß man für eine ausreichende Belüftung des Mittelohrs sorgen. Das bedeutet unter Umständen: Adenoide (Nasenpolypen, ➔ Seite 356) operativ zu entfernen; die entzündlichen Erkrankungen der Nase und Nebenhöhlen sachgerecht zu behandeln; ein kleines Röhrchen (Paukenröhrchen) für mehrere Monate ins Trommelfell einzusetzen

Akute Mittelohrentzündung (Akute Otitis media)

Beschwerden
Gefühl eines »vollen« Ohres, gefolgt von pulsierenden Schmerzen, die nachts zunehmen können. Weitere Beschwerden sind Hörstörung und hohes Fieber, bei Kleinkindern manchmal verbunden mit Übelkeit und Erbrechen. Durch die Entzündung im Mittelohr entsteht Druck, durch den innerhalb von Tagen das Trommelfell einreißt und eitriges Sekret aus dem Ohr fließt. Dadurch vermindern sich die Schmerzen augenblicklich. Das Fieber sinkt. In der Heilungsphase hört der Eiterfluß schließlich völlig auf, das Trommelfell verheilt von selbst, und das Gehör normalisiert sich.

Ursachen
Infektion durch Bakterien oder Viren.

Erkrankungsrisiko
Etwa dreimillionenmal im Jahr werden in der Bundesrepublik Deutschland Ärzte wegen akuter Mittelohrentzündung aufgesucht. Etwa die Hälfte aller Patienten sind Kinder bis zum Alter von elf Jahren.
Das Erkrankungsrisiko steigt bei Personen mit Schnupfen, wiederkehrenden Adenoiden (➔ Nasenpolypen, Seite 356), Nasen- und Halsentzündungen und nach Masern, Mumps und Scharlach.

Mögliche Folgen und Komplikationen
Bei einer falschen oder verzögerten Behandlung kann die akute Mittelohrentzündung chronisch werden. Ein weiteres Risiko besteht, wenn sich die Infektion auf den Knochen hinter dem Ohr ausbreitet (Mastoiditis, ➔ Seite 308). In diesem Fall ist eine Operation notwendig, bei der der infizierte Knochen zum Großteil entfernt wird.
Eine schwere Komplikation der akuten Mittelohrentzündung ist eine Gehirnhautreizung (Gehirnhautentzündung, ➔ Seite 256).

Wann zum Arzt?
So bald wie möglich.

Selbsthilfe
Bettruhe, Wärmflasche auf das Ohr legen, eventuell ein Schmerzmittel einnehmen. Eine Behandlung mit den handelsüblichen Ohrentropfen ist nicht sinnvoll.

Behandlung
Zur Behandlung der Infektion verordnet der Arzt in erster Linie Antibiotika zum Schlucken (➔ Seite 762), außerdem Antihistaminika und Schmerzmittel.
Während der Heilungsphase ist es notwendig, daß das Mittelohr über die Tube gut belüftet ist. Dazu wird der Arzt eventuell mit Hilfe eines Ballons Luft in ein Nasenloch blasen, während das andere zugehalten wird. Gleichzeitig muß man »Kuckuck« sagen. Dadurch wird das Gaumensegel angehoben, der Nasen-Rachen-Raum abgeschlossen und Luft in die Tuben gepreßt.
Bei stechenden Schmerzen, die durch großen Druck im Mittelohr verursacht werden, muß der Arzt einen kleinen Schnitt im Trommelfell anbringen. Dadurch kann der Eiter ablaufen.
Bei Kindern wird dieser Eingriff im Krankenhaus unter Narkose gemacht. Das verletzte Trommelfell heilt in ein bis zwei Wochen von selbst.

Chronische Mittelohrentzündung (Chronische Otitis media)

Beschwerden
Es fließt ständig oder immer wieder eitriger Ausfluß aus dem Ohr, das Hörvermögen ist eingeschränkt. Häufig ist auch das Gefühl, Wasser und Geräusche im Ohr zu haben.

Ursachen
Chronische Infektion des Mittelohres mit Bakterien oder Viren. Folgende Faktoren begünstigen die Entstehung:
- Verschleppte oder unsachgemäße Behandlung einer akuten Mittelohrentzündung
- Angeborene Anfälligkeit der Mittelohrschleimhaut
- Angeborene oder erworbene Veränderungen im Mittelohr und in der Eustachischen Röhre

Erkrankungsrisiko
Chronische Mittelohrentzündungen treten am häufigsten bei Kindern im Alter von ein bis fünf Jahren und bei Erwachsenen ab 40 Jahren auf.

Mögliche Folgen und Komplikationen
Hörstörungen durch ein Loch im Trommelfell oder Schäden der Gehörknöchelchenkette. Durch das eingeschränkte Hörvermögen werden Kinder in ihrer sprachlichen Entwicklung behindert und fälschlicherweise für »tollpatschig« oder »dumm« gehalten. Eine schwere Komplikation von chronischen Mittelohrentzündungen ist die Gehirnhautreizung (➔ Gehirnhautentzündung, Seite 256).

Vorbeugung
Sachgerechte Behandlung von akuten Mittelohrentzündungen (➔ Seite 307).

Wann zum Arzt?
Sobald wie möglich.

Selbsthilfe
Halten Sie die Ohren trocken und sauber. Vermeiden Sie das Eindringen von Wasser in die Ohren.

Behandlung
Reinigung und Austrocknung des Ohres (durch alkoholhaltige Ohrentropfen) und Einnahme von Antibiotika. Bei Mastoiditis (➔ Seite 308) ist eine Operation notwendig. Geschädigte Gehörknöchelchen können durch Prothesen ersetzt werden. In vielen Fällen kann das das Hörvermögen verbessern.

Mastoiditis

Als Mastoiditis bezeichnet man die Entzündung der lufthaltigen Hohlräume des hinter dem Ohr gelegenen Warzenfortsatzes (*Mastoid*).

Beschwerden
Ansteigende Temperatur bei akuten Mittelohrentzündungen während der Phase des eitrigen Ohrflusses; Ohrenschmerzen; Schmerzen beim Klopfen auf die Umgebung der Ohren; abstehendes Ohr; zunehmende Schwerhörigkeit.

Ursachen
Kann bei einer akuten Mittelohrentzündung der Eiter nicht ungehindert abfließen, breitet sich die Entzündung auf den umgebenden Knochen aus.

Erkrankungsrisiko
Mastoiditis kann als Komplikation einer akuten Mittelohrentzündung auftreten.

Mögliche Folgen und Komplikationen
Bei entsprechender Behandlung kann eine Mastoiditis abheilen, ohne daß das Hörvermögen geschädigt wird.

Vorbeugung
Antibiotika-Behandlung einer Mittelohrentzündung.

Wann zum Arzt?
Sobald wie möglich.

Selbsthilfe
Ist nicht möglich.

Behandlung
Um eine Mastoiditis feststellen zu können, muß der Arzt den Kopf röntgen. Zur Behandlung wird ein Antibiotikum gespritzt. Ist die Entzündung bereits soweit fortgeschritten, daß sich hinter der Ohrmuschel eine Rötung und Schwellung zeigt, ist eine sofortige Operation notwendig. Dabei eröffnet der Arzt das Mastoid und entfernt den infizierten Knochen.

Trommelfellverletzung

Beschwerden
Starke Schmerzen im Ohr, manchmal gefolgt von einer Blutung aus dem Ohr; zusätzlich Hörverminderung.

Schwindel deutet darauf hin, daß auch das Innenohr verletzt ist. Innerhalb von Tagen kann infolge einer Infektion Eiter aus dem Ohr ausfließen, besonders dann, wenn Wasser ins Mittelohr gelangt.

Ursachen
Verletzung des Trommelfells durch Gegenstände wie Wattestäbchen, Bleistifte usw.; Mittelohrentzündung; Schläge auf das Ohr; Explosionen; Tauchunfälle.

Das Erkrankungsrisiko steigt
- Wenn Sie »schlagfertige« Eltern oder Partner haben
- Wenn Sie bei Sprengungen anwesend sein müssen
- Durch Verletzungen beim Reinigen des Ohres

Der äußere Gehörgang reinigt sich normalerweise selbst. Wer den Gehörgang regelmäßig mit Wattestäbchen reinigt, stört diesen Selbstreinigungs-Mechanismus.

Mögliche Folgen und Komplikationen
Bei Trommelfellverletzungen besteht die Gefahr, daß daraus eine Mittelohrentzündung entsteht. Ein verheiltes Trommelfell bringt keine weiteren Probleme mit sich, die Hörverminderung ist meist gering.

Vorbeugung
Nicht mit Gegenständen im Ohr kratzen oder stochern, auch nicht mit Wattestäbchen.

Wann zum Arzt?
So bald wie möglich.

Selbsthilfe
Bei starken Schmerzen kann für kurze Zeit ein Schmerzmittel angebracht sein (➔ Seite 760).

Behandlung
Abschwellende Ohrentropfen und Antibiotika helfen, Infektionen vorzubeugen. Der Arzt kann das Ohr örtlich betäuben und dann das Trommelfell mit einer Plastikfolie abdecken, um den Heilungsprozeß zu beschleunigen. Meist heilt die Verletzung innerhalb von zwei Wochen. Falls sich das Trommelfell nicht innerhalb von zwei Monaten verschließt, ist eine Operation notwendig, bei der ein Ersatztrommelfell eingesetzt wird (*Tympanoplastik*).

Druckschmerz (Barotrauma)

Beschwerden
Heftige Schmerzen im Ohr, pulsierende Ohrgeräusche, das Gefühl eines verstopften Ohrs und Hörverminderung; manchmal Schwindel.

Ursachen
Bei Schnupfen kann sich die Öffnung der Tube verengen oder ganz verschließen. Beim Fliegen, Tauchen, Skilift- und Seilbahnfahren wird der Luftdruck im Mittelohr normalerweise über die Tube ausgeglichen. Ist sie blockiert, ist das nicht möglich. Der Druckunterschied zwischen Mittelohr und äußerem Gehörgang dehnt das Trommelfell. Es kann sogar einreißen.

Erkrankungsrisiko
➔ Ursachen

Mögliche Folgen und Komplikationen
Starke Druckunterschiede können zu Blutungen im Mittelohr führen. Bei entsprechender Behandlung leidet das Hörvermögen nicht.

Vorbeugung
Vermeiden Sie Flugreisen, Tauchen, Skilift- und Seilbahnfahrten, wenn Sie Schnupfen haben und merken, daß Sie den Druckausgleich nur schlecht herstellen können. Trinken Sie während eines Fluges keine alkoholischen Getränke. Babys sollten beim Landen eines Flugzeuges aufrecht gehalten werden, damit sich die Eustachischen Röhren nicht verschließen.
Kauen Sie während des Fluges Kaugummi oder versuchen Sie, öfter zu gähnen. Hilfreich sind auch abschwellende Nasentropfen (Schnupfenmittel), die Sie vor dem Start und der Landung in die Nase tropfen.

Sinnvoll: Schnupfenmittel zur Vorbeugung gegen Druckschmerzen

Nasivin (BRD/Ö)	Privin (BRD/Ö)
Olynth (BRD)	Rhinon (Ö)
Otriven (BRD)	Rhinospray (BRD)
Otrivin (Ö)	Tyzine (BRD)

Wann zum Arzt?
Wenn die Beschwerden nicht innerhalb von drei bis fünf Stunden wieder von selbst zurückgehen.

Selbsthilfe
Schlucken und Gähnen. Halten Sie bei geschlossenem Mund die Nase zu, und pressen Sie vorsichtig Atemluft gegen die geschlossene Nase. Verwenden Sie Nasentropfen.

Behandlung
Falls Selbsthilfemaßnahmen die Schmerzen nicht bessern, belüftet der Arzt das Mittelohr, indem er die Nasenschleimhaut betäubt und über die Nase einen Katheter in die Tube einführt. Bringt das keine Besserung, kann der Arzt im Trommelfell einen kleinen Schnitt anbringen (*Parazentese*) und ein Paukenröhrchen einlegen.
Das Trommelfell heilt normalerweise innerhalb von zwei Wochen von selbst.

Cholesteatom

Cholesteatome sind gutartige Geschwüre der obersten Hautschicht.

Beschwerden
Leichtes bis stark eingeschränktes Hörvermögen. Manchmal stinkender Ausfluß aus dem Ohr; Kopfschmerzen, Ohrenschmerzen und Schwindel.

Ursachen
Meistens entstehen Cholesteatome nach Verletzungen des Trommelfells bei chronischer Mittelohrentzündung. In seltenen Fällen können Cholesteatome durch länger andauernde Belüftungsstörungen des Mittelohrs (z. B. Tubenmittelohrkatarrh) entstehen oder angeboren sein.

Erkrankungsrisiko
Mittelohrentzündungen, die bis an den Rand des Gehörgangs reichen, begünstigen Verletzungen des Trommelfells.

Mögliche Folgen und Komplikationen
Ein unbehandeltes Cholesteatom kann sich ausbreiten und die Kette der Gehörknöchelchen zerstören. Die Konsequenz davon sind dauerhafte Hörstörungen. Bei jedem fünften treten Cholesteatome nach einer Operation erneut auf. Das ist nur dann gefährlich, wenn sie nicht sofort behandelt werden.

Vorbeugung
Sachgerechte Behandlung von chronischen Mittelohrentzündungen.

Wann zum Arzt?
So bald wie möglich.

Selbsthilfe
Ist nicht möglich.

Behandlung
Cholesteatome müssen operiert werden. Bei fortgeschrittener Erkrankung muß der Arzt die Funktion der Gehörknöchelchenkette durch Prothesen (aus Metall, Keramik, Knochen) wiederherstellen.

Ménièrsche Krankheit

Beschwerden
Anfälle von Drehschwindel, die in unregelmäßigen Abständen auftreten können - alle paar Wochen bis zu alle paar Jahre. Die Anfälle sind häufig begleitet von Ohrensausen, Beklemmungsgefühl, Übelkeit, Erbrechen, Schweißausbrüchen und einer Hörverminderung, besonders im Tieftonbereich. Manchmal haben Betroffene vor dem Anfall ein Druckgefühl im Ohr. Der Anfall kann Minuten bis Stunden dauern. Besteht die Krankheit dauerhaft, verlieren die Anfälle an Intensität, das Hörvermögen bleibt dauernd eingeschränkt. Der zunehmende Hörverlust betrifft in etwa 70 Prozent der Fälle nur ein Ohr.

Ursachen
Die Flüssigkeitsmenge im Labyrinth, jenem Teil des Innenohrs, der das Gleichgewicht regelt, nimmt zu. Dadurch erhöht sich der Druck innerhalb des Labyrinths, die empfindlichen Membranwände werden beschädigt und der Gleichgewichtssinn gestört. Warum sich die Flüssigkeitsmenge erhöht, ist nicht bekannt.

Erkrankungsrisiko
In der Bundesrepublik wird etwa 230 000mal jährlich die Diagnose Ménièrsche Krankheit gestellt.

Mögliche Folgen und Komplikationen
Die Beschwerden sind meist nur gering. In seltenen Fällen kann die Erkrankung zu völliger Taubheit führen. Schwere Erkrankungsfälle sind von heftigen Angstzuständen und Migräneattacken begleitet.

Vorbeugung
Durch salzarme Ernährung verringert sich das Risiko von Ménièrschen Anfällen (➔ Ernährung, Seite 857).

Wann zum Arzt?
Sobald Sie die beschriebenen Beschwerden wahrnehmen. Für die Diagnose sind genaue Untersuchungen notwendig: Gleichgewichtsprüfung, Hörbefund, Nervenuntersuchungen, Röntgenaufnahmen und Untersuchungen des Hörzentrums im Gehirn.

Selbsthilfe
Beim Auftreten der Anfälle möglichst ruhig liegen. Schränken Sie Ihren Salz- und Flüssigkeitskonsum ein.

Behandlung
Bis jetzt gibt es kein Medikament, das die Erkrankung heilt. *Behandlung eines akuten Anfalls*: Bettruhe und intravenöse Injektion von Mitteln gegen Übelkeit und Erbrechen. *Langfristige Behandlung*: Gegen Beklemmungsgefühle, Angstgefühle und Schweißausbrüche hat sich das Schlucken von Beruhigungsmitteln bewährt. *Operation*: Falls die medikamentöse Behandlung nicht hilft, ist eine Operation notwendig. Dabei wird häufig im Knochen des Mittelohrs ein Bohrloch angelegt und so das Innenohr vom Druck entlastet. Häufig geht dabei aber das noch vorhandene Hörvermögen verloren.

Verkalkung im Ohr (Otosklerose)

Beschwerden
Ohrensausen, das häufig als Grillenzirpen beschrieben wird; zunehmende Schwerhörigkeit, wobei ein Ohr meist schwerer betroffen ist als das andere.

Ursachen
Bei der Otosklerose verkalkt nicht »das Ohr«, sondern das knöcherne Labyrinth des Innenohrs. Die Erkrankung betrifft meist die Verbindungsstelle zwischen der Fußplatte des Steigbügels des Mittelohrs und dem ovalen Fenster des Innenohrs. Das bedeutet, daß der Steigbügel praktisch »eingemauert« wird und die Fähigkeit verliert, den Schall zu übertragen.
Warum die »Verkalkung« auftritt, ist unbekannt. Man vermutet jedoch, daß Erbfaktoren eine Rolle spielen.

Erkrankungsrisiko
Die Erkrankung betrifft vorwiegend ältere Personen.

Mögliche Folgen und Komplikationen
Eine Operation kann das Hörvermögen in vielen Fällen bessern. Je mehr aber das Innenohr von der Sklerose betroffen ist, um so eher wird sich das Gehör trotz erfolgreicher Operation verschlechtern.

Vorbeugung
Ist nicht möglich.

Wann zum Arzt?
Sobald Sie den Verdacht haben, an Otosklerose zu leiden.

Selbsthilfe
Ist nicht möglich.

Behandlung
Wenn das Innenohr noch funktionstüchtig ist, wird durch eine Operation der Steigbügel im Mittelohr durch eine Prothese ersetzt. Etwa einer von hundert Operierten ist nach der Operation taub.
In Ausnahmefällen, wenn keine Operation möglich ist, kann ein Hörgerät das Hörvermögen verbessern.

Hörsturz

Beschwerden
Plötzlich auftretender, einseitiger, kompletter oder teilweiser Hörverlust, oft verbunden mit Druckgefühl und Geräuschen im Ohr. Nur bei etwa jedem zehnten sind beide Ohren betroffen.

Ursachen
Als Ursache vermutet man Durchblutungsstörungen im Innenohr oder Virusinfektionen. Auch »Streß« wird angeschuldigt, so daß der Verdacht naheliegt, daß jene Menschen hörsturzgefährdet sind, die das Gleichgewicht zwischen Spannung und Entspannung in ihrem Leben nicht herstellen können.

Erkrankungsrisiko
Unbekannt.

Mögliche Folgen und Komplikationen
Der Hörsturz ist eine Notfallsituation, die sofort behandelt werden sollte.

Vorbeugung
Ist nicht möglich.

Wann zum Arzt?
Sofort.

Selbsthilfe
Ist nicht möglich.

Behandlung
Sofortige Aufnahme ins Krankenhaus und Infusionen mit sogenannten niedermolekularen Dextranen, durchblutungsfördernden Mitteln, Vitaminen und Prokain. Nach zehn Infusionen Umstellung auf Medikamente zum Einnehmen.

HAUT

Die Haut ist das größte Organ des Menschen mit einer Fläche von etwa zwei Quadratmetern und einem Gewicht von etwa zwei Kilogramm. Die Haut bildet die Grenze zur Außenwelt und hat mehrere Funktionen:
Sie ist Organ des Tast-, Schmerz- und Wärmesinnes. Sie hat große Bedeutung im Kontakt mit anderen Menschen und für das eigene Wohlbefinden. Sie bietet Schutz vor mechanischen Einflüssen (Stöße, Reiben). Sie reguliert die Körpertemperatur durch die äußere Isolationsschicht (Haare), die Fettschicht, das Kühlungssystem des Blutgefäßnetzes und die Schweißdrüsen. Durch die Hornschicht und ein keimfeindliches Milieu der Hautoberfläche (trocken und sauer) schützt sie vor Krankheitskeimen. Sie bietet Schutz vor den schädigenden UV-B-Strahlen der Sonne (durch Bräunung und Verdickung der Haut). Als Barriere zwischen Organismus und Umwelt verhindert sie das Austrocknen des Körpers und das Eindringen körperfremder Erreger.

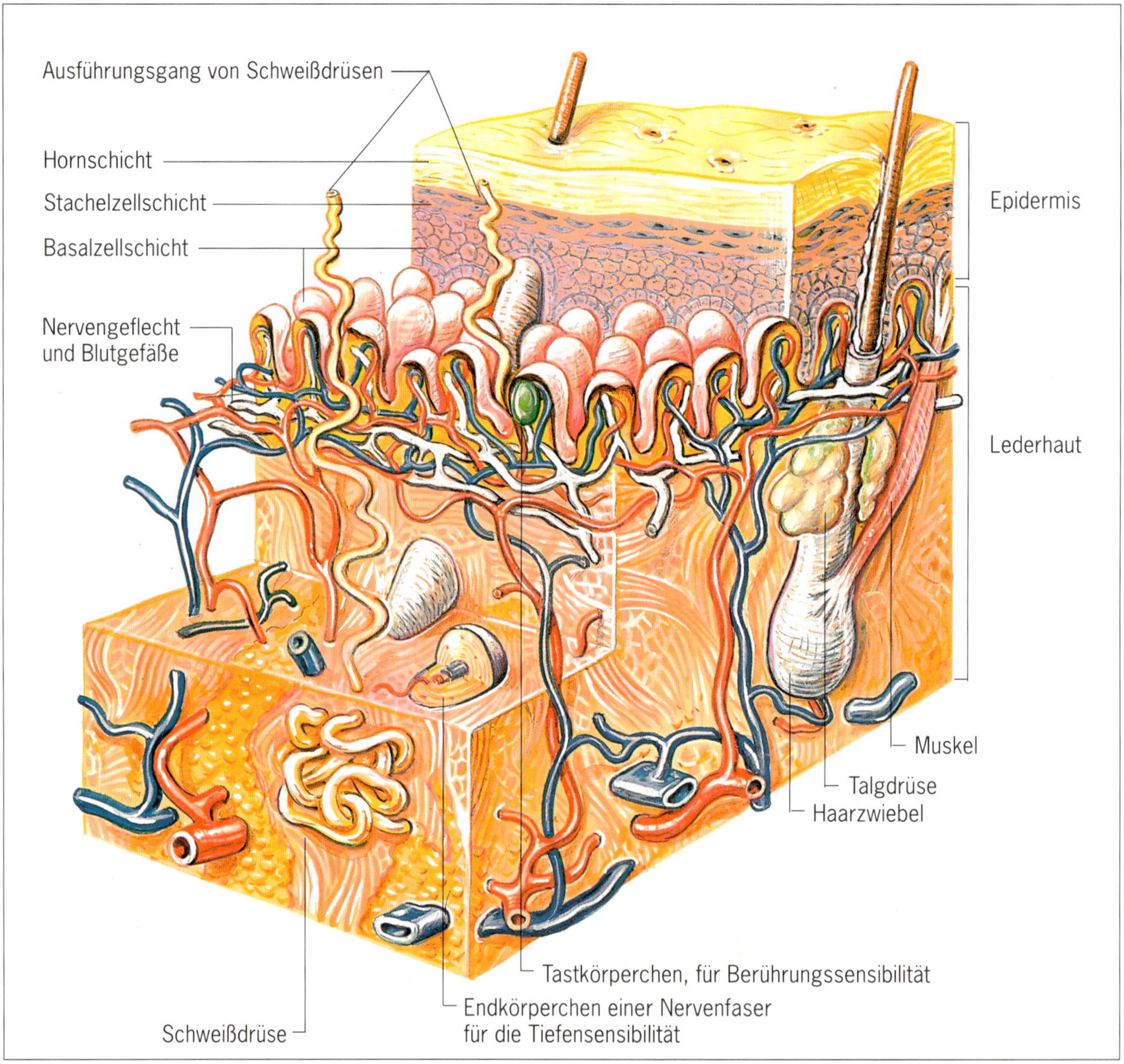

Die Haut ist ein sichtbares Organ. »Häßliche« Hauterkrankungen wirken sich darum auch immer auf das psychische Wohlbefinden aus. Beispielsweise kann Akne, eines der häufigsten medizinischen Probleme von Jugendlichen, die Persönlichkeitsentwicklung nachhaltig beeinträchtigen. Ausschläge, Hautverfärbungen und Muttermale können so entstellend wirken, daß sich andere Menschen davon abgestoßen fühlen. Welche Bedeutung der Zustand von Haut und Haaren für unser Wohlbefinden hat, läßt sich an den vielen Produkten ablesen, die die Kosmetikindustrie dazu anbietet.
Umgekehrt kann die Haut auch unser Befinden ausdrücken: Angst macht uns schwitzen; aus Scham erröten wir; Situationen, die zum »aus der Haut fahren« sind, können bei manchen Menschen zu Hautausschlägen führen.
Die Haut ist damit auch ein Spiegel der Seele.

Hautpflege

Eine regelmäßige Hautpflege ist nicht nur aus hygienischen Gründen wichtig, sie trägt auch zu unserem Wohlbefinden bei und kann die Entstehung von Hautkrankheiten verhindern. Die Pflege sollte sich danach richten, ob man eine trockene, normale oder fettige Haut hat. Allerdings schwankt der Hauttyp bei fast jedem in Abhängigkeit von der Jahreszeit (im Winter ist die Haut trockener als im Sommer), von Hormonen und vom allgemeinen Gesundheitszustand. Manche Personen weisen sogar am Gesicht verschiedene Hauttypen auf.
Hautpräparate für Pflege und Behandlung werden in unterschiedlichen Formen angeboten. Man unterscheidet Salben, Cremes, Lotionen und Lösungen.
Salben sind fettig und enthalten wenig oder gar kein Wasser. Sie eignen sich zum Einfetten, besonders auf feuchter Haut, und bleiben als fettige Schicht auf der Haut.
Cremes sind Emulsionen, also stabile Mischungen von Wasser und Fett. Man unterscheidet zwei Typen: Wasser-in-Öl-Emulsionen sind sehr fetthaltig und lassen sich weniger leicht auf der Haut verteilen. Öl-in-Wasser-Emulsionen sind weniger fetthaltig, lassen sich leicht auf der Haut verteilen und ziehen schnell in sie ein.
Lotionen sind Mixturen aus Öl, Wasser und Pulver. Sie sind einfach aufzutragen, wirken kühlend und trocknen akut entzündete und nässende Hautstellen. Lotionen müssen vor Gebrauch geschüttelt werden.
Lösungen bestehen aus Wasser oder Alkohol, in denen Feststoffe aufgelöst sind. Lösungen wirken so wie Lotionen austrocknend.

Hautreinigung

Bei jedem Waschen lösen Wasser, aber noch mehr Seifen, Duschbäder usw. von der Haut Schmutz, Fettstoffe, Schuppen und feuchtigkeitsbindende Substanzen ab. Als Folge davon wird die Haut trocken und rauh. Die gesunde Haut ersetzt das entzogene Fett normalerweise innerhalb kurzer Zeit. Außerdem enthalten die meisten Hautreinigungsmittel rückfettende Substanzen.
Zu häufiges Waschen ohne nachträgliches Fetten kann die Haut austrocknen lassen und schuppig machen.

Seifen? Syndets? Reinigungsmilch? Gesichtswasser?
Syndets sehen genauso aus wie Seifen, enthalten jedoch künstlich hergestellte waschaktive Wirkstoffe. Syndets haben gegenüber Seifen den Vorteil, daß ihr pH-Wert von etwa 6 dem leicht sauren Milieu der Haut entspricht, während Seifen einen alkalischen pH-Wert um 10 haben.
- Bei fettiger Haut sind Syndets vorzuziehen, weil sie die Haut stärker entfetten als Seife
- Bei trockener Haut ist Seife vorzuziehen, besonders dann, wenn sie einen hohen Anteil an rückfettenden Stoffen enthält (Babyseife)
- Gesunde Haut verträgt sowohl die billigere Seife als auch die teureren Syndets. Wer sich zu häufig wäscht, kann der Haut mit beiden Produkten schaden
- Pflegeprodukte für Babys sollten möglichst wenig Zusatzstoffe, also auch keine Duftstoffe enthalten.
- Feste Seifen und Syndets haben gegenüber flüssigen Waschlotionen den Vorteil, daß sie keine Konservierungsmittel enthalten
- Am schonendsten reinigt man die Haut mit Reinigungsmilch. Das ist eine dünnflüssige Öl-in-Wasser-Emulsion, die auf die Haut aufgetragen und mit Wasser abgewaschen wird. Reinigungsmilch entfettet wenig. Mit ihr entfernt man vor allem Make-up
- Gesichtswässer enthalten Alkohol und werden wegen der erfrischenden Wirkung gern verwendet. Hautärzte raten jedoch wegen der stark entfettenden und hautaustrocknenden Wirkung davon ab

Trockene Haut

Trockene Haut neigt zur Schuppenbildung, ist glanzlos, wird schneller faltig und erzeugt häufig ein gespanntes Gefühl auf der Haut.
Trockene Haut kommt häufig vor bei
- älteren Menschen aufgrund der verminderten Talgdrüsenfunktion
- Frauen im Klimakterium
- Menschen, die sich viel in zentralgeheizten Räumen oder Räumen mit Klimaanlagen aufhalten

– Personen, die stark entfettende Seifen oder Dusch- und Badezusätze in Schaumform verwenden

Trockener Haut gefällt häufiges Baden gar nicht. Je heißer ein Bad oder eine Dusche, um so mehr Feuchtigkeit entziehen sie der Haut. Nach dem Waschen oder Baden sollte man trockene Haut mit Cremes oder Lotionen pflegen. Sie sorgen dafür, daß die Haut Feuchtigkeit besser speichern kann. Pflegemittel für trockene Haut sind eher fettreich.

Welche Creme? Welche Milch? Welche Lotion?
Welches Pflegemittel sich am besten eignet, kann man durch eine »Streichelprobe« herausfinden: Wenn sich die Haut schon bald nach dem Auftragen wieder trocken anfühlt, sollte man auf ein fettreicheres Produkt umsteigen (meist ist das eine Wasser-in-Öl-Emulsion). Ein klebriger Fettglanz zeigt hingegen, daß die Haut übersättigt ist und eine Öl-in-Wasser-Emulsion ausreicht.
Leider geben die Hersteller von Allzweckcremes wie z. B. *Kaloderma*, *Nivea*, *Kamill-Glycerin* usw. auf den Packungen nur selten an, welchen Emulsionsstyp sie verwenden. Bei sogenannten Tagescremes handelt es sich meist um Öl-in-Wasser-Emulsionen, während die Nachtcremes meist Wasser-in-Öl-Emulsionen sind.

Normale Haut

Die normale Haut ist mit einem Wasser- und Fettmantel überzogen, der meist keiner besonderen Pflege bedarf. Ab etwa dem 25. Lebensjahr sondern die Talgdrüsen der Haut weniger Talg ab. Das bedeutet, daß die Haut mit zunehmendem Alter langsam trockener wird.
Die normale Haut ersetzt das bei der Reinigung entzogene Fett innerhalb kurzer Zeit von selbst.

Fettige Haut

Bei der fettigen Haut sondern die Talgdrüsen vermehrt Fett ab. Dabei erweitern sich die Poren. Fette Haut kann glänzend erscheinen, wenn der vermehrte Fettfluß ölig ist, oder trocken, wenn das Fett bereits im Haarbalg eintrocknet. Viele Menschen haben beide Arten von fetter Haut: Häufig sind Stirn, Nase und Kinn ölig und die Wangen trocken. Pflegemittel für die fette Haut sind fettarm und enthalten entfettende Wirkstoffe.

Sonnenbrand

In der Basalschicht, einer tieferen Hautschicht, befinden sich Zellen, die den schwarzen Farbstoff Melanin bilden. Dieses Melanin verteilt sich in der Epidermis und färbt sie an. Die Bestrahlung mit UV-Licht sorgt für eine vermehrte Melaninbildung und regt außerdem die Epidermis zu erhöhter Zellproduktion an. Mit einer »dickeren« und dunkleren Haut schützt sich der Körper vor UV-Strahlen.

Beschwerden

Gerötete, heiße, empfindliche Haut, die manchmal anschwillt. Bei starkem Sonnenbrand bilden sich Blasen.

Ursachen

Zu lange Sonnenbestrahlung der Haut. Reflektierte Sonnenstrahlen können auch bei dunstiger Witterung oder im Schatten Sonnenbrand verursachen.

Das Risiko steigt

Bei hellhäutigen Menschentypen; in heißem Klima; bei Aufenthalten in Regionen im Hochgebirge.

Mögliche Folgen und Komplikationen

Bei häufigem Sonnenbrand oder bei regelmäßigem Sonnenbaden über viele Jahre hinweg altert die Haut frühzeitig und verliert ihre Elastizität. Außerdem erhöht sich die Gefahr von Hautkrebs.

Vorbeugung

Intensität und Dauer des Sonnenbades und die Stärke des Sonnenschutzmittels auf den Hauttyp abstimmen. Eine langsame Bräunung hält länger an und ist gleichmäßiger. UV-Strahlen der Sonne können bis zu etwa 20 Prozent auch Kleidungsstücke durchdringen.

Wie lange Sonnenbaden?
Hautärzte sagen: Überhaupt nicht! Jedes Sonnenbad vergrößert das Risiko, an Hautkrebs zu erkranken. Wer sich trotzdem nicht davon abschrecken lassen will, sollte zumindest ein Sonnenschutzmittel verwenden.
Mit der Zahl des Lichtschutzfaktors kann man die Eigenschutzzeit in der Sonne multiplizieren und erhält die Zeit, die man sich nach dem Auftragen dieses Mittels in der Sonne aufhalten kann, ohne allzugroßen Schaden zu nehmen. Beispiel: Eine Person des Hauttyps III kann etwa 20 Minuten ungeschützt sonnenbaden, ohne einen Sonnenbrand zu bekommen. Mit einem Sonnenschutzmittel mit Faktor sechs kann diese Person sechsmal länger, also zwei Stunden, in der Sonne bleiben.
Vorsicht: Die angegebene Eigenschutzzeit ist nur ein grober Anhaltspunkt und kann individuell sehr verschieden sein. Außerdem kann der bei Sonnenschutzmitteln angegebene Lichtschutzfaktor auch bei gleichen Produkten stark schwanken.

Hauttypen

Hauttyp	*I*	*II*	*III*	*IV*
Haut:	auffallend hell	hell	hell, hellbraun	hellbraun, oliv
Sommersprossen:	stark	selten	keine	keine
Haare:	rötlich	blond, braun	dunkelblond, braun	dunkelbraun
Brustwarzen:	sehr hell	hell	dunkler	dunkel
Sonnenbrand:	immer stark schmerzhaft	immer stark schmerzhaft	seltener, mäßig	kaum
Eigenschutzzeit in der Sonne:	5-10 Minuten	10-20 Minuten	20-30 Minuten	40 Minuten

Sonnenschutzmittel, die als »wasserfest« angepriesen werden, halten laut einer Untersuchung des bundesdeutschen Test-Magazins tatsächlich, was sie versprechen.

Sonnenmilch, Sonnencreme, Sonnenöl, Selbstbräuner?

- Sonnencreme ist fettreicher als Sonnenmilch und schwerer auf der Haut zu verteilen. Sie wird deshalb meistens für das Gesicht verwendet
- Sonnenöle schützen kaum vor Sonnenstrahlung und haben im wesentlichen die Aufgabe, die Haut feucht und gefettet zu halten
- Vorbräuner (sogenannte Pretan-Produkte) sollen laut Werbeversprechen die Hautzellen dazu veranlassen können, mehr Bräune zu produzieren. Fachleute bezweifeln das
- Selbstbräuner enthalten Dihydroxyaceton (DHA), das die oberste Hautschicht bräunlich verfärbt. Dieses Braun entspricht allerdings nicht immer dem natürlichen Sonnenbraun und ersetzt auch nicht den Sonnenschutz. Selbstbräunung hält etwa eine Woche an und ist ohne gesundheitliche Risiken
- UV-Sensoren (Piepser) werden als neueste Möglichkeit angepriesen, um sich vor einem Sonnenbrand zu schützen. Das bundesdeutsche Test-Magazin hat in einer Untersuchung festgestellt, daß man sich auf dieses Gerät nicht verlassen kann. Von einer Verwendung wird abgeraten

Wann zum Arzt?

Wenn der Sonnenbrand sehr schmerzhaft ist.

Präparate mit besonders hohem Lichtschutzfaktor (LSF)

Asab UV Salbe	LSF 22
Dado Sonnengel	LSF 20
Delial Creme	LSF 20
Nivea Sonnencreme	LSF 20
Piz Buin Sonnenblocker Total Creme	LSF 20
Zeozon Sonnenmilch	LSF 20

Selbsthilfe

Kühlen Sie die schmerzenden Stellen mit feuchten Umschlägen. Tragen Sie auf die geröteten Hautstellen ein Hautpflegemittel auf.

Behandlung

Der Arzt kann ein entzündungshemmendes Mittel mit Kortison verschreiben (➔ Seite 765).

Verbrennung

(➔ auch Erste Hilfe, Seite 844)

Wann zum Arzt?

Wenn Sie den Eindruck haben, daß Selbsthilfemaßnahmen nicht ausreichen. In jedem Fall dann, wenn bei Kindern mehr als fünf Prozent der Hautoberfläche verbrannt sind. Das ist bei Säuglingen und Kleinkindern zum Beispiel ein Unterarm oder ein Viertel des Kopfes. Erwachsene müssen zum Arzt, wenn mehr als 20 Prozent der Hautoberfläche verbrannt sind. Dabei kommt es nicht auf den Schweregrad der Verbrennung an.

Selbsthilfe

Die betroffene Hautstelle sofort und so lange in kaltes Wasser tauchen oder unter fließendes kaltes Wasser halten oder kalte Umschläge auflegen, bis der Schmerz aufgehört hat. Das kann mehrere Minuten bis zu einer halben Stunde dauern. Diese Maßnahme verhindert meist, daß sich Blasen bilden und sich die Haut entzündet.
Bei ausgedehnteren Verbrennungen: Viel trinken.

Warnhinweis: Keinen Puder (Mehl), keine Salbe, kein Öl auf die Wunde geben. Nur mit sterilem Verband abdecken.

Behandlung

Je nach dem Grad und der Ausdehnung der Verbrennung notfallmäßig in der Klinik.

Erfrierung

Beschwerden
Je nach dem Grad der Erfrierung unterschiedlich:
I. Grad: Rötung
II. Grad: Rötung und Blasen
III. Grad: Weiße, steifgefrorene Hautstellen ohne Gefühl; nach dem Auftauen lederartige, trockene, schwarze, abgestorbene Hautstellen.

Ursachen
Teile des Körpers waren ungeschützt zu lange tiefen Temperaturen ausgesetzt.

Risiko
Personen, die unter Arteriosklerose (➔ Arteriosklerose, Seite 376) leiden oder Betablocker einnehmen, sind durch Erfrierungen stärker gefährdet.
Müdigkeit, Alkohol und Sauerstoffmangel in hoch über dem Meeresspiegel liegenden Regionen können dazu führen, daß man das Gefühl für Erfrierungsrisiken verliert. Auch Kinder nehmen diese Gefahr häufig nicht wahr.

Mögliche Folgen und Komplikationen
Abhängig vom Grad der Erfrierungen. Bei sofortiger Selbsthilfe oder Behandlung bestehen gute Chancen, daß keinerlei Beschwerden zurückbleiben. Bei schweren Erfrierungen ist unter Umständen eine Amputation der erfrorenen Körperteile notwendig.

Vorbeugung
Ausreichender Kälteschutz, besonders an Ohren, Händen und Füßen und eventuell an der Nase.

Wann zum Arzt?
Wenn Selbsthilfemaßnahmen nicht ausreichen.

Selbsthilfe
Warnhinweis: Die erfrorenen Stellen nicht massieren, nicht mit Schnee abreiben und nicht direkt erhitzen (Heizgeräte, Heizdecken, Fön oder ähnliches)! Heiße Getränke, aber keinen Alkohol eingeben.
Mit erfrorenen Füßen nicht umhergehen!
So erwärmt man die erfrorenen Körperteile richtig:
- Erfrorene Hände unter die Achselhöhlen oder in lauwarmes Wasser halten
- Gesichtsteile mit trockenen, behandschuhten Händen so lange bedecken, bis sie wieder eine normale Hautfarbe aufweisen
- Erfrorene Zehen oder Füße hochlagern und warmhalten oder wenn möglich in lauwarmes Wasser tauchen. Die aufgewärmten Stellen vorsichtig bewegen

Die Erwärmungsphase kann sehr schmerzhaft sein und 45 Minuten bis eine Stunde andauern. Gegen die Schmerzen eventuell ein Schmerzmittel einnehmen (➔ Einfache Schmerzmittel, Seite 760).
Achtung: Durch wiederholtes Erfrieren und Auftauen entstehen besonders ausgedehnte Gewebeschäden, daher ist das Auftauen erst dann sinnvoll, wenn der Betroffene sich anschließend nicht wieder der Kälte aussetzt.

Behandlung
Bei schweren Erfrierungen sind unter Umständen chirurgische Maßnahmen erforderlich.

Fußpilz

Beschwerden
Zunächst gerötete, später nässende und juckende Haut, die sich abschält und unangenehm riecht. Im Verlauf der Erkrankung kann die Haut schmerzhaft einreißen. Der Fußpilz sitzt meist zwischen den Zehen, kann jedoch auch Fußsohlen, Zehenspitzen und Fußsohlenränder betreffen.

Ursachen
Eine ansteckende Infektion mit Pilzen.

Erkrankungsrisiko
Fußpilz gehört zu den häufigsten Erkrankungen. Das Risiko steigt, wenn die Haut durch Wasser oder Schweiß aufgeweicht ist. Sportler und Menschen, die sich nach dem Schwimmen die Zehenzwischenräume nicht gut trockenreiben, bekommen besonders häufig Fußpilz.

Mögliche Folgen und Komplikationen
Fußpilz ist zwar unangenehm, aber harmlos. Pilze werden übertragen, doch bei Menschen mit intakter Haut und ebensolcher Immunabwehr entsteht daraus kein Fußpilz. Auch am eigenen Körper kann sich ein Pilz nur ausbreiten, wenn eine vorgeschädigte Haut oder eine verringerte Immunabwehr die Möglichkeit dafür schaffen.

Vorbeugung
Nach dem Baden die Füße zwischen den Zehen immer gut abtrocknen. Nur Socken und Schuhe aus Naturmaterialien tragen. Viel barfuß gehen, aber nicht auf Teppichböden und Badezimmermatten in Hotels.

Wann zum Arzt?
Wenn die Selbsthilfemaßnahmen nichts nützen.

Selbsthilfe
Ist keine Entzündung vorhanden oder ist diese bereits abgeklungen, ist die Verwendung eines Pilzmittels (*Antimykotikum*) zum Auftragen sinnvoll.
Wichtig: Das Pilzmittel muß mindestens zwei bis drei Wochen aufgetragen werden, und zwar auch dann, wenn Sie den Eindruck haben, daß die Beschwerden nach wenigen Tagen verschwunden sind. Sonst laufen Sie Gefahr, daß der Fußpilz erneut wieder auftritt. Stark entzündete Füße sollten zunächst in desinfizierender Kaliumpermanganat-Lösung gebadet oder mit einer Lotion eingepinselt werden, die Zinkoxid, Talk, Glyzerin und Wasser enthält (*Lotio alba aquosa*) und austrocknend und kühlend wirkt. Keine Desinfektionsmittel verwenden, die Formaldehyd enthalten. Es verursacht häufig Kontaktekzeme.

Behandlung
Bei Jugendlichen heilt der erste Fußpilz häufig von allein, wenn sie Vorbeuge- und Selbsthilfemaßnahmen beachten und ihre Selbstheilungskraft nicht durch allzu aktive Behandlung stören. Diese Menschen entwickeln eine Art von Immunität, erneute Infektionen sind unwahrscheinlich. Wenn auch die Zehennägel vom Pilz befallen sind, ist die Behandlung meist sehr langwierig. Pilzmittel zum Auftragen bessern das kaum. In diesem Fall helfen nur Pilzmittel, die nach ärztlicher Verordnung mehrere Monate lang geschluckt werden müssen.

Hühnerauge

Beschwerden
Schmerzhafte Hornhautstellen an den Füßen, meist an der Stelle des größten Schuhdrucks.

Ursachen
Meist enge und/oder hochhackige Schuhe.

Mögliche Folgen und Komplikationen
Die Erkrankung ist harmlos, kann aber schmerzhaft sein.

Vorbeugung
Tragen von bequemen Schuhen (➔ Füße, Seite 504).

Wann zum Arzt?
Wenn Selbsthilfemaßnahmen keinen Erfolg haben.

Selbsthilfe
Reibung und Druck durch ausreichend große Schuhe vermeiden. Aufkleben eines Hühneraugenpflasters (z. B. *Guttaplast*). Solche Pflaster sind in jeder Drogerie oder Apotheke erhältlich.

Behandlung
Falls die Selbsthilfemaßnahmen nichts nützen, können die Hühneraugen chirurgisch entfernt werden.

Hornhaut

Beschwerden
Verdickte Hautstellen, meist an der Fußunterseite und an den Händen.

Ursachen
Wiederholte Reibung oder Druck an den betroffenen Hautstellen.

Mögliche Folgen und Komplikationen
Schmerzhafte Hauteinrisse.

Wann zum Arzt?
Eine Behandlung durch den Arzt ist nicht notwendig.

Selbsthilfe
Aufweichen der Hornhautstellen z. B. durch Baden. Anschließend Abreiben der Hornhaut mit Bimsstein (erhältlich in jeder Drogerie oder Apotheke).

Warzen

Beschwerden
Hügelige, hornige, hautfarbene Knoten von warziger Oberfläche, die überall am Körper auftreten können. Warzen selbst sind schmerzlos, können jedoch Schmerzen verursachen, wenn sie z. B. auf der Fußunterseite auftreten.
Zu Feigwarzen im Genitalbereich ➔ Seite 629.

Ursachen
Zur Entstehung sind zwei Bedingungen notwendig:
- Ein Warzenvirus (*Humanes Papillomvirus*)
- Dieses Virus muß eine Eintrittspforte in die Haut bekommen

Warzen können durch direkten Hautkontakt übertragen werden, aber auch in Schwimmbädern und Turnsälen.

Die durchschnittliche Zeit zwischen Ansteckung und Sichtbarwerden der Warze (*Inkubationszeit*) beträgt drei bis vier Monate.

Erkrankungsrisiko

Etwa eine Million Male im Jahr werden in der BRD Ärzte wegen Warzen aufgesucht. Warzen können in jedem Alter auftreten, finden sich jedoch vorwiegend bei Kindern und Jugendlichen, selten bei älteren Menschen.

Mögliche Folgen und Komplikationen

Warzen sind harmlos. Weil sie ansteckend sind, können sie sich am ganzen Körper ausbreiten. Dann können sie jedoch die äußere Erscheinung beeinträchtigen und das Wohlbefinden beeinträchtigen (➔ Befindlichkeitsstörungen, Seite 215).

Vorbeugung

Ist theoretisch möglich, indem man direkten Hautkontakt mit einem Warzenträger vermeidet.

Wann zum Arzt?

- Bei ausgedehntem Befall
- Wenn das Aussehen darunter leidet
- Bei Warzen am Penis oder an den Schamlippen
- Wenn der Warzenträger älter ist als 45 Jahre, damit der Arzt einen Hautkrebs ausschließen kann
- Wenn Selbsthilfemaßnahmen erfolglos bleiben

Selbsthilfe

Unzählige Volksmittel wirken gegen Warzen - angefangen vom »Besprechen« bis zu geheimnisvollen Kräutertinkturen. Beim Warzenbesprechen vermuten Forscher inzwischen, daß das Gehirn das Immunsystem so anregt, daß es die Warzen besiegt. Ein Großteil der Warzen verschwindet innerhalb von sechs Monaten von selbst, ohne daß man etwas tut. Die amerikanische Gesundheitsbehörde empfiehlt das Aufkleben von sogenannten Warzenpflastern, die Salizylsäure enthalten. Die aufgeweichte Hornschicht wird mit Schere, Feile oder Hornhauthobel immer wieder abgetragen. Das Pflaster wird alle drei Tage gewechselt, bis die Warze weiß ist. Das kann bis zu drei Monate dauern. Diese Behandlung verhindert allerdings nicht, daß erneut Warzen auftreten.

Behandlung

Sie hängt von der Art, der Anzahl und dem Ort ab, an dem die Warzen auftreten. Meistens versucht man zunächst, die Warze mit Lösungen und Pflastern mit Salizylsäure, Podophyllin, Benzoe, Tretinoin usw. abzulösen.

Medikamente

- Sohlen- oder Dornwarzen und sogenannte gewöhnliche Warzen werden meist mit Salizylsäure-Lösungen oder -Pflastern behandelt (➔ Selbsthilfe). In hartnäckigen Fällen kann der Arzt kleine Mengen des Zytostatikums Bleomycin in die Warze injizieren. Nach drei bis vier Wochen löst sich das trockene Warzengewebe ab. Diese Methode hilft in fast allen Fällen. Bleomycin darf während der Schwangerschaft nicht verwendet werden.
- Flache Warzen an Gesicht und Handrücken kann man täglich mit Tretinoin (*Airol* [BRD/Ö], *Eudyna* [BRD/Ö]) bestreichen. Dieses Mittel wird zur Behandlung von Akne verwendet und bewirkt in vielen Fällen eine Schälung und damit Ablösung der Warze.

Operationen

Falls die medikamentöse Behandlung nicht hilft, kann die Warze operativ entfernt werden:

- Vereisen der Warze mit flüssigem Stickstoff. Eine örtliche Betäubung ist nicht notwendig. Nach einigen Stunden entsteht eine Blase, die abgetragen und mit Antibiotika behandelt werden muß. Gewöhnliche Warzen brauchen meist mehrere Behandlungen.
- Elektrische Verschorfung: Unter örtlicher Betäubung wird mit Hochfrequenzstrom das Warzengewebe verkohlt und mit einem scharfen Löffel entfernt. Der Nachteil dieser Methode ist, daß sich häufig schmerzhafte Narben bilden und bei etwa einem Drittel der Operierten erneut Warzen wachsen.

Insektenstich

Beschwerden

Gerötete, juckende, angeschwollene Quaddeln.

Ursachen

Stiche von Mücken (Gelsen), Moskitos, Beißfliegen, Wespen, Bienen, Hornissen, Spinnen.

Mögliche Folgen und Komplikationen

Insektenstiche in der Haut sind meistens harmlos. Bei Bienen-, Wespen- und Hornissenstichen sind in seltenen Fällen lebensbedrohliche allergische Reaktionen möglich: heftiger Juckreiz an Kopfhaut und Zunge, großflächige Hautrötung, Atemnot, Erbrechen, Stuhlabgang, Schweißausbruch, rascher Puls, Bewußtlosigkeit. Lebensbedrohlich können durch die Schwellung Bienen-, Wespen- oder Hornissenstiche im Mundraum werden.

Vorbeugung
Unter einem Moskito-Netz schlafen oder an den Fenstern feinmaschige Netze anbringen.

Insektenbekämpfung
Insektenstrips: Manche der darin enthaltenen Wirkstoffe können beträchtliche Nebenwirkungen verursachen, das in *Vapona Strip* enthaltene Dichlorvos zum Beispiel Kopfschmerzen, Sehstörungen, Schwächegefühl, Schwitzen, Übelkeit und Erbrechen. Nicht umsonst steht auf der Gebrauchsanweisung: »Nicht in Kranken-, Schlaf-, Säuglings- und Kleinkinderzimmern oder in Campingwagen oder -zelten anbringen.«
Insektensprays sind aus zwei Gründen abzulehnen:
- Untersuchungen in der BRD haben ergeben, daß sieben Prozent aller Benutzer unter Nebenwirkungen leiden: Atembeschwerden, Unwohlsein, Übelkeit, Kopfschmerzen
- Die Treibgase der Sprays schädigen die Umwelt

Elektroverdampfer (Insektenschutz aus der Steckdose) sind zwar wirksam, aber mit gesundheitlichen Risiken verbunden. Sie setzen nicht nur Insekten, sondern auch die im Zimmer anwesenden Menschen einer ständigen Giftdusche aus. Sowohl der Leiter der Vergiftungszentrale an der Wiener Universitätsklinik als auch das Bundesgesundheitsamt in Berlin äußern Bedenken.
Mücken-Piepser: Die Geräte senden Ultraschallwellen aus, die zwar unschädlich für den Menschen sind, aber - laut Test-Magazin - auch unwirksam gegen Mücken. Ihre Verwendung ist deshalb nutzlos.
UV-Insektenfallen: Diese angebliche Wunderwaffe hat zwei entscheidende Nachteile: Stechmücken lassen sich von UV-Licht kaum anlocken. Statt dessen müssen zahlreiche nützliche und harmlose Insekten dran glauben.
Repellents sind insektenabweisende Mittel wie etwa *Autan*, die auf die Haut aufgetragen werden. Sie sind etwa sechs bis acht Stunden wirksam. Bis jetzt gibt es keine Hinweise auf eine gesundheitsschädigende Wirkung solcher Mittel.

Wann zum Arzt?
Wenn allergische Reaktionen auftreten.
Sofort bei Stichen in den Mund oder das Halsinnere.

Selbsthilfe
Der Stachel von Bienen kann in der Haut steckenbleiben und sollte ohne Druck auf die daranhängende Giftblase vorsichtig entfernt werden (eventuell Giftblase abschneiden). Auflegen eines Eiswürfels oder eines kalten Umschlages auf die Einstichstelle.

Behandlung
Bei stark entzündeten Insektenstichen kann der Arzt ein kortisonhaltiges Mittel zum Auftragen verschreiben.

Läuse

Beschwerden
Kopfläuse: Juckreiz am Kopf und ekzemartige Hauterscheinungen an der Haargrenze hinter den Ohren und im Nacken. Helle, schuppenähnliche Gebilde, die fest an den Haaren haften.
Kleiderläuse: Papeln, Quaddeln und Hauteiterungen am Rumpf und an den Gliedmaßen, verbunden mit Hautjucken. Häufig finden sich zwei bis drei rote Pickel am Rücken.
Filzläuse: Ekzemartige Veränderungen und kleine, blaue Flecken im Bereich der Scham- und Achselhaare, an der Brustseite und unter Umständen auch an den Wimpern. Die Flecken sind verursacht durch Bisse und jucken sehr stark. Die Filzläuse sind als ein bis zwei Millimeter große, gelbgraue Punkte auf der Haut sichtbar. Die winzigen, punktförmigen Eier befinden sich auf den Schamhaaren.

Ursachen
Kopfläuse sind etwa zwei bis drei Millimeter lang und leben am liebsten am Haar hinter den Ohren oder an der Kopfrückseite. Weil ihre Farbe sich dem des Haares anpaßt, sind sie nur schwer zu sehen. Kopfläuse legen im Laufe ihres 30-Tage-Lebens etwa 50 bis 150 kleine weiße, durchsichtige Eier, die sie nahe der Kopfhaut an den Haaren »zementieren« (*Nissen*).
Kopfläuse können nicht springen oder fliegen, aber sehr schnell laufen. Sie gelangen von einem Menschen zum anderen durch Kontakt von Kopfhaaren, ausgeliehene oder dicht beieinanderhängende Kämme, Schals, Mützen und Hüte, aber auch durch Kontakt mit einem von Nissen belegten abgefallenen Haar.
Kleiderläuse sind etwa vier Millimeter lang. Sie leben nicht am Körper, sondern in der Kleidung.
Filzläuse sind flach und rundlich, etwa zwei Millimeter im Durchmesser. Sie werden beim Geschlechtsverkehr, gelegentlich auch durch Kleidung und Bettwäsche übertragen.

Risiko
Entgegen einer weitverbreiteten Ansicht schützen Sauberkeit und Ordnung nicht vor dem Befall mit Läusen. Daß Läuse in den vergangenen Jahren wieder zur Plage

geworden sind, hat wenig mit den hygienischen Verhältnissen in den »verlausten« Familien zu tun. Vielmehr sind die Übertragungsmöglichkeiten gegenüber früher vielfältiger geworden, seit Kinder untereinander mehr Kleidungsstücke austauschen, ihre Garderobe beim Sport dicht beieinanderhängt, sie in Bussen eng zusammengedrängt stehen, »weggelaufene« Läuse auf stoffbezogenen Nackenstützen gemächlich auf den nächsten Kopf warten können, der sich anlehnt, usw.

Mögliche Folgen und Komplikationen

Infektionen der Lausbisse möglich. Meist sind Familienmitglieder und enge Freunde gleichzeitig betroffen.

Vorbeugung

Keinen Körperkontakt mit Personen, die Läuse haben. Kämme, Haarbürsten, Hüte, Mützen, Schals, Handtücher oder Bettwäsche nicht ausleihen.

Wann zum Arzt?

Sobald Sie den Verdacht haben, daß Sie bzw. Ihr Kind Läuse haben.

Selbsthilfe

Aus Angst vor dem Makel, als »dreckig« zu gelten, verschweigen Eltern oft, daß ihr Kind Läuse hat. Diese falsche Scham ist mit ein Grund für die weite Verbreitung von Läusen. Informieren Sie Kindergärtnerin oder Lehrer und die Eltern der Freunde Ihrer Kinder über die Lästlinge. Wer wen angesteckt hat, läßt sich nicht herausfinden. Durch gezielte Behandlung aller läßt sich aber verhindern, daß aus Läusen »Haustiere« werden.
Kinder mit Läusen dürfen am Unterricht erst dann wieder teilnehmen, wenn Arzt oder Gesundheitsamt (in Österreich auch Desinfektionsanstalt) bestätigt haben, daß das Kind wieder lausfrei ist.
Kopfläuse: Werfen Sie Haarbürsten, Kämme und Haarschmuck weg. Waschen Sie Handtücher und Bettwäsche kochend heiß. Auf Gegenständen, die man nicht waschen kann, kann man Läuse so abtöten:

- Entweder für vier Wochen in einem fest zugebundenen Plastiksack in höchstens 20 Grad kaltem Raum aufbewahren oder
- für einen Tag bei etwa 35 Grad belassen

Dieses Verfahren eignet sich für Wintermäntel ebenso wie für Schmusetiere, -decken und anderes, was Kinder oft eng an sich drücken. Den stoffbezogenen Kinder-Autositz nicht vergessen! Polstermöbel kann man absprühen (*A-Par Spray*) oder letztlich alle Gegenstände in einer Desinfektionsanstalt entwesen lassen.
Kleider- und Filzläuse: Unterwäsche, Nachtzeug, Bettwäsche, Handtücher und Kleidungsstücke kochendheiß waschen oder reinigen lassen.

Behandlung

Behandlung mit einem läuse- und nissentötenden Mittel. Wiederholung nach sieben bis zehn Tagen. Säuglinge und Kleinkinder wegen der möglichen Vergiftungsgefahr nur unter ärztlicher Anleitung behandeln. Besondere Vorsicht ist geboten, wenn das Mittel durch aufgekratzte Stellen leichter in den Körper eindringen kann.
Kopfläuse: Nach der Behandlung enthalten die sichtbaren Nissen nur noch leere Eier, von denen keine Ansteckung zu befürchten ist. Das Spülen der Haare mit Essigwasser erleichtert das anschließende Auskämmen der Nissen mit dem feinzinkigen Läusekamm.

Läusemittel

Organoderm (BRD, verschreibungspflichtig), *Prioderm* (Ö, rezeptfrei); Wirkstoff: Malathion
Sichere, schnelle Wirkung. Vom Bundesgesundheitsamt empfohlen. Nur bei Kopfläusen.

Jacutin, Quellada (BRD: rezeptfrei; Ö: verschreibungspflichtig); Wirkstoff: Lindan
Weniger sichere Wirkung. Gel muß drei Tage auf dem Kopf bleiben. Bei konzentrierteren Zubereitungen - besonders bei kleinen Kindern - Vergiftungserscheinungen möglich. Wirkt gegen manche Läusearten nicht mehr.

Goldgeist forte (BRD, rezeptfrei), *Aescalon* (Ö, rezeptfrei); Wirkstoff: Pyrethrumextrakt
Relativ gut verträglich, aber bis zu einem Drittel der Tiere überleben die Behandlung.

Flöhe

Beschwerden

Gerötete, stark juckende Quaddeln mit zentralem Blutpunkt. Häufig sieht man drei Bisse eng nebeneinander.

Das Risiko steigt

Unter schlechten hygienischen Bedingungen und bei intensivem Kontakt zwischen Menschen und Haustieren.

Mögliche Folgen und Komplikationen

Flohbisse sind wegen des starken Juckreizes sehr unangenehm, aber harmlos. Es dauert mehrere Tage, bis die Bißstellen verheilt sind.

Vorbeugung
Engen Kontakt mit Haustieren vermeiden. Die Flöhe aller Haustiere beißen auch den Menschen.

Wann zum Arzt?
Wenn der Juckreiz unerträglich ist.

Selbsthilfe
Flöhe kommen nur zum Blutsaugen zum Menschen. Ansonsten leben sie unsichtbar in Textilien. Ein Flohspray tötet die Tiere in ihren »Behausungen«: Bett, Polstermöbel, Teppichboden, Vorhänge, Kleidungsstücke.
Haustiere und ihre Lager- und Liegeplätze müssen ebenfalls flohfrei gemacht werden.
Falls Sie allein der Plage nicht Herr werden, ist die Hilfe von professionellen Entwesern notwendig. Die Adressen können Sie beim Gesundheitsamt erfahren.

Behandlung
Starken Juckreiz kann man durch das Auftragen von Mitteln lindern, wie sie gegen Insektenstiche verwendet werden.

Krätze (Skabies)

Beschwerden
Starker Juckreiz. Kleine, gerötete, aneinandergereihte Knötchen und Pusteln an den Fingerseitenflächen, der Beugeseite der Handgelenke, Fußknöcheln, den Pobacken und im Genitalbereich. Der Juckreiz ist kurz nach dem Schlafengehen am stärksten. Sorgfältige Körperpflege verhindert den Juckreiz nicht. Die leichten Hautveränderungen können leicht als Allergie oder Ekzem mißdeutet und falsch behandelt werden (z. B. mit Kortisonsalbe).

Ursachen
Befall der Haut mit Milben, die sich kleine Gänge in der Hornschicht der Haut graben. Krätze bekommt man durch direkten Hautkontakt mit infizierten Personen (z. B. beim Geschlechtsverkehr) oder - selten - durch Kontakt mit befallener Bettwäsche oder Kleidung. Der Juckreiz beginnt etwa drei bis vier Wochen nach der Ansteckung.
Entgegen der weitverbreiteten Meinung kann Krätze auch in den »besten Familien« und unter den besten hygienischen Bedingungen auftreten.

Das Erkrankungsrisiko steigt
Bei Menschen, die sehr eng zusammenleben (müssen).

Mögliche Folgen und Komplikationen
Meist ist die ganze Familie von Milben befallen.
Der starke Juckreiz verführt zum Kratzen. Aufgekratzte Stellen können sich entzünden. Manche Personen reagieren allergisch auf Milben und entwickeln zusätzlich Ausschläge.

Vorbeugung
Eine sichere Vorbeugung ist nicht möglich. Krätze kann auf jede Person übertragen werden.

Wann zum Arzt?
Sobald Sie den Verdacht haben, Krätze zu haben.

Selbsthilfe
Alle eventuell befallenen Wäsche- und Kleidungsstücke kochendheiß waschen. Wenn das nicht möglich ist, sollte man sie mindestens vier Tage lang nicht benutzen. Innerhalb dieses Zeitraums sterben alle Milben von selbst ab, wenn sie nicht wieder mit Haut in Kontakt kommen.

Behandlung
Einreiben des ganzen Körpers mit dem Wirkstoff Lindan (z. B. *Jacutin* [BRD/Ö], *Quellada* [BRD]) oder Mesulfen (z. B. *Mitigal* [BRD]). Schwangere und Kinder unter zehn Jahren sollten Mesulfen wegen der Gefahr schwerer Vergiftungen nicht verwenden.

Kontaktekzem (Kontaktdermatitis)

→ auch Allergie, Seite 534

Beschwerden
Gerötete, angeschwollene Hautstellen; meist verbunden mit Juckreiz und Bläschenbildung.
Im späteren Verlauf können die Bläschen platzen, nässen und verkrusten. Wenn sich die Entzündung bessert, schuppt sich die Haut. In chronischen Fällen verdickt sich die Hornhaut.
Kontaktekzeme können überall am Körper auftreten. Häufig werden sie nach dem Ort unterteilt, an dem sie auftreten, z. B. Handekzem, Unterschenkelekzem usw. Das Ekzem kann sich von der ersten Kontaktstelle aus auch auf andere Bereiche ausdehnen.

Ursachen
- Direkter Kontakt mit einem hautreizenden oder hautschädigenden Stoff. Starke Reizmittel wie Säuren, Laugen oder Phenol verursachen sichtbare Hautverän-

derungen innerhalb weniger Minuten. Bei schwach reizenden Stoffen können Tage vergehen, bis nachweisbare Hautveränderungen auftreten (➔ Wohngifte, Seite 910)
- Allergische Reaktionen, bei denen zwischen dem ersten Kontakt und dem erneuten Kontakt, der das Ekzem hervorruft, ein Zeitraum von einigen Tagen bis mehreren Jahren liegen kann. So kann es geschehen, daß man plötzlich auf eine Substanz allergisch reagiert, die man vorher jahrelang problemlos vertragen hat (➔ Allergie, Seite 534)

Die Suche nach den Ursachen kompliziert sich dadurch, daß Kontaktekzeme manchmal erst im Zusammenwirken von hautreizenden oder allergisierenden Stoffen mit Sonnenlicht entstehen (phototoxische oder photoallergische Kontaktekzeme). Die Entstehung einer Allergie setzt meist auch eine psychische Bereitschaft voraus (➔ Befindlichkeitsstörungen, Seite 215).

Ort und Ursache des Auftretens von Kontaktekzemen

Behaarte Kopfhaut: Alle Kosmetika einschl. Haarfärbe- und Haarpflegemittel. Weil die Kopfhaut besonders widerstandsfähig gegen allergisierende Stoffe ist, zeigen sich die Auswirkungen oft nur an der benachbarten Haut (Augenlider, Ohren, Nacken, Gesicht) und an den Händen

Augenlider: Alle Stoffe, die auf die behaarte Kopfhaut, das Gesicht und die Hände gelangen, insbesondere Nagellack. Außerdem gasförmige Stoffe wie Parfüm, Nasenspray, Insektenspray. Reinigungsmittel, Möbelpolitur, Pflanzenöle, Hölzer, Kunstharze, Reinigungsmittel für Kontaktlinsen

Stirn: Hutbänder (Verursacher sind Chromat und Stoffe, mit denen Hüte präpariert werden, z. B. Lorbeeröl, Kunststoffe)

Gesicht: Alle Kosmetika, die im Gesicht und in der Nähe des Gesichts verwendet werden. Außerdem alle Stoffe, die von den Händen oder aus der umgebenden Luft auf das Gesicht übertragen werden

Zwischen den Augenbrauen, hinter den Ohrmuscheln: Brillenteile (Verursacher ist Kobalt), Hörgeräte

Ohrläppchen: Ohrringe, besonders Modeschmuck aus Nickel

Nase: Nasensalben und -tropfen, Sprays, Parfüms, mentholhaltige Taschentücher

Lippen, Mundbereich: Zahnpasten, Mundwässer, Zitrusfrüchte, Nahrungsmittel mit Konservierungsstoffen und künstlichen Farbzusätzen, Lippenstifte, Lippensalben, Endstücke von Zigaretten und Zigarren, Zigarettenhalter

Nacken, Hals: Alle Arten von Kragen, Parfüm, Nagellack, Kosmetika, Farbstoffe in Kleidungsstücken (besonders schwarze Kleidung), Wollstoffe, Seidenstoffe, Schmuck

Achseln: Deodorants und schweißhemmende Mittel, Enthaarungsmittel, Schweißblätter in Kleidungsstücken (sind oft unsichtbar eingenäht), Farbstoffe in Kleidungsstücken, Parfüms

Hände, Handrücken, Unterarme: Wasch- und Reinigungsmittel, Chromate (Zement), Nickel (Modeschmuck)

Innenfläche der Hand: Plastik oder Farbstoff vom Steuerrad

Rückseite der Finger: Gummihandschuhe

Zeigefinger: Brillengestell, Schreibgeräte, mit den Fingern eingeführte Zäpfchen, aufgestrichene Salben, Pflanzenzwiebeln, Knoblauch, Tomaten, Mohrrüben, unzählige andere Stoffe aus Beruf und Freizeit

Oberkörper: Kleidungsstücke, Bademittel, Seifen, Massagemittel, Tascheninhalt, Metalle in oder an nicht unmittelbar der Haut aufliegenden Kleidungsstücken

Genitalbereich: Alle Materialien und Stoffe zur Empfängnisverhütung, Mittel zur Intimhygiene, Parfüms, Medikamente

Bauch: Knöpfe, Hosennieten

Gesäß: Klosettdeckel, Kissenbezüge, Unterlagen

After: Hämorrhoidenzäpfchen und -salben, Gegessenes und Getrunkenes, Abführmittel

Oberschenkel: Strumpfhalter, Inhalt der Hosentaschen, schlecht ausgespülte Waschmittelreste in der Unterwäsche, Innenseite der Oberschenkelbekleidung

Bein: Strumpfmaterial und -farben, Behandlung bei Unterschenkelgeschwüren, Wollfettester

Füße: Schuhmaterial (z. B. chromgegerbtes Leder, Kunststoffe, Klebstoffe), Schuhcreme, Antipilzmittel, schweißhemmende Mittel, Desinfektionsmittel (Formaldehyd)

Erkrankungsrisiko

Entgegen der häufig geäußerten Ansicht, daß die Zahl der ekzemartigen Hauterkrankungen stark ansteigt, bleibt die Zahl der jährlich von Ärzten diagnostizierten Ekzeme bei Erwachsenen in der BRD seit Anfang der 80er Jahre relativ konstant: rund 16 Millionen, davon etwa 40 Prozent Männer und 60 Prozent Frauen.
Das Erkrankungsrisiko steigt

- bei Personen, die aufgrund erblicher Veranlagung schnell allergisch reagieren
- bei Personengruppen, die ständig in Kontakt mit allergisierenden Stoffen kommen z. B. Bauarbeiter, Friseure usw. (➔ Gifte am Arbeitsplatz, Seite 943)

Die Zahl der Hauterkrankungen, die die Versicherungen als beruflich verursacht anerkennen, ist in den letzten Jahren stark angestiegen. In Österreich verzeichnet die Statistik der dafür zuständigen Versicherung seit 1978 einen Zuwachs um mehr als das Doppelte.

Mögliche Folgen und Komplikationen

Bei langdauernder Einwirkung der direkt schädigenden oder allergisierenden Substanz kann sich das Ekzem auf den ganzen Körper ausbreiten.
Solange die Hautveränderungen bestehen und auch unmittelbar nach der Abheilung ist die gesamte Haut hochempfindlich gegen alle möglichen Stoffe.
Auf einer bereits durch ein Ekzem geschädigten Haut können sich zusätzlich bakterielle oder Pilzinfektionen ausbreiten. Ekzeme sind nicht ansteckend.

Vorbeugung

Sie ist möglich, wenn man weiß, welche Substanz das Kontaktekzem verursacht hat. In diesem Fall sollte man jeden Hautkontakt damit vermeiden.
Putzarbeiten nicht mit den bloßen Händen durchführen. Dazu PVC-Handschuhe anziehen und darunter Baumwollhandschuhe. Gummihandschuhe können ebenfalls Ekzeme verursachen.

Wann zum Arzt?

Sobald Beschwerden auftreten.

Selbsthilfe

Bei einem plötzlich auftretenden Kontaktekzem sollte man die Hautstelle mehrere Minuten lang mit Wasser abspülen. Anschließend mit einem sterilen Verband abdecken. Weder Puder noch Butter, noch Öl oder irgendein anderes »Hausmittel« auftragen.
Generell sollte man jeden Hautkontakt mit reizenden oder allergisierenden Stoffen vermeiden. Das kann vor allem bei Kosmetika schwierig sein, weil - im Gegensatz zu den USA - die Hersteller in der Bundesrepublik Deutschland und Österreich die Inhaltsstoffe nicht angeben müssen. Bei selbst hergestellten Kosmetika wissen Sie hingegen immer, was Sie hineingerührt haben.
Bei Handekzemen zum Waschen eine milde Seife oder Reinigungsmilch verwenden. Nach dem Waschen die Hände immer gut abtrocknen und mit unparfümierter Creme mehrmals am Tag eincremen.
Bei allen Reinigungsarbeiten Baumwollhandschuhe und darübergezogene PVC-Handschuhe tragen.

Behandlung

Kontaktdermatitis kann anderen Hauterkrankungen (z. B. Pilzerkrankungen) ähneln. Vor jeder Behandlung muß darum eine sorgfältige Diagnose stehen. Solange die auslösende Ursache nicht ausgeschaltet ist, kann die Behandlung unwirksam sein oder die Erkrankung wieder auftreten. Das Auffinden des verursachenden Stoffes kann schwierig sein. Dazu ist eine genaue Befragung über Beruf, Hobbys, Tätigkeiten im Haushalt, Urlaubsgewohnheiten, Kleidung, verwendete Arzneimittel und Kosmetika notwendig. Spezielle Pflastertests, mit denen

Bücher über Naturkosmetik

Stephanie Faber: Das Rezeptbuch der Naturkosmetik; München
Stephanie Faber: Natürlich schön!; München
J. Pütz, Ch. Niklas: Cremes und sanfte Seifen; Köln, 1988
J. Pütz, Ch. Niklas: Lexikon der sanften Kosmetik; Köln, 1988

Folgende Firmen versenden Zutaten für Kosmetika zum Selbstherstellen und auf Anfrage kostenlose Preislisten:

ALC
Kranichstraße 2
2876 Berne 2
Tel.: (0 44 06) 61 44

Herbalind
Wiegenkamp 23
4292 Rhede/Westfalen
Tel.: (0 28 72) 21 24

Colimex
Mozartstr. 7
5000 Köln 51
Tel.: (02 21) 21 16 12

Spinnrad Versandhandel
Klosterstraße 13
4650 Gelsenkirchen
Tel.: (02 09) 27 21 71

Heicos Kosmetika
Bleichstraße 15
6900 Heidelberg
Tel.: (0 62 21) 47 55 88

Stella Karl Breit
Bleichereistr. 41
7336 Uhingen
Tel.: (071 61) 3 73 21

nach dem Verursacher des Ekzems gesucht wird, führt man erst nach der akuten Krankheitsphase durch (➔ Allergie, Seite 534). Das akute Kontaktekzem wird mit kortisonhaltigen Einreibemitteln behandelt. Sie sollten wegen der möglichen Nebenwirkungen normalerweise nicht länger als drei Wochen verwendet werden (➔ Kortisone, Seite 765). Gegen starken Juckreiz hilft die Einnahme von Medikamenten, die Antihistaminika enthalten (➔ Allergie, Seite 538). Diese Mittel wirken meistens dämpfend und beruhigend. Bei massiver Ausprägung des Ekzems wird Kortison direkt ins Blut infundiert.

Neurodermitis

(Atopische Dermitis, atopisches Ekzem, endogenes Ekzem)

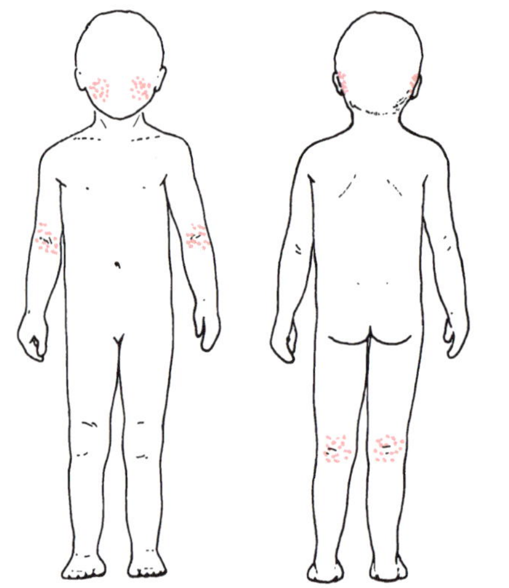

Typische Stellen bei Neurodermitis

Beschwerden

Chronische, stark juckende, oberflächliche Entzündung der Haut mit unterschiedlichem Verlauf und unterschiedlichen Krankheitszeichen:

- Säuglingsekzem (»Milchschorf«): ab etwa dem dritten Lebensmonat Rötung, Bläschenbildung und Schuppung an Wangen, Gesicht, Kopfhaut
- Atopische Dermitis Jugendlicher und Erwachsener: meist symmetrische Hauterscheinungen an Gesicht, Nacken, Ellenbogen, Kniekehlen mit trockener, geröteter, verdickter, schuppender, zerkratzter Haut; starker Juckreiz, Farbflecken

Ursachen

Die genaue Ursache der Erkrankung ist nicht bekannt.
Neurodermitis beginnt häufig schon im Säuglingsalter. Bei etwa vier von fünf Kindern besteht die Chance, daß sie sich nach der Pubertät »auswächst«. Patienten mit Neurodermitis haben offenbar eine ganz bestimmte Persönlichkeitsstruktur, mit der sie auf seelische Belastungen reagieren. Die Krankheit tritt besonders in emotional belastenden Situationen in immer wiederkehrenden Perioden auf (➔ Befindlichkeitsstörungen, Seite 215).
Neuere Untersuchungen weisen darauf hin, daß gewisse Nahrungsmittel - besonders Milchprodukte, Eiklar, Zitrusfrüchte - Rötung und Juckreiz hervorrufen können. In den meisten medizinischen Lehrbüchern wird allerdings bestritten, daß es einen Zusammenhang zwischen Nahrungsmitteln und Neurodermitis gibt.
Auch andere Faktoren wie extreme Temperaturschwankungen, Woll- oder Seidenbekleidung, bestimmte Öle und Fette oder allergisierende Chemikalien können Erkrankungsschübe auslösen. Baden in Süßwasser kann die Erkrankung verschlimmern, während Baden in Meerwasser zu keiner Verschlechterung führt.

Erkrankungsrisiko

Atopische Dermitis ist eine sehr häufige Erkrankung, von der vor allem Säuglinge und Kinder betroffen sind. Die Erkrankung tritt häufig bei Menschen auf, die selbst oder deren Familienmitglieder an allergischem Heuschnupfen, Asthma oder Bindehautentzündung leiden.

Mögliche Folgen und Komplikationen

Typisch für die Neurodermitis ist der heftige, in Phasen auftretende Juckreiz, der zum Zerkratzen der Haut zwingt. Die Folge sind oft schwere Hautschäden und die Gefahr von zusätzlichen Infektionen der Hautstellen.
Die Erkrankung belastet die Betroffenen und ihre Familie meist sehr. Kinder leiden vor allem nachts unter starkem Juckreiz. Die dann notwendigen Schmier- und Beruhigungsaktionen können das Zusammenleben der ganzen Familie stören. Weil emotionaler Streß die Beschwerden aber verschlimmert und sie nach Ansicht mancher Ärzte sogar auslösen kann, entsteht hier oft ein Teufelskreis, der Haut und Psyche gleichermaßen betrifft.
Durch ihr Verhalten können Eltern die Neurodermitis des Kindes oft unbewußt aufrechterhalten: Die intensive Zuwendung während eines Krankheitsschubes kann für das Kind eine »Belohnung« bedeuten, die das Leid durch die Erkrankung übertrifft (➔ Befindlichkeitsstörungen, Seite 215). Das bedeutet nicht, daß man das Kind nicht liebevoll umsorgen sollte, aber man sollte die Vorgänge schon

aufmerksam und kritisch betrachten. Neurodermitis kann zu Selbstunsicherheit, Zurückgezogenheit und Depressionen führen und psychotherapeutische Hilfe notwendig machen (➔ Beratung und Psychotherapie, Seite 822).

Vorbeugung

Manche Ärzte empfehlen, Kinder aus »Atopiker-Familien« mit hypoallergener Fertignahrung zu füttern, wenn sie nicht gestillt werden (*Aletemil HA* [BRD], *Aptamil HA* [Ö], *Beba HA* [BRD/Ö]). Der Nutzen einer solchen Ernährung ist allerdings nicht eindeutig erwiesen.

Wann zum Arzt?

Wenn Selbsthilfemaßnahmen keine Besserung bringen oder wenn es sich um eine schwere Form der Erkrankung handelt.

Selbsthilfe

Da Neurodermitis eine Erkrankung ist, die von der klassischen Medizin oft nur unbefriedigend behandelt wird, haben sich an vielen Orten Selbsthilfegruppen gebildet, die Empfehlungen zum Umgang mit diesem Leiden herausgeben und individuelle Beratungen durchführen.

Selbsthilfegruppen

BRD:	Bundesverband Neurodermitiskranker Postfach 1405; 5407 Boppard 1 Tel.: (0 67 42) 25 98
	Deutscher Neurodermitiker Bund Mozartstr. 11; 2000 Hamburg 76 Tel.: (0 40) 2 20 57 57
Österreich:	Selbsthilfegruppe für Neurodermitis/ atopisches Ekzem Barthgasse 9; 1030 Wien Tel.: (02 22) 78 72 82

Sinnvolle Maßnahmen

- Eine möglichst stabile emotionale Situation schaffen. Eventuell Entspannungstechniken erlernen (➔ Entspannung, Seite 813), um Spannungen und damit Anlässen für neue Krankheitsschübe besser begegnen zu können. Wer das Gefühl hat, allein mit den Problemen nicht mehr fertigzuwerden, sollte sich nicht scheuen, professionelle Hilfe zu suchen (➔ Beratung und Psychotherapie, Seite 822)
- Extrem feuchtes oder extrem trockenes Klima meiden
- Kleidungsstücke aus Wolle oder rauhen Kunststoff-Fasern meiden; günstig sind Stoffe aus Baumwolle oder Seide
- Die Haut möglichst selten mit Wasser und Reinigungsmitteln traktieren. Zur Hautreinigung Reinigungsmilch oder milde Seifenersatzmittel (Syndets wie *Eubos*, *Precutan*, *Satina*, *Sebamed*) verwenden
- Keine schäumenden Badezusätze, sondern Ölbäder verwenden. Nicht mit heißem, sondern nur mit warmem Wasser waschen, duschen oder baden
- Nach der Reinigung die Haut immer mit Pflegelotionen, -cremes oder -salben fetten
- Kleidungsstücke nach der Wäsche besonders gut spülen. Keine Klar- oder Weichspüler verwenden, dem letzten Spülgang eventuell ein bis zwei Eßlöffel Speiseessig beifügen
- Wenn die Füße von Ekzemen befallen sind: Hohe und unnötig dicht schließende Schuhe wie zum Beispiel Gummistiefel vermeiden. Keine Hausschuhe aus Filz oder Fell tragen, günstiger sind offene Leder- oder Leinenschuhe
- Zu hohe Zimmertemperatur und zu warme Kleidung fördern den Juckreiz
- Jede Hautinfektion ohne Verzögerung behandeln
- Alle Nahrungsmittel meiden, die nicht vertragen werden. Dazu gehören oft Zitrusfrüchte, Fisch, Eier, Nüsse, Mandeln, Hülsenfrüchte und Zucker in jeder Form. Es gibt Berichte von Patienten, die jahrelang erfolglos mit klassischen medizinischen Methoden behandelt worden sind und nach einer rigorosen, systematischen Diät beschwerdefrei geworden sind. Die Belastungen durch eine sehr rigorose Diät können allerdings – vor allem bei Kindern – erheblich sein
- Mehrwöchiger Aufenthalt in einem für die Haut günstigen Klima (z. B. an der Nordsee oder im Hochgebirge auf mindestens 1500 Meter Seehöhe). Manche Kassen bezahlen solche Kuraufenthalte. Der Wert dieser Kuren ist jedoch umstritten, weil Rückfälle nach der Rückkehr häufig sind
- Wenn möglich Impfungen und Behandlungen mit Antibiotika vermeiden, weil sie Neurodermitis-Schübe auslösen können

Behandlung

Falls die Selbsthilfemaßnahmen keinen Erfolg haben oder die Beschwerden unerträglich sind, wird der Arzt wahrscheinlich Kortisonsalbe oder -creme verschreiben. Wegen der schnell eintretenden Wirkung verführt Kortison zum Mißbrauch. Kortison heilt aber nicht, sondern hemmt nur die Entzündung. Nach dem Ende der Anwendung treten die Beschwerden oft vermehrt auf. Vielfältige Nebenwirkungen sind möglich (➔ Kortisone, Seite 765). Eine Neurodermitis kann Monate oder Jahre andau-

Bücher zur Diät bei Neurodermitis

S. Borelli, J. Rakoski: Neurodermitis, Niedernhausen, 1992

Sigrid Flade: Allergien natürlich behandeln, München, 1988

ern. So lange darf man aber keinesfalls ununterbrochen mit Kortison behandeln. Aus diesem Grunde sollte die Verwendung von Kortisonen »Not«situationen vorbehalten bleiben. Starken Juckreiz in der Nacht können Antihistaminika lindern (➔ Allergie, Seite 534). Manche dieser Mittel dämpfen allerdings so stark, daß man eventuell auch am nächsten Morgen noch müde ist. Wer Antihistaminika schluckt, sollte aus diesem Grund nicht selbst Auto fahren. Bei chronischen Krankheitszuständen sind unter Umständen teerhaltige Medikamente zum Auftragen zweckmäßig.

Akne

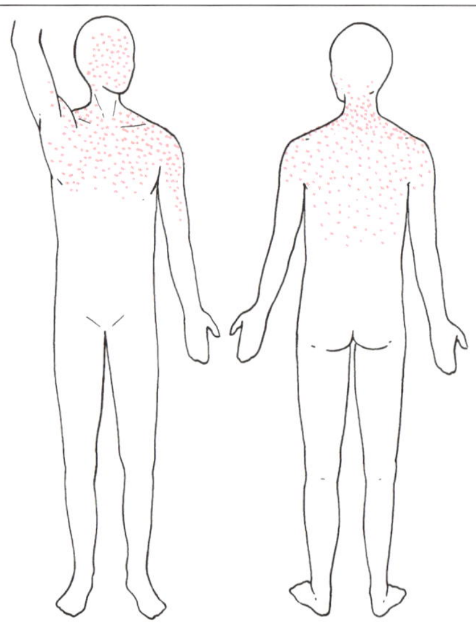

Typische Stellen von Akne

Beschwerden

Schwarze Pünktchen auf der Haut (offene Mitesser, *Komedonen*); weißliche, stecknadelkopfgroße Knötchen (geschlossene Mitesser). Wenn sich Mitesser entzünden, entstehen die roten Aknepusteln.

In schweren Fällen knotige, entzündliche Einlagerungen in der Haut; ausgedehnte Abszesse mit massiver Narbenbildung.

Ursachen

Man nimmt an, daß für die Entstehung von Akne die vermehrte Bildung des Hormons Testosteron während der Pubertät eine wichtige Rolle spielt. Dadurch werden die Talgdrüsen angeregt, vermehrt Talg abzusondern. Eine gesteigerte Hornproduktion am Ausgang der Drüsen behindert den Abfluß des Talgs. Der Talgbeutel vergrößert sich, bis der Talg unter dem verstärkten Druck nach außen tritt und durch chemische Umwandlung als schwarzes Pünktchen sichtbar wird. Dieses Talg-Horn-Gemisch kann sich entzünden. Es bilden sich die bekannten »Pickel«. Durch Herumdrücken werden die im Talg enthaltenen, entzündungsaktiven, freien Fettsäuren in die umgebende Haut gedrückt. So verschlimmert sich die Akne. Medikamente wie Kortison, Jod, Brom, Antiepileptika, Barbiturate, Lithium, Vitamin B_6, B_{12} und D_2 können ebenfalls Akne verursachen. Typisch für diese medikamentös verursachte Akne sind plötzlicher Beginn, ausgedehnter Befall ungewohnter Stellen (Rumpf, Arme, Beine) sowie das Auftreten auch außerhalb der Pubertät. Auch die Vergiftung mit polychlorierten Kohlenwasserstoffen (z. B. Dioxin) kann zu Akne führen.

Akne, die durch längeren Hautkontakt mit Teer, Pech oder Ölen entsteht, tritt in der Regel an den Stellen des direkten Kontakts auf, z. B. an den Oberschenkeln durch öldurchtränkte Hosen. Pflegecremes mit sehr fetten Salbengrundstoffen können gleichfalls Akne verursachen.

Erkrankungsrisiko

Etwa 4,5 Millionen Mal im Jahr werden in der BRD Ärzte wegen Akne aufgesucht. Die Patienten sind vorwiegend Jugendliche zwischen dem zwölften und zwanzigsten Lebensjahr. In diesem Lebensabschnitt sind fast alle mehr oder weniger von Akne betroffen. Das hängt mit der geänderten Zusammensetzung der Körperhormone zusammen. Bei Frauen verschlimmert sich die Akne meist in der zweiten Zyklushälfte.

Akne bessert sich meist im Sommer - wahrscheinlich aufgrund der günstigen Wirkung der UV-Strahlen - und verschlechtert sich im Winter.

Mögliche Folgen und Komplikationen

Akne ist für Jugendliche vor allem eine psychische Belastung und kann bei unsachgemäßer Behandlung nicht nur Narben auf der Haut, sondern auch auf der Seele hinterlassen.

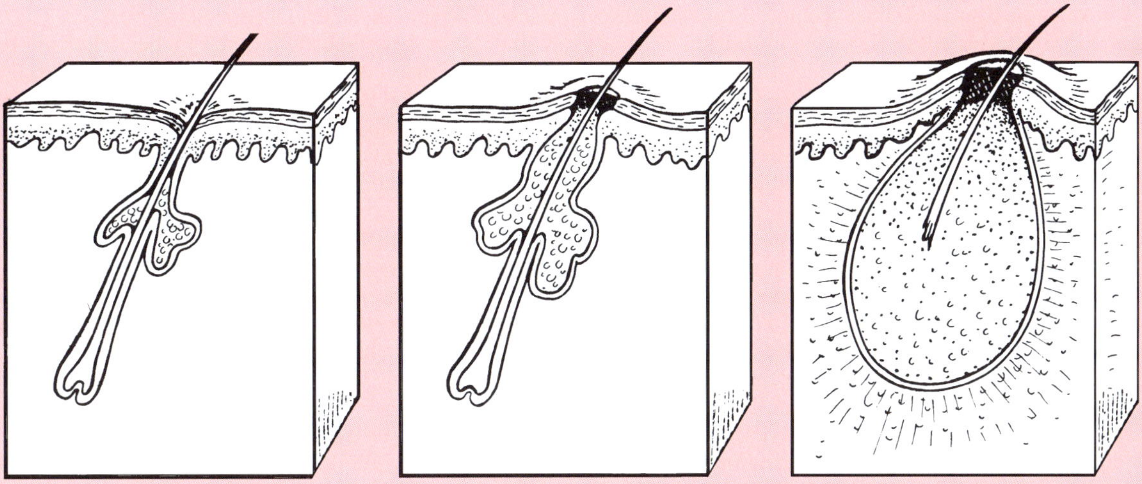

Normale Talgdrüse Mitesser: vermehrte Talgsekretion Pickel: entzündetes Gewebe

Vorbeugung
Ist nicht möglich. Eine entsprechende Behandlung kann die Beschwerden jedoch stark verringern.

Wann zum Arzt?
Wenn die Selbsthilfemaßnahmen nichts nutzen.

Selbsthilfe
- Pflege der Haut: Die betroffenen Hautstellen zweimal täglich mit einer milden Reinigungsmilch waschen. Kein Gesichtswasser, Creme oder Lotion verwenden, die nicht vom Arzt verschrieben oder empfohlen sind. Diese Präparate sind fast alle unwirksam, manche verursachen sogar selbst Hautreizungen
- Pickel nicht ausdrücken. Meist verschlimmert sich dadurch der Zustand der Haut. Wer es dennoch versucht, sollte so vorgehen: Zunächst heiße Kompressen auflegen. Hinterher Pickel mit einem Komedonenquetscher vorsichtig herauszudrücken versuchen. Krusten von kleinen Hautverletzungen auf keinen Fall abkratzen. Es verzögert die Heilung um mehrere Wochen und kann wurmstichartige Narben verursachen
  Am besten ist es, die Pickel von geschultem Personal in einem Kosmetiksalon entfernen zu lassen
- Sonnenbestrahlung. Allerdings sollten Sie übermäßiges Sonnenbaden vermeiden, weil Sonnenbrand die Haut schädigt und langfristig die Gefahr von Hautkrebs erhöht (➔ Sonnenbrand, Seite 314)
- Make-up möglichst vermeiden. Wer es dennoch gebraucht, muß die Haut später gründlich reinigen
- Nach derzeitigem Wissensstand gibt es keinen Zusammenhang zwischen bestimmten Nahrungsmitteln und einer Verschlimmerung der Akne. Wer jedoch vermutet, daß seine Haut auf bestimmte Nahrungsmittel reagiert, sollte diese für mehrere Wochen weglassen und anschließend in ausreichender Menge essen, um einen Unterschied feststellen zu können

Behandlung
Fast jede Akne heilt im Erwachsenenalter von allein. Das ist allerdings nur ein schwacher Trost für Jugendliche. Wer sich damit nicht zufriedengeben will, kann von seinem Hautarzt erwarten, daß er ihn bei der Suche nach einer wirkungsvollen Behandlung unterstützt.
Sinnvoll ist die äußerliche Behandlung mit Vitamin A-Säure (rezeptpflichtig) in Form von Tinkturen oder Salben - nicht zu verwechseln mit Vitamin A und deshalb auch durch dieses nicht zu ersetzen. Die Akne kann sich zunächst verschlimmern. Doch nach spätestens zwei Monaten wird der Erfolg sichtbar.

Innerliche Behandlung
Jede innerliche Aknebehandlung sollte erst dann beginnen, wenn die äußerliche Behandlung nicht den gewünschten Erfolg gebracht hat. Dann sollten beide Maßnahmen einander ergänzen.

- Einnahme des Antibiotikums Tetrazyklin in Kombination mit äußerlichen Behandlungsmethoden. Fachleute halten eine Einnahme über mehrere Monate und sogar Jahre für vertretbar. Schwangere dürfen Tetrazyklin nicht einnehmen
- Bei extrem schwerer Akne, die anders nicht behandelt werden kann, haben sich die Wirkstoffe Isotretinoin (*Roaccutan* [BRD/Ö]) und Etretinat (*Tigason* [BRD/Ö]) bewährt. Dabei können allerdings beträchtliche Nebenwirkungen an Haut und Schleimhäuten auftreten. Weil diese Medikamente während der Schwangerschaft schwerste Mißbildungen des Kindes verursachen, muß vor der Behandlung eine Schwangerschaft sicher ausgeschlossen sein und sie während der Behandlung zuverlässig verhindert werden. Bei *Roaccutan* muß der Empfängnisschutz noch einen Monat nach dem Ende der Behandlung fortgesetzt werden, bei *Tigason* sogar noch zwei Jahre lang
- Frauen, die ohnehin »die Pille« einnehmen, könnten Präparate wie *Eunomin* (BRD) oder *Diane* (BRD/Ö) wählen. Sie enthalten eine Hormonart, die Akne bessern kann. Erfolge sind allerdings erst nach drei bis sechs Einnahmezyklen zu erwarten

Sinnvoll: Äußerliche Behandlung mit Benzoylperoxid

Aknefug oxid (BRD)	Panoxyl (BRD/Ö)
Akneroxid (BRD)	Sanoxit (BRD)
Oxy-Fissan (BRD)	Scherogel (BRD/Ö)
Oxy-Woelm (BRD)	

Nebenwirkungen: Ganz selten Allergien.

Sinnvoll: Äußerliche Behandlung mit Vitamin A-Säure

Airol (BRD/Ö)	Epi-Aberel (BRD)
Cordes-VAS (BRD)	Eudyna (BRD/Ö)

Nebenwirkungen: Hautreizungen sind häufig. Sie verstärken sich bei höherer Dosierung, ohne daß das die Wirksamkeit verbessert.

Übermäßiges Schwitzen (Hyperhidrosis)

Beschwerden
Ob die Schweißproduktion übermäßig ist oder eine normale körperliche Reaktion auf Wärme oder Streß darstellt, ist manchmal schwer zu entscheiden. Schwitzen kann bisweilen mit unangenehmem Geruch verbunden sein.

Ursachen
Mit Hilfe der Schweißabsonderung reguliert der Körper seine Temperatur. Übermäßiges Schwitzen am ganzen Körper kann verursacht sein durch Fieber, Überfunktion der Schilddrüse (➔ Seite 573), Hormonstörungen oder Medikamente (z. B. Kortison).
Handflächen, Fußsohlen und Achselhöhlen schwitzen bei psychisch belastenden Situationen meist stark (➔ Befindlichkeitsstörungen, Seite 215).

Das Risiko steigt
- Bei stark übergewichtigen Menschen
- Bei Jugendlichen in der Pubertät
- Bei Friseuren, die mit Kaltwellflüssigkeiten arbeiten. Sie entwickeln häufig Schweißhände und in der Folge Ekzeme

Mögliche Folgen und Komplikationen
Vermehrte Schweißbildung ist harmlos, aber peinlich für diejenigen, die schwitzen, und unangenehm für die, die es riechen.
Schweißnasse Haut ist anfälliger für Reizungen und Entzündungen.

Vorbeugung
Luftige, feuchtigkeitaufsaugende Kleidung tragen. Schweißtreibende Getränke wie Tee, Kaffee und Alkohol meiden. Eventuell vorhandenes Übergewicht reduzieren. Beim Arbeiten mit Kaltwellflüssigkeiten Handschuhe tragen.

Wann zum Arzt?
Wenn Selbsthilfemaßnahmen nichts nützen.

Selbsthilfe
- Waschen verhindert den Schweißgeruch
- Salbeitee hemmt die Schweißproduktion
- Wer häufig »vor Angst naßgeschwitzt« ist, sollte lernen, sich zu entspannen (➔ Entspannung, Seite 813)
- Deodorants. Sie bestehen im wesentlichen aus Alkohol, Parfüm und Deo-Wirkstoffen. Alkohol trocknet die Haut aus und vermittelt das Gefühl von Frische; Parfüm überdeckt den Schweißgeruch; Deo-Wirkstoffe sollen jene Bakterien abtöten, die den Schweiß zersetzen und den unangenehmen Geruch verursachen. Alle Deodorants wirken ähnlich. Unterschiede bestehen lediglich im Preis und in der Duftnote. Als Nebenwirkung können Hautreizungen auftreten. Aus ökologischen Gründen sollten Sie Pumpsprays, Roller oder Stifte wählen

- Schweißhemmende Mittel (Anti-Transpirantien) sollte man nur bei sehr starker Schweißproduktion verwenden. Solche Mittel enthalten Metallsalze, Säuren und Aldehyde, die die Schweißdrüsen verengen und die Schweißproduktion um 20 bis 50 Prozent verringern. Diese Mittel sind nicht ohne Risiko: Sie können Hautreizungen und Entzündungen verursachen

Behandlung

- Medikamente, die das sympathische Nervensystem blockieren (sogenannte Anticholinergika wie Atropin). Die Nebenwirkungen sind jedoch beträchtlich - Mundtrockenheit und Sehstörungen - und machen sich meist schon bemerkbar, bevor sich die Schweißmenge verringert
- Operative Entfernung von Schweißdrüsen oder chirurgische Durchtrennung der Nerven, die die Schweißdrüsen anregen. Die Nebenwirkungen und Risiken dieser Eingriffe sind jedoch so groß, daß man den möglichen Nutzen genau abwägen sollte

Schuppende Haut (Seborrhoisches Ekzem)

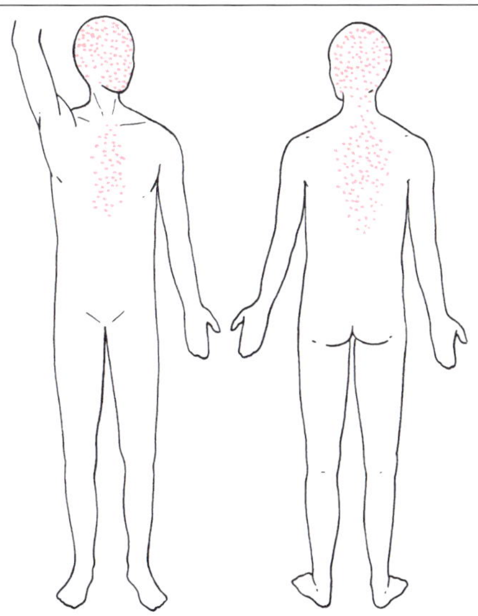

Typische Stellen von schuppender Haut

Beschwerden

Eine leichte Form des Seborrhoischen Ekzems sind fettig-gelbliche, kleieförmige Kopfschuppen. Bei Erwachsenen schuppt sich nicht nur die Kopfhaut, sondern auch andere Stellen des Körpers: Augenbrauengegend, Augenlider; Nase; rote, juckende und schuppende Haut in den Falten, die von der Nase zu den Mundwinkeln verlaufen, und in den Falten unter dem Kinn. Bei Männern breitet sich dieses Ekzem manchmal auf den Bart und die behaarten Teile der Brust und des Rückens aus.
Die Beschwerden treten oft schon in der Kindheit auf.

Ursachen

Die Ursache dieses Ekzems ist bis jetzt nicht bekannt. Man vermutet erbliche Anlagen, wobei die Erkrankung durch Streßsituationen ausgelöst wird.

Erkrankungsrisiko

In der BRD leiden etwa 300 000 Personen an Seborrhoischem Ekzem.

Mögliche Folgen und Komplikationen

Die Krankheit ist nicht ansteckend, aber sie kann sich am ganzen Körper in Form von Rötung und Schuppung ausdehnen. Mediziner nennen dies *Erythrodermie*.

Vorbeugung

Ist nach derzeitigem Wissensstand nicht möglich.

Wann zum Arzt?

Wenn sich die Beschwerden nicht bessern oder wenn es sich um eine schwere Erkrankungsform handelt.

Selbsthilfe

Ist nicht möglich. Fetthaltige Pflegemittel vermeiden.

Behandlung

Meistens helfen kortisonhaltige Einreibemittel. Diese Medikamente sollten nicht länger als drei Wochen verwendet werden, weil bei längerdauernder Anwendung die Gefahr von bleibenden Hautschäden besteht (➔ Seite 765). Ein sehr wirksames Medikament ist außerdem das Pilzmittel Ketoconazol (*Nizoral* [BRD/Ö]).

Vererbbare Verhornungsstörung (Ichthyosis)

Beschwerden

Schon in der frühen Kindheit trockene, rauhe Haut; weiße bis graue, festhaftende Schuppen (»Eidechsenhaut«). Arme und Beine sind stärker betroffen als Rumpf und Gesicht, Handflächen und Fußsohlen sind schwielig verdickt.

Ursachen
Übermäßige Hornproduktion. Diese Störung wird vererbt.

Erkrankungsrisiko
Im Bevölkerungsdurchschnitt leiden etwa drei von 1000 Personen an vererbten Verhornungsstörungen. Männer und Frauen sind etwa gleich häufig davon betroffen.
Es gibt außerdem eine sehr seltene Form der vererbten Ichthyose, an der nur Männer erkranken.

Mögliche Folgen und Komplikationen
Die Krankheit ist nicht ansteckend und nicht schmerzhaft. Durch die Behandlung wird sie zwar nicht geheilt, aber das Aussehen und die Beschwerden werden deutlich gebessert.

Vorbeugung
Ist nach dem derzeitigen Wissensstand nicht möglich.

Wann zum Arzt?
So bald wie möglich.

Selbsthilfe
Kaltes Wetter verschlimmert normalerweise die Erkrankung. Bei kalter Witterung also warm anziehen und Handschuhe tragen.
Wichtig ist es, die Haut geschmeidig zu halten:
- Seife nur sehr sparsam verwenden
- Etwa zehn Minuten baden reichert die Hornschicht der Haut mit Feuchtigkeit an. Anschließend sollte man die Haut zum Beispiel mit Vaseline einfetten

Behandlung
Zur Entfernung der Schuppen verwendet man salizylsäurehaltige Salben. Harnstoffhaltige Salben sollen dafür sorgen, daß die Haut Feuchtigkeit länger speichern kann. Am wirkungsvollsten ist das Schlucken von Medikamenten, die Isotretinoin oder Etretinat enthalten und auch zur Behandlung der Akne verwendet werden. Die Behandlung erfordert besondere Vorsichtsmaßnahmen (➔ Akne, Seite 326).

Schüppchenrose (Pityriasis rosea)

Beschwerden
Die Erkrankung beginnt meist am Rumpf mit einem oder mehreren großen, hellrot bis blaßrosa schuppenden Hautflecken. In den folgenden Tagen breitet sie sich über den ganzen Rumpf, die Oberarme und die Oberschenkel aus. Gesicht, Hände und Füße werden meist nicht befallen. Meist dauern die Beschwerden etwa vier bis zwölf Wochen.

Ursachen
Die Ursache ist nicht genau bekannt, man vermutet, daß es sich um eine Virusinfektion handelt.

Erkrankungsrisiko
Dieser Ausschlag kann in jedem Lebensalter auftreten, befällt jedoch vorwiegend Frauen im Alter zwischen 12 und 40 Jahren. Die meisten Erkrankungen treten im Frühjahr und im Herbst auf. Jedes Jahr sind in der BRD rund 150 000 Menschen davon betroffen.

Mögliche Folgen und Komplikationen
Die Erkrankung ist nicht ansteckend und heilt normalerweise innerhalb von vier bis sechs Wochen von selbst. Rückfälle sind selten.

Vorbeugung
Ist nach derzeitigem Wissensstand nicht möglich.

Wann zum Arzt?
Sobald die beschriebenen Beschwerden auftreten, um andere Krankheiten mit ähnlichen Hauterscheinungen auszuschließen.

Selbsthilfe
Die Erkrankung ist oft besonders hartnäckig bei Patienten, die sich häufig und intensiv waschen. Wenn die Beschwerden besonders stark sind, sollte man heiße Bäder, Duschen, Schwitzen, Sauna und Massagen vermeiden.

Behandlung
Eine spezielle Behandlung ist nicht notwendig. Bei sehr starkem Hautausschlag und Juckreiz wird der Arzt möglicherweise ein kortisonhaltiges Medikament zum Auftragen verschreiben. Wegen der Nebenwirkungen sollten diese Medikamente jedoch nicht länger als drei Wochen verwendet werden (➔ Kortisone, Seite 765).

Schuppenflechte (Psoriasis)

Beschwerden
Ziegelrote, erhabene, meist nicht juckende Hautflecken, die von silbrigweißen Schuppen bedeckt sind. Diese Psoriasisherde sind oft klein und punktförmig, können

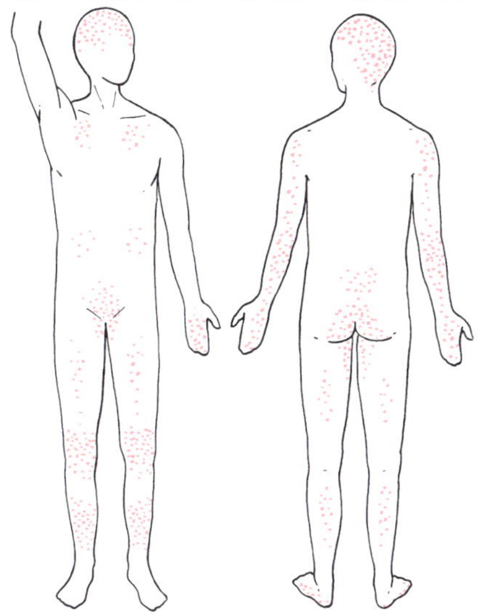
Typische Stellen von Schuppenflechte

jedoch auch münz- oder sogar handtellergroß werden. Am häufigsten treten sie an Knien, Ellenbogen, über dem Kreuzbein und auf der Kopfhaut auf. An Achselhöhlen, Brüsten, Genitalien und am After sind sie seltener. Die Mundschleimhaut ist frei von Psoriasis. An Händen und Füßen tritt die Psoriasis üblicherweise in Form von scharf begrenzten, geröteten Herden mit schmerzhaften Hautrissen oder Bläschen auf. Bei etwa einem Drittel bis der Hälfte betrifft die Psoriasis auch die Fingernägel: Sie verdicken sich, es bilden sich kleine Grübchen (sogenannte Tüpfelnägel); manchmal sind die Nägel gelblichweiß verfärbt und haben einen Rand, der wie ein Ölfleck aussieht. Die Fingernägel wachsen bei Menschen mit Psoriasis schneller als normal und lösen sich teilweise vom Nagelbett. Die Krankheit kann in jedem Alter auftreten. Der Verlauf ist schubartig. Häufigkeit, Dauer und Intensität der Schübe sind jedoch sehr verschieden.

Ursachen
Eine wahrscheinlich erblich übertragene Störung, die an den betroffenen Hautstellen zu einer überdurchschnittlich schnellen Hautzellenproduktion führt. Auslöser der Krankheit können sein:
- Infektionskrankheiten wie Angina, Grippe, Bronchitis
- Medikamente wie Lithium-Salze zur Behandlung von Depressionen, Antimalaria-Mittel und sogenannte Betablocker zur Behandlung von Herz- und Kreislauferkrankungen
- Emotionale Belastungssituationen (➔ Befindlichkeitsstörungen, Seite 215)
- Verletzungen der Haut

Erkrankungsrisiko
Etwa zwei Prozent der Bevölkerung - das heißt mehr als eine Million Bundesdeutsche und etwa 140 000 Österreicher - leiden unter dieser Krankheit. Das Erkrankungsrisiko steigt bei Kindern auf etwa 25 Prozent, wenn ein Elternteil psoriasiskrank ist, und auf 60 bis 70 Prozent, wenn beide Eltern Psoriatiker sind.

Mögliche Folgen und Komplikationen
Psoriasis kann einen ein Leben lang begleiten. Bei etwa zwei Drittel der Patienten gibt es allerdings immer wieder längerdauernde Perioden, in denen sich die Krankheit kaum bemerkbar macht.
Psoriasis ist nicht ansteckend. Viele Patienten leiden aber darunter, daß sie - wenn die Krankheitszeichen deutlich sichtbar sind - von ihren Mitmenschen wie Aussätzige behandelt werden. Minderwertigkeitsgefühle und sozialer Rückzug können die Folge sein. Wer dadurch in seinem Wohlbefinden beeinträchtigt ist, sollte sich nicht scheuen, in einer Selbsthilfegruppe nach einer Aussprachemöglichkeit oder bei professionellen Therapeuten Hilfe zu suchen (➔ Beratung und Psychotherapie, Seite 822).
Probleme verursacht die Psoriasis vor allem dann, wenn sie an den Händen auftritt: Die Erkrankung ist für die Mitmenschen sichtbar, und die Ausübung des Berufs kann schwierig werden.
Die meisten Cremes und Salben sind fettig, sie schmieren und beflecken Schreibpapier und Gegenstände, mit denen man beruflich umgehen muß.
In seltenen Fällen kann Psoriasis zu Komplikationen führen, die schwierig zu behandeln sind.
- Wenn sich die Psoriasis-Flecken auf den ganzen Körper ausdehnen. Die Mediziner bezeichnen dies als *Erythrodermie*
- Auftreten von Pusteln an den Psoriasis-Herden (*Psoriasis pustulosa*)

Bei etwa einem Fünftel der Psoriasiskranken gesellen sich zu den Hautveränderungen noch Gelenkbeschwerden hinzu (➔ Psoriasis-Arthritis, Seite 521).

Vorbeugung
Ist nicht möglich.

Wann zum Arzt?
So bald wie möglich.

Selbsthilfegruppen für Psoriasis-Kranke	
BRD:	Deutscher Psoriasis-Bund Oberaltenallee 20 a; 2000 Hamburg 76 Tel. (040) 2 27 09 85
Österreich:	Psoriatikerverein Stromstr. 39-45/7; 1200 Wien Tel. (02 22) 35 40 03

Selbsthilfe
Diäten beeinflussen die Krankheit nicht.
Sonnenbaden bessert die Beschwerden meist. Allerdings verschlimmert sich die Erkrankung durch Sonnenbrand.
Die Haut sollte geschmeidig gehalten werden durch
- regelmäßige Bäder, denen ein Glas Milch mit einem Teelöffel Olivenöl zugesetzt wurde
- oder regelmäßiges Einreiben mit fetthaltigen Körperlotionen oder einem Körperöl

Behandlung
Obwohl die äußerliche Behandlung unbequemer und aufwendiger ist, sollten ihre Möglichkeiten immer erst ausgeschöpft werden, bevor eine innerliche Behandlung hinzukommt.

Äußerliche Behandlung
- Salizylsäurehaltige Medikamente lösen die Schuppen
- Teerhaltiges Shampoo für die Behandlung der behaarten Kopfhaut
- Teerhaltige Salben und Cremes sind zwar wirksam, wegen des Teergeruchs und der Fleckenbildung lehnen viele Patienten sie jedoch ab. Der Zustand der Haut bessert sich nach ihrer Verwendung erst nach zwei bis drei, manchmal erst nach acht Wochen
- Bei besonders hartnäckigen, chronischen Psoriasis-Erkrankungen: Kombinationsbehandlung von teerhaltigen Mitteln und Bestrahlung mit ultraviolettem Licht (UV-B). Dabei wird zwei- oder dreimal täglich die Haut mit einem Steinkohleteer-Präparat eingerieben und vor der Bestrahlung wieder entfernt. Die Behandlung dauert etwa vier bis sechs Wochen, wobei sich eine Besserung meist nach etwa drei Wochen zeigt
- Kortisonhaltige Medikamente zum Auftragen auf die Haut bessern die Beschwerden zwar schnell, aber nach dem Behandlungsende tritt die Erkrankung meist viel stärker wieder auf. Zu den Nebenwirkungen von Kortisonen ➔ Seite 765
- Seit langem bewährt ist der Wirkstoff Dithranol, der in einer Reihe von Medikamenten zusammen mit Salizylsäure enthalten ist (z. B. *Psoradexan* [BRD/Ö], *Psoralon MT* [BRD], *StieLasan* [BRD], *Warondo Psoriasissalbe* [BRD]). Weil Dithranol Wäsche und Haut verfärbt, kann dieses Mittel praktisch nur während eines Krankenhaus-Aufenthaltes angewendet werden.

Innerliche Behandlung
- Die PUVA-Therapie gilt als wirkungsvollste innerliche Behandlung. Der Wirkstoff Methoxsalen (*Meladinine* [BRD/Ö]) wird geschluckt. Bei anschließender Bestrahlung mit UV-A-Licht blockiert das Medikament die Teilung von Zellen und verhindert so die Bildung der typischen Psoriasis-Herde. Diese Behandlung ist relativ aufwendig - viermal pro Woche eine Bestrahlung - und schädigt bei langer Anwendung die Haut. Möglicherweise vergrößert sich das Risiko der Entstehung von Hautkrebs. Darum sollte die PUVA-Therapie nur in schweren Fällen angewendet werden
- Erst wenn alle anderen Therapien versagen, ist eine Behandlung mit Methotrexat vertretbar. Dieses Mittel kann schwerwiegende Nebenwirkungen verursachen (➔ Krebs-Chemotherapie, Seite 546)
- Bestimmte Psoriasisformen werden mit Etretinat behandelt (*Tigason* [BRD/Ö]). Es kann vier bis sechs Wochen dauern, bis sich eine Wirkung an der Haut zeigt. Als Nebenwirkung kommt es fast immer zu Mundtrockenheit und spröden, rissigen Lippen, gelegentlich zu leichtem, vorübergehendem Haarausfall, Nasenbluten und Juckreiz. Dieses Medikament führt während der Schwangerschaft zu Mißbildungen beim Kind. Während der Behandlung und zwei Jahre danach muß eine Schwangerschaft durch sichere Verhütungsmethoden unbedingt ausgeschlossen werden
- Kortisonhaltige Medikamente zum Schlucken sollten bei Psoriasis nicht verwendet werden

Streifen (Striae distensae)

Beschwerden
Unterschiedlich lange und breite, parallel oder auseinanderlaufende Streifen auf der Haut, meist an den Hüften und Brüsten, aber auch an den Oberschenkeln, Achseln, an Unterbauch und Gesäß. Anfangs sind die Streifen rötlich bis blaurot, später werden sie hell.

Ursachen
Durch einen über längere Zeit erhöhten Gehalt des Blutes an Nebennierenrinden-Hormonen (➔ Seite 580) werden die elastischen Fasern der Haut überdehnt.

Das Risiko steigt
- Bei Frauen durch Schwangerschaft
- In der Pubertät
- Bei stark übergewichtigen Menschen
- Bei krankhaft erhöhter Hormonproduktion der Nebennierenrinden (➔ Cushing-Erkrankung, Seite 580)
- Bei einer Kortison-Behandlung

Mögliche Folgen und Komplikationen
Streifen sind zwar harmlos, können die Betroffenen aber doch belasten, weil sie sich nicht mehr »schön« fühlen.

Vorbeugung
Streifen aus »hormonbewegten« Zeiten wie Pubertät und Schwangerschaft kann man nicht vorbeugen. Bei Kortison-Behandlung ➔ Seite 765.

Wann zum Arzt?
Wenn Unklarheit über die Bedeutung der Streifen besteht.

Selbsthilfe
Der Nutzen von Bürstenmassagen oder regelmäßigem Massieren ist umstritten.

Behandlung
Keine wirksame Behandlung möglich.

Dunkle Flecken im Gesicht

(Hyperpigmentierungen, Chloasma, Parfümflecken)

Beschwerden
Gelblichbraune Flecken, symmetrisch an Stirn, Schläfen und Wangen.

Ursachen
- Hormonelle Veränderungen während der Schwangerschaft oder durch die Einnahme der »Pille«; Sonnenlicht verstärkt die Verfärbung
- Sonnenbestrahlung in Verbindung mit vaselinhaltigen Hautcremes, auch wenn sie nur zur Hautpflege dienen
- Sonnenbestrahlung in Verbindung mit bestimmten Parfümstoffen (Bergamottöl)

Risiko
Durch Kosmetika und Körperpflegemittel hervorgerufene dunkle Hautflecken treten etwa fünf- bis zehnmal häufiger auf als durch hormonelle Veränderung verursachte.

Mögliche Folgen und Komplikationen
Die Flecken sind harmlos und nicht ansteckend. Sie verschwinden meist von selbst wieder, wenn die Verursacher nicht mehr wirken.

Vorbeugung
Vor dem Sonnen keine Kosmetika oder Parfüms verwenden. Seine Kosmetika auf diese Inhaltsstoffe zu überprüfen, ist in Österreich und der BRD allerdings schwierig, weil die Kosmetika-Hersteller nicht verpflichtet sind, die Inhaltsstoffe anzugeben. In problematischen Fällen sollten Sie die Firma anschreiben und um Auskunft über die Inhaltsstoffe bitten oder den Arzt darum bitten. Sonnenbestrahlung im Gesicht vermeiden oder Sonnenschutzmittel mit hohem Lichtschutzfaktor verwenden.

Wann zum Arzt?
Wenn die Farbflecken Sie sehr stören.

Selbsthilfe
Abdecken der betroffenen Hautstellen mit Make-up.

Behandlung
- Man kann die dunklen Stellen mit *Depigman* (BRD/Ö) bleichen. Das Präparat sollte man vor der Anwendung im Gesicht eine Woche lang hinter dem Ohr testen, weil es entzündliche Hautreaktionen auslösen oder die Haut zu stark bleichen kann
- Der Arzt kann die dunklen Stellen mit flüssigem Sauerstoff »einfrieren«. Es bilden sich Krusten, die nach acht bis zehn Tagen abfallen. Nach etwa drei Wochen hat sich an den behandelten Stellen eine neue Haut mit normaler Pigmentierung gebildet

Weißfleckenkrankheit (Vitiligo)

Beschwerden
Scharf begrenzte, weiße Hautflecken mit Rändern, die oft dunkler als normal gefärbt sind. Bei gebräunter Haut fallen die Flecken besonders stark auf. Meist vergrößern sich die Flecken langsam.

Ursachen
Sind nicht bekannt. Man vermutet eine Störung des allgemeinen Abwehrsystems.

Das Risiko steigt
Bei Menschen, die an Diabetes oder Schilddrüsenerkrankungen leiden oder deren Abwehrsystem erkrankt ist.

Mögliche Folgen und Komplikationen
Die Flecken sind zwar harmlos und stecken nicht an, doch wenn sie entstellend wirken, können sie die Betroffenen sehr belasten. Die hellen Stellen sind sehr sonnenbrandgefährdet.

Vorbeugung
Ist nach derzeitigem Wissensstand nicht möglich.

Wann zum Arzt?
Wenn die Flecken sehr entstellend sind.

Selbsthilfe
Sonnenbestrahlung möglichst vermeiden oder die Bräunung der normal gefärbten Haut durch Sonnenschutzmittel mit hohem Lichtschutzfaktor gering halten (➔ Sonnenbrand, Seite 314). So verhindert man, daß sich der Kontrast noch weiter verstärkt.
Die weißen Hautflecken kann man mit Make-up abdecken oder mit Selbstbräunungsmitteln anfärben.

Behandlung
- Lokale Photochemotherapie: Auf kleine Flecken wird das Medikament *Meladinine* (BRD/Ö) aufgetragen. Dann kann eine Bestrahlung mit Sonnenlicht oder künstlichem UV-A-Licht in manchen Fällen die weißen Hautstellen bräunen
- PUVA-Therapie wie bei Psoriasis (➔ Seite 332). Diese Behandlung ist sehr aufwendig. Es kann Monate bis Jahre dauern, bis eine kosmetisch befriedigende Hautfärbung erreicht ist. Die Bestrahlung erhöht möglicherweise das Risiko, daß sich ein Hautkrebs entwickelt
- Statt die weißen Stellen dunkel zu färben, kann man versuchen, die normale Hautfarbe im Gesicht und an den Händen zu bleichen, um so eine einheitlich helle Haut zu erhalten (➔ Dunkle Hautflecken im Gesicht, Seite 333). Möglicherweise empfindet man das als weniger störend als den Kontrast zwischen hellen und dunklen Stellen

Hautpilz an Brust- und Rückenmitte

(Pityriasis versicolor, Pityriasis versicolor alba)

Beschwerden
Unterschiedlich gefärbte Hautflecken an den Stellen von Brust- und Rückenmitte, wo viele Talgdrüsen sitzen: Schmutziggelb, bräunlich, meist kleieförmig schuppend. Eine Sonderform der Erkrankung (*Pityriasis versicolor alba*) verursacht ausgeprägte Entfärbungen der befallenen Hautstellen, die als weiße Flecken sichtbar werden.

Ursachen
Eine harmlose, oberflächliche, nichtentzündliche Infektion durch Pilze führt dazu, daß die befallene Hautstelle mit der Zeit ihren Farbstoff verliert. Die umgebende Haut erscheint dadurch dunkler, besonders nach dem Sonnen. Es kann deshalb sein, daß man die Erkrankung nur im Sommer bemerkt.

Erkrankungsrisiko
In der BRD wird diese Diagnose jedes Jahr etwa 120 000mal gestellt. Das Erkrankungsrisiko steigt bei Menschen, die stark schwitzen. Die Angewohnheit, nicht waschbare Kleidungsstücke unmittelbar auf der Haut zu tragen, fördert Rückfälle. Sonnenlotionen und -cremes fördern das Wachstum des Pilzes.

Mögliche Folgen und Komplikationen
Die Erkrankung ist harmlos und kaum ansteckend. So wie alle Erkrankungen, die das Aussehen beeinflussen, kann auch diese Auswirkungen auf das psychische Wohlbefinden haben (➔ Befindlichkeitsstörungen, Seite 215).

Vorbeugung
Regelmäßiges Waschen, Abrubbeln der Haut mit einer Massagebürste.

Wann zum Arzt?
Wenn die Flecken Sie stören.

Selbsthilfe
Eine Selbsthilfe ohne Abklärung, ob es sich wirklich um diese Pilzerkrankung handelt, ist nicht sinnvoll.

Behandlung
Auf die befallenen Stellen wird ein bis zwei Wochen lang regelmäßig ein Pilzmittel aufgetragen (z. B. *Canesten* [BRD/Ö], *Epi-Pevaryl* [BRD/Ö]). Weil unbemerkt oft auch die Kopfhaut vom Pilz befallen ist, sollte das Haar während dieser Zeit mit einem selendisulfidhaltigen Shampoo gewaschen werden (z. B. *Selsun* [BRD/Ö], *Selukos* [BRD/Ö]). Unter Umständen wird der Hautarzt spezielle Tinkturen zum Einreiben verschreiben.
Wenn die äußerliche Behandlung erfolglos geblieben ist, der Pilzbefall sehr ausgedehnt ist und immer wiederkehrt, ist das Schlucken des Pilzmittels Ketokonazol (*Nizoral* [BRD/Ö]) angebracht. Dieses Medikament muß

etwa zwei Wochen lang eingenommen werden. Als Nebenwirkung kommen zwar selten, aber dann schwere Leberschäden vor. Nach Behandlung der Pilzinfektion bleiben die Flecken unter Umständen noch eine Zeitlang bestehen, bis die Haut durch Sonneneinstrahlung wieder denselben Farbton hat wie der umgebende Bereich.

Kupferfinne (Rosacea)

Beschwerden
Zunächst fleckförmige Rötungen der grobporigen Haut, vor allem auf Nase, Stirn und Wangen. Später entwickeln sich Knötchen und Pusteln. In manchen Fällen tritt diese Erkrankung über Jahre hinweg immer wieder auf oder bleibt lebenslang bestehen. Die Erkrankung befällt meist hellhäutige Personen im Alter zwischen 30 und 50.
Wenn die Kupferfinne unbehandelt bleibt, kann sich - fast ausschließlich bei Männern - eine sogenannte Knollennase (*Rhinophym*) entwickeln.

Ursachen
Es werden viele Ursachen vermutet, z. B. erbliche Veranlagung und innere Erkrankungen. Entgegen landläufiger Meinung spielt Alkohol für die Entstehung der »roten Nase« keine Rolle. Vielfältige, unspezifische Reize können die Gesichtsrötung auslösen: Erregung, emotionaler Streß, Hitze, stark gewürzte Nahrungsmittel, heiße Getränke. Nach Ansicht vieler Ärzte spielt die Zusammensetzung des Talgs für die Entstehung der Erkrankung eine wesentliche Rolle.

Erkrankungsrisiko
In der BRD wird etwa 270 000mal im Jahr die Diagnose »Kupferfinne« gestellt, Frauen sind etwas häufiger davon betroffen als Männer.

Mögliche Folgen und Komplikationen
Die Erkrankung steckt nicht an und ist harmlos, hat aber wegen des auffälligen Aussehens häufig schwerwiegende Auswirkungen auf das psychische Wohlbefinden (→ Befindlichkeitsstörungen, Seite 215). In manchen Fällen sind die Augen von der Erkrankung mitbetroffen, es entwickelt sich dann eine Bindehautentzündung.

Vorbeugung
Ist nach derzeitigem Wissensstand nicht möglich.

Wann zum Arzt?
Bei den oben genannten Beschwerden.

Selbsthilfe
Ähnlich wie bei der Akne ist die Hautreinigung sehr wichtig: Waschen Sie die betroffenen Hautstellen zweimal täglich mit einer milden Reinigungsmilch. Verwenden Sie keine Salben, Cremes oder Lotionen, außer sie sind vom Arzt verschrieben oder empfohlen.

Behandlung
Die Behandlung der Kupferfinne ähnelt der der Akne: sorgfältige Hautreinigung, Einnahme von Antibiotika wie z. B. Tetrazyklin über mehrere Wochen.
Kortisonhaltige Medikamente sollten bei Kupferfinne nicht angewendet werden, weil sich die Erkrankung nach dem Absetzen der Therapie verstärkt.
Erweiterte, auf der Haut sichtbare Gefäße können mit einer feinen Nadel elektrisch »verbrannt« und so entfernt werden. Diese Methode heißt »Elektrodesikkation« und ist schmerzhaft. Für die Behandlung sind mehrere Sitzungen notwendig, die Erfolge sind nur mäßig, und die Beschwerden können nachher erneut auftreten. Eine Knollennase kann nur operativ entfernt werden. Die Heilung erfolgt sehr schnell, allerdings besteht die Möglichkeit, daß sich mit der Zeit erneut Wucherungen bilden.

Nesselsucht, Nesselfieber (Urtikaria)

→ auch Allergie, Seite 534

Beschwerden
Hauterscheinungen, wie sie die Berührung mit einer Brennessel hervorruft: rote oder weiße, flüchtige, juckende beetartige Flecken der Haut. Bei schwereren Formen können ganze Körperteile wie Gesicht, Hände, Füße, Gelenke oder auch der Hals anschwellen (*Angio-ödeme*). Hautausschläge, die durch Medikamente verursacht sind, beginnen meist am Rumpf und breiten sich am ganzen Körper in Richtung Füße aus. Solche Ausschläge dauern normalerweise zwei bis drei Wochen.
Bei Nesselsucht durch Medikamenten- oder Insektenstichallergie treten Übelkeit, Kopfschmerzen, Atemnot, Schweißausbrüche, Bauchkrämpfe und starker Blutdruckabfall auf. In seltenen Fällen können diese Beschwerden lebensbedrohlich sein (→ Allergie, Seite 535).

Ursachen
Nesselsucht ist häufig, aber nicht immer allergisch bedingt. Die Ausschläge sind eine Reaktion auf:
- Nahrungsmittel (häufig Fisch, Eier, Getreide, Kuhmilch, Hummer, Muscheln, Nüsse, Beeren)

- in Nahrungsmitteln enthaltene Zusatzstoffe (z. B. Chinin in Tonic Water, Menthol in Pfefferminz und Zahnpaste, das gelbe Färbemittel Tartrazin = E 102, ➔ Zusatzstoffe in Lebensmitteln, Seite 868)
- Rückstände von Spritzmitteln in Obst und Gemüse oder Medikamente im Fleisch (➔ Schadstoffe im Essen, Seite 862)
- Arzneimittel zum Schlucken (besonders Penicillin, Salizylate wie z. B. *Aspirin* [BRD/Ö] u.a.)
- Salben und Zäpfchen
- Metalle im Körper wie Amalgam in Zahnplomben oder bei Operationen verwendete Metalle
- Insektenstiche, vor allem durch Wespen und Bienen
- seelischen Streß
- Hautkontakt mit Pflanzen
- Hautkontakt mit Tierhaaren
- Sonnenstrahlen, Röntgenstrahlen
- Druck auf die Haut, besonders unter den Fußsohlen und auf der Sitzfläche
- extreme Temperaturschwankungen
- akute eitrige Infekte, etwa der Nebenhöhlen
- Virusinfektionen

Erkrankungsrisiko
In der BRD wird etwa 700 000mal im Jahr die Diagnose Nesselsucht gestellt. Frauen sind etwa doppelt so häufig betroffen wie Männer.

Mögliche Folgen und Komplikationen
In den meisten Fällen sind allergische Hautausschläge zwar unangenehm, aber nicht gefährlich. Selten können jedoch lebensbedrohliche Zustände auftreten, bei denen sofort ein Arzt aufgesucht werden muß.

Vorbeugung
Vermeidung aller Faktoren, die Nesselsucht verursachen können.

Wann zum Arzt?
Wenn die Beschwerden unangenehm sind oder häufig auftreten.

Selbsthilfe
Feuchte Umschläge kühlen die betroffenen Körperstellen. Versuchen Sie herauszufinden, auf welche Nahrungsmittel oder Chemikalien Sie allergisch reagieren. Das kann sehr schwierig sein, weil heutzutage die meisten Nahrungsmittel chemische Rückstände oder künstliche Zusätze aufweisen und die Allergie nicht vom Nahrungsmittel selbst, sondern von den Zusätzen herrührt. Stellen Sie Ihre Ernährung soweit wie möglich auf Vollwertkost (➔ Vollwerternährung, Seite 874) um.
In vielen Fällen verschwindet die Anfälligkeit für allergische Reaktionen nach einiger Zeit von selbst wieder.

Behandlung
Zur Frage der Hyposensibilisierung ➔ Allergie, Seite 537. Akute Nesselsucht-Beschwerden verschwinden meist von selbst innerhalb von ein bis sieben Tagen. Die Beschwerden können durch das Einnehmen von - überwiegend rezeptpflichtigen - Medikamenten gelindert werden, die Antihistaminika enthalten (➔ Allergie, Seite 538). Lebensbedrohliche Fälle werden mit Injektionen oder Infusionen von Kortison und Adrenalin behandelt.

Grindflechte (Impetigo)

Beschwerden
Kleine Bläschen auf der Haut, meist um Mund und Nase, die nach kurzer Zeit eintrocknen. Die Hautstellen überziehen sich mit einer honiggelben Kruste, die wie brauner Zucker aussieht. Die Erkrankung verursacht Juckreiz und breitet sich durch Kratzen weiter aus.

Ursachen
Eine bakterielle, sehr ansteckende Infektion der Haut.

Erkrankungsrisiko
Die Krankheit befällt in erster Linie Kinder.

Mögliche Folgen und Komplikationen
Die Krankheit ist normalerweise relativ harmlos. Wenn sie jedoch unbehandelt bleibt, kann sie sich am ganzen Körper ausbreiten und besonders für Kleinkinder lebensbedrohlich werden. Eine sachgemäße Behandlung führt normalerweise zur prompten Heilung. Danach weisen die betroffenen Hautstellen, ohne Narben zu hinterlassen, eine hellere Färbung auf, die sich nach kurzer Zeit jedoch wieder der übrigen Hautfarbe angleicht. In seltenen Fällen, wenn es sich um Bakterien von der Art Streptokokkus handelt, kann die Erkrankung auch die Nieren befallen.

Vorbeugung
Kontakt mit Infizierten meiden.

Wann zum Arzt?
Sobald Sie den Verdacht haben, daß es sich um diese Erkrankung handelt.

Selbsthilfe
Entfernen Sie die Krusten vorsichtig mit Seife und Wasser, so daß eine eventuell vom Arzt verschriebene Salbe die betroffenen Hautstellen erreichen kann. Seife und Handtücher des Kranken streng von denen anderer trennen. Kinder sollten während der Zeit der Erkrankung nicht in den Kindergarten oder in die Schule gehen.

Behandlung
Normalerweise antibiotikahaltige, fettende Salben, mit denen die Krusten abgelöst werden. Bei ausgedehnter Bläschenbildung ist das Schlucken von Antibiotika notwendig. Um auszuschließen, daß sich die Erkrankung auch auf die Nieren ausgebreitet hat, sollte drei und fünf Wochen nach der Heilung der Urin untersucht werden.

Wundrose (Erysipel)

Beschwerden
Scharf begrenzte, schmerzhafte, gerötete Schwellung der Haut mit flammenförmigen Ausläufern. An den betroffenen Hautstellen - meist Unterschenkel und Gesicht - zeigen sich manchmal Blasen verschiedener Größe. Die Erkrankung ist mit Schüttelfrost und Fieber verbunden.

Ursachen
Bakterien (*Streptokokken*), die durch eine Hautschädigung - z. B. Fußpilz, Unterschenkelgeschwür, Hautrisse am Naseneingang - in das Gewebe eindringen und sich über die Lymphspalten und -gefäße ausbreiten.

Erkrankungsrisiko
Die Erkrankung kann alle Altersgruppen betreffen.

Mögliche Folgen und Komplikationen
Chronisch immer wieder auftretende Wundrose kann zur Verödung der Lymphbahnen führen. Die Folgen können sein: unförmiges Anschwellen von Körperteilen mit Hautverdickungen, besonders an den Beinen; fortschreitend eitrige Entzündung des Zellgewebes (*Phlegmone*); Blutvergiftung (*Sepsis*).

Vorbeugung
Behandlung der Hautschäden, die die Entstehung von Wundrose begünstigen.

Wann zum Arzt?
Sobald Sie den Verdacht haben, daß Sie an dieser Krankheit leiden.

Selbsthilfe
Ist nicht sinnvoll.

Behandlung
Bettruhe und hochdosierte Antibiotika.

Furunkel, Karbunkel

Beschwerden
Tiefsitzender, entzündlicher, schmerzhafter Knoten mit zentraler eitriger Einschmelzung, der aus einer Haarbalgentzündung entsteht. Furunkel entstehen nur an Haaransätzen, und zwar häufig dort, wo Schweißstellen oder stark durch Reibung beanspruchte Hautflächen sind: Genick, Gesicht, Achselhöhlen, Pobacken. Wenn es sich um einen besonders großen Furunkel oder um mehrere beieinanderliegende handelt, nennt man das Karbunkel. Ein Furunkel am Rand des Augenlides heißt Gerstenkorn (➔ Gerstenkorn, Seite 288).

Ursachen
Eitrige Entzündung eines Haarbalgs durch Bakterien.

Das Erkrankungsrisiko steigt
Bei allgemein schlechtem Gesundheitszustand, mangelnder Körperhygiene und Diabetes.

Mögliche Folgen und Komplikationen
Furunkel und Karbunkel treten bei manchen Personen über einen längeren Zeitraum immer wieder auf.
In seltenen Fällen kann sich die Infektion auf den ganzen Körper ausbreiten, Mediziner nennen dies *Phlegmone*.

Vorbeugung
Ist bis zu einem gewissen Grad durch normale Körperhygiene möglich.

Wann zum Arzt?
- Wenn der Furunkel nicht innerhalb von zwei Wochen durch Selbsthilfe heilt
- Wenn Furunkel immer wieder neu auftreten
- Wenn es sich um Karbunkel handelt
- Wenn Fieber dazukommt
- Wenn der Furunkel im Gesicht auftritt

Selbsthilfe
Die meisten Furunkel »reifen« und brechen innerhalb von zwei Wochen auf. Heiße, feuchte Umschläge, die alle paar Stunden gewechselt werden, beschleunigen die

»Reifung«. Das Auftragen von »Zugsalben« fördert ebenfalls den Reifungsprozeß. Die Bakterien im Furunkel können durch Kontakt auf die Hände und von dort unter Umständen in die Nahrung gelangen. Dort können sie sich ausbreiten und zu Lebensmittelvergiftungen führen. Wer an Furunkeln leidet und Speisen zubereitet, sollte vorher immer die Hände waschen. Um das Risiko zu verringern, daß sich die Bakterien des Furunkels über den ganzen Körper verbreiten, sollte man lieber duschen statt baden. Handtücher häufig wechseln.

Behandlung

Wenn der Furunkel »reif« ist, öffnet er sich von selbst, oder der Arzt kann ihn durch einen kleinen Schnitt öffnen. Dadurch fließt der Eiter ab.
Die Einnahme von Antibiotika ist nur notwendig, wenn der Furunkel oder Karbunkel in der Nase oder im Gesicht sitzen, wenn zusätzlich Fieber auftritt, sich die Entzündung auf umliegendes Gewebe ausbreitet oder wenn Furunkel immer wieder auftreten.

Gürtelrose (Herpes zoster)

Beschwerden

Halbseitige, brennende Schmerzen, Rötung und Bläschen. Gürtelrose kann an jedem Teil der Körperoberfläche auftreten, häufig zeigt sie sich jedoch am Rumpf oder Gesicht. Die Bläschen erscheinen nach und nach entlang des Versorgungsgebietes eines Nervs, verkrusten, verschwinden nach etwa zwei bis drei Wochen und hinterlassen kleine Narben. Die brennenden Schmerzen können noch wochen- oder monatelang andauern.
Die Betroffenen fühlen sich häufig schon vor dem Auftreten des Hautausschlags unwohl und abgeschlagen und spüren Schmerzen in jenem Hautbereich, auf dem sich später der Ausschlag zeigen wird.

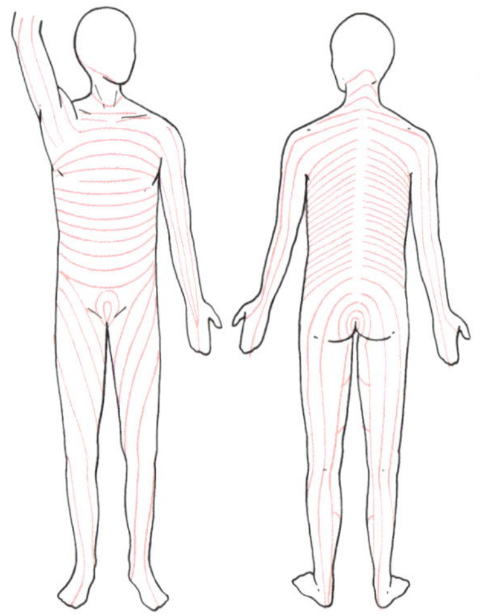

Gürtelrose
Hautausschlag entwickelt sich entlang des Nervenverlaufs

Ursachen

Eine Infektion mit dem Varicella zoster-Virus, dem gleichen Virus, das auch die Windpocken auslöst. Dieses Virus verbleibt nach der Infektion in bestimmten Nervenzellen - den Spinalganglien - im Körper. Durch eine Schwäche des körpereigenen Immunsystems wird das Virus plötzlich aktiv.

Erkrankungsrisiko

Gürtelrose kann in jedem Alter auftreten, ist aber bei Personen über 50 Jahre am häufigsten. Die Wahrscheinlichkeit, daran zu erkranken, ist bei immungeschwächten Patienten erhöht.

Mögliche Folgen und Komplikationen

Die Erkrankung ist ansteckend, solange Bläschen vorhanden sind. Personen, die noch keine Windpocken hatten, bekommen dann diese »Kinderkrankheit«.
Gürtelrose heilt in den meisten Fällen innerhalb von zwei bis vier Wochen ohne bleibende Schäden. In seltenen Fällen schmerzen die betroffenen Stellen jahrelang.
Bei einer Gesichtsrose können Gesichtsnerven zeitweise gelähmt sein. Sind die Augen betroffen, besteht die Gefahr, daß Bindehaut und Hornhaut des Auges geschädigt werden und das Augenlicht verlorengeht.

Vorbeugung

Ist nicht möglich. Allerdings kann die frühzeitige Behandlung mit Virusmitteln den Verlauf der Erkrankung wesentlich mildern. Gürtelrose tritt bei Menschen mit intakter Immunabwehr nur einmal im Leben auf.

Wann zum Arzt?

Bei den allerersten Anzeichen einer Gürtelrose. Ist das Gesicht betroffen, möglichst rasch zum Augenarzt.

Selbsthilfe

Feuchtigkeit, Zugluft und Kälte meiden. Wärme lindert. Gönnen Sie einem erkrankten Auge Ruhe. Sie können versuchen, die Schmerzen mit einem einfachen Schmerzmittel zu lindern (➔ Seite 760).

Behandlung
Bei einer unkomplizierten Gürtelrose sollen fetthaltige Salben helfen, die verkrusteten Bläschen ohne Schmerzen abzulösen. Die betroffenen Stellen können mit einem Verband abgedeckt werden. Bei sehr ausgeprägter oder sehr schmerzhafter Gürtelrose hilft Aciclovir (*Zovirax* [BRD/Ö]) in Form von Tabletten oder Infusionen, die Krankheit zu mildern und zu verkürzen.

Fieberblasen (Herpes simplex)

Beschwerden
Schmerzende Bläschen an den Lippen oder auf der Mundschleimhaut. Meist kündigen sie sich durch Jucken, Spannen und Kribbeln an den betroffenen Stellen an. Der zunächst durchsichtige Bläscheninhalt trübt sich, dann trocknen die Bläschen bräunlich ein. Die Borken fallen nach einigen Tagen von selbst ab. Die Beschwerden dauern meist nicht länger als 10 Tage.

Ursachen
Die erste Infektion mit Herpes simplex-Viren findet meist schon im frühen Kindesalter statt, ohne daß man das bemerkt. Die Ansteckung erfolgt durch direkten Kontakt von Mensch zu Mensch. Nach der Infektion verbleibt das Virus im Körper und wird von Antikörpern in Schach gehalten. Manchmal können Reize »schlafende« Viren aktivieren und »Fieberbläschen« an den Lippen und im Mund verursachen. Solche Reize können eine fieberhafte Erkrankung sein, intensive Sonnenbestrahlung, zahnärztliche Behandlung, Abschürfungen am Lippenrot, Allergie auf Nahrungsmittel, psychische Streßsituationen, aber auch die Regelblutung.

Erkrankungsrisiko
Fast alle Menschen sind mit Herpes simplex-Viren infiziert. Mehr als eine Million Mal im Jahr werden in der BRD Ärzte wegen Herpes simplex aufgesucht.

Mögliche Folgen und Komplikationen
Fieberblasen sind ansteckend, lösen jedoch bei Menschen mit intaktem Immunsystem keine Krankheitszeichen aus. Fieberblasen hinterlassen nur selten Narben. Sie neigen allerdings dazu, immer wieder im selben Hautbereich aufzutreten. Bei Patienten mit schweren Immunstörungen kann sich die Erkrankung ausbreiten und lebensgefährlich werden (➔ Gehirnentzündung, Seite 257). Herpesinfektionen der Hornhaut gefährden das Augenlicht (➔ Hornhautentzündung, Seite 291).

Vorbeugung
Ist nicht möglich. Allerdings kann die Behandlung mit Virusmitteln bei den allerersten Anzeichen den Verlauf mildern.

Wann zum Arzt?
Bei ausgedehntem Befall oder wenn sich der Zustand nach einigen Tagen nicht bessert.

Selbsthilfe
Ist nicht möglich. Sitzen die Fieberblasen im Mund, kann das Spülen mit Salbeitee lindern (➔ Mundschleimhautentzündung, Seite 435).

Behandlung
Sinnvoll ist das Auftragen von austrocknend und desinfizierend wirkenden Lotionen (Schüttelmixturen). Das frühzeitige Bestreichen der betroffenen Hautstellen mit Virusmitteln (*Vidarabin* [BRD/Ö], *Zovirax* [BRD/Ö]) kann lediglich die weitere Ausbreitung verhindern. Die Viren selbst muß die körpereigene Abwehr bekämpfen. Für schwere Fällen oder wenn die Fieberbläschen häufig auftreten, gibt es *Zovirax* zum Schlucken oder Spritzen.

Muttermal (Naevus)

Beschwerden
Muttermale können unterschiedlich groß sein, hautfarben, gelbbraun oder schwarz, mit glatter, behaarter oder warziger Oberfläche, plan oder erhaben. Muttermale verursachen keine körperlichen Beschwerden, können jedoch im Aussehen störend wirken.

Ursachen
In den meisten Fällen besteht eine erbliche Anlage zur Muttermalbildung. Sonnenbestrahlung kann die Bildung von Muttermalen fördern.

Erkrankungsrisiko
Bei der Geburt sind Muttermale nur in Ausnahmefällen vorhanden, doch fast jeder Mensch bekommt im Laufe seines Lebens welche.

Mögliche Folgen und Komplikationen
Muttermale sind fast immer harmlos, in seltenen Fällen kann sich daraus ein Hautkrebs entwickeln (➔ Seite 340). Solche Entwicklungen kündigen sich aber durch äußerliche Veränderungen des Muttermals an. Verdacht auf Hautkrebs besteht, wenn ein Muttermal

- sich vergrößert
- seine Farbe verändert
- rauh, schuppig oder knotig wird
- schmerzt, juckt, blutet oder sich entzündet
- oder wenn sich plötzlich zahlreiche Muttermale bilden

Etwa 40 bis 50 Prozent der bösartigen Hautkrebse entstehen aus den farbbildenden Zellen von Muttermalen.

Vorbeugung
Ist nur sehr begrenzt möglich, indem man Sonnenbestrahlung weitgehend vermeidet.

Wann zum Arzt?
Wenn Muttermale durch ihr Aussehen das Wohlbefinden beeinträchtigen oder wenn sich Veränderungen zeigen, die den Verdacht auf Hautkrebs nahelegen.

Selbsthilfe
Ist nicht sinnvoll.

Behandlung
Kosmetisch störende oder krebsverdächtige Muttermale werden unter örtlicher Betäubung herausgeschnitten.
Ein gutartiges Muttermal kann durch eine richtig durchgeführte Operation nicht bösartig werden.

Hautkrebs

➔ auch Krebs, Seite 539.

Beschwerden
Hautkrebs hat viele Gesichter. Anzeichen oder Vorstadien von Hautkrebs können sein:
- Hautflecken oder Muttermale, die sich verändern (➔ Muttermal, Seite 339)
- Neuauftretende Muttermale
- Muttermale und Knoten, die sich vergrößern, schuppen, bluten und die vorwiegend am Gesicht auftreten, besonders in der Nähe eines Auges oder auf einer Seite der Nase
- Veränderungen an den Geschlechtsteilen einschließlich der Brustwarzen (warzenförmige Veränderungen, weißliche oder rötliche Verfärbungen, Verdickungen)

Ursachen
Bösartige Zellveränderungen. Vorgeschädigte Haut begünstigt die Entstehung von Hautkrebs: bestehende Geschwüre, straffe Narben, Röntgenbestrahlung, aber vor allem UV-Strahlen.

Hautkrebs
Typische Stellen

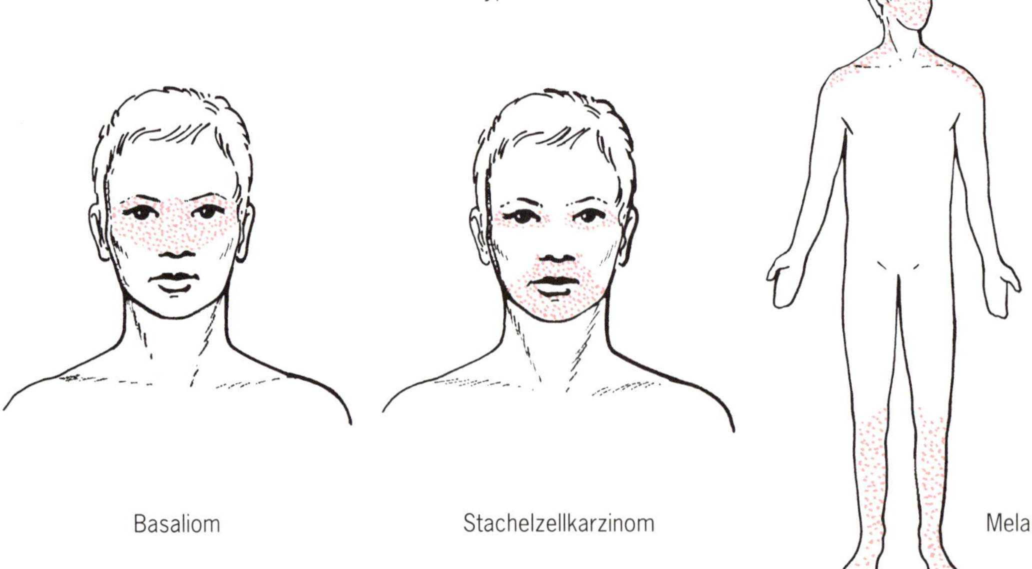

Erkrankungsrisiko
Hautkrebs ist eine der häufigsten Krebsarten. Einer der wichtigsten Gründe für das stetige Ansteigen der Zahl der Hautkrebse ist der Bräunungskult: Bräune um jeden Preis durch übermäßige Sonnenbestrahlung und durch die Verwendung von Solarien. Die Mehrzahl der Hautkrebse entsteht bei Menschen über 50 Jahre, und zwar auf Hautbereichen, die am stärksten der Sonnenbestrahlung ausgesetzt sind.

Mögliche Folgen und Komplikationen
Hautärzte unterscheiden im wesentlichen drei Arten von Hautkrebs:
- Die Mehrzahl der Hautkrebse sind *Basaliome*. Sie wachsen nur sehr langsam, sind nur gering bösartig und bilden keine Metastasen (➔ Krebs, Seite 539)
- *Plattenepithelkarzinome* dringen öfter als Basaliome von der Hautoberfläche in die Tiefe des Körpers vor und neigen im späteren Stadium zur Metastasenbildung
- *Maligne Melanome* sind sehr gefährlich, weil sie schnell wachsen und schon in einer sehr frühen Phase Metastasen ausbilden. Bei einer Behandlung im frühen Stadium haben aber auch diese Krebsformen eine fast 100prozentige Aussicht auf Heilung

Bei frühzeitiger Behandlung sind fast alle Formen von Hautkrebs heilbar. Bei Nichtbehandlung können sich die Krebszellen auf den ganzen Körper ausbreiten.

Vorbeugung
Extreme Sonnenbestrahlung und Solarienbräunung vermeiden. Unbedingt Sonnenbrand verhindern, unter anderem durch das Auftragen von Sonnenschutzmitteln mit hohem Lichtschutzfaktor (➔ Sonnenbrand, Seite 314).
Bei frühzeitiger Erkennung können fast alle Arten von Hautkrebs geheilt werden. Deshalb ist es wichtig, auf Warnzeichen zu achten. Menschen über 20 Jahre sollten einmal im Monat ihre Haut - insbesondere die dem Sonnenlicht ausgesetzte - selbst auf Veränderungen hin untersuchen und bei Verdacht möglichst bald den Hautarzt aufsuchen. Zwischen 20 und 40 Jahren empfiehlt es sich, alle drei Jahre den Arzt die Haut kontrollieren zu lassen, ab 40 dann einmal jährlich.

Rat und Hilfe bei Hautkrebs

BRD:	Deutsche Krebshilfe Thomas-Mann-Straße 40; 5300 Bonn 1 Tel.: (02 28) 72 99 00
Österreich:	Krebsinformationsdienst Tel.: (02 22) 4 08 70 48 Mo - Fr 10 - 18 Uhr

Wann zum Arzt?
Sobald Sie irgendeine ungewöhnliche Hautveränderung bemerken. Obwohl die meisten Hautveränderungen harmlos sind, besteht immer die Gefahr, daß es sich um Hautkrebs handeln könnte. Im Zweifelsfall ist es besser, unnötig einen Hautarzt aufzusuchen, als einen Hautkrebs zu spät behandeln zu lassen.

Selbsthilfe
Sie kann bei Hautkrebs lebensgefährlich sein.

Behandlung
Nach einer genauen Untersuchung der verdächtigen Hautstelle - eventuell durch Gewebeentnahme und Labortest - wird bei Verdacht auf Hautkrebs das Gewebe chirurgisch entfernt. Dazu ist meist kein Krankenhausaufenthalt notwendig.
Um Rückfälle rechtzeitig zu erkennen, ist es notwendig, den Zustand nach der Behandlung in regelmäßigen Abständen von einem Arzt kontrollieren zu lassen.

Unterschenkelgeschwür (Ulcus cruris)

Beschwerden
Schlecht heilende Wunde an den Unterschenkeln, meist im Bereich der Knöchel.

Ursachen
Unterschenkelgeschwüre sind in fast allen Fällen die Folge eines gestörten Blutrückflusses in den Beinvenen, (➔ Venenentzündung, Seite 390; ➔ Tiefe Venenthrombose, Seite 391).
Weitere Ursachen können sein:
- Arterielle Durchblutungsstörungen
- Diabetes
- Infektionen durch Bakterien oder Pilze
- Hautkrebs
- Syphilis
- Bestimmte Formen der Anämie

Erkrankungsrisiko
Unterschenkelgeschwüre treten sehr häufig auf. Jedes Jahr suchen in der BRD etwa zweimillionenmal Patienten mit diesem Problem den Arzt auf. Mit zunehmendem Alter steigt das Risiko einer Erkrankung.

Mögliche Folgen und Komplikationen
Bei sachgerechter Behandlung heilt das Geschwür schnell ab. Ohne oder durch falsche Behandlung können zusätzlich Kontaktekzeme sowie Infektionen mit Bakterien und Pilzen entstehen.

Vorbeugung
Venöse Stauungen verhindern:
- Ausreichende Bewegung der Beine
- So oft wie möglich die Füße hochlagern
- Kompressionsstrümpfe tragen
- Sachgerechte Behandlung von Krampfadern (➔ Seite 388), Venenentzündungen (➔ Seite 390) und tiefen Venenthrombosen (➔ Seite 391)

Wann zum Arzt?
Sobald die Beschwerden auftreten.

Selbsthilfe
Keine Selbstbehandlung mit Salben oder Arzneimitteln, weil die Haut bei einem Unterschenkelgeschwür besonders anfällig ist für reizende und sensibilisierende Substanzen.

Behandlung
Krustige oder schmierige Geschwüre werden mit feuchten Umschlägen gereinigt. Das Geschwür heilt nur, wenn die Stauung in den Venen beseitigt wird. Dieses geschieht durch einen Druckverband, der immer am Fußrücken in Höhe des Zehenansatzes beginnt und unterhalb des Knies endet. Der Druck muß im Bereich des Fußes und Knöchels am größten sein und in Richtung Knie abnehmen. Dadurch entsteht ein Druckgefälle in Richtung Herz, das den Rückfluß des Blutes unterstützt. Durch entsprechende Einlagen muß der Verband auch auf das Geschwür selbst Druck ausüben. Dieser Verband muß jeden Morgen noch vor dem Aufstehen neu angelegt werden. Lassen Sie sich vom Arzt oder Pflegepersonal genau erklären, wie man das Bein wickelt, damit Sie oder ein Angehöriger das zu Hause sachgerecht tun können.

Wundliegen (Dekubitus)

Beschwerden
Anfangs Rötung, Schwellung und Verhärtung der Haut an Stellen, auf denen lange Zeit Druck gelastet hat z. B. durch lange Bettlägerigkeit, Rollstuhl, Verbände, Schienen. Später Zersetzung des Haut- und Muskelgewebes, Zerstörung von Knochen und Blutvergiftung.

Ursachen
Langdauernder Druck, der stark genug ist, um die Blutzirkulation zu unterbinden. Dies führt zu einem Sauerstoffmangel im Gewebe und zur Zersetzung der Haut und des darunterliegenden Muskelgewebes.

Erkrankungsrisiko
Bei Menschen, die lange Zeit bettlägerig sind und deren Wahrnehmungsvermögen und Schmerzempfinden vermindert ist, ist das »Durchliegen« ein Problem. Reibung und Reizung durch rauhe Unterlagen, Falten in Bettlaken oder Bekleidung können dazu beisteuern. Feuchtigkeit durch Schwitzen, Harn- oder Stuhlinkontinenz kann bei bettlägerigen Patienten innerhalb kurzer Zeit einen Dekubitus bewirken.

Mögliche Folgen und Komplikationen
Wird ein Dekubitus nicht schnell behandelt, können bleibende Muskel- und Knochenschäden entstehen.

Vorbeugung
Bettlägerige Patienten müssen mindestens alle zwei Stunden ihre Lage verändern. Wer sich nicht selbst umdrehen kann, muß »gewendet« werden (➔ Krankenpflege, Seite 707). Spezielle Silikongel- oder Wassermatratzen verteilen das Gewicht. Günstig ist ein Schaffell als Unterlage. Patienten im Rollstuhl sollten auch dann, wenn sie ein druckminderndes Kissen benutzen, alle fünf bis zehn Minuten die Lage verändern können. Die Haut des Patienten sollte sauber und trocken gehalten, Bettwäsche häufig gewechselt werden (➔ Krankenpflege, Seite 707). Das Abreiben mit Franzbranntwein fördert die Durchblutung ebenso wie jede Art von Aktivität - auch im Liegen. Wichtig ist, die Haut mindestens einmal täglich genau zu untersuchen, weil sich schwere Gewebeschäden innerhalb kurzer Zeit bilden können.

Wann zum Arzt?
Sobald wie möglich.

Selbsthilfe
Eine frühzeitige Behandlung kann einen Dekubitus sehr schnell heilen. Die Stellen müssen trocken, unbedeckt und frei von Druck bleiben. Im Sanitätshandel gibt es dafür aufblasbare Gummiringe und andere Hilfsmittel. Eine leichte Massage kann die Blutzirkulation anregen.

Behandlung
Geschwüre muß der Arzt reinigen und das zerstörte Gewebe unter Umständen operativ entfernen.

HAARE

Haare haben keine lebenswichtige Funktion für die Gesundheit des Menschen. Sie beeinflussen jedoch unser Erscheinungsbild und damit unser Wohlbefinden.
Haar besteht aus Keratinzellen, die von den Haarbälgen (*Follikeln*) langsam aus der Haut herausgeschoben werden. Ein gesundes Haar wächst etwa zwei bis sechs Jahre lang - jeden Tag etwa 0,35 Millimeter. Auf diese Wachstumsphase folgt eine etwa dreimonatige Ruhephase. Schließlich fällt das Haar aus, und nach einiger Zeit wächst an derselben Stelle ein neues Haar. Auf der Kopfhaut befinden sich im Durchschnitt etwa 100 000 bis 150 000 Haare, von denen man pro Tag etwa 30 bis 60 verliert. Ein Verlust von bis zu 100 Haaren pro Tag gilt als normal. Weil die Kopfhaare das Äußere wesentlich beeinflussen, werden bei der Haarpflege oft weder Aufwand noch Kosten gescheut.

Shampoo

Wenn Shampoos in der Werbung Nähreffekte für das Haar anpreisen, sind das leere Versprechungen. Denn die Keratinzellen, aus denen die Haare bestehen, sind »tote« Zellen und können mit Vitaminen oder Proteinen nichts anfangen. Zur Pflege des Haares genügt meist regelmäßiges Waschen. Während die Hersteller Unterschiede zwischen den Produkten herausstreichen, hat ein großer Test einer amerikanischen Verbraucherzeitschrift ergeben: »Alle Shampoos tun in zufriedenstellender Weise das, was von ihnen in erster Linie erwartet wird. Schmutz und übermäßiges Fett wird aus dem Haar entfernt. Auch der Halt des Haares war bei allen Produkten gut, unabhängig davon, ob die Firmenwerbung eine besondere Fähigkeit versprochen hatte (elastischer, geschmeidiger, fülliger).«
Das Ergebnis der US-Konsumentenschützer ist auch auf die BRD und Österreich übertragbar. Unterschiede gibt es vor allem in bezug auf die Art und Menge an waschaktiven Substanzen. Für häufige Wäsche sollten diese besonders mild sein, was jedoch nicht immer der Fall ist, wie das bundesdeutsche test-Magazin herausgefunden hat.

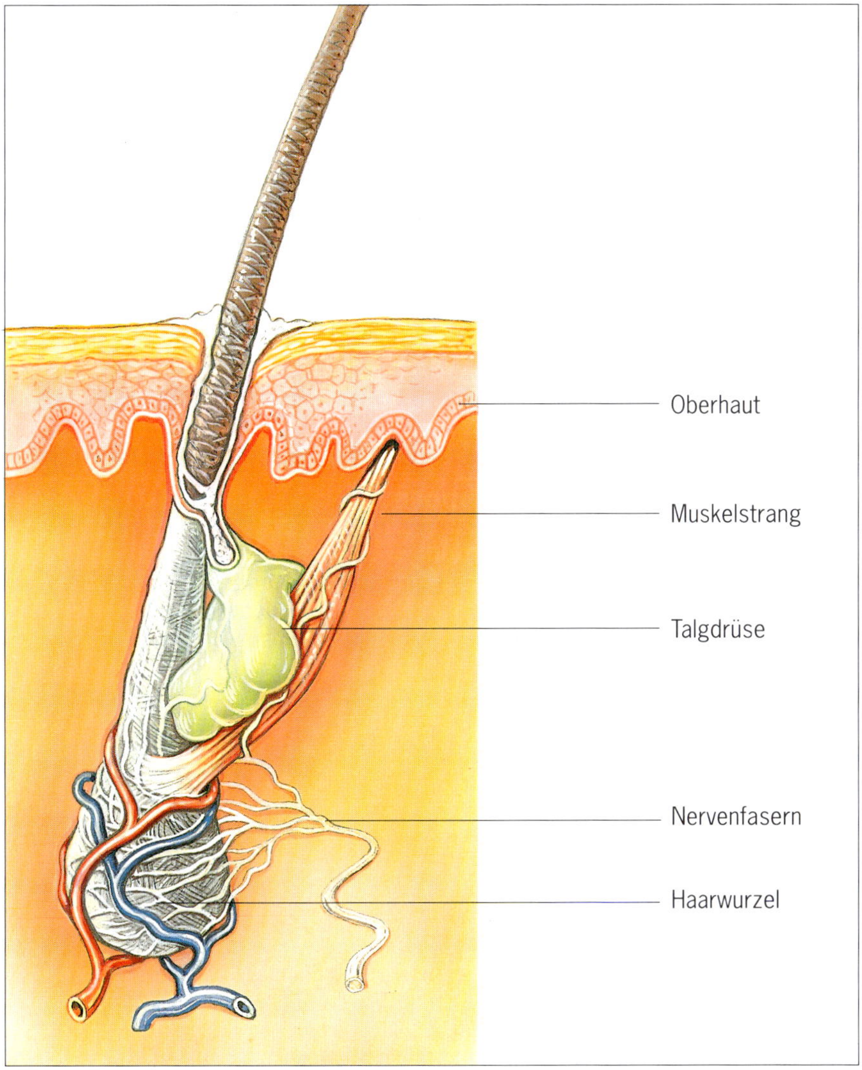

Shampoos für trockenes Haar enthalten weniger und mildere waschaktive Substanzen als andere. Um Halt zu geben, außerdem Zusätze wie Öl, Panthenol und Quaternium.

Shampoos für fettes Haar enthalten etwa 12 bis 15 Prozent waschaktiver Substanzen und wenig Zusätze zur Haltgebung. Da Shampoos auf fettem Haar weniger schäumen, sind meist auch Schaumbildner beigemengt.
Shampoos für normales Haar: Ihr Anteil an waschaktiven und haltgebenden Substanzen liegt etwa zwischen dem von Fetthaar- und Trockenhaar-Shampoos.

Tips fürs Haarewaschen
- Tägliche Kopfwäsche schadet normalem oder fettigem Haar nicht. Das Haar wird dadurch nicht noch fettiger.
- Wählen Sie ein mildes Shampoo, das Ihrem Haartyp (trocken, fett, normal) entspricht.
- Teure Shampoos sind nicht unbedingt die besten. Vergessen Sie Werbeaussagen, die sich auf den pH-Wert beziehen: Alle Shampoos sind ungefähr dem pH-Wert der Haut angepaßt.
- Einmal shampoonieren genügt normalerweise.
- Gut mit Wasser nachspülen, und zwar etwa fünfmal solange, wie man eingeseift hat.
- Die Haare schonend trocknen, am besten an der Luft. Heiße Fönluft kann das Haar schädigen.

Färben
Etwa 20 Prozent aller Österreicher und Bundesdeutschen verwenden chemische Haarfärbemittel. Meist handelt es sich um sogenannte Oxidationsfarben. Das Haar wird dabei einer ziemlich schädigenden Prozedur unterworfen: Damit die Farbe ins Haarinnere vordringen kann, müssen die Haare vorher mit einem scharfen alkalischen Mittel aufgequollen werden. Einige Färbemittel stehen im Verdacht, in winzigen Mengen durch die Haut in den Blutkreislauf einzutreten und die Entstehung von Krebs zu begünstigen. Die häufige Verwendung von Haarfärbemitteln kann außerdem zu Allergien führen. Betroffen sind davon vorwiegend Friseurlehrlinge.
Eine haarschonende Alternative zu den Oxidationsfarben sind Naturfarben wie Henna oder Tee. Ihr Nachteil ist allerdings, daß der kosmetische Effekt nicht sehr befriedigend ist. Diese Stoffe wirken optisch paradoxerweise nicht sehr »natürlich«.

Dauerwellen
Bei Dauerwellen wird das Haar mit chemischen Mitteln weich gemacht, dann geformt und mit einem oxidierenden Wirkstoff gefestigt. Dauerwellen verursachen normalerweise keine Hautschäden, wenn sie sachgerecht durchgeführt werden. Zu häufiges Dauerwellen oder zu starkes Bleichen kann zu gespaltenen Haarspitzen führen. In diesem Fall kann man nichts anderes tun, als die gespaltenen Spitzen abzuschneiden.

Spülungen
Haarspülungen machen die Haare nach dem Waschen leichter frisierbar und lassen sie glatter und dichter erscheinen. Spülungen sind meist Mischungen aus Ölen, Emulgatoren und Wachsen. Diese Mischung legt sich als dünner Film um die äußere Haarschicht.

Gel
Wer seine Haare mittels Haargel zu Berge stehen lassen will, geht damit keine gesundheitlichen Risiken ein und schadet auch den Haaren nicht. Das bundesdeutsche test-Magazin hat durchwegs zufriedenstellende oder gute Bewertungen ausgeteilt.

Rasierschaum
Etwa 60 Prozent der Männer in der Bundesrepublik Deutschland benutzen Rasierapparate. Für Naßrasuren werden hauptsächlich die umweltschädigenden, aber bequemen Rasierschäume verwendet. Sie enthalten als Treibgase meist Chemikalien wie Butan, Propan oder Dimethyläther, die sich in der Atmosphäre anreichern.
An ihrer Stelle sollten Naßrasierer besser Rasierseife oder Rasiercreme benutzen.

Kopfschuppen

Beschwerden
Starke Abschilferungen der Kopfhaut, die vor allem ein kosmetisches Problem darstellen. Schuppende Haut an anderen Körperteilen ➔ Schuppende Haut, Seite 329 und Schuppenflechte Seite 330.

Ursachen
Von der Kopfhaut schuppen sich ständig abgestorbene Zellen ab. Wenn sich - aus unbekannter Ursache - vermehrt Zellen bilden, wird dies als Schuppenbildung sichtbar. In manchen Fällen ist die vermehrte Kopfschuppenbildung durch ein seborrhoisches Ekzem (➔ Seite 329) oder durch Psoriasis (➔ Seite 330) verursacht.

Erkrankungsrisiko
Schuppen gehören zu den häufigsten Hautbeschwerden.

Vorbeugung
Ist nach derzeitigem Wissensstand nicht möglich.

Mögliche Folgen und Komplikationen

Kopfschuppen sind harmlos.

Wann zum Arzt?

Bei starken Kopfschuppen oder wenn sich leichte Formen trotz Selbsthilfemaßnahmen nicht bessern.

Selbsthilfe

Selbsthilfemaßnahmen können die Schuppenbildung bestenfalls eindämmen. In der Fachliteratur gibt es verschiedene, teilweise einander sogar widersprechende Empfehlungen über die beste Behandlung. Sinnvoll scheinen folgenden Maßnahmen zu sein:

- Das Haar häufig und ausgiebig bürsten
- Haare und Kopfhaut alle ein bis drei Tage mit einem normalen Shampoo waschen. Die im Supermarkt angebotenen »Schuppen-Shampoos« haben keine nachgewiesene Wirkung. Nach jeder Haarwäsche das Haar ausgiebig spülen. Zuviel Shampoo, zu häufiges Waschen und heißes Haaretrocknen kann jedoch die Kopfhaut reizen und die Schuppenbildung anregen
- Spezielle Schuppen-Shampoos verwenden, die Salizylsäure (z. B. *Lygal*), Schwefel (z. B. *Schwefel Diasporal*) oder Teer (z. B. *Polytar flüssig*) enthalten
- Wenn es vehement vom Kopf rieselt, kann man die Haare mit einem selensulfidhaltigen Shampoo waschen (*Selsun, Selukos*). Die Schuppenbildung sollte sich innerhalb weniger Wochen verringert haben. Als Nebenwirkung kann das Haar schneller fett werden und sich - wenn das Mittel nach dem Shampoonieren schlecht ausgespült wird - gelblich entfärben

Haarausfall, Glatzenbildung

Beschwerden

Teilweiser oder vollständiger Verlust der Kopfhaare.

Falsche Ansichten über Haare und Haarausfall

- Haarverlust ist *nicht* verursacht durch Schuppen oder zu häufiges Shampoonieren
- Das Ausreißen von Haaren führt *nicht* dazu, daß an den betreffenden Stellen keine Haare mehr nachwachsen
- Häufiges Haareschneiden läßt die Haare *nicht* schneller nachwachsen
- Durch eine verbesserte Kopfhautdurchblutung wachsen die Haare *nicht* besser

Ursachen

Ab etwa 25 Jahren beginnt sich das Haar bei allen Menschen zu verdünnen. Bei Männern ist die Entstehung einer Glatze fast immer ein natürlicher Alterungsvorgang. Wie ausgeprägt der Haarverlust ausfällt, hängt von mütterlichen und väterlichen Erbfaktoren gemeinsam ab. Eine »normale« Glatze entsteht bei Männern nicht durch Bakterien oder unzureichende Durchblutung der Kopfhaut. Bei vielen Frauen wird das Haar in der Schwangerschaft besonders dicht und voll und dünnt etwa drei Monate nach der Geburt wieder aus. In den folgenden Wochen oder Monaten wächst das Haar jedoch wieder in normaler Dichte nach. Eine Verdünnung des Haarwuchses während der Wechseljahre ist normal.

Manche Haarfrisuren (z. B. Pferdeschwanz) ziehen ständig so an den Haarwurzeln, daß die Haare ausfallen.

Akute schwere Erkrankungen, Operationen, Streß, Eisenmangel-Anämien (➔ Blutarmut, Seite 407), Schwangerschaft oder die Beendigung der Einnahme von Anti-Babypillen können ebenfalls zu plötzlichem, vorübergehendem Haarverlust führen. Bei der Behandlung von Krebs mit Medikamenten ist Haarausfall eine relativ häufige Begleiterscheinung (➔ Krebs, Seite 547).

Risiko

Haarverlust ist bei Männern normal.

Vorbeugung

Ist nach heutigem Wissensstand nicht möglich.

Mögliche Folgen und Komplikationen

Haarverlust ist zwar harmlos, hat aber oft bedeutsame Auswirkungen auf das Selbstwertgefühl.

Wann zum Arzt?

Wenn Sie den Eindruck haben, daß es sich nicht um einen natürlichen Alterungsprozeß handelt.

Selbsthilfe

Wenn Sie Ihr schütteres Haar nicht akzeptieren können: Besorgen Sie sich eine Perücke oder ein Haarteil.

Die Vielzahl der angebotenen Wundermittel sind bisher einen Nachweis der Wirksamkeit schuldig geblieben.

Behandlung

- Transplantation von eigenen, behaarten Kopfhautstücken auf die unbehaarte Kopfhaut. Die Resultate sind manchmal relativ gut, allerdings muß man damit rechnen, daß die neue Haarpracht unter Umständen nach einigen Jahren wieder verschwindet. Die Trans-

plantation wird bei örtlicher Betäubung durchgeführt. Kleine Kopfhautstücke mit jeweils 10 bis 15 aktiven Haarfollikeln werden ausgestanzt und auf die gewünschte Stelle »gepflanzt«, an der zuvor ebenfalls die Haut entfernt wurde. Zwischen 10 und 40 solcher Hautstückchen werden pro »Sitzung« übertragen. Für ein gutes kosmetisches Resultat sind etwa 100 bis 200 Übertragungen notwendig. An den Hautstellen, wo die Haare entnommen wurden, wachsen nie wieder Haare
– Die Einreibung der Kopfhaut mit *Minoxidil* ist nicht sinnvoll. Diese Substanz ist eigentlich ein Blutdrucksenker. In der BRD und Österreich ist Minoxidil nicht zugelassen, weil es über die Kopfhaut vom Körper aufgenommen wird. Außerdem ist der Behandlungserfolg nicht sicher, und nach dem Ende der Therapie fallen die Haare wieder aus

Oberflächliche Haarbalgentzündung, Eingewachsene Barthaare

(Folliculitis, Pseudofolliculitius barbae)

Beschwerden
Von rotem Randsaum umgebene, oberflächliche Pusteln, häufig durchbohrt von einem Haar. Haarbalgentzündungen treten häufig am Rumpf oder im Bartbereich auf.

Ursachen
Eitrige Entzündung am oberen Teil des Haarbalgs, häufig ohne erkennbare Ursache. Im Bereich des Bartes können sich Haare nach dem Rasieren seitwärts biegen, mit der Spitze wieder in die Haut eindringen und dadurch Reizungen und Entzündungen verursachen.

Vorbeugung
Ist nicht möglich. Um zu verhindern, daß sich eingewachsene Barthaare entzünden, sollte man sie mit einer Pinzette ausreißen.
Treten eingewachsene Barthaare zahlreich auf, bleibt nur die Möglichkeit, sich einen Bart wachsen zu lassen.

Risiko
Oberflächliche Haarbalgentzündungen können bei Menschen aller Altersgruppen auftreten. Eingewachsene Barthaare naturgemäß nur bei Männern.

Mögliche Folgen und Komplikationen
Aus oberflächlichen Haarbalgentzündungen können Furunkel und Karbunkel entstehen (→ Seite 337).

Wann zum Arzt?
Wenn die Beschwerden störend sind.

Selbsthilfe
Rasiermethode wechseln. Feuchtigkeit, Hitze, Schwitzen und fetthaltige Salben vermeiden.

Behandlung
Betupfen der betroffenen Stellen mit antibiotikahaltigen, alkoholischen Lösungen.

Kreisrunder Haar- oder Bartausfall (Alopecia areata)

Beschwerden
Münzgroßer kreisrunder Ausfall von Kopf- oder Barthaaren, tritt plötzlich und schubartig auf.

Ursachen
Unbekannt.

Erkrankungsrisiko
Die Erkrankung kann in jedem Lebensalter auftreten, ist jedoch besonders häufig bei Kindern.

Vorbeugung
Ist nicht möglich.

Mögliche Folgen und Komplikationen
Bei etwa einem Drittel der Betroffenen wächst die Stelle nach einigen Monaten von selbst wieder zu. Bei einem weiteren Drittel fallen die Haare immer wieder aus, teilweise ohne wieder nachzuwachsen. Bei dem restlichen Drittel weitet sich die Erkrankung aus und kann zum Verlust aller Körperhaare führen.

Wann zum Arzt?
Wenn der Haarausfall sich sehr rasch ausweitet.

Selbsthilfe
Durch Frisuren, Haarteile oder Kopfbedeckungen.

Behandlung
Kortison-Injektionen unter die Kopfhaut haben eine sehr unsichere Wirkung. Unter Umständen gelingt es, die Kopfhaut mit einer bewußt herbeigeführten Kontaktdermatitis wieder zu neuem Haarwuchs zu reizen. Diese Behandlungsmethode ist allerdings sehr langwierig, der Erfolg ist unsicher.

NÄGEL

Nägel bestehen aus Hornmaterial (Keratin), das langsam aus dem Nagelbett herauswächst. Fingernägel wachsen schneller als Zehennägel. Im Durchschnitt wächst ein Daumennagel etwa 0,1 Millimeter pro Tag.

Wie kaum ein Körperteil sind die Nägel durch Wetter, Nässe, Kälte, Chemikalien oder durch Reibung bei der Arbeit der Gefahr kleinerer Verletzungen ausgesetzt.

Zahlreiche Allgemeinerkrankungen können ebenfalls das Wachstum der Nägel verzögern, sie verdünnen, verformen oder verfärben (➔ Nägel, verformte, im Abschnitt Beschwerden und Symptome, Seite 150).

Spaltnägel können entstehen, wenn die Nägel allzu oft Wasser, Seife und Spülmitteln ausgesetzt sind. Die obersten Nagelschichten können sich ablösen und schichtweise absplittern. In solchen Fällen sollten beim Kontakt mit Laugen immer PVC-Handschuhe getragen werden.

Brüchige oder weiche Nägel sind meist Anzeichen eines schlechten Allgemeinzustandes. Man sollte die Ursache abklären. Der Zustand der Nägel kann durch Massieren mit Nagelcreme oder Olivenöl verbessert werden.

Grübchen oder Tupfen auf den Nägeln sind normale Erscheinungen und deuten auf keine Erkrankung hin. Treten Tüpfchen stark gehäuft auf, sollte jedoch ein Arzt aufgesucht werden - sie können Anzeichen einer Schuppenflechte sein (➔ Psoriasis, Seite 330). *Nagelfurchen* entstehen durch kleine Verletzungen der Nagelwurzel und gehen von selbst vorüber.

Blaue Nägel entstehen durch Blutungen unter den Nägeln nach Schlägen oder Quetschungen. Sie sind zwar meist schmerzhaft, gehen jedoch von selbst vorüber. Bei starken Blutungen kann auch der Nagel abfallen.

Gelbe Nägel entstehen vor allem durch farbige Nagellacke. Sie sind harmlos.

Weiße Flecken sind Anzeichen kleinerer Verletzungen der Nagelhaut und ebenfalls harmlos. Manche Hauterkrankungen können die Nägel befallen, z. B. Pilze (➔ Fußpilz, Seite 316)

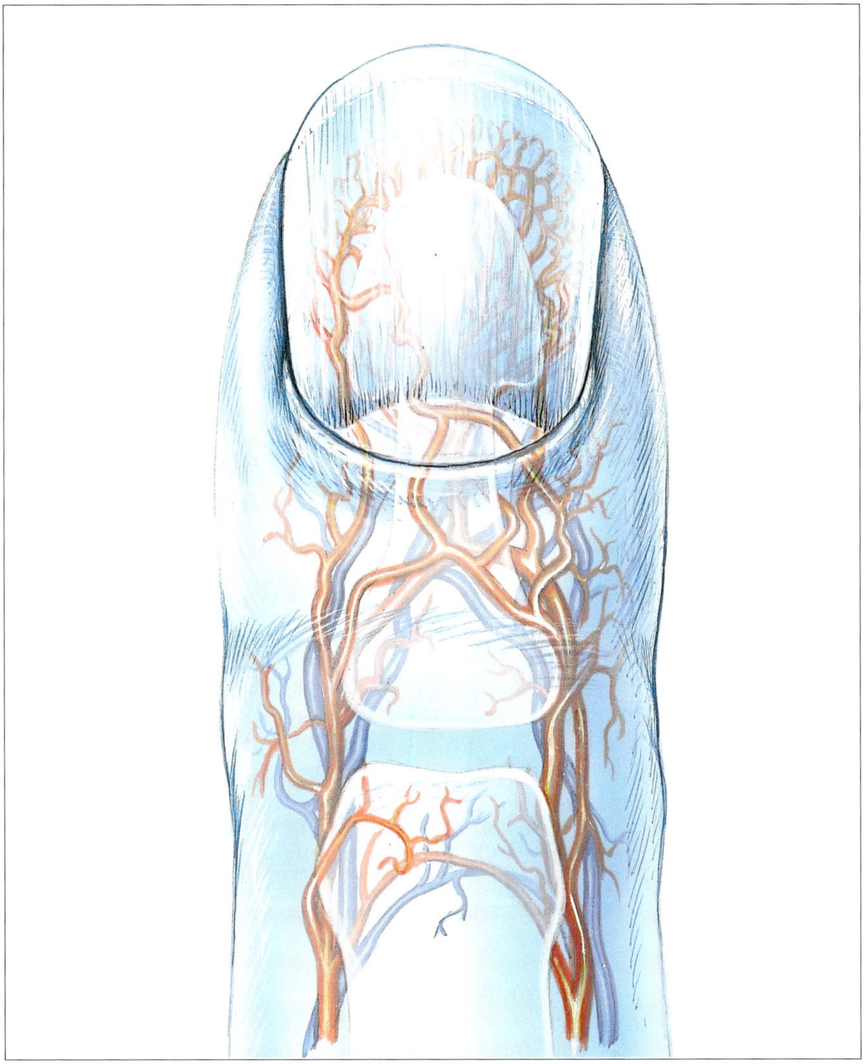

Nagelpflege

- Schneiden Sie die Nägel regelmäßig. Kurze Nägel verhindern Einrisse und das Spalten
- Bei den Zehennägeln ist es besser, gerade anstatt kurvig abzuschneiden, weil sonst die Haut an den Nagelecken leicht beschädigt werden kann

- Nagelhaut: Tun Sie entweder gar nichts, oder schieben Sie die Haut nach dem Händewaschen mit dem Daumennagel der anderen Hand oder dem Handtuch zurück. Das Nagelhäutchen sollte nicht weggeschnitten werden
- Wenn Sie die Nägel lackieren und Lack absplittert, ist es für den Nagel zuträglicher, diese Stellen auszubessern, anstatt den Lack am ganzen Nagel zu entfernen und komplett zu neu lackieren
- Verwenden Sie Nagellack-Entferner nicht öfter als einmal die Woche
- Bei trockenen, brüchigen Nägeln ist es sinnvoll, die Nägel öfter in Olivenöl zu baden
- Ältere Menschen und Diabetiker sollten bei Nagelbettentzündungen immer einen Arzt aufsuchen, um langwierige Komplikationen zu vermeiden

Nagelbettentzündung (Paronychie)

Beschwerden
Geschwollenes, gerötetes, oft sehr schmerzhaftes Nagelbett. Eitrige Einschmelzung des Gewebes.

Ursachen
Nagelbettentzündungen entstehen meist nach Verletzungen bei der Maniküre und anschließender Infektionen der Nagelhaut durch Bakterien oder Pilze. Bakterien verursachen meist akute Infektionen, Pilzinfektionen verlaufen eher langsam.

Das Risiko steigt
- Bei Diabetikern
- Bei Personen, deren Hände immer wieder längere Zeit im Wasser sind

Vorbeugung
Bei Arbeiten im Wasser Baumwoll-Handschuhe tragen, über die PVC-Handschuhe gezogen werden. Sorgfältige Maniküre.

Mögliche Folgen und Komplikation
Wenn die Nagelwurzel entzündet ist, entstehen deformierte oder verfärbte Nägel.

Wann zum Arzt?
Sobald Sie eine Nagelbettentzündung haben.

Selbsthilfe
Sinnvolle Selbsthilfe ist nicht möglich.

Behandlung
Bei Pilzinfektionen ist es notwendig, regelmäßig monatelang die entzündeten Stellen mit einem Pilzmittel einzureiben. Versuchen Sie nicht, das Mittel gewaltsam unter den Nagel zu bringen. Wenn sich die Infektion nicht bessert, kann es notwendig sein, ein Pilzmittel zu schlucken. Diese Medikamente können zwar selten, aber dann schwerwiegende Nebenwirkungen haben. *Wichtig*: Alle Pilzmittel, egal ob Salben oder Tabletten, unbedingt so lange verwenden, wie es der Arzt vorschreibt, also unter Umständen monatelang. Auch wenn die Krankheitszeichen auf der Haut nicht mehr sichtbar sind, kann immer noch ein Stück Pilzgeflecht im Gewebe sein.

Eingewachsener Nagel

Beschwerden
Die Fußnägel bohren sich an den Ecken in das umgebende Gewebe und verursachen Schmerzen und Entzündungen. Meistens sind die großen Zehen davon betroffen.

Ursachen
Zu knapp an den Ecken abgeschnittene Nägel.

Das Risiko steigt
Beim Tragen von engen Schuhen.

Vorbeugung
Fußnägel gerade abschneiden.

Mögliche Folgen und Komplikationen
Schmerzhafte Entzündungen.

Wann zum Arzt?
Wenn das umgebende Zehengewebe bereits entzündet ist oder wenn Sie Diabetiker sind.

Selbsthilfe
Wenn das umgebende Zehengewebe noch nicht entzündet ist, kann man einen dünnen, sauberen Stoff-Fleck aus Baumwolle unter die betreffende Nagelecke ziehen. Dadurch wächst der Nagel, ohne sich in das darunterliegende Zehengewebe zu bohren. Wechseln Sie den Stoff-Fleck zweimal täglich.

Behandlung
Unter Umständen ist eine kleine Operation notwendig, bei der das eingewachsene Nagelstück entfernt wird.

ATMUNGSORGANE

Wir atmen, indem wir durch die Atemmuskulatur des Brustkorbs und des Zwerchfells die Lunge dehnen. So wird die Luft durch Nase, Rachen, Kehlkopf und Bronchien in die Lunge gesogen. Die eingeatmete Luft wird in der Nase und im Rachen gefiltert, angewärmt und befeuchtet. Sie wird wie die Nahrung durch den Rachen befördert. Am Kehlkopf trennen sich dann die Wege: Beim Schlucken legt sich der Kehldeckel über die Luftröhre, die Nahrung wird in der Speiseröhre weitertransportiert. Beim Einatmen hingegen ist der Kehldeckel geöffnet, die Luft gelangt durch die Stimmritze in die Luftröhre und weiter in die Bronchien.

Die Bronchien sind ein Röhrensystem, das sich wie die Äste eines Baumes immer weiter und feiner verzweigt und so die Luft zum eigentlichen Lungengewebe transportiert: den Lungenbläschen.

Feinste Blutgefäße umspinnen diese Lungenbläschen - hier wird das Blut wiederaufbereitet. Der Sauerstoff aus der eingeatmeten Luft gelangt in das Blut, das im Körper entstandene Kohlendioxid wandert vom Blut in die Lungenbläschen und kann dann wieder ausgeatmet werden. Beim Ausatmen entspannt sich die Atemmuskulatur, der Brustkorb »fällt zusammen«, und die Luft wird wieder herausgepreßt. Die Stimmbänder im Kehlkopf bringen beim Sprechen die herausströmende Luft zum Schwingen: die Stimme entsteht.

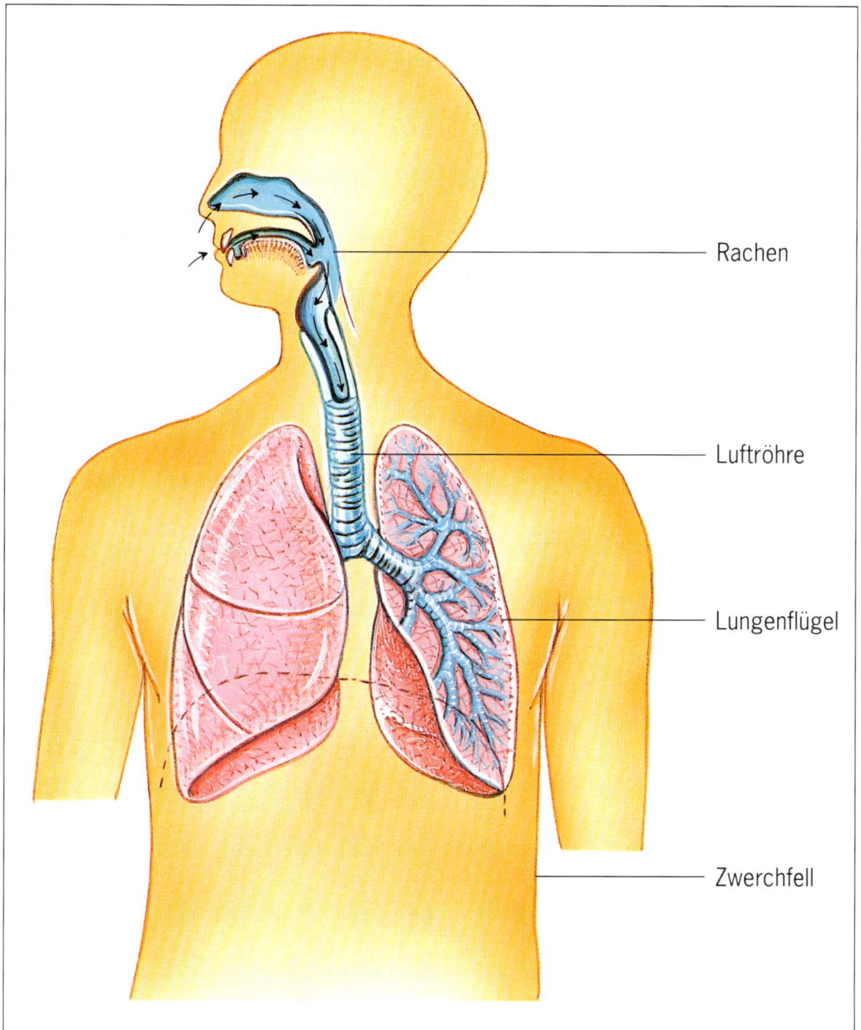

Sämtliche Luftwege, von der Nase bis hinunter zu den feinsten Bronchien, sind mit Schleimhaut ausgekleidet. Um sie feucht und geschmeidig zu erhalten, befinden sich darin zahlreiche kleine Drüsen, die ständig »Schleim« erzeugen, das sogenannte Sekret. Es transportiert mit Hilfe zahlreicher kleiner Flimmerhärchen, die ebenfalls Bestandteil der Schleimhaut sind, Fremdstoffe wie Staub und Ruß in Richtung Mundhöhle.

Wenn die Schleimhaut sich entzündet, schwillt sie an und produziert noch mehr Schleim, beim Schnupfen beispielsweise Nasensekret, bei einer Bronchitis den Schleim, den man aushustet.

Eine ständige Reizung, etwa durch Zigarettenrauch oder Luftschadstoffe, kann die Schleimhaut dauerhaft schädigen. Sie produziert dann zusätzlichen Schleim, verfügt aber über weniger Flimmerhärchen. Dadurch gelangt das Sekret schlechter nach oben in die Mundhöhle und bleibt als Reizstoff in den Bronchien.

NASE

Die Nase enthält nicht nur das Geruchsorgan. Für die eingeatmete Luft ist sie die erste Station auf dem Weg zu den Lungenbläschen.
Die Luft wird von feinen Härchen am Naseneingang gefiltert, von der Nasenschleimhaut mit ihren Schleimdrüsen befeuchtet und vom Blut in zarten Blutgefäßen angewärmt. Die Luft gelangt von der Nasenhöhle weiter in den Rachen.
Außerdem bestehen Verbindungskanäle von der Nasenhöhle zum Tränennasengang, zu den Nasennebenhöhlen und zum Mittelohr. Die Nasennebenhöhlen, mit Schleimhaut ausgekleidete Kammern in den Gesichtsknochen, wärmen die eingeatmete Luft ebenfalls an.

Verletzungen

Nasenverletzungen können offene, also von außen sichtbare, blutende Verletzungen sein. Es können auch Verletzungen der feinen Blutgefäße in der Nasenschleimhaut sein.
Bei Unfällen können sogar das Nasenbein oder der Nasenknorpel verletzt werden.

Beschwerden

Nasenbluten.
Einen Bruch des Nasenbeins erkennt man an der äußeren Verformung der Nase und daran, daß sich die Nase unter Schmerzen weiter als gewöhnlich bewegen läßt.

Ursachen

Meistens ist ein Sturz oder ein Aufprall die Ursache einer Nasenverletzung.
Nasenbluten entsteht, wenn die feinen Blutgefäße besonders im vorderen Abschnitt der Nase verletzt werden. Sie können durch einen Aufprall einreißen, aber auch durch zu heftiges Naseputzen oder dadurch, daß die Nasenschleimhaut ausgetrocknet ist. Bei manchen Menschen blutet die Nase ohne besonderen Grund (*habituell*).

Erkrankungsrisiko

Menschen mit Bluthochdruck oder Arterienverkalkung sowie Personen, die an einer Gerinnungsstörung leiden, neigen besonders zu Nasenbluten.

Mögliche Folgen und Komplikationen

Nasenbluten: Obwohl es oft bedrohlich wirkt, ist es zumeist ungefährlich und kann recht einfach gestoppt werden. Nur in seltenen Fällen führt Nasenbluten zu starkem Blutverlust - etwa wenn gleichzeitig die Blutgerinnung gestört ist.

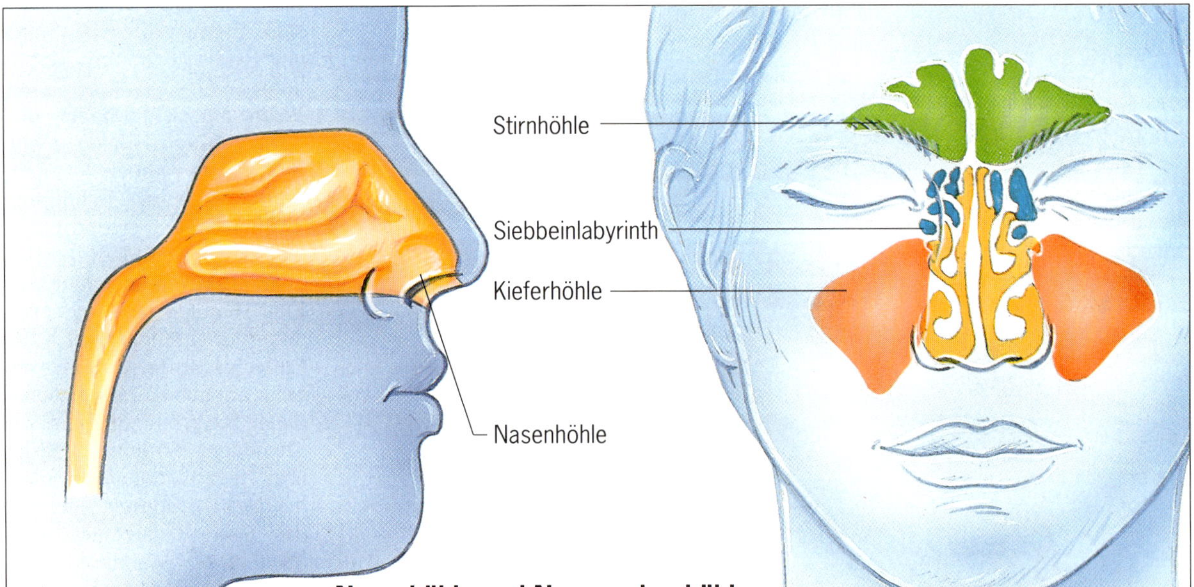

Nasenhöhle und Nasennebenhöhlen

Äußere Verletzungen: Wie alle offenen Verletzungen können sie sich entzünden.
Innere Verletzungen: Ein Nasenbeinbruch oder eine Verschiebung des Nasenknorpels können manchmal den Luftstrom durch die Nasenhöhlen behindern oder die Verbindung zu den Nasennebenhöhlen einengen. In seltenen Fällen kann sich dabei eine innere Blutung abkapseln und infizieren.

Vorbeugung

Wer zu Nasenbluten neigt, sollte darauf achten, daß die Nasenschleimhäute nicht austrocknen. Trockene Raumluft, vor allem in beheizten Räumen, sollte angefeuchtet werden (➔ Heizung, Seite 928). Allzu heftiges Naseputzen vermeiden.

Wann zum Arzt?

- Bei Nasenbluten nur, wenn man es selbst nicht zum Stillstand bringen kann oder wenn die Nase häufiger ohne Schnupfen oder äußere Verletzung als erkennbare Ursache blutet
- Bei offenen Verletzungen wie Schnitt- und Rißwunden. Größere Verletzungen müssen nach einer örtlichen Betäubung genäht werden
- Bei einer Verletzung des Nasenbeins oder des Nasenknorpels. Durch eine Röntgenaufnahme kann der Arzt einen Bruch feststellen und dann entscheiden, ob er behandelt werden muß

Selbsthilfe

Rasche Hilfe bei Nasenbluten: Bei starkem Nasenbluten den Kopf nach vorne beugen und die vordere Nasenhälfte mit Daumen und Zeigefinger fünf bis zehn Minuten lang fest zusammenpressen. Zusätzlich kann ein kalter Waschlappen oder ein Eiskissen im Nacken helfen. Durch die Kälte verengen sich die kleinen Blutgefäße.
Hat die Nase aufgehört zu bluten, möglichst zwölf Stunden lang nicht die Nase putzen, um die Blutgefäße nicht neuerlich zu verletzen.
Verletzungen: Offene Wunden im Nasenbereich sollten Sie mit einem sauberen trockenen Tuch abdecken, bis Sie beim Arzt eintreffen. Bei Verletzungen des Nasenbeins oder des Nasenknorpels ist keine Selbsthilfe möglich.

Behandlung

Nasenbluten: Bei heftigem Nasenbluten, das durch Druck von außen nicht zu stillen ist, legt der Arzt auf die blutende Stelle einen Gazestreifen, der auf die blutenden Gefäße drückt. Dieser innere Druckverband muß zwölf Stunden lang unverändert an seiner Stelle bleiben.
Nur in seltenen Fällen ist bei anhaltendem Nasenbluten eine Verödung der betroffenen blutenden Gefäße notwendig. Am schonendsten geschieht das mit einer Silbernitrat-Lösung. Früher waren Elektroverödungen häufig. Sie können aber die benachbarte Schleimhaut schädigen und damit neuerliche Blutungen verursachen.
Wird das Nasenbluten durch eine Krankheit verursacht (etwa durch Bluthochdruck oder eine Gerinnungsstörung), so muß diese Grundkrankheit behandelt werden (➔ Hoher Blutdruck, Seite 380, ➔ Mangel an Blutplättchen, Seite 410).
Äußere Verletzungen: Sie muß der Arzt reinigen und desinfizieren, manchmal auch nähen.
Innere Verletzungen: Wenn nach einem Nasenbeinbruch die Nase wieder eingerichtet werden muß, genügt bei Erwachsenen zumeist eine örtliche Betäubung.
Ein verschobener Nasenknorpel im vorderen Teil der Nase, der keine Beschwerden macht, braucht auch nicht behandelt zu werden. Wird allerdings nach einer solchen Verletzung das Atmen durch die Nase im Laufe der Zeit immer schwieriger oder treten häufiger Infektionen der Nasennebenhöhlen auf, so kann der Arzt den verschobenen Nasenknorpel operativ begradigen.

Erkältung, »Grippe«

Beschwerden

Was üblicherweise als »Erkältung« oder »Grippe« bezeichnet wird, ist eine Virusinfektion der oberen Luftwege. Oft ist der Schnupfen das erste und manchmal auch das einzige Anzeichen der Erkrankung. Halsschmerzen, leichter Husten, Kopfschmerzen, Gliederschmerzen, Abgeschlagenheit und Fieber können hinzukommen.

Ursachen

Eine Erkältung wird nicht durch Kälte hervorgerufen, sondern durch verschiedene Viren, die besonders leicht von einem Menschen auf den anderen übertragen werden. Die große Ansteckungsgefahr durch ausgehustete oder ausgenieste Tröpfchen führt dazu, daß viele Menschen nacheinander erkranken.
Die Viren befallen zuerst die Nasen- und Rachenschleimhaut. Sie schwellen an und beginnen, verstärkt Sekret zu produzieren. Von der Rachenschleimhaut aus können sich die Viren auch auf die Bronchien oder die Nasennebenhöhlen ausbreiten. Da nicht nur das betroffene Organ, sondern das ganze Abwehrsystem des Körpers auf die Virusinfektion reagiert, können Allgemeinbeschwerden wie Abgeschlagenheit und Fieber hinzukommen.

Erkrankungsrisiko
Erkältungskrankheiten treten bei Kindern gehäuft auf, da der Körper erst schrittweise - nach jedem Kontakt mit einem neuen Virus - lernt, sich zu wehren.
Erkältungskrankheiten sind im Winter häufiger als in den wärmeren Jahreszeiten: Höchstwahrscheinlich deshalb, weil sich die Menschen bei Kälte öfter gemeinsam in geschlossenen Räumen aufhalten und Viren durch winzige Wassertröpfchen in der Luft übertragen werden.

Mögliche Folgen und Komplikationen
Eine Erkältung ist zumeist beschwerlich, aber harmlos. Sie klingt nach drei bis fünf Tagen von selbst wieder ab. In manchen Fällen kann sich die Virusinfektion ausbreiten - etwa auf die Lunge, das Gehirn oder das Herz. Sogenannte Influenzaviren tun das häufiger als andere Virusarten. Nur wenn eine Erkältung von solchen Influenzavieren hervorgerufen wurde, spricht man von einer »echten Grippe«.
Bei jeder Art von Erkältung können sich Bakterien zusätzlich auf den Schleimhäuten ansiedeln. Gefährdet sind vor allem kleine Kinder, alte Menschen und Personen, deren Abwehrkräfte durch eine Erkrankung oder durch Medikamente bereits geschwächt sind.
In sehr seltenen Fällen kann deshalb eine Grippe auch tödlich enden.

Vorbeugung
Eine Ansteckung läßt sich kaum verhindern. Wer allerdings mit einer Erkältung einige Tage zu Hause bleibt, kann so vermeiden, seine Viren auf andere Personen zu übertragen.
Impfungen können immer nur gegen wenige verschiedene Viren schützen (➔ Impfung, Seite 768). Erkältungen können jedoch durch eine Vielzahl verschiedener Viren ausgelöst werden.
Ein Mangel an Vitamin C erhöht die Wahrscheinlichkeit, sich zu erkälten. Bei der hierzulande üblichen Ernährung ist ein Vitamin C-Mangel aber sehr selten. Außerdem ist es nicht sinnvoll, mehr als den Tagesbedarf an Vitamin C zu sich zu nehmen (➔ Ernährung, Seite 882).
Bei Medikamenten mit großen Mengen Vitamin C wird ein Großteil der aufgenommenen Vitaminmenge umgehend wieder im Harn ausgeschieden.

Wann zum Arzt?
Wenn die Erkältung länger als sieben Tage andauert. Gehen Sie zum Arzt, wenn sich die Infektion über den Nasen-Rachen-Raum hinaus ausbreitet und Selbsthilfemaßnahmen die Erkältung nach drei Tagen nicht zum Abklingen bringen. Hinweise für eine sich ausbreitende Erkältung können sein: Fieber über 39 Grad, heftige Hals- oder Ohrenschmerzen, trockener, schmerzender Husten, Atembeschwerden, starke Kopfschmerzen.

Selbsthilfe
Möglichst in warmen, jedoch nicht überheizten Räumen bleiben und dem Körper Ruhe gönnen. Um die entzündeten Schleimhäute nicht zusätzlich zu reizen, kann man die Raumluft anfeuchten (➔ Heizung, Seite 928).
Wer keinen Appetit hat, muß sich nicht zum Essen zwingen. Er sollte jedoch unbedingt ausreichend Tee oder Mineralwasser trinken. Bei Fieber braucht der Körper besonders viel Flüssigkeit.
Fieber ist ein wichtiger Abwehrmechanismus des Körpers: Viele Viren sterben bei höheren Temperaturen ab. Bis 41 Grad Celsius gilt Fieber als unangenehm, aber ungefährlich, wenn der Körper nicht durch andere Krankheiten geschwächt ist. Sind die Beschwerden zu groß, können kalte Wadenwickel helfen (➔ Wickel, Seite 784).
Die Wärme bei Schwitzkuren kann ebenfalls gegen Viren wirken.

Fiebertees

Lindenblüten
Zubereitung:
- Ein bis zwei Teelöffel Lindenblüten mit einer mittelgroßen Tasse siedendem Wasser übergießen;
- fünf Minuten stehenlassen, danach abseihen.

Anwendung: Zur Schwitzkur ein bis zwei Tassen frisch zubereiteten Tee am späten Nachmittag (15 bis 18 Uhr) so heiß wie möglich trinken und gut zugedeckt im Bett bleiben. Zu dieser Zeit ist die Schweißproduktion erheblich höher als sonst.

Holunderblüten
Zubereitung und Anwendung: wie Lindenblüten.

Fiebertee-Mischung
Rezept: 30 g Lindenblüten, 30 g Holunderblüten,
20 g Mädesüßblüten, 20 g Hagebuttenschalen
Zubereitung:
- Einen Teelöffel der Mischung mit einer mittelgroßen Tasse heißem Wasser aufgießen;
- fünf bis zehn Minuten stehenlassen; danach abgießen.

Anwendung: wie Fliedertee.

Behandlung

Man kann lediglich versuchen, die Beschwerden zu lindern (➔ Schnupfen, Seite 353; ➔ Rachenentzündung, Seite 358). Die Abgeschlagenheit sollte nicht bekämpft werden. Damit zeigt der Körper, daß er Ruhe braucht, um sich gegen die Infektion zu wehren. Bettruhe ist in diesem Fall das beste.

Medikamente

Wenn es gar nicht anders geht - etwa um das Fieber zu senken, um Kopfschmerzen zu lindern oder um das Einschlafen zu erleichtern -, können Medikamente sinnvoll sein, die nur den Wirkstoff Paracetamol enthalten (➔ Einfache Schmerzmittel, Seite 760).

Sinnvoll:
Medikamente, die nur Paracetamol enthalten

Apacet (Ö)	Mexalen (Ö)
Ben-u-ron (BRD)	Paracetamol mit angehängtem
Enelfa (BRD)	Herstellernamen (BRD)
Eu-Med P (BRD)	Treupel P (BRD)
Kratofin simplex (Ö)	Tylenol (BRD)

Wichtigste Nebenwirkungen: Bei sehr häufigem, jahrelangem Gebrauch sind Nierenschäden nicht auszuschließen. Bei Überdosierung: Leberschäden.

Hüten Sie sich vor sogenannten »Grippemitteln«, die mehrere Wirkstoffe enthalten. Es ist nicht sinnvoll, solche vermischten Stoffe einzunehmen, außerdem ist deren therapeutische Wirksamkeit oft zweifelhaft. Manche dieser Medikamente können auch gefährlich werden.

Schnupfen

Beschwerden

Schnupfen ist meist das erste, oft auch das einzige Anzeichen einer Erkältung. Die Nase »rinnt«, das Atmen durch sie wird schwierig, die Stimme »näselt«, man kann schlechter riechen. Später kann das zunächst wäßrig-klare Nasensekret zunehmend grünlichgelb und dickflüssig werden.

Ursachen

Schnupfen wird meist durch Viren ausgelöst, die in feinsten Wassertröpfchen oder im Luftstrom von einem Menschen auf den nächsten übertragen werden. Anders ist es beim Allergischen Schnupfen (➔ Seite 354). Durch die Krankheitserreger rötet sich die Nasenschleimhaut und schwillt an, die Schleimdrüsen erzeugen vermehrt Sekret. Manchmal siedeln sich auch Bakterien auf der entzündeten Nasenschleimhaut an. Wer Schnupfen hat und ihn schon lange mit Nasentropfen behandelt, ➔ Schnupfen durch Schnupfenmittel, Seite 354.

Das Erkrankungsrisiko steigt

Bei Kindern, da ein Schnupfen meist durch Viren ausgelöst wird und der Körper erst im Laufe einiger Jahre lernt, sich zur Wehr zu setzen.

Mögliche Folgen und Komplikationen

In den meisten Fällen ist ein Schnupfen lästig, aber harmlos und klingt nach drei bis fünf Tagen wieder ab.
Wenn sich die Infektion auf die Nasennebenhöhlen ausbreitet, kann die Erkrankung langwieriger werden (➔ Nebenhöhlenentzündung, Seite 355).
Bei Säuglingen kann ein Schnupfen Probleme beim Trinken machen. Bei Kleinkindern begünstigt eine verstopfte Nase die Entstehung einer Mittelohrentzündung.

Vorbeugung

Sie ist praktisch nicht möglich.

Wann zum Arzt?

- Wenn der Schnupfen länger als fünf bis sieben Tage andauert
- Wenn sich die Infektion in die Nasennebenhöhlen oder auf die tieferen Atemwege ausgebreitet hat. Hinweise dafür können sein: Fieber über 39 Grad Celsius, heftige Hals- oder Ohrenschmerzen, trockener oder schmerzender Husten, Atembeschwerden, Schmerzen im Stirnbereich oder unter den Augen

Selbsthilfe

- Trinken Sie viel, damit das Sekret dünnflüssig bleibt
- Halten Sie sich in warmen, aber nicht überheizten Räumen auf. Um die entzündeten Nasenschleimhäute nicht zusätzlich zu reizen, kann die Raumluft angefeuchtet werden: Hängen Sie feuchte Tücher über die Heizkörper

Kochsalzspülung: Hilfreich und harmlos

Lösen Sie ein Gramm Speisesalz in einem Deziliter Wasser auf, und träufeln Sie etwas davon mit einer Plastikspritze (ohne Nadel) in die Nase. (Bei Kleinkindern fünfmal täglich 3 bis 5 Tropfen.) Wenn die verwendete Lösung nicht mehr als ein Prozent Salz enthält, ist sie harmlos. Manchmal kann nach der Anwendung die Nase brennen.

– Träufeln Sie Kochsalzlösung in die Nase
– Inhalierter heißer Dampf, zum Beispiel von Kamillentee (➔ Inhalation, Seite 786), läßt bei einer verstopften Nase die Nasenschleimhaut abschwellen und löst den verklebten Schleim. Erwachsene und ältere Kinder können die verstopfte Nase auch so wieder frei bekommen: Mit einer Kochsalzlösung, mit einer warmen Dusche, Schwitzpackungen, einem Dampfbad oder mit Schwimmen
– Die Nase richtig putzen: Nur eine Nasenhälfte zudrücken, und die Luft kräftig durch das andere Nasenloch blasen. Werden beide Nasenflügel gleichzeitig zusammengedrückt, kann dadurch der Naseninhalt nach oben gelangen. Das vergrößert die Gefahr einer Stirnhöhlenentzündung

Behandlung

Schnupfen läßt sich - wie andere Erkältungskrankheiten auch - nicht behandeln. Man kann nur versuchen, die Symptome zu lindern.
Nützen alle Selbsthilfemaßnahmen nichts, so kann man versuchen, mit gefäßverengenden Medikamenten den Schnupfen zu lindern. Je nach Produkt hält die Wirkung von solchen Nasentropfen drei (z. B. *Tyzine*), sechs (z. B. *Olynth*) oder sogar neun Stunden an (z. B. *Otriven, Otrivin*). Diese Mittel lindern aber nur das Symptom verstopfte Nase, sie wirken nicht gegen die verursachenden Viren. Säuglingen kann man mit solchen Nasentropfen aber das Trinken erleichtern.

Schnupfen durch Schnupfenmittel
Werden Nasentropfen länger als zwei bis drei Tage verwendet, kann sich die Schwellung der Schleimhäute deutlich verstärken, wenn man das Mittel nicht mehr verwendet. Es entsteht ein medikamentöser Schnupfen. Nimmt man dann wieder Nasentropfen, weil der Schnupfen nicht aufgehört hat, beginnt ein Teufelskreis, der zu chronischem Medikamentenschnupfen führen kann und die Nasenschleimhaut schwer schädigt.
Schnupfenmittel sollten deshalb nicht länger als drei Tage mit einer darauffolgenden Pause von zehn Tagen verwendet werden.
Wer Nasentropfen zu lange verwendet hat, wird sich bei der »Entwöhnung« schwer tun. Zwei Tricks können Ihnen dabei helfen:
– Die Nasentropfen in nur einem Nasenloch so lange weiterverwenden, bis die Schwellung im anderen abgeklungen ist. So bekommt man immer Luft
– Statt Nasentropfen einige Zeit Kochsalzlösung verwenden (➔ Seite 353)

Bei kurzzeitiger Anwendung sinnvolle Nasentropfen und Sprays

Coldan (Ö)	Privin (BRD/Ö)
Nasivin (BRD/Ö)	Rhinon (Ö)
Olynth (BRD)	Rhinospray (BRD)
Otriven (BRD)	Snup (BRD)
Otrivin (Ö)	Tyzine (BRD)

Wichtigste Nebenwirkungen: Nach Abklingen der Wirkung oft stärkere Schleimhautschwellung, bei längerem Gebrauch »medikamentöser Schnupfen«, bei Säuglingen Gefahr von Atemdämpfung und Bewußtlosigkeit, aber auch von Erregungszuständen.
Empfehlung: Nur für zwei bis drei Tage anwenden.

Naturheilmittel und homöopathische Mittel gegen Schnupfen

Euphorbium comp. (BRD)	Sinupret Tropfen (BRD/Ö)
Rekomill (BRD)	Sinuselect (BRD)
Sinfrontal (BRD)	

Abzuraten: Schnupfen-Pillen
Manche dieser Mittel enthalten Antihistaminika, die bei Erkältungsschnupfen nicht helfen, aber müde machen. Andere Präparate können den Blutdruck in unerwünschte Höhen klettern lassen. Einige Produkte können den Schnupfen sogar noch verschlimmern.

Allergischer Schnupfen (Heuschnupfen)

➔ auch Allergie, Seite 534

Beschwerden

Ein allergischer Schnupfen ist nur eines von vielen Krankheitszeichen, die eine Allergie hervorrufen kann. Beim allergischen Schnupfen ist das Nasensekret meist wäßrig und klar, man muß häufig niesen. Fast immer tränen und jucken die Augen.

Ursachen

Die Bereitschaft, allergisch zu reagieren, ist wahrscheinlich angeboren. Es braucht allerdings vielerlei Bedingungen, damit jemand auf einen Auslösereiz tatsächlich allergisch reagiert (➔ Allergie, Seite 534). Ab wann ein Körper die Vielzahl der von außen kommenden Reize nicht mehr nur ausgleicht, sondern in Form einer Allergie heftig überreagiert, hängt auch von der seelischen Stabilität und Belastbarkeit des Betroffenen ab.
Beim Heuschnupfen, der bekanntesten Form des allergi-

schen Schnupfens, reagiert die Nasenschleimhaut allergisch auf die Pollen bestimmter Blüten. Tritt der allergische Schnupfen während des ganzen Jahres auf oder vielleicht sogar besonders während der Wintermonate, ist es wahrscheinlicher, daß Hausstaubmilben bzw. Haare oder Schuppen von Haustieren die Auslöser sind.
Beim allergischen Schnupfen schwillt die Nasenschleimhaut an und erzeugt übermäßig viel Sekret.

Das Erkrankungsrisiko steigt

- Wenn man zu allergischen Reaktionen neigt, etwa zu allergisch bedingten Hautausschlägen oder Asthma
- Je länger man mit einem Allergieauslöser in Kontakt kommt

Mögliche Folgen und Komplikationen

Allergischer Schnupfen ist eine sehr behindernde, allerdings keine gefährliche Erkrankung. Wer an allergischem Schnupfen leidet, neigt aber besonders häufig zu Nasennebenhöhlen-Entzündungen (➔ Seite 355).
Ein Heuschnupfen kann im Laufe von Jahren »die Etage wechseln« und zu einem Asthma werden.

Vorbeugung

Vorbeugung ist meist nur möglich, wenn man den Allergie-Auslöser ausfindig macht und versucht, ihn zu vermeiden. An Beschwerden während des Frühsommers oder im Sommer sind meistens Blütenpollen schuld. Wer die auslösenden Pollen ausfindig machen konnte, kann mit Hilfe eines »Pollenflugkalenders« den für ihn gefährlichen Zeitraum erfahren und sich in dieser Zeit möglichst in geschlossenen Räumen aufhalten oder sogar den Jahresurlaub antreten. Ab 1500 Meter Höhe und an der See gibt es kaum noch Pollen. Die regionalen Rundfunksender geben zu bestimmten Zeiten nach den Nachrichten Art, Menge und Richtung der fliegenden Pollen an.

Telefonischer »Pollenwarndienst«
für die Bundesrepublik bundesweit einheitlich: 11601
für Österreich: (0222) 1529

Sind Tierhaare oder -schuppen der Allergieauslöser, heißt es »Auslöser meiden«, sich - trotz Tränen - von liebgewordenen Haustieren zu trennen. Zur Bekämpfung von Hausstaubmilben ➔ Allergie, Seite 537.

Wann zum Arzt?

Wenn Sie den Verdacht haben, daß Ihr Schnupfen allergisch bedingt ist.

Selbsthilfe

Cromoglicinhaltige Nasentropfen und andere Schnupfenmittel bekommt man ohne Rezept.

Behandlung

Da an der Entstehung von Allergien und an der Intensität ihrer Ausprägung auch immer die seelische Verfassung mitbeteiligt ist, ist eine Beratung mit einem Arzt, der in Psychosomatik erfahren ist, sehr anzuraten.
Es ist sinnvoller, einem allergischen Schnupfen vorzubeugen, als erst die laufende Nase zu behandeln. Durch gezielte Fragen kann der Arzt helfen, den Allergieauslöser zu finden.
Eine Hyposensibilisierung (➔ Allergie, Seite 537) gelingt am ehesten, wenn ein Heuschnupfen von nur wenigen Pollenarten ausgelöst wird.

Medikamente
Heuschnupfen kann man mit Medikamenten begegnen, die Cromoglicinsäure enthalten (z. B. *Duracroman* [BRD], *Lomupren* [BRD], *Vividrin* [BRD]). Ihre Wirkung läßt allerdings manchmal mehrere Tage auf sich warten.
Nasentropfen, die auch bei Schnupfen die Schleimhaut zum Abschwellen bringen, können die Beschwerden lindern (➔ Schnupfen, Seite 354).
Innerlich kann man Heuschnupfen mit Antihistaminika bekämpfen (➔ Allergie, Seite 538).

Nebenhöhlenentzündung (Sinusitis)

Die Nasennebenhöhlen sind Hohlräume in den Gesichtsknochen neben, hinter und über der Nase. Zu ihnen zählen auch die Stirnhöhlen. Alle Nasennebenhöhlen sind mit den Nasenhöhlen verbunden und wie diese mit Nasenschleimhaut ausgekleidet.

Beschwerden

Schmerzen und Druckgefühl in den Backenknochen oder über den Augen einige Tage nach dem Beginn eines Schnupfens. Die Nase »läuft« aber meistens nicht mehr. Die Beschwerden machen sich nach dem Aufstehen und beim Bücken besonders stark bemerkbar.

Ursachen

Bakterien oder Viren gelangen bei einem Schnupfen in die Nebenhöhlen. Die Schleimhaut der Verbindungsgänge schwillt an. Das in den Nebenhöhlen entstehende Sekret kann nicht mehr abfließen.

Auch bei einem allergischen Schnupfen können die Nebenhöhlen in Mitleidenschaft gezogen werden (➔ Allergischer Schnupfen, Seite 354).

Das Erkrankungsrisiko steigt

- Wenn man Nasenpolypen (➔ Seite 356) hat
- Wenn durch eine Verschiebung der Nasenscheidewand die Verbindungsgänge zu den Nebenhöhlen zusätzlich eingeengt sind
- Wenn man an einem allergischen Schnupfen leidet, da dann die Schleimhäute wesentlich empfindlicher auf Krankheitserreger oder verunreinigte Luft reagieren

Manchmal sind häufige Nasennebenhöhlen-Entzündungen das einzige Zeichen für eine Allergie (➔ Seite 354).

Mögliche Folgen und Komplikationen

Wenn bakteriell bedingte Nebenhöhlenentzündungen rechtzeitig erkannt und richtig behandelt werden, sind schwerwiegende Folgen selten.

Vorbeugung

Bei Schnupfen viel trinken, die Raumluft anfeuchten und mehrmals täglich Dampf (etwa den von Kamillentee) inhalieren. Das hilft nicht nur gegen den Schnupfen, sondern beugt auch Nebenhöhlenentzündungen vor. Auch häufiges und richtiges Naseputzen ist oft hilfreich (➔ Schnupfen, Seite 353).

Wer immer wieder unter Nebenhöhlenentzündungen leidet, sollte bei Schnupfen regelmäßig Kochsalz-Lösungen in die Nase einträufeln und nach Rücksprache mit dem Arzt auch Nasentropfen zur Abschwellung der Schleimhaut verwenden (➔ Schnupfen, Seite 354).

Wer wegen Nasenpolypen oder einer Verschiebung der Nasenscheidewand häufig unter Nebenhöhlenentzündungen leidet, sollte mit dem Arzt beratschlagen, ob es sinnvoll ist, die Polypen zu entfernen oder eine verschobene Nasenscheidewand zu korrigieren. Treten Nebenhöhlenentzündungen häufig auf, sollte auch nach einer Allergie gesucht werden (➔ Allergie, Seite 535).

Wann zum Arzt?

- Wenn die Beschwerden länger als drei Tage andauern oder von hohem Fieber begleitet sind
- Wenn Sie häufiger an einer Nebenhöhlenentzündung leiden

Selbsthilfe

Oft heilt die Erkrankung nach zwei bis drei Tagen. Linderung wie bei einem Schnupfen: Wärme, Feuchtigkeit, Inhalationen (➔ Schnupfen, Seite 353).

Behandlung

Schleimhautabschwellende Nasentropfen sollen die Verbindung zwischen Nebenhöhlen und Nasenhöhlen offenhalten bzw. wiederherstellen (➔ Schnupfen, Seite 354).

Bei einer bakteriellen Entzündung und wenn die Erkrankung länger als drei Tage andauert, ist eine Behandlung mit Antibiotika notwendig (➔ Seite 762).

In ganz seltenen Fällen ist eine Operation erforderlich, um eine künstliche Verbindung zwischen den Nebenhöhlen und der Nasenhöhle herzustellen.

Nasenpolypen

Beschwerden

Nasenpolypen verursachen nur selten Beschwerden. Manchmal können sie jedoch die Nasenatmung erschweren, die Stimme beginnt zu »näseln«. Menschen mit Nasenpolypen atmen häufig mit offenem Mund. Da sie das im Schlaf auch tun, schnarchen sie oft.

Ursachen

Nasenpolypen sind gutartige Wucherungen der Nasenschleimhaut.

Das Erkrankungsrisiko steigt

Bei Menschen, die an allergischem Schnupfen leiden.

Mögliche Folgen und Komplikationen

Nasenpolypen können die Nasenatmung behindern. Weil man deshalb besonders im Schlaf mit offenem Mund atmet und so die Luft den natürlichen »Filter« Nase umgeht, können sich Infekte der oberen Luftwege leichter festsetzen. Manchmal kann ein Polyp den Verbindungsgang zu einer Nasennebenhöhle verlegen. In diesem Fall sind Nasennebenhöhlen-Entzündungen häufiger.

Vorbeugung

Ist nicht möglich.

Wann zum Arzt?

- Wenn die Nasenatmung behindert ist, die Stimme »näselt« und man heftig schnarcht
- Wenn es häufiger zu Nebenhöhlenentzündungen kommt

Der Arzt kann mit Hilfe einer speziellen Lampe feststellen, ob tatsächlich Nasenpolypen die Ursache sind.

Selbsthilfe

Ist nicht möglich.

Behandlung
Nasenpolypen sind harmlos und brauchen nicht behandelt zu werden, solange sie keine Beschwerden verursachen. Viele Menschen haben Nasenpolypen, ohne es zu wissen. Wenn es auf Grund der Nasenpolypen jedoch häufiger zu Nebenhöhlenentzündungen kommt, kann sie der Arzt mit einer relativ harmlosen Operation entfernen.

HALS UND RACHEN

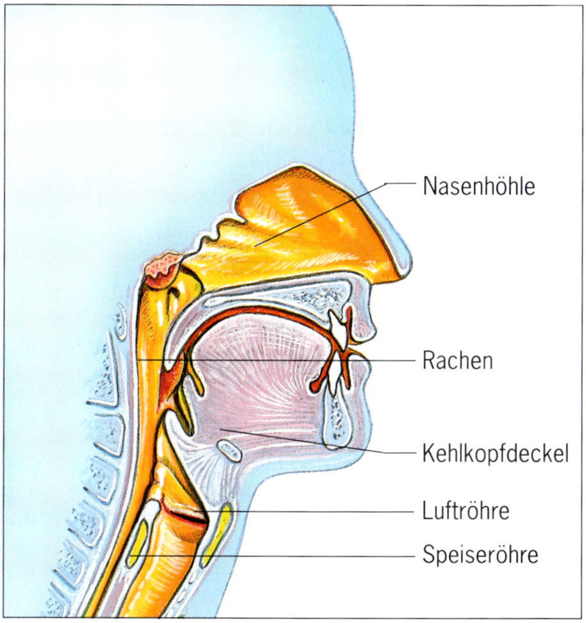

Nachdem die eingeatmete Luft in den Nasenhöhlen und Nasennebenhöhlen gefiltert, angefeuchtet und erwärmt wurde, strömt sie durch den Rachen. Danach gelangt sie in die Luftröhre. Die Hinterwand des Rachens kann man selbst betrachten, wenn man vor einem Spiegel den Mund weit öffnet und die Zunge nach unten drückt. Auf beiden Seiten der Hinterwand sind rundliche Vorwölbungen zu erkennen, die Gaumenmandeln. Sie sind Teil des körpereigenen Abwehrsystems und schwellen ähnlich wie Lymphknoten an, wenn sie sich gegen eine Infektion zur Wehr setzen. Beim Einatmen ist der Kehldeckel geöffnet, die Luft gelangt durch den Kehlkopf und die Stimmbänder in die Luftröhre und weiter in die Bronchien.
Im Kehlkopf kann die Luft beim Ausatmen mit Hilfe der Stimmbänder in Schwingungen versetzt werden: So entsteht unsere Stimme. Alle Teile des Rachens sind mit einer Schleimhaut überzogen.

Mandelentzündung (Tonsillitis, Angina)

Beschwerden
Bei einer Mandelentzündung schmerzt der Hals stark, das Schlucken fällt schwer, Fieber und Kopfschmerzen quälen. Auf der Rachenhinterwand sind die geröteten und angeschwollenen Gaumenmandeln zu erkennen. Sie sind oftmals mit kleinen gelben Punkten (Stippchen) belegt.

Ursachen
Häufig entsteht eine Mandelentzündung durch Bakterien (*Streptokokken*), die mit feinen Speicheltröpfchen durch die Luft von Mensch zu Mensch übertragen werden können. Manchmal röten sich die Mandeln während einer von Viren verursachten Racheninfektion und schwellen etwas an.

Erkrankungsrisiko
Mandelentzündungen sind im Kindesalter häufig, bei Erwachsenen hingegen selten.

Mögliche Folgen und Komplikationen
Besonders im Kindesalter können Streptokokken-Infektionen schwere Erkrankungen am Herz oder an den Nieren nach sich ziehen, wenn sie der Arzt nicht rechtzeitig und ausreichend mit Antibiotika behandelt.

Vorbeugung
Wenn ein Familienmitglied an einer durch Streptokokken verursachten Mandelentzündung erkrankt ist, kann es unter Umständen sinnvoll sein, zur Vorbeugung Penicillin einzunehmen.

Wann zum Arzt?
Wenn der Verdacht auf eine Mandelentzündung besteht und sich die Beschwerden nicht innerhalb von zwei Tagen bessern.

Selbsthilfe
Im Bett bleiben, für ausreichend Wärme sorgen und möglichst nur weiche oder flüssige Nahrung zu sich nehmen. Möglichst viel trinken, aber keinen Fruchtsaft, da dieser den Hals zusätzlich reizt.
Alle zwei Stunden mit möglichst heißem Salbeitee gurgeln (➔ Pflanzliche Arzneimittel, Seite 788).

Behandlung
Beim Verdacht auf Mandelentzündung sollte der Arzt von dem Kranken und auch den Familienangehörigen etwas vom Eiter der Stippchen auf der Rachenhinterwand abnehmen und darin die Erregerart bestimmen lassen.
Sind Bakterien die Ursache, erfolgt die Behandlung mit Penicillin (➔ Mittel gegen Infektionen, Seite 762).
Wurde die Mandelentzündung durch Viren verursacht, wird sie wie eine Rachenentzündung behandelt (➔ Seite 358).
Bei Fieber und Kopfschmerzen kann, vor allem um das Einschlafen zu erleichtern, die Einnahme eines schmerz- und fiebersenkenden Medikaments sinnvoll sein, das nur den Wirkstoff Paracetamol oder Azetylsalizylsäure (ASS) enthält (➔ Einfache Schmerzmittel, Seite 760).

Operationen
Kindern sollte man die Schutzfunktion der Gaumenmandeln so lange wie möglich erhalten. Sie herauszuoperieren ist nur angebracht, wenn
- die Mandeln so stark vergrößert sind, daß lautes Schnarchen darauf hinweist, daß sie dauerhaft die Atmung behindern, oder wenn
- trotz Behandlung eine Mandelentzündung fortbesteht oder immer wieder auftritt. Bei Kindern gilt als Grenze: Öfter als vier Racheninfektionen pro Jahr

Wenn keine Komplikationen auftreten, können bei Kindern die Gaumenmandeln ambulant entfernt werden.

Rachenentzündung (Pharyngitis)

Beschwerden
Bei einer Entzündung des oberen Rachenteils kommt es zu Halsschmerzen, Schluckbeschwerden und möglicherweise Fieber. Die Rachenhinterwand ist gerötet und geschwollen.

Ursachen
Eine Rachenentzündung entsteht oft im Rahmen einer Erkältungskrankheit. Die Erreger sind zumeist Viren. In seltenen Fällen können auch Bakterien (*Streptokokken*) die Erkrankung auslösen. Auch eine längerdauernde Nasennebenhöhlen-Entzündung kann sich auf den Rachen ausbreiten.

Erkrankungsrisiko
Eine bereits vorgeschädigte Schleimhaut ist für Krankheitserreger stärker anfällig. Übermäßiger Alkoholkonsum, Zigarettenrauch, Industrie- und Autoabgase sowie schleimhautreizende Stoffe am Arbeitsplatz können eine Infektion der Rachenschleimhaut begünstigen.

Mögliche Folgen und Komplikationen
Bei Rauchern, bei starkem Alkoholkonsum oder bei häufigem Aufenthalt in Luft mit schleimhautreizenden Stoffen kann eine Rachenentzündung über Wochen oder gar Monate anhalten und chronisch werden.
Auch eine Racheninfektion, die durch eine Nasennebenhöhlen-Entzündung verursacht wurde, kann chronisch werden und erst heilen, wenn die Ursache beseitigt ist.

Vorbeugung
Schadstoffe meiden, die die Schleimhaut reizen.

Wann zum Arzt?
Wenn sich die Beschwerden innerhalb von zwei bis drei Tagen nicht bessern.

Selbsthilfe
Das wichtigste ist, die gereizte Rachenschleimhaut zu schonen:
- Halten Sie sich nicht in verrauchten oder überheizten, wohl aber in warmen Räumen auf. Nach Möglichkeit die Raumluft befeuchten, indem man nasse Tücher über die Heizkörper legt
- Viel trinken, aber möglichst keine Fruchtsäfte, da deren Säure zusätzlich reizt
- Bei starken Beschwerden möglichst nur breiige oder flüssige Nahrung zu sich nehmen
- Durch Gurgeln oder Bonbonlutschen können Sie die Rachenschleimhaut zusätzlich befeuchten

Behandlung
Gurgeln kann man mit lauwarmem Kamillen- oder Salbeitee oder mit einer einprozentigen Kochsalzlösung. Lösen Sie dazu ein Gramm Kochsalz in einem Deziliter Wasser auf.
Wurde eine langdauernde Infektion der Rachenschleimhaut durch eine andere Erkrankung verursacht (etwa durch eine Nasennebenhöhlen-Entzündung), so kann sie nur beseitigt werden, indem man die zugrundeliegende Krankheit heilt.
Von der Verwendung fertig gekaufter »Gurgelmittel« raten Fachleute ab. Sie enthalten vielfach Wirkstoffe, die nicht nur unnötig, sondern auch schädlich sein können.
Auch »Lutschtabletten«, die Antibiotika, Antiseptika und/oder örtliche Betäubungsmittel enthalten, sind wenig sinnvoll. Beim Lutschen verdünnt der Speichel die Wirkstoffe. Mit den infizierten Gewebeschichten kom-

men die Wirkstoffe kaum in Kontakt. Tests ergaben, daß die meisten dieser Lutschtabletten gegen Racheninfektionen »teure Bonbons« sind.
Sinnvoller und preiswerter ist es, einfache (aber zuckerfreie) Bonbons oder Salzpastillen (z. B. *Emser Salz*) zu lutschen. Sie wirken, indem sie den Speichelfluß anregen.
Wenn der Arzt eindeutig feststellen konnte, daß Bakterien die Entzündung ausgelöst haben, kann er Antibiotika verordnen; diese allerdings nur innerlich angewandt, nicht als Lutschtabletten oder Gurgelmittel.

Kehlkopfentzündung, Stimmbandentzündung (Laryngitis)

Beschwerden
Häufig sind bei einer Rachenentzündung auch die tieferen Rachenanteile (Kehlkopf, Kehldeckel, Stimmbänder) betroffen. Dann kommt es neben Halsschmerzen und Schluckbeschwerden auch zu starker Heiserkeit und zu starken Schmerzen beim Sprechen.
Bei Kindern, deren Atemwege recht eng sind, kann Atemnot auftreten. Bei Erwachsenen ist das selten.

Ursachen
Wie eine Rachenentzündung entsteht eine Kehlkopfentzündung oft im Rahmen einer Erkältungskrankheit. Die Erreger sind dann zumeist Viren. In seltenen Fällen können auch bestimmte Bakterien die Erkrankung auslösen. Auch eine längerdauernde Nasennebenhöhlen-Entzündung kann sich manchmal bis zum Kehlkopf und den Stimmbändern ausbreiten.
Übermäßiger Alkoholkonsum, Zigarettenrauch, Industrie- und Autoabgase sowie schleimhautreizende Stoffe am Arbeitsplatz können ebenfalls zu einer Laryngitis führen. Wenn hauptsächlich die Stimmbänder betroffen sind, kann die Reizung auch durch extreme Beanspruchung entstanden sein: durch ungewöhnlich langes und lautes Sprechen oder Singen.

Erkrankungsrisiko
Eine bereits vorgeschädigte Kehlkopfschleimhaut ist für Krankheitserreger anfälliger. Bei Rauchern oder Menschen, die sich oft in Luft mit schleimhautreizenden Stoffen aufhalten, ist das Erkrankungsrisiko erhöht.

Mögliche Folgen und Komplikationen
Bei Kindern kann eine Kehlkopfentzündung lebensgefährlich werden (→ Epiglottitis, Seite 691).
Bei Erwachsenen besteht die Gefahr, daß ein Kehlkopftumor nicht rechtzeitig erkannt wird, da sich die Tumorbeschwerden von einer Kehlkopfentzündung kaum unterscheiden.

Vorbeugung
Schadstoffe meiden, die die Schleimhaut reizen.

Wann zum Arzt?
- Wenn Atemnot auftritt, *sofort ein Krankenhaus aufsuchen*
- Wenn Beschwerden wie Heiserkeit, Schmerzen beim Sprechen oder Halsschmerzen länger als drei Tage anhalten

Selbsthilfe
Das wichtigste ist, die gereizte Kehlkopfschleimhaut und die Stimmbänder zu schonen:
- Halten Sie sich nicht in verrauchten oder überheizten, wohl aber in warmen Räumen auf. Nach Möglichkeit die Raumluft befeuchten, indem man nasse Tücher über die Heizkörper legt
- Schonen Sie Ihre Stimme
- Gurgeln Sie mit Salbeitee (→ Pflanzliche Arzneimittel, Seite 786)
- Trinken von heißer Milch, in der einige Tabletten *Emser Salz* aufgelöst wurden

Behandlung
In den seltenen Fällen, in denen die Erkrankung durch Bakterien ausgelöst wurde und der Arzt diese Ursache eindeutig festgestellt hat, kann er Antibiotika verordnen; diese allerdings nur innerlich angewandt, nicht als Lutschtabletten oder Gurgelmittel.

Kehlkopf- und Stimmbandtumor

→ auch Krebs, Seite 539

Beschwerden
Tumore im Bereich des Kehlkopfes können gutartig oder bösartig sein. Die gutartigen Tumore nennt man Stimmbandpapillome oder Stimmbandpolypen, die bösartigen werden häufig als Kehlkopfkrebs bezeichnet.
Die ersten Krankheitsanzeichen sind meistens langsam beginnende Stimmveränderungen, Heiserkeit, Halsschmerzen, Schmerzen beim Sprechen und Schluckbeschwerden. Später kann es auch zu Atembeschwerden kommen.

Ursachen
Gutartige Tumore an den Stimmlippen oder am Kehlkopf können durch Überbeanspruchung der Stimmbänder (häufiges lautes Sprechen oder Singen), Reizstoffe in der eingeatmeten Luft (Zigarettenrauch, Industrieabgase) oder auch durch Viren entstehen.

Erkrankungsrisiko
Das Erkrankungsrisiko steigt durch Rauchen und übermäßigen Alkoholkonsum.

Mögliche Folgen und Komplikationen
Werden bösartige, aber auch manche gutartigen Tumore nicht rechtzeitig behandelt, kann es zu starken Atembeschwerden kommen.
Wird ein Kehlkopfkrebs operativ entfernt, muß man später lernen, mit einer künstlichen Stimmritze zu sprechen. Die Sprache ist dadurch stark verändert. Eine solche Behinderung kann das Alltagsleben sehr belasten. Versuchen Sie, ob Ihnen der Kontakt mit Menschen hilft, die die gleichen Probleme haben.

Bundesverband der Kehlkopflosen
Oberle 65; 4650 Gelsenkirchen
Tel.: (02 09) 59 22 82

Verein der Kehlkopflosen Österreichs
Obere Augartenstraße 26-28; 1020 Wien
Tel.: (02 22) 35 23 48

Vorbeugung
Wer gutartige Tumore der Stimmlippen hatte, kann durch Schonung der Stimme neuen Tumoren vorbeugen. Bösartigen Tumoren kann man vielleicht durch eine Lebensweise vorbeugen, die den Körper möglichst wenig belastet.

Wann zum Arzt?
- Wenn man zeitweise oder andauernd heiser ist, ohne erkältet zu sein
- Wenn Heiserkeit, Halsschmerzen oder Schluckbeschwerden im Rahmen einer Erkältung länger als vier Tage anhalten

Der Arzt kann mit einem Instrument den Kehlkopf untersuchen und einen Tumor erkennen. Durch die Entnahme eines kleinen Gewebestückes kann er feststellen, ob es sich um eine gutartige Wucherung handelt oder nicht.

Selbsthilfe
Ist nicht möglich.

Behandlung
Gutartige Tumore können mit einer wenig belastenden Operation entfernt werden. Oft genügt eine örtliche Betäubung.
Wird ein bösartiger Tumor rechtzeitig erkannt, behandelt man ihn manchmal nur mit Strahlen. Meistens muß der Kehlkopfkrebs allerdings operiert werden. Daran schließt sich eine Bestrahlung an. Hatte sich der Kehlkopfkrebs bereits weit ausgebreitet, so muß bei einer Halsoperation eine Atemöffnung unterhalb des Kehlkopfes geschaffen werden.
Man lernt dann, mit einer künstlichen Stimmritze zu sprechen, während man sich die Atemöffnung am Hals zuhält.

BRONCHIEN

Nachdem die eingeatmete Luft den Kehlkopf passiert hat, gelangt sie über die Bronchien zu den Lungenbläschen. Die Bronchien sind ein Röhrensystem, das weitverzweigt wie die Äste eines Baumes ist.
Die eingeatmete Luft wird bereits im Nasen-Rachen-Raum angewärmt, befeuchtet und gereinigt. Dieser Vorgang setzt sich in den Bronchien fort. Dazu sind die Innenwände der Bronchien mit einer dünnen Schleimhautschicht ausgekleidet. Sie erzeugt beständig Schleim. Dieser wird mitsamt den Ablagerungen wie zum Beispiel Staubteilchen, Pollen, Bakterien usw. von den Flimmerhärchen in Richtung Luftröhre und Rachen transportiert und dann verschluckt.
Die Schleimhaut der Bronchien reagiert empfindlich auf häufig wiederkehrende Reize wie Tabakrauch, Luftschadstoffe oder Infektionen. Diese Reize können die Flimmerhärchen schädigen.
Geschädigte Flimmerhärchen der Schleimhaut transportieren Staub und Schleim immer schlechter nach oben. Das Sekret staut sich, und der Körper versucht, sich durch Husten davon zu befreien. Eine gereizte Bronchialschleimhaut wird immer anfälliger für Infektionen. Bronchitis und Lungenentzündung treten dadurch häufiger auf.
Wie die Nasenschleimhaut kann auch die Schleimhaut der Bronchien allergisch reagieren. Es entsteht dann ein allergisches Asthma, bei dem sich die Bronchien verengen und so die Atmung behindern.
Schließlich kann eine dauerhafte Reizung der Schleimhaut auch bösartige Wucherungen wie zum Beispiel Bronchialkrebs auslösen.

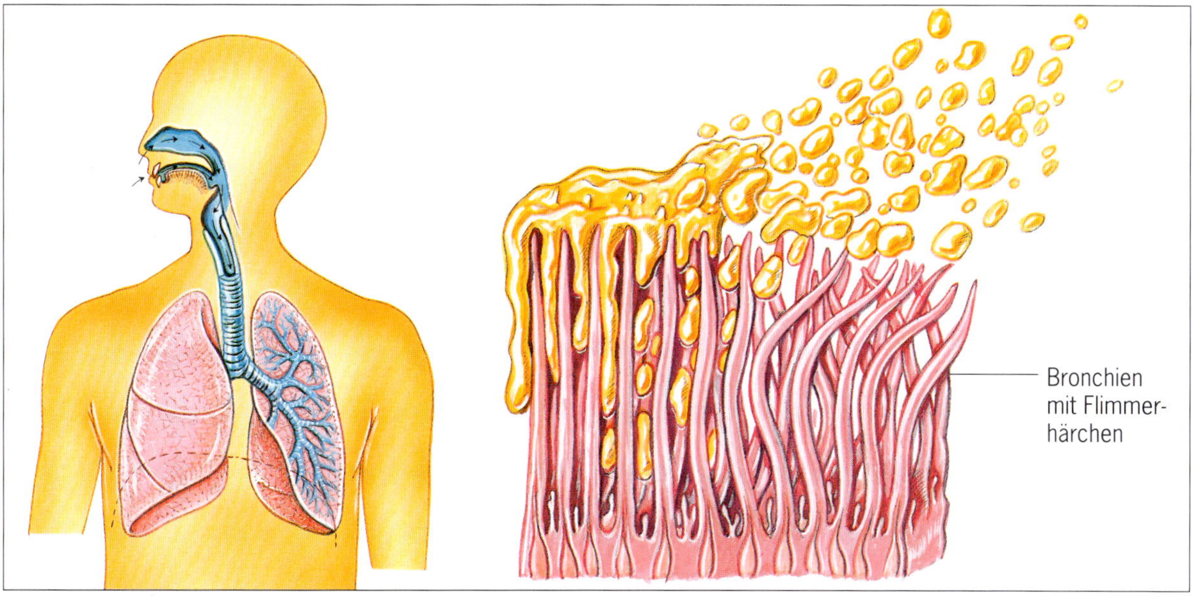

Akute Bronchitis

Beschwerden

Eine akute Bronchitis entsteht zumeist im Zusammenhang mit einer Erkältungskrankheit. Meist beginnt man zwei bis drei Tage nach einer Erkältung, schmerzhaft zu husten, häufig verbunden mit weißlich-gelblichem, schleimigem Auswurf. Fieber ist häufig, manchmal auch Atembeschwerden.

Zur Bronchitis bei Kindern → Spastische Bronchitis, Seite 692.

Ursachen

Die Erreger, die eine Erkältungskrankheit auslösen, können auch die Bronchialschleimhaut infizieren. Zumeist sind es Viren, in seltenen Fällen oder bei vorgeschädigter Bronchialschleimhaut können auch Bakterien eine akute Bronchitis verursachen.

Das Erkrankungsrisiko steigt

- Bei Rauchern (→ Rauchen, Seite 887)
- In Gebieten mit stark schadstoffbelasteter Luft (→ Luftverschmutzung, Seite 933, → Wohngifte, Seite 910)
- Bei Herzkranken und Menschen mit Lungenleiden (Asthma, Emphysem, Bronchiektasien)
- Bei Kindern, da sie häufiger erkältet sind als Erwachsene

Mögliche Folgen und Komplikationen

Bei alten Menschen oder Personen, deren Abwehrsystem geschwächt ist, kann sich manchmal eine Lungenentzündung entwickeln.

Wer häufiger als einmal jährlich an einer Bronchitis erkrankt, läuft Gefahr, daß die immer wiederkehrenden Infektionen die Bronchialschleimhaut dauerhaft schädigen.

Vorbeugung

Wenig belastende Lebensweise; schadstoffbelastete Luft meiden; vor allem: nicht rauchen.

Wann zum Arzt?

- Wenn die Bronchitis nach zwei bis drei Tagen nicht abklingt
- Wenn sie mit Fieber über 39 Grad verbunden ist
- Wenn Sie Blut husten
- Wenn Atembeschwerden auftreten

Selbsthilfe

Eine Reizung der Atemwege durch verrauchte Luft, Auspuffgase, Küchendämpfe usw. meiden.

Möglichst in warmen, jedoch nicht überheizten Räumen bleiben und dem Körper Ruhe gönnen. Um die Bronchialschleimhäute nicht zusätzlich zu reizen, kann man die Raumluft anfeuchten: Hängen Sie feuchte Tücher über die Heizkörper.

Wer keinen Appetit hat, muß sich nicht zum Essen zwingen. Er sollte jedoch unbedingt ausreichend Tee oder Mineralwasser trinken. Bei Fieber braucht der Körper besonders viel Flüssigkeit.
Wadenwickel können hohes Fieber senken (➔ Seite 784).
Verschiedene Hustentees können die Behandlung unterstützen.

Hustentees

Thymiankraut
Thymian wirkt krampflösend und auswurffördernd.
Zubereitung:
- Einen Teelöffel Thymian mit einer mittelgroßen Tasse heißem Wasser übergießen;
- zehn Minuten stehenlassen, danach abseihen.

Anwendung: Mehrmals täglich eine Tasse frisch zubereiteten Tee trinken.

Spitzwegerichkraut
Zubereitung und Anwendung: wie Thymiantee, aber mit zwei Teelöffeln Spitzwegerichkraut.

Hustentee-Mischung
Rezept: 30 g Thymiankraut, 15 g Spitzwegerichkraut, 10 g Fenchel, 10 g Isländisches Moos, 10 g Süßholzwurzel

Zubereitung und Anwendung: wie Thymiantee.

Behandlung

Eine unkomplizierte Bronchitis erfordert keine besondere Behandlung, Medikamente sind meistens nicht notwendig. Wer Schmerzen lindern und Fieber unbedingt medikamentös senken möchte, kann ein einfaches Schmerzmittel einnehmen (➔ Seite 760).

Möglicherweise sinnvoll: Schleimlösende Medikamente

Ambroxol mit angehängtem Herstellernamen (BRD)
Bisolvon/-Linctus (BRD/Ö)
Bromhexin mit angehängtem Herstellernamen (BRD)

Fluimucil (BRD)	Mucomyst (Ö)
Muco-Sanigen (BRD)	Muco-Tablinen (BRD)
Mucosolvan (BRD/Ö)	Mucret (BRD)
Mucophlogat (BRD)	Transbronchin (BRD)

Wichtigste Nebenwirkungen aller Schleimlöser: Magenbeschwerden mit Übelkeit und Erbrechen, Durchfall, Kopfschmerzen. Bei Inhalation: Hustenreiz.

Hustenmittel
In vielen Hustenmitteln sind hustendämpfende Wirkstoffe enthalten, vor allem Kodein. Die chemische Dämpfung des Hustens ist aber meist nicht sinnvoll. Das Aushusten des Schleims wird dadurch verhindert, der Heilungsprozeß verlangsamt.
Andere Hustenmittel enthalten Wirkstoffe, die den Schleim in den Bronchien verflüssigen und dadurch das Aushusten erleichtern sollen. Die Wirksamkeit dieser Mittel ist jedoch bislang nicht zweifelsfrei belegt.

Antibiotika
In den seltenen Fällen, in denen die akute Bronchitis durch Bakterien ausgelöst wurde (mögliche Anzeichen: länger anhaltende Erkrankung, grünlich verfärbter Hustenauswurf) und der Arzt diese Ursache eindeutig festgestellt hat, kann es sinnvoll sein, Antibiotika einzunehmen oder gespritzt zu bekommen (➔ Mittel gegen Infektionen, Seite 762).

Chronische Bronchitis

Beschwerden

Die Beschwerden gleichen denen einer akuten Bronchitis: Schmerzhafter Husten, häufig verbunden mit weißlich-gelblichem schleimigem Auswurf, häufig Fieber, manchmal Atembeschwerden. Die Beschwerden treten immer häufiger auf, bis sie schließlich das ganze Jahr über andauern. Raucher halten den Husten, der meistens am Morgen auftritt, oft für den »normalen Raucherhusten«. Im Laufe der Zeit wird der Husten immer schlimmer und der ausgespuckte Schleim immer dicker. In einem späteren Stadium kommt es meistens zu Atemnot.
Zur Bronchitis bei Kindern ➔ Spastische Bronchitis, Seite 692.

Ursachen

Häufig wiederkehrende akute Bronchitiden schädigen die Bronchialschleimhaut dauerhaft. Das begünstigt das noch häufigere Auftreten von Infektionen. Die Bronchialwände verdicken sich und produzieren übermäßig viel Schleim, der immer schlechter ausgehustet wird. Der Husten wird zum Dauerzustand, Auswurf und Atemnot kommen hinzu.

Das Erkrankungsrisiko steigt

- Bei Rauchern (➔ Rauchen, Seite 887)
- Durch schadstoffbelastete Luft (➔ Luftverschmutzung, Seite 933)

- Bei häufigem Kontakt mit schädlichen Arbeitsstoffen (➔ Gifte am Arbeitsplatz, Seite 943)
- Bei schlechten Wohnverhältnissen. Sozial Schlechtgestellte leiden bis zu sechsmal so oft an chronischer Bronchitis wie Bessergestellte, die in sauberer Umgebung arbeiten und wohnen können
- In nebelreichen Gegenden
- Bei Menschen, die bereits als Kinder in verschmutzter Luft leben mußten

Mögliche Folgen und Komplikationen

Die chronische Bronchitis ist eine zunächst fast unbemerkt vor sich hinschwelende Krankheit und wird oft unterschätzt. Die Veränderung der Bronchialschleimhaut kann jedoch immer weiter fortschreiten und schließlich lebensbedrohlich werden. Lungenveränderungen (➔ Lungenemphysem, Seite 367), ständige Atemnot und Sauerstoffmangel können auftreten. Die eingeengten Lungenblutgefäße können das Herz zunehmend schwächen. Außerdem steigt die Gefahr, daß sich die Lungen zusätzlich mit Bakterien infizieren und sich Lungenentzündungen entwickeln.
Da Raucher besonders häufig an chronischer Bronchitis leiden und die Krankheitsanzeichen denen des Lungenkrebses sehr ähnlich sind, bemerken sie die ersten Anzeichen eines bösartigen Tumors oft nicht.

Vorbeugung

Eine wenig belastende Lebensweise; schadstoffbelastete Luft meiden; vor allem: nicht rauchen.

Wann zum Arzt?

Wenn Sie häufiger als einmal jährlich an einer Bronchitis erkranken. Der Arzt sollte sich in einem ausführlichen Gespräch über Ihre Lebens- und Arbeitsbedingungen informieren. Möglicherweise läßt er dann eine Röntgenaufnahme anfertigen und Lungenfunktionsprüfungen machen (➔ Lungenröntgen, Seite 743). Eine chronische Bronchitis muß der Arzt regelmäßig betreuen.

Selbsthilfe

Selbsthilfe ist bei dieser Erkrankung besonders wichtig.
- Raucher sollten eine chronische Bronchitis als dringendes Alarmzeichen betrachten und sofort aufhören zu rauchen (➔ Rauchen, Seite 887)
- Vermeiden Sie den Aufenthalt in verrauchten Räumen
- Bei einem mit Schadstoffen stark belasteten Arbeitsplatz sollten Sie versuchen, eine andere Arbeitsstelle zu bekommen
- Halten Sie sich von erkälteten Menschen fern. Jede Erkältung, die ein gesunder Organismus leicht verkraftet, kann bei einem Bronchitiskranken bedrohlich werden
- Vermeiden Sie übermäßige körperliche Anstrengung. Regelmäßige sportliche Betätigung an der frischen Luft kann jedoch hilfreich sein (➔ Bewegung und Sport, Seite 900)

Behandlung

Die Behandlung soll vor allem das Fortschreiten der Erkrankung verhindern.

Bronchienerweiternde Medikamente
Wenn es durch die chronische Bronchitis anfallsweise oder ständig zu Atembeschwerden kommt, kann es notwendig werden, Aerosole mit bronchienerweiternden Wirkstoffen zu inhalieren oder solche Mittel einzunehmen (➔ Asthma, Seite 365).

Schleimlösende Medikamente
Häufig ist die Verwendung von schleimlösenden Mitteln notwendig (➔ Akute Bronchitis, Seite 360).

Kortison-Inhalationen
Es kann sinnvoll sein, daß der Arzt Kortison zum Inhalieren verordnet (➔ Asthma, Seite 365). Wichtigste Nebenwirkung beim Inhalieren: Die Infektionsabwehr wird geringer. Die Folge kann eine Pilzinfektion im Mund sein (Soor, ➔ Seite 436). Ihr kann man vorbeugen, indem man den Mund nach dem Inhalieren kräftig mit Wasser ausspült.

Antibiotika
Bakterielle Infektionen der Bronchien muß der Arzt rechtzeitig mit Antibiotika behandeln. Vorher die Erregerart bestimmen zu lassen, wäre zwar wünschenswert, ist aber aus praktischen Gründen meist nicht möglich (➔ Mittel gegen Infektionen, Seite 762). Ob man durch die ständige Einnahme niedrig dosierter Antibiotika schweren Infektionen vorbeugen kann, ist umstritten.

Asthma

Beschwerden

Hustenanfälle und Atemnot. Die Beschwerden treten im Gegensatz zur Bronchitis anfallartig auf und klingen rasch wieder ab, wenn man sie behandelt.
Ein Asthmaanfall beginnt meistens mit Reizhusten, der immer quälender wird und mit schwerer Atemnot verbunden ist. Schließlich wird zäher klarer Schleim hoch-

gehustet. Der verzweifelte Versuch, mehr Luft zu bekommen, bringt keine Erleichterung. Er verschlimmert im Gegenteil den Anfall, weil sich die Lunge dabei überbläht. Nach dem Anfall normalisiert sich das wieder. Vor allem das Ausatmen fällt schwer. Die Luft verursacht dabei ein pfeifendes, ziehendes Geräusch: das Giemen. Bei leichteren Anfällen kann es nur derjenige hören, der ein Ohr auf die Brust des Asthmakranken legt.

Was tun beim schweren Asthmaanfall?

- Den Kranken möglichst an einen Tisch setzen, an dem er aufrecht sitzen und sich mit den Armen abstützen kann
- Für ausreichend frische Luft sorgen
- Für eine ruhige Atmosphäre sorgen: Angst verschlimmert den Anfall
- Die vom Arzt für die Anfälle verschriebenen Medikamente sollte jeder Asthmakranke ständig bei sich tragen. Nach der Verwendung aufschreiben, wann und wieviel gebraucht wurde.
  Bei einem schweren Asthmaanfall sind drei Medikamente gleichzeitig notwendig: Theophyllinampullen zum Trinken, Kortisontabletten zum Schlucken, bronchienerweiterndes Inhalationsmittel
- Verschlimmern sich die Beschwerden oder bessern sie sich nicht binnen einer Stunde, so muß der behandelnde Arzt angerufen werden. Ist er nicht zu erreichen: Den Kranken ins nächstgelegene Krankenhaus bringen. Der Arzt kann Mittel, die die Bronchien erweitern, in die Vene einspritzen. Die Atemnot kann man mit sauerstoffangereicherter Luft beheben. In bedrohlichen Fällen wird künstlich beatmet

Ursachen

Bei Asthma ist die Bronchialschleimhaut überempfindlich. Die Bereitschaft dazu ist wahrscheinlich angeboren. Es braucht allerdings vielerlei Bedingungen, damit jemand auf Auslösereize tatsächlich mit Asthma reagiert (➔ Allergie, Seite 534). Ab wann ein Körper die Vielzahl der von außen kommenden Reize nicht mehr nur ausgleicht, sondern heftig überreagiert, hängt auch von der seelischen Stabilität und Belastbarkeit des Betroffenen ab (➔ Befindlichkeitsstörungen, Seite 215).
Auslöser für einen Asthmaanfall sind bei knapp der Hälfte aller Betroffenen Infektionen der Atemwege. Nur etwa 20 Prozent der Asthmatiker leiden an allergischem Asthma, das vor allem durch Pollen, Tierhaare, Hausstaub, Chemikalien und Medikamente ausgelöst werden kann (➔ Allergie, Seite 534). Noch weniger leiden unter Belastungsasthma, das bei körperlicher Anstrengung auftritt. Bei einem Anfall schwillt die Bronchialschleimhaut an. Zusätzlich zieht sich die Muskulatur in der Bronchialwand zusammen und verengt so die Bronchien weiter. Gewebeflüssigkeit verdickt die Bronchialschleimhaut. Eingedickter Schleim verstopft die Öffnung innerhalb der Bronchien.

Das Erkrankungsrisiko steigt

- Durch Rauchen, verschmutzte Luft, Nebel, Chemikalien am Arbeitsplatz (➔ Schadstoffe, Seite 910 bis 949)
- Durch häufige Bronchialentzündungen
- Wenn man selbst oder andere Familienmitglieder zu allergischen Erkrankungen neigen
- Bei Kindern. Häufig erkranken sie zwischen dem fünften und dem zehnten Lebensjahr. Das Asthma klingt aber vielfach mit dem Ende der Pubertät wieder ab

Mögliche Folgen und Komplikationen

In den allermeisten Fällen verändert Asthma die Lunge nicht dauerhaft. Allerdings kann besonders bei älteren oder geschwächten Menschen ein schwerer, unbehandelter Asthmaanfall zu starkem Sauerstoffmangel und so zum Tod führen. Eine unangenehme Begleiterscheinung von langjährigem Asthma sind wiederkehrende Bronchialentzündungen. Nach längerer Zeit der Krankheit tritt Asthma manchmal nicht mehr in Anfällen auf, sondern geht in ein Dauerasthma über. Das kann die Leistungsfähigkeit sehr beeinträchtigen.
Gesundheitszustand und Befinden eines Asthmatikers können sich sehr rasch ändern. Für die dann notwendige Behandlungsänderung braucht er einen Arzt. Vor allem sollte er aber so geschult sein, daß er selbst darauf angemessen reagieren kann. Diese Abhängigkeit von Ärzten, Notdienst und Krankenhäusern ist sehr belastend. Unter den Einschränkungen, die sich im Alltagsleben aus der Krankheit ergeben, leiden Betroffene, Partner und die ganze Familie gleichermaßen.

Selbsthilfeorganisation für Asthmatiker
Allergiker und Asthmatikerbund
Hindenburgstr. 110; 4050 Mönchengladbach 1
Tel.: (0216 1) 18 30 24

Selbsthilfeorganisation für asthmakranke Kinder
Arbeitsgemeinschaft Allergiekrankes Kind
Postfach 11 41; 6340 Herborn
Tel.: (0 27 72) 4 12 37

Die Sorge um den Arbeitsplatz eines chronischen Asthmatikers kann als Damoklesschwert über allen hängen. Wer diese Last nicht allein tragen möchte oder es nicht mehr kann, findet in den Selbsthilfegruppen verständige Gesprächspartner oder bei einem professionellen Therapeuten Hilfe zur Selbsthilfe (➔ Beratung und Psychotherapie, Seite 822).

Vorbeugung

Dem Asthma selbst kann man nicht vorbeugen, wohl aber allzu heftigen Beschwerden und Anfällen. Bei allergisch bedingtem Asthma ist eine sorgfältige Suche nach dem Krankheitsauslöser notwendig. Später muß man so gut wie möglich versuchen, den Kontakt mit dem Auslöser zu vermeiden.

Wann zum Arzt?

- Sobald Sie den Verdacht haben, an Asthma zu leiden. Der Arzt kann durch Abhören der Lunge und durch gezielte Fragen feststellen, ob es sich tatsächlich um Asthma handelt. Gemeinsam können Sie dann versuchen, den Auslöser der Asthmaanfälle zu finden. Manchmal muß außerdem die Lunge geröntgt werden

Sind Sie bereits wegen Asthma in ärztlicher Behandlung, sollten Sie den Arzt aufsuchen, wenn

- trotz der Behandlung die körperliche Belastbarkeit eingeschränkt bleibt
- Sie nachts mit Atemnot aufwachen
- die Atembeschwerden auch noch eine halbe Stunde nach einer Medikamenteneinnahme fortbestehen
- Sie die Medikamente häufiger als alle vier Stunden brauchen, um beschwerdefrei zu bleiben

Selbsthilfe

Asthma kann nur in enger Zusammenarbeit zwischen Arzt und Patient erfolgreich bekämpft werden.
Sie können einiges tun, um einen Anfall zu verhindern:

- Finden Sie heraus, unter welchen Umständen er auftritt, und versuchen Sie, diese Situationen zu vermeiden (➔ Allergie, Seite 535)
- Aufhören zu rauchen (➔ Seite 890)
- Meiden Sie verrauchte Räume
- Meiden Sie Reizstoffe wie starke Gerüche und Küchendämpfe, Schadstoffe in der Luft und am Arbeitsplatz
- Treiben Sie Sport (➔ Bewegung und Sport, Seite 900). Hervorragend geeignet ist Schwimmen. Werden durch die Anstrengungen Beschwerden ausgelöst, so müssen Sie Ihre Medikamente ein paar Minuten vor der Belastung einnehmen

Dosieraerosol richtig anwenden

Stutzen zum Einatmen nach unten halten. Der Zeigefinger liegt oben auf dem Druckknopf. Aerosolgerät schütteln.

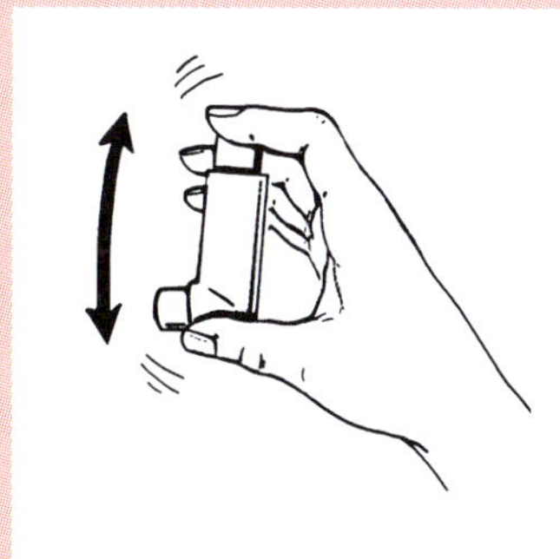

Ganz tief ausatmen

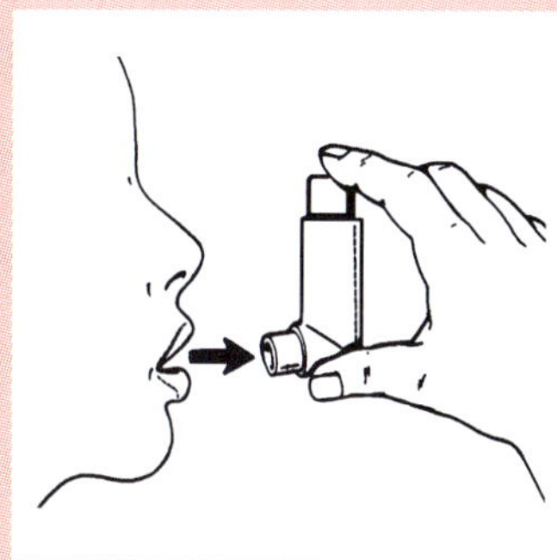

Stutzen in den Mund nehmen, mit den Lippen umschließen. Ganz tief einatmen und dabei kräftig auf den Knopf drücken.

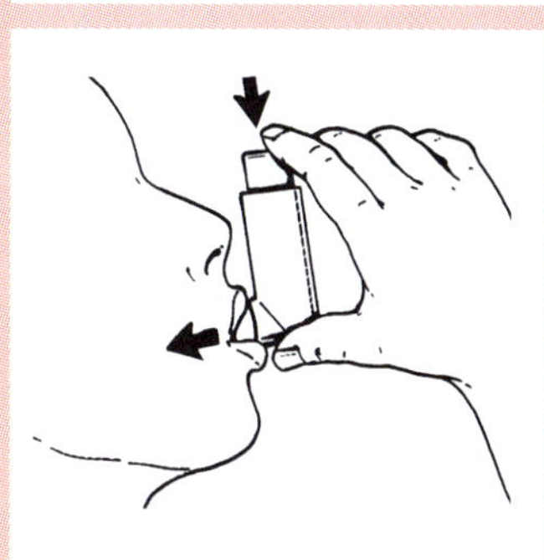

Möglichst fünf Sekunden lang in der Stellung des tiefsten Einatmens den Atem anhalten.

Achtung: Gerät immer sorgfältig reinigen (siehe Gebrauchsanweisung)

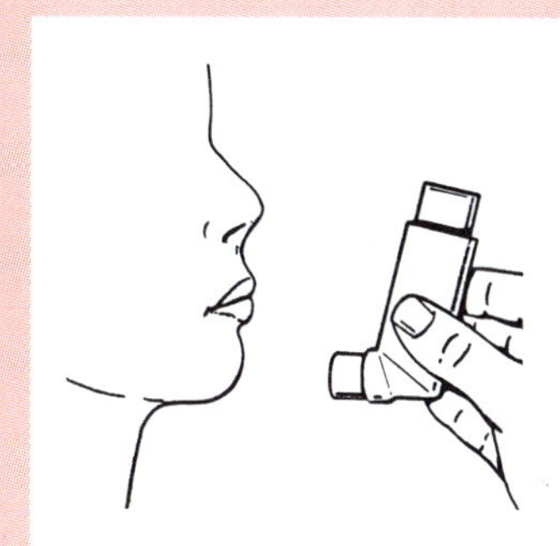

Medikamente bei Asthma

Zur Vorbeugung
Allergospasmin (BRD)
Wichtigste Nebenwirkungen: Herzklopfen, Unruhe, Händezittern
Intal (BRD/Ö)
Wichtigste Nebenwirkungen: Reizung von Rachen und Bronchien, sehr selten Bronchospasmen.

Sinnvolle bronchienerweiternde Medikamente zum Inhalieren

Berotec (BRD/Ö)	Broncho Spray (BRD)
Bricanyl (BRD/Ö)	Sultanol (BRD/Ö)

Sinnvolle bronchienerweiternde Medikamente zum Einnehmen

Aerobin (BRD)	Isophyllen (Ö)
Aerodyn (Ö)	Mundiphyllin (Ö)
Afonilum (BRD/Ö)	PulmiDur (BRD/Ö)
Alupent (BRD/Ö)	Solosin (BRD)
Atenos (BRD)	Spiropent (BRD/Ö)
Bricanyl/-Duriles (BRD/Ö)	Sultanol (BRD)
Bronchoretard (BRD)	Theospirex (Ö)
Euphyllin (BRD/Ö)	Unifyl (Ö)
Euspirax (BRD)	Uniphyllin (BRD)

Wichtigste Nebenwirkungen: Je nach Medikamentengruppe Magen-Darm-Störungen, Schlafstörungen oder Muskelzittern, Unruhe, Herzklopfen, Herzschmerzen.

Kortisonhaltige Dosieraerosole zur Vorbeugung

Auxiloson (BRD)	Pulmicort (BRD/Ö)
Becloturmant (BRD)	Sanasthmax (BRD)
Becotide (Ö)	Sanasthmyl (BRD)
Bronalide (BRD)	Viarox (BRD)

Wichtigste Nebenwirkung: Verminderte Infektionsabwehr, dadurch häufig Pilzinfektionen, ➔ Soor, Seite 436. Ihnen kann man vorbeugen, indem man nach jedem Inhalieren den Mund kräftig mit Wasser ausspült.

Informationen über Schulung von Patienten mit Asthma

BRD: Med. Klinik der Universität Düsseldorf
Abt. für Stoffwechselkrankheiten u. Ern.
Moorenstr. 5; 4000 Düsseldorf

Österreich: Uniklinik für Innere Medizin
Abt. f. Pulmologie
Währinger Gürtel 18-20; 1090 Wien

– Löst kalte Luft Atembeschwerden aus, so sollten Sie Mund und Nase mit einem Schal bedecken, wenn Sie bei Kälte ins Freie gehen
– Beschäftigen Sie sich mit Autogenem Training (➔ Seite 819). Es kann einen Anfall manchmal verhindern, zumeist aber lindern

Behandlung

Die beste Asthmabehandlung ist die, bei der der Patient seinen Zustand selbst richtig einschätzen und darauf angemessen reagieren kann. Das lernt er nur in einer mehrwöchigen Schulung durch kompetente Ärzte. Zu einem solchen Schulungsprogramm gehört: Ursachen, Folgen und Krankheitsgeschehen verstehen lernen, Messen des Atemvolumens, Anwendung der für die verschiedenen Zustände geeigneten Medikamente, Autogenes Training, Gesprächstherapie.
Da an der Entstehung von Asthma und an der Intensität seiner Ausprägung auch die seelische Verfassung mitbeteiligt ist, ist eine Beratung mit einem Arzt, der in Psychosomatik erfahren ist, sehr anzuraten.
Entspannungsübungen (➔ Seite 813) können helfen, das Gleichgewicht zwischen Spannung und Entspannung besser herzustellen. Nichtschulmedizinische Behandlungsmethoden wie Akupunktur und Homöopathie sind bei Asthma teilweise recht erfolgreich. Sie können in vielen Fällen eine Behandlung mit Medikamenten unterstützen und helfen, diese einzusparen.
Die medikamentöse Behandlung von Asthma kann nur dann erfolgreich sein, wenn Sie genau wissen, was und warum Sie etwas tun sollen. Besprechen Sie Unklarheiten darum immer so lange mit dem Arzt, bis sie ausgeräumt sind. Manche Sprays und Tabletten müssen Sie regelmäßig verwenden, andere Sprays brauchen Sie nur dann, wenn Sie keine Luft mehr bekommen. Lassen Sie sich die Unterschiede genau erklären, und sorgen Sie dafür, daß Sie die Mittel nicht verwechseln können.

Medikamente zur Vorbeugung
Der Wirkstoff Cromoglicinsäure kann verhindern, daß Körperzellen die Stoffe freisetzen, die Asthmaanfälle hervorrufen. So kann man mit Cromoglicinsäure Anfällen vorbeugen. Das hilft vor allem Kindern, wenn sie es regelmäßig mehrmals täglich einatmen.

Bronchienerweiternde Medikamente
Die Mittel entspannen die Muskulatur um die Bronchien herum und verhindern, daß sich die Bronchien bei einem Reiz verengen. Manche dieser Medikamente muß man als »Dosieraerosol« (Spray) einatmen, andere als Tablet-

ten einnehmen, wieder andere aus Ampullen trinken. Wie man ein Dosieraerosol richtig anwendet, ➔ Seite 365. Jedesmal wenn Sie drücken, wird eine genau bemessene Wirkstoffmenge freigesetzt.

Kortisone
Kortison läßt die Bronchialschleimhaut abschwellen und vermindert die Schleimproduktion. Seine Wirkung läßt einige Zeit auf sich warten. Kortisonhaltige Sprays können Asthmaanfällen vorbeugen, sie aber nicht unterbrechen. Nur wenn alle anderen Medikamente die Asthmaanfälle nicht lindern oder vermindern, kann es sinnvoll sein, Kortison als Tabletten zu schlucken. Diese Mittel können ausgeprägte Nebenwirkungen haben (➔ Kortisone, Seite 765).

Verschiedene Medikamente gleichzeitig gebrauchen
Bei seltenen Asthmaanfällen reicht es oft aus, den bronchienerweiternden Spray nur bei Beschwerden anzuwenden. Wer häufig unter Asthma leidet und bedrohliche Anfälle hat, muß regelmäßig mehrere Medikamente verwenden, beispielsweise regelmäßig bronchienerweiternde Tabletten einnehmen und zusätzlich mehrmals täglich mit einem oder mehreren Sprays inhalieren.
Nur wenn Sie die verordneten Medikamente regelmäßig anwenden, darüber genau Buch führen und zusätzlich Art und Zeitpunkt möglicher Nebenwirkungen eintragen, können Sie gemeinsam mit dem Arzt herausfinden, welche Medikamenten-Kombination Ihnen am besten hilft und gleichzeitig die geringsten Nebenwirkungen hat.

LUNGE

Die Atemluft gelangt durch die Bronchien in die Lunge. 300 Millionen Lungenbläschen mit etwa der Fläche eines Tennisplatzes nehmen die Atemluft auf. Den darin enthaltenen Sauerstoff leiten sie ans Blut weiter. Im Austausch dafür nehmen sie aus dem »verbrauchten« Blut Kohlendioxid auf, das wir dann ausatmen. Verschiedene Lungenerkrankungen können diesen Gasaustausch stören.

Lungenüberblähung (Lungenemphysem)

Beschwerden
Das Lungenemphysem entwickelt sich langsam. Dementsprechend langsam setzen auch die Beschwerden ein. Sie verstärken sich schrittweise im Laufe von Monaten oder Jahren und werden darum oft nicht rechtzeitig beachtet.
Die körperliche Belastbarkeit nimmt langsam ab. Bei körperlicher Anstrengung kommt man schneller als

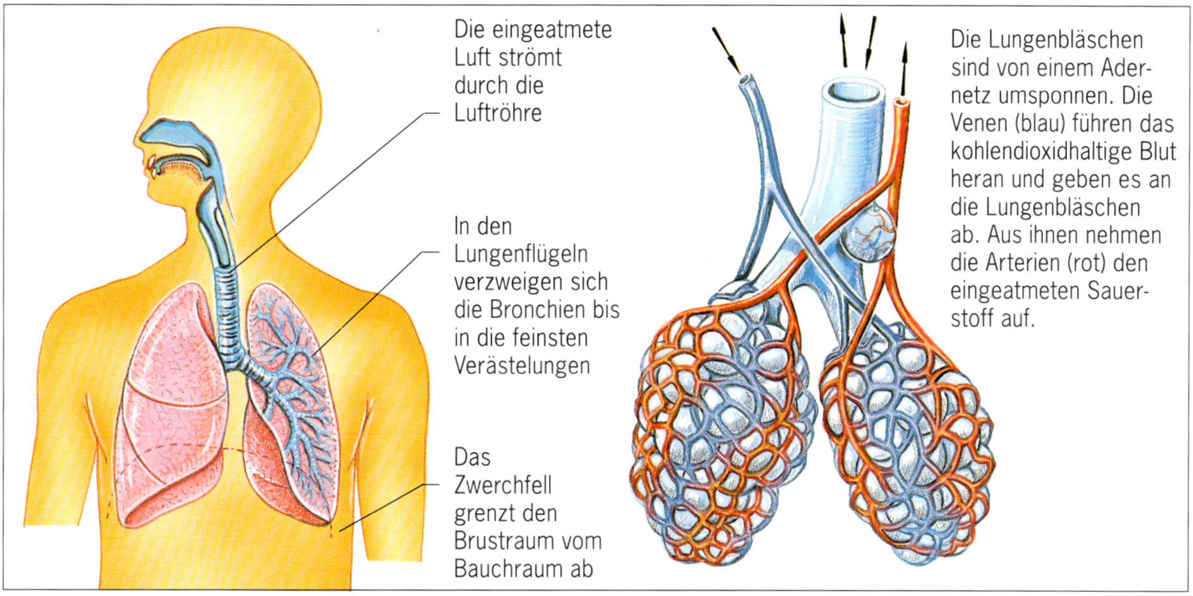

früher außer Atem. Manchmal hat man Atembeschwerden, wenn man flach liegt. Der Atem pfeift ähnlich wie beim Asthma.
Manche Kranke leiden unter ähnlichen Hustenbeschwerden wie bei einer chronischen Bronchitis: Man hustet vor allem nach dem Aufstehen einen weißlichgelblichen Schleim ab.
Selten bemerkt man das Emphysem erst dann, wenn das Herz bereits in Mitleidenschaft gezogen ist und sich Wasser in Beinen und Füßen ansammelt.

Ursachen
Ein Lungenemphysem ist meist die Folge einer chronischen Bronchitis. Dabei sind die Bronchien ständig gereizt, die Bronchialschleimhaut ist angeschwollen. Dadurch sind die Lungenbläschen ständigem Druck ausgesetzt. Viele der kleinen Lungenbläschen gehen zugrunde. An ihrer Stelle bilden sich wenige größere. Dadurch verringert sich die Fläche, auf der der Sauerstoff ausgetauscht werden kann. Nach einiger Zeit wird die Lunge immer starrer. Das Herz muß immer stärker arbeiten, um das Blut hindurchzupumpen.
Alle Faktoren, die eine chronische Bronchitis begünstigen (➔ Seite 361), können im weiteren Verlauf diese Lungenerkrankung verursachen. Asthma führt dagegen nur selten zu einem Emphysem.

Erkrankungsrisiko
Das Risiko ist bei Menschen sehr erhöht, die an einer chronischen Bronchitis leiden. Eine mit Schadstoffen stark belastete Luft fördert nicht nur die Entstehung, sondern auch das Fortschreiten eines Lungenemphysems.

Mögliche Folgen und Komplikationen
Durch die verringerte Anzahl an Lungenbläschen gelangt nicht mehr genug Sauerstoff in den Körper hinein. Der Betroffene ist beständig in Atemnot, er wird kurzatmig.
Die immer starrer werdende Lunge überfordert das Herz. Ein ausgeprägtes Lungenemphysem kann deshalb durch Herzversagen tödlich enden.

Vorbeugung
Alles, was vor einer chronischen Bronchitis schützt, beugt auch der Entstehung eines Lungenemphysems vor (➔ Seite 367).

Wann zum Arzt?
- Wenn sich die Beschwerden bei einer chronischen Bronchitis verstärken, Sie weniger belastbar sind und leicht in Atemnot geraten
- Wer bereits weiß, daß seine Lunge ein Emphysem hat, sollte bei jeder Erkältung, bei jedem Verdacht auf eine zusätzliche Infektion der Bronchien und bei jeder plötzlichen Verschlechterung der Erkrankung den Arzt aufsuchen

Selbsthilfe
Am wichtigsten ist eine Lebensweise, die den Körper möglichst wenig belastet.
- Hören Sie sofort auf zu rauchen
- Halten Sie sich nicht in verrauchten Räumen auf
- Wenn Sie an einem mit Schadstoffen stark belasteten Arbeitsplatz arbeiten, sollten Sie nach Möglichkeit eine andere Arbeitsstelle suchen
- Halten Sie sich von Menschen fern, die erkältet sind. Jede Erkältung, die ein gesunder Organismus leicht verkraftet, kann bei einem Menschen mit einem Emphysem lebensbedrohlich werden
- Vermeiden Sie übermäßige körperliche Anstrengungen. Regelmäßige, leichte sportliche Betätigung an der frischen Luft kann jedoch hilfreich sein

Behandlung
Bei einem Lungenemphysem lassen sich die Veränderungen in der Lunge nicht mehr rückgängig machen. Man kann jedoch die Beschwerden lindern und ein Fortschreiten der Erkrankung verhindern.
Jede Infektion in den Bronchien oder in der Lunge muß behandelt werden. Oftmals sind dazu Antibiotika notwendig. In vielen Fällen können Medikamente, die den Bronchialschleim verflüssigen, Erleichterung bringen (➔ Chronische Bronchitis, Seite 362). Beginnt der Atem zu »pfeifen«, können Medikamente helfen, mit denen sich auch ein Asthmakranker wieder Luft verschafft (➔ Asthma, Seite 365).
Menschen mit einem ausgeprägten Lungenemphysem müssen häufig während einer Infektion, manchmal auch ununterbrochen sauerstoffangereicherte Luft einatmen. Manchmal müssen sie zusätzlich noch herzstärkende (➔ Herzschwäche, Seite 399) und wasserausscheidende Medikamente einnehmen (➔ Hoher Blutdruck, Seite 384).

Lungenentzündung

Beschwerden
Je nachdem, welche Erreger die Lungenentzündung verursacht haben, sind die Beschwerden unterschiedlich. Sehr häufig verbindet sich hohes Fieber mit Schüttelfrost, Abgeschlagenheit, Glieder- und Kopfschmerzen.

Der Husten ist meist trocken und schmerzhaft. Im abgehusteten Schleim können sich Blutspuren finden. Bei einer schweren Lungenentzündung atmet man immer sehr schnell. Die Patienten bekommen auch dann schlecht Luft, wenn sie flach liegen. Als Anzeichen für den Sauerstoffmangel können sich Lippen und Fingernägel bläulich verfärben.

Ursachen
Eine Lungenentzündung kann von verschiedenen Bakterien und Viren, aber auch von Pilzen, chemischen Reizstoffen (z. B. Benzin) oder eingeatmeten Fremdkörpern (z. B. Essensbissen) ausgelöst werden. Es entzünden sich die feinsten Teile des Lungengewebes. Davon können beide Lungenflügel oder nur ein Teil des Lungenlappens betroffen sein.

Das Erkrankungsrisiko steigt
- Bei Kindern unter zwei bis drei Jahren
- Bei sehr alten Menschen
- Bei Rauchern
- Bei Menschen, deren körpereigene Abwehr besonders geschwächt ist

Mögliche Folgen und Komplikationen
Bei einem ansonsten gesunden Menschen verheilt eine Lungenentzündung üblicherweise im Lauf von zwei bis drei Wochen ohne negative Folgen, wenn sie mit Antibiotika behandelt wird. Allerdings fühlen sich viele Erkrankte noch einige Wochen lang abgeschlagen und schwach. Bei sehr alten oder geschwächten Menschen oder bei Patienten, die bereits an einer anderen schweren Erkrankung leiden, kann eine Lungenentzündung durch seltene, besonders schwer zu behandelnde Krankheitserreger hervorgerufen werden und in manchen Fällen lebensgefährlich sein.

Lungenerguß, Lungenabszeß, Rippenfellentzündung
Manchmal sind bei einer Lungenentzündung außer dem Lungengewebe auch die feinen Häute entzündet, die zwischen Lunge und Brustkorb liegen (Rippenfellentzündung). Zwischen den Lungenhäuten kann sich Flüssigkeit ansammeln. Dieser Lungenerguß drückt auf die Lunge und erschwert die Atmung. Um das Atmen zu erleichtern oder den Krankheitserreger festzustellen, muß der Arzt manchmal etwas von dieser Flüssigkeit entnehmen.
Wurde die Lungenentzündung durch einen eingeatmeten Fremdkörper (z. B. Essensbissen) oder durch bestimmte Bakterien ausgelöst, kann sich die eitrige Entzündung manchmal abkapseln. Es entsteht ein Lungenabszeß.

Vorbeugung
Sinnvolle, allgemein vorbeugende Maßnahmen gibt es nicht. Es gibt zwar Impfstoffe gegen die Bakterien- und Virenarten, die eine Lungenentzündung auslösen können. Damit zu impfen, ist aber nur bei demjenigen sinnvoll, der bereits unter anderen schweren Erkrankungen leidet, etwa an schweren Herz- oder Lungenerkrankungen oder an bestimmten Krebsarten. Das gleiche gilt für eine vorbeugende Behandlung mit Antibiotika.

Wann zum Arzt?
- Wenn Husten und hohes Fieber länger als zwei Tage anhalten
- Wenn Atmen und Husten Schmerzen verursachen
- Wenn sich im abgehusteten Schleim braune Spuren (altes Blut) finden

Sofort sollten Sie einen Arzt aufsuchen,
- wenn sich der Atem auch in Ruhelage beschleunigt oder Atemnot auftritt

Der Arzt kann in vielen Fällen durch Abhören und Beklopfen der Lungen feststellen, ob es sich um eine Lungenentzündung handelt. Manchmal muß auch eine Röntgenaufnahme gemacht werden (➔ Lungenröntgen, Seite 743). Die Untersuchung von Blut und Schleim kann Hinweise auf den Krankheitserreger geben.

Selbsthilfe
Ist nicht möglich.

Behandlung
Eine Lungenentzündung wird fast immer mit Antibiotika behandelt (➔ Mittel gegen Infektionen, Seite 762). Haben Viren die Erkrankung ausgelöst, können Antibiotika dagegen nichts ausrichten. Dann können sie aber einer zusätzlichen Infektion mit Bakterien vorbeugen. Bei einer Lungenentzündung, die große Teile der Lunge erfaßt hat, ist eine Behandlung im Krankenhaus notwendig. Die Medikamente werden dann über eine Infusion direkt in die Blutbahn gebracht. Möglicherweise muß auch mit Sauerstoff angereicherte Luft eingeatmet werden.

Tuberkulose (Schwindsucht)

Die Tuberkulose beginnt meistens in der Lunge und breitet sich dann in Schüben auf andere Organe aus, wenn sie nicht behandelt wird. Die Beschwerden entstehen durch die Reaktion des Körpers: In den betroffenen Organen bilden sich entzündliche Herde, die das Gewebe zerstören und sich später abkapseln können.

Beschwerden
Anfangs bereitet die Tuberkulose Beschwerden, die man kaum mit dieser Erkrankung in Verbindung bringt: leichtes Fieber, Unwohlsein und Gewichtsverlust. Die typischen Anzeichen einer Lungentuberkulose sind Husten mit gelblichgrünlichem Schleim, vor allem morgens Abhusten von Blut, Brustschmerzen und Fieberschübe. Bis sie sich zeigen, können bis zu zwei Jahre vergehen.

Ursachen
Tuberkulose-Bakterien. Infizierte Menschen geben die Bakterien direkt weiter, oder Speicheltröpfchen übertragen sie durch die Luft. Die Bakterien sind so widerstandsfähig, daß sie in geschlossenen Räumen sogar ohne Feuchtigkeit tagelang überleben. Auch wer nichterhitzte Milch von tuberkulosekranken Rindern trinkt, kann sich anstecken.
Jugendliche und Erwachsene, deren körpereigene Abwehrkräfte intakt sind, werden selbst dann nicht tuberkulosekrank, wenn sie sich mit diesen Bakterien infizieren. Ihr Körper produziert Abwehrstoffe, die verhindern, daß die Krankheit ausbricht.

Das Erkrankungsrisiko steigt
- Je schlechter die Ernährung ist und je mehr Menschen auf engem Raum gedrängt leben
- Bei Kontakt mit Menschen, die an Tuberkulose erkrankt sind oder waren und nicht behandelt wurden
- Bei Menschen, deren Infektionsabwehr geschwächt ist

Mögliche Folgen und Komplikationen
Seit der Jahrhundertwende hat sich in Westeuropa die Tuberkulosegefahr vor allem durch hygienische und sozialpolitische Maßnahmen sehr vermindert. Von den sieben Millionen Österreichern sind gegenwärtig etwa 5000 tuberkulosekrank. Insgesamt ist das Risiko, an einer Tuberkulose zu erkranken, in diesem Teil der Welt derzeit sehr gering.
Wird die Tuberkulose nicht rechtzeitig erkannt, kann sie andere Organe befallen.

Vorbeugung
Eine Tuberkulose-Impfung ist nur für wenige bestimmte Personengruppen sinnvoll (➔ Seite 774).
Die vorbeugende Behandlung mit Tuberkulose-Medikamenten kann bei Menschen sinnvoll sein, die drei Voraussetzungen zugleich erfüllen: ein hohes Erkrankungsrisiko, keine ausreichenden eigenen Antikörper, wahrscheinlich bald Kontakt mit Tuberkulose-Bakterien (z. B. auf einer Reise).
Durch einen sogenannten Tuberkulin-Test kann der Arzt feststellen, ob jemand bereits Tuberkulose-Antikörper gebildet hat.

Wann zum Arzt?
- Wenn der Verdacht besteht, daß Sie mit unbehandelten Tuberkulose-Kranken Kontakt hatten oder haben werden. Das gilt vor allem für Menschen, deren eigenes Abwehrsystem durch eine andere Erkrankung oder durch Medikamente geschwächt ist
- Bei Gewichtsverlust, Abgeschlagenheit und Husten mit gelblichgrünlichem Schleim. Durch ein Lungen-Röntgenbild und die Untersuchung des Hustenschleims kann der Arzt feststellen, ob jemand tatsächlich tuberkulosekrank ist

Selbsthilfe
Ist nicht möglich.

Behandlung
Eine Tuberkulose muß immer mit speziellen Tuberkulose-Medikamenten behandelt werden. Je nachdem, wie weit sich die Krankheit bereits ausgebreitet hat, muß man zwei bis vier verschiedene Mittel gleichzeitig einneh-

Bewährte Tuberkulose-Medikamente
Wichtig: Der Erfolg der Behandlung hängt davon ab, daß Sie die Medikamente ausreichend lange und in der vorgeschriebenen Menge einnehmen. Hören Sie keinesfalls eigenmächtig auf, die Medikamente einzunehmen, nur weil Sie sich besser fühlen und keine Krankheitsanzeichen mehr verspüren.

Präparate:

INH-Eggochemia (Ö)	Neo Tizide (Ö)
Isozid (BRD)	Tebesium (BRD)

Wichtigste Nebenwirkungen: Schwindel, Kopfschmerzen, Magen-Darm-Störungen, Leberschäden, Blutschäden, Nervenschäden.

Rifa (BRD)	Rimactan (BRD/Ö)
Rifoldin (Ö)	

Wichtigste Nebenwirkungen: Leberschäden, Magen-Darm-Störungen, Schwindel, Kopfschmerzen, Empfängnisverhütung durch »die Pille« unsicher.

Etibi (BRD/Ö)	Myambutol (BRD/Ö)

Wichtigste Nebenwirkungen: Selten Sehstörungen, Verstopfung, sehr selten Gicht.

men. Die Behandlung kann mehrere Monate bis mehrere Jahre dauern.
Tuberkulose wird stets mit mehreren Medikamenten gleichzeitig behandelt, um der Gefahr vorzubeugen, daß die Bakterien gegen einen Wirkstoff resistent werden und das Medikament dadurch seine Wirksamkeit verliert.
Zwei Wochen nach Beginn der Behandlung ist eine Lungentuberkulose nicht mehr ansteckend. Früher mußten Tuberkulose-Patienten streng isoliert in einem Krankenhaus leben. Heute hält man einen Krankenhausaufenthalt nur beim Beginn der Behandlung und beim Auftreten von Komplikationen für notwendig.

Lungenembolie, Lungeninfarkt

Beschwerden
Der Atem beschleunigt sich plötzlich, das Atmen fällt schwer. Dadurch bekommt man große Angst. Manchmal kommt noch ein dumpfer Schmerz hinter dem Brustbein hinzu, manchmal auch Husten oder Fieber.
Diese Beschwerden sind keineswegs nur für eine Lungenembolie typisch. Sie können auch bei einer Vielzahl anderer Erkrankungen auftreten.

Ursachen
In einer Vene, meist in der unteren Körperhälfte, haben sich Blutgerinnsel gebildet. Davon wird eines oder mehrere mit dem Blutstrom in die Lunge geschwemmt. Dort verlegt es ganz oder teilweise ein oder mehrere Lungenblutgefäße. Äußerst selten kommt es zu einem Lungeninfarkt: In diesem Fall unterbleibt die Blutzufuhr zu einem ganzen Lungenbezirk, so daß er abstirbt.

Das Erkrankungsrisiko steigt
- Durch alle Erkrankungen und Umstände, die die Entstehung von Blutgerinnseln in den Venen begünstigen: Lange Bettlägerigkeit, Venenentzündungen (➔ Seite 390), manche Krebserkrankungen
- Bei Schwangeren und Frauen, die »die Pille« nehmen
- Bei Übergewicht
- Bei Menschen, die an einer chronischen Lungen- oder Herzerkrankung leiden
- Bei Menschen, die schon einmal eine Lungenembolie hatten und nicht behandelt wurden

Mögliche Folgen und Komplikationen
Die Anzahl der betroffenen Lungengefäße und ihre Größe bestimmen die Folgen einer Lungenembolie. Ist die Blutzufuhr zu größeren Lungenteilen behindert, kann es zu Sauerstoffmangel kommen. Das Herz muß sich nun mehr anstrengen, um Blut in die Lunge zu pumpen. Der Sauerstoffmangel schwächt den Herzmuskel zusätzlich. Dadurch kann sich eine ausgeprägte Herzschwäche entwickeln.
Eine Lungenembolie kann immer lebensgefährlich sein. Sie kann aber bei allen auch folgenlos abheilen.

Vorbeugung
Um der Entstehung von Blutgerinnseln vorzubeugen, läßt man Menschen nach Operationen so früh wie möglich wenigstens einige Schritte gehen.
Wer ein erhöhtes Krankheitsrisiko hat und länger bettlägerig ist, bekommt meistens ein Medikament, das die Gerinnungsfähigkeit des Blutes herabsetzt. Meistens wird das Mittel zwei- bis dreimal täglich unter die Haut gespritzt.

Wann zum Arzt?
Eine Lungenembolie kann nur in einem Krankenhaus behandelt werden. Um festzustellen, ob tatsächlich eine Lungenembolie vorliegt, sind zahlreiche aufwendige Untersuchungen notwendig (Blutuntersuchungen, EKG, Röntgenaufnahme und Szintigrafie der Lunge, ➔ Untersuchungsmethoden, Seite 729).

Selbsthilfe
Ist nicht möglich.

Behandlung
Meistens kann das Blutgerinnsel mit Medikamenten aufgelöst werden (»Lyse-Therapie«). In selteneren Fällen ist eine Operation notwendig.
Außerdem kann es bei einer Lungenembolie notwendig sein, herz- und kreislaufstärkende Medikamente und Schmerzmittel einzunehmen und möglicherweise sauerstoffangereicherte Luft einzuatmen.
Anschließend muß man mit Medikamenten die Entstehung neuer Blutgerinnsel verhindern (➔ Venenentzündung, Seite 390).

Lungenödem

Beschwerden
Starke Atembeschwerden mit beschleunigter und erschwerter Atmung, Luftnot und Erstickungsgefühl. Häufig Blässe und Schweißausbrüche. Die Lippen und die Fingernägel können sich als Folge des Sauerstoffmangels bläulich verfärben.

Ursachen
Bei einem Lungenödem tritt aus den Blutgefäßen Flüssigkeit in die Lungenbläschen und ihre Umgebung über. Dadurch gelangt der Sauerstoff aus der eingeatmeten Luft nur schwer oder gar nicht mehr ins Blut.
Meistens liegt die Ursache für ein Lungenödem nicht in der Lunge, sondern im Herzen. Es ist oft zu schwach, das Blut aus der Lunge wieder in den Kreislauf zu pumpen (➔ Herzschwäche, Seite 398).
Auch durch das Einatmen giftiger Dämpfe wie etwa Fluor oder Chlorgas kann ein Lungenödem entstehen.

Erkrankungsrisiko
Das Erkrankungsrisiko ist erhöht bei Menschen, die an einer schweren oder unbehandelten Linksherzinsuffizienz leiden (➔ Herzschwäche, Seite 398).

Mögliche Folgen und Komplikationen
Ein Lungenödem führt immer zu Sauerstoffmangel, den man so rasch wie möglich beheben muß. Wird ein Lungenödem nicht rechtzeitig erkannt und behandelt, kann es tödlich enden.
Ist die auslösende Ursache beseitigt, bildet sich das Ödem schnell zurück, ohne die Lunge dauerhaft zu schädigen.

Vorbeugung
Angemessene Behandlung einer Herzschwäche (➔ Seite 399).

Wann zum Arzt?
Ein Lungenödem muß immer so schnell wie möglich in einem Krankenhaus behandelt werden. Beim Transport dorthin sollte der Kranke seinen Oberkörper möglichst aufrecht halten können, um seine Luftnot zu vermindern.

Selbsthilfe
Ist nicht möglich.

Behandlung
Meistens kann das Lungenödem durch sauerstoffangereicherte Luft und herzstärkende und wasserausscheidende Medikamente behandelt werden.
Manchmal muß der Arzt die Blutmenge schnell verringern, die das Herz in die Lunge pumpt. Dazu kann er mit Spritzen einige hundert Milliliter Blut abnehmen oder Blutdruckmanschetten an Armen und Beinen aufblasen.

Lungenkollaps (Pneumothorax)

Beschwerden
Sie sind je nach Ausmaß der Erkrankung unterschiedlich. Sie können von geringerer Belastbarkeit und Unwohlsein bis zu schwerer Atemnot und einem Kreislaufkollaps reichen. Häufig fühlt man stechende Schmerzen in der Brust, in der Schulter oder im Oberbauch, manchmal muß man auch husten, ohne dabei Schleim zu produzieren.

Ursachen
Bei einem Lungenkollaps tritt Luft aus den Lungenbläschen aus und sammelt sich zwischen den feinen, die Lunge umgebenden Lungenhäuten an. Dadurch kann sich dieser Lungenanteil beim Einatmen nicht mehr mit Luft füllen.
Beim sogenannten Spannungs-Pneumothorax, einer Sonderform des Lungenkollapses, nimmt die Luftmenge zwischen den Lungenhäuten mit jedem Atemzug zu, bis sich die Lunge nicht mehr entfalten kann.
Ursache für ein solches »Leck« in der Lunge kann eine Verletzung von außen sein. Es können aber zum Beispiel auch bei einem Emphysem (➔ Seite 367), einer Mukoviszidose (➔ Seite 692), einem Lungenabszeß oder einer Lungentuberkulose (➔ Seite 369) Lungenbläschen geplatzt sein.

Erkrankungsrisiko
Das Erkrankungsrisiko ist stark erhöht bei Menschen, die an einer Mukoviszidose oder an einem Lungenemphysem leiden.

Mögliche Folgen und Komplikationen
Kleine Luftansammlungen bilden sich meist innerhalb weniger Tage von selbst zurück. Kommt es durch den Lungenkollaps zu stärkerer Atemnot oder ist es gar ein Spannungs-Pneumothorax, so muß er in einer Klinik behandelt werden.
Ob es nach der Behandlung zu einem neuerlichen Lungenkollaps kommt, hängt von der Ursache der Erkrankung ab.

Vorbeugung
Wenn es aufgrund großer Lungenemphysemblasen immer wieder zu einem Lungenkollaps kommt, kann es notwendig werden, die Emphysemblase operativ zu entfernen.

Wann zum Arzt?
Beim Verdacht auf einen Lungenkollaps. Der Arzt kann durch Abhören und Abklopfen der Lunge feststellen, ob der Verdacht zutrifft. Manchmal muß auch eine Lungen-Röntgenaufnahme gemacht werden.

Selbsthilfe
Ist nicht möglich.

Behandlung
Ist ein Lungenkollaps behandlungsbedürftig, so wird ein Schlauch von außen zwischen die Lungenhäute geschoben und dadurch die Luft mehrere Tage lang abgesaugt. Ob außerdem eine Operation notwendig ist (etwa um ein großes »Leck« wieder zu verschließen), hängt von der Ursache der Erkrankung ab.

Lungenkrebs (Bronchialkarzinom)

➔ auch Krebs, Seite 539

Beschwerden
Meistens ähneln die ersten Beschwerden sehr denen einer chronischen Bronchitis: Husten mit gelblichweißlichem Schleim, Atemnot bei Belastung oder pfeifender Atem. Manchmal kommt ein stechender Schmerz beim Einatmen hinzu oder ein dumpfer, anhaltender Schmerz im Brustkorb.
Werden diese Beschwerden nicht beachtet, können sich Krebszellen aus der Lunge in anderen Organen ansiedeln, etwa in der Haut, in Knochen, in der Leber oder im Gehirn.

Ursachen
90 Prozent aller Lungenkrebskranken waren Raucher. Wahrscheinlich sind die chronische Raucherbronchitis und die Veränderungen, die sie in den Bronchialzellen hervorrufen, Vorläufer des Lungenkrebses. Die vielen anderen Substanzen, die aus unserer Luft einen Gascocktail machen, tragen das ihre zur Entstehung eines Lungenkrebses bei (➔ Wohngifte, Seite 910, Umweltgifte, Seite 933, Gifte am Arbeitsplatz, Seite 943).
Beim Lungenkrebs gehen manche Zellen zugrunde, andere beginnen, unkontrolliert zu wuchern. Über den Blutstrom können solche Krebszellen dann in andere Organe wandern und dort weiterwachsen (Metastasen bilden).

Erkrankungsrisiko
Das Lungenkrebsrisiko steigt mit jeder Zigarette und hängt vom Alter ab, in dem man sich das Rauchen angewöhnt: Bei Rauchern, die mit 15 Jahren begonnen haben, regelmäßig zu rauchen, ist das Lungenkrebsrisiko fünfmal so hoch wie bei Rauchern, die sich dies erst im 25. Lebensjahr angewöhnt haben. Wer bis zu zehn Zigaretten pro Tag raucht, hat ein 5faches Lungenkrebsrisiko, wer über 35 Zigaretten raucht, ein 40faches.
Untersuchungen haben ergeben, daß nichtrauchende Frauen, die mit einem rauchenden Partner zusammenleben, ein um ein Drittel höheres Lungenkrebsrisiko haben als Frauen, deren Partner nicht raucht.
Zigarren- und Pfeifenraucher haben »nur« ein etwa um das Vierfache erhöhtes Lungenkrebsrisiko im Vergleich zu Nichtrauchern.

Mögliche Folgen und Komplikationen
Nicht einmal jeder zehnte Lungenkrebs-Patient kann durch Operation, Bestrahlung und Chemotherapie geheilt werden, wenn der Krebs rechtzeitig entdeckt wird.

Vorbeugung
Nicht rauchen oder mit dem Rauchen aufhören. Nach 15 Jahren ist das Erkrankungsrisiko beim Ex-Raucher dann wieder so gering wie bei einem Nichtraucher.

Wann zum Arzt?
Sobald die typischen Beschwerden auftreten.

Selbsthilfe
Ist nicht möglich.

Behandlung
Wenn der Lungenkrebs rechtzeitig erkannt wird, kann eine Lungenklappe oder der betroffene Lungenflügel entfernt werden. Durch diese Operation ist der Krebs aber nicht geheilt. Eine Bestrahlungstherapie und manchmal auch eine Chemotherapie müssen folgen.
Bestrahlungen und Chemotherapie werden auch eingesetzt, wenn eine Operation nicht möglich ist. Beide Behandlungsformen, insbesondere aber die Chemotherapie, haben zahlreiche schwere und belastende Nebenwirkungen.
Welche Behandlungsform sinnvoll ist, hängt von der Art und dem Ausbreitungsgrad der Erkrankung ab.

HERZ UND KREISLAUF

Es pumpt und pumpt und pumpt... Das Herz schlägt unermüdlich, von der Geburt bis zum Tod, hunderttausendmal pro Tag, zweieinhalbmilliardenmal im Laufe eines siebzigjährigen Lebens.
Ob der Mensch arbeitet oder schläft, das Herz paßt sich automatisch den unterschiedlichen Belastungen an und versorgt den gesamten Körper mit Blut. Es wird vom Herz weg in die Arterien gepreßt - entweder zur Lunge oder zu allen übrigen Bereichen des Körpers. Die Arterien verzweigen sich immer wieder, werden enger und enger, formen sich zu Arteriolen, verzweigen sich weiter, bis sie zu winzigen Blutgefäßen werden, die Kapillaren heißen. Über diese Kapillaren wird das Gewebe mit Sauerstoff und Nährstoffen versorgt.
Auf dem Weg durch die Kapillaren nimmt das Blut Abfallstoffe auf. Das beim Stoffwechsel entstehende Kohlendioxid färbt das Blut dunkel. Über die Venen wird das »verbrauchte« Blut zum Herzen zurückgeleitet und von dort in die Lungen gepumpt. Es wird erneut mit Sauerstoff beladen und vom Herzen in den Kreislauf zurückgepumpt.

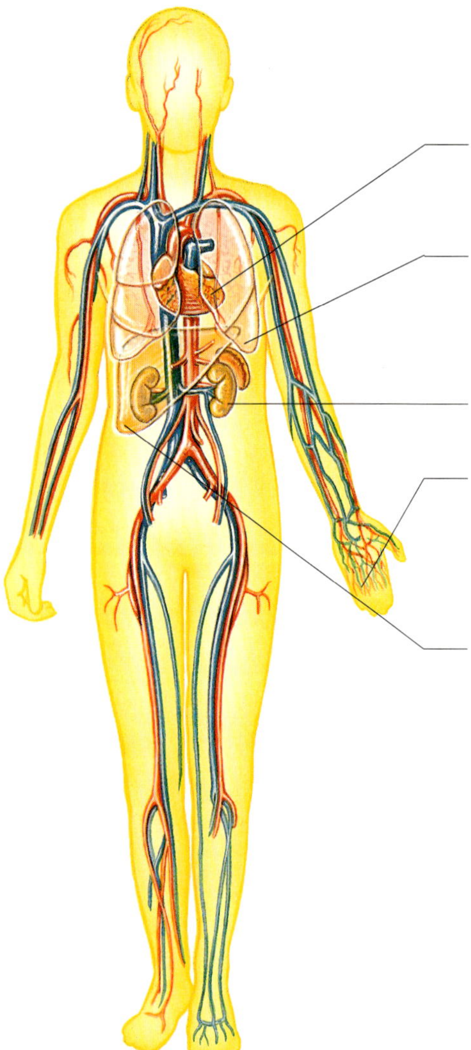

Rot:
Arterien, die das sauerstoffhaltige Blut im Körper verteilen.

Blau:
Venen, die das kohlendioxidhaltige Blut über das Herz in die Lunge zurückführen.

Herz

Im Inneren ist das Herz durch eine Scheidewand in zwei Hälften geteilt. Jede dieser Hälften besteht aus einem Vorhof und einer Kammer, die durch eine ventilartige Klappe miteinander verbunden sind. Der rechte Vorhof und die rechte Herzkammer sind für das verbrauchte, sauerstoffarme Blut zuständig, der linke Vorhof und die linke Herzkammer für das sauerstoffreiche Blut, das aus der Lunge kommt. Damit das Blut nur in eine Richtung fließt, gibt es vier Herzklappen: Zwei Segelklappen trennen die beiden Vorhöfe von den Herzkammern, und zwei Taschenklappen befinden sich an der Verbindungsstelle zwischen Herzkammern und abführenden Arterien.
Die Abfolge der Pumpbewegungen wird durch elektrische Impulse und ein Reizleitungssystem gesteuert. Ausgehend vom Sinusknoten im rechten Vorhof, wird der Herztakt über weitere Knoten und Fasern an die Herzmuskulatur weitergeleitet.
Die Pumpbewegungen vollziehen sich nach folgendem Schema:

1. Die Vorhöfe füllen sich mit Blut: kohlendioxidbeladenes Blut fließt aus der Körperperipherie in den rechten Vorhof, sauerstoffreiches Blut aus der Lunge in den linken Vorhof.
2. Die Vorhöfe ziehen sich zusammen, die Segelklappen öffnen sich, und das Blut wird in die Herzkammern gepreßt.
3. Wenn die Herzkammern gefüllt sind, ziehen sie sich zusammen; die Segelklappen schließen sich, die Taschenklappen zur Aorta und zur Lungenarterie öffnen sich; das kohlendioxidhaltige Blut der rechten Herzkammer wird in die Lunge gepumpt, das sauerstoffreiche Blut der linken Herzkammer in den Körperkreislauf. Weil die linke Herzkammer am meisten Arbeit leisten muß, ist die Muskulatur dort am stärksten ausgeprägt. Das Herz selbst wird nicht direkt aus dem Blut ernährt, das in den Kammern und Vorhöfen pulsiert, sondern besitzt ein eigenes Blutgefäßsystem, die *Herzkranzgefäße*.
Die Innenseite des Herzmuskels (*Myokard*) ist mit einer dünnen Schicht ausgekleidet, dem *Endokard*. Die Außenseite des Herzmuskels ist von einem doppelwandigen Sack umgeben, dem Herzbeutel. Die innere Seite dieses Sackes ist fest mit dem Herzmuskel verwachsen (*Epikard*), mit der äußeren Seite (*Perikard*) ist der Herzmuskel beweglich an Brustkorb, Wirbelsäule und Speiseröhre befestigt.
Zwischen den beiden Wänden des Herzbeutels befindet sich Flüssigkeit.

Herz

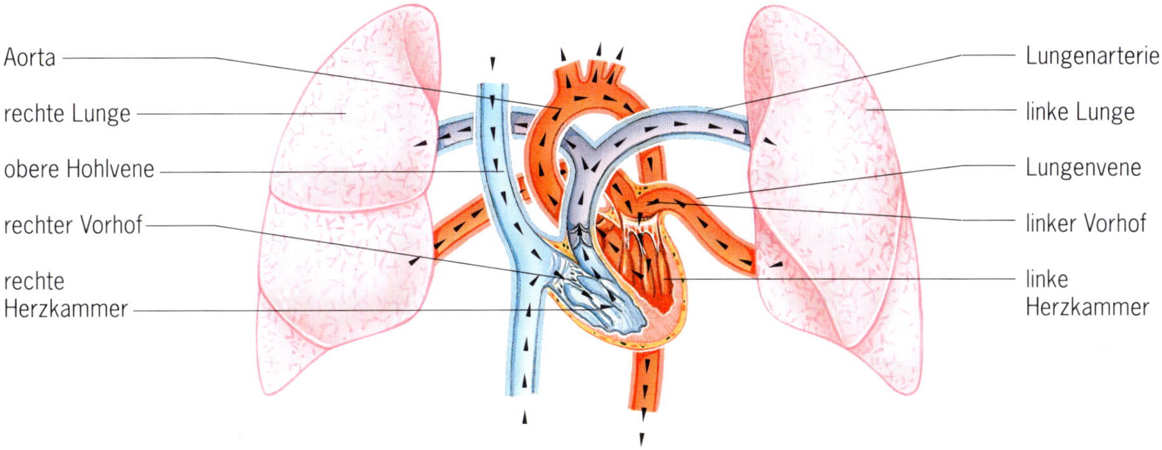

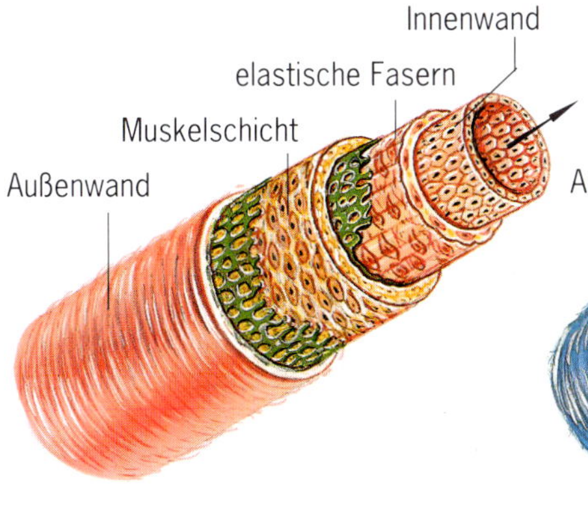

Aufbau der Arterie

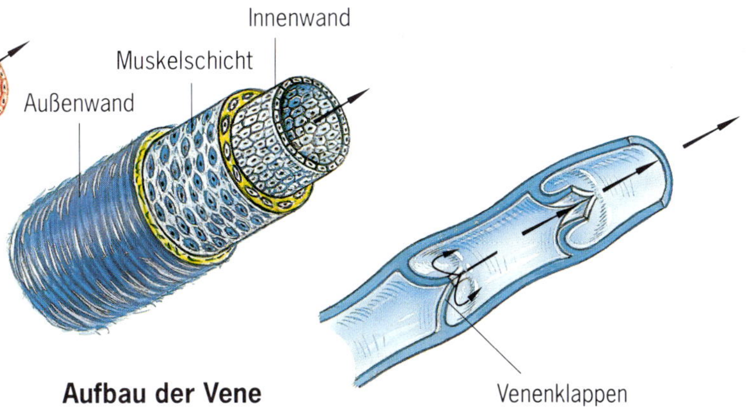

Aufbau der Vene

Kreislauf
Die Gesamtlänge aller Blutgefäße beträgt bei einem durchschnittlich großen Menschen etwa 100 000 Kilometer. Das Blut zirkuliert in ihnen in zwei getrennten Kreisläufen: dem Lungenkreislauf und dem Körperkreislauf (kleiner und großer Kreislauf).
Im Lungenkreislauf wird das venöse, »verbrauchte« Blut vom Herzen zur Lunge gepumpt, gibt dort Kohlendioxid ab und nimmt Sauerstoff auf. Dann wird das Blut wieder zum Herzen zurückgepumpt und über den großen Kreislauf auf den ganzen Körper verteilt.
Die vom Herzen wegführenden Blutgefäße - die Arterien - müssen bei jedem Herzschlag einen hohen Druck aushalten. Deshalb ist ihre Muskelschicht stärker als die der Venen. Venen sind auch weniger elastisch als Arterien. Bei jeder Bewegung ziehen sich die Muskeln an Armen und Beinen zusammen, üben Druck auf die Venen aus und pressen dadurch das Blut mit Hilfe eingebauter Venenklappen zum Herzen zurück.
Dieses komplizierte System von Herz und Kreislauf, das ohne Pause arbeitet, wird verständlicherweise mit zunehmendem Alter störungsanfälliger. Da die Lebenserwartung in den Industrieländern in den vergangenen Jahren ständig gestiegen ist, hat sich auch die Zahl der an Herz- und Kreislauferkrankungen Leidenden erhöht. Inzwischen stirbt etwa jeder zweite Mensch in Österreich oder der Bundesrepublik Deutschland an einer Herz- oder Kreislaufkrankheit. Die Zahlen sind jedoch seit Anfang der siebziger Jahre leicht rückläufig.

Risikofaktoren
Als Ursache für Herz- und Kreislauferkrankungen führt die Medizin nicht einen, sondern mehrere Gründe an. Diese bezeichnet sie als Risikofaktoren. Die wichtigsten sind: erhöhter Blutdruck, zuviel Fettstoffe im Blut, Rauchen, Diabetes, Übergewicht. Männer haben insgesamt ein erhöhtes Risiko. Weitere Risikofaktoren sind vermutlich Bewegungsmangel, höheres Alter, wenn mehrere Verwandte frühzeitig eine Arteriosklerose entwickeln usw. Je mehr Risikofaktoren bei einem Menschen vorhanden sind, um so größer wird die Wahrscheinlichkeit, daß er eine Herz- oder Kreislauferkrankung bekommt.

Koronare Herzkrankheit

Die häufigste Erkrankung des Herzens ist die *koronare Herzkrankheit*, von Medizinern auch als *ischämische Herzerkrankung* bezeichnet (*Ischämie* = Blutleere von Muskelgewebe aufgrund unzureichender Blutzufuhr). Dieser Begriff umfaßt verschiedene Krankheiten des Herzens, die alle auf eine Verengung der Herzkranzgefäße zurückzuführen sind (➔ Arteriosklerose, Seite 376):
- Angina pectoris (➔ Seite 393)
- Herzinfarkt (➔ Seite 396)
- Herzschwäche (➔ Seite 398)

Das Risiko, an einer koronaren Herzkrankheit zu erkranken, ist erhöht bei
- Rauchern (➔ Seite 887)
- Menschen mit erhöhtem Blutdruck (➔ Seite 380)
- Diabetikern (➔ Seite 555)
- Menschen mit veränderter Fettstoffzusammensetzung des Blutes (➔ Seite 377)
- Menschen mit Gicht (➔ Seite 516)

Außerdem vermutet man, daß Personen, die übergewichtig sind, sowie solche, die ihre Lebens- und Arbeitsbedingungen ständig als belastend empfinden, überdurchschnittlich gefährdet sind, an einer koronaren Herzkrankheit zu erkranken (➔ Gesundheit und Wohlbefinden, Seite 212).

Arteriosklerose

Beschwerden
Arteriosklerose ist eigentlich ein natürlicher Alterungsvorgang, der in vielen Fällen keinerlei Beschwerden verursacht. Arteriosklerose macht sich erst durch ihre Folgeerkrankungen bemerkbar.

Ursachen
Gesunde Arterien sind elastisch und muskulös. Sie passen sich unterschiedlichen Drucksituationen an, dehnen sich, ziehen sich zusammen. Bei zu hohem Blutdruck, zu viel Cholesterin im Blut und bei geschädigten Arterienwänden können Fettstoffe an der Gefäßinnenwand »kleben« bleiben. Sie setzen sich fest und beginnen zu wachsen. Mediziner nennen diese Fetteinlagerungen *Atherome*. Schließlich lagern sich an diesen Stellen weitere Stoffe wie zum Beispiel Kalzium ab. Die Arterienwände verhärten sich und behindern den Blutfluß. Dieser Prozeß schreitet immer weiter fort, bis eines Tages das Körpergewebe nicht mehr ausreichend mit Blut versorgt wird. Mediziner nennen diese fortschreitende »Verkalkung« der Gefäße Arteriosklerose.

Das Erkrankungsrisiko steigt
- Bei Personen mit sehr viel Cholesterin im Blut (➔ Seite 378)
- Bei Männern

Arteriosklerose

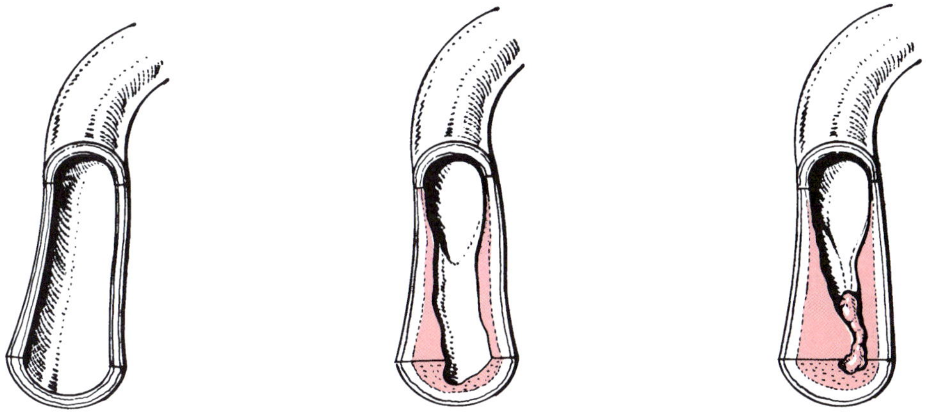

Gesunde Arterie — Fetteinlagerung an der Gefäßinnenwand — Blutpfropf verstopft die Arterie

- Bei Rauchern
- Bei Personen, die an Diabetes, Nierenschwäche oder Bluthochdruck leiden

Mögliche Folgen und Komplikationen
- Durchblutungsstörungen der Gliedmaßen (➔ Seite 387)
- Nierenversagen (➔ Seite 483)
- Angina pectoris (➔ Seite 393)
- Herzinfarkt (➔ Seite 396) und Folgeerkrankungen wie Herzschwäche und Herzrhythmusstörungen
- Schlaganfall (➔ Seite 259)

Vorbeugung
Das wichtigste ist, nicht zu rauchen (➔ Rauchen, Seite 887). Das verringert das Risiko, einen Herzinfarkt zu erleiden, dramatisch. Mit dem Rauchen aufzuhören, ist in jedem Lebensalter sinnvoll.

Behandlung
Sie richtet sich nach der entstandenen Krankheit (➔ Mögliche Folgen und Komplikationen).

Erhöhte Blutfettwerte

Beschwerden
Wenn im Blut mehr Cholesterin und Triglyzeride enthalten sind als normal, verursacht das keine Beschwerden. Auf diese Fettstoffe wird man nur durch entsprechende Blutuntersuchungen aufmerksam (➔ Seite 378).

Die Mehrheit der Ernährungswissenschaftler vertritt die Meinung, daß ein erhöhter Cholesterinspiegel zur Entstehung von Arteriosklerose (➔ Seite 376) beiträgt und so Krankheiten wie Herzinfarkt, Herzschwäche usw. mit bedingt. Es ist allerdings umstritten, ob eine Senkung der Cholesterinwerte Gefäßkrankheiten tatsächlich günstig beeinflußt. Ob die Triglyzeride bei der Entstehung der Arteriosklerose eine Rolle spielen, ist nicht erwiesen. Praktisch bedeutet das, daß man sich wegen erhöhter Triglyzeridwerte wahrscheinlich keine Sorgen zu machen braucht. Allerdings kann es die Bauchspeicheldrüse schädigen, wenn extrem viel Triglyzeride im Blut sind.

Ursachen
Das Cholesterin im Körper stammt aus zwei Quellen: Der Körper produziert es vorwiegend in der Leber selbst; mit tierischen Nahrungsmitteln essen wir Cholesterin.
Fettreiche Ernährung, reichlicher Alkoholkonsum, Leber-, Schilddrüsen- und Nierenerkrankungen oder Diabetes können den Cholesterinspiegel des Blutes ansteigen lassen. Derartiges kann aber auch vererbt sein.
Was der Arzt als Cholesterinspiegel im Labor bestimmt, ist die Summe verschiedener Fettstoffe.

Fettstoff ist nicht gleich Fettstoff
Triglyzeride sind die »klassischen« Fette, die wir mit der Nahrung aufnehmen. Ob viel Triglyzeride im Blut zu Arteriosklerose führen könne, ist in der Medizin umstritten. Als gesichert gilt, daß erhöhte Triglyzeridwerte für die Gesundheit weniger gefährlich sind als erhöhte Cholesterinwerte.

Die mit der Nahrung aufgenommenen Fette sind im Blut eigentlich nicht löslich. Darum gibt es einen speziellen Transportmechanismus. Die verschiedenen Fettstoffe (Cholesterin, Triglyzeride, Phospholipide, freie Fettsäuren) »klammern« sich an dafür bestimmte Eiweiße, in der Fachsprache *Lipoproteine* genannt.
Mediziner haben festgestellt, daß es unterschiedliche Lipoproteine gibt, die bei der Arterienverkalkung eine ganz unterschiedliche Rolle spielen:
»Gute« Lipoproteine, die wahrscheinlich vor Arteriosklerose schützen, sind die *HDL* (high density lipoproteins = Lipoproteine mit hoher Dichte). Mehrere Untersuchungen haben gezeigt, daß koronare Herzerkrankungen wie z. B. Angina pectoris um die Hälfte weniger oft auftreten, wenn die HDL-Werte von 30 mg/dl auf 60 mg/dl zunehmen.
»Böse«, weil vermutlich blutgefäßschädigende Lipoproteine, sind die *LDL* (low density lipoproteins = Lipoproteine mit niedriger Dichte). Das heißt, hohe LDL-Werte erhöhen die Wahrscheinlichkeit, daß eine Arteriosklerose entsteht. Etwa zwei Drittel aller Fettstoffe im Blut werden in Form der LDL transportiert, während der Anteil der HDL nur etwa 20 bis 25 Prozent ausmacht.

Erkrankungsrisiko

Etwa jeder vierte Erwachsene hat einen erhöhten Cholesterinspiegel. Wer sich fleisch- und fettreich ernährt, ist besonders gefährdet. Vegetarier haben wesentlich seltener erhöhte Cholesterinspiegel als Fleischesser.

Mögliche Folgen und Komplikationen

Langdauernd erhöhte Cholesterinspiegel beschleunigen die Arteriosklerose und verringern die Lebenserwartung.

Vorbeugung

Wie hoch ein »gesunder« Cholesterinspiegel sein darf, ist unter Experten umstritten.

Cholesterinwerte

Die Zeitschrift der amerikanischen Ärzteschaft (JAMA) empfiehlt, folgende Cholesterinwerte als normal gelten zu lassen:

Erwachsene bis 29 Jahre:	bis 200 mg/dl
Erwachsene von 30 bis 39:	bis 225 mg/dl
Erwachsene von 40 bis 49:	bis 245 mg/dl
Erwachsene über 50 Jahre:	bis 265 mg/dl

Wer diese Werte nicht überschreitet, braucht sich demnach keine Sorgen um seinen Cholesterinspiegel zu machen.

Die amerikanische Herzgesellschaft empfiehlt seit 1988 ein etwas strengeres und komplizierteres Schema:
- Erwachsene ab 20 Jahren sollten mindestens alle fünf Jahre einmal den Cholesterinspiegel bestimmen lassen
- Cholesterinspiegel bis 200 mg/dl sind ungefährlich
- Bei Werten über 200 mg/dl sollte im Abstand von einigen Wochen der Cholesterinspiegel erneut untersucht werden, um Laborfehler auszuschließen
- Ergibt die Untersuchung Werte zwischen 200 und 239 mg/dl und liegen keine Anzeichen einer Herzmuskelerkrankung (wie z. B. Angina pectoris) vor oder weniger als zwei Risikofaktoren wie Rauchen, Diabetes, Bluthochdruck, Übergewicht, männliches Geschlecht, so genügt es, im Abstand von einem Jahr Kontrolluntersuchungen zu machen und sich gesünder zu ernähren (➔ Selbsthilfe)
- Gibt es Anzeichen für eine Herzmuskelerkrankung, sind mehr als zwei Risikofaktoren vorhanden oder liegen die Cholesterinwerte über 240, sollten in einer Blutuntersuchung alle Lipoproteine genau bestimmt werden. Ergeben sich dabei LDL-Werte von über 160 oder HDL-Werte von weniger als 35, sollte man die Ernährung umstellen (➔ Seite 379)

Wann zum Arzt?

Ein zu hoher Cholesterinspiegel wird meist »zufällig« entdeckt. Erwachsene über 20 Jahre sollten mindestens einmal in fünf Jahren den Cholesterinspiegel bestimmen lassen.

Selbsthilfe

- Aufhören zu rauchen (➔ Rauchen, Seite 890)
- Körperliche Bewegung. Dadurch steigen die HDL-Werte, die einen Schutz gegen die Arteriosklerose bilden (➔ Bewegung und Sport, Seite 900)
- Ausgewogene Ernährung (➔ Ernährung, Seite 854)

Es gibt Hinweise darauf, daß durch eine veränderte Ernährung Cholesterinablagerungen in den Arterien wieder zurückgehen können, wenn sie noch nicht verkalkt sind. Das würde bedeuten, daß der Prozeß der Arteriosklerose bis zu einem Alter von etwa 60 bis 70 Jahren gestoppt oder zumindest verlangsamt werden kann.

Behandlung

Vorsicht vor falschen Diagnosen
Um festzustellen, ob der Cholesterinwert wirklich überhöht ist, sollten mindestens drei Blutuntersuchungen im Abstand von einer oder mehreren Wochen stattfinden. In den USA ist festgestellt worden, daß aufgrund ungenauer Meßmethoden mehr als die Hälfte aller ermittelten Fett-

stoffwerte falsch waren. Da es keine entsprechenden Untersuchungen im deutschen Sprachraum gibt, ist nicht bekannt, ob die Situation hier ähnlich ist. Vor einer Cholesterinspiegel-Untersuchung sollte man 12 bis 16 Stunden nichts essen und am Abend vorher keinen Alkohol trinken.

Cholesterinwerte in der Schwangerschaft
Im letzten Drittel der Schwangerschaft erhöht sich der Cholesterinspiegel normalerweise um 35 Prozent - unabhängig von jeder Diät. Das ist ein natürlicher körperlicher Vorgang.

Behandlung ohne Medikamente
Wenn übermäßiger Alkoholkonsum, ein schlecht eingestellter Diabetes, eine Leber- oder Nierenerkrankung die erhöhten Fettstoffwerte bedingt haben, normalisiert sich der Zustand allein durch die Behandlung dieser Krankheiten. Bei erhöhten Cholesterinwerten, die nicht durch eine Krankheit verursacht sind, ist das wichtigste, seine Ernährungsgewohnheiten zu verändern (➔ Seite 854).
Vier bis sechs Wochen nach einer grundlegenden Ernährungsumstellung sowie nach weiteren drei Monaten sollte der Cholesterinspiegel untersucht werden. Liegen die Werte nun im Rahmen des Erlaubten (➔ Seite 378), sollten Sie den Cholesterinspiegel im ersten Jahr alle drei Monate und danach alle sechs Monate kontrollieren lassen.

Behandlung mit Medikamenten
Medikamente können eine Ernährungsumstellung nicht ersetzen. Die Blutfettwerte mit Medikamenten zu senken, ist nur sinnvoll, wenn
- eine Ernährungsumstellung nach einem halben Jahr nicht erfolgreich war und z. B. Durchblutungsstörungen bereits Beschwerden verursachen
- die Werte trotz Ernährungsumstellung stark erhöht bleiben und Risikofaktoren hinzukommen

Die Wirkung von Arzneimitteln auf den Cholesterinspiegel zeigt sich erst nach Tagen oder Wochen. Wenn nach spätestens drei Monaten die Wirkung nicht meßbar ist, sollte Ihnen der Arzt ein anderes Medikament verordnen. Diese Medikamente tun zwar das, was sie sollen: Sie senken die Fettstoffwerte und damit in manchen Fällen das Risiko von tödlichen Herzkrankheiten. Ob sich jedoch die Lebenserwartung erhöht, ist umstritten. Denn alle diese Medikamente haben Nebenwirkungen, so daß unter Umständen vermehrt andere Krankheiten auftreten und die günstige Wirkung auf Herz und Kreislauf dadurch aufgehoben wird.

Ernährung bei zu hohen Cholesterinwerten

Gut bzw. erlaubt	Schlecht
Ballaststoffreiche Kost: Vollkorngetreide, Obst und Gemüse (mit Ausnahme der »schlechten«).	Avocados, Kokosnüsse und Oliven; fertig zubereitetes Gemüse.
Magermilch, Buttermilch, Magerjoghurt, Magerquark (Topfen), Magerkäse.	Vollmilch, Schlagsahne (Obers), Sauerrahm, Fruchtjoghurt, Rahm, Vollmilch- und Sahnequark (Topfen), fetter Käse; alle fertig zubereiteten Quark-(Topfen-)speisen; fertiger Kakao und Vanillemilch.
Mageres Fleisch, magere Wurst, Huhn, magerer Fisch; Fleisch, Fisch und Huhn eher kochen als braten oder backen.	Fettes Fleisch, fette Wurst, fettes Geflügel, fetter Fisch (z. B. Thunfisch, Karpfen, Lachs), Innereien.
Eiklar; maximal zwei Eidotter pro Woche.	Mehr als zwei Eidotter pro Woche (Achtung: viele Speisen enthalten Eidotter, z. B. Kaiserschmarren, Kuchen).
Pflanzliche Öle mit einem hohen Anteil an einfach und mehrfach ungesättigten Fettsäuren: Distelöl, Sonnenblumenöl, Maiskeimöl, Olivenöl, Sojaöl, Kürbiskernöl. Diätmargarine; Leichtmayonnaise.	Tierische Fette: Schmalz, Butterschmalz, Butter in größeren Mengen, Gänseschmalz; Kokosfett, Palmkernfett, Kakaobutter, Erdnußbutter; Mayonnaise mit hohem Fett- und Dotteranteil.
Alle Brotsorten, Mehl, Reis, Kartoffeln, Teigwaren mit geringem Eianteil, Mais, Graupen (Rollgerste), Haferflocken.	Backwaren und Beilagen mit hohem Ei- und Fettanteil.
Gewürze und Kräuter, Senf, Ketchup.	Fertige Gewürzsaucen und Salatmarinaden.
Tee, Kaffee, Mineralwasser, Obst- und Gemüsesäfte, geringe Mengen Alkohol.	Kaffee mit Schlagsahne (Obers) oder Kondensmilch, Alkohol in größeren Mengen.

Empfehlenswerte Mittel zur Senkung erhöhter Blutfettwerte

Inhaltsstoff	*Präparat*
Colestyramin	Quantalan (BRD/Ö)
Colestipol	Cholestabyl (BRD)
Nikotinsäure	Niconacid (BRD)

Einschränkungen: Nur wenigen Patienten gelingt es, von den schlecht schmeckenden Pulvern *Cholestabyl* und *Quantalan* täglich soviel einzunehmen, wie es notwendig wäre. *Niconacid* sollte bei Patienten mit Diabetes, Gicht oder Leberschäden nur unter großen Vorsichtsmaßnahmen verwendet werden.

Umstrittene Mittel zur Behandlung von erhöhten Blutfettwerten

Inhaltsstoff	*Präparat*
Gemfibrozil	Gevilon (BRD/Ö)
Probucol	Lurselle (BRD/Ö)
Bezafibrat	Cedur (BRD), Bezalip (Ö)
Clofibrat	Regelan N (BRD/Ö)
Etofibrat	Lipo-Merz (BRD/Ö)
Fenofibrat	Lipanthyl (BRD), Lipsin (Ö)

Eine amerikanische Mediziner-Kommission hat die gängigen Medikamente auf Nutzen und Risiko untersucht und ist zu folgendem Ergebnis gekommen: Bei allen anderen als den »empfehlenswerten« Medikamenten zur Senkung der Fettstoffwerte gibt es bis jetzt keinen überzeugenden Beweis für ihre therapeutische Wirkung.

Hoher Blutdruck (Hypertonie)

Beschwerden

Erhöhter Blutdruck verursacht in den meisten Fällen keinerlei Beschwerden. Kopfschmerzen, Herzklopfen und allgemeines Unwohlsein treten nur dann auf, wenn der Blutdruck extrem stark erhöht ist. Das Messen des Blutdrucks gehört zur ärztlichen Routine. Deshalb wird erhöhter Blutdruck meist zufällig festgestellt.

Ursachen

Nur bei etwa fünf bis zehn von hundert Menschen kann man mit Untersuchungen und Labortests die genaue Ursache von erhöhtem Blutdruck finden. Meist handelt es sich um Nieren-, Drüsen- oder Herzkrankheiten. In der Fachsprache heißt dieses *sekundäre Hypertonie*.
Eine meist unbeachtete Ursache von erhöhtem Blutdruck ist die Nebenwirkung von Medikamenten, die den Wirkstoff Phenylpropanolamin (= DL-Norephedrin) enthalten. Er ist Bestandteil zahlreicher rezeptfrei erhältlicher Appetithemmer und Schnupfenmittel. Besonders gefährdet ist, wer solche Medikamente mit Kaffee oder koffeinhaltigen Aufputschmitteln wie *Percoffedrinol* einnimmt. Der untere Blutdruckwert kann dadurch bei gesunden Personen auf 105 mm Hg und mehr ansteigen.
Bei 90 bis 95 von hundert Menschen ist nicht bekannt, warum ihr Blutdruck erhöht ist. Fachleute sprechen in diesem Fall von *essentieller* oder *primärer Hypertonie*. Ärzte, die die gegenseitige Beeinflussung von Seele und Körper anerkennen, wissen, daß der Blutdruck auch dann erhöht sein kann, wenn Menschen das für sie richtige Gleichgewicht zwischen Spannung und Entspannung nicht herstellen können (➔ Befindlichkeitsstörungen, Seite 215). Eine weitere Erklärungsmöglichkeit ist die Überfunktion des Nebennierenmarks (➔ Seite 581).

Erkrankungsrisiko

Mit zunehmendem Alter vergrößert sich das Risiko, daß der Blutdruck ansteigt: Bis zum 35. Lebensjahr ist etwa jeder zehnte davon betroffen, ab 65 etwa jeder vierte. Im Bevölkerungsdurchschnitt hat etwa jeder fünfte oder siebte Bundesdeutsche bzw. Österreicher erhöhten Blutdruck. Nur die Hälfte der Betroffenen weiß davon. Von diesen wird wiederum nur die Hälfte behandelt. Und von den Behandelten erhält nur die Hälfte eine ausreichende Behandlung. Mediziner nennen diese Tatsache das »Gesetz der Hälfte«. Das bedeutet, daß nur jeder achte Mensch mit Bluthochdruck so behandelt wird, daß sei

Vorsicht - Folgende Mittel können den Blutdruck erhöhen

Schnupfenmittel:

Actifed (BRD)	Rhinopront Kaps. (BRD/Ö)
Contac 700 (BRD/Ö)	Rhinopront Saft (Ö)
Endrine (BRD/Ö)	Stringan (Ö)
Merfen (Ö)	Vibrocil (BRD/Ö)
Ornatos (BRD/Ö)	

Grippemittel:

Capramin (Ö)	Trimedil (BRD/Ö)
Influbene (Ö)	

Schlankheitsmittel:

Adipex (Ö)	Mirapront N (BRD)
Amorphan Depot (BRD)	Recatol (BRD)
Antiadipositum X-112 (BRD)	Recatol N (BRD)
Fugoa N (BRD)	Schlank Schlank EB 2000 (BRD)

ne Blutdruckwerte wieder im Normalbereich liegen. In verschiedenen Untersuchungen haben Wissenschaftler festgestellt, daß eine Reihe von Faktoren die Entstehung von primärem Bluthochdruck begünstigen:

- Übergewicht: Übergewichtige Menschen haben doppelt so häufig Bluthochdruck wie normalgewichtige
- Salz: Bei manchen Menschen - nicht bei allen - steigt der Blutdruck durch hohen Salzkonsum. Umgekehrt sinkt er bei diesen Personen bei geringem Salzverbrauch
- Alkohol: Forscher der Universität Ulm haben festgestellt, daß Alkohol besonders bei Männern eine der Hauptursachen für erhöhten Blutdruck ist. Alkohol ist eine »Kalorienbombe« und verursacht langfristig Stoffwechselveränderungen im Körper, die zu Übergewicht und damit zu Bluthochdruck führen können
- Rauchen: Nikotin erhöht den Blutdruck zwar kurzfristig, es ist jedoch nicht gesichert, daß ständiges Rauchen zu Bluthochdruck führt
- Zu wenig körperliche Aktivität: Wenig Bewegung kann die Entstehung von Übergewicht begünstigen und in der Folge zu Bluthochdruck führen
- Diabetes: Zuckerkranke haben häufiger Bluthochdruck
- Streß: Durch kurzfristige Belastungen steigt der Blutdruck für kurze Zeit. Es ist jedoch umstritten, ob Streß langfristig Blutdrucksteigerungen verursacht (➔ Befindlichkeitsstörungen, Seite 218)
- Lärm: Ein ständig hoher Geräuschpegel, etwa durch Tiefflieger, Straßenverkehr und Lärm am Arbeitsplatz, ist offenbar mitverantwortlich für die Entstehung von erhöhtem Blutdruck (➔ Schwerhörigkeit, Seite 301)
- Vererbung: Aus Untersuchungen an Zwillingen schließen Forscher, daß Vererbung bei der Entstehung von Bluthochdruck eine gewisse Rolle spielt
- Nebenwirkung von Medikamenten und großen Mengen Lakritze: Es gibt unzählige Arzneimittel, die als Nebenwirkung den Blutdruck erhöhen können, z. B. »die Pille«, verschiedene Hustenmittel, Kortison, Augentropfen, Schnupfenmittel usw.
- Blei im Blut: Amerikanische Forscher haben herausgefunden, daß zwischen dem Bleigehalt im Blut und Bluthochdruck ein Zusammenhang besteht (➔ Trinken, Seite 872 und Schadstoffe, ab Seite 937)

Mögliche Folgen und Komplikationen

Wenn der Blutdruck über längere Zeit erhöht ist, steigt das Risiko, einen Gehirnschlag, Herzerkrankungen, Nierenleiden, Augenschäden und Gefäßschäden zu erleiden. Das bedeutet, daß die Lebenserwartung sinkt. Sie sinkt vor allem dann, wenn noch andere belastende Faktoren wie Rauchen, Übergewicht, hoher Cholesteringehalt des Blutes, Bewegungsmangel usw. hinzukommen.

Vorbeugung

- Übergewicht abbauen (➔ Gewicht, Seite 858)
- Sich salzarm ernähren. Das bedeutet, wenig Salz zum Kochen verwenden, Speisen bei Tisch nicht nachsalzen und salzreiche Lebensmittel vermeiden (➔ Ernährung, Seite 857)
- Regelmäßig Sport treiben. Günstig sind Sportarten wie Skilanglauf, Dauerlauf (Jogging), Radfahren und Wandern (➔ Bewegung und Sport, Seite 900)
- Für ausreichenden und erholsamen Schlaf sorgen, Überforderungen beseitigen, Lärmquellen vermindern oder beseitigen

Wann zum Arzt?

Um Folgeschäden zu vermeiden, sollte ein erhöhter Blutdruck möglichst frühzeitig behandelt werden. Ob Ihr Blutdruck erhöht ist, können Sie durch Messungen beim Arzt oder in Apotheken feststellen lassen.

Blutdruck messen

Üblicherweise wird der Blutdruck folgendermaßen gemessen: Man legt eine Gummimanschette an den Oberarm und pumpt sie auf, bis die Schlagader kein Blut mehr durchläßt. Wenn durch Luftablassen der Druck vermindert wird, kann das Herz ab einem bestimmten Zeitpunkt das Blut wieder durch die zusammengedrückte Arterie pressen. Mit einem Stethoskop werden die Geräusche der Arterie (*Korotkoff-Geräusche*) in der Ellenbeuge abgehört:

- Das erste hörbare Geräusch ist der obere (*systolische*) Wert. Er wird gemessen, wenn sich der Herzmuskel zusammenzieht und das Blut in die Gefäße pumpt. Diese Welle ist auch als Pulsschlag am Handgelenk spürbar
- Das Verschwinden des Geräusches markiert den unteren (*diastolischen*) Wert. Er wird gemessen, wenn das Herz erschlafft und sich wieder mit Blut füllt

Der Blutdruck wird üblicherweise so angegeben: 140/90 mm Hg (Millimeter Quecksilber - das bezeichnet die Verschiebung der Quecksilbersäule durch den jeweiligen Druck). Für die Beurteilung des Blutdrucks wird sowohl der obere als auch der untere Wert herangezogen. Der untere (diastolische) Wert ist jedoch bedeutsamer.

Der Blutdruck schwankt innerhalb eines Tages erheblich - je nachdem, ob man schläft, Sport treibt oder nervlichen Belastungen ausgesetzt ist. Von erhöhtem Blutdruck spricht man erst dann, wenn bei mehreren Blutdruckmessungen in Ruhe an verschiedenen Tagen der obere (systolische) Wert höher ist als 160 und der untere (diastolische) Wert höher als 95. Werte zwischen 140/90 und 160/95 bezeichnet man als grenzwertig (*borderline*). Diese Einteilung ist allerdings willkürlich, weil unterhalb des Wertes von 140/90 bis zu einer gewissen Grenze eine lineare Beziehung zwischen dem Blutdruck-Wert und der Lebenserwartung besteht. Das heißt: Menschen mit niedrigem Blutdruck haben eine höhere Lebenserwartung als solche mit höherem Blutdruck.

Falsche Messungen

Aus verschiedenen Untersuchungen weiß man, daß bei Blutdruckmessungen häufig Fehler gemacht werden. Das kann dazu führen, daß jemand Medikamente gegen erhöhten Blutdruck einnimmt, obwohl sein Blutdruck eigentlich normal ist. Meist entstehen Meßfehler durch:

- Nervosität und Anspannung des Patienten während der Blutdruckmessung beim Arzt. Dadurch steigt der Blutdruck automatisch. Einen annähernd »richtigen« Wert erhält man bei Selbstmessungen oder wenn der Arzt über einen Zeitraum von zehn Minuten drei bis vier Messungen vornimmt und nur die letzte Messung bewertet
- Gummimanschetten: Bei Patienten mit dicken Oberarmen werden zu schmale und zu kurze Manschetten benutzt. Damit wird der Blutdruck fälschlicherweise um zehn bis 15 mm Hg zu hoch gemessen
- Alter: Wenn die Blutgefäßwände starr und verdickt sind, kann es sein, daß der tatsächliche Blutdruckwert viel niedriger liegt als der gemessene Wert. Man kann dies feststellen, indem man gleichzeitig beim Aufpumpen der Blutdruckmanschette den Puls am Handgelenk fühlt. Wenn der Druck in der Manschette den oberen Blutdruckwert übersteigt, spürt man normalerweise weder den Puls noch das Blutgefäß. Ist die Blutgefäßwand hingegen starr und verdickt, spürt man zwar keinen Puls mehr, aber immer noch das Blutgefäß. In diesem Fall kann man davon ausgehen, daß der gemessene Blutdruckwert um zehn bis 60 mm Hg zu hoch liegt
- Bei älteren Menschen kann es vorkommen, daß der Blutdruck im Sitzen erhöht und im Stehen normal ist. Bei älteren Menschen sollte deshalb immer auch der Blutdruck im Stehen gemessen werden
- Meßtechnik-Fehler: Man kann das Stethoskop an der falschen Stelle aufsetzen, die Luft zu schnell aus der Manschette entweichen lassen, Fehler beim Hören oder Ablesen machen oder schlechte Meßgeräte benutzen

Selbsthilfe

Wenn der Arzt erhöhten Blutdruck festgestellt hat, sollten Sie sich überlegen, ob Sie sich ein Gerät zur Selbstmessung anschaffen. Möglicherweise sind Sie zu Hause entspannter, und die eigenen Messungen zeigen an, daß Ihr Blutdruck normal ist. In diesem Fall brauchen Sie keine Behandlung. Wenn Sie zu hohen Blutdruck haben und ihn mit Medikamenten senken, hilft die Selbstmessung, die Behandlung genauer zu kontrollieren. Verändern Sie aber nicht selbst die Menge der eingenommenen Medikamente. In der BRD zahlen die Krankenkassen ein Blutdruckmeßgerät, wenn es der Arzt verordnet hat. In Österreich übernimmt die Krankenkasse meist die Kosten, wenn Sie vor dem Kauf mit einem Verordnungsschein vom Facharzt zur Krankenkasse gehen.

Ratschläge zur Blutdruck-Selbstmessung

- Benutzen Sie ein geeichtes Meßgerät
- Lassen Sie sich vom Verkäufer des Gerätes bzw. vom behandelnden Arzt die Technik des Messens genau erklären
- Messen Sie nach fünf bis zehn Minuten Ruhe im Sitzen und im Stehen
- Sie sollten möglichst vormittags zwischen acht Uhr und zehn Uhr messen und immer dann, wenn Sie sich nicht wohl fühlen
- Messen Sie immer an demselben Arm
- Benutzen Sie eine Gummimanschette, die dem Armumfang angepaßt ist. Bei normalen Oberarmen ist eine Manschettenbreite von 13 bis 14 cm und eine Manschettenlänge von 50 cm angebracht; bei dicken Oberarmen sollte sie 18 cm breit sein
- Legen Sie die Manschette etwa zwei Fingerbreit oberhalb der Armbeuge an
- Pumpen Sie die Manschette um etwa 30 mm Hg über den zu erwartenden oberen Blutdruckwert auf (= etwa 170 mm Hg)
- Halten Sie den Arm ruhig
- Lassen Sie die Luft so ab, daß der Druck pro Sekunde um 2 bis 3 mm Hg sinkt
- Bevor Sie die Messung wiederholen, warten Sie mindestens eine Minute und entlüften die Manschette vollständig
- Schreiben Sie die gemessenen Werte auf. Fügen Sie Datum, Uhrzeit, Situation wie Liegen, Sitzen usw. und besondere Belastungen hinzu
- Wenn Sie kein automatisches Gerät verwenden und selbst immer wieder andere Werte messen, als andere Personen dies bei Ihnen tun, kann es vielleicht daran liegen, daß Ihr Hörvermögen eingeschränkt ist

Behandlung ohne Medikamente

Der Großteil aller Hochdruck-Patienten hat lediglich leicht erhöhten Blutdruck (diastolische Werte zwischen 90 und 105 mm Hg). Fast alle seriösen Ärzte empfehlen in diesem Fall als erste Maßnahme eine Behandlung ohne Medikamente.

Das bedeutet:

- Übergewicht abbauen (➔ Gewicht, Seite 858)
- Salzarme Ernährung (➔ Ernährung, Seite 857). Deutsche und Österreicher nehmen durchschnittlich acht bis 15 Gramm Kochsalz täglich zu sich. Fünf Gramm sind jedoch ausreichend. Ob und wie stark der Blutdruck durch einen verminderten Kochsalzkonsum abfällt, läßt sich nicht voraussagen. Wer salzreiches Essen gewöhnt ist, dem wird das salzarme zunächst kaum schmecken. Wer aber die ersten zwei Wochen durchhält, hat sich daran gewöhnt. Nach einigen Wochen salzarmer Ernährung erscheint salzreiches Essen dann sogar ungenießbar
- Alkoholkonsum einschränken: Manchmal normalisiert sich der Blutdruck dadurch wieder; auch das Abnehmen wird leichter
- Sich sportlich betätigen (➔ Bewegung und Sport, Seite 900)
- Entspannungstechniken erlernen und regelmäßig durchführen (➔ Entspannung, Seite 813)
- Lebensweise überdenken: Für ausreichende und erholsame Nachtruhe sorgen, wenn möglich Überforderungen beseitigen
- Medikamente, die den Blutdruck steigern können, wenn möglich absetzen: »die Pille«, Rheumamittel, Kortison, Aufputschmittel, manche Nasentropfen und Appetitzügler (➔ Seite 380)
- Rauchen einstellen: Rauchen gefährdet Herz und Kreislauf viel mehr als hoher Blutdruck, obwohl es den Blutdruck nur in geringem Maß steigert
- Kaffee, Tee, Kakao und Cola sind - in Maßen genossen - auch bei Bluthochdruck erlaubt

Behandlung mit Medikamenten

Erst wenn die Behandlung ohne Medikamente erfolglos geblieben ist, der Blutdruck nicht ausreichend gesenkt wurde oder wenn gleichzeitig Nieren oder Herz krank sind, ist die Einnahme von Medikamenten sinnvoll.

Wenn der untere, diastolische Blutdruckwert höher liegt als 115 mm Hg, muß wegen der Gefahr eines Schlaganfalls oder Herzversagens fast immer mit Medikamenten behandelt werden. Selbsthilfemaßnahmen sollten die Behandlung jedoch immer ergänzen.

Es gibt inzwischen unzählige Medikamente zur Behandlung erhöhten Blutdrucks. Die »Deutsche Liga zur Bekämpfung des hohen Blutdrucks« empfiehlt, nach einem Stufenplan vorzugehen:

1. Stufe: Zunächst bemüht sich der Arzt, den Blutdruck mit nur einem Mittel zu senken. Dazu kann er einen Kalziumantagonisten verwenden oder einen Betablocker, ein harntreibendes Mittel oder einen ACE-Hemmer.

2. Stufe: Wird der Blutdruck mit einem dieser Medikamente nicht ausreichend gesenkt, nimmt man noch ein zweites hinzu. Idealerweise kombiniert man ein Diuretikum mit einem Kalziumantagonisten, einem Betablocker oder einem ACE-Hemmer. Ist dies nicht möglich, kann man auch andere Medikamente miteinander kombinieren, z. B. einen Kalziumantagonisten mit einem Betablocker oder einem ACE-Hemmer; oder gefäßerweiternde Wirkstoffe wie Dihydralazin, Prazosin, Methyldopa oder Clonidin mit einem harntreibenden Mittel. Der Einfachheit halber gibt es inzwischen Medikamente, die bereits fertige Mischungen verschiedener Wirkstoffe enthalten. Man nennt diese Medikamente Kombinationspräparate.

3. Stufe: Wenn auch zwei verschiedene Wirkstoffe den Blutdruck nicht ausreichend senken, kombiniert man drei verschiedene Medikamente mit unterschiedlicher Wirkungsweise.

Betablocker

Diese Mittel vermindern (blockieren) den Einfluß des sympathischen Nervensystems auf Herz und Blutgefäße: Das Herz schlägt langsamer, der Blutdruck sinkt, sowohl in Ruhe als auch in Belastungssituationen. Betablocker wirken nicht nur auf Herz und Kreislauf, sondern auch auf andere Organe des Körpers. Das erklärt die verschiedenen Nebenwirkungen.

Relativ häufig sind Schwindel, Benommenheit, Verlangsamung des Pulses. Betablocker können die Ursache sein für ständig kalte Füße, lebhafte Träume, depressive Verstimmungen, Potenzstörungen und »trockene« Augen.

Inzwischen gibt es unzählige verschiedene Betablocker, und jedes Jahr kommen neue auf den Markt.

Die gebräuchlichsten Inhaltsstoffe von Betablockern

Acebutolol, Alprenolol, Atenolol, Betaxolol, Bunitrolol, Bupranolol, Carazolol, Carteolol, Labetalol, Mepindolol, Metipranolol, Metoprolol, Nadolol, Oxprenolol, Penbutolol, Pindolol, Propranolol, Sotalol, Timolol, Toliprolol.

Harntreibende Mittel (Diuretika)

Aldactone (BRD/Ö)	Furosemid mit angehängtem Herstellernamen (BRD)
Aldactone Saltucin (BRD/Ö)	Lasilacton (Ö)
Aquaphor (BRD)	Lasix (BRD/Ö)
Arelix (BRD/Ö)	Osyrol Lasix (BRD)
Edecrin (Ö)	Spiro comp.-Ratiopharm (BRD)
Esiteren (BRD)	
Fludex (Ö)	

Blutdrucksenkende Kalziumantagonisten

Adalat (BRD/Ö)	Nifedipin mit angehängtem Herstellernamen (BRD)
Bayotensin (BRD)	Nife-Puren (BRD)
Cordicant (BRD)	Pidilat (BRD)
Corotrend (BRD)	
Dilzem (BRD/Ö)	
Isoptin (BRD/Ö)	

Blutdrucksenkende Mittel mit Prazosin oder Dihydralazin

Minipress (BRD/Ö)	Polypress (BRD)
Nepresol (BRD/Ö)	Tri-Torrat (BRD)
Pertenso (BRD)	

Blutdrucksenkende Mittel mit Reserpin

Adelphan Esidrex (Ö)	Resaltex (BRD/Ö)
Adelphan Esidrix (BRD)	Suprenoat (Ö)
Caprinol (BRD)	Terbolan (BRD/Ö)
Darebon (BRD/Ö)	Tri.-Thiazid Reserpin Stada (BRD)
Durotan (BRD)	

Blutdrucksenkendes Mittel Clonidin

Catapresan (BRD/Ö)

Blutdrucksenkende Mittel mit Methyldopa

Caprinol (BRD/Ö)	Presinol (BRD/Ö)

Blutdrucksenkende ACE-Hemmer Captopril oder Enalapril

Capozide (BRD/Ö)	Tensobon (BRD)
Lopirin (BRD/Ö)	Tensobon comp. (BRD)
Pres (BRD)	Xanef (BRD)

Diuretika (Harntreibende Mittel)

Diese Medikamente bewirken, daß die Nieren vermehrt Wasser und Natrium ausscheiden. Dadurch nimmt die Flüssigkeitsmenge in den Blutgefäßen ab, und der Blutdruck sinkt. Bei längerdauernder Anwendung verringern Diuretika die Spannung der Blutgefäße und senken so ebenfalls den Blutdruck. Eine Reihe von harntreibenden Mitteln hat die Nebenwirkung, daß die Nieren gleichzeitig sehr viel Kalium ausscheiden. Um dem Körper diesen wichtigen Stoff zu erhalten, verschreibt der Arzt häufig harntreibende Mittel, die das Kalium im Körper zurückhalten (*kaliumsparende Diuretika*). Es gibt auch Medikamente, die fixe Kombinationen von kaliumsparenden und kaliumausscheidenden Diuretika enthalten. Wenn der Körper zu viel Kalium verloren hat, kann sich das durch ungewöhnliche Müdigkeit, Schwächegefühl in den Beinen, Krämpfe in den Waden, Verstopfung und Herzrhythmusstörungen bemerkbar machen.
Harntreibende Mittel führen dazu, daß man am Anfang der Behandlung öfter und vermehrt Harn lassen muß. Nach einigen Tagen hört das auf.

Kalziumantagonisten

Diese Mittel hemmen die Wirkung von Kalzium in der Muskelwand der Blutgefäße und entspannen und erweitern sie so. Als Folge davon sinkt der Blutdruck. Mit Kalziumantagonisten behandelt man meistens Herzkrankheiten. Zur Blutdrucksenkung werden sie erst seit kurzem gebraucht. Folgende Nebenwirkungen können auftreten: Kopfschmerzen, Gesichtsröte, Herzklopfen, geschwollene Knöchel; manchmal auch Hautausschläge. Die Nebenwirkungen sind zwar unangenehm, aber meist ungefährlich.

Dihydralazin und Prazosin

Diese Wirkstoffe erweitern die kleinen Blutgefäße. Dadurch sinkt der Blutdruck. Nebenwirkungen können sein: Kopfschmerzen, Hitzegefühl und schnellerer Herzschlag. Außerdem hält der Körper vermehrt Salz und Wasser zurück. Deshalb werden diese Medikamente meist mit einem harntreibenden Mittel kombiniert eingenommen. Prazosin kann, da es den Blutdruck sehr stark senkt, am Beginn der Behandlung zu Schwächegefühl, Blässe und Kollaps führen.

Reserpin

Es beeinflußt die Wirkung des sympathischen Nervensystems und senkt dadurch den Blutdruck. Weil Reserpin auch im Nervensystem des Gehirns wirkt, kann es schwere Depressionen auslösen. Weitere Nebenwirkungen können sein: verlangsamtes Reaktionsvermögen, Potenzstörungen, trockene Schleimhäute (chronischer Stockschnupfen), Magengeschwüre und Durchfall. Weil Reserpin Natrium und Wasser im Körper zurückhält, wird es meist in Kombination mit einem harntreibenden Mittel verwendet. Reserpin ist ein sehr preiswertes Medikament und wirkt sehr gut. Wegen der Nebenwirkungen sollte es der Arzt jedoch nur dann verordnen, wenn andere Medikamente nicht in Frage kommen oder nicht ausreichen.

Clonidin
Dieser Stoff wirkt auf das Gehirnzentrum und dämpft das sympathische Nervensystem. Dadurch werden die Blutgefäße erweitert, der Blutdruck sinkt. Clonidin kann müde machen, einen trockenen Mund verursachen und zu Potenzstörungen führen. Weil als Nebenwirkung vermehrt Salz und Wasser im Körper zurückgehalten werden, sollte es der Arzt nur in Kombination mit einem harntreibenden Mittel verordnen.
Clonidin wirkt nur relativ kurz und muß daher mehrmals täglich eingenommen werden. Wenn man es plötzlich nicht mehr einnimmt oder die Einnahme mehrfach vergessen hat, kann der Blutdruck schnell ansteigen. Die damit verbundene Gefahr ist so groß, daß der Arzt Clonidin nur in Ausnahmefällen bei sehr starkem Bluthochdruck verordnen sollte.

Methyldopa
Dieses Mittel wirkt ebenso wie Clonidin auf das sympathische Nervensystem im Gehirn. Durch die Erweiterung der Blutgefäße sinkt der Blutdruck. Methyldopa kann das Reaktionsvermögen einschränken, einen trockenen Mund verursachen und zu Potenzstörungen führen. Als seltene Nebenwirkung kann Fieber auftreten. In diesem Fall sollte man sofort einen Arzt aufsuchen.
Weil als Nebenwirkung vermehrt Salz und Wasser im Körper zurückgehalten werden, sollte es der Arzt nur mit einem harntreibenden Mittel kombiniert verordnen.
Methyldopa können Schwangere ohne Risiko für das Kind einnehmen.

ACE-Hemmer
Die Wirkstoffe Captopril und Enalapril vermindern die Wirkung des Hormonsystems, das die Blutgefäße eng und damit den Blutdruck hoch hält.
Beide Mittel werden sehr gut vertragen, manchmal treten Hautausschläge, Hustenreiz und Geschmacksstörungen auf. Schwerwiegende Nebenwirkungen wie Blutbildstörungen und Nierenschäden sind selten. Um sie zu bemerken, sind regelmäßige Laborkontrollen notwendig.

Nebenwirkungen verringern
Alle Medikamente haben Nebenwirkungen. Etwa drei Wochen lang fühlen sich zu Beginn der Behandlung alle Patienten schlechter, weil sich ihr Körper erst an den niedrigeren normalen Blutdruck gewöhnen muß.
Folgende Maßnahmen können die Nebenwirkungen von Medikamenten meistens vermeiden oder verringern:
- Nennen Sie Ihrem Arzt alle Medikamente, die Sie einnehmen - auch Abführmittel, Schlaftabletten, Nasentropfen, Schmerztabletten, »die Pille«, herzstärkende Mittel usw. Informieren Sie ihn auch über eventuelle Nebenwirkungen von Medikamenten, die Sie früher schon einmal eingenommen haben
- Beherzigen Sie die unter Behandlung ohne Medikamente auf Seite 383 genannten Maßnahmen. Sie kommen dann mit weniger Medikamenten aus
- Die Behandlung sollte nach Möglichkeit mit einem Medikament beginnen, das nur einen Wirkstoff enthält
- Die Behandlung sollte mit einer möglichst geringen Wirkstoffmenge beginnen, damit sich der Kreislauf langsam anpassen kann. Viele Medikamente entfalten die Wirkung erst nach einigen Tagen
- Informieren Sie Ihren Arzt umgehend über Nebenwirkungen

Einmal Medikamente, immer Medikamente?
Die Hälfte aller Personen mit leicht erhöhtem Blutdruck hat im Laufe eines halben Jahres auch ohne Medikamente wieder normale Werte. Das trifft besonders dann zu, wenn man den Alkoholkonsum einschränkt, salzärmer ißt und Übergewicht abbaut.
Je höher die Blutdruckwerte sind und je länger sie schon bestehen, um so geringer ist die Chance, daß sich der Blutdruck wieder von selbst normalisiert.
Sind die Blutdruckwerte bei Einnahme eines Medikamentes wieder normal, können Sie nach einigen Monaten mit dem Arzt absprechen, ob Sie die Dosis langsam vermindern oder das Medikament absetzen können.
Vorsicht! - Manche Medikamente dürfen Sie auf keinen Fall plötzlich, sondern nur schrittweise absetzen (z. B. Clonidin, Betablocker). Möglicherweise bleibt der Blutdruck auch ohne Medikamente normal. Da manche Medikamente auch nach dem Absetzen noch einige Zeit wirken, kann man dies erst nach ein bis zwei Wochen feststellen.

Bluthochdruck in der Schwangerschaft
Erhöhter Blutdruck während der Schwangerschaft bedeutet sowohl für die Mutter als auch für das Kind ein gesundheitliches Risiko. Schwangere sollten auf alle Fälle versuchen, ohne Medikamente auszukommen. Häufig sinkt der Blutdruck schon durch körperliche Ruhe, zum Beispiel, indem Sie sich mehrere Stunden am Tag hinlegen.
Achtung: In der Schwangerschaft gelten niedrigere Blutdruck-Grenzwerte, ab denen behandelt werden sollte.
Wenn Medikamente notwendig sind, sollten entweder Betablocker, Methyldopa oder Dihydralazin verwendet werden, da diese Mittel das Kind nicht schädigen.

Niedriger Blutdruck (Hypotonie)

Beschwerden

Niedriger Blutdruck ist nicht immer spürbar. Wenn er keine Beschwerden macht, ist er keine Krankheit, sondern eher ein Glücksfall, da Menschen mit niedrigem Blutdruck eine überdurchschnittlich lange Lebenserwartung haben. Die häufigsten Beschwerden sind Schwindel und Kollapsneigung morgens beim Aufstehen oder Herzrasen und Herzstolpern. Allgemeine Hinweise auf zu niedrigen Blutdruck können sein: Schweißausbrüche, Kältegefühl, Wetterfühligkeit, Schlafstörungen, morgendliche Antriebsschwäche, eingeschränkte Leistungsfähigkeit, Sehstörungen, Konzentrationsschwäche, Neigung zu Schwindel und Schwarzwerden vor den Augen beim Aufstehen aus dem Sitzen oder Liegen. Bei Kindern kann sich zu niedriger Blutdruck in Appetitlosigkeit beim Frühstück, unklaren Bauch- oder Kopfschmerzen, Konzentrationsschwäche und Müdigkeit äußern.

Ursachen

Die Störungen kommen durch eine schlechte Blutverteilung im Körper zustande. Im venösen Bereich, also den Gefäßen, die das Blut zum Herzen zurückleiten, befindet sich etwa 85 Prozent des gesamten Blutes, während der arterielle Bereich nur etwa 15 Prozent enthält. Bei Menschen mit zu niedrigem Blutdruck sackt ein Großteil des Blutes in die Venen der Beine ab, und kurzfristig fließt zu wenig Blut zum Herzen zurück.

Zu niedriger Blutdruck kann verschiedene Ursachen haben:

- Er kann konstitutionell bedingt sein: Große, schlanke Menschen haben leicht niedrigen Blutdruck
- Psychische Belastungen, die mit Erschöpfung und Resignation verbunden sind, können den Blutdruck absenken (➔ Befindlichkeitsstörungen, Seite 215)
- Langes Stehen in der Hitze
- Blut- und/oder Flüssigkeitsverlust (durch Erbrechen, innere Blutungen, Durchfall)
- Verschiedene Herz- und Kreislauferkrankungen
- Längere Bettlägerigkeit
- Infektionskrankheiten
- Neurologische Erkrankungen
- Nebenwirkung von Medikamenten (z. B. harntreibende Mittel, Medikamente gegen Bluthochdruck, Angina pectoris, Psychosen und Depressionen)

Erkrankungsrisiko

Etwa 2,5 Millionen Bundesbürger haben zu niedrigen Blutdruck. Im angelsächsischen Sprachraum wird Hypotonie als *German disease*, als »deutsche Krankheit« bezeichnet. Dort mißt man diesen Beschwerden keinen solchen Krankheitswert zu wie bei uns.

Mögliche Folgen und Komplikationen

Niedriger Blutdruck kann zwar unangenehm sein, ist jedoch fast immer ungefährlich. Bei älteren Menschen besteht Sturzgefahr durch den Schwindel.

Bei Schwangeren kann niedriger Blutdruck das Geburtsgewicht des Kindes vermindern.

Vorbeugung

Folgende allgemeine Maßnahmen verbessern den Kreislauf:

- Ausreichender, erholsamer Schlaf
- Wechselduschen (heiß/kalt)
- Sportliche Betätigung (➔ Seite 900)
- Morgens langsam den Tag beginnen

Wann zum Arzt?

Wenn Sie unter den Beschwerden sehr leiden und Selbsthilfemaßnahmen nichts nützen.

Selbsthilfe

Die Arzneimittelkommission der Deutschen Ärzteschaft empfiehlt als wichtigste therapeutische Maßnahme keine Medikamente, sondern ein intensives Trainingsprogramm: Wassertreten, Kneippgüsse, Wechselduschen, Atemgymnastik und regelmäßige sportliche Betätigung. Schwimmen ist eine der besten Sportarten für den Kreislauf.

Sinnvoll sind außerdem folgende Maßnahmen:

- Nehmen Sie sich morgens Zeit beim Aufstehen
- Eine Tasse Kaffee oder Schwarztee ist ein bewährtes Mittel, um den Blutdruck kurzfristig zu heben

Salz: Manche Ärzte empfehlen, den niedrigen Blutdruck durch eine salzreichere Nahrung zu erhöhen. Davon ist jedoch abzuraten, weil wir ohnehin schon zu salzreich leben.

Behandlung

Der Arzt sollte zunächst nach der Ursache der Beschwerden suchen und eventuell andere Krankheiten (Infektionskrankheiten, Herzerkrankungen usw.) behandeln.

Nur wenn Selbsthilfemaßnahmen nicht ausreichen, sind zusätzlich Medikamente gegen niedrigen Blutdruck für kurze Zeit sinnvoll. Sie können die anderen Maßnahmen keinesfalls ersetzen. Unter Umständen können sie den Zustand sogar verschlechtern. Vor der Verordnung von Medikamenten sollte der Arzt klären, um welche Art von

niedrigem Blutdruck es sich handelt. Hierzu macht er den *Schellong-Test*: Nach einer Zeit des Liegens muß man aufstehen und bekommt Puls und Blutdruck während des ruhigen Stehens gemessen. Je nach dem Ergebnis sind folgende Medikamente sinnvoll:
- Wenn der obere und der untere Blutdruckwert abfällt und das Herz nicht schneller schlägt, werden sogenannte *Sympathomimetika* verwendet. Diese Mittel verengen die Blutgefäße in Armen und Beinen. Bewährt hat sich hier der Wirkstoff Etilefrin (z. B. *Effortil* [BRD/Ö])
- Wenn der obere Blutdruckwert abfällt, gleichzeitig der untere ansteigt und außerdem das Herz schneller schlägt, ist der Wirkstoff Dihydroergotamin (DHE, z. B. *DET MS* [BRD], *Dihydergot* [BRD/Ö], *Ergont* [BRD]) sinnvoll. Dieses Mittel erhöht die Spannkraft der Venen, wirkt jedoch erst nach einigen Tagen
- In bestimmten Fällen kann eine Kombination der beiden Wirkstoffe Etilefrin und DHE (z. B. *Dihydergot plus* [BRD], *Effortil plus* [BRD], *Ergomimet plus* [BRD]) sinnvoll sein

Die bundesdeutsche Transparenz-Kommission beurteilt andere Wirkstoffe als »ohne erkennbaren Nutzen« bei niedrigem Blutdruck und rät von ihrer Verwendung ab. Dazu gehören Vitamine, Adenosin, Nikotinsäure, Aminopicolin, Sparteinsulfat, Weißdorn (*Crategus*), Melisse und Salizylsäure.

Warnhinweis: Mittel gegen niedrigen Blutdruck sollten Sie nicht länger als einige Wochen einnehmen.

Durchblutungsstörungen

(Schaufensterkrankheit, Claudicatio intermittens)

Beschwerden

Die Beschwerden treten meist in den Beinen, selten in den Armen auf. Man kann verschiedene Schweregrade der Erkrankung unterscheiden:
- Schmerzen bei körperlichen Belastungen; zeitweiliges Hinken (*Claudicatio intermittens*). Man kann nur noch kurze Strecken ohne Schmerzen gehen. Nach einer Pause von ein bis fünf Minuten kann man dann das nächste Stück Weg zurücklegen, bis der Schmerz erneut auftritt: Man geht von einem Schaufenster zum anderen, deshalb »Schaufensterkrankheit«
- Auch bei Ruhe starke Schmerzen in Beinen und Zehen, die sich beim Anheben der Beine verstärken
- Schäden in der Haut und im Muskelgewebe. Gewebe stirbt ab; Raucherbein

Ursachen

Verhärtete und verdickte Arterien (➔ Arteriosklerose, Seite 376) können die Muskeln nicht mehr ausreichend mit Blut versorgen. Arteriosklerose ist ein sich jahrzehntelang entwickelnder Prozeß, der hauptsächlich verursacht wird durch
- natürliche Alterung
- zu viel Fettstoffe im Blut (➔ Seite 377)
- Rauchen

Das Erkrankungsrisiko steigt

- Mit zunehmendem Alter
- Bei Diabetikern
- Bei Übergewicht
- Bei erhöhtem Blutdruck
- Bei vermehrter Harnsäure im Blut (Gicht)
- Durch Bewegungsmangel

Mögliche Folgen und Komplikationen

Im Endstadium der Erkrankung treten Geschwüre an den Zehen, der Ferse und an den Beinen auf. Die Muskeln schwinden, Gewebe stirbt ab (*Nekrose*) und kann sich zersetzen (*Gangrän*). Um zu verhindern, daß die Zersetzungsprodukte den ganzen Körper vergiften, muß das Bein amputiert werden.

Vorbeugung

Aufhören zu rauchen (➔ Seite 887), sportliche Betätigung (➔ Seite 900), fettarme Ernährung (➔ Seite 379), Gewicht abnehmen (➔ Gewicht, Seite 858).

Wann zum Arzt?

Sobald Sie den Verdacht haben, daß Ihre Durchblutung gestört ist. Mit einem Spezialgerät, dem sogenannten Doppler-Ultraschall, kann der Arzt den systolischen Blutdruck in Arm und Bein messen und so feststellen, wie stark die Durchblutung gestört ist.

Selbsthilfe

Selbsthilfemaßnahmen können das Fortschreiten der Erkrankung verringern oder aufhalten. Dazu gehören:
- Aufhören zu rauchen (➔ Seite 887)
- Gewicht abnehmen (➔ Seite 858)
- Fettarm essen (➔ Erhöhte Blutfette, Seite 379)
- Erhöhten Blutdruck angemessen behandeln (➔ Hoher Blutdruck, Seite 383)
- Diabetes sorgfältig behandeln (➔ Seite 558)

Folgende Maßnahmen können die Beschwerden bessern:
- Die wichtigste Maßnahme bei zeitweiligem Hinken ist ein *Gehtraining*: Messen Sie die Zahl der Schritte, die

Sie gehen können, bis der Schmerz einsetzt. Gehen Sie drei Viertel dieser Strecke in flottem Schritt. Warten Sie ein paar Minuten, bevor Sie dieselbe Strecke erneut gehen. So sollten Sie täglich etwa eine Stunde trainieren. Messen Sie die Strecke jede Woche erneut ab, die Sie ohne Schmerzen gehen können, und verlängern Sie die Gehstrecke dementsprechend. Mit der Zeit können Sie immer längere Strecken schmerzfrei zurücklegen
- Stellen Sie zum Schlafen das Bett am Kopfende um zehn bis 15 Zentimeter erhöht auf
- Benutzen Sie keine heißen Wärmflaschen oder elektrische Heizdecken
- Kontrollieren Sie täglich Ihre Füße auf Druckstellen, Risse, Geschwüre und Hühneraugen. Legen Sie dazu einen größeren Handspiegel auf den Boden und betrachten Sie so Ihre Fußunterseite
- Waschen Sie die Füße täglich in lauwarmem Wasser mit milder Seife; vorsichtig und gut abtrocknen
- Bei sehr trockener Haut die Füße öfter mit einer Pflegecreme einfetten
- Schuhe mit genügend Raum für die Zehen tragen
- Niemals barfuß laufen

Behandlung

Medikamente
Wenn es notwendig erscheint, können Sie Schmerzen für kurze Zeit mit einem Schmerzmittel lindern, das Azetylsalizylsäure enthält (➔ Einfache Schmerzmittel, Seite 760). Damit kann man der arteriellen Verschlußkrankheit auch vorbeugen. Durchblutungsstörungen mit Medikamenten zu behandeln, ist nur sinnvoll, wenn die Gehstrecke trotz Gehtraining nennenswert eingeschränkt bleibt oder Sie auch beim Ruhen Schmerzen haben. Dann nimmt man sogenannte gefäßerweiternde Mittel ein. Nach einer Verwendung von höchstens drei Monaten sollte der Arzt prüfen, ob eine weitere Behandlung damit sinnvoll ist.

Tägliche Übungen zur besseren Durchblutung
- Stellen Sie sich etwa einen Meter vor eine Wand. Lassen Sie die Füße flach auf dem Boden stehen, und lehnen Sie sich mit den Händen gegen die Wand. Beugen Sie die Arme zehnmal nach vorne, und lassen Sie Rücken und Beine dabei gestreckt
- Setzen Sie sich auf einen Stuhl, und stehen Sie mit verschränkten Armen auf. Zehnmal wiederholen
- Wippen Sie im Stehen zwanzigmal auf die Zehenspitzen und wieder zurück
- Wippen Sie abwechselnd: eine Ferse hoch, eine unten
- Zehn Kniebeugen mit geradem Rücken. Halten Sie sich an einer Stuhllehne fest, um nicht umzukippen
- Benutzen Sie die Treppe anstelle des Fahrstuhls. Gehen Sie dabei öfter auf Zehenspitzen

Möglicherweise sinnvolle gefäßerweiternde Mittel

Inhaltsstoff	*Präparat*
Naftidrofuryl	Dusodril (BRD/Ö)
Buflomedil	Bufedil (BRD), Defluina peri (BRD), Loftyl (Ö)
Flunarizin	Sibelium (BRD/Ö)
Pentoxifyllin	Rentylin (BRD), Trental (BRD/Ö)

Operationen
Bei ausgeprägten Durchblutungsstörungen können die Arterien mit einem eingeführten Ballonkatheter gedehnt werden. Das bessert den Zustand vielfach. Dazu ist ein Krankenhausaufenthalt von ein bis zwei Tagen notwendig. In der Medizinersprache heißt dieser Eingriff *perkutane transluminale Angioplastie*.
Eine andere Operationsmöglichkeit besteht darin, die stark verengten Arterien durch Prothesenstücke oder mit der verpflanzten Hautvene des Beins zu überbrücken. Diese Methode bessert bei den meisten Patienten die Beschwerden erheblich und verhindert unter Umständen eine drohende Amputation.

Krampfadern (Varizen)

Beschwerden

Sichtbare, geschwollene, geschlängelte Venen, meist an den Beinen. In manchen Fällen mit Schmerzen verbunden. Menschen mit Krampfadern haben oft schon nach kurzem Stehen oder nach dem Einkaufen angeschwollene, müde Füße. Am Ende des Tages scheinen die Schuhe zu eng zu sein. Bei Frauen verstärken sich diese Beschwerden meist einige Tage vor und während der Menstruation. Bei starken Krampfadern kann sich durch die eingeschränkte Blutzirkulation die Haut bräunlich verfärben - meist in der Nähe der Knöchel.

Ursachen

Das Blut fließt nicht allein deshalb vom Körper zum Herz zurück, weil das Herz pumpt. Das Blut in den Venen wird auch dadurch zum Herzen zurückgepreßt, daß sich die Muskeln zusammenziehen. Damit das Blut dabei nicht in die falsche Richtung fließt, haben die Venen ventilartige Klappen. Wenn diese Klappen aus irgendeinem Grund nicht richtig funktionieren, wird ein Teil des Blutes, das zum Herz fließen soll, in die Venen gepreßt, die auf der Oberfläche der Muskeln liegen. Weil die Venen im Gegensatz zu den Arterien nur eine relativ dünne Muskelschicht haben, dehnen sie sich aus und schlängeln sich: Eine Krampfader ist entstanden. Vermutlich spielen bei der Bildung von Krampfadern Erbfaktoren eine Rolle. Eine große Körperstatur, wenig körperliche Bewegung, Übergewicht, überwiegend stehende oder sitzende Arbeit und Ernährung mit wenig Ballaststoffen tragen wahrscheinlich zur Entstehung bei.

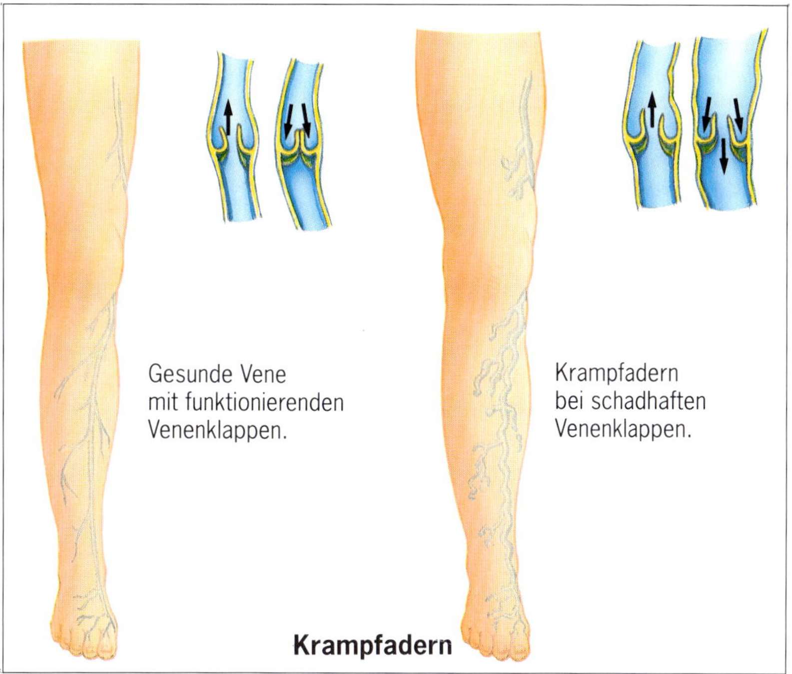

Krampfadern

Erkrankungsrisiko
Das Erkrankungsrisiko steigt mit zunehmendem Alter. Frauen sind von Krampfadern häufiger betroffen als Männer. In einer Wiener Gesundheitsstudie wurde festgestellt, daß bei den 60jährigen 44 Prozent der Männer und 62 Prozent der Frauen Krampfadern haben.

Mögliche Folgen und Komplikationen
Meistens sind Krampfadern vornehmlich ein kosmetisches Problem: Die bläulich geschlängelten Linien entlang der Beine empfindet man als unansehnlich. Bei ausgeprägten Krampfadern kann sich die Haut an den Beinen bräunlich verfärben. Ekzeme, Unterschenkelgeschwüre, Flüssigkeitsansammlungen im Gewebe der Beine (*Ödeme*) und Thrombosen (→ Seite 391) sind möglich.

Vorbeugung
Das Risiko, Krampfadern zu bekommen, kann man möglicherweise durch folgende Maßnahmen verringern:
- Ballaststoffreiche Kost (→ Ernährung, Seite 857)
- Normalgewicht einhalten (→ Gewicht, Seite 858)
- Ausreichende Bewegung (→ Bewegung und Sport, Seite 900)
- Längeres Stillstehen vermeiden
- So oft wie möglich die Füße hochlagern

Wann zum Arzt?
Wenn Sie aus kosmetischen Gründen die Krampfadern entfernen lassen wollen oder wenn die Beschwerden unangenehm sind. Suchen Sie einen Arzt auf, sobald es aus Krampfadern oder Unterschenkelgeschwüren blutet.

Selbsthilfe
Zusätzlich zu den unter Vorbeugung genannten Maßnahmen:
Tragen Sie jeden Tag und den ganzen Tag über elastische Strümpfe.
Aber: Zweizug-Kompressionsstrümpfe der Klasse II müssen es sein. Sie erhalten Sie beim Bandagisten oder in der Apotheke. Normale »Stützstrümpfe« haben keine ausreichende Wirkung. Ziehen Sie die Strümpfe an, bevor Sie aus dem Bett steigen, damit Ihre Venen noch »leer« sind.

Behandlung
Die Beine mit Venenmitteln einzureiben oder »Venentonika« einzunehmen, bessert die Krampfadern nicht nachweislich. Es gibt nur zwei sinnvolle Behandlungsmöglichkeiten: Verödung oder Herausziehen der Venen. In beiden Fällen sollten Sie nach dem Eingriff etwa drei bis sechs Wochen lang Kompressionsstrümpfe tragen und

sich soviel wie möglich bewegen. Die Funktion der verödeten oder herausgezogenen Venen wird von den noch vorhandenen Venen übernommen. Auch nach der Operation können erneut Krampfadern entstehen.

Venen veröden (Sklerosierung)
Der Arzt wird Krampfadern vor allem dann veröden, wenn die kleinen Hautvenen (*Spinnenvenen*) oder neben den großen Hautvenen auch die Seitenäste erweitert sind. Zur Verödung ist kein Krankenhausaufenthalt notwendig. Frauen sollten wegen der Gefahr von Thrombosen (➔ Seite 391) mindestens sechs Wochen vor dem Eingriff keine »Pille« einnehmen.
Zur Verödung spritzt der Arzt in die leere Vene ein Mittel ein, das eine Venenentzündung erzeugt. Dann bandagiert er das Bein. Dadurch werden die Venen zusammengedrückt und verkleben. Die Bandagen müssen Sie etwa drei Wochen tragen. Wichtig ist, daß Sie in dieser Zeit Ihre normalen Aktivitäten fortsetzen und möglichst viel zu Fuß gehen. Sollen an beiden Beinen Krampfadern verödet werden, geschieht dies an verschiedenen Tagen.
Risiken: Wenn der Arzt fälschlicherweise neben die Vene spritzt, können schmerzhafte Entzündungen der Unterhaut und Geschwüre entstehen. In manchen Fällen kann sich die Haut vorübergehend bräunlich verfärben. Selten kommt es zu allergischen Reaktionen. Im Durchschnitt endet eine von 10 000 Verödungen tödlich.

Operation (Strippen)
Wenn beide großen Venen des Beins zu Krampfadern geworden sind, ist ihre operative Entfernung die sicherste Behandlung. Dazu ist ein Krankenhaus-Aufenthalt von etwa einer Woche notwendig.
Zunächst wird der Arzt mit einer speziellen Röntgenuntersuchung (*Phlebografie*) kontrollieren, ob die tiefen Beinvenen ungehindert durchgängig sind. Dazu spritzt er ein Kontrastmittel in die Vene am Fußrücken.
Hat das Röntgenbild die Durchgängigkeit bestätigt, macht der Arzt unter Vollnarkose kleine Einschnitte am Fußknöchel, an der Kniekehle und in der Leistenbeuge. Dann zieht er die Venen heraus. Ein Druckverband verhindert nach der Operation stärkere Blutungen. Damit sich keine Blutgerinnsel bilden, sollten Sie möglichst noch am Operationstag aufstehen und umhergehen.
Risiken: Bei etwa jedem fünften Patienten werden die Hautnerven im Bereich der Knöchel verletzt. Dann kann die betroffene Stelle gefühllos werden.
Starke Blutungen, Infektionen, Verletzungen von Schlagadern oder tiefen Oberschenkelvenen kommen selten vor. Im Durchschnitt tritt bei einer von 5000 Operationen ein tödlicher Zwischenfall auf.

Oberflächliche Venenentzündung (Phlebitis)

Beschwerden
Spannungsschmerzen in den Muskeln der Unterschenkel; geschwollene Beine; in schweren Fällen Rötungen, Juckreiz und eine harte, schnurartige Schwellung im Bereich der betroffenen Vene; manchmal leichtes Fieber. Im Bereich von Krampfadern (➔ Seite 388) entwickelt sich eine Venenentzündung besonders leicht.

Ursachen
Venen entzünden sich meist durch Infektionen oder Verletzungen. Die Entzündung stört den Blutfluß durch die Vene. Als Folge können sich Blutklumpen (*Thromben*) entwickeln und sich an den Wänden der entzündeten Venen festsetzen. Mediziner nennen dies *Thrombophlebitis*.

Das Erkrankungsrisiko steigt
- Bei Krampfadern (➔ Seite 388)
- Durch Verletzung von Venen durch Injektionen, Infusionen oder Katheter
- Bei einer erhöhten Gerinnbarkeit des Blutes, die zum Beispiel durch die »Pille« oder bestimmte Krebsarten verursacht werden kann
- Durch Blutstauungen nach der Geburt, nach Operationen oder bei langer Bettlägrigkeit

Mögliche Folgen und Komplikationen
Oberflächliche Venenentzündungen sind meist ungefährlich. In seltenen Fällen können Venenentzündungen zu Blutvergiftungen führen.

Vorbeugung
- Normalgewicht halten (➔ Gewicht, Seite 858)
- Ausreichende Bewegung (➔ Seite 900)
- Längeres Stillstehen vermeiden
- So oft wie möglich die Füße hochlagern
- Ballaststoffreiche Kost (➔ Ernährung, Seite 857)
- Bei langen Autofahrten viele Pausen machen, bei Flug- oder Bahnreisen immer wieder aufstehen und herumgehen. Viel trinken, damit sich das Blut nicht verdickt

Wann zum Arzt?
Sobald Sie die beschriebenen Beschwerden haben.

Selbsthilfe

Wer vom Fachmann angepaßte Kompressionsstrümpfe hat, sollte sie anziehen und viel herumgehen. Falsch angelegte Bandagen können jedoch mehr schaden als nutzen. Die Schmerzen können Sie mit Azetylsalizylsäure sinnvoll lindern (➔ Einfache Schmerzmittel, Seite 760).

Behandlung

- Der Arzt legt einen Kompressionsverband an, mit dem Sie viel herumgehen müssen
- Einnahme von entzündungshemmenden Medikamenten wie zum Beispiel Indometazin (z. B. *Amuno* [BRD], *Indo-Arcana* [Ö], *Indocid* [Ö], *Indo-Phlogont* [BRD], *Indomet-Ratiopharm* [BRD])

Antibiotika und Krankenhausaufenthalt sind nicht notwendig. Bei sachgerechter Behandlung verschwinden die Beschwerden innerhalb weniger Wochen.

Tiefe Venenentzündung (Tiefe Venenthrombose)

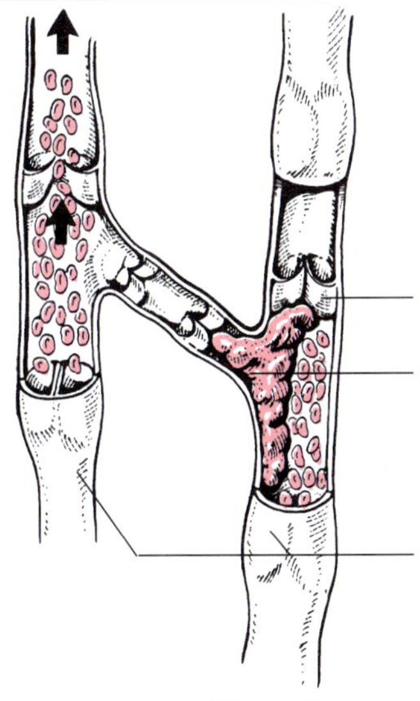

Thrombose

Beschwerden

Wade oder Schenkel schwellen an und schmerzen, die Haut ist bläulich oder rötlich verfärbt. Die entzündete Vene kann man nicht sehen und meist nicht tasten. Manchmal spürt man bei Druck auf die Rückseite des Unterschenkels einen harten Strang in der Tiefe.

Ursachen

In den tiefen Beinvenen sind Blutpfropfen (*Thromben*) entstanden. Das blockiert den Rückfluß des Blutes zum Herz.

Erkrankungsrisiko

Etwa 90 Prozent aller Venenthrombosen betreffen Beine und Becken, etwa vier Prozent Arme und Schultern. Der Rest verteilt sich auf den übrigen Körper. Tiefe Venenthrombosen treten vor allem nach schweren Verletzungen und großen Operationen auf. Jeder dritte Patient, der älter ist als 40 Jahre und sich einer großen Operation unterzieht, ist davon betroffen. Auch längere Reisen in Bus, Auto oder Flugzeug können durch mangelnde Bewegung tiefe Venenentzündungen verursachen. Folgende Faktoren erhöhen ebenfalls das Risiko, daß Thrombosen entstehen: Krebserkrankungen und Diabetes, Herzschwäche, Übergewicht, Krampfadern, Schwangerschaft, Herzinfarkt, Querschnittlähmung, Rauchen. Es gibt außerdem eine angeborene Gerinnungsstörung (AT III-Mangel), die vermehrt zu Thrombosen führt.

Mögliche Folgen und Komplikationen

Ein Blutpfropf aus einer Unterschenkelvene wird mit dem Blutstrom in immer größeren Venen - zunächst in die Beckenvene, dann in die untere Hohlvene - zum Herzen geschwemmt. Das Herz pumpt das Blut in die Lungenschlagader. Weil sich vom Herzen weg die Schlagadern verengen, bleibt der Blutpfropfen irgendwo in einer Arterie stecken und verstopft das Gefäß. Das damit versorgte Lungengewebe ist plötzlich von der Blutzufuhr abgeschnitten. Es ist eine Lungenembolie entstanden (➔ Seite 371). Diese lebensgefährliche Erkrankung ist das größte Risiko bei tiefen Venenthrombosen.

Vorbeugung

Wegen der Gefahr von lebensbedrohlichen Lungenembolien ist die Vorbeugung besonders wichtig:

- Frauen über 35 sollten andere Verhütungsmethoden als »die Pille« verwenden
- Hören Sie auf zu rauchen (➔ Seite 890)
- Wer längere Zeit bettlägerig ist, sollte immer wieder die Beinmuskeln anspannen und die Knöchel und Zehen bewegen, um die Blutzirkulation anzuregen
- Bei akuter Thrombosegefahr, zum Beispiel nach Operationen, spritzt der Arzt das gerinnungshemmende Medikament Heparin
- Dauert die Behandlung länger, verordnet der Arzt sogenannte Cumarinderivate *(Marcumar, Sintrom)* zum Schlucken. Sie wirken erst nach ein bis zwei Tagen

Wann zum Arzt?
Unverzüglich, sobald die beschriebenen Beschwerden auftreten.

Selbsthilfe
Ist nicht möglich.

Behandlung
Wenn die akute tiefe Venenthrombose oberhalb des Knies sitzt, muß sofort im Krankenhaus behandelt werden. Dort werden die Beine hochgelagert, und die Behandlung mit Heparin (➔ Vorbeugung, Seite 391) beginnt.
Bereits vorhandene Blutpfropfen versucht man, mit Arzneimitteln wie Urokinase und Streptokinase aufzulösen. Ist das betroffene Bein abgeschwollen, müssen Kompressionsstrümpfe getragen werden, um Schmerzen, Hautverfärbungen, erneute Beinschwellungen und Geschwüre zu vermeiden. In manchen Fällen muß der Arzt den Thrombus operativ entfernen.
Um eine Wiederholung der Thrombose zu vermeiden, muß man meist mehrere Monate lang gerinnungshemmende Mittel wie *Marcumar* oder *Sintrom* schlucken. Während dieser Zeit müssen regelmäßige Bestimmungen der Gerinnungsfähigkeit des Blutes dafür sorgen, daß der Patient nicht durch unerwünschte Blutungen gefährdet wird (➔ Quicktest, Seite 734).

Aneurysmen

Aneurysmen sind Ausbuchtungen schadhafter Arterienwände.

Beschwerden
Sie können sehr verschieden sein, je nachdem, an welcher Stelle des Körpers solche Ausbuchtungen auftreten und wie stark und ausgedehnt sie sind:
- Husten, der nicht aufhört, Heiserkeit, Atembeschwerden und Brustschmerzen bei Aneurysmen der vom Herz wegführenden Körperschlagader
- Herzinfarktähnliche Brustschmerzen bei sogenannten dissezierenden Aneurysmen der Körperschlagader. Dabei ist die Wand der Hauptschlagader in mehrere Schichten gespalten, und das Blut preßt sich unter großem Druck zwischen diese Wandschichten
- starke Kopfschmerzen bei Aneurysmen im Gehirnbereich
- ein sichtbar pulsierender Knoten an der Hauptschlagader im Bauchbereich, in manchen Fällen verbunden mit Appetit- und Gewichtverlust

Ursachen
Es gibt im wesentlichen drei Gründe für die Entstehung von Aneurysmen:
- Angeborene Schwäche der Arterienmuskeln
- Entzündungen schwächen die Arterienwände (➔ Entzündungen am Herzen, Seite 403)
- Abbauerscheinungen der Arterienwände aufgrund von Arteriosklerose (➔ Seite 376) und Bluthochdruck (➔ Seite 380)

Das Erkrankungsrisiko steigt
Mit zunehmendem Alter. Aneurysmen treten meist als Folge von Arteriosklerose und Bluthochdruck auf.

Mögliche Folgen und Komplikationen
Aneurysmen können - je nachdem, an welcher Stelle des Körpers sie auftreten und wie ausgedehnt sie sind - unter Umständen lebensgefährlich sein.

Vorbeugung
Bei Bluthochdruck Senkung auf normale Blutdruckwerte (➔ Hoher Blutdruck, Seite 380) sowie allgemeine Maßnahmen zur Verhinderung bzw. Verlangsamung von arteriosklerotischen Prozessen (➔ Seite 376).

Wann zum Arzt?
Sobald Sie den Verdacht haben, ein Aneurysma zu haben.

Selbsthilfe
Ist nicht sinnvoll.

Behandlung
Wenn der Arzt nach einer genauen Untersuchung mit Hilfe von Röntgen, Ultraschall und Computertomografie ein Aneurysma feststellt und dieses schmerzhaft oder gefährlich ist, sind Medikamente zur Senkung des Blutdrucks (➔ Seite 384) und/oder eine Operation notwendig.

Raynaudsche Erkrankung und Raynaudsche Beschwerden

Beschwerden
Anfallartige, zunächst weiße, dann bläuliche und schließlich rötliche Verfärbung der Finger oder Zehen. Die betroffenen Gliedmaßen fühlen sich minuten- oder stundenlang taub an oder »von Nadeln gestochen«. Sie schmerzen jedoch nicht. Bei lang bestehender Raynaudscher Erkrankung kann die Haut der Finger glatt, glänzend und straff werden.

Ursachen

Mediziner unterscheiden je nach Ursache zwischen Raynaudscher Erkrankung und Raynaudschen Beschwerden.

Raynaudsche Erkrankung
Aus unbekannten Gründen reagieren die kleinen Arterien besonders empfindlich auf Kälte oder Emotionen. Dadurch ziehen sie sich zusammen. Die Folge ist eine unzureichende Versorgung des Muskelgewebes mit Blut. Haut- und Gewebeveränderungen sind selten.

Raynaudsche Beschwerden
Die beschriebenen Beschwerden können die Folge verschiedener Erkrankungen sein, zum Beispiel:
- Autoimmunkrankheiten (Sklerodermie, ➔ Seite 524, chronische Polyarthritis, ➔ Seite 517)
- Erkrankungen der Arterien
- Vergiftungen durch Medikamente, die Mutterkornalkaloide oder Methysergid enthalten
- Nebenwirkung von Medikamenten gegen Bluthochdruck (z. B. Betablocker, Clonidin) oder ergotaminhaltige Kopfschmerzmittel
- Gesundheitsschäden aufgrund jahrelanger Arbeit mit Motorsägen oder Preßlufthämmmern

Erkrankungsrisiko

Die Raynaudsche Erkrankung tritt etwa viermal häufiger bei Frauen als bei Männern auf. Betroffen sind vor allem junge Frauen.

Mögliche Folgen und Komplikationen

Die schlechte Blutversorgung des Gewebes kann langfristig das Tastvermögen einschränken.
Raynaudsche Erkrankungen verschlimmern sich nur langsam, während sich Raynaudsche Beschwerden sehr schnell verschlechtern. Sie können das betroffene Gewebe schrumpfen und Geschwüre entstehen lassen.

Vorbeugung

Raynaudsche Erkrankung: Vorbeugungsmöglichkeiten sind nicht bekannt.
Raynaudsche Beschwerden könnten in vielen Fällen verhindert werden, wenn Arbeiter nicht regelmäßig und über Jahre hinweg mit Motorsägen oder Preßlufthämmern arbeiten müßten.

Wann zum Arzt?

Wenn die Beschwerden trotz Selbsthilfemaßnahmen nicht besser werden.

Selbsthilfe

- Hände und Füße immer trocken und warm halten
- Keine engen Schuhe tragen
- Mit Rauchen aufhören. Es verschlechtert die Blutzirkulation zusätzlich (➔ Seite 890)
- Vermeiden Sie bei kaltem Wetter wenn möglich den Aufenthalt im Freien
- Entspannungsübungen (➔ Seite 813) können die Häufigkeit der Anfälle verringern

Behandlung

Medikamente
Wenn Selbsthilfemaßnahmen nicht ausreichend wirken, können gefäßerweiternde Medikamente hilfreich sein. Man sollte sie jedoch immer nur für kurze Zeit verwenden.

Sinnvolle Medikamente bei Raynaudscher Erkrankung und Raynaudschen Beschwerden

Bufedil (BRD)	Pericephal (Ö)
Cetal (BRD/Ö)	Rentylin (BRD)
Cinnabene (Ö)	Rökan (BRD)
Cinnarizin mit angehängtem Herstellernamen (BRD)	Ronicol (BRD/Ö)
	Sermion (BRD/Ö)
	Sibelium (BRD)
Defluina peri (BRD)	Tebonin (BRD/Ö)
Dusodril (BRD/Ö)	Trental (BRD/Ö)
Lamuran (BRD/Ö)	Vincamin mit angehängtem Herstellernamen (BRD)
Pentoxifyllin mit angehängtem Herstellernamen (BRD)	

Operationen
Wenn sich Raynaudsche Beschwerden oder die Raynaudsche Erkrankung immer weiter verschlimmern und zu Invalidität führen, ist unter Umständen die chirurgische Entfernung bestimmter Nerven sinnvoll. Diese Operation heißt *Sympathektomie*. Die Besserung der Beschwerden hält jedoch nur etwa ein bis zwei Jahre an.

Angina pectoris (Stenokardie)

Beschwerden

Meist Engegefühl, Atembeklemmungen und Schmerzen in der Brustmitte, die sich zum Hals, zum Kinn, zum Rücken und auf die Arme ausbreiten können. In seltenen Fällen treten die Schmerzen lediglich in den Armen, den

Herzschmerzen

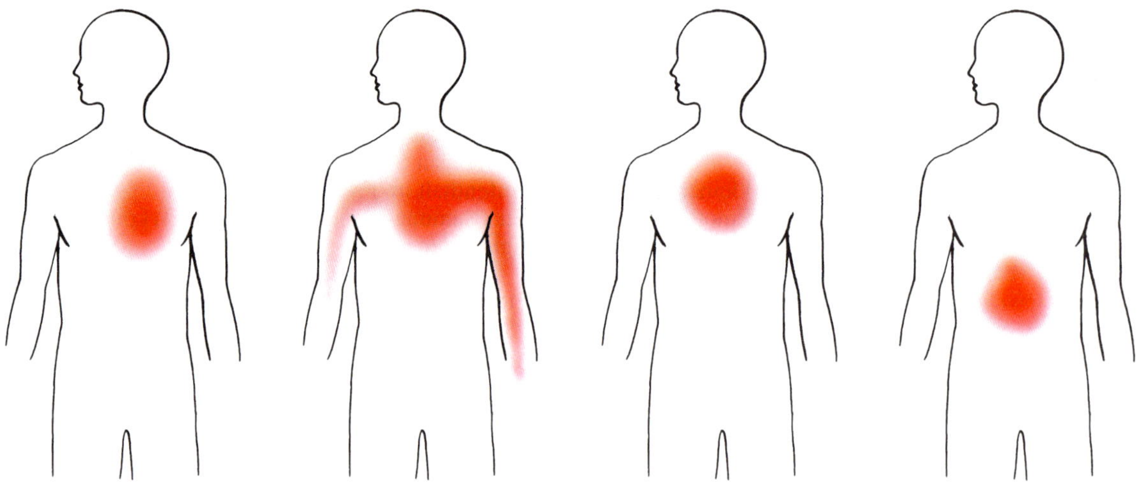

Bei »vegetativen Herzbeschwerden«

Bei Angina pectoris

Beim Herzinfarkt: konzentriert im Brust- und Halsbereich ...

... oder überwiegend als Beschwerden im Oberbauch

Handgelenken oder im Genick auf. Die Beschwerden können sehr unterschiedlich sein, je nachdem in welche Richtung die Schmerzen ausstrahlen. Deshalb werden Angina pectoris-Beschwerden manchmal als Zahnschmerzen, Magenschmerzen oder Handgelenkschmerzen mißdeutet. Die Schmerzen sind dumpf und schwer, treten charakteristischerweise meist bei körperlicher Anstrengung auf, dauern oft nur wenige Minuten und verschwinden im Ruhezustand wieder. Die Anfälle sind häufig mit starken Angstgefühlen verbunden. Die Betroffenen haben den Eindruck, als ob die Brust mit einem eisernen Ring zusammengeschnürt würde.

Die Anfälle können ganz verschieden oft auftreten: Mehrmals am Tag oder alle paar Monate oder Jahre, sie können sich zunehmend häufen oder völlig verschwinden. Wenn sich die Anzahl der Anfälle ändert, sie länger dauern, auch in Ruhe auftreten, aus geringerem Anlaß auftreten usw., bezeichnen Mediziner dies als *instabile Angina pectoris*.

Ursachen

Die Arterien, die den Herzmuskel mit Blut versorgen, sind verengt. Es gibt drei große Herzkranzgefäße, die miteinander nur wenig verbunden sind. Für ein verengtes Gefäß kann daher ein anderes kaum »einspringen«.

Bei körperlicher Anstrengung muß das Herz mehr pumpen. Durch die Verengung bekommt der Herzmuskel dennoch nicht genügend sauerstoffhaltiges Blut. Das ist die Ursache der typischen Angina pectoris-Schmerzen.

Erkrankungsrisiko

Angina pectoris ist eine der häufigsten Erkrankungen im Alter. Das Risiko erhöht sich durch

- Rauchen
- Diabetes
- erhöhten Blutdruck
- zu viel Cholesterin im Blut
- zu viel Harnsäure im Blut (Gicht)

Ob Bewegungsmangel, Übergewicht und starke Belastungen im Arbeits- und Privatleben zu einem erhöhten Risiko von Angina pectoris-Erkrankungen führen, ist umstritten (➔ Befindlichkeitsstörungen, Seite 215).

Mögliche Folgen und Komplikationen

Durch Selbsthilfemaßnahmen und Behandlung können viele Patienten mit Angina pectoris ein normales Leben führen. Die Gefahr eines Herzinfarkts oder plötzlichen Herztodes ist bei ihnen allerdings größer als bei Gesunden. Die Lebenserwartung hängt davon ab, in welchem Ausmaß die Herzarterien geschädigt sind. Durch Medikamente, Bypass-Operationen oder Dehnung der verengten Herzkranzgefäße bleibt ein Großteil der Patienten jahrelang beschwerdefrei.

Vorbeugung

Ist nicht möglich.

Wann zum Arzt?

Beim Verdacht, an Angina pectoris zu leiden.

Untersuchung des Herzens durch Koronarangiografie
Bei dieser Untersuchung erhält der Patient zwar ein Beruhigungsmittel, aber keine Vollnarkose. Der Arzt schiebt einen Katheter in die Arterie am Arm oder in der Leiste. Durch ihn spritzt er ein Röntgenkontrastmittel (➔ Seite 745) in die Herzkranzarterie ein und macht sie mit Hilfe von Röntgenstrahlen auf einem Monitor sichtbar. So kann der Arzt genau feststellen, welche Herzgefäße geschädigt sind.
Risiko: Im Durchschnitt treten bei einem von 1000 Untersuchten lebensbedrohliche Zwischenfälle auf.

Selbsthilfe

- Hören Sie auf zu rauchen (➔ Seite 890). Wer es schafft, das Rauchen für mehr als zwei Jahre aufzugeben, hat wieder dasselbe Risiko wie jemand, der nie geraucht hat
- Übergewicht abbauen (➔ Gewicht, Seite 858)
- Bluthochdruck unbedingt ärztlich behandeln lassen (➔ Seite 383)
- Zu hohe Cholesterinspiegel senken (➔ Seite 379)
- Körperliche Bewegung, besonders Laufen. Dies allerdings erst, nachdem der Arzt Sie genau untersucht hat (➔ Bewegung und Sport, Seite 900)
- Nichts essen, was schwer im Magen liegt
- Vermeiden Sie psychischen Streß, plötzliche Anstrengungen und plötzlichen starken Temperaturwechsel

Behandlung

Medikamente
Die Behandlung der Angina pectoris mit Medikamenten hat zwei Ziele:
1. Akute Anfälle unterbrechen oder ihnen kurzfristig vorbeugen
2. Weitere Anfälle verhindern

Angina pectoris-Anfälle unterbricht man mit Nitroglyzerin. Dazu muß man eine Kapsel mit dem Medikament zerbeißen oder es als Spray inhalieren. Mit diesem seit vielen Jahrzehnten gebrauchten Medikament kann man den Anfällen auch für etwa 20 bis 30 Minuten vorbeugen. Wer es für notwendig hält, kann sich damit zum Beispiel auf den Geschlechtsverkehr vorbereiten. Die häufigste Nebenwirkung von Nitroglyzerin sind Kopfschmerzen.
Zur Behandlung von akuten Anfällen hat sich auch der Wirkstoff Nifedipin bewährt. Beim akuten Anfall muß man eine Kapsel mit dem Medikament zerbeißen.
Langfristig verhindert man weitere Anfälle entweder mit Nitraten, Betablockern oder Kalziumantagonisten. Die häufig verwendeten Mittel *Ildamen* (BRD/Ö), *Persantin* (BRD/Ö) oder *Persumbran* (BRD/Ö) sind nach Ansicht der »Arzneimittelkommission der Deutschen Ärzteschaft« nicht zweckmäßig, weil die Durchblutungssteigerung nur den gesunden Muskelteilen, nicht jedoch den geschädigten zugute kommt. *Persumbran*, das in der BRD am häufigsten verwendete Mittel gegen Angina pectoris, ist nach Ansicht von Fachleuten wahrscheinlich deshalb so beliebt, weil es das süchtig machende Beruhigungsmittel Oxazepam enthält (➔ Seite 226). Von dem Medikament *Myocardon* ist wegen des beigemischten, lange wirkenden Beruhigungsmittels Phenobarbital ebenfalls abzuraten.

Sinnvolle Medikamente, um einen Angina pectoris-Anfall zu unterbrechen oder ihm für kurze Zeit vorzubeugen

Adalat (BRD/Ö)	Nifedipin mit angehängtem
Cordicant (BRD)	Herstellernamen (BRD)
Corotrend (BRD)	Nife-Puren (BRD)
Duranifin (BRD)	Nitro Mack Salbe (Ö)
Iso Mack Spray (BRD)	Nitrolingual (BRD/Ö)
Isoket Dosieraerosol (BRD/Ö)	Pidilat (BRD)

Bypass-Operation oder Aufdehnung der Gefäße?
Wenn Selbsthilfemaßnahmen und Medikamente keine ausreichende Besserung bringen, kann eine Angioplastie oder eine Bypass-Operation hilfreich sein. Durch verschiedene technische Untersuchungen (EKG, Isotopenuntersuchung, Koronarangiografie) kann man genau feststellen, welche Bereiche des Herzmuskels nicht ausreichend mit Blut versorgt sind. Davon hängt die Entscheidung ab, ob eine Bypass-Operation oder eine Angioplastie erfolgversprechender ist. Wenn bereits zwei oder drei Herzkranzgefäße verengt sind, kann eine Bypass-Operation lebensrettend sein. Betrifft die Verengung lediglich ein oder zwei Gefäße, wird man meist nur dann operieren, wenn sehr starke Beschwerden vorhanden sind.
Viele prominente Herzspezialisten in der Bundesrepublik vertreten die Meinung, daß - wenn möglich - eine Angioplastie einer Bypass-Operation vorzuziehen ist.

Bypass-Operation
Bei der Bypass-Operation entnimmt der Chirurg aus dem Unterschenkel ein Stück Vene oder aus der Innenseite des Brustkorbs ein Stück Arterie. Dieses pflanzt er als »Umgehung« zwischen Aorta und Herzkranzgefäß ein, so daß das Blut wieder ungehindert fließen kann. Die Operation

dauert etwa drei Stunden. Danach muß man meist für einige Tage auf der Intensivstation unter Kontrolle bleiben. Der Aufenthalt im Krankenhaus dauert etwa zwei Wochen.
Bei etwa 85 Prozent aller Bypass-Patienten verschwinden die Beschwerden oder bessern sich bedeutend. Die Erkrankung kann aber trotz Operation weiter fortschreiten. Wenn durch die Verengung der Herzkranzgefäße große Bereiche des Herzmuskels von Blutmangel bedroht sind, ist die Operation eindeutig lebensverlängernd.
Risiko: Etwa einer bis drei von hundert Patienten sterben aufgrund der Operation.

Dehnung der verengten Herz-Blutgefäße (Angioplastie)
Diese Operation kann man nicht bei allen Patienten durchführen. Sie ist dann ideal, wenn nur einzelne Gefäße verengt sind und sie nahe am Ausgang der Arterie aus dem Herz liegen. Bei der Angioplastie betäubt der Arzt zunächst eine Stelle an Arm oder Bein, von wo aus er einen Katheter in die Arterie von Arm oder Bein einführt, und schiebt ihn bis zur verengten Stelle am Herzen vor. Am Katheter ist ein Ballon angebracht. Dieser wird an der verengten Stelle aufgeblasen und dehnt sie. Der Eingriff dauert etwa 45 Minuten.
Einem erfahrenen Arzt gelingt es, mit dieser Methode bei etwa 80 von hundert Patienten die Durchblutung des Herzmuskels zu verbessern. Bei etwa jedem fünften Patienten verengen sich die Gefäße einige Tage oder Wochen nach dem Eingriff erneut. Manchmal muß noch während des Eingriffs eine Bypass-Operation durchgeführt werden. Die Dehnung der Blutgefäße kann man mehrfach wiederholen.
Risiko: Es entspricht dem einer Bypass-Operation: Ein bis drei von hundert Patienten sterben.

Herzinfarkt

Beschwerden
Ein akuter Herzinfarkt verursacht meist ähnliche Beschwerden wie ein Angina pectoris-Anfall:
Atembeklemmungen und tiefe, dumpfe Schmerzen in der Brustmitte, die sich zum Hals, Kinn, Rücken und auf die Arme ausbreiten können; Todesangst; kalter Schweiß; rasender Puls.
Bei etwa einem Fünftel der Betroffenen »maskiert« sich ein Herzinfarkt jedoch: plötzliche Bewußtlosigkeit mit Erbrechen, aber ohne Schmerzen; unklare Beschwerden im oberen Bauchbereich oder eine unerklärliche Atemnot; leichter Druck in der Brustmitte, verbunden mit unerklärlichen Schmerzen in einem Arm oder im Kiefer.
Im Gegensatz zur Angina pectoris vergehen die Beschwerden eines Herzinfarkts nicht, wenn man eine Nitroglyzerin-Kapsel einnimmt oder nach einigen Minuten Ruhe. Ein Herzinfarkt kann auch im Zustand der Ruhe auftreten.

Ursachen
Ein Herzinfarkt hat dieselbe Ursache wie eine Angina pectoris: Die Blutversorgung und damit die Sauerstoffzufuhr des Herzmuskels ist unzureichend. Das ist dann der Fall, wenn die Herzkranzarterien wegen Arteriosklerose zu stark verengt sind. Oft ist der letzte Auslöser für den Infarkt ein Blutpfropf an der Engstelle. Der Unterschied zur Angina pectoris besteht darin, daß beim Infarkt die Sauerstoffnot eines Muskelbereichs so groß ist, daß das Gewebe abstirbt, wenn es nicht gelingt, innerhalb von etwa sechs Stunden das verengte Gefäß zu eröffnen.

Erkrankungsrisiko
In der Bundesrepublik Deutschland erleiden jährlich mehr als eine halbe Million Menschen einen Herzinfarkt, 150 000 sterben daran. In Österreich sterben jedes Jahr rund 10 000 Personen an einem Herzinfarkt. Männer sind im Durchschnitt etwas stärker gefährdet als Frauen.
Folgende Faktoren erhöhen das Risiko, einen Herzinfarkt zu erleiden:
- Rauchen. Es steigert das Risiko, einen Herzinfarkt zu erleiden, um das Zwei- bis Fünffache
- Erhöhter Blutdruck (➔ Seite 380)
- Diabetes (➔ Seite 555)
- Zuviel Fettstoffe im Blut (➔ Seite 377)
- Gicht (➔ Seite 516)

Außerdem vermutet man, daß Personen, die übergewichtig sind, und solche, die ihre Arbeits- und Lebensbedingungen ständig als sehr belastend empfinden, ebenfalls ein erhöhtes Risiko haben, einen Herzinfarkt zu erleiden (➔ Befindlichkeitsstörungen, Seite 215).

Mögliche Folgen und Komplikationen
Für viele Menschen endet ein Herzinfarkt tödlich. Bei den Überlebenden bleibt ein Teil des Herzmuskelgewebes für immer geschädigt. Das bedeutet, daß das Herz nur vermindert belastbar und seine Leistungsfähigkeit eingeschränkt ist. Regelmäßiges körperliches Training kann die Leistungsfähigkeit jedoch wieder steigern.
Weil aber die »Verkalkung« der Blutgefäße mit zunehmendem Alter fortschreitet, besteht die Gefahr eines neuerlichen Herzinfarkts. Entsprechende Vorbeugung kann dieses Risiko verringern.

Vorbeugung

- Hören Sie auf zu rauchen (→ Seite 890). Wer es schafft, das Rauchen für mehr als zwei Jahre aufzugeben, hat wieder dasselbe Risiko wie jemand, der nie geraucht hat
- Übergewicht abbauen (→ Gewicht, Seite 858)
- Bluthochdruck unbedingt behandeln (→ Seite 383)
- Zu hohen Cholesterinspiegel senken (→ Seite 379)
- Körperliche Bewegung, besonders Laufen (→ Seite 904). Dieses allerdings erst, nachdem der Arzt Sie genau untersucht hat
- Nichts essen, was schwer im Magen liegt
- Vermeiden Sie psychischen Streß, plötzliche Anstrengungen und plötzlichen starken Temperaturwechsel
- Gestalten Sie Ihr Leben so, daß Sie das für Sie angemessene Gleichgewicht von Spannung und Entspannung halten (→ Befindlichkeitsstörungen, Seite 218)

Wann zum Arzt?

Ein Herzinfarkt kann in jeder Situation auftreten: im Theater, zu Hause, beim Tennisspielen usw. Die meisten Menschen sterben innerhalb der ersten Stunde, nachdem sie die ersten Beschwerden bemerkt haben. Das bedeutet, daß die erste Stunde über die Chance entscheidet, einen Herzinfarkt zu überleben.
Lassen Sie sich bei Verdacht auf einen Herzinfarkt sofort ins Krankenhaus fahren. Es ist besser, aus Vorsicht einmal unnötigerweise das Krankenhaus aufgesucht zu haben, als sich nachher Vorwürfe machen zu müssen. Jeder zweite Herzinfarkt-Patient, der stirbt, könnte bei sofortiger richtiger medizinischer Hilfe überleben.

Selbsthilfe

Die wichtigste und häufig lebensrettende Maßnahme ist, unverzüglich einen Krankenwagen zu rufen. Das ist jedoch nur möglich, wenn Betroffene oder Angehörige die Anzeichen eines Herzinfarktes erkennen können. Nur dann verstreicht die wertvolle Zeit nicht ungenutzt. Wer vielleicht einen Herzinfarkt hat, sollte sich sofort hinlegen und jede Anstrengung und Aufregung vermeiden.

Behandlung

Besteht der Verdacht auf einen Herzinfarkt, wird die Herztätigkeit technisch überwacht. Gespritzte oder infundierte Medikamente sollen die Schmerzen verringern, die Todesangst nehmen, das Herz entlasten und Rhythmusstörungen ausgleichen.
Innerhalb der ersten Stunde nach dem Auftreten der Beschwerden kann der Arzt noch versuchen, die Blutpfropfen in den Gefäßen mit Medikamenten aufzulösen. Damit

Entstehung eines Herzinfarktes

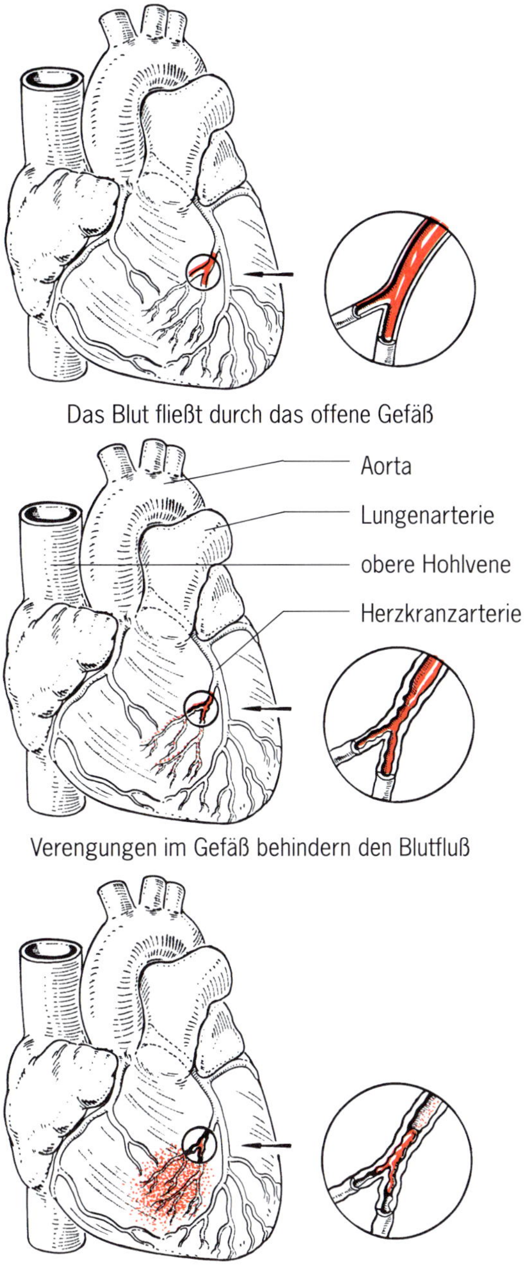

Das Blut fließt durch das offene Gefäß

Verengungen im Gefäß behindern den Blutfluß

Ein Thrombus verschließt das Gefäß:
Ein Teil des Herzens wird nicht mehr durchblutet

ließe sich der Schaden am Herzmuskel begrenzen. Die meisten Herzinfarkt-Patienten leiden nach einigen Tagen an Depressionen, die ebenfalls behandelt werden sollten (➔ Depressionen, Seite 237).
Wer längere Zeit bettlägerig ist, hat ein erhöhtes Risiko, eine Lungenembolie zu erleiden. Um das zu verhindern, wird das gerinnungshemmende Medikament Heparin gespritzt oder infundiert.

Behandlung nach der Entlassung aus dem Krankenhaus
Der Krankenhausaufenthalt dauert meist etwa zwei bis drei Wochen. Direkt anschließend folgt meist ein mehrwöchiger Aufenthalt in einem Rehabilitationszentrum, wo die körperlichen Aktivitäten gezielt gesteigert werden. Das Rehabilitationsprogramm hängt vom Alter, vom Ausmaß der Schädigung, von eventuellen Rhythmusstörungen, von einer eventuell bestehenden Herzschwäche, von der beruflichen Situation und von den persönlichen Vorstellungen ab.
Wenn möglich, sollten Sie sich einer sogenannten »ambulanten Herzgruppe« anschließen. Es gibt davon inzwischen mehr als 1000 in der Bundesrepublik. Adressen können Sie an den Herzabteilungen (Kardiologie) der Krankenhäuser erfragen.
Vermeiden Sie drei bis vier Wochen nach dem Herzinfarkt sexuelle Aktivitäten. Danach ist es dem Herzen jedoch egal, ob Sie seine Leistungsfähigkeit beim Sport oder mit Bettaktivitäten trainieren. Das Risiko eines plötzlichen Herztodes besteht nur dann, wenn Angst und schlechtes Gewissen bei außerehelichen Aktivitäten das Herz belasten. Als Faustregel gilt: Wer zügig zwei Treppenabsätze hochsteigen oder zweimal um den Block laufen kann, ohne allzusehr außer Atem zu geraten, darf ohne Bedenken die Lust an der Liebe wieder genießen. Alkohol ist in geringen Mengen erlaubt.
Wenn das Herz etwa sechs Wochen nach einem überstandenen Infarkt wieder gut arbeitet, kann man meist wieder ein normales Leben führen. Um weitere Infarkte zu verhindern, ist es jedoch unbedingt notwendig, alle Vorbeugemaßnahmen zu beachten. Wer sich daran hält, hat gute Chancen, das Leben weiterhin genießen zu können.

Bypass-Operation
Eine Bypass-Operation nach einem Herzinfarkt kann unter Umständen die Lebenserwartung verlängern. Ob sie sinnvoll ist, hängt vom Zustand der Herzkranzgefäße ab (➔ Seite 395).

Medikamente zur Verhinderung weiterer Infarkte
Aspirin: Viele Ärzte empfehlen, täglich Aspirin einzunehmen, um weitere Infarkte zu verhindern. Der Nutzen dieser Behandlung ist jedoch umstritten. Ihr Nachteil liegt in der häufigen Magenunverträglichkeit. Allerdings reicht für den Schutz des Herzens eine halbe Tablette Aspirin 100 aus, in Österreich heißt das eine halbe Tablette Kinder-Aspirin.
Gerinnungshemmende Mittel wie Coumadin, Marcumar oder Sintrom: Ob diese Medikamente einem Herzinfarkt vorbeugen können, ist in der Medizin seit Jahrzehnten umstritten. Unbestritten ist allerdings, daß Gerinnungshemmer als Nebenwirkung schwere Blutungen verursachen können. Die Einnahme ist sicher dann sinnvoll, wenn sich an der Herzinnenwand im Bereich des Infarktes Blutgerinnsel ablagern. Dieses kann man durch eine Ultraschall-Untersuchung des Herzens feststellen.
Betablocker: Verschiedene Untersuchungen zeigen, daß Betablocker die Überlebensrate erhöhen.

Herzschwäche (Herzinsuffizienz)

Beschwerden
Mediziner unterscheiden je nach Beschwerden zwischen Rechtsherzinsuffizienz und Linksherzinsuffizienz:
Linksherzinsuffizienz: Atemnot und Herzjagen bei starken körperlichen Anstrengungen. Wenn die Erkrankung voranschreitet, entsteht die Atemnot auch ohne körperliche Anstrengung, besonders am Abend. Keuchende Atmung. Wer sich flach hinlegt, bekommt nicht genügend »Luft«. Man muß sich aufsetzen oder mehrere Kissen unter den Kopf legen.
Die Anfälle von Atemnot, die meist nicht länger als eine Stunde dauern, können einen aus dem Schlaf reißen. In schweren Fällen verbinden sich die Atembeschwerden mit Brustschmerzen und Blutspucken.
Rechtsherzinsuffizienz: Geschwollene Knöchel, Völlegefühl in Hals und Bauch, Müdigkeit.

Ursachen
Wenn das Herz nicht mehr genügend Kraft hat, um eine ausreichende Blutzirkulation aufrechtzuerhalten, spricht man von Herzschwäche. Das bedeutet, daß das Herz zuwenig Blut auspumpt und deswegen auch zuwenig Blut aus den Venen aufnimmt. In den Venen befindet sich dadurch zuviel Blut. Dieser Druck preßt Flüssigkeit aus den Venen in das umgebende Gewebe. Es schwillt an (*Ödem*).
Ursachen einer Herzschwäche können sein: Koronare Herzkrankheit und ihre Folgeerkrankungen (Herzinfarkt, Angina pectoris), Bluthochdruck, Herzklappenfehler,

alle übrigen Erkrankungen des Herzmuskels (*Kardiomyopathien*), Lungenembolie, akutes rheumatisches Fieber.

Erkrankungsrisiko
Herzschwäche ist die von Allgemeinärzten am häufigsten gestellte Diagnose. Wenn man ihnen glauben würde, müßten etwa vier Millionen Bundesbürger an Herzschwäche leiden. Seit einigen Jahren weisen jedoch immer wieder kritische Artikel in Fachzeitschriften darauf hin, daß viele Ärzte diese Diagnose leichtfertig stellen. An Herzschwäche leiden meist ältere Leute.

Mögliche Folgen und Komplikationen
Eine unbehandelte Herzschwäche kann Herzrhythmusstörungen (➔ Seite 400) verursachen.
Eine unbehandelte Linksherzinsuffizienz kann zu lebensbedrohlichen Flüssigkeitsansammlungen in der Lunge (➔ Lungenödem, Seite 371) führen.
Die durch Rechtsherzinsuffizienz verursachten Flüssigkeitsansammlungen können Haut und Unterhaut der Beine schädigen. Die Stauung schädigt auch Leber, Magenschleimhaut und Nieren.

Vorbeugung
Ist nicht möglich.

Wann zum Arzt?
Wenn Sie den Verdacht haben, an Herzschwäche zu leiden.

Selbsthilfe
- Soviel Ruhe wie möglich. In einem Sessel zu sitzen ist günstiger als Liegen. Sie sollten körperliche Aktivitäten zwar verringern, aber nicht aufgeben, um die Blutzirkulation zu unterstützen
- Salzarm essen. Dadurch hält der Körper weniger Wasser fest. Das verringert die Gefahr, daß sich Flüssigkeit im Gewebe ansammelt
- Ab etwa 17 Uhr weniger trinken
- Übergewicht abbauen (➔ Seite 858)

Behandlung
Vor Beginn einer Behandlung sollte der Arzt feststellen, ob möglicherweise irgendeine andere Krankheit die Ursache der Herzschwäche ist. In diesem Fall sollte zunächst die Krankheit entsprechend behandelt werden. Herzschwäche wird mit mehreren Maßnahmen behandelt:
- Selbsthilfemaßnahmen
- Medikamente, die die Pumpkraft des Herzens erhöhen (herzstärkende Mittel)
- Harntreibende Mittel
- Gefäßerweiternde Mittel, die dem Herzen die Arbeit erleichtern, indem es beim Pumpen einen geringeren Widerstand überwinden muß (sogenannte ACE-Hemmer)

Herzstärkende Mittel (Glykoside, Digitalis)
Richtig verwendet, sind diese Mittel ein Segen. Weil die Spannweite zwischen einer therapeutisch wirksamen Dosis und einer bereits giftigen Dosis bei diesen Medikamenten aber ziemlich klein ist, besteht die Gefahr von Vergiftungen. Dazu kommt noch, daß Ärzte vor allem in der Bundesrepublik Deutschland und in Österreich solche Mittel oft unnötigerweise verschreiben.
Die wirksame Dosierung von herzstärkenden Mitteln ist von Patient zu Patient verschieden, und sie schwankt sogar bei derselben Person. Der Arzt muß sie daher individuell festlegen und dabei Alter, Körpergewicht und eventuell bestehende Schädigungen verschiedener Organe berücksichtigen. Ein bis vier Wochen kann es dauern, bis die Tabletten wirksam werden. Die richtige Dosierung kann der Arzt nur durch genaue Beobachtung des Patienten feststellen, nicht allein durch Blutuntersuchungen.

Anzeichen von Vergiftungen können sein
Appetitverlust, Übelkeit oder Erbrechen, Schmerzen im unteren Teil des Bauches, Durchfall, unübliche Schwächezustände, zu langsamer oder unregelmäßiger Herzschlag, Sehstörungen (farbiger Schein um das Gesehene), Benommenheit, Verwirrtheit oder Depressionen, Kopfschmerzen.
Sie sollten sofort den Arzt aufsuchen, wenn Sie annehmen, daß Sie durch eine zu hohe Dosierung von herzstärkenden Mitteln eine Vergiftung haben.
Die Einnahme von herzstärkenden Mitteln ist häufig nur für die Dauer von drei bis sechs Monaten notwendig. Eine Zeitschrift der Deutschen Ärzteschaft kritisiert, daß viele Ärzte solche Medikamente unnötig lange verschreiben. Wegen der Gefahr von Herzrhythmusstörungen sollten Sie die Medikamente aber nicht eigenmächtig absetzen.

Empfehlenswerte herzstärkende Mittel

Cedilanid (BRD/Ö)	Lanatilin (Ö)
Digacin (BRD)	Lanicor (BRD/Ö)
Digimerck (BRD/Ö)	Lanitop (BRD/Ö)
Digotab (BRD)	Novodigal (BRD/Ö)

Harntreibende Mittel (Diuretika)
Salzarme Ernährung und harntreibende Mittel verringern die im Körper kursierende Flüssigkeitsmenge. Das ist für die langfristige Behandlung der Herzschwäche von großer Bedeutung. Zu Wirkung und Nebenwirkungen von harntreibenden Mitteln ➔ Hoher Blutdruck, Seite 384.

Gefäßerweiternde Mittel (ACE-Hemmer)
Diese relativ neuen Medikamente entlasten das Herz dadurch, daß sie die Gefäße erweitern und dadurch den vom Herzen zu überwindenden Widerstand verringern. Während der Behandlung sind häufige ärztliche Untersuchungen und Laborkontrollen notwendig, weil als Nebenwirkung der Blutdruck absinken und die Nierenleistung sich verschlechtern kann (➔ Hoher Blutdruck, Seite 384).

Herztransplantation
Wenn sich die Kraft des Herzens trotz Selbsthilfemaßnahmen und Behandlung mit Medikamenten immer weiter verschlechtert, bleibt nur noch die Möglichkeit einer Herztransplantation. Solche Operationen werden inzwischen routinemäßig an speziell dafür eingerichteten Zentren durchgeführt und haben eine hohe Erfolgsrate: Zwei Jahre nach der Operation leben noch etwa 80 von hundert Patienten. Das größte Problem bei allen Organtransplantationen ist die Abwehrreaktion des Körpers auf das fremde Gewebe. Der Körper antwortet darauf so, als ob es sich um eingedrungene Krankheitskeime handelte: Er produziert vermehrt weiße Blutkörperchen und Antikörper, und das transplantierte Organ verliert rapide an Leistung. Um das zu verhindern, müssen Menschen nach Organtransplantationen ein Leben lang sogenannte immunsuppressive Medikamente einnehmen, die erhebliche Nebenwirkungen haben können.

Herzrhythmusstörungen

Das Herz arbeitet nur dann, wenn es ständig Befehle erhält. Diese Befehle oder »Impulse« entstehen von selbst im sogenannten *Sinusknoten*. Das sind Zellen am rechten Vorhof des Herzens. Diese etwa 70 Impulse in der Minute breiten sich über ein Reizleitungssystem über den Herzmuskel aus und lösen in genau festgelegten Abständen die Pumpbewegungen aus. Wenn dieses komplizierte System nicht einwandfrei funktioniert und aus dem Takt gerät, kommt es zu Rhythmusstörungen. Die Ursachen dafür können sehr vielfältig sein:

- Aufregung und körperliche Belastung
- Folge von übermäßigem Alkohol-, Tabak- oder Kaffeekonsum
- Nebenwirkung oder Überdosierung von Medikamenten
- Als Begleiterscheinung von Herz- oder Kreislaufkrankheiten (z. B. Angina pectoris, Herzinfarkt, rheumatische Herzerkrankungen usw.)
- Als Begleiterscheinung von anderen schweren Erkrankungen und Verletzungen

Organisch verursachte Herzrhythmusstörungen müssen ärztlich behandelt werden.

Herzstolpern (Extrasystolen)

Beschwerden
Zusätzliche Herzschläge oder das scheinbare Ausfallen eines Herzschlages wird als Stolpern des Herzschlages empfunden. Die Pause kommt dadurch zustande, daß zuerst ein Schlag zu früh kommt und das Herz dann eine Pause einlegt, um die durchschnittliche Pulszahl konstant zu halten.

Ursachen
Extrasystolen können ihren Ursprung im Vorhof oder in der Herzkammer haben.

Vorhof-Extrasystolen sind häufig
- bei völlig gesunden Menschen
- bei Nervosität
- bei Alkohol- und Kaffeekonsum
- bei unbehandelter Herzschwäche, weil dann der Vorhof durch das gestaute Blut gedehnt und gereizt ist
- während oder nach oft nicht erkannter Herzentzündung
- bei Schilddrüsenüberfunktion

Kammer-Extrasystolen sind häufig
- bei völlig gesunden Menschen
- bei Personen mit koronaren Herzkrankheiten (➔ Seite 376), besonders während oder nach Herzinfarkten
- bei Herzschwäche
- bei Patienten mit Herzschwäche, die eine zu hohe Dosis von Digitalis einnehmen
- während oder nach Herzentzündungen

Erkrankungsrisiko
Wohl alle Menschen machen die Erfahrung, daß ihr Herz hin und wieder »stolpert«.

Mögliche Folgen und Komplikationen
Herzstolpern ist in den meisten Fällen harmlos.
Ob eine Behandlung erfolgen muß, hängt einerseits von den Beschwerden ab, die man hat, andererseits von einer eventuell vorhandenen Herzerkrankung.
Zu häufige Extrasystolen (z. B. jeder zweite Schlag eine Extrasystole) können die Pumpleistung des Herzens beeinträchtigen. Extrasystolen können unter Umständen Herzjagen (➔ Seite 401) auslösen.

Vorbeugung
Wenn man merkt, wodurch ein Herzstolpern verursacht wird, z. B. durch Alkohol oder Kaffee, kann man versuchen, diese Faktoren zu vermeiden.

Wann zum Arzt?
Wenn das Herz wiederholt »stolpert«.

Selbsthilfe
Einschränkung von Alkohol-, Kaffee- und Colakonsum.

Behandlung
Eine Behandlung ist meistens nicht notwendig.
Unter Umständen können jedoch Medikamente sinnvoll sein. Je nach Ursache des Herzstolperns verordnet der Arzt Betablocker, Digitalis, Kalziumantagonisten oder spezielle Rhythmusmedikamente.
Für diese Behandlung braucht der Arzt ein umfangreiches Wissen über die Wirkung der Medikamente. Deshalb ist oft die Zusammenarbeit mit einem Herzspezialisten notwendig. Fast alle der gegen Rhythmusstörungen verwendeten Medikamente können als Nebenwirkung selbst Rhythmusstörungen verursachen.

Herzjagen (Tachykardie)

Beschwerden
Sehr schneller Herzschlag führt in manchen Fällen zu Schwäche, Schwindel, dem Gefühl von Enge und Herzklopfen, verbunden mit einem Stechen in der Herzgegend.

Ursachen
Es gibt zwei Arten von Herzjagen:
1. Durch Aufregungen, Angstgefühle und körperliche Anstrengungen verursacht. Das dabei verspürte Herzklopfen ist normal und harmlos. Manchmal kann das Herzklopfen auch zu Atemnot, Schwindel und einem Herzstechen führen. Doch das Herz ist dabei völlig in Ordnung. Mediziner bezeichnen diese Form von Herzschmerzen als *Dyskardie*, *vegetative Beschwerden*, *hyperkinetisches Herzsyndrom*, *Herzneurose* (➔ Befindlichkeitsstörungen, Seite 215).
2. Hier kommt es »aus heiterem Himmel« zum Herzjagen. Das kann einige Schläge lang dauern oder mehrere Stunden, und endet meist schlagartig. Dann schlägt das Herz meist rasend: um 180 Schläge pro Minute. Dadurch sinkt der Blutdruck ab, man fühlt sich schwindelig, schwach, beengt und hat Angst.
Meist wird diese Form des Herzjagens im Vorhof ausgelöst (*supraventrikuläre Tachykardie*). Die Ursachen sind dieselben wie bei den Vorhof-Extrasystolen (➔ Seite 400). Viel seltener entsteht dieses Herzjagen in der Herzkammer (*ventrikuläre Tachykardie*), und zwar fast nur bei vorgeschädigtem Herz. In diesem Fall können die Folgen bis zur Bewußtlosigkeit gehen, da die Pumpfunktion des Herzens sehr eingeschränkt ist.

Erkrankungsrisiko
Die durch Aufregungen und Anstrengungen verursachte Form des Herzjagens (*Dyskardie*) ist sehr häufig, Vorhofherzjagen (*supraventrikuläre Tachykardie*) ist selten, Kammerherzjagen (*ventrikuläre Tachykardie*) ist sehr selten.

Mögliche Folgen und Komplikationen
Von 1.: Es ist ungefährlich und verschwindet wieder, wenn die belastenden Situationen aufhören. Wenn Erlebtes aber so massive Körperreaktionen hervorruft, ist zu erwarten, daß Dauerbelastungen auch andere Organe schädigen können (➔ Befindlichkeitsstörungen, Seite 215).
Von 2.: Supraventrikuläre Tachykardie kann wegen der Beschwerden sehr lästig sein, da man während des Herzjagens zu nichts fähig ist und Schwindel auftreten kann. Durch Krankheiten verursachtes, ventrikuläres Herzjagen kann unter Umständen lebensgefährlich sein und zu einem Stillstand des Kreislaufs führen.

Vorbeugung
Entsprechende Behandlung aller Krankheiten, die Herzjagen verursachen können (➔ Ursachen).

Wann zum Arzt?
Wenn Sie wiederholt unter unerklärlichem oder beängstigendem Herzjagen leiden oder einen einzigen schweren Anfall hatten.
Der Arzt kann mit Hilfe von EKG, Ergometrie und weiteren Untersuchungen die genaue Ursache feststellen.

Selbsthilfe
Sinnvoll ist es, weniger Kaffee zu trinken.
Wenn das Herzjagen durch psychosoziale Belastungen verursacht ist, sollten Sie versuchen, diese Belastungen abzubauen oder besser damit zurechtzukommen. Wenn Ihnen das alleine oder mit Hilfe von Freunden und Bekannten nicht gelingt, können Sie professionelle Hilfe (➔ Beratung und Psychotherapie, Seite 822) in Anspruch nehmen. Auch Entspannungsübungen können hilfreich sein (➔ Seite 813).
Bei supraventrikulären Tachykardien helfen oft »Tricks«: Man reizt jenen Nerv, der den Puls verlangsamen kann (*Vagusnerv*). Dies erreicht man zum Beispiel durch Pressen wie beim Stuhlgang, Trinken von eiskaltem Wasser oder kräftiger Massage *einer* Halsschlagader. Das sollten Sie sich allerdings vom Arzt zeigen lassen.

Behandlung
Wenn der Arzt feststellt, daß das Herzjagen eine organische Ursache hat (z. B. Herzmuskelentzündung, Herzschwäche usw.), richtet sich die Behandlung nach dieser Ursache. Wenn das Herzjagen durch psychosoziale Belastungen verursacht ist und Selbsthilfemaßnahmen keine ausreichende Besserung bringen, kann der Arzt Medikamente wie etwa Betablocker oder Beruhigungsmittel verschreiben. Supraventrikuläre Tachykardien brauchen keine Behandlung, wenn sie selten und kurz sind. Ansonsten helfen Medikamente wie Digitalis, Kalziumantagonisten und spezielle Rhythmusmedikamente.
Ventrikuläre Tachykardien werden im Krankenhaus behandelt. Man versucht in jedem Fall, sie durch Rhythmusmedikamente oder eine Herzoperation völlig zu beseitigen. In Einzelfällen wird eine Art Herzschrittmacher oder Schockgerät eingepflanzt.

Herzblock

Beschwerden
Verlangsamter Herzschlag, verbunden mit Benommenheit, Schwindel, Schwarzwerden vor den Augen oder kurzzeitige Bewußtlosigkeit; stoßweise, tiefe Atmung. Manchmal ist der Puls normal, aber einzelne Pulsschläge fallen aus. Dies kann dann nur der Arzt im EKG von sogenannten Extrasystolen unterscheiden (➔ Seite 400).

Ursachen
Bei einem Herzblock wird die Erregungsleitung im Herzen an irgendeiner Stelle unterbrochen. Verursacht werden kann dies durch

- rheumatische oder arteriosklerotische Herzkrankheiten
- Vergiftungen durch zu hohe Dosierung von herzstärkenden Mitteln (➔ Seite 399)
- akutes rheumatisches Fieber (➔ Seite 521)
- Krebserkrankungen
- Syphilis (➔ Seite 630)
- Herzinfarkt (➔ Seite 396)
- Alterungserscheinungen des Erregungsleitungssystems

Erkrankungsrisiko
Ein Herzblock kann im Zusammenhang mit allen Herzerkrankungen auftreten und ist deshalb auch ein relativ häufiges Leiden.

Mögliche Folgen und Komplikationen
Der Anfall kann tödlich sein, wenn dadurch der Kreislauf für mehr als drei bis vier Minuten stillsteht.

Vorbeugung
Ist nicht möglich.

Wann zum Arzt?
Sobald als möglich.

Selbsthilfe
Ist nicht möglich. Bei Herzstillstand sollten Angehörige bis zum Eintreffen des Notarztes Erste Hilfe leisten (➔ Kreislaufstillstand, Seite 843).

Behandlung
Wenn die Reizleitung nicht nur vorübergehend gestört ist, kann der Arzt mit Hilfe eines Herzschrittmachers wieder einen normalen Herzschlag schaffen.

Herzschrittmacher
Dieses Gerät gibt kleine Stromstöße im gewünschten Rhythmus an das Herz ab. Es wird in die Brust- oder Bauchwand eingepflanzt und über ein dünnes Kabel mit dem Herzen verbunden.
Risiko: Die Operationstechniken wurden soweit verfeinert, daß das Risiko gering ist. Tödliche Komplikationen beim Einpflanzen eines Schrittmachers konnten bereits auf deutlich unter ein Prozent der Fälle gesenkt werden.
Die Lebenserwartung von Menschen mit Herzschrittmachern ist im Durchschnitt nur etwas geringer als die von Gesunden und nur vom Grundleiden abhängig.
Die Lebensdauer des Schrittmachers beträgt mehrere

Jahre. Etwa alle drei bis sechs Monate sollte der Arzt Mensch und Maschine kontrollieren. Dabei mißt er auch von außen elektronisch die verbleibende Batterieladung. Wer einen Herzschrittmacher trägt, kann problemlos Auto fahren. Moderne Herzschrittmacher sind durch starke Metallkapseln gegen äußere Störeinflüsse (Suchgeräte auf Flughäfen, elektrische Rasierapparate usw.) gesichert.

Entzündungen am Herzen (Myokarditis, Endokarditis, Perikarditis)

Beschwerden

Myokarditis und Endokarditis: Die Beschwerden können sehr verschieden und unspezifisch sein: Fieber, Herzjagen, Beklemmung, Kurzatmigkeit, Müdigkeit, blasses Aussehen, niedriger Blutdruck.
Perikarditis: Fieber, Herzjagen und Schmerzen in der Brust.

Ursachen

Eine Entzündung des Herzens wird vor allem durch eine Reihe von entzündlichen Prozessen an anderen Organen ausgelöst:

- Folge von allgemeinen Infektionen, z. B. Grippe, Diphtherie, Scharlach
- Nach schweren Operationen
- Rheumatisches Fieber (➔ Seite 521)
- Eiterherde im Körper, z. B. chronische Mandelentzündungen
- Folge von Zahnbehandlungen (➔ Seite 418)
- Gebrauch unsteriler Injektionsnadeln z. B. bei Drogenabhängigen

Die Entzündung am Herzen entsteht durch Krankheitskeime, die das Blut dorthin schwemmt. Je nachdem, welcher Teil des Herzens betroffen ist, handelt es sich um eine Entzündung des Herzmuskels (*Myokarditis*), der Herzinnenhaut (*Endokarditis*) oder des Herzbeutels (*Perikarditis*).

Erkrankungsrisiko

Endokarditis durch Infektion betrifft vor allem Personen im Alter zwischen 15 und 60 Jahren. Männer sind etwa doppelt so häufig davon betroffen wie Frauen.
Myokarditis ist eine seltene Krankheit, die als Komplikation bei schweren Infektionen auftreten kann.
Perikarditis: Leichte Formen sind häufig, verursachen jedoch meist keine Beschwerden. Schwere Formen, die Schmerzen verursachen, sind relativ selten.

Mögliche Folgen und Komplikationen

Endokarditis: Unbehandelt endet sie meistens tödlich. Eine behandelte Endokarditis bessert sich meist nach einigen Tagen. Als Folge können Herzklappenfehler entstehen. Die Herzklappen schrumpfen, verkleben oder können ihre Aufgabe wegen der entzündungsbedingten Muskelschwäche nicht mehr ausreichend erfüllen.
Myokarditis: Schwere Formen können zum Tod durch Herzstillstand führen.
Perikarditis: Sie ist meist nicht lebensgefährlich. Wenn sie sich ausbreitet und im Herzbeutel ein Erguß entsteht, kann das jedoch gefährlich auf das Herz drücken.

Vorbeugung

Endokarditis: Patienten mit Herzklappenerkrankungen empfiehlt man die vorbeugende Einnahme von Antibiotika bei Operationen oder Eingriffen beim Zahnarzt.
Perikarditis und *Myokarditis*: Es gibt keine Vorbeugemaßnahmen. *Myokarditis* ist allerdings öfter eine unbemerkte, leichte Begleiterscheinung einer Erkältung. Bei einer Erkältung sollte man sich deshalb noch etwa eine Woche danach körperlich nicht belasten.

Wann zum Arzt?

Sobald Sie den Verdacht haben, daß Sie an einer entzündlichen Erkrankung des Herzens leiden.

Selbsthilfe

Ist nicht sinnvoll.

Behandlung

Weil die Beschwerden sehr unterschiedlich sein können, ist es für den Arzt oft nicht leicht festzustellen, ob es sich um eine entzündliche Herzerkrankung handelt. Für die Diagnose sind meist Röntgenuntersuchungen, Bluttests und EKG notwendig. Bei Entzündungen sind auf alle Fälle strenge Bettruhe und eventuell ein Krankenhausaufenthalt notwendig.

Medikamente
Falls die Entzündung durch Bakterien verursacht ist, wird der Arzt ein entsprechendes Antibiotikum verschreiben, außerdem eventuell Schmerzmittel und entzündungshemmende Medikamente wie Kortison (➔ Seite 765).

Operationen
Perikarditis: Akute Entzündungen des Herzbeutels machen es manchmal erforderlich, die Flüssigkeit aus dem Herzbeutel mit Hilfe einer Nadel abzusaugen.

Endokarditis: Manchmal muß die Infektion sofort mit einer Herzklappenoperation (➔ Seite 405) beseitigt werden; manchmal wird sie erst Jahre später erforderlich.

Erkrankung des Herzmuskels (Kardiomyopathie)

Als Kardiomyopathien bezeichnet man in der Medizin bestimmte angeborene oder erworbene Herzmuskelerkrankungen:
Hypertrophische Kardiomyopathie: Der Herzmuskel ist verdickt.
Kongestive Kardiomyopathie: Der Herzmuskel wird aus unklarer Ursache schwach und dünn, er pumpt nicht mehr so stark, wie er soll.
Restriktive Kardiomyopathie: Die Herzkammerwände sind steif und nicht dehnbar.

Beschwerden
Kardiomyopathien verursachen oft ähnliche Beschwerden wie die Herzschwäche (➔ Seite 398) oder andere Herzerkrankungen. Je nach Art der Kardiomyopathie sind die Beschwerden unterschiedlich.
Hypertrophische Kardiomyopathie: Atemnot, Angina pectoris-Beschwerden (➔ Seite 393), Herzklopfen.
Kongestive Kardiomyopathie: Herzschwäche (➔ Seite 398) und Herzrhythmusstörungen.
Restriktive Kardiomyopathie: Atemnot, rasche Ermüdbarkeit, Herzschwäche (➔ Seite 398).

Ursachen
Die Ursache der Kardiomyopathie ist häufig unklar. Faktoren können sein: Vererbung, Entzündungen des Herzmuskels, Alkohol, Medikamente, Herztumore, verschiedene ernährungsbedingte Erkrankungen usw.

Erkrankungsrisiko
Kongestive Kardiomyopathie: Sie ist die häufigste Form und trifft vor allem Männer.
Restriktive Kardiomyopathie: Sie ist sehr selten.

Mögliche Folgen und Komplikationen
Kardiomyopathien sind häufig sehr schwere Erkrankungen mit einer stark verringerten Lebenserwartung. Die Erkrankung kann aber auch in jedem Stadium zum Stillstand kommen oder sich sogar bessern.

Vorbeugung
Ist nicht möglich.

Wann zum Arzt?
Sobald wie möglich.

Selbsthilfe
Ausreichende Ruhe, Vermeiden von Streß. Patienten mit kongestiver Kardiomyopathie sollten Alkohol meiden.

Behandlung
Die Diagnose einer Kardiomyopathie wird meist erst nach umfangreichen Untersuchungen (EKG, Röntgen usw.) gestellt. Andere mögliche Ursachen für die Beschwerden muß der Arzt vorher ausschließen (z. B. Bluthochdruck, Herzklappenerkrankungen, Herzinfarkt usw.). Die Behandlung ist oft sehr schwierig und erfordert ein umfangreiches Spezialwissen. Behandelt wird mit unterschiedlichen Medikamenten (z. B. ACE-Hemmer, Entwässerungsmittel, Rhythmusmedikamente, Digitalis usw.). In manchen Fällen ist eine Herztransplantation sinnvoll (➔ Seite 400).

Erworbener Herzklappenfehler

Beschwerden
Mit vier Klappen reguliert das Herz den Blutfluß. Funktionieren diese Klappen fehlerhaft, können dieselben Beschwerden entstehen wie bei einer Herzschwäche (➔ Seite 398). Allgemeine Anzeichen dafür sind leichte Ermüdbarkeit, Atemnot und starkes Herzklopfen nach körperlichen Anstrengungen. In schwereren Fällen treten diese Beschwerden auch in Ruhe auf.

Herzklappen

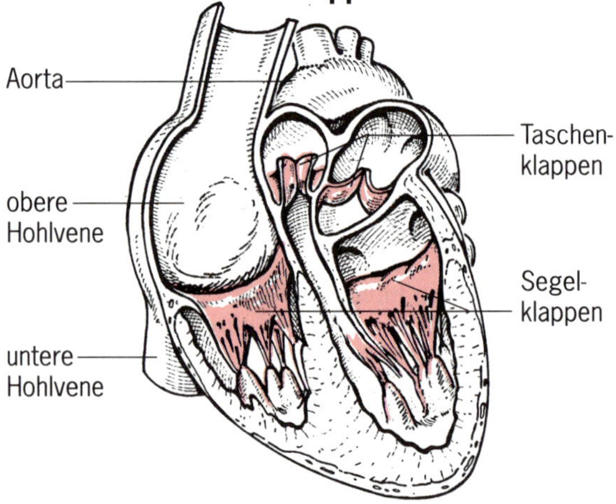

Ursachen
- Endokarditis (➔ Seite 403)
- Rheumatische Herzschäden
- Alterungserscheinungen
- Herzinfarkt (➔ Seite 396)

Erkrankungsrisiko
Herzklappenfehler treten mit zunehmendem Alter häufiger auf.

Mögliche Folgen und Komplikationen
Ohne Behandlung sinkt die Lebenserwartung.
Unbehandelte Herzklappenfehler können zu Herzinsuffizienz (➔ Seite 398), Herzrhythmusstörungen (➔ Seite 400), Lungenödemen (➔ Seite 371) und anderen lebensgefährlichen Erkrankungen führen.

Vorbeugung
Sachgerechte Behandlung von rheumatischem Fieber (➔ Seite 521) und Endokarditis (➔ Seite 403).

Wann zum Arzt?
Sobald Anzeichen der Erkrankung festgestellt werden.

Selbsthilfe
Ist nicht möglich.

Behandlung
Wenn der Herzklappenfehler sich nicht stark auswirkt, genügen zur Behandlung oft herzstärkende oder entwässernde Mittel.
Bei schweren Herzklappenfehlern ist die einzig mögliche Behandlung eine Operation.
Vorher ist eine Herzkatheteruntersuchung notwendig. Dazu wird ein dünner Schlauch mit Meßinstrumenten über eine Vene oder Schlagader in das Herz eingeführt. Diese Untersuchung ist nicht ungefährlich. Sie kann in seltenen Fällen zu Herzinfarkten, Lungenembolien, Herzrhythmusstörungen und anderen lebensbedrohlichen Zwischenfällen führen.

Herzklappenoperation
Die geschädigte Herzklappe wird entfernt und durch eine künstliche ersetzt. Der Chirurg kann zwischen drei verschiedenen Möglichkeiten wählen:
- Herzklappen aus Kunststoff und Metall
- Speziell präparierte Herzklappen von Schweinen
- Nachformung der Herzklappen aus körpereigenem Gewebe

Während der etwa zwei bis vier Stunden dauernden Operation wird der Patient an eine Herz-Lungen-Maschine angeschlossen. Der Krankenhaus-Aufenthalt dauert etwa zwei Wochen. Nach einer Erholungsphase von mehreren Wochen können etwa 80 Prozent aller Patienten wieder ein normales Leben führen.

Angeborener Herzfehler

Beschwerden
Atemnot und Blässe bei sogenannten *weißen Herzfehlern*. Blausucht bei *zyanotischen Herzfehlern*. Die Blaufärbung entsteht, weil sich durch den Fehler im Herzen arterielles und venöses, sauerstoffarmes Blut vermischen.

Ursachen
Abnormale Entwicklung des Herzens im Mutterleib. In manchen Fällen kann man dafür eine spezifische Ursache, wie etwa Schäden am Erbgut, Röteln während der Schwangerschaft oder Nebenwirkung von Medikamenten nachweisen.

Erkrankungsrisiko
Angeborene Herzfehler kommen bei etwa einer von 120 Geburten vor.

Mögliche Folgen und Komplikationen
Leichte Herzfehler mindern die Leistungsfähigkeit des Herzens nur wenig. Kinder mit schweren Herzfehlern können bereits bei der Geburt sterben.

Vorbeugung
Ist nicht möglich.

Wann zum Arzt?
Herzfehler werden normalerweise bei den Routineuntersuchungen nach der Geburt oder im Säuglingsalter entdeckt.

Selbsthilfe
Ist nicht möglich.

Behandlung
Die einzig mögliche Behandlung ist eine Operation. Je nach Schwere des Herzfehlers operiert man zwischen dem zweiten und achten Lebensjahr.
Risiko: Das Operationsrisiko ist bei weißen Herzfehlern sehr gering. Bei der Operation von zyanotischen Herzfehlern sterben fünf bis 15 von hundert der Patienten.

BLUT

Das Blut hat zwei wichtige Funktionen:
1. *Transport*: Die roten Blutkörperchen transportieren Sauerstoff zu den Gewebezellen und tragen das beim Stoffwechsel entstehende Abfallprodukt Kohlendioxid zum Ausatmen in die Lunge zurück. Die im Darmtrakt in das Blut aufgenommenen Nährstoffe verteilt der Blutkreislauf über den ganzen Körper. Vom Körper an verschiedenen Stellen produzierte lebenswichtige Stoffe wie Enzyme, Hormone, Abwehrstoffe usw. transportiert das Blut an die Stellen des Körpers, die sie benötigen.
2. *Blutgerinnung*: Bei Verletzungen von Haut und Gewebe soll Blut die offenen Stellen abdichten. Dazu muß es gerinnen und die Wunde verkleben. Für diese lebenswichtige Aufgabe sind im Blut eine Reihe von Substanzen vorhanden, die über einen sehr komplizierten Mechanismus - eine Art Stufenplan - wirksam werden.
Im Körper von Erwachsenen kreisen etwa fünf Liter Blut. Es ist im wesentlichen aus folgenden Bestandteilen zusammengesetzt: Rote Blutkörperchen (*Erythrozyten*), weiße Blutkörperchen (*Leukozyten*), Blutplättchen (*Thrombozyten*) und Blutflüssigkeit (*Plasma*).
Mediziner unterscheiden drei große Gruppen von Erkrankungen des Blutsystems:
- Blutarmut (*Anämien*)
- Störungen der Blutgerinnung
- Leukämien (Blutkrebs)

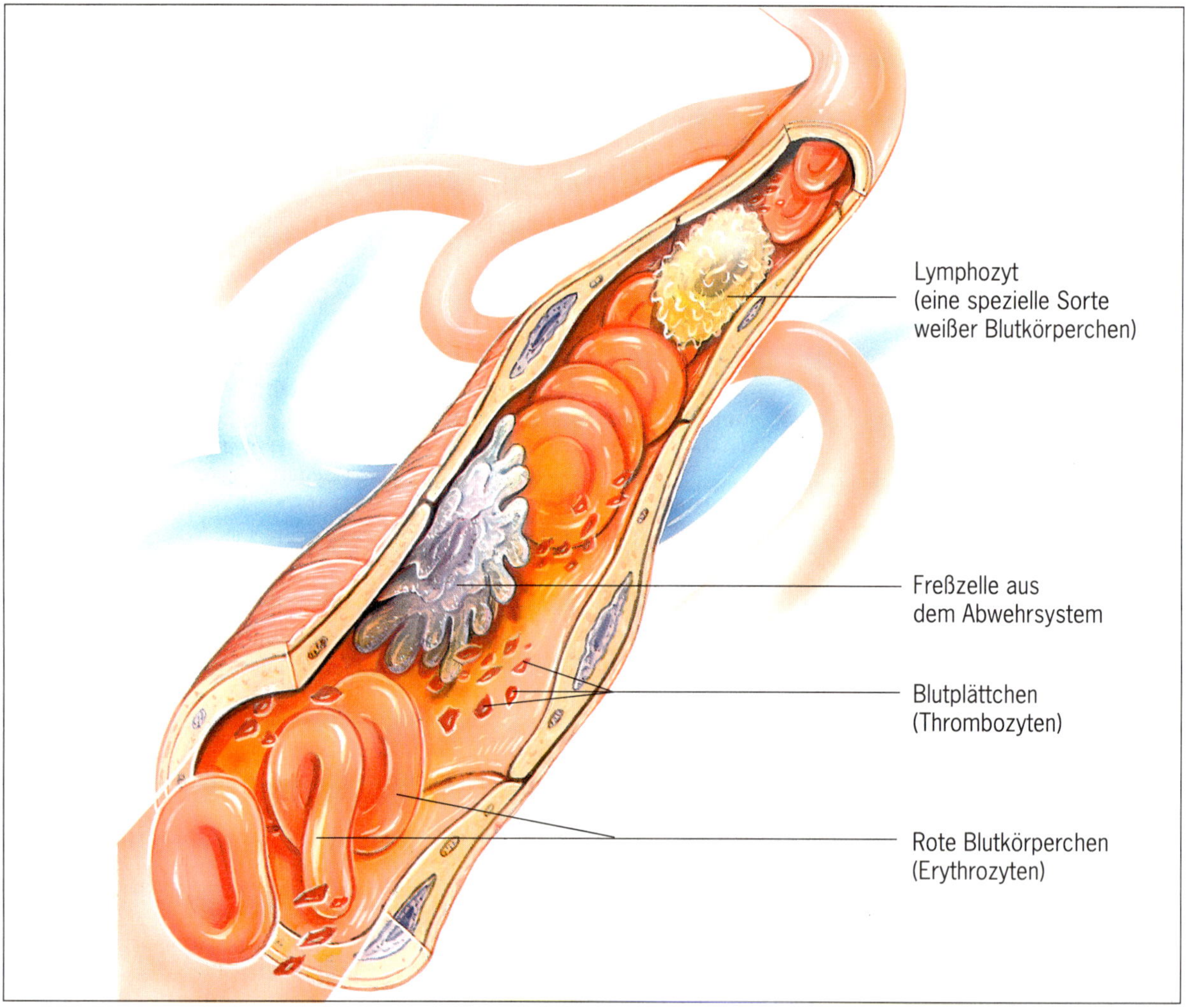

Blutarmut: Eisenmangel-Anämie

Beschwerden
Leichte Ermüdbarkeit; innere Unruhe; Blässe; trockene Haut; verstärkter Haarausfall; spröde, brüchige Fingernägel; Einrisse der Nasenschleimhaut.

Ursachen
Eisen ist ein lebensnotwendiger Stoff. Im Körper eines erwachsenen Mannes befinden sich etwa 50 Milligramm Eisen pro Kilogramm Körpergewicht, im Körper einer Frau etwa 35 Milligramm pro Kilogramm Körpergewicht. 60 bis 70 Prozent des im Körper enthaltenen Eisens ist im roten Blutfarbstoff gebunden, der Rest wird hauptsächlich in der Leber, der Milz und im Knochenmark gespeichert.
Es gibt im wesentlichen drei Ursachen für eine Eisenmangel-Anämie:
- Schwerer Blutverlust, z. B. aufgrund von starken Regelblutungen, Gastritis, Krebs im Magen-Darm-Bereich, Hämorrhoiden, Bandwürmern. Verschiedene Medikamente wie Azetylsalizylsäure (z. B. *Aspirin* [BRD/Ö]), Rheumamittel wie Indometazin (z. B. *Amuno* [BRD], *Indomet-Ratiopharm* [BRD]), Hochdruckmittel wie Reserpin (z. B. in *Brinerdin* [Ö], *Briserin* [BRD]), Sexualhormone, Krebsmittel und Kortison können ebenfalls Blutungen verursachen, die zu Eisenmangel-Anämie führen
- Eisenarme Ernährung. Dieses kann besonders bei Kleinkindern ein Problem sein und bei Erwachsenen, die eine spezielle Diät einhalten müssen
- Der Magen-Darm-Trakt ist aus irgendeinem Grund, z. B. nach einer Magenoperation oder bei Magenkrebs, nicht in der Lage, Eisen aufzunehmen

Erkrankungsrisiko
In den Industrieländern hat etwa jedes dritte Kind und jede zehnte Frau Eisenmangel.
Schwangere Frauen haben einen erhöhten Eisenbedarf.

Mögliche Folgen und Komplikationen
Eisenmangel-Anämie schwächt den Körper allgemein, ist normalerweise aber nicht lebensgefährlich.

Vorbeugung
Der Eisenbedarf des Menschen wird normalerweise aus der Nahrung gedeckt. Eisen aus tierischer Nahrung kann der Körper etwa 10- bis 20mal besser aufnehmen als Eisen aus pflanzlicher Nahrung. Gute »Eisenlieferanten« sind Fisch und Fleisch (➔Eisen, Seite 885). Spinat enthält entgegen einer weitverbreiteten Meinung nur wenig Eisen. Außerdem kann der Eisengehalt im Spinat aufgrund seiner besonderen chemischen Form vom Körper kaum verwertet werden. Vegetarier müssen keinen Eisenmangel befürchten, wenn sie ausreichend Milchprodukte, grüne Blattgemüse und Vollkorngetreide zu sich nehmen.

Blutgruppen
Blut ist nicht beliebig von Person zu Person austauschbar. Würde man einem Menschen wahllos das Blut eines anderen einspritzen, bestünde die Gefahr einer allergischen Reaktion.
Blut enthält Stoffe (*Antigene*), die mit gegen sie gerichteten Stoffen (*Antikörper*) eines anderen Blutes reagieren können. Dadurch verklumpt das Blut (*Agglutination*). Um das zu verhindern, wird das Blut daraufhin untersucht, ob und welche Antigene es enthält.
Man unterscheidet vier verschiedene Antigen-Eigenschaften, die allgemein als Blutgruppen bezeichnet werden: A, B, AB und 0.
In Mitteleuropa haben etwa 45 Prozent der Menschen Blutgruppe A, knapp 40 Prozent Blutgruppe 0, etwa 10 Prozent Blutgruppe B und etwa 5 Prozent Blutgruppe AB. Blut der Gruppe 0 darf jeder Mensch, unabhängig von der Blutgruppe, erhalten. Menschen mit Blutgruppe AB vertragen Blut jeder anderen Spendergruppe. Heutzutage wird jedoch grundsätzlich nur gruppengleiches Blut übertragen. Zusätzlich zu diesem ABO-Blutgruppensystem gibt es noch weitere Antikörper im Blut, sogenannte Rhesusfaktoren. Man unterscheidet zwischen Rhesus-positivem und Rhesus-negativem Blut.
Transfusionen dürfen nur mit Rhesus-gleichartigem Blut durchgeführt werden. Für die Schwangerschaft ist die Bestimmung des Rhesusfaktors von Mutter und Kind wichtig.

Wann zum Arzt?
Wenn Sie aufgrund der Beschwerden den Verdacht haben, daß Sie an Eisenmangel leiden.

Selbsthilfe
Ist bei bereits bestehendem Eisenmangel nicht möglich.

Behandlung
Bei unzureichender Eisenzufuhr braucht der Körper zunächst das gespeicherte Eisen auf. Erst wenn diese Reserve erschöpft ist und die Bildung des roten Blutfarbstoffs dadurch beeinträchtigt ist, spricht man von Eisenmangel-Anämie. Eisenmangel wird durch eine Blutuntersuchung festgestellt.

Die Behandlung hat zwei Ziele:
- Die Ursache des Eisenmangels beseitigen
- Den Eisenbestand im Körper wieder auffüllen

Bei Einnahme von Eisentabletten dauert es etwa zwei Monate, bis der Eisengehalt des Blutes wieder normal ist. Bis die Eisenspeicher wieder aufgefüllt sind, dauert es mindestens sechs Monate.

Eisenmangel behandelt man am besten mit Medikamenten mit sogenanntem zweiwertigen Eisen.

Empfehlenswert:
Medikamente mit zweiwertigem Eisen
Ferro 66 (BRD)
Spartocine (BRD)
Ferro Sanol (BRD/Ö)

Die Arzneimittelkommission der Deutschen Ärzteschaft weist darauf hin, daß Kombinationspräparate von Eisen mit Vitaminen und Metallen überflüssig und meist teurer sind. Auch andere Zusätze wie Bernsteinsäure, Fruktose, Serin, Histidin, Fumarsäure und Asparaginsäure sind nicht sinnvoll. Eisenmedikamente, die mit Verzögerung im Magen-Darm-Trakt aufgenommen werden (sogenannte Depotpräparate), sind ebenfalls nicht zweckmäßig. Alle Eisenpräparate können gelegentlich Nebenwirkungen wie Übelkeit, Bauchschmerzen, Erbrechen, Durchfall oder Verstopfung verursachen. Schwarzer Stuhl ist bei Einnahme von Eisenpräparaten normal. Man sollte die Medikamente entweder eine Stunde vor oder zwei Stunden nach dem Essen mit einem halben Glas Wasser einnehmen.

Blutarmut: Perniziöse Anämie

Beschwerden

Blässe, leicht gelbliche Haut und Augen, Appetitlosigkeit, Leistungsminderung, Magen- und Verdauungsbeschwerden. Gelegentlich sind Mundschleimhaut und Zunge entzündet. Bei langdauerndem Vitamin B_{12}-Mangel können auch neurologische Beschwerden wie Schwierigkeiten beim Gehen, Verlust des Lagesinns und des Vibrationsempfindens in den Gliedmaßen auftreten.

Ursachen

Die Ursache ist meist ein Vitamin B_{12}-Mangel. Mangel an Folsäure ist selten. Weil die jeweiligen Behandlungen sehr verschieden sind, muß der Arzt die Ursache genau abklären.

Vitamin B_{12}-Mangel
Damit der Körper Vitamin B_{12} aus der Nahrung aufnehmen kann, ist ein Transportstoff (*Intrinsic Factor*) notwendig, den die Magenschleimhaut bildet. Ist davon nicht genügend vorhanden, z. B. nach teilweiser Entfernung des Magens oder bei einem krankhaften Schwund der Magenschleimhaut, kann der Körper nicht ausreichend Vitamin B_{12} aufnehmen.

Folsäuremangel
Er ist sehr selten. Am ehesten kommt er noch bei Alkoholikern durch unzureichende Ernährung vor.

Erkrankungsrisiko

Es steigt nach teilweiser oder vollständiger Entfernung von Magen oder Dünndarm; bei schweren Darmkrankheiten; mit zunehmendem Alter; bei Alkoholikern; bei Menschen, die sich lange Zeit sehr einseitig ernähren.

Mögliche Folgen und Komplikationen

Eine behandelte Perniziöse Anämie verursacht keine bleibenden Schäden. Unbehandelt kann sie zu Rückenmarkschäden und damit zu dauerhaften neurologischen Ausfällen führen.

Vorbeugung

Mit abwechslungsreicher Ernährung (➔ Seite 854) kann man einer Perniziösen Anämie nur vorbeugen, wenn der Körper ausreichend »Intrinsic factor« als Transportmittel für Vitamin B_{12} zur Verfügung hat. Vitamin B_{12} ist in Fleisch, Fisch, Milch, Eigelb und Käse enthalten. Pflanzliche Nahrungsmittel enthalten kein Vitamin B_{12} - mit Ausnahme von milchsauren Gemüsen wie zum Beispiel Sauerkraut (➔ Vitamin B_{12}, Seite 881).

Wann zum Arzt?

Sobald Sie den Verdacht haben, an einem Vitamin B_{12}- oder Folsäuremangel zu leiden. Falls jemand in Ihrer Verwandtschaft bereits eine Perniziöse Anämie hat, sollten Sie dies dem Arzt mitteilen.

Selbsthilfe

Ist bei bestehendem Vitamin B_{12}-Mangel nicht möglich. Einem geringen Folsäuremangel kann man durch veränderte Eßgewohnheiten begegnen (➔ Folsäure, Seite 881).

Behandlung

Fehlt das Transportmittel, muß der Arzt Vitamin B_{12} spritzen. Geschlucktes Vitamin B_{12} würde ungenutzt wieder ausgeschieden. Zu Beginn der Behandlung sind meist

mehrere Spritzen pro Woche notwendig, später meist nur noch einmal im Monat. Diese Behandlung muß meist bis ans Lebensende fortgesetzt werden.
Folsäuremangel wird durch eine veränderte Ernährung und durch zusätzliche Einnahme von Folsäuretabletten bzw. Folsäureinjektionen behandelt.

Blutarmut: Hämolytische Anämie

Beschwerden
Blässe; Müdigkeit; Atemlosigkeit; Herzklopfen oder Herzflattern, besonders bei Anstrengungen; manchmal färbt sich die Haut gelblich, und der Urin erscheint dunkler als normal. Dauert die Erkrankung länger an, können Gallensteine entstehen.

Ursachen
- Vererbung. In diesem Fall beginnen die Beschwerden bereits mit der Geburt oder kurz danach
- Infektionskrankheiten
- Sogenannte autoimmune hämolytische Anämie, bei der der Körper aus bisher nicht eindeutig geklärter Ursache Antikörper gegen die eigenen Blutkörperchen bildet
- Chemikalien (z. B. Benzindämpfe, Blei, Bor, Fluor, Methylalkohol, Naphthalin, Nitrite, Terpentinöl, Tetrachloräthan, ➔ Schadstoffe, Seite 910 bis 949) oder Medikamente (Azetylsalizylsäure z. B. *Aspirin*; Sulfonamide und andere Antibiotika) können als Nebenwirkung bei speziell veranlagten Personen plötzlich eine hämolytische Anämie auslösen
- Nach Bluttransfusionen, wenn der Körper aus irgendeinem Grund Antikörper gegen die fremden roten Blutkörperchen produziert
- Nach einer Operation, bei der künstliche Herzklappen eingesetzt wurden
- Nach Schlangenbissen

Erkrankungsrisiko
Das Erkrankungsrisiko steigt, wenn die unter Ursachen angeführten Faktoren vorhanden sind.

Mögliche Folgen und Komplikationen
Die Erkrankung verläuft selten tödlich, ist in manchen Fällen jedoch schwierig zu behandeln.

Vorbeugung
Ist nur möglich, indem man die Chemikalien meidet, die als Ursache in Frage kommen können.

Wann zum Arzt?
Sobald Sie den Verdacht haben, daß Sie an einer hämolytischen Anämie leiden.

Selbsthilfe
Sie ist nur möglich, wenn es sich um eine hämolytische Anämie handelt, die durch Chemikalien verursacht wurde. Dann sollte man jeden Kontakt mit diesen Chemikalien vermeiden.

Behandlung
Die Art der Behandlung hängt von der Ursache der Erkrankung ab.
Bei hämolytischer Anämie als Nebenwirkung von Medikamenten müssen alle in Frage kommenden Medikamente abgesetzt werden.
Wer beruflich mit Chemikalien zu tun hat, die hämolytische Anämie verursachen können, sollte nach Möglichkeit den Arbeitsplatz wechseln.
Wenn die Erkrankung durch Antikörper verursacht ist, muß der Arzt versuchen, ihre Wirkung durch Medikamente einzudämmen.
Besonders dann, wenn die Erkrankung vererbt ist, kann die Entfernung der Milz die Krankheit spürbar bessern oder sogar zur Normalisierung führen.

Bluterkrankheit (Hämophilie)

Beschwerden
Die Beschwerden treten normalerweise schon in der Kindheit auf: Bereits das Krabbeln kann Blutergüsse an Knien und Ellenbogen verursachen; Schnittwunden und Verletzungen bluten sehr lange; Stürze können zu inneren Blutungen, angeschwollenen Gliedern und Schmerzen in den Gelenken führen.

Ursachen
Im Blut fehlt der sogenannte Blutfaktor VIII, der für die Blutgerinnung notwendig ist. In etwa 75 Prozent aller Fälle ist die Bluterkrankheit vererbt. Die Anlage zur Bluterkrankheit können sowohl Frauen als auch Männer an ihre Kinder weitergeben. Bluterkrank werden jedoch fast ausschließlich Männer.

Erkrankungsrisiko
Bluter in der Verwandtschaft können ein Hinweis darauf sein, daß man selbst das entsprechende Gen in seinen Erbanlagen trägt. Frauen oder Männer, die solche Verwandte haben und sich Kinder wünschen, können sich

bei einer genetischen Beratungsstelle darüber informieren, wie groß die Chance ist, ein gesundes Kind zu bekommen. Die Krankheit wird nicht mit Sicherheit auf das Kind übertragen. Ob das Kind Bluter sein wird, läßt sich im Frühstadium der Schwangerschaft feststellen.

Mögliche Folgen und Komplikationen
Die heutigen Behandlungsmöglichkeiten haben die Gefahr von Lähmungen oder frühzeitigem Tod erheblich verringert. Größere Verletzungen können allerdings lebensgefährlich sein. Bis vor kurzem waren in manchen Blutkonserven AIDS-Viren enthalten, mit denen viele Bluterkranke angesteckt wurden. Um diese Gefahr auszuschließen, werden heute alle Blutkonserven systematisch auf dieses Virus untersucht. Das Leben als Bluter ist durch die ständig drohende Gefahr und die fortwährende Abhängigkeit von ärztlicher Betreuung sowohl für die Betroffenen als auch ihre Familie eine große Belastung.

Vorbeugung
Sie ist nach heutigem Kenntnisstand nicht möglich.

Wann zum Arzt?
Sobald Sie den Verdacht haben, daß die Blutgerinnung Ihres Kindes gestört ist.

Selbsthilfe
Gefährliche Sportarten meiden. Keine Medikamente einnehmen, die die Blutungsgefahr erhöhen (z. B. Schmerz- und Grippemittel, die Azetylsalizylsäure enthalten, wie etwa *Aspirin*).

Behandlung
Bei ernsthaften Blutungen sollte man sofort einen Arzt aufsuchen, der den Blutfaktor VIII in konzentrierter Form infundiert. Je nachdem, wie stark die Blutung ist, kann es notwendig sein, diese Infusion in den nächsten fünf bis zehn Tagen noch mehrmals zu wiederholen.

Mangel an Blutplättchen (Thrombopenie)

Beschwerden
Hautausschlag in Form von kleinen, hellroten oder dunkelroten Punkten. Diese Punkte markieren winzige Blutungen unter der Haut. Der Ausschlag kann überall am Körper auftreten, meist beginnt er jedoch an den Beinen. Häufig treten Nasenblutungen und Blutungen unter der Haut auf. Außerdem dauern Blutungen nach Verletzungen länger als normal.

Ursachen
Manchmal bildet der Körper im Anschluß an eine Infektion oder aus bisher noch nicht bekannten Gründen Abwehrstoffe, die die Blutplättchen abbauen.
Als Nebenwirkung von Krebsbehandlungen und im Gefolge von Leukämie kann sich die Zahl der Blutplättchen ebenfalls häufig vermindern.
In seltenen Fällen können fast alle Medikamente als Nebenwirkung zu einem Mangel an Blutplättchen führen.

Erkrankungsrisiko
Das Erkrankungsrisiko steigt bei den unter Ursachen angegebenen Situationen.

Mögliche Folgen und Komplikationen
Ohne Behandlung können schwere innere Blutungen tödlich enden. Gelegentlich können Gehirnblutungen Lähmungen verursachen.

Vorbeugung
Sie ist nach derzeitigem Wissensstand nicht möglich.

Wann zum Arzt?
Sobald die beschriebenen Beschwerden auftreten.

Selbsthilfe
Ist nicht möglich.

Behandlung
Möglicherweise wird der Arzt alle nicht lebensnotwendigen Medikamente absetzen, da die Thrombopenie in seltenen Fällen eine Nebenwirkung fast aller Medikamente sein kann. Wenn der Blutzerfall auf »falsch programmierten« körpereigenen Abwehrstoffen beruht, wird der Arzt versuchen, mit Kortison die Zerstörung der Blutplättchen zu verhindern. Dadurch bessern sich die Krankheitszeichen innerhalb weniger Wochen oder verschwinden ganz. Bessert sich der Zustand nicht, werden Immunglobuline gespritzt oder die Milz operativ entfernt. Falls das Knochenmark nicht imstande ist, ausreichend Blutplättchen zu produzieren, müssen diese dem Körper mittels Transfusionen zugeführt werden.

Agranulozytose (Neutropenie)

Beschwerden
In akuten Fällen Schüttelfrost, Fieber, schmerzhafte Schleimhautgeschwüre im Mund und im Analbereich sowie bakterielle Lungenentzündung.

Ursachen
Die Anzahl der Granulozyten, das sind spezielle weiße Blutkörperchen, ist vermindert. Die Ursache dafür ist meist die Nebenwirkung von Medikamenten (z. B. Medikamente zur Behandlung von Krebs sowie von Schilddrüsenerkrankungen, krampflösende Medikamente, Antibiotika usw.).
Die Erkrankung tritt vereinzelt in Zusammenhang mit einem schweren Vitamin B_{12}- oder Folsäuremangel auf (➔ Perniziöse Anämie, Seite 408). In seltenen Fällen können Agranulozytosen vererbt sein.

Erkrankungsrisiko
Von der Erkrankung können alle Altersgruppen betroffen sein.

Mögliche Folgen und Komplikationen
Wenn die akute Agranulozytose nicht behandelt wird, können Blutvergiftung, Lungenentzündung und Blutungen die Folge sein.
Früher war diese Erkrankung in den meisten Fällen tödlich. Heute kann die Agranulozytose ohne bleibende Folgen geheilt werden. Allerdings hält die Empfindlichkeit des Patienten gegenüber dem auslösenden Stoff an. Das heißt, in Zukunft muß man die Einnahme dieser Substanz vermeiden.
Bei mäßig erniedrigter Zahl der Granulozyten treten oft nur geringe oder gar keine Beschwerden auf.

Vorbeugung
Ist nicht möglich.

Wann zum Arzt?
Sobald der Verdacht besteht, daß es sich um eine Agranulozytose handelt.

Selbsthilfe
Ist nicht möglich.

Behandlung

Akute Agranulozytose
Bei akuter Infektion und Agranulozytose ist ein Krankenhausaufenthalt notwendig. Der Patient sollte sofort mit Breitspektrum-Antibiotika behandelt werden.
Bei dem Verdacht, daß die Erkrankung die Nebenwirkung eines Medikamentes war, muß dieses sofort abgesetzt werden.
Mit diesen Maßnahmen bessern sich die Beschwerden meist schon nach wenigen Tagen.

Chronische Agranulozytose
Wenn die Zahl der Granulozyten nur mäßig verringert ist und wenig oder keine Beschwerden bestehen, ist keine Behandlung notwendig, außer es treten Fieber oder Anzeichen von Infektionen auf. In diesem Fall sollte - ebenso wie bei der akuten Erkrankung - sofort mit Antibiotika behandelt werden. In manchen Fällen ist eine Behandlung mit Kortison oder die operative Entfernung der Milz zweckmäßig.

Akute, chronisch-lymphatische oder chronisch myeloische Leukämie (Blutkrebs)

➔ auch Krebs, Seite 539

Beschwerden

Akute Leukämie
Erste Anzeichen können sein: Müdigkeit; Leistungsschwäche; Atemnot; Gewichtsverlust; Infektionen, besonders von Mund und Hals; Fieber; Nachtschweiß; Knochen- und Gelenkschmerzen; Lippen- und Mundgeschwüre. Später kommen Haut- und Schleimhautblutungen, Lymphknotenschwellungen, Milz- und Lebervergrößerungen hinzu.

Chronisch-lymphatische und Chronisch-myeloische Leukämie
Beide verursachen häufig lange Zeit keine Beschwerden und werden dann zufällig durch eine Blutuntersuchung für einen anderen Zweck entdeckt.
Erste Anzeichen können sein: Allgemeines Unwohlsein, Appetitmangel, Gewichtsverlust. Außerdem meist Fieber, nächtliche Schweißausbrüche, eine vergrößerte Milz, die man als Schwellung im linken oberen Bauch spürt, und Anzeichen von Blutarmut: blasse Hautfarbe, allgemeine Schwächezustände.

Ursachen
Veränderungen im Erbgut führen zu einer unkontrollierten Vermehrung der weißen Blutzellen im Knochenmark. Diese werden ins Blut ausgeschwemmt. In letzter Zeit mehren sich die Hinweise darauf, daß die Defekte in der Erbmasse nicht angeboren, sondern erworben sind.

Erkrankungsrisiko

Akute Leukämie
Sie betrifft eher jüngere Menschen.

Chronisch-lymphatische Leukämie
Die Erkrankung tritt mit zunehmendem Alter häufiger auf. Männer sind zwei- bis dreimal häufiger betroffen als Frauen.

Chronisch-myeloische Leukämie
Mit zunehmendem Lebensalter wird die Krankheit häufiger. Frauen und Männer sind etwa gleich häufig davon betroffen.

Mögliche Folgen und Komplikationen

Akute Leukämie
Unbehandelt kann die Krankheit innerhalb kurzer Zeit tödlich enden. Bei Kindern sind die Heilungschancen am größten. Gegenwärtig können etwa 70 von 100 Kindern mit akuter Leukämie geheilt werden. Bei Erwachsenen ist es immerhin möglich, etwa 20 bis 40 Prozent zu heilen bzw. eine mehrjährige beschwerdefreie Überlebenszeit zu erreichen. Je älter die Patienten sind, um so schlechter sind die Aussichten auf Heilung.

Chronisch-lymphatische Leukämie
Nachdem die ersten Beschwerden aufgetreten sind, beträgt die mittlere Überlebenszeit noch etwa sieben Jahre. Aufgrund der verringerten Abwehrkräfte des Körpers sind Infektionen häufiger. Sie sind die häufigste Todesursache.

Chronisch-myeloische Leukämie
Nachdem die ersten Beschwerden aufgetreten sind, beträgt die mittlere Überlebenszeit drei bis vier Jahre.

Vorbeugung
Ist nach derzeitigem Wissensstand nicht möglich.

Wann zum Arzt?
Sobald Sie den Verdacht haben, an Leukämie erkrankt zu sein. Der Arzt wird ein genaues Blutbild machen lassen (➔ Untersuchungsmethoden, Seite 733). Möglicherweise muß auch das Knochenmark untersucht werden.

Selbsthilfe
Ist nach derzeitigem Wissensstand nicht möglich.

Behandlung

Akute Leukämie
Sie wird immer im Krankenhaus behandelt, möglichst in dafür spezialisierten Zentren. Die Behandlung besteht hauptsächlich in der Einnahme von Krebsmedikamenten (*Zytostatika*), welche die Leukämie-Zellen zerstören. Sowohl Krankheit als auch Behandlung verursachen meist eine besondere Infektionsanfälligkeit und Blutungsneigung, so daß außerdem Antibiotika und Transfusionen mit Blutkörperchen und Blutplättchen notwendig sind. Eine relativ neue Behandlungsmöglichkeit besteht darin, Knochenmark zu transplantieren. Dieses muß jedoch von einem Verwandten - meist Bruder oder Schwester - mit ganz bestimmten immunologischen Eigenschaften (ein sogenanntes HLA-identes Geschwister) stammen. Für diesen Spender hat die Entnahme des Knochenmarks keinerlei Folgen.
In bestimmten Fällen kann man auch dem Patienten Knochenmark entnehmen, dieses »reinigen« und wieder einpflanzen.

Chronisch-lymphatische Leukämie
Bei einer chronischen Leukämie, die als »Zufallsbefund« entdeckt wurde und keine Beschwerden macht, sind nur regelmäßige Kontrolluntersuchungen notwendig. Viele Patienten leben jahrelang ohne Beschwerden damit und brauchen keine Behandlung.
Wenn sich Beschwerden wie Lymphknotenschwellungen, Milz- oder Leberschwellungen, eine zu niedrige Zahl von Blutplättchen, Fieber, Gewichtsverlust oder Anzeichen von Blutmangel (*Anämie*) bemerkbar machen, wird jedoch eine Behandlung notwendig: In erster Linie werden Krebsmedikamente verwendet. Eine vergrößerte Milz oder vergrößerte Lymphknoten können auch mit Strahlen verkleinert werden. Bei Blutarmut sind Bluttransfusionen und bei Infektionen Antibiotika notwendig. Die Behandlung bessert die Beschwerden häufig bedeutend.

Chronisch-myeloische Leukämie
Das Ziel der Behandlung ist bei den meisten Patienten, die Beschwerden zu lindern und das Blutbild zu normalisieren. Dafür braucht es normalerweise keinen Krankenhausaufenthalt. Behandelt wird hauptsächlich mit Krebsmedikamenten; in bestimmten Fällen auch mit Strahlen. Bei Blutarmut sind Bluttransfusionen notwendig.
Zur Kontrolle werden regelmäßige Blutuntersuchungen durchgeführt.
Bei Patienten bis etwa zum 40. Lebensjahr besteht die Möglichkeit einer Knochenmarktransplantation.

LYMPHSYSTEM

Das Lymphsystem besteht aus Lymphgefäßen, Lymphknoten und der Milz. Die *Lymphgefäße* sind das »Drainagesystem« des Gewebes. Das Netz von Lymphkapillaren nimmt Flüssigkeit und kleine Partikel aus dem Gewebe auf. In ihnen fließt die *Lymphe* in die größeren *Lymphgefäße*. Lymphgefäße sind ähnlich aufgebaut wie die Venen. Auch sie transportieren die Flüssigkeit mit Hilfe eines Klappensystems weiter. Alle großen Lymphgefäße münden im oberen Brustraum in eine Vene, so daß die Lymphe wieder in den Körperkreislauf gelangt.

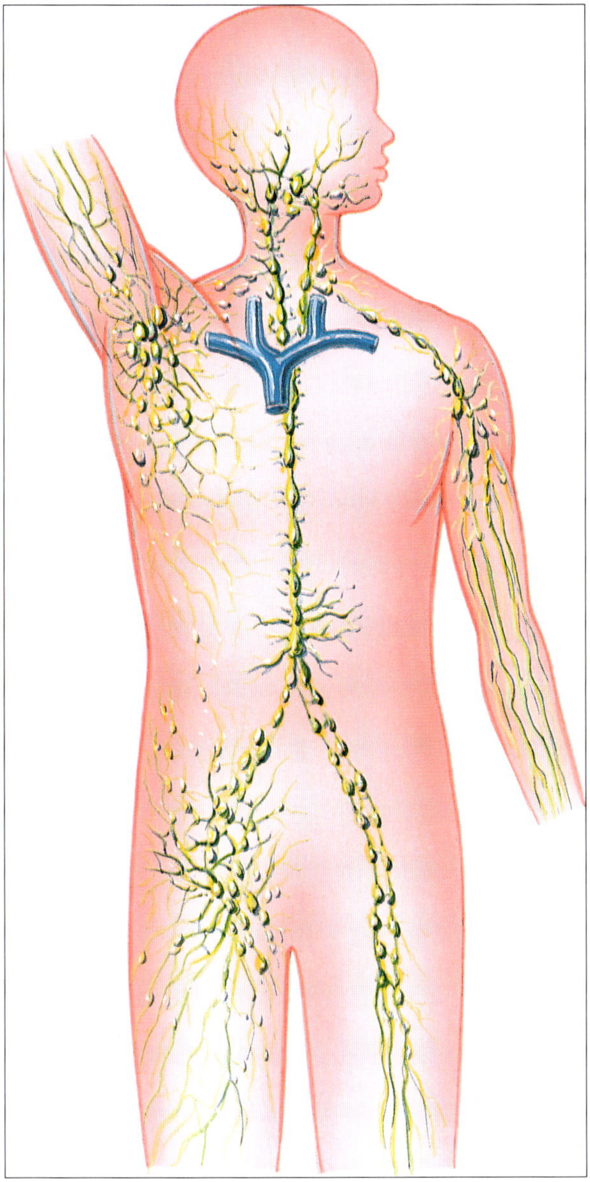

Das Lymphsystem ist ein wesentlicher Teil des körpereigenen »Verteidigungssystems«. Die Lymphknoten fangen Krankheitskeime, fremde Stoffe und wandernde Krebszellen ab und versuchen, sie unschädlich zu machen. Dazu produzieren sie eine besondere Form weißer Blutkörperchen, die Lymphozyten.
Da viele Lymphknoten ihren Zufluß aus einem bestimmten Organ oder bestimmten Körpergebieten erhalten, kann man bei Lymphknoten-Veränderungen rückschließen, welches Organ oder Gebiet erkrankt ist.

Pfeiffersches Drüsenfieber (Infektiöse Mononukleose)

Beschwerden

Ein bis zwei Wochen lang unspezifisches, grippeähnliches Kranksein mit mäßigem Fieber, teilweise erheblichen Halsschmerzen und Schnupfen. Die Lymphknoten im Hals- und Nackenbereich sind immer geschwollen, Kopfbewegungen werden sehr schmerzhaft. Oft schwellen auch die Lymphknoten in den Achseln oder Leisten.

Ursachen

Infektion mit dem zu den Herpesviren gehörenden *Epstein-Barr-Virus*. Das Virus wird vermutlich durch intensiven Kontakt von Mund zu Mund übertragen (»Kußkrankheit«), eventuell aber auch beim Trinken aus demselben Gefäß. Möglicherweise bleibt das Virus »schlafend« im Körper und kann dann die Krankheit erneut aktivieren, wenn die Abwehrkräfte geschwächt sind.

Erkrankungsrisiko

In der Bundesrepublik hat etwa jeder achte Patient, der wegen einer »Angina« ins Krankenhaus eingeliefert wird, diese Krankheit. Zwischen Ansteckung und Erkrankung können bis zu sieben Wochen vergehen.

Mögliche Folgen und Komplikationen

Die Veränderungen im Abwehrsystem machen den Körper anfällig für Infektionen, die das Gehirn erfassen können. In der Milz kann sich Blut ansammeln, sie schlimmstenfalls zum Zerreißen bringen. Blutungen im Magen-Darmtrakt und in den Atemwegen sind möglich.

Vorbeugung

Ist nicht möglich.

Wann zum Arzt?
Wenn eine Halsentzündung mit erheblichen und schmerzhaften Lymphknotenschwellungen einhergeht.

Selbsthilfe
Fiebersenkung mit Wadenwickeln, Linderung der Halsschmerzen mit Wickeln (➔ Wickel, Seite 784).

Behandlung
Die Genesung kann zwar oft ziemlich lange dauern, ist aber durch Behandlungen nicht zu beschleunigen. Einfache Schmerz- und Fiebermittel (➔ Seite 760) können die Beschwerden lindern. Kommen bakterielle Infektionen hinzu, können sie mit Penicillin behandelt werden.

Hodgkinsche Krankheit (Morbus Hodgkin, Lymphogranulomatose)

➔ auch Krebs, Seite 539

Beschwerden
Erste Anzeichen dieser Krebskrankheit sind Schwellungen der Lymphknoten am Hals, in der Achselhöhle oder Leiste. Außerdem Fieber, Schweißausbrüche, Müdigkeit, Schwächeanfälle, Gewichtsverlust und Hautjucken.

Ursachen
In ihrem Erbgut veränderte Lymphzellen werden plötzlich bösartig. In letzter Zeit mehren sich die Hinweise, daß der Defekt nicht angeboren, sondern erworben ist.

Erkrankungsrisiko
Das Erkrankungsrisiko ist am höchsten zwischen 15 und 35 Jahren sowie über 54 Jahren.

Mögliche Folgen und Komplikationen
Wird diese Krankheit längere Zeit nicht behandelt, kann sie tödlich enden. Je nach Krankheitsstadium können 60 bis 90 Prozent aller Patienten geheilt werden.

Vorbeugung
Ist nach derzeitigem Erkenntnisstand nicht möglich.

Wann zum Arzt?
Sobald Sie den Verdacht haben, daß Sie an dieser Krankheit leiden. Bei Verdacht auf Hodgkinsche Erkrankung wird der Arzt eine Reihe von Untersuchungen (Blutuntersuchung, Untersuchung des Knochenmarks, Röntgenuntersuchung, Ultraschall usw.) durchführen.

Selbsthilfe
Ist nach derzeitigem Wissensstand nicht möglich.

Behandlung
Die Mehrzahl der Patienten kann mit Krebsmedikamenten und/oder Strahlenbehandlung geheilt werden.

Lymphom

➔ auch Krebs, Seite 539

Beschwerden
Erste Anzeichen sind normalerweise geschwollene Lymphknoten. Weitere mögliche Beschwerden sind: allgemeines Unwohlsein, Appetitverlust, Gewichtsverlust, Fieber und nächtliche Schweißausbrüche.

Ursachen
Sind nicht bekannt. Man vermutet eine Virusinfektion.

Erkrankungsrisiko
Lymphome können in allen Altersstufen auftreten, die Häufigkeit nimmt jedoch mit dem Alter zu.

Mögliche Folgen und Komplikationen
Lymphome können einen unterschiedlichen Verlauf nehmen. Mit gutartigen Lymphomen kann man selbst ohne Behandlung lange Zeit leben. Andere enden ohne Behandlung tödlich. Etwa ein Drittel der Patienten mit sehr bösartigen Lymphomen können geheilt werden. Bei den wenig bösartigen Lymphomen beträgt die durchschnittliche Lebenserwartung fünf bis sieben Jahre.

Vorbeugung
Ist nach derzeitigem Wissensstand nicht möglich.

Wann zum Arzt?
Bei jeder nicht mit einer Infektion verbundenen Lymphknotenschwellung im Halsbereich.

Selbsthilfe
Ist nach derzeitigem Wissensstand nicht möglich.

Behandlung
Falls nur die Lymphknoten an einer Stelle des Körpers betroffen sind, wird meist mit Strahlen behandelt, eventuell gefolgt von einer Behandlung mit Krebsmitteln. Falls sich die Erkrankung bereits ausgebreitet hat, behandelt man hauptsächlich mit Krebsmedikamenten.

AIDS

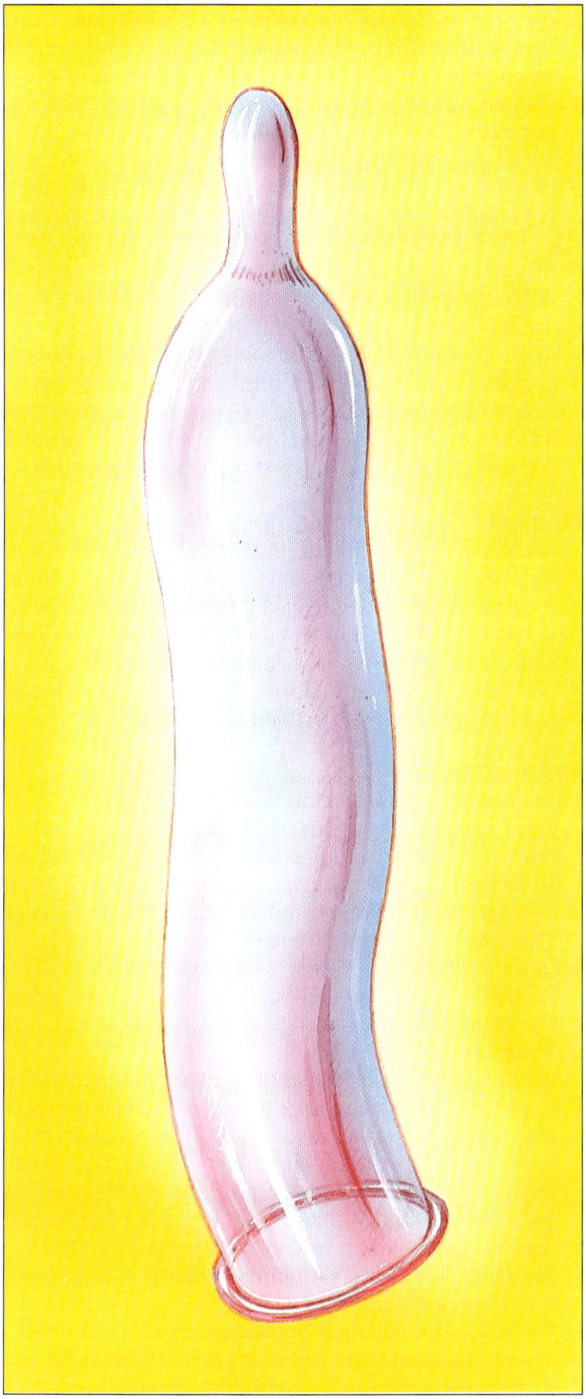

Nach dem ersten Bekanntwerden der Seuche AIDS Anfang der 80er Jahre hieß es, daß die Krankheit lediglich Homosexuelle und Fixer befalle. Konservative Moralapostel erklärten dies als »Strafe Gottes« für die vermeintliche Sittenlosigkeit unserer Zeit.
Als schließlich auch Heterosexuelle und Kleinkinder daran erkrankten, konnte man in den Medien immer neue Greuelmeldungen lesen.
Die ersten Prognosen von Fachleuten ließen vermuten, daß sich die Seuche explosionsartig ausbreiten werde. Man befürchtete ein Zusammenbrechen der gesamten medizinischen Versorgung.
Inzwischen zeigt sich, daß die Zahl der Neuerkrankungen in bestimmten Gruppen, zum Beispiel bei Homosexuellen, konstant bleibt oder in manchen Ländern sogar absinkt.
In den europäischen Ländern sind es unterschiedliche Gruppen, die hauptsächlich von AIDS betroffen sind:
In der BRD, in Großbritannien, in Frankreich und den Niederlanden sind hauptsächlich Homosexuelle betroffen, in Italien und Spanien Drogensüchtige.
Seit dem Ausbruch der Epidemie sind in der Bundesrepublik Deutschland insgesamt 21 392 Personen als infiziert registriert worden - hauptsächlich Männer - , wobei diese Ziffer wegen Mehrfachmeldungen von Fachleuten als zu hoch bezeichnet wird. Andererseits hat sich eine unbekannte Zahl von Infizierten noch nicht testen lassen. Wie hoch also die Zahl der wirklich Infizierten ist, kann man kaum abschätzen.

Beschwerden

Einige Tage nach der Ansteckung können grippeähnliche Beschwerden auftreten.
Wer mit AIDS-Viren angesteckt ist, bleibt zunächst monate- oder jahrelang gesund. Erste Anzeichen eines Fortschreitens der Infektion können sein: Fieber, Gewichtverlust, Durchfälle, geschwollene Lymphknoten, allgemeine Schwäche, Kopfschmerzen, Benommenheit, Verwirrtheitszustände, Hautausschläge, Infektionen im Mund- oder Rachenbereich.
Diese zunächst unspezifischen Beschwerden können wieder vergehen, und es kann Monate oder Jahre dauern, bis als Folge der Immunschädigung das Vollbild mit folgenden möglichen Beschwerden »ausbricht«:

- Atemnot, trockener Husten und Fieber als Anzeichen von Lungenentzündung
- schwere Durchfälle
- Schluckbeschwerden als Anzeichen von Pilzerkrankungen der Speiseröhre
- Fieberbläschen (Herpes simplex)

- Krebs (Kaposi-Sarkom, Lymphom)
- Tuberkulose
- Hautausschläge
- Persönlichkeitsveränderungen, Vergeßlichkeit, Antriebsarmut, Krampfanfälle usw. als Zeichen der fortschreitenden Gehirnschädigung durch die Viren

Ursachen

AIDS wird durch das sogenannte HI-Virus (*Humanes Immunschwäche-Virus*) hervorgerufen. Als Folge der Infektion vermindert sich nach Jahren langsam eine bestimmte Art weißer Blutkörperchen. Diese Zellen bilden einen Teil der »Wachmannschaft« des Körpers, zuständig für den Schutz gegen Krebszellen und Krankheitskeime. Der Körper kann sich nun gegen krankmachende Einflüsse nicht mehr ausreichend schützen.

Die Ansteckung kann nur auf drei Wegen erfolgen:

1. *Durch ungeschützten sexuellen Verkehr*, wobei sich das Risiko durch bereits vorhandene Geschlechtskrankheiten und Entzündungen erhöht.

Männer und Frauen, die ohne Kondom Analverkehr ausüben, sind besonders stark gefährdet, weil die Viren bzw. infizierte Zellen über Risse in der Darmschleimhaut oder durch direkten Kontakt der befallenen Zellen mit der Schleimhaut besonders leicht übertragen werden.

2. *Durch Übertragung von HIV-haltigem Blut*. Besonders gefährdet sind Rauschgiftsüchtige, die Spritzen und Nadeln gemeinsam mit anderen verwenden. Eine besondere Risikogruppe waren bis vor wenigen Jahren die Bluterkranken, die - ohne es zu wissen - zur Behandlung HIV-infizierte Blutprodukte verwendeten. In den industrialisierten Ländern besteht diese Gefahr heute nicht mehr.

3. *Von einer infizierten Mutter auf ihr Kind*. Nach neueren Erkenntnissen werden etwa 30 bis 50 Prozent aller Babys durch die AIDS-infizierte Mutter angesteckt; der Rest bleibt gesund. In seltenen Fällen können sich Kinder bei ihren Müttern beim Stillen anstecken.

AIDS wird nicht übertragen durch

- Händeschütteln oder Umarmen. Ein HIV-Infizierter sollte auf diese Berührungen nicht verzichten müssen. Er braucht ebenso - oder noch mehr - Zuneigung wie ein Gesunder
- normale Kontakte am Arbeitsplatz
- über Türklinken, Telefonhörer, Handtücher, Arbeitsinstrumente, Husten, Niesen oder Händedruck
- Mücken und andere Insekten
- Schwimmen in öffentlichen Schwimmbädern. Selbst wenn man Wunden oder Abschürfungen hat, ist man beim Baden nicht gefährdet
- Benutzung der Zahnbürste eines AIDS-Kranken. Es ist weltweit kein einziger Fall bekannt, bei dem sich jemand über eine Zahnbürste infiziert hätte. Aus allgemeinen hygienischen Gründen sollte man jedoch immer nur seine eigene Zahnbürste benützen
- Benutzung öffentlicher Toiletten
- Benutzung von Geschirr, aus dem ein AIDS-Kranker gegessen hat. Selbst beim gemeinsamen Speisen aus einem Teller besteht keine Gefahr
- Scheren und Rasiermesser beim Friseur
- Zahnarztbehandlungen, weil alle Instrumente nach jedem Gebrauch gründlich gereinigt werden
- flüchtige Küsse. Theoretisch wäre bei intensiven Zungenküssen durch direkten Blutkontakt (kleine Verletzungen im Mund, Zahnfleischbluten) eine Infektion möglich, kaum aber durch Speichel. Praktisch ist diese Ansteckungsmöglichkeit extrem unwahrscheinlich

Mögliche Folgen und Komplikationen

Zwischen dem Zeitpunkt der Ansteckung und den ersten Anzeichen der Erkrankung vergehen meist einige Jahre. Nur bei etwa jedem zweiten der mit dem AIDS-Virus Infizierten bricht die Erkrankung innerhalb von zehn Jahren aus.

Wenn die Krankheit einmal ausgebrochen ist, besteht nur eine geringe Wahrscheinlichkeit, zu überleben.

Vorbeugung

Vermeidung von Ansteckungs-Risiken:

- Fixer sollten sich in jenen Ländern, in denen Ersatzdrogen-Programme eingerichtet wurden, um solche Hilfe bemühen. Wer das nicht will, sollte auf keinen Fall Spritzen und Nadeln mit anderen tauschen und nur »Einmal-Spritzen« verwenden
- Beim Geschlechtsverkehr »Gummis« (Präservative, Kondome) benutzen und Sexualtechniken anwenden, bei denen kein Austausch von Körperflüssigkeiten stattfindet.
  Vorsicht: Tests von Konsumentenschutz-Organisationen in der Bundesrepublik Deutschland und Österreich haben ergeben, daß Präservative keinen hundertprozentigen Schutz gegen Ansteckung bieten. Laut deutscher Industrie-Norm dürfen 1,4 Prozent aller Gummis undicht sein. Die Werbeaussage »einzeln elektronisch geprüft« oder »elektronische Mehrfachprüfungen« bedeutet nicht, daß alle Gummis hundertprozentig dicht sind (→ Kondom, Seite 637)
- Wenn der Test bei einer Schwangeren eine HIV-Infektion ergibt, kann man wegen des hohen Risikos für das Kind einen Schwangerschaftsabbruch überlegen

Wann zum Arzt?

Wenn Sie den Verdacht haben, sich mit dem AIDS-Virus infiziert zu haben, sollten Sie sich an einen Arzt Ihres Vertrauens oder an die nächstgelegene AIDS-Hilfe wenden. Inzwischen gibt es in allen Bundesländern Beratungsstellen der AIDS-Hilfe, deren Adressen man bei den folgenden Stellen erfragen kann.

AIDS-Hilfe

BRD:	Deutsche AIDS-Hilfe Nestorstraße 8-9; 1000 Berlin 31 Tel.: (0 30) 89 69 06-0
Österreich:	AIDS-Hilfe Rainergasse 38; 1050 Wien Tel.: (02 22) 55 51 12, 55 51 27

Zur Feststellung, ob jemand HIV-infiziert ist, sind mindestens zwei Tests vorgeschrieben: Die Routineuntersuchung erfolgt mit einem »Such«-Test. Wenn damit Antikörper - das ist eine Reaktion des Körpers auf die eingedrungenen AIDS-Viren - gefunden werden, muß ein zweiter Test gemacht werden. Erst wenn dieser Test auch »positiv« ist, also eine Reaktion des Körpers auf AIDS-Viren anzeigt, kann man sicher sein, daß tatsächlich eine Infektion stattgefunden hat.

Ist der Test negativ, so bedeutet das allerdings keine hundertprozentige Sicherheit, daß man nicht mit dem Virus infiziert ist. Denn die Antikörper, nach denen im Test gesucht wird, entwickeln sich erst etwa vier bis zwölf Wochen nach der Infektion.

Es ist also möglich, daß man sich angesteckt hat, der Test aber wegen der noch nicht vorhandenen Antikörper negativ ausfällt.

Selbsthilfe

Lassen Sie nie einen HIV-Test ohne vorherige Beratung durch die AIDS-Hilfe oder einen Arzt Ihres Vertrauens durchführen.

Reihenuntersuchungen auf HIV, wie sie in manchen Gemeindekrankenhäusern in Wien ohne Wissen und Einwilligung der Patienten durchgeführt wurden, gibt es nicht mehr. HIV-Suchtests vor Operationen sind hingegen üblich und auch erlaubt.

Alle HIV-Untersuchungsstellen sind gesetzlich verpflichtet, sich an die ärztliche Schweigepflicht zu halten. Diese Vorschrift ist jedoch immer wieder durchbrochen worden - mit schwerwiegenden sozialen und beruflichen Folgen für die HIV-positiven Personen.

Wenn durch mindestens zwei Tests eindeutig eine HIV-Infektion nachgewiesen wurde, sollte man folgende Verhaltensregeln beachten:

- In regelmäßigen Abständen ärztliche Kontrolluntersuchungen durchführen lassen. Diese werden z. B. von der AIDS-Hilfe anonym und kostenlos angeboten. Die AIDS-Hilfe verfügt auch über eine Liste von Vertrauensärzten (Zahnärzte, Gynäkologen usw.), bei denen sicher ist, daß die Anonymität gewahrt bleibt
- Eine möglichst gesunde Lebensweise einhalten: Alkohol- und Nikotinkonsum einschränken, sich abwechslungsreich ernähren, Sonnenbäder vermeiden. Mit Sauna, Kaltwasseranwendungen und sportlichem Training die Abwehrkräfte stärken
- Orte und Verhaltensweisen meiden, bei denen eine erhöhte Infektionsgefahr besteht
- Wenn möglich, nicht in tropische Zonen reisen, weil dadurch die Gefahr besteht, daß man sich mit ungewohnten, oft schwer erkennbaren oder schwer behandelbaren Krankheitskeimen infiziert
- Alle möglichen Entzündungsherde des Körpers sanieren lassen

Sie können sich mit allen Fragen und Problemen anonym und kostenlos an die AIDS-Hilfe wenden. Dort erhält man:

- Information und Aufklärung
- Anonyme telefonische und persönliche Beratung durch Ärzte, Psychologen und Sexualwissenschaftler
- Anonyme und kostenlose HIV-Antikörpertestung
- Psychosoziale Hilfe für HIV-Positive und Angehörige
- Rechtsberatung; Gesprächsgruppen; Hilfestellung durch ausgebildete Sozialarbeiter; Besuchs-, Hilfs- und Pflegedienste für AIDS-kranke Personen zu Hause und im Krankenhaus durch ehrenamtliche Krankenpfleger, ehrenamtliche Betreuer (Buddies)

Behandlung

Der Verlauf der Krankheit kann durch Einnahme des Medikaments AZT (*Retrovir*) zwar nicht aufgehalten, aber verzögert werden. Die Behandlung mit diesem Medikament dauert lebenslang.

Wer an AIDS erkrankt ist, sollte außerdem alle auftretenden Infektionen und Tumore sofort behandeln lassen, weil das geschädigte Immunsystem damit nicht allein fertig wird.

Wann die Forschung einen wirksamen HIV-Impfstoff hervorbringen wird, ist noch nicht abzusehen. Keine der vielen auf dem Markt angebotenen »alternativen« Heilmethoden hat die Krankheit bisher besiegen oder auch nur bessern können.

ZÄHNE

Das Gebiß besteht aus dem unteren und oberen Kieferknochen. Sie sind in den Kiefergelenken miteinander beweglich verbunden und tragen die Zahnreihen. Die Keimanlagen für beide Zahnreihen sind bei der Geburt schon vollständig ausgebildet. Das Milchgebiß besteht aus 20 Zähnen. Bis zum 18. Lebensmonat sind meist alle Zähne sichtbar. Das Dauergebiß besteht aus 32 Zähnen. Im 13./14. Lebensjahr sind meist zwei Schneidezähne, ein Eckzahn, zwei Backen- und zwei Mahlzähne auf jeder Kieferhälfte ausgebildet. Der dritte Mahlzahn, der letzte Zahn in der Reihe, kommt meist bis zum 21. Lebensjahr durch. Bei jedem dritten bleibt dieser sogenannte »Weisheitszahn« jedoch aus. Damit sich die Zähne gut in der Reihe ausrichten, müssen sich schon beim Kind Zungen-, Wangen- und Lippenmuskulatur im Gleichgewicht miteinander befinden. Erbliche Faktoren bestimmen dies mit. Sie beeinflussen auch, ob die Kiefer richtig aufeinanderpassen oder ob es zu einem Vor-, Unter- oder Kreuzbiß kommt. Falsch stehende oder fehlende Zähne können Probleme im Kiefergelenk machen oder das

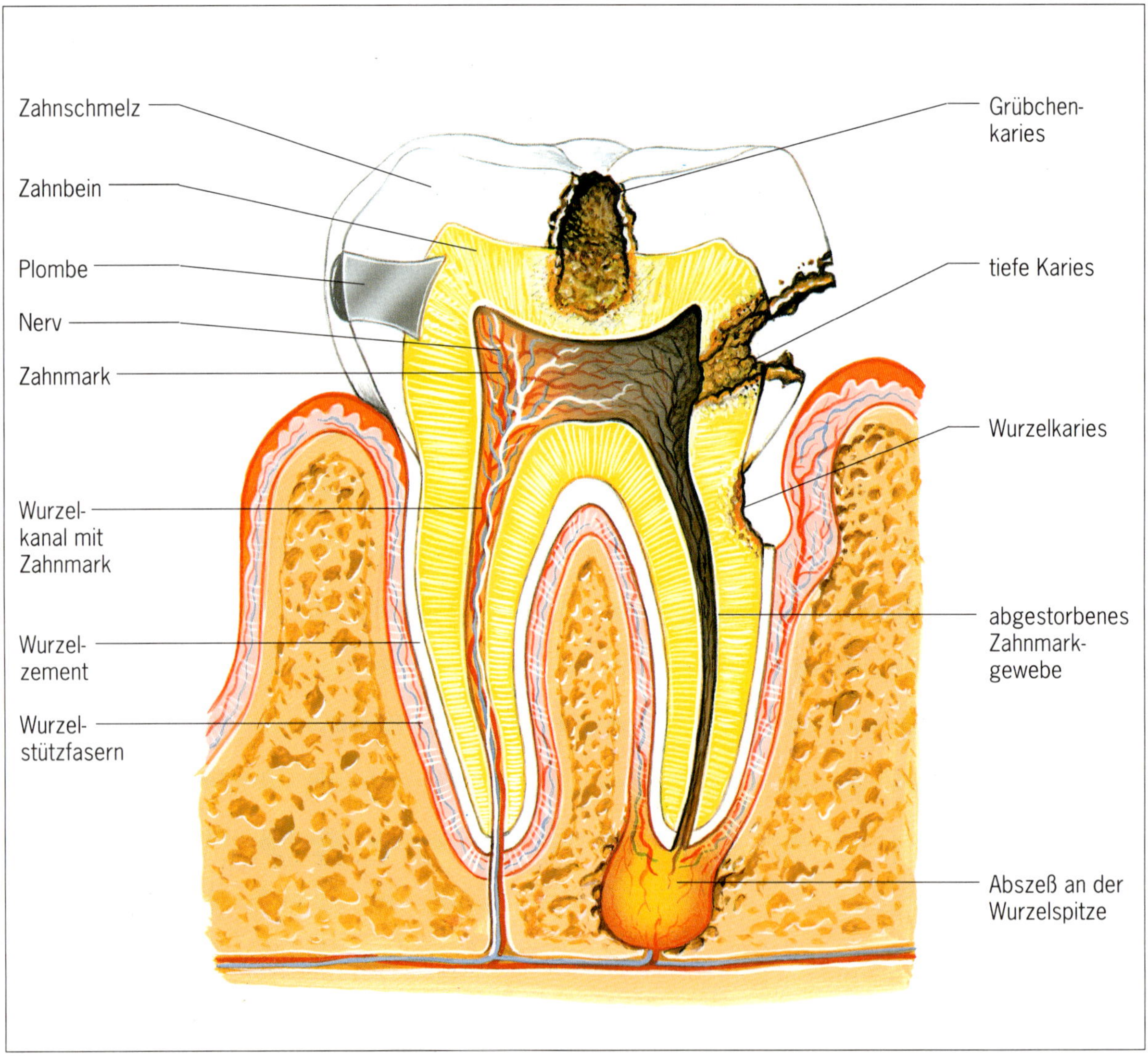

Zähne richtig putzen

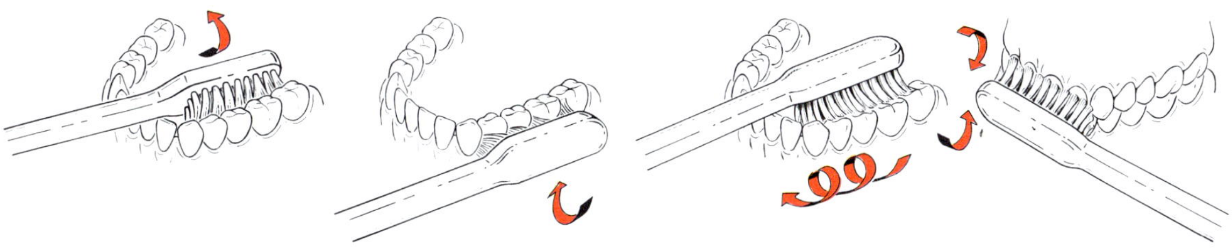

Innen: auf und ab | Außen: auf und ab | Oben: hin und her | Vorne: rauf und runter

Kauen beeinträchtigen. Das Gebiß ist beim Essen heute unterbeschäftigt. Weiche, zuckerreiche Kost hat in der Industriegesellschaft »neue Seuchen« entstehen lassen: Zahn- und Zahnbetterkrankungen. Neun von zehn Personen in der BRD und in Österreich haben Karies und Parodontitis. Die Schweiz hat durch ihr vorbildliches öffentliches Vorsorgeprogramm in allen Kindergärten und Schulen die Erkrankungsrate bereits in der zweiten Generation wesentlich gesenkt. Die Standesvertretungen der Zahnärzte in der BRD und in Österreich haben nicht dazu beigetragen, daß ein ähnlich wirksames System errichtet werden kann.
In der BRD sind Zahn- und Parodontalbehandlung, Kieferregulierung und Zahnersatz Bestandteil des Leistungskatalogs der Krankenkassen. Die von den Zahnärzten selbstverordnete Kostenausuferung führte schrittweise zum Ausbau des sogenannten Selbstbehalts: Neben den Beiträgen zur Krankenversicherung müssen Zahnarztpatienten nun bis zu 60 Prozent der Behandlung privat bezahlen. Seit 1989 ist die jährliche Kontrolluntersuchung durch den Zahnarzt die Voraussetzung für Zuschüsse beim Zahnersatz. Daß die Kassen in Österreich seit jeher nur geringe Zuschüsse für Zahnersatz geleistet haben, hat die Behandlungsformen beeinflußt: Mehrheitlich werden billigere Lösungen gewählt.

Richtige Zahnpflege

Zahnbürste

Entscheidend für die Zahngesundheit ist, daß der Zahnbelag vollständig entfernt wird. Deshalb ist die Zahnbürste das wichtigste Werkzeug für die Zahnpflege. Sie soll so klein und handlich sein, daß sie sich im Mund in alle Ecken führen läßt. Ihre Borsten sollten aus Kunststoff sein und weich genug, daß sie das Zahnfleisch nicht verletzen. Deshalb ist es auch wichtig, daß die Borsten gleich lang sind und gerade stehen.
Die Bürste wird mit rüttelnden Bewegungen vom Zahnfleisch zur Zahnkrone geführt, so daß die Borsten in alle Zwischenräume rutschen. Jeder Zahn sollte auf der Innenseite, auf der Außenseite und dann auf der Kaufläche extra geputzt werden. Dabei wird auch jeweils das Zahnfleisch ausreichend massiert. Hat sich das Zahnfleisch schon zurückgebildet, so ist es wichtig, die Zahnzwischenräume mit einer Interdentalbürste von Essensresten frei zu halten und mit Stimulatoren aus Gummi oder Holz zu massieren.
Elektrische Zahnbürsten sind nur sinnvoll, wenn man die Zahnbürste schlecht führen kann, etwa für Bettlägrige, oder um bei Kleinstkindern die Lust zum Zähneputzen zu wecken. Die meisten Geräte haben zu wenig Durchzugkraft, um bei ausreichendem Druck noch zu putzen. Der Wasserstrahl von Mundduschen ist kein Ersatz, höchstens Ergänzung für das Zähnebürsten, besonders dort, wo sich bei Brücken oder kieferorthopädischen Zahnspangen leicht Speisereste fangen. Bei Zahnfleischerkrankungen kann der Wasserstrahl abgestorbene Zellen oder Bakterien noch tiefer in die Zahntaschen spülen. Besser ist es, nach dem Putzen mit Wasser den Mund auszuspülen und es mehrmals kräftig durch die Zahnzwischenräume zu pressen.
Die gründliche Reinigung des Gebisses dauert mindestens drei Minuten. Für die Selbstkontrolle leisten ein Spiegel in Augenhöhe - für Kinder wichtig! -, ein kleiner Mundspiegel und eine Eieruhr gute Dienste.

Mit Plaquefärbemitteln kann man auch selbst den Erfolg des Putzens kontrollieren. Dazu eignen sich am besten Mittel, die nur den Wirkstoff Fluorescein enthalten.

Zahnseide

Die Kontaktpunkte in den Zahnzwischenräumen sind von Karies besonders bedroht. Deshalb sollten sie mit Zahnseide von Plaque befreit werden. Ungewachste Seide, erhältlich in Drogerien und Apotheken, eignet sich am besten. Sie wird zwischen den Fingern gespannt und vorsichtig an den Kontaktpunkten vorbei- und an jedem Zahnhals entlanggeführt. Auch unter Brücken sollte man gründlich mit der Zahnseide reinigen. Für diesen Zweck gibt es eigene Einfädler.

Zahnpasta

Zahnpasten sind keine Heilmittel, sondern Gleitmittel, die »Frische« suggerieren. Sie enthalten Rückstände (Schwermetalle) und vielfach chemische Zusätze (z. B. waschaktive Mittel wie Natriumlaurylsulfat, Desinfektionsmittel und sogar Zucker), die das Zahnfleisch schädigen können und/oder saures Milieu erzeugen, in dem Karies gedeiht. Wissenschaftliche Untersuchungen haben erwiesen, daß Zähneputzen mit reinem Wasser den gleichen Effekt erzielt. Daß pflanzliche Zusätze oder Vitamine in Zahnpasten das Zahnfleisch straffen, ist nicht erwiesen. Ebensowenig, daß bestimmte Zusätze Zahnbelag verhindern oder entfernen können. Zahnbelag bildet sich von selbst nach jedem Putzen wieder. Nur der kräftige Einsatz der Zahnbürste löst ihn vom Schmelz.
Fluoridzusätze sollen den Zahnschmelz härten. Das können sie nur, solange sie auf der Zahnoberfläche haften. Bei längerer Lagerung der Zahncreme bauen sich Fluoride überdies ab. Da Kinder etwa ein Drittel der Zahncreme schlucken, sollten sie nur fluoridfreie Pasten benutzen. Nur wenige Hersteller geben die genauen Rezepturen der Tubeninhalte preis. Sie unterliegen auch keiner amtlichen Kontrolle. Als Faustregel gilt: Je weniger Zahncreme verwendet wird, je weniger sie schäumt und je herber ihr Geschmack, um so empfehlenswerter ist sie. Achten Sie auf Inhalt und Preis der Pastentuben, sie sind sehr unterschiedlich.

Mundwasser

Mundwasser ist für die Mundpflege unnötig. Es verschleiert mangelnde Zahnpflege. Enthält es alkoholische Zusätze, kann es die Schleimhaut schädigen; desinfizierende Beimischungen können die Mundflora stören.

Richtige Anwendung von Zahnseide

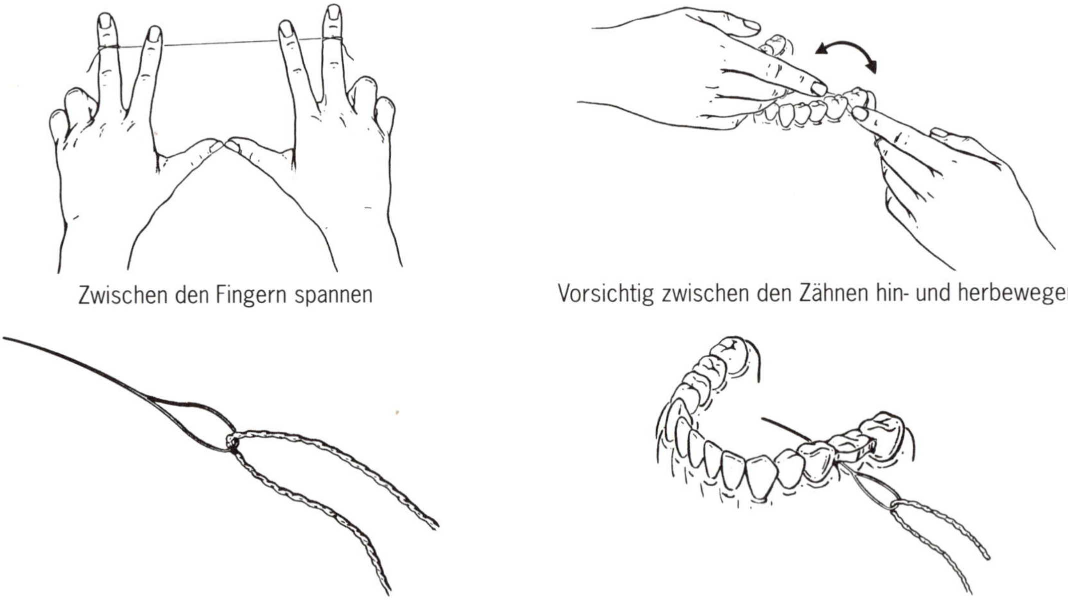

Zwischen den Fingern spannen

Vorsichtig zwischen den Zähnen hin- und herbewegen

Zahnseide durch Einfädler ziehen

Seide mit Einfädler unter die Brücke ziehen

Angst vor dem Zahnarzt

Wer Angst vor der Zahnbehandlung hat, sollte darüber mit dem Zahnarzt reden. Gibt er geduldig Auskunft über die Möglichkeiten, die Schmerzen bei der Behandlung zu vermindern, über alle Vorgänge und Behandlungsschritte, so wirkt das besser als Beruhigungsmittel, die viele Ärzte leider anbieten. Ist die Angst so groß, daß sie Ihnen den Mut zum Zahnarztbesuch nimmt, so können Sie gemeinsam mit dem Hausarzt überlegen, ob nicht eine Verhaltenstherapie (➔ Seite 828) dagegen helfen kann.

So können Sie Ihrem Kind helfen, die Angst vor dem Zahnarzt abzubauen:

- Bereiten Sie es mit »Zahnarztspielen« (Untersuchung mit Spiegel) auf den Arztbesuch vor
- Nehmen Sie es mit zur eigenen Zahnbehandlung, wenn Sie selbst keine Angst haben
- Suchen Sie einen Zahnarzt, der sich Zeit nimmt und dem das Kind vertraut; am besten einen, der eigene Kindersprechstunden hat
- Versprechen Sie dem Kind keine Schmerzfreiheit. Appellieren Sie eher an seine Mitarbeit

Unfälle

Alle Menschen in Berufen der metallverarbeitenden Industrie, im Bauwesen, Bergbau, Transportwesen und in der Landwirtschaft tragen ein hohes Risiko, daß Werkteile oder Werkzeuge abprallen und den Mund treffen. Kieferbrüche, Zahnlockerung, Platzwunden brauchen nicht nur eine Erstversorgung in einer Zahnklinik, sondern auch eine zahnärztliche Nachbehandlung.

Ein ausgeschlagener Zahn kann - besonders bei Jugendlichen - wieder in den Kiefer einoperiert werden und dort noch einige Jahre halten. Für den raschen Transport zum Zahnarzt oder Kieferorthopäden wird der ausgeschlagene Zahn am besten zwischen Unterlippe und Unterkiefer aufgehoben: Dort bleibt er feucht, warm und keimarm. Melden Sie den Unfall der Versicherung.

Unfälle bei Kinderzähnen

Kleinkinder fallen oft auf den Mund. Ist einer der Zähne danach locker oder in den Knochen gestoßen, sollte man sofort mit dem Kind zum Zahnarzt gehen. Oft stirbt das Zahnmark in der Folge ab. Der Zahn verfärbt sich dunkel. Manchmal wird auch der Keim für den bleibenden Zahn geschädigt. Man sollte sich den Unfallhergang notieren für den Fall, daß es später beim Zahndurchbruch Probleme gibt. Die Zähne von Kindern mit Vorbiß des Oberkiefers sind durch Unfälle besonders gefährdet. Sind Vorderzähne ausgeschlagen, so kann der Zahnarzt die Lücke mit provisorischem Zahnersatz versorgen. Erst um das 20. Lebensjahr ist das Einsetzen einer endgültigen Brücke möglich.

Karies (Zahnfäule)

Beschwerden

Der Zahn reagiert empfindlich auf Kälte und Wärme, Saures und Süßes. Schmerzen treten erst auf, wenn die Karies durch den Zahnschmelz zum Zahnbein vorgedrungen ist. Deshalb sollten Sie weißlichgelbe oder braune Verfärbung des Zahnschmelzes als erste Anzeichen der beginnenden Karies beachten.

Ursachen

Zahnbelag (*Plaque*). Er besteht aus klebrigen Mikroorganismen, die sich von Zuckern ernähren und sie zu Säuren abbauen. Diese greifen den Zahnschmelz an, Bakterien können eindringen. Hat die Karies erst einmal den Schmelz durchbrochen, greift die Zahnfäule das Zahnbein an. Der Countdown für den Zahn beginnt.

Gefördert wird Zahnbelag durch

- »verfeinerte« Kost wie raffinierte Zucker und ausgemahlene Mehle
- mangelnde Zahnpflege (➔ Seite 419)
- Arbeit mit hoher Staubbelastung (in Bäckerei, Mühle, Steinmühle, Bergbau, Baubetrieb, Zement- und Keramikfabrik, Metallschleiferei usw.). Sie führt zur sogenannten Bäckerkaries
- Arbeit in Säure- und Laugedämpfen in chemischer, metallverarbeitender und Lebensmittelindustrie

Erkrankungsrisiko

Gefördert wird Karies durch mangelnde Zahnpflege, mit jeder Nascherei, wenn zerstörte Zähne unbehandelt bleiben und durch Zahnschmelzdefekte.

Vorbeugung

Karies kann man durch gründliche, regelmäßige Zahnpflege - zweimal täglich und nach jedem Essen und Trinken zuckerhaltiger Speisen und Getränke - weitgehend verhindern (➔ Richtige Zahnpflege, Seite 419).

Bei jedem Zahnarztbesuch sollte der Arzt die Mundhygiene kontrollieren und wenn nötig über eine bessere Putztechnik informieren. Leider geschieht das sehr selten in Zahnarztpraxen, obwohl eine gut geschulte Helferin diese Aufgabe erfolgreich übernehmen könnte.

Kariesvorbeugung mit Fluorid
Karies ist keine Fluormangelkrankheit. Fluoride können jedoch - eingenommen oder direkt auf den Zahn aufgetragen - den Zahnschmelz härten.
Da Umwelt, Luft und Nahrung heute bereits stark fluorbelastet sind, sollten weder Trinkwasser noch Milch oder Salz mit Fluoriden versetzt werden. Täglich verbraucht die Bevölkerung der Bundesrepublik Deutschland und Österreichs pro Kopf etwa 180 Liter Wasser. Nur eineinhalb Liter davon dienen der Ernährung. Wäre das Trinkwasser fluoridiert, würden täglich pro Person etwa 178,5 Liter fluoridiertes Wasser die Abwässer belasten.
Der Zahnarzt kann ohne großen Aufwand Fluorgel oder -lack auf den Zahnschmelz aufbringen. Die regelmäßige Einnahme von Fluortabletten schon im frühen Kindesalter ist möglich, fördert aber die kritiklose Einnahme von Pillen im späteren Leben.
Fluoride sollten nur gezielt zur Schmelzhärtung eingesetzt werden: nur unter ärztlicher Kontrolle, bei offensichtlicher Kariesneigung und schlechten Ernährungsgewohnheiten.
Fluortabletten sollten nur den Wirkstoff Fluor und keine anderen Wirkstoffe enthalten. Sie sollten erst ab dem siebenten Lebensmonat eingenommen werden.

Versiegelung
Feine Risse im Zahnschmelz oder die Grübchen in den Kauflächen können vor dem Eindringen der Karies durch Versiegeln mit Kunststoff (*Komposites*) geschützt und beginnende Karies dadurch gestoppt werden. Vorher muß der Zahnarzt die gefährdeten Stellen aufwendig mit Spezialbürsten reinigen.

Mögliche Folgen und Komplikationen
Durch Druckabfall (z. B. bei Flugreisen, Bergtouren, Tauchen) kann bisher unbemerkte Zahnfäule plötzlich zu starken Zahnschmerzen führen.
Eine unbehandelte Karies kann tief vordringen. Die Folge ist eine Infektion des Zahnmarks, die bis in den Kiefer, die Kieferhöhlen und das Muskelgewebe reichen kann. Der Zahn kann verlorengehen. Fehlstellungen der Nachbarzähne und Kaubeschwerden können auftreten.

Wann zum Arzt?
Spätestens bei den ersten Anzeichen von Schmerz.

Selbsthilfe
Ist nicht möglich. Sogenannte Hausmittel, wie z. B. Alkohol oder eine Gewürznelke, sollten Sie nicht auf die schmerzende Stelle bringen. Sie könnten Zahnmark und Zahnfleisch schädigen. Der Weg zum Zahnarzt ist das wirksamste Schmerzmittel. Schmerzpatienten haben ein Recht darauf, noch am selben Tag behandelt zu werden.
In der Wartezeit können Sie sich helfen, indem Sie
- den Akupunkturpunkt am äußeren Nagelbettwinkel des Zeigefingers fest reiben
- für kurze Zeit einen feucht-kalten Umschlag an die Wange legen
- für kurze Zeit ein einfaches Schmerzmittel einnehmen. Einnahme über längere Zeit erschwert die Diagnose. Am besten eignen sich Mittel, die als Wirkstoff nur Paracetamol enthalten (➔ Einfache Schmerzmittel, Seite 760)

Sinnvoll gegen Zahnschmerzen: Paracetamol

Apacet (Ö)	Paracetamol mit angehängtem Herstellernamen (BRD)
Ben-u-ron (BRD)	Treupel P (BRD)
Enelfa (BRD)	Tylenol (BRD)
Eu-Med P (BRD)	
Kratofin simplex (Ö)	
Mexalen (Ö)	

Wichtigste Nebenwirkungen: Bei sehr häufigem, jahrelangem Gebrauch sind Nierenschäden nicht auszuschließen. Bei Überdosierung: Leberschäden

Mittel, die den Wirkstoff ASS (Azetylsalizylsäure) enthalten, fördern die Blutungsneigung. Sie eignen sich nur, wenn kein chirurgischer Eingriff durch den Zahnarzt (z. B. Zahnziehen) zu erwarten ist. Kinder, die an einer Virusinfektion (z. B. Grippe oder Windpocken) leiden, sollten keine ASS-Präparate einnehmen (➔ Einfache Schmerzmittel, Seite 760).
Nur bei sehr starken Schmerzen kann der Arzt in Ausnahmefällen den Wirkstoff Dextropropoxyphen (z. B. *APA* Tabletten [Ö]) oder ein kombiniertes Mittel aus ASS oder Paracetamol mit Kodein verordnen (z. B. *Nedolon P* [BRD], *Talvosilen* [BRD]).
Anders kombinierte Schmerzmittel sollten Sie keinesfalls einnehmen (➔ Schmerzmittel, Seite 760).

Sinnvoll gegen Zahnschmerzen: ASS

Acidum acetylsalicylicum	Contradol (BRD)
Aspirin (BRD/Ö)	Melabon (BRD)
Aspro (BRD/Ö)	Spalt (BRD)
ASS mit angehängtem Herstellernamen (BRD)	Trineral (BRD)

Wichtigste Nebenwirkungen: Magenschmerzen, Übelkeit, Blutungsneigung, Schwindelgefühl, Ohrensausen.

Behandlung
Der Zahnarzt muß die Karies gründlich ausbohren. Reicht die Karies bis nahe an das Zahnmark heran, kann es notwendig sein, die Schmerzen durch eine örtliche Betäubung auszuschalten. Die Spritze kann für einige Stunden die Konzentration beeinträchtigen. In diesem Fall sollten Sie kein Auto lenken oder komplizierte Maschinen steuern. Bevor der Zahnarzt die Höhlung im Zahn füllt (*plombiert*), sollte er eine Unterfüllung aus Zement einbringen. Sie schützt das Zahnmark.
Bei großen Höhlungen sollte der Zahnarzt mit dem Anlegen eines Streifchens um den Zahn verhindern, daß Füllmaterial überquillt und das Zahnfleisch schädigt. Bleiben oft Speisereste zwischen den Zähnen hängen, sollten Sie den Zahnarzt dieses nachprüfen lassen.
Bei allen Füllungen muß der Zahnarzt den Zusammenbiß der Kiefer kontrollieren und korrigieren, bis kein Fremdgefühl mehr besteht. Sonst treten Probleme beim Kauen und in den Kiefergelenken auf. Sie sollten darauf bestehen, daß der Zahnarzt die Füllung so lange korrigiert, bis sich der Zusammenbiß wie gewohnt anfühlt.
Verschiedene Metalle sollten Sie im Mund nicht tragen. Das gilt besonders für Stellen, die im Biß aufeinandertreffen. Dieses kann allergische Reaktionen an der Mundschleimhaut und an entfernten Hautpartien auslösen.

Entzündung des Zahnmarks

Beschwerden
Bestehende Zahnschmerzen werden bohrend, klopfend, dumpf; sie breiten sich diffus aus; Wange und Lymphknoten an Unterkiefer und Hals können anschwellen.

Ursachen
Das Zahnmark hat sich entzündet.

Das Erkrankungsrisiko steigt
Wenn Karies unbehandelt bleibt.

Vorbeugung
Konsequente Zahnpflege und zweimal jährlich Kontrolle beim Zahnarzt.

Mögliche Folgen und Komplikationen
Der Zahn kann absterben, die Infektion in den Kiefer vordringen; der tote Zahn kann zum »Herd« werden, der die Widerstandsfähigkeit gegen andere, besonders chronische Krankheiten mindert und allergische Reaktionen auslöst.

Wann zum Arzt?
Zweimal jährlich zur Kontrolle. Selbst bei geringem Zahnschmerz unverzüglich zum Zahnarzt.

Selbsthilfe
Es gibt keine Selbsthilfe. Schmerzlinderung (➔ Karies, Seite 421).

Füllungen

Zahnfarbene Komposites
eignen sich als Füllmaterial an den sichtbaren Stellen der Zähne. Dazu sollte der Zahnarzt Material wählen, das mit Licht gehärtet wird, und die Füllung ausreichend polieren. Auf den Kauflächen der Seitenzähne sollten bei großen Defekten keine Komposites verwendet werden, weil sie dem Kaudruck nicht standhalten.

Goldlegierungen
sind teuer und nur im wenig kariesanfälligen Gebiß sinnvoll. Bei ihnen muß mehr gesunde Zahnsubstanz weggebohrt werden. Goldfüllungen werden nach einem von der Höhlung abgenommenen Abdruck im Labor gegossen und in den Zahn einzementiert. Die Randschlüsse müssen sehr korrekt gearbeitet werden, damit kein Zement ausgewaschen wird und Zahnbelag eindringen kann. Sogenannte *Inlays* eignen sich für kleinere Zahndefekte. Ein *Onlay*, das die gesamte Kaufläche bedeckt, hat den Vorteil, den Zahn umfassend zu schützen.

Keramik
als Füllmaterial befindet sich erst in Erprobung. Keramik-Inlays haben grobe Ränder, die weniger präzise passen als Gold-Inlays.

Amalgam
ist das verbreitetste Füllmaterial, eine Mischung aus Silber, Kupfer, anderen Metallen und Quecksilber. Ein Teil des Quecksilbers wird beim Plombieren und durch Korrosion an den Körper abgegeben und kann die Gesundheit z. B. durch allergische Reaktionen belasten. Die Haltbarkeit der Füllung verlängert sich und die Quecksilberbelastung kann gering gehalten werden, wenn der Zahnarzt
- sogenannte Non-Gamma-2-Amalgame verwendet;
- die Füllung fest stopft;
- sie im Abstand von mindestens einem Tag poliert;
- und wenn man selbst gute Zahnpflege betreibt und allzu heiße Speisen meidet.
- Vergiftungen durch das Quecksilber aus Amalgamfüllungen sind extrem selten.

Behandlung
Zähne mit erkranktem oder abgestorbenem Zahnmark sind durchaus erhaltenswürdig. Bei einigen Allgemeinerkrankungen gelten wurzelbehandelte Zähne als Risiko und sind daher unerwünscht. In solchen und in den folgenden Fällen sollten sie entfernt werden:
- Wenn eine fortgeschrittene Zahnbettentzündung besteht und der Zahn locker ist
- Wenn stark verkrümmte Wurzeln (z. B. der Mahlzähne) eine Wurzelbehandlung wenig erfolgreich erscheinen lassen
- Bei tiefen Kronen- und Wurzelbrüchen
- Bei einem für die Kaufunktion, für die Ästhetik und als Träger für eine Prothese ganz unwichtigen Zahn

In jedem Fall sollte der Zahnarzt glaubwürdig erklären können, warum er einen erkrankten bzw. abgestorbenen Zahn ziehen möchte (➔ Zähne ziehen, Seite 428).
Für die Wurzelbehandlung können mehrere Sitzungen nötig sein. Der Zahnarzt muß den Zahn aufbohren und das Zahnmark aus dem Wurzelkanal entfernen. Dazu sollte der Arzt das Zahnmark nicht chemisch z. B. mit Arsen abtöten. Besser ist es, mit einer Spritze den Schmerz auszuschalten, bevor das infizierte Zahnmark gründlich ausgebohrt wird. Auch das Zahnbein muß entfernt werden, soweit es erkrankt ist.
Vor der Behandlung ist eine Röntgenaufnahme notwendig, um auszumessen, wie lang die notwendigen Instrumente sein müssen.
Hinterher muß im Röntgenbild kontrolliert werden, ob die Wurzelfüllung gelungen ist. Lassen Sie sich die Aufnahmen vom Zahnarzt zeigen und erklären.
Nach seiner Eröffnung muß der Wurzelkanal mehrmals gespült und getrocknet werden. Je nach Blutstillung und Trockenzeit wird der Zahn danach gefüllt.

Materialien zur Wurzelfüllung
Kein Material zur Wurzelfüllung ist optimal. Diese Mittel gelten nicht als Arzneimittel, weshalb in vielen Fällen nicht einmal ihre Zusammensetzung bekannt ist. Die Mittel können von der Wurzelspitze aus auf den Kieferknochen wirken. Der Arzt muß deshalb möglichst korrekt arbeiten und dann die Wurzelfüllpaste und -stifte möglichst genau bis in unmittelbare Nähe der Wurzelspitze vortreiben, damit keine unerwünschten Wirkungen auftreten. Trotzdem bleibt ein Restrisiko, daß entzündliche Veränderungen an der Wurzelspitze entstehen (➔ Entzündungen an der Wurzelspitze). Andererseits können bestimmte Wurzelfüllpasten mithelfen, daß sich bereits bestehende Entzündungen an der Wurzelspitze wieder zurückbilden.

Verankerung mit Stiften
Nach der Wurzelbehandlung wird der Zahn mit einer Füllung oder einer Krone versorgt. Ist die Zahnkrone weitgehend zerstört, so kann die Füllung wie der Kronenaufbau mit Schraubstiften im Zahnbein oder im Wurzelkanal verankert werden. Als ideale Stifte gelten jene aus den korrosionssicheren Metallen Titan oder Tantal. Sie werden eingeschraubt.
Wurzelgefüllte Zähne können sich mit der Zeit verfärben und spröde werden. In vielen Fällen ist daher eine Stiftkrone zu ihrer Versorgung sinnvoll.

Entzündungen an der Wurzelspitze: Abszeß, Granulom, Fistel, Zyste

Beschwerden
Der kranke Zahn wird klopfempfindlich und/oder druckempfindlich; Schmerzen in dem Bereich klopfen im Takt des Pulsschlags, sie werden immer stärker.
Brechen die entzündlichen Absonderungen rund um die Wurzelspitze durch den Kieferknochen nach außen, so kann sich ein Abszeß zur Wange, zur Zunge, zum Gaumen oder in die Kieferhöhle hinein bilden.
Bei Kindern bricht er meist von selbst auf.
Tritt der Eiter in die Weichteile aus, wird die Wange dick. Es können Schwellungen am Mundboden, am Kiefer oder am Gaumen entstehen, die nicht immer schmerzen müssen, manchmal aber von Fieber begleitet sind.
Gelegentlich - besonders häufig bei Kindern - bahnt sich der entzündliche Prozeß durch die Mundschleimhaut einen Kanal (*Fistel*), durch den immer wieder Eiter nach außen dringt. Meist schmerzt das nicht.

Ursachen
Unbehandelte Karies (➔ Seite 421).

Das Erkrankungsrisiko steigt
Durch Nichtbehandlung.

Vorbeugung
Konsequente Zahnpflege. Zweimal jährlich Kontrolle durch den Zahnarzt.

Mögliche Folgen und Komplikationen
Die Entzündung wird chronisch. Der Eiterherd an der Wurzelspitze kann sich abkapseln und zur Quelle chronischer Erkrankungen im Körper werden. Eine Kieferzyste kann sich bilden, die Kieferhöhlen können vereitern.

Wann zum Arzt?
So schnell wie möglich.
Der Zahnarzt muß Schmerzpatienten noch am selben Tag behandeln. Tut er das nicht, macht er sich wegen unterlassener Hilfeleistung strafbar.

Selbsthilfe
Ein feuchtkalter Umschlag oder ein Eisbeutel kann die Schmerzen lindern.
Warme bzw. warmfeuchte Packungen (➔ Wickel, Seite 784) lassen Abszesse rascher reifen.

Behandlung
Abszesse, die nicht von selbst aufbrechen, sollte der Zahnarzt erst eröffnen, wenn sie »reif« sind.
Kann eine Wurzelbehandlung den entzündlichen Prozeß um die Wurzelspitze nicht zum Abheilen bringen, muß die Wurzelspitze vom Zahnarzt entfernt werden (*Wurzelspitzenresektion*).
Eine Röntgenaufnahme und eine örtliche Betäubung bereiten die Behandlung vor. Dann durchtrennt der Arzt das Zahnfleisch und schiebt es weg. Die Knochenschicht über der Wurzel fräst er weg. Anschließend trennt er die Wurzelspitze ab und reinigt die Höhlung gründlich von krankhaftem Gewebe und Eiter. Manchmal dichtet der Zahnarzt die Wurzelspitze mit Füllmaterial ab. Immer muß er die Wunde nähen und versorgen.
Bei Frontzähnen ist dieser Eingriff relativ einfach. Im Bereich der Seitenzähne erfordert er großes chirurgisches Geschick und Zeit, ist aber nicht immer möglich.
Kieferzysten werden auf ähnliche Art entfernt. Dabei entsteht meist ein größerer Hohlraum. Wenn der Eingriff erfolgreich war, füllt allmählich Knochengewebe diesen Hohlraum wieder.
Ist der entzündliche Prozeß weit fortgeschritten, muß der Zahn unter Umständen gezogen werden. Bei jungen Menschen ist es manchmal möglich, den Zahn wieder zu replantieren.

Zahnfleischentzündung (Gingivitis)

Beschwerden
Das Zahnfleisch ist berührungsempfindlich. Es verliert sein blaßrosa Aussehen, wird bläulich, schwillt zwischen den Zähnen an und blutet leicht, z. B. beim Zähneputzen.

Ursachen
Zahnbelag und Zahnstein oberhalb und besonders unterhalb des Zahnfleischrandes; Streß; Zähneknirschen wegen vorstehender Füllungen, schlechtsitzender Prothesen oder seelischer Spannung. Vitaminmangel, Diabetes, Lebererkrankungen, Allergien.
Hormonumstellung in der Pubertät und im Klimakterium, »die Pille«, Nebenwirkung von Mitteln gegen Epilepsie.
Arbeit in bleiverarbeitender Industrie. Durch sie färbt sich zusätzlich der Zahnfleischrand schwarz.

Das Erkrankungsrisiko steigt
Zusätzlich zu den unter Ursachen genannten Gründen durch mangelnde Zahnpflege, wenn der Zahnarzt den Zahnstein nicht entfernt; durch Reizung durch Zahnpasten, Mundwässer, Prothesenhaft- und pflegemittel.

Mögliche Folgen und Komplikationen
Chronische Zahnfleischentzündung kann Herz- und Gefäßerkrankungen, rheumatische Krankheiten, Nieren-, Augenleiden usw. fördern.

Vorbeugung
Konsequente Mundhygiene; zweimal jährlich Kontrolle beim Zahnarzt; Entfernung von Zahnstein.
Zuckerarme Ernährung beugt der Erkrankung vor, faserreiche Kost massiert beim Kauen und strafft das Zahnfleisch. Einen ähnlichen Effekt hat das mehrmalige tägliche Massieren des Zahnfleischs mit dem sauberen Finger.

Wann zum Arzt?
Bei Zahnfleischbluten.

Selbsthilfe
Beginnende Zahnfleischprobleme kann man mit dreimal täglich konsequent durchgeführtem gründlichem und richtigem Zähnebürsten (➔ Richtige Zahnpflege, Seite 419) aufhalten.
Die hilfreiche Wirkung sogenannter »zahnfleischstraffender« Zahncremes oder Mundwässer ist nicht nachgewiesen.

Behandlung
Medikamentöse Behandlung gibt es nicht.
Eigentlich gehört zu jeder Zahnbehandlung, daß der Zahnarzt den Zahnstein entfernt, besonders den unter dem Zahnfleischrand (*Konkrement*), der das Zahnfleisch reizt.
Zusätzlich müßte er die richtige Zahnpflege erklären. Leider ist das nicht allgemein üblich.

Zahnbetterkrankungen: Parodontitis, Parodontose, Anug

Beschwerden

Parodontitis: Aus tiefen Zahntaschen sondert sich auf Druck eitriges Sekret ab. Erst spät tritt leicht schmerzhaftes Ziehen am Zahnbett auf, manchmal sind die Zähne druckempfindlich. Sie lockern sich.
Parodontose (Zahnbettschwund): Ohne Entzündung bildet sich der Kieferknochen zurück. Parodontose wird mit zunehmendem Alter häufiger. Sehr schmerzhaft ist die seltene, gewebezerstörende Form der Zahnbettentzündung *(Anug)*, die vorwiegend bei jungen Menschen auftritt.

Ursachen

Zahnbettentzündung ist die Folgeerkrankung der Zahnfleischentzündung. Nicht alle Ursachen der *Parodontose* sind geklärt, beteiligt sind sicher mangelnde Mundhygiene und schlechte zahnärztliche Arbeit.
Anug ist eine Infektion nach mangelnder Zahnhygiene.

Erkrankungsrisiko

Durch mangelnde Zahnhygiene steigt das Erkrankungsrisiko.

Vorbeugung

Konsequente Zahnpflege (→ Seite 419).
Der Zahnarzt sollte Zahnstein oberhalb oder unter dem Zahnfleischrand unbedingt regelmäßg entfernen, da er Zahnbetterkrankungen fördert. Die Reinigung mit Ultraschall- und Handgeräten sollte bei jedem Zahnarztbesuch selbstverständlich sein. Dies ist leider häufig nicht der Fall.
Nach der Entfernung des Zahnsteins wird die Schmelzoberfläche mit Reinigungspasta und rotierenden Bürsten oder Gumminäpfchen poliert. So können auch Verfärbungen durch Tee oder Rauchen entfernt werden.

Mögliche Folgen und Komplikationen

Parodontitis und *Parodontose*: Der Kieferknochen bildet sich zurück, die Zähne lockern sich und fallen aus.
Anug: Erhebliche Beeinträchtigung des allgemeinen Wohlbefindens.

Wann zum Arzt?

Bei Zahnfleischbluten; wenn Zahntaschen bestehen; bei eitrigem Sekret; bei fauligem Mundgeruch; bei Ziehen in den Zähnen; bei Druckempfindlichkeit von Zähnen; bei Schmerzen an Zahnfleisch und Mundschleimhaut.

Selbsthilfe

Ist nicht möglich.

Behandlung

Medikamente gegen Zahnbetterkrankungen gibt es nicht. Nur eine chirurgische Behandlung und anschließende konsequente Mundhygiene können helfen.
Die meisten Zahnärzte in der Bundesrepublik Deutschland und in Österreich haben keine ausreichende Ausbildung in Parodontalbehandlungen.
Damit die Krankenkassen der Bundesrepublik Deutschland die Behandlung bezahlen, sollte der Zahnarzt vorher einen Behandlungsplan aufstellen und zur Genehmigung einreichen.
In Österreich erstatten die Kassen die hohen Kosten der zeitaufwendigen Behandlung nicht.
Die Behandlung umfaßt mehrere Sitzungen. Das entzündete Gewebe muß chirurgisch entfernt und die Zahnwurzel geglättet werden (*Curettage*). Das ist schmerzhaft und wird deshalb bei örtlicher Betäubung gemacht. Das Zahnfleisch blutet bei dieser Behandlung stark.
Die Zahnhälse bleiben für einige Wochen überempfindlich. Die Zähne sehen nun »länger« aus, denn der Zahnfleischrand kann sich zurückbilden. Das Zahnfleisch strafft sich jedoch wieder, und die gelockerten Zähne festigen sich.
Soll dieser Operationserfolg halten, ist anschließend konsequentes Zähneputzen notwendig. Der Zahnarzt muß ausführlich über die richtige Mundhygiene informieren und regelmäßig halbjährlich kontrollieren.
Wer schon einmal eine Parodontalerkrankung hatte und einen Teil des Zahnbetts eingebüßt hat, muß seine Zähne künftig ganz konsequent pflegen, damit sich die Entzündung nicht wiederholt.
Gegen den Kieferknochenschwund und Zahnverlust bei *Parodontose*, die besonders im Alter auftritt, jedoch nur fünf Prozent der Parodontalerkrankungen ausmacht, gibt es kein wirksames Mittel.

Erkrankungen des Kiefergelenks

Beschwerden

Das Kiefergelenk schmerzt stumpf ausstrahlend bis zum Hals und Kopf, gelegentlich knackt es bei Bewegungen. Der Mund läßt sich nicht ganz öffnen. Das Gelenk ist nur eingeschränkt beweglich.
Die Kaumuskeln sind verkrampft. Kopfschmerzen und Muskelschmerzen, die sich bis in die Schulter ziehen, treten auf.

Ursachen

- Am häufigsten sind diese Beschwerden Folge von »spannungslösenden« Angewohnheiten wie Pressen und Knirschen der Zähne, besonders nachts und in Streßsituationen
- Überhöhte Zahnfüllungen, Prothesen oder Kieferfehlstellungen
- Gelenkentzündung durch Infektion oder Verletzung

Erkrankungsrisiko

Frauen neigen häufiger dazu, mit den Zähnen zu knirschen und die Zähne zusammenzupressen. Gelenkentzündungen durch Abnutzung nehmen bei Menschen über 50 zu.
Wer immer »die Zähne zusammenbeißt«, schafft vielleicht auch die Voraussetzung für Kiefergelenkerkrankungen (➔ Befindlichkeitsstörungen, Seite 215).

Mögliche Folgen und Komplikationen

Die Beweglichkeit der Kiefergelenke nimmt ab.

Vorbeugung

Lassen Sie beim Zahnarzt Kieferbogen, Füllungen und Zahnersatz auf den Zusammenbiß kontrollieren.

Wann zum Arzt?

Wenn die oben beschriebenen Beschwerden auftreten.

Selbsthilfe

Heiße, feuchte Umschläge lindern den Schmerz. Essen Sie möglichst breiige Kost. Vermeiden Sie Kieferbewegungen.

Behandlung

Ein erkranktes Gebiß sollte in jedem Fall saniert werden. Eine Aufbißschiene kann nachts die Kieferbögen in der richtigen Stellung halten.
Voraussetzung für einen bleibenden Behandlungserfolg ist, daß Sie lernen, mit Belastungen anders umzugehen als durch »Zähne zusammenbeißen« (➔ Beratung und Psychotherapie, Seite 822; ➔ Entspannung, Seite 813). Dann können Sie auf Schmerz- und Beruhigungsmittel weitgehend verzichten.
Eitrige Infektionen müssen mit Antibiotika behandelt werden.
Anschließend sind Öffnungs- und Dehnungsübungen für die Kiefer wichtig, damit die Beweglichkeit des Gelenks erhalten bleibt.
Dieses gilt auch für rheumatische Gelenkentzündungen (➔ Chronische Polyarthritis, Seite 517).

Zahnfehlstellungen bei Erwachsenen

Das »Idealgebiß« gibt es kaum. Kleine Zahnfehlstellungen und -drehungen sind häufig und können die persönliche Note oder gar besonderen Reiz eines Menschen ausmachen. Nach Abschluß des Kieferwachstums sind Behandlungen nur sinnvoll, wenn das Kauen und Sprechen und die Gesundheit des Zahnbetts beeinträchtigt sind. Sie sind oft nur notwendig, weil eine frühe kieferorthopädische Versorgung versäumt wurde oder fehlgeschlagen ist. Starke Mißbildungen (z. B. starker Vor- oder Rückbiß) erfordern oft einen chirurgischen Eingriff. Darüber entscheiden Kieferorthopäde und -chirurg mit dem Betroffenen gemeinsam.
Nachteile: Meist ist eine kieferorthopädische Vollbehandlung notwendig, die Jahre dauern kann. Das bedeutet eine große psychische Belastung. Die festsitzenden Apparaturen sind sichtbar und können das berufliche und partnerschaftliche Leben beeinträchtigen. Gleichzeitig bestehende Zahnbetterkrankungen müssen vorher kuriert werden. Über den Langzeiterfolg solcher Erwachsenenbehandlungen gibt es kaum Untersuchungen. Die Gefahr von Karies und Schmelzentkalkung ist hoch. Gab es vor der Behandlung Probleme beim Sprechen, so gehen sie nicht automatisch zurück. Meist ist eine Nachbetreuung durch einen Sprachtherapeuten (*Logopäde*) notwendig.
All das legt nahe, Vorteile und Risiken sorgfältig abzuwägen, bevor man sich zu einer solchen Behandlung entschließt (➔ auch Kinderzähne, Seite 431). Weisheitszähne bereiten oft Probleme: Sie stehen z. B. gekippt, wodurch sich Zahntaschen bilden und entzünden können. Oder sie kommen nicht ganz aus dem Kiefer heraus. Vielfach müssen sie dann gezogen werden. Oft bereiten stark gekrümmte Wurzeln dabei Komplikationen. (➔ Wenn der Zahn nicht mehr zu retten ist, Seite 427).

WENN DER ZAHN NICHT MEHR ZU RETTEN IST

Das Zahnziehen sollte immer das letzte Behandlungsmittel bleiben. Ein marktoter Zahn sollte gezogen werden, wenn

- seine Wurzelkanäle stark gekrümmt und undurchlässig sind und eine Erkrankung an der Wurzelspitze nicht durch eine Wurzelspitzenresektion behandelt werden kann

Verhalten nach chirurgischen Eingriffen

- Gönnen Sie sich Ruhe. Halten Sie die Zunge von der Wunde weg. Sprechen Sie wenig, und essen Sie nur breiige Kost. Reizstoffe wie Cola, Rauch oder Kaffee sollten Sie meiden.
- Spülungen mit Rachenspülmitteln und Tees sind nicht angebracht. Sie stören den Heilungsprozeß.
- Blutet es erneut, sollten Sie ausspülen und auf ein sauberes gefaltetes Tuch beißen. Hört die Blutung damit nicht innerhalb einer Stunde auf, ist ein Besuch beim Zahnarzt notwendig.
- Treten zwei bis drei Tage nach dem Zahnziehen starke Schmerzen auf und ist die Höhlung statt mit dem Blutgerinnsel mit einem graugelben stinkenden Belag versehen, muß der Arzt die Wunde neuerlich desinfizieren und von den eventuell zurückgebliebenen Resten befreien und säubern.

- der Zahn wegen einer Zahnbettentzündung locker ist und chronische Erkrankungen wie Rheuma, Nierenentzündung, Herzkrankheiten, Entzündung der Regenbogenhaut des Auges bestehen
- Karies bis in die Zahnwurzel hineinreicht und wenn sich die Zahnwurzel zurückgebildet hat
- der Zahn gekippt oder weit herausgewachsen ist bzw. falsch steht und die Ursache häufiger Entzündungen ist (zum Beispiel bei »Weisheitszähnen«)

Zähne ziehen

Zunächst macht der Zahnarzt den Bereich mit einer Spritze schmerzunempfindlich. Dann löst er das Zahnfleisch vom Zahnhals und löst den Zahn mit Hebeln und Zangen aus seinem Zahnfach. Auch bei guter Arbeit können dabei Teile von Krone und Wurzeln abbrechen. Die Bruchstücke muß der Zahnarzt sorgfältig entfernen, entzündetes Gewebe exakt auskratzen. Die erste starke Blutung nach dem Zahnziehen stillt man durch Aufbeißen auf Mulltupfer. Für die Heilung ist es jedoch wichtig, daß frisches Blut die Knochenöffnung füllt.

Normalerweise ist nach dem Zahnziehen kein Schmerzmittel notwendig. Die Spritze wirkt noch eine Zeitlang nach. Ein kalter Umschlag mehrmals täglich außen auf das Operationsgebiet gelegt, lindert den Schmerz.

Gegen Schmerzen sollten Sie keinesfalls Mittel einnehmen, die den Wirkstoff ASS (➔ Karies, Seite 421) enthalten, da diese die Blutung fördern. Mittel, die Paracetamol enthalten, sind vorzuziehen.

Viele Zahnärzte verschreiben Antibiotika zum Einnehmen, obwohl lokale Behandlungen ausreichen. Wenn Ihr Zahnarzt Ihnen Antibiotika verordnet, fragen Sie nach dem Grund. Dieses ist nur gerechtfertigt, wenn

- örtlich begrenzte Infektionen sich auszubreiten drohen, z. B. weitere Schwellung, auch der Lymphknoten, Fieber
- die Abwehrkräfte des Körpers geschwächt sind
- bei frischen Verletzungen im Kieferbereich Infektionen abgewehrt werden sollen

Antibiotika zum Auftragen auf die Schleimhaut, zum Beispiel in Form von Salben, sollten nicht angewendet werden. Sie verringern die Widerstandskraft gegen Keime.

Zähne überkronen

Eine künstliche Krone sollte der Zahn nur dann bekommen, wenn die natürliche weitgehend zerstört ist und Füllungen nicht mehr dauerhaft verankert werden können. Stark gelockerte und an der Wurzelspitze erkrankte Zähne sollte der Arzt nicht überkronen. Selbst aus ästhetischen Gründen sollte man einen ungünstig stehenden Zahn nicht in jedem Fall beschleifen. Ein gesunder Zahn hat längere Lebenschancen als ein überkronter.

Zahnkrone

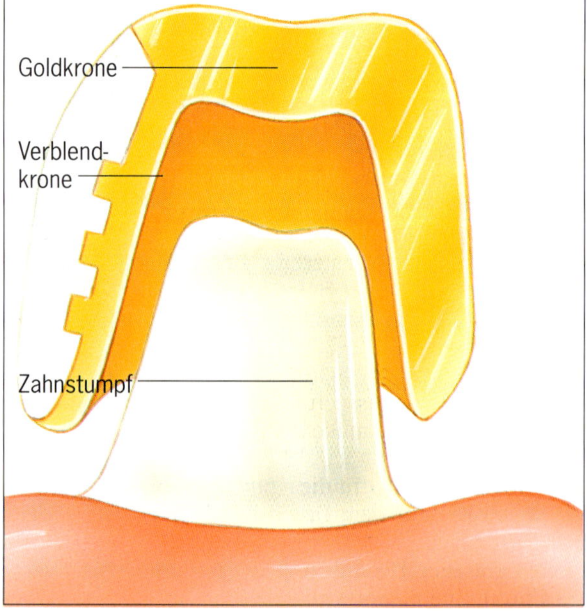

Kronen anfertigen

Mit einer Spritze schaltet der Zahnarzt den Schmerz aus. Meist beschleift er die Zahnkrone dann so, daß die Präparationsgrenze oberhalb des Zahnfleischrandes liegt. Dann bekommt der Zahn eine *provisorische Krone*.

Leichte Schmerzen sind in dieser Zeit nicht besorgniserregend. Steigern sie sich jedoch, ist es ratsam, den Zahnarzt aufzusuchen.

Die *endgültige Krone* sollte der Zahnarzt erst zementieren, wenn sicher ist, daß

- die Kronenränder glatt am Zahn aufliegen
- der Kontakt zu den Nachbarzähnen ausreicht
- beim Zusammenbeißen und Kauen nichts stört

Irritationen sollten nach wenigen Tagen aufhören, Temperaturempfindlichkeit kann länger andauern. Sie sollten den Zahnarzt aufsuchen, wenn

- sich diese Beschwerden beim Essen oder Zähneputzen stark steigern
- das Zahnfleisch blutet und anschwillt
- Nahrungsreste hängenbleiben
- die Krone herausfällt

Dieses sind Hinweise auf mangelhafte Arbeit. Von einer richtig gestalteten Krone kann man eine Lebensdauer von zehn Jahren erwarten. Allerdings hat eine Langzeitstudie ergeben, daß bei jeder zweiten Krone zahnärztliche Fehler die Lebensdauer beeinträchtigen.

Kronenmaterial

Die beste Krone ist eine reine Metallkrone. Aus kosmetischen Gründen wird aber die Verblendkrone mit Porzellan gewählt. Sie besteht aus einer Metallegierung, die im sichtbaren Bereich eine zahnfarbene Porzellanschicht trägt. Kunststoff als Verblendung nützt sich rascher ab. Die Vollverblendung mit Porzellan auch auf den Kauflächen ist wissenschaftlich noch umstritten. Kronen, die ohne Metallgerüst ganz aus Porzellan oder Kunststoff hergestellt sind (*Jacketkronen*), passen nicht optimal, oder sie nutzen sich zu stark ab.

Zähne überbrücken

Manche Lückengebisse funktionieren ohne Beschwerden. Eine Brücke sollte die Lücke dann rechtzeitig »überspannen«, wenn

- die Nachbarzähne in die Lücke kippen, sich lockern oder das Zahnfleisch Taschen bildet
- Gegenzähne in die Lücke »hineinwachsen«
- dadurch das Beißen und Kauen gestört ist oder Schmerzen im Kiefer oder im Kiefergelenk auftreten

Verschiedene Brückenarten

Die Brücke sollte möglichst nur aus den beiden Brückenpfeilern und einem Brückenglied, dem künstlichen Zahn, bestehen.

Als kosmetisch ideal gilt die *Verblendbrücke*. Sie wird aus Edel- oder Nichtedelmetall-Legierung gegossen und mit Porzellan verblendet. Die Pfeilerzähne müssen beschliffen und überkront werden. An den Kronen ist der Brückenteil befestigt. Er sollte nur dann mehrere Zähne tragen, wenn die Pfeilerzähne gesund sind.

Die Brücke sollte den zahnlosen Kieferbogen nicht berühren, um das Zahnfleisch nicht zu schädigen. Nur bei den sichtbaren Schneidezähnen sollten die Kunstzähne dem Zahnfleisch punktförmig aufsitzen, um das natürliche Aussehen vorzutäuschen.

Nur wenn der Kaudruck nur gering ist, sollte eine *Maryland-Brücke* verwendet werden. Dabei werden die beiden Ausleger des Brückengliedes an der wenig beschliffenen Rückseite der Pfeilerzähne buchstäblich angeklebt.

Brücken anfertigen

Die Pfeilerzähne müssen wie für die Krone beschrieben beschliffen werden (➔ Seite 428).

Die Brücke sollte so lange provisorisch eingesetzt werden, bis garantiert ist, daß weder Probleme, wie bei der Krone beschrieben, noch Schleimhautreizungen unter dem Brückenglied auftreten. Erst dann wird sie fest zementiert.

Der Zahnarzt muß Paßgenauigkeit und Schleimhautkontakt gut kontrollieren.

Zur Behandlung gehört auch, daß der Zahnarzt die Mundhygiene in diesem Bereich mit Interdentalbürste und Zahnseide genau erklärt.

Dreigliedrige Zahnbrücke

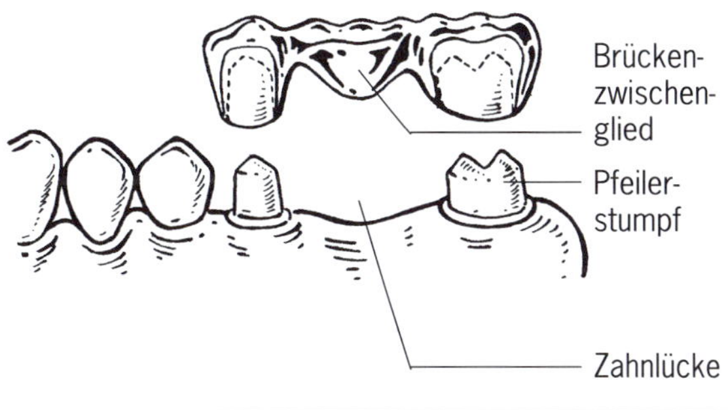

Teilprothese

Sind nicht mehr ausreichend Pfeilerzähne vorhanden oder kommt eine Brücke zu teuer, läßt sich eine Teilprothese nicht umgehen.

Der Übergang von den eigenen Zähnen zum herausnehmbaren Zahnersatz fällt nicht immer leicht. Es kann Wochen dauern, bis sich Zunge, Wangen- und Mundmuskulatur an den als Fremdkörper empfundenen Teil gewöhnt haben. Lassen Sie sich nicht entmutigen: Wenn der Zahnersatz paßt, sind die Anfangsschwierigkeiten mit gelassener Einstellung bald überwunden.

Probleme mit Zahnprothesen

An Prothesen - besonders an die im Unterkiefer - gewöhnt man sich nur langsam. Anfangs fällt Lachen, Husten, Niesen, Sprechen und Kauen schwer. Der Geschmackssinn ist beeinträchtigt. Mit geduldigem Üben - z. B. vorerst nur weiche Speisen essen, Sprechtraining vor dem Spiegel - können Sie sich selbst helfen.

Der Zahnarzt sollte den Sitz Ihrer Prothesen regelmäßig überprüfen. Da sich Knochen und Schleimhaut mit der Zeit verändern, kann das Unterfüttern der Prothese notwendig werden.

Keinesfalls sollten Sie dieses selbst tun. Vor Prothesenhaftmitteln und -einlagen warnt die American Dental Association: »Schlechtsitzende Prothesen bedrohen Ihre Gesundheit«. Der Zahnarzt hat bei Druckschmerzen die Pflicht zur Nachbesserung.

Pflege von Zahnprothesen

Sie ist sehr wichtig, da der Zahnersatz große Flächen von Kiefer und Gaumen bedeckt und der Speichel dort die Schleimhaut nicht reinigen kann. Speisereste bleiben dazwischen leicht hängen und können Mundgeruch verursachen. Prothese, aber auch Kiefer und Restzähne müssen gründlich mit einer weichen Bürste gepflegt werden.

Chemische Prothesenreiniger wirken nach einer Untersuchung der Zeitschrift Warentest alle sehr ähnlich - obwohl die Werbung anderes suggerieren will. Sie können die Schleimhaut reizen und die weichen Überzüge der Prothesenbasis aufrauhen. Eine weiche Bürste, Reinigungssalz und Kernseife sind einfach und billig anzuwenden und reinigen ausreichend. In jedem Fall sollten Sie die Prothesen vor dem Einsetzen gut mit Wasser abspülen. Kalkablagerungen entfernen Sie, indem Sie die Prothese gelegentlich in Essig legen. Ultraschallreiniger, wie man sie in Fachgeschäften kaufen kann, entfernen darüber hinaus auch Tee- und Tabakflecken.

Materialien für Teilprothesen

Teilprothesen aus Kunststoff dürfen nur als Provisorium - vom Zahnziehen bis zum Ausheilen der Wunden - mit oder ohne Verankerung an den Zähnen direkt auf der Schleimhaut getragen werden.

Die endgültigen Teilprothesen werden aus Nichtedelmetall-Legierungen gegossen. Die Metallbasis trägt die Kunstzähne.

Klammern verankern die herausnehmbare Prothese an den Pfeilerzähnen und stützen sie dort ab. Da sich unter den Klammern leicht Karies bildet und das täglich notwendige Herausnehmen den Zahnschmelz beschädigen kann, kann es sinnvoll sein, gefährdete Pfeilerzähne zu überkronen.

Verankerungen an der Teilprothese, die in den Pfeilerkronen einrasten (wie z. B. das Geschiebe von Nut und Feder oder druckknopfartige Befestigungen), sind teuer und schwierig herzustellen. Der Arzt sollte Ihnen an Hand von Informationsmaterial erklären, welche Lösung er vorzieht und warum.

Teilprothesen anpassen

Die Teilprothese wird nach der Abdrucknahme im Labor gefertigt. Farbe und Material der Zähne kann man jedoch vorher gemeinsam mit dem Zahnarzt auswählen. Vor dem Abdruck muß das Restgebiß saniert sein, müssen Zahnbetterkrankungen behandelt sein.

In der ersten Zeit nach dem Einsetzen kann die Teilprothese Schwierigkeiten machen. Wo sie aufliegt, kann man gegen Druck empfindlich sein. Dieses kann der Arzt leicht korrigieren. Anhaltender »Fließschnupfen« kann eine allergische Reaktion auf Kobalt, Chrom oder Nickel in der Metallegierung sein. Sie sollten den Arzt davon informieren.

Ist die Prothese zu beweglich und kehren Druckstellen oder Schmerzen an den Restzähnen immer wieder, so kann dies ein Hinweis auf mangelhafte Arbeit sein.

Es sollte selbstverständlich sein, daß der Arzt

- geduldig den spannungsfreien Sitz der Teilprothese und die störungsfreie Kaufunktion des gesamten Gebisses prüft
- das Einsetzen und Herausnehmen der Teilprothese genau zeigt
- in regelmäßigen Abständen kontrolliert, ob der Prothesensattel aufgrund von Kieferveränderungen eine Unterfütterung braucht
  Achtung: Versuchen Sie niemals selbst, die Prothese zu unterfüttern!
- über die wichtige, gezielte Mundpflege informiert (➔ Pflege von Zahnprothesen)

Totalprothese

Grundsätzlich sollten die letzten festen und kariesfreien Zähne so lange wie möglich erhalten bleiben. Sie sind wichtig als Halt für Zahnersatz und fangen den Kaudruck elastisch ab. Das gilt besonders für den Unterkiefer.
Wenn mehrere bzw. die letzten Zähne gezogen werden müssen, kann der endgültige Zahnersatz erst nach der Abheilung eingesetzt werden. Dies dauert meist einige Monate. In dieser Zeit kann man mit einem Provisorium leben. Diese Prothese wird in der Regel sofort nach dem Zahnziehen eingesetzt, während die schmerzlindernde Spritze noch nachwirkt. Da sich Wundgebiet und Kiefer noch verändern, kann es notwendig sein, den Sitz des Provisoriums mehrmals zu korrigieren. Bevor der Zahnarzt den Abdruck für die endgültige Prothese nimmt, muß der Kiefer völlig ausgeheilt sein.
Als Prothesenmaterial ist Kunststoff am zweckmäßigsten. Metallbasen sind nur sinnvoll bei nachgewiesener Kunststoffallergie.
Die Zähne sollten aus abriebfestem Kunststoff sein. Porzellanzähne sehen zwar den echten verblüffend ähnlich, sind aber durch Bruch eher gefährdet als Kunststoffzähne und klappern außerdem beim Zusammenbeißen oft.

Zahnersatz, im Kieferknochen eingepflanzt (Implantate)

Im zahnlosen Kiefer kann der Arzt Teile aus Metall oder anderen Materialien einpflanzen, an denen er eine Zahnkrone befestigen oder Zahnersatz verankern kann.
Es gibt verschiedene Implantatsysteme, und sie haben eines gemeinsam: Sie sind teuer und wissenschaftlich umstritten.
Das Hauptproblem bleibt ungelöst: Über das Implantat können Bakterien in den Knochen eindringen und ihn zerstören.
Ein schlecht eingewachsenes Implantat schafft eine Situation, die wesentlich schlechter ist als die vorher. In den USA gilt als Erfolg, wenn nach fünf Jahren 75 Prozent der eingesetzten Implantate noch funktionieren. Diese Erfolgsrate wird in der Realität jedoch längst nicht erreicht.

KINDERZÄHNE

Das beste Mittel gegen zukünftige Probleme mit den Zähnen ist das Stillen (➔ Stillen, Seite 675). Muttermilch hat genau die Zusammensetzung, die die Zahnkeime zur Mineralisierung brauchen.
Das Saugen an der Brust fördert zudem die richtige Ausformung der Kiefer.

Zahnen

Bei vielen Babys spannen die Kieferbögen schmerzhaft. Ein Beißring aus Gummi oder eine harte Brotrinde helfen dagegen und regen früh zum Kauen an.
Sogenannte Zahnungsmittel sind dagegen gefährlich. Sie schmecken süß und gewöhnen das Kind damit schon früh an die Zahnkiller Nummer eins: Süßigkeiten.

Karies an Milchzähnen

Süßigkeiten, ganz besonders wenn sie klebrig sind, sollten Kinder so selten wie möglich essen. Zwischen den Mahlzeiten sind sie Zahnmörder. Wer nascht, muß hinterher unbedingt die Zähne putzen. (➔ Richtiges Zähneputzen, Seite 419).
Milchzähne sind klein. Karies kann sie daher viel schneller zerstören.
Milchzähne sind jedoch wichtig als Platzhalter für die bleibenden Zähne, damit sich diese gerade in die Zahnreihe einordnen können. Leider nehmen Eltern und Zahnärzte Kinderzähne oft nicht ernst genug, weil sie ohnedies ausfallen.

Warnzeichen für Karies

- Die Zähne reagieren empfindlich auf süß und heiß und kalt
- Der Zahnschmelz ist weißlich oder braun verfärbt
- Speisereste bleiben häufig hängen

Abgebrochene Schmelzteile oder ausgebrochene Füllungen sind ein Grund, einen Termin beim Zahnarzt auszumachen.

Fehlstellung von Zähnen und Kiefer

Zahn- und Kieferfehlstellungen können erblich bedingt sein oder durch verschiedene Angewohnheiten entstehen und gefördert werden.
Geringe Fehlstellungen sind kein Problem. Manchmal können sie sich »auswachsen«, wenn der Zahnarzt sie etwas beschleift.

»Gutes Aussehen« hat einen hohen Stellenwert. Deshalb sind viele Eltern bereit, das Gebiß ihrer Kinder regulieren zu lassen, obwohl
- es lange dauert
- es die ganze Familie belasten kann
- es die Gefahr von Karies wesentlich erhöht
- das Ergebnis nur bei sorgfältiger Planung und Durchführung durch den Kieferorthopäden und guter Mitarbeit des Kindes befriedigend sein kann und stabil bleiben wird

Warnzeichen für Zahn- und Kieferfehlstellungen

- Sehr eng beieinanderstehende Frontzähne
- Milchzähne, die nicht zur normalen Zeit ausfallen
- Stark durch Karies zerstörte oder bereits ausgefallene Milchzähne
- Obere Zähne, die nicht über die unteren greifen
- Kinder mit der Angewohnheit, die Lippen einzuziehen, mit der Zunge zu pressen, mit offenem Mund zu atmen, Nägel zu beißen oder Finger zu lutschen

Entscheidungshilfe zur Behandlung

Die kieferorthopädische Behandlung ist sinnvoll, wenn
- die Zahnstellung so sehr abweicht, daß Nischen entstehen und Zahn- und Zahnbetterkrankungen fördern
- Sprechen und Kauen beeinträchtigt sind
- sich die Lippen nicht schließen können und das Kind vorwiegend durch den Mund atmet

Eine Behandlung aus kosmetischen Gründen sollte gut überlegt werden.

Risiken

Dieser Eingriff in ein kompliziertes System kann eine Lawine von Veränderungen ins Rollen bringen, wenn die Behandlungsapparaturen nicht richtig gehandhabt werden. Nicht selten werden durch die Behandlung die Kiefergelenke beeinträchtigt und Karies und Zahnbetterkrankungen gefördert.
Mit Rückfällen muß gerechnet werden.

Festsitzende Zahnspange

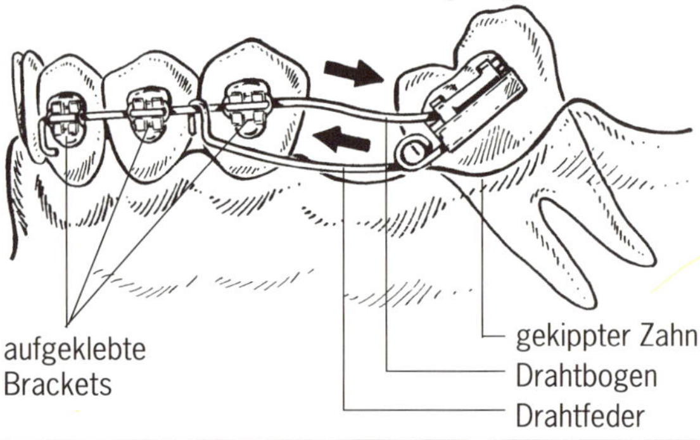

Die Behandlung planen

Der Kieferorthopäde sollte Kind und Eltern die Abweichungen mit Spiegel und Leuchte genau zeigen und ihren »Krankheitswert« erklären. Die Eltern können von ihm erwarten, daß er anhand von Demonstrationstafeln die verschiedenen Behandlungsschritte und -geräte vorstellt, darüber informiert, wie lange die Behandlung dauern kann und welches Ziel erreicht werden kann.
Mit der Entscheidung zur Behandlung kann man sich bis zum elften Lebensjahr Zeit lassen. Bei akuten Fällen sollte sie jedoch bereits mit dem Durchbruch der bleibenden Zähne beginnen, also um das neunte Lebensjahr herum. Als »akut« gelten Kiefergelenkbeschwerden, entstellende Abweichungen oder Fehlstellungen, die beim Sprechen, Abbeißen und Lippenschließen Probleme machen.
Sind Sie und Ihr Kind unsicher, ob und wie wichtig Ihnen die Regulierung ist, sollten Sie sich durch einen weiteren Kieferorthopäden beraten lassen.
Die kieferorthopädische Behandlung ist ein wichtiger Einschnitt im Leben des Kindes. Sie kann Jahre dauern. Eltern und Zahnarzt sollten dem Kind das Gefühl vermitteln, daß es nun ein Stück Verantwortung für sich und seine Gesundheit übernimmt und daß sie ihm dabei helfen wollen.
Der Kieferorthopäde sollte den Behandlungsplan für alle verständlich erklären. Dazu gehört, daß er erklärt, warum er welche »Klammer« empfiehlt und daß er über Alternativen informiert. Für die verschiedenen Zahn- und Kieferfehlstellungen gibt es verschiedene herausnehmbare oder festsitzende Geräte. Außerdem sollte er Kind und Eltern ihre Aufgaben deutlich machen. An Hand der Kopie des Behandlungsplanes können Kind und Eltern die Fortschritte der Behandlung zu Hause nachvollziehen. Möglicherweise motiviert das ebenso zum Durchhalten wie das Wissen:
Wenige Tage des Nichttragens kann die Arbeit von Monaten zunichte machen.
Wichtige Behandlungsmaßnahmen darf der Arzt nicht seinen Helferinnen überlassen: Spangen einsetzen, Bänder aufzementieren, Brackets kleben, Bögen biegen und anpassen und alle Kontrollen.
Es ist wichtig, daß der Kieferorthopäde oder seine Helferinnen regelmäßig über die richtige Zahnpflege informieren und daß das Kind weiterhin zweimal jährlich zur Karieskontrolle zum Zahnarzt geht.

Tips für das Tragen von herausnehmbaren Spangen

- Das anfängliche Fremdkörpergefühl legt sich nach wenigen Tagen. Lautes Lesen hilft gegen anfängliche Sprechschwierigkeiten.
- Zähne und Spange dreimal täglich gründlich putzen. Nicht in Pflegemittel einlegen, sondern gut mit Wasser abspülen. Möglichst keine Zwischenmahlzeiten essen.
- Spange zum Einsetzen am Kunststoff anfassen, damit sich die Drähte nicht verbiegen.
- Wird die Spange nicht getragen, sollte sie in einem starren Gefäß aufbewahrt und vor Bruch geschützt werden.
- Hält die Spange nicht, sofort den Kieferorthopäden aufsuchen.

Tips für das Tragen von festsitzenden Spangen

- Nach jeder Mahlzeit besonders sorgfältig Zähne putzen, auch mit Interdentalbürste, eventuell Mundduschen. Der Zahnarzt kann zu Spülungen mit Fluoridlösungen oder Anwendung von Fluorgel und Fluorlack raten.
- Nach jedem Verstellen der Apparatur drückt die Spange für einige Tage. Das ist normal. Drücken, stechen oder schmerzen aber Teile des Apparats gleich nach der Sitzung, sollte man den Arzt darüber informieren, damit die Schleimhaut nicht geschädigt wird.
- Jeden Abend beim Zähneputzen mit dem Fingernagel prüfen, ob sich ein Band gelockert hat. Auch Brackets, die sich gelöst haben, müssen so rasch wie möglich wieder befestigt werden, damit der Behandlungserfolg nicht für Wochen in Frage gestellt ist.
- Gegen Ende der Behandlung ist ihr Fortschritt nicht mehr leicht erkennbar, die Feineinstellungen in dieser Zeit sind jedoch wichtig.

Nachbehandlung

Ist das Behandlungsziel endlich erreicht und haben die Zähne die gewünschte Stellung, fällt es oft schwer einzusehen, daß die Behandlung damit noch nicht abgeschlossen ist. Zahnhalteapparat, Zahnfleisch, Schleimhaut, Zunge, Lippen, Kau- und mimische Muskulatur müssen sich den neuen Bedingungen noch anpassen. In dieser Zeit ist die Gefahr besonders groß, daß sich die Zähne wieder in ihre alte Stellung zurückbewegen. Nehmen Sie diese Phase der Behandlung darum sehr ernst.
Für die Nachbehandlung kann der Kieferorthopäde verschiedene Retentionsgeräte einsetzen. Ideal ist der Positioner aus elastischem Material, den man eine Woche lang intensiv und dann nur noch nachts trägt.
Der Kieferorthopäde muß den Abschluß der Behandlung dokumentieren, indem er ein Gipsmodell und Röntgenaufnahmen des »neuen« Gebisses anfertigt. Erst dann ist ein Vergleich mit dem Anfangsbefund möglich.
Wird in der Bundesrepublik Deutschland die Behandlung erfolgreich abgeschlossen, zahlen die Krankenkassen einen Teil des bezahlten Geldes zurück. In Österreich zahlen die Krankenkassen nur einen Teil der Behandlungskosten.

VERDAUUNGSTRAKT

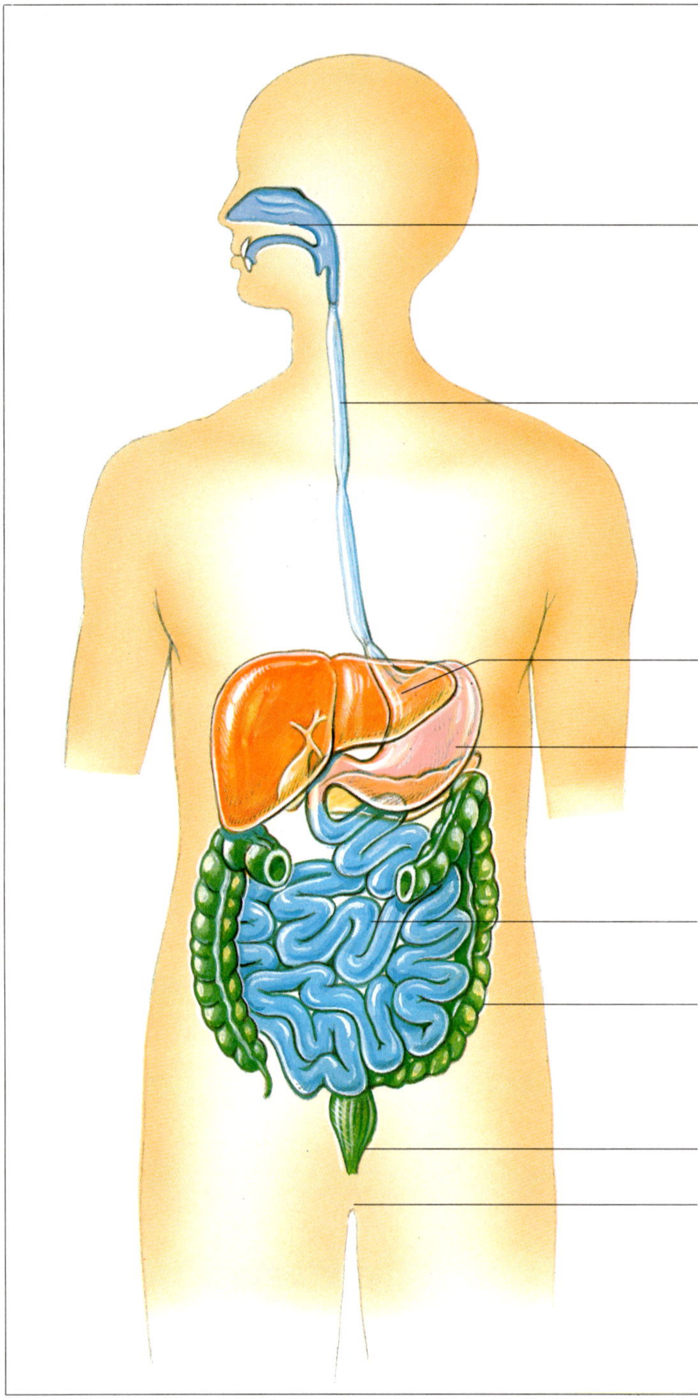

Der mit Schleimhaut ausgekleidete Verdauungstrakt ist ein durchgehender Kanal vom Mund bis zum After - der Weg für die Nahrung. Sie wird im Mund mit den Zähnen zerkleinert und mit dem Speichel vermischt. Auf ihrem weiteren Weg werden die Bestandteile in kleine Bausteine zerlegt: Mehrfachzucker (Kohlenhydrate) werden in einfache Zucker aufgespalten, Eiweiße in Aminosäuren, Fette in Glyzerin und Fettsäure. Nur in dieser Form können sie durch die Darmwand ins Blut übertreten. Der Körper benutzt sie als Bausteine für eigene Produkte wie Hormone, Enzyme usw. oder setzt sie - vor allem in der Leber - wieder zu körpereigenem Fett, Eiweiß und Zucker zusammen.

Durch Rachen und Speiseröhre gelangt der Speisebrei in den Magen. Dort wird er mit dem »Magensaft« versetzt, der Salzsäure und Enzyme enthält. Später gelangt der Nahrungsbrei in den Zwölffingerdarm, den ersten Teil des Dünndarms. Dort münden die Gänge der Bauchspeicheldrüse, die Enzyme zusetzt, und der Gallenblase, die Gallensäuren beifügt. Der fünf bis acht Meter lange Dünndarm ist der eigentliche Ort der Verdauung. Die Darmzotten an seiner Innenseite saugen die Nahrungsstoffe auf. Sie werden größtenteils über Venen und die Pfortader in das Blut aufgenommen. Die Pfortader führt die Nährstoffe zur Leber, die sie weiter verdaut. Die Leber nimmt

auch Blut aus anderen Bauchorganen, z. B. aus der Milz, auf. Diese liegt im oberen Bauchraum, links vom Magen. Wo der Dünndarm in den Dickdarm mündet, liegt der kurze Blinddarm mit dem fünf bis acht Zentimeter langen Wurmfortsatz. Der Speisebrei, dem nun fast alle Nährstoffe entzogen sind, gelangt am Ende des Dünndarms in den Dickdarm. Er passiert den aufsteigenden Teil, den querliegenden und absteigenden Teil des Dickdarms bis zum Sigma. Auf diesem Weg wird ihm ständig Wasser entzogen, bis seine unverdaulichen Teile durch den Mastdarm und den After als Stuhl (Kot) ausgeschieden werden.
Im Stuhl finden sich Absonderungen der Schleimhäute, abgestoßene Zellen der Darmschleimhaut, Mineralien und Bakterien, die bei der Verarbeitung der Nahrung mitgewirkt haben. Seine braune Farbe hat der Stuhl von den Gallenfarbstoffen.

MUNDHÖHLE

Die Mundhöhle umschließt Lippen, Wangen, Zunge, Gaumen, Mundboden, Kiefer und Kiefergelenke, Kaumuskulatur und Zähne. Das Zusammenspiel dieses Systems prägt nicht nur Mimik und Aussehen, sondern auch den Klang der Sprache - ein Tor zur Kultur. Am Beginn des Lebens ist der Mund das wichtigste Tast- und Kontaktorgan - ein Tor zur Lust.
Als Tor zum Verdauungstrakt hat der Mund die wichtige Aufgabe, die Nahrung ausreichend zu zerkleinern. Der Speichel verdünnt sie, macht sie gleitfähig und löst bereits einige Nahrungsbestandteile. Die Zunge trägt die Zonen der Geschmacksempfindung und hilft mit bei der Auslese der Nahrung.
Drei Speicheldrüsenpaare münden im Mund: die Unterkiefer-, die Unterzungen- und die Ohrspeicheldrüsen. Andere Drüsen liegen verstreut in der Mundschleimhaut, die die Mundhöhle auskleidet.
Der Speichel umspült und reinigt die Mundhöhle. In ihm leben viele Bakterien, Pilze und andere Kleinlebewesen in ökologischem Gleichgewicht. Wird dies gestört, können Erkrankungen auftreten.
Mundschleimhaut und Zungenbelag sind ein Spiegel des körperlichen Zustandes. Veränderungen können auf Leber- oder Magen-Darmerkrankungen hinweisen, auf Diabetes, Erkrankungen der blutbildenden Organe, aber auch auf Krebs. Auffällige Veränderungen an Mundschleimhaut und Zunge sollten immer ein Grund sein, den Arzt bzw. Zahnarzt aufzusuchen.

Mundschleimhautentzündung (Stomatitis, Mundfäule)

Beschwerden
Die Mundschleimhaut schmerzt, brennt, sie ist gerötet und geschwollen. Gelegentlich fühlt sie sich trotz Benetzen mit Flüssigkeit trocken an. Manchmal bilden sich Bläschen. Die Zunge kann belegt und gelblich bis dunkelrot verfärbt sein. Essen schmerzt, der Geschmack ist beeinträchtigt. Zusätzlich kann fauliger Geruch, unter Umständen verbunden mit Fieber, auftreten.

Ursachen
Die verbreitetste Ursache ist mangelnde Mundhygiene. Weitere Ursachen: Verletzung durch scharfkantige Zähne; Bißwunden; Reizung durch Tabakrauch; allergische Reaktionen auf Kunststoff- und Metallteile von Zahnersatz; Mangel an Vitamin B und C und an Eisen; bakterielle Infektionen; Blutkrankheiten.
Auch die Arbeit in großer Hitze oder mit Säure- und Laugedämpfen sowie Vergiftungen durch Schwermetalle (➔ Gifte am Arbeitsplatz, Seite 943) können im Mund Entzündungen entstehen lassen.

Das Erkrankungsrisiko steigt
Durch mangelnde Mundhygiene, Rauchen, allergisierende Prothesenteile und -pflegemittel, vitaminarme Ernährung (➔ Seite 853), oft durch Ernährungsumstellung und mangelhafte sanitäre Einrichtungen im Urlaub; bei Schwächung der körpereigenen Abwehr durch andere Erkrankungen.

Mögliche Folgen und Komplikationen
Appetitlosigkeit, Zahnfleischschwund.

Vorbeugung
Wichtig ist richtige Mundhygiene (➔ Richtige Zahnpflege, Seite 419). Meiden Sie Mundkontakt zu Personen, die eine Entzündung im Mund haben. Versuchen Sie, nicht zu rauchen (➔ Rauchen, Seite 890).

Wann zum Arzt
- Wenn Schwellung, Rötung und Schmerzen trotz Selbsthilfe nicht nach wenigen Tagen zurückgehen
- Bei starkem Mundgeruch und Fieber
- Wenn Druckstellen unter Zahnersatz nicht weggehen
- Wenn sich Geschwüre entwickeln

Selbsthilfe
Meiden Sie grobe Speisen, rauchen Sie möglichst nicht.

Sinnvoll zur Linderung: Spülungen mit
- dreiprozentiger Wasserstoffperoxid-Lösung, 1:1 mit Wasser verdünnt. Nicht länger als sieben Tage anwenden
- Reinigungsmitteln wie Natriumpercarbonat (z. B. in *Kavosan* [BRD])
- Salbei- bzw. Kamillentee (➔ Pflanzliche Arzneimittel, Seite 788)
- Kamillenextrakt als Fertigpräparat in *Eukamilat* (BRD), *Kamillosan* (BRD/Ö), *Perkamillon* (BRD)

Behandlung
Die Ursachen der Erkrankung müssen abgeklärt werden. Sind sie beseitigt, geht die Entzündung der Mundschleimhaut sofort zurück.
Kritische Zahnmediziner und andere Wissenschaftler raten davon ab, die Mundschleimhautentzündung mit Gurgelmitteln, Lutschtabletten, Sprays oder Salben behandeln zu wollen. Sie alle haben Nebenwirkungen und richten gegen die Ursachen nichts aus.

Nur kurze Zeit anwenden: Mittel zur örtlichen Betäubung der Schleimhaut

Dynexan A Gel (BRD)	Kamistad (BRD)
Dynexan Salbe (BRD/Ö)	Para Muc (BRD)
Herviros s.N. Lösung (BRD/Ö)	

Wichtigste Nebenwirkung: Allergien.

Soor (Pilzinfektion der Mundschleimhaut)

Beschwerden
Schmerzen im ganzen Mund; cremige, weiße Flecken, die bluten, wenn man sie entfernt.
Eventuell sind auch die Lymphknoten im Nacken geschwollen.

Ursachen
Pilzinfektion.

Das Erkrankungsrisiko steigt
Wenn man Antibiotika einnimmt oder aufträgt, Kortisone inhaliert (zum Beispiel bei Asthma), nach einer Strahlentherapie und wenn die Speichelproduktion nachläßt.

Mögliche Folgen und Komplikationen
Der Pilz kann sich im gesamten Körper ausbreiten.

Vorbeugung
Antibiotika nur gezielt einsetzen (➔ Mittel gegen Entzündungen, Seite 762). Nach jedem Inhalieren von Kortisonen den Mund kräftig mit Wasser ausspülen.

Wann zum Arzt?
Sobald Beschwerden auftreten.

Selbsthilfe
Ist nicht möglich.

Behandlung
Der Arzt sollte durch eine Laboruntersuchung feststellen, ob und welcher Pilz die Erkrankung ausgelöst hat.
Erst dann kann er gezielt das entsprechende Pilzmittel verschreiben.

Aphthen

Beschwerden
Meist runde, stark schmerzende Stellen an Lippen- und Wangenschleimhaut, die weißlich verfärbt und rot umrandet sind. Manchmal treten sie auch auf der Zunge auf.

Ursachen
Virusinfektion. Die Krankheitserreger befinden sich im Körper der meisten Menschen. Wenn die allgemeine Widerstandskraft nachläßt und bei Streß kann die Erkrankung ausbrechen.

Erkrankungsrisiko
Das Erkrankungsrisiko steigt bei Streß.

Mögliche Folgen und Komplikationen
Appetitlosigkeit.

Vorbeugung
Ist nicht möglich.

Wann zum Arzt?
Wenn Sie die Beschwerden lindern wollen.

Selbsthilfe
Es gibt keine Selbsthilfe, außer sich Muße zu gönnen.

Behandlung
Mittel zur örtlichen Betäubung können die Beschwerden für kurze Zeit lindern (➔ Mundschleimhautentzündung, Seite 435). Sie werden mit Wattestäbchen auf die Aph-

then getupft. Frühzeitig angewendet können auch Mittel, die Aciclovir enthalten (*Zovirax* [BRD/Ö]), Linderung bringen.
Wenn Aphthen häufig wiederkehren und sehr belasten, kann der Arzt mit dem Spritzen von *Gammaglobulin* das Abwehrsystem unterstützen. Dies ist jedoch eine unspezifische Maßnahme, um dem Immunsystem zu helfen, und keine spezielle Aphthen-Behandlung.

Speicheldrüsenentzündung (Parotitis)

Beschwerden
Die Speicheldrüse schwillt schmerzhaft an. Ihr Ausgang kann eitrig entzündet sein.

Ursachen
Bakterien im Drüsengang. Sie können dorthin gelangen durch gestörten Speichelfluß, Mundschleimhautentzündung, gut- oder bösartige Tumore, Strahlentherapie oder Speichelsteine.

Das Erkrankungsrisiko steigt
Bei geringem Speichelfluß, bei Darmerkrankungen, die die Schleimhäute austrocknen lassen, und bei Leberentzündung.
Speicheldrüsenentzündungen können auch eine Spätfolge von Mumps im Kindesalter sein.

Mögliche Folgen und Komplikationen
Relativ häufig sind die Ausführungsgänge der Speicheldrüsen im Unterkiefer durch Steine verlegt.
Sie können eitrig einschmelzen und nach außen durchbrechen.

Vorbeugung
Ist nicht möglich.

Wann zum Arzt?
Wenn die Schmerzen heftig werden.

Selbsthilfe
Zitrone essen oder Kaugummi kauen fördert die Absonderung von Speichel etwas.

Behandlung
Antibiotika bekämpfen die Entzündung. Manchmal muß der Arzt die Drüse operativ entfernen.
Speichelsteine müssen bei örtlicher Betäubung ebenfalls chirurgisch entfernt werden.

Zungenentzündung (Glossitis)

Beschwerden
Die Zunge wird glatt und dunkelrot. Sie kann anschwellen, brennen und schmerzen.

Ursachen
- Reizung durch scharfkantige Zähne, schlechtsitzende Prothesen, Alkohol, Tabak, scharfe Gewürze, Mundwasser; Verbrennung oder mechanische Verletzung
- Vitamin B- oder Eisenmangel
- Verschiedene Hauterkrankungen, Diabetes, Syphilis
- Psychische Ursachen

Das Erkrankungsrisiko steigt
Bei mangelhafter Mundhygiene und Rauchen.

Folgen und Komplikationen
Beschwerden beim Essen und Atmen.

Vorbeugung
Regelmäßige Mundpflege (➔ Seite 419).

Wann zum Arzt?
Wenn die Zungenentzündung trotz Selbsthilfe einige Tage anhält. Sie kann Vorbote einer Perniziösen Anämie sein (➔ Seite 408), Zeichen einer Zöliakie (➔ Seite 466) oder einer Eisenmangel-Anämie (➔ Seite 407).

Selbsthilfe
Mundspülungen mit dreiprozentiger Wasserstoffperoxid-Lösung, Salbei- oder Kamillentee (➔ Pflanzliche Arzneimittel, Seite 788).

Behandlung
Der Arzt muß die zugrundeliegenden Krankheiten behandeln.

Weißschwielenkrankheit (Leukoplakie)

Beschwerden
Weißbläuliche Flecken an Zungenrändern und -rücken und an der Mundschleimhaut, die rauh werden und verhornen.

Ursachen
Wahrscheinlich chronische Reizung durch defekte Zähne, Zahnfüllungen, heißen Pfeifenrauch oder die Angewohnheit, mit der Zunge gegen den Gaumen zu pressen.

Erkrankungsrisiko
Die Krankheit tritt vorwiegend bei Männern zwischen dem 25. und 55. Lebensjahr auf. Das Risiko steigt durch Einwirkung von Kadmium und radioaktive Substanzen im Zigarettenrauch (→ Rauchen, Seite 887).

Mögliche Folgen und Komplikationen
Bei Rauchern kann sich die Erkrankung zu Krebs entwickeln.

Vorbeugung
Möglichst nicht rauchen (→ Rauchen, Seite 887).

Wann zum Arzt?
Suchen Sie bei den typischen Anzeichen auf jeden Fall den Hautarzt oder Zahnarzt auf.

Selbsthilfe
Ist nicht möglich.

Behandlung
Die Ursachen müssen beseitigt, die Schwielen unter Umständen chirurgisch entfernt werden.

Krebs im Mundbereich

→ auch Krebs, Seite 539

Beschwerden
Die Beschwerden sind uncharakteristisch: Brennen, Fremdkörpergefühl, Blut im Speichel.
Jedes knotige, geschwürige Gebilde oder verhärtete Gebiet der Zunge, des Zungengrundes und der Mundschleimhaut ist krebsverdächtig (Ausnahme: Aphthen, → Seite 436).

Ursachen
- Rauchen
- Tumore der Zunge und der Mundschleimhaut werden oft durch chronische mechanische Reize wie gebrochene Zähne, überquellende Zahnfüllungen, unpassende Prothesen provoziert

Erkrankungsrisiko
Das Erkrankungsrisiko steigt für alle, die täglich eine Packung Zigaretten rauchen bzw. Tabak kauen und regelmäßig Alkohol trinken.
Arbeiter in der Galvanisation und Metallschleifer sind zusätzlich gefährdet.

Mögliche Folgen und Komplikationen
Gutartige Zungentumore und chronische Entzündungen der Mundschleimhaut können krebsig entarten.
Schleimhauttumore mit weniger als einem Zentimeter Durchmesser können mit hoher Wahrscheinlichkeit ausgeheilt werden. Krebszellen befallen jedoch die zahlreichen Lymphknoten im Mund- und Halsgebiet früh. Da Krebs im Mund meist erst spät erkannt wird, beträgt die Fünfjahres-Überlebensrate nur zwischen 15 und 40 Prozent. In jedem dritten Fall besteht das Risiko, daß sich zusätzlich ein weiterer Tumor in Mund, Rachen, Kehlkopf, Speiseröhre oder Lunge bildet.

Vorbeugung
Stellen Sie möglichst das Rauchen ein (→ Rauchen, Seite 890). Gehen Sie zweimal jährlich zum Zahnarzt zur Kontrolle.

Wann zum Arzt?
Bei den ersten Anzeichen von Verhärtung, Knötchen, rötlich verfärbter Geschwürbildung besonders am Mundboden, an der Zungenunterseite, am weichen Gaumen und an den Wangeninnenseiten. Mit einem Abstrich kann der Arzt Krebszellen möglichst früh erkennen.

Selbsthilfe
Es gibt keine Selbsthilfe.

Behandlung
Jeder Krebs im Mundbereich muß chirurgisch entfernt werden. Um möglichst alle Krebszellen zu beseitigen, müssen oft Teile des Kieferknochens, des Gesichts- oder Halsbereichs mit entfernt werden. In fortgeschrittenem Stadium ist zusätzlich eine Chemotherapie sinnvoll. Zur Nachbehandlung werden Röntgenstrahlen eingesetzt.
Selbst bei so weitreichenden Eingriffen sind die Chirurgen heute in der Lage, Gesichtsentstellungen zu vermeiden. Dazu bauen sie mit körpereigenem Gewebe, Knochen und Prothesen das Gesicht so gut wie möglich wieder auf. Welche der verschiedenen chirurgischen Möglichkeiten der Arzt wählt, ist abhängig von der Ausdehnung des Tumors und von Konstitution und Lebensalter des Betroffenen. Diese Wiederherstellung sollte möglichst bald nach der ersten Operation beginnen. Sie erfordert in jedem Fall Geduld und Mitarbeit des Patienten. Es ist sinnvoll, das Angebot einer Rehabilitations- oder Nachsorgekur anzunehmen. Die Krankenkassen übernehmen die Kosten für die Operationen. Auch die Kosten für eventuell notwendige Gesichtsprothesen (*Epithesen*) werden fast immer vollständig übernommen.

SPEISERÖHRE

Die Speiseröhre (*Ösophagus*) ist ein muskulöser Schlauch, der die Mundhöhle mit dem Magen verbindet. Ihre Muskelwand transportiert alles Geschluckte zum Magenmund (*Cardia*). Ringmuskel und Schleimhautfalten an dieser Stelle verhindern, daß Mageninhalt nach oben entweicht. Die Speiseröhre ist von Schleimhaut ausgekleidet, die nicht gegen Säure geschützt ist.

Saures Aufstoßen (Sodbrennen, Reflux)

Beschwerden
Speisebrei und Magensaft kommen immer wieder hoch, begleitet von brennenden, drückenden Schmerzen hinter dem Brustbein (Sodbrennen). Die Beschwerden können in immer den gleichen, aber von Person zu Person unterschiedlichen Abständen nach dem Essen auftreten.

Ursachen
- Schwäche des Schließmuskels der Speiseröhre
- Übergewicht (➔ Gewicht, Seite 858)
- Schwangerschaft (➔ Seite 660)
- Zwerchfellbruch (➔ Seite 499)

Erkrankungsrisiko
Wer viel raucht und viel Alkohol und Kaffee trinkt, wird oft saures Aufstoßen haben. Enge Kleidung, Übergewicht und der Druck gegen den Magen während der Schwangerschaft erhöhen die Neigung zum Aufstoßen.

Mögliche Folgen und Komplikationen
- Schmerzen beim Schlucken, besonders bei festen Bissen. Beim Essen entsteht das Gefühl, daß immer etwas im Hals steckenbleibt
- Speiseröhrenentzündung (➔ Seite 439)

Vorbeugung
- Rauchen, Kaffee- und Alkoholkonsum meiden (➔ Genußmittel, Seite 887)
- Verzichten Sie möglichst auf Fetthaltiges und Schokolade. Essen Sie in aufrechter Haltung. Schlucken Sie mehrmals hintereinander. Halten Sie die Abendmahlzeit möglichst klein
- Vermeiden Sie Übergewicht
- Meiden Sie zu enge Kleidung und ständiges Sitzen. Beugen Sie sich möglichst nicht nach vorne
- Heben Sie den Kopfteil des Bettes an

Wann zum Arzt?
Wenn immer wieder saurer Nahrungsbrei hochkommt und die Beschwerden nicht von selbst vergehen.

Selbsthilfe
Übergewicht abbauen (➔ Gewicht, Seite 858).

Behandlung
Die Behandlung der Refluxbeschwerden entspricht der der Speiseröhrenentzündung.

Speiseröhrenentzündung (Ösophagitis)

Beschwerden
Hinter dem Brustbein entsteht - meist nach den Mahlzeiten und im Liegen - brennender und drückender Schmerz (Sodbrennen), der sich bis zum Hals hinaufziehen kann. Manchmal kommt Speisebrei und Magensäure hoch. Schluckbeschwerden sind besonders stark bei sehr kalten und heißen Speisen.

Ursachen
- Alkohol- und Zigarettenmißbrauch
- Saures Aufstoßen
- Reizung durch Medikamente, besonders in Kapselform. Nimmt man sie mit zu wenig Flüssigkeit ein, können die Kapseln in der Speiseröhre klebenbleiben. Zu den gefährlichen Mitteln gehören Schmerzmittel mit Azetylsalizylsäure oder Indometacin, Betablocker und Tetrazykline (➔ Umgang mit Medikamenten, Seite 754).
- Pilzinfektion der Speiseröhre
- Zwerchfellbruch (➔ Seite 499)
- Verletzungen (z. B. durch Fischgräten) oder Verätzungen (z. B. durch Säuren und Laugen)

Das Erkrankungsrisiko steigt
Durch Rauchen und Alkoholmißbrauch.

Mögliche Folgen und Komplikationen
Vernarbungen und Verengung, blutende Geschwüre.

Vorbeugung
- Zigarettenrauchen und Alkohol meiden (➔ Rauchen, Seite 887; Alkohol, Seite 891)
- Medikamente immer mit einem Glas Wasser und in aufrechter Haltung einnehmen. Ein bewährtes Gleitmittel sind ein paar Bissen Banane, nach der Medizin geschluckt

Wann zum Arzt?
Sofort zum Arzt: Wenn starke Schmerzen und Schwierigkeiten beim Schlucken immer schlimmer werden und Sie Blut erbrechen. Dieses sind auch Alarmzeichen für einen Krebs der Speiseröhre. Der Arzt wird Sie mit dem Endoskop untersuchen und eine Gewebeprobe entnehmen (➔ Blick ins Innere, Seite 749). So kann er die Ursache feststellen und Krebs ausschließen.

Selbsthilfe
- Meiden Sie Zigaretten, Zitrusfrüchte und Alkohol
- Bei Übergewicht sollten Sie abnehmen
- Essen Sie immer in aufrechter Haltung, kauen Sie die Speisen gut, und schlucken Sie in kleinen Bissen. Die letzte Mahlzeit am Tag sollte die kleinste sein
- Stellen Sie den Kopfteil des Bettes hoch

Behandlung

Medikamente
Säurebindende Medikamente (*Antazida*, ➔ Seite 447) können gegen die brennenden Schmerzen und die Entzündung helfen. Als optimal gelten säureblockende Mittel (H_2-Blocker, ➔ Seite 447).
Pilzinfektionen werden mit Pilzmitteln behandelt.

Operation
Sie ist angebracht, wenn Medikamente die Beschwerden nicht ausreichend lindern und ein Zwerchfellbruch die Ursache der Speiseröhrenentzündung ist.

Speiseröhrendivertikel (Ausbuchtungen der Speiseröhren-Schleimhaut)

Beschwerden
Druck- und Fremdkörpergefühl in der Speiseröhre, Schluckbeschwerden. Immer wieder kommt unverdauter Speisebrei hoch. Auffällig ist das Glucksen, das beim Sprechen entsteht.

Ursachen
Die Schleimhaut der Speiseröhre bildet sackähnliche Ausstülpungen, Speisereste bleiben darin hängen; die Muskelwand verdünnt sich.
Mit solchen Divertikeln kann man beschwerdefrei leben. Dann ist auch keine Behandlung notwendig.

Erkrankungsrisiko
Speiseröhrendivertikel sind nicht sehr häufig.

Mögliche Folgen und Komplikationen
Es kann zu schweren Speiseröhrenentzündungen kommen. Der Speisebrei kann versehentlich in die Luftröhre gelangen. Die Folge kann ein Lungenabszeß sein.

Vorbeugung
Ist nicht möglich.

Wann zum Arzt?
Wenn Sie die genannten Beschwerden verspüren.

Selbsthilfe
Essen Sie kleine Mengen, und schlucken Sie den gut gekauten Brei vorsichtig.

Behandlung
Speiseröhrendivertikel müssen chirurgisch entfernt werden. Dieses ist eine aufwendige Operation.

Speiseröhrenverengung (Ösophagus-Stenose)

Beschwerden
Starke, krampfartige Schluckbeschwerden mit Druck- und Würgegefühl. Das Atmen schmerzt oder ist erschwert.

Ursachen
Narben von Geschwüren oder Verätzungen der Schleimhaut durch zurückgeflossenen Speisebrei (Reflux) verengen die Speiseröhre. Selten können Erkrankungen wie Sklerodermie (➔ Seite 524) die Speiseröhre verengen. Auch das Veröden von Krampfadern in der Speiseröhre (➔ Leberzirrhose, Seite 452) kann Narben hinterlassen.

Erkrankungsrisiko
Die Speiseröhrenverengung ist selten. Das Risiko steigt bei Verätzung und bei Geschwüren.

Mögliche Folgen und Komplikationen
Andauernde Schluckbeschwerden, dadurch Gewichtsverlust. Versehentlich kann Speisebrei in die Luftröhre gelangen. Die Folge kann ein Lungenabszeß sein.

Vorbeugung
Vorbeugung ist nicht möglich.

Wann zum Arzt?
Wenn die Schluckbeschwerden nicht nachlassen.

Selbsthilfe

Kauen Sie das Essen gut, schlucken Sie nur kleine, gut eingespeichelte Bissen bzw. breiige Nahrung.

Behandlung

Der Arzt kann die Speiseröhre dehnen, indem er mit einem Endoskop erweiternde, metallene »Oliven« einführt (*Bougierung*). Dieses macht die Speiseröhre für längere Zeit wieder durchgängig.
Nach Verätzungen ist oft eine Operation notwendig. Dabei muß das erkrankte Stück der Speiseröhre entfernt (*Ösophagusresektion*) und durch ein Stück des Dickdarms ersetzt werden (*Coloninterposition*). Dieses ist ein schwieriger, risikoreicher Eingriff.

Speiseröhrenkrebs

➔ auch Krebs, Seite 539

Beschwerden

Im Frühstadium treten keine Beschwerden auf. Später beginnen Schluckbeschwerden. Sie können sich so steigern, daß man nicht mehr schlucken kann. Gewichtsabnahme, Mundgeruch, Heiserkeit, Übelkeit, Erbrechen, Schmerzen hinter dem Brustbein kommen hinzu.

Ursachen

Warum sich Krebs entwickelt, ist nicht bekannt.

Erkrankungsrisiko

Speiseröhrenkrebs tritt meist erst nach dem 60. Lebensjahr auf. Er trifft zu 80 Prozent Männer.

- Gefährdet sind Personen, die viel hochprozentige Alkoholika trinken und rauchen (➔ Alkohol, Seite 891)
- Menschen mit Speiseröhrengeschwüren haben ein höheres Risiko, an Krebs zu erkranken

Mögliche Folgen und Komplikationen

Der Tumor kann sich rasch ausbreiten und in Lunge und Leber Metastasen bilden.

Vorbeugung

Ist nicht möglich.

Wann zum Arzt?

Hartnäckige Schluckbeschwerden sind ein Warnsignal für Krebs der Speiseröhre: Sie sollten sofort zum Arzt gehen. Mit einer Spiegelung (➔ Blick ins Innere, Seite 749) kann der Arzt Krebs ausschließen bzw. feststellen.

Selbsthilfe

Es gibt keine Selbsthilfe.

Behandlung

Ein Krebs im oberen Drittel der Speiseröhre kann kaum operiert werden. Im mittleren Drittel kann eine kombinierte Behandlung durch Operation und Bestrahlung helfen. Krebs im unteren Drittel muß operiert werden. Die Chance, fünf Jahre zu Überleben, hat aber auch dann nur jeder Vierte.
Eine Laserbehandlung kann eine verengte Speiseröhre sofort erweitern, ohne daß eine Operation notwendig ist. Nach Radiumbestrahlung nehmen die Schluckbeschwerden schlagartig ab. Auch das Einsetzen eines Schlauches (*Häring-Tubus*) hilft gegen die Beschwerden.

MAGEN

Der Magen ist ein Muskelsack mit einem Liter Fassungsvolumen, der die Speisen sammelt und sie für die Verdauung vorbereitet. Kohlenhydrate bleiben etwa eine Stunde im Magen, Eiweiß etwas länger, Fette am längsten. Durch den Pförtnermuskel gibt der Magen den Spei-

Magen und Zwölffingerdarm

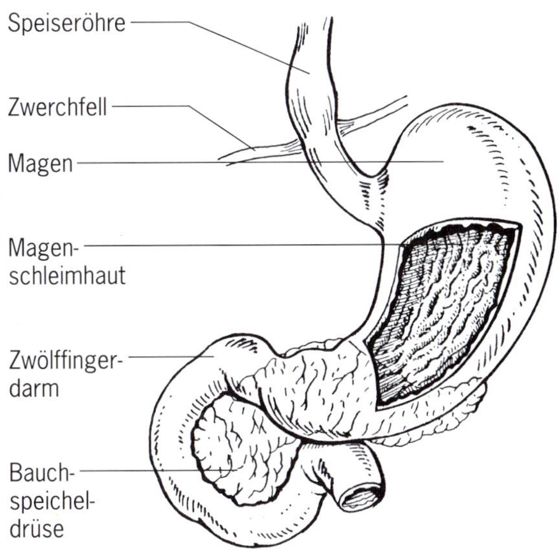

sebrei an den Zwölffingerdarm weiter. Die Muskelbewegungen, mit denen der Magen den Speisebrei durchknetet, steuert das vegetative Nervensystem. Es ist auch zuständig für die Erzeugung des Magensafts und für die Hormone Histamin, Prostaglandin und Gastrin, die ihrerseits den Verdauungsvorgang steuern. Da Stimmungen und seelische Zustände das vegetative Nervensystem wesentlich beeinflussen, heißt der Magen auch »Wetterwinkel der Seele«. Wer Magenbeschwerden hat, sollte daher grundsätzlich auch nach Ursachen im seelischen Bereich forschen und mit dem behandelnden Arzt darüber sprechen (➔ Befindlichkeitsstörungen, Seite 215).
Magenbeschwerden sind häufig. Jeder zehnte Patient, der den praktischen Arzt aufsucht, leidet darunter. Andererseits gehen viele Menschen, die Magenbeschwerden haben, nicht zum Arzt.

Nervöser Magen (Funktionelle Dyspepsie)

Beschwerden
Die Beschwerden treten periodisch oder gelegentlich, einzeln oder in Kombination miteinander auf, oft beim oder nach dem Essen. Darum vermuten viele, die darunter leiden, irrtümlich, sie würden von der Nahrung verursacht:
- Brennende, krampfartige Schmerzen im Oberbauch
- Übelkeit, Erbrechen
- Sodbrennen, Aufstoßen
- Druckgefühl, Völlegefühl, Blähungen
- Appetitlosigkeit
- Mundtrockenheit, Zungenbrennen und/oder Schluckbeschwerden

Oft sind die Beschwerden von depressiver Stimmung, Angst, Unruhe, Schlaflosigkeit, Überforderungsgefühl, Kribbeln im Mund, Atemhemmung, Herzbeschwerden oder Gliederzittern begleitet.

Ursachen
- Krisen im Lebenslauf (Pubertät, Heirat, Geburt der Kinder, Lebensmitte, Berufswechsel usw. ➔ Befindlichkeitsstörungen, Seite 215)
- Schwerwiegender Verlust (des Partners, der Arbeit, der Heimat usw.)
- Fließband-, Schwerst- und Schichtarbeit
- Hetze und unregelmäßige Nahrungsaufnahme können »auf den Magen schlagen« und Bewegungsstörungen des Magens verursachen
- Situationen, die angstbeladen oder mit Abscheu verbunden sind, können Übelkeit und Erbrechen auslösen. Der Körper gibt dann von sich, was »zum Kotzen« ist, zum Beispiel Spannungen oder Konflikte in der Schule, die für das Schulkind unerträglich sind
- Ekel ist auch eine »kulturelle Einrichtung« - man »lernt«, sich vor bestimmten Dingen zu grausen

Erkrankungsrisiko
Streß und seelische Belastungen erhöhen das Risiko, Magenbeschwerden zu bekommen.

Mögliche Folgen und Komplikationen
Kommt es immer wieder zu den Beschwerden, besteht die Gefahr, daß die Magenschleimhaut geschädigt wird und Magengeschwüre (➔ Seite 445) entstehen. Dies passiert in jedem dritten Fall.

Vorbeugung
- Versuchen Sie, sich das Rauchen abzugewöhnen (➔ Rauchen, Seite 890)
- Vermeiden Sie, wo immer sie können, streßbeladene Situationen
- Bewußte Entspannung kann die Beschwerden rechtzeitig verhindern (➔ Entspannung, Seite 813)
- Akupunktur (➔ Seite 791) kann helfen, mit Streß anders umzugehen, den man nicht verhindern kann

Wann zum Arzt?
Wenn die Beschwerden wiederholt auftreten. Da sie den Beschwerden beim Magen- oder Zwölffingerdarmgeschwür sehr ähnlich sind, sollte der Arzt die Magenschleimhaut endoskopisch untersuchen (➔ Gastroskopie, Seite 749), wenn die Beschwerden nach vier Wochen noch nicht vergangen sind. Damit kann auch die oft getroffene Falschdiagnose »Gastritis« ausgeschlossen werden.

Selbsthilfe
Tun Sie »sich selbst etwas zugute«.
- Sie sollten abschalten und in entspannter Situation ausruhen; dieses ist mittels Entspannung nach Fuchs (➔ Seite 820) leichter
- Wenn möglich, sollten Sie jeden Streß meiden, Erregung, Ärger und Angst aus dem Weg gehen
- Eine Wärmflasche, ein warmfeuchter oder kühler Wickel (➔ Hausmittel, Seite 784) können die Schmerzen lindern
- Sie sollten Alkohol und Zigaretten nur in dem Maß genießen, das Ihnen guttut, auf nüchternen Magen jedoch meiden. Setzen Sie nach Rücksprache mit dem Arzt alle magenschädigenden Medikamente ab

- Eine spezielle Diät ist unnötig. Essen Sie, was Ihnen schmeckt, und meiden Sie, was Ihnen nicht bekommt. Schwerverdauliche, heiße und kalte Speisen sollten Sie vom Speisezettel streichen. Essen Sie am späten Abend nichts mehr. Vorteilhaft wirkt sich ballaststoffreiche Ernährung mit viel Gemüse, Früchten und Vollkornprodukten aus (➔ Gesunde Ernährung, Seite 854)
- Tees können schon durch die Zeremonie der Zubereitung und das schluckweise Trinken die Beschwerden lindern
- Akupressur (➔ Seite 807). Sie können diese Druckpunktmassage selbst durchführen, am besten ist es jedoch, wenn sie ein Partner macht

Behandlung

- Akupunktur (➔ Seite 791)
- Homöopathische Behandlung (➔ Seite 789)
- Massagen (➔ Seite 806). Sie wirken allgemein entspannend; besonders wirksam sind Bindegewebsmassagen
- Bestimmte Atemtechniken können entspannen und den Heilungsprozeß fördern (➔ Atmen, Seite 814)

Medikamente

- Bei *Übelkeit*: Antihistaminika wie z. B. *Vomex* (BRD/Ö) oder Metoclopramid (*Paspertin* [BRD/Ö]). Sie wirken allgemein dämpfend, deshalb sollten Sie nach der Einnahme weder Auto fahren noch Maschinen steuern. Andere Mittel und Kombinationsmittel sind weniger sinnvoll
- *Blähungen und Völlegefühl* im Magen-Darmtrakt werden von vermehrter Gasbildung verursacht. Die Wirkung der dagegen angebotenen Mittel wird von der Amerikanischen Arzneimittelbehörde bezweifelt. Wenn Sie jedoch den Eindruck haben, daß Ihnen diese Mittel Linderung bringen, können Sie sie gefahrlos für kurze Zeit einnehmen
- Der Nutzen von Mitteln gegen Appetitlosigkeit ist umstritten
- Häufig bekommen Magenkranke Beruhigungsmittel verschrieben. Sie haben jedoch viele Nebenwirkungen und können abhängig machen. Bei akutem Streß ist der einmalige Einsatz eines Betablockers vertretbar. Neuroleptika sollten Sie wegen Magenschmerzen nicht einnehmen

Beruhigungsmittel bekämpfen nur die Symptome, nicht die Ursachen der Beschwerden. Wenn Sie sich mit den tieferliegenden Ursachen auseinandersetzen wollen, brauchen Sie Hilfe. Wie Sie den dafür geeigneten Helfer und die für Sie am besten geeignete Methode finden, ➔ Beratung und Psychotherapie, Seite 829.

Beruhigende Magentees

Pfefferminzblätter
Zubereitung: Einen Eßlöffel Pfefferminzblätter mit einer mittelgroßen Tasse heißem Wasser übergießen; fünf bis zehn Minuten stehenlassen, danach abseihen.
Anwendung: Drei- bis viermal täglich eine Tasse warmen, frisch zubereiteten Tee zwischen den Mahlzeiten trinken.

Kamillenblüten
Zubereitung: Ein Eßlöffel voll Kamillenblüten mit einer mittelgroßen Tasse kochendem Wasser übergießen; zehn Minuten bedeckt stehenlassen, abseihen.
Anwendung: Drei- bis viermal täglich eine Tasse frisch zubereiteten, warmen Tee zwischen den Mahlzeiten trinken.

Schafgarbenkraut
Zubereitung: wie Kamillenblüten, aber zwei Teelöffel Schafgarbe verwenden.

Anregende Magentees
Sie sollen die Magensaftsekretion anregen, die Verdauung fördern und bei Beschwerden, die durch mangelnden Magensaft entstehen, hilfreich sein. Die Teezubereitungen schmecken meist würzig-bitter oder sogar sehr bitter.
Nebenwirkungen: Gelegentlich Kopfschmerzen bei Menschen, die gegen Bitterstoffe empfindlich sind.

Tausendgüldenkraut
Zubereitung: Ein bis zwei Teelöffel Tausendgüldenkraut mit einer mittelgroßen Tasse siedend heißem Wasser übergießen; 15 Minuten stehenlassen, abseihen.
Anwendung: Den frisch zubereiteten, mäßig warmen Teeaufguß jeweils eine halbe Stunde vor den Mahlzeiten langsam und schluckweise trinken.

Magentee-Mischung
Rezept: 25 g Tausendgüldenkraut, 25 g Wermutkraut, 20 g Enzianwurzel, 20 g Pomeranzenschale, 10 g Zimt
Zubereitung: Zwei Teelöffel der Mischung mit einer mittelgroßen Tasse siedendem Wasser übergießen; 10 bis 15 Minuten stehenlassen, danach abseihen.
Anwendung: Den frisch zubereiteten mäßig warmen Teeaufguß jeweils eine halbe Stunde vor der Mahlzeit trinken.
Achtung: Nicht bei Magen- und Darmgeschwüren anwenden.

Akute Gastritis (Magenvergiftung, Entzündung der Magenschleimhaut)

Sehr oft spricht man von »Gastritis«, wenn der Magen gereizt ist (➔ Nervöser Magen, Seite 442). Mediziner bezeichnen mit dem Wort Gastritis die akute Entzündung der Magenschleimhaut durch eine Vergiftung.

Beschwerden
Die Beschwerden sind je nach Ursache unterschiedlich: Plötzlicher starker Magenschmerz, begleitet von allgemeiner Schwäche, Kopfweh, Völlegefühl, Übelkeit bis zum Erbrechen, eventuell Mundgeruch, belegte Zunge, Fieber. Meist gehen diese Beschwerden im Laufe eines Tages von selbst zurück.

Ursachen
Die Ursachen sind meist bekannt:
- Alkoholmißbrauch
- Medikamente, die die Magenschleimhaut reizen (z. B. Schmerz- und Rheumamittel, überdosierte Herzmittel mit dem Wirkstoff Digitalis, Kortisone, Antibiotika, Krebsmittel)
- Verätzung durch Säuren oder Laugen
- Röntgenstrahlen (z. B. bei Bestrahlungsbehandlung)
- Durch das Bakterium Clostridium botulinum verdorbene Lebensmittel. Die Gifte dieses Bakteriums sind sehr gefährlich. Der Erreger wächst in verdorbenem Fleisch, Wurst, Gemüsekonserven u. ä. Botulismus beginnt mit Augenmuskellähmung (Doppeltsehen), Schluckbeschwerden, Übelkeit und kaltem Schweiß. Darmlähmung und Verstopfung folgen
- Virusinfektion
- Giftige Pilze

Erkrankungsrisiko
Alkoholmißbrauch und Einnahme der oben genannten Medikamente erhöhen das Risiko einer akuten Gastritis.

Mögliche Folgen und Komplikationen
- Eine geschädigte Magenschleimhaut kann bluten. Dann erbricht man Blut oder scheidet schwarzgefärbten Stuhl aus. In diesem Fall: *Sofort zum Arzt*
- *Verdorbene Pilze und Giftpilze* führen meistens zu vorübergehendem Durchfall und Brechdurchfall. Gefährlich sind nur wenige Giftpilze. So stört z. B. der Pantherpilz das Nervensystem und lähmt das Herz und die Atmung. Der weiße und der grüne Knollenblätterpilz wirken durch Leberschädigung tödlich. Das mehrmalige Essen des Kahlen Kremplings kann zu einer tödlichen Lebensmittelallergie führen
- Ein unbehandelter Botulismus führt innerhalb einer Woche zum Tod

Vorbeugung
- Meiden Sie Alkoholexzesse (➔ Alkohol, Seite 891) und magenschädigende Medikamente
- Werfen Sie verdorbene Lebensmittel weg
- Lassen Sie Reinigungsmittel und -flüssigkeiten nie in der Reichweite von Kindern stehen
- Lassen Sie selbstgesammelte Pilze auf Giftigkeit prüfen, wenn Sie die Sorten nicht genau kennen. Frische Pilze sollten immer innerhalb von 30 Stunden gegessen werden

Wann zum Arzt?
Erste Hilfe bei Vergiftungen ➔ Seite 846.
Sie sollten einen Arzt aufsuchen, wenn
- die Ursachen der Beschwerden nicht bekannt sind
- Sie eine Vergiftung vermuten

Sofort zum Arzt, wenn Blutungen auftreten.
Unbedingt ins Krankenhaus: Bei Verdacht auf Botulismus.

Selbsthilfe
Nach ein bis zwei Tagen Bettruhe und Fasten klingen gastritische Beschwerden meist von selbst ab. Schwarzer Tee, Pfefferminz- oder Kamillentee können die Magenschmerzen lindern (➔ Nervöser Magen, Seite 442).

Behandlung
Eine Behandlung ist im Normalfall nicht nötig. Nur wenn Blutungen auftreten, muß der Arzt mit einer Endoskopie klären, ob sich ein Magengeschwür gebildet hat.
Sind Medikamente, auf die Sie nicht verzichten können, die Ursache dieser Beschwerden, sollten Sie mit dem Arzt beraten, wie Sie Ihren Magen besser schonen können.

Medikamente
- Das beste Mittel gegen akute Magenkrämpfe ist *Buscopan* (BRD/Ö), durch den Arzt gespritzt oder in Form eines Zäpfchens. Die meisten anderen sogenannten krampflösenden Mittel enthalten eine Vielzahl von Inhaltsstoffen und bergen ein großes Risiko von Nebenwirkungen
- Gegen anhaltenden Brechreiz bei Erwachsenen ist auf ärztliche Verordnung die Einnahme von Metoclopramid vertretbar (z. B. *Gastronerton* [BRD], *MCP* [BRD], *Paspertin* [BRD/Ö])

– Die gegen Magenschmerzen früher üblichen Rollkuren gelten heute als überholt, die dabei eingesetzten Mittel als unwirksame Scheinmittel

Chronische Gastritis

Beschwerden
Oft gibt es keinerlei Beschwerden. Manchmal treten nach den Mahlzeiten Schmerzen, Druck- und Völlegefühl auf.

Ursachen
Die Magenschleimhaut verändert sich entzündlich und bildet sich zurück. Als Ursachen werden vermutet:
- Alterserscheinung, von sozialen Faktoren gefördert
- Veränderungen der Durchblutung
- Folge von galligem Reflux auch nach einer Magenoperation
- Infektion mit der Bakterienart *Helicobacter pylori*

Erkrankungsrisiko
Mit dem Alter steigt das Risiko, daß sich die Magenschleimhaut zurückbildet.

Mögliche Folgen und Komplikation
Die seltene, fortgeschrittenste Form, die *atrophe Gastritis*, kann zu Eisenmangel und zur Perniziösen Anämie (➔ Seite 407) führen und bringt ein erhöhtes Krebsrisiko mit sich. Deshalb sollten sich Menschen mit festgestellter Rückbildung der Magenschleimhaut einmal jährlich endoskopisch untersuchen lassen.

Vorbeugung
Meiden Sie Alkohol (➔ Seite 891), extrem kalte oder heiße Getränke, scharfe Gewürze und magenbelastende Medikamente.

Wann zum Arzt?
Wenn die obengenannten Beschwerden auftreten. Oft macht die chronische Gastritis keine Beschwerden und wird bei einer Endoskopie zufällig entdeckt. Dann ist auch keine Behandlung notwendig.

Selbsthilfe
Ist nicht möglich.

Behandlung
Eine Rückbildung der Magenschleimhaut kann man nicht beeinflussen. Gegen die Begleitbeschwerden können - paradoxerweise - säurebindende Medikamente (➔ Magengeschwür, Seite 445) helfen. Bei Eisen- oder Vitamin B_{12}-Mangel müssen dem Körper diese Stoffe zugeführt werden.

Magen- und Zwölffingerdarmgeschwüre finden sich am häufigsten an diesen Stellen

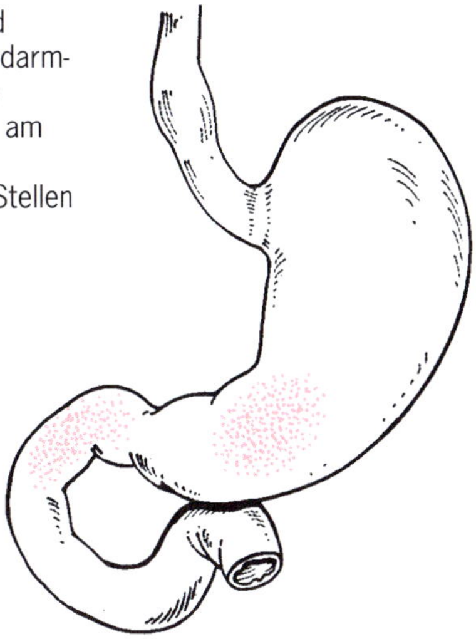

Magen- und Zwölffingerdarmgeschwür

Das Geschwür (*Ulkus*) ist ein Defekt in der Schleimhaut des Magens oder Zwölffingerdarms, das in die muskulöse Wand vordringen, bluten und die Wand durchbrechen kann. Die Erkrankung ist häufig: Etwa ein Prozent der Gesundheitsausgaben wird in deutschsprachigen Ländern für die Behandlung von Magen- und Zwölffingerdarmgeschwüren ausgegeben.

Beschwerden
Anzeichen für ein Magengeschwür: Druck- und Völlegefühl in der Magengegend unmittelbar nach den Mahlzeiten.
Anzeichen für ein Zwölffingerdarmgeschwür: Schmerzen bei nüchternem Magen, bohrend, schneidend, stechend, oft zwischen Nabel und Mitte des Rippenbogens, oft zwei Stunden nach den Mahlzeiten und nachts; oft mit Erbrechen. Häufig ist in beiden Fällen Appetitlosigkeit. Brennen in der Magengrube und Begleiterscheinungen, wie beim nervösen Magen beschrieben, hat nur jede dritte Person, die tatsächlich ein Geschwür hat. Die Hälfte der Geschwüre macht keinerlei Beschwerden. Deshalb kann es ohne Vorwarnung zu Magenblutung und Magendurchbruch kommen.

> **Sofort zum Arzt**
> *Bei Magenblutung*: Übelkeit, Bluterbrechen, blutiger, schwarzer, auffallend riechender Stuhl. Bei hohem Blutverlust tritt rasch Schockzustand ein!
> *Bei Magendurchbruch*: Bauchschmerzen wie Messerstiche, Schweißausbrüche, fliegender Puls; nach etwa sechs Stunden tritt Schockzustand ein!

Ursachen

- Erbliche Veranlagung ist die Voraussetzung dafür, daß der Körper auf Belastungen, wie zum Beispiel Streß im Arbeits- und Beziehungsleben, Hektik, Nikotin und Alkohol, mit einem Ulkus reagiert
- Medikamente: Schmerzmittel, die Azetylsalizylsäure (ASS) enthalten, und Rheumamittel fördern die Entstehung und verzögern die Heilung von Geschwüren. Die Geschwürbildung fördern ferner: Kortisone (➔ Seite 765), manche Mittel gegen Bronchitis und Asthma, gegen Erbrechen, gegen Infektionen (Antibiotika), gegen Bluthochdruck, zur Blutverdünnung, gegen Allergien, Zuckerkrankheit, manche Herz-Kreislaufmittel und Pilzmittel. Wenn Sie solche Medikamente einnehmen, fragen Sie Arzt oder Apotheker nach ihren Nebenwirkungen
- Schwere Unfälle oder Operationen können innerhalb von wenigen Stunden Geschwüre auslösen (*Streßulkus*)

Erkrankungsrisiko

Zwei von hundert Personen bekommen irgendwann in ihrem Leben ein Geschwür. In Mitteleuropa gilt es als typische Gastarbeiterkrankheit. Das Erkrankungsrisiko steigt bei

- Schicht- und Fließbandarbeit, Schwerarbeit und Hetzerei, unregelmäßigem Essen
- Arbeit in Transport- und Verkehrsberufen; Arbeit in Chemiebetrieben, in der metallverarbeitenden Industrie und bei Maschinisten, die berufsbedingt mit Giftstoffen umgehen
- Das Risiko, daß nach dem Abheilen eines Ulkus neuerlich ein Geschwür entsteht, liegt bei etwa 85 Prozent und ist bei Rauchern wesentlich höher als bei Nichtrauchern

Mögliche Folgen und Komplikationen

- Durch Narbenbildung kann sich der Magenausgang verengen (*Stenose*): Völlegefühl, Appetitlosigkeit und starke Gewichtsabnahme sind die Folgen
- Ein nicht behandeltes Geschwür kann durch die Magenwand durchbrechen und bluten. Dies ist lebensbedrohlich und muß sofort operiert werden. Das Risiko, an einem Geschwür zu sterben, ist in den letzten Jahren wesentlich zurückgegangen, da neue Medikamente (Säureblocker, Wismutpräparate) die Gefahr von Rückfällen verringern
- Treten Geschwüre im Magen (das gilt nicht für Geschwüre im Zwölffingerdarm) immer wieder auf, steigt das Risiko, an Magenkrebs zu erkranken

Vorbeugung

- Nehmen Sie Schmerzmittel nicht ohne ärztliche Verordnung ein
- Genießen Sie die »Säurelocker« Alkohol, Kaffee, Tee, Nikotin und Zitrusfrüchte sparsam
- Meiden Sie, wo immer es geht, Streß, Angst und Konflikte
- Entspannungstechniken (➔ Seite 815) können helfen, streßärmer zu leben

Wann zum Arzt?

Wenn unklare Schmerzen im Oberbauch und die anderen obenbeschriebenen Beschwerden immer wiederkehren.

Selbsthilfe

- Hören Sie auf zu rauchen (➔ Rauchen, Seite 890), gönnen Sie sich Ruhe, versuchen Sie »abzuschalten«
- Trinken Sie keine hochprozentigen Alkoholika, besonders nicht auf nüchternen Magen
- Nehmen Sie keine magenschädigenden Medikamente (➔ oben) ein, wenn dies vermeidbar ist. Ein Beschwerden-Tagebuch hilft dem Arzt, Medikamenten-Wirkungen und -Nebenwirkungen zu kontrollieren
- Tees aus Kamille, Melisse und Pfefferminze können die Magenschmerzen lindern (➔ Nervöser Magen, Seite 442)
- Leinsamenabguß und kalt gepreßter Saft von rohem Weißkraut sind bewährte Hausmittel
- Feuchtwarme Packungen und Wickel im Bereich der Beschwerden (➔ Hausmittel, Seite 784)
- Akupressur (➔ Seite 807)
- Sie sollten Ihre Lebenssituation und Ihren Lebensstil überdenken und verändern - Ärger, Angst und Aufregungen meiden. Das Erlernen von Entspannungstechniken (➔ Seite 813) kann dazu der erste Schritt sein, die Auseinandersetzung mit dem Innenleben durch eine psychotherapeutische Behandlung (➔ Seite 822) ein nächster. Verhaltensänderungen sind wichtiger, um das Wiederauftreten von Geschwüren zu vermeiden, als die Behandlung mit Medikamenten

– Sie sollten essen, was Ihnen bekommt, meiden, was Ihnen erfahrungsgemäß nicht guttut. Von Vorteil ist abwechslungsreiche, vollwertige Kost (➔ Ernährung, Seite 854). Menschen mit Zwölffingerdarmgeschwüren sollten ihre Mahlzeiten auf mehrere kleine Portionen verteilen und spätabends nichts mehr essen.

Behandlung

Ein Drittel der Geschwüre heilt spontan, wahrscheinlich durch Änderung der belastenden Lebenssituation.

Medikamente

Als Standardmittel gegen Magenschmerzen und zur Heilung des Geschwürs - nicht zur Vorbeugung des Rückfalls - gelten säurebindende Mittel (*Antazida*), zwischen den Mahlzeiten dreimal täglich eingenommen. Von den über 50 verschiedenen Mitteln haben die Aluminium-Magnesium-haltigen die wenigsten Nebenwirkungen.

Heute verschreiben Ärzte immer häufiger säurehemmende Mittel (*H_2-Blocker*). Man braucht sie nur abends einzunehmen, sie befreien sehr rasch vom Schmerz und in neun von zehn Fällen lassen sie das Geschwür abheilen. Bei Dauereinnahme können sie verhindern, daß erneut Geschwüre auftreten.

Wenn diese Mittel wegen ihrer Nebenwirkungen nicht eingenommen werden können, sind Mittel mit Pirenzepin, das Schleimhautschutzmittel Sucralfat (*Ulcogant* [BRD/Ö]) oder der ATPase-Hemmer Omeprazol (*Antra* [BRD], *Gastroloc* [BRD], *Losec* [Ö]) eine gute Alternative. Diese Mittel werden morgens und abends je eine halbe Stunde vor der Mahlzeit eingenommen.

Auch das Mittel Proglumid (*Milid* [BRD/Ö]), das die Bildung von Gastrin verhindert, kann helfen.

Die wenigsten Rückfälle treten bei Personen auf, die mit Wismut-Medikamenten behandelt werden (*Jatrox* [BRD], *Bismofalk* [BRD]). Diese Medikamente vernichten - allerdings meist nur vorübergehend - die Besiedelung mit dem Helicobacter-Bakterium. In Österreich sind diese Mittel nicht zugelassen.

Operationen

– Bei Blutungen oder Durchbruch eines Geschwürs oder bei Streßgeschwür muß meistens operiert werden
– Es sollte operiert werden, wenn trotz regelmäßiger Anwendung von Entspannungsmethoden und Medikamenten ein Geschwür immer wiederkehrt
– Eine Operation sollte in Betracht gezogen werden, wenn ein Geschwür nach drei Monaten nicht vollständig geheilt ist (Krebsverdacht)

Empfehlenswert: Säurebindende Mittel

Alucol (Ö)	Maaloxan (BRD)
Gelusil Suspension (BRD)	Riopan (BRD/Ö)
Maalox 70 (BRD/Ö)	Talcid (BRD/Ö)

Empfehlenswert: Säurehemmende Mittel

Cimetag (Ö)	Tagamet (BRD/Ö)
Ganor (BRD)	Ulsal (Ö)
Neutromed (Ö)	Zantac (Ö)
Pepdul (BRD)	Zantic (BRD)
Sostril (BRD)	

Mittel mit Pirenzepin

Gastrozepin (BRD/Ö)	Ulcoprotect (BRD)
Pirenzepin mit angehängtem Herstellernamen (BRD)	Ulgescum (BRD)

Es gibt verschiedene Operations-Techniken:

– Teilweise Entfernung des Magens *(Teilresektion)*. Mit den verschiedenen Namen der Methoden kennzeichnen Mediziner, wieviel des Magens sie entfernt haben und wie sie den Magen mit dem Zwölffingerdarm verbunden haben.
  Die teilweise Entfernung des Magens birgt eine Reihe von Risiken: Durchfälle, Sturzentleerung (Erbrechen und Durchfall kurz nach dem Essen); Gewichtsverlust, Reflux und Schwund der Magenschleimhaut (häufig nach Operationsmethode *Billroth II*). Teilresektionen sollten darum nur zurückhaltend angewendet werden
– Durchtrennung des Vagusnervs (*Vagotomie*). Bei der sogenannten *SPV-Vagotomie* werden nur die Nervenäste durchtrennt, die die Magensäureproduktion beeinflussen. Sie gilt als empfehlenswerteste Methode beim Zwölffingerdarmgeschwür und dem Geschwür nahe dem Magenausgang (*Pylorus*).

Nach der Operation

Es dauert einige Zeit, bis wieder ein unbeschwertes Leben möglich ist.

Die Zeit des geduldigen Wartens eignet sich gut, um z. B. Entspannungstechniken zu erlernen (➔ Entspannung, Seite 813). Prinzipiell dürfen Magenoperierte alles essen und trinken, was ihnen schmeckt, nur beim Trinken von Alkohol sollten sie zurückhaltend sein.

Anfängliche Schluckbeschwerden und Völlegefühl nach der Vagotomie vergehen von selbst.

Nach einer Teilresektion ist es günstig, mehrmals täglich kleine Portionen zu essen.

Magenkrebs (Magenkarzinom)

➔ auch Krebs, Seite 539

Beschwerden

Magenkrebs bleibt lange auf die Magenschleimhaut beschränkt und beginnt plötzlich, rasch zu wachsen. Treten Beschwerden auf, gleichen sie denen des nervösen Magens. Nur Ekel gegen Fleisch ist ein typisches Signal für Magenkrebs. Druck- und Völlegefühl kann ansteigen, später fallen Appetitlosigkeit und rapider Gewichtsverlust auf. Erbrechen von dunklem Blut, blutiger, dunkler, eigenartig riechender Stuhl - wie bei einem blutenden Magengeschwür - kann auftreten.

Ursachen

Die Entstehung von Magenkrebs ist nicht restlos geklärt. Sicher ist, daß Rauchen und Alkoholmißbrauch das Magenkrebsrisiko erhöhen. *Nitrosamine* (z. B. aus geräucherten Lebensmitteln) und Gifte, die beim Verbrennen von Fett entstehen (*polyzyklische aromatische Kohlenwasserstoffe*), können Magenkrebs auslösen. Die Gifte von Schimmel (*Aflatoxine*) auf verdorbenen Lebensmitteln sind ebenfalls potente Krebserreger.

Erkrankungsrisiko

Magenkrebs gehört zu den häufigsten Krebserkrankungen. Er tritt meist nach dem 40. Lebensjahr auf. Das Krebsrisiko ist erhöht
- bei Streß
- bei Menschen, deren Magenschleimhaut sich zurückbildet (*atrophe Gastritis*)
- bei Magengeschwüren
- wenn vor mehr als zehn Jahren der Magen nach der Methode Billroth II entfernt wurde

Mögliche Folgen und Komplikationen

Wird ein Magenkrebs früh gefunden und rechtzeitig operiert, so haben Erkrankte dieselbe Lebenserwartung wie Gesunde. Wird die Krebsgeschwulst erst im fortgeschrittenen Stadium entfernt, so hat nur einer von acht Operierten eine Überlebenschance von mehr als fünf Jahren. Magenkrebs wird oft verkannt und zu spät operiert. Nur jeder zehnte überlebt daher mehr als fünf Jahre. In der BRD sterben 18, in Österreich 20 von 100 000 Menschen an Magenkrebs.

Vorbeugung

- Nicht rauchen und den Alkoholkonsum begrenzen (➔ Genußmittel, Seite 891)
- Übergewicht vermeiden, und die Mengen von Fleisch, Geflügel und fettreichen Nahrungsmitteln auf dem Speiseplan begrenzen (➔ Ernährung, Seite 854)
- Meiden Sie geräuchertes, gepökeltes und stark gegrilltes Fleisch. Sie sind »krebsverdächtig«. Lassen Sie beim Braten das Fett nicht rauchen
- Essen Sie grundsätzlich keine Lebensmittel, auf denen Sie einen Schimmel»bart« sehen (ausgenommen »Kulturschimmel« bei Käse). Achten Sie bei Nüssen darauf, daß sie frisch sind. Ihnen sieht man Schimmel nicht leicht an

Wann zum Arzt?

- Wenn Beschwerden des vermeintlich nervösen Magens (»Gastritis«) länger als vier Wochen andauern. Der Arzt sollte Sie dann mit dem Endoskop untersuchen und eventuell eine Gewebeprobe entnehmen (➔ Gastroskopie, Seite 749)
- Bei atropher Gastritis oder einem Magengeschwür sind regelmäßige endoskopische Kontrollen notwendig

Selbsthilfe

Ist nicht möglich.

Behandlung

Je nach der Größe des Krebsgeschwürs wird ein mehr oder weniger großer Teil des Magens entfernt. Der verbliebene Magenstumpf wird mit dem Dünndarm verbunden. Dies ist zwar ein großer Eingriff, aber sogar nach der Entfernung des gesamten Magens ist es möglich, ein normales Leben zu führen. Es kann allerdings monatelang dauern, bis man wieder - in kleinen Mengen - ganz normale Speisen essen und verdauen kann. Bei Vitamin-, Mineralstoff- oder Nährstoffmangel kann man dem Körper das Fehlende in Form von Medikamenten geben. Nach der Operation sind Rauchen, Alkohol und andere Reizstoffe verboten. (➔ Magenoperation, Seite 447).

LEBER, GALLE, BAUCHSPEICHELDRÜSE

Der größte Teil der Leber liegt im rechten Oberbauch vor dem Magen, der linke Lappen hinter diesem, die Bauchspeicheldrüse dahinter. Als größte Drüse im Körper hat die Leber verschiedene Funktionen:

- *Für die Verdauung*: Die Leber produziert bis zu einem Liter Gallenflüssigkeit am Tag und leitet sie über den Gallengang in den Zwölffingerdarm ein. Die Gallensäuren helfen, die Fette aus der Nahrung zu zerlegen, so daß die Darmschleimhaut die Fette und mit ihnen die fettlöslichen Vitamine aufnehmen kann. Außerhalb der Verdauungsphasen bleibt die Öffnung zum Zwölffingerdarm verschlossen, und die Gallenflüssigkeit wird in der Gallenblase gespeichert. Wird sie zur Verdauung gebraucht, zieht sich die Gallenblase zusammen: Die Gallenflüssigkeit gelangt in den Darm
- *Für den Blutkreislauf*: In der Zeit vor der Geburt werden hier die roten und weißen Blutkörperchen gebildet. Während des ganzen Lebens baut die Leber alte Blutkörperchen ab, speichert Eisen usw.
- *Für den Stoffwechsel*: Sie »überprüft« das Blut auf »Fremdes« und entgiftet es. Aus dem gereinigten Blut nimmt die Leber die verdaulichen Stoffe auf, baut Eiweiß in körpereigenes Eiweiß um, lagert Zucker ein und liefert über das Blut Nährstoffe zu den Körperzellen. Das Abbauprodukt des Eiweißstoffwechsels, den Harnstoff, transportiert das Blut zur Niere, die ihn mit dem Harn ausscheidet
- *Für den Hormonkreislauf*: Die Leber bildet die Ausgangsstoffe für die Sexualhormone und für die körpereigenen Fette

Ein Organ mit solcher Aufgabenvielfalt ist unentbehrlich. Darum hat die Leber eine erstaunliche Fähigkeit, sich zu regenerieren. Selbst wenn zwei Drittel der Leber entfernt werden, kann der gesunde Rest die Aufgaben des ganzen Organs noch erfüllen. Ist die Leber ganz zerstört, bleibt als einzige Hoffnung eine Leberverpflanzung. Doch eine solche Lebertransplantation ist sehr schwierig durchzuführen.

Die Bauchspeicheldrüse bildet ebenfalls Verdauungssaft. Er enthält Fermente (*Enzyme*). Diese gelangen über einen Ausführungsgang - bei den meisten Menschen gemeinsam mit dem Gallengang, bei wenigen getrennt von diesem - in den Zwölffingerdarm. Über die Funktion der Bauchspeicheldrüse als Hormondrüse ➔ Diabetes, Seite 555.

Gelbsucht (Ikterus)

Gelbsucht ist keine Krankheit, sondern ein Signal für verschiedene Erkrankungen, meist der Leber oder der Galle: Haut, Schleimhäute und das »Weiße« des Auges sind gelb gefärbt, meist quält starker Juckreiz.

Leber

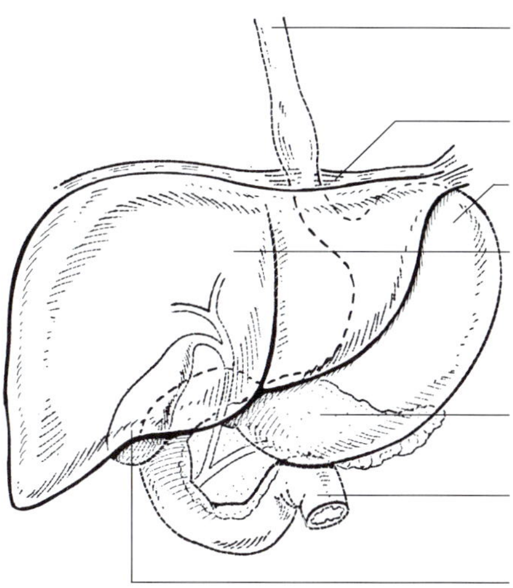

Die Tönung des Gelbs weist auf die zugrundeliegende Erkrankung hin:
- Rötlicher Gelbton - Leberschaden (➔ Hepatitis, Seite 451, ➔ Leberzirrhose, Seite 452)
- Grünlicher Gelbton - Gallenstauung (➔ Gallensteine, Seite 454, ➔ Leberkrebs, Seite 453)

Lebervergiftung

Beschwerden

Bei Lebervergiftung durch Alkohol oder Medikamente treten lange Zeit keine typischen Beschwerden auf, bis es zu allgemeinen Gelbsuchtsymptomen kommt (➔ oben). Nach dem Essen von Giftpilzen treten die Anzeichen der Gelbsucht plötzlich auf, bei einer Vergiftung durch Knollenblätterpilze frühestens 24 Stunden nach dem Essen.

Erkrankungsrisiko

Die Vergiftung ist die häufigste Erkrankung der »Entgiftungszentrale« Leber.

Ursachen, mögliche Folgen und Komplikationen

Alkohol
(➔ Leberzirrhose, Seite 452)

Medikamente
Sie sind eine wichtige Ursache für Lebererkrankungen. Bei höherer Dosierung können sie direkt giftig wirken. Medikamente können manche empfindliche Menschen jedoch auch dosisunabhängig schädigen. Die meisten Leberschäden verursachen Schmerz- und Rheumamittel.
Schmerzmittel: Eine Überdosis Paracetamol kann drei bis fünf Tage nach der Einnahme zu akutem Leberversagen führen. Bei Alkoholikern ist diese Dosis bereits tödlich. Paracetamol kann auch zu chronischen Leberschäden führen.
Mittel gegen Psychosen (Phenothiazine), Mittel gegen Depressionen (Trizyklische Antidepressiva), Rheumamittel (Phenylbutazon) und Mittel gegen bakterielle Infektionen (Erythromycin) können Leberschäden auslösen, die einer Zirrhose ähneln, aber wieder völlig ausheilen können. Hormonelle Empfängnisverhütungsmittel (die »Pille«) können zu gutartigen Lebergeschwülsten und zu einem Gallenstau führen.
Narkosemittel (Halothan, Methoxyfluran, Enfluran) können nach mehrmaliger Anwendung einige Tage nach der Narkose eine schwere Leberentzündung auslösen, die in vielen Fällen zum Tod führt. Das Tuberkulosemittel INH (Isoniazid) kann noch ein Jahr nach der Einnahme zu einem hepatitisähnlichen Krankheitsbild führen.
Einige Medikamente können Leberfunktionsstörungen auslösen. Dazu gehören: ASS (Schmerzmittel), Tetrazykline, Sulfonamide und andere Mittel gegen Infektionen, Herzrhythmusmittel (Chinidin), Beruhigungsmittel (Chloralhydrat), harntreibende Mittel und Herz-Kreislaufmittel (Kalziumantagonisten), Gichtmittel (Allopurinol), Mittel gegen Epilepsie (Valproinsäure), Krebsmittel.

Gifte
Tetrachlorkohlenstoff (z. B. in der Kunststoffindustrie, in der Metallurgie und in Reinigungsbetrieben) kann, abhängig von der Menge, die in den Körper gelangt, das Lebergewebe schädigen oder zerstören.
Das Gift von *Knollenblätterpilzen* führt ebenfalls zum Zusammenbruch der Leberfunktion und damit zum Tod.

Vorbeugung
Alkohol nur mäßig trinken. Arzneimittel nur verwenden, wenn Beschwerden anders nicht zu lindern sind oder der Arzt die Einnahme verordnet hat. Bei Giftstoffen am Arbeitsplatz Schutzbestimmungen beachten (➔ Gifte am Arbeitsplatz, Seite 943). Selbstgesammelte Pilze von einem Fachmann überprüfen lassen oder nur dann essen, wenn man sich seiner Sache vollkommen sicher ist.

Wann zum Arzt?
Wenn Gelbsuchtanzeichen auftreten (➔ Seite 449).
Sofort ins Krankenhaus, wenn Gelbsucht auftritt.

Selbsthilfe
Ist nicht möglich.

Behandlung
Eine Behandlung wie bei Fettleber (➔ Seite 450) kann die Schäden einer akuten Vergiftung durch Alkohol oder Medikamente weitgehend rückgängig machen. Bei chronischer Vergiftung bleibt die Leber weitgehend geschädigt.
Bei anderen Vergiftungsursachen gibt es nur mit intensivmedizinischen Maßnahmen eine gewisse Überlebenschance. Bei Knollenblätterpilz-Vergiftung infundiert man hochdosierte Gaben von Silymarin *(Legalon* [BRD]).

Fettleber

Beschwerden
Obwohl eine Fettleber immer vergrößert ist, macht sie meist kaum Beschwerden. Bisweilen spürt man Völlegefühl und leichte Übelkeit. Schmerzen unter dem rechten Rippenbogen sind selten.

Ursachen
»Fettleber« hat nichts mit fettem Essen zu tun. Die Ursachen dieser Erkrankung sind:
- Alkoholismus (➔ Seite 247)
- Vergiftung durch eine große Zahl von Chemikalien und Arzneimitteln
- Diabetes und einige seltene Erkrankungen
- Schwangerschaft
- Einseitige kohlenhydratreiche und fettarme Ernährung über lange Zeit
- Übergewicht

Das Erkrankungsrisiko steigt
Durch häufigen, reichlichen Alkoholkonsum; einseitig kohlenhydratreiche Ernährung.

Mögliche Folgen und Komplikationen
Eine Fettleber ist im allgemeinen harmlos und kann sich von selbst zurückbilden. Nur wenn eine Vergiftung die Ursache ist, kann die Leber weiter geschädigt werden. Akute Formen bei Alkoholexzessen können lebensgefährlich sein.

Vorbeugung
»Gesundheitsbewußtes« Leben: Ausgewogene Ernährung, wenig Alkohol, Medikamente nur wenn nötig, Chemikalien meiden.

Wann zum Arzt?
Wenn Sie Anzeichen der Erkrankung vermuten.

Selbsthilfe und Behandlung
Eine Behandlung mit Medikamenten ist nicht notwendig. Reduzieren Sie die kohlenhydrathaltigen Nahrungsmittel auf die Hälfte. Bei Alkoholentzug und Gewichtsreduktion kann sich die Fettleber völlig zurückbilden.

Hepatitis (Leberentzündung)

Beschwerden
Das Frühwarnsignal einer Hepatitis sind Schmerzen unter dem rechten Rippenbogen. Der Beginn der Hepatitis gleicht einer Grippe: Müdigkeit, Kopfschmerzen, bisweilen Gelenkschmerzen, oft Übelkeit und Brechreiz mit Widerwillen gegen Fett, Fleisch, Alkohol und Nikotin. Verstopfung, Durchfall, Blähungen folgen. Da die Leber sich etwas vergrößert, entstehen Schmerzen unter dem rechten Rippenbogen. Oft tritt leichtes Fieber und ein juckender Hautausschlag auf, der Bienenstichen ähnelt.
In der zweiten Krankheitsphase färben sich Haut und Augen rötlichgelb und der Urin dunkel. Das Fieber sinkt wieder ab. Der Stuhl entfärbt sich. Manchmal schwellen die Lymphknoten im Halsbereich an, und die Milz ist vergrößert. Meist verstärkt sich die Gelbsucht in den ersten drei Wochen. In seltenen Fällen kann die Hepatitis ohne Gelbsucht verlaufen. Wird sie nicht erkannt, ist die Ansteckungsgefahr hoch.

Ursachen
Viren, Bakterien, Parasiten, Medikamente, Holzschutzmitteldämpfe. Oft sind die Ursachen allerdings unbekannt.
Infektion mit Hepatitis-Viren: Drei Virusarten sind bekannt. Sie werden mit A, B und C bezeichnet. Hepatitis-Viren brauchen unter Umständen lange, um sich »einzunisten« und Krankheitszeichen hervorzurufen:
- Das Virus vom Typ A (*Reisehepatitis, HAV-Hepatitis*) etwa 6 bis 50 Tage
- Das Virus vom Typ B (*Infektiöse Gelbsucht, Serumhepatitis, HBV-Hepatitis*) bis zu einem halben Jahr
- Das Virus vom Typ C ist - wie D, E und mögliche andere - noch nicht ausreichend erforscht

Auch andere Viren wie das von Mumps, Kissing Desease, Herpes simplex, Varicellen können Hepatitis auslösen.
Es gibt zwei verschiedene Hauptansteckungswege:
Hepatitis A: Durch den Mund, etwa mit Wasser, Getränken oder Nahrungsmitteln, besonders Meeresfrüchte, die durch infizierten Urin oder Kot verunreinigt sind; durch engen Kontakt (Eßbesteck, Geschirr, Toilette) mit Infizierten. Epidemien werden oft durch Fliegen verursacht, die den Krankheitserreger übertragen.
Hepatitis B und *Hepatitis C*: Über den Blutweg. Als Eintrittspforte genügen mikroskopisch kleine Hautverletzungen, in die infizierter Speichel, Urin, Stuhl, Vaginalschleim, Samenflüssigkeit, Blut oder Blutplasma eindringen. Die Gefahr einer Übertragung von HVB ist beim Geschlechtsverkehr besonders hoch. Seltener infiziert man sich bei ärztlichen Eingriffen, zahnärztlicher Behandlung, durch nicht desinfizierte Nadeln beim Tätowieren oder Akupunktieren oder bei der Maniküre oder Pediküre. Blutkonserven werden auf Hepatitis-Viren untersucht. Für Hepatitis-C-Infektionen sind sie dennoch die Hauptinfektionsquelle.
Vor allem bevor Infizierte die Krankheit bemerken, können sie die Hepatitis auf andere Personen übertragen. Bis zu drei Monaten nach der Ausheilung finden sich die ansteckenden Partikel manchmal noch in ihrem Blut.

Erkrankungsrisiko
Ärzte, Krankenschwestern, Laboranten usw. sind gefährdet, wenn sie mit infektiösem Blut, Blutprodukten oder Stuhl hantieren müssen. Erhöht ist das Risiko im Krankenhaus auf Dialyse- und Krebsstationen. Menschen, die häufig Blutkonserven bekommen (z. B. Bluter), sind nicht mehr so gefährdet, seit es Nachweismethoden für das Virus gibt. Drogensüchtige und Homosexuelle haben ein relativ großes Risiko.
In Südostasien, in den Ländern südlich der Sahara und in der Amazonas-Region ist Hepatitis B sehr verbreitet (➔ Seite 451). Zur Reisehepatitis ➔ Impfung, Seite 780.

Mögliche Folgen und Komplikationen
Akute Hepatitis: In seltenen Fällen kann sich eine akute Leberentzündung dramatisch verschlechtern: Auf starke Schläfrigkeit folgt geistige Verwirrung, dann Bewußtlosigkeit. Innerhalb weniger Tage tritt der Tod ein. Die Ursachen sind noch nicht geklärt. Alkoholiker sind davon häufiger betroffen. Die akute HBV-Hepatitis kann in 10 bis 15 Prozent, die Hepatitis C in jedem dritten Fall chronisch werden. Meist sind davon ältere Menschen und Rekonvaleszente betroffen.

Chronische Hepatitis: Die chronische Leberentzündung verläuft oft ohne Gelbsucht und kann jahrelang bestehen. Wird sie von Medikamenten verursacht, kann sie von selbst abklingen, sobald man die Mittel nicht mehr einnimmt. Jene Formen, die auf HBV-Infektion und HCV-Infektion beruhen, können bis zur Leberzirrhose fortschreiten (➔ Seite 452). Defekte des Abwehrsystems sind verantwortlich für die aggressive Form der chronischen Hepatitis, bei der immer wieder Gelbsucht ausbricht und die nur selten ausheilt, meist jedoch zu Leberversagen und/oder Zirrhose führt.

Vorbeugung

Hepatitis A: Sauberkeit bei Essen und Getränken und Körperhygiene (➔ Reisen, Seite 849). Gegen die Reisehepatitis ist seit 1992 eine aktive Impfung möglich (➔ Seite 789).
Hepatitis B: Es gibt eine wirksame Impfung (➔ Seite 780).

Wann zum Arzt?

Wenn Ihr allgemeines Wohlbefinden beeinträchtigt ist und Ihnen die Gelbfärbung von Urin, Haut und Augen auffällt.

Selbsthilfe

Sobald die Krankheit erkannt ist, müssen Sie wegen der Ansteckungsgefahr engen Kontakt zu anderen meiden und peinlich auf Sauberkeit achten: Urin, Stuhl, Speichel und Blut können die Krankheit übertragen. Waschlappen, Handtücher, Bettzeug, Bettgeschirr usw. müssen ausgekocht werden.

Behandlung

Eine Blutuntersuchung muß sicherstellen, daß es sich um eine Hepatitis handelt. Es ist bereits zu Beginn der Erkrankung möglich, die einzelnen Hepatitis-Formen voneinander zu unterscheiden.
Es gibt keine Behandlung gegen die Krankheitsursache. In den meisten Fällen geht die akute Erkrankung innerhalb von vier bis sechs Wochen von selbst zurück. Bettruhe ist nicht notwendig. Gönnen Sie sich Ruhe, bis das Fieber abgeklungen ist und der Arzt festgestellt hat, daß sich die Blutwerte gebessert haben. Dann können Sie Ihre gewohnte Arbeit wieder aufnehmen.
In neun von zehn Fällen heilt die Leberentzündung nach drei bis vier Monaten vollständig ab, die Hepatitis A fast immer.
Die Blutwerte sollten aber bis zur völligen Normalisierung kontrolliert werden.

Diät
Die Appetitlosigkeit am Beginn der Krankheit geht nach wenigen Tagen vorbei, eine einschränkende Diät ist nicht notwendig. Der Krankheitsverlauf der zweiten Krankheitsphase wird - entgegen früherer Annahmen - durch fett- und eiweißreiche Kost verkürzt.

Leberzirrhose (Leberschrumpfung)

Beschwerden

Häufig bemerken Erkrankte keinerlei Symptome. Sie sehen gut aus und fühlen sich wohl. Nur manchmal sind sie schwach, blutarm und fühlen sich unpäßlich.
- Sie spüren Kribbeln und taubes Gefühl in Füßen und Fingern, auf der Haut zeigen sich kleine Gefäßspinnen oder Besenreiser (*Spider naevi*)
- Oft ist das Gesicht blaß und von leicht »schmutziger« Farbe
- Der Appetit geht verloren, sie verlieren an Gewicht
- Bei Männern können sich Brüste entwickeln, weil die Leber die weiblichen Hormone, die auch bei Männern vorhanden sind, nicht mehr außer Kraft setzen kann. Die Hoden schrumpfen, das sexuelle Verlangen und die Potenz nehmen ab
- In späteren Stadien gehen die Achsel- und Schamhaare aus

Zu Beginn der Erkrankung ist die Leber vergrößert (Fettleber, ➔ Seite 450), später kann sie schrumpfen.
Beschwerden treten meist erst nach dem dreißigsten, schwere Schäden nach dem vierzigsten Lebensjahr auf, wenn die Leber ausreichend lange gelitten hat.

Ursachen

- Langjähriger Alkoholmißbrauch. Dann tritt auch oft Gelbsucht auf. Alkohol verschlimmert auch eine Zirrhose, die aus anderen Gründen entstanden ist
- Betäubungsmittel, Reinigungsmittel und Medikamente
- Häufig ist sie die Folge einer Hepatitis B oder Hepatitis C, selten die einer Herzschwäche oder einer Entzündung der Gallengänge
- Angeborene Erkrankungen des Eisen-, Kupfer- und Fettstoffwechsels, α-1-Antitrypsin-Mangel

Erkrankungsrisiko

Jeder zweite bis dritte Mann muß mit einer Leberzirrhose rechnen, wenn er über 20 Jahre hinweg täglich 60 bis 100 Gramm Alkohol trinkt. Das entspricht etwa vier bis sieben Flaschen Bier oder einer Flasche Wein oder 0,2 bis

0,5 Liter Schnaps. Für Frauen gilt das gleiche, doch liegt hier das Schädigungslimit bereits bei 35 bis 40 Gramm Alkohol. Alkoholiker glauben, viel Alkohol zu »vertragen«. Diese Annahme ist ebenso irrig wie die, sie seien unempfindlicher gegen Medikamente wie Beruhigungsmittel und Antibiotika. Die Einnahme dieser Mittel kann jedoch die Leber zusätzlich schädigen.

Mögliche Folgen und Komplikationen

- Blutungen aus der Speiseröhre. Bei Stauungen im Bereich der Pfortader bilden sich Krampfadern in der Speiseröhre (*Ösophagusvarizen*). Wenn sie zu großem Druck ausgesetzt sind, können sie bersten. Blutungen aus der Speiseröhre (hellrotes Erbrechen) sind ein *Notfall*: Die Varizen müssen *im Krankenhaus sofort* verödet werden. 30 bis 50 Prozent aller Zirrhosekranken sterben an Varizenblutungen mit nachfolgendem Leberkoma
- Bauchwassersucht (*Aszites*). Sie entsteht durch Störungen des Wasserhaushalts und Pfortader-Hochdruck und macht sich durch Anschwellen des Bauches, Atemnot und Druckschmerzen bemerkbar
- Bewußtseinsveränderungen und Angstzustände (Delirium tremens, Leberkoma)
- Hämorrhoiden (➔ Seite 473)
- Leberkrebs (➔ Seite 453)

Unbehandelt führt die Zirrhose zum Tod durch den Zusammenbruch aller Leberfunktionen (*Leberkoma*), durch schwerste Varizenblutungen oder Nierenversagen.

Vorbeugung

»Gesunde« Lebensweise: Wenig Alkohol, Medikamente nur wenn unvermeidlich, Chemikalien meiden.

Wann zum Arzt?

Bei den ersten Anzeichen einer Lebererkrankung.
Blutproben stellen Ursache und Umfang der Leberschädigung fest. Wer den Zustand seiner Leber testen lassen möchte, kann den Arzt bitten, die Leberenzyme bestimmen zu lassen (➔ GOT, GPT, Gamma-GT, Untersuchungsmethoden ab Seite 737).

Selbsthilfe

Vollkommene Alkoholabstinenz. Eine fettarme, vitamin- und nährstoffreiche Diät unterstützt die Erholung der Leber (➔ Ernährung, Seite 854).

Behandlung

»Untergegangene« Leberzellen sind für immer verloren. Wird die Erkrankung jedoch erkannt, bevor der Schrumpfungsprozeß begonnen hat, und verzichtet man sofort auf jeglichen Alkohol, so kann sich die Leber selbst regenerieren.
Eine angeborene Zirrhose kann man seit kurzem mit Interferon behandeln. Sonst kann man nur die Folgeerscheinungen beeinflussen: Die Infusion von Nährstofflösungen bei leichtem Leberkoma; leichtere Varizenblutungen können operativ gestoppt werden. Bauchwassersucht und Elektrolytstörungen werden mit harntreibenden Mitteln (➔ Hoher Blutdruck, Seite 384) behandelt.
Fortschreitende Leberzirrhose ist lebensbedrohend. Als letzter Ausweg bleibt nur die Lebertransplantation. Doch diese komplizierte Operation wird nur an wenigen Orten durchgeführt, und ihr Erfolg ist bisher bescheiden.

Leberkrebs

➔ auch Krebs, Seite 539

Beschwerden

Leberkrebs verursacht kaum typische Beschwerden. Gewichtsverlust, Appetitlosigkeit, Schmerzen im rechten Oberbauch, Verschlechterung des Allgemeinzustandes und etwas Fieber können Hinweise sein. Die Leber ist vergrößert, hart und schmerzt auf Druck.

Ursachen

- Meist aufgrund einer vorangegangenen Leberzirrhose
- Aflatoxin, das Abbauprodukt eines Schimmelpilzes, der auf verschimmelten Nahrungsmitteln vorkommt
- Folge einer Hepatitis B- oder C-Infektion
- Selten die Umbildung einer Lebergeschwulst, die durch hormonelle Empfängnisverhütungsmittel ausgelöst wurde

Erkrankungsrisiko

Im Vergleich zu Afrika und Südostasien ist Leberkrebs in Europa selten: Er macht 0,5 Prozent aller Krebsarten aus. Wer an chronischer Hepatitis B leidet, hat jedoch ein hundertfach erhöhtes Risiko, an Leberkrebs zu erkranken.

Mögliche Folgen und Komplikationen

Da Leberkrebs oft erst spät entdeckt wird, führt er meist innerhalb einiger Monate zum Tod.
Nur in den seltenen Fällen eines *fibrolamellären Karzinoms*, das bei jüngeren Menschen ohne Lebererkrankung auftritt, sind die Überlebenschancen besser.

Vorbeugung
Nur wenige leberkrebsauslösende Faktoren kann man selbst vermeiden: Keine angeschimmelten Nahrungsmittel essen; Arbeiten mit Polyvinylchlorid vermeiden; Schutz vor der Infektion mit Hepatits B beim Geschlechtsverkehr durch Kondome.

Wann zum Arzt?
Wenn Verdacht auf Leberkrebs besteht.Untersuchungen mit Ultraschall und Computertomografie (➔ Seite 746) können den Krebs annähernd sicher feststellen. Drei-Viertel-Sicherheit gibt eine Leberbiopsie (➔ Seite 753).

Selbsthilfe
Ist nicht möglich.

Behandlung
Nur in wenigen Fällen wird Leberkrebs rechtzeitig entdeckt und ist so abgegrenzt, daß eine operative Entfernung sinnvoll ist. Leberkrebs spricht auf eine Strahlenbehandlung nicht an. Auch die Behandlung mit Krebsmitteln bringt keine Besserung. Bei Leberkrebs ist eine Lebertransplantation nicht möglich.

Gallensteine

Beschwerden
Gallensteine können zunächst jahrelang bestehen, ohne Beschwerden zu machen. Nur ab und zu - oft nach einer fettreichen Mahlzeit - tauchen unklare Schmerzen im Oberbauch und Übelkeit auf. Eine stärkere Reizung strahlt in den Rücken aus.

Irgendwann setzen dann plötzlich starke Koliken ein: Heftige Krämpfe im Oberbauch, die sich ins Unerträgliche steigern und bis zur Schulter reichen können, verbunden mit Erbrechen, Schweißausbruch, Schwindelgefühl, oft auch Fieber und Schüttelfrost. Diese Koliken können innerhalb von drei Tagen von selbst vergehen, sich aber in sehr unterschiedlichen Abständen von Tagen oder Monaten plötzlich wieder einstellen.

Ursachen
Stoffwechselstörungen in der Leber können dazu führen, daß sich in der Galle aus Cholesterin oder aus Kalzium Steine bilden. Sie können sandkorngroß (»Gallengries«) sein, groß wie Kieselsteine werden, aber auch noch größer wachsen. Wenn Steine den Ausführungsgang der Gallenblase oder vor allem die Gallengänge verlegen, kommt es zur Kolik.

Gallensteine

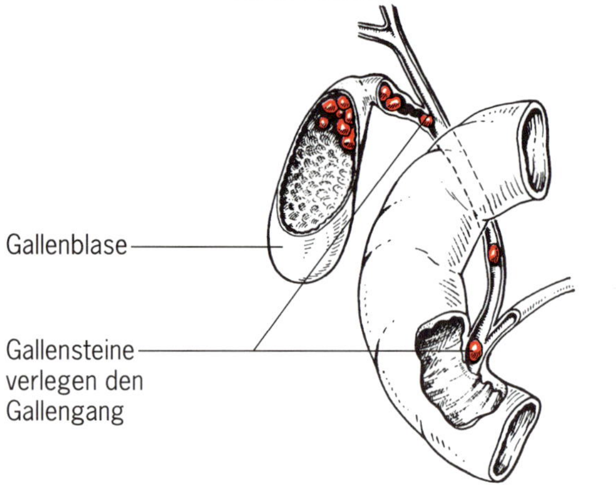

Überernährung und Übergewicht sind die wesentlichen Ursachen von Gallensteinen. Sie sind
- häufig bei Frauen nach mehreren Schwangerschaften, bei Einnahme der »Antibaby-Pille«
- häufig bei chronischer Entzündung der Gallenblase (➔ Seite 456), Diabetes (➔ Seite 555), Leberzirrhose (➔ Seite 452)
- seltener nach Morbus Crohn (➔ Seite 469) und Colitis ulcerosa (➔ Seite 467)

Erkrankungsrisiko
Gallensteine gehören zu den häufigsten Krankheiten. Jede fünfte Frau und jeder zehnte Mann leiden daran. Sie treten meist erst nach dem dreißigsten Lebensjahr auf und machen bei der Hälfte der Betroffenen zeitlebens nie Beschwerden. Oft werden Sie zufällig bei Röntgenaufnahmen oder Ultraschalluntersuchungen entdeckt.

Mögliche Folgen und Komplikationen
Jede Gallenkolik birgt das Risiko von Komplikationen. Wenn Gallensteine in der Gallenblase oder den Gallengängen steckenbleiben, kann es zu Gelbsucht kommen und/oder
- zur Entzündung der Gallenblase und/oder der Gallengänge (➔ Seite 456)
- zur Vereiterung der Gallenblase
- zur Gallenstauung mit Folgeschäden an der Leber
- zur Entzündung der Bauchspeicheldrüse (➔ Seite 456)
- zum Darmverschluß (➔ Seite 463)
- zum Krebs der Gallenblase oder der Gallengänge (➔ Seite 456)

Vorbeugung
Übergewicht vermeiden (➔ Gewicht, Seite 858).

Wann zum Arzt?
Bei wiederholt auftretenden und bei anhaltenden Koliken, hohem Fieber und Gelbsucht.

Selbsthilfe
Eine Wärmflasche oder heiße oder kalte Wickel auf die Gegend der Gallenblase aufgelegt, können den Schmerz lindern (➔ Wickel, Seite 784). Ebenso hilft schluckweises Wassertrinken. Ein krampflösendes Zäpfchen (*Buscopan* [BRD/Ö]) kann die Wartezeit bis zum Eintreffen beim Arzt erträglicher machen.

Behandlung
Nach einer schmerzstillenden Spritze muß der Arzt die Ursache der Kolik feststellen. Gallensteine sind am sichersten mit Ultraschall oder einer Cholezystografie zu finden (➔ Seite 748). Zufällig entdeckte Gallensteine, die keine Beschwerden machen, brauchen nicht operiert zu werden.

Operation
Gallenblasenoperation: Eine mit Steinen beladene Gallenblase soll - besonders wenn sie entzündet und vereitert ist - zur Gänze entfernt werden. Die Operation ist sinnvoller als jede andere Behandlung, da sie eine eventuelle Notoperation bei akuten Komplikationen vermeidet.
Die Risiken der Gallenblasenoperation sind am geringsten während einer Zeit ohne Beschwerden. Deshalb wartet der Chirurg meist, bis nach der akuten Kolik sechs Wochen verstrichen sind.

Diät bei Gallenleiden
Nur bei akutem Zustand ist eine Diät aus Breikost, Zwieback und Tee sinnvoll. Die Beschränkung des Fettkonsums verhindert keine neue Kolik. Auch gebratene Speisen werden durchaus vertragen. Sie können alles essen, worauf Sie Lust haben und was Ihnen schmeckt. Auch auf geringe Mengen Alkohol brauchen Sie nicht zu verzichten. Wenn Sie glauben, daß fette und gebratene Speisen Ihnen nicht bekommen, streichen Sie diese vom Speisezettel. Es ist sinnvoll, blähende Nahrungsmittel wie Zwiebeln, Kohl und ähnliches zu meiden.
Verteilen Sie die Nahrungsmenge auf fünf kleine Mahlzeiten am Tag, um allzu üppige Mahlzeiten zu meiden.
Verzichten Sie auf »Magenbitter«. Sie sind der Galle weniger zuträglich als ab und zu ein Schnaps.

Die Operation wird unter Vollnarkose durchgeführt. Schon am ersten Tag danach soll man für kurze Zeit aufstehen. Trinken ist ab dem ersten Tag, breiige Kost schon ab dem dritten Tag wieder möglich.
Der Krankenhausaufenthalt dauert etwa eine Woche.
Nach der Operation gibt es keine Diätvorschriften. Sie können essen, was Sie gewöhnt sind, was Ihnen schmeckt und was Ihnen guttut.
Sollten Sie Beschwerden wie Blähungen, Übelkeit, Völlegefühl, Verstopfung und Durchfälle haben, überlegen Sie, ob Sie nicht schon vor der Operation davon gequält wurden.
In den meisten Fällen hat dieses nichts mit der entfernten Galle zu tun. Nur bei sieben Prozent der Operierten verursacht die Operation selbst Schmerzen und Probleme (z. B. Vernarbungen, Beschädigungen von Nerven oder Blutgefäßen).

Gallengangoperation: Haben sich in den Gallengängen Steine gebildet, kann man sie durch eine Operation entfernen, bei der die Gallengänge erhalten bleiben. Bei einer anderen Methode wird ein Endoskop eingeführt (➔ Blick ins Innere, Seite 769), mit dessen Hilfe die Mündung des Gallengangs elektrisch erweitert werden kann. Dann werden mit einem speziellen Instrument die Steine aus dem Gallengang gezogen.
Beschwerden und Verhalten sind die gleichen wie nach der Gallenblasenoperation. Manchmal bilden sich nach der Operation erneut Gallensteine in den Gallenwegen. Dann ist eine weitere Operation notwendig.

Steinzertrümmerung
Nur in ganz bestimmten Fällen lassen sich Steine in der Gallenblase, weniger gut in den Gallenwegen und nur selten im Gallenblasengang mit Hilfe von Schallwellen zertrümmern. Dazu ist keine Operation nötig.

Medikamente
Wenn die Steine nicht mehr als zwei Zentimeter Durchmesser haben und wenn sie keinen Kalk enthalten, ist es möglich, sie mit gallensäurehaltigen Medikamenten aufzulösen.
Diese Behandlung dauert Monate und sollte nur dann gewählt werden, wenn keine Operation möglich ist. Sie darf nicht durchgeführt werden bei Übergewicht, Leber- und Gallenerkrankungen und während einer Schwangerschaft.
Der Nutzen der über 200 auf dem Markt angebotenen Leber- und Galleschutzpräparate ist umstritten. Auch ob sie Gallenleiden lindern können, ist zweifelhaft.

Gallenblasenentzündung (Cholezystitis)

Beschwerden

Plötzlich beginnen starke, kolikartige Schmerzen rechts unterhalb vom Rippenbogen, wo oft schon vorher Beschwerden aufgetreten sind, begleitet von Fieber, Schüttelfrost, Erbrechen, verfärbtem Stuhl. Der Bauch ist hart und druckempfindlich. Vorübergehend Gelbsucht.

Ursachen

Entzündungen der Gallenblase (*Cholezystitis*) oder der Gallengänge (*Cholangitis*) werden meist durch Gallensteine provoziert. Nur selten sind Entzündungen in anderen Organen, z. B. im Darm, dafür verantwortlich. Gallenblasenentzündung kann auch als Folge von schweren Unfällen, Verbrennungen und Operationen auftreten.

Erkrankungsrisiko

Wer Gallensteine hat, kann immer wieder unter Gallenentzündungen leiden.

Mögliche Folgen und Komplikationen

- Verschließen bei einer Gallenblasenentzündung Steine die Gallengänge, kann es zu einer Infektion des Bauchraumes, einer Entzündung der Bauchspeicheldrüse oder einer chronischen Leberschädigung kommen
- In der Folge kann sich Krebs in der Gallenblase bilden. Gallenblasenkrebse machen fünf Prozent aller Krebsgeschwülste aus. Sie neigen zur Bildung von Tochtergeschwülsten, vorwiegend in der Leber. Gallenblasenkrebs wird meist sehr spät entdeckt. Nur etwa ein Drittel der Erkrankten lebt fünf Jahre nach der Entdeckung dieses Krebses noch

Vorbeugung

Sind Gallensteine die Ursache der Entzündung, so kann ihre Entfernung - auch als Vorbeugung gegen die Entstehung von Krebs - sinnvoll sein.

Wann zum Arzt?

Wenn Kolikschmerzen auftreten.

Selbsthilfe

Selbsthilfe ist nicht möglich.

Behandlung

Ein akuter Schub der Gallenblasenentzündung klingt nach zwei bis drei Tagen von selbst ab und verschwindet innerhalb einer Woche. Besteht kein besonderes Operationsrisiko wegen anderer Erkrankungen, sollte die Gallenblase möglichst bald operativ entfernt werden. Die Operation ist einfach (➔ Gallensteine, Seite 455). Nach wenigen Tagen Krankenhausaufenthalt und einigen Wochen Schonung kann man wieder ein normales Leben aufnehmen. Zu Diätfragen ➔ Gallensteine, Seite 455.
Nur bei wenigen Menschen treten nach der Operation erneut Koliken auf. Dieses kann bedeuten, daß kleine Gallensteine im Gallengang übersehen worden sind oder daß die Funktion der Einmündung des Gallengangs gestört ist. Dann ist ein zweiter Eingriff notwendig. Durch ein Endoskop wird die Einmündungsstelle eingeschnitten, dann können die Steine entfernt werden (➔ Blick ins Innere, Seite 749).

Bauchspeicheldrüsenentzündung (Pankreatitis)

Beschwerden

Akute Entzündung: ist lebensbedrohend. Alarmsignale:

- Allmählich, meist aber plötzlich einsetzende Schmerzen im mittleren Oberbauch, die nach beiden Seiten, zum Rücken hin oder zum Unterbauch ausstrahlen können. Bald stellt sich Todesangst ein. Nur in jedem fünften Fall ist die Bauchdecke hart gespannt

Bauchspeicheldrüse

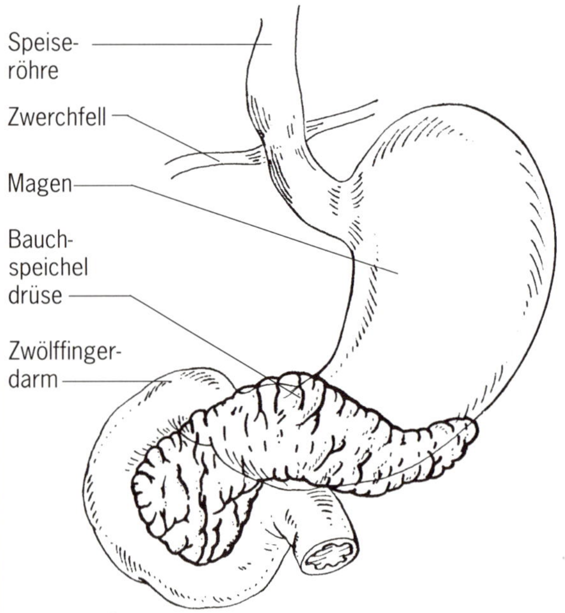

- Meistens werden große Mengen galligen Magensaftes erbrochen
- In den ersten Tagen Fieber bis 39 Grad
- In schweren Fällen: Das Gesicht ist intensiv gerötet, der Puls fliegt, der Atem geht schnell
- Bald kann es zum lebensbedrohenden Schockzustand kommen: fahles Gesicht, kalter Schweiß, Blutdruckabfall, Herzjagen, Atemnot

Chronische Entzündung: Sie kann sich jahrelang hinziehen. Sie kann ohne Schmerzen verlaufen oder aber mit den obenbeschriebenen Schmerzen, die sich normalerweise nach dem Essen, dem Trinken von Alkohol und im Liegen verstärken.
Der Stuhlgang ist fettig und massig. Die ständige Entzündung zerstört das Drüsengewebe.

Ursachen

- Häufig wird die Entzündung des Pankreas durch andere Entzündungen ausgelöst wie z. B. Gallensteinleiden und Zwölffingerdarmerkrankungen oder durch Steine in den Gängen des Pankreas. Dadurch können die Enzyme der Bauchspeicheldrüse das eigene Gewebe zerstören
- Chronischer Alkoholmißbrauch (➔ Alkohol, Seite 891)
- Bauchoperationen
- Weitere Ursachen können sein: Fettstoffwechselstörung, Überfunktion der Schilddrüse, Überdosis von Vitamin D und vermutlich Autoimmunerkrankungen

Erkrankungsrisiko

Das Risiko ist bei den unter Ursachen genannten Faktoren erhöht.

Mögliche Folgen und Komplikationen

Akute Entzündung ist lebensbedrohlich.
Eine leichte Entzündung überleben 95 Prozent. Eine schwere Entzündung endet bei jedem fünften Erkrankten tödlich.

Chronische Entzündung: Zeitlebens können Diabetes (➔ Seite 555) und Verdauungsschwäche mit Mangelerscheinungen (➔ Bauchspeicheldrüsenschwäche, Seite 458) bleiben. Das Risiko, Pankreaskrebs zu bekommen, ist erhöht.

Wann zum Arzt?

So schnell wie möglich den Arzt rufen oder eine Klinik aufsuchen, wenn Alarmzeichen auftreten.

Selbsthilfe

Akute Entzündung: Sofort absolutes Nahrungs- und Getränkeverbot.
Chronische Entzündung: Absolutes Alkoholverbot.

Behandlung

Akute Entzündung
Schwere Fälle müssen auf der Intensivstation behandelt werden.
Wurde eine Pankreatitis festgestellt, muß der Patient intravenös ernährt werden. Nahrungsmittel und Getränke sind so lange verboten, bis sich die Beschwerden zurückgebildet haben. Oftmals muß bis zu acht Wochen lang künstlich ernährt werden. Bei anhaltendem Erbrechen wird mit einer Magensonde Magensaft abgesaugt. Die starken Schmerzen erfordern starke Schmerzmittel.
In manchen Fällen ist eine Operation unumgänglich. Die Bauchspeicheldrüse muß teilweise oder ganz entfernt werden, wenn z. B. nach drei Tagen keine Besserung eintritt, wenn Steine das Abfließen verhindern oder sich ein *Pankreasabszeß* gebildet hat. Menschen, denen die gesamte Bauchspeicheldrüse entfernt wurde, müssen anschließend Insulin spritzen (➔ Diabetes, Seite 561).

Chronische Entzündung
Absolutes Alkoholverbot.
Da bei der Entzündung der Bauchspeicheldrüse die Fettverdauung stark gestört ist, müssen pflanzliche und tierische Fette weitgehend vom Speisezettel gestrichen werden. Es ist günstig, sie durch Kokosfett (Ceres-Margarine und -Öl) zu ersetzen, denn dieses Fett kann der Körper ohne Enzyme des Pankreas verdauen.
Zusätzlich müssen die fehlenden Pankreasenzyme als Medikament eingenommen werden.
Da Schmerzmittel gegen die oft lange anhaltenden und heftigen Schmerzen nur wenig helfen, ist die Gefahr einer Medikamentenabhängigkeit (➔ Arzneimittel mißbrauchen, Seite 756) groß. Tritt zusätzlich Diabetes auf, muß Insulin gespritzt werden (➔ Seite 561).
Wenn die Pankreatitis immer wiederkehrt und sich der Allgemeinzustand nicht bessert, muß eventuell die ganze Bauchspeicheldrüse entfernt werden.

Selbsthilfegruppe für Menschen ohne Bauchspeicheldrüse
Arbeitskreis der Pankreatektomierten
Krefelder Str. 52; 4047 Dormagen
Tel.: (0 21 06) 4 23 29

Bauchspeicheldrüsenschwäche (Pankreas-Insuffizienz)

Beschwerden
Fettiger, breiiger Stuhlgang; Allgemeinschwäche

Ursachen
Die geschwächte Drüse sondert zu wenig Enzyme ab, die für die Verdauung von Fett und Eiweiß wichtig sind und die die Aufnahme der fettlöslichen Vitamine aus der Nahrung möglich machen.
Schwäche des Pankreas ist die Folge einer chronischen Entzündung der Bauchspeicheldrüse (➔ Seite 456) oder eines Pankreaskrebses (➔ Seite 458).

Erkrankungsrisiko
Die Erkrankung ist selten.

Mögliche Folgen und Komplikationen
- Muskelschwund durch mangelnde Eiweißaufnahme
- Abbau der festen Knochensubstanz, da die Aufnahme von Vitamin D gestört ist
- Nachtblindheit (Vitamin-A-Mangel)
- Blutungsneigung (Vitamin-K-Mangel)
- Hautveränderungen (Vitamin-E-Mangel)

Vorbeugung
Ist nicht möglich.

Wann zum Arzt?
Bei den genannten Beschwerden.

Selbsthilfe
Ist nicht möglich.

Behandlung
Wie bei der chronischen Pankreatitis (➔ Seite 456).

Bauchspeicheldrüsenkrebs (Pankreaskarzinom)

➔ auch Krebs, Seite 539

Beschwerden
Pankreaskrebs macht erst in einem sehr späten Entwicklungsstadium Beschwerden. Sie unterscheiden sich je nach dem Ort, wo sich der Tumor gebildet hat. Tumore an der Spitze des Pankreas verursachen Brechreiz, Appetitlosigkeit, Gewichtsverlust und eine langsam fortschreitende, schmerzlose Gelbsucht. Sitzt der Tumor am »Körper« der Bauchspeicheldrüse, treten nagende Oberbauchschmerzen auf, die in den Rücken ausstrahlen und sich nach Mahlzeiten und im Liegen verschlimmern.

Ursachen
Außer der Entzündung der Bauchspeicheldrüse sind keine Ursachen bekannt.

Erkrankungsrisiko
Pankreaskrebs entsteht meist erst nach dem 60. Lebensjahr und ist nicht selten: Drei Prozent der Krebs-Todesfälle gehen auf diese Erkrankung zurück. Zu 90 Prozent hat der Krebs bei seiner Entdeckung schon Metastasen, meist in der Leber oder der Lunge, entwickelt.

Mögliche Folgen und Komplikationen
Nur zwei Prozent der Erkrankten überleben das Auftreten des Pankreaskrebses länger als fünf Jahre.

Vorbeugung
Ist nicht möglich.

Wann zum Arzt?
Bei Pankreaskrebs treten im Frühstadium keine Schmerzen auf. Er wird meist zufällig entdeckt. Am besten kann Pankreaskrebs durch Ultraschall, Computertomografie und eine Gewebeuntersuchung erkannt werden (➔ Untersuchungsmethoden, Seite 742).

Selbsthilfe
Es gibt keine Selbsthilfe.

Behandlung
Ist der Tumor auf die Bauchspeicheldrüse beschränkt, sollte die Bauchspeicheldrüse ganz entfernt werden. Das erhöht die Chance, mehr als fünf Jahre zu überleben, auf zehn Prozent. Es bedeutet allerdings ein Leben als insulinspritzender Diabetiker (➔ Diabetes, Seite 561).
In allen anderen Fällen ist eine Operation nicht möglich. Eine Kombination von Bestrahlung und Behandlung mit Krebsmitteln kann das Leben verlängern.

DARM

Keine Körperfunktion ist so unterschiedlich und abhängig von äußeren Einflüssen wie der Stuhlgang. Alter, Eßgewohnheiten, soziale und kulturelle Faktoren sowie per-

sönlicher Gemütszustand bestimmen mit, wie der Stuhl beschaffen ist und wie häufig entleert wird. Manche Menschen tun dies zwei- bis dreimal am Tag, andere haben nur zwei- bis dreimal in der Woche Stuhlgang. Manche Menschen verschwenden keinen Gedanken an ihre Verdauung, manche genießen die Entleerung, andere haben immer wieder Probleme damit.
Die Darmwand hat drei Schichten:
- Den äußeren glatten Fellüberzug (*Bauchfell*) und
- die Muskelschicht, die
- innen ausgekleidet ist mit der gefältelten *Darmschleimhaut*

Der Darm ist im Bauchraum »aufgehängt« durch Bänder und Falten, die vom Bauchfell zur hinteren Bauchwand führen. Die Muskelbewegungen (*Peristaltik*) der Darmwand befördern den Nahrungsbrei weiter.
Der fünf bis sechs Meter lange Dünndarm ist der eigentliche Ort der Verdauung: Die Darmzotten an seiner Innenseite saugen die Nährstoffe auf. Der Dickdarm entzieht dem Speisebrei Wasser. Die Nahrungsrückstände werden an den Mastdarm weitergegeben und beim After ausgeschieden.

Nervöser Darm (Reizkolon)

Beschwerden

- »Der Bauch tut weh« - aber Sie können nicht genau sagen wie
- Völlegefühl macht Ihnen zu schaffen
- Blähungen: Der Bauch fühlt sich aufgebläht und hart an. Fallweise gurgelt er, Winde gehen ab
- Sie leiden unter dem Wechsel zwischen Durchfall und Verstopfung oder häufigem Stuhlgang

Ursachen

Treten diese Beschwerden nur gelegentlich auf, sind es normale Reaktionen des Körpers auf bestimmte Lebensmittel oder psychosozialen Streß und hängen mit der Fähigkeit zusammen, diesen zu verarbeiten.
Wenn Sie immer wieder darunter leiden, ist dies ein Zeichen, daß Sie Schwierigkeiten haben, belastende Situationen zu meistern (➔ Befindlichkeitsstörungen, Seite 215).

Erkrankungsrisiko

Wenn in der Familie Verdauungsprobleme »Tradition« haben, kommt es vor, daß einige Familienmitglieder sie als eine Art »Strategie« zum Lösen von Problemen »erlernen«.

Mögliche Folgen und Komplikationen

Die Verdauungsprobleme können chronisch werden und den Alltag bestimmend beeinflussen.

Tees gegen Blähungen und Krämpfe (Windtees, Magen-Darm-Tees)

Kümmel
Zubereitung:
- Ein bis zwei Teelöffel Kümmel unmittelbar vor dem Gebrauch zerstoßen oder zerquetschen (zum Beispiel mit einem Hammer);
- mit einer mittelgroßen Tasse kochendem Wasser übergießen, abdecken;
- nach 15 Minuten abseihen.

Anwendung: Zwei- bis viermal täglich eine frisch zubereitete Tasse warmen Tee zwischen den Mahlzeiten trinken.

Fenchel und Anis
Sie eignen sich besonders für Säuglinge und Kleinkinder. Für sie kann man mit dem Teeaufguß Milch oder Breinahrung verdünnen oder ganz damit zubereiten.
Zubereitung:
wie Kümmeltee. Für Kinder nur einen Teelöffel Fenchel oder Anis verwenden.

Kamillenblüten
Zubereitung:
- Einen Eßlöffel voll Kamillenblüten mit einer mittelgroßen Tasse kochendem Wasser übergießen;
- zehn Minuten bedeckt stehenlassen, abseihen.

Anwendung: Drei- bis viermal täglich eine Tasse frisch zubereiteten, warmen Tee zwischen den Mahlzeiten trinken.

Schafgarbenkraut
Zubereitung:
wie Kamillenblüten, aber zwei Teelöffel Schafgarbe verwenden.

Magen-Darm-Tee-Mischung
Rezept:
25 g Kümmel, 25 g Pfefferminzblätter, 25 g Kamillenblüten, 25 g Baldrianwurzel
Zubereitung:
- Einen Eßlöffel der Mischung mit einer mittelgroßen Tasse heißem Wasser übergießen;
- fünf bis zehn Minuten stehenlassen, danach abseihen.

Anwendung: Mehrmals am Tag eine Tasse frisch zubereiteten, warmen Tee zwischen den Mahlzeiten trinken.

Vorbeugung

Spielen Sie selbst Detektiv, und achten Sie darauf, wann die Bauchschmerzen auftreten. Sind Speisen wie zum Beispiel Zwiebeln, Kohlgemüse oder Hülsenfrüchte die Auslöser, so können Sie diese meiden. Dasselbe gilt für kohlensäurehaltige Getränke. Achten Sie auf ballaststoffreiche, gemischte Kost und regelmäßige Mahlzeiten (➔ Ernährung, Seite 854). Wer langsam ißt, schluckt weniger Luft mit.

Ebenso wichtig ist der regelmäßige Gang aufs Klo. Unterdrücken Sie den Stuhldrang nicht, sondern gehen Sie, sobald Sie »müssen« - auch wenn Sie eine wichtige Arbeit unterbrechen müssen. Ihr Körper ist wichtiger als die Erfüllung der Pflicht.

Wann zum Arzt?

Wenn die Störungen hartnäckig sind, kann es sinnvoll sein, sich mit dem Hausarzt zu beraten.

Selbsthilfe

Bei *Blähungen* helfen eine Wärmflasche oder Tees. Halten Sie die Gase nicht zurück, Winde schaffen Erleichterung. Treten Blähungen und Bauchschmerzen zwischen den Mahlzeiten auf, so beruhigen ein paar Bissen den Bauch meist wieder.

Das wirksamste Mittel gegen *Völlegefühl* ist »weniger in sich hineinfressen«: das gilt gleichermaßen für Essen wie für Ärger. Ein Kräuterschnaps kann der Verdauung helfen. Vorsicht jedoch vor zu viel Alkohol.

Wenn Ihre Beschwerden regelmäßig nach Konflikten und Aufregungen kommen, können Entspannungsübungen helfen (➔ Seite 813). Auch Yoga hat eigene Übungen für eine regelmäßige Verdauung (➔ Yoga, Seite 820). Übrigens ist das »Gluckern« des Bauches auch eine Form der Körpersprache: In entspanntem Zustand gurgelt er »zufrieden«.

Regelmäßige Bewegung (Spaziergänge, Gymnastik, Schwimmen, Wandern, Radfahren) hält den Darm in Schwung.

Behandlung

Eine medikamentöse Behandlung ist nicht notwendig. Bei lang anhaltenden Blähungen können für kurze Zeit Medikamente mit Entschäumungsmitteln versucht werden. Ihr Nutzen wird von der amerikanischen Arzneimittelbehörde allerdings bezweifelt.

Die angeblich »verdauungsfördernden« Mittel mit Enzymen stuft die Arzneimittelkommission der Deutschen Ärzteschaft als Scheinmittel ein: teuer und unwirksam. Über krampflösende Mittel ➔ Akute Gastritis, Seite 444.

Darminfektionen

Beschwerden und Ursachen

Das Hauptsymptom aller Darminfektionen ist Durchfall, eventuell verbunden mit Erbrechen. Normalerweise scheidet man täglich zwischen 100 und 300 Gramm Kot aus. Bei Menschen, die häufig Gemüse, Obst und Vollkornprodukte essen, ist es mehr. Stuhl besteht zu 60 bis 90 Prozent aus Wasser. Durchfall bedeutet, daß mehr Wasser abgeht, der Körper also Wasser verliert. Einmaliges Auftreten von dünnem Stuhl ist nicht außergewöhnlich und kein Grund zur Beunruhigung. Als Durchfall gilt wäßrig-flüssiger Stuhl, mehr als dreimal am Tag.

Die Beschwerden unterscheiden sich je nach der Erregerart, die die Infektion hervorgerufen hat.

- *Infektion mit Kolibakterien* (Darmbakterien, die durch eigene Unsauberkeit auf die Nahrung gelangt sind oder durch unzureichende Abwasserbeseitigung auf Nahrungsmittel und ins Trinkwasser): leichter Durchfall, manchmal begleitet von Erbrechen, der meist nicht länger als ein oder zwei Tage dauert. Häufig treten diese Durchfälle im Sommer auf. Hier ist meist keine Behandlung nötig
- *Infektion durch Staphylokokken* (eitererregende Bakterien, deren hitzebeständiges Gift den Darm angreift): Beginnt mit schwerem Erbrechen, starker Durchfall folgt. Typisch sind vorher Speichelfluß und Bauchschmerzen. Mit diesen Beschwerden sollten Sie zum Arzt gehen
- *Infektion mit Viren*: Führt zu Durchfall mit starkem Erbrechen, Kopf- und Muskelschmerzen. Auch leichtes Fieber, Schnupfen oder Halsentzündung können dazukommen. Die Erkrankung kann bis zu einer Woche dauern. Meist ist nur Bettruhe nötig
- *»Darmgrippe«, »Kindergarten«- oder »Reisedurchfall« - Kombination von Viren- und Bakterieninfektion*: Kann zu Schwindel, Erbrechen, lauten Darmgeräuschen, Bauchkrämpfen und Durchfällen in allen Varianten und Schweregraden führen. Sie tritt oft in regelrechten Epidemien auf und vergeht meist nach wenigen Tagen von selbst
- *Infektion mit Salmonellen* (durch direkten Kontakt mit erkrankten Menschen, zu ihrem Kot und verunreinigten Nahrungsmitteln, z. B. Speisen, die länger oder wiederholt aufgewärmt wurden, durch nicht vollständig gares Geflügel, Eier, Mayonnaisen, Salate, Süßspeisen, Milchprodukte): Plötzlich setzen Unwohlsein und Übelkeit ein. Erbrechen, Bauchschmerz und schwere wäßrige Durchfälle, die zwei bis fünf Tage anhalten können, oft begleitet von Fieber

- *Typhus und Paratyphus - Schwere Infektion mit Salmonellen* (durch verunreinigtes Trinkwasser und Nahrungsmittel): Beginnt mit Verstopfung, allmählich steigender Temperatur, Kopfschmerzen, Appetitlosigkeit, Bronchitis. In der zweiten Woche Fieber bis 40 Grad, kleine rote Flecken am Rumpf, seltener an Armen und Beinen. Erst in der dritten Woche erbsbreiartige Durchfälle
- *Infektion mit Helicobacter* (durch infizierte Lebensmittel oder Trinkwasser): Fieber, Schüttelfrost, Bauchschmerzen, bis zu 20mal am Tag wäßriger Durchfall. Erbrechen, grippeähnliche Beschwerden
- *Bakterienruhr - Infektion mit Shigellen* (durch verunreinigtes Trinkwasser und Nahrungsmittel): Beginnt mit Fieber und starken, krampfartigen Bauchschmerzen. Es folgen häufiges Erbrechen, blutig-schleimige, dünn-wäßrige Durchfälle, Schwäche
- *Amöbenruhr - Infektion mit Amöben* (durch verunreinigtes Trinkwasser und Nahrungsmittel): Beginnt mit Müdigkeit, Bauchschmerzen und Übelkeit, aber ohne Fieber. Nach wenigen Tagen wird der Stuhl glasig, himbeerartig blutig
- *Cholera - Infektion durch Cholerabakterien* (durch verunreinigtes Trinkwasser und Nahrungsmittel): Milchig-wäßriger Stuhl, dauerndes Erbrechen. Harnverhaltung. Kein Fieber, sondern Untertemperatur

Selbst nach einer erfolgreichen Behandlung können Erkrankte die Erreger noch Monate lang ausscheiden. Ob das der Fall ist, sollte der Arzt nach einer schweren Erkrankung unbedingt überprüfen. Bei Personen, die in der Lebensmittelbranche arbeiten, ist diese Kontrolle Vorschrift. Es gibt Dauerausscheider, die keinerlei Beschwerden haben.

Erkrankungsrisiko

Mangelnde Hygiene und Zeiten, in denen Durchfälle wie Epidemien verbreitet sind, sowie Reisen erhöhen das Risiko. Bakterien- und Amöbenruhr, Typhus, Paratyphus und Cholera sind Erkrankungen, die in Europa praktisch nicht (mehr) vorkommen. Bei Europäern sind sie oft »Reisemitbringsel«.

Mögliche Folgen und Komplikationen

Weil der Körper mit der Flüssigkeit auch die wichtigen Mineralien Kalium und Magnesium verliert (*Elektrolytverlust*), kann es zu einem Kreislaufkollaps kommen - besonders schnell bei Kindern, bei alten und gebrechlichen Menschen und bei Personen mit schweren Durchfallerkrankungen wie z. B. Cholera. Die Folge davon können Blutveränderungen sein, die die Nieren belasten.

Vorbeugung

Hygienische Maßnahmen. Sie sind dann besonders angebracht, wenn man auf Reisen nicht sicher weiß, ob Abwässer so beseitigt werden, daß weder Trinkwasser noch Nahrungsmittel damit infiziert werden können. Ins Meer geleitete Fäkalien sind oft die Ursache von infizierten Meerestieren (➔ Allgemeine Vorbeugemaßnahmen beim Reisen, Seite 849). Impfungen gibt es gegen Cholera (➔ Seite 781) und Typhus (➔ Seite 782).

Wann zum Arzt?

Wenn sich Spuren von Blut, Schleim, Eiter oder Fett im Stuhl finden, sollten Sie unbedingt einen Arzt aufsuchen.

Selbsthilfe

Nichts essen, aber viel trinken: gesüßten Tee, Mineralwasser, Cola, aus denen Sie durch Schütteln oder offenes Stehenlassen die Kohlensäure entfernt haben, und Fruchtsäfte. Früchte enthalten das wichtige Kalium. Zucker fördert die Aufnahme der Mineralsalze, die bei schweren Durchfällen und Brechdurchfällen verlorengehen. Deshalb sollten Sie auch zweimal am Tag eine Messerspitze Kochsalz zu sich nehmen.
In folgendem Getränke-Rezept sind alle wichtigen Stoffe enthalten. Sie sind preisgünstig in jeder Apotheke erhältlich.

Flüssigkeitsersatz bei Durchfall

2,5 Gramm Speisesoda	1,5 Gramm Kaliumchlorid
3,5 Gramm Kochsalz	20 Gramm Traubenzucker

In einem Liter Wasser auflösen.

Solche Elektrolytgetränke sind auch fertig im Handel erhältlich, aber wesentlich teurer (*Elotrans* [BRD], *Normolyt* [Ö]). Trinken Sie mindestens das Vierfache der gewohnten Flüssigkeitsmenge, nur so können Sie den Verlust ausgleichen. Gönnen Sie sich Ruhe.
Am zweiten und dritten Tag können Sie geriebene Äpfel und Zwieback oder gesalzene Schleimsuppe bzw. Karottensuppe (Rezept ➔ Kinder, Magen-Darm-Infektionen, Seite 694) essen. Dauert der Durchfall über diese Zeit hinaus, sollten Sie sich mit Ihrem Arzt beraten.
Durchfall und Erbrechen sind der natürliche Weg zur Ausscheidung der schädlichen Erreger oder Gifte. Die Einnahme von medizinischer Kohle (»Tierkohle«) ist nicht sinnvoll, da sie weder den Wasserverlust verhindert noch die Erreger und Gifte unschädlich macht. Das gilt auch für Hausmittel wie getrocknete Heidelbeeren oder Johannisbrotmehl. Trinken hat Vorrang.

Behandlung

Sogenannte Durchfallmittel sind wenig sinnvoll. Nur wenn der Durchfall länger als fünf Tage dauert, gesundheitschädigende Formen annimmt und die Ursachen eindeutig geklärt sind, wird der Arzt Medikamente verordnen, die die Darmbeweglichkeit herabsetzen und den Mineralsalzverlust einschränken, z. B. *Imodium* (BRD/Ö). Die Erreger von bakteriellen Infektionen müssen nachgewiesen werden. Ihre wirksame Bekämpfung mit Antibiotika ist jedoch nicht bei allen Krankheiten möglich. Selten werden die Wasser- und Mineralstoffverluste für den Körper so groß, daß Sie ins Krankenhaus müssen, wo Dauerinfusionen den Verlust ausgleichen.

Verstopfung (Obstipation)

Beschwerden

Der Stuhl ist hart, die Entleerung schwierig, es entsteht ein Gefühl von mangelhafter Entleerung.
Nur dreimal Stuhlgang in der Woche gilt durchaus als normal. Von Verstopfung spricht man erst, wenn es länger als drei Tage nicht zu Stuhlgang gekommen ist.

Ursachen

- *Chronische Verstopfung* ist sehr häufig. Und oftmals nichts anderes als ein Irrtum: Viele Menschen »leiden« darunter, weil sie glauben, man »müsse« mindestens einmal am Tag oder der Stuhlgang sollte weicher sein und anderes mehr. Wer peinlich darauf achtet, daß sich der Körper von dem »unsauberen« Abfall befreit, riskiert einen Teufelskreis zwischen Erwartung und dem Gefühl des Versagens, wenn es wieder nicht »klappt«. Besonders erfolgreiche »Machertypen« schaffen sich ihre Verstopfung selbst, indem sie meinen, für »Triviales« keine Zeit zu haben. Und aufs Klo zu müssen, ist nun mal trivial
- *Akute Verstopfung*: Wenn der Stuhl - für die persönlichen Gewohnheiten - ungewöhnlich lange ausbleibt, können Angst oder psychisches Leid dafür verantwortlich sein (➔ Befindlichkeitsstörungen, Seite 215). Verstopfung nach einer Reise am neuen Aufenthaltsort gilt als normale Anpassungserscheinung
- Verschiedene Krankheiten des Darms oder der Nervenbahnen
- Folge von Operationen
- Nebenwirkung von Medikamenten: Mittel gegen psychische Störungen, aluminiumhaltige Säurebinder, Schlafmittel, Beruhigungsmittel, kodeinhaltige Husten- und Schmerzmittel

Erkrankungsrisiko

Ernährungsfehler wie z. B. zu viel Zucker, zu wenig Ballaststoffe und zu wenig Flüssigkeit (➔ Trinken, Seite 872) fördern Verstopfung.
In der Schwangerschaft kommt sie häufig vor.

Mögliche Folgen und Komplikationen

Divertikelentzündung (➔ Seite 465) und Darmkrebs (➔ Seite 471) können eine Folge von chronischer Verstopfung sein.

Vorbeugung

Die wichtigste Vorbeugung ist eine faserreiche Kost mit Vollkornbrot, rohem Gemüse und Obst sowie viel Flüssigkeit. Diese Lebensmittel füllen den Darm und fördern

Abführtees

Sennesblätter
Zubereitung:
- Einen gestrichenen Teelöffel Sennesblätter mit einer mittelgroßen Tasse heißem (nicht kochendem) Wasser übergießen;
- abdecken, zehn Minuten stehenlassen, abseihen.

Anwendung: Morgens und/oder abends eine Tasse frisch zubereiteten Tee trinken. Die Wirkung tritt nach 10 bis 12 Stunden ein.

Sennesfrüchte
Sie wirken etwas milder als Sennesblätter.
Zubereitung: wie Sennesblätter, aber einen halben Teelöffel Sennesfrüchte verwenden.

Abführtee-Mischung
Rezept: 60 g Sennesblätter, 10 g Fenchel, 10 g Kamillenblüten, 20 g Pfefferminzblätter
Zubereitung:
- Ein bis zwei Teelöffel der Mischung mit einer mittelgroßen Tasse heißem Wasser aufgießen;
- 10 Minuten stehenlassen, danach abseihen.

Anwendung: Wie Sennesblätter.

Wichtigste Nebenwirkungen für alle Abführtees: Krampfartige Bauchschmerzen bei Überdosierung; dünnflüssiger Stuhl.
Achtung: Nicht in der Schwangerschaft oder Stillzeit verwenden. Die Wirkstoffe gehen in die Muttermilch über und können auch bei normaler Dosierung beim Säugling Durchfall auslösen.

die Entleerung. Ein Glas Mineralwasser oder frischer Fruchtsaft jeden Morgen regen die Verdauung ebenso an wie Weizenkleie oder Leinsamen (zwei bis fünf Gramm täglich, aber nicht zerkleinert). Regelmäßige Bewegung hält auch den Darm in Schwung.
Sie sollten bei Stuhldrang den Weg auf den »stillen Ort« nicht aufschieben. Es kann hilfreich sein, sich zur Entleerung eine bestimmte Tageszeit anzugewöhnen.
Entspannungsübungen und Yoga (➔ Seite 820) können zur besseren Verdauung beitragen.
Wenn Sie Medikamente einnehmen müssen, die Verstopfung fördern, sprechen Sie mit Ihrem Arzt darüber.

Wann zum Arzt?
Bei dauernder Verstopfung. Wenn sich die Verdauungshäufigkeit schlagartig ändert, sollte der Arzt nach Krankheitsursachen forschen.

Selbsthilfe
Bei den ersten Anzeichen von Verstopfung sollten Sie rohes Gemüse, Obst und Öl auf den Speiseplan setzen und viel trinken. Abführend wirken Sauerkraut, Rhabarber, Pflaumen, Feigen, Melonen.
Nehmen Sie möglichst keine Abführmittel ein. Alle Abführmittel - auch die pflanzlichen - stören den Wasserhaushalt und schädigen bei Dauereinnahme die Darmmuskulatur. Der Darm wird noch träger. Nur zur Entleerung vor Operationen und Röntgenaufnahmen und bei schmerzhaften Leiden in der Aftergegend sind solche Mittel für kurze Zeit gerechtfertigt.
Wenn Sie Ihrem Darm für sehr kurze Zeit einmal »auf die Sprünge« helfen müssen, können Sie das mit Tees tun.
Einläufe (➔ Hausmittel, Seite 786) können zwar helfen, dürfen aber nicht zur Gewohnheit werden, weil sie die Eigenaktivität des Darms schädigen.

Behandlung
Wer über lange Zeit hinweg Abführmittel eingenommen hat, braucht in der Entwöhnungsphase ärztliche Hilfe, bis sich der Darm wieder an das selbständige Funktionieren gewöhnt hat.

Darmverengung (Stenose), Darmverschluß (Ileus)

Bei einer Darmverengung wird die Passage des Darminhaltes teilweise blockiert.
Bei einem Darmverschluß kann der Darminhalt überhaupt nicht mehr weitergelangen.

Beschwerden

Darmverengung: Längere Zeit der Verstopfung (mehr als fünf Tage); Appetitlosigkeit, Völlegefühl. Wer darauf nicht reagiert, riskiert einen

Darmverschluß: »Wie aus heiterem Himmel« setzen Aufstoßen und schmerzhafte Bauchkrämpfe ein. Innerhalb weniger Stunden entwickelt sich eine schwere Erkrankung: Erbrechen von galligem Darminhalt; Wind und Stuhl können nicht abgehen; die Bauchdecke ist weich und aufgetrieben. Nach stundenlangen Koliken gibt der Darm auf, wenn er die Blockade nicht durchbrechen kann. Die Bauchgeräusche verstummen, Darmlähmung tritt ein. Meist kommt es bald zu einem Kreislaufkollaps.

Ursachen
- Ein Darmabschnitt ist in einem Bruch in der Bauchwand eingeklemmt
- Gallensteine (➔ Seite 454)
- Entzündliche Darmerkrankungen (➔ Morbus Crohn, Seite 469, ➔ Colitis ulcerosa, Seite 467) und Divertikelentzündung (➔ Seite 465)
- Darmverschlingung
- Darmkrebs (➔ Seite 471)
- Akute oder chronische Entzündung des Bauchfells, Bauchspeicheldrüsenentzündung (➔ Seite 456)
- Folge von Vernarbungen nach Operationen
- Blutgefäßverschlüsse

Erkrankungsrisiko
Darmverschluß ist relativ selten.

Mögliche Folgen und Komplikationen
Eine unbehandelte Darmverengung führt zu Darmverschluß. Wird dieser nicht behandelt, droht fast immer der Tod.

Vorbeugung
Die Grundkrankheiten müssen behandelt werden.
Wenn eine Darmverengung festgestellt wird, sollten Sie keine schlackenreiche Kost zu sich nehmen.

Wann zum Arzt?
Sofort ins Krankenhaus, wenn die Anzeichen auf einen Darmverschluß hinweisen.

Selbsthilfe
Ist nicht möglich.

Behandlung
Darmverschluß muß so früh wie möglich operiert werden. Mit einer Röntgenuntersuchung und/oder Endoskopie wird festgestellt, wo sich der »Engpaß« befindet (➔ Blick ins Innere, Seite 749).
Der Wasserverlust muß ausgeglichen, die Grundkrankheit behandelt werden.
Die Bauchdecke wird eröffnet, das eingeklemmte Eingeweide bzw. die Verklebung des Bauchfells gelöst. Der gestaute Darminhalt wird mit einem Schlauch, der durch Mund oder Nase eingeführt wird, abgesaugt.
Ist bereits ein Stück des Darms abgestorben, muß dieser Teil entfernt werden.

Blinddarmentzündung (Appendizitis)

Beschwerden
Es gibt zwei Formen der Entzündung des Blinddarm-Wurmfortsatzes.
Akute Blinddarmentzündung: Es treten plötzlich Schmerzen in der rechten Bauchhälfte auf, die sich bei Husten, Niesen und Gehen verstärken. Häufig kommen Schwindel, Erbrechen, erhöhte Temperatur, Verstopfung, Blähungen und Mundgeruch dazu. Der Bauch ist hart, die Schmerzen können auf die Blase und die Geschlechtsteile ausstrahlen.

Blinddarm mit Wurmfortsatz

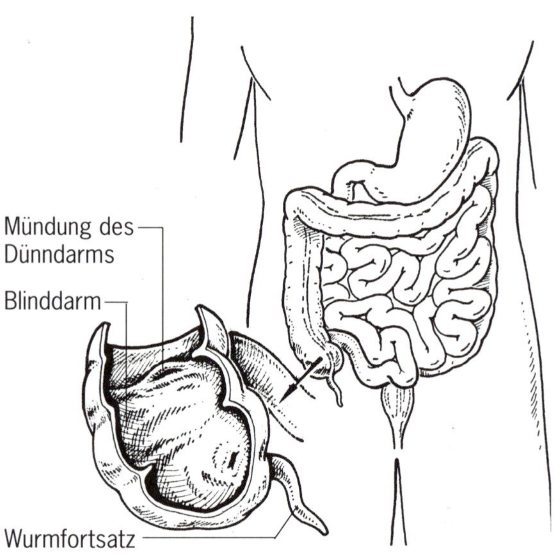

Chronische Blinddarmentzündung: Sie kann monatelang wechselnde Beschwerden machen (Abgeschlagenheit, Bauchschmerzen, Verdauungsprobleme), bevor sie akut wird.

Ursachen
Das offene Ende des Wurmfortsatzes kann durch Kotstauung, einen Knick, seltener durch Fremdkörper, Tumore oder Würmer verlegt werden. Es entsteht eine Infektion, die zu einem Abszeß führt.
Bei Kindern kann eine Blinddarmreizung auch durch eine eitrige Mandelentzündung (➔ Seite 357) hervorgerufen werden.

Erkrankungsrisiko
Die Entzündung des Appendix wird häufig bei Jugendlichen und jungen Erwachsenen diagnostiziert. Der Blinddarm wird oft schon bei Kleinkindern und Kindern entfernt.
20 bis 30 Prozent dieser Operationen beruhen auf einem Irrtum: Nachher stellt sich heraus, daß der Wurmfortsatz nicht entzündet war.
Auch bei Jugendlichen wird in deutschsprachigen Ländern viel häufiger operiert als z. B. in den USA. Für Frauen kann das bedeuten, daß sie infolge von Verwachsungen nach der Operation unfruchtbar werden.

Mögliche Folgen und Komplikationen
Darmschlingen können mit dem Blinddarm verkleben und Abszesse bilden. Unbehandelt kann die Entzündung innerhalb von 24 Stunden in den Bauchfellraum durchbrechen. Meist passiert dies am vierten Tag. In diesem Fall lassen die Schmerzen vorübergehend nach, bald verstärken sie sich jedoch wieder, Erbrechen und Fieber kommen hinzu.

Vorbeugung
Ist nicht möglich.

Wann zum Arzt?
Typisches Zeichen einer Blinddarmentzündung
Wenn Sie das gestreckte rechte Bein des Erkrankten sanft nach innen drehen, treten Schmerzen auf.
Wenn die Bauchschmerzen einige Stunden anhalten und sich durch Auflegen einer Wärmflasche nicht bessern oder sogar verstärken, sollten Sie zum Arzt gehen. Kommt grünliches Erbrechen dazu und ist das Gesicht des Erkrankten sehr blaß und schweißbedeckt, sollten Sie sofort ein Krankenhaus aufsuchen.

Selbsthilfe
Bleiben Sie ruhig liegen. Ein Eisbeutel kann die Schmerzen lindern. Da die Möglichkeit besteht, daß Sie unter Narkose operiert werden müssen, sollten Sie nichts trinken und nichts essen. Gegen den Durst können Sie den Mund mit Wasser ausspülen. Sie sollten weder abführende noch schmerzstillende Mittel einnehmen.

Behandlung
Der Arzt muß durch eine Untersuchung des Kranken und Labortests sicherstellen, daß es sich um eine Blinddarmentzündung handelt. Ein akuter Blinddarm muß *sofort* operiert werden. Auch wenn die Entzündung wieder abklingt, tritt sie mit großer Wahrscheinlichkeit wieder auf. Schon kurze Zeit nach der Operation sollte man aufstehen. Es sind nur wenige Tage Krankenhausaufenthalt notwendig. Kinder können noch am gleichen Tag nach Hause, wenn garantiert ist, daß sie gut betreut werden. Meist kann man nach drei Wochen die gewohnte Arbeit wieder aufnehmen. Hat sich ein Abszeß gebildet, muß der Eiter mit einem Schlauch nach außen geleitet werden (*Drainage*). Dann wartet man einige Wochen bis zur Entfernung des Blinddarms.
Bei chronischer Blinddarmentzündung wird operiert, wenn gerade keine Schmerzphase besteht.

Bauchfellentzündung (Peritonitis)

Beschwerden
Alarmsignale (»akuter Bauch«): Die Bauchdecke ist hart gespannt, Stuhl- und Windverhalten, Erbrechen, heftige Bauchschmerzen, Atemstörungen, schneller Puls, kalte Stirn und Hände, fahles Aussehen.

Ursachen
Das Bauchfell - die Haut, die die Bauchorgane umhüllt - ist entzündet, ein Teil des Bauchraumes ist dann vereitert.

Erkrankungsrisiko
Viele Erkrankungen und Verletzungen können zu einer Bauchfellentzündung führen:
- Ein durchgebrochenes Magengeschwür (➔ Seite 445); ein durchgebrochener entzündeter Blinddarm (➔ Blinddarmentzündung, Seite 464); Durchbruch eines Geschwürs von Dünn- oder Dickdarm; unbemerkte Verletzungen des Darms bei Bauchspiegelungen; Fistelbildung bei Colitis ulcerosa (➔ Seite 467)
- Durchbruch der entzündeten Gallenblase (➔ Gallenblasenentzündung, Seite 456);
- Durchbruch eines Leber-, Nieren- oder Bauchdeckenabszesses; Riß der Gebärmutter; bei Tuberkulose (➔ Seite 369)
- Lymphknotenvereiterungen
- fortschreitende Brustfell- und Herzbeutelentzündung
- Infektion nach Verletzungen der Bauchdecke

Mögliche Folgen und Komplikationen
Bei einer Bauchfellentzündung besteht immer Lebensgefahr.

Vorbeugung
Ist nicht möglich.

Wann zum Arzt?
Sofort bei Anzeichen des »akuten Bauchs«.

Selbsthilfe
Es gibt keine Selbsthilfe.

Behandlung
Je nach Ursache muß sofort operiert und mit Antibiotika behandelt werden. Ein rechtzeitiger Eingriff rettet in den meisten Fällen das Leben.

Divertikelentzündung (Divertikulitis)

Beschwerden
Neben auffallendem Wechsel zwischen Durchfall und Verstopfung quälen krampfartige Bauchschmerzen. Manchmal ist Blut im Stuhl.

Ursachen
Divertikel sind kirschgroße, sackartige Ausstülpungen der Darmschleimhaut durch die Muskelschicht des Darms nach außen (*Divertikulose*). Sie kommen meist am Dickdarm vor. Beschwerden machen diese Divertikel nur, wenn sie sich entzünden.

Erkrankungsrisiko
Die Darmbewegung wird durch die Füllung des Darms beeinflußt. Je reicher die Nahrung an Ballaststoffen ist, desto besser ist der Darm gefüllt, desto besser wird er auch entleert.
Wer gewöhnlich schlackenarme Kost ißt, hat ein höheres Risiko, an Divertikulitis zu erkranken. Die Häufigkeit der Erkrankung nimmt mit jedem Lebensjahrzehnt zu. Mit 70 hat jede dritte Person Divertikel.

Mögliche Folgen und Komplikationen
Wenn sich die Divertikel immer wieder entzünden, droht ein Durchbruch der Divertikel und Bauchfellentzündung (➔ Seite 465). Es können sich Fisteln zu benachbarten Organen (z. B. zur Blase) bilden.

Vorbeugung
Bei viel körperlicher Betätigung und schlackenreicher Kost sind Entzündungen seltener.

Wann zum Arzt?
Bei akuten Schmerzen oder chronischen Beschwerden im linken Unterbauch; bei Blut im Stuhl (»Teerstuhl«).

Selbsthilfe
Hände weg von Abführmitteln. Auf lange Sicht führen sie erst recht Verstopfung herbei. Schlackenreiche Kost und körperliche Betätigung regen den Darm zu mehr Aktivität an. Das verhindert Stau und Entzündung. Bettruhe und eine »Null-Diät« lassen die Entzündung oft rasch zurückgehen.

Behandlung
Da die Beschwerden auch auf Darmkrebs hinweisen können, muß der Arzt durch eine Spiegelung (➔ Koloskopie, Seite 750) zuerst sicherstellen, daß es sich nicht um Krebs handelt. Mit Antibiotika kann die Entzündung zum Abklingen gebracht werden. Wenn die Divertikel wiederholt stark bluten oder die Erkrankung zu den oben genannten Komplikationen führt, muß der Darmabschnitt operativ entfernt werden. Muß dabei ein künstlicher Darmausgang gelegt werden, so kann er meist nach vier bis sechs Monaten bei einem zweiten Eingriff »rückoperiert« werden. (➔ Künstlicher Darmausgang, Seite 468.)

Resorptionsstörungen

Eine Reihe von Erkrankungen können dazu führen, daß der Darm die Nahrungsbestandteile nicht aufnehmen kann. Die Folge sind Mangelerscheinungen. Meist fehlen dem Körper dann Mineralstoffe, Vitamine oder Eiweiß.

Beschwerden
Wenn massige, übelriechende Durchfälle, Gewichtsverlust und Blutarmut gemeinsam auftreten, liegt immer der Verdacht auf Resorptionsstörungen nahe. Besondere Unverträglichkeiten wie z. B. die gegenüber Laktose, aber auch Zöliakie oder Sprue (➔ Seite 466) haben Mangelerscheinungen zur Folge.

Behandlung
Oft dauert es Jahre und erfordert eingehende Spezial-Untersuchungen, bis die Ursachen der Beschwerden entdeckt sind. Sind sie »dingfest« gemacht, kann meistens mit einer Spezialdiät und dem Ersatz jener Stoffe, die der Körper selbst nicht aus der Nahrung entnehmen kann, ein normales, beschwerdearmes Leben gelingen.

Zöliakie (Sprue)

Beschwerden
Die Erkrankung kann zum erstenmal im Kindesalter auftreten (dann wird sie Zöliakie genannt) - oder erst im Erwachsenenalter (Erwachsenen-Sprue). Sie kann mit und lange Zeit ohne Beschwerden verlaufen. Meist zeigt sie sich zwischen dem sechsten und dem zwölften Lebensmonat, Monate, nachdem der Säugling von der reinen Milchernährung auf getreidehaltige Nahrung umgestellt wurde.

Kinder: Erkrankte Kinder gedeihen nicht richtig, sie sind blaß, ihr Stuhl ist übelriechend, gelblich-massig, sie leiden an Blähungen und aufgetriebenem Bauch und werden blutarm. Bei längerer Krankheitsdauer bleiben sie im Wachstum zurück.

Erwachsene: Sie leiden an Blutarmut, Gewichtsverlust, Knochenschmerzen, Kribbeln, Ödemen und Hauterkrankungen. Schmerzende, übelriechende Durchfälle und aufgetriebener Leib erschweren den Alltag.

Typisch für die Erkrankung ist Fett im Stuhl.

Ursachen
Überempfindlichkeit gegen Klebereiweiß (*Gluten*), das sich in Weizen und Roggen, weniger in Gerste, Hafer, Dinkel und Grünkern findet. Es führt zu ungewöhnlicher Vermehrung einer bestimmten Sorte weißer Blutkörperchen, die die Schleimhaut des Dünndarms schädigen (➔ Allergie, Seite 534). Damit bildet sich dieses wichtigste Resorptionsorgan zurück, und die Nährstoffe können nicht mehr richtig aufgenommen werden.

Erkrankungsrisiko
Zöliakie tritt in bestimmten Familien und Ländern gehäuft auf. Im deutschsprachigen Raum wird sie bei jedem tausendsten Kind festgestellt.

Mögliche Folgen und Komplikationen
Bei Kindern Eisenmangelanämie; bei Erwachsenen Folsäureanämie. Je nach Verlauf kann sich der Mangel auch an anderen Organen bemerkbar machen, z. B. den Kno-

chen (Osteoporose, ➔ Seite 489). Die lebenslange Erkrankung kann eine große psychische Belastung sein, Depressionen sind häufig. Bei Frauen kann es zu Störungen der Regelblutung, bei Männern zu Potenzstörungen kommen.

Vorbeugung
Je später Säuglinge von Muttermilch oder volladaptierter Milch auf getreidehaltige Nahrung umgestellt werden (➔ Kinderernährung, Seite 876), desto später kommt der Darm mit dem Allergen Gluten in Berührung und desto weniger schwer wird eine Erkrankung verlaufen.

Wann zum Arzt?
Wenn die obenbeschriebene Kombination von Beschwerden auffällt. Nur mit einer Gewebeprobe aus dem Dünndarm (*Biopsie*) läßt sich Zöliakie sicher feststellen. Dazu ist kein Krankenhausaufenthalt nötig.

Selbsthilfe
Die Ernährung muß vollkommen glutenfrei sein. Das bedeutet, daß Flaschen- und Breinahrung für den Säugling und alle gängigen »Mehl«-Speisen (Brot, Nudeln, Desserts, Saucen, Paniertes) mit anderen Mehlsorten, z. B. aus Mais, Buchweizen, Reis, Hirse und Kartoffeln zubereitet werden müssen. Obst, Gemüse und Milchprodukte, Eier, Fleisch, Fisch usw. sind erlaubt. Sie müssen die vom Arzt aufgelisteten, glutenhaltigen Speisen unbedingt meiden und die vorgeschriebene Diät genau einhalten.
In allen deutschen und österreichischen Bundesländern gibt es Zöliakie-Selbsthilfegruppen, wo Kranke und ihre Angehörigen in familiärer Atmosphäre ihre Erfahrungen austauschen können. Sie stellen Listen mit jenen Lebensmitteln zur Verfügung, die Gluten enthalten (dazu gehören u. a. auch Konserven, Wurstwaren, Süßigkeiten). Sie helfen Ihnen beim Zusammenstellen von Kochrezepten. Dort können Sie auch Adressenlisten jener Bäckereien bekommen, die glutenfreies Brot erzeugen und glutenfreie Mehle, Teigwaren und Backwaren versenden; desgleichen Anschriften von Ferienpensionen, die glutenfreie Kost anbieten. Sie informieren über mögliche Beihilfen und Unterstützungen.

Zöliakie-Selbsthilfegruppen

BRD: Deutsche Zöliakiegesellschaft
Filder Hauptstraße 61; 7000 Stuttgart 70
Tel.: (0711) 45 45 14

Österreich: Österreichische Arbeitsgemeinschaft Zöliakie
Anton Baumgartnerstraße 44/C5/2302;
1232 Wien
Tel.: (02 22) 6 70 85 23
(0222) 9 82 40 05

Behandlung
Die Zöliakie kann nicht mit Medikamenten behandelt werden. Einzig die Diät läßt nach sechs bis neun Monaten die Schleimhautschäden wieder abklingen. Wer lebenslang Diät hält, bleibt gesund.
Achtung: Wenn Sie die Diät nicht einhalten und beschwerdefrei sind, bedeutet das keineswegs, daß Sie die glutenfreie Kost aufgeben dürfen. Oft treten die merkbaren Beschwerden erst spät, manchmal erst nach jahrelanger glutenhaltiger Kost auf - ausgelöst durch Belastungen wie eine Darmgrippe oder eine Schwangerschaft. Die Spätfolgen können schwere Erkrankungen sein, die dann schwieriger zu heilen sind. Je nach dem Ausmaß der Mangelzustände bei akuter Erkrankung werden zum Ersatz Vitamine, Mineralien und Eisen notwendig.

Colitis ulcerosa (Geschwürige Dickdarmentzündung)

Diese chronische Entzündung der Schleimhaut des Dickdarms geht vom Mastdarm aus, kann sich über den ganzen Dickdarm ausdehnen und Geschwüre bilden.

Beschwerden
Colitis ulcerosa kann schubweise verlaufen, von Bauchschmerzen und Fieber begleitet. Typisch sind blutige und schleimige Durchfälle. Ist der ganze Dickdarm erkrankt, so geht viel Blut verloren. Appetitlosigkeit, Gewichtsverlust und Blutarmut sind die Folge. Es können auch Gelenkschmerzen, Hauterkrankungen und Augenentzündungen auftreten.

Ursachen
Die Ursachen der chronisch entzündlichen Darmkrankheit sind noch nicht geklärt. Wahrscheinlich gibt es eine erbliche Komponente. Es gibt Hinweise darauf, daß Bakterien bei der Entstehung mit beteiligt sind und daß psychische Faktoren eine Rolle spielen (➔ Befindlichkeitsstörungen, Seite 215).

Erkrankungsrisiko
Colitis ulcerosa ist eine seltene Krankheit, jedoch häufiger als die zweite entzündliche Darmerkrankung, der Morbus Crohn.

Künstlicher Darmausgang

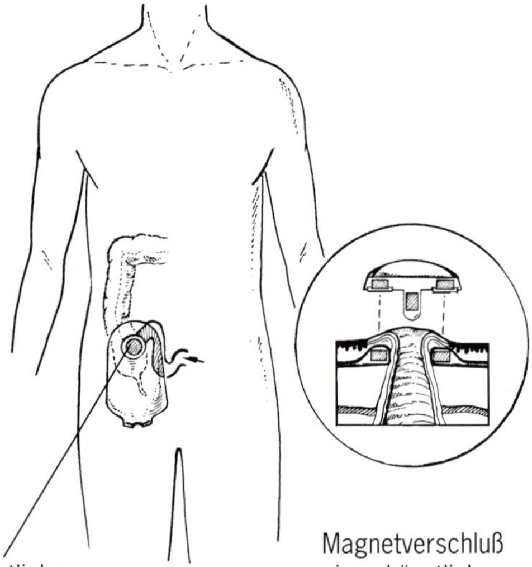

Bei Dickdarmoperationen ist es manchmal möglich, den natürlichen Darmausgang zu erhalten. Aber auch dann muß man vorübergehend mit einem künstlichen Darmausgang leben. Das entlastet den Dickdarm und fördert die Heilung. Bei der Rückoperation wird der künstliche Ausgang wieder verschlossen.

Bei Operationen von Mastdarmkrebs und Dickdarmoperationen bei Colitis ulcerosa muß jedoch oft auf Dauer ein künstlicher Darmausgang geschaffen werden. Dabei wird der verbliebene Dickdarmrest zur Bauchdecke gezogen und sein Ende auf die Haut aufgenäht (*Kolostomie*). Selten muß der ganze Dickdarm entfernt werden. Dann wird mit dem Dünndarmende an der Bauchdecke ein Ausgang geschaffen (*Ileostomie*). Beide Öffnungen werden mit einem Beutel für den Stuhl abgedeckt. Wegen der anderen Beschaffenheit des Stuhls am Ende des Dünndarms ist eine Ileostomie problematischer zu versorgen als eine Kolostomie.

Manchmal ist es möglich, ein »kontinentes Stoma« herzustellen. Damit kann der Kranke das »Stuhl-Reservoir« selbst mit einem Darmrohr entleeren. Ein Magnet- oder Ballonverschluß dichtet gegen Winde und Stuhlgang ab.

Der Arzt sollte Sie genau über die geplante Operation, die Möglichkeiten und Handhabung eines künstlichen Ausgangs informieren.

Mögliche Folgen und Komplikationen

Bei sofortiger Behandlung ist das äußere Leben bei neun von zehn Erkrankten nur gering beeinträchtigt. Die häufigen Durchfälle können den Aktionsradius beschränken, die allgemeine Schwäche die Unternehmungslust dämpfen. Belastend können allerdings die regelmäßig notwendigen Untersuchungen des Körperinneren sein und das Wissen, daß das Risiko, einen Dickdarmkrebs zu bekommen, nach zehn Jahren stark ansteigt.

Vorbeugung

Außer faserreicher Kost (➔ Ernährung, Seite 857) ist keine Vorbeugung möglich.

Wann zum Arzt?

Sofort zum Arzt, wenn der Stuhl blutig-schleimig ist. Der Arzt muß mit dem Endoskop den Dickdarm untersuchen und Gewebeproben entnehmen (➔ Koloskopie, Seite 750).

Selbsthilfe

Es gibt keine spezielle Diät, Sie sollten essen, was Ihnen guttut. Normale gemischte, faserreiche Kost ist günstig.

Behandlung

Der akute Krankheitsschub wird mit Kortisonen (oft als Einlauf) und Sulfasalazin (*Azulfidine* [BRD], *Colo Pleon* [BRD/Ö], *Salazopyrin* [Ö]) behandelt. Für die Langzeitbehandlung werden Mesalazin (*Claversal* [BRD/Ö], *Salofalk* [BRD/Ö]) und Olsalazin (*Dipentum* [BRD/Ö]) eingesetzt. Diese Mittel können die Ruhepausen der Erkrankung verlängern. Eine Heilung bewirken die Medikamente jedoch nicht.

Hat die Erkrankung zu dramatischem Blut- und Gewichtsverlust geführt und ist ein großer Teil des Dickdarms befallen, so kann sich ein sogenanntes *toxisches Megakolon* bilden. Dann muß der erkrankte Darmabschnitt operativ entfernt werden. Rasch tritt daraufhin Besserung ein.

Psychotherapie

Mit der Dauer der chronischen Darmerkrankung nimmt die seelische Belastung zu. Wenn die Colitis Ihr Leben bestimmt, deutlich schlimmer wird und sehr belastend ist, kann es sinnvoll sein, sich an einen Psychotherapeuten zu wenden.

Das ist auch deshalb anzuraten, weil sich oft herausstellt, daß der Umgang mit sich und seinem Leben zur Krankheitsentstehung beigetragen hat (➔ Beratung und Psychotherapie, Seite 822).

Morbus Crohn (Crohnsche Krankheit, Ileitis terminalis)

Morbus Crohn ist eine chronische Entzündung der Darmschleimhaut und der Darmwand, die Narben erzeugt und dadurch leicht Fisteln bildet.
Meist erkrankt die letzte Dünndarmschlinge, oft sind abgegrenzte Abschnitte von Dünn-, Dick- und Mastdarm betroffen. Die Entzündung kann aber auch abschnittweise im ganzen Verdauungstrakt - vom Mund bis zum After - auftreten.

Beschwerden

Gewichtsabnahme, immer wiederkehrendes Fieber, Gelenkschmerzen, Hauterkrankungen, Erkrankungen der Mundschleimhaut und Augenentzündungen können ebenso wie eine »Blinddarmentzündung« am Beginn des Morbus Crohn stehen. Typisch sind schmerzhafte Schleimhauteinrisse und Fisteln am After.
Immer wieder treten heftige, krampfartige Bauchschmerzen, allgemeines Krankheitsgefühl und häufige, wäßrige Durchfälle, manchmal mit Blut vermischt, auf.

Selbsthilfegruppen für chronisch Darmkranke

Die Ileostomie-Colostomie-Vereinigung (ILCO) ist der Dachverband der Stoma-Träger-Selbsthilfegruppen. Sie gibt eine eigene Zeitung heraus (ILCO-Praxis) und arbeitet mit Ärzten, Psychotherapeuten, Krankenpflegern und Sozialarbeitern gemeinsam an der Verbesserung der Betreuung von Stoma-Trägern. Sie bemüht sich um die Sicherstellung der Unterstützung nach dem Sozialhilfegesetz, informiert über neue Operationstechniken, Diäten, Rechte im Berufsleben und Hilfe bei seelischen Problemen.

Informationen erhalten Sie bei:

BRD: Deutsche Ileostomie-Colostomie-Urostomie Vereinigung (ILCO)
Kepserstraße 50; 8050 Freising
Tel.: (0 81 61) 8 49 09 oder 8 49 11

DCCV - Bundesverband für entzündliche Erkrankungen des Verdauungstraktes
Schwabstraße 68; 7400 Tübingen
Tel.: (0 70 71) 2 13 51

Österreich: ÖMCCV - Österreichische Morbus Crohn - Colitis ulcerosa Vereinigung
Obere Augartenstraße 26-28; 1020 Wien
Tel.: (02 22) 3 56 87 72

Die Erkrankung entwickelt sich sehr langsam über Jahre hinweg und verläuft in Schüben. Dazwischen liegen Ruhephasen, die Monate oder Jahre dauern können.

Ursachen

Welche Ursachen Morbus Crohn hat, warum er in manchen Familien gehäuft auftritt und in den letzten Jahrzehnten häufiger wird, ist bis jetzt ungeklärt. Ein Zusammenhang mit psychosozialem Streß wird angenommen (➔ Befindlichkeitsstörungen, Seite 215). Neigung zu Allergien und zuckerhaltige Kost fördern ihn. Ob Bakterien am Entstehen dieser Krankheit beteiligt sind, ist unklar.

Erkrankungsrisiko

Die Krankheit beginnt meist im frühen Erwachsenenalter und tritt gleichermaßen bei Frauen und Männern auf.

Mögliche Folgen und Komplikationen

Blutarmut durch stärkere Blutungen. Vitamin- und Nährstoffmangel.
In fortgeschrittenen Stadien können sich Fisteln bilden, deren Eitergänge sich in gesunde Darmschlingen, in die Blase, in die Scheide oder in den Afterbereich entleeren können. Es besteht die Gefahr einer Darmverengung (➔ Seite 463) und des Durchbruchs von erkrankten Darmabschnitten. Das Risiko, Krebs im Darmbereich zu bekommen, ist leicht erhöht.
Zwei Drittel der Morbus Crohn-Kranken können ein normales Arbeitsleben führen, jeder dritte leidet trotz Behandlung an anhaltenden Beschwerden.

Vorbeugung

Außer faserreicher Kost ist keine Vorbeugung möglich (➔ Ernährung, Seite 857).

Wann zum Arzt?

Wenn die obenbeschriebenen Beschwerden auftauchen. Sie sollten *sofort* den Arzt aufsuchen, wenn Veränderungen am After und blutig-schleimige Durchfälle auffallen.

Selbsthilfe

Faserreiche Kost, körperliche Ruhe und ausgeglichene Lebensweise können den Krankheitsverlauf günstig beeinflussen.

Behandlung

Oft wird die Erkrankung zufällig bei einer Blinddarmoperation erkannt. Je früher sie entdeckt wird, desto größer sind die Behandlungschancen. Der Arzt muß die Ausdehnung der Krankheit und eventuelle Komplikationen feststellen. Dazu muß er den gesamten Verdauungstrakt von oben und von unten ausgehend endoskopisch untersuchen und Gewebeproben entnehmen (➔ Blick ins Innere, Seite 749). Meist ist es auch notwendig, den Dünndarm zu röntgen.

Medikamente
Akute Schübe lassen sich durch Medikamente lindern, aber nicht verhüten. Beim akuten Schub muß Kortison in hoher Dosis eingenommen werden (➔ Kortisone, Seite 765). Soll Kortison eingespart werden, kann es mit Azathioprin (*Imurec* [BRD/Ö]) kombiniert werden. Diese Mittel können die Ruhephasen bis zum Wiederaufflammen der Erkrankung verlängern. Ist der Dickdarm miterkrankt, so helfen Sulfasalazin (*Azulfidine* [BRD], *Colo Pleon* [BRD/Ö], *Salazopyrin* [Ö]), Mesalazin (*Claversal* [BRD/Ö], *Salofalk* [BRD/Ö]) und Olsalazin (*Dipentum* [BRD/Ö]). Da die Mittel - je nach dem Verlauf der Krankheit - sehr lange eingenommen werden müssen, können sie erhebliche Nebenwirkungen haben. Eine Heilung ist nicht möglich.

Operation
Im Verlauf der Erkrankung sind meist mehrere Operationen nötig, z. B. weil sich der Darm verengt oder Fisteln bilden. Manche Kranke müssen immer wieder operiert werden. Ihre Lebensqualität ist durch die wiederkehrenden Beschwerden und Operationen stark beeinträchtigt.

Diät
Eine Alternative, die aber nur selten eingesetzt wird, zur jahrelangen Einnahme von Medikamenten ist die Ernährung mit »Astronautendiät« während der akuten Schübe. Die Nährlösung wird vom Dünndarm vollkommen aufgenommen, Durchfälle und Bauchschmerzen lassen nach, das Fieber geht zurück, die Blutarmut bessert sich. Da die Nährlösung sehr schlecht schmeckt, leitet man sie mit einer Sonde von der Nase her direkt in den Magen. Eine Infusionspumpe dosiert die Diät rund um die Uhr. Diese Behandlung ist auch außerhalb des Krankenhauses möglich: Man kann die Lösung selbst zubereiten; Infusionsbeutel und -pumpe kann man wie eine Schultertasche tragen. In seltenen Fällen, z. B. nach Darmoperationen, bei denen ein großer Teil des Darms entfernt wurde, muß man die Nährlösung über eine Vene einführen. Im Krankenhaus lernt man, wie man die Nährlösung an den Katheter richtig anlegt. Nach einigen Tagen kann man dies selbständig zu Hause tun, beispielsweise nachts. Tagsüber klemmt man den Katheter ab und kann sich ohne wesentliche Einschränkung frei bewegen.

Psychotherapie
Wenn die Erkrankung Ihr Leben bestimmt, deutlich schlimmer wird und sehr belastend ist, kann es sinnvoll sein, sich an einen Psychotherapeuten zu wenden. Das ist auch deshalb anzuraten, weil sich oft herausstellt, daß der Umgang mit sich und seinem Leben zur Krankheitsentstehung beigetragen hat (➔ Befindlichkeitsstörungen, Seite 215).
Die Psychotherapie kann Rückfälle nicht verhindern, jedoch Besserung erreichen und die Beschwerden zum Verschwinden bringen (➔ Beratung und Psychotherapie, Seite 822).

Darmpolypen

Beschwerden
Darmpolypen machen meistens keinerlei Beschwerden. Bisweilen finden sich Spuren von Blut und Schleim im Stuhl.

Ursachen
Es gibt eine Vielzahl von gutartigen Geschwülsten und Tumoren im Darm, die keinerlei Beschwerden machen und deren Ursachen unbekannt sind.
Vor allem *Polypen* können zahlreich im Dickdarm vorkommen, allein oder in Gruppen stehen. Manchmal bluten diese Geschwülste.

Erkrankungsrisiko
Darmpolypen bilden sich bei sieben Prozent aller Menschen. Die seltene Erkrankungsart, bei der sich viele Polypen auf einen Darmbereich konzentrieren, ist erblich bedingt.

Mögliche Folgen und Komplikationen
Je größer Polypen und andere Geschwülste werden, desto höher ist das Risiko, daß sie sich eventuell in Krebs verwandeln. Bei erblicher Veranlagung zu Polypen ist das Risiko der Krebsbildung extrem hoch: mit 30 Jahren 50 Prozent, mit 40 Jahren 90 Prozent.
Manche gutartigen Tumore können so groß werden, daß sie den Darm verschließen (➔ Seite 463).

Vorbeugung
Nach dem 50. Lebensjahr sollten Sie jedes Jahr eine Untersuchung auf verstecktes Blut im Kot machen lassen, damit Darmpolypen rechtzeitig entdeckt werden (*Hämoccult-Test*). Sie ist ein Bestandteil der Krebsvorsorgeuntersuchung.

Wann zum Arzt?
Sofort, wenn Sie Spuren von Blut und Schleim im Stuhl bemerken.

Selbsthilfe
Ist nicht möglich.

Behandlung
Der Arzt muß den Darm mit dem Endoskop untersuchen und Krebs ausschließen (➔ Rektoskopie, Seite 750). Einzelne Polypen werden mit einer Schlinge, die über das Endoskop vom After her eingeführt wird, elektrisch abgeschnitten. Das ist ohne Narkose möglich. Am nächsten Tag können Sie wieder Ihrer gewohnten Arbeit nachgehen. Große Geschwülste werden wegen der Gefahr, daß sich daraus Krebs bildet, komplett entfernt. Dazu muß unter Narkose operiert und der Darm von außen aufgeschnitten werden. Stehen die Polypen rasenartig eng, muß unter Umständen an dieser Stelle die Darmwand ebenfalls entfernt werden. Im darauffolgenden Jahr sollte Sie der Arzt zur Vorsorge zweimal, später einmal jährlich mit dem Endoskop untersuchen und alle neu entdeckten Geschwülste entfernen.
Bei der vererbten Form der Polypenkrankheit stehen die Polypen so dicht und ist das Krebsrisiko so hoch, daß mit dem 20. Lebensjahr der gesamte Dickdarm vorbeugend entfernt werden sollte. Dann muß anschließend ein künstlicher Darmausgang gelegt werden (➔ Seite 468).

Dickdarm- und Mastdarmkrebs (Kolon- und Rektumkarzinom)

➔ auch Krebs, Seite 539

Beschwerden
Erste Warnzeichen können sein: Die für Sie normale Art und Häufigkeit der Stuhlentleerung ändert sich plötzlich - es kommt entweder zu langanhaltender Verstopfung oder zu Durchfällen. Der Stuhldrang steigt an. Bei Winden geht auch etwas Stuhl ab. Der Stuhl enthält geringe Spuren von Schleim und von dunkelrotem bis schwarzem Blut, die man selten bemerkt. Erst spät stellen sich Bauchschmerzen, Appetitlosigkeit, Blutarmut und Gewichtsverlust ein. Entwickelt sich Krebs in der Nähe des Afters, kann man ihn bei der Körperreinigung ertasten.

Ursachen
Wahrscheinlich hat Darmkrebs mehrere Ursachen:
- Einseitige, schlackenarme Ernährung
- Schadstoffe in der Ernährung. Dazu zählen sicher Nitrosamine, die in geräucherten Fleischwaren enthalten sind und beim Braten von Rauchfleisch entstehen; sie können auch im Trinkwasser enthalten sein. Auch Kadmium, das sich in Innereien, besonders in Nieren und Leber anreichert, ist krebsverdächtig. (➔ Schadstoffe im Essen, Seite 862)

Erkrankungsrisiko
Darmkrebs gehört zu den häufigsten Krebsarten: bei Frauen macht er 15 Prozent, bei Männern 12 Prozent aller Karzinome aus. Das Risiko ist für Personen, die an Dickdarmpolypen oder Colitis ulcerosa (➔ Seiten 470 und 467) leiden, wesentlich erhöht. Es steigt, wenn in der Familie bereits einmal Dickdarmkrebs aufgetreten ist.

Mögliche Folgen und Komplikationen
Wenn der Dickdarmkrebs noch keine Tochtergeschwülste entwickelt hat und rechtzeitig operiert wird, kann fast jeder zweite Erkrankte die notwendige Operation zehn Jahre und länger überleben. Sind die Lymphknoten ebenfalls befallen, so hat ein Viertel der Betroffenen eine Überlebenschance von fünf Jahren. Sind schon andere Körperorgane erkrankt, überleben trotz Behandlung mit Strahlen und/oder Krebsmitteln nur fünf Prozent fünf Jahre. Unbehandelt führt der Dickdarmkrebs innerhalb von einem Jahr zum Tod.

Vorbeugung
Gemischte Kost, möglichst mit reichlich Ballaststoffen, fördert die Darmgesundheit (➔ Ernährung, Seite 857).
Sie sollten vom 40. Lebensjahr an regelmäßig einmal jährlich vom Arzt den Mastdarm mit dem Finger untersuchen und ab 50 einmal jährlich den Test auf Blut im Stuhl (*Hämoccult-Test*) durchführen lassen. Mastdarmkrebs kann man sehr früh ertasten.
Ab 50 empfiehlt es sich, jährlich eine Mastdarmspiegelung (➔ Rektoskopie, Seite 750) machen zu lassen. War diese zweimal hintereinander »ohne Befund«, reicht es aus, die Spiegelung alle drei Jahre wiederholen zu lassen.

Wann zum Arzt?
Sofort, wenn die ersten Warnsymptome auftreten. Menschen mit Hämorrhoiden nehmen Blut im Stuhl oft nicht ernst genug: Bei Blutspuren im Kot sofort zum Arzt. Bestehen Sie auf einer gründlichen Untersuchung.

Selbsthilfe
Ist nicht möglich.

Behandlung
Beim Verdacht auf Darmkrebs muß der Dickdarm mit dem Endoskop untersucht werden (➔ Koloskopie, Seite 750).
Eine medikamentöse Behandlung gibt es nicht. Die Krebsgeschwulst muß operativ entfernt werden. Wenn es möglich ist, werden die beiden Darmenden nachher miteinander verbunden. Selten sitzt der Krebs so tief im Mastdarm oder am After, daß dieser entfernt und ein künstlicher Darmausgang angelegt werden muß (➔ Seite 468).
Eine Nachbehandlung mit Röntgenstrahlen oder Krebsmitteln beugt nachwachsenden Tumoren nicht wirklich vor. Wichtig ist die regelmäßige Nachuntersuchung, damit Rückfälle oder Tochtergeschwülste rechtzeitig erkannt und entfernt werden können.

Würmer

Würmer leben als Parasiten im Inneren von Mensch und Tier. In unseren Breiten kommen am häufigsten Maden-, Spul- und Bandwürmer vor. Die vielen verschiedenen tropischen Wurmarten sind meistens »Reisemitbringsel« und stellen, sowohl was die Diagnose als auch die Behandlung angeht, hiesige Mediziner oft vor erhebliche Probleme.

Beschwerden
Madenwürmer
Afterjucken, Stuhldrang durch Mastdarmentzündung, bei Mädchen eventuell Entzündung der äußeren Geschlechtsteile. Helle, etwa ein Zentimeter lange Würmer, im Stuhl sichtbar.
Spulwürmer
Meist nur unklare Bauchbeschwerden. 15 bis 20 Zentimeter lange, helle Würmer, im Stuhl sichtbar.
Bandwürmer
Unerklärlicher Gewichtsverlust, unklare Bauchbeschwerden. Beim Fischbandwurm kann eine schwere Blutarmut dazukommen. Bandnudelartige, weiße Stücke im Stuhl, manchmal auch in der Wäsche oder im Bett.
Infektionen mit dem Hundebandwurm können sich vereinzelt durch Reizhusten bemerkbar machen.
Infektionen mit dem Fuchsbandwurm äußern sich noch am ehesten durch eine Gelbsucht.

Ursachen
Madenwürmer
Infektion durch kothaltigen Staub mit Madenwurmeiern und verunreinigte Lebensmittel. Die Wurmweibchen verlassen nachts den After und legen Tausende von Eiern in den Analfalten ab. Durch Kratzen können diese unter den Nägeln hängenbleiben und gelangen so wieder in den Mund.
Spulwürmer
Infektion durch kothaltigen Staub mit Wurmeiern oder durch Salat oder Gemüse, die mit Fäkalien gedüngt wurden. Spulwürmer halten sich im Dünndarm auf.
Bandwürmer
Infektion durch den Verzehr von nicht erhitzten Fleischwaren (Mett, Gehacktes, Faschiertes, nicht durchgebratenes Fleisch) oder Fisch. Darin können sich Bandwurmlarven (*Finnen*) befinden. Im Darm entwickelt sich daraus der Wurm, der aus einzelnen, flachen Segmenten besteht und bis zu 10 Meter lang werden kann.
Mit den Eiern von Hunde- und Fuchsbandwurm kann man sich infizieren, indem man ungewaschene Wildpilze und -früchte ißt, die in Bodennähe gewachsen sind.
Der Hundebandwurm siedelt sich vornehmlich in der Lunge an und bildet dort flüssigkeitsgefüllte Hohlräume (*Zysten*).
Der Fuchsbandwurm bildet seine Zysten vornehmlich in der Leber.

Erkrankungsrisiko
Madenwürmer
Kinder haben oft Madenwürmer.
Spulwürmer
Die Infektion ist nur von Mensch zu Mensch über den Umweg über roh gegessene, »kopfgedüngte« Nahrungsmittel möglich.
Bandwürmer
Seit unsere Schlachttiere fast ausschließlich aus Zuchtanstalten kommen, sind Bandwürmer selten geworden.
Hunde- und Fuchsbandwurm sind in unseren Breiten relativ seltene Parasiten von frei lebenden Tieren.

Mögliche Folgen und Komplikationen
Madenwürmer
Gewichtsabnahme. Manchmal bilden sich Dickdarmgeschwüre oder eine »Blinddarmentzündung«, da sich unreife Eier in die Darmwand einbohren.
Spulwürmer
Die Larven entwickeln sich in der Lunge, der Galle und der Bauchspeicheldrüse und können dort Entzündungen auslösen.
Selten verstopfen sie die oberen Luftwege, den Nasen-Rachen-Raum oder den Dünndarm.

Sinnvoll: Wurmmittel
Pyrvinium (*Molevac* [BRD/Ö]): gegen Madenwürmer
Mebendazol (*Pantelmin* [Ö], *Vermox* [BRD]): gegen Maden- und Spulwürmer
Pyrantel (*Combantrin* [Ö], *Helmex* [BRD]): gegen Maden- und Spulwürmer
Praziquantel (*Cesol* [BRD]): gegen Bandwürmer
Niclosamid (*Yomesan* [BRD]): gegen Bandwürmer

Bandwürmer
Die Lungen-Zysten des Hundebandwurms kapseln sich meistens ab und machen dann keine Beschwerden mehr. Wenn die Zysten des Fuchsbandwurms die Leber füllen, kann das den Tod bedeuten.

Vorbeugung

Madenwürmer
Gründliches Händewaschen nach jedem Stuhlgang.
Spulwürmer
Möglicherweise mit Fäkalien gedüngte Nahrungsmittel gut waschen, am besten nicht roh essen.
Bandwürmer
Fleisch und Fisch nur gut erhitzt essen. Wildfrüchte und -pilze gut waschen. Hunden kein Fleisch füttern, das als für menschliche Ernährung ungeeignet deklariert wurde.

Wann zum Arzt?

Wenn Sie die obengenannten Beschwerden haben.

Selbsthilfe

Maden- und Spulwürmer
- Reinigen Sie nach dem Stuhlgang die Analgegend mit feuchten Baumwolltüchern oder unter fließendem Wasser
- Waschen Sie die Hände nach dem Stuhlgang mit Seife, und bürsten Sie die Nägel
- Bettwäsche, Unterwäsche, Nachtzeug und Waschlappen auskochen, um eine Neuinfektion zu verhindern

Behandlung

Der Arzt kann gegen die verschiedenen Wurmarten Medikamente verschreiben. Bei Maden- und Spulwürmern sollte die Behandlung nach einiger Zeit einmal wiederholt werden. Die Zysten des Hundebandwurms lassen sich relativ gut operativ entfernen. Bei denen des Fuchsbandwurms ist das praktisch nicht möglich. Hier kann man versuchen, den Parasitenbefall mit Praziquantel oder Mebendazol zu beeinflussen. Die Chancen für eine erfolgreiche Behandlung sind jedoch gering.

Afterschrunden (Analfissuren)

Beschwerden

Einrisse des Afterkranzes und der -schleimhaut können schmerzen und bluten. Sie können wiederholt aufreißen.

Ursachen

Meist zu harte Stühle. Bisweilen nicht behutsam durchgeführte Sexualpraktiken.

Das Risiko steigt

Bei analen Sexualpraktiken.

Mögliche Folgen und Komplikationen

Bei Geschlechtsverkehr ohne Kondom besteht die Gefahr, sich mit sexuell übertragbaren Krankheiten anzustecken. Dabei kann sich auch die Mastdarmschleimhaut entzünden (➔ Geschlechtskrankheiten, Seite 627). Die AIDS-Gefahr (➔ Seite 415) steigt bei ungeschütztem Analverkehr ebenfalls.

Vorbeugung

Ballaststoffreiche Ernährung (➔ Verstopfung, Seite 462), behutsame Sexualpraktiken mit Gleitmittel.

Wann zum Arzt?

Bei Schmerzen und Blutungen.

Selbsthilfe

Sorgen Sie durch faserreiche Kost und viel Flüssigkeit für weicheren Stuhlgang. Vermeiden Sie Abführmittel. Entzündungshemmende, schmerzlindernde Salben und Zäpfchen sollten nur kurze Zeit angewendet werden, da sie zu Pilzinfektion führen können.

Hämorrhoiden

Was die meisten Menschen als Hämorrhoiden bezeichnen, sind gar keine. Mediziner sprechen bei den knotigen Gebilden am Afterausgang von *Perianathrombosen*. Das sind schmerzhafte Blutergüsse durch geplatzte Blutgefäße in der Aftergegend. Hämorrhoiden liegen für Mediziner »innen«. Sie sind knotige Erweiterungen des Venengeflechts im Mastdarm.

Beschwerden

Hellrote Blutungen, Juckreiz und Schmerzen beim Stuhlgang.

Ursachen

»Äußere« Hämorrhoiden: Sie sind eine Erweiterung des äußeren Venengeflechts.

»Innere« Hämorrhoiden: Sie entstehen durch

- chronische Verstopfung und erhöhten Druck beim Stuhlgang
- Abführmittel. Sie beugen nicht vor, sondern zwingen im Gegenteil den Darm zur Entleerung, wenn der Aftermuskel eigentlich noch geschlossen sein will. Der Druck belastet den Enddarm
- Mangel an Bewegung, Übergewicht
- Leberzirrhose, erhöhter Druck in einer großen Lebervene

Erkrankungsrisiko

»Äußere« Hämorrhoiden: Das Risiko steigt bei Personen mit sitzenden Berufen (z. B. Fernfahrer, aber auch Büroangestellte).

»Innere« Hämorrhoiden: Harte Stühle und ständiger Husten erhöhen das Risiko.

Hämorrhoiden

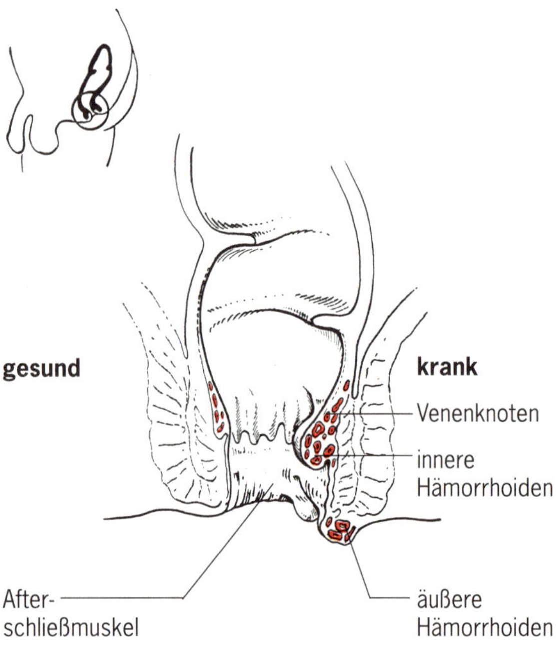

Mögliche Folgen und Komplikationen

Länger bestehende Hämorrhoidalknoten können durch den After »vorfallen« (*Prolaps*). Das ist sehr schmerzhaft und muß meist operativ behandelt werden.

Vorbeugung

- Faserreiche Kost sorgt für weicheren Stuhlgang (➔ Verstopfung, Seite 462 und Ernährung, Seite 857)
- Regelmäßige körperliche Bewegung hält den Darm fit, Abführmittel hingegen machen ihn träge
- Benutzen Sie harte Sitzgelegenheiten. Vermeiden Sie langes Stehen oder Sitzen, nach Möglichkeit das Heben von schweren Gegenständen und lange »Sitzungen« auf der Toilette

Wann zum Arzt?

Wenn Sie die obenbeschriebenen Beschwerden haben und Selbsthilfemaßnahmen nichts nützen.

Selbsthilfe

Vermeiden Sie starkes Pressen beim Stuhlgang. Gönnen Sie sich Ruhe und Enspannung (➔ Befindlichkeitsstörungen, Seite 215). Reinigen Sie den After mit warmem Seifenwasser und einem Baumwolltuch.

Behandlung

Die Untersuchung durch Abtasten allein genügt nicht. Der Arzt muß mit einer Rektoskopie (➔ Seite 750) die inneren Hämorrhoiden nachweisen.

Medikamente können die Erkrankung nicht heilen, nur die Beschwerden lindern.

Mittel gegen Hämorrhoidenschmerzen sollten nicht angewendet werden, wenn sie folgende Stoffe enthalten: sogenannte Para-Stoffe (Benzocain, Isobutamben, Procain, Tetracain), das sind Mittel zur örtlichen Betäubung; Perubalsam, Formaldehyd. Solche Wirkstoffe lösen sehr oft Allergien aus. Kortisonhaltige Mittel sind ebenfalls abzulehnen. Sie können Hautschäden verursachen. Der Dauergebrauch von kortisonhaltigen Mitteln kann Pilzinfektionen des Mastdarms und des Afters begünstigen. Kontrollieren Sie im Beipacktext der Ihnen verordneten Medikamente, ob solche Substanzen enthalten sind.

Höhergradige Hämorrhoiden müssen durch Injektionen verödet oder durch Kältebehandlung abgetragen werden. Fallen die Hämorrhoidalknoten durch den After vor, müssen sie operativ entfernt werden.

NIEREN UND HARNWEGE

Aufgenommene Nahrung wird im Körperstoffwechsel verarbeitet. Dabei entstehen Abfallprodukte, die wieder ausgeschieden werden müssen. Ohne die Nieren wäre der Körper innerhalb kurzer Zeit tödlich vergiftet.
Nieren sind wie Kläranlagen, die die nicht verwendbaren Stoffe filtern und zusammen mit überflüssigem Wasser als Harn ausscheiden.
Außerdem haben die Nieren die Aufgabe, den Salz- und Wasserhaushalt zu regulieren. Sie sind an der Produktion von Vitaminen und Hormonen beteiligt und beeinflussen Blutbildung, Knochenstoffwechsel und die Regulierung des Blutdrucks.
Jeder Mensch verfügt über zwei Nieren, und jede Niere besteht aus mehr als einer Million Einheiten (*Nephrone*), die das Blut filtern (*Glomeruli*) und den Harn konzentrieren (*Tubuli*).
Der Harn fließt vom Nierenbecken durch den Harnleiter (*Ureter*) in die Blase und wird dann - wenn sich etwa 0,4 bis 1 Liter angesammelt hat - über die Harnröhre aus dem Körper entleert.

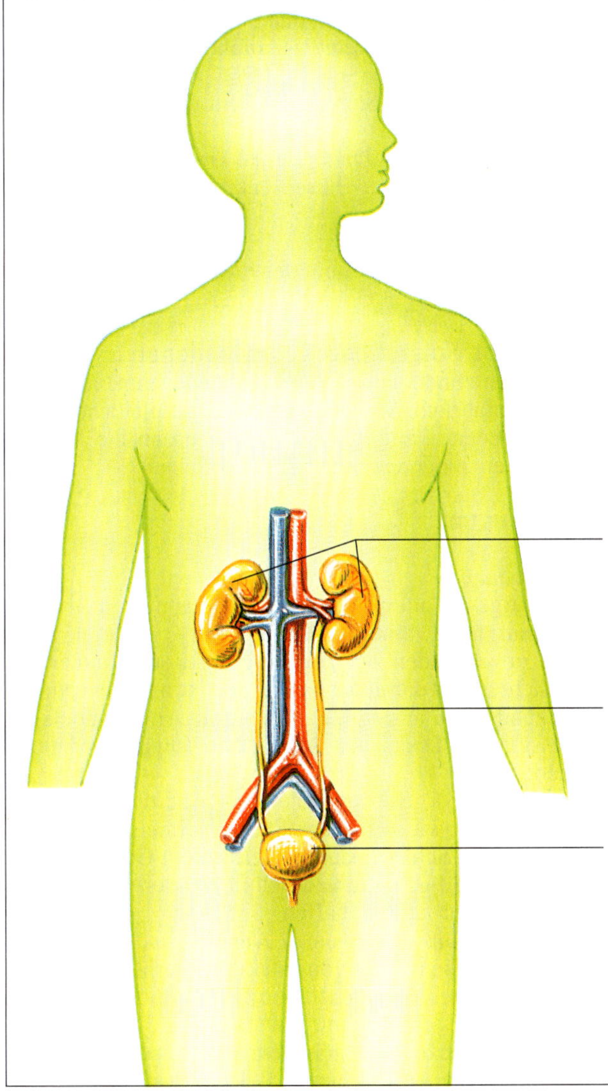

Die häufigsten Erkrankungen der Harnwege sind Infektionen. Sie entstehen dadurch, daß Krankheitskeime über die Harnröhre (*Urethra*) in die Blase und in den Harnleiter aufsteigen. In seltenen Fällen können Krankheitserreger über den Blutkreislauf zu den Nieren gelangen. Die Hälfte aller Harnweginfektionen verursachen keine Beschwerden. Meist sind Frauen von Harnweginfektionen wie Blasenkatarrh oder Blasenentzündung betroffen, Männer unter 50 leiden fast nie daran.

Blasenkatarrh, Blasenentzündung

Beschwerden

Ständiger Harndrang, wobei jedoch immer nur kleine Mengen Harn entleert werden; das Urinieren kann von Brennen oder Stechen begleitet sein; in manchen Fällen ist der Harn blutig und riecht sehr stark.

Ursachen

Infektion des Harns mit Krankheitskeimen. Meist handelt es sich um Bakterien. Bei Männern entstehen die Beschwerden meist durch eine vergrößerte Prostata (→ Seite 612).

Blasentees, Nierentees

Diese Tees können durch die Durchströmung der Harnwege einen zusätzlichen Spüleffekt erreichen und dadurch sinnvoll und hilfreich sein.
Bei Entzündungen nützen solche Tees allerdings nicht.

Achtung:
Blasentees dürfen Sie auf keinen Fall trinken, wenn Sie unter Wasseransammlungen (*Ödemen*, ➔ Seite 398) leiden, die durch eine eingeschränkte Herz- und Nierentätigkeit entstanden sind. In solchen Fällen ist die Zufuhr großer Mengen von Flüssigkeit gesundheitsschädlich.

Birkenblätter

Zubereitung:
- Ein bis zwei Eßlöffel Birkenblätter mit einer mittelgroßen Tasse heißem Wasser übergießen;
- 15 Minuten stehenlassen, danach abseihen.

Anwendung:
Drei- bis viermal täglich eine Tasse frisch zubereiteten Tee zwischen den Mahlzeiten trinken.

Schachtelhalmkraut

Zubereitung:
- Zwei bis drei Teelöffel Schachtelhalmkraut mit einer mittelgroßen Tasse siedendem Wasser übergießen;
- fünf bis zehn Minuten kochen;
- 15 Minuten stehenlassen, danach abseihen.

Anwendung:
Mehrmals täglich eine Tasse frisch zubereiteten Tee zwischen den Mahlzeiten trinken.

Nieren- und Blasentee-Mischung

Rezept:
20 g Birkenblätter, 20 g Queckenwurzelstock,
20 g Riesengoldrutenkraut, 20 g Hauhechelwurzel,
20 g Süßholzwurzel

Zubereitung:
- Einen Eßlöffel der Mischung mit einer Tasse heißem Wasser übergießen;
- zehn Minuten stehenlassen, danach abseihen.

Anwendung:
Mehrmals täglich eine Tasse frisch zubereiteten Tee zwischen den Mahlzeiten trinken.

Das Erkrankungsrisiko steigt durch

- Mißbildungen der Harnröhre
- Nierensteine oder Blasensteine
- Seelische Belastungen
- Das Anlegen eines (Dauer-)Katheters

Bei Frauen
Frauen leiden wesentlich häufiger als Männer an Blasenentzündung. Das hat wahrscheinlich damit zu tun, daß die Harnröhrenöffnung der Frau relativ nahe an Scheide und After liegt und zudem kürzer ist als beim Mann. So können leichter Krankheitskeime über die Harnröhre in die Blase gelangen. Weitere Risikofaktoren sind:
- Schwangerschaft (➔ Seite 659)
- Ausfluß aus der Scheide (➔ Seite 596)
- Intimsprays
- Benutzung eines Diaphragmas (➔ Seite 637)
- Gebärmutter- oder Blasensenkung (➔ Seite 601)

Bei Männern
- Durch die Vergößerung der Prostata (Vorsteherdrüse, ➔ Seite 612)

Mögliche Folgen und Komplikationen

Blasenentzündungen sind zwar unangenehm, aber meist nicht gefährlich. Wenn sie unbehandelt bleiben, können in seltenen Fällen akute und chronische Nierenbeckenentzündungen entstehen (➔ Seite 478).

Vorbeugung

Bei Frauen
»Richtige« Toilettenhygiene: Reinigen von »vorne« (Damm) nach »hinten« (After).
Um zu vermeiden, daß Harnweginfektionen immer wiederkehren und damit die Gefahr von chronischen Nierenentzündungen ansteigt, empfiehlt die Arzneimittelkommission der Deutschen Ärzteschaft folgende Maßnahmen:
- Intimsprays, Schaumbäder und desinfizierende Lösungen sowie schärfere Seifen vermeiden, weil sie Haut und Schleimhaut im Bereich der Geschlechtsorgane schädigen und dadurch für Bakterien einen besseren Nährboden schaffen
- Bei Ausfluß immer einen Arzt zu Rate ziehen, weil Ausfluß die Gefahr von Infektionen erhöht
- Viel trinken (»Durchspülung«) hemmt die Besiedelung der Harnröhre mit Bakterien
- Harn nicht zu lange anhalten, weil eine starke Blasenfüllung die Abwehr gegen Bakterien schwächt

- Trinken Sie vor dem Geschlechtsverkehr ein Glas Wasser, und leeren Sie die Blase unmittelbar nach dem Geschlechtsverkehr

Bei Männern
➔ Vergrößerung der Prostata, Seite 612

Wann zum Arzt?
Wenn Sie an den beschriebenen Beschwerden leiden. Der Arzt wird den Urin untersuchen (➔ Seite 740). Bei Verdacht auf auf andere Erkrankungen (z. B. an der Prostata, Nierensteine usw.) sind unter Umständen weitere Untersuchungen notwendig.

Selbsthilfe
Viel trinken, z. B. Blasentees. Alkohol, Kaffee und scharf gewürzte Speisen meiden.

Behandlung
Gegen die Infektion verschreibt Ihnen der Arzt Antibiotika. Auch wenn die Beschwerden schon nach kurzer Behandlungsdauer verschwinden, sollten Sie die Medikamente so lange einnehmen, wie es der Arzt verordnet hat. Andernfalls besteht die Gefahr, daß die Entzündung wieder auftritt. Häufige Harnweginfekte sind ein Hinweis auf schwerwiegendere organische Veränderungen.
Bei Frauen: Nicht durch Bakterien hervorgerufene Entzündungen im höheren Alter können mit Östrogenen behandelt werden (➔ Wechseljahre, Seite 589).

Blasenschwäche, Reizblase (Harninkontinenz)

Beschwerden
Unkontrollierter Harnabgang tagsüber oder nachts.
Unwillkürlicher Harnabgang beim Husten, Pressen, Niesen, Heben und anderen körperlichen Anstrengungen.

Ursachen
- Psychosozialer Streß (➔ Befindlichkeitsstörungen, Seite 215)
- Infektion der Harnwege (➔ Blasenkatarrh, Seite 475)
- Schwäche der Blasen-Schließmuskeln (meist eine Alterserscheinung). Bei älteren Frauen begünstigt durch hormonelle Veränderungen
- Angeborene Mißbildungen und Fehlbildungen der Harnwege
- Neurogene Ursachen (Rückenmark- oder Gehirnverletzungen und -erkrankungen)

Bei Frauen: Erschlaffung der Beckenbodenmuskulatur als Folge von Schwangerschaft oder Übergewicht. Diese Art der Blasenschwäche bezeichnen Mediziner als Streßinkontinenz.
Bei Männern: Prostata-Erkrankungen (➔ Seite 611).

Erkrankungsrisiko
Blasenschwäche ist sehr häufig und wird mit zunehmendem Alter noch häufiger.

Mögliche Folgen und Komplikationen
Die Ursachen einer Harninkontinenz sind meist harmlos, die Auswirkungen allerdings sehr unangenehm. Der typische Geruch verrät die »Undichtigkeit«, macht unsicher und sorgt letztlich dafür, daß man sich kaum noch aus dem Haus traut.

Vorbeugung
Gegen Alterserscheinungen als Ursache gibt es kaum Möglichkeiten zur Vorbeugung (➔ Älter werden, Seite 703). Bei Erkrankungen kann eine sachgerechte Behandlung die Beschwerden meist verhindern.

Wann zum Arzt?
Sobald die Beschwerden auftreten.

Selbsthilfe
Regelmäßiges Entleeren des Harns, um einem unwillkürlichen Abgang zuvorzukommen und die Blase zu »erziehen«. Tagsüber sollte man nicht weniger als früher trinken (➔ Trinken, Seite 872), abends jedoch die Flüssigkeitsaufnahme einschränken.

Muskeltraining für Frauen
- Während des Wasserlassens auf der Toilette zwischendurch immer wieder willkürlich den Harnstrahl unterbrechen. Das trainiert den Schließmuskel und die Beckenbodenmuskulatur

Hilfe für inkontinente Personen

BRD:	Hilfe für inkontinente Personen Postfach 12 05 43 Blanckertzstr. 12; 4000 Düsseldorf 12 Tel.: (02 11) 29 71 76
Österreich:	Inkontinenz-Ambulanz der Wiener Poliklinik Mariannengasse 10; 1090 Wien Tel.: (02 22) 42 55 71 - 5 12 oder - 5 13

– Auf die gleiche Art kann man die Beckenbodenmuskeln ohne Urinieren trainieren - unbemerkt von anderen im Sitzen
– Beckenbodenmuskeln anspannen und so lange wie möglich und so stark wie möglich festhalten

Dieses Muskeltraining so oft am Tag machen, wie Sie daran denken, mindestens aber zehn- bis zwanzigmal.

Falls die Ursache der Blasenstörung nicht behandelt werden kann, bleiben folgende Möglichkeiten:

– Spezielle Unterwäsche oder Einlagen, die den Urin aufsaugen und den Geruch neutralisieren
– Für Männer gibt es eine Art Kondom, das über den Penis gezogen wird und den Harn über einen Schlauch in einen Beutel führt. Der Beutel wird unter der Kleidung am Körper getragen und muß von Zeit zu Zeit entleert werden
– Ein Katheter, der über die Harnröhre in die Blase eingeführt wird. Der Harn rinnt durch den Katheter in einen Beutel

Diese Hilfsmittel bekommen Sie in jedem Sanitätshaus oder Apotheke, wo Sie sich auch diskret beraten lassen können. Inkontinenz ist ein verschwiegenes Problem. Rat und Hilfe kann man sich persönlich oder anonym bei den auf Seite 477 genannten Adressen einholen.

Behandlung

Untersuchungen (Harntests, Röntgenuntersuchung usw.) sollen zunächst die Ursache der Blasenschwäche ermitteln. Eine Blasenschwäche, die anatomische Ursachen hat (z. B. angeborene Mißbildung, Prostataerkrankung, Verletzungen, Fistelbildung usw.), wird meist durch chirurgische Maßnahmen erfolgreich behandelt.

Bei sogenannter neurogener Blasenschwäche durch Verletzungen oder Krankheitsprozesse im Gehirn, im Rückenmark oder im lokalen Nervengewebe der Blase kann die Behandlung kaum heilen, aber die Beschwerden bessern. Behandelt wird mit entkrampfend wirkenden Medikamenten (*Anticholinergika*), Blasenkatheter und verschiedenen chirurgischen Maßnahmen (z. B. künstlicher Harnausgang usw.).

Streßinkontinenz

Leichtere Beschwerden kann man durch Trainieren der Beckenbodenmuskeln bessern (➔ Selbsthilfe). Wenn der Arzt als Grund für die Inkontinenz eine Schleimhautrückbildung wegen Östrogenmangel ausgemacht hat, kann es sinnvoll sein, das Hormon Östradiol einzunehmen (➔ Wechseljahre, Seite 589). Starke Beschwerden erfordern unter Umständen chirurgische Maßnahmen (➔ Gebärmuttersenkung, Seite 601).

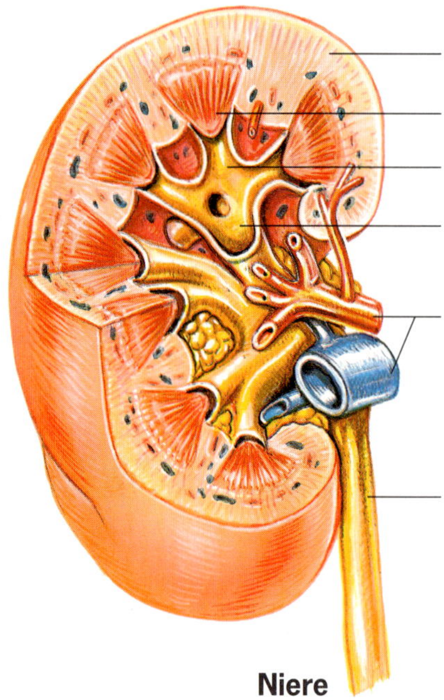

Niere

Akute Nierenbeckenentzündung (Akute Pyelonephritis)

Beschwerden

Plötzlich auftretender Schüttelfrost, Fieber, heftige Schmerzen knapp oberhalb der Hüfte, Übelkeit und Erbrechen (Nierenkolik). Häufigeres und erschwertes Harnlassen. Der Harn kann wolkig sein oder durch Blutbeimengungen sogar leicht rötlich gefärbt.

Ursachen

Meist eine von den Harnwegen aufsteigende Infektion mit Bakterien. Katheter, Nierensteine, Mißbildungen, eine vergrößerte Prostata usw. engen die Harnwege ein, stauen den Harnfluß und begünstigen so Infektionen.

Eine häufige Ursache bei Kindern ist der sogenannte *Reflux*: Damit bezeichnen Mediziner das Zurückfließen des Harns von der Blase nach oben in den Harnleiter aufgrund einer angeborenen Störung des Harnleiter-Verschlusses. In seltenen Fällen kann die Nierenbeckenentzündung durch Keime aus dem Blut verursacht sein.

Das Erkrankungsrisiko steigt

– Bei Patienten mit häufigen Harnwegentzündungen
– Bei Patienten mit Reflux (➔ oben)

- Bei Frauen während der Schwangerschaft
- Bei Patienten mit Katheter
- Bei Nieren- und Blasensteinen
- Bei Prostatavergrößerung

Mögliche Folgen und Komplikationen
Bei rascher Behandlung sind Komplikationen selten. Bei Kindern, Diabetikern oder gebrechlichen Personen kann die Infektion unter Umständen auf das Blut übergreifen und zu einer Blutvergiftung (*Urosepsis*) führen.

Vorbeugung bei Frauen
»Richtige« Toilettenhygiene: Reinigen von »vorne« (Damm) nach »hinten« (After). Um zu vermeiden, daß Harnweginfektionen immer wiederkehren und damit die Gefahr von chronischen Nierenentzündungen ansteigt, empfiehlt die Arzneimittelkommission der Deutschen Ärzteschaft folgende Maßnahmen:
- Intimsprays, Schaumbäder und desinfizierende Lösungen sowie schärfere Seifen vermeiden, weil sie Haut und Schleimhaut schädigen und dadurch für Bakterien einen besseren Nährboden schaffen
- Bei Ausfluß immer einen Arzt zu Rate ziehen, weil Ausfluß die Gefahr von Infektionen erhöht
- Viel trinken (»Durchspülung«) hemmt die Besiedelung der Harnröhre mit Bakterien
- Harn nicht zu lange anhalten, weil eine starke Blasenfüllung die Abwehr gegen Bakterien schwächt
- Trinken Sie vor dem Geschlechtsverkehr ein Glas Wasser, und leeren Sie die Blase unmittelbar nach dem Geschlechtsverkehr

Vorbeugung bei Männern
➔ Vergrößerung der Prostata, Seite 612

Wann zum Arzt?
Sofort.

Selbsthilfe
Ist nicht sinnvoll. »Blasentees« helfen hier nicht.

Behandlung
Üblicherweise Antibiotika. Nach ein bis zwei Tagen Behandlung haben sich die Beschwerden deutlich gebessert. Die Einnahme der Antibiotika kann jedoch 14 Tage und länger notwendig sein.
Bei Personen, die öfter an Nierenentzündungen leiden, ordnet der Arzt nach der Gesundung unter Umständen verschiedene Untersuchungen an, um eventuell zugrundeliegende Ursachen für die Erkrankung festzustellen: Blut- und Urintests, Röntgenaufnahmen der Nieren (➔ Seite 742), Ultraschalluntersuchung der Nieren, Untersuchung auf Reflux usw.

Chronische Nierenbeckenentzündung (Chronisch-interstitielle Nephritis)

Beschwerden
Eine langdauernde Nierenentzündung schädigt die Niere langsam fortlaufend. Das führt dazu, daß man sich zunehmend müde, lethargisch und abgeschlagen fühlt. Vor allem nachts muß man häufig zur Toilette. Bei Andauern der Erkrankung können Übelkeit und Hautjucken auftreten.

Ursachen
Chronische Nierenbeckenentzündungen entstehen meist dann, wenn sich Harnweginfektionen oder akute Nierenbeckenentzündungen oft wiederholen und das Nierengewebe vernarbt und schrumpft. Eine andere Ursache ist langjähriger Mißbrauch von Schmerzmitteln (➔ Seite 756). Nierensteine (➔ Seite 482) können ebenfalls eine Ursache für chronische Nierenentzündungen sein.

Das Erkrankungsrisiko steigt
- Bei wiederholten schweren Harnweginfektionen
- Bei immer wiederkehrenden akuten Nierenbeckenentzündungen
- Bei Nierensteinen
- Bei langjähriger Einnahme von Schmerzmitteln (z. B. gegen Kopfschmerzen, ➔ Seite 756)

Mögliche Folgen und Komplikationen
Bei Nichtbehandlung wird die Niere zunehmend geschädigt und kann ihre Funktionen nicht mehr erfüllen. Die Folge davon kann erhöhter Blutdruck (➔ Seite 380) sein und die Anreicherung von Giftstoffen im Blut. Das Endstadium der Erkrankung heißt *Urämie* und bedeutet, daß das Blut von einer Maschine oder durch andere medizintechnische Maßnahmen entgiftet werden muß (➔ Nierenschwäche, Seite 483).

Vorbeugung
Schmerzmittel nicht über längere Zeit einnehmen.
Andere Vorbeugemaßnahmen ➔ Akute Nierenbeckenentzündung, Seite 478. Bei häufigen Harnweginfektionen wird der Arzt Harn- bzw. Bluttests durchführen, um eine chronische Nierenbeckenentzündung frühzeitig zu entdecken.

Wann zum Arzt?
Sobald Sie den Verdacht haben, daß Sie an einer chronischen Nierenentzündung leiden.

Selbsthilfe
- Sofort aufhören, irgendwelche Schmerzmittel einzunehmen
- Diät nach Anweisung durch den Arzt bzw. die Diätassistentin

Behandlung
Patienten mit chronischer Nierenbeckenentzündung müssen vom Facharzt für Nierenkrankheiten (*Nephrologe*) behandelt werden.
Die Art der Behandlung hängt davon ab, wie weit die Erkrankung bereits fortgeschritten ist. Falls Nierensteine oder andere Abflußhindernisse die Ursache der chronischen Nierenbeckenentzündung sind, müssen diese Erkrankungen behandelt werden.
Infektionen werden mit Antibiotika behandelt. Oft genügt die kurzdauernde Einnahme der Medikamente, immer wenn eine Harnweginfektion auftritt. In manchen Fällen verschreibt der Arzt die Antibiotika jedoch für längere Zeit in niedriger Dosierung.
In Ausnahmefällen kann es sein, daß der Arzt lediglich regelmäßige Untersuchungen anordnet und keinerlei Antibiotika verordnet. Oft ist eine Begleittherapie mit blutdrucksenkenden Mitteln, Medikamenten zur Stoffwechselstabilisierung (z. B. aluminiumhaltige Medikamente) und Vitaminen (B und D) notwendig.

Akute Entzündung der Filterzellen der Nieren (Akute Glomerulonephritis)

Beschwerden
Müdigkeit, Abgeschlagenheit. Häufig treten die Beschwerden nach fieberhaften Vorerkrankungen, verursacht durch Viren oder Bakterien (z. B. Scharlach), auf. Nach einem Intervall von wenigen Tagen erneut Fieber, Rückgang der Harnproduktion; der Harn wird durch Eiweiß trübe oder durch Blut rotbraun gefärbt; Augenlider und Knöchel schwellen an; durch den erhöhten Blutdruck können zusätzlich Kopfschmerzen entstehen.

Ursachen
Die Ursachen sind nicht genau bekannt. In manchen Fällen hat man Abwehrreaktionen der Filtereinheiten der Niere nachgewiesen (➔ Befindlichkeitsstörungen, Seite 215).
Die Entzündung kommt dadurch zustande, daß sich Eiweißbausteine in den Filterzellen der Niere verfangen oder diese selbst angreifen. Dadurch werden rote Blutkörperchen und Bluteiweiß nicht mehr durch die Filterzellen zurückgehalten und gehen in den Harn über. Abfallprodukte der verarbeiteten Nahrungsmittel verbleiben hingegen im Körper und richten weitere Schäden in der Niere an.

Erkrankungsrisiko
Diese Krankheit ist relativ selten.

Mögliche Folgen und Komplikationen
Jede akute Glomerulonephritis ist lebensbedrohlich. In vielen Fällen ist eine Heilung ohne bleibende Schädigung möglich, unter Umständen kann die Erkrankung aber auch zu einem bleibenden Funktionsverlust der Niere führen.

Vorbeugung
Ist nicht möglich.

Wann zum Arzt?
Sobald die obengenannten Beschwerden auftreten.
Je früher der Arzt eingreift, desto größer die Heilungschancen.

Selbsthilfe
Ist gefährlich.

Behandlung
Die Behandlung hängt vom Schweregrad der Erkrankung ab. Für die Diagnose ist meist eine Gewebeentnahme aus der Niere notwendig (*Biopsie*, ➔ Seite 753). Dies geschieht bei örtlicher Betäubung, ist riskant und kann sehr schmerzhaft sein. Weitere Untersuchungsmethoden sind Ultraschall, Röntgen sowie Harn- und Bluttests (➔ Untersuchungsmethoden, Seite 729).
Zur medikamentösen Behandlung werden Antibiotika, Kortison und Immunsuppressiva verwendet.
Unter Umständen ist ein Blutplasma-Austausch oder eine Blutwäsche (➔ Hämodialyse, Seite 484) notwendig.

Chronische Entzündung der Filterzellen der Nieren (Chronische Glomerulonephritis)

Beschwerden
Häufig treten typischen Beschwerden auf (➔ Akute Entzündung der Filterzellen der Nieren). Bei Untersuchun-

gen des Urins finden sich Eiweiß- und Blutbestandteile. Die Krankheit verläuft schleichend oder in Schüben. Oft wird die Erkrankung erst durch Folgebeschwerden wie z. B. erhöhten Blutdruck zufällig entdeckt. Eine Sonderform der Erkrankung verursacht ausgeprägte Wasseransammlungen (*Ödeme*) am ganzen Körper, beginnend im Gesicht und den Unterschenkeln; der Harn schäumt stark und ist meist trüb. Diese Form der Erkrankung heißt *Nephrotisches Syndrom*.

Ursachen

Die Ursachen sind nicht genau bekannt. In manchen Fällen hat man Abwehrreaktionen der Filtereinheiten der Niere nachgewiesen (➔ Befindlichkeitsstörungen, Seite 215).
Die Entzündung kommt dadurch zustande, daß sich Eiweißbausteine in den Filterzellen der Niere verfangen oder diese selbst angreifen. Dadurch werden rote Blutkörperchen und Bluteiweiß nicht mehr durch die Filterzellen zurückgehalten und gehen in den Harn über. Abfallprodukte der verarbeiteten Nahrungsmittel verbleiben hingegen im Körper und richten weitere Schäden in der Niere an.

Erkrankungsrisiko

Etwa die Hälfte aller Patienten, bei denen eine Dialyse durchgeführt werden muß, hat eine chronische Glomerulonephritis.

Mögliche Folgen und Komplikationen.

Der Verlauf der Erkrankung ist sehr unterschiedlich, häufig führt sie zu Nierenschwäche und chronischem Nierenversagen (➔ Seite 483).

Vorbeugung

Ist nicht möglich.

Wann zum Arzt?

Immer, wenn der Harn trüb oder rötlich gefärbt ist.

Selbsthilfe

Ist nicht möglich.

Behandlung

Für die Diagnose sind Harn- und Blutuntersuchungen, Ultraschall- und eventuell Röntgenuntersuchungen erforderlich. Unter Umständen ist eine Gewebeentnahme aus der Niere notwendig (*Biopsie*, ➔ Seite 753). Dies geschieht bei örtlicher Betäubung, ist nicht ohne Risiko und kann schmerzhaft sein.
Eine ursächliche Behandlung ist oft nicht möglich. Ein erhöhter Blutdruck muß jedoch gesenkt werden (➔ Seite 384).
Sinnvoll ist außerdem die Einhaltung einer speziellen, besonders eiweißarmen Diät nach ärztlicher Anweisung und eine regelmäßige medizinische Kontrolle in der Spezialabteilung eines Krankenhauses (*Abteilung für Nephrologie*).
In manchen Fällen ist die Behandlung mit Kortison und/oder Immunsuppressiva zweckmäßig.
Bringen die Behandlungen keinen Erfolg, ist eine Blutwäsche (➔ Hämodialyse, Seite 484) bzw. eine Nierentransplantation nötig.

Nierenverletzungen

Beschwerden

Eine leichte Verletzung kann Fieber sowie Schmerzen und Überempfindlichkeit im unteren Teil des Rückens verursachen.
In manchen Fällen finden sich Blutspuren im Urin, die allerdings erst ein bis zwei Tage nach der Verletzung auftreten können.
Starke Schmerzen und größere Blutmengen im Urin sind Anzeichen einer ernsthafteren Verletzung.

Ursachen

Schläge, Stiche oder Quetschungen im Nierenbereich.

Mögliche Folgen und Komplikationen

Innere Blutungen und Infektionen.

Wann zum Arzt?

Wenn Sie Schmerzen haben und Blut im Urin sehen.

Selbsthilfe

Die Fähigkeit zur Selbstheilung ist bei den Nieren groß. In den meisten Fällen besteht die Behandlung aus sieben bis zehn Tagen Bettruhe.

Behandlung

Mit Hilfe einer Ultraschall- und Röntgenuntersuchung (➔ Seite 742) wird das Ausmaß der Verletzung festgestellt. Bei schwereren Verletzungen ist unter Umständen ein Krankenhausaufenthalt notwendig.
Falls eine Niere aufgrund einer schweren Verletzung entfernt werden muß, hat das meist keine Spätfolgen für die Gesundheit - selbst mit nur einer Niere kann man ein normales Leben führen.

Nierensteine

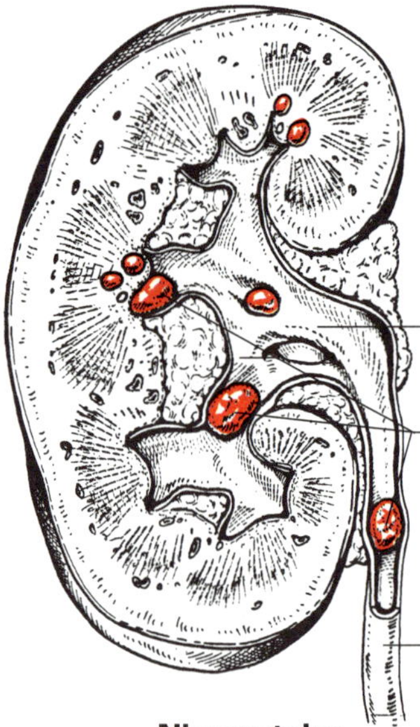

Nierensteine

Beschwerden
Wenn die Nierensteine zu groß sind, um von der Niere in die Harnröhre zu gelangen, treten normalerweise gar keine oder nur gelegentlich leichte Schmerzen im Nierenbereich auf.
Beschwerden treten dann auf, wenn die Steine beginnen, zu wandern. Die bekanntesten Beschwerden bei Nierensteinen sind plötzlich auftretende, stechende, dumpfe, wellenförmige Schmerzen - sogenannte Nierenkoliken. Diese Schmerzen entstehen, wenn ein Nierenstein in Richtung Harnröhre wandert. Meist beginnt der Schmerz auf der Rückenseite unterhalb der Rippen und wandert innerhalb von Stunden oder Tagen langsam nach unten in Richtung Leiste. Die Schmerzen können mit Übelkeit verbunden sein. Manchmal finden sich im Urin Blutspuren.
Wenn der Stein die Blase erreicht hat, legt er seinen restlichen Weg durch die Harnröhre meist zurück, ohne nennenswerte Schmerzen zu bereiten.

Ursachen
Folgende Faktoren begünstigen die Entstehung von Nierensteinen:
- Chronische Harnweginfekte
- Nebenschilddrüsenerkrankung (➔ Seite 576)
- Aufstauen des Harns durch Abflußhindernisse (Narben, Verengungen, Mißbildungen)
- Eine Ernährung, die den Urin mit Salzen übersättigt, die als Steine auskristallisieren können
- Zu geringe Trinkmengen (➔ Trinken, Seite 872)
- Chronische Darmerkrankungen (➔ Seite 467)
- Langjähriger Konsum von Schmerzmitteln

Erkrankungsrisiko
Männer sind anfälliger für Nierensteine als Frauen, und mit steigendem Alter treten Nierensteine häufiger auf. Etwa 450 000mal im Jahr werden in der Bundesrepublik Deutschland Ärzte wegen Nierensteinen aufgesucht.
Das Erkrankungsrisiko steigt bei heißem Wetter, wenn ein großer Teil der getrunkenen Flüssigkeit nicht von den Nieren ausgeschieden, sondern über die Haut ausgeschwitzt wird. Dadurch ist die Konzentration von Kalzium im Urin wesentlich höher, und es können sich leichter Steine bilden.

Mögliche Folgen und Komplikationen
Nierensteine erhöhen das Risiko
- von Harnwegentzündungen (➔ Blasenkatarrh, Seite 475)
- der Bildung von Narben und Verengungen mit dem Risiko weiterer Steinbildung
- von chronischen Nierenbeckenentzündungen (➔ Seite 479)

Vorbeugung
Viel trinken, besonders bei heißem Wetter. Personen, die schon einmal einen Stein hatten, können die Bildung weiterer Steine in manchen Fällen durch entsprechende Ernährung verhindern. Dazu ist jedoch eine Analyse des Steins und entsprechende Beratung durch einen Arzt oder eine Diätassistentin notwendig. Die überwiegende Zahl der Steine besteht aus Kalziumoxalat. Das bedeutet für die Vorbeugung: Einschränkung von Milch und Milchprodukten, salzarme Ernährung, möglichst keinen Spinat, Rhabarber und keine Tomaten essen.

Wann zum Arzt?
Bei Nierenkoliken. Oder - wenn Ihnen bekannt ist, daß Sie einen Nierenstein haben - regelmäßige Kontrolle beim Urologen oder Nephrologen.

Selbsthilfe
Trinken Sie soviel wie möglich. Manchmal führt das zur Ausschwemmung des Steines und hilft, die Bildung weiterer Steine zu verhindern.

Eine vom Arzt bzw. der Diätassistentin verordnete Diät hilft außerdem, die Bildung weiterer Steine zu verhindern.

Behandlung

Zunächst der Versuch, den Stein durch viel Flüssigkeit, krampflösende Medikamente, Auflegen einer Wärmflasche und eventuell Bewegungstherapie auszuschwemmen.
Wenn der Stein innerhalb von ein bis zwei Wochen nicht abgeht und er günstig liegt (etwa im tiefen Anteil des Harnleiters oder in der Blase), kann der Arzt versuchen, ihn mit einer Schlinge im Rahmen einer Blasenspiegelung herauszuziehen. Dieser Eingriff ist allerdings sehr unangenehm (➔ Zystoskopie, Seite 752).
Eine Steinzertrümmerung (*Lithotripsie*) ist mit Ultraschall, eventuell in Vollnarkose, möglich.
Unter folgenden Bedingungen ist eine Operation notwendig:

- Bei Koliken, die auf Medikamente nicht ansprechen
- bei schweren, durch den Nierenstein verursachten Infektionen
- bei sehr großen Steinen
- bei akuter Gefährdung der Niere durch den Stein
- wenn die Steinzertrümmerung oder die Entfernung mit Hilfe einer Schlinge mißlingt

Nach der Entfernung muß der Stein auf seine chemische Zusammensetzung analysiert werden, um durch entsprechende Ernährung die Bildung weiterer Steine zu verhindern. Die Diät ist je nach Zusammensetzung der Steine sehr verschieden.

Nierenschwäche, Nierenversagen (Urämie)

Beschwerden

Die Beschwerden sind zunächst kaum wahrnehmbar und nehmen oft nur langsam zu. Ein erstes Anzeichen für Nierenschwäche ist meist daran zu erkennen, daß man nachts öfter uriniert als bisher. Der Urin besteht hauptsächlich aus Wasser, während die Abfallprodukte zunehmend im Körper verbleiben. In der Folge fühlt man sich zunehmend müde und lethargisch. Kurzatmigkeit kann auftreten. Im weiteren Verlauf bemerkt man immer Übelkeit, Erbrechen, Appetitlosigkeit und unangenehmen Geschmack im Mund. Gelbbraune Verfärbung der Haut, Juckreiz.
Das Endstadium des Nierenversagens (*Urämie*) kann zu Herzbeutelentzündungen, Wasserlunge, Lähmungen und schließlich zum Koma führen.

Ursachen

Wiederholte, schwere Entzündungen der Niere (z. B. chronische Pyelonephritis oder Glomerulonephritis) verletzen das Nierengewebe und führen zu Vernarbungen. Dadurch kann die Niere ihre Filterfunktion immer weniger erfüllen.
Weitere Ursachen können sein: jahrelanger Mißbrauch von Schmerzmitteln (➔ Seite 756); jahrelanger erhöhter Blutdruck; Folgeschäden eines Diabetes. In seltenen Fällen können vererbbare Nierenerkrankungen (z. B. Zystennieren) zu chronischem Nierenversagen führen.

Erkrankungsrisiko

Von Nierenschwäche oder Nierenversagen können alle Altersgruppen betroffen sein. Gefährdet sind vor allem Personen, die jahrelang ständig Schmerzmittel einnehmen.

Mögliche Folgen und Komplikationen

Als Folge von chronischem Nierenversagen können erhöhter Blutdruck (➔ Seite 380), vermindertes Konzentrationsvermögen, Erschöpfungszustände, neurotisches Verhalten, Gewichtsverlust, Störungen im Skelettsystem, quälender Juckreiz, Verlust des sexuellen Verlangens, Impotenz, gestörte Infektionsabwehr, Blutungsneigung, Blutarmut, Herzschäden und weitere gesundheitliche Schäden entstehen.
Als Endstadium der Erkrankung ist totales Nierenversagen möglich.

Vorbeugung

Vermeidung von Schmerzmittelmißbrauch. Ärztliche Untersuchungen in regelmäßigen Abständen dienen der Vorbeugung.

Wann zum Arzt?

- Wenn Sie häufiger als üblich Harn lassen müssen
- Bei unerklärlichem Gewichtsverlust
- Bei andauernder Übelkeit; besonders, wenn sie verstärkt morgens auftritt
- Bei häufigem, unerklärlichem Erbrechen
- Bei unerklärlicher Müdigkeit und Abgeschlagenheit

Selbsthilfe

Viel trinken. Nehmen Sie nicht eigenmächtig irgendwelche Medikamente, bevor Sie beim Arzt waren.
Bei folgender Adresse bekommen Sie Rat, Hilfe und Unterstützung bei allen Fragen zur Reinigung des Blutes mit Maschinen und Informationen vor einer Entscheidung zur Transplantation:

Interessenverband der Dialysepatienten und Nierentransplantierten Deutschlands
Weberstr. 2; 6500 Mainz
Tel.: (0 61 31) 8 51 52

Gesellschaft für Nierentransplantierte und Dialysepatienten Österreichs
Neulerchenfelder Str. 10/I/3/17; 1160 Wien
Tel.: (02 22) 4 08 38 18

Behandlung

Nur akutes Nierenversagen kann rückgängig gemacht werden. Eine chronisch fortschreitende Nierenschwäche führt früher oder später zwangsläufig zu einer Nierenersatztherapie: Hämodialyse (Blutwäsche), CAPD (= kontinuierliche ambulante Peritonealdialyse oder Bauchhöhlenblutwäsche) oder Nierentransplantation.

Hämodialyse (Blutwäsche)
Wenn die Niere nur noch weniger als fünf Prozent ihrer normalen Leistung erbringt, müssen die Schadstoffe mittels Blutwäsche (*Dialyse*) künstlich aus dem Körper herausgefiltert werden. Dies geschieht durch ein Gerät, das an den Blutkreislauf angeschlossen wird und die meisten Stoffe herauswäscht, die für den Körper giftig sein können. Das Blut durchläuft die Filter im Dialysegerät und wird anschließend wieder in den Körperkreislauf zurückgeleitet. Eine Dialyse wird normalerweise dreimal in der Woche durchgeführt und dauert jeweils etwa vier bis fünf Stunden.
Das Herausleiten des Blutes geschieht meist am rechten oder linken Unterarm über einen Gefäßzugang, der *Shunt* genannt wird. Dieser Shunt wird in einer kleinen Operation hergestellt: Dabei wird eine Vene mit einer Arterie kurzgeschlossen oder diese beiden Gefäße durch eine Plastikprothese unter der Haut miteinander verbunden.
Dialysen werden nicht nur im Krankenhaus durchgeführt, sondern können nach entsprechender Schulung auch als Heimdialyse zu Hause vonstatten gehen. Dazu muß ein Familienmitglied während einiger Wochen im Dialysezentrum den technischen Ablauf der Dialyse und die Überwachung der Blutwäsche erlernen. Dialysepatienten müssen als Begleitbehandlung eine relativ strenge, eiweißarme Diät einhalten, sich salzarm ernähren und dürfen nur wenig trinken.
Mit Hilfe der Dialyse bleiben viele Patienten arbeitsfähig und haben oft einen - bis auf die Zeit der Blutwäsche - ungestörten Tagesablauf. Bei der Hämodialyse müssen die Patienten zwar dreimal die Woche an die Maschine, in der Zwischenzeit unterscheiden sie sich äußerlich jedoch nicht von Gesunden.
Eine Reihe von Beschwerden der chronischen Nierenschwäche bessern sich durch Dialyse rasch. Die Lebenserwartung von Dialysepatienten hängt von der Grunderkrankung ab. Sehr viele Patienten können heute schon zehn Jahre und länger dialysiert werden.

CAPD (Kontinuierliche ambulante Peritonealdialyse)
Bei dieser Methode wird das Bauchfell, mit dem die Bauchhöhle ausgekleidet ist, als natürlicher Filterersatz für die Nieren benutzt: Zunächst wird unter örtlicher Betäubung ein dünner Kunststoffschlauch in die Bauchhöhle des nierenkranken Patienten gelegt. Ein Ende des Schlauches verbleibt sichtbar am Bauch, solange die CAPD durchgeführt wird - also monate- oder jahrelang.
An dieses Ende wird der Schlauch eines Plastikbeutels gekoppelt, in dem sich zwei bis drei Liter einer keimfreien, wäßrigen Lösung befinden. Durch die Schwerkraft fließt die Flüssigkeit vom hochgehängten Beutel innerhalb von 15 bis 20 Minuten in die Bauchhöhle. Dort verbleibt die Flüssigkeit. Der Schlauch und der leere Beutel bleiben angeschlossen und werden unsichtbar unter der Kleidung getragen.
Die Zusammensetzung der Lösung bewirkt, daß den vielen feinen Blutgefäßen im Bauchfell Wasser und damit auch Giftstoffe entzogen werden, die normalerweise über die Niere ausgeschieden werden.
Nach etwa vier bis acht Stunden wird der leere Beutel auf den Boden gelegt, und durch die Schwerkraft fließt die giftstoffhaltige Flüssigkeit innerhalb von 15 bis 20 Minuten aus der Bauchhöhle zurück in den Beutel. Nun wird ein neuer Beutel mit Spülflüssigkeit angeschlossen und die Bauchhöhle wieder gefüllt. So findet - ähnlich wie bei der Arbeit der Nieren - eine ständige Entgiftung des Körpers statt.
Vorteile: Der Kranke ist im Gegensatz zur Hämodialyse nicht auf die Hilfe einer anderen Person angewiesen.
Aufgrund der kontinuierlichen Entgiftung läßt sich der Blutdruck häufig besser einstellen als bei der Maschinendialyse, der Allgemeinzustand und das Blutbild sind meist besser. Außerdem ist es nicht notwendig, eine eiweißarme Diät einzuhalten.
Nachteile: Es besteht die Gefahr einer bakteriellen Infektion des Bauchfells. Dieses Risiko ist allerdings gering, wenn der Wechsel der Flüssigkeit mit großer Sorgfalt und Reinlichkeit geschieht.

Ein weiterer Nachteil ist, daß man ständig den - zwar leeren - Beutel am Katheter unter der Kleidung trägt. Bei neueren CAPD-Systemen ist dies jedoch nicht mehr notwendig.

Nierentransplantation
Nierentransplantationen sind bei chronischem Nierenversagen fast immer die beste Behandlungsmöglichkeit, weil sie eine vollständige Rehabilitation (für Frauen sogar eine Schwangerschaft) und eine weitgehende Unabhängigkeit vom Krankenhaus bzw. der Dialyse ermöglichen.
Nierentransplantationen sind oft nicht möglich bei Patienten mit schweren Zusatzerkrankungen (chronischen Infektionen, Herz-Kreislauf-Erkrankungen usw.) und bei älteren Personen.
Die Vorbereitung zur Transplantation erfordert eine Reihe von regelmäßigen Kontrolluntersuchungen. Die Operation selbst wird nur an speziell dafür eingerichteten Zentren durchgeführt. Bei der Transplantation wird die neue Niere im Unterbauch des Patienten eingepflanzt, die funktionsunfähigen Nieren verbleiben im Körper.
Die Nierenempfänger stehen in der Bundesrepublik Deutschland ebenso wie in Österreich sechs Monate bis vier Jahre lang auf einer Warteliste, bis ein entsprechendes Transplantat zur Verfügung steht. Als Spenderorgan werden meist Nieren von Unfallopfern oder jungen Schlaganfallopfern verwendet. Die Dauer der Wartezeit hängt vor allem von der Blutgruppe und verschiedenen Gewebemerkmalen ab.
In ausgewählten Fällen besteht auch die Möglichkeit, eine Niere von lebenden Spendern, z. B. von Eltern oder Geschwistern, zu übertragen, wenn die immunologische Verträglichkeit gesichert ist.
Eine Transplantation birgt folgende Risiken:

- Während der Operation können - allerdings selten - Komplikationen auftreten
- Solange die fremde Niere im Körper vorhanden ist, müssen ständig Medikamente eingenommen werden, die die Wirkung der körpereigenen Abwehr unterdrücken, weil der Körper die Niere sonst abstoßen würde. Diese Medikamente steigern die Infektionsanfälligkeit und bergen langfristig gesehen das Risiko, daß sich ein Krebs entwickelt oder Leber und Niere Schaden nehmen

Trotz der Immunreaktionen unterdrückenden Medikamente ist es immer noch relativ häufig, daß der Körper die Niere entweder gleich oder mit der Zeit abstößt. In diesem Fall ist eine neuerliche Dialyse, CAPD oder eine weitere Transplantation notwendig.

Tumore der Niere und Blase

➔ auch Krebs, Seite 539

Beschwerden
Erstes Anzeichen ist meist Blut im Harn.

Ursachen
Sie sind nicht genau bekannt. Langdauernder Schmerzmittelmißbrauch (➔ Seite 756) und Rauchen begünstigt die Entstehung von Nieren- oder Blasenkrebs.

Erkrankungsrisiko
Tumore von Niere und Blase treten meist bei Menschen über 50 Jahren auf, Männer sind davon viel häufiger betroffen als Frauen. Für Raucher und Personen, die jahrelang regelmäßig Schmerzmittel eingenommen haben, erhöht sich das Risiko, daran zu erkranken.

Mögliche Folgen und Komplikationen
Bei Nichtbehandlung Ausbreitung der Tumorzellen auch in anderen Teilen des Körpers.

Vorbeugung
Aufhören zu rauchen (➔ Rauchen, Seite 890). Schmerzmittel nur kurze Zeit lang einnehmen (➔ Seite 760).

Wann zum Arzt?
Sobald Sie die angegebenen Beschwerden verspüren. Der Arzt wird bei Verdacht auf Tumor eine Reihe von Untersuchungen durchführen (Ultraschall, Röntgen).

Selbsthilfe
Ist nicht möglich.

Behandlung
Nierenkrebs
Ein frühzeitig erkannter Nierenkrebs kann durch Operation und Medikamente vielfach vollständig geheilt werden. Weil Betroffene jedoch häufig zu spät zum Arzt gehen und oft gar nicht mehr operiert werden können, ist die Überlebensrate im Durchschnitt wesentlich geringer.

Blasenkrebs
Blasenkrebs kann bei Früherkennung mit Hilfe von Operationen, Bestrahlungen und Medikamenten vollständig geheilt werden. In schweren Fällen ist eventuell die vollständige Entfernung der Blase, die Herstellung eines künstlichen Harnausgangs und das Tragen eines »Harnsackes« am Körper notwendig.

KNOCHEN

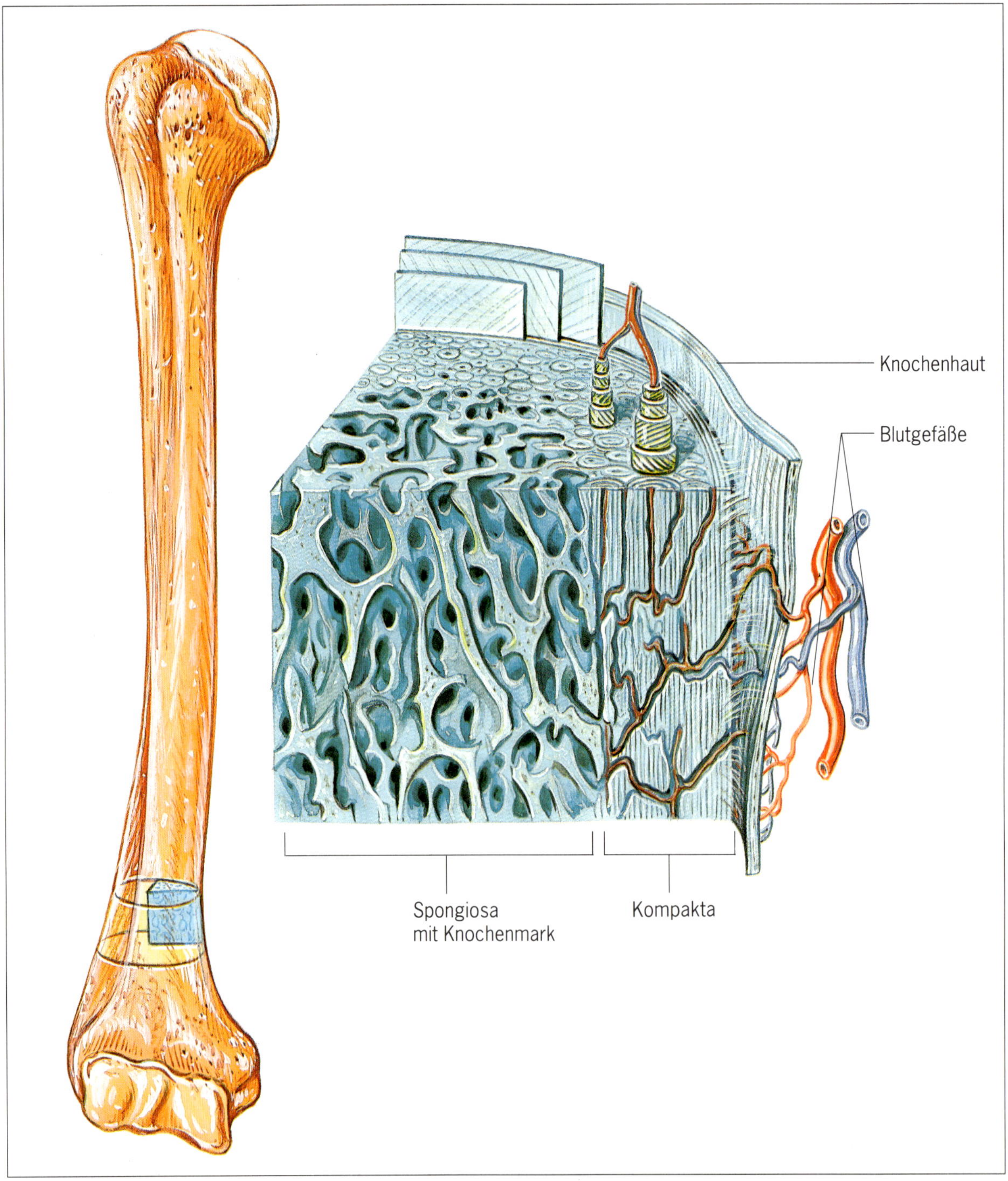
Knochenhaut
Blutgefäße
Spongiosa
mit Knochenmark
Kompakta

Knochen sind die tragenden Säulen des Körpers. Sie sind das Gerüst, in dessen Schutz die inneren Organe und das Gehirn arbeiten. Über Gelenke und Sehnen sind die Knochen mit den Muskeln so verbunden, daß Bewegung möglich ist. Zusätzlich sind die Knochen ein riesiger Kalzium- und Phosphatspeicher. So starr ein Knochen auch wirkt - in seinem Innern ist er höchst lebendig. Ständiger Auf- und Abbau des Knochengewebes sorgt dafür, daß der Zustand des Skeletts sich den ständig ändernden Anforderungen des Körpers anpassen kann.
Knochen sind von der Knochenhaut (*Periost*) umgeben. Ihre Blutgefäße und Nerven führen durch kleine Kanäle ins Knocheninnere. Sie durchziehen die gesamte Außenzone der Knochensubstanz. Dieser äußere, sehr dicht gepackte Knochenbereich heißt *Kompakta*. Lange Röhrenknochen wie der des Oberschenkels bestehen praktisch nur aus kompaktem Knochen. In ihrem Inneren befindet sich die *Markhöhle*, die beim Erwachsenen vom gelben Knochenmark ausgefüllt ist. Die Knochen der Wirbelsäule oder der Schenkelhalsknochen sind anders konstruiert. In ihrem Inneren ist das Knochengewebe so angeordnet, daß das Bild eines Schwammes entsteht (*Spongiosa*). Dieser äußerst stabilen Konstruktion verdanken diese Knochen ihre Festigkeit und Tragfähigkeit.

Knochenumbau
Die Arbeit des Knochenumbaus teilen sich die knochenaufbauenden (*Osteoblasten*) und knochenabbauenden Zellen (*Osteoklasten*). Der Knochenumbau wird beeinflußt durch Hormone, durch den Kalzium- und Phosphatgehalt des Blutes und durch körperliche Bewegung.
Knochenaufbauend wirken:
- Parathormon (→ Nebenschilddrüsen, Seite 576)
- Kalzitonin (→ Schilddrüse, Seite 569)
- Vitamin D: Es sorgt dafür, daß der Körper viel Kalzium aus dem Darm aufnehmen kann und es in den Knochen ablagert
- Sexualhormone (Östrogen und Testosteron): Sie wirken wahrscheinlich, indem sie die Kalzitoninausscheidung steigern
- Körperliche Bewegung: Kräftige Muskeln ziehen kräftig am Knochen. So bekommt er »mitgeteilt«, daß er stärker werden muß, um nicht zu brechen
- Kalzium: Es wird in die Knochen eingelagert

Knochenabbauend wirken:
- Parathormon im Wechselspiel mit Kalzitonin (→ Nebenschilddrüse, Seite 576 und Schilddrüse, Seite 569)
- Zuviel Vitamin D
- Zuviel Phosphat im Verhältnis zum Kalziumgehalt des Blutes
- Mangelnde Bewegung
- Kortisone, wenn sie zu hoch dosiert und zu lange eingenommen werden (→ Seite 765)

Kinderknochen
Kinder haben »weiche« Knochen. Den normalen Belastungen ihres Alters sind sie ausreichend angepaßt, schwere Lasten dürfen sie aber nicht über längere Zeit tragen. In den ersten Lebensjahren bauen die Knochenzellen die »Kinderknochen« zu »Erwachsenenknochen« um. Dazu wird viel Kalzium gebraucht.
An den Enden der kindlichen Röhrenknochen gibt es einen Bereich aus knorpeligem Gewebe (*Epiphysenfuge*), der das Längenwachstum der Kinder möglich macht.

Alte Knochen
Nach etwa dem 30. Lebensjahr beginnt bei jedem Menschen der langsame Knochenabbau, den niemand aufhalten kann. Mit etwa 70 Jahren hat jeder etwa ein Drittel seiner Knochenmasse verloren. Das bedeutet aber nicht automatisch, daß ältere Menschen viele Knochenbrüche erleiden. Im höheren Lebensalter ist die körperliche Belastung meist geringer als in jungen Jahren, und dem halten auch die teilweise entkalkten Knochen noch stand.

Knochenbruch (Fraktur)

Beschwerden
Schmerzen und Schwellungen im Bereich des Bruchs. Der gebrochene Körperteil steht in anderer Stellung als sonst und läßt sich an ungewöhnlicher Stelle bewegen.

Ursachen
Bei jedem Unfall können Knochen brechen: Stoß, Schlag oder Sturz. Ist die Knochenmasse verringert, brechen Knochen manchmal schon aus nichtigem Anlaß, bei dem andere noch heil bleiben würden (→ Osteoporose, Seite 489).

Erkrankungsrisiko
Wie leicht Knochen brechen, ist unter anderem von ihrer Festigkeit abhängig. Diese wiederum ist mit dem Lebensalter verknüpft. Am häufigsten sind Unterarmbrüche. Auch der Daumen ist sehr gefährdet. Im höheren Lebensalter bricht der Schenkelhals relativ leicht.

Mögliche Folgen und Komplikationen
Jeder Knochenbruch infolge eines Unfalls ist mit Verletzungen der umgebenden Weichteile, Blutgefäße und

eventuell auch der Nerven verbunden. Bei Knochen, die infolge mangelnder Festigkeit brechen, ist das nicht der Fall.
Bei einem »offenen« Bruch, bei dem der Knochen die Haut durchstoßen hat, ist die Gefahr einer Infektion sehr groß. Schlecht verheilte Knochenbrüche können schmerzen und die Beweglichkeit einschränken. Dadurch können Gelenke falsch belastet werden und sich wie bei einer Arthrose (➔ Seite 515) verändern. Probleme bei der Heilung können im schlimmsten Fall sogar den Knochen zerstören.
Besonders ältere Menschen sind in der Zeit, in der die Heilung vollkommene Ruhigstellung erfordert, durch Thrombosen, Lungenentzündungen oder Druckstellen an der Haut gefährdet.
Ein Wirbelsäulenbruch kann eine Querschnittlähmung nach sich ziehen (➔ Rückenmarkverletzung, Seite 266).

Vorbeugung

Jede Art von Unfallverhütung.

Wann zum Arzt?

Wenn Schmerzen, Unbeweglichkeit oder die merkwürdige Stellung von Gliedmaßen den Verdacht auf einen Bruch nahelegen (➔ Erste Hilfe, Seite 838).

Selbsthilfe

Ist nicht möglich.

Behandlung

Drei Voraussetzungen müssen erfüllt sein, damit ein Knochenbruch heilt: Die Bruchstücke müssen einen innigen Kontakt zueinander haben; der gebrochene Körperteil muß vollkommen ruhiggestellt und gut durchblutet sein.
Zeigt das Röntgenbild, daß die Knochenenden anders zueinander liegen, als sie zusammenwachsen sollen, wird der Arzt sie von außen in die richtige Position zu bringen versuchen (*Reposition*). Das geschieht meistens in Narkose, weil es sehr schmerzhaft ist und die durch die Narkose erschlafften Muskeln das Arbeiten erleichtern. Manchmal nimmt man auch Gewichte zu Hilfe, um die verschobenen Knochenteile auseinanderzuziehen (*Extensionsbehandlung*). Knochen, die zusammenwachsen sollen, werden ruhiggestellt, indem man sie eingipst oder die Bruchstücke mit Nägeln, Schrauben, Platten oder Drähten miteinander verbindet (*Osteosynthese*).
Beim »Zusammensintern« von Wirbeln infolge einer Osteoporose verhaken sich die Schwammteile des Knochens so, daß sie sich gegenseitig stützen (➔ Osteoporose, Seite 489). Eine Knochenbruchbehandlung ist dabei nicht möglich und nicht nötig.

Melden Sie sich nach dem Eingipsen sofort beim Arzt, wenn
- unter dem Gips etwas weh tut, dessen Ort Sie genau angeben können. Druckstellen zerstören Haut und Gewebe
- der eingegipste Körperteil sich verfärbt
- das darüber- oder darunterliegende Gelenk unbeweglich wird oder anschwillt
- Sie das Gefühl haben, daß der gegipste Körperteil taub wird oder abstirbt

Gips
Üben: Bereits im Krankenhaus lernen Sie sogenannte *isometrische Übungen*. Das Anspannen der Muskeln im Gipsverband verhindert, daß sie sich zurückbilden, und verbessert die Durchblutung der Knochen. Dieses »Training« dürfen Sie allerdings nicht übertreiben. Für die Zeit der Heilung ist Ruhe am wichtigsten. Ist der Gips abgenommen, müssen Sie eine aktive Bewegungstherapie erlernen, um die alte Muskelkraft zurückzugewinnen.
Das Leben mit dem Gips: Das richtige Gehen mit Hilfe eines Stocks müssen Sie im Krankenhaus lernen. Dort muß man Ihnen auch erklären, wie sehr Sie den Körperteil belasten dürfen.
Selbst wenn Sie den Gips mit Plastiküberzügen schützen, sollten Sie möglichst weder baden noch duschen. Die Haut unter dem Gips trocknet nur schlecht und ist dann sehr gefährdet. Ist die Haut unter dem Gips doch einmal naß geworden, kann kalte Luft aus einem Fön beim Trocknen gute Dienste leisten. Bevor Sie das Krankenhaus verlassen, sollten Sie mit der Krankenhausfürsorgerin oder dem Arzt überlegen, wie Sie Ihre Versorgung zu Hause gestalten werden: Können Partner, Verwandte oder Nachbarn helfen, oder müssen Sie bei der Krankenkasse eine Haushaltshilfe beantragen?

Operation
Zusammenfügen der Knochen mit Metallteilen
Das bedeutet fast immer zwei Operationen: Eine, um die Metallteile am Knochen anzubringen, und eine, um sie wieder zu entfernen. Nach Meinung eines international anerkannten Orthopäden werden solche Operationen häufiger durchgeführt, als sie notwendig sind, weil die Betreuung eines Knochenbruch-Patienten mit Gips langwierig ist. Patienten mit genagelten oder geschraubten Brüchen lassen sich leichter pflegen.

Diese Operation ist sinnvoll, wenn
- nicht zu erwarten ist, daß bei einer anderen Methode die Knochen richtig zusammenwachsen
- der Betroffene so bald wie möglich aufstehen muß, um die Gefahren der langen Bettlägerigkeit zu vermindern. Die Schenkelhalsbrüche älterer Menschen wird man zum Beispiel immer so versorgen

Anfänglich müssen Stöcke, Schienen oder Gips den operierten Körperteil entlasten. Der Arzt darf die Metallteile erst dann entfernen, wenn der Knochen wieder trägt. Weil dieser Zeitpunkt schwer festzustellen ist, wartet man mit dem Entfernen lieber etwas länger. Beim Oberschenkelknochen kann es zwei Jahre dauern.
Komplikationen: Zu dem üblichen Operationsrisiko kommen die Risiken hinzu durch die Arbeit am offenen Knochen: Infektionen, Störungen bei der Heilung. Das Metall kann als Fremdkörper wirken, Entzündungen auslösen und damit Weichteile und Knochen schädigen.

Behandlung mit Medikamenten
Schmerzmittel können die Schmerzen lindern (➔ Seite 760). Manchmal können muskelentspannende Medikamente notwendig sein (➔ Rücken- und Kreuzschmerzen, Seite 528). Hustendämpfende Mittel können nach einem Rippenbruch schmerzhafte Erschütterungen vermeiden.

Besonderheiten bei bestimmten Brucharten
Rippenbruch: Schlanke Menschen empfinden während der Heilungszeit manchmal einen elastischen Rippengürtel als angenehm.
Zehenbruch: Dachziegelartiger Heftpflasterverband.
Oberschenkelbruch: Er wird fast immer operiert, weil die Folgen der starken Blutung aus der Wunde beseitigt werden müssen und die Heilung rascher vonstatten geht.

Knochenbrüche bei Kindern
- Sie heilen um so schneller, je jünger die Kinder sind
- Geringfügig schief zusammengewachsene Knochen oder Verkürzungen gleichen sich im Laufe des Wachstums von selber ausreichend aus
- Komplikationen nach Brüchen wie Gelenkversteifungen, Osteoporose, Verkümmerungen oder Wasseransammlungen durch eine längere Liegezeit sind extrem selten
- Brüche am Gelenkende (*Epiphyse*) sind zwar selten, müssen aber meistens operiert werden
- Brüche der Wachstumszone der Knochen können Fehlstellungen verursachen, die beim Wachsen zunehmen

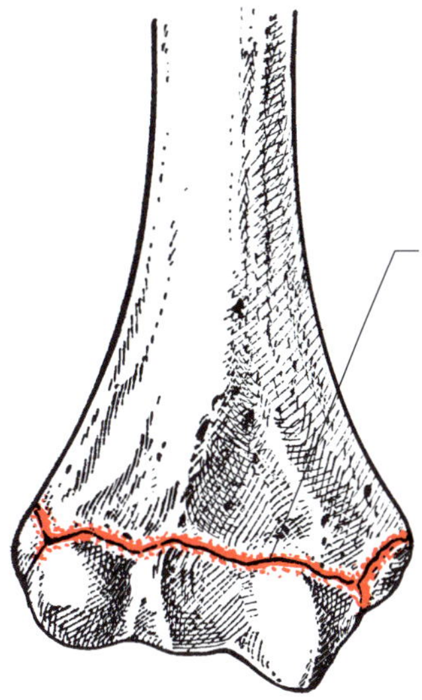

Knochenschwund (Osteoporose)

Mit 35 bis 40 Jahren beginnt der altersbedingte Abbau der Knochen, den niemand verhindern kann. Mit etwa 70 Jahren hat jeder Mensch etwa ein Drittel seiner Knochenmasse verloren. Das ist so lange unerheblich, wie die Knochen in der Lage sind, das Körpergewicht auch bei Belastung zu tragen. Erst wenn durch Knochenbrüche Beschwerden auftreten, ist jemand osteoporosekrank.
Quälende Kreuzschmerzen und ein verunstalteter Körper, der sogenannte »Witwenbuckel«, waren lange Zeit das unbeachtete Problem von Frauen. Das änderte sich, als Statistiker zu rechnen begannen: Jährlich müssen die USA mindestens sechs Milliarden Dollar für die Behandlung von Schenkelhalsbrüchen als Folge der Osteoporose aufwenden. Für die BRD und Österreich gibt es noch keine entsprechenden Zahlen. Der »volkswirtschaftlichen Bedeutung« der Osteoporose verdanken viele Frauen nun vermehrte Forschungsanstrengungen und somit die Chance, vorsorgen und so ihr Alter unbeschwerter erleben zu können.

Beschwerden
Zunächst meist leichte Rückenschmerzen, die später stark bis unerträglich werden können, aber manchmal auch wieder vergehen. Manchen Frauen fällt auf, daß sie deutlich kleiner werden, andere müssen zum Arzt, weil sie sich aus nichtigem Anlaß etwas gebrochen haben.

Ursachen

Alle auf Seite 487 genannten Faktoren, die den Knochenabbau beschleunigen bzw. den Knochenaufbau behindern, begünstigen den Knochenschwund. Dazu gehören:
- Mangel an Geschlechtshormonen
- Unzureichende Kalziumaufnahme, beispielsweise nach einer Magenoperation (➔ Magen- und Zwölffingerdarmgeschwür, Seite 445) oder bei entzündlichen Darmerkrankungen (➔ Colitis ulcerosa, Seite 467 und Morbus Crohn, Seite 469)
- Unzureichende Nierenfunktion (➔ Nierenschwäche, Seite 483)
- Erkrankungen der Nebenschilddrüsen (➔ Seite 576)
- Langzeitige Einnahme von Kortisonen (z. B. als Rheumamedikament, bei Asthma oder Allergien, ➔ Seite 765)

Erkrankungsrisiko

Frauen

Osteoporose betrifft sie unter anderem deshalb ungleich häufiger als Männer, weil sie mit den Wechseljahren die schützende Wirkung der Östrogene weitgehend verlieren. Doch nicht alle Frauen werden nach dem Wechsel osteoporosekrank. Knapp ein Viertel trägt ein besonderes Risiko. Warum, ist bisher ungeklärt. Nur diese »Risikofrauen« verlieren nach dem Wechsel innerhalb weniger Jahre so viel Knochenmasse, daß sie unter den Folgen leiden. Bei den anderen Frauen dauert es 20 bis 30 Jahre, bis sie vielleicht die schweren Folgen der Knochenentkalkung zu spüren bekommen.

Zur Zeit gibt es keine verläßliche Methode, die Risikofrauen von den anderen zu unterscheiden. Erfahrungsgemäß ist bei den Frauen das Risiko, an Osteoporose zu erkranken, größer, die
- ihre Eierstöcke vor dem 40. Lebensjahr entfernt bekamen
- vor dem 40. Lebensjahr in die Wechseljahre kamen
- sich nicht ausreichend körperlich bewegen
- ihr Sporttraining derart übertrieben haben, daß ihre Menstruation ausblieb
- sich kalziumarm ernähren
- viel rauchen
- häufig größere Mengen Alkohol konsumieren
- keine Kinder geboren haben
- osteoporosekranke Verwandte haben
- sehr schlank sind. Nach dem Wechsel bildet der Körper aus anderen Sexualhormonen im Fettgewebe Östrogene. Wenig Fett bedeutet weniger Östrogene
- eine Zeitlang magersüchtig waren (➔ Seite 244)

Männer

Sie sind osteoporosegefährdet, wenn die Wirkung ihrer Geschlechtshormone z. B. durch Medikamente gegen Prostatakrebs ausgeschaltet ist (➔ Seite 613).

Mögliche Folgen und Komplikationen

Wirbelbrüche: Das trifft eine von 500 Frauen im Jahr. Das Rückenmark bleibt dabei immer unverletzt: Sie brauchen also keine Angst vor einer Querschnittlähmung zu haben. Der durch den Bruch bedingte Schmerz wird oft als »Hexenschuß« fehlgedeutet und vergeht nach mehreren Wochen wieder. Mehrere durch Brüche zusammengesunkene Wirbelkörper im Bereich der Brustwirbelsäule lassen einen Buckel entstehen. Dadurch verlagert sich der Körperschwerpunkt nach vorne, und die Gefahr zu stürzen wird größer. Schmerzhafte Muskelverspannungen sind häufig, weil die Muskeln versuchen, die Haltearbeit der immer schwächer werdenden Wirbelsäule zu übernehmen.

Schenkelhalsbrüche: Von amerikanischen Frauen weiß man, daß 15 Prozent im Laufe ihres Lebens einen solchen Bruch erleiden. Ihr Risiko, an den damit verbundenen Folgen zu sterben, ist bis zu fünfmal größer als bei altersgleichen Frauen.

Knochenbrüche jeder Art sind im Alter häufig die Ursache für körperliche Unbeweglichkeit. Damit verlieren diese Menschen oft auch ihre Selbständigkeit.

Vorbeugung

Mit einigen allgemeinen Maßnahmen kann jeder der Gefahr vorbeugen, daß die altersbedingte Knochenentkalkung zum Leiden wird:
- Bewegen Sie sich regelmäßig, z. B. täglich Gymnastik machen, zweimal wöchentlich schwimmen oder täglich eine halbe Stunde im Schnellschritt gehen
- Nehmen Sie täglich mindestens 800 bis 1000 Milligramm Kalzium zu sich. Mit einer vollwertigen Ernährung ist das relativ leicht möglich (➔ Kalzium, Seite 883). Für die tägliche Kalziumpille gibt es nur selten einen zwingenden Grund
- Vermeiden Sie Kletterpartien z. B. beim Fensterputzen oder Glühbirnewechseln. Rutschfeste Treppenbeläge und Schuhe mit ebensolchen Sohlen verhindern Stürze

Vorbeugung mit Medikamenten

Nur Geschlechtshormone haben bisher bewiesen, daß sie die Knochenbruchrate senken können. Frauen, deren Gebärmutter entfernt wurde, bekommen ein Medikament, das nur Östrogen enthält. Die anderen nehmen ein Kombinationspräparat aus Östrogen und Gestagen ein. Dabei soll das Gestagen das Risiko verringern, durch die Östrogene einen Gebärmutterschleimhautkrebs zu bekommen. Östrogenhaltige Pflaster sind noch nicht lange genug im Gebrauch, um sicher sagen zu können, ob sie der Osteoporose ausreichend vorbeugen können. Nach acht bis zehn Jahren können Sie die Hormontherapie beenden. Ihre Knochenmasse ist dann wahrscheinlich stabil genug, um die restliche Lebenszeit unbeschadet zu überstehen. Das Risiko einer lebenslangen Östrogengabe ist noch nicht ausreichend bekannt, um sie empfehlen zu können. Wann Sie auf eine Hormonbehandlung verzichten sollten und zu den Nebenwirkungen ➔ Wechseljahre, Seite 588.

Wann zum Arzt?

Frauen
Wenn Sie etwa 40 Jahre alt sind und ständig Rückenschmerzen haben. Jüngere Frauen sollten sich überlegen, ob sie ein besonderes Osteoporoserisiko haben (➔Erkrankungsrisiko), und zur Zeit des Wechsels mit ihrem Arzt die Frage einer Vorbeugung mit Hormonen besprechen.

Männer
Abnehmendes Interesse an Sexualität und Impotenz können ein Hinweis darauf sein, daß der Körper nicht genügend Geschlechtshormon bildet (➔ Männersachen, Seite 621). Haben Sie außerdem ständig Rückenschmerzen, sollten Sie das mit Ihrem Arzt besprechen.
Die Diagnose »Osteoporose« stellt der Arzt im allgemeinen erst bei der Röntgenaufnahme eines gebrochenen Knochens. Durch Fragen und die Untersuchung Ihres Körpers sollte er herauszufinden versuchen, ob Sie zu den »Risikopersonen« gehören. Erst wenn das eindeutig verneint werden kann und die leicht zu messenden Körperfunktionen wie Verdauungs- und Nierentätigkeit die Osteoporose auch nicht erklären, ist es gerechtfertigt, aufwendige Laboruntersuchungen durchführen zu lassen.

Selbsthilfe

- Nur regelmäßige körperliche Bewegung erhält die Knochenmasse (➔ Bewegung und Sport, Seite 900). Das gilt auch für diejenigen, die ihrer Osteoporose mit Medikamenten vorbeugen
- Kalziumreiche Ernährung (➔ Kalzium, Seite 883)
- Streichen Sie vorgefertigte Lebensmittel soweit wie möglich aus Ihrem Speiseplan: Ihr Phosphatgehalt verringert den Kalziumgehalt Ihres Blutes

Schonen Sie Ihre Wirbelsäule:
- Tragen Sie nichts, was Sie auch schieben können
- Verteilen Sie Lasten gleichmäßig auf beide Arme
- Gehen Sie in die Hocke, um etwas hochzuheben, statt es mit fast gestreckten Beinen hochzustemmen
- Schaffen Sie sich Arbeitsflächen in solcher Höhe, daß Sie mit geradem Rücken daran arbeiten können
- Sitzen Sie lieber auf normal hohen Stühlen mit Armlehnen, anstatt in niedrigen Polstern zu versinken
- Sorgen Sie für eine feste, aber biegsame Matratze auf einer harten Unterlage

Behandlung

Hat der Arzt eine der obengenannten Ursachen für Ihre Osteoporose ermittelt, muß das, so gut es möglich ist, behandelt werden. Jede andere Osteoporosebehandlung stützt nur noch die Knochen, kann aber den alten Zustand nicht wiederherstellen. Östrogentabletten sind ein Vorbeugemittel. Gegen eine fortgeschrittene Knochenentkalkung können sie kaum noch etwas ausrichten.

Fluorid
Die Meinung über seine Wirksamkeit ist uneinheitlich. Die europäische Vereinigung für Osteoporose und Knochenkrankheiten empfiehlt, Fluoride nur bei besonders schweren Fällen und nur in Spezialabteilungen von Krankenhäusern anzuwenden. Regelmäßige Blut- und Leberuntersuchungen und jährliche Röntgenkontrollen müssen sicherstellen, daß das Fluorid den Knochen nicht mehr schadet als nützt.
Nebenwirkungen: Bei etwa einem Drittel der Kranken wirkt Fluorid nicht. Bei den anderen können im ersten Behandlungsjahr noch weiterhin Knochen brechen. Bei unnötig hoher Dosierung können die Fußgelenke schmerzhaft anschwellen. Magen und Darm können rebellieren.

Fluoridhaltige Medikamente zur Osteoporosebehandlung
Natriumfluorid (BRD/Ö) Tridin (BRD)
Ossiplex (BRD/Ö)

Kalzitonin
Frauen, die kein Östrogen einnehmen dürfen, können möglicherweise mit Kalzitonin einer Osteoporose vorbeugen. Ist sie bereits eingetreten, verringert auch Kalzitonin die Häufigkeit der Knochenbrüche nicht. Es kann die Schmerzen sehr gut lindern, aber Übelkeit verursachen. Kalzitonin muß entweder vom Arzt gespritzt werden, oder Sie erlernen das Spritzen selbst, wie Diabetiker es tun. Wahrscheinlich gibt es das Mittel bald auch als Nasenspray.

Kalzium
Kalzium allein kann bei eingetretener Osteoporose die Knochen nicht wieder festigen.

Vitamin D
Es wird angezweifelt, daß Vitamin D den Knochenschwund vermindern kann.

Knochenerweichung (Rachitis, Osteomalazie)

Die Krankheit, bei der die Knochengrundsubstanz nicht ausreichend verknöchert, heißt bei Kindern Rachitis, bei Erwachsenen Osteomalazie.

Beschwerden

Bei Kindern
Unruhiger Schlaf, Schwitzen, wenig spontane Bewegungen, verspätetes Kriechen und Laufen, verzögerte Zahnentwicklung, aufgetriebener Bauch.

Bei Erwachsenen
Knochenschmerzen, vor allem im Brustkorb beim Husten oder Niesen, in den Leisten beim Gehen, in der Wirbelsäule.

Ursachen

Vitamin D-Mangel, zu wenig Sonnenlicht.
Bei Erwachsenen noch zusätzlich:
- Vitamin D-Mangel nach Magenoperationen, bei Erkrankungen des Dünndarms oder der Bauchspeicheldrüse
- Nierenschwäche oder Leberzirrhose
- Einnahme von Medikamenten gegen Epilepsie
- Mißbrauch von Abführmitteln

Erkrankungsrisiko

Bei Kindern
Zwischen dem dritten Lebensmonat und zweiten Jahr. Das Erkrankungsrisiko steigt durch einseitige Ernährung und wenn Dunstschichten das Sonnenlicht fernhalten.

Mögliche Folgen und Komplikationen

Bei Kindern
Die langen Röhrenknochen verbiegen sich, es entstehen O- oder X-Beine.

Bei Erwachsenen
Weil schmerzhafte Bewegungen vermieden werden, verkümmern die Muskeln. Das Skelett verbiegt sich durch das unbemerkte Zusammensintern von Wirbeln und das Brechen von Knochen.

Vorbeugung

Ausgewogene Ernährung (➔ Vitamin D, Seite 882) und viel Sonne. Meistens bekommen Säuglinge im ersten Lebensjahr vom Kinderarzt ihr tägliches Vitamin D-Medikament verordnet. Das soll der Rachitis vorbeugen.

Wann zum Arzt?

Wenn Sie die obenbeschriebenen Beschwerden bemerken.

Selbsthilfe

Ernährung mit viel Vitamin D (➔ Seite 882) und Kalzium (➔ Seite 883).

Behandlung

Bei Kindern
Möglichst täglich 100 bis 200 IE Vitamin D und Sonnenlicht oder Höhensonnenbestrahlung. Wenn die regelmäßige Einnahme nicht sichergestellt ist: einmal 300 000 IE Vitamin D (Stoßtherapie). Nach der Behandlung korrigieren sich die Knochenverbiegungen meistens von selbst.

Bei Erwachsenen
Vitamin D in hoher Dosierung.
Eventuell kann ein Stützkorsett die Wirbelsäule entlasten.

Präparate, die nur Vitamin D enthalten

D-Tracetten (BRD)	Vigantoletten (BRD)
Oleovit D_3 (Ö)	Vigorsan (BRD)

Glasknochenkrankheit (Osteogenesis imperfecta)

Bei der Glasknochenkrankheit brechen die Knochen erheblich schneller als bei anderen Menschen. Die Brüche heilen allerdings gleich schnell. Kinder, bei denen infolge der Krankheit bereits im Mutterleib Knochen gebrochen sind, haben meist nur ein kurzes Leben. Tritt die Krankheit erst später auf, können die Betroffenen damit alt werden - wenn auch mit manchmal beträchtlich verformten Knochen.

Beschwerden

Beim Kleinkind fällt auf, daß es sich aus nichtigem Anlaß etwas bricht. Meistens sind die langen Röhrenknochen der Arme und Beine betroffen, die sich auch verbiegen können.

Die Knochenbruchneigung wird nach der Pubertät geringer oder verschwindet ganz. Ab etwa 50 Jahren leiden die Betroffenen dann meistens sehr unter den Abnutzungserscheinungen ihrer Gelenke, die infolge von Verformungen besonders ausgeprägt und häufig sind.

Ursachen

Erbliche Krankheit.

Erkrankungsrisiko

Das Risiko ist groß, wenn es in der Verwandtschaft jemanden mit dieser Krankheit gibt. In der BRD leben derzeit etwa 3000 bis 4000 Menschen mit einer Glasknochenkrankheit.

Mögliche Folgen und Komplikationen

Geringe Körpergröße, später oft Innenohrschwerhörigkeit. Durch die eingeschränkte Atemfunktion leiden Säuglinge oft unter Infektionen. Die Zahnbildung kann gestört sein. Intelligenz und Lebenserwartung müssen allerdings nicht beeinträchtigt sein.

Das Leben der Kranken wird dadurch bestimmt, wie stark die Krankheit ausgeprägt ist. Es sind alle Übergänge möglich von häufigen lästigen Knochenbrüchen bis zu einem Leben im Rollstuhl durch starke Verkrüppelungen.

Vorbeugung

Ist nicht möglich.

Wann zum Arzt?

Bei den ersten Krankheitszeichen.

Selbsthilfe

Äußerst behutsamer Umgang mit den Kranken. Eltern mit einem solchen Baby müssen lernen, mit ihm umzugehen.

Gesellschaft für Osteogenesis-imperfecta-Betroffene
Dr. P. Radtke
Straßberger Str. 38; 8000 München 40

Behandlungszentren

BRD: Kinderklinik der Universität Ulm
Orthopädische Klinik der Universität Münster
Kinderklinik der Universität Mainz

Österreich: Orthopädisches Spital Speising, Wien
Universitätsklinik Innsbruck

So gut es irgend möglich ist, sollten alle Körperteile immer wieder aktiv bewegt werden. Kräftige Muskeln schützen die gefährdeten Knochen. Schwimmen ist bereits ab dem 6. Lebensmonat möglich, später eignet sich noch Radfahren.

Das Leben mit der Glasknochenkrankheit
Nach Möglichkeit sollten die Kinder gemeinsam mit anderen Kindergarten und Schule besuchen. Wie weit das möglich ist, hängt von den regionalen Gegebenheiten und der Behinderung des Kindes ab. Hilfe mit Rat und Tat und moralische Unterstützung bekommen Eltern bei den Selbsthilfegruppen.

Behandlung

Eine ursächliche Behandlung ist nicht möglich.

Krankengymnastik
Sie sollte bereits ab dem dritten Lebensmonat beginnen und kontinuierlich fortgesetzt werden.

Knochenbrüche
Sie sollten möglichst dort versorgt werden, wo man sich mit Osteogenesis-imperfecta-Patienten auskennt. Die Brüche heilen normalerweise schnell. Schrauben oder Platten sind zur Versorgung nicht sinnvoll. Bewährt hat sich allerdings das Stabilisieren vor allem der Oberschenkelknochen mit einem »mitwachsenden« Marknagel.
Orthopädische Hilfsmittel können den Körper soweit wie möglich entlasten und schützen.
Zähne: Sind sie stark betroffen, sorgt eine frühzeitige Überkronung dafür, daß sich das Kind weiterhin normal ernähren kann.
Schwerhörigkeit: Jährliche Hörprüfungen sind notwendig. Zeigt sich dabei, daß das Kind schlecht hört, müssen Hörhilfen den Kontakt zur Umwelt sicherstellen (➔ Schwerhörigkeit, Seite 301).

MUSKELN

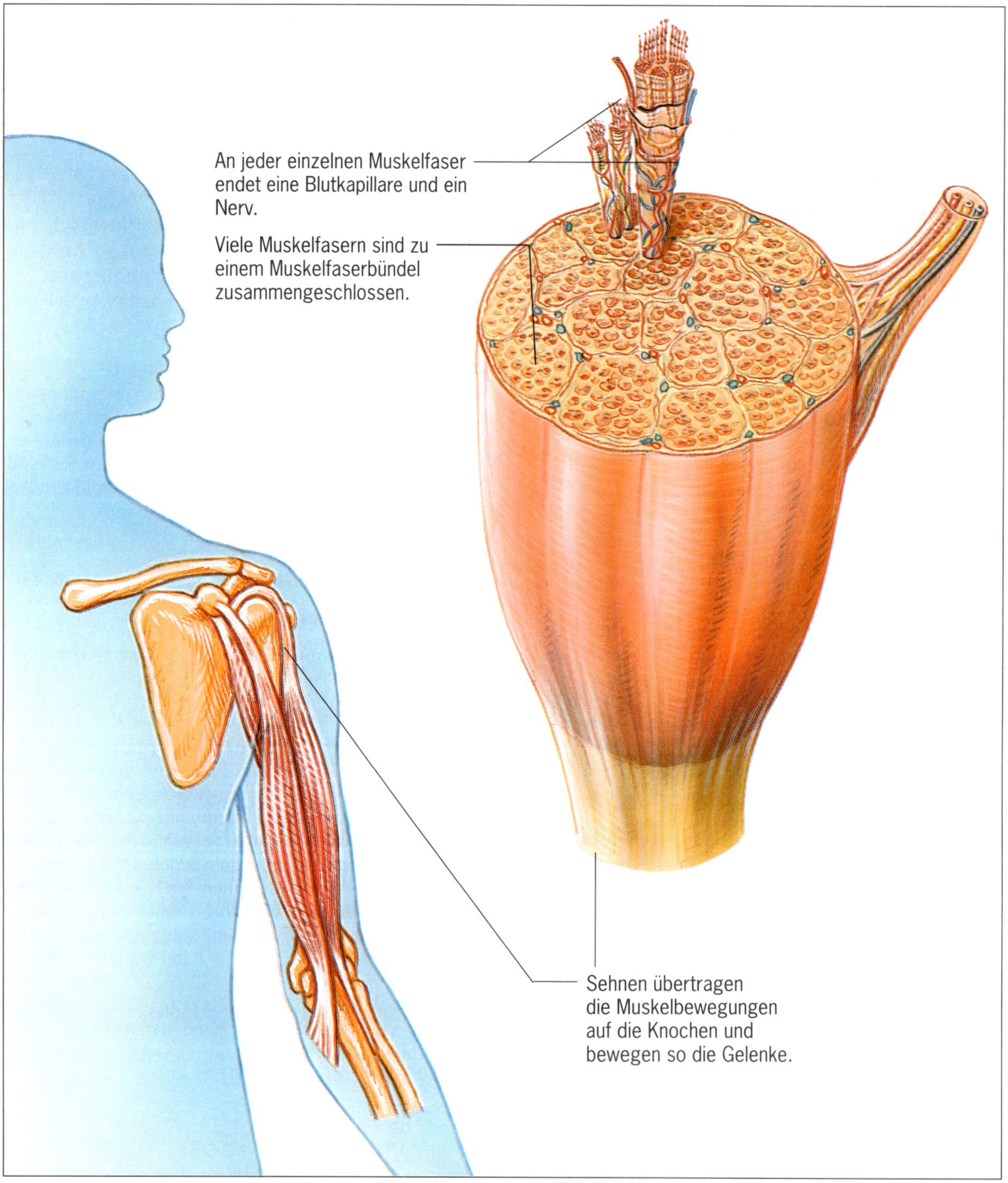
An jeder einzelnen Muskelfaser endet eine Blutkapillare und ein Nerv.
Viele Muskelfasern sind zu einem Muskelfaserbündel zusammengeschlossen.
Sehnen übertragen die Muskelbewegungen auf die Knochen und bewegen so die Gelenke.

Die Skelettmuskeln ermöglichen die Bewegung des Körpers. Ihre Muskelfasern können sich in schneller Folge zusammenziehen und wieder entspannen. Das Signal zu dieser »Muskelarbeit« geben die Nerven. Jeder Muskel ist ein durch Bindegewebe zusammengehaltenes Bündel von Muskelfasern. Eine Muskelfaser ist nur ein hundertstel bis ein zehntel Millimeter breit, aber fünf bis zwölf Zentimeter lang. Die Energievorräte in der Muskelfaser reichen für etwa 20 Sekunden Arbeit. Dann müssen der Traubenzucker und der Sauerstoff, die das Blut heranspült, neue Energie liefern. Muß ein Muskel ohne ausreichende Sauerstoffversorgung arbeiten, sammeln sich in ihm unerwünschte Stoffwechselprodukte wie zum Beispiel Milchsäure an. Diese »Schlacken« baut die Muskelfaser sofort ab, wenn sie sich ausruhen darf. Es ist demnach günstiger, viele kurze Pausen einzulegen, wenn Sie Ihre Muskeln belasten, als einige lange.

Muskelkater

Beschwerden

Muskelkater spüren Sie als Schmerzen in den »verkaterten« Muskeln ein bis zwei Tage nach ungewohnter oder ungewohnt starker Beanspruchung.

Ursachen

Mechanische Beanspruchung der Muskeln. In den Muskelfasern sammelt sich unter anderem Milchsäure als unerwünschtes Stoffwechselprodukt an.

Das Risiko steigt

- Je weniger Sie körperliche Aktivitäten gewohnt sind
- Beim Sport, wenn Sie die Hautoberfläche beispielsweise mit Rheumasalben erwärmen: Sie überschätzen Ihre Belastbarkeit, weil Sie sich warm fühlen, der Muskel aber immer noch kalt ist

Mögliche Folgen und Komplikationen

Muskelkater geht folgenlos vorüber.

Vorbeugung

Kräftigen Sie Ihre Muskeln durch regelmäßige körperliche Betätigungen (➔ Bewegung und Sport, Seite 900).

Wann zum Arzt?

Arztbesuch ist nicht notwendig.

Selbsthilfe

- Schmerzende Glieder in warmem Wasser entspannen
- Gymnastik unter der Dusche, z. B. lockerer Lauf im Stand, dabei die Beine mit warmem Wasser anbrausen
- Wechselbäder: Schmerzende Gliedmaßen drei Minuten in warmes Wasser halten, 20 Sekunden in kaltes Wasser tauchen. Mehrmals wiederholen. Abschließend mit Gymnastik durchwärmen

Behandlung

Sind die Schmerzen unerträglich, können Sie sie mit einem Schmerzmittel lindern (➔ Seite 760).

Muskelkrampf

Beschwerden

Die verkrampften Muskelstränge schmerzen.

Ursachen

Verminderte Durchblutung in den kleinsten Muskelbezirken und Stoffwechselveränderungen in den Muskelzellen. Geschädigte Nerven können die Muskelspannung krampfartig erhöhen.

Das Risiko steigt

- Wenn Ihr Salz- und Wasserhaushalt gestört ist. Das kann geschehen, wenn Sie sich unausgewogen ernähren, wenn Sie entwässernde oder abführende Medikamente einnehmen oder wenn Sie stark schwitzen
- Während und noch Stunden nach ungewöhnlichen Anstrengungen
- Wenn Sie sich weiter anstrengen, obwohl Sie bereits erschöpft sind
- Für Waden- und Fußkrämpfe: Wenn Sie ungeeignetes Schuhwerk tragen (➔ Füße, Seite 504)

Mögliche Folgen und Komplikationen

Muskelkrämpfe sind meist harmlos, können aber sehr lästig sein. Nach einem langanhaltenden, starken Krampf können Sie am nächsten Tag Muskelkater verspüren.

Vorbeugung

- Achten Sie auf eine ausgewogene Ernährung und genügend Flüssigkeit (➔ Ernährung, Seite 854). Auf Verdacht Kalzium, Magnesium, Kupfer oder ähnliches einzunehmen, ist sinnlos
- Kräftigen Sie Ihre Muskeln durch Gymnastik (➔ Bewegung und Sport, Seite 901)
- Beim Sport oder wenn Sie viel schwitzen: Trinken Sie viel, am besten mit Mineralwasser verdünnten Fruchtsaft

Übung gegen Wadenkrämpfe
Stellen Sie sich im Abstand von einem halben bis ganzen Meter vor eine Wand und beugen Sie sich nach vorne, ohne daß die Stirn die Wand berührt. Fußsohlen dabei fest auf dem Boden lassen. Machen Sie das 20 Sekunden lang und schütteln Sie die Beine anschließend aus. Daß es dabei leicht in Ihren Waden zieht, ist normal.

– Wenn Sie Medikamente einnehmen: Schauen Sie auf den Beipackzettel, und/oder besprechen Sie mit Ihrem Arzt, ob diese Mittel Krämpfe auslösen können

Wann zum Arzt?
Wenn sich Muskelkrämpfe häufig ohne ersichtlichen Grund wiederholen. Wenn Sie den Verdacht haben, daß die Krämpfe durch Medikamente bedingt sind.

Selbsthilfe
Mit allem, was die Durchblutung fördert, können Sie versuchen, den Krampf zu lösen, zum Beispiel weiche, schüttelnde Massage und Wärme. Niemals Kälte anwenden. Der Krampf löst sich, wenn Sie den Muskel gegen die Krampfrichtung dehnen.

Beim Fuß- oder Wadenkrampf
– Übung ➔ oben
– Drücken Sie mit dem Daumen in die verkrampfte Stelle
– Setzen Sie sich auf den Boden, greifen Sie die Zehen, und strecken Sie das Bein aus
– Setzen Sie sich auf den Boden, winkeln das Bein an und lassen einen Helfer den Fuß nach oben drücken

Beim Schwimmen
– In Rückenlage mit der Hand die Zehen zu sich heranziehen, die Ferse in die entgegengesetzte Richtung drücken

Behandlung
Hat der Arzt mit einer Blutuntersuchung einen Magnesiummangel nachgewiesen, können Sie das Defizit mit Tabletten ausgleichen (*Biomagnesin* [BRD], *Magnesium Diasporal* [BRD/Ö], *Magnesium Verla* [BRD/Ö]).
Der Arzt kann beruhigende oder muskelentspannende Medikamente verordnen. Es gibt jedoch nur wenige zweckmäßige Präparate, und ihre Anwendung ist nur bei einigen Muskelkrankheiten sinnvoll. Vollkommen unsinnig ist es, nächtlichen Wadenkrämpfen mit einer Tablette vorbeugen zu wollen (*Limptar* [BRD/Ö]).

Muskelprellung, Muskelquetschung, Bluterguß

Beschwerden
Das sichtbare Zeichen einer Prellung ist der Bluterguß, ein blauer Fleck *(Hämatom)*. Leichter Schmerz im Moment der Verletzung. Die Stelle schmerzt, wenn man daraufdrückt. Der blaue Fleck kann auch erst nach Tagen auftreten.

Ursachen
Druck, Stoß oder Schlag.

Das Risiko steigt
– Wenn Sie eine Blutgerinnungsstörung haben (zum Beispiel Mangel an Blutplättchen, ➔ Seite 410)
– Wenn Sie Medikamente einnehmen, die die Blutgerinnung verzögern

Mögliche Folgen und Komplikationen
Der blaue Fleck entsteht, wenn es unter der Haut aus verletzten Äderchen blutet. Sind tiefer liegende Gefäße verletzt, wird die Blutung als Schwellung sichtbar. Ausgedehnte Blutungen in das Gewebe können die Funktionsfähigkeit von Gelenken und Muskeln beeinträchtigen.
Nach einer starken Prellung am Kopf müssen Sie zur Beobachtung im Krankenhaus bleiben. Manchmal zeigt sich erst nach mehreren Tagen, daß dabei Blutungen entstanden sind, die auf das Gehirn drücken und es schädigen können (➔ Gehirnprellung, Seite 256).

Vorbeugung
Ist nicht möglich.

Wann zum Arzt?
Bei einer sehr starken Prellung, vor allem an besonders empfindlichen Körperteilen wie Kopf und Genitalien.

Selbsthilfe
– Gliedmaßen mit einem ausgedehnten Bluterguß möglichst hoch lagern
– Eine 24stündige Kältebehandlung (➔ Seite 798) soll den Bluterguß so klein wie möglich halten
– Arnikaumschläge aus zwei Eßlöffel Arnikatinktur auf einen halben Liter Wasser mit einem achtel Liter Alkohol oder Isopropylalkohol. Isopropanol hat die gleiche Wirkung, ist aber erheblich billiger
– Wärme soll anschließend den Bluterguß zum Verschwinden bringen: warme Bäder, Moorpackungen, Quarkwickel oder Schrotpackungen (➔ Seite 796)

Quarkwickel
Quark (Topfen) einen Zentimeter dick auf die verletzte Stelle auftragen, mit Tüchern umwickeln, zwei Stunden einwirken lassen.
Schrotpackung
Aus Weizenschrot und Wasser einen dicken Brei kochen, so heiß wie möglich auflegen, mit Tüchern umwickeln. Eventuell mit Plastikfolie abdichten.

Behandlung
Salben mit Heparin oder Blutegelextrakt sollen dem Körper helfen, den Bluterguß schneller aufzunehmen. Ihre Wirkung ist jedoch umstritten.

Muskelzerrung, Muskelfaserriß, Muskelriß

Wird eine Muskelfaser so überdehnt, daß sie an winzigen Stellen einreißt, spricht man von einer Zerrung.
Ein Muskelfaserriß ist ein größerer Defekt im Flechtwerk des Muskels. Daß der gesamte Muskel durchreißt, kommt nur extrem selten vor.

Beschwerden
Bei einer Zerrung: Punktartiger, stechender Schmerz, besonders bei Druck auf die betreffende Stelle.
Beim frischen Riß: Schmerzhafte Delle an der Verletzungsstelle, manchmal mit einer Beule ober- und unterhalb der Verletzung.

Ursachen
- Fortgesetzte Überbeanspruchung von Muskeln
- Stoß oder Schlag auf einen stark angespannten Muskel

Das Risiko steigt
Wenn Ihre Muskeln schwach sind und beim Sport.

Mögliche Folgen und Komplikationen
Je nach Größe der Risse und Anzahl der gerissenen Muskelfasern entsteht ein kleinerer oder größerer Bluterguß. Wird die Verletzung nicht vollständig auskuriert, vernarben mehrere Muskelfasern miteinander. An solchen Stellen verliert der Muskel an Elastizität. Die Gefahr wächst, daß weitere Risse auftreten.
Bis ein Bluterguß abgeklungen ist, dauert es ungefähr vier bis sechs Tage. Eine Zerrung ist nach etwa vier Wochen ausgeheilt, ein Muskelriß benötigt etwa sechs Wochen. Bis die Muskeln wieder ihre alte Kraft zurückhaben, können allerdings drei Monate vergehen.

Vorbeugung
Gut aufwärmen. Nicht überlasten. Konditionstraining. Stützverband oder Stützstrumpf.

Wann zum Arzt?
Bei dem Verdacht auf eine Muskelzerrung oder einen Muskelriß. Als Laie können Sie nicht entscheiden, ob ein Riß operativ versorgt werden muß oder nicht.

Selbsthilfe
- Verletzte Gliedmaßen möglichst hoch lagern
- Eine 24stündige Kältebehandlung (➔ Seite 798) soll den Bluterguß als Folge der Muskelverletzung so klein wie möglich halten
- Arnikaumschläge aus zwei Eßlöffel Arnikatinktur auf einen halben Liter Wasser mit einem achtel Liter Alkohol oder Isopropanol (Isopropylalkohol). Isopropanol hat die gleiche Wirkung, ist aber erheblich billiger
- Erst wenn die Schwellung abgeklungen ist, können Sie das Verschwinden des Blutergusses mit Wärme beschleunigen: warme Bäder, Moorpackungen, Quarkwickel oder Schrotpackungen (➔ oben)

Behandlung

Physikalische Behandlung
Ein Entlastungsverband, bei dem der Bandagendruck von unten nach oben abnimmt, nimmt Ihnen die Schmerzen. Ihn sollte jedoch nur jemand anlegen, der das gelernt hat.
Auch während der Heilungszeit müssen Sie den Muskel beweglich halten, beispielsweise mit
- leichten Bewegungsübungen in der Badewanne oder unter der Dusche
- Krankengymnastik
- Ferner sind geeignet: Ultraschall und Kurzwelle (➔ Physikalische Therapie, Seite 803 und 805)

Medikamente
Salben mit Heparin oder Blutegelextrakten sollen die Aufnahme des Blutergusses als Folge der Muskelverletzung beschleunigen. Ihre Wirkung ist umstritten.
Unerträgliche Schmerzen können Sie mit einem Schmerzmittel lindern (➔ Einfache Schmerzmittel Seite 760).

Operationen
Größere Muskeleinrisse müssen genäht werden, damit der Muskel wieder voll funktionsfähig wird.

Muskelkrankheiten (Muskelschwund)

Was der Volksmund als »Muskelschwäche« oder »Muskelschwund« bezeichnet, ist das Symptom von mehr als hundert verschiedenen Erkrankungen der Skelettmuskeln.
Sind die Nerven, die die Muskeln steuern, verletzt oder krank, bekommen die Muskeln keine »Arbeitsaufträge« mehr: Sie verkümmern. Man erkennt das daran, daß zum Beispiel Arme und Beine immer dünner werden. Man spricht von nervlich bedingtem Muskelschwund *(neurogene Muskelatrophie)*.
Sind die Nerven gesund, aber die Muskeln krank, werden sie ebenfalls schwächer. Das sieht man ihnen von außen aber nicht immer an, weil Bindegewebe die zugrundegegangene Muskelmasse ersetzt. Diese Krankheiten heißen *Muskeldystrophien*.
Die Krankheiten beider Gruppen sind teilweise erblich. Sie schreiten immer weiter fort, verlaufen aber um so langsamer, je später sie auftreten.
Für die Behandlung ist der Facharzt für Nervenkrankheiten (*Neurologe*) zuständig. Besonders bei Kindern ist die Gefahr groß, daß Kinderarzt oder Allgemeinarzt die Krankheit nicht rechtzeitig erkennen. Obwohl eine ursächliche Behandlung nicht möglich ist, kann eine gezielte Krankengymnastik die Muskelkraft möglichst lange erhalten.
Muskelkrank zu sein bedeutet, mit der fortschreitenden Abnahme von Muskelkraft und Beweglichkeit leben zu müssen und nach Jahren oder Jahrzehnten meistens auf die Hilfe anderer und die eines Rollstuhls angewiesen zu sein.
Hilfe und Unterstützung können Betroffene und ihre Familienangehörigen bei den Selbsthilfeorganisationen bekommen.

Selbsthilfeorganisationen

BRD:	Deutsche Gesellschaft Bekämpfung der Muskelkrankheiten Rennerstr. 4; 7800 Freiburg Tel.: (07 61) 27 79 32
Österreich:	Österreichische Gesellschaft zur Bekämpfung der Muskelkrankheiten Neurologische Universitätsklinik Währinger Gürtel 18-20; 1090 Wien Tel.: (02 22) 4 04 00-31 12 (Mo-Fr 10-14)

Muskelentzündung (Myositis)

Es gibt eine Vielzahl von Muskelentzündungen mit ähnlichen Krankheitszeichen.

Beschwerden

Zunächst muskelkaterähnliche Schmerzen. Erhöhte Temperatur, Gewichtsverlust, gedrückte Stimmung.

Ursachen

Durch Erreger hervorgerufene Muskelentzündungen sind sehr selten. Häufiger ist, daß der Körper infolge einer Autoimmunkrankheit Abwehrstoffe gegen die körpereigene Muskulatur bildet (➔ Befindlichkeitsstörungen, Seite 215). Möglicherweise gibt es eine erbliche Veranlagung.

Erkrankungsrisiko

Frauen sind von Muskelentzündungen häufiger betroffen als Männer.

Mögliche Folgen und Komplikationen

Die Muskelerschlaffungen können langsam fortschreiten oder vergehen und wiederkehren. Im schlimmsten Fall wird die Atem- und Bauchmuskulatur gelähmt. Muskelverkürzungen können den Patienten letztlich gehunfähig machen. Wird die Krankheit nicht mit Medikamenten behandelt, können die Produkte des Muskelzerfalls einen Schock auslösen. Nahezu ein Fünftel der Kranken stirbt an der Krankheit.

Vorbeugung

Ist nicht möglich.

Wann zum Arzt?

Wenn Sie länger als einen Monat Muskelschmerzen haben.

Selbsthilfe

Ist nicht möglich.

Behandlung

Physikalische Therapie
Durch Bettruhe soll die betroffene Muskulatur soweit wie irgend möglich ruhiggestellt werden.
Später kann dann Krankengymnastik (➔ Seite 804) sehr vorsichtig und der Krankheit angepaßt die Beweglichkeit wiederherstellen. Sie ist unerläßlich, um die noch intakten Muskelfasern zu stärken.

Behandlung mit Medikamenten
Muskelentzündungen, die dadurch entstanden sind, daß sich das Abwehrsystem des Körpers gegen sich selbst richtet, muß der Arzt mit Medikamenten behandeln, die diese Reaktionen unterdrücken. Dazu eignet sich vor allen Dingen Kortison (➔ Seite 765).

Myasthenia gravis

Beschwerden
Die Muskeln ermüden sehr rasch und erholen sich nur langsam wieder. Zu Beginn der Krankheit können die Muskeln von Augen, Gaumen und Schlund nicht mehr willkürlich bewegt werden. Muskelschwäche an Armen und Beinen, Hals und Rumpf, die die Beweglichkeit beeinträchtigen, belasten die Betroffenen erst später.

Ursachen
Autoimmunerkankung, bei der der Körper seine Abwehrkräfte gegen sich selbst richtet (➔ Befindlichkeitsstörungen, Seite 215). Wahrscheinlich ist an dieser Krankheit auch der Thymus beteiligt. Dieses Organ liegt hinter dem Brustbein und bildet sich nach der Pubertät zurück. Es ist sehr wichtig für die Funktionsfähigkeit des Immunsystems.
Bei der Myasthenia gravis werden die Impulse der Nerven nicht so wie beim Gesunden auf den Muskel übertragen.

Erkrankungsrisiko
60 Prozent der Kranken sind Frauen, 40 Prozent Männer. Die Krankheit ist nicht erblich.

Mögliche Folgen und Komplikationen
Die Krankheit kann akut auftreten, langsam fortschreiten oder vergehen und wiederkehren. Problematisch ist es, wenn die Lähmung die Atemmuskulatur ergreift.

Vorbeugung
Ist nicht möglich.

Wann zum Arzt?
Bei jedem Anzeichen einer Muskelschwäche, besonders bei Doppelbildersehen oder anderen Augenproblemen.

Selbsthilfe
Ist nicht möglich. Bewegungsübungen oder Konditionstraining dürfen solche Kranken nicht machen.

Behandlung

Medikamente
Bei leichteren Erkrankungen kann die Muskelschwäche mit Medikamenten wie *Prostigmin* (BRD/Ö) oder *Mestinon* (BRD/Ö) überwunden werden. Eine stärker ausgeprägte Myasthenie behandelt der Arzt mit Mitteln, die die Immunabwehr unterdrücken, wie z. B. Azathioprin (*Imurek* [BRD/Ö]) und/oder Kortisonen.

Operationen
Etwa drei Viertel der Patienten geht es wesentlich besser, nachdem ihnen die Thymusdrüse entfernt wurde.

Bruch (Hernie)

Brüche sind »Löcher« in normalerweise geschlossenen Geweben, durch die sich Eingeweideteile hindurchdrängen.
Nabelbruch: Durch das schwache Gewebe um den Nabel herum drängen Teile des Bauchfells nach außen.
Oberbauchbruch: Durch eine schwache Stelle im Bindegewebe zwischen Nabel und Brustbein kann sich Fettgewebe nach außen stülpen.

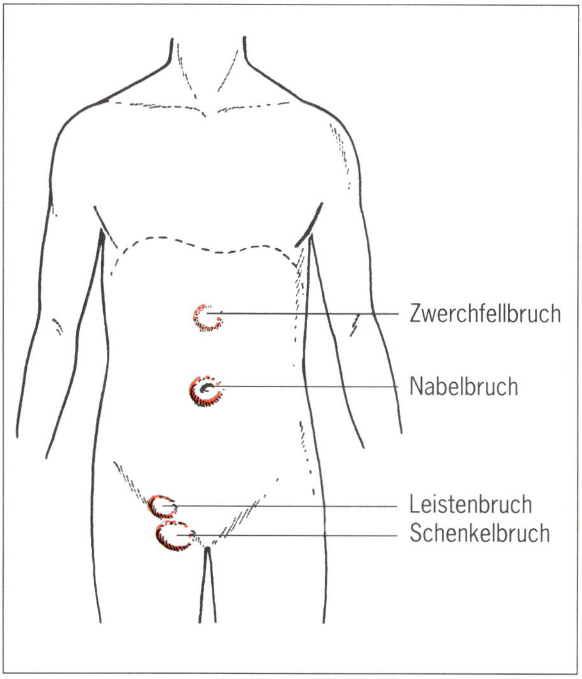

Leistenbruch: In der Leistenbeuge verlaufen beim Mann durch den Leistenkanal Samenstrang und die Blutgefäße zur Versorgung der Hoden. An dieser schwachen Stelle können Teile der Baucheingeweide herausquellen.
Schenkelbruch: Er entsteht etwas unterhalb der Leistenbruch-Stelle. Hier verlassen die großen Gefäße zur Versorgung der Beine die Bauchhöhle. Es können Teile des Bauchfells oder von Darmschlingen austreten.
Zwerchfellbruch: Durch eine Öffnung im Zwerchfell drängen Teile des Magens in den Brustkorbraum.

Beschwerden

Oberbauch-, Nabel-, Schenkel- und Leistenbruch: Meist entwickelt sich über mehrere Wochen hinweg eine Schwellung. Sie kann auch plötzlich nach einer Anstrengung, etwa dem Hochheben einer Last, entstehen.
Eingeklemmter Leistenbruch: Der Bruchsackinhalt vergrößert und rötet sich. Starke Schmerzen. Ein eingeklemmter Leistenbruch ist ein akuter Notfall, bei dem man sofort einen Arzt aufsuchen muß.
Zwerchfellbruch: Je nach Art des Bruches bemerkt man ihn entweder gar nicht, oder die Beschwerden ähneln denen einer Angina pectoris: Magendruck, Sodbrennen, Aufstoßen, Erbrechen, Schmerzen im linken Oberbauch, die bis in die Herzgegend und den Rücken ausstrahlen können, besonders im Liegen.

Ursachen

Der Wall aus Bindegewebe hält dem Druck der inneren Organe nicht stand.

Das Erkrankungsrisiko steigt

- Durch Übergewicht
- Bei einer angeborenen Bindegewebeschwäche
- Durch ständige oder sich wiederholende Überanstrengung der Bauchmuskeln, durch schweres Heben oder Tragen, aber auch Pressen bei zu hartem Stuhlgang oder andauerndem Husten
- Durch Sportarten wie zum Beispiel Ballett

Mögliche Folgen und Komplikationen

Ein Bruch, den Sie wieder zurückdrücken können, ist kein Problem. Ist das nicht möglich oder kehrt der Bruch immer wieder, besteht die Gefahr, daß Weichteile eingeklemmt werden.
Eingeklemmter Bruch (vornehmlich Leisten- und Schenkelbruch): Eine in der Bruchöffnung eingeklemmte Darmschlinge wird nicht mehr durchblutet und stirbt ab.
Zwerchfellbruch: In den allermeisten Fällen ist er vollkommen harmlos. Das gefährlichste daran ist, daß er unnötigerweise operiert wird oder daß der Arzt sich mit der harmlosen Diagnose »Zwerchfellbruch« zufriedengibt, anstatt nach schwereren Krankheiten zu suchen. Bei jedem zweiten Patienten begleiten sie einen Zwerchfellbruch. Sie äußern sich meistens durch Blut im Stuhl.

Vorbeugung

- Übergewicht verringern (➔ Seite 858)
- Für regelmäßigen Stuhlgang sorgen (➔ Verstopfung, Seite 462)
- Bindegewebe kräftigen (➔ Bewegung und Sport, Seite 900)
- Lasten auf der Schulter tragen, nicht vor dem Bauch

Hinweis
Lassen Sie einen Bruch operieren, bevor er sich einklemmt. Ein eingeklemmter Bruch muß innerhalb von Stunden operiert werden.

Wann zum Arzt?

Wenn Sie eine Schwellung im Bauchbereich bemerken, oder wenn Magendruck und Sodbrennen häufig auftreten.

Selbsthilfe

Bruchbänder helfen nicht dauerhaft, sondern können durch Druckstellen das darunterliegende Gewebe zerstören. Das erschwert eine spätere Operation.
Leistenbruch bei Kindern: Ein warmes Bad beruhigt das Kind. Meist läßt sich der Bruch dann zurückdrücken.
Nabelbruch bei Kindern: Nabelbruchpflaster bewirken nichts.

Behandlung

Oberbauchbruch: Es gibt praktisch keine lebensgefährlichen Komplikationen. Er kann unbehandelt bleiben, solange er keine Probleme macht.
Zwerchfellbruch: Operationen sind nur in Ausnahmefällen notwendig.
Alle anderen Brüche: Sie sollten operiert werden. Dabei wird die Gewebeschicht über dem Bruchinhalt zusammengenäht. Krankenhausaufenthalt: wenige Tage, anschließend mehrere Wochen Schonung.
Leistenbruch bei Kindern: Die Operation kann ambulant durchgeführt werden.
Nabelbruch bei Kindern: Er sollte operiert werden, wenn sich der Bruch bis zum zweiten Lebensjahr nicht von selbst geschlossen hat.

SEHNEN UND BÄNDER

Knochen und Muskeln oder Gelenke und Muskeln sind durch Sehnen miteinander verbunden. Den Zug des Muskels überträgt die Sehne auf den Knochen. Sehnen sind zwar sehr zugfest, aber kaum dehnbar. Sie bewegen sich in einem »Gleitlager«, den Sehnenscheiden. Schleimbeutel sorgen dafür, daß Haut, Sehnen und Muskeln reibungslos gegeneinander gleiten, und verteilen den Druck gleichmäßig auf alle Schichten. Sie sind mit einer ähnlichen Flüssigkeit gefüllt wie das Gelenk.
Die Bänder sind in ihrer Struktur den Sehnen ähnlich. Sie halten und sichern die Gelenke an ihrem Ort. Verletzungen, bei denen die Gelenkkapsel überdehnt wird, gehen vielfach mit einer Bänderzerrung einher.
Ist der Bandapparat zu locker, wird auch das Gelenk instabil. Die knöchernen Elemente verschieben sich, und eine frühe Abnutzung wird wahrscheinlich.

Sehnenzerrung, Sehnenriß, Bänderzerrung, Bänderriß

Bei einer Zerrung wurden Sehnen oder Bänder über ihr normales Maß hinaus gedehnt. Die »Steigerung« sind Sehnen- oder Bänderrisse.

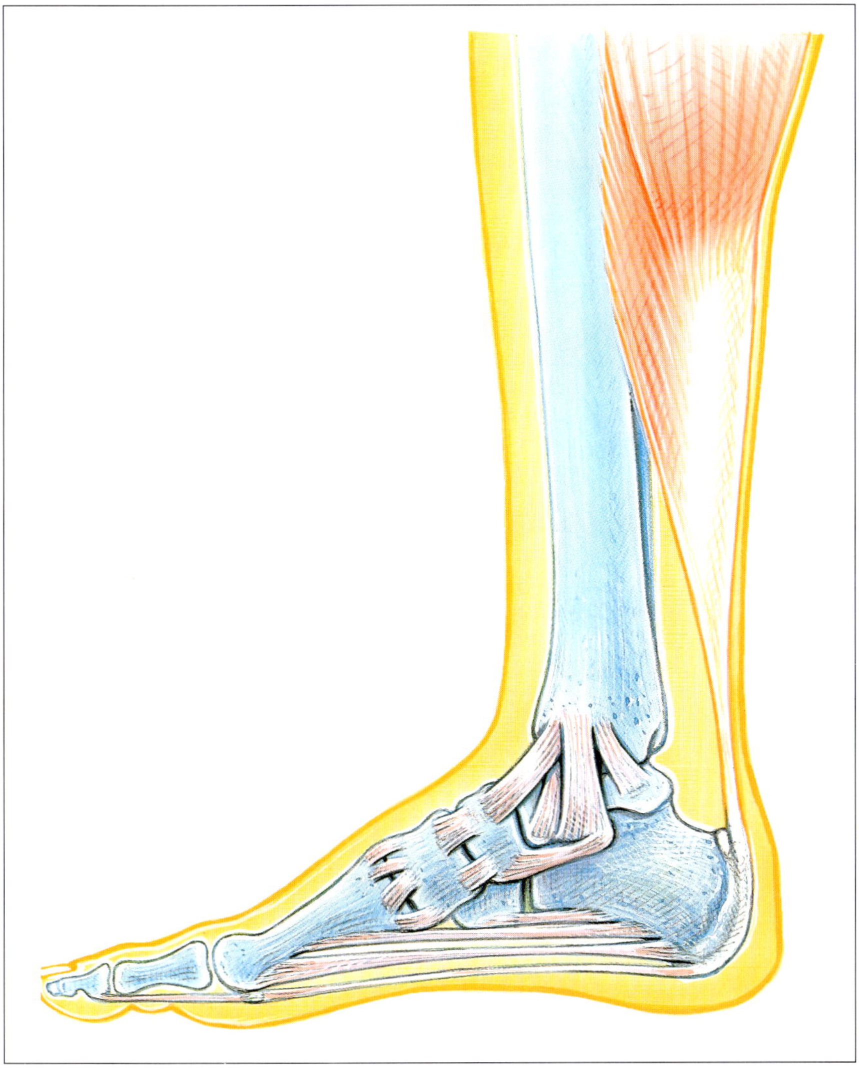

Beschwerden

Zerrung: Schmerzen beim Beugen oder Strecken eines Gelenks.
Riß: Plötzlicher, starker Schmerz. Der mit der Sehne verbundene Muskel kann nicht mehr bewegt werden. Gleich darauf zeigt sich im Bereich der Verletzung eine Delle. Später ist sie nicht mehr zu sehen, weil sie in einer größeren Gewebeschwellung verschwindet.

Ursachen

Wenn das die Sehne umgebende Gewebe schlecht durchblutet oder die Sehnenscheide entzündet ist, verkümmert die Sehne. Eine krankhaft veränderte Sehne ist nicht sehr belastbar. Geschieht das doch, kann sie einreißen. Nur selten reißt sie ganz durch.
Eine an sich normale Belastung kann für die Sehne zuviel sein, wenn das Gewebe durch mangelnde Bewegung, Nässe oder Außenkälte noch »kalt« ist.
Gesunde Sehnen reißen nur bei ungewöhnlicher Belastung, beispielsweise wenn

- eine kraftvolle Bewegung plötzlich abbricht, z. B. bei einem Sturz
- eine angespannte Sehne einen Tritt oder Stoß bekommt

Das Risiko steigt
- Beim Laufen auf unebenen Bahnen, auf harten oder »klebrigen« Belägen (besonders in der Halle)
- Bei Sportarten, die schnelle, kraftvolle Bewegungen erfordern wie beispielsweise Kurzstreckenlauf, Weitsprung, Hürdenlauf, Tennis, Squash

Mögliche Folgen und Komplikationen
Eine leichte Zerrung braucht zwei bis zehn Tage, bis sie ausgeheilt ist, eine stärkere Zerrung bis zu sechs Wochen, ein Riß bis zu zehn Wochen. Wer sich diese Zeit nicht zugesteht, muß mit einer noch längeren Heilungszeit rechnen. Die Verletzung kann sich an demselben mit dem Band oder der Sehne verbundenen Gelenk wiederholen. Wenn Sehnen und Bänder nicht wieder so fest werden, daß sie das Gelenk stabil halten können, sind arthrotische Veränderungen häufig (➔ Arthrose, Seite 515).

Vorbeugung
- Langsamer, dem körperlichen Zustand angepaßter Trainingsaufbau bei sportlicher Betätigung
- Vor stärkeren Belastungen ausreichend aufwärmen
- Wenn Sie schon mehrfach Sehnen- oder Bänderzerrungen hatten: Schützen Sie die belasteten Stellen mit einem elastischen Verband
- Passende Schuhe mit weicher Sohle tragen; besonders wichtig beim Sport

Wann zum Arzt?
Wenn Sie nach den obengenannten Beschwerden annehmen, daß etwas gezerrt oder gerissen ist.

Selbsthilfe
- Den Körperteil hochlagern, ruhigstellen
- Kältebehandlung kann den momentanen Schmerz lindern (➔ Seite 798)
- Wenn Sie sicher sind, daß es sich um eine Zerrung handelt, können Sie einen Tag nach der Verletzung mit Wärme behandeln (➔ Seite 797)

Kompressions- oder Stützverbände sollte nur derjenige anlegen, der es gelernt hat. Falscher Zug und Druck können den Schaden vergrößern.

Behandlung
Gliedmaßen mit gezerrten Sehnen oder Bändern wird der Arzt mit sogenannten funktionellen Verbänden (z. B. Tape-Verband, Sporttherapieschuh) ruhigstellen. Diese Verbände übernehmen einen Teil der Belastung. Manchmal sind Schienenverbände notwendig, auch Gipsverbände lassen sich nicht immer vermeiden. Eine gerissene Beuge- oder Strecksehne sollte so bald wie möglich operiert werden.
Wenn der Arzt die Zeit der Schonung für beendet hält, sollte er Ihnen Unterwasser- und/oder Heilgymnastik verordnen, damit Sie lernen, das Gelenk langsam wieder zu belasten (➔ Heilgymnastik, Seite 804).

Sehnenscheidenentzündung (Tendovaginitis)

Beschwerden
Schmerzen im Bereich der Sehnenscheide beim Bewegen. Sind Sehnen des Unterarms betroffen, ist es manchmal nicht mehr möglich, Gegenstände festzuhalten.

Ursachen
Muskeln, Sehnen und Bandapparat werden stärker belastet als ihnen guttut. Zu den Gründen für solche Überbeanspruchungen ➔ Weichteilrheumatismus, Seite 526.
Das Innere der Sehnenscheiden wird rauh, die Bewegung der Sehne in diesem schlecht »geschmierten« Lager schmerzt. Ähnlich wie die Gelenkinnenhaut beim Rheuma (➔ Seite 518) kann sich das Innere der Sehnenscheide entzünden. Das veränderte Gewebe drückt auf die Sehne.

Das Risiko steigt
- Durch ständige Überlastung und einseitige Bewegungen (Maschineschreiben, Stricken)
- Beim Sport auf zu hartem Boden
- Bei intensivem sportlichem Training, wenn die unelastische Sehne der gesteigerten Muskelkraft nicht standhält
- Nach schlecht ausgeheilten Sehnenzerrungen und Sehnenrissen

Mögliche Folgen und Komplikationen
Bei stärkeren Belastungen kann die Sehne reißen.
Sehne und Sehnenscheide können verkleben und werden damit bewegungsunfähig. Dadurch verkürzen sich die Sehnen, Sie können sich schlechter bewegen.

Vorbeugung
- Wechseln Sie verschiedene Bewegungsabläufe immer wieder miteinander ab. Legen Sie bei gleichförmigen Arbeiten Pausen ein

- Beim Sport: Langsamer, dem körperlichen Zustand angepaßter Trainingsaufbau. Vor stärkeren Belastungen ausreichend aufwärmen. Schuhe mit elastischer Sohle tragen

Wann zum Arzt?

Wenn Sie ständig Schmerzen haben, die Sie selbst nicht ausreichend lindern können.
Ärzte denken sehr häufig nicht daran, daß Sehnenscheidenentzündungen mit zu den ersten Anzeichen einer chronischen Polyarthritis gehören (➔ Seite 517). Wenn sich eine über längere Zeit behandelte Sehnenscheidenentzündung nicht bessert, sollten Sie um eine Überweisung zum Internisten bitten und sich einen mit der Zusatzbezeichnung »Rheumatologie« aussuchen.

Selbsthilfe

- Den schmerzenden Bereich ruhigstellen
- Kältebehandlung kann den momentanen Schmerz lindern (➔ Seite 798)
- Wärmebehandlung (➔ Seite 797)

Entlastende Verbände sollte nur jemand anlegen, der es gelernt hat. Wenn die Beschwerden abklingen, sollten Sie das Gelenk langsam und vorsichtig wieder belasten.

Behandlung

Der Arzt wird die betroffene Region mit einem Verband ruhigstellen.

Physikalische Behandlung
Geeignet sind: Ultraschall (➔ Seite 803), Galvanisation (➔ Seite 801), Hochfrequenzbehandlung (➔ Seite 802), Heilgymnastik (➔ Seite 804).

Behandlung mit Medikamenten
Schmerzmittel, wenn nötig (➔ Seite 760). Kortison nur in seltenen Fällen, wenn andere Maßnahmen die Entzündung nicht eindämmen (➔ Seite 765).

Schleimbeutelentzündung (Bursitis)

Beschwerden

Schmerzen beim Bewegen und dadurch eingeschränkte Beweglichkeit; Schwellung über einem Gelenk.

Ursache

- Von außen eingedrungene oder mit dem Blut verschleppte Bakterien
- Überbelastungen
- Harnsäureablagerungen bei Gicht (➔ Seite 516)
- Entzündungen bei rheumatischen Erkrankungen

Durch die Entzündung verdickt sich die Innenhaut des Schleimbeutels. Es sammelt sich in ihm Flüssigkeit an.

Erkrankungsrisiko

Das Risiko steigt in Berufen, in denen ein Gelenk durch Druck besonders belastet wird, zum Beispiel bei Hausfrauen oder Fliesenlegern, die viel auf Knien arbeiten.

Mögliche Folgen und Komplikationen

Schleimbeutelentzündungen können die Folge von unbehandelten Bänder- und Sehneneinrissen sein.

Wann zum Arzt?

Wenn Sie in den über einem Gelenk liegenden Schleimbeuteln Schmerzen haben, die Sie selbst nicht ausreichend lindern können, oder wenn sich die Stelle rötet und anschwillt. Der Arzt muß Krankheiten wie Gicht oder chronische Polyarthritis als Ursache ausschließen.

Selbsthilfe

- Gelenk ruhigstellen, hochlagern
- Bis viermal täglich Kältebehandlung (➔ Seite 798)
- Drei Tage nach den ersten Beschwerden Wärmebehandlung (➔ Seite 797) oder Rheumasalben (➔ Gelenke, Seite 512)

Behandlung

Der Arzt kann mit einem Verband aus Schaumgummipolstern den Druck von dem entzündeten Schleimbeutel nehmen.

Physikalische Therapie (➔ Seite 796)
Kältebehandlung (➔ Seite 798), Infrarot- (➔ Seite 797) und Ultraschallbehandlung (➔ Seite 803), Galvanisation (➔ Seite 801).

Behandlung mit Medikamenten
Schmerzmittel, wenn nötig (➔ Seite 760). Kortison nur in seltenen Fällen, wenn andere Maßnahmen die Entzündung nicht eindämmen (➔ Seite 765).

Operation
Ist ein Schleimbeutel dauernd entzündet, ohne daß Bakterien die Ursache sind, kann man ihn operativ entfernen. Ist die Entzündung durch Bakterien entstanden, muß der Arzt mit einem Schnitt in den Schleimbeutel dafür sorgen, daß der Eiter ablaufen kann. Dann wird mit Antibiotika weiterbehandelt.

FÜSSE

Unsere Füße sind so konstruiert, daß wir mit beiden Beinen fest auf der Erde stehen können. Ihr gewölbeartiger Bau verteilt das Körpergewicht so, daß zwei Drittel auf dem Ballen zu liegen kommen. Den Rest der Last trägt die Ferse. Das Zusammenspiel von Bändern und Muskeln sorgt wesentlich dafür, daß die Kuppel nicht zusammenbricht. Jede Fußbekleidung, die dieses Gleichgewicht stört, schadet dem Fuß. Die Folge: schmerzende Füße, müde Beine, Rückenschmerzen. Barfußlaufen auf gewachsenem Boden ist noch immer das beste für die Füße. Da das im Alltagsleben kaum möglich ist, sollten Schuh und Strümpfe so beschaffen sein, daß sie diesem Ideal möglichst nahe kommen. Das heißt:
- Strümpfe sollen geräumig sein, vorne eine Quernaht haben, anstatt spitz zuzulaufen
- Schuhe müssen vorne so breit sein, daß die Zehen nebeneinander liegen, ohne sich gegenseitig zu behindern
- Die Zehen müssen ausreichend Platz zur Seite und nach oben haben, um sich bewegen zu können
- Eine elastische Sohle ermöglicht das Abrollen des Fußes
- Ohne Absatz imitiert man das Barfußlaufen am besten

Tip für den Schuheinkauf
Treten Sie mit nassem Fuß auf ein Stück festes Papier. Schneiden Sie den entstandenen feuchten Abdruck aus. Dieser Fußabdruck muß in jeden neu zu kaufenden Schuh ohne Akrobatik hineinpassen. Dieser Tip gilt auch für Kinderschuhe. Bei ihnen sollte man oft nachprüfen, ob die Schuhe für die gewachsenen Füße noch ausreichend groß sind.

Sogenannte »Gesundheitsschuhe« kommen diesem Ideal am nächsten. Sie werden jedoch kaum als »schön« empfunden. Doch nicht nur Eitelkeit veranlaßt vornehmlich Frauen, »schöne« Schuhe zu tragen und sich damit ihre Füße zu ruinieren. Männer tun das ihrige dazu, indem sie durch Anerkennung und Ablehnung bestimmen, was attraktiv ist: schlanke Beine, durch dünne, hohe Absätze optisch verlängert.
- Absätze von mehr als vier Zentimeter Höhe verlagern den größten Teil des Gewichts auf den Ballen
- Sie pressen die Zehen vorne im Schuh zusammen
- Beim ständigen Tragen von hohen Absätzen verkürzt sich die Achillessehne. Damit wird schmerzloses Gehen ohne Absatz praktisch unmöglich

Wer tagsüber Schuhe trägt, die ihm nicht guttun, sollte zumindest zu anderer Zeit für Ausgleich sorgen.
- Gehen Sie möglichst viel barfuß
- Machen Sie täglich Fußgymnastik (➔ unten)
- In den obenbeschriebenen Gesundheitsschuhen aus Naturmaterialien können sich die Füße entspannen
- In Gymnastiksandalen üben die Zehen das Greifen. Das Fußbett sorgt für Entspannung beim Stehen
- Massagesandalen mit Noppen fördern die Durchblutung. Sie sollten sie aber nicht ständig tragen
- Sportschuhe (Tennis- oder Turnschuhe) sind keine Gesundheitsschuhe

Fußschäden, die Sie sich durch meist jahrzehntelanges Tragen von falschem Schuhwerk zugezogen haben, sind nicht dadurch wieder rückgängig zu machen, daß Sie auf Gesundheitsschuhe umsteigen. Manchmal können Einlagen die Schmerzen erleichtern, oftmals ist das Laufen aber nur noch mit orthopädischen Maßschuhen möglich.

Knickfuß

Die Ferse ist erheblich nach außen abgeknickt. Im Extremfall liegt der innere Fußrand dem Boden auf: Der Betroffene »steht neben seinen Füßen«.

Beschwerden
Beschwerden sind selten: Fußsohlenschmerzen am Abend, die Füße ermüden schnell, Wadenkrämpfe (➔ Muskelkrampf, Seite 495).

Ursachen
Die zu schwachen Bänder halten das Fußgewölbe nicht stabil. Die Muskeln, die den Innen- bzw. Außenteil des Fußes anheben, sind ungleich stark.

Fußgymnastik mit nackten Füßen
- Stellen Sie sich auf die Fußspitzen, strecken Sie die Knie. Gehen Sie so umher.
- Stellen Sie sich auf die Ferse, beugen Sie die Knie. Gehen Sie so umher.
- Heben Sie mit den Zehen Gegenstände (Bleistift, Tuch) vom Boden auf, und lassen Sie sie wieder fallen.
- Stellen Sie sich auf Zehenspitzen, und lassen Sie die Ferse kreisen. Einige Male einwärts, dann auswärts. Die Übung können Sie auch im Sitzen machen.
- Stellen Sie sich auf die Ferse, und kreisen Sie mit der Fußspitze. Einige Male einwärts, dann auswärts. Die Übung können Sie auch im Sitzen machen.

Schmerzzonen

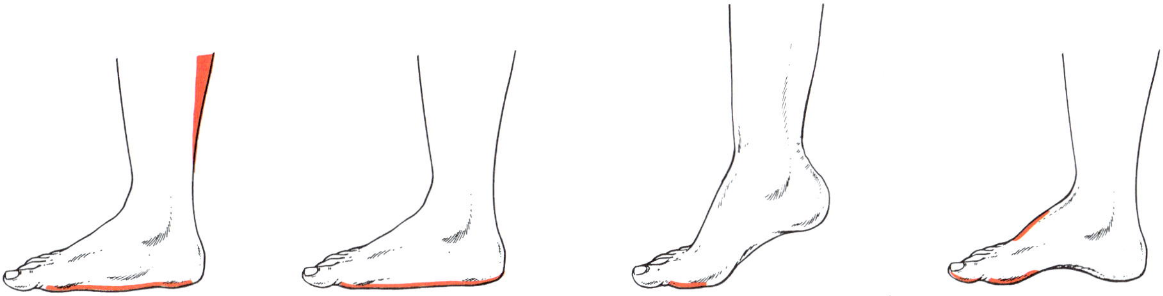

beim Knickfuß: Fußsohlen, Waden | beim Plattfuß: Fußsohlen | beim Spitzfuß: Ballen | beim Hohlfuß: Spann, Ballen, Zehenspitzen

Das Risiko steigt
Durch schwache Bänder und Muskeln.

Mögliche Folgen und Komplikationen
Der Knickfuß ist meistens mit einem Senk- und Spreizfuß kombiniert. Man spricht dann von einem Knick-Senk-Spreiz-Fuß.

Vorbeugung
Fußgymnastik, ➔ Seite 504.

Wann zum Arzt?
Wenn Sie die Beschwerden alleine nicht lindern können.

Selbsthilfe
Schuhe tragen, die den Fuß nicht einengen.
Stützeinlagen bringen oft Erleichterung und schaden nie.

Behandlung
Von einer Krankengymnastin können Sie spezielle Übungen lernen, die der Fehlhaltung entgegenwirken.
In schweren Fällen können Sie mit einer fersenumfassenden Einlage versuchen, den inneren Fußrand zu heben.
Operieren wird man nur sehr ausgeprägte Fehlstellungen.

Plattfuß

Beschwerden
Der Plattfuß ist die schwerste Form des Knick-Senk-Fußes. Er bereitet Fußschmerzen.
Kinder, die jahrelang beschwerdefrei auf platten Füßen lebten, leiden manchmal beim Eintritt ins Berufsleben sehr darunter (»Lehrlingsplattfuß«, auch beim Militärdienst). Die dauernde Überlastung reizt die Gelenke so, daß sie sich vorzeitig abnutzen.

Ursachen
Plattfüße können angeboren sein oder entstehen, wenn ein Knick-Senk-Fuß nicht wieder aufgerichtet werden kann.

Das Risiko steigt
- Durch Bänder- und Muskelschwäche
- Durch vermehrtes ungewohntes Stehen oder Gehen

Mögliche Folgen und Komplikationen
Nennenswerte Folgen sind nicht bekannt.

Vorbeugung
Fußgymnastik, ➔ Seite 504

Wann zum Arzt?
Wenn Sie die Beschwerden selbst nicht lindern können.

Selbsthilfe
Ist nicht möglich.

Behandlung
Einen versteiften Plattfuß korrigieren Einlagen nicht. Besser ist es, die bestehende Fußform weich abzustützen. Plattfüße mit guten Schuhen zu versorgen, kann sehr schwierig sein. Manchmal sind Maßschuhe notwendig, die vom orthopädischen Schuhmacher hergestellt werden.
Wenn die Gelenke schmerzen, sollten Sie sie längere Zeit schonen, dann unter fachlicher Anleitung langsam wieder belasten.

Spitzfuß

Die Fußspitze zeigt nach unten und ist nur noch wenig beweglich. Der Fuß steht nur auf dem Ballen, die Ferse berüht den Boden nicht.

Beschwerden
Schmerzen durch Überlastung des Ballens.

Ursachen
Spitzfüße sind angeboren oder können nach Verletzungen auftreten. Am häufigsten sind sie bei einer spastischen Kinderlähmung und nach Schlaganfällen. Bei einer Spitzfußstellung verkürzt sich die Achillessehne. Bei Bewegungen ist der Wadenmuskel dauernd angespannt.

Risiko
Spitzfüße entstehen relativ häufig, wenn die Füße bei längerer Bettlägerigkeit falsch liegen. Im Bett nimmt der Fuß automatisch eine Spitzfußstellung ein. Je schwerer die Bettdecke ist, desto größer ist die Gefahr, daß sich ein Spitzfuß bildet. Diese Versteifung entsteht sehr schnell und kann kaum wieder rückgängig gemacht werden.

Mögliche Folgen und Komplikationen
Schmerzen und eine eingeschränkte Beweglichkeit der Fußspitze.

Vorbeugung
Bei längerer Bettlägerigkeit sollten Sie durch Aufbauten dafür sorgen, daß die Bettdecke nicht auf den Füßen aufliegt. Die Füße im Bett rechtwinkelig gegen ein Brett stellen, und gleichzeitig die Fersen nach unten drücken. Lassen Sie sich bei dieser Konstruktion von einer Krankengymnastin helfen. Im Krankenhaus sollten krankengymnastische Übungen dieser Fehlstellung vorbeugen.

Wann zum Arzt?
Wenn der Spitzfuß Sie beim Gehen stört.

Selbsthilfe
Ist nicht möglich.

Behandlung
Nur im Anfangsstadium können Heilgymnastik oder Gipsbehandlung einen Spitzfuß manchmal beseitigen. Meist müssen in einer Operation die versteiften Weichteile gelöst und die Achillessehne verlängert werden.

Hohlfuß

Das Längsgewölbe des Fußes ist überhöht (hoher Spann, Rist).

Beschwerden
Druckstellen an der höchsten Stelle des Spanns, an der Fußsohle des Ballens und den Zehen. Die Zehen sind stark eingekrallt und dabei versteift. Am Ballen und am äußeren Rand verschleißen die Schuhe schneller.

Ursachen
Nervenschäden lähmen wahrscheinlich die kleinen Fußmuskeln, was zum Hohlfuß und letztlich zur Krallenbildung der Zehen führt.

Risiko
Der Hohlfuß ist oftmals die Folge von Lähmungen oder ein erstes Anzeichen einer Muskelschwäche.

Mögliche Folgen und Komplikationen
Verstauchungen kommen häufiger vor.

Vorbeugung
Ist nicht möglich.

Wann zum Arzt?
Wenn Sie die Beschwerden selbst nicht lindern können.

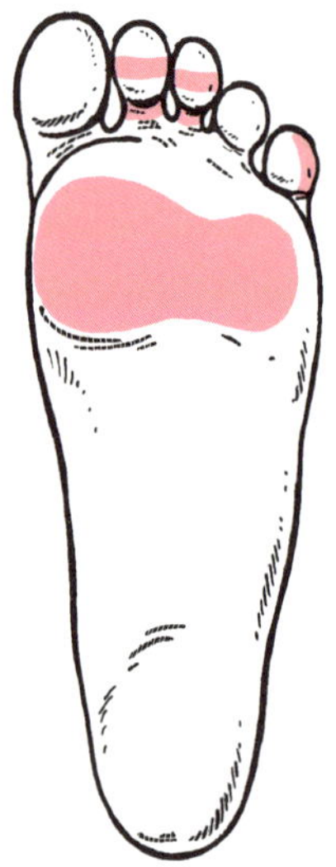

Spreizfuß: schmerzende Stellen

Selbsthilfe
Ist nicht möglich.

Behandlung
Einlagen können den Ballen entlasten. Meist sind orthopädische Maßschuhe notwendig, da Serienschuhe zuwenig Platz für den Vorfuß haben. In schweren Fällen ist eine Operation möglich.

Spreizfuß

Der Spreizfuß geht nach vorne fächerförmig auseinander. Die Querwölbung des Fußes ist abgeflacht, der Ballen verbreitert.

Beschwerden
Schmerzen im Ballen. Zehenschmerzen, weil der gespreizte Fuß nicht mehr in normale Schuhe paßt. Druckstellen, Hornhautschwielen und Hühneraugen an der Sohle, wo das Gelenk der zweiten und dritten Zehe liegt. Probleme beim Schuhkauf.

Ursachen
Überlastung des Vorfußes

Das Risiko steigt
- Bei Muskel- und Bänderschwäche
- Durch häufiges Tragen von Schuhen mit hohen Absätzen

Mögliche Folgen und Komplikationen
Es können ein Hallux valgus (➔ Seite 507) oder Hammerzehen (➔ Seite 508) entstehen.

Vorbeugung
Alles meiden, was das Risiko erhöht.

Wann zum Arzt?
Wenn Sie die Beschwerden selbst nicht lindern können.

Selbsthilfe
Spreizfußpelotten sollen den Druck auf die Fußsohle besser verteilen. Sie müssen da liegen, wo sich die Fußsohle hinter dem Fußballen mit dem Daumen leicht eindrücken läßt.

Behandlung
Hornhaut, Druckstellen und Hühneraugen lassen Sie am besten bei der Pediküre fachgerecht entfernen.

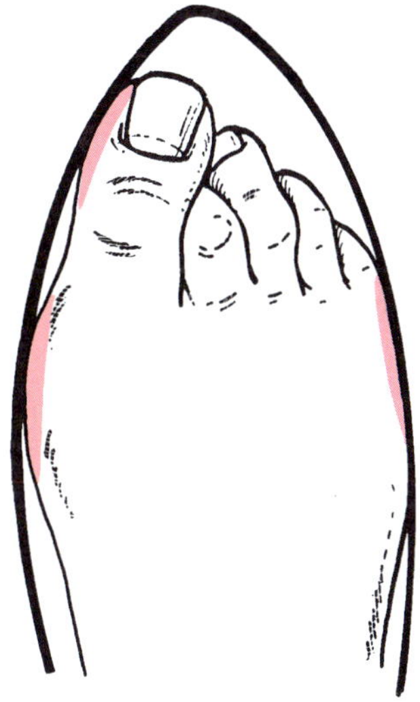

Hallux valgus: schmerzende Stellen

Von einer Krankengymnastin können Sie Übungen lernen, die durch aktive Bewegung die Querwölbung verbessern sollen.
Orthopädische Einlagen können den Fuß entlasten. Manchmal muß die Fußform operativ korrigiert werden.

Überbein (Hallux valgus)

Von Natur aus ist der Fuß im Bereich der Zehengrundgelenke am breitesten, und die große Zehe zeigt geradeaus. In dieser Form paßt der Fuß jedoch in kaum einen geschlossenen Konfektionsschuh hinein. Von Hallux valgus spricht man, wenn die große Zehe um mehr als zehn Grad zu den Zehen hin abgebogen ist.

Beschwerden
Zunächst tut zwar nichts weh, aber die Betroffenen haben Mühe, »passende« Schuhe zu finden. Später kann die seitliche Druckstelle am Grunde des großen Zehs heftig schmerzen. Dort können sich auch die Schleimbeutel entzünden.

Ursachen
Bei einem Spreizfuß ziehen die verkürzten Sehnen die große Zehe in Richtung auf die anderen Zehen hin. Die anhaltend falsche Belastung kann das Grundgelenk der großen Zehe zerstören.

Das Risiko steigt
- Durch zu enge Schuhe und Strümpfe
- Durch hohe Absätze
- Wenn bereits ein Spreizfuß besteht

Mögliche Folgen und Komplikationen
Die große Zehe schiebt die anderen Zehen zur Seite. Mit der Zeit nutzt sich das Großzehengrundgelenk ab (➔ Arthrose, Seite 515).

Vorbeugung
Schuhe tragen, die den Zehen genügend Spielraum lassen.
Fußgymnastik ➔ Seite 504.

Wann zum Arzt?
Wenn Sie die Beschwerden selbst nicht lindern können.

Selbsthilfe
Ringförmige Polster können den Druck mildern. Der Schuhmacher kann den Schuh an dieser Stelle erweitern oder ausschneiden. Mit Spreizfußpelotten können Sie versuchen, die Fehlstellung zu verringern.

Behandlung
Nur mit einer Operation an den Knochen läßt sich eine ansehnliche Fußform wiederherstellen. Aus rein kosmetischen Gründen ist eine solche Operation jedoch abzulehnen. Das Ergebnis einer Hallux-Operation befriedigt nicht immer. Das stellt sich jedoch erst später heraus. Dennoch wird diese Operation sehr häufig durchgeführt, weil die Betroffenen wieder »normale« Schuhe tragen wollen. Verformungen der Zehen, Versteifungen, Schmerzen und Gehbehinderung infolge der Operation kommen relativ häufig vor. Wird nur die Ausbeulung und der entzündete Schleimbeutel entfernt, bildet sich der Schaden nach einiger Zeit meistens neu.

Krallenzehe/Hammerzehe

Die Zehen sind im Mittel- und Endgelenk krallenförmig gekrümmt. Bei der Hammerzehe ist das Mittelgelenk nahezu rechtwinklig abgeknickt.

Beschwerden
Hornhautschwielen und Entzündungen der Haut.

Hammerzehe

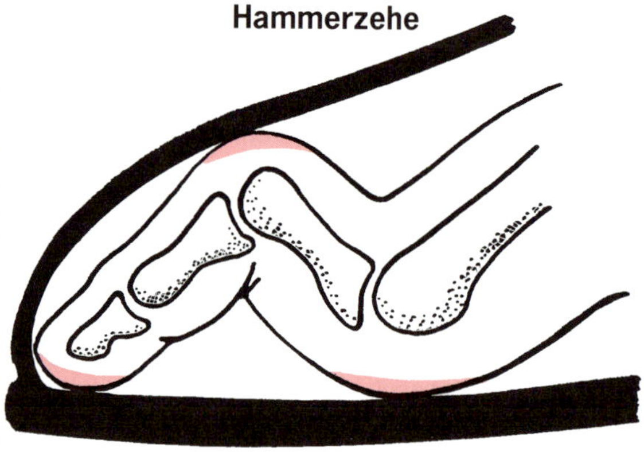

Die Zehe stößt an diesen Stellen im Schuh an

Ursachen
Im zu engen Schuh krümmen sich die Zehen. Infolge der Bewegungsarmut verkümmern die kleinen Fußmuskeln, die Sehnen verkürzen sich.

Das Risiko steigt
Durch alles, was einen Spreizfuß oder Hallux valgus begünstigt.

Mögliche Folgen und Komplikationen
Schmerzen und Druckstellen.

Vorbeugung
Alles meiden, was das Risiko vergrößert.

Wann zum Arzt?
Wenn Sie die Beschwerden selbst nicht lindern können.

Selbsthilfe
Entlastung der Schwielen mit Filzringen.
Regelmäßiges Entfernen der Hühneraugen bei der Fußpflege (➔ Hühneraugen, Seite 317).

Behandlung
Behindern so verformte Zehen das Laufen, können sie operativ gekürzt werden.

GELENKE

Jeder Knochen des Körpers ist durch ein Gelenk mit seinem Nachbarn verbunden. Das ist die Voraussetzung für unsere Beweglichkeit. Das Kniegelenk beispielsweise ermöglicht es, elastisch zu gehen, der Ellenbogen, sich abzustützen, und das Schultergelenk, jemandem zuzuwinken.

Knorpel

Damit die Knochenenden reibungslos aufeinander gleiten können, haben sie eine Kuppe aus elastischem, druckfestem Knorpel. Dieser ist nicht durchblutet, aber dennoch ein lebendiges Gewebe. In seinem Innern liegen Knorpelzellen *(Chondrozyten)*. Sie sondern das Baumaterial ab, das den Knorpel wachsen läßt und ihn elastisch hält. Was die Knorpelzellen dazu an Nährstoffen brauchen, bekommen sie zwar langsam, aber stetig von der Gelenkflüssigkeit. Wenn dieser Nährstofftransport zum Erliegen kommt, sterben die Knorpelzellen ab. Toter Knorpel wird langsam abgebaut. Dann reiben die ungeschützten Knochenenden schmerzhaft aufeinander.

Gelenkkapsel außen...

Außen ist das Gelenk eine feste Kapsel aus Bindegewebe, die noch durch Bänder verstärkt wird. Diese Bänder gehen meist in Sehnen über. Sie verbinden das Gelenk mit den Muskeln.

... und innen

Die Innenseite der Gelenkkapsel ist mit Schleimhaut ausgekleidet. Diese Gelenkinnenhaut (*Synovialis*) ist gut durchblutet und sondert die zähe Gelenkflüssigkeit (*Synovia*) ab. Sie ist Schmiermittel, Stoßdämpfer und Schutzfilm des Gelenks. Sie transportiert die Nährstoffe, die die Knorpelzellen benötigen. Das ist jedoch nur möglich, wenn das Gelenk bewegt wird. Alles, was sich im Blut verändert, teilt sich auch der Gelenkflüssigkeit mit. Was Sie essen und ob Sie sich stressen lassen, beeinflußt über das Blut auch die Gelenkflüssigkeit. Wenn sich Menge und Zähigkeit der Gelenkflüssigkeit verändern, macht sich das durch Schmerzen bei der Bewegung des Gelenks bemerkbar.

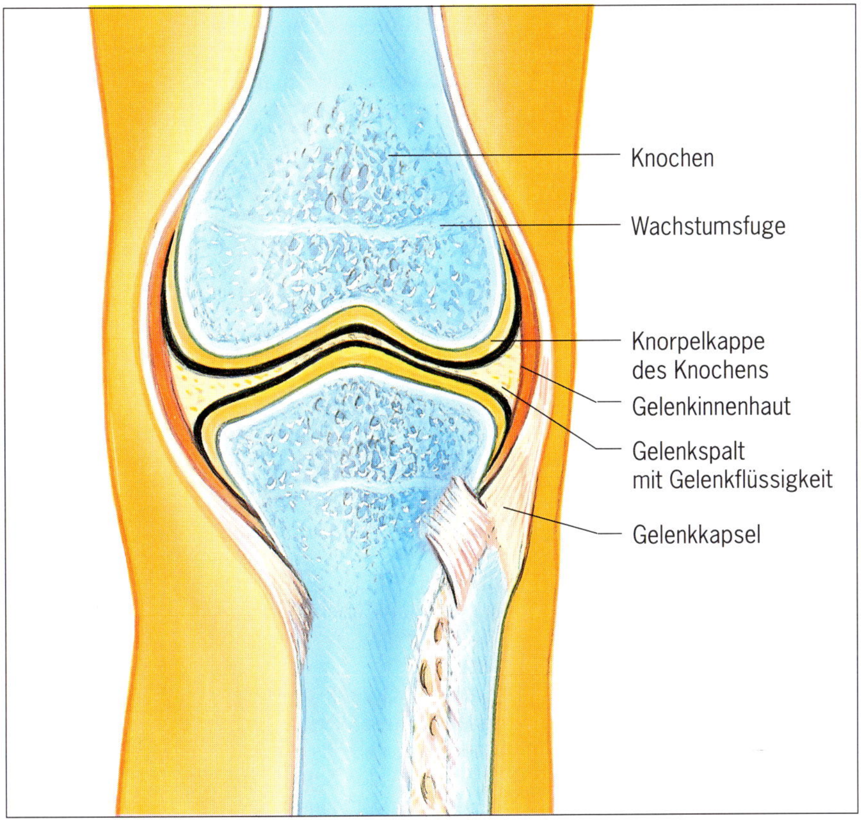

Verstauchung (Umknicken, Distorsion)

Beschwerden

Je nach Stärke der Verletzung reichen die Beschwerden vom kurzen Schmerz, bei dem die Belastbarkeit des Gelenks nicht nennenswert gemindert ist, bis zum lang anhaltenden Schmerz und sichtbarer Schwellung. Bei ernsthafteren Verletzungen können Sie das Gelenk auch nicht mehr belasten.

Ursachen

Wird ein Gelenk übermäßig bewegt, kann das den Bandapparat so stark dehnen, daß die Bänder gezerrt werden oder sogar zerreißen (➔ Seite 501).
Eine solche übermäßige Bewegung kann zum Beispiel das Umknicken des Fußes sein oder ein Sturz aufs Knie beim Skifahren.

Das Risiko steigt
- Wenn der Bandapparat durch häufige Verletzungen »ausgeleiert« ist
- Beim Sport, vor allem bei den Laufsportarten

Mögliche Folgen und Komplikationen
Durch die Verletzung tritt Blut ins Gewebe oder ins Gelenk aus. Ist das sehr häufig der Fall, kann sich das Gelenk arthrotisch verändern (➔ Arthrose, Seite 515).

Vorbeugung
- Wenn Sie mehrfach umgeknickt sind: Schützen Sie die belasteten Stellen mit einem elastischen Verband
- Tragen Sie passende Schuhe mit weicher Sohle. Besonders wichtig beim Sport
- Tragen Sie Schuhe mit flachen Absätzen

Wann zum Arzt?
Wenn das Gelenk anschwillt und Sie es nicht mehr wie gewohnt bewegen können.

Selbsthilfe
- Den verletzten Körperteil hochlagern, ruhigstellen
- Drei- bis viermal täglich Kältebehandlung (➔ Seite 798)
- Nach 12 bis 24 Stunden können Sie mit Wärme dafür sorgen, daß der Bluterguß schneller zurückgeht: Wärmebehandlung (➔ Seite 797), Rheumasalben (➔ Seite 512)

Behandlung
Kompressions- oder Stützverbände sollte nur jemand anlegen, der es gelernt hat. Falscher Zug und Druck kann schaden.
Wenn der Arzt bestätigt hat, daß Sie den verletzten Körperteil wieder belasten dürfen, sollten Sie damit nach Anweisung der Krankengymnastin langsam beginnen. Mit den dabei gelernten Übungen sollten Sie noch möglichst lange Ihr Gelenk trainieren. Damit können Sie die sonst möglichen »Nachschmerzen« verringern. Auch Unterwassergymnastik dient diesem Zweck.

Verrenkung (Luxation)

Bei dieser Verletzung werden die Knochenenden, die das Gelenk bilden, gegeneinander verdreht und verschoben. Manchmal springen sie anschließend wieder in ihre alte Position zurück. Oft bleiben die Gelenkteile aber verdreht oder verschoben. Dann muß der Arzt sie einrenken.

Beschwerden
- Unerträglicher Schmerz im Moment der Verletzung
- Sie können das Gelenk nicht mehr bewegen und haben heftige Schmerzen, wenn Sie es dennoch versuchen
- Das Gelenk schwillt an

Ursachen
Verletzung, bei der das Gelenk in eine Richtung bewegt wird, für die es nicht geeignet ist.

Das Risiko steigt
- Wenn der Bandapparat nach mehrfachen ähnlichen Verletzungen »ausgeleiert« ist
- Wenn Ihre Muskeln relativ schwach sind
- Beim Sport, besonders beim Laufen auf unebenem Untergrund

Mögliche Folgen und Komplikationen
Bänder, die das Gelenk halten, und Sehnen, die mit ihm verbunden sind, können reißen. Die Knochen können Risse bekommen oder brechen.
Nach häufigen Blutergüssen ins Gelenk kann sich das Gelenk arthrotisch verändern (➔ Arthrose, Seite 515).
Mehrere solche Verrenkungen machen das Gelenk instabil, Verrenkungen werden noch häufiger.

Vorbeugung
- Wenn Sie schon mehrfach Zerrungen hatten, umgeknickt sind oder sich das Gelenk ausgerenkt haben, sollten Sie es mit einer Bandage oder einem Verband stützen
- Mit Gymnastik die schwachen Muskeln kräftigen (➔ Seite 901)
- Vor dem Sport: ausreichend aufwärmen (➔ Seite 901)

Wann zum Arzt?
Wenn Sie nach den oben beschriebenen Beschwerden annehmen können, daß Sie sich ein Gelenk verrenkt haben. Nur eine Röntgenaufnahme kann klären, ob darüber hinaus ein Knochen verletzt ist.

Selbsthilfe
Das verletzte Gelenk hochlagern und ruhigstellen.

Behandlung
Ein ausgerenktes Gelenk muß der Arzt so schnell wie möglich wieder einrenken. Manchmal ist die Muskelspannung so stark, daß das nur in Narkose möglich ist. Gerissene Bänder oder Sehnen müssen genäht werden. Nach einer Operation dauert es etwa ein halbes Jahr,

bis das Gelenk vollkommen verheilt ist. Erst die anschließende heilgymnastische Behandlung sorgt dafür, daß Sie das Gelenk in der Folgezeit wieder schmerzfrei gebrauchen können. Zur Behandlung von verletzten Knochen ➔ Knochenbruch, Seite 487.

Meniskusverletzung

Das Knie besteht aus drei Einzelgelenken. Den Zusammenhalt müssen Bänder und Sehnen gewährleisten. Als »Puffer« zwischen den Knochenteilen hat jedes Knie zwei bewegliche, knorpelige, halbmondförmige Scheiben (*Menisken*).

Beschwerden

Heftige Schmerzen beim Strecken des Knies, wenn man daraufdrückt und wenn man den gebeugten Unterschenkel dreht. Das Gelenk »schlackert«, dadurch werden Sie bei Belastung und Bewegung unsicher.

Ursachen

Bei Verletzungen kann der Band-Kapsel-Apparat des Kniegelenks gezerrt werden oder einreißen. Ein Meniskus kann zwischen Ober- und Unterschenkelknochen eingeklemmt oder sogar abgerissen werden. Knieverletzungen sind häufig kombinierte Verletzungen an Gelenkkapsel, Bändern und Menisken.

Das Risiko steigt

- Beim Sport, besonders beim Fußball oder Skifahren. Wenn der Körper sich bei feststehendem Fuß und etwas gebeugtem Kniegelenk dreht, kann das Körpergewicht den Meniskus zwischen Oberschenkel- und Schienbeinknochen einquetschen
- In Berufen, wo ständig in kniender, hockender Haltung gearbeitet wird (z. B. Putzfrauen, Gärtner)

Mögliche Folgen und Komplikationen

Knieverletzungen sind fast immer mit Blutungen ins Kniegelenk verbunden. Wird das nicht sachgerecht behandelt und auskuriert, kann das Knie seine Stabilität verlieren und sich arthrotisch verändern (➔ Arthrose, Seite 515).
Nach einer Meniskusverletzung sind Sportarten, die häufig Unfallursache sind, für mindestens sechs Monate untersagt: (Tisch-)Tennis, Skilaufen, Fußballspielen.

Vorbeugung

Stützverband oder Bandage vor sportlichen Aktivitäten.

Wann zum Arzt?

Wenn Sie annehmen, daß Sie sich das Knie ernsthaft verletzt haben.

Selbsthilfe

Knie ruhigstellen. Sofort Kältebehandlung (➔ Seite 798).

Behandlung

Ist ein Bluterguß sichtbar, sollte der Arzt eine Arthroskopie (➔ Seite 752) durchführen. Dabei kann er eingeklemmte Knorpelteile abtragen. Ein eingeklemmter oder gerissener Meniskus muß ebenso wie ein gerissenes Band immer operiert werden. Die Nachbehandlung nach einer solchen Operation kann sehr unterschiedlich sein. Mit den während der heilgymnastischen Behandlung gelernten Übungen sollten Sie noch möglichst lange Ihr Gelenk trainieren. Damit können Sie die sonst möglichen »Nachschmerzen« gering halten. Auch Unterwassergymnastik dient diesem Zweck.

Rheuma

»Das wird wohl Rheuma sein« denken viele, wenn es beim Bewegen irgendwo weh tut. Gliederreißen, Muskelschmerzen, rote, geschwollene, schmerzhafte Gelenke, ein steifes Knie, Rückenschmerzen - all das sind Beschwerden der Krankheiten aus dem »rheumatischen Formenkreis«. »Rheuma« umfaßt mehr als hundert verschiedene Krankheitsformen. Sie haben unterschiedliche Ursachen und müssen oft unterschiedlich behandelt werden. Ihnen ist eines gemeinsam: Sie betreffen die Gelenke und/oder das Bindegewebe. Man unterscheidet folgende Rheumaarten:

- Entzündliches Rheuma: Chronische Polyarthritis (➔ Seite 517), Bechterewsche Krankheit (➔ Seite 522), rheumatisches Fieber (➔ Seite 521) und Lupus erythematodes (➔ Seite 523)
- Degeneratives Rheuma (➔ Arthrose, Seite 515)
- Weichteilrheumatismus. Muskeln, Bänder, Sehnen und Schleimbeutel sind schmerzhaft verändert (➔ Seite 525)
- Gicht (➔ Seite 516)

Die Suche nach dem »richtigen« Arzt

Mit Muskel- oder Gelenkschmerzen gehen Sie zum Allgemeinarzt, vielleicht zum Internisten oder Orthopäden. Ob Sie dort kompetente Hilfe bekommen, ist allerdings eher vom Zufall abhängig. In der BRD gibt es etwa drei Millionen Rheumakranke und 420 »Rheumatologen«.

Das sind Mediziner mit einer zweijährigen Zusatzausbildung in einer Rheumaklinik. In Österreich gibt es nicht einmal diese Spezialisierung als anerkannte Zusatzbezeichnung. Da ist es kein Wunder, daß innerhalb des ersten halben Jahres ein Fünftel bis die Hälfte aller Gelenkentzündungen verkannt werden. Doch nur eine richtige Diagnose ermöglicht eine erfolgreiche Behandlung.
Vielfach unterbleibt die rechtzeitige Überweisung in die Rheumaambulanz einer großen Klinik. Sie haben jedoch das Recht, diese Überweisung einzufordern, wenn Sie Zweifel haben, daß Ihr Arzt Ihr Leiden angemessen betreut (➔ Beim Arzt, Seite 715).

Allgemeines zur Behandlung von rheumatischen Krankheiten

Für Rheuma gibt es kein Behandlungsschema. Ihr Arzt muß mit Ihnen gemeinsam herausfinden, wie Sie Ihre Schmerzen im Moment am besten lindern, aber auch, wie Sie Ihre Beweglichkeit erhalten können. Entscheidend ist dabei nicht nur Ihr körperlicher Zustand, sondern auch, wie wohl Sie sich mit Ihrem Behandlungskonzept fühlen. Nur wer eine verordnete Heilgymnastik akzeptiert, wird sie auch ein Leben lang durchhalten. Möglicherweise wäre für Menschen, die einen innerlichen Vorbehalt gegenüber Heilgymnastik haben, eine Tanztherapie oder ein Fitneß-Training besser geeignet.

Ernährung
Es gibt keine »Rheumadiät«, die die Krankheit heilt (Ausnahme: ➔ Gicht, Seite 516). Daß sich Rheuma bessert, wenn man auf Schweinefleisch verzichtet, läßt sich wissenschaftlich nicht nachweisen. Dennoch fühlen sich viele Rheumatiker ohne Schweinefleisch wohler. Auch die Umstellung auf Vollwertkost (➔ Seite 874) brachte für manche Rheumatiker eine deutliche Besserung.

Physikalische Therapie (➔ Seite 796)
Eine Rheumabehandlung ohne Bewegung ist unvollständig. Es ist besser, vorher mit Medikamenten die Schmerzen zu lindern, als auf Bewegung zu verzichten. Dennoch sollten Sie beim Turnen Ihre Schmerzgrenze nicht überschreiten. Physikalische Therapie regt das Gewebe z. B. durch Wärme, Kälte oder elektrische Ströme an. Massagen sind besonders wohltuend (➔ Massage, Seite 806). Wenn möglich, sollten Sie sich Ganzkörpermassagen gönnen, die etwa eine halbe Stunde dauern. Allerdings bezahlen die Krankenkassen sie nicht.
Nach der Zeit des passiven »Sich-pflegen-Lassens« ist es jedoch erforderlich, selbst aktiv zu werden. Eine Heilgymnastin sollte Ihnen Ihr persönliches Übungsprogramm zusammenstellen und es gemeinsam mit Ihnen einüben. Ihre Aufgabe ist es dann, das Programm zu Hause regelmäßig durchzuführen und sich so beweglich und unabhängig zu halten.

Ergotherapie
Hier lernen Sie Arbeitsweisen, die Ihnen den Alltag erleichtern, und Beschäftigungen, mit denen Sie erfahren, was trotz Ihrer Krankheit noch an Fähigkeiten in Ihnen steckt.

Behandlung mit Medikamenten
Eine Rheumabehandlung erfordert eine langfristige Planung. Der Arzt muß Ihre momentanen Schmerzen lindern, sollte dabei aber »steigerungsfähig« bleiben und darf Ihnen langfristig durch die verordneten Medikamente nicht mehr als unvermeidlich schaden.

Salben
Rheumasalben mit hautreizenden Wirkstoffen sind eine besondere Form der Wärmebehandlung. Sie ist angebracht, wenn die Gelenke chronisch verändert, aber nicht akut entzündet sind. Zu Salben mit Rheumamedikamenten ➔ nichtsteroidale Antirheumatika, Seite 513.

Nichtsteroidale Antirheumatika (NSAR)
Dazu gehören Arzneistoffe, die gleichzeitig Schmerzen lindern, Entzündungen hemmen und die Schwellungen verringern. Ihre Anwendung ist sinnvoll, wenn
- Sie ohne diese Hilfe die notwendige Bewegung nicht machen können
- die physikalische Behandlung allein nicht ausreicht
- bei einer chronischen Polyarthritis die Basismedikamente (➔ Seite 520) noch nicht voll wirken

Rheumasalben mit hautreizenden Wirkstoffen

ABC Pflaster, Salbe (BRD/Ö)	Dolo Mobilat (BRD)
Algesal (BRD/Ö)	Doloneuro-Gel (BRD)
Algesalona (BRD)	Enelbin (BRD)
Ambenat (Ö)	Finalgon (BRD)
Arthrodestal (BRD)	Forapin (BRD/Ö)
Arthrosenex (BRD)	Kytta (BRD)
Bayolin (BRD/Ö)	Menthoneurin (BRD/Ö)
Diphlogen (Ö)	Midysalb-M (BRD)
Direktan (Ö)	Mobilat (BRD/Ö)
Dolo Arthrosenex (BRD)	Ostochont (BRD)
Dolobene (BRD)	Pasta Cool (Ö)
Dolo-Exhirud (BRD)	Rheumasan (BRD/Ö)
Dolo Menthoneurin (BRD/Ö)	

Nichtsteroidale Antirheumatika wirken nicht bei allen Menschen gleich. Möglicherweise müssen Sie unter Anleitung Ihres Arztes verschiedene ausprobieren, bis Sie das für Sie am besten geeignete Mittel herausgefunden haben.
Allgemein gilt für die Behandlung mit nichtsteroidalen Antirheumatika:
- Nur erprobte Substanzen verwenden, deren Nebenwirkungen seit langem bekannt sind
- Substanzen wählen, die nur kurze Zeit wirken. Bei langwirkenden Substanzen ist die Gefahr unerwünschter Wirkungen sehr groß. Das gilt besonders für Menschen ab etwa 60 Jahre
- So kurz wie möglich behandeln
- Verschiedene nichtsteroidale Antirheumatika nicht miteinander kombinieren. Gemeinsam wirken sie nicht stärker, aber die Gefahr von Nebenwirkungen nimmt zu
- Keine Kombinationspräparate verwenden

Tabletten, Zäpfchen, Spritzen, Salben
Nichtsteroidale Antirheumatika werden im allgemeinen geschluckt. Wer dabei Magenbeschwerden verspürt, kann versuchen, ob er Zäpfchen besser verträgt. Sicher ist das allerdings nicht, da der Wirkstoff auch vom Darm aus ins Blut übergeht und so überall wirkt. Nichtsteroidale Antirheumatika zu spritzen, ist unsinnig: Sie wirken geschluckt genauso schnell wie gespritzt. Aus mehreren Wirkstoffen komponierte Injektionsmittel sind abzulehnen. Für ihre Verwendung gibt es keine wissenschaftlich akzeptierte Begründung.
Nichtsteroidale Antirheumatika gibt es auch zur äußerlichen Anwendung. Wenn Sie mit diesen Salben große Hautflächen einreiben und der Wirkstoff ins Blut übergeht, müssen Sie mit den gleichen Nebenwirkungen rechnen, als hätten Sie eine Tablette geschluckt. Häufig reagiert die Haut auf diese Einreibemittel mit Allergien. Hilfreich sind sie, wenn man mit ihnen die Schmerzen in einem oder wenigen Gelenken lindern kann.

Kortison → Seite 765
Basismedikamente → Seite 520
Knorpelschutzmittel (Chondroprotektiva) → Seite 516

Spritzen ins Gelenk (Intraartikuläre Injektionen)
Nur bei einem erfahrenen Arzt, dessen Arbeit Sie voll vertrauen, sollten Sie dem Vorschlag zustimmen, Kortison ins Gelenk hineinzuspritzen. Diese Injektionen werden von vielen Ärzten ungleich häufiger durchgeführt, als sie notwendig sind, weil sie sich teuer abrechnen lassen. Eine Spritze ins Gelenk kann angebracht sein, wenn ein Gelenk unerträglich schmerzt, sonst die allgemeine Behandlung aber ausreicht. Eine solche Injektion birgt immer die Gefahr, das Gelenk zu infizieren. Bei einer von 10 000 derartigen Injektionen ist das der Fall. Für jeden 13. endet das tödlich. Und je älter die Betroffenen sind, desto mehr sterben an den Folgen einer Gelenkinfektion. Außerdem könnte bei einer solchen Injektion der Knochen zerstört werden. Das Gelenk wird dann steif.
Um dem vorzubeugen, sollte der Arzt eine solche Injektion wie eine Operation durchführen. Entzündungszeichen kann er nur dann frühzeitig feststellen, wenn er sich das Gelenk mindestens fünf Tage lang täglich anschaut.

Medikamente, die nur nichtsteroidale Antirheumatika enthalten

Alrheumun (BRD)	Indo-Phlogont (BRD)
Amuno (BRD)	Indometacin mit angehängtem Herstellernamen (BRD)
Brufen (BRD/Ö)	Liman (BRD)
Butazolidin (BRD/Ö)	Orudis (BRD)
Diclo-Phlogont (BRD)	Proxen (BRD/Ö)
Diclofenac mit angehängtem Herstellernamen (BRD)	Tilcotil (BRD/Ö)
Felden (BRD/Ö)	Voltaren (BRD/Ö)
Ibuprofen mit angehängtem Herstellernamen (BRD)	

Wichtigste Nebenwirkungen: Bis zu 40 Prozent derjenigen, die nichtsteroidale Antirheumatika einnehmen, klagen über Nebenwirkungen, die vorübergehend sein können, aber auch bleibende Schäden anrichten können: Magen- und Darmschäden von Übelkeit bis zu durchbrechenden Geschwüren, Nierenschäden von Entzündungen bis zu Nierenversagen, Hautausschlag bis zu Hautveränderungen wie nach Verbrennungen, Leberschäden, Nervenschäden von eingeschränktem Reaktionsvermögen bis zu Krampfanfällen.

»Außenseiter-Mittel«
Enzyme (z. B. *Mulsal* [BRD], *Peroxinorm* [BRD/Ö], *Wobenzym* [BRD/Ö]) sollen das Abwehrsystem stärken und so auch Rheuma bessern. Behandlungserfolge sind bisher nicht wissenschaftlich nachgewiesen.

Einreibemittel, die nur nichtsteroidale Antirheumatika enthalten

Dolgit (BRD)	Rheumon (BRD/Ö)
Elmetacin (BRD)	Traumon (BRD/Ö)
Indomet-Ratiopharm (BRD)	Voltaren (BRD/Ö)

Beta-Sitosterin (z. B. *Harzol* [BRD], *Sito-Lande* [BRD]) sollen die chronische Polyarthritis bessern. *B-Vitamine* sollen den gestörten Gelenkstoffwechsel beeinflussen und den Knorpel fester machen. Beweise für die Wirksamkeit beider Medikamentengruppen gibt es noch nicht.

Operationen
Bei Rheuma sind zwei Arten von Operationen wichtig: die Entfernung der Gelenkinnenhaut und der Austausch von Gelenken.
Entfernung der Gelenkinnenhaut (Synovektomie)
Die entzündete Gelenkinnenhaut wird entfernt, damit gesundes Gewebe nachwachsen kann.
Technik: Entweder bei örtlicher Betäubung während einer Gelenkspiegelung (➔ Arthroskopie, Seite 752) oder unter Vollnarkose im Krankenhaus.
Erfolg: Etwa jedes fünfte Gelenk muß innerhalb von zehn Jahren erneut operiert werden.

Künstliche Gelenke
Kein Material ist so belastbar wie natürlicher Knorpel und Knochen. Darum sollten Sie mit Ihrem Arzt Für und Wider eines Gelenkaustauschs sorgfältig gegeneinander abwägen. Bedenken Sie vor der Operation:
- Das Kunstgelenk ist nur begrenzt (beim Hüftgelenk etwa zehn bis fünfzehn Jahre) haltbar
- Es ist nur begrenzt belastbar

Künstliches Hüftgelenk

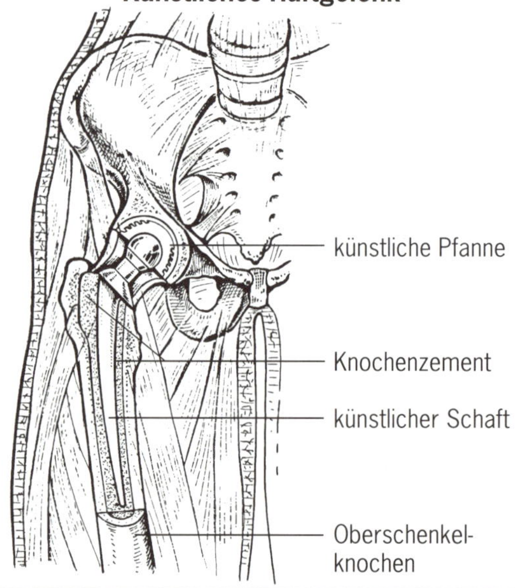

- Wenn die Operation mißlingt oder sich das Gelenk später lockert, kann es nicht immer ersetzt werden

Künstliches Hüftgelenk
Kopf und Pfanne des Hüftgelenks werden gegen Elemente aus Edelmetall, Kunststoff oder Keramik ausgetauscht.
Technik: Die Ersatzteile werden entweder »zementiert« oder »unzementiert« im Knochen verankert. *Zementiert* bedeutet, daß ein Kunststoffgemisch Prothese und Knochen verbindet. Das hat folgende Vorteile:
- Die Prothese sitzt sofort fest und ist gleich nach der Operation belastbar
- Mit dieser Prothese hat man fast 30 Jahre Erfahrung

Der Nachteil: Zementierte Prothesen halten nur zehn bis zwanzig Jahre.
Zementierte Prothesen sind angebracht, wenn
- Sie älter sind als 60 Jahre
- Sie schnell wieder auf den Beinen sein müssen
- Anzeichen einer Osteoporose vorliegen
- Sie nicht mehr berufstätig sein müssen

Erfolg: Nach zehn Jahren war bei 90 Prozent der Nachuntersuchten die zementierte Prothese noch voll funktionstüchtig.
Unzementierte Prothesen haben eine strukturierte Oberfläche, mit der sie den Knochen reizen, mit ihnen zu verwachsen. Von diesen Prothesen erhofft man sich eine längere Haltbarkeit als bei zementierten Prothesen, doch bisher halten zementfreie Systeme noch nicht länger als die zementierten.
Unzementierte Prothesen sind angebracht, wenn Sie
- jünger sind als etwa 60 Jahre
- gesunde Knochen haben
- zusichern können, daß Sie das Gelenk weder durch Arbeit noch Sport überlasten werden

Erfolg: Die unzementierten Prothesen werden immer weiter entwickelt, die Ergebnisse verbessern sich.

Verhalten nach der Operation:
- Trainieren Sie Ihre Muskulatur mit den Übungen, die Sie im Krankenhaus gelernt haben
- Schwimmen Sie viel, vor allem auf dem Rücken
- Fahren Sie Rad
- Meiden Sie Sportarten mit ruckartigen Bewegungen (Tennis, Squash, Abfahrtslauf, Sprungsportarten)
- Gehen Sie spazieren, aber meiden Sie steile An- und Abstiege
- Verzichten Sie mindestens zwei Monate aufs Autofahren. Wurde das rechte Hüftgelenk ersetzt, sollten Sie ein halbes Jahr pausieren. Vorher haben Sie noch nicht genügend Kraft zum Bremsen

Künstliches Kniegelenk
Knieprothesen sind wesentlich komplizierter herzustellen und einzusetzen als Hüftprothesen. Die Haltbarkeit der Prothesen wird sehr unterschiedlich beurteilt.

Künstliche Gelenke an Schulter, Arm, Hand und Fuß
Sie sind schwierig einzusetzen, die Erfahrungen damit gering. Es ist sehr ungewiß, ob Sie nach einer solchen Operation beweglicher sind.

Arthrose

Arthrose ist die typische Abnutzungs- oder Verschleißerscheinung, wenn für lange Zeit die Belastung der Gelenke größer war als ihre Belastbarkeit.

Beschwerden

- Gelenkschmerzen, die bei Bewegung langsam nachlassen, aber nach längerer Belastung wieder auftreten
- Geschwollene Gelenke
- Knötchen an den Mittel- oder Endgelenken der Finger
- Schmerzen beim Drücken aufs Gelenk
- Sie werden unbeweglicher

Ursachen

»Verschleiß« erscheint als einleuchtendste Ursache. Wer sein Leben lang schwer gearbeitet hat, darf »abgenutzte« Gelenke haben. Und doch plagt nicht jeden Schwerarbeiter im Ruhestand »das Rheuma«. Sicher fördert die Angst vor einer möglichen Unselbständigkeit die Entwicklung der Krankheit. Auch ständige Traurigkeit, Mut- und Hoffnungslosigkeit verschlimmern die Gelenkbeschwerden (➔ Befindlichkeitsstörungen, Seite 215). Folgende Bedingungen beschleunigen den Gelenkverschleiß:

- Angeborene und unbehandelte Fehlstellungen im Skelett: X- oder O-Beine, Hüftluxationen (➔ Hüftfehlbildung, Seite 686)
- Unbehandelte Meniskusverletzungen
- Schlecht verheilte Knochenbrüche
- Leistungssport
- Möglicherweise lebenslanges Übergewicht

Erkrankungsrisiko

Ab dem 50. Lebensjahr hat die Hälfte der Menschen arthrotisch veränderte Gelenke. Doch in bestimmten Berufen steigt das Erkrankungsrisiko deutlich an, so zum Beispiel das der Kniegelenkarthrose bei Dachdeckern, Bergleuten (46 Prozent) und Büroangestellten (24 Prozent). Bei Fliesenlegern und Steinmetzen ist sie sogar als Berufskrankheit anerkannt. Das gleiche gilt für die Arthrose des Ellenbogengelenks bei Bauarbeitern, die ständig einen Preßlufthammer bedienen. Was das für Sie bedeuten kann, ➔ Anerkennung einer Berufskrankheit, Seite 949. Eine entsprechende Anerkennung fehlt jedoch immer noch für die Arthrosen von Putz- und Hausfrauen. Hüftarthrose haben 43 Prozent der Bergleute, 28 Prozent derjenigen, die Lasten tragen müssen, aber nur sechs Prozent der Büroangestellten.

Mögliche Folgen und Komplikationen

Ständige Überbelastung verhindert die Ernährung des Knorpels. Das macht ihn rauh, er fasert auf. Abriebteilchen reizen die Gelenkinnenhaut. Sie reagiert mit einer Entzündung. Das Gelenk wird nicht mehr ausreichend geschmiert. Entzündungszellen sondern Stoffe ab, die den Knorpel auflösen.
Wegen der Schmerzen bewegen Sie sich nicht mehr ausreichend, die Muskulatur verkümmert, und der Knorpel wird noch schlechter ernährt.
Bei Kniegelenkarthrose verformen sich die Beine leicht x- oder o-förmig. Schwere Deformierungen wie bei der chronischen Polyarthritis brauchen Sie bei Arthrose allerdings nicht zu befürchten.

Vorbeugung

Regelmäßige Bewegung, die alle Gelenke gleichmäßig belastet, zum Beispiel Schwimmen, Radfahren, Langlauf (➔ Bewegung und Sport, Seite 900). Auch die regelmäßigen täglichen zehn Gymnastikminuten halten beweglich (➔ Stretching, Seite 901).

Wann zum Arzt?

Wenn die Beschwerden Sie ernsthaft beeinträchtigen.

Selbsthilfe

- Geben Sie sich morgens Zeit für Ihre »Anlaufphase«
- Sorgen Sie im Tagesverlauf für Pausen, in denen sich Ihre Gelenke erholen können
- Vermeiden Sie lang anhaltende einseitige Körperhaltungen und Bewegungen
- Übergewicht abbauen (➔ Gewicht, Seite 858)
- Geeignete Sportarten: Schwimmen, Radfahren
- Schuhe mit weichen Sohlen schonen die Beingelenke
- Bei Hüftgelenkarthrose: Benutzen Sie auf der gesunden Seite einen Handstock
- Im Orthopädiegeschäft gibt es »Katapultsitze«, die das Aufstehen vom Stuhl erleichtern
- Ebenso gibt es eine Toilettensitzerhöhung aus Kunststoff

Behandlung

Nur regelmäßige, angemessene Bewegung kann das Fortschreiten der Arthrose verlangsamen. Nur so bekommt der Knorpel die notwendigen Nährstoffe.

Physikalische Therapie
Geeignet sind Behandlungen mit Wärme (➔ Seite 797), Hochfrequenzstrom (➔ Seite 802), Infrarotlicht (➔ Seite 797), Ultraschall (➔ Seite 803), Packungen (➔ Seite 797), Massage (➔ Seite 806), Heilgymnastik (➔ Seite 804).

Behandlung mit Medikamenten
Salben (➔ Rheuma-Salben, Seite 512) können die Schmerzen lindern. Nichtsteroidale Antirheumatika (➔ Seite 512) halten die Schmerzen erträglich, besonders vor den Übungen. Kortison (➔ Seite 765) ist bei Arthrosen praktisch nie notwendig.

Knorpelschutzmittel
(*Chondroprotektiva* wie *Arteparon, Arumalon, Dona*):
Die Wirksamkeit der Inhaltsstoffe dieser Präparate wurde niemals eindeutig nachgewiesen. Bei fünf Prozent der Behandelten traten unerwünschte Wirkungen auf. Sie reichten von leichten Reaktionen am Einspritzort bis zu Todesfällen nach allergischem Schock durch fremde Eiweißbestandteile oder dem Tod nach dem Einspritzen ins Gelenk. Derart schwere Nebenwirkungen stehen nach Meinung des Bundesgesundheitsamtes der BRD in keinem Verhältnis zum ohnehin angezweifelten Nutzen.

Operationen (➔ Rheuma-Operationen, Seite 514)
Operationen, die Fehlstellungen korrigieren, können Gelenke oftmals noch lange funktionsfähig erhalten.
Ständig schmerzende und die Beweglichkeit beeinträchtigende Hüftgelenke können auch bei älteren Menschen noch durch ein Kunstgelenk ersetzt werden.

Gicht

Die Gicht (Zipperlein) ist eine typische Wohlstandskrankheit, bei der sich in den Gelenken Harnsäurekristalle ablagern.

Beschwerden

Gichtanfall, meist an der großen Zehe oder dem Knie: Das Gelenk schwillt an, wird rot und schmerzt unerträglich. Meist kommt Fieber hinzu.

Ursachen

Die Anlage, diese Stoffwechselerkrankung zu entwickeln, ist erblich. Die Nieren scheiden die im Körper gebildete Harnsäure nicht in ausreichender Menge aus, so daß ihre Konzentration im Blut ansteigt.

Erkrankungsrisiko

Ein bis zwei Prozent der Deutschen leiden unter Gicht. Männer erkranken zehnmal häufiger als Frauen. Das Erkrankungsrisiko steigt mit zunehmender Harnsäure-Konzentration im Blut. Diese wird beeinflußt durch
- reichliche, fette und fleischreiche Ernährung
- Alkohol
- Medikamente wie Isoniazid (bei Tuberkulose), Furosemid und Etacrynsäure (beide zur Entwässerung)

Mögliche Folgen und Komplikationen

Ab einer Konzentration von 9 Milligramm in 100 Milliliter Blut kristallisiert Harnsäure aus. Tut sie das in den Gelenken, ist die Folge ein Gichtanfall. Unbehandelt kann er Tage und Wochen andauern.
Bei etwa einem Fünftel der Betroffenen wird die Gicht ohne vorherige Anfälle chronisch. Sie greift den Knorpel an und kann so die Gelenke zerstören. Gichtknoten kommen in Knorpel, Knochen, Sehnenscheiden, Haut und Nieren vor. Sie entstehen, wenn das Gewebe versucht, die Harnsäurekristalle einzukapseln. Bei mehr als 70 Prozent der Gichtkranken entwickelt sich daraus ein Nierenschaden.

Vorbeugung

Normalgewicht einhalten oder erreichen und sich so ernähren, daß nicht zuviel Harnsäure im Blut ist (➔ Selbsthilfe).

Wann zum Arzt?

Wenn der erste Gichtanfall aufgetreten ist.

Gichtkranke sollten verzichten auf

Alkohol	Ölsardinen
Fleisch	Hülsenfrüchte
Geflügel	Spinat
Produkte wie Suppen, Wurst usw., die mit Fleisch oder Geflügel hergestellt sind	Blumenkohl (Karfiol)
	Spargel
	Pilze
	scharfe Gewürze
Innereien	Mayonnaisen
Hering	Remouladen
Sardellen	Marinaden

Selbsthilfe

- Purinarme Ernährung
- Eine Gewichtabnahme von sieben bis neun Kilogramm senkt den Harnsäurespiegel um 2 mg/100 ml
- Viel trinken, wenn der Arzt keine Einwände dagegen hat (Mineralwasser mit geringem Mineralstoffanteil)

Behandlung

Beim akuten Gichtanfall
Die Gelenke mit kalten Umschlägen oder Eispackungen (➔ Kältebehandlung, Seite 798) kühlen. Arzt rufen. Im Wiederholungsfall: Das Medikament, das der Arzt für diesen Fall verordnet hat, nach Vorschrift einnehmen.

Dauerbehandlung
Dazu dienen Arzneimittel, die entweder die Bildung von Harnsäure weitgehend verhindern (Allopurinol) oder die die Ausscheidung von Harnsäure erhöhen (Benzbromaron).
Mit Medikamenten sollten Sie Ihre Gicht nur behandeln, wenn

- Sie Ihr Normalgewicht haben, sich purinarm ernähren und trotzdem mehr als 9 mg Harnsäure in 100 ml Blut haben
- zusätzlich zu dem erhöhten Harnsäurewert auch noch der Blutdruck erhöht ist
- Sie zusätzlich zu dem erhöhten Harnsäurewert noch Nierensteine haben
- mehrfach Gichtanfälle aufgetreten sind

Geeignete Medikamente beim akuten Gichtanfall

Wirkstoff	*Präparat*
Kolchizin	Colchicum Dispert (BRD)
	Colchysat Tropfen (BRD)

In Österreich ist kein Präparat im Handel, das Kolchizin als einzigen Wirkstoff enthält.

Indometacin	Amuno (BRD)
	Indocid (Ö)
Phenylbutazon	Butazolidin (BRD/Ö)

Sinnvolle Medikamente zur Senkung eines erhöhten Harnsäurespiegels

Allopurinolhaltige Medikamente:

Bleminol (BRD)	Uripurinol (BRD)
Epidropal (BRD)	Urtias (BRD)
Gichtex (Ö)	Zyloric (BRD/Ö)
Remid (BRD)	

und diverse Präparate mit der Bezeichnung Allo- oder Allopurinol und einem angehängten Herstellernamen.

Benzbromaronhaltige Medikamente:
Benzbromaron mit angehängtem Herstellernamen (BRD)
Narcaricin (BRD)

Kombinationsmittel aus Allopurinol und Benzbromaron:

Acifugan (BRD)	Allomaron (BRD)

Chronische Polyarthritis (Rheumatoide Arthritis)

Bei dieser Krankheit sind mehrere Gelenke entzündet, die sich mit der Zeit verformen und schließlich unbeweglich werden.

Beschwerden

- Müdigkeit, Leistungsschwäche, Fieber
- Schmerzende Fingergelenke, vor allem an den Grundgelenken des Zeige- und Mittelfingers, selten an den Endgelenken. Oft schmerzen die beiden einander entsprechenden Gelenke der linken und rechten Körperhälfte gleichzeitig
- Schmerzen beim Händedruck, wenn die Fingerknöchel zusammengedrückt werden
- Morgens steife Finger für mehr als 30 Minuten
- Morgens nach dem Aufstehen Schmerzen bei jeder Bewegung (Anlaufschmerzen)
- Schmerzen oder Gefühllosigkeit in allen Fingern außer dem kleinen (➔ Karpaltunnel-Syndrom, Seite 525)
- Geschwollene Gelenke für mehr als sechs Wochen
- Bei geballter Faust sind an den Knöcheln »Berg« und »Tal« kaum noch voneinander zu unterscheiden
- Schmerzen in der Halswirbelsäule
- Schubartig auftretende, reißende Schmerzen in Armen oder Beinen
- Tastbare Knoten unter der Haut und in der Nähe von Ellenbogen, Handgelenk und Fingergelenken, aber nicht über den Fingerendgelenken

Besonderes Kennzeichen einer Arthritis bei Kindern:

- Regenbogenhautentzündung (➔ Seite 292)

Ursachen

Warum ein Mensch an chronischer Polyarthritis erkrankt, liegt immer noch im dunkeln. Mit Sicherheit ist daran jedoch das Immunsystem beteiligt, auf das auch Belastungen und Gefühle Einfluß haben. Immer wieder bestätigen Rheumakranke, daß ihr Körper auf seelische Tiefs mit einem Krankheitsschub reagiert (➔ Befindlichkeitsstörungen, Seite 215).

Gelenkentzündung

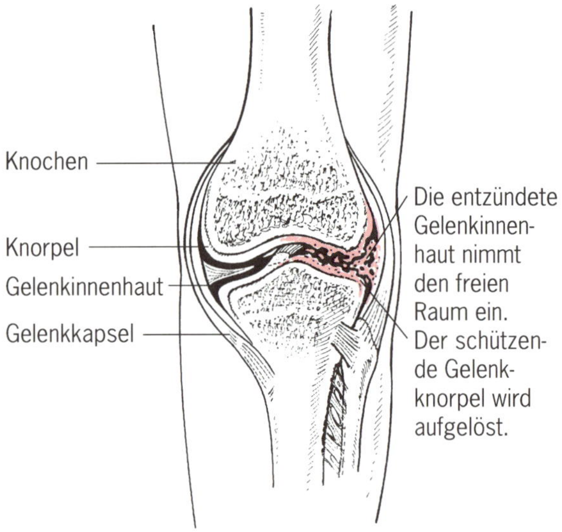

Ein Zeichen für die Beteiligung des Abwehrsystems an der chronischen Polyarthritis sind die Rheumafaktoren. Es sind Antikörper gegen körpereigenes Eiweiß. Dem Arzt können sie als Hinweis bei der Diagnose dienen. Nachgewiesene Rheumafaktoren sind jedoch weder ein sicheres Zeichen dafür, daß jemand eine Polyarthritis hat, noch sagt ihr Fehlen sicher, daß der Untersuchte gesund ist.
Bei einer chronischen Polyarthritis sondert die entzündete Gelenkinnenhaut zuviel und veränderte Gelenkflüssigkeit ab. Dadurch schwillt das Gewebe um das Gelenk herum an und schmerzt. Die Gelenkinnenhaut wuchert und stört das reibungslose Funktionieren. Der Knorpel nimmt Schaden. Fehlt der schützende Knorpel, wird auch der darunterliegende Knochen »angefressen«. Das Gelenk verformt und verbiegt sich und versteift am Schluß. Auch die das Gelenk umgebenden Bänder und Sehnen werden in Mitleidenschaft gezogen. Weil jede Bewegung schmerzt, werden die Gelenke geschont, so daß schließlich auch die Muskeln verkümmern.

Erkrankungsrisiko

Ob und wann jemand eine chronische Polyarthritis entwickelt, läßt sich nicht vorhersagen. Aus unbekanntem Grund sind Frauen wenigstens zweimal so häufig betroffen wie Männer. Jährlich erkranken in der BRD etwa 500 Kinder an chronischer Polyarthritis. Mit zunehmendem Lebensalter wird die Krankheit häufiger.

Mögliche Folgen und Komplikationen

Der Krankheitsverlauf ist nicht vorhersehbar. Manche Menschen bleiben zwischen den Krankheitsschüben monate- und jahrelang beschwerdefrei. Bei sogenannten »bösartigen« Formen können die Gelenke jedoch bereits nach ein bis zwei Jahren schwer zerstört sein. Bei manchen Krankheitsformen können auch Herz, Lunge und Auge Entzündungszeichen aufweisen. Da die meisten Kranken sich aber ohnehin keinen großen Belastungen aussetzen können, bleibt eine Herzschwäche meist unbemerkt. 60 bis 75 Prozent der erkrankten Kinder haben eine Monarthritis, bei der nur ein Gelenk betroffen ist. Sie werden wieder gesund und sind in ihren Bewegungen nicht nennenswert beeinträchtigt.

Das Leben als Rheumatiker

Die Diagnose »entzündliches Rheuma« belastet Betroffene und die Menschen, die mit ihnen leben, sehr. Es bedeutet oft ein Leben in Abhängigkeit von Ärzten, Medikamenten, Bewegungstherapien und Hilfsmitteln; es droht auch das Schreckensbild der Invalidität. Diese Belastung ist so groß, daß sich seelische Ursachen und seelische Folgen der Erkrankung oft nicht mehr auseinanderhalten lassen. Doch das Leben wird leichter, wenn Sie mit Ihrem Körper leben anstatt gegen ihn. Versuchen Sie, ein anderes Verhältnis zu ihm zu bekommen. Achten Sie auf die Sprache und die Signale Ihres Körpers, und gönnen Sie ihm, was ihm guttut.
Scheuen Sie sich nicht, sich bei der Bewältigung Ihres Lebens helfen zu lassen. Vielen Rheumakranken hat eine fachkundige Begleitung geholfen, das Leben wieder lebenswert zu finden. Der Austausch mit ebenso belasteten Menschen in einer Selbsthilfegruppe kann sehr hilfreich sein (➔ Beratung und Psychotherapie, Seite 822).

Im Alltag
- Planen Sie Ihren Tagesablauf so, daß Sie sich in den schmerzreichen Phasen Zeit geben können
- Sorgen Sie immer wieder für Pausen, in denen sich Ihre Gelenke erholen können

Auskunft über Selbsthilfegruppen

BRD:	Deutsche Rheuma-Liga Rheinallee 69; 5300 Bonn 2 Tel.: (02 28) 35 54 25
Österreich:	Österreichische Rheuma-Liga Ketzergasse 200; 1235 Wien Tel.: (02 22) 8 65 35 37

- Vermeiden Sie lang anhaltende einseitige Körperhaltungen und Bewegungen
- Eine gesunde Vollwerternährung (➔ Seite 874) stärkt Ihre Abwehrkräfte
- Achten Sie auf Ihr Gewicht: Jedes Kilo, das Sie mehr wiegen, müssen Ihre Gelenke mittragen

Die Arbeit
Arbeit zu haben, bedeutet finanzielle Unabhängigkeit und die Anerkennung, etwas leisten zu können. Als Rheumakranker können Sie einiges dazutun, damit Sie auch weiterhin »dazugehören«. Besprechen Sie mit Ihrem Arzt, welche Zukunftsaussichten Sie mit Ihrer Krankheit haben. Wenden Sie sich an die Sozialarbeiter der Rheumaliga, um zu erfahren, wie Sie sich am günstigsten verhalten:
- Besprechen Sie zunächst mit einer Ergotherapeutin, dann mit dem Chef oder einem Angehörigen des Betriebsrates, wie Sie Ihren Arbeitsplatz umgestalten können
- Welche anderen Arbeitsmöglichkeiten gibt es innerhalb des Betriebes, in dem Sie jetzt arbeiten?
- Welche Umschulungsmöglichkeiten gibt es?
- Sollen Sie sich um die Anerkenntnis als Schwerbehinderter bemühen?

Der Arzt ist verpflichtet, Sie über mögliche sogenannte Rehabilitationsmaßnahmen zu Lasten der Krankenkasse zu beraten. Wenn Sie einverstanden sind, daß er der Krankenkasse Ihre Behinderung mitteilt, kann er auch beantragen, daß Sie in einem Berufsförderungswerk zwei Wochen lang herausfinden, welcher Beruf für Sie geeignet sein könnte. Rheuma ist eine teure Krankheit. Die Rheumaliga hat ausgerechnet, daß eine schwerbehinderte Frau, die auf einen PKW angewiesen ist, in der BRD durch ihre Krankheit eine jährliche Mehrbelastung von DM 4700,- hat. Rheumakranke Kinder brauchen Nachhilfeunterricht, bei Kuren muß der begleitende Elternteil seinen Aufenthalt finanzieren. Haushaltshilfen müssen bezahlt und besonders gestaltete Möbel angeschafft werden. Bei der Rheumaliga erfahren Sie, welches Amt für welchen Antrag zuständig ist, welches Recht Sie gegenüber Arbeitgeber und Krankenkassen haben, welche finanzielle Hilfen Ihnen von Staat und Krankenkasse zustehen und wie Sie sie bekommen.

Richtig liegen
In dem Drittel Ihres Lebens, das Sie im Bett verbringen, können Sie viel von dem wieder zunichte machen, was Sie tagsüber mühsam aufgebaut haben. Entsprechende Maßnahmen können dem vorbeugen:
- Feste Matratze auf Lattenrost statt Federkernmatratze auf Sprungfederrahmen
- Kleines Kissen oder Nackenrolle statt eines großen, dicken Kopfkissens
- So flach wie möglich liegen
- Niemals beim Liegen die Beine überkreuzen oder eine Rolle unter die Kniekehlen legen: Hüfte oder Knie könnten in der gebeugten Stellung versteifen

Die Liebe
Zärtlichkeit und Liebe mit verformten Gelenken und einem schmerzenden Körper zu geben und zu nehmen, fällt schwer. Die Angst, nicht mehr begehrenswert zu sein, und die Last, nicht ungehindert alles tun zu können, sind Feinde der Lust. Und doch sollten Sie alles tun, um dieses wichtige Stück Freude am Leben nicht zu verlieren.
- Lieben kann man sich nicht nur bei Nacht. Versuchen Sie, sich mit Ihrem Partner/Ihrer Partnerin so zu arrangieren, daß Sie die schmerzarme Tageszeit (meistens mittags) dafür frei haben
- Entspannen Sie sich vorher im warmen Badewasser, oder probieren Sie aus, was geschieht, wenn Sie gemeinsam heiß duschen
- Sprechen Sie mit Ihrem Arzt ab, welches kurzwirksame Schmerzmittel Sie vorher einnehmen können
- Für die Liebe gibt es so viele Stellungen, wie Ihre Phantasie reicht. Finden Sie gemeinsam heraus, wie Ihnen das Genießen am leichtesten fällt
- Wagen Sie Ungewohntes: Auch Hände, Mund und Haut können Liebe geben. ➔ Lust und Liebe, Seite 614

Vorbeugung
Ist nicht möglich.

Wann zum Arzt?
Treten mehrere Krankheitszeichen gemeinsam auf, sollten Sie zu einem Facharzt gehen, der die Zusatzbezeichnung »für Rheumatologie« trägt (➔ Die Suche nach dem »richtigen« Arzt, Seite 511). Der Allgemeinarzt hat meistens zuwenig Erfahrung mit der Behandlung einer chronischen Polyarthritis.
Rheumakranke Kinder müssen alle sechs bis acht Wochen zum Augenarzt. Nur eine eingehende Untersuchung klärt, ob das Kind zu jenen 20 Prozent gehört, die zusätzlich zur Arthritis eine Regenbogenhautentzündung entwickeln.

Selbsthilfe
Stellen Sie Ihre Ernährung auf Vollwertkost um (➔ Seite 874).

Für Kinder:
- Versuchen Sie beim Lehrer zu erreichen, daß Ihr Kind den Klassenraum ohne Hilfe selbst erreichen kann
- Erwirken Sie - wenn nötig, mit ärztlichem Attest -, daß Ihr Kind schuleigene Lehrbücher benutzen darf, die es in der Schule lassen kann. Das erspart das Tragen der schweren Schultasche
- Sorgen Sie dafür, daß Ihr Kind bei einer Schreibbehinderung Arbeitserleichterungen und/oder Zeitverlängerungen bekommt
- Besprechen Sie in der Selbsthilfegruppe das Problem des Nachhilfeunterrichts. Vielleicht können sich mehrere Eltern zusammentun und die Kosten teilen
- Wie Sie sich verhalten müssen, um Ihr Kind ins Krankenhaus begleiten zu können: ➔ Kinder im Krankenhaus, Seite 727

Behandlung

Fasten

Nach etwa dreiwöchigem Fasten (➔ Seite 859) verspüren viele Kranke für längere Zeit eine deutliche Besserung. Meistens müssen sie vorher jedoch eine Phase der Verschlechterung durchstehen. Wie schnell sich die alten Krankheitszeichen hinterher wieder bemerkbar machen, ist verschieden. Bevor Sie mit einer Fastenkur beginnen, müssen Sie mit dem Arzt absprechen, ob und wie Sie Ihre Medikamentendosierung vorher ändern müssen.

Physikalische Therapie
- Kälte, wenn die Gelenke akut entzündet und heiß sind (➔ Kältebehandlung, Seite 798)
- Wärme außerhalb der Zeiten mit akuten Entzündungsschüben (➔ Wärmebehandlung, Seite 797), Bäder (➔ Seite 799), Moor- und Fangopackungen (➔ Seite 797)
- Heilgymnastik (➔ Seite 804)
- Elektrotherapie (➔ Seite 801)
- Ergotherapie, um das Leben zu Hause und im Beruf besser bewältigen zu können

Behandlung mit Medikamenten

Basismedikamente

Eine chronische Polyarthritis sollte frühzeitig mit geeigneten Basismedikamenten behandelt werden - trotz der möglichen ausgeprägten Nebenwirkungen. Diese Medikamente verlangsamen die Gelenkzerstörung und verringern die rheumatisch bedingten Schäden an inneren Organen. Allerdings kann bis zu einem halben Jahr vergehen, bis Sie eine positive Wirkung verspüren. Regelmäßige und sorgfältige Kontrolluntersuchungen sind bei dieser Behandlung unerläßlich.

Basismedikamente bei chronischer Polyarthritis

Artamin (Ö)	Plaquenil (Ö)
Aureotan (BRD)	Quensyl (BRD/Ö)
Auro-Detoxin (BRD)	Resochin (BRD/Ö)
Azulfidine RA (BRD)	Ridaura (BRD/Ö)
Metalcaptase (BRD/Ö)	Salazopyrin (Ö)

Auch für Kinder kann eine Behandlung mit Basismedikamenten notwendig werden, wenn nichtsteroidale Antirheumatika nicht ausreichend wirken.

Nebenwirkungen: Alle Basismedikamente können Ihrem Körper schaden. Lassen Sie sich von Ihrem Arzt Ihr persönliches Risiko erklären.

Nichtsteroidale Antirheumatika

Sie sind sinnvoll, um momentane Schmerzen kurzfristig zu lindern, bei einem akuten Entzündungsschub und wenn oder solange die Basismedikamente Schmerzen und Entzündungen nicht ausreichend eindämmen. Bei Kindern sollte der Arzt versuchen, nur mit diesen Mitteln auszukommen. Präparate ➔ Rheuma, Seite 512.

Kortison

Es kann Rheuma lindern, aber nicht heilen. Der Arzt sollte es nur verordnen, wenn alle anderen Behandlungsmaßnahmen die Entzündung nicht ausreichend eindämmen. Dann kann es allerdings sehr hilfreich sein. Zur Behandlung mit Kortison und Präparate ➔ Seite 765.

Immunsuppressiva

Diese Medikamente sollen das Abwehrsystem blockieren, das bei der chronischen Polyarthritis körpereigenes Gewebe angreift. Immunsuppressiva können sinnvoll sein, wenn die Krankheit besonders aggressiv verläuft und andere Behandlungsmethoden erfolglos geblieben sind oder nicht ausreichen.

Operationen (➔ Rheuma, Seite 514)

Eine Synovektomie sollte frühzeitig durchgeführt werden. Sind die Entzündungsherde entfernt, verlangsamt sich die Gelenkzerstörung. Meist bessern sich die

Immunsuppressiva, die bei Rheuma eingesetzt werden

Abitrexate (Ö)	Methotrexat (BRD/Ö)
Cyclostin (BRD)	Sandimmun (BRD/Ö)
Endoxan (BRD/Ö)	

Beschwerden, auch wenn die Entzündung nach längerer Zeit wieder aufflammt. Gelenke können durch Kunstgelenke ersetzt werden.

Psoriasis-Arthritis

Beschwerden

Bei dieser Krankheit treten Schuppenflechte (Psoriasis, ➔ Seite 330) und Gelenkentzündungen gemeinsam auf.

- Am häufigsten sind alle Gelenke *eines* Fingers oder *einer* Zehe entzündet
- Oder es sind die gleichen Gelenke an mehreren Fingern entzündet
- Sprung- und Kniegelenke können betroffen sein
- Die Hautveränderungen können auch fehlen. Besonders bei Kindern entwickeln sich die Gelenkveränderungen häufig vor den Hauterscheinungen
- Hell getüpfelte Fingernägel können in Kombination mit den anderen Beschwerden auf die Krankheit hinweisen

Ursachen

Sind nicht bekannt.

Erkrankungsrisiko

Etwa ein Fünftel der Menschen mit Schuppenflechte entwickeln auch Gelenkbeschwerden.

Mögliche Folgen und Komplikationen

Im Vergleich zur chronischen Polyarthritis verläuft die Psoriasis-Arthritis leichter. ➔ auch Chronische Polyarthritis: Das Leben als Rheumatiker, Seite 518.

Vorbeugung

Ist nicht möglich.

Wann zum Arzt?

Bei den oben genannten Beschwerden.

Selbsthilfe

Wie bei der chronischen Polyarthritis, ➔ Seite 517.

Behandlung

Die Gelenkschmerzen sollten mit Schmerzmitteln (➔ Seite 760) gelindert werden. Die Krankheit selbst sollte der Arzt mit Basismedikamenten (➔ Chronische Polyarthritis, Seite 520) behandeln.
Nichtsteroidale Antirheumatika können die Hauterscheinungen verschlimmern.

Gelenkentzündungen bei Infektionskrankheiten (Reaktive Arthritiden), Rheumatisches Fieber

Beschwerden

Rote, geschwollene, schmerzende Gelenke, meist am Knie- und Sprunggelenk, möglicherweise begleitet von: Fieber, Halsentzündung, Scharlach, Sehnenscheidenentzündung, Bindehaut- oder Regenbogenhautentzündung, Nierenentzündung.

Ursachen

Diese Gelenkentzündungen sind die späte Folge einer Infektion, die sich an einem anderen Organ abgespielt hat. Es kommen in Frage:

- Streptokokken als Erreger von Halsentzündungen und Scharlach
- Yersinien als Erreger verschiedener Magen- und Darmerkrankungen
- Gonokokken als Erreger von Geschlechtskrankheiten
- Chlamydien als Erreger von Blasenentzündungen oder Entzündungen im Genitalbereich
- Bakterien, die mit einem Zeckenbiß übertragen wurden und eine Lyme-Borreliose hervorgerufen haben

Erkrankungsrisiko

Nur relativ selten verbinden sich die oben genannten Krankheiten tatsächlich mit Gelenkentzündungen. Das Erkrankungsrisiko steigt bei Menschen, die HLA-B27-positiv sind (➔ Bechterewsche Krankheit, Seite 522).
An rheumatischem Fieber nach Streptokokken-Infektionen erkranken vornehmlich Kinder und Jugendliche. In Europa ist diese Krankheit jedoch selten geworden, seit Halsentzündungen mit Antibiotika bekämpft werden können.

Mögliche Folgen und Komplikationen

Es kann lange Zeit dauern, bis die Gelenkentzündungen wieder vergehen. Das rheumatische Fieber nach Streptokokken-Infektionen »leckt an den Gefäßen, beißt aber das Herz«. Die gefürchtetste Folge ist die Entzündung von Herzgeweben. Auch wenn die Krankheit selbst erfolgreich bekämpft wurde, bleibt die Gefahr, durch den entstandenen Herzschaden frühzeitig zu sterben.

Vorbeugung

Die durch die genannten Erreger hervorgerufenen Krankheiten müssen mit Antibiotika (➔ Seite 762) behandelt werden.

Wann zum Arzt?
Wenn Sie während oder nach einer der obengenannten Krankheiten Gelenkschmerzen bekommen. Nach einer Halsentzündung oder einer Scharlacherkrankung kann das zwei bis drei Wochen dauern, nach einem Zeckenbiß Wochen bis Monate (bis über ein Jahr).

Selbsthilfe
Gelenke kühlen (➔ Kältebehandlung, Seite 798).

Behandlung
Die Grundkrankheit wird mit Antibiotika behandelt. Die Gelenkbeschwerden kann der Arzt mit nichtsteroidalen Antirheumatika lindern (➔ Rheuma, Seite 512). Beim rheumatischen Fieber nach einer Streptokokken-Infektion muß meistens noch lange Zeit mit Penicillin Rückfällen oder erneuten Infektionen vorgebeugt werden.

Bechterewsche Krankheit

(Spondylitis ankylosans, Spondylarthritis ankylopoetica)

Als Bechterewsche Krankheit bezeichnet man entzündliche Veränderungen der Wirbelsäule. Eventuell können auch andere Gelenke mitbetroffen sein.

Beschwerden
- Schmerzen im Kreuz und unteren Rücken, die sich im Liegen so verstärken, daß man aufwacht, und die sich bei Bewegung bessern. Sie können leicht mit Schmerzen beim Ischiasleiden verwechselt werden, sind jedoch eher schleichend als anfallartig. Es fällt schwer, etwas vom Boden aufzuheben
- Gelenkschmerzen, die vergehen, oft aber wiederkehren
- Ein Engegefühl in der Brust beim Luftholen, Husten oder Niesen
- Regenbogenhautentzündung (➔ Seite 292)
- Schmerzen im Kniegelenk oder an der Ferse. Bei einem Drittel der jugendlichen Bechterewkranken geht dieses den typischen Rückenbeschwerden voraus

Ursachen
Die Anlage, diese Krankheit zu entwickeln, wird wahrscheinlich vererbt. Ein Zeichen dafür kann das im Blut nachweisbare Merkmal HLA-B27 sein (➔ Wann zum Arzt? Seite 523). Wie bei vielen anderen Rheumakrankheiten spielt auch beim Morbus Bechterew das Immunsystem eine Rolle, das eigene Körperzellen angreift (➔ Befindlichkeitsstörungen, Seite 215).

Kreuz-Darmbein-Gelenk

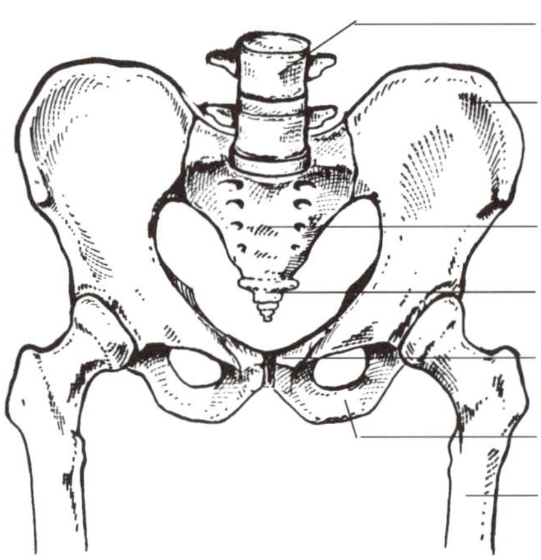

Erkrankungsrisiko
In der BRD gibt es etwa 120 000 Bechterewkranke. Männer erkranken viermal häufiger als Frauen. Die Krankheit beginnt besonders oft zwischen dem 20. und 30. Lebensjahr. Wenn ein naher Verwandter darunter leidet, ist das ein Zeichen für ein größeres Risiko.

Mögliche Folgen und Komplikationen
Die Krankheit verläuft schubweise mit manchmal langen beschwerdefreien Intervallen.
Die Wirbel versteifen zunehmend von unten nach oben. Es entsteht ein typischer Rundrücken. Die verbogene Wirbelsäule drückt den Kopf nach vorne und nach unten. Der starre Brustkorb behindert die Atmung.
Nur bei einem Drittel bis Fünftel der Kranken schreitet die Krankheit so weit fort. Bei der Mehrzahl kommt sie trotz jahrzehntelangen Verlaufs vorher zum Stillstand. Bei Frauen verläuft sie allgemein milder.
Vererbung: Die Angaben, ob das Kind eines Bechterewkranken ebenfalls diese Krankheit bekommen wird, sind sehr uneinheitlich. Die Wahrscheinlichkeit erhöht sich allerdings, wenn sich zwei Bechterewler entschließen, eine Familie zu gründen. Es ist nicht sehr sinnvoll, Kinder von Bechterewkranken auf das Merkmal HLA-B27 untersuchen zu lassen. Das Ergebnis kann ängstigen, aber man kann nichts zur Vorbeugung tun.
Schwangerschaft: Während einer Schwangerschaft gehen die Beschwerden im allgemeinen nicht zurück. Eine Kaiserschnittentbindung ist nur notwendig, wenn die Hüftgelenke oder Beckenknochen zu unbeweglich sind.

Versicherung: Ein Risikozuschlag bei einer privaten Krankenversicherung ist nicht allgemein üblich. Wird er trotzdem gefordert, sollten Sie sich dagegen wehren - notfalls mit Hilfe der Selbsthilfeorganisationen (➔ Chronische Polyarthritis, Seite 517).

Vorbeugung
Ist nicht möglich.

Wann zum Arzt?
Wenn Sie die obengenannten Krankheitszeichen verspüren. Röntgenaufnahmen zeigen erst etwa vier bis zwölf Monate nach den ersten Beschwerden die Entzündung der Kreuz-Darmbeingelenke. Die aussagekräftigsten Bilder liefert eine Computertomografie (➔ Seite 746). Weil die typischen Bechterewzeichen zu Anfang fehlen können, werden viele Kranke lange Zeit falsch behandelt, oft sogar unnötigerweise an den Bandscheiben operiert. Die richtige Diagnose könnte der Arzt leichter stellen, wenn er das Blut des Patienten auf das Merkmal HLA-B27 untersuchen ließe. Doch diese Untersuchung ist kostspielig und wird nur in Speziallabors durchgeführt. Etwa 75 Prozent der Bechterewkranken sind HLA-B27-positiv. Das bedeutet, daß ihre weißen Blutkörperchen dieses Gewebemerkmal aufweisen. Allerdings haben auch etwa zehn Prozent Gesunde dieses Merkmal, ohne an Bechterew zu erkranken.

Selbsthilfe
- Mindestens eine Stunde täglich auf dem Bauch liegen. Das beugt der einseitigen Krümmung der Wirbelsäule vor. Wenn Sie die Bauchlage kaum ertragen können, »portionieren« Sie die Zeit. Vielleicht hilft auch ein Kissen unter der Brust ein wenig
- So flach und hart wie möglich liegen. Legen Sie auf Reisen lieber die Matratze auf den Fußboden, als eine Nacht im durchhängenden Bett zu verbringen
- Schwere körperliche Arbeit vermeiden
- Günstige Sportarten: Rückenschwimmen, Kraulen, Volleyball, Skilanglauf, Radfahren

Deutsche Vereinigung Morbus Bechterew
Metzgergasse 16; 8720 Schweinfurt
Tel.: (0 9721) 2 20 33

Österreichische Vereinigung Morbus Bechterew
Landstraße 56; 2410 Hainburg/Donau
Tel.: (0 21 65) 3 29 84

- Während der Arbeitszeit und bei längeren Autofahrten Pausen mit Lockerungs- und Atemübungen einlegen, wie Sie sie bei der Heilgymnastik gelernt haben. Günstig ist es, sich auch hinzulegen, am besten auf den Bauch
- Bei sitzender Tätigkeit öfter aufstehen und die Hüften durchstrecken
- Singen und Pfeifen sind Atemgymnastik
- Schuhe mit elastischer Sohle fangen die Stöße beim Gehen auf hartem Asphalt auf

Behandlung
Das allerwichtigste bei der Behandlung ist, die Wirbelsäule beweglich zu erhalten. Versteifungen sind nicht wieder rückgängig zu machen. Die heilgymnastischen Übungen, die Sie zweimal täglich 30 Minuten lang durchführen müssen, sollten so selbstverständlich werden wie das Zähneputzen.

Physikalische Therapie
Geeignet sind: Heilgymnastik (➔ Seite 804), Massage (➔ Seite 806), Wärmebehandlung zur Linderung der Schmerzen, aber nicht wenn die Gelenke akut entzündet sind (➔ Seite 797).
Bechterewkranke profitieren oft sehr von einer Kur in speziellen Einrichtungen wie zum Beispiel einer Rheumaklinik. Die Krankenkassen der BRD wollen das jedoch nicht als Maßnahme anerkennen, die einer Krankenhauspflege vergleichbar wäre, sondern es als Kur bewerten. Für die Betroffenen bedeutet das eine erhebliche finanzielle Mehrbelastung. Die Sozialgerichtsklagen, die die Deutsche Vereinigung Morbus Bechterew dagegen geführt hat, waren sehr häufig erfolgreich. Sie rät darum allen Betroffenen, sich im Zweifelsfall mit ihnen in Verbindung zu setzen.

Behandlung mit Medikamenten (➔ Rheuma, Seite 512)
Nichtsteroidale Antirheumatika, um die Schmerzen zu lindern und die Übungen zu ermöglichen. Kortison ist nur ausnahmsweise bei sehr schwer betroffenen Gelenken angebracht.

Operationen (➔ Rheuma, Seite 514)
Der Austausch versteifter Hüftgelenke kann besonders bei jüngeren Patienten sinnvoll sein.
Eine besonders stark gekrümmte Wirbelsäule zwingt den Blick nach unten.
In einem solchen Fall kann eine Operation die Wirbelsäule zumindest so weit aufrichten, daß der Betroffene wieder geradeaus schauen kann.

Lupus erythematodes

Beschwerden
- Leichte Temperaturerhöhung über längere Zeit mit Müdigkeit, Abgeschlagenheit, Gewichtsverlust
- Gelenkschmerzen, die sehr einer chronischen Polyarthritis ähneln (➔ Seite 517)
- Hautausschlag. Typisch ist ein schmetterlingsförmiger Ausschlag im Gesicht
- Haarausfall

Ursachen
Bisher nicht genau bekannt. Wahrscheinlich ist das Abwehrsystem im Sinne einer Autoimmunkrankheit beteiligt (➔ Befindlichkeitsstörungen, Seite 215). Möglicherweise fördern Viren, Umwelteinflüsse und Medikamente die Erkrankung.

Erkrankungsrisiko
Frauen sind häufiger betroffen als Männer.

Mögliche Folgen und Komplikationen
- Entzündungen verschiedener Teile des Herzens
- Nierenentzündung bis zum Nierenversagen
- Zwerchfellentzündungen
- Durch die allgemeine Abwehrschwäche haben andere Krankheiten leichteres Spiel

Vorbeugung
Ist nicht möglich.

Wann zum Arzt?
Wenn Sie die oben beschriebenen Beschwerden verspüren.

Selbsthilfe
Sonnenschutzmittel mit hohem Lichtschutzfaktor verwenden (➔ Seite 314). Die Hautentzündungen entwickeln sich häufiger nach Sonnenbestrahlung.

Behandlung
Leichte Formen des Lupus erythematodes werden wie eine chronische Polyarthritis mit nichtsteroidalen Antirheumatika oder Basismedikamenten behandelt (➔ chronische Polyarthritis, Seite 520).
Sind jedoch innere Organe betroffen, muß die Aktivität des Abwehrsystems mit Kortison (➔ Seite 765) und Immunsuppressiva gebremst werden (➔ Chronische Polyarthritis, Seite 520). Die Hautveränderungen erfordern ebenfalls eine Kortisonbehandlung.

Sklerodermie

Beschwerden
- Anzeichen einer Durchblutungsstörung in Fingern und Zehen: bleiche oder bläuliche Verfärbung, Schmerzen
- Offene Stellen an den Fingerkuppen
- Gelenkschmerzen
- Schluckbeschwerden durch Speiseröhrenverengung (➔ Seite 440), Appetitlosigkeit, Gewichtsverlust
- Hautveränderungen: Die Haut wird derb, glatt und starr. Sie wird immer weniger beweglich und verschiebbar. Dadurch lassen sich die Gelenke schlechter bewegen
- Folgen der zu geringen Absonderung der Schleimhäute: trockener Mund, Bindehautentzündungen, trockene Scheide
- Die Zunge läßt sich nicht mehr anheben und herausstrecken

Ursachen
Sie sind bisher nicht genau bekannt. Wahrscheinlich ist aber das Abwehrsystem im Sinne einer Autoimmunkrankheit beteiligt (➔ Befindlichkeitsstörungen, Seite 215). Das Bindegewebe ist teilweise entzündet. In jedem Fall vermehrt und verdickt es sich. Das schädigt vor allem die Haut, die Schleimhaut der oberen Verdauungsorgane, der Lunge und der Nieren.

Erkrankungsrisiko
Frauen erkranken bis zu viermal häufiger als Männer. Möglicherweise begünstigen Chemikalien die Krankheit (das Tuberkulosemittel Isoniazid; Polyvinylchlorid; Silikatstaub).

Mögliche Folgen und Komplikationen
- Die Blutgefäße sind entzündet oder verengen sich, bis sie vollständig verschlossen sind
- Die Lunge arbeitet nicht mehr richtig: Husten, Atemnot und ungenügende Versorgung des Körpers mit Sauerstoff sind die Folge
- Herzmuskelschwäche, weil sich das Gewebe narbig verändert hat
- Eine mangelnde Nierendurchblutung kann zum Nierenversagen führen

Vorbeugung
Ist nicht möglich.

Wann zum Arzt?
Bei mehreren der oben beschriebenen Beschwerden.

Selbsthilfe
Ist nicht möglich.

Behandlung
Mit verschiedenen Medikamenten wird versucht, die Krankheit zu beeinflussen.

Polymyalgia rheumatica

Diese besondere Form einer rheumatischen Erkrankung beruht auf einer Erkrankung des Bindegewebes der Blutgefäße innerhalb der Muskeln.

Beschwerden
- Appetitlosigkeit, Gewichtsverlust, allgemeine Schwäche
- Starke Schmerzen im Nacken-, Schulter- und Beckenbereich, die frühmorgens am heftigsten sind
- Sich rapide verschlechterndes Sehvermögen

Ursachen
Sind bisher nicht bekannt.

Erkrankungsrisiko
Die Krankheit tritt praktisch nur bei Menschen auf, die älter sind als 55. Frauen sind etwa dreimal öfter betroffen als Männer.

Mögliche Folgen und Komplikationen
Die Innenwände der Blutgefäße, vornehmlich der Schläfenschlagader, sind entzündlich verändert. Massive Sehstörungen sind die Folge.
Es können Thrombosen, Gefäßverschlüsse und Embolien entstehen. Manchmal sind die Herzkranzgefäße in Mitleidenschaft gezogen.

Wann zum Arzt?
Wenn Sie die oben beschriebenen Krankheitszeichen verspüren.

Selbsthilfe
Ist nicht möglich.

Behandlung
Bereits beim Verdacht auf eine Polymyalgia rheumatica sollte der Arzt sofort Kortison (➔ Seite 765) verordnen. Sind bereits die Augen in Mitleidenschaft gezogen, muß diese Behandlung im Krankenhaus notfallmäßig erfolgen.

WEICHTEIL-RHEUMATISMUS

(Fibromyalgie)

Weichteilrheumatismus ist ein Sammelbegriff für schmerzhafte Veränderungen in den »weichen Teilen« des Bewegungsapparates, dem Bindegewebe. Das ist jenes Gewebe, das andere Gewebe miteinander verbindet und außerhalb von Knochen, Muskeln und Gelenken liegt. Dabei ist zunächst nichts entzündet. Als Weichteilrheumatismus bezeichnet man unter anderem folgende Krankheiten:

Schmerzhafte Schultersteife
»Tennisarm«
Karpaltunnel-Syndrom

Beschwerden
Die Beschwerden können bei all diesen Krankheiten ganz verschieden sein: Manchen Menschen tut »einfach alles« weh, andere können den Schmerz an bestimmten Körperpartien lokalisieren, wieder andere verspüren ein Brennen im Körper. Sie fühlen sich schwach, matt und kraftlos. Die Schmerzen können akut oder langsam beginnen, anhalten, sich steigern, wieder vergehen und immer wiederkehren.
Schmerzhafte Schultersteife: Die Schulter tut bei immer den gleichen Bewegungen weh.
»Tennisarm«: Schmerz an der Außenseite des Ellenbogengelenks, der in den Unterarm ausstrahlt; Schmerzen beim Ballen der Faust.
Karpaltunnel-Syndrom: Schmerzen in der Handfläche, besonders nachts, die sich im ganzen Arm über die Schulter bis in den Nacken ausbreiten können. Morgens sind die Finger steif und kraftlos. Daumen, Zeige- und Mittelfinger werden gefühllos, die Muskulatur des Daumenballens schwindet.

Ursachen
Einige Erklärungen für solche schmerzhaften Veränderungen leuchten jedem sofort ein: Überlastung, einseitige Beanspruchung, falsche Haltung über lange Zeit. Auch »Wetterfühligkeit« erscheint plausibel. Doch nur wenige denken daran, wie anstrengend es ist, »immer die Zähne zusammenzubeißen«, »die ganze Last auf seine Schultern zu nehmen« oder »sich ständig zu be-haup-ten«. Wenn Ihnen »die Angst im Nacken sitzt«, ziehen Sie die

Schultern nach oben und halten sie dort fest. Wer das eine Zeitlang getan hat, braucht sich nicht zu wundern, wenn die Nacken- und Schultermuskulatur schmerzt. Die häufigste Ursache seelisch bedingten Weichteilrheumatismus sind Partnerschaftskonflikte.
Menschen mit diesen Erkrankungen führen meist alle Bewegungen des täglichen Lebens mit erheblich mehr Kraftaufwand durch, als notwendig wäre.
Karpaltunnel-Syndrom: Die Beschwerden entstehen, weil durch eine chronische Sehnenscheidenentzündung am Handgelenk ein Nerv eingeengt wird.

Erkrankungsrisiko

Mehr als die Hälfte aller Beschwerden am Bewegungsapparat können als Weichteilrheumatismus bezeichnet werden.
Das Erkrankungsrisiko steigt
- durch einseitige, berufliche Belastung wie Maschineschreiben bei Sekretärinnen, Drehbewegungen mit Handwerkszeug, bei Kassiererinnen im Supermarkt, Stricken
- bei Sportlern durch falsche Griffstärke oder Schlagtechnik (beim Tennis) oder falsche Wurftechnik (beispielsweise beim Speerwerfen)
- wenn die Muskeln versuchen, eine Fehlhaltung des Körpers auszugleichen, z. B. wenn ein Bein verkürzt ist

Mögliche Folgen und Komplikationen

Eine falsche Haltung überbeansprucht die Muskeln. Daraus kann ein Teufelskreis entstehen: Fehlhaltung - Verspannung - Sauerstoffmangel - schlechte Versorgung aller Gewebe - Schmerz - Fehlhaltung. Hält dieser Zustand lange Zeit an, sind die Verkümmerungen kaum noch rückgängig zu machen.
Ständige Überlastung überfordert Sehnen, Sehnenscheiden und Schleimbeutel. Manche Menschen empfinden die Beschwerden als so stark, daß sie nach langer Zeit sich immer wiederholender Krankheiten sogar arbeitsunfähig werden können. Wenn der Arzt den Zusammenhang zwischen Körper und Seele nicht rechtzeitig erkennt, entwickeln sich sogenannte »Patientenkarrieren« mit langdauernden Beschwerden (➔ Befindlichkeitsstörungen, Seite 215).

Vorbeugung

- Bei Hand-Arbeiten möglichst beide Hände abwechselnd einsetzen
- Sportler sollten sich von ihrem Trainer eine bessere Schlag- bzw. Wurftechnik zeigen lassen, Tennisspieler die Griffstärke ihres Schlägers überprüfen

Richtlinie für die Griffstärke bei Tennisschlägern
Der Umfang des Schlägers sollte so groß sein wie der Abstand zwischen der Spitze des Mittelfingers und der mittleren Linie der Hand (eventuell mit einem Faden abmessen).

Wann zum Arzt?

Wenn die Schmerzen trotz Lockerungs- und Entspannungsübungen unerträglich bleiben.
Die richtige Diagnose läßt meistens lange auf sich warten, denn dafür müssen mehrere Bedingungen zusammentreffen: ein Arzt, der in der Rheumatologie erfahren ist und der Erfahrung mit seelisch bedingten (psychosomatischen) Krankheiten hat. Der Patient muß einsehen, daß die Ursache seiner Beschwerden auch in seinem Verhalten liegen kann.

Selbsthilfe

Alles, was entspannt, lindert die Beschwerden: Entspannungsübungen (➔ Seite 815), erholsamer Schlaf (➔ Seite 227), Ruhigstellen des schmerzenden Körperteils. Im akuten Stadium: drei- bis viermal täglich Kältebehandlung (➔ Seite 798). Später dann: Wärmebehandlung (➔ Seite 797) oder Rheumasalben (➔ Rheuma, Seite 512).

Behandlung

Physikalische Therapie (➔ Seite 796)
- Heilgymnastik (➔ Seite 804), Massagen (➔ Seite 806)
- Wärmebehandlung: Infrarot, Fangokompressen, Diathermie (➔ Seite 797)
- Bei berufsbedingten Schmerzen kann eine Ergotherapeutin nachschauen, wie sich die Arbeitsbedingungen verbessern lassen

Behandlung mit Medikamenten
- Schmerzmittel (➔ Seite 760)
- Muskelentspannende Medikamente (➔ Seite 530)
- Beruhigungsmittel (➔ Seite 226)

Beratung und Psychotherapie ➔ Seite 822.

Operationen beim Karpaltunnel-Syndrom: Wenn andere Behandlungsmethoden (zum Beispiel das einmalige Einspritzen von Kortison) erfolglos geblieben sind, sollte bald operiert werden. Dabei wird das quer über das Handgelenk verlaufende Band durchtrennt, so daß es nicht mehr auf den Nerv drücken kann.

WIRBELSÄULE

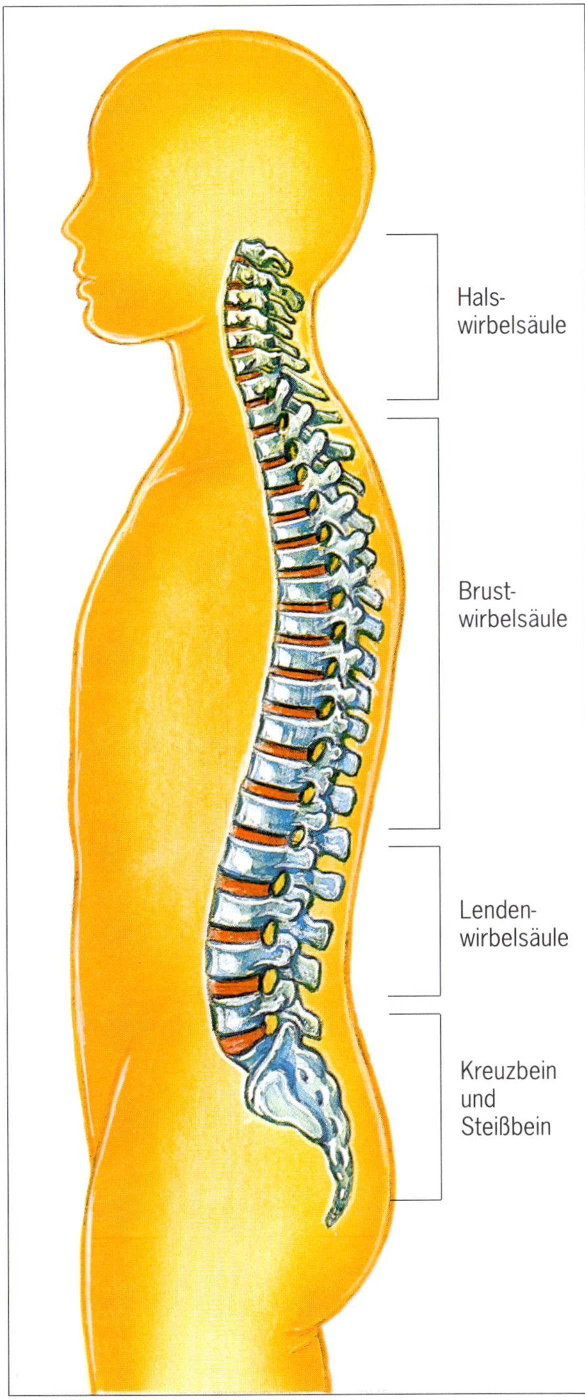

Aufrecht stehen - das ist die Leistung der Wirbelsäule und eines komplizierten Muskelwerks, das an ihr ansetzt. Letztlich sind alle Muskeln der Gliedmaßen und des Rumpfes auf irgendeine Art mit der Wirbelsäule verbunden.

Die übereinanderliegenden Wirbel sind so geformt, daß sie als knöcherner Ring ein Loch umschließen (*Wirbelkanal*), in dem das Rückenmark und die von ihm ausgehenden Nerven geschützt vom Gehirn nach unten verlaufen können. Kleine Gelenke verbinden die Wirbel miteinander, so daß sie gegeneinander beweglich sind.

Drei Abschnitte

Man spricht von »Hals und Nacken« und meint die *Halswirbelsäule*: Die obersten sieben Wirbel mit ihren Bandscheiben sind sehr beweglich. Sie tragen den Kopf.

Man spricht vom »Rücken« und meint die *Brustwirbelsäule*: Sie wird aus zwölf Baueinheiten gebildet und ist relativ unbeweglich, weil sie mit den Rippen des Brustkorbes verbunden ist. Sie bildet den knöchernen Käfig für das empfindliche Herz und die Lunge.

Man spricht vom »Kreuz« und meint die *Lendenwirbelsäule*: Sie besteht aus fünf Baueinheiten und ist wieder sehr biegsam. Auf ihrem letzten Wirbel und dem dann folgenden *Kreuzbein* ruht die Hauptlast des Körpergewichts. Das Kreuzbein und sein unterer Anhang, das *Steißbein*, sind fest miteinander verwachsene Wirbelsegmente.

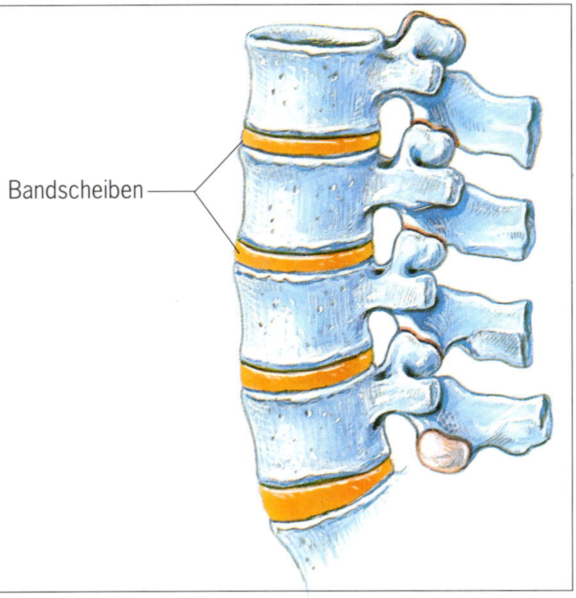

Bandscheiben als Puffer
Zwischen den Wirbeln liegen die Bandscheiben als Stoßdämpfer. Sie machen etwa ein Viertel der Höhe der Wirbelsäule aus.
Bandscheiben haben eine feste Schale und einen gallertigen Kern, der nicht durchblutet ist. Die normalen Belastungen des Tages drücken den weichen Kern zusammen, so daß Sie abends bis zu zwei Zentimeter kleiner sein können als morgens.
Liegen entlastet die Wirbelsäule. Dabei saugen die Bandscheiben aus dem umgebenden Gewebe Flüssigkeit auf und werden wieder prall. Sie erholen sich um so gründlicher, je besser die Wirbelsäule entspannt wird. Mit zunehmendem Alter nimmt diese Fähigkeit der Bandscheiben zur Regeneration ab, sie werden kleiner.

Rücken- und Kreuzschmerzen

Halswirbelsäulen-Syndrom (HWS), Brustwirbelsäulen-Syndrom (BWS) oder Lendenwirbelsäulen-Syndrom (LWS) sind keine Krankheiten, sondern die Bezeichnung der Ärzte dafür, welche Abschnitte der Wirbelsäule schmerzen.

Wirbelsäulengymnastik

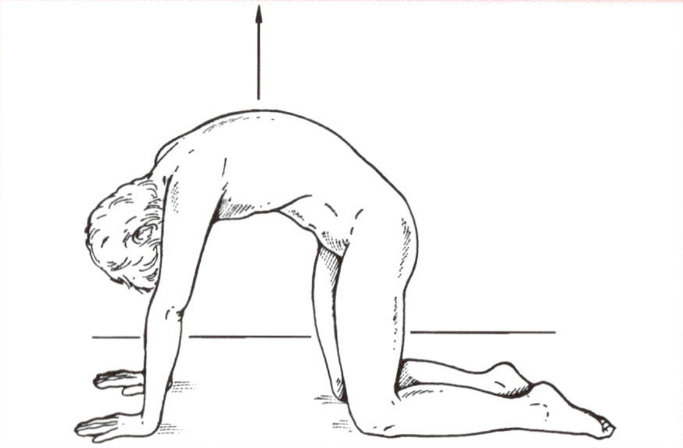

Katzenbuckel im Vierfüßlerstand: Kinn zur Brust ziehen, Bauch einziehen, Rücken hochdrücken. Langsam wieder locker lassen, Rücken gerade machen.

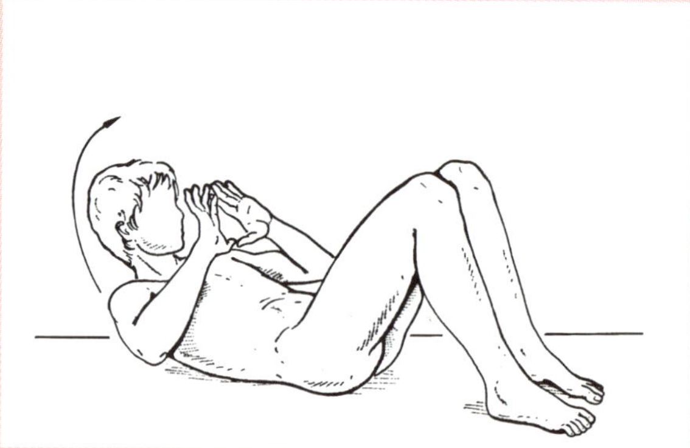

In Rückenlage Kopf und Schultern heben. Ellenbogen anwinkeln, Handflächen in Richtung Knie stemmen. Einige Sekunden so halten.

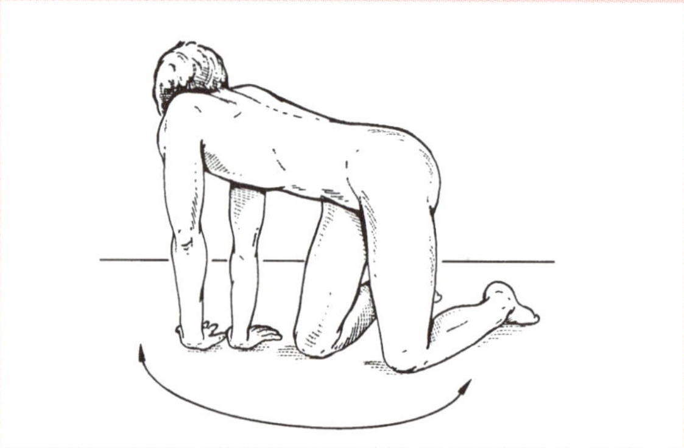

Im Vierfüßlerstand die Arme nach außen drehen, Kopf und Rumpf möglichst weit mitdrehen, ohne die Knie abzuheben. Gleiches in die andere Richtung.

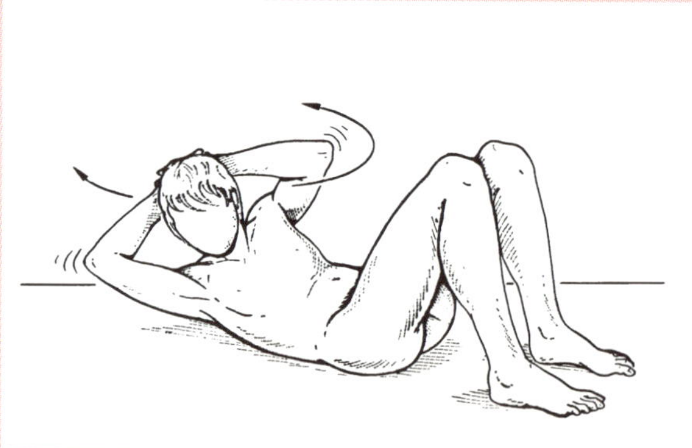

In Rückenlage die Hände im Nacken verschränken. Kopf und Schultern heben. Durch Drehen des Oberkörpers die Ellenbogen abwechselnd so weit wie möglich vor den Körper bringen.

Ursachen
Rückenschmerzen sind meistens der Ausdruck eines Teufelskreises: Die Muskeln werden stärker angespannt, als ihnen guttut, sie schmerzen. Schmerzen bedeuten Anspannung, dadurch können sich die Bandscheiben nicht mehr ausreichend erholen. Das Zusammenspiel der Wirbel ist gestört. Das versuchen die Muskeln, durch noch angestrengtere Arbeit auszugleichen.
Eine solche Muskelanspannung ist aber meistens der Ausdruck dafür, daß auch die innerliche Balance zwischen Spannung und Entspannung gestört ist (➔ Befindlichkeitsstörungen, Seite 215).
Das doppeldeutige Wort »Haltung« drückt weiteres aus: Innere Einstellung und äußere Körperhaltung beeinflussen einander. Die Veränderung der Körperhaltung wirkt auf das Gemüt zurück und umgekehrt.

Erkrankungsrisiko
Die sehr beweglichen und die tragenden Abschnitte der Wirbelsäule verschleißen am ehesten. Mit zunehmendem Alter zeigt jede Wirbelsäule Verschleißerscheinungen. Das ist aber nicht unbedingt eine Krankheit.
Wer über längere Zeit »unter Aufbietung aller Kraft« lebt und arbeitet, verspannt sich besonders stark (➔ Befindlichkeitsstörungen, Seite 215).

Mögliche Folgen und Komplikationen
Geschädigte Bandscheiben können auf die Nerven drücken (➔ Bandscheibenschaden, Seite 530).
Falsche Belastung und Überlastung der kleinen Gelenke zwischen den Wirbeln bedeutet schnellere Abnutzung (Arthrose, ➔ Seite 515, an der Wirbelsäule *Spondylarthrose* genannt). Die mit den Muskeln eng verbundenen Sehnen, Nerven und Blutgefäße können den Verspannungsschmerz in fernere Körperteile weiterleiten. So kommt es zu Kopf-, Unterarm- und Unterschenkelschmerzen, Seh-, Hör- und Gleichgewichtsstörungen.
Die Hälfte aller vorzeitigen Rentenanträge wird mit Beschwerden im Bereich der Wirbelsäule begründet.

Vorbeugung
Die Wirbelsäule wird nicht allein durch die Rückenmuskulatur gehalten, sondern auch durch einen straffen Bauch. Die Belastung des Rückgrats wird um so größer, je schlaffer die Bauchmuskulatur hängt. Vorbeugung bedeutet darum Kräftigung der Bauchmuskulatur und Dehnung der Rückenmuskulatur.
Die Übungen zur Kräftigung der Bauch- und Dehnung der Rückenmuskulatur (➔ Seite 528) sollten Sie langsam und kontrolliert ausführen. Achten Sie immer darauf, daß die Wirbelsäule im unteren Lendenwirbelbereich gerade steht. So haben Sie die Bauchmuskulatur automatisch angespannt und vermeiden das Hohlkreuz.
Balanceübungen tun ebenfalls gut:
- Auf einem Bein stehen, und zugleich einen Arm heftig bewegen, oder mit dem anderen Fuß Bewegungen machen wie z. B. einen Namen in die Luft schreiben (je schneller, desto wirksamer). Yoga kennt viele Balanceübungen, zum Beispiel die Gleichgewichtsübung »Baum«
- Gehen oder Treppensteigen mit einem kleinen Sandsack oder mit diesem Buch auf dem Kopf. Zum Trainieren der Wirbelsäule sollte man auf diese orientalische Art zweimal täglich zwanzig Minuten Lasten tragen

Diese Sportarten kräftigen die Rückenmuskulatur
Schwimmen, Volleyball, Basketball, Federball, Skilanglauf; Übungen auf dem Schwebebalken und an schwingenden Ringen

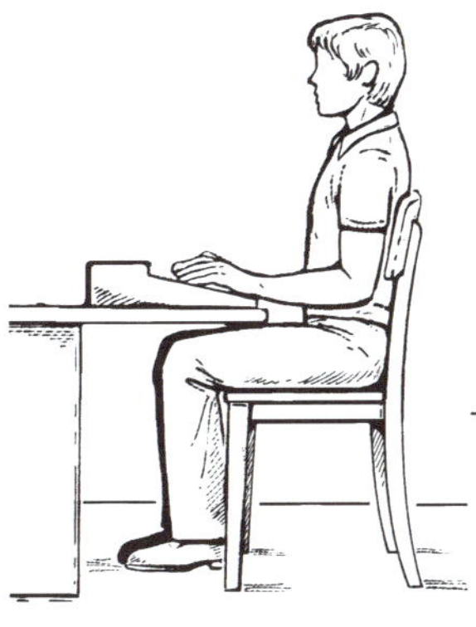

Beim Sitzen sollten die gebeugten Gelenke einen 90°-Winkel zueinander bilden: Knie, Hüfte, Ellenbogen

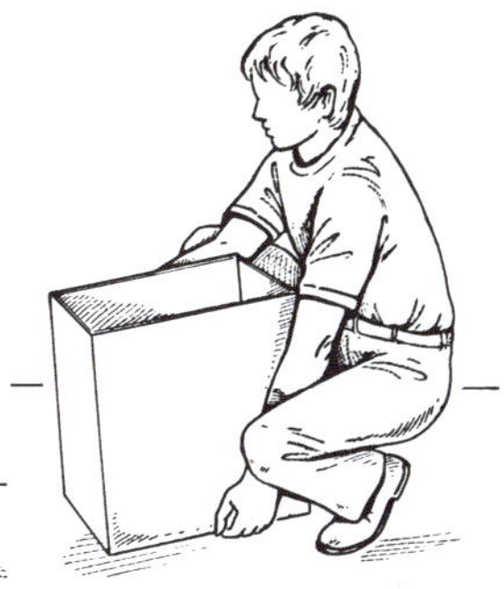

Schwere Gegenstände aus der Hocke hochheben

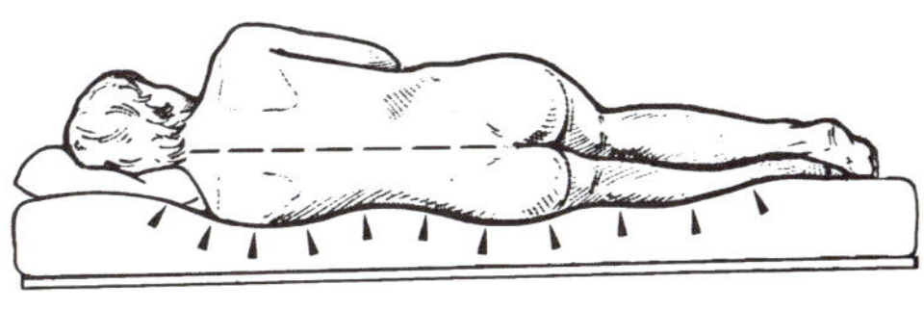

Auf fester Unterlage mit flexibler Matratze schlafen

– Gehen im schulterhohen Wasser, Schwimmen im Kraulstil
– Stehen und Balanceübungen auf einem Schaukelbrett
– Verschiedene Tätigkeiten miteinander abwechseln

Hinweise für rückenschonendes Verhalten im Alltag
– Richtige Tisch- und Sitzhöhe bei allen Arbeiten. »Richtig« bedeutet, daß Knie-, Hüft- und Ellenbogengelenke rechtwinklig gebeugt sein sollen
– Wenn nötig: Arbeitsplatz umgestalten, eventuell mit Hilfe einer Ergotherapeutin
– Möglichst oft Bauchlage zum Beispiel beim Lesen oder Fernsehen
– Auf fester Matratze mit harter Unterlage ohne dicke Kissen schlafen
– Tragen Sie nichts, was Sie auch rollen oder schieben können
– Verteilen Sie Lasten gleichmäßig auf beide Arme
– Beim Hochheben von schweren Gegenständen in die Hocke gehen, anstatt sie mit gestreckten Armen und Beinen von unten nach oben zu reißen
– Manche Kliniken bieten eine sogenannte »Rückenschule« an, in der Sie lernen, wie Sie Ihren Rücken kräftigen und sich rückenschonend verhalten

Jede Art von Entspannung beugt Rückenschmerzen vor, hilft gleichzeitig aber auch dem übrigen Körper, wenn man auf diese Weise lernt, das Leben ausgeglichener zu gestalten (➔ Seite 813).

Wann zum Arzt?

Wenn die Schmerzen über längere Zeit anhalten und Sie sie mit Entspannungsübungen und Selbsthilfe nicht ausreichend lindern können.

Selbsthilfe

– Bettruhe oder Lagerung wie unter Ischias beschrieben, ➔ Seite 531
– Wärmebehandlung (➔ Seite 797) oder Rheumasalben (➔ Seite 512)
– Für Schmerzen im Bereich der Halswirbelsäule: Halskrawatte aus dem Bandagengeschäft, um die Halswirbelsäule zeitweise ruhigzustellen und zu stützen
– Gummiabsätze zum Abfedern des Gangs auf hartem Boden
– Schwimmen
– Entspannungsübungen (➔ Seite 815)

Handtuchmassage bei Schmerzen im Bereich der Halswirbelsäule

Frottierhandtuch wie einen Schal falten. Um den Hals legen und vorne mit beiden Händen gut festhalten. Tuch so hin- und herziehen, daß es auf der Haut haften bleibt. Nicht damit reiben!

Dauer: Anfangs mehrmals täglich zehn Minuten; später zwei- bis dreimal täglich.

Behandlung

Physikalische Therapie
– Heilgymnastik (➔ Seite 804) ist die wichtigste Rückenschmerz-Behandlung. Zunächst soll sie die Verspannungen lockern, dann die Muskeln kräftigen
– Massage (➔ Seite 806)
– Akupunktur hat bei Rückenschmerzen hervorragende Erfolge zu verzeichnen (➔ Seite 791)
– Neuraltherapie (➔ Seite 793)

Medikamente
Schmerzlindernde Mittel (➔ Seite 760) lockern auch die Muskelverspannungen. Reicht die Wirkung nicht aus, kann der Arzt für kurze Zeit zusätzlich Diazepam (*Valium* [BRD/Ö], *Gewacalm* [Ö] ➔ Seite 226) verordnen. Das in der BRD meist verordnete muskelentspannende Medikament mit nur einem Wirkstoff (*Musaril*) wirkt schwächer als Diazepam. Die Anwendung von kombinierten »Muskelrelaxantien« ist nicht empfehlenswert.

Abzulehnen: Muskelentspannende Medikamente

Muskel Trancopal comp./ cum codeino (BRD)	Mydocalm (Ö)
	Norgesic (Ö)
	Trancopal (Ö)

Hexenschuß, Ischias, Bandscheibenschaden

Beschwerden

»*Hexenschuß*«: Plötzliche, heftige Kreuzschmerzen, oft beim Bücken, Aufrichten, Drehen oder Heben. Beim Husten, Niesen oder Pressen verstärken sich die Schmerzen. Die Muskulatur um die Wirbelsäule herum ist verspannt. Man mag sich kaum noch bewegen und findet keine bequeme Lage.

»*Ischias*«: Dasselbe an tieferer Stelle im Kreuz. Die Schmerzen strahlen ins Gesäß aus, entlang der Außen- oder Rückseite des Oberschenkels, oft bis in die Waden und hinunter zu Knöchel und Fuß. Lähmungserscheinungen sind möglich.

So liegen Ischiasgeplagte möglichst schmerzarm

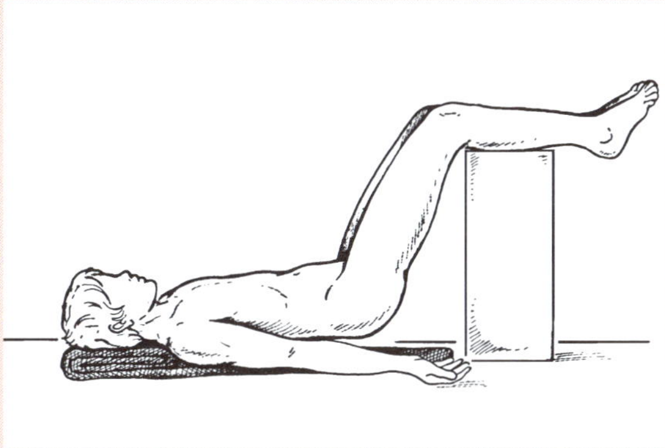

Auf ein hartes, etwas höheres Bett legen, flaches Kissen unter den Kopf.
Dann Beine angewinkelt auf ein dickes Polster oder vielleicht einen Stuhl legen, so daß die Gelenke in Hüfte und Knie rechtwinklig gebeugt sind.

Ursachen
- Bandscheibenverlagerung oder Bandscheibenvorfall. Dabei drückt der herausdrängende gallertige Kern der Bandscheibe auf die aus dem Wirbelkanal austretenden Nerven. Dadurch entstehen
- Muskelverspannungen, Gefühlsstörungen und Lähmungen, Fehlhaltungen

Erkrankungsrisiko
Betroffen sind vornehmlich besonders durchsetzungswillige, karrierebewußte Männer zwischen etwa 25 und 45 Jahren.
Aber auch alle anderen Menschen, denen der Wechsel zwischen An- und Entspannung schwerfällt, gefährden ihre Bandscheiben.

Mögliche Folgen und Komplikationen
Um sich zu schonen, nimmt der Betroffene eine Haltung ein, die die Muskeln noch mehr beansprucht.
Drückt die Bandscheibe länger als sechs Wochen auf einen Nerv, kann ihn das dauerhaft schädigen.

Vorbeugung
- Die für sich richtige Mischung zwischen Anspannung und Entspannung herausfinden und danach leben
- Die allgemeinen Hinweise zum sorgsamen Umgang mit der Wirbelsäule (➔ Seite 529) beachten

Wann zum Arzt?
- *Sofort*: Wenn Lähmungserscheinungen auftreten
- Wenn die Schmerzen trotz Selbsthilfemaßnahmen unerträglich bleiben
- Wenn die Schmerzen nach einem Monat noch nicht deutlich abgeklungen sind oder immer wiederkehren

Selbsthilfe
Entspannung jeder Art: Bettruhe, feuchte Wärme (➔ Seite 797), Bäder, Entspannungsübungen (➔ Seite 815).

Behandlung
»Hexenschuß« und »Ischias« sind immer Signale des Körpers, besser acht zu geben auf das Gleichgewicht zwischen Spannung und Entspannung. Wenn Sie glauben, sich Muße meistens »nicht leisten zu können«, sollten Sie das mit einem Fachmann besprechen (➔ Beratung und Psychotherapie, Seite 822).

Physikalische Behandlung
- Massagen (➔ Seite 806)
- Fangopackungen (➔ Wärmepackungen, Seite 797)
- Nachdem die akuten Beschwerden abgeklungen sind: Gezielte Rückenheilgymnastik (➔ Seite 528)
- Akupunktur (➔ Seite 791)
- Neuraltherapie (➔ Seite 793)
- Behandlung nach Feldenkrais (➔ Seite 820)

Medikamente
Um den akuten Schmerz zu lindern: Schmerzmittel (➔ Seite 760), muskelentspannende Medikamente (➔ Seite 530).
Manchmal spritzt der Arzt ein Mittel, das die Nerven betäubt (z. B. Procain, ➔ Neuraltherapie, Seite 793). Es sollte jedoch nur eingesetzt werden, um den Schmerz-Verspannungs-Kreislauf zu unterbrechen.

Operation
Drückt die Bandscheibe so auf die Nerven im Wirbelkanal, daß Lähmungen auftreten, wird sie möglichst bald entfernt. Sonst wartet man ab, ob eine mehrwöchige Behandlung keine Besserung bringt und ob sich der Vorfall mehrfach wiederholt.
Vor einer Operation muß möglichst durch eine Computertomografie einwandfrei nachgewiesen sein, daß tatsächlich ein Bandscheibenvorfall die Ursache der Beschwerden ist. Zwei Drittel der Operierten sind hinterher beschwerdefrei, der Rest plagt sich weiterhin mit Schmerzen. In einigen Fällen verschlechtert sich der Zustand durch die Operation sogar.

Scheuermannsche Krankheit

Diese Erkrankung der Wirbelsäule läßt bei Jugendlichen einen ausgeprägten Rundrücken entstehen.

Beschwerden
Selten schmerzt die verspannte Rückenmuskulatur.

Ursachen
Ein Teil des Knochens stirbt ab. Die Wirbelkörper bekommen dadurch eine Keilform. Die Bandscheiben sinken in die Wirbel ein.

Erkrankungsrisiko
Die Erkrankung zeigt sich meist etwa um den vierzehnten Geburtstag herum. Je später sie auftritt, desto langsamer und kürzer schreitet sie fort. Nach der Pubertät kommt sie zum Stillstand.

Mögliche Folgen und Komplikationen
Der Rücken versteift in unterschiedlichen Rundformen. Die Wirbelveränderungen verursachen Schmerzen.

Vorbeugung
- Lassen Sie Ihr Kind ungehindert heranwachsen. Ducken Sie es weder mit Worten noch mit Taten
- Schwimmen stärkt die Rückenmuskulatur
- Möglichst oft auf dem Bauch liegen (beim Lesen, Fernsehen)
- Auf richtige Tisch- und Stuhlhöhe achten
- Möglichst an schräg gestellter Tischplatte arbeiten

Wann zum Arzt?
Bei andauernd »schlechter Haltung« des Kindes, besonders wenn dann noch Rückenschmerzen hinzukommen. Nicht jedes Kind mit »schlechter Haltung« hat einen Scheuermann. Zur Zeit wird die Diagnose wohl zu häufig gestellt. Das ängstigt die Kinder und quält sie mit unnützen krankengymnastischen Übungen.

Selbsthilfe
- Wärmebehandlung (➔ Seite 797) oder Rheumasalben (➔ Seite 512)
- Nicht schwer tragen
- Nicht lange und gebückt sitzen oder gebückt arbeiten

Behandlung
Natürlich wünschen sich Eltern ein Kind, das »eine gute Figur macht«. Doch oft ist ein gebückter Rücken der Ausdruck einer gedrückten Seele. Wird die Psyche aufgerichtet, kann sich auch eine gekrümmte Wirbelsäule wieder aufrichten (➔ Beratung und Psychotherapie, Seite 822). Krankengymnastische Behandlungen, die einen Großteil der Freizeit in Anspruch nehmen, und das Tragen eines Stützkorsetts können die Kinderseele stark belasten. Es ist wenig sinnvoll, mit solchen Maßnahmen eine gerade Wirbelsäule zu erzwingen, aber dem Kind dabei - im übertragenen Sinn - das Rückgrat zu brechen.
Im allgemeinen dauert die Erkrankung etwa zwei Jahre. In dieser Zeit ist Schonung angebracht, später können und sollen sich »die Scheuermänner« normal belasten.

Physikalische Therapie
Jede Art von Krankengymnastik (Scheuermannturnen) erfordert die eigenverantwortliche Mitarbeit des Kindes. Dazu ist eine gewisse Reife notwendig.

Medikamente: Schmerzmittel nur bei starken Schmerzen (➔ Seite 760).

Skoliose

Als Skoliose bezeichnet man eine seitliche Verbiegung der Wirbelsäule mit gleichzeitiger Verdrehung um die Längsachse.

Beschwerden
Meist sehen die anderen die Verbiegung, zum Beispiel beim Kleiderkauf. Erst bei fortgeschrittener Krankheit wird die seitliche Wirbelsäulenverkrümmung sichtbar:
- Eine Hüftseite springt stärker hervor
- Eine Schulter (meist die rechte) steht etwas hoch. Das Schulterblatt steht ab
- Beugt sich der Betroffene nach vorne, sieht man von hinten, daß sich eine Rückenhälfte nach hinten vorwölbt (Rippenbuckel oder Lendenwulst)

Ursachen
Die meisten Skoliosen entstehen aus unbekannter Ursache. Nur selten sind Lähmungen oder angeborene Fehlstellungen die Ursache.

Erkrankungsrisiko
Zwei bis vier von hundert Menschen haben eine seitliche Wirbelsäulenverkrümmung, aber nur bei zwei bis vier von hundert dieser Menschen muß das als Skoliose behandelt werden. In der Bundesrepublik Deutschland sind es zur Zeit etwa 15 000 Menschen. Meistens fällt die Skoliose mit etwa 13 bis 14 Jahren auf. Mädchen sind

etwa viermal häufiger betroffen als Jungen. Ist das Wachstum abgeschlossen, verlangsamt sich die Wirbelsäulenverkrümmung. Manchmal kommt sie auch zum Stillstand.
Vererbung: Kinder aus einer Familie mit einem Skoliosekranken haben ein größeres Risiko, diese Krankheit auch zu bekommen.

Mögliche Folgen und Komplikationen

- Schmerzen
- Der Brustkorb kann sich verbiegen und die Herz- und Lungenfunktion beeinträchtigen
- Die Betroffenen leiden sehr unter ihrem verformten Körper (Buckel). Fast die Hälfte der Frauen und ein Drittel der Männer bleiben unverheiratet. Arbeitslosigkeit und Invalidität trifft Skoliosekranke erheblich öfter als Gesunde

Vorbeugung

Rechtzeitiges Erkennen ist die beste Vorbeugung. Kinder mit einer leichten Skoliose sollten halbjährlich vom Orthopäden auf eine eventuelle Verschlechterung hin kontrolliert werden.

Wann zum Arzt?

Wenn Sie die oben genannten Zeichen bemerken.
Dem wenig erfahrenen Arzt können Röntgenbilder leicht eine Skoliose vortäuschen. Besonders Kinder, die während der Aufnahme kaum völlig stillstehen, weisen dann eine scheinbar verbogene Wirbelsäule auf. Eine Verdrehung um die Längsachse fehlt in solchem Fall allerdings immer.

Selbsthilfe

Ist nicht möglich.

Behandlung

Keine Gymnastik kann allein eine fortschreitende Skoliose aufhalten. Das ist nur mit einem Stützkorsett (*Orthese*) möglich. Es muß exakt angepaßt werden und drängt die Wirbelsäule durch Druck und Zug in die gewünschte Richtung. Krankengymnastische Übungen unterstützen diese Behandlung.
Tragedauer: Sie richtet sich danach, wie schwer die Erkrankung ist und in welchem Alter die Behandlung begonnen wurde. Meistens liegt die tägliche Tragedauer zwischen 14 und 23 Stunden. Die Behandlung dauert bis zum Abschluß des Wachstums. Bei Mädchen ist das mit etwa 15 Jahren der Fall, bei Jungen etwa zwei Jahre später.
Probleme: Es ist sehr schwer, einen aktiven, jungen Menschen in einen solchen Panzer zu zwingen. Er hat keine Beschwerden und kann das, was unbehandelt auf ihn zukommen kann, kaum ermessen.
Die Orthesen drücken, behindern und sind unter modischer Kleidung kaum zu verstecken.
Erfolg: Bei vielen gelingt es, eine Verschlechterung und damit eine Operation zu vermeiden.

Operation
Die operative Korrektur der Skoliose ist eine »große« Operation, die nur bei einer starken, verunstaltenden Wirbelsäulenverkrümmung durchgeführt wird. Dazu werden in den betroffenen Wirbelsäulenteil zwei Stäbe eingezogen. Ferner wird die Wirbelsäule veranlaßt, so zu verwachsen, daß sie an dieser Stelle unbeweglich wird.
Nach der Operation muß der Betroffene für etwa ein Jahr ein Gips- oder Kunststoffkorsett tragen, damit die operierte Stelle ungestört versteifen kann. Bei neueren Operationsverfahren erübrigt sich manchmal das Korsett.
Ergebnis: Die Krümmung der Wirbelsäule wird durchschnittlich um etwa die Hälfte verringert.
Risiken: Außer den üblichen Operationsrisiken durch Narkose, Bluttransfusionen und Infektionen kommt das einer Querschnittlähmung hinzu. (Bei 0,3 bis 0,8 Prozent der Operierten.)
Besonders bei einer Verdrehung der Lendenwirbelsäule kann auch von vorne - also durch den Bauchraum hindurch - operiert werden. Die Korrekturergebnisse sind besser, die Operation selbst aber noch aufwendiger. Querschnittlähmungen sind seltener.
Während der Behandlung mit den speziellen Stützkorsetts und nach einer Operation haben die Betroffenen ein Recht auf Anerkennung als vermindert Erwerbsfähiger, bis ihre angemessene Belastbarkeit wiederhergestellt ist.
Hilfe und Unterstützung erhalten Skoliosekranke bei folgender Adresse:

Bundesverband Skoliose Selbsthilfe
Joachim Wenkebach
Düstergasse 9a; 5360 Remscheid 11
Tel.: (0 21 91) 6 39 93

ALLERGIE

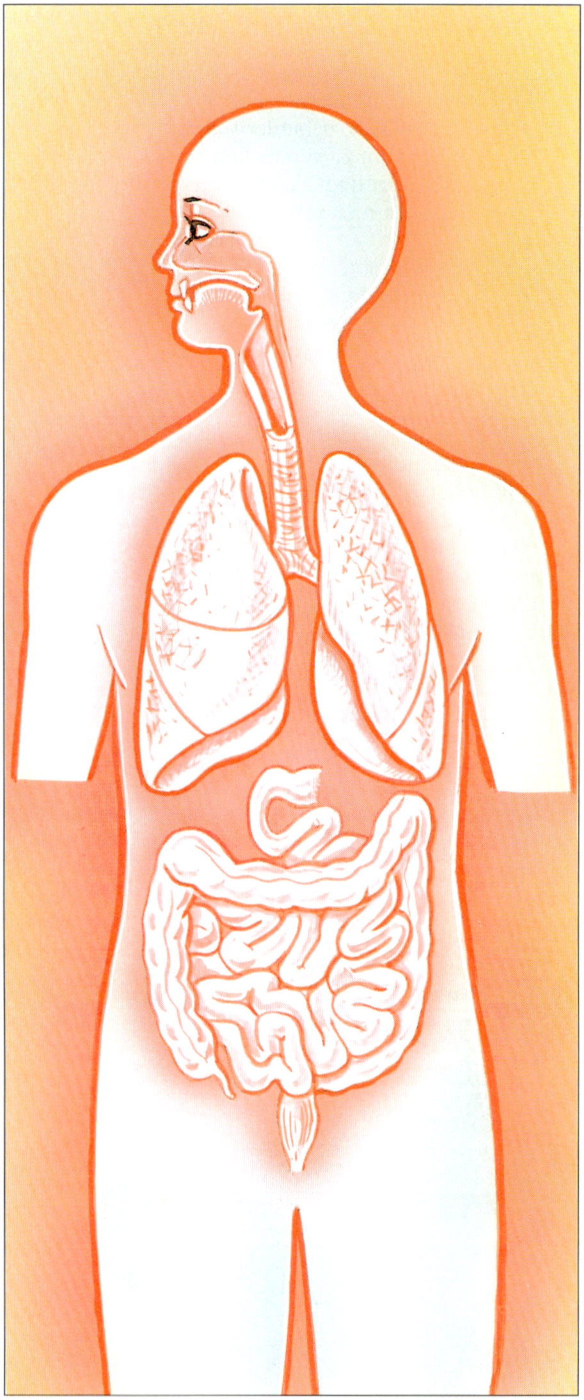

Allergien sind Krankheiten, die sich im Abwehrsystem (*Immunsystem*) des Körpers abspielen. Mediziner unterscheiden verschiedene Immunreaktionen. Damit erklären sie auch, warum zum Beispiel eine Allergie gegen Nahrungsmittel einmal die Darmschleimhaut verändert und bei einem anderen Betroffenen zu Hautausschlag führt.
Im allgemeinen Sprachgebrauch meint man mit »Allergie« zweierlei: eine plötzliche Überempfindlichkeitsreaktion, die auf ein Organ beschränkt bleibt oder den ganzen Körper erfaßt, oder eine sich langsam entwickelnde Überempfindlichkeit.

Mechanismus

Alle uns umgebenden Stoffe können für das Abwehrsystem Fremdstoffe (*Antigene*) sein. Doch nur besonders überempfindliche (*sensibilisierte*) Menschen reagieren »allergisch« auf Stoffe, die andere reaktionslos übergehen.
Das Abwehrsystem reagiert auf Antigene, indem es Eiweißstoffe, die Antikörper, bildet. Antigen und Antikörper reagieren miteinander. Das aktiviert bestimmte Sorten von weißen Blutkörperchen.
Diese an sich normale Reaktion ist bei einer Allergie verändert. Es befinden sich ungewöhnlich große Mengen Antikörper im Blut, und die weißen Blutkörperchen reagieren auf sie überempfindlich.
Sie entlassen nun Gewebehormone wie zum Beispiel Histamin. Die Gewebehormone setzen nun ihrerseits Reaktionen in Gang, die der Körper nicht mehr kontrollieren kann.
Hat das Immunsystem einmal derart allergisch reagiert, »merkt« es sich das fortan. Kommt es mit demselben Fremdstoff wieder in Kontakt, funktioniert die Abwehr viel schneller als beim ersten Kontakt.

Beschwerden

Bekannt sind die plötzlich laufende Nase bei Heuschnupfen (➔ Seite 354), die tränenden Augen bei allergischer Bindehautentzündung (➔ Seite 290), die juckende Haut bei Nesselsucht (➔ Seite 335) und der unerwartete Anfall bei allergisch bedingtem Asthma (➔ Seite 363).
Anaphylaktische Reaktionen sind plötzliche allergische Reaktionen, die sich im ganzen Körper abspielen und unbehandelt dramatisch verlaufen können. Medikamente und das Gift von Insektenstichen sind Beispiele für Substanzen, die solche Schockreaktionen auslösen können.
Zu den Allergien, die den ganzen Körper erfassen, sich aber langsam entwickeln, gehören das Kontaktekzem (➔ Seite 321) und Nahrungsmittelallergien.

Anaphylaktischer Schock
Er kann sofort bis 15 Minuten nach Kontakt mit dem allergieauslösenden Stoff auftreten.
Beschwerden: Juckreiz, Hautrötung, Schwellungen am ganzen Körper, Atemnot und Blutdruckabfall; manchmal Übelkeit und Erbrechen.
Erste Hilfe: Betroffenen so hinlegen, daß die Beine höher liegen als der Kopf. Sofort Notarzt rufen (➔ Seite 838).

Ursachen und Auslöser

Die Neigung mancher Menschen, auf bestimmte Stoffe allergisch zu reagieren, scheint erblich zu sein. Doch viele Faktoren müssen zusammenwirken, damit jemand Allergiker wird.
Einer davon ist sicherlich unsere zunehmend mehr chemisierte Umwelt. Allein in den EG-Staaten sind 130 000 Chemiestoffe im Handel, jedes Jahr kommen Hunderte neu hinzu. Auf eine solche Vielzahl an Stoffen zu reagieren, überfordert manches Abwehrsystem.
Daß das Wohlbefinden Einfluß hat auf das Immunsystem, bestreitet wohl mittlerweile niemand mehr (➔ Befindlichkeitsstörungen, Seite 215). Damit kann die Psyche ein Faktor sein, der die Bereitschaft des Körpers stärkt oder schwächt, auf ein Antigen allergisch zu reagieren.
Daraus ergibt sich, daß ein Mensch nicht Allergiker ist, wie man zum Beispiel blauäugig ist, sondern unter bestimmten Bedingungen, die sich ändern können, auf spezifische Stoffe allergisch reagiert - oder auch nicht.
Im Prinzip kann jeder Stoff allergisierend wirken. Doch von mehreren Gruppen von Stoffen ist inzwischen bekannt, daß sie für viele Menschen Reizstoffe sind.
Viele Stoffe lösen nicht einmal selbst Allergien aus, sondern bereiten sie indirekt vor, indem sie etwa Haut und Schleimhäute schädigen. Erst dadurch erhöht sich die Durchlässigkeit für andere Stoffe, die dann eine Allergie hervorrufen. Ein Beispiel: Der Schadstoff Schwefeldioxid kann unmittelbar ein allergisches Asthma auslösen, er kann aber auch die Bronchialschleimhaut so schädigen, daß es zu einer Birkenpollen-Allergie kommt.
➔ Wohngifte, Seite 910
➔ Luftverschmutzung, Seite 933
➔ Gifte am Arbeitsplatz, Seite 943

Erkrankungsrisiko

In den Industrieländern haben Allergien alarmierend zugenommen. Nach einer repräsentativen Untersuchung des Infas-Instituts von 1989 leiden 21 Prozent der Bundesbürger unter Allergien. In Bayern ergab eine Untersuchung 1988 20 Prozent allergiekranke und etwa 40 Prozent sensibilisierte Fünf- bis Sechsjährige. In Baden-Württemberg stiegen die berufsbedingten Allergien innerhalb eines Jahrzehnts um 80 Prozent.

Folgen und Komplikationen

Das Leben als Allergiker kann sehr beschwerlich sein. Da sind zunächst viele Arztbesuche oder Krankenhausaufenthalte, um die auslösenden Allergene zu finden. Wer sie kennt, muß versuchen, sein Leben so einzurichten, daß er sie meidet. Wer sie nicht meiden kann, plagt sich sein Leben lang mit den Beschwerden, die die Allergie macht, und ihrer Behandlung. Das ganze Jahr über bestehende Allergien oder solche, die saisonal immer wiederkehren, sind Flecken auf dem Image des »bela-

Allergieauslöser - einige von Unzähligen
- Pollen, der Blütenstaub von Gräsern, Bäumen oder Sträuchern, der vom Wind verbreitet wird.
- Staubförmige Tierhaare oder -schuppen.
- Hausstaub. Hausstaubmilben sind einen halben Millimeter große, spinnenartige Tiere. Ihre Lieblingsspeise sind abgeschilferte menschliche Hautzellen. Ihr bevorzugter Aufenthaltsort ist das Bett. Der getrocknete Kot dieser Milben bildet gemeinsam mit dem üblichen Staub den »Hausstaub«.
- Schimmelpilze.
- Mehl, Zement.
- Nahrungsmittel, vor allem Kuhmilch und Hühnereiweiß. Bei Kindern äußern sich Nahrungsmittelallergien eher am Verdauungstrakt (➔ Kuhmilchunverträglichkeit, Seite 694, und Zöliakie, Seite 466), bei Erwachsenen eher an der Haut oder in den Atemwegen.
- Nahrungsmittelzusätze (➔ Zusatzstoffe in Lebensmitteln, Seite 868).
- Luftschadstoffe, vor allem Formaldehyd und Schwefeldioxid (➔ Wohngifte, Seite 911, Luftverschmutzung, Seite 937).
- Chemikalien in Reinigungsmitteln, Kosmetika, Waschmitteln, Farben.
- Zahlreiche Chemikalien am Arbeitsplatz (➔ Gifte am Arbeitsplatz, Seite 943).
- Medikamente, vor allem Penicillin (➔ Mittel gegen Infektionen, Seite 762), ASS (➔ Einfache Schmerzmittel, Seite 761) und in die Vene gespritzte Kontrastmittel für Röntgenuntersuchungen. Auch Mittel zur örtlichen Betäubung, Hautsalben, die Perubalsam enthalten, Bestandteile von Sonnenschutzmitteln und Schmerzmittel mit dem Wirkstoff Metamizol führen relativ häufig zu Allergien.

stungsfähigen« Arbeitnehmers. Bei häufigem Ausfall durch Krankheit stellt sich womöglich die Sorge um den Arbeitsplatz ein.
Die Seele von Allergikern kann leicht Schaden nehmen, wenn Mitmenschen allergische Hautausschläge als so ekelerregend empfinden, daß sie die Betroffenen wie Aussätzige behandeln. Aber auch andere Symptome belasten das Selbstwertgefühl der Betroffenen.
Der Körper leidet sowohl unter der Allergie als oft auch unter ihrer Behandlung.
Allergien haben häufig die unangenehme Eigenschaft, »die Etage zu wechseln«: Aus einem Heuschnupfen wird dann zum Beispiel ein Asthma.
In Organen, die durch die Allergie bereits in Mitleidenschaft gezogen sind, entwickeln sich leicht die unterschiedlichsten Folgekrankheiten.
Ein anaphylaktischer Schock ist lebensbedrohlich.

Vorbeugung

Die Gestaltung des äußeren und inneren Lebens kann die beeinflußbaren Faktoren klein halten:
Ausgewogene Ernährung, die dem Körper möglichst wenig Schadstoffe zumutet, und eine ebensolche Wohn- und Arbeitsumgebung; Bewegung und Sport zur Steigerung des Wohlgefühls; die richtige Mischung zwischen An- und Entspannung für die körperliche und seelische Balance.
Neugeborene schützt Muttermilch und nichts als das vom ersten Tag bis etwa ein halbes Jahr lang vor vielerlei Allergien. Mütter, die stillen wollen und aus einer allergiebelasteten Familie kommen, sollten nach der Geburt ausdrücklich fordern, daß ihr Kind nicht mit irgendwelchen Milchprodukten gefüttert wird. Der Kontakt mit Kuhmilchprodukten in den ersten Lebenstagen kann wahrscheinlich auch dann eine Allergie begünstigen, wenn das Kind hinterher gestillt wird. Wenn keine Muttermilch fließt, ist in Familien mit einer allergischen Vorbelastung der Versuch gerechtfertigt, sogenannte hypoallergene Fertigmilch zu füttern (*Aletemil HA* [BRD], *Aptamil HA* [Ö], *Beba HA* [BRD/Ö]), um damit das Allergierisiko zu verringern.
Die Unsitte, kleinen Mädchen die Ohren zu durchstechen und Nickelohrringe einzuziehen, fördert die Ausbildung einer entsprechenden Allergie.

Wann zum Arzt?

Beim Verdacht auf eine Allergie. Doch der Hausarzt ist mit der detektivischen Suche nach Allergieauslösern meist überfordert. Fachleute sind Ärzte mit dem Zusatztitel »Allergologie«.

Die gründliche körperliche Untersuchung wird ergänzt durch eine ausführliche Befragung, mit der man den auslösenden Stoffen auf die Spur zu kommen versucht. In Form eines »Allergietagebuchs« kann man den Antworten leichter näherkommen:
- Wie äußern sich die Beschwerden?
- Wann treten sie auf: tagsüber, nachts, immer?
- Gibt es spezifische Zusammenhänge mit Jahreszeiten, Wetterlagen, Tätigkeiten, Orten, Räumen, der Gegenwart von Personen, dem Befinden?
- Verstärken sich die Beschwerden bei bestimmten Gelegenheiten?
- Wo treten sie auf: in geschlossenen Räumen, nur in bestimmten Räumen, am Arbeitsplatz, zu Hause, nur im Freien?
- Welche anderen Umstände stehen damit im Zusammenhang: Nahrungsmittel, Tätigkeiten wie Putzen, Umgang mit Chemikalien, Kleidungs- oder Schmuckstücke?
- Medikamenteneinnahme?

Zu dieser Untersuchung gehört auch die genaue Schilderung der beruflichen Umgebung und der Lebensgewohnheiten.
Da in aller Regel niemandem die Einzelheiten seines täglichen Tuns so bewußt sind, empfiehlt sich das Führen eines Tagebuchs, in das eine Zeitlang alle relevanten Dinge eingetragen werden.
Der Arzt kann die »Fahndung« noch mit medizinischen Tests erweitern. Das sollte er jedoch erst dann tun, wenn sein Verdacht in eine bestimmte Richtung weist.

Hauttest
Die Haut am Unterarm oder dem Rücken wird mit einer Nadel angeritzt. Dann träufelt man meist eine ganze Serie von Wirkstofflösungen darauf, die als Allergieauslöser verdächtigt werden (*Pricktest*). Beim Intrakutantest wird die Testlösung unter die Haut gespritzt. Besteht eine Allergie, rötet sich die Haut und bildet eine Quaddel. Da zum Beispiel Auge, Nase, Lunge oder Darm ganz anders reagieren können als die Haut, auf der der Test durchgeführt wird, ist der Hauttest niemals ein zwingender Beweis. Ein Test mit Substanzen, von denen bekannt ist, daß sie allergische Schockreaktionen auslösen können, darf nur durchgeführt werden, wenn alle Bedingungen gegeben sind, um einen Schock notfallmäßig aufzufangen.

Blutuntersuchungen
PRIST (Paper-Radio-Immuno-Sorbent-Test): Der Arzt bestimmt die Konzentration der Antikörper, die für allergische Reaktionen zuständig sind.

RAST (Radio-Allergen-Sorbent-Test): Mit diesem Test kann man die Konzentration von Antikörpern gegen ein bestimmtes Antigen messen.
Blutuntersuchungen sind meistens noch weniger zuverlässig als Hauttests.

Provokationstests
Hierbei bringt man den als Allergieauslöser verdächtigten Stoff mit dem reagierenden Organ in direkten Kontakt. So kann man etwa einen Tropfen extrem verdünnter Pollenlösung bei Heuschnupfen ins Auge oder in die Nase träufeln. Bei allergischem Asthma läßt man eine Lösung mit dem Stoff inhalieren.
Beim Verdacht auf eine Nahrungsmittelallergie versucht man oft die umgekehrte Form des Provokationstests: Zunächst streicht man alle verdächtigen Nahrungsmittel vom Speiseplan, dann führt man sie Produkt für Produkt wieder ein und beobachtet die Reaktion. Doch auch Nahrungsmittel können als Konzentrate zunächst auf der Haut getestet werden.

Selbsthilfe

Auch wenn der Allergieauslöser bekannt ist, ist die Behandlung leichter gesagt als getan: Der Stoff muß gemieden werden. Liebgewordene Haustiere wegzugeben fällt schwer, den Beruf zu wechseln ist noch schwieriger, und Hausstaub zu vermeiden scheint unmöglich. Und doch sind dieses die einzigen wirklich wirksamen Behandlungsmöglichkeiten.
Zusätzlich gibt es eine Reihe von nützlichen Tips:

Bei Pollenallergie
- Aufenthalt im Freien meiden
- Fenster und Türen geschlossen halten
- Den Urlaub in die »allergische Zeit« legen. Über 1500 Meter ist die Luft praktisch pollenfrei. Auch Meeresluft enthält kaum Pollen

Bei Hausstaub- bzw. Hausstaubmilbenallergie
Milben mögen keine Kunststoffe. Der Wechsel von natürlichen zu synthetischen Materialien kann den Milben den Lebensraum entziehen.
- Alle Staubfänger entfernen: Vorhänge, Teppiche, Decken, Regale mit Zierat
- Federkern- und Roßhaarmatratzen durch solche aus Kunststoff ersetzen und alle sechs bis acht Wochen waschen oder reinigen lassen
- Tapeten durch gestrichene Wände ersetzen
- Verlegte Teppichböden durch glatte, wischbare Böden ersetzen
- Wer das nicht möchte: Täglich alles staubsaugen - auch das Bettzeug
- Die Firma Artilin produziert einen milbentötenden Lack für Innenanstriche, der vom französischen Gesundheitsministerium positiv beurteilt wurde
- Im Frühjahr und Herbst *Arcarosan* (BRD) anwenden. Es soll ein für Menschen unbedenkliches Mittel sein, das Milben abtötet und ihre Exkremente zu größeren Partikeln zusammenballt, so daß man sie leichter wegsaugen kann

Bei Schimmelpilzallergie
- Feuchte Wände und Fußböden sanieren
- Tapeten auswechseln

Manche Allergiker wissen, daß sie Stoffe nicht vertragen, die in Hautpflegemitteln enthalten sein können oder als Zusatzstoffe in Nahrungsmitteln, finden aber auf den Verpackungen der Produkte keine Angaben über die Zusammensetzung. Beharrliche Anfragen von möglichst allen Allergikern bei den Herstellerfirmen könnte für sie der Anstoß sein, endlich die »Betriebsgeheimnisse« offenzulegen.

Behandlung

Zur spezifischen Behandlung allergischer Erkrankungen einzelner Organe siehe die jeweiligen Krankheiten.

Hyposensibilisierung
Mit einer Hyposensibilisierung kann man versuchen, sich gegen den Auslöser weniger empfindlich zu machen.
Dazu wird der allergieauslösende Stoff in extremer Verdünnung unter die Haut gespritzt oder geschluckt. Die Behandlung geht über mehrere Stadien, in denen der Arzt die Konzentration des Allergens steigert. Im Idealfall entwickelt der Körper eine gewisse Toleranz gegen das Antigen, so daß es in Konzentrationen vertragen wird, die vor der Behandlung die Allergie bereits zum Ausbruch gebracht hätten.
Für eine erfolgreiche Hyposensibilisierung muß sicher nachgewiesen sein, daß dieses Allergen die Allergie an dem reagierenden Organ selbst auslöst. Der Hauttest reicht dazu nicht. Außerdem sollten nicht mehr als ein bis zwei Stoffe gespritzt werden. Von Lösungen, die sechs oder sieben Allergene enthalten, ist nicht viel zu erwarten. Die Behandlung wird mindestens ein Jahr lang durchgeführt. Ist nach zwei Jahren keine wesentliche Besserung zu verzeichnen, kann man sie abbrechen. Ist eine Wirkung feststellbar, aber noch nicht zufriedenstellend, kann man noch ein drittes Jahr lang behandeln.

Gegen Stoffe, denen man durch Vermeidung entkommen kann, sollte nicht hyposensibilisiert werden.
Nebenwirkungen: Die Amerikanische Akademie für Allergie und Immunologie ist der Ansicht, daß jeder Patient, der sich einer solchen Behandlung unterzieht, damit ein unkalkulierbares Risiko eingeht. Das Risiko besteht in einem anaphylaktischen Schock und ist deshalb relativ groß, weil das Antigen direkt in den Körper hineingebracht wird.

Akupunktur

Vor allem leichtere und mittelschwere Allergien kann Akupunktur positiv beeinflussen. Selbst wenn sie die allergischen Reaktionen nicht verhindern kann, hilft sie zumindest, Medikamente einzusparen. Ein weiterer Vorteil ist, daß Akupunktur praktisch nebenwirkungsfrei ist (➔ Akupunktur, Seite 791).
Als besonders erfolgreich hat sich Akupunktur bisher bei der vorbeugenden Behandlung von Nasenschleimhautentzündungen, bei der Augenbindehautentzündung und bei Hautallergien erwiesen.

Behandlung mit Medikamenten

Fast noch Vorbeugemittel sind Cromoglicinsäure und Ketotifen. Sie hindern die weißen Blutzellen daran, jene Stoffe freizusetzen, die dann die unkontrollierte allergische Reaktion der Gewebe bedingen. Sie müssen regelmäßig angewendet werden.

Antihistaminika
Diese Medikamente verhindern die Wirkung der Gewebehormone, die die unkontrollierte Reaktion auslösen. Sie lindern den Juckreiz, machen allerdings meist auch müde. Auf die Haut aufgetragen, können sie selbst wieder Allergien auslösen. Antihistaminika sollten nur bei Bedarf eingenommen werden und nur dann, wenn eine lokale Behandlung des allergisch reagierenden Organs - zum Beispiel mit Augen- oder Nasentropfen - nicht möglich ist.

Sinnvoll zur Vorbeugung: Cromoglicinsäure
Für die Augen:
Allergocrom (BRD), Opticrom (BRD), Vividrin (BRD)
Für die Nase:
Duracroman, (BRD) Lomupren (BRD), Vividrin (BRD)
Die Linderung der Beschwerden kann manchmal Tage auf sich warten lassen.
gegen Asthma: Intal (BRD/Ö)
Nebenwirkungen: Beim Einatmen in seltenen Fällen Husten und Atemnot.

Sinnvoll zur Vorbeugung: Ketotifen
nur gegen Asthma: Zaditen (BRD/Ö)
Nebenwirkungen: Wirkung kann lange auf sich warten lassen. Macht müde, beeinträchtigt die Aufmerksamkeit.

Antihistaminika zum Schlucken

Avil (BRD/Ö)	Pro Actidil (BRD/Ö)
Fenistil (BRD/Ö)	Tavegil (BRD)
Hismanal (BRD/Ö)	Tavegyl (Ö)
Mereprine (BRD)	Teldane (BRD)
Metaplexan (BRD)	Tinset (BRD)
Polaramin (Ö)	

Achtung: Wegen der möglichen Ermüdungserscheinungen sollten Sie bei diesen Medikamenten zuerst beobachten, wie Sie darauf reagieren, ehe Sie ein Fahrzeug lenken, Maschinen bedienen oder Arbeiten verrichten, die besondere Aufmerksamkeit erfordern.

Kortisone
Eine lebensbedrohliche anaphylaktische Reaktion wird notfallmäßig unter anderem mit Infusionen oder Injektionen von Kortison behandelt.
Über lange Zeit bestehende Allergien, die andere Medikamente nicht ausreichend lindern, kann der Arzt mit Kortisonen behandeln (➔ Seite 765).

KREBS

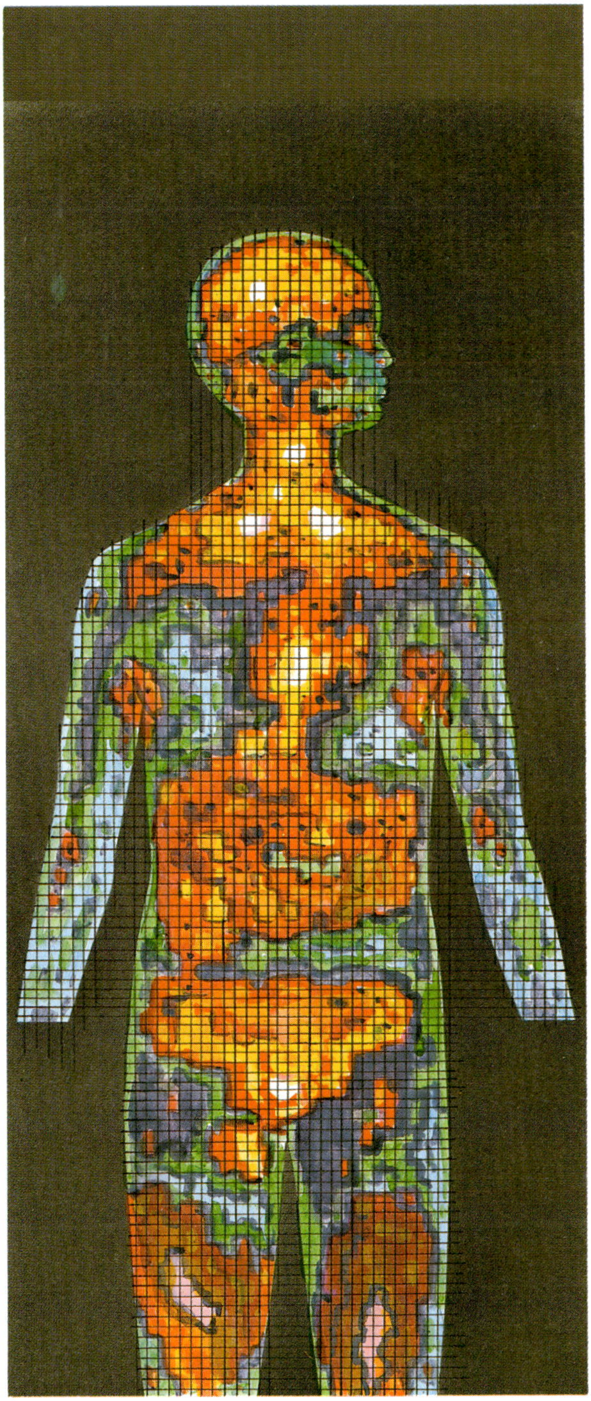

Bis jetzt hat die Krankheit Krebs allen Versuchen der Forscher getrotzt, ihr Geheimnis ganz zu lüften. Auch die Bemühungen um Früherkennung und wirkungsvollere Behandlungsmethoden gehen nur in kleinen Schritten voran. Dies erhält den Mythos vom Krebs als »Geißel der Menschheit«. So erklärt sich unter anderem, daß die Angst vieler Menschen vor einer Krebserkrankung größer ist als vor anderen, auch gefährlicheren Krankheiten. Und daß Krebskranke den »sozialen Tod« mehr fürchten müssen als den realen Tod: Unsicherheit und Angst führen dazu, daß Krebskranke oft von denen im Stich gelassen werden, die sie am meisten brauchen. Jeder dritte Bürger in den Industriestaaten erkrankt an Krebs, und etwa jeder fünfte stirbt an einer Krebserkrankung. Diese Zahlen sind in den letzten fünfzehn Jahren leicht zurückgegangen, rechnet man die angestiegene Lebenserwartung ein. Doch je älter wir werden, desto länger sind wir Umweltfaktoren ausgesetzt, die Krebs fördern können. Mit dem Alter steigt also das Krebsrisiko. Im internationalen Vergleich der Krebssterbefälle liegen laut Angaben der WHO die BRD und Österreich im Mittelfeld auf Platz 11 bzw. 14 von 28 Industrienationen. Von 100 000 Personen starben 1986 in der BRD 206, in Österreich 247 an Krebs.

Was ist Krebs?

Die Sammelbezeichnung »Krebs« umfaßt verschiedene Varianten bösartiger Zellwucherungen. Krebs kann alle Regionen und Organe des Körpers befallen. Jedes Organ im Körper besteht aus Zellen, die auf bestimmte Aufgaben spezialisiert sind: Blutzellen, Nierenzellen, Muskelzellen u.a. In ihrem Erbgut ist das Programm gespeichert, das ihre Aufgabe, ihre Eigenschaften und ihr Wachstum bestimmt. Ist dieses Programm entgleist, verlieren die Zellen ihre Funktion und entgleiten der normalen Wachstumskontrolle. Jederzeit und überall im Organismus entstehen Krebszellen. Es dauert Jahre bis Jahrzehnte, bis sich eine Zelle zur Krebszelle entwickelt. Die Krebszelle ist »jugendlicher« und robuster als jede andere Zelle. Üblicherweise werden Krebszellen vom Abwehrsystem erkannt und unschädlich gemacht. »Übersieht« das Abwehrsystem eine Krebszelle, kann es zu einer Zellvermehrung kommen, die als Tumor bezeichnet wird. Nicht alle Tumore sind gleich. Ob ein Tumor gut- oder bösartig ist, hängt davon ab, aus welchen Zellen er hervorgeht und welcher Defekt in der Steuerzentrale aufgetreten ist.

Gutartige Tumore bleiben vom übrigen Organgewebe gut abgegrenzt. Sie wachsen nicht in Nachbarorgane hinein.

Bösartige Tumore dringen in die Zellnachbarschaft ein und zerstören sie. Zu ihnen gehören:
- *Karzinome*: Bösartige Geschwülste der Haut, der Schleimhäute und des Drüsengewebes
- *Sarkome*: Bösartige Erkrankung des Bindegewebes und der Knochen
- *Leukämie*: Bei dieser Krankheit ist die Produktion der weißen Blutkörperchen gestört
- *Bösartige Lymphome*: Erkrankung des Lymphsystems, hauptsächlich der Lymphdrüsen
- *Myelome*: Bösartige Wucherungen von Plasmazellen. Sie sind für die Produktion von Eiweißmolekülen verantwortlich, die der Abwehr dienen

Bösartige Tumore verbreiten Krebszellen auf dem Weg des Bluts oder des Lymphsystems und können in anderen Organen Metastasen bilden. Allgemein gilt:
- Je kleiner ein Tumor, desto größer die Aussicht auf Heilung
- Ist ein Krebs größer als etwa ein Zentimeter im Durchmesser, hat er vielfach bereits Metastasen gebildet
- Manche Tumore setzen sehr rasch, andere erst spät Metastasen
- Je nach Ursprungsherd sind Metastasen in bestimmten Organsystemen zu erwarten
- Bei sieben Prozent der Krebserkrankungen findet man zwar Metastasen, nicht aber den Ursprungsherd. In solchen Fällen ist die Heilungschance sehr gering
- Manche Metastasen vergrößern sich extrem langsam und beeinträchtigen über Jahre das Befinden nicht

Prinzipiell gilt deshalb, daß
- ein früh erkannter Krebs - wenn er operiert werden kann - möglichst rasch entfernt werden sollte
- dennoch bei manchen bösartigen Tumoren eine Chemotherapie bzw. Strahlentherapie vorgezogen wird. Die Entscheidung hängt vom Ergebnis der Zelluntersuchung ab

Wie entsteht Krebs?

Es gibt keine einheitliche Ursache für alle Krebsarten. Letzte Zusammenhänge sind noch nicht geklärt. In jedem Fall müssen mehrere Faktoren zusammenkommen, damit eine Zelle das »Startsignal« zur Fehlentwicklung bekommt.

Krebsfaktor: Mensch
- Vererbte Anfälligkeit, die sich nicht durch eine Krankheit äußern muß; Krankheiten mit Schäden der Chromosomen (Erbinformation); Störungen körpereigener Enzyme
- Geschwächtes Abwehrsystem, Immunerkrankungen
- Psychosoziale Überbelastung (➔ Gesundheit und Wohlbefinden, Seite 212)
- Risikoverhalten

Krebsfaktor: Umwelt
- Chemische Substanzen
- Physikalische Einwirkungen: Strahlen, mechanische Reizung, Temperatur
- Mikroorganismen: Viren, Bakterien, Parasiten

Krebsfaktor: Mensch

Manche Krebsarten kommen in manchen Familien gehäuft vor. Das bedeutet nicht, daß Krebs »erblich« ist. Der Körper dieser Menschen ist allerdings unter Umständen, die nur zum Teil bekannt sind, bereit, eher als andere Krebs zu entwickeln. Lungenkrebs beim Großvater und Vater ist z. B. Grund genug, Nichtraucher zu bleiben und sich auf dem Arbeitsplatz vor lungenaggressiven Stoffen und Stäuben in acht zu nehmen. Für Töchter einer Frau, die an Brustkrebs erkrankt ist, erhöht sich das Risiko, ebenfalls Brustkrebs zu bekommen, auf das Dreifache. Für sie sollte die regelmäßige, monatliche Selbstuntersuchung und jährliche Kontrolle durch den Arzt selbstverständlich sein. Tritt in frühen Jahren Krebs auf, so ist bei Verwandten ersten Grades dieses Krebskranken das Krebsrisiko stark erhöht: Sie sollten in diesem Fall unbedingt die für alle angebotenen Vorsorgeuntersuchungen machen bzw. machen lassen (➔ Vorsorgen, Seite 543).

Körpereigene Krebserreger

Im Körper jedes gesunden Menschen gibt es Tumorgene, sogenannte *Onkogene*. Äußere Einflüsse bzw. Auslöser können diese körpereigenen Krebsgene aktivieren.
Jede Körperzelle hat überdies Enzyme, die krebserregende Stoffe aktivieren können. Jede Körperzelle hat aber auch andere Enzyme, die diese gefährlichen Stoffe »entschärfen« können. Darüber hinaus kann die Leber ursprünglich ungefährliche Stoffe in krebserregende Substanzen verwandeln. Krebs ist also als »Möglichkeit« in jedem Menschen angelegt. Er ist nicht die Erkrankung eines bestimmten Organs, sondern des gesamten Menschen. Eine Krebsgeschwulst entsteht erst dann, wenn das Gleichgewicht des gesamten Organismus gestört ist.

Risikofaktor Lebenseinstellung

Damit ein Krebszellverband wachsen kann, muß die Kontrollfunktion des körpereigenen Abwehrsystems durchbrochen werden. Krankheiten des Immunsystems

Ist Krebs ansteckend?
Nein. Nur bei wenigen Krebsformen ist ein Zusammenhang mit bestimmten Virusinfektionen nachgewiesen. Durch Viren allein entsteht jedoch kein Krebs. Es müssen noch andere Faktoren hinzukommen. Im Krebsgewebe sind die Viren dann im allgemeinen nicht mehr vorhanden. Krebskranke sind daher nicht ansteckend.

sind in jedem Fall ein zusätzliches Krebsrisiko. Aber auch seelischer Streß wie zum Beispiel das dauernde Unterdrücken eigener Bedürfnisse und Gefühle, nicht ausgelebte Konflikte in Beziehungen zu Lebenspartnern und unterdrückte Wut und Aggressionen schwächen das Immunsystem. Ebenso wirken traumatische, tiefgreifende Erlebnisse wie z. B. der Verlust eines geliebten Menschen.

Sogar Monotonie kann ein Streßfaktor sein. Nach solchen Ereignissen, die Gefühle von abgrundtiefer Hoffnungslosigkeit und Entmutigung auslösen, kann eine Krebserkrankung ausbrechen. Für sich allein können sie jedoch weder als Ursache noch als »Starter« einer Krebserkrankung gelten (➔ Befindlichkeitsstörungen, Seite 215).

Untersuchungen einer großen Zahl von Krebspatienten haben ergeben, daß sie auf ihre Umwelt in bestimmter Weise reagieren. Sie sind leistungsorientiert, verhalten sich angepaßt, opferbereit, liebevoll, gehen Konflikten aus dem Weg und machen ihrem Ärger selten Luft. Nach gescheiterten Beziehungen suchen sie wesentlich häufiger als andere Personen Trost in schonungsloser Arbeit. Sie ignorieren Krankheitszeichen, ihr Zigaretten-, Alkohol- und Tablettenkonsum ist oft hoch.

Diese Verhaltensmuster sind auch Risikofaktoren für andere Erkrankungen. Und sie führen dazu, daß gerade diese gefährdeten Personen Früherkennungsprogramme scheuen (➔ Befindlichkeitsstörungen, Seite 215).

Psychische und soziale Faktoren bestimmen wesentlich mit, wie ein Mensch auf die Diagnose »Krebs« reagiert und wie die Krankheit verläuft. Nahestehende Menschen haben dabei eine wichtige, stützende Aufgabe. Manchen Krebskranken gelingt es, die Angst vor der Krankheit zu überwinden.

Krebskranke, die den Mut aufbringen, sich mit den krankmachenden Faktoren in ihrem Leben auseinanderzusetzen, die bereit sind, ihr Leben umzustellen, und die sich für diesen Weg psychologische Begleitung suchen, können damit die Qualität des ihnen noch verbleibenden Lebens wesentlich verbessern (➔ Psychologische Begleitung, Seite 549).

Risikofaktor Sonnenstrahlen

Sicher ist, daß UV-Strahlen bei der Entwicklung von Hautkrebs eine Rolle spielen. Übermäßige Bestrahlung durch Sonne, Höhensonne oder Solarien über Jahre hinweg, womöglich bis zum Sonnenbrand, erhöht die Gefahr beträchtlich.

Risikofaktor Rauchen

Tabak»genuß« ist die mit Abstand wichtigste Krebsursache (➔ Rauchen, Seite 887). Rauchen verursacht fast 90 Prozent der Lungenkrebsfälle, und da Rauchen auch viele andere Krebsarten fördert, insgesamt ein Drittel aller Krebssterbefälle. Das Lungenkrebsrisiko steigt mit jeder Zigarette und hängt vom Alter ab, in dem man sich das Rauchen angewöhnt: Bei Rauchern, die mit 15 Jahren begonnen haben, regelmäßig zu rauchen, ist das Lungenkrebsrisiko fünfmal so hoch wie bei Rauchern, die sich dies erst im 25. Lebensjahr angewöhnt haben. Wer bis zu zehn Zigaretten pro Tag raucht, hat ein fünffaches Lungenkrebsrisiko, wer über 35 Zigaretten raucht, ein 40faches. Erst fünfzehn Jahre nach dem Absetzen erreicht man wieder das Risikoniveau eines Nichtrauchers.

Zigarren- und Pfeifenraucher haben zwar »nur« ein etwa um das Vierfache erhöhtes Lungenkrebsrisiko im Vergleich zu Nichtrauchern, aber Zigarrenraucher erkranken häufiger an Mundhöhlen- und Speiseröhrenkrebs, Pfeifenraucher an Lippen- und Zungenkrebs.

Nichtraucher, die jahrelang beim Partner oder am Arbeitsplatz passiv »mitrauchen«, haben ebenfalls ein erhöhtes Krebsrisiko. Mehrere Länder haben deshalb bereits gesetzliche Maßnahmen zum Schutz von Nichtrauchern ergriffen.

Risikofaktor Alkohol

Zahlreiche Studien legen den Verdacht nahe, daß Alkohol das Krebsrisiko erhöht. Alkohol bzw. die Fuselöle in Spirituosen und die Gerbsäure im Rotwein sind bei jahrzehntelangem Genuß Risikofaktoren für Krebserkrankungen der Mundhöhle, des Kehlkopfs, der Speiseröhre, der Leber und der Bauchspeicheldrüse.

Alkoholmißbrauch verstärkt die Wirkung von Tabakrauch: Diese Doppelbelastung erhöht das Krebsrisiko auf das 20- bis 40fache.

Risikofaktor Ernährung

Experten schätzen, daß ein Drittel aller Krebsfälle auf ungesunde Ernährung zurückzuführen ist. Vermehrter Konsum von tierischem Fett erhöht das Risiko von Darmkrebs. Mit der Nahrung nehmen wir auch eine ganze Palette von Krebserregern auf wie z. B. *Nitrosamine* und

Nitrosamide aus gepökelten Fleischwaren, geräucherten Fischen und Käse. Der Nitratgehalt in Gemüsen (➔ Schadstoffe im Essen, Seite 863) und Trinkwasser (➔ Trinken, Seite 872) steigt laufend. Aber Speichel, Magen und Darm erzeugen auch selbst körpereigene Nitrosamine. Nitrosamine finden sich ferner im Rauch von Zigaretten und Zigarren - am meisten davon im Passivrauch, den die Nichtraucher einatmen. Beim Grillen entstehen *Benzpyrene*, wenn Fett in die Glut tropft. Diese Krebserreger entstehen auch, wenn erhitztes Fett in der Pfanne raucht, und finden sich auf der dunklen Haut des kalt Geselchten. *Aflatoxin* ist ein Gift, das bestimmte Schimmelpilze erzeugen und vornehmlich Leber- und Magenkrebs auslöst. Es ist in verschimmelten Lebensmitteln auch dann noch enthalten, wenn der Schimmel entfernt wurde. Angeschimmelte Nahrungsmittel (vor allem Nüsse, geräucherter Schinken, Brot, Marmelade) sollten darum immer zur Gänze weggeworfen werden. Pilze, die zur Weichkäseproduktion verwendet werden, erzeugen dieses Gift nicht. Schwermetalle wie Kadmium, Chrom, Nickel und Arsen finden sich zunehmend in Feldfrüchten, Getreide und Obst, in Pilzen, Innereien, Fleisch und Fisch. Sie stehen ebenfalls in Verdacht, Krebs zu fördern (➔ Schadstoffe im Essen, Seite 862).

Risiken verringern

- *Ernährung*: Eine ausgewogene Vollwertkost, möglichst aus biologisch-dynamischem Anbau ist die beste Krebs-Vorbeuge-Diät.
- *Rauchen*: Am besten wäre: abgewöhnen (➔ Mit dem Rauchen aufhören, Seite 890). Wem das nicht gelingt: Zigarettenkonsum drastisch einschränken, tiefes Inhalieren vermeiden.
- *Alkoholmißbrauch*: Verringern Sie Ihren Alkoholkonsum (➔ Alkoholismus, Seite 247).
- *Sonne*: Vermeiden Sie exzessive Sonnenbäder (➔ Sonnenbrand, Seite 314).
- *Intimhygiene*: Sauberkeit ist selbstverständlich für Wohlbefinden und Attraktivität. Im Intimbereich des Mannes kommt ein wichtiger Faktor dazu: Sauberkeit ist ein Beitrag zur Vorbeugung von Peniskrebs und bietet einen gewissen Schutz gegen Gebärmutterhalskrebs bei der Partnerin.
- *Chronische Entzündungen*: Versuchen Sie, chronisch-entzündliche Erkrankungen auszuheilen (z. B. im Mund, solche der Magenschleimhaut, der Galle usw.).
- *Hobbywerken*: Vermeiden Sie Arbeiten mit asbesthaltigen Materialien (➔ Asbest, Seite 915).
- *Garten- und Hausarbeit*: Schädlingsbekämpfungsmittel im Garten prinzipiell sehr sparsam einsetzen. Beachten Sie die Warnhinweise peinlich genau. Tragen Sie Gummihandschuhe, und spritzen Sie nur bei Windstille. Holzimprägniermittel nur mit Handschuhen und Atemmaske verarbeiten.

Risikofaktor Medikamente

Ohne Schiedsspruch wogt nun schon jahrzehntelang die Diskussion um die krebsfördernde Wirkung der »Antibabypille«. Östrogene, gegen Wechselbeschwerden und Osteoporose eingesetzt, sind als Kanzerogene für Gebärmutterkrebs identifiziert, allerdings schützen sie zugleich gegen Eierstockkrebs.

Auch teer- und arsenhaltige Salben, über lange Zeit angewendet, stehen im Verdacht, Krebs zu fördern.

Krebsfaktor: Umwelt

Für sich allein können auch Umweltbelastungen keinen Krebs erzeugen. Sie sind in dem komplizierten Zusammenspiel »nur« Krebsförderer. Da ihre Anzahl und ihre Konzentration jedoch laufend steigen, nehmen viele Forscher an, daß heute ein Teil der Krebserkrankungen auf die Einwirkung von Umweltbelastungen zurückgeführt werden kann. Am empfindlichsten gegenüber chemischen Risikostoffen sind werdende und kleine Kinder.

Als Krebserreger überführt sind z. B. die allgegenwärtigen aromatischen Kohlenwasserstoffe, Amine, alkylierende Substanzen, Tabak, Nickel, Asbest, Chromsalze, Thoriumdioxid, Kreuzkraut-Alkaloide, Aflatoxin, Diäthylstilböstrol (DES) und Oxymetholon. Diese Stoffe lösen eine direkte Umwandlung von Zellen zu Krebszellen aus.

➔ Wohngifte, Seite 910
➔ Luftverschmutzung, Seite 933
➔ Gifte am Arbeitsplatz, Seite 943

Strahlenrisiko

Der Unfall des Reaktors von Tschernobyl im Jahr 1987 hat auf traurige Weise bestätigt, was ohnehin nach den Atombombenabwürfen auf Hiroshima und Nagasaki Gewißheit war: Wer ionisierender Strahlung ausgesetzt ist, hat ein vielfach höheres Risiko, an Leukämie zu erkranken. Bei jenen Menschen, die nach der Reaktor-Katastrophe nicht evakuiert worden waren, wuchs die Zahl der Mißbildungen bei Kindern, die Rate der Krebserkrankungen stieg auf mehr als das Doppelte an.

Die Strahlenbelastung in der Umgebung von Kernkraftwerken wird offiziell mit 1 Millirem (mrem) angegeben, sofern alle Sicherheitsvorschriften eingehalten werden. Die Wirkung der freiwerdenden sogenannten Niedrigstrahlung ist jedoch bis heute nicht ausreichend erforscht.

Strahlenquellen
In der BRD liegt die mittlere zivilisationsbedingte Strahlenbelastung bei 60 Millirem. Den größten Anteil daran haben medizinische Diagnose- und Behandlungsmaßnahmen (➔ Röntgen, Seite 742). Etwa ein Viertel wird vom Gas Radon verursacht, das beim Zerfall von Radiumbestandteilen im Baumaterial entsteht und sich in schlecht belüfteten Räumen anreichert (➔ Radioaktive Abstrahlung, Seite 916). Bedeutend ist auch die Strahlenbelastung durch Rauchen: Das stark strahlende Polonium 210 aus dem Tabakrauch gelangt bis in die feinsten Verästelungen der Lunge. 30 Zigaretten pro Tag bedeuten eine Lungenbelastung von 8 mrem im Jahr.

Vorbeugen

Krebsschutz aus der Nahrung

Einige Gemüsesorten wirken möglicherweise aktiv der Entwicklung von Magen- und Darmkrebs, vielleicht auch der von Lungenkrebs entgegen: Blumenkohl (Karfiol), Broccoli, Rosenkohl (Kohlsprossen), Weißkohl (Kraut), Kohl, Chinakohl. Ein Mangel an den Spurenelementen Magnesium, Eisen, Kupfer, Zink, Selen u.a. schwächt das Immunsystem. Spurenelemente sind in allen naturbelassenen Lebensmitteln ausreichend enthalten. Wichtig ist, daß eine ausgewogene Nahrung das Angebot sicherstellt. Vitamin C hemmt die Entstehung von Nitrosaminen im Magen (➔ Vitamin C, Seite 882). Vitamin A begünstigt die Reifung von Haut- und Schleimhautzellen. Man nimmt an, es könne Krebswachstum entgegensteuern. Doch sollte niemand auf eigene Faust eine Krebsvorbeugung mit Vitamin A versuchen. Was ohnehin für alle Vitamine gilt, gilt für Vitamin A ganz besonders: Allzuviel ist ungesund (➔ Vitamin A, Seite 880). Ob Vitamin E die Entwicklung verschiedener Krebsarten bremst, ist umstritten (➔ Vitamine, Seite 879).

Vorsorgen

Geringfügige Veränderungen am und im Körper kann am ehesten jemand feststellen, der Sie in- und auswendig kennt und der Ihren Körper jederzeit überprüfen kann. Auf wen träfen diese Bedingungen besser zu als auf Sie selbst? Auch die gegenseitige Untersuchung durch den Partner oder die Partnerin kann sinnvoll sein. Voraussetzung dafür ist, daß Sie einige Übung in der Selbstuntersuchung haben. Lassen Sie sich vom Arzt Ihres Vertrauens erklären, wie und wann Selbstuntersuchungen an Haut, Brust und Hoden sinnvoll sind und worauf Sie dabei besonders achten sollten. (➔ Selbstuntersuchung der Brust, Seite 592, ➔ Selbstuntersuchung des Hodens, Seite 610.) Fordern Sie von Ihrem Arzt, daß er sich dafür

Empfohlene Untersuchungen zur Krebsfrüherkennung

Bei Frauen und Männern	
Selbstinspektion der Haut	ab 20 Jahren monatlich
Hautuntersuchung durch den Arzt	zwischen 20 und 40 alle drei Jahre, ab 40 jährlich
Untersuchung des Mastdarms mit dem Finger	ab 40 Jahren jährlich
Untersuchung auf verstecktes Blut im Stuhl	ab 50 Jahren jährlich
Spiegelung des Mastdarms	ab 50 Jahren jährlich bis zwei normale Befunde hintereinander, danach alle drei Jahre
Bei Männern	
Selbstuntersuchung der Hoden	ab 20 Jahren monatlich
Prostatauntersuchung	ab 45 Jahren jährlich
Ärztliche Untersuchung der äußeren Geschlechtsorgane	ab 20 alle drei Monate ab 40 jährlich
Bei Frauen	
Brustselbstuntersuchung	ab 20 Jahren monatlich
Ärztliche Untersuchung der Brust	zwischen 20 und 40 alle drei Jahre, dann jährlich
Mammografie oder Xeroradiografie	zwischen 35 und 40 einmal ab 40 alle drei Jahre ab 50 alle zwei Jahre
Gynäkologische Untersuchung, PAP-Abstrich und Zelluntersuchung der Gebärmutterschleimhaut	Mit Beginn der sexuellen Aktivität jährlich

Zeit nimmt und sich Ihre Beobachtungen anhört. Die Krankenkassen, sonst eher knausrig, bieten - nach Alter gestaffelt - für jeden Untersuchungen zur Früherkennung von Krebs an. Kostenlos! Diese Chance sollte sich niemand entgehen lassen. Mit manchen der empfohlenen Untersuchungen zur Krebsfrüherkennung verbindet sich allerdings auch wieder ein Risiko, zum Beispiel das der Strahlenbelastung bei Röntgenaufnahmen oder das der Verletzung bei Spiegelungen. In diesem Fall sollten Sie gemeinsam mit dem Arzt Ihr persönliches Krebsrisiko besprechen und Ihr Vorgehen danach ausrichten.

Warnsignale

Aus Angst vor der befürchteten Diagnose »Krebs« gehen viele Menschen erst gar nicht zum Arzt oder teilen ihm Beobachtungen und Beschwerden nicht oder nur unvollständig mit. Doch kein Arzt kann hellsehen. Wenn Sie möchten, daß er Ihnen hilft, ist er auf die Informationen angewiesen, die Sie ihm geben. Jede ungewöhnliche Veränderung sollte Sie ohne Zögern zum Arzt führen. Meistens stellt sich das Ganze als harmlos heraus. Doch für den Fall, daß gerade Sie zu den weniger Glücklichen gehören, sollten Sie die Chance der Früherkennung nutzen. Je früher Krebs erkannt wird, desto größer ist die Chance der Heilung. Ein Drittel aller Krebskranken kann mit den konventionellen Methoden ganz geheilt werden.

Krebs-Warnsignale

Die folgenden Beschwerden können Hinweise auf viele Erkrankungen, aber auch Anzeichen von Krebs sein. Wenn Sie derartiges an sich bemerken und nicht ganz sicher erklären können, sollten Sie einen Arzt aufsuchen.

- Müdigkeit und Leistungsabnahme in der letzten Zeit
- Gewichtsverlust
- Länger als sechs Wochen anhaltende Veränderung der Verdauung: Wechsel zwischen Durchfall und Verstopfung, bleistiftartiger Stuhl
- Ekel vor bestimmten Speisen (z. B. Fleisch)
- Bluterbrechen
- Schleim oder Blut im Stuhl
- Blut im Urin
- Bluthusten
- Anhaltende Schmerzen
- Länger als sechs Wochen anhaltender Husten und andauernde Heiserkeit
- Warze, Muttermal oder Leberfleck auf der Haut, die ihr Aussehen verändern
- Jede neu auftretende Hautveränderung, besonders an Körperstellen, die der Sonne ausgesetzt sind
- Wunden oder Geschwüre, die trotz Behandlung nur langsam oder ungenügend heilen
- Blutiger Ausfluß aus der Scheide zwischen den Perioden, nach dem Geschlechtsverkehr oder nach den Wechseljahren
- Knoten in der Brust
- Knoten im Hoden
- Knoten am Hals, unter den Achseln oder in den Leisten
- Knochenschmerzen

Diagnose: Krebs

Die Zeit vom geäußerten Verdacht bis zur endgültigen Diagnose kann für Betroffene und Familienangehörige extrem belastend sein. Es ist wichtig, in dieser Zeit jemanden zu haben, der Ihnen zu Gesprächen zur Verfügung steht. Das kann Ihr Arzt sein, es kann aber auch jemand von den Selbsthilfegruppen sein, die es inzwischen in fast jeder Stadt gibt. Nehmen Sie möglichst frühzeitig Kontakt zu diesen Gruppen auf, die Sie manchmal auch beraten, wenn es um die Entscheidung über eine geplante Behandlung geht (Adressen bei den jeweiligen Krankheiten). Im Notfall können Sie sich ohne Bedenken auch an ein Kriseninterventionszentrum wenden.

Manche Menschen plagt die Angst, daß ihnen der Arzt »zu ihrem eigenen Besten« die wirkliche Diagnose verschweigt. Wenn Sie ihm jedoch unmißverständlich klarmachen, daß Sie wissen wollen, was sich in Ihrem Körper abspielt, ist er verpflichtet, Ihnen diese Auskunft zu geben.

Gehen Sie nach Möglichkeit an dem Tag, an dem Sie Ihre endgültige Diagnose mitgeteilt bekommen werden, nicht allein zum Arzt. Jemand Vertrautes kann Ihnen helfen, Ihr Leid zu tragen. Außerdem fällt es zwei Köpfen leichter, all die Informationen zu behalten, die Sie dann wahrscheinlich bekommen werden. Möglicherweise wird der Arzt auch dann schon mit Ihnen das weitere Vorgehen besprechen. Damit Sie dem Geschehen zustimmen können, muß er Sie vorher über die geplante Behandlung unterrichten, Wirkung und Nebenwirkungen erklären. Fordern Sie vom Arzt, daß er Sie auch über mögliche Behandlungsalternativen informiert. Sagen Sie niemals sofort zu allem Ja, sondern überschlafen Sie jede Entscheidung mindestens einmal. Nur selten ist eine Behandlung so dringlich, daß Sie nicht die Zeit haben, sich mit anderen darüber zu beraten. Seien es Freunde, Vertraute, andere Ärzte oder Berater der Selbsthilfegruppen. Über Ihre Zukunftsaussichten kann Ihnen der Arzt nur aufgrund statistischer Erfahrungswerte Auskunft geben. Das ist keine Angabe über Ihre individuelle Chance. Sie hängt nicht nur von Medizin und Pharmazie ab, sondern ist wesentlich bestimmt von Ihrem Lebenswillen, Ihrem sozialen Auffangnetz durch Angehörige und Freunde und von der Möglichkeit, nach der Krebskrankheit Positives zu erleben. Fordern Sie von Ihrem Arzt, daß er Sie auf dem schwierigen Weg der Therapie begleitet und Zeit für Sie hat, wenn Sie ihn brauchen.

Krebsbehandlung

Das Ziel jeder Krebsbehandlung ist die Zerstörung aller Krebszellen. Das gelingt in etwa jedem dritten Fall. Je länger jemand nach der Behandlung krebsfrei bleibt, desto geringer wird die Gefahr eines Rückfalls. Krebskranke gelten als geheilt, wenn sie mehr als fünf Jahre ohne Rückfall leben. Es gibt auch chronisch verlaufende Krebserkrankungen: Phasen ohne Beschwerden wechseln mit Zeiten, in denen behandelt werden muß. Manche chronische Krebsformen mit Metastasen brauchen nur überwacht zu werden. Nur im Fall neuer Aktivität wird nach dem Grundsatz behandelt: So wenig wie möglich, so viel wie unbedingt nötig. Etwa ein Drittel der Krebskranken kann auf diese Weise über Jahre mit Krebs leben. Ungünstig sind die Zukunftsaussichten bei weit fortgeschrittenen oder bei sehr rasch wachsenden Tumoren. Der Vorsprung solcher Tumore ist nicht mehr einzuholen. Viele dieser Kranken sterben mit oder ohne Behandlung kurze Zeit nach der Diagnose.

Operation

Die älteste und sicherste Methode, Krebs zu behandeln, ist die operative Entfernung. Dabei muß eine ausreichend breite Randzone gesunden Gewebes mitentfernt werden, damit keine Zellen mit mikroskopisch kleinen Ausläufern der Tumore zurückbleiben. Die meisten Krebskranken verdanken dieser radikalen Behandlungsmethode ihr Leben. Hat der Krebs auf umliegende Lymphknoten übergegriffen, muß dieses Lymphgebiet und möglichst auch die zugehörigen Lymphbahnen ebenfalls entfernt werden (*En bloc-Operation*). Im allgemeinen ist es nicht sinnvoll, Fernmetastasen operativ zu entfernen. Ihre oft große Zahl setzt jeder radikalen operativen Methode Grenzen. Sehr radikale Operationen gelten heute als überholt: Nicht alles, was technisch möglich ist, schenkt Kranken ein lebenswertes Leben. Maßnahmen, die ausschließlich die Leidenszeit verlängern, sollten nicht durchgeführt werden.

Tips für Krebskranke

- Die Diagnose »Krebs« mag bei Ihnen wie bei vielen anderen auch einen Schock auslösen. Von diesem Augenblick an werden Sie rundum mit Ratschlägen versorgt. Bevor Sie sie befolgen, sollten Sie sich mit Ihrem Arzt beraten.
- Suchen Sie das Gespräch mit einem Arzt, dem Sie vertrauen. Fordern Sie von ihm, daß er sich Zeit nimmt und Ihnen jede Frage nach bestem Wissen beantwortet. Bereiten Sie sich zur Gedächtnisstütze eine Liste mit Fragen vor.
- Sollten Sie unsicher sein, holen Sie die Meinung weiterer Fachärzte ein. Je besser Sie über Chancen, Risiken und Nebenwirkungen der verschiedenen Behandlungen informiert sind, desto besser können Sie zusammen mit dem behandelnden Team für sich selbst entscheiden, welche Behandlung Sie vornehmen lassen wollen.
- Ein vertrauter Begleiter im Krankenhaus kann Ihnen helfen, die belastende Behandlung besser zu überstehen.
- Überlegen Sie gemeinsam mit dem Arzt, was Sie selbst zum Erfolg der Behandlung beitragen können: Die erbliche Veranlagung kann man nicht ändern, aber Sie können krankmachende Lebensumstände umkrempeln. So kann es sinnvoll sein, den belastenden Beruf zu wechseln, Schadstoffquellen aus der Wohnung zu entfernen oder die Nahrung umzustellen. Vielleicht ist es auch Zeit, den Tagesablauf anders zu gestalten oder die Beziehungen zu Familienmitgliedern, Partnern oder anderen Beziehungspersonen zu überdenken.
- Auch Ihre Angehörigen sind durch die Erkrankung verunsichert und wissen vielleicht nicht, wie sie sich verhalten sollen. Das offene Gespräch mit Freunden und Angehörigen über Ihre Gefühle kann das Zusammenleben erleichtern.
- Wenn Sie anonyme Gesprächspartner vorziehen, wenden Sie sich an die Krebshilfe (➔ Seite 550). Sie steht für alle medizinischen und sozialrechtlichen Fragen zur Verfügung. Rat finden Sie auch bei psychologischen Beratungsstellen (➔ Beratung Seite 822).
- Suchen Sie sich »Komplizen«, die Ihnen helfen, Ihr Leben neu »in die Hand zu nehmen«. Das können Freunde sein, die Ihre Probleme anhören und Ihre Entscheidungen respektieren. Das kann eine Selbsthilfegruppe sein, in der Menschen mit ähnlichen Problemen Sie trösten und stärken. Das kann ein Psychotherapeut sein, der Ihnen Hilfe zur Selbsthilfe gibt und Sie auf dem neuen Weg begleitet. Auch wenn die Krankheit Krebs »stärker« ist als Sie, so können Sie die bleibende Zeit selbst gestalten und bewußt leben.

Strahlentherapie

Strahlen können zwar Krebs auslösen, sie können ihn aber auch heilen. Gezielt gegen Tumore gerichtete Röntgenstrahlen hemmen die Teilungsfähigkeit von Krebszellen. Die genaue Ausrichtung der Strahlen, ihre genaue Auswahl und die gleichzeitige Abschirmung des umliegenden gesunden Gewebes macht es möglich, die Strahlenwirkung weitgehend auf das Tumorgewebe zu beschränken. Verschiedene technische Neuentwicklungen haben die Strahlentherapie heute etwas weniger belastend gemacht, als sie früher war.

Meist werden sogenannte *Megavoltgeräte* mit Kobalt als radioaktiver Quelle benutzt. Dabei erreichen die Strahlen eine Energie von 2 bis 35 Millionen Elektronenvolt (MeV), aber das umgebende Gewebe bekommt nur wenig Streustrahlung ab. Praktisch kann jeder Teil des Körpers in jeder gewünschten Verteilung mit einer hohen Strahlendosis erreicht werden.

Heilungschancen

Die Heilungschance hängt davon ab, wie empfindlich das Tumorgewebe gegenüber Strahlen ist. Dieses wird bestimmt von der Gewebeart und seiner Durchblutung: Sauerstoffreiches Gewebe ist empfindlicher gegen Strahlen als gering durchblutetes. In jedem Tumorgewebe gibt es jedoch sauerstoffarme Zellen. Das ist der Grund, warum sich ein Tumor bei einer Strahlentherapie zunächst zurückbilden, dann aber wieder wachsen kann. Ein Teil der Krebsgewebe spricht auf eine Strahlenbehandlung überhaupt nicht an.

Eine bedeutende Rolle spielt die Strahlentherapie unter anderem bei Prostatakarzinomen und frühen Stadien von Brustkrebs. Als Zusatzbehandlung zur Chemotherapie ist sie bei Karzinomen des Mastdarms und des Anus, bei Krebs von Gebärmutterschleimhaut, -hals und Vulva angebracht. Darüber hinaus kann sich durch die Strahlenbehandlung ein Tumor so weit zurückbilden, daß Schmerzen gelindert werden, ohne aber den Körper damit generell von ihm zu befreien.

Nebenwirkungen

Die Nebenwirkungen der Bestrahlung sind abhängig von der bestrahlten Region und der Empfindlichkeit des darin liegenden normalen Gewebes. Je größer das bestrahlte Feld, desto stärker ist das Befinden beeinträchtigt. Meist kommt es zu Müdigkeit, allgemeiner Erschöpfung, Appetitverlust. Im Bereich von Kopf und Hals entstehen z. B. oft Entzündungen der Schleimhäute, die Schluckbeschwerden hervorrufen, eine Bestrahlung des Bauchs kann Gastritis und Darmentzündung mit Durchfall, Erbrechen, Blähungen und Krämpfen auslösen. Diese Beschwerden halten oft noch nach der Therapie an.

Aus Angst vor den Beschwerden im Verdauungstrakt essen viele Strahlenpatienten nur noch sehr wenig und verlieren dadurch an Gewicht. Medikamente und Diät können die Beschwerden im allgemeinen lindern. Gegen Erbrechen wird Metoclopramid (z. B. *Paspertin* [BRD/Ö]) sowie Dexamethason eingesetzt. Schmerzlindernde Mittel vor dem Essen und Mittel gegen Durchfall helfen mit, daß ausreichend Nährstoffe aufgenommen werden können. Die Haut reagiert auf die Bestrahlung ähnlich wie bei Sonnenbrand mit Rötung und Reizung. Manchmal bilden sich Bläschen, oft Pigmentflecken. Bestrahlte Hautpartien können nach etwa drei Wochen ihre Haare verlieren. Nach wenigen Monaten wachsen sie meist wieder nach.

Die Bestrahlung ist eine Therapie, deren Wirkung und teilweise auch Nebenwirkungen oft erst nach Wochen oder Monaten einsetzen. Sie sollten Ihre Beobachtungen - und damit oft einhergehende Ängste - immer mit dem Behandler besprechen, auch dann, wenn die Bestrahlung bereits abgeschlossen ist.

Chemotherapie

Es gibt kein Medikament, das nur die Krebszellen zerstört und die gesunden Zellen unbehelligt läßt. Krebsmittel (*Zytostatika*) sind Zellgifte. Sie hemmen das Zellwachstum aller Zellen, die sich schnell teilen. Deshalb greifen sie auch das blutbildende System an, die Schleimhäute, die Keimzellen und die Haarzellen.

Selbsthilfe gegen Nebenwirkungen der Bestrahlung

- Versuchen Sie bei Müdigkeit, so oft wie möglich auszuruhen. Nehmen Sie bei Schlafstörungen keine Schlafmittel ein, ohne vorher mit dem Arzt gesprochen zu haben.
- Bevorzugen Sie kleinere, aber häufigere Mahlzeiten. Für »zwischendurch« eignen sich frische, leichtverdauliche Früchte, Fruchtsäfte, Milch, Hüttenkäse u. ä.
- Machen Sie sich etwa 1 1/2 Stunden vor dem Essen durch Bewegung und körperliche Übungen hungrig. Bereiten Sie sich Ihre Lieblingsspeisen und diese besonders geschmackvoll zu. Essen in guter Stimmung und Gesellschaft regt an.
- Vermeiden Sie den Kontakt der bestrahlten Hautregionen mit Seife, Kosmetika, Parfüm, Salben, Wärmelampen oder -flaschen. Sie reizen die Haut. Reinigen Sie die Stelle nur mit lauwarmem Wasser. Schützen Sie sie vor Sonnenlicht und extremer Kälte.

Heute werden an die 100 verschiedene Krebsmittel klinisch eingesetzt. Die wichtigsten Gruppen:

- Alkylantien: Cyclophosphamid (*Cyclostin* [BRD], *Endoxan* [BRD/Ö]), Trofosfamid (*Ixoten* [BRD/Ö]), Ifosfamid (*Holoxan* [BRD/Ö]), Busulfan (*Myleran* [BRD/Ö])
- Anorganische Ionen: Cisplatin (*Apiplatin* [Ö], *Platinol* [Ö], *Platiblastin* [BRD], *Platinex* [BRD])
- Antimetabolite: Methotrexat (BRD/Ö), Mercaptopurin (*Puri-Nethol* [BRD/Ö]), Fluorouracil [BRD/Ö], Cytarabin (*Alexan* [BRD/Ö], *Cytosar* [Ö], *Udicil* [BRD/Ö])
- Pflanzenalkaloide: Vinblastin (*Velbe* [BRD/Ö]), Vincristin (*Oncovin* [Ö], *Vincristin* [BRD])
- Zytostatisch wirkende Antibiotika: Dactinomycin (*Cosmegen* [Ö], *Lyovac-Cosmegen* [BRD]), Daunorubicin (*Daunoblastin* [BRD/Ö]), Doxorubicin (*Adriblastin* [BRD/Ö]), Bleomycin (BRD/Ö)
- Anti-Hormone: Fosfestrol (*Honvan* [BRD/Ö]), Chlorotrianisen (*Merbentul* [BRD]), Estramustin (*Estracyt* [BRD/Ö]); Drostanolon (*Masterid* [BRD]), Tamoxifen (*Nolvadex* [BRD/Ö])
- Zytokine: Interferone (*Roferon-A3* [BRD], *Intron A* [BRD/Ö])

Krebsmittel können in Form von Infusionen, Injektionen, Tabletten, Dragees, Trinklösungen und bei Hautkrebs in Salbenform verabreicht werden. Viele Krebsmittel werden miteinander kombiniert, um die gleichgerichtete Wirksamkeit zu erhöhen und die Nebenwirkungen der einzelnen Wirkstoffe zu verteilen. Auch die Dauer der Behandlung muß auf den Einzelfall zugeschnitten werden.

Heilungschancen

Nach vollständiger Entfernung des sichtbaren Tumors erhöht sich die Heilungschance durch Chemotherapie unter anderem bei Brustkrebs vor dem Wechselalter, bei dem auch die Lymphknoten befallen sind, Krebs der Eierstöcke und kleinzelligem Bronchialkarzinom.

Bei etwa zehn Prozent der auf das ganze Organ verbreiteten Tumore bringt Chemotherapie eine echte Heilungsaussicht. Dazu gehören unter anderem bestimmte Leukämieformen, Krebserkrankungen des Lymphsystems und in geringem Umfang das kleinzellige Bronchialkarzinom. Zur Zeit gibt es jedoch keine Beweise dafür, daß Chemotherapie allein oder kombiniert mit Bestrahlung das Überleben bei folgenden Krebsformen verlängert: Nicht-kleinzelliges Bronchialkarzinom, Krebs der Speiseröhre, des Magens, der Bauchspeicheldrüse, des Dünn- oder Dickdarms, des Gehirns oder von Weichteilen und bei malignen Melanomen. Viele Patienten strengt die Chemotherapie körperlich und seelisch sehr an. Das lange Warten inmitten vieler Schwerkranker in der Klinik auf die Behandlung und währenddessen kann für geschwächte Krebskranke zur Qual werden. Auch die akuten und Langzeit-Nebenwirkungen wie Übelkeit oder Haarausfall belasten die meisten Patienten schwer. Gegenmaßnahmen helfen nur begrenzt. Kritische Mediziner stellen diese an sich hilfreiche Therapie dann in Frage, wenn die Lebensspanne, die durch die Chemotherapie hinzugewonnen wird, deshalb nicht mehr als lebenswert erscheint, weil die Nebenwirkungen so belastend sind oder weil die Behandlung mit Komplikationen verbunden ist, die sonst nicht aufträten.

Nebenwirkungen

Die Nebenwirkungen der verschiedenen Krebsmittel können unterschiedlich und unterschiedlich stark sein.

Übelkeit und Brechreiz

Gegen diese häufigen, manchmal sehr schweren, starken Beschwerden gibt es wirksame Medikamente, die Ihnen der Arzt bei Bedarf verschreiben kann. Diese Mittel können besonders bei jungen Kranken zu großer innerer Unruhe führen, was wieder weitere Medikamente beheben können. Die Angst vor dem Erbrechen führt oft dazu, daß Patienten bereits vor dem Verabreichen der Krebsmittel erbrechen, sowie dazu, daß während der Chemotherapie der Appetit verlorengeht.

Haarverlust

Viele Menschen verlieren während einer Chemotherapie ganz oder teilweise ihre Haare und erleben das als schweres seelisches Trauma. Die Entdeckung, daß die Abkühlung der Kopfhaut während der Behandlung die Haarwurzeln rettet, hat zur Entwicklung verschiedener Kühlhauben geführt. Die »Cool cap« setzt die Durchblutung der Kopfhaut herab, so daß weniger Krebsmittel in diesen Bereich gelangen. Die Kühlhaube kann aber durchaus auch eine Belastung darstellen. Ist die Chemotherapie mit bestimmten Mitteln auf nur wenige Behandlungszyklen und eine niedrige Dosierung beschränkt (z. B. bei der Nachbehandlung von Brustkrebs), so kann der Haarausfall auch ausbleiben. Nach Beendigung der Chemotherapie wachsen die Haare in jedem Fall wieder nach.

Schleimhautentzündung

Krebsmittel beeinflussen manchmal die Schleimhäute des Mundbereichs und der Scheide. In der Folge kommt es in diesem Bereich zu Trockenheit, wunden Stellen und

Selbsthilfe gegen Nebenwirkungen der Krebsmittel

- Nehmen Sie häufiger kleine Mahlzeiten zu sich; essen Sie langsam; trinken Sie schluckweise kleine Mengen; meiden Sie Süßigkeiten und fette Nahrungsmittel, so fühlt sich der Magen nicht überfüllt an. Trockene Lebensmittel wie Toast und Zwieback beruhigen den Magen. Meiden Sie Zitrusfrüchte und starke Gewürze.
- Essen Sie leichte Speisen (Suppe, Kekse), bevor Sie die Medikamente erhalten.
- Bekommen Sie eine Abneigung gegen Fleisch, so hilft es, dieses mit Sojasoße, in Fruchtsaft oder Wein zuzubereiten.
- Gründliche Mundhygiene ist wichtig. Dafür sollten Sie eine weiche Zahnbürste benutzen und kein Mundwasser, das Alkohol und Salz enthält. Wählen Sie eine milde, fluoridreiche Zahnpasta, um Zahnfäule zu vermeiden.
- Halten Sie mit einer Lippencreme die Lippen geschmeidig.
- Wegen der Infektionsgefahr ist es sinnvoll, Menschenansammlungen und Personen mit ansteckenden Krankheiten zu meiden. Wenn Sie Fieber oder Durchfall bekommen, der länger als zwei Tage anhält, oder Schmerzen beim Wasserlassen, informieren Sie Ihren Arzt.
- Wegen der Blutungsgefahr sollten Sie mit Messern und Werkzeug vorsichtig umgehen und bei der Gartenarbeit Handschuhe tragen. Vermeiden Sie verletzungsträchtige Sportarten.

Geschwüren. Daher sind während der Behandlung Mundhygiene und Intimhygiene besonders wichtig.

Infektionen
Da Krebsmittel die Produktion der weißen Blutkörperchen herabsetzen, ist die Infektionsgefahr groß.

Blutungen
Die Produktion von Blutplättchen, die an der Blutgerinnung beteiligt sind, ist herabgesetzt. Deshalb sind Verletzungen und blutende Wunden eine Gefahr.

Hormonbehandlung

Hormongaben bzw. Hormonentzug können bei Krebserkrankungen, die hormonabhängig wachsen, das Tumorwachstum hemmen und die Bildung von Metastasen verhindern. Dazu gehören vor allem der Brustkrebs und das Prostatakarzinom. Der »Hormonentzug« kann mittels Operation oder Medikamenten geschehen. Operation bedeutet beim Brustkrebs, daß die Eierstöcke entfernt werden. Bei Prostatakrebs bedeutet es die Entfernung der Hoden oder die Zerstörung ihrer hormonproduzierenden Gewebe mittels Strahlen. Da das aber Kastration mit allen Folgen für die Geschlechtlichkeit bedeutet, kann die Behandlung eine große seelische Belastung sein.
Wenn beim Patienten sogenannte Hormonrezeptoren gefunden wurden, können entsprechende Anti-Hormone das Tumorwachstum hemmen und die Bildung von Metastasen verhindern. Dieses ist eine »chemische Kastration auf Zeit«.
Im Vergleich zur aggressiven Chemotherapie sind bei der Hormontherapie weniger Nebenwirkungen im übrigen Körper zu erwarten.

Immuntherapie

Da das körpereigene Abwehrsystem bei der Entstehung von Krebs eine bedeutende Rolle spielt, sucht man seit Jahren fieberhaft nach Möglichkeiten, diese Immunabwehr zu stärken.
Doch was theoretisch logisch scheint, stößt in der Praxis auf Barrieren: Vermutlich erkennt das Immunsystem nicht jede Krebszelle als »Feind« und wirft das Abwehrsystem nicht an. Oder die Zahl der in Krebszellen umgewandelten Körperzellen steigt so rapide an, daß das Abwehrsystem »überlaufen« wird. Gemessen an den Möglichkeiten des Immunsystems erweist sich die Tumormasse als übermächtig.
Anfangserfolgen mit dem TBC-Impfstoff BCG, mit Corynebakterium parvum, Levamisol, Thymushormonen und anderen Mitteln folgte die Enttäuschung. Auch die Euphorie über Interferon, mit ungeheurem finanziellem Aufwand entwickelt und deshalb mit Vorschußlorbeeren bedacht, ist der Ernüchterung gewichen.

Kombinierte Behandlung

Bei bestimmten Krebsformen kann eine Kombination verschiedener Verfahren sinnvoll sein. So haben z. B. Operation, Bestrahlung und der Einsatz von Zytostatika die Heilungschancen bei Wilms-Tumor (Nierenkrebs bei Kindern) erheblich erhöht. Krebsmittel können die Überlebenszeit nach Brust- oder Magenkrebsoperationen wesentlich verlängern. Bei Blasenkrebs sind Bestrahlungen zur Vorbereitung auf die Operation sinnvoll, bei Krebs der Eierstöcke die Bestrahlung nachher. Bei Plattenepithelkrebs im Enddarm und im Hals-, Nasen-, Ohrenbereich sind Krebsmittel gemeinsam mit Bestrahlung wirkungsvoll. Ein nur gering ausgedehnter kleinzelliger Bronchialkrebs kann unter Umständen damit geheilt werden.

Psychologische Begleitung

Der Ausbruch einer Krebserkrankung erschüttert die Existenz, führt oft zu Depressionen und schweren Störungen des Körper- und Selbstwertgefühls. Das schwächt die Immunabwehr nachweislich zusätzlich. In den letzten Jahren hat sich deshalb bei vielen Krebsspezialisten die Meinung durchgesetzt, daß psychotherapeutische Begleitung ein integrierter Teil der Behandlung sein sollte. In der BRD wird psychologische und psychotherapeutische Betreuung während der Behandlung und in der Nachsorge bereits vielfach angeboten. Als vorbildlich gilt darin die Schussenthal-Klinik in Allendorf. In Österreich gibt es erst Ansätze psychologischer Betreuung in den Krankenhäusern. Untersuchungen haben ergeben, daß Krebskranke, die sich für eine Psychotherapie entscheiden, weniger als andere unter der medizinischen Behandlung und Angstgefühlen leiden, höhere Lebensqualität erreichen und sogar höhere Heilungschancen erwarten können. Am besten ist es, wenn diese psychologische Begleitung schon bei der Diagnose beginnt.

Neben Einzel- und Gruppengesprächen sind *Entspannungsmethoden* (➔ Seite 813) hier von besonderer Bedeutung. Auch intensive *Meditation* (➔ Seite 821) kann die Lebensqualität erheblich verbessern. Besonders erfolgreich beeinflussen kreative Therapien wie Ergo-, Mal-, Bewegungs- und Musiktherapie den Genesungsprozeß. Besonders bewährt hat sich das *Simonton-Training*. Bei diesem Verhaltenstraining setzen sich die Kranken in entspanntem Zustand mit der Krankheit auseinander, indem sie sich die Krankheit wie auch die Gegenwehr und medizinische Behandlung symbolisch-bildhaft vorstellen. Im Anschluß daran wird die Genesung imaginiert. Diese imaginierten Bilder werden auch gezeichnet. Die Simonton-Technik kann man gemeinsam mit einem Psychotherapeuten erlernen und dann selbständig täglich durchführen. Man kann die Anleitung zum Erlernen dieser Methode auch auf Kassetten kaufen. Die Simonton-Methode verhilft Krebskranken nachweislich zu besserem Wohlbefinden und nimmt ihnen Gefühle der Angst und Hoffnungslosigkeit. Es gibt Hinweise darauf, daß sie in Einzelfällen das Tumorwachstum hemmt.

Eine Übersicht über die Erfolge der verschiedenen Methoden hat ergeben:

- Es ist weniger bedeutend, welcher Therapierichtung ein Betreuer angehört, als daß Krebskranke überhaupt kontinuierlich in einer vertrauensvollen Beziehung begleitet werden. Dazu gehört, daß die individuelle Geschichte und die aktuelle soziale Situation des Krebskranken berücksichtigt werden
- Von der Diagnose, spätestens aber der Operation an sollten die Familienangehörigen in die Information und eventuell in die Therapie mit einbezogen werden
- Auch Gespräche in Gruppen mit der Ermutigung, das bisherige Leben zu überdenken, sind sinnvoll

Zur Bezahlung psychotherapeutischer Begleitungen und Therapien ➔ Beratung und Psychotherapie, Seite 831.

Selbsthilfegruppen

Die psychische Betreuung vor, während und nach Krebsbehandlungen ist noch lange nicht so gut, wie sie sein könnte, und sie kann nicht alle Lebensbereiche abdecken. Erfahrungsaustausch, Informationsvermittlung und Anteilnahme, wie sie Selbsthilfegruppen bieten, spielen deshalb eine wichtige Rolle. Geteiltes Leid ist halbes Leid, geteiltes Wissen doppelt hilfreich.

Bei der Besprechung der einzelnen Krebserkrankungen finden Sie Adressen der Bundesverbände von Selbsthilfegruppen. Dort erfahren Sie, wo die Ihnen nächstgelegene Gruppe arbeitet.

Nachsorge

Art und Dauer der Behandlung bestimmen das Ausmaß der Belastung für Krebskranke und ihre Angehörigen. Für die meisten Operationen sind zwei bis vier Wochen Krankenhausaufenthalt notwendig. Für Bestrahlungen muß man sechs bis acht Wochen rechnen. Chemotherapie erstreckt sich über den längsten Zeitraum und dauert, von Behandlungspausen unterbrochen, häufig über vier bis zwölf Monate und länger. Wenn der Tumor wiederauftritt, dann ist das meistens innerhalb der ersten zwei Jahre der Fall. Aber auch nach mehr als fünf Jahren können sich solche »Rezidive« noch entwickeln.

Wenn die Heilungschance optimal genutzt werden soll, sind regelmäßige Kontrolluntersuchungen wichtig. Mit ihnen überprüft der Arzt den Erfolg der Erstbehandlung, sucht nach erneuten Krebsbildungen am alten Krebsort und nach entfernten Metastasen. Ein Beispiel: Hodenkrebs tritt oft innerhalb von zwei Jahren erneut auf. Wird er entdeckt, kann die erneute Behandlung den Mann völlig heilen. Deshalb sind anfangs im Abstand von einem Monat und später in Zweimonats-Abständen Nachuntersuchungen sinnvoll. Im Unterschied dazu ist z. B. Brustkrebs mit Fernmetastasen bei Frauen nicht heilbar. Der Arzt sollte das notwendige Nachuntersuchungsprogramm mit dem Krebskranken besprechen und soweit wie möglich flexibel gestalten: Das Befinden geht vor dem Befund.

BRD: Nachsorgekur

Die Sozialversicherungsträger in der BRD können in den ersten drei Jahren nach einer Tumorbehandlung je dreimal eine Nachsorgekur über jeweils vier Wochen bewilligen. Treten lokale Rezidive oder Metastasen auf, ist auch nach dieser Frist eine Kur möglich. Diese Kuren können dazu beitragen, daß sich körperliche und seelische Kräfte wieder sammeln, krankheits- oder therapiebedingte Störungen abklingen und sich das Allgemeinbefinden bessert.
Eine wichtige Rolle für die Rehabilitation spielt der damit verbundene »Tapetenwechsel«. Nicht die Lebensverlängerung ist das Ziel der Kur, sondern der Gewinn an Lebensqualität. Sind durch die Behandlung körperliche Defekte entstanden, die Hilfsmittel erforderlich machen (z. B. ein künstlicher Darmausgang; das Fehlen des Kehlkopfs), so kann in der geschützten Atmosphäre der Kur das Alltagsleben damit »trainiert« und die Angst leichter abgebaut werden.
Während es in der BRD mehr als 20 Rehabilitationszentren für Krebskranke gibt, existiert in Österreich noch keine vergleichbare Einrichtung. Die Kassen bieten Krebskranken Aufenthalte in üblichen Erholungsheimen an, die jedoch nicht an die speziellen Bedürfnisse Krebskranker angepaßt sind. Zum Antrag für eine Kur und die Bezahlung ➔ Ihr gutes Recht, Seite 720.

Berufs- und Erwerbsunfähigkeit

Krebskranke leiden am intensivsten an Isolation, Einschränkung des Selbstwertgefühls und Leistungsdefizit. Es ist deshalb wichtig, daß Betroffene möglichst »ein Bein« im Alltag sowie im Berufsleben behalten. Arzt und Krebskranker sollten gemeinsam eine Therapieform suchen, die das möglichst berücksichtigt. Wird die Arbeitsunfähigkeit und Invalidität amtlich bescheinigt, so bedeutet das eine Abkoppelung vom sozialen Umfeld. Wenn dies nicht zu umgehen ist, sollte der Arzt auch in dieser problematischen Zeit Begleiter sein und bei der Suche nach sozialrechtlicher Unterstützung behilflich sein. Krebskrankheit stürzt viele Betroffene in finanzielle Probleme.

Deutscher Krebsinformationsdienst Heidelberg
Tel.: (0 62 21) 41 01 21 Mo-Fr 8-20 Uhr (kostenlos)

Österreichischer Krebsinformationsdienst Wien
Tel.: (02 22) 4 08 70 48 Mo-Fr 10-18 Uhr

Auskünfte über Unterstützung, Renten(Pensions)zahlungen, Hilfsmittel, Ermäßigungen und die Adressenliste von Institutionen, die Hilfe anbieten, bekommen Sie beim Krebsinformationsdienst. Auch der Sozialservice, der jedem Landesinvalidenamt angeschlossen ist, gibt kostenlose Auskünfte.

Alternativen

Jedem Kranken steht es frei, jederzeit die vom behandelnden Arzt vorgeschlagene Therapie zu verweigern. In den letzten Jahren steigt die Anzahl der Krebspatienten, die diesen Weg wählen.
Viele nicht-schulmedizinische Behandlungsmethoden bei Krebs beruhen auf der Vorstellung, daß durch sie die Immunabwehr angefeuert werden könnte. Ihre Rechtfertigung leiten sie aus ihrer ganzheitlichen Sicht des Krebskranken ab: Nicht nur das erkrankte Organ bedarf der Behandlung, sondern der gesamte Mensch in seinem sozialen System. Diese Haltung bezieht Kindheit, Familie, Erziehung, Schule, Arbeit und die persönlichen Beziehungen mit ein. Sie baut auf die Bedeutung der persönlichen Einstellung zur Krankheit und ihre Wirkung auf die Selbstheilungskräfte. Sie versucht, die schlummernden Energien der Kranken zu aktivieren. Werden die Methoden als Alternative, also als Ersatz für schulmedizinische Behandlungen eingesetzt, bergen sie das große Risiko, die Chance zu vergeben, die die Schulmedizin immerhin zu bieten hat. Keine der nicht-schulmedizinischen Behandlungsmethoden konnte bisher ihre Wirkung bei Krebs naturwissenschaftlich anerkannt nachweisen.
Dennoch gibt es positive Auswirkungen solcher Behandlungsarten. Dieses ganz besonders dann, wenn sie ergänzend zur Schulmedizin gebraucht werden. So verwenden zum Beispiel auch Schulmediziner *Mistel*präparate (*Iscador* [BRD/Ö], *Plenosol* [BRD]) zur Nachbehandlung von Krebserkrankungen, obwohl trotz großangelegter Studien ihre Wirkung gegen Tumore nicht nachgewiesen werden konnte. Schwere allergische Reaktionen sind jedoch möglich.
Unter den Enzymen hat sich die L-Asparaginase als immunstimulierender Wirkstoff (*Crasnitin* [BRD]) bei akuten Leukämien erfolgreich gezeigt.
Ob *Homöopathie* Krebsgeschwülste beseitigen kann, ist nicht dokumentiert. Die homöopathische Medizin erhebt allerdings auch nicht den Anspruch, Krebs heilen zu können. Die Leiden einer langdauernden Krankheit kann sie allerdings ebenso lindern, wie sie die Nachbehandlung unterstützen kann.

Den Abwehrapparat vorbeugend anzuwerfen, ist Ziel der *Sauerstoff-Mehrschritt-Therapie*. Es fehlt der klinische Nachweis, daß diese Behandlung gegen Tumorzellen wirksam ist.
Bei der Wärmebehandlung (*Hyperthermie*) wird das erkrankte Gewebe auf 42,5 Grad erwärmt. Bis in vier Zentimeter Tiefe kann Wärme eine Chemotherapie effektiv verstärken. Liegt der Krebsherd jedoch tiefer unter der Haut, ist die Hyperthermie bisher noch nicht einsetzbar.

Von Wundermitteln und Wunderheilern

Die Angebote und Scharlatane am grauen Markt der Paramedizin sind vielfältig. Fastenkuren zur Krebsbekämpfung mag der Gedanke zugrunde liegen, das Krebsgeschwür auszuhungern. Fatalerweise belastet das aber den geschwächten Körper noch weiter, und der Patient stirbt eher an Mangelerscheinungen, als daß das Krebsgeschwür abstirbt.
Die »Krebskur total nach Breuss«, Gerson-Diät, Kelly-Diät und andere Kuren verlangen mit ihrem oft auch hohen Preis vom Patienten ein »Opfer«, in dem manche Krebskranke einen »Selbstbeitrag« zur Gesundung sehen.
Pflanzliche Mittel gelten fälschlicherweise als ungefährlich. Das gilt insbesondere dann, wenn Eiweiße oder Pflanzenextrakte gespritzt werden. Ein Todesfall nach dem Spritzen von Echinacin (*Esberitox*) ist bekannt geworden.
Ein Hoffnungsmittel gegen Krebs war Ärzten und Medien jahrelang der Extrakt der Venusfliegenfalle, Carnivora. Das Deutsche Bundesgesundheitsamt mußte die Zulassung wegen lebensbedrohlicher Schockreaktionen zurückziehen. Auch die Hoffnung, daß Frischzellen von Tierembryonen neue Kraft verleihen könnten, hat mehrere Kranke das Leben gekostet (➔ Frischzellentherapie, Seite 795).
Ebensowenig wirksam und nicht ungefährlich sind Behandlungen mit Thymusextrakten oder die Theurer-Therapie.
Bis jetzt fehlt auch der Nachweis, daß Enzymtherapie etwas gegen den Tumor ausrichten kann oder die Abwehrkräfte stärken kann. Unwirksam ist die Sauerstofftherapie, gefährlich Ozonbehandlungen.
Auch die »Volksmedizin« verbreitet beharrlich unwirksame Mittel: So etwa Rote Bete (Rote Rübe) oder sogar Petroleum. In neuerer Zeit werden verschiedene, meist sehr teure Mittel als zusätzliche Behandlung zur Chemotherapie angeboten, die diese angeblich besser verträglich machen sollen. Durch die pseudowissenschaftliche Aufmachung ist es schwer bis unmöglich, derartige Produkte von nützlichen Medikamenten zu unterscheiden. Für viele solcher Mittel, die sich durch Mundpropaganda hartnäckig verbreiten, mag das Sprichwort zutreffen, daß der Glaube Berge versetzt. Das gilt besonders für die selbsternannten Wunder-Doktoren, die in regelmäßigen Abständen durch den Blätterwald geistern. Sie mögen in manchen Fällen Erfolg haben, weil ihre Patienten daran glauben wollen und weil - wie bei jeder Krankheit - mit oder ohne Glaube die spontane Selbstheilkraft des Körpers einsetzen kann. Bemerkenswert ist immerhin, daß spontane Krebsheilung durch die Arbeit mit Schamanen dokumentiert ist. Wie kann man zwischen seriösen und unsachlichen Informationen unterscheiden? Es ist Skepsis angebracht, wenn in der Berichterstattung von »Wundern« die Rede ist, wenn Krebs pauschal nach der Reihenfolge Diagnose - Qual - Tod abgehandelt und nicht zwischen den Krebsarten differenziert wird, wenn ein Heiler als krasser Außenseiter präsentiert wird.

Schmerzbekämpfung bei Krebs

Bei der Hälfte aller Krebskranken treten bereits früh Schmerzen auf, ein Drittel der unheilbar Krebskranken ist mit schweren chronischen Schmerzen konfrontiert. Manche Schmerzen sind stärker als jedes Medikament. Wann und wie stark Schmerzen auftreten, hängt nicht zuletzt von der Fähigkeit des medizinischen Behandlerteams ab: Aufmerksamkeit und Zuwendung kann das subjektive Schmerzempfinden verringern.
Die Weltgesundheitsorganisation hat für die Schmerzbehandlung bei Krebs einen Stufenplan erstellt:

– Am Anfang stehen einfache Schmerzmittel wie Azetylsalizylsäure (ASS) und Paracetamol (➔ Einfache Schmerzmittel, Seite 761) oder schmerzlindernde Mittel, wie sie gegen Rheuma gebraucht werden (Diclofenac, Indometacin)
– Helfen diese Wirkstoffe nicht mehr, werden zusätzlich morphinähnliche Mittel, sogenannte Opioide, eingesetzt. Die schwächste Substanz dieser Gruppe ist Kodein, die nächststärkere Tramadol. Beide Medikamente können mit sogenannten Antirheumatika mit gutem Erfolg kombiniert werden
– Ist mit dieser Kombination keine Schmerzfreiheit zu erreichen, so muß auf stärker wirksame Substanzen aus der Klasse der Opioide übergegangen werden. Der Standard-Wirkstoff ist das Morphin. Opioide können als Tropfen, Tabletten, Dragees, Zäpfchen, Injektionen und Infusionen verabreicht werden

Ein wesentlicher Vorteil der Tropfen, Tabletten, Dragees und Suppositorien liegt darin, daß Kranke damit unabhängiger sind. Sie können sich, wenn es die Lebensumstände erlauben, zu Hause selbst versorgen.
Alle Schmerzmittel, vor allem aber Opioide, sollen nach einem fixen Zeitplan eingesetzt werden. Das bedeutet, daß die Schmerzmittel so hoch dosiert werden, daß der Schmerz unterdrückt wird, und die Zeitabstände zwischen den einzelnen Gaben sollen so kurz sein, daß keine neuerlichen Schmerzzustände auftreten. Laut Feststellung der WHO verordnen die Ärzte der BRD im Vergleich zu anderen Ländern Krebskranken viel zuwenig Morphin, Österreich gilt Ende der achtziger Jahre gar als Entwicklungsland in der Schmerztherapie: Hier wird nur ein Zwanzigstel der Menge an starken Schmerzmitteln gegeben, die z. B. in Großbritannien üblich ist. Einer der Gründe dafür ist die komplizierte Verschreibung auf Betäubungsmittel(BTM)-Rezepten bzw. Suchtgiftrezepten. Ärzte, die sich diese Mühe nicht machen wollen, sprechen gerne davon, daß sie »Morphin nicht verschreiben dürfen«. Das ist jedoch nicht der Fall - es ist nur aufwendiger als das Ausfüllen eines »einfachen« Rezeptes.
Die verbreitete Angst von Laien und leider auch von Ärzten und Krankenpflegern, die Patienten würden süchtig werden, hat sich für die Situation des Krebspatienten mit chronischem Schmerz als unbegründet erwiesen. Man ist heutzutage bemüht, Schmerzen vorbeugend zu verhindern und nicht erst nach deren Eintritt zu bekämpfen.

Ergänzende Schmerztherapien

Neben der eigentlichen Schmerzbehandlung kann auch der Einsatz von Antidepressiva, Neuroleptika und anderen neuropharmakologischen Maßnahmen (z. B. auch Alkohol) sinnvoll sein, weil auch diese Mittel Schmerzen lindern und Begleitbeschwerden wie Schlafstörungen u.a. beseitigen können. Mit gezielter Behandlung läßt sich heute auch die letzte Lebens- und Leidenszeit erträglicher machen. In Einzelfällen kann bei sehr starken Schmerzen ein neurochirurgischer Eingriff notwendig sein. Der Arzt kann z. B. Nervenstränge im Rückenmark durchtrennen oder Nerven gezielt blockieren, indem er Alkohol oder lokale Betäubungsmittel in sie hineinspritzt. Die Stimulation von Nerven durch elektrische Impulse an der Haut hat sich bei chronischem Tumorschmerz als wenig wirkungsvoll erwiesen und wird nur noch selten angewendet.
Physikalische Behandlungen zur Schmerzerleichterung sollten nur nach ärztlicher Verordnung durchgeführt werden. Bei Wirbelsäulenmetastasen können Massagen zum Beispiel gefährlich sein.

Begleitung auf dem letzten Weg

Die Weltgesundheitsorganisation fordert für unheilbar Krebskranke, daß sie »schmerzfrei und in Würde sterben können«. Dies ist in Krankenhäusern leider noch keine Selbstverständlichkeit: Technologiepark und ärztliches Handeln sind primär darauf ausgerichtet, Leben zu verlängern. In diesem Fortschrittsklima wird der Tod zum »Versagen«, mit dem Ärzte und Pfleger oft nur schwer umgehen können. Dem Großeinsatz für heilbare Patienten steht eine vor allem psychische Unter-»Versorgung« der unheilbar Kranken gegenüber. Nach einer Umfrage im deutschen Sprachraum wollen neunzig Prozent der Menschen zu Hause sterben. Tatsächlich sterben jedoch von zehn Todkranken sieben im Krankenhaus, zwei im Pflegeheim und nur einer daheim.
Für Schwerstkranke ist das soziale Bezugsnetz aus Partnern, Verwandten und Freunden besonders wichtig. Die gesellschaftliche Entwicklung trägt diesem Umstand jedoch immer weniger Rechnung. Nur wenige Menschen sind bereit oder fähig, Angehörige oder Fremde in einer derartigen Situation zu pflegen. Die Betreuungsaufgabe ist sehr belastend. Nicht zuletzt deshalb, weil damit auch die Auseinandersetzung mit dem eigenen Tod notwendig wird. Für Ärzte und Pflegepersonal in den Krebsstationen der Kliniken sind deshalb in den letzten Jahren zunehmend therapeutisch geleitete Gesprächsgruppen eingerichtet worden, in denen sie Entlastung ihrer Probleme finden können. Die Krebshilfe organisiert Ausbildungskurse für Pfleger.
Erst in Anfängen gibt es solche Möglichkeiten für Laienbetreuer. Die sogenannte Hospizbewegung in der BRD und Österreich hat sich nicht nur zum Ziel gesetzt, in Krankenhäusern und für die Hausbetreuung Teams aus Ärzten, Pflegern und Sozialhelfern zu bilden und »Sterbekliniken« für humane Betreuung einzurichten, sondern bietet darüber hinaus auch Kurse für Laienhelfer an.

Institutionen, die Hilfe anbieten

BRD: Internationale Gesellschaft für Sterbebegleitung und Lebensbeistand
Diezer Straße 17-19
6250 Limburg/Lahn 1
Tel.: (0 64 31) 2 55 23

Österreich: Internationale Gesellschaft für Sterbebegleitung und Lebensbeistand
Rosensteingasse 66/2/19; 1170 Wien
Tel.: (02 22) 4 64 09 45

Hinweise für Angehörige und Betreuer

- Krebs macht angst. Ihnen ebenso wie dem Krebskranken selbst. Unsicherheit ist in dieser Situation normal. Weichen Sie trotzdem nicht aus: Krebskranke haben ein ausgeprägtes Gefühl dafür, wenn andere nicht offen reden oder wenn sie anderes sagen, als ihre Körperhaltung ausdrückt. Geben Sie dem Krebskranken gegenüber zu, daß Sie unsicher oder traurig sind. Vielleicht macht es ihm Mut, eigene Angst und Sorgen auszusprechen
- Wahrhaftigkeit sollte die Leitlinie in Ihrem Zusammenleben sein. Krebskranke zeigen deutlich, wieviel sie im Augenblick von ihrer Erkrankung wissen wollen. Sie können sich meist nur schrittweise damit auseinandersetzen. Der Anfangsstimmung von Nicht-wahrhaben-Wollen folgen Zorn und Revolte gegen die Krankheit, »Verhandeln«, Depression, neue Hoffnung. Versuchen Sie, nicht wegzulaufen, auch wenn diese Stimmungen schwer zu ertragen sind. Wenn Sie ausweichend und mit unrealistischem Trost darauf reagieren, vereinsamt der Krebskranke
- Wichtig ist, körperlichen Kontakt mit dem Krebskranken zu suchen, anstatt ihn zu scheuen. Sonst wird er von Gefühlen totaler Wertlosigkeit überschwemmt. Geborgenheit, Freude und positive Erlebnisse wirken sich auf den Krankheitsverlauf günstig aus
- Tun Sie nichts »hinter dem Rücken« des Betreuten. Versuchen Sie, alle Entscheidungen gemeinsam zu treffen
- Suchen Sie das Gespräch mit dem Arbeitgeber des Betreuten: Oft führen irrationale Ängste oder Ekel zu einer ungerechtfertigten Kündigung. Binden Sie auch den Betriebsrat und den behandelnden Arzt in das Gespräch ein
- Erkundigen Sie sich über Möglichkeiten der finanziellen Hilfe bei Sozialversicherungsträgern und Sozialämtern. Auch die Krebshilfe gibt darüber Auskunft
- Niemand kann Sicheres über die Zukunft sagen. Beantworten Sie Fragen des Krebskranken nach der Zukunft mit Formulierungen, die die Hoffnung erhalten, aber machen Sie nie Versprechungen, für die Sie nicht einstehen können
- Gehen Sie darauf ein, wenn der Krebskranke Trauer, Verzweiflung und Hoffnungslosigkeit äußert. Oft wird er auch von Scham- und Schuldgefühlen, von Selbsthaß und Selbstverachtung gequält. Gerade in Krisen sollten Sie für den Kranken dasein. Suchen Sie sich Hilfe bei Freunden und Fachleuten, bei der Krebshilfe, den Selbsthilfegruppen, einem Sozialarbeiter, Psychologen, Seelsorger oder bei einem Gespräch mit dem behandelnden Arzt
- Erkundigen Sie sich beim Sozialversicherungsträger und bei der Gemeinde, welche Hilfsdienste (Besuchsdienst, Heimhilfe, Heimkrankenpflege) zur Verfügung stehen, damit die Betreuung daheim organisiert werden kann
- Die Betreuung Schwerkranker ist eine chronische Streßsituation. Versuchen Sie nicht, alles allein zu bewältigen, auch Sie brauchen manchmal eine Pause. Versuchen Sie, sich abzugrenzen: Eine Hilfe kann sein, sich den Betreuten ohne seine Krankheit vorzustellen. Der Betreuer soll nicht mitleiden, sondern mitfühlen
- Wenn Sie spüren, daß Sie mit der Pflegearbeit überfordert sind, muten Sie sich diese schwere Aufgabe nicht zu. In diesem Fall ist es besser, wenn der Kranke im Krankenhaus betreut wird. Dann können Sie Ihre Kraft für die überaus wichtigen Besuche bei dem Kranken einsetzen
- Beziehen Sie bei Gesprächen mit dem Kranken - real oder in Gedanken - immer auch die anderen Familienmitglieder und Freunde mit ein

Zum Weiterlesen

Die Bundeszentrale für gesundheitliche Aufklärung
Postfach 91 01 52; 5000 Köln 91
verschickt auf Wunsch kostenlos eine Literaturliste, die Lesestoff zu den unterschiedlichsten Bereichen auflistet: Berichte von Betroffenen, Ernährung, Umwelteinflüsse, Bewältigung der Krankheit, Nachbehandlung usw.

HORMONSYSTEM

Hormone - kaum jemand weiß von ihnen mehr, als daß sie etwas mit »der schönsten Sache der Welt«, mit Lust und Liebe zu tun haben. Die Geschlechtshormone Östrogen und Testosteron kennen manche, das blutzuckerregulierende Hormon Insulin wenige, das die Schilddrüsenarbeit steuernde Hormon TSH kaum einer. Und doch sind diese Hormone nur einige wenige in der Armada der Botenstoffe des Körpers.

Die Hormondrüsen stimmen - gemeinsam mit anderen Regulationsmechanismen - die Tätigkeiten aller Organe unseres Körpers aufeinander ab. Hormone übermitteln die Botschaft der Drüsen auf dem Blutweg an die Körperorgane, die auf die jeweiligen Hormone ansprechen. Hormon und Organ finden zueinander, weil das Hormon und Stellen an der Oberfläche des Organs, für das es bestimmt ist, wie Schlüssel und Schloß zueinander passen.

Alle hormonproduzierenden Drüsen arbeiten eng zusammen. Sie sind durch ein Kontroll- und Regulationssystem miteinander verbunden, das meistens drei Stufen durchläuft. Im Gehirn sitzen die beiden Steuerungsdrüsen Hypothalamus und Hirnanhangdrüse (*Hypophyse*). Sie produzieren Botenhormone, die die Zieldrüsen im übrigen Körper zur Produktion ihrer Hormone anregen. Solche »Zieldrüsen« sind zum Beispiel die Schilddrüse, die Bauchspeicheldrüse oder die Nebennieren. Diese Hormondrüsen produzieren dann ihre Hormone, also zum Beispiel die Bauchspeicheldrüse das Insulin. Ob die Körperdrüsen ihren Auftrag ausreichend erfüllt haben, überprüfen die Gehirndrüsen, indem sie die Konzentration der gebildeten Hormone im Blut »messen«.

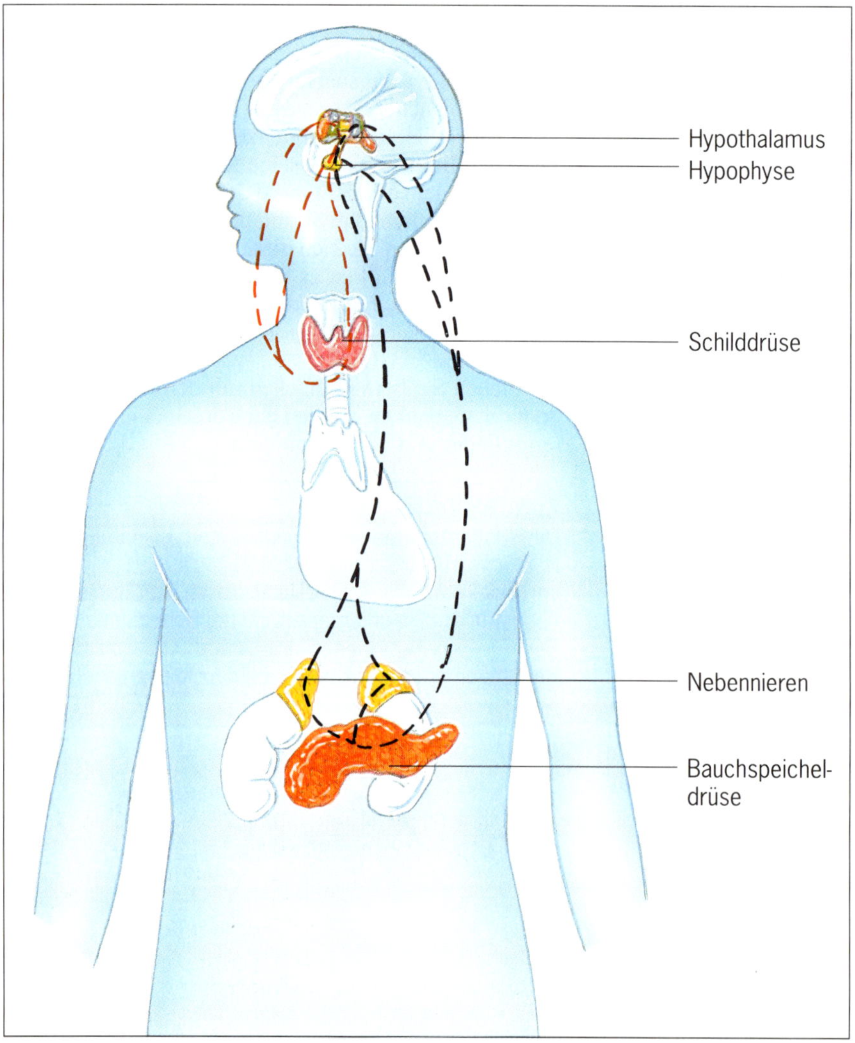

BAUCHSPEICHELDRÜSE (PANKREAS)

Die Bauchspeicheldrüse produziert Verdauungsenzyme (➔ Bauchspeicheldrüse, Seite 449). Gleichzeitig ist sie eine Hormondrüse. In den sogenannten B-Zellen *der Langerhansschen Inseln* bildet sie Insulin, in den A-Zellen Glukagon, einen Gegenspieler des Insulins.

Insulinwirkung

Insulin hat mehrere Aufgaben im Stoffwechsel. Unter anderem hält es den Zuckergehalt des Blutes in bestimmten

Grenzen: Unter 60 mg% soll er nicht absinken, über 140 mg% auch nach dem Essen nicht ansteigen. Ist zuviel Zucker im Blut, läßt Insulin ihn in den Leber-, Muskel- und Fettzellen verschwinden.
Eine geringe Insulinmenge muß immer im Blut zirkulieren - auch dann, wenn man gar nichts ißt (*Basalbedarf*).

Glukagonwirkung
Mißt die Bauchspeicheldrüse einen zu geringen Zuckergehalt des Blutes, werden die Gegenspieler des Insulins aktiv. Glukagon veranlaßt beispielsweise die Leber, ihren Zuckerspeicher auszuschütten.

Diabetes (Zuckerkrankheit)

Beschwerden
Häufige Anzeichen eines Diabetes sind
- großer Durst und häufiges Wasserlassen auch nachts
- Gewichtsabnahme

Andere Hinweiszeichen können sein:
- Müdigkeit, Abgeschlagenheit
- Juckreiz am ganzen Körper; bei Frauen besonders an der Scheide
- Heißhunger
- Verschlechterung der Sehfähigkeit
- Wundsein in Hautfalten (zwischen den Pobacken, an den Oberschenkeln, unter der Brust)
- Häufige Entzündungen der Mundschleimhaut, von Scheide oder Penis
- Kopfschmerzen
- Nächtliche Wadenkrämpfe
- Ameisenkribbeln, »eingeschlafene« Hände oder Füße

Erwachsene können trotz »Zucker« beschwerdefrei sein. Bei jungen Menschen, denen das Insulin plötzlich und vollkommen fehlt, können sich manche der obengenannten Krankheitszeichen gar nicht erst entwickeln. Die Krankheit wird bei ihnen schnell lebensbedrohlich (*diabetisches Koma*). Anzeichen dafür sind:
- Beschleunigtes, besonders tiefes Ein- und Ausatmen
- Der Geruch des Atems ähnelt Nagellackentferner
- Bauchschmerzen, Krämpfe
- Trockene Haut und Schleimhäute
- Bewußtseinsstörungen bis zur Bewußtlosigkeit

Ein Mensch mit einem diabetischen Koma muß sofort in einer Klinik behandelt werden.

Ursachen
Typ I (»Jugenddiabetes«): Die Anlage, diese Krankheit zu entwickeln, wird vererbt. Ob sie jedoch zum Ausbruch kommt, ist von inneren und äußeren Faktoren abhängig. Beim Typ-I-Diabetes hat das Immunsystem die insulinbildenden Zellen der Bauchspeicheldrüse zu mehr als 80 Prozent zerstört (➔ Befindlichkeitsstörungen, Seite 215).
Möglicherweise können auch Chemikalien diabetesauslösend wirken. Mit Giftstoffen wie beispielsweise Nitrosamin oder Blausäureabkömmlingen, wie sie in Nahrungsmitteln vorkommen, kann man bei Tieren Diabetes hervorrufen.
Typ II (»Altersdiabetes«): Es wird die Anlage vererbt, daß die insulinproduzierenden Zellen nicht unbegrenzt jeder Belastung standhalten.
Eine solche Belastung ist vor allem Übergewicht. Die Fettzellen solcher Menschen sind gegen Insulin unempfindlicher geworden. Die Bauchspeicheldrüse muß erheblich mehr Insulin als bei Normalgewichtigen produzieren, damit Zucker in die Fettzellen hineinkann. Dieses Mehr leistet die Bauchspeicheldrüse, bis sie »erschöpft« ist. Außerdem kann sich die Insulinproduktion den Erfordernissen nach dem Essen nicht mehr anpassen.

Erkrankungsrisiko
Typ I: In der BRD leben etwa 150 000 Typ-I-Diabetiker, in Österreich spritzen 35 000 bis 40 000 Menschen Insulin.
Typ II: In der BRD leben 2 bis 2,5 Millionen Typ-II-Diabetiker, etwa 300 000 in Österreich - und diese Zahl wird immer größer, denn das Erkrankungsrisiko steigt mit dem Gewicht. Zehn Prozent Übergewicht vervierfachen das Risiko, bei fast 20 Prozent Übergewicht ist ein Diabetes dreißigmal so wahrscheinlich.
Folgende Belastungen erhöhen das Risiko, daß ein Diabetes ausgelöst wird:
- Operationen
- Unfälle
- Langdauernde, starke psychische Belastungen
- Schwangerschaft
- Medikamente

Medikamente, die einen Typ-II-Diabetes zum Ausbruch bringen können
- Langdauernde Behandlung mit Kortisonen (z. B. bei Rheuma, Allergien, Asthma, Erkrankungen des Immunsystems und nach Organtransplantationen)
- Entwässerungsmittel (z. B. um Gewebewasser auszuschwemmen und den Blutdruck zu senken)
- »die Pille«

Mögliche Folgen und Komplikationen

Mit einem gut eingestellten Zucker kann man alt werden. Wer sich jedoch über lange Jahre hinweg mit einer mittelmäßigen oder gar schlechten Zuckereinstellung zufriedengibt, entgeht den Folgeerkrankungen oder Spätschäden kaum.

Schäden an den kleinen Gefäßen (Mikroangiopathie)
An der Innenseite der kleinsten Gefäße lagern sich »verzuckerte« Eiweiße ab. Das stört die Durchblutung. Eine Folge sind beispielsweise schlecht heilende Wunden. Am schlimmsten wirken sich diese Gefäßschäden an Nieren und Augen aus.

Schäden an den Nieren (Nephropathie)
Veränderungen der kleinsten Gefäße in den Nieren führen letztlich zum Nierenversagen (➔ Seite 483). Die zurückgehaltenen Stoffe vergiften den ganzen Körper.
Bereits drei Jahre nach Diabetesbeginn kann sich das Nierengewebe unbemerkt verändert haben. Fast sieben Prozent der Diabetiker sterben an Nierenversagen.

Schäden an den Augen (Retinopathie)
Die kleinsten Blutgefäße des Auges werden brüchig und bluten in die Netzhaut hinein. Neugebildete Gefäße können in den durchsichtigen Glaskörper hineinwuchern. Das beeinträchtigt das Sehvermögen. Unbehandelt kann das zur Blindheit führen.
Nach etwa 17 Jahren haben 90 Prozent der Typ-I-Diabetiker Augenveränderungen.
Grauer Star (➔ Seite 293)
Grüner Star (➔ Seite 294)

Schäden an den großen Gefäßen (Makroangiopathie)
Auf der Gefäßinnenhaut lagern sich Fette ab (➔ Erhöhte Blutfettwerte, Seite 377). Ältere Typ-II-Diabetiker sind dadurch besonders gefährdet, weil sie ohnehin viele Risikofaktoren in sich vereinen.
An verschiedenen Organen entwickeln sich Veränderungen. Besonders gefährlich ist die Kombination einer Herzkranzgefäßverengung mit Nervenschäden: Diabetiker spüren dann die Warnsignale eines Herzinfarktes schlechter. 70 Prozent der Zuckerkranken sterben an Herz-Kreislauferkrankungen.
Die Durchblutung in den Beinen ist behindert (➔ Durchblutungsstörungen, Seite 387).

Schäden an den Nerven (Neuropathie)
Die Nerven reagieren auf Reize nicht mehr so, wie sie es eigentlich sollten. Als erste Anzeichen verspüren Sie:

- »Ameisenlaufen« oder ein Kribbeln in Füßen und Beinen
- Die Fußsohlen brennen
- Nächtliche Wadenkrämpfe
- Schmerzen in den Beinen: Beispielsweise erscheint das Gewicht der Bettdecke unerträglich

Später entwickelt sich eine gefährliche Gefühllosigkeit. Oberflächliche Verletzungen spüren Sie nicht mehr. Kleine, banale Verletzungen können unbemerkt zu einem Geschwür werden, das Gewebe und Knochen zerstört. Besonders anfällig sind dafür die Füße. Wenn sich eine Neuropathie entwickelt, verändert sich unbemerkt der Gang. Der Vorfuß trägt jetzt ein Drittel mehr von der Last des Körpergewichtes. Und je schwerer Sie sind, desto mehr belastet das die Füße.
Färben sich Teile des Fußes dunkel, ist ein sogenannter »Brand« (*Gangrän*) entstanden. Manchmal kann dann nur noch eine Amputation verhindern, daß die Zersetzungsprodukte der Wunde den ganzen Körper vergiften. Diabetiker erleiden zwanzigfach häufiger Amputationen als andere Menschen.
Auch die Nerven innerer Organe können von der Neuropathie betroffen sein:

- Das Herz schlägt schneller
- Die Magenentleerung verläuft unkoordiniert
- Verstopfungen und Durchfälle treten auf
- Sie können die Blase nicht mehr vollkommen entleeren. Es bleibt immer ein Rest Harn zurück, in dem sich Krankheitserreger leicht vermehren
- Bei Männern kann die Neuropathie zu Potenzstörungen führen. Der Reflex, der dafür sorgt, daß das Blut in den Schwellkörpern des Penis bleibt, ist mehr oder minder geschwächt. Nach zehnjähriger Diabetesdauer betrifft dieses Problem die Hälfte aller Diabetiker

Vorbeugung

Typ I: Durch Eigenmaßnahmen können Sie der Krankheit nicht entgehen. Es gibt Versuche, mit Medikamenten, mit denen auch Krebs behandelt wird, das Immunsystem daran zu hindern, die insulinproduzierenden Zellen zu zerstören. Einen dauerhaften Erfolg brachte das bisher nicht. Die Behandlung birgt statt dessen das große Risiko, daß durch sie Nierenschäden oder Krebs entstehen können. Es ist besonders groß, weil das Mittel lebenslang eingenommen werden muß.
Typ II: Die Entwicklung eines Typ-II-Diabetes kann jeder selbst vermeiden oder zumindest hinauszögern. Geeignet ist dazu alles, was die Bauchspeicheldrüse schont:

- Normalgewicht einhalten

- Alkoholkonsum einschränken
- Regelmäßige körperliche Bewegung
- Medikamente meiden, die die Entstehung eines Diabetes begünstigen (➔ Seite 555)

Folgeschäden vorbeugen

Sie bemerken nichts von den sich langsam entwickelnden Folgeschäden. Durch die unten aufgeführten Maßnahmen können Sie den schlimmen Folgen der Zuckerkrankheit vorbeugen. Beginnende Veränderungen lassen sich dadurch teilweise wieder rückgängig machen. Bisher gibt es aber kein Medikament, das Folgeschäden verhindern oder ihre Entwicklung verlangsamen kann.
Ganz wichtig sind die regelmäßigen Untersuchungen bei Ihrem Arzt, um die Vorboten von Diabetesschäden rechtzeitig aufspüren zu können. Außerdem:

- Blutzucker so gut wie möglich dem Normalzustand annähern
- Nicht rauchen. Das Risiko, seine Netzhaut zu schädigen, ist bei rauchenden Diabetikern fast doppelt so groß wie bei Nichtrauchern. Ein Nierenschaden entwickelt sich mehr als doppelt so oft
- Normalgewicht halten (➔ Gewicht, Seite 858)
- Blutdruck durch Lebensführung normal halten, notfalls mit Medikamenten regulieren (➔ Hoher Blutdruck, Seite 380)
- Blutfette durch Ernährungsweise normal halten, notfalls mit Medikamenten regulieren (➔ Erhöhte Blutfettwerte, Seite 377)
- Leben nach der Devise: beweglich bleiben. Wenn Sie sich keine regelmäßige sportliche Betätigung mehr zutrauen, können Sie Ihre Gefäße mit den bei Durchblutungsstörungen, Seite 387, angegebenen Übungen trainieren
- Möglichst mit anderen Mitteln als der Pille eine Schwangerschaft verhüten (➔ Empfängnisverhütung, Seite 633)
- Nierenschädigende Substanzen vermeiden. Dazu gehören z. B. Schmerzmittel (➔ Seite 756) und Kontrastmittel, wie sie der Arzt vor einer Röntgenaufnahme der Nieren spritzt
- Ältere Diabetiker und solche mit einer beginnenden Neuropathie sollten ihren Füßen große Aufmerksamkeit schenken

Wann zum Arzt?

Wenn Sie die oben aufgeführten Veränderungen an sich verspüren.
Wenn Sie übergewichtig sind und Verwandte haben, die bereits Diabetiker sind, können Sie mit Teststreifen aus

Fußpflege für Diabetiker mit Neuropathie

- Füße täglich kurz mit lauwarmem Wasser und milder Seife waschen, mit weichem Handtuch trocknen
- Dabei Füße und die Zehenzwischenräume aufmerksam anschauen: Risse, Rötungen, Ausschlag, Blasen?
- Legen Sie einen größeren Handspiegel auf den Boden, und betrachten Sie so Ihre Fußunterseite
- Nach dem Waschen die Haut mit Lanolin fetten. Dabei die Zehenzwischenräume aussparen
- Keine Wechselbäder machen: Verbrühungsgefahr wegen der geringen Temperaturempfindlichkeit
- Zum Warmhalten der Füße keine Wärmflasche oder Heizkissen benutzen
- Füße vor Sonnenbrand schützen
- Niemals barfuß gehen, auch nicht ohne Strümpfe in Schuhen. Im Sommer auch Achtung vor aufgeheizten Steinen und Sand
- Strümpfe und Schuhe tragen, in denen die Füße ausreichend Platz haben. Es darf nichts drücken; die Zehen müssen locker nebeneinander liegen und nicht gegeneinander gezwängt
- Wenn Sie den Druck der Fußbekleidung nicht mehr sicher wahrnehmen: Machen Sie zu Hause einen Fußabdruck auf Papier, schneiden Sie ihn aus, und legen Sie ihn beim Kauf in den Schuh hinein: Er muß ohne Akrobatik hineinpassen
- Schuhe aus weichem Leder und mit biegsamer Sohle wählen
- Breite, flache Absätze bevorzugen
- Schuhe möglichst oft wechseln
- Fußnägel wegen der Verletzungsgefahr nur feilen
- Wenn Sie Ihre Füße allein nicht mehr in der angegebenen Weise pflegen können, lassen Sie sich von Angehörigen dabei helfen
- Andernfalls: Regelmäßig zur Fußpflege gehen. Sagen Sie dabei unbedingt vorher, daß Sie als Diabetiker besonders sorgfältig versorgt werden müssen
- Hornhaut, Hühneraugen und Druckstellen nur mit Bimsstein entfernen. Reicht das nicht aus oder müssen Warzen oder eingewachsene Nägel behandelt werden: Zur Fußpflege gehen. Keine Hornhaut- oder Hühneraugenpflaster verwenden
- Kleine Verletzungen mit desinfizierenden Mitteln behandeln. Täglich kontrollieren. Bei der geringsten Unsicherheit: Arzt aufsuchen
- Orthopädische Einlagen können ein Stoßdämpfer für die Füße sein
- Manche Kliniken haben inzwischen eine »Fußambulanz« eingerichtet. Nutzen Sie das Angebot!

der Apotheke zu Hause einen Zuckertest machen. Erscheint er Ihnen positiv, sollten Sie sich beim Arzt anmelden.
Besteht der Verdacht, daß Sie zuckerkrank sind, sollte der Arzt den Zuckergehalt Ihres Blutes sowohl vor dem Frühstück als auch etwa zwei Stunden danach messen.
Es ist wahrscheinlich, daß Sie einen Diabetes haben, wenn

- Ihr Nüchternblutzucker mehr als 120 mg% beträgt oder
- Ihr Blutzucker nach dem Essen über 180 mg% liegt

Nüchternblutzuckerwerte zwischen 80 und 120 mg% oder Blutzuckerwerte nach dem Essen zwischen 120 und 180 mg% gelten als Grenzbereich. Der Arzt kann Ihnen dann eine genau bemessene Zuckermenge zu trinken geben und prüfen, wie Ihr Körper reagiert. Dieser »orale Glukosetoleranztest« (OGT) ist für Schwangere sehr wichtig, weil sie während der Schwangerschaft ihren Blutzucker so gut wie irgend möglich den normalen Verhältnissen anpassen müssen (➔ Diabetes-Schwangerschaft, Seite 568).
Bringen die Tests beim Arzt keine ausreichende Klarheit, sollten Sie im Abstand von zwei Wochen zu Hause Ihren Urinzucker testen und regelmäßige Nachkontrollen mit Ihrem Arzt vereinbaren.

Selbsthilfe

»Naturheilmittel« können die vom Arzt verordnete Behandlung unterstützen, aber nicht ersetzen.

Behandlung der Zuckerkrankheit

Zur Behandlung des Diabetes gehören:

- Eine dem Diabetes angepaßte Ernährungsweise
- Ausreichend körperliche Betätigung
- Kontrollen des Zuckergehaltes von Urin oder Blut
- Bei manchen Menschen zusätzlich blutzuckersenkende Tabletten
- Bei manchen Menschen zusätzlich Insulin

Diabetikerschulung

Diabetiker sollten unbedingt noch einmal die Schulbank drücken. Die meisten Zuckerkranken müssen lernen, sich anders zu ernähren, als sie es vorher getan haben. Außerdem müssen sie den Umgang mit blutzuckersenkenden Tabletten oder Insulin und die notwendigen Kontrollen lernen. Das geht nicht aus Büchern oder mit wenigen Sätzen in der Arztpraxis. Für beide Diabetestypen gibt es spezielle Schulungsprogramme.
Viele Krankenhäuser und Diabeteskliniken behandeln und schulen insulinspritzende Diabetiker. Für die anderen wird jedoch noch viel zu wenig getan. Manche Arztpraxen, in denen viele Diabetiker betreut werden, veranstalten Ernährungsberatungen und Kurse für den richtigen Umgang mit der Stoffwechselstörung. Fragen Sie Ihren Arzt danach, bzw. erkundigen Sie sich bei der Krankenkasse.

Informationen über Schulungen geben

BRD: Ausschuß Laienarbeit der Deutschen Diabetes-Gesellschaft
Am Kirchberg 21; 3422 Bad Lauterberg

Insuliner, Frau Kuhn-Prinz
Am Heydwolf 16
3575 Kirchhain-Schönbach
Tel.: (0 64 22) 67 99; Mo-Fr 10-12 Uhr

Österreich: Arbeitsgruppe Diabetikerschulung & Insulinsubstitution
Dr. Grillmayr
Hörnesgasse 16; 1030 Wien
Tel.: (02 22) 713 04 08

Behandlung durch Bewegung

Der Zusammenhang zwischen Diabetes und Behandlung ist einfach: Viel Bewegung - wenig Medikamente; wenig Bewegung - viele Medikamente. Bewegung heißt hier: An mindestens drei Tagen in der Woche sollten Sie sich für etwa 30 Minuten so anstrengen, daß der Schweiß läuft. Dafür eignen sich am besten Ausdauersportarten wie Laufen, Radfahren, Schwimmen, Skilanglauf, aber auch zum Beispiel Gartenarbeit oder Fußbodenscheuern.

Behandlung durch diabetesangepaßte Ernährung

Diabetiker sollen durch ihre Ernährung dafür sorgen, daß der Zuckergehalt ihres Blutes nicht extrem schwankt. »Diabetesdiät« bedeutet für die meisten:

- Sechs bis sieben kleine Mahlzeiten gleichmäßig über den Tag verteilen
- Ausgewogene Kost (➔ Gesunde Ernährung, Seite 854). Ganz besonders heißt das:
- Alle verbotenen Zucker und Produkte, die sie enthalten, meiden
- Wenig Fett, dabei auch auf verborgenes Fett achten
- »Verfeinerte« Lebensmittel meiden, also eine Orange statt des Saftes, Müsli statt Brötchen (Semmel), Vollkornbrot statt Weißbrot, Möhrenrohkost statt des gekochten Gemüses

Stop - Zucker!
Nahrungsmittel teilen sich für Diabetiker in drei Gruppen: Verboten, bedingt erlaubt, frei. Der begrenzende Faktor sind die Kohlenhydrate (➔ Seite 856).

Broteinheiten
In der BRD und in Österreich hat es sich eingebürgert, in der Diabetikerernährung 12 Gramm Kohlenhydrate als eine Broteinheit (1 BE) zu bezeichnen.
Insulinspritzende Diabetiker müssen ihre Insulinmenge und die Broteinheiten aufeinander abstimmen.
Wer blutzuckersenkende Tabletten einnimmt, bekommt vom Arzt meistens ebenfalls seine täglichen Broteinheiten vorgeschrieben. Damit will der Arzt sichergehen, daß Sie nicht zuviel essen. Wieviel BE Sie täglich essen dürfen, hängt von Ihrer Körpergröße und Ihrem Kalorienverbrauch ab.
Der Begriff Broteinheiten erleichtert es, Ihre Ernährung abwechslungsreich zu gestalten. Broteinheiten können Sie beliebig gegeneinander austauschen. Dabei helfen Ihnen »Kohlenhydrat-Austauschtabellen« (➔ Seite 560). Wer gerne Fertiggerichte einkauft, sollte sich im Kopfrechnen üben oder einen Taschenrechner bei sich haben. Wenn der Kohlenhydrat-Gehalt auf der Packung angegeben ist, können Sie die Broteinheiten ausrechnen.

Beispiel für die Umrechnung Kohlenhydrate in Broteinheiten
Auf einer tiefgekühlten Pizza steht: Enthält 84 Gramm Kohlenhydrate.
84 geteilt durch 12, weil 12 Gramm Kohlenhydrate eine BE sind = 7 Broteinheiten.
Anfänglich brauchen Sie eine Waage, um schätzen zu lernen, wieviel Gramm Nahrungsmittel eine BE sind. Später ist das überflüssig. Die beste Waage ist ein geschultes Auge. Von Zeit zu Zeit sollten Sie anhand der Waage überprüfen, ob Ihr Augenmaß noch stimmt.

Berechnung der täglichen Menge Broteinheiten
Eine 170 cm große Frau wiegt 60 kg und arbeitet im Büro. Sie braucht etwa 9210 J (2200 Kcal). Etwa die Hälfte davon sollen Kohlenhydrate sein: 4605 J (1100 Kcal).
Geteilt durch 4, weil 1 Gramm Kohlenhydrate 16 J (4 Kcal) hat = 275 Gramm Kohlenhydrate.
Geteilt durch 12, weil 12 Gramm Kohlenhydrate 1 BE sind: ungefähr 23 BE.
23 BE sollte diese Diabetikerin über den Tag verteilt essen. Die restlichen Joule (Kcal) verteilen sich auf Eiweiß und Fett.

Verboten
- Traubenzucker, Haushaltszucker, Malzzucker, Honig
- Lebensmittel, die diese Zucker enthalten, u.a.: Marmelade, Sirup, Schokolade, Bonbons, Pralinen, Kuchen, Torten, Kekse
- Überreifes Obst, Trauben, Feigen, Datteln, Trockenobst, Ananas aus Dosen, Kompott
- Limonade, Likör, Sekt, Bier

Achtung bei Fertigprodukten.
Den Zuckergehalt können Sie manchmal abschätzen: Die Reihenfolge, in der die Inhaltsstoffe auf dem Etikett angegeben sind, sagt etwas über ihre Menge aus.
An erster Stelle steht der Stoff, von dem am meisten enthalten ist. Steht Zucker da an zweiter oder dritter Stelle, ist Vorsicht geboten.
Achten Sie auch auf den Zuckergehalt von Medizinsäften.

Bedingt erlaubt
Nahrungsmittel mit »anzurechnenden Kohlenhydraten«. Diese muß der Körper erst in Traubenzucker zerlegen, bevor sie im Blut auftauchen.
Dazu gehören:
- Nudeln, Reis
- Brot, Cornflakes, Müsli, Grieß, Haferflocken
- Kartoffeln, gekochte Möhren (Karotten), Dosenerbsen, Mais
- Obst, Obstsäfte
- Milch, Buttermilch, Sauermilch, Dickmilch, Kefir, Joghurt

Frei
Alle Gemüsesorten mit Ausnahme der unter »bedingt erlaubt« genannten.
Quark, Käse, Sahne, saure Sahne, Crème fraîche (dabei aber Achtung wegen des Fettgehalts).

Broteinheiten von Fertiggerichten und »Spezialitäten« (ungefähre Angaben)

1 Big Mac 3 1/2 BE	1 Kartoffelpuffer 1 BE
1 Cheeseburger 2 1/2 BE	1 Kotelett, paniert 2 BE
1 Fischbrötchen 3 BE	1 Königinpastete 1/2 BE
1 Hefekloß 3 BE	2 Kroketten 1 BE
1 Hot dog 2 BE	40 g Pommes frites 1 BE
100 g Kartoffelbrei 1 BE	1 Semmelkloß 2 BE
1 Kartoffelkloß 2 BE	

Kohlenhydrat-Austauschtabelle
1 BE (= 12 Gramm Kohlenhydrate) sind z. B. enthalten in

Brot:	
25 g Brötchen	25 g Weißbrot
35 g Roggenbrötchen	15 g Knäckebrot
25 g Graubrot	25 g Pumpernickel
35 g Vollkornbrot	20 g Zwieback
25 g Toastbrot	
Geschältes Korn:	
15 g Graupen	15 g Hirse
20 g Haferflocken	15 g Reis
20 g Hafergrütze	15 g Grieß
Mehl/Stärke:	
15 g Weizenmehl	15 g Puddingpulver
15 g Paniermehl	15 g Sago
15 g Stärke	45 g Sojamehl, vollfett
Kartoffeln/Kartoffelprodukte:	
60 g Kartoffeln	15 g Kartoffelflocken
40 g Pommes frites	15 g Knödelmehl
Teigwaren:	
15 g Nudeln	
Milch/Milchprodukte:	
250 g Vollmilch	300 g Buttermilch
250 g Magermilch	250 g Joghurt
250 g Dickmilch	250 g Kefir
Obst (mit Schale und Stein gewogen):	
90 g Ananas (frisch)	170 g Mandarinen
100 g Apfel	90 g Mirabellen
110 g Aprikosen	120 g Nektarinen
90 g Banane	170 g Orange
90 g Birne	190 g Pampelmuse (Grapefruit)
90 g Heidelbeeren	
140 g Brombeeren	120 g Pfirsich
160 g Erdbeeren	100 g Pflaumen
80 g Feigen (frisch)	120 g Preiselbeeren
150 g Himbeeren	80 g Quitte
300 g Honigmelone	80 g Reineclaude
140 g Johannisbeeren	140 g Stachelbeeren
100 g Kirschen	400 g Wassermelone
110 g Kiwi	
Obstsaft:	
100 g Apfelsaft	130 g Orangensaft
130 g Grapefruitsaft	
Verschiedenes:	
25 g Chips	15 g Salzgebäck
20 g Kräcker	25 g Weizenkeime

Alkoholisches
Alkohol kann bei Zuckerkranken eine Unterzuckerung auslösen (➔ Seite 564). Etwa zwei Gläser »erlaubter« Getränke richten jedoch keinen Schaden an. Achtung:
- Möglichst zu den Mahlzeiten trinken
- Waren es mehr als zwei Gläser nach dem Abendessen: Noch zwei BE essen.

Verboten sind zuckerhaltige Getränke wie Bier, Likör, Süßwein, nicht-trockene Weine (vor allem Spätlesen, Auslesen), die meisten Sektsorten. *Erlaubt* sind Brände (z. B. Klarer Schnaps, Aquavit, Obstbrände, Cognac, Whisky), trockener Wein, trockener Champagner.

Wissenswertes über Alkoholika
- 0,2 l = ein Glas Bier enthält acht Gramm Malzzucker: Für Diabetiker ungeeignet
- Alkoholfreies Bier: Für Diabetiker ungeeignet
- Diätbier »für Diabetiker geeignet«: enthält in der BRD nicht mehr Alkohol als anderes Bier auch
- Wein mit dem gelben Weinsiegel ist trocken und enthält weniger als neun Gramm Zucker im Liter: Für Diabetiker nur geeignet, wenn es vermerkt ist, bzw. wenn aus den Analysenwerten hervorgeht, daß er weniger als vier Gramm Zucker enthält
- Sekt »trocken«, »brut« oder »dry« kann viel Zucker enthalten: Für Diabetiker ungeeignet
- »Schaumwein für Diabetiker« darf höchstens zwei Gramm Zucker oder 40 Gramm Zuckeraustauschstoffe im Liter enthalten: Für Diabetiker geeignet

Zur Verwendung von Zuckeraustauschstoffen und Süßstoffen ➔ Seite 870, Diabetikerkost ➔ Seite 878.

Behandlung mit Tabletten

Blutzuckersenkende Tabletten können nur wirken, wenn Ihre Bauchspeicheldrüse noch selbst Insulin produziert. Sie können aber keine »Diätsünde« ausgleichen! Die Einnahme ist sinnvoll, wenn der Diabetes Ihnen Beschwerden verursacht *und*
- Sie normalgewichtig sind oder deutlich abgenommen haben (je nach Ausgangsgewicht 3 bis 5 kg) *und*
- Sie sich regelmäßig bewegen *und*
- die Tabletten innerhalb von zwei Wochen Ihren Blutzuckerspiegel deutlich senken

Daraus ergibt sich, daß nicht einmal ein Drittel der Zuckerkranken blutzuckersenkende Tabletten einnehmen sollte. Die Praxis zeigt jedoch ein anderes Bild: In der BRD und Österreich verordnen die Ärzte fast allen Diabetikern, die kein Insulin spritzen, solche Tabletten. Zur Blutzuckersenkung geeignet sind Tabletten mit Sulfonylharnstoffen. Biguanidhaltige Tabletten sollte der

Arzt wegen der mit ihnen verbundenen schweren Nebenwirkungen nur in Ausnahmefällen verordnen (Präparat: *Glucophage* [BRD/Ö]).

Behandlung mit Insulin

Sie müssen unbedingt Insulin spritzen, wenn
- Ihr Körper gar kein eigenes Insulin mehr produziert
- Sie bereits einmal eine schwere Stoffwechselentgleisung mit viel Azeton im Urin gehabt haben

Sie sollten Insulin spritzen, wenn Sie trotz Normalgewicht, ausreichender körperlicher Aktivität und einer diabetesangepaßten Ernährung noch zuviel Zucker im Blut haben und
- jünger sind als etwa 60 Jahre
- »Zuckertabletten« Ihren Blutzuckerspiegel nach zwei Wochen nicht nennenswert gesenkt haben
- Leber oder Niere nicht mehr einwandfrei arbeiten
- Sie schwanger sind

Der langfristige Nutzen einer Kombinationsbehandlung von »Zuckertabletten« mit Insulin ist nicht bewiesen.

Zwei Behandlungsarten
Starre Insulintherapie: Der Arzt legt alles für Sie fest: Wieviel Insulin Sie spritzen, wie oft Sie spritzen, wieviel, wie oft und wann Sie täglich essen müssen. Sie müssen Harn- oder Blutzucker prüfen und regelmäßig beim Arzt kontrollieren lassen. Bei dieser Behandlungsform sind Sie sehr auf den Arzt angewiesen.
Intensivierte Insulintherapie (in Österreich auch NIS - normoglykämische Insulinsubstitution): Sie lernen in einer Schulung, Ihre Insulindosierung selbst zu bestimmen - je nachdem, was Sie essen wollen, was Sie tun wollen oder ob Sie krank sind. Dazu spritzen Sie drei- bis fünfmal täglich zwei verschiedene Insulinsorten, entweder getrennt oder miteinander gemischt. Sie müssen mindestens viermal täglich Ihren Blutzucker messen. Damit werden Sie vom Arzt weitgehend unabhängig.
Informationen über die Schulung erhalten Sie bei den auf Seite 558 angegebenen Adressen.

Spritzen und Kanülen
Am besten eignen sich Einwegspritzen mit aufgeschweißter Kanüle. Für Diabetiker, die weniger als 20 IE Insulin brauchen, gibt es Spritzen, deren Skaleneinteilung sehr weit gespreizt ist (Spritzenname mit Zusatz »20« oder »1/2 ml«). Das erleichert das Ablesen.
Sehschwache können im Sanitätshandel oder in der Apotheke eine Lupe bekommen, die sie auf die Spritze aufstecken. Einfacher kann für sie das Spritzen mit einem Pen sein (➔ Seite 562). Keine Angst vor Infektionen: Das

»Zuckertabletten« mit Sulfonylharnstoff

Duraglucon N (BRD)	Glucotard (BRD)
Euglucon (BRD/Ö)	Glukoreduct (BRD)
Gliben-Puren (BRD)	Glutril (BRD/Ö)
Glibenclamid (BRD/Ö)	Pro-Diaban (BRD/Ö)
Glimistada (BRD)	Rastinon (BRD/Ö)

Unerwünschte Wirkungen: Besonders bei langwirkenden Tablettensorten besteht die Gefahr, unbemerkt in eine Unterzuckerung zu geraten (➔ Seite 564).
Kontrollen (➔ auch Seite 563): Zu Beginn der Behandlung täglich zwei Stunden nach dem Frühstück Urin testen, später zwei- bis dreimal pro Woche. Wenn Sie an drei aufeinanderfolgenden Tagen viel Zucker im Urin ausscheiden: Zum Arzt gehen.
Bei akuten Erkrankungen, Erbrechen und Fieber: Auf Azeton prüfen. Ist viel Azeton nachweisbar: Zum Arzt gehen.

Behandlung mit Insulin

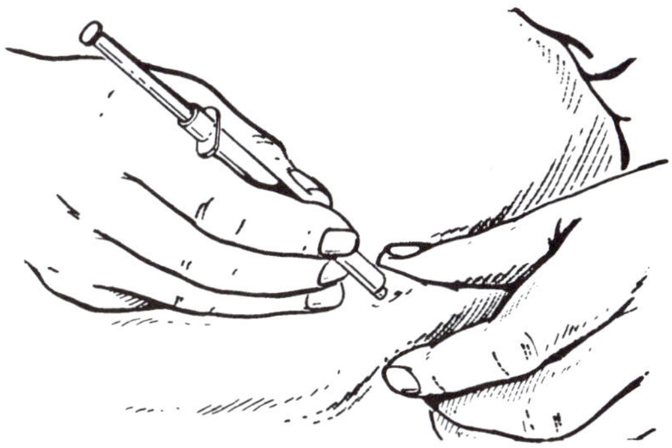

Aufziehen der Spritze

Trübes Insulin vor dem Aufziehen durch Rollen der Flasche mischen. Soviel Luft in die Spritze aufziehen wie Insulin hinein soll. Diese Luft in die Insulinflasche hineinspritzen.
Flasche umdrehen, so daß sie auf der Nadel steht.
Vorgesehene Einheiten Insulin aufziehen.
Dabei die Nadel immer in der Flüssigkeit lassen.
Sind Luftblasen in der Spritze: Vor dem Injizieren hinausspritzen.

Mischen von Insulinen

Spritzen Sie Luft in die Ampulle mit dem Verzögerungsinsulin. Ziehen Sie die Nadel wieder heraus. Spritzen Sie Luft in die Ampulle mit dem Altinsulin, und ziehen Sie sofort die benötigten Einheiten auf. Stechen Sie nochmals ins Verzögerungsinsulin, und ziehen Sie die benötigten Einheiten auf.

Eine patientengerechte Beschreibung der intensivierten Therapie finden Sie in folgenden Büchern:
Kinga Howorka: Insulinabhängig?... Mainz
Viktor Jörgens, Michael Berger: Mein Buch über den Diabetes mellitus, Mainz

Desinfizieren der Haut vor dem Einstechen ist unnötig (Ausnahme: Pumpenbehandlung). Kanülen können Sie zehn- bis zwanzigmal verwenden, bis sie stumpf sind. Gespritzt wird meistens in den Bauch oder den Oberschenkel. Dazu heben Sie die Haut mit zwei Fingern an und stechen mit der anderen Hand im Winkel von etwa 45 Grad hinein.

Insulinpen
Er sieht aus wie ein Federhalter. Statt Tinte enthält er Insulin, statt einer Schreibfeder eine Injektionsnadel.
Vorteile:
- Den Pen können Sie ständig bei sich tragen
- Bei normalem Bedarf reicht eine Patronenfüllung für etwa eine Woche. So lange können Sie auch die Nadel benutzen
- Das Hantieren mit Flaschen, Spritzen und Kanülen bei jeder Injektion entfällt
- Fehler beim Aufziehen des Insulins fallen weg

Nachteile:
- Fussel können die Mechanik behindern
- Wenn Luft in das System hineingerät, kommt kein Insulin mehr heraus
- Jede Firma hat ihre speziellen Insulinpatronen. Im Notfall könnte es Schwierigkeiten bei der Beschaffung der geeigneten Patronen geben
- Wer bisher Normal- und Verzögerungsinsulin selbst gemischt hat, muß mit dem Pen zweimal mehr spritzen, weil es die beiden Insuline nur in getrennten Pens gibt

Insulinpumpe
Die zigarettenschachtelgroße Pumpe tragen Sie am Gürtel, in der Hosentasche oder wo immer Sie mögen am Körper. Ein dünner Schlauch leitet das Insulin vom Depot zur Nadel. Die steckt im Fettgewebe des Bauches und ist mit einem Pflaster befestigt. Die Pumpe gibt in kurzen Abständen selbständig die Insulinmenge ab, die der Körper immer braucht (*Basalrate*). Wieviel Insulin das Gerät zum Essen mehr abgeben soll, müssen Sie ihm eingeben. Insulinsubstitution mit Pumpe ist eine »intensivierte Therapie« mit Maschine. Die Behandlungsergebnisse sind in etwa gleich.
Vorteile:
- Besonders gut geeignet für Menschen mit unregelmäßigem Tagesrhythmus (z. B. Schichtarbeiter) und
- für Schwangere

Nachteile:
- Der Verbindungsschlauch kann abknicken, oder er kann verstopfen
- Die Kanüle kann sich zusetzen oder herausrutschen
- Das Insulin kann unters Pflaster statt ins Gewebe fließen
- Die Nadel im Bauch kann schmerzen oder Entzündungen hervorrufen
- Die Einstichstelle kann sich röten, anschwellen oder sich verhärten
- Sie sind auf das Insulin des Geräteherstellers angewiesen
- »Prothesengefühl« durch die ständig mitgeführte Pumpe
- Die Pumpe ist sehr teuer. Die Krankenkassen der BRD bezahlen sie nur, wenn ein Arzt die Notwendigkeit begründet. In Österreich übernehmen die Krankenkassen alle Kosten, wenn ein anerkanntes Diabeteszentrum sie verordnet hat

Insulinpumpe

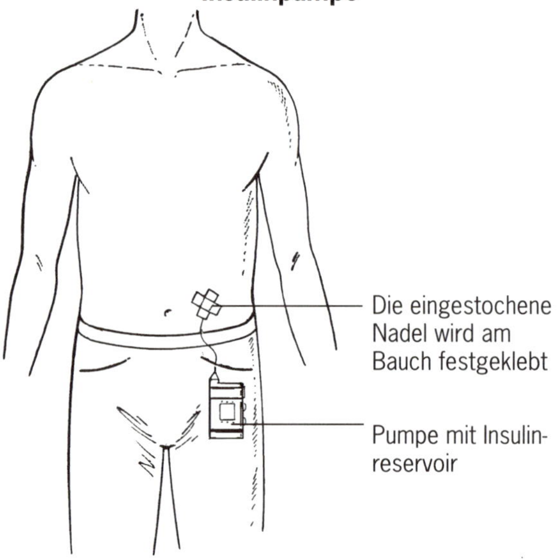

Informationen für Pumpeninteressenten
Bundesverband Insulinpumpenträger
Reinekestraße 31; 5000 Köln 90
Tel.: 02203/258 62

Verschiedene Insuline
Man unterscheidet kurzwirkendes (*Altinsulin*) und langwirkendes Insulin (*Verzögerungsinsulin*). Mit dem langwirkenden bekommt der Körper für längere Zeit die geringe Insulinmenge, die er ständig braucht. Das kurzwirksame fängt die Blutzuckerspitzen nach dem Essen ab. Beides gibt es einzeln in Ampullen abgefüllt oder in fertiger Mischung. (Zum Mischen verschiedener Insuline ➔ Seite 561). Hierzulande enthielt ein Milliliter Lösung meist 40 IE Insulin. Eine Umstellung auf Insuline mit 100 IE pro Milliliter, wie sie für Pens oder Pumpen schon üblich waren, ist jedoch geplant.

Der Umgang mit Insulin
Lagern Sie Ihre Insulinvorräte im Kühlschrank (nicht gefrieren!). Die Insulinflasche, die Sie gerade aufbrauchen, kommt ohne Kühlung aus. Insulin, dessen Verfalldatum überschritten ist, sollten Sie nicht mehr verwenden. Es kann Allergien auslösen.

Kontrollen
Mehrmals täglich Blut- oder Harnzucker-Kontrollen. Häufigkeit und Zeitpunkt sind individuell unterschiedlich und müssen mit dem Arzt abgesprochen werden. Bei akuten Erkrankungen: Auf Azeton prüfen.

Behandlung mit Transplantation

Mit einer intensivierten Therapie, eventuell unter Einsatz einer Insulinpumpe, kann man den Folgeschäden des Diabetes ebensogut vorbeugen wie mit einer Bauchspeicheldrüsen-Transplantation. Der erhoffte Nutzen steht in keinem akzeptablen Verhältnis zum Einsatz.

Kontrollen

Alle Diabetiker sollten mit Teststreifen ihre Zuckereinstellung kontrollieren.

Urinzucker
Ein bis zwei Stunden nach dem Essen halten Sie auf der Toilette einen Teststreifen in den Urinstrahl. Das Farbfeld vergleichen Sie mit der Farbskala auf der Packung: Sie können den Zuckergehalt des Harns direkt ablesen.
Bei Werten über zwei Prozent an drei aufeinanderfolgenden Tagen sollten Sie über die Gründe nachdenken: Gewicht zugenommen? Zu wenig Bewegung? Krankheit? Medikamente?
Können Sie den Grund nicht selbst ausfindig machen und abstellen: Zum Arzt gehen.

Azeton (Ketone) im Urin
Sie sind immer ein Alarmzeichen, wenn gleichzeitig die Blutzuckerwerte hoch sind oder Sie Zucker im Urin nachweisen können: Möglichst bald mit dem Arzt in Verbindung setzen.

Blutzuckerbestimmung
Dazu brauchen Sie einen Bluttropfen aus der Fingerspitze oder dem Ohrläppchen. Piksen können Sie sich mit einer Kanüle oder einem Selbststichgerät.

Wie Sie mit dem Bluttropfen auf dem Teststreifen verfahren müssen, richtet sich nach der Gebrauchsanweisung des Teststreifens. Die Verfärbung des Feldes auf dem Teststreifen vergleichen Sie mit der auf der Packung.

Blutzuckermeßgeräte
Bei diesen Geräten ersparen Sie sich den Farbvergleich. Sie geben den gemessenen Wert gleich in Zahlen an. Farbblinde oder Farbsehschwache bekommen in der BRD dieses Gerät auf Antrag des Arztes durch die Krankenkasse bezahlt. In Österreich erhalten geschulte Diabetiker das Gerät auf ärztliche Verordnung, auch ohne daß eine Sehschwäche vorliegt. Das Gerät kostet etwa DM 400,- (ÖS 3000,-).
Besonders niedrige und sehr hohe Meßwerte sind bei diesen Geräten oft ungenau.

Kontrollen durch den Arzt

Alle drei Monate sollte Ihr Arzt den HbA_{1C}- oder HbA_1-Wert bestimmen. Er sagt etwas darüber, wie gut die Zuckereinstellung im vergangenen Vierteljahr war. Diesen Langzeittest machen aber noch lange nicht alle Ärzte. Bestehen Sie darauf, wenn Sie eine möglichst gute Stoffwechseleinstellung anstreben.
Lassen Sie sich bei allen Untersuchungen den gemessenen Wert in Zahlen und den Normalwert angeben. Verschiedene Testmethoden liefern unterschiedliche Ergebnisse.
Jährlich sollte der Arzt folgende Untersuchungen durchführen:

Spartips für Diabetiker

Blutzucker-Teststreifen zum Selbstablesen können Sie mit Rasierklinge oder Schere längs halbieren. Sie reichen doppelt so lange und brauchen weniger Blut. Die Meßgenauigkeit leidet nicht darunter.
Für Pumpenträger: Pumpe und Zubehör von weniger bekannten Firmen sind preiswerter und nicht schlechter als die der großen Herstellerfirmen.

Urinzucker-Teststreifen
Diabur Test 5000 (BRD/Ö) Glucotest (BRD/Ö)
Diastix (BRD/Ö) TesTape (Ö)

Teststreifen für Azeton im Urin
Ketur-Test (BRD/Ö) Ketostix (BRD/Ö)

Teststreifen für Zucker und Azeton im Urin
Keto-Diabur Test (BRD/Ö) Keto-Diastix (BRD/Ö)

Blutzucker-Teststreifen
GA-Test (Ö) Hämo-Glukotest 20-800 R (BRD/Ö)
Glucostix (BRD/Ö) Visidex II (BRD/Ö)

Blutzuckermeßgeräte (Reflektometer)
Hypocount (Ö) Glucometer (BRD/Ö)
Reflolux (BRD/Ö) Medisense (BRD/Ö)

Selbststichgeräte
Auto-Lancet (Ö) Autolet (BRD/Ö)
Autoclix (BRD/Ö) Glucolet (BRD/Ö)

Tips
Am wenigsten schmerzhaft ist der seitliche Einstich in die Fingerspitze.
Aus kalten Fingern fließt nur wenig Blut. Reiben Sie die Finger, bevor Sie hineinstechen.
Wer sein Ohrläppchen löchert, braucht nach einiger Zeit nur noch den Schorf von der alten Stichstelle zu kratzen. So fließt die Quelle ohne erneuten Einstich.

- Nierenfunktionsprüfung (u.a. Prüfung auf Eiweiß im Harn, ➔ Seite 741)
- Blutuntersuchungen (u.a. Kreatininwert, ➔ Seite 737, Bestimmung der Blutfette, ➔ Seite 734)
- Elektrokardiogramm (EKG, ➔ Seite 741)
- Stimmgabeltest der Füße. Damit prüft der Arzt, wie gut Ihre Nerven noch funktionieren: Eine mit einer speziellen Einteilung versehene Stimmgabel wird angestoßen und auf die Fußunterseite gesetzt. Mit geschlossenen Augen müssen Sie angeben, wie lange Sie die Vibrationen spüren. An der Skala kann der Arzt den Grad der »Entnervung« ablesen
- Tasten der Fußpulse
- Vom Augenarzt: Untersuchung des Augenhintergrundes, Messen des Augendrucks und Überprüfen Ihrer Sehfähigkeit

Wenn bereits Veränderungen aufgetreten sind, können diese Untersuchungen auch in kürzeren Abständen notwendig sein.

Nebenwirkung der Diabetesbehandlung: Unterzuckerung (Hypoglykämie)

Unterzuckerungen sind die Mahnung Ihres Körpers, daß Sie nur bedingt gesund sind. Sie entstehen, wenn durch gespritztes Insulin oder blutzuckersenkende Tabletten zuviel Insulin im Blut ist. Leichte Unterzuckerungen vergehen folgenlos, wenn sie schnell behoben werden. Schwere Unterzuckerungen können das Gehirn dauerhaft schädigen. Anzeichen einer Unterzuckerung:

- Innere Unruhe, besonders Händezittern, weiche Knie, Herzklopfen
- Nervosität
- Kopfschmerzen
- Schwitzen
- (Heiß-)Hunger
- Konzentrationsstörungen
- Müdigkeit
- Sprachstörungen
- Sehstörungen
- Aggressivität

Ohne sofortige Behandlung: Krämpfe und Bewußtlosigkeit.
Wenn Sie Ihren Zucker mit Tabletten senken, bemerken Sie diese Anzeichen weniger gut. Sie werden auch nicht plötzlich bewußtlos. Trotzdem gefährden auch die langsam verlaufenden Unterzuckerungen das Gehirn.

Was tun?
Bei den ersten Anzeichen einer Unterzuckerung: Sofort etwas Süßes essen. Was sich eignet ➔ Kasten. Traubenzucker sollten Sie immer griffbereit haben: in der Hand- oder Hosentasche, im Auto, im Nachtkasten.
Hinterher: Noch 2 BE als Brot, Obst, Schokolade oder ähnlichem essen. Dann herauszufinden versuchen, wie es zu der Unterzuckerung kommen konnte. Gründe für eine Unterzuckerung:

- Zuviel Insulin gespritzt/»Zuckertabletten« falsch dosiert
- Zuwenig gegessen
- Unvorhergesehene körperliche Anstrengung
- Reichlicher Alkoholkonsum
- Erbrechen oder Durchfall
- Abmagerungskur
- Zusätzliche Medikamente, die den Blutzucker senken

Maßnahmen für den Notfall
Diabetiker sollten ständig eine »Notfallausrüstung« bei sich tragen.
Informieren Sie Verwandte, Arbeits- und Sportkollegen, daß Sie Diabetiker sind, Insulin spritzen und wie sie Ihnen bei einer Unterzuckerung helfen können. Erklären Sie ihnen
- die Anzeichen einer Unterzuckerung
- wo Sie Ihren Zuckervorrat und Glukagon (➔ Seite 555) haben
- daß Sie Ihnen Zucker geben sollen, wenn Sie sich ohne ersichtlichen Grund auffallend merkwürdig benehmen - auch und gerade dann, wenn Sie sich wütend dagegen wehren (Unterzucker macht manche Menschen aggressiv)
- daß es wahrscheinlicher ist, daß Sie zuwenig Zucker im Blut haben als zuviel, wenn Sie bewußtlos sind
- was sie tun sollen, wenn Sie bewußtlos sind

Am besten üben Sie das Spritzen einmal mit ihnen.

Retter in höchster Not: Glukagon
Glukagon veranlaßt die Leber, alle Zuckerreserven auszuschütten. In der Glukagonpackung sind enthalten: eine Spritze mit Kanüle, eine Ampulle mit Wasser, eine Ampulle mit Pulver.

Bei unzureichender Behandlung: Überzuckerung (Hyperglykämie)

In eine Überzuckerung können Sie nicht unbemerkt hineingeraten, wenn Sie regelmäßig Blut- oder Harnzuckertests machen. Eine Überzuckerung schadet allen Organen, an denen Folgeschäden auftreten können. Außerdem sterben bei jeder Bewußtseinstrübung Gehirnzellen ab.
Die Anzeichen einer Überzuckerung sind die gleichen, die als Beschwerden auf Seite 555 angegeben sind.

Was tun?
Sofort Urin auf Zucker und Azeton prüfen. Bei sehr hohen Werten so vorgehen, wie unten beschrieben. Haben Sie die Überzuckerung behoben, besprechen Sie mit Ihrem Arzt die Gründe.
Maßnahmen bei Überzuckerung für Diabetiker, die kein Insulin spritzen oder kein kurzwirkendes Insulin haben
- Mehr als zwei Prozent Urinzucker: dreimal täglich testen
- An drei aufeinanderfolgenden Tagen mehr als drei Prozent Urinzucker oder
- viel Urinzucker und viel Azeton: Sofort zum Arzt
- Bis dahin: Viel Wasser trinken

Unterzuckerung beherrschen

Geeignet zum Beheben einer Unterzuckerung
2 Plättchen Traubenzucker (entspricht 1 BE)
Obstsaft, Limonade (Cola-Getränke)
Würfelzucker, Rosinen, Kekse
Weniger geeignet zum Beheben einer Unterzuckerung
Schokolade und andere fetthaltige Süßigkeiten

»Notfallausrüstung« für Diabetiker, die blutzuckersenkende Tabletten einnehmen
Mehrere Plättchen Traubenzucker.

»Notfallausrüstung« für insulinspritzende Diabetiker
Blutzuckerteststreifen; mehrere Plättchen Traubenzucker; eine Packung Glukagon (von Zeit zu Zeit das Verfalldatum kontrollieren!); mindestens 2 BE als »Dauerware«, z. B. Rosinen, Schokolade, eine Tüte Saft.

Wenn ein Diabetiker bewußtlos ist
Atemwege freimachen (Essensreste aus dem Mund nehmen, Zahnprothese entfernen). Auf die Seite legen
Wenn möglich: Blutzucker messen
Glukagon spritzen
Ist kein Glukagon zur Hand: Arzt rufen!
In der Zwischenzeit: Traubenzucker-Plättchen zwischen Wange und Zahnfleisch legen und dort gut festgedrückt halten
Einem Bewußtlosen dürfen Sie niemals etwas einflößen!
Ist der Bewußtlose zehn Minuten nach der Glukagonspritze nicht wieder aufgewacht: Arzt rufen!
Ist er aufgewacht: 2 BE essen.

Glukagon spritzen
- Schutzkappe von der Kanüle abziehen
- Mit der Nadel durch den Gummistopfen in die Flasche mit dem Wasser hineinstechen und es in die Spritze aufziehen
- Die Nadel durch den Gummistopfen der zweiten Flasche stechen und das Wasser zu dem Pulver hineinspritzen
- Ampulle schütteln, bis sich alles gelöst hat
- Mit der Spritze die fertige Lösung aufziehen. Dabei muß die Nadel in der Flüssigkeit sein. Sonst ziehen Sie Luft auf
- Die Kanüle am Oberschenkel, Gesäß oder Bauch in die Haut einstechen und langsam den Kolben hinunterdrücken. Im Notfall können Sie ohne Schaden durch Hemd und Hose hindurchstechen

Maßnahmen bei Überzuckerung für Diabetiker, die kurzwirkendes Insulin haben
Bei hohen Blutzuckerwerten oder mehr als zwei Prozent Urinzucker und viel Azeton:
- 20 Prozent der Tages-Insulinmenge als kurzwirkendes Insulin spritzen. Viel Wasser trinken
- Nach zwei Stunden: Blutzucker und Azeton prüfen. Sind beide Werte immer noch viel zu hoch: noch einmal die gleiche Menge Insulin spritzen
- Nach zwei Stunden: wieder testen. Bei Blutzucker unter 240 mg%, aber noch viel Azeton: Noch einmal die Hälfte der ersten Insulinmenge spritzen
- Blutzucker unter 180 mg%: Viel Wasser trinken, zwei BE essen

Behandlung von Folgeschäden

Der wichtigste Behandlungsschritt bei Folgeschäden ist, von nun an den Blutzuckerspiegel im Tagesdurchschnitt unter 150 mg% zu halten. Außerdem sollten Sie das beherzigen, was unter Vorbeugung angegeben ist (➔ Seite 556).

Schäden an den großen Gefäßen
Die erste und wichtigste Maßnahme ist, das Rauchen aufzugeben (➔ Mit dem Rauchen aufhören, Seite 890). Zur Behandlung von Durchblutungsstörungen ➔ Seite 388.

Schäden an den Nerven
Es gibt keine sinnvolle Behandlung gegen Nervenschäden.

Schäden an den Nieren
Bei Diabetikern, die jünger sind als etwa 45 Jahre, versucht man bei Nierenversagen, eine fremde Niere zu transplantieren (➔ Nierenschwäche, Seite 483). Bei Menschen, die älter sind als etwa 65, empfehlen Ärzte die Blutwäsche (Dialyse, ➔ Nierenschwäche Seite 484) mehrmals wöchentlich im Krankenhaus. Liegen Sie im Alter dazwischen, richtet sich die Behandlungsart vor allem nach dem Zustand der großen Blutgefäße und nach sonstigen diabetesbedingten Schäden.

Schäden an den Augen
Laserstrahlen zerstören gezielt die veränderten Netzhautbezirke (➔ Netzhautablösung, Seite 297). Das so verödete Netzhautstück trägt zwar zum Sehen nichts mehr bei, richtet aber auch keinen Schaden mehr an.
Jüngere Diabetiker sollten schon in dem Stadium mit dem »Strahlenmesser« behandelt werden, wo die Gefäße sich erst »auszubeulen« beginnen.
Bei älteren Diabetikern kann man damit so lange warten, bis die Kontrollen zeigen, daß sich der Zustand der Netzhaut verschlechtert.
Bei Glaskörperblutungen wird der Glaskörper mit allen störenden Gewebeteilen entfernt (*Vitrektomie*).
Die Operierten dürfen zwar nicht erwarten, daß sie anschließend wieder richtig gut sehen können, aber die Erblindung kann zumindest abgewendet werden. Leider blutet es einige Zeit nach einer solchen Operation häufig erneut.
Für denjenigen, der sich mit einem Leben abfinden muß, in dem er kaum oder gar nichts mehr sieht, ➔ Erblinden, Seite 298.
Eine trübe Augenlinse muß der Arzt durch eine Operation entfernen (➔ Grauer Star, Seite 293).
Zur Behandlung des Grünen Stars (➔ Seite 294).

Impotenz
Behandlung ➔ Männersachen, Seite 625.

Wundbehandlung
Jede Wunde, die
- sich innerhalb einer Woche nicht zu schließen beginnt
- gerötet ist
- gelbliches oder grünliches Sekret absondert

gehört in ärztliche Behandlung. Einen entzündeten Fuß müssen Sie vollkommen ruhigstellen und tief lagern. Polster sorgen dafür, daß sich keine Druckstellen »durchliegen«. Die Wunde wird mit keimtötender Lösung gespült. Manchmal müssen Sie auch Antibiotika schlucken oder bekommen sie gespritzt.

Das Leben als Diabetiker

Diabetikern und Eltern diabetischer Kinder ergeht es wie vielen anderen auch: Manchmal scheinen die Probleme über den Kopf hinauszuwachsen. Um Ihnen das Gefühl zu nehmen, daß Sie mit diesen Schwierigkeiten ganz allein auf der Welt seien, gibt es inzwischen in fast jeder Stadt Selbsthilfegruppen.
Jahrelang Kranke brauchen oftmals professionelle Hilfe, um Ihre Seele wieder aufzurichten. Wie Sie sie finden können ➔ Beratung und Psychotherapie, Seite 822.

Auskünfte über Selbsthilfegruppen

BRD:	Deutscher Diabetikerbund e.V. Danziger Weg 1; 5880 Lüdenscheid
Österreich:	Österreichische Diabetikervereinigung Moosstr. 18; 5020 Salzburg

Im Berufsleben
Wegen der mit Unterzuckerungen verbundenen Gefahr untersagen die Berufsgenossenschaften Diabetikern Arbeiten, durch die sie sich oder andere gefährden können: Arbeit an rotierenden Teilen, Pressen, Stanzen, Walzen, Hochöfen, Überwachungsanlagen von elektrischen Steuerungen, Hochspannungsanlagen. Sie können auch nicht als Dachdecker, Schornsteinfeger (Kaminkehrer), Gerüstarbeiter, Polizist, Soldat, Grenzschützer, Fernfahrer für Fahrzeuge mit Führerschein Klasse 2, Taxifahrer, Busfahrer, Pilot oder Lotse arbeiten. Wegen der erforderlichen enormen Selbstdisziplin sind ebenfalls nicht empfehlenswert: Koch, Bäcker, Konditor, Gastwirt.
In manchen Berufen haben Diabetiker es schwerer als bei anderen Beschäftigungen, Beruf und Diabetesbehandlung in Übereinstimmung zu bringen. Das bedeutet aber nicht, daß diese Berufe für sie verboten sind. Akkordarbeit kann Schwierigkeiten bereiten, weil Sie Ihre Mahlzeiten nicht immer pünktlich einnehmen können.
Schicht- oder Nachtdienst macht es schwer, die Insulindosis den sich immer wieder ändernden Bedingungen anzupassen. Hier kann eine Pumpe hilfreich sein (➔ Seite 562). Die Eignung für einen Beruf bestimmt zunächst »Ihr« Diabetesarzt. Beamte brauchen vor der Einstellung ein fachärztliches (in Österreich: amtsärztliches) Gesundheitszeugnis. Der Diabetes allein ist jedoch kein Grund, die Einstellung zu verweigern.
Vom Wehrdienst sind Diabetiker freigestellt.

Arbeitslosigkeit
Grundsätzlich sind alle Diabetiker arbeitsfähig. Eine Studie zeigte jedoch, daß 12,7 Prozent der Diabetiker arbeitslos waren gegenüber 10,7 Prozent der Allgemeinbevölkerung. Viele Arbeitgeber wollen Diabetiker nicht einstellen, weil sie meinen, sie seien häufiger krank als ihre Kollegen. Diese falsche Einschätzung ist ein Erbe aus jener Zeit, in der viele Diabetiker schlecht geschult und entsprechend schlecht eingestellt waren. In qualifizierten Berufen fehlen Diabetiker heutzutage jedoch nur durchschnittlich 6,3 Tage, während Stoffwechselgesunde sich im Jahr 6,8 Tage lang krankmelden. Geschulte Diabetiker sind nicht öfter oder länger im Krankenhaus als Nicht-Diabetiker.

Arbeitsunfähigkeit
Wenn Sie infolge des Diabetes Ihren Beruf nicht mehr ausüben können, haben Sie ein Recht auf Umschulung. Werden Sie wegen der Krankheit arbeitslos, können Sie die Umschulungsmaßanhmen der Arbeitsämter in Anspruch nehmen, solange Sie jünger sind als 45.

Schwerbehindertenausweis
Diesen Ausweis stellen in der BRD die Versorgungsämter aus, wenn die Erwerbsfähigkeit um mehr als 50 Prozent vermindert ist.
Vorteile der Anerkennung als Schwerbehinderter: Besserer Kündigungsschutz, vorgezogene Altersrente, mehr Urlaub, Steuerfreibeträge, Preisermäßigungen in öffentlichen Einrichtungen, Parkplätze u.a.m.
Nachteile der Anerkennung als Schwerbehinderter: Einstellung erschwert. Die Statistik weist aus, daß in der BRD nur die Bundesländer Bremen, Saarland und Berlin ihrer Pflicht nachkommen, sechs Prozent der staatlichen Arbeitsplätze mit Schwerbehinderten zu besetzen. Unter diesen Umständen sollte sich ein junger Diabetiker gut überlegen, ob er die Anerkennung als Schwerbehinderter betreiben soll. Auskünfte und Beratung bekommen Sie beim jeweiligen nationalen Diabetikerbund. Adressen ➔ Seite 566.

Auf Reisen
- Nehmen Sie alles mit, was Sie als Diabetiker an »Ausrüstung« brauchen
- Bei Auslandsreisen: unbedingt den Diabetikerausweis mitnehmen. Er hilft, den Grenzbeamten klarzumachen, daß Sie die Spritzen und Kanülen im Gepäck nicht deshalb brauchen, weil Sie rauschgiftsüchtig sind
- Bei Flugreisen: Diabeteszubehör ins Handgepäck
- Bei Autoreisen im Sommer: Während der Fahrt das Insulin unter den Sitz in den Schatten legen. Wenn Sie das Auto in der Sonne stehenlassen, sollten Sie das Insulin in einen Kühlbehälter packen

Autofahrende Diabetiker
Die allgemeinen Verhaltensregeln für das Autofahren gelten sowohl für Typ-I- als auch Typ-II-Diabetiker:
- Nicht mit leerem Magen losfahren
- Nicht wegfahren, wenn Sie sich auf irgendeine Weise unwohl fühlen
- »Notfallausrüstung« (➔ Seite 565) in Griffnähe haben
- Bei den geringsten Anzeichen einer Unterzuckerung sofort an den Fahrbahnrand fahren
- Während der Fahrt nicht rauchen oder Alkohol trinken
- Sehfähigkeit halbjährlich kontrollieren lassen

Sie sollten das Steuer aus der Hand geben, wenn
- sich Ihr Diabetes schwer einstellen läßt und Ihr Stoffwechsel häufig entgleist
- der Diabetes Ihr Herz sehr angegriffen hat
- der Arzt eine fortgeschrittene Verkalkung der Hirngefäße festgestellt hat

Für Diabetikerinnen geeignet: Minipillen

Exlutona (BRD)	Micronovum (BRD/Ö)
Microlut (BRD)	Mikro-30 Wyeth (BRD)

Für Diabetikerinnen bedingt geeignet: »Pillen« mit geringem Hormongehalt

Femovan (BRD)	Neorlest 21 (BRD/Ö)
Gynovin (Ö)	Ovranette (Ö)
Marvelon (BRD/Ö)	Ovysmen 1/30 (BRD/Ö)
Microgynon (BRD/Ö)	Stediril-30 (BRD/Ö).

Außerdem
- in den ersten drei Monaten nach Beginn der Behandlung, weil sich Ihre Sehfähigkeit dann fortlaufend ändern kann und Sie wahrscheinlich häufiger Unterzuckerungen haben werden als später

Wenn Sie als Diabetiker einen Führerschein beantragen, muß Ihnen ein Arzt attestieren, daß Sie fahrtauglich sind. Dabei ist es sehr hilfreich, wenn Sie mit Ihren Aufzeichnungen (Kontrollheft) über einen langen Zeitraum belegen können, daß Sie Ihren Diabetes »im Griff« haben. Gegen eine zusätzliche medizinisch-psychologische Untersuchung durch TÜV-Ärzte sollten Sie sich wehren - wenn nötig mit Hilfe des Deutschen Diabetiker Bundes. (Adresse ➔ Seite 566)

Empfängnisverhütung

Wenn die Liebe nicht darunter leidet, sollten Diabetikerinnen möglichst mechanische Verhütungsmittel benutzen (➔ Seite 633). Als »Spirale« ist ein neues Produkt (Cu Safe 300) besonders geeignet. Sie ist kleiner als die alten und vermeidet dadurch Schmerzen. Weil sie keinen Faden mehr hat, sind Infektionen seltener. Auf Antrag bezahlen die Krankenkassen diese Spirale für Diabetikerinnen. »Die Pille« kann Gefäßschäden verursachen. Und gerade die Gefäße sind bei Diabetikerinnen ohnehin in Gefahr. Sie dürfen keine »Pille« einnehmen, wenn sie
- älter sind als 35 Jahre
- Gefäßschäden oder
- zu hohen Blutdruck oder
- zu hohe Blutfettwerte haben
- oder übergewichtig sind
- oder rauchen

Für die anderen, die sich mit der Spirale nicht anfreunden können, eignet sich am besten die sogenannte Minipille. Kommen Sie damit nicht zurecht, bleiben Ihnen nur noch Pillen mit geringem Hormongehalt. Der Östrogenanteil sollte unbedingt unter 30 Mikrogramm liegen, der Gestagenanteil unter ein Milligramm.

Schwangerschaft

Diabetikerinnen sollten ihre Schwangerschaft planen. Das bedeutet, sie sollten möglichst schon vorher
- blutzuckersenkende Tabletten durch Insulin ersetzen
- auf hochgereinigtes oder Humaninsulin umstellen
- eine intensivierte Therapie erlernen

Während der Schwangerschaft ist eine Zuckereinstellung möglichst nahe dem Normalwert unerläßlich für die Gesundheit von Mutter und Kind. Dazu sind mindestens drei Insulininjektionen und fünf Blutzuckerbestimmungen täglich notwendig.

Die Schwangerschaft von Diabetikerinnen ist immer eine Risikoschwangerschaft. Dementsprechend häufig müssen Sie beim Frauenarzt zur Kontrolle erscheinen.

Es ist nicht notwendig, die letzten vier oder sogar acht Wochen vor der Entbindung in der Klinik zu verbringen, wenn
- Sie sicher sind, daß Sie Ihren Stoffwechsel allein im Griff haben
- Ihr Frauenarzt Ihnen zwei- bis dreimal pro Woche bestätigt, daß es Ihnen und Ihrem Kind gutgeht
- die Entbindungsklinik innerhalb kürzester Zeit erreichbar ist

Frauen, die routinemäßig frühzeitig ins Krankenhaus verlegt werden, müssen damit rechnen, daß bei jeder zweiten die Schwangerschaft vor dem errechneten Termin mit einem Kaiserschnitt beendet wird. Ärzte, die nur die besonders gefährdeten Frauen vorher ins Krankenhaus holten, entschieden sich nur bei einem Viertel von ihnen für einen Kaiserschnitt. Den Kindern ging es deshalb nicht schlechter.

Selbstverständlich dürfen und sollen Diabetikerinnen ihr Kind stillen.

»Diabetesvorhersage« für das Kind

Aus der Beobachtung von Diabetikerfamilien kann man schließen:
- Ist ein Elternteil Typ-I-Diabetiker, liegt das Risiko, daß ein Kind im Laufe seines Lebens einen Diabetes entwickelt, etwas unter fünf Prozent
- Sind beide Eltern Typ-I-Diabetiker, liegt das Risiko für das Kind zwischen 10 und 25 Prozent. Geschwister von Typ-I-Diabetikern haben ein Risiko von sechs bis sieben Prozent, selbst einen Typ-I-Diabetes zu entwickeln

Bei Typ-I-Diabetikern weisen einige Vererbungsträger (Gene) Besonderheiten auf. Mit komplizierten Untersuchungen kann man diese Gentypen nachweisen. Damit wissen Sie aber nur etwas über die Bereitschaft, einen Diabetes zu entwickeln. Es sagt nichts darüber, wie wahr-

scheinlich das ist. Wenn Sie sich vor einer Schwangerschaft beraten lassen wollen, können Sie sich an eine humangenetische Beratungsstelle wenden (➔ Humangenetische Beratung, Seite 656).
Beim Typ-II-Diabetes ist das Risiko, selber zuckerkrank zu werden, erheblich größer, wenn es diabetische Verwandte gibt. Mit den auf Seite 556 genannten Maßnahmen können Sie dem vorbeugen.

SCHILDDRÜSE

Normalerweise liegt dieses Organ unsichtbar unterhalb des Kehlkopfes. Vergrößert sich die Schilddrüse jedoch ungewöhnlich, erscheint ein »Kropf«.
Die Schilddrüse reguliert den *Grundumsatz*. Das ist die Geschwindigkeit, mit der die Körperzellen im Ruhezustand aus Nahrung Energie herstellen und verbrauchen. Viel Schilddrüsenhormon bedeutet viel Energieverbrauch, wenig Schilddrüsenhormon wenig Energieumsatz. Zwei Hormone sind dieses »Gaspedal« im Stoffwechsel des Körpers: T_3 (*Trijodthyronin*) und T_4 (*Thyroxin*). Beide benötigen als Baustein Jod.
Kreisen im Körper zuwenig Schilddrüsenhormone, reagiert darauf der Hypothalamus (➔ Seite 577). Er veranlaßt die Hirnanhangdrüse (➔ Seite 578), ein Hormon zu produzieren, das dann die Schilddrüse zu vermehrter Hormonbildung anregt. Ob das geschehen ist, mißt wieder der Hypothalamus. Dieser Kreislauf kann an verschiedenen Stellen gestört werden:

- Die Hormondrüsen im Gehirn bilden nicht genügend schilddrüsenreizende Hormone. Dabei ist es für die Wirkung gleichgültig, welche der beiden Drüsen ausgefallen ist
- Das Schilddrüsengewebe ist unfähig, den Befehl aus dem Gehirn »Hormone ins Blut« auszuführen
- Von dem Hormonbaustein Jod ist nicht genügend vorhanden

In allen drei Fällen mangelt es dem Körper an Schilddrüsenhormonen.
Eine Überproduktion dieser Hormone geht fast immer vom Schilddrüsengewebe aus.
Die Schilddrüse stellt noch ein weiteres Hormon her, das *Kalzitonin*. Es wirkt mit im Stoffwechsel von Kalzium und Phosphat.

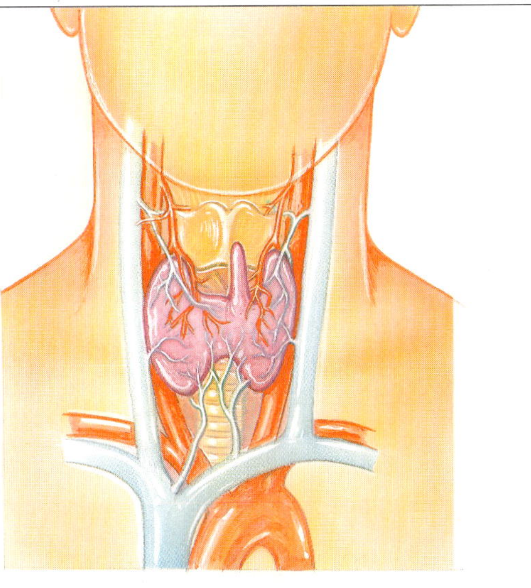

Die Schilddrüse umschließt mit zwei Seitenlappen und einem schmalen Mittellappen die Luftröhre.

Kropf (Struma)

Der Kropf ist das sichtbare Zeichen dafür, daß das Regulationssystem Schilddrüsenhormon-Produktion und Schilddrüsenhormon-Wirkung gestört ist. Er kann sowohl bei einer Schilddrüsenunterfunktion (➔ Seite 572) als auch bei einer Überfunktion (➔ Seite 573) auftreten. Am häufigsten entsteht ein Kropf durch Jodmangel im Körper.

Beschwerden

Eine wachsende Schilddrüse bereitet im allgemeinen keine Beschwerden. Erst wenn sie viel Raum im Hals einnimmt, werden die Vergrößerung als »dicker Hals« sichtbar und eventuelle Knoten tastbar. Dann kann auch die Stimme heiser werden, und das Luftholen wird beschwerlich.

Ursachen

Kropf bei Jodmangel: Jodmangel veranlaßt die Schilddrüsenzellen zu wachsen. Mehr Schilddrüsengewebe kann mehr Hormone produzieren. So versucht der Körper, seinen Mangel zu beseitigen. Im allgemeinen gelingt ihm das ausreichend.
Kropf bei Schilddrüsen-Unterfunktion: Die Meßfühler der Hormondrüsen im Gehirn melden ständig »zuwenig Schilddrüsenhormone«.
Daraufhin produziert die Hirnanhangdrüse vermehrt TSH. Dieses treibt eine Schilddrüse an, die bereits ihr Be-

stes tut, die Körperzellen aber dennoch nicht ausreichend mit Hormonen versorgt. Weiter zur Schilddrüsenunterfunktion ➔ Seite 572.

Erkrankungsrisiko

Berechnungen zufolge nimmt der Durchschnittsbürger in der BRD nur ein Drittel bis die Hälfte der täglich empfohlenen Jodidmenge zu sich. Als Folge davon haben vier Prozent der Norddeutschen und sogar 32 Prozent der Bayern einen Kropf. Im Bundesdurchschnitt errechnet sich eine Kropfhäufigkeit von 15 Prozent. Frauen sind etwa viermal häufiger betroffen als Männer. In hormonaktiven Zeiten wie der Pubertät, Schwangerschaft oder während der Wechseljahre entwickelt sich ein Kropf häufiger.

Das Erkrankungsrisiko steigt, wenn

- Ihr Trinkwasser wenig Jodid enthält und Sie sich jodarm ernähren (➔ Spurenelemente, Seite 886). In den küstenfernen Gebieten ist das besonders häufig der Fall
- Sie rauchen
- Sie Medikamente einnehmen

Mögliche Folgen und Komplikationen

In der vergrößerten Schilddrüse können Gewebeteile ihre Hormonproduktion ganz einstellen. Es entsteht ein sogenannter »kalter Knoten«, der zur Versorgung des Körpers mit Schilddrüsenhormonen nichts mehr beiträgt. In seltenen Fällen kann sich ein solcher Knoten krebsartig verändern (➔ Schilddrüsenkrebs, Seite 576).

Andere Gewebeteile können zu »heißen Knoten« werden: Sie gehorchen der Steuerung durch die Hirnanhangdrüse nicht mehr und produzieren ihre Hormone nicht mehr bedarfsgerecht (➔ Autonomes Adenom, Seite 574).

Jodmangel in der Schwangerschaft gefährdet das Kind: Fehlgeburten sind häufiger; beim Kind kann sich ein Kropf entwickeln. Wenn Schilddrüsenhormone fehlen, beeinträchtigt das die geistige Entwicklung des Kindes (➔ Angeborene Schilddrüsenunterfunktion, Seite 572).

Folgende Medikamente können die Entstehung eines Kropfs begünstigen

- Jodhaltige Kontrastmittel, die bei Röntgenuntersuchungen verwendet werden
- Jodhaltige Desinfektionsmittel (*Betaisodona* [BRD/Ö], *Braunol* [BRD/Ö])
- Schmerz- und Rheumamittel: Metamizol (*Novalgin* [BRD/Ö]), Phenazon (*Eu-Med* [Ö]), Aminophenazon (*Ditonal* [Ö]), Phenylbutazon (*Butazolidin* [BRD/Ö])
- Sulfonamide gegen Entzündungen (*Kepinol* [BRD], *Bactrim* [BRD/Ö])
- Sulfonylharnstoffe zur Behandlung der Zuckerkrankheit (*Euglucon* [BRD/Ö], *Glibenclamid* [BRD/Ö], *Glutril* [BRD/Ö])
- Lithiumsalze zur Behandlung von Psychosen (*Quilonum* [BRD], *Quilonorm* [Ö])

Vorbeugung

Mit einer bewußt jodreichen Ernährung (➔ Spurenelemente, Seite 886) können Sie einem Jodmangel vorbeugen. Auch jodhaltige Zahnpasta (*Stark-Jod-Kaliklora*) oder jodhaltige Mineral- oder Heilwässer dienen diesem Zweck. Blasentang, den man getrocknet in der Apotheke kaufen kann, enthält ebenfalls Jod.

Seit Juli 1989 dürfen in der BRD alle Lebensmittel des allgemeinen Verzehrs mit jodiertem Salz hergestellt werden. Wenn Sie dieser Zwangsmedikation entgehen wollen, müssen Sie nach dem fragen, was die Verordnung auch vorsieht: Kennzeichnungspflicht und Wahlmöglichkeit. Jeder Bäcker, der zum Beispiel Brot mit jodiertem Speisesalz herstellt, muß das irgendwo kenntlich machen und gleichzeitig Brot ohne solches Salz anbieten. Das gleiche gilt für das Essen in Kantinen oder Restaurants.

In Österreich ist alles anders

Während andernorts die Verbraucherorganisationen darum kämpfen, daß jeder künstliche Zusatz zu Lebensmitteln angegeben wird, muß hier das Salz extra gekennzeichnet sein, das *kein* Jod enthält. Seit 1963 bekommen die Österreicher Gesundheit per Gesetz verordnet: Salz war bis Mai 1990 mit zehn Milligramm Kaliumjodid pro Kilogramm versetzt. Seit 1990 sind es 20 Milligramm pro Kilogramm.

Jeder Käse, jede Wurst, jedes Brot kann jodiertes Speisesalz enthalten. Und damit auch jeder glaubt, daß nur dieses Salz »gut« sei, heißt es »Voll«salz. Unjodiertes Salz darf nur auf ausdrückliches Verlangen abgegeben werden. Im Supermarkt finden Sie es bestenfalls im Diät- oder Naturkostregal.

Unerwünschte Wirkungen

Manche Menschen haben, ohne es zu wissen, hormonproduzierendes Gewebe in ihrer Schilddrüse, das der Steuerung durch die Hirnanhangdrüse nicht mehr gehorcht (Autonomes Adenom, ➔ Seite 574). Von den über 45jährigen mit Kropf, der auch unbemerkt existieren kann, sind es immerhin 65 Prozent. Ein vermehrtes Jod-

Mineral- oder Heilwässer mit erheblichem Jodgehalt
Hunyadi Janos (Ungarn)
Bad Tönissteiner Heilbrunnen (BRD)
Zwestener Löwenquelle Heilwasser (BRD)
Nürtinger Heinrichsquelle (BRD)
Staatl. Bad Kissinger Maxbrunnen (BRD)
Aqui (Schweiz)
Bad Mergentheimer Albertquelle (BRD)
Radenska (Jugoslawien)
Staatl. Bad Kissinger Rakoczy (BRD)
Rogaska Quell (Jugoslawien)
Bad Wildunger Helenenquelle (BRD)
Friedrich Christian Heilquelle (BRD)
Rhäzünser (Schweiz)

angebot kann bei ihnen zur Schilddrüsenüberfunktion führen. Im schlimmsten Fall kann das in eine Krise münden, an der auch heute noch die Hälfte der Betroffenen stirbt. Besonders für alte Menschen ist eine solche *thyreotoxische Krise* eine tödliche Bedrohung.
Menschen mit einer Schilddrüsenüberfunktion (➔ Seite 573) schaden sogar winzige Jodmengen: Sie produzieren noch mehr Hormone.
Aus unbekannten Gründen wirkt Jod bei manchen Menschen umgekehrt: Es läßt einen Kropf oder sogar eine Schilddrüsenunterfunktion entstehen.

Wann zum Arzt?

Wenn Sie merken, daß Ihr Hals dicker geworden ist oder Sie knotige Veränderungen tasten können.
Um feststellen zu können, warum sich ein Kropf entwickelt hat, wird der Arzt folgende Untersuchungen veranlassen:
- Ultraschall, um Größe und Ausdehnung der Schilddrüse festzustellen (➔ Ultraschall, Seite 747)
- Szintigrafie, um zu prüfen, welches Gewebe wie stark Hormone produziert (➔ Szintigrafie, Seite 747)
- Schilddrüsenhormon-Bestimmung im Blut

Selbsthilfe

Ist nicht möglich.

Behandlung

Medikamente
Sind Sie jünger als etwa 30 Jahre, besteht Ihr Kropf erst relativ kurze Zeit und hat die Szintigrafie ergeben, daß sich noch keine Knoten gebildet haben, dann sollten Sie drei bis sechs Monate lang ein vom Arzt verordnetes Medikament einnehmen, mit dem Sie den Jodspeicher Ihrer Schilddrüse wieder auffüllen. Anschließend sorgen Sie durch Ihre Ernährung dafür, daß Sie nicht wieder ins Defizit geraten (➔ Vorbeugung, Seite 570).
In allen anderen Fällen wird der Arzt Schilddrüsenhormon-Tabletten verordnen. Damit bekommt die Hirnanhangdrüse das Signal »genügend Hormone vorhanden« und stellt ihre Hormonproduktion ein, die die Schilddrüse so sehr angetrieben hat. Bei drei Vierteln verkleinert sich die Schilddrüse damit wieder. Nach zwei bis drei Jahren kann der Arzt versuchen, die Behandlung langsam zu beenden. Bildet sich der Kropf jedoch erneut, müssen Sie die Hormontabletten lebenslang einnehmen. Durch regelmäßige Kontrollen muß der Arzt sicherstellen, daß Sie nicht unbemerkt zuviel Schilddrüsenhormone im Blut haben.

Operation
Ein Kropf muß operativ entfernt werden, wenn
- er die Luftröhre über die Hälfte einengt oder die Blutversorgung im Halsbereich stark behindert. Sind Sie jünger als etwa 25 Jahre, sollte der Arzt vor einer Operation unbedingt mindestens zwei Jahre lang versucht haben, den Kropf mit Medikamenten zu verkleinern
- sich darin ein einzelner »kalter Knoten« befindet
- der Verdacht auf einen Schilddrüsenkrebs besteht

Die meisten Kröpfe werden allerdings »vorbeugend« entfernt, weil der Arzt sichergehen will, daß sich keine bösartige Gewebewucherung bildet. Dieses Risiko ist jedoch sehr klein (➔ Schilddrüsenkrebs, Seite 576).

Mögliche Komplikationen und Operationsfolgen
- Bei ein bis drei von hundert Operierten wird der Nerv geschädigt, der die Muskulatur des Kehlkopfs steuert. Das ist nicht wiedergutzumachen. Durch die Kehlkopflähmung verändert sich die Stimme, Sie können nicht mehr gut sprechen, manchmal ist die Atmung behindert. Muß die Operation wiederholt werden, leidet anschließend jeder 10. bis 20. unter einer Kehlkopflähmung
- Die Nebenschilddrüsen können versehentlich mit entfernt werden. Bis zu zwei Prozent der Operierten leiden dadurch unter schmerzhaften Muskelkrämpfen (➔ Unterfunktion der Nebenschilddrüsen, Seite 577)
- Sie werden lebenslang Schilddrüsenhormon-Tabletten schlucken müssen. Andernfalls wächst der Kropf bei einem Drittel der Operierten wieder nach

Schilddrüsenunterfunktion (Hypothyreose)

Mit einer Schilddrüsenunterfunktion kann man bereits geboren werden, sie kann sich aber auch im Laufe des Lebens entwickeln.
Die Beschwerden sind unterschiedlich, je nachdem ob es an Schilddrüsenhormonen nur mangelt oder ob sie ganz fehlen.

Kretinismus (Angeborene Schilddrüsenunterfunktion)

Wird eine Schilddrüsenunterfunktion bei einer schwangeren Frau nicht ausreichend behandelt, kann das beim Kind zu Mißbildungen des Skeletts und des Nervensystems führen.
Fehlen die Schilddrüsenhormone völlig, werden geistig und körperlich sehr schwer behinderte Kinder geboren (*Kretins*). Eine Behandlung ersetzt nur die fehlenden Schilddrüsenhormone. Die Entwicklungsschäden können sie nicht mehr rückgängig machen.
In der ersten Lebenswoche wird daher im Rahmen der Vorsorgeuntersuchungen im Blut jedes Kindes die Menge an schilddrüsenstimulierendem Hormon bestimmt.

Erworbene Schilddrüsenunterfunktion (Myxödem)

Beschwerden

Leistungs- und Konzentrationsschwäche, Müdigkeit, ständiges Frieren. Der innere und äußere Lebensrhythmus verlangsamt sich, der Mensch stumpft ab und wird träge. Depressive Stimmungen machen ihm das Leben schwer. Diese Anzeichen werden nur allzuoft von Ärzten nicht erkannt. Es heißt dann: unspezifische Altersbeschwerden. Ein Kropf kann, muß aber nicht auftreten.
Bei ausgeprägtem Hormonmangel fällt die trockene, blasse Haut auf. Das Haar wird struppig, die Stimme rauh.
Säuglinge sind auffallend ruhig, trinken schlecht und haben Verstopfung. Größere Kinder wachsen auffällig langsam, und sie kommen später in die Pubertät. Ihre Intelligenz kann vermindert sein.

Ursachen

- Alle Ursachen, die einen Kropf wachsen lassen (➔ Seite 569), können auch die Krankheitszeichen einer Schilddrüsenunterfunktion hervorrufen
- Zu wenig Schilddrüsenhormone können die Folge von Medikamentenbehandlungen, Operationen, Bestrahlungen oder Entzündungen der Schilddrüse sein
- Das Abwehrsystem des Körpers kann in der Schilddrüse einen »Feind« entdecken und ihr Gewebe zerstören (➔ Befindlichkeitsstörungen, Seite 215)
- In seltenen Fällen bilden die Hormondrüsen im Gehirn nicht genug Steuerungshormone, so daß die Schilddrüse keine Impulse für die Hormonproduktion bekommt

Erkrankungsrisiko

Etwa jeder hundertste hat eine Schilddrüsenunterfunktion. Frauen sind fünfmal häufiger betroffen als Männer. Meistens wird die Krankheit zwischen dem 40. und 60. Lebensjahr entdeckt.

Mögliche Folgen und Komplikationen

Durchblutungsstörungen, Veränderungen von Herz und Lunge, Wasseransammlungen (Ödeme, z. B. um die Augen herum), Eisenmangel. Bei Frauen wird der Monatszyklus unregelmäßig, bei Männern läßt die Lust am Sex nach.
Wenn bei einem Kind die Erkrankung erst spät festgestellt wird und es die fehlenden Hormone nicht immer regelmäßig bekommt, kann die körperliche und geistige Entwicklung behindert sein.
Nur in extrem seltenen Fällen ist eine Schilddrüsenunterfunktion der Grund für Übergewicht.

Vorbeugung

➔ Kropf, Seite 570
Neugeborene werden im Rahmen der Vorsorgeuntersuchungen auf eine Schilddrüsenunterfunktion hin untersucht.

Wann zum Arzt?

- Wenn Sie die oben beschriebenen Veränderungen an sich oder Ihrem Kind bemerken
- Wenn es in Ihrer Familie oder Nachbarschaft Kropfträger gibt, ist besondere Aufmerksamkeit sinnvoll

Selbsthilfe

Ist nicht möglich.

Behandlung

L-Thyroxin-Tabletten ersetzen die fehlenden Hormone. Sie müssen zu Anfang sehr gering dosiert und dürfen nur allmählich gesteigert werden. Andernfalls kann der beschleunigte Stoffwechsel die auf langsamen Betrieb eingestellten Organe überfordern.

Schilddrüsenüberfunktion (Hyperthyreose)

Es gibt mehrere Gründe dafür, daß zuviel Schilddrüsenhormone im Blut kreisen.
Die Krankheitszeichen sind gleich, aber die Behandlungen unterscheiden sich.

Basedowsche Krankheit (Diffuse Hyperthyreose)

Beschwerden

Zuviel Schilddrüsenhormone lassen das Leben innerlich und äußerlich auf Hochtouren laufen.

- Innere Unruhe, Herzklopfen, zitternde Finger
- Den Betroffenen ist immer zu warm, sie schwitzen viel
- Gewichtsverlust trotz großen Appetits
- Schnelle Sprache, hastige Bewegungen, unkonzentriertes Handeln
- Ein Kropf kann, muß aber nicht vorhanden sein
- Bei Menschen über 60 Jahre: Verminderte Leistungsfähigkeit, Verlust jeglichen Interesses

Bei mindestens einem von drei Menschen mit Schilddrüsenüberfunktion treten plötzlich die Augäpfel deutlich hervor (*Exophthalmus*). Das ist von folgenden Beschwerden begleitet:

- Brennende, tränende Augen
- Sehen von doppelten oder verwaschenen Bildern
- Lichtempfindlichkeit
- Kopfschmerzen hinter der Stirn

Ursachen

Die Basedowsche Krankheit gilt als Autoimmunerkrankung (➔ Befindlichkeitsstörungen, Seite 215). Die Schilddrüse produziert ihre Hormone übermäßig und nicht bedarfsgerecht.

Erkrankungsrisiko

Frauen sind fünfmal häufiger basedowkrank als Männer. Die Krankheit kommt meistens in »hormonbewegten« Zeiten wie Pubertät, Schwangerschaft oder Wechseljahren zum Ausbruch.

Mögliche Folgen und Komplikationen

Die ständige Arbeit unter Hochdruck belastet das Herz. Die Knochen können brüchig werden.
Die Lider lassen sich über den hervorgetretenen Augen nicht mehr vollständig schließen. Dadurch können sich Hornhautgeschwüre und Bindehautentzündungen entwickeln. Im schlimmsten Fall droht Blindheit.

Vorbeugung

Ist nicht möglich.

Wann zum Arzt?

Wenn Sie die oben genannten Anzeichen an sich verspüren. Bei jüngeren Menschen kann der Arzt die Symptome leicht als »Nervosität« oder »vegetative Dystonie« (➔ Behandlung emotionaler Befindlichkeitsstörungen, Seite 224) fehlinterpretieren. Bei älteren Menschen heißt es dann »Alterserscheinungen«. Klarheit schafft nur die Bestimmung der Schilddrüsenhormone im Blut.
Mit einer Ultraschall-Untersuchung muß der Arzt klären, ob es in der Schilddrüse knotige Bereiche gibt.

Selbsthilfe

Gehen Sie sorgsam mit sich um, und schonen Sie sich.

- Verteilen Sie Anstrengungen und Ruhepausen gleichmäßig über den Tag
- Vitaminreiche Ernährung (➔ Gesunde Ernährung, Seite 854)
- Reichlich trinken, aber Alkohol und Koffein meiden
- Möglichst nicht rauchen
- Keine ausgedehnten Sonnenbäder
- Keine Saunabesuche
- Jodhaltiges meiden: Meerestiere, jodhaltige Medikamente (z. B. Desinfektionsmittel)
- Nicht in Bädern mit jodhaltigem Wasser schwimmen

Sind die Augen in Mitleidenschaft gezogen, helfen Ihnen

- Getönte Brillengläser
- Schlafen mit erhöhtem Kopf
- Künstliche Tränenflüssigkeit (➔ Augenbelastungen, Seite 273)

Behandlung

Sie sollten nicht nur darauf bedacht sein, die Menge der Schilddrüsenhormone im Körper zu verringern. Eine Autoimmunkrankheit wie die Basedowsche Krankheit ist immer eine Aufforderung des Körpers, sich mit seiner Seele zu beschäftigen. Dazu benötigen Sie Hilfe (➔ Beratung und Psychotherapie, Seite 822).

Medikamente

Medikamente sollen die Schilddrüse daran hindern, übermäßig viel Hormone zu produzieren. Geeignet ist Thiamazol (z. B. *Favistan* [BRD/Ö]). Propylthiouracil kommt erst in zweiter Linie in Frage (z. B. *Propycil* [BRD], *Prothiucil* [Ö]). Carbimazol anzuwenden, ist nicht sinnvoll, weil der Körper diesen Wirkstoff ohnehin in Thiamazol verwandelt. Manchmal verordnet der Arzt zusätzlich zu den »Hormonbremsern« noch ein Schilddrüsenhormon-Präparat. Das soll einem Hormonmangel vorbeugen, der dadurch entstehen kann, daß durch die »Hormonbremser« die Schilddrüse nun gar keine eigenen Hormone mehr bildet. Außerdem unterdrückt es die Bildung des Hormons, das die Schilddrüse zu größerer Hormonproduktion anregt.

Nachteile: Die Behandlung dauert mindestens ein Jahr. Sie müssen die Tabletten zuverlässig einnehmen und relativ oft und regelmäßig beim Arzt zu Kontrolluntersuchungen erscheinen. Bei etwa 40 Prozent der so Behandelten produziert die Schilddrüse nach dem Absetzen des Medikaments wieder zuviel Hormone.

Strahlenbehandlung
Dazu schluckt man ein radioaktives, jodhaltiges Medikament. Es wird in der Schilddrüse gespeichert und zerstört nach und nach das Gewebe. Die Strahlenbelastung der übrigen Organe ist in etwa so wie bei einer Röntgenaufnahme. Mit dieser Methode stoppen Ärzte etwa die Hälfte aller Schilddrüsenüberfunktionen, wenn
- Sie älter sind als 40 jahre und
- eine Tablettenbehandlung erfolglos war oder nicht in Frage kommt

Die Strahlenbehandlung ist schonender und weniger risikoreich als eine Operation und erfolgreicher als die Behandlung mit Medikamenten. Sie wird seit 30 Jahren durchgeführt. Bis jetzt weist nichts darauf hin, daß diese Behandlung das Krebsrisiko erhöht.
Nachteile: Sie scheiden noch eine Zeitlang radioaktives Material aus. Darum müssen Sie sich zu Hause für einige Zeit an strenge Verhaltensregeln halten. So dürfen Sie zum Beispiel keine Kinder im Haushalt haben, die Wohnung nicht verlassen und müssen Ihren »strahlenden« Harn sammeln. Erst nach etwa einem halben Jahr haben die Strahlen so viel Schilddrüsengewebe zerstört, daß Sie auf Medikamente verzichten können. Möglicherweise hält die zerstörerische Wirkung aber so unerwünscht lange an, daß Sie später Tabletten mit Schilddrüsenhormonen einnehmen müssen, weil Ihre Schilddrüse nun gar keine eigenen Hormone mehr produziert. Das Risiko, durch die Strahlenbehandlung eine Überfunktion gegen eine Unterfunktion einzutauschen, liegt zwischen drei und zwanzig Prozent.

Operation
Am schnellsten wird ein Übermaß an Schilddrüsenhormonen durch eine Operation beseitigt. Wegen der möglichen schwerwiegenden Nachwirkungen entscheiden sich die Ärzte jedoch nur in besonderen Fällen dafür.

Mögliche Komplikationen und Operationsfolgen:
- ➔ Kropf-Operation, Seite 571
- Bis zu einem Drittel der Operierten muß nach der Operation Schilddrüsenhormon-Tabletten einnehmen, weil die eigene Hormonproduktion nicht mehr ausreicht

Behandlung der Veränderungen an den Augen
Behandlung der Schilddrüsenüberfunktion (➔ oben). Je nachdem wie stark die hervortretenden Augen Sie beeinträchtigen, sind folgende Medikamente sinnvoll: Schmerzmittel, jodfreie Augentropfen oder -salben, Bestrahlung des Bereichs hinter den Augäpfeln, Behandlung mit Medikamenten, die die Abwehrreaktionen des Körpers unterdrücken, zum Beispiel Kortisone (➔ Seite 765). Wenn Ihr verändertes Äußeres Sie sehr belastet, sollten Sie das mit einem Fachmann besprechen (➔ Beratung und Psychotherapie, Seite 822).

Autonomes Adenom (Lokalisierte Hyperthyreose)

Ein Autonomes Adenom ist »selbständiges« Gewebe in der Schilddrüse. Es gehorcht nicht mehr der Steuerung durch die Hirnanhangdrüse und produziert seine Hormone nicht mehr bedarfsgerecht.

Beschwerden
Wie bei der Basedowschen Krankheit, ➔ Seite 573. Die Augen treten jedoch niemals hervor.

Ursachen
Wenn sich die Schilddrüse bei Jodmangel vergrößert, kann sich autonomes Gewebe bilden (➔ Kropf, Seite 569).
Das bleibt oft unbemerkt, bis eine größere Jodmenge das Material für die Produktion von übermäßig viel Hormonen liefert. So viel Jod kommt am ehesten durch jodhaltige Röntgenkontrastmittel in den Körper. In der BRD werden jährlich vier Millionen Portionen davon verabreicht. Besonders gefährlich sind die Mittel, die man vor dem Röntgen der Gallenwege schlucken muß (*Biloptin* [BRD/Ö]).

Erkrankungsrisiko
Zehn bis 50 Prozent aller Schilddrüsenüberfunktionen beruhen auf autonomen Adenomen. Das Erkrankungsrisiko steigt, wenn der Körper nicht ausreichend mit Jod versorgt wird.

Mögliche Folgen und Komplikationen
Der gesunde Teil der Schilddrüse stellt seine Tätigkeit ein. Die Arbeit des autonomen Bezirks führt zu einer Schilddrüsenüberfunktion.

Vorbeugung
Jodmangel verhindern (➔ Kropf, Seite 569).

Wann zum Arzt?
Wenn Sie die auf Seite 573 beschriebenen Anzeichen einer Schilddrüsenüberfunktion an sich bemerken.

Selbsthilfe
Ist nicht möglich.

Behandlung
Ist der autonome Bezirk kleiner als drei Zentimeter und Ihr Stoffwechsel ausgeglichen, reicht es aus, den Knoten regelmäßig kontrollieren zu lassen. Außerdem müssen Sie Jod meiden.
Wegen der Gefahr einer Schilddrüsenüberfunktion wird der Arzt allerdings meistens dazu raten, den Gewebeteil entweder herauszuoperieren oder durch Strahlen zu zerstören (➔ Schilddrüsenüberfunktion-Behandlung, Seite 573).

Schilddrüsenentzündung

Die verschiedenen Formen der Schilddrüsenentzündung unterscheidet man danach, ob die Beschwerden plötzlich und heftig (*Akute Schilddrüsenentzündung*) oder milde auftreten (*Subakute Schilddrüsenentzündung*). Eine über lange Zeit unbemerkt verlaufende Form heißt *chronische Schilddrüsenentzündung*.

Beschwerden
Akute Schilddrüsenentzündung:
- Schmerzen im Hals
- Druckempfindlichkeit und Schwellung des Halses
- Schluckbeschwerden
- Heiserkeit
- hohes Fieber

Subakute Schilddrüsenentzündung: Die Beschwerden sind die gleichen wie bei der akuten Schilddrüsenentzündung, aber Fieber tritt nur selten auf.
Chronische Schilddrüsenentzündung: Sie verläuft über lange Zeit symptomlos und macht sich meist erst an ihrer Folge, einer Schilddrüsenunterfunktion, bemerkbar (➔ Erworbene Schilddrüsenunterfunktion, Seite 572).

Ursachen
Akute Schilddrüsenentzündung: Infektion mit Bakterien oder als Folge der Behandlung einer anderen Schilddrüsenkrankheit mit radioaktivem Jod.
Subakute Schilddrüsenentzündung: Infektion mit Viren.
Chronische Schilddrüsenentzündung: Autoimmunkrankheit, bei der der Körper seine Abwehrkräfte gegen sich selbst richtet.

Erkrankungsrisiko
Akute Schilddrüsenentzündung: Ist sehr selten.
Subakute Schilddrüsenentzündung: Tritt meist im Gefolge einer Erkältung oder einer virusbedingten Infektion der oberen Luftwege auf. Frauen erkranken viermal häufiger als Männer.
Chronische Schilddrüsenentzündung: Ist von allen Schilddrüsenentzündungen am häufigsten. Frauen sind zwanzigmal häufiger betroffen als Männer.

Mögliche Folgen und Komplikationen
Jede Entzündung zerstört Schilddrüsengewebe. Je nachdem, wie groß der ausgefallene Bezirk ist, können dann nicht mehr ausreichend Schilddrüsenhormone gebildet werden. Es entsteht eine Schilddrüsenunterfunktion (➔ Seite 572).

Vorbeugung
Ist nicht möglich.

Wann zum Arzt?
Bei den obengenannten Beschwerden.

Selbsthilfe
- Bettruhe
- Kühlen des Halses mit einer Eiskrawatte (➔ Hausmittel, Seite 799)

Behandlung
Akute Schilddrüsenentzündung: Antibiotika (➔ Seite 762) bekämpfen die krankmachenden Bakterien. Entzündungshemmende Mittel, wie man sie auch bei Rheuma anwendet, können die Krankheitszeichen zusätzlich bessern. Wenn sich die Entzündung eingekapselt hat (*Abszeß*), muß der Arzt den Eiter manchmal mit Hilfe einer Punktion ablaufen lassen.
Subakute Schilddrüsenentzündung: Bei leichten Fällen reichen entzündungshemmende Medikamente aus, wie man sie auch bei Rheuma verwendet. Verläuft die Krankheit schwer, müssen Kortisone (➔ Seite 765) die Entzün-

dung eindämmen. Antibiotika helfen gegen diese virusbedingte Erkrankung nicht.
Chronische Schilddrüsenentzündung: Sie macht sich praktisch immer erst durch ihre Folge, die Schilddrüsenunterfunktion, bemerkbar. Schilddrüsenhormone sollen diesen Mangel ausgleichen. Außerdem stellen sie das Organ ruhig, weil es das, was durch das Medikament nun ausreichend vorhanden ist, nicht mehr selbst zu produzieren braucht. In schweren Fällen können Kortisone die Abwehrreaktion des Körpers mildern (➔ Seite 765).

Schilddrüsenkrebs

➔ auch Krebs, Seite 539

Schilddrüsenkrebs gehört zu den seltenen Erkrankungen. Pro Jahr erkranken von einer Million Menschen zehn bis 30 daran, fünf sterben jährlich daran.
Ein Schilddrüsenkrebs wird zunächst operiert und wenn notwendig anschließend noch strahlenbehandelt (➔ Schilddrüsenüberfunktion, Seite 573).
Es besteht kein Zusammenhang zwischen Schilddrüsenkrebs und Jodmangel oder Über- oder Unterfunktionen der Schilddrüse. Auch eine Strahlenbehandlung bei Erwachsenen fördert die Entstehung eines Schilddrüsenkrebses nicht.
Bei allen Veränderungen im Halsbereich wird der Arzt die Schilddrüse nach Knoten absuchen. Jeder »kalte Knoten« in der Szintigrafie (➔ Kropf, Seite 569) gilt so lange als krebsverdächtig, bis das Gegenteil bewiesen ist. Ein »kalter Knoten« ist immer ein Argument, die Operation einer Strahlenbehandlung vorzuziehen, wenn eine Schilddrüse verkleinert werden muß. Hinweise für den Umgang mit einer Krebserkrankung ➔ Seite 544.

NEBEN-SCHILDDRÜSEN

In unmittelbarer Nähe der Schilddrüse liegen die vier pfefferkorngroßen Nebenschilddrüsen. Sie produzieren das Parathormon, das den Kalziumspiegel des Blutes innerhalb sehr enger Grenzen hält. Stellen die Nebenschilddrüsen fest, daß der Kalziumspiegel des Blutes absinkt, schicken sie Parathormon ins Blut.
Es veranlaßt die knochenabbauenden Zellen (➔ Knochenumbau, Seite 486), Kalzium freizusetzen. Gleichzeitig beeinflußt es die Nieren, die daraufhin kein Kalzium mehr ausscheiden. Als dritte Maßnahme sorgt es dafür, daß sich Vitamin D in die Form umwandelt, die Kalzium aus dem Darm ins Blut hineinbefördern kann.

Nebenschilddrüsen

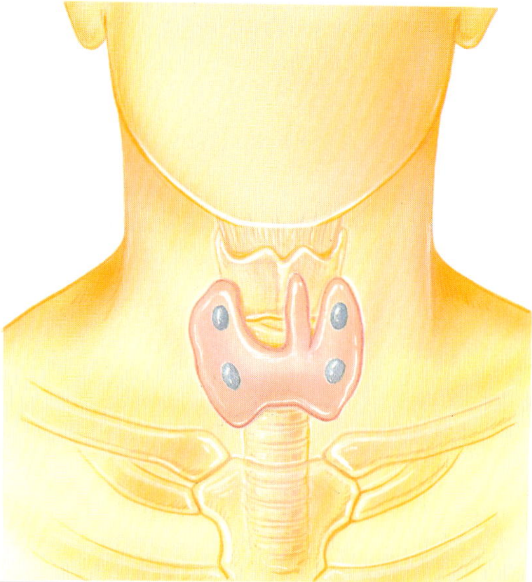

Überfunktion der Nebenschilddrüsen (Hyperparathyreoidismus)

Beschwerden

Ein leicht erhöhter Blutkalziumspiegel bereitet keine Beschwerden. Ist viel zuviel Kalzium im Blut, kann sich das folgendermaßen bemerkbar machen:
- Appetitverlust und Gewichtsabnahme
- Verstopfung und Blähungen
- Großer Durst und häufiges Wasserlassen
- Störungen im psychischen Wohlbefinden bis hin zu Depressionen

Bleibt der Blutkalziumspiegel über Jahre hinweg so hoch, entwickeln sich
- Nierensteine. Sie kündigen sich durch häufige Harnweginfektionen und Nierenkoliken an
- Knochenentkalkungen. Sie täuschen mit Gelenk- und Rückenschmerzen und einer allgemeinen Muskelschwäche leicht ein Rheuma vor

Ursachen

Sind bisher nicht bekannt.

Erkrankungsrisiko
Ist nicht bekannt.

Mögliche Folgen und Komplikationen
Meistens sind die Nebenschilddrüsen durch eine Gewebewucherung vergrößert und produzieren zuviel Parathormon. Dadurch entkalken die Knochen. Im Blut kreist mehr Kalzium, als die Nieren ausscheiden können: Es bilden sich Nierensteine. Außerdem können sich Zwölffingerdarmgeschwüre, eine Bauchspeicheldrüsenentzündung oder eine Gicht entwickeln.

Vorbeugung
Ist nicht möglich.

Wann zum Arzt?
Wenn Sie die obengenannten Krankheitszeichen bemerken.

Selbsthilfe
Ist nicht möglich.

Behandlung
Überschießendes Gewebe der Nebenschilddrüsen muß immer operativ entfernt werden. Einer von hundert Operierten kann dabei eine Kehlkopflähmung erleiden (➔ Kropf, Seite 569).

Unterfunktion der Nebenschilddrüsen (Hypoparathyreoidismus)

Beschwerden
Alle Anzeichen eines tetanischen Anfalls:
- Kribbeln an Händen, Füßen und um den Mund herum
- Typische Verkrampfung von Fingern und Zehen (Pfötchenstellung)
- Akute Atemnot durch Krampf der Stimmritze und/oder der Atemmuskulatur
- Krampfartige Bauchschmerzen und Durchfälle
- Manchmal ist ein epileptischer Anfall das einzige Anzeichen einer Unterfunktion der Nebenschilddrüsen

Ursachen
Die meisten Unterfunktionen der Nebenschilddrüsen entstehen nach Schilddrüsenoperationen. Selten sind sie angeboren.

Erkrankungsrisiko
Es steigt mit jeder Schilddrüsenoperation.

Mögliche Folgen und Komplikationen
- Grauer Star (➔ Seite 293)
- Trockene, rissige Haut, verformte Fingernägel

Bei Kindern:
- Defekte bei der Zahnschmelzbildung
- Verlangsamte geistige und körperliche Entwicklung

Vorbeugung
Ist nicht möglich.

Wann zum Arzt?
Jeder tetanische Anfall muß sofort vom Arzt behandelt werden. *Bei Krämpfen der Atemmuskulatur besteht Lebensgefahr!*

Selbsthilfe
Ist nicht möglich.

Behandlung
Bei einem tetanischen Anfall wird der Arzt langsam Kalzium in die Vene spritzen.
Die Dauerbehandlung geschieht mit hohen Dosen Vitamin D und Kalzium, das in Form von Brausetabletten getrunken wird (*Calcium Sandoz forte* [Ö] oder *fortissimum* [BRD]).

HYPOTHALAMUS

Der Hypothalamus ist die übergeordnete Schaltstelle für die meisten Hormondrüsen. Er liegt im Gehirn und bildet mindestens neun Hormone. Diese schickt er zur Hirnanhangdrüse (➔ Seite 578). Auf diesem Umweg beeinflußt er die Schilddrüse, die Nebennierenrinde, die Keimdrüsen, die Milchbildung in der Stillzeit und das Wachstum.
Die Hypothalamushormone tragen den Buchstaben »R« für *releasing* (engl. entlassen) in ihrem Namen, weil sie Körpervorgänge nicht selbst steuern, sondern die Hirnanhangdrüse veranlassen, das durch ihre Hormone zu tun.
Die »Meßfühler« des Hypothalamus nehmen die Signale anderer Gehirnregionen auf, die vermelden: Jetzt muß etwas geschehen. Er übersetzt diese Nervenimpulse in Hormonbotschaften. Seine Meßfühler melden auch, wenn der Hormongehalt im Blut absinkt. Damit kontrolliert der Hypothalamus seine eigene Wirkung. Im Fachjargon heißt dieser Mechanismus *feedback* oder *Rückkopplung*.

HIRNANHANGDRÜSE (HYPOPHYSE)

Die Hirnanhangdrüse liegt unterhalb des Hypothalamus und ist mit ihm durch einen Stiel verbunden. Sie ist in zwei Bereiche geteilt, den Hypophysenvorderlappen (HVL oder *Adenohypophyse*) und den Hypophysenhinterlappen (HHL oder *Neurohypophyse*).
Mit sechs Hormonen kann der Hypophysenvorderlappen auf den Befehl des Hypothalamus »Hormone ausschütten« antworten:
- ACTH übermittelt der Nebennierenrinde die Botschaft »Hormone produzieren«
- Wachstumshormon (*Somatotropin, somatotropes Hormon = STH oder growth hormone = GH*) übermittelt der Leber die Botschaft »Wachstumsstoffe produzieren« und wirkt selbst im Zuckerstoffwechsel mit
- Schilddrüsenanregendes Hormon (*TSH = thyreoidea-stimulierendes Hormon*) übermittelt der Schilddrüse die Botschaft »Hormone produzieren«
- Luteinisierendes Hormon (LH) sorgt bei der Frau für den Eisprung und stellt die Hormone bereit, die nach einer Befruchtung notwendig werden. Beim Mann übermittelt es dem Hodengewebe die Botschaft »Hormone produzieren«
- Follikelstimulierendes Hormon (FSH) regt bei der Frau in den Eierstöcken die Reifung von Follikeln an; beim Mann läßt es in den Hoden die Samen reifen
- Prolaktin sorgt für die Entwicklung der Milchdrüsen am Ende der Schwangerschaft

Der Hypophysenhinterlappen wirkt über zwei Hormone:
- Vasopressin ist wichtig, um den Wasserhaushalt zu regulieren
- Oxytocin fördert die Wehentätigkeit bei der Geburt

Riesenwuchs bei Kindern (Hypophysärer Gigantismus), Riesenwuchs bei Erwachsenen (Akromegalie)

Beide Krankheiten haben die gleiche Ursache und Folgen. Sie unterscheiden sich nur im Beschwerdebild.

Beschwerden
Bei Kindern: Sie wachsen ungewöhnlich schnell und lange. Körpergrößen über zwei Meter sind häufig.
Bei Erwachsenen: Das Äußere verändert sich - Schuhe und Ringe passen nicht mehr; Lippen und Zunge werden dicker; die wachsenden Kiefer »verlängern« das Gesicht. Die Stimme wird rauh und tief. Der Kranke schwitzt viel und hat Gelenkschmerzen. Es kribbelt in Händen und Füßen.

Ursachen
Durch eine Gewebewucherung in der Hirnanhangdrüse wird zuviel Wachstumshormon gebildet. Beim Kind können noch alle Organe darauf reagieren: Der Körper wächst proportional in die Höhe. Weil Erwachsene nicht mehr in die Länge wachsen können, verdicken und verbreitern sich bei ihm Knochen, Knorpel und Bindegewebe. Auch die inneren Organe vergrößern sich.

Erkrankungsrisiko
Beide Geschlechter sind gleichermaßen betroffen. Erwachsene erkranken meist im 30. bis 40. Lebensjahr.

Mögliche Folgen und Komplikationen
Knochenveränderungen führen zur Arthrose (➔ Seite 515) und Knochenentkalkung (➔ Knochenschwund, Seite 489). 80 bis 90 Prozent bekommen einen Kropf, etwa ein Viertel wird zuckerkrank (➔ Diabetes, Seite 555), bei zehn bis 15 Prozent erhöht sich der Blutdruck.
Viele dieser Kranken sterben im sechsten Lebensjahrzehnt an Herzkrankheiten. Kinder erliegen meist frühzeitig einer ihrer häufigen Infektionskrankheiten.

Vorbeugung
Ist nicht möglich.

Wann zum Arzt?
Bei Kindern: Wenn sich bei den Vorsorgeuntersuchungen herausstellt, daß sie ungewöhnlich wachsen (➔ Gewicht und Größe, Seite 686).
Bei Erwachsenen: Wenn Sie die angegebenen Zeichen bemerken. Die Gewebewucherung in der Hirnanhangdrüse wird durch Hormonbestimmungen nachgewiesen. Außerdem wird ein Röntgenbild des gesamten Schädels und eine Computertomografie gemacht (➔ Seite 746).

Selbsthilfe
Ist nicht möglich.

Behandlung
Ein Hypophysentumor wird nach Möglichkeit operativ entfernt. Wie der Arzt die Operation ausführt, hängt davon ab, an welcher Stelle der Hirnanhangdrüse der Tu-

mor sitzt und wie groß er ist. Nach der Entfernung eines Hypophysentumors muß der Arzt die Arbeit der Drüse lebenslang überwachen. Meistens ist es notwendig, mit Medikamenten die fehlenden Hypophysenhormone zu ersetzen.

Hypophysärer Minderwuchs (bei Kindern)

Beschwerden
Etwa ab dem zweiten Lebensjahr fällt auf, daß ein Kind mit dieser Krankheit deutlich kleiner ist und langsamer wächst als seine Altersgenossen.

Ursachen
Mangel an Wachstumshormon.

Erkrankungsrisiko
Jungen sind fast dreimal so oft betroffen wie Mädchen. Das Erkrankungsrisiko steigt nach einer komplizierten Geburt.

Mögliche Folgen und Komplikationen
Unbehandelt bleiben diese Menschen kleiner als 140 Zentimeter. Ihre Intelligenz entwickelt sich allerdings normal. Die Pubertät setzt meist verspätet ein oder bleibt ganz aus.

Vorbeugung
Ist nicht möglich.

Wann zum Arzt?
Wenn die Wachstumskurven bei der Vorsorgeuntersuchung zeigen, daß das Kind deutlich weniger und langsamer wächst als altersgleiche Kinder (➔ Gewicht und Größe, Seite 686). Es gibt viele Gründe, warum ein Kind nur langsam wächst. Für die Behandlung ist wichtig, daß der Arzt die richtige Ursache herausfindet.
Besteht der Verdacht auf einen hypophysären Minderwuchs, wird in der Klinik die Wachstumshormon-Menge bestimmt.

Selbsthilfe
Ist nicht möglich.

Behandlung
Menschliches Wachstumshormon wird heute gentechnologisch hergestellt (*Genotropin* [BRD/Ö], *Humatrope* [BRD/Ö]).
Da das Hormon über Jahre hinweg mehrmals wöchentlich gespritzt werden muß, ist es sinnvoll, wenn das Kind oder jemand aus der Familie das Spritzen selbst lernt. Im ersten Behandlungsjahr holt das Kind acht bis zwölf Zentimeter an Länge auf, dann geht es langsamer weiter. Als Erwachsener gehört es dann zu den kleineren Menschen. Fast immer muß der Arzt die geschlechtliche Entwicklung mit Hormonen einleiten. Das sollte so spät wie irgend möglich geschehen (etwa um das 20. Lebensjahr), da sich durch diese Hormone die Wachstumsfugen der Knochen schließen.

NEBENNIEREN

Über jeder Niere liegt eine Nebenniere. Diese hat zwei hormonproduzierende Bereiche: die äußere Rinde und das innere Mark. Die wohl wichtigste Wirkung der Nebennierenhormone ist, uns anpassungsfähig zu machen. Durch sie kann der Körper blitzschnell von »Normalbetrieb« auf »Hochleistung« umstellen. Sie bestimmen auch mit, wie gut wir Dauerbelastungen ertragen können.

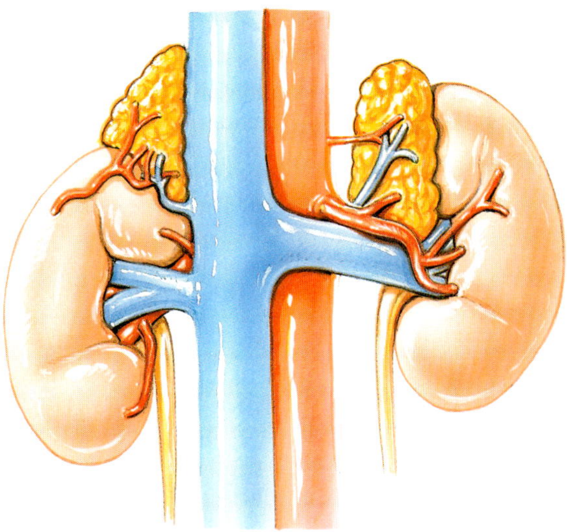

Die Nebennieren sitzen wie ein Hut
auf der oberen Spitze jeder Niere.
Sie sind besonders stark mit Gefäßen versorgt.

NEBENNIERENRINDE

Die Nebennierenrinde produziert Hormone mit ganz unterschiedlicher Wirkung: Kortisone und Aldosteron.
Aldosteron reguliert den Kalium-Natrium- und den Wasserhaushalt. Es wirkt an der Niere und auf den Blutkreislauf.
Kortisone sind vielseitig: Sie regen die Leber an, Fett- und Eiweißbestandteile des Blutes in Zucker umzuwandeln. Sie hemmen unter anderem Entzündungsvorgänge, indem sie eine besondere Sorte weißer Blutkörperchen an der Vermehrung hindern. Sie bremsen die Bildung von Antikörpern. Diese Eigenschaft wird auch beim Einsatz von Kortison-Präparaten benutzt. Ein Übermaß an Kortison schwächt allerdings das Immunsystem.
Kortisone sind auch an der Reaktion des Körpers auf Streß und Belastungen beteiligt (➔ Befindlichkeitsstörungen, Seite 215).

Von oben gesteuert
Die hormonproduzierenden Drüsen im Gehirn steuern die Tätigkeit der Nebennierenrinde. Der Hypothalamus meldet mit einem seiner Hormone der Hirnanhangdrüse »zuwenig Kortisone im Blut«. Sie reagiert darauf, indem sie ACTH als Boten zur Nebennierenrinde schickt. Ob beide Drüsen wie gewünscht reagiert haben, kontrolliert wieder der Hypothalamus. Die drei Drüsen arbeiten nicht den ganzen Tag über gleichmäßig. Etwa gegen fünf Uhr morgens entläßt die Nebennierenrinde auf Befehl der Hirnanhangdrüse die größte Menge Kortisone. Das ist die Basis für den Tag. Bei Bedarf werden dann tagsüber kleinere Mengen nachgeliefert. Diesen Bedarf melden die Meßfühler, die die Kortisonkonzentration im Blut messen oder die Nerven, die durch irgendein Ereignis alarmiert sind (➔ Streß, Seite 218).

Cushing-Erkrankung (Morbus Cushing, Cushing-Syndrom)

Beschwerden
- An Gesicht und Rumpf entwickeln sich Fettpolster (Mondgesicht, Büffelnacken). Dabei müssen Sie nicht unbedingt an Gewicht zunehmen
- Die Haut wird dünn und bekommt »Schwangerschafts«-Streifen
- Akne. Die Körperbehaarung verstärkt sich. (Tritt nicht auf, wenn die Erkrankung durch Medikamente bedingt ist.)
- Menstruationsstörungen
- Das seelische Wohlbefinden verschlechtert sich

Ursachen
Durch eine Gewebewucherung produziert die Hypophyse zuviel ACTH (➔ Hirnanhangdrüse, Seite 578). Das veranlaßt die Nebennierenrinde, zuviel Kortisone auszuschütten. Eine solche Überproduktion an Kortisonen kann auch durch eine Gewebewucherung in der Nebennierenrinde selbst zustande kommen.

Erkrankungsrisiko
Einer von 10 000 Menschen bekommt diese Krankheit, weil die Hormondrüsen im Gehirn überschießend arbeiten. Die meisten trifft es jedoch als unerwünschte Wirkung einer langdauernden Kortisonbehandlung (➔ Seite 765).

Mögliche Folgen und Komplikationen
- Ein Diabetes entwickelt oder verschlimmert sich
- Der Blutdruck steigt an
- Es kann eine Knochenentkalkung entstehen (➔ Knochenschwund, Seite 489)

Diese drei Folgen sind häufiger und schwerwiegender, wenn die Erkrankung durch Medikamente bedingt ist.
Weitere Folgen sind:
- Kinder wachsen nicht mehr
- Nach Medikamentenbehandlung: Die Augenlinse kann sich trüben (➔ Grauer Star, Seite 293)

Eine unbehandelte Cushing-Erkrankung überleben nur wenige.

Vorbeugung
Vorbeugung ist nicht möglich, wenn die Krankheit durch Veränderungen an den Hormondrüsen bedingt ist. Bei Medikamenteneinnahme ➔ Kortisone, Seite 765.

Wann zum Arzt?
Wenn Sie die obengenannten Beschwerden bei sich bemerken und/oder kortisonhaltige Medikamente einnehmen.

Selbsthilfe
Ist nicht möglich.

Behandlung
Gewebewucherungen an der Hirnanhangdrüse oder der Nebennierenrinde müssen immer operativ entfernt werden.
Bei Medikamenteneinnahme ➔ Kortisone, Seite 765.

Morbus Addison

Die Krankheit ist selten. Sie entsteht, wenn das körpereigene Immunsystem die Rinde beider Nebennieren weitgehend zerstört hat. Manchmal tritt sie als Folge einer Tuberkulose oder eines Krebses anderer Organe (z. B. der Lunge) auf. Dann fehlen Kortisone und Aldosteron und müssen als Medikamente eingenommen werden.

NEBENNIERENMARK

Das Nebennierenmark bildet die »Alarmhormone« Adrenalin und Noradrenalin. Wenn z. B. vor Ihrem Auto ein Kind auf die Straße springt, schüttet das Nebennierenmark seine Hormone aus. Das bewirkt u.a.:

- Sie können mehr Luft einatmen. Das verbessert die Sauerstoffversorgung des Körpers
- Ihr Herz schlägt schneller und kräftiger. Alle Organe werden besser durchblutet
- Leber und Muskeln setzen alle Energiereserven frei. Sie sind für kurze Zeit sehr stark und sehr schnell
- Ihre Nerven sind aufs Äußerste gespannt. Sie können schneller reagieren und sich besser konzentrieren
- Ihr Blutdruck steigt

Ohne Alarm halten Adrenalin und Noradrenalin die gleichen Funktionen im Normalzustand.

Überfunktion des Nebennierenmarks (Phäochromozytom)

Beschwerden

Alle Anzeichen eines zu hohen Blutdrucks, die manchmal auch anfallartig auftreten können: Kopfschmerzen, Schwächegefühl, Sehstörungen, Schweißausbrüche, Herzklopfen, Atemnot, Erbrechen, Durchfall oder Verstopfung, Ameisenlaufen in Händen und Füßen, Gewichtsverlust.

Ursachen

Meistens handelt es sich um eine Gewebewucherung in den Nebennieren, durch die zuviel Adrenalin und Noradrenalin produziert wird.

Erkrankungsrisiko

Bei einem bis zwei von tausend Menschen beruht ihr zu hoher Blutdruck auf einer Überfunktion des Nebennierenmarks.

Mögliche Folgen und Komplikationen

Alle Folgen eines lange bestehenden, besonders stark erhöhten Blutdrucks (➔ Seite 380).

Vorbeugung

Ist nicht möglich.

Wann zum Arzt?

Bei den Anzeichen eines zu hohen Blutdrucks.

Selbsthilfe

Ist nicht möglich.

Behandlung

Eine Gewebewucherung des Nebennierenmarks muß in jedem Fall operativ entfernt werden.

FRAUENKRANKHEITEN

Gesundheit, Fruchtbarkeit und sexuelle Lust einer Frau hängen nicht nur vom komplikationsfreien Funktionieren ihrer Geschlechtsorgane ab. Der weibliche Körper wird vor allem vom seelischen Wohlbefinden geprägt (➔ Seite 212). Viele Veränderungen und Störungen beeinflußt das Wechselspiel der Hormone, die ihrerseits auf psychische Belastungen reagieren. Am deutlichsten wird dies bei Menstruationsstörungen oder in den Wechseljahren (Seite 588). Die rein organbezogene Betrachtung der Geschlechtsorgane ist also fast immer zuwenig. Das eigene Selbstverständnis und Selbstwertgefühl als Frau spielen bei der Entstehung von Krankheiten, aber auch bei ihrer Bewältigung eine entscheidende Rolle. Nach dem, was er sieht, trennt der Mediziner die weiblichen Geschlechtsorgane in äußerlich und innerlich: Äußere Geschlechtsorgane sind Brust, Venushügel, Venuslippen, Kitzler, Scheideneingang; innere Geschlechtsorgane sind Scheide, Gebärmutterhals, Gebärmutter, Eileiter und Eierstöcke. Beide Bereiche gehören zusammen, auch die Hormone wirken auf beides gleichermaßen; doch im Zusammenspiel kann sich die Lage, Größe, Empfindsamkeit und Funktionsweise einzelner Organe verändern. Am deutlichsten wird dies in der Schwangerschaft (➔ Seite 652), während oder vor der Menstruation oder bei sexueller Erregung (➔ Frauensachen, Seite 617).

Gynäkologische Untersuchung

Kontrolluntersuchungen können den wichtigsten Teil der Vorsorge - die genaue Selbstbeobachtung - nicht ersetzen (➔ Seite 592). Je besser Sie Ihren Rhythmus und damit das Wechselspiel der Hormone kennen, je besser Sie mit

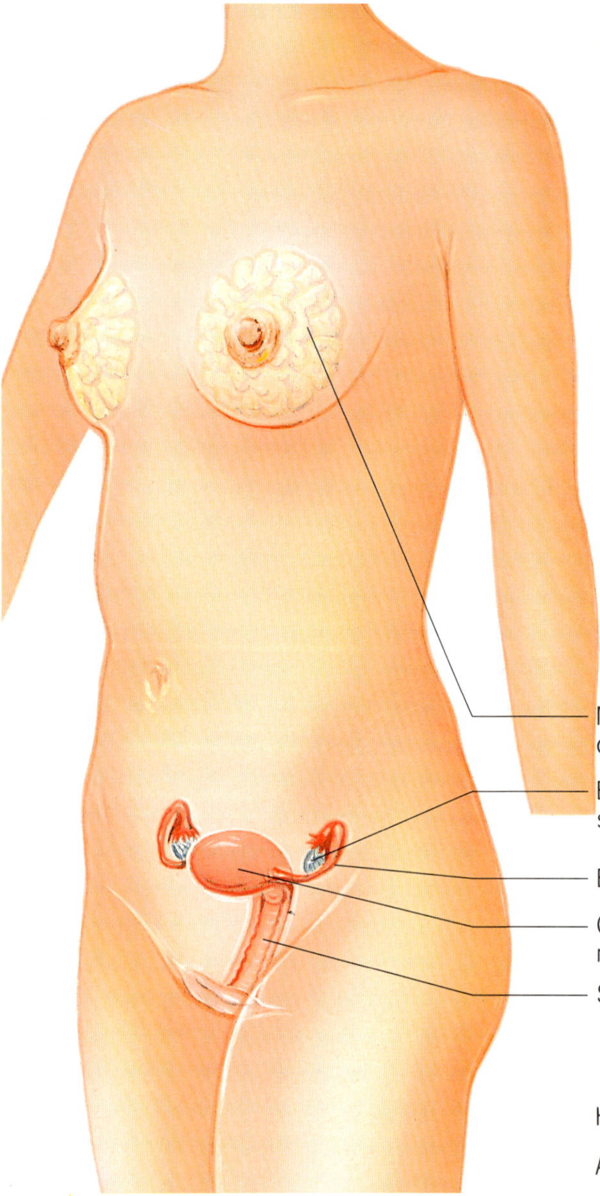

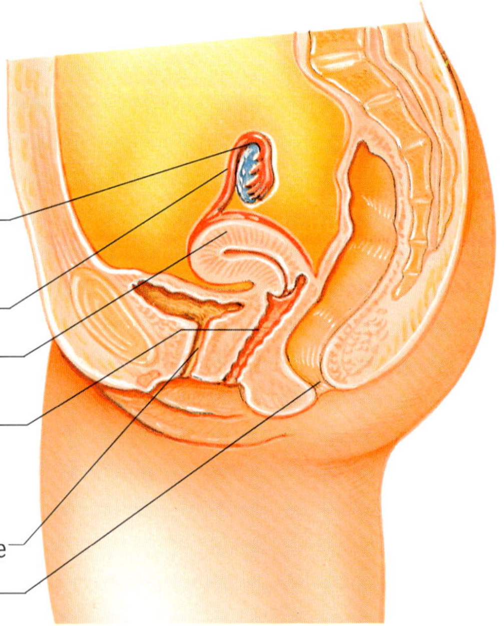

den Schwankungen Ihres Ausflusses, mit den Veränderungen Ihrer Brust und dem Aussehen Ihrer Vulva vertraut sind, um so besser können Sie Ihren Arzt informieren.

- Achten Sie auf die Atmosphäre im Wartezimmer: Sterile Aufenthaltsräume, lange Wartezeiten, schnelle Abfertigung der Patientinnen und hektisches Personal sind Anzeichen dafür, daß Ihnen wenig Zeit zur Verfügung stehen wird. Wechseln Sie zu jemand anderem
- Wenn Sie nicht wissen, an wen Sie sich wenden sollen: Die Frauenberatungen in den einzelnen Städten geben meist qualifizierte Auskunft
- Am Beginn jeder gynäkologischen Untersuchung muß ein ausführliches Gespräch stehen. Verhütungsfragen, sexuelle Probleme oder Konflikte in der Partnerschaft können Mitursachen von funktionellen Beschwerden im gynäkologischen Bereich sein. Während dieses Gesprächs sollten Sie sich nie unter Zeitdruck fühlen
- Wichtige Fragen wie erste Regel, letzte Regel, Menstruationsrhythmus, Geburten, Medikamenteneinnahme und Allgemeinerkrankungen sollte Ihnen der Arzt stellen, nicht die Helferin
- Für die meisten Frauen ist es eine tiefe Verletzung Ihres Intimbereichs, sich bereits vor dem Gespräch ausziehen zu sollen. Nackt und entblößt vor jemand Angekleidetem zu stehen schafft keine Atmosphäre des Vertrauens
- Zur Untersuchung des Vaginalbereichs gehört immer eine Spiegel- und eine Tastuntersuchung. Bei der Spiegeluntersuchung kann der Arzt beispielsweise die Wände der Scheide, den Ausfluß und den Muttermund kontrollieren. Abstriche entnimmt er dabei vom Muttermund und aus dem Gebärmutterhals. Diese Krebsvorsorge, mit der man beispielsweise auch Virusinfektionen erkennen kann, sollte bei Frauen, die die Pille nehmen, und bei den über 35jährigen einmal im Jahr stattfinden
- Während der Spiegeluntersuchung kann der Arzt ein Kolposkop einsetzen, mit dem er den Muttermund direkt untersucht (*Kolposkopie*). Die Lupenvergrößerung zeigt dabei auffällige Stellen der Schleimhaut; kleine Gewebeproben kann der Arzt gezielt entnehmen
- Bei der Tastuntersuchung kontrolliert der Arzt Lage und Größe der Gebärmutter und Eierstöcke
- Die regelmäßige Brustuntersuchung wird fast immer »vergessen«. Den verantwortungsbewußten Gynäkologen erkennen Sie daran, daß er Ihre Brust auf Verhärtungen oder Knoten hin abtastet

MENSTRUATION

Vom Einsetzen der Blutung bis zur nächsten Menstruation wiederholt sich im weiblichen Körper ein steter schwingender Rhythmus.

Phase der Eibläschenreifung (Follikelreifungsphase)

Das ist die Zeit vom ersten Tag der Menstruation bis zum Eisprung.
In den Eierstöcken einer Frau sind Tausende von kleinen Zellhaufen mit einem unreifen Ei in der Mitte. Das follikelstimulierende Hormon FSH regt nach (oder auch schon während) der Regel das Wachstum mehrerer Eibläschen (*Follikel*) an. Nur eines davon wird vollständig reif, in Ausnahmefällen noch weitere. Während des Wachstums der Follikel steigt die Produktion des Hormons Östrogen. Es bewirkt, daß sich die bei der letzten Menstruation abgestoßene Gebärmutterschleimhaut wieder neu aufbaut.

Eisprung (Ovulation)

Das Luteinisierungshormon (LH) aus der Hirnanhangdrüse, das vom Östrogen beeinflußt wird, gibt das Signal zum Eisprung. Das herangereifte Eibläschen platzt. Das Ei wird herausgestoßen, und die zweite Zyklusphase beginnt.

Gelbkörperphase

Das ist die Zeit vom Eisprung bis zum Beginn der nächsten Menstruation.
Der trichterförmige Eileiter fängt die Eizelle auf. Von dort wandert es im Laufe von vier bis fünf Tagen in die Gebärmutter. Nach dem Eisprung ist das Ei sechs bis zwölf Stunden lang befruchtungsfähig. Im Eierstock bildet sich jetzt die Follikelhülle in den Gelbkörper um. Er produziert das Gelbkörperhormon Progesteron. Dieses Hormon bewirkt die Verdickung der Gebärmutterschleimhaut und bereitet die Gebärmutter auf eine mögliche Schwangerschaft vor.
Wenn keine Befruchtung stattfindet, löst sich das Ei auf oder geht ab. Der Gelbkörper beginnt einige Tage nach dem Eisprung wieder, sich zurückzubilden, und stirbt nach rund zwei Wochen ab. Damit sinkt der Hormonspiegel (Östrogen und Progesteron). Die Gebärmutterschleimhaut löst sich ab. Blut tritt aus kleinen Blutgefäßen aus. Eine neue Menstruation, ein neuer Zyklus hat begonnen. Die Blutung hält an, bis sich die Wundfläche geschlossen hat.

Zykluslänge

Ein Zyklus wird vom ersten Tag des Einsetzens der Blutung bis zum ersten Tag des Einsetzens der nächsten Blutung gerechnet. In fast allen medizinischen Standardwerken wird dieser Zeitraum mit 28 Tagen angegeben. Doch längere oder kürzere Rhythmen sind kein Grund zur Beunruhigung.

Am besten lernen Sie Ihren individuellen Rhythmus mit der genauen Selbstbeobachtung und der Basaltemperaturmethode kennen (➔ Empfängnisverhütung, Seite 633). Auf jeden Fall sollten Sie ein möglichst genaues Regeltagebuch führen, in dem Sie jeweils den ersten Tag der Regel eintragen.

Blutmenge und Aussehen

Während einer Menstruation verlieren Sie rund 50 Milliliter Blut. Das Blut ist mit abgehenden Teilen der Gebärmutterschleimhaut vermischt. Dadurch wirkt es anfangs zäh und dick. Manchmal können Sie auch Blutklümpchen aus geronnenem Blut beobachten.

Mögliche Begleiterscheinungen der Menstruation

Kreuz- und Rückenschmerzen

Sie können zum Beispiel durch die Senkung der weiblichen Geschlechtsorgane oder deren ungünstige Lage, durch chronische Entzündungen, Reaktionen auf die Spirale oder Haltungsfehler und Überbeanspruchung hervorgerufen werden. Am häufigsten ist jedoch die Beeinflussung über das vegetative Nervensystem, das auf psychosoziale Belastungen empfindlich reagiert (➔ Befindlichkeitsstörungen, Seite 215).

Gewichtsveränderungen

In der zweiten Zyklushälfte wird das Wasser aus dem Gewebe oft nur unzureichend ausgeschieden. Das kann Spannungsgefühle an verschiedenen Stellen des Körpers verursachen. Mit dem Einsetzen der Blutung wird das Wasser wieder ausgeschieden. Bei manchen Frauen beträgt der Gewichtsunterschied vor und nach der Menstruation einige Kilogramm.

Spannungsgefühle in der Brust

Nach dem Eisprung kann die Brust an Gesamtvolumen zunehmen. Das Bindegewebe verdickt sich, die Durchblutung verstärkt sich, Wasser wird eingelagert. Die Brust reagiert druck- und schmerzempfindlich. Nach dem Einsetzen der Blutung verschwinden die Spannungsgefühle wieder.

Psychische Veränderungen

Manche Frauen fühlen sich einige Tage vor der Blutung nicht nur körperlich »gespannt«, sondern auch seelisch »unter Druck«. Ob hormonelle Veränderungen für diese Empfindsamkeit verantwortlich sind, ist bis heute umstritten. Das Gefühl, verletzlicher zu sein als sonst, entsteht meist einige Tage vor dem Einsetzen der Blutung und verschwindet fast immer am zweiten Tag der Regel.

Menstruationsschmerzen (Dysmenorrhoe)

Beschwerden

In einer groß angelegten Studie der Weltgesundheitsorganisation, an der über 5000 Frauen teilnahmen, nannten die Befragten den Regelschmerz als häufigste Beschwerde während der Regel. Krampfartig ziehender, manchmal dumpfer Schmerz, der bis in die Oberschenkel, den Oberbauch oder Rücken ausstrahlen kann. Die Schmerzen (»Krämpfe«) können zwei bis drei Tage vor der Blutung einsetzen. Sie verschwinden meist am zweiten oder dritten Tag nach dem Beginn der Menstruation.

Ursachen

Die medizinischen Erklärungsversuche sind vielfältig. In jedem Einzelfall spielt die momentane körperliche und seelische Verfassung die entscheidende Rolle. Je wohler und sicherer Sie sich in Ihrer Haut fühlen, desto geringer werden Sie den Schmerz empfinden. Zwischen schmerzfreiem Menstruationserleben und stabilem Selbstvertrauen gibt es einen engen Zusammenhang (➔ Befindlichkeitsstörungen, Seite 215).

Lebensbedingungen und ihre psychischen Folgen können das hormonelle Geschehen so beeinflussen, daß sich die Gebärmutter stärker zusammenzieht.

Organische Ursachen

Sie sind eher selten. Bei der regelmäßigen gynäkologischen Untersuchung (➔ Seite 582) kann Ihr Arzt zum Beispiel folgendes kontrollieren:

- Spirale, ➔ Seite 638
- Entzündliche Erkrankungen im kleinen Becken
- Endometriose, ➔ Seite 600
- Kleine, gutartige Wucherungen oder Geschwülste können zu Schmerzen führen, wenn Sie den Ablauf des Menstruationsbluts behindern (➔ Polypen, Seite 599; ➔ Myome, Seite 599)
- Verwachsungen oder Mißbildungen der inneren oder äußeren Geschlechtsorgane
- Muttermundverengungen

- Auflockerungen des Beckenrings durch hormonelle Umstellungen können zu Beschwerden des Halte- und Stützapparates führen und verstärkt Regelbeschwerden hervorrufen
- Gebärmutterkarzinom, ➔ Seite 602

Erkrankungsrisiko

Wenn organische Ursachen ausgeschlossen werden können, muß man Regelschmerzen zum Bereich der vegetativen oder psychosomatischen Beschwerden zählen. Das »Störungsrisiko« ist dementsprechend hoch, denn viele Frauen leben - vor allem durch widersprüchliche Aufgaben in Beruf, Familie und Partnerschaft - in unbewußten Dauerkonflikten (➔ Seite 215).

Mögliche Folgen und Komplikationen

Frauen, die regelmäßig jeden Monat erhebliche Mengen Schmerzmittel einnehmen, können damit Leber und Nieren gefährden.

Vorbeugung

Vorbeugend wirkt alles, was das körperliche, psychische und soziale Wohlbefinden (➔ Seite 212) im Gleichgewicht hält. Die grundlegende Vorbeugung beginnt allerdings früher: Wenn Mädchen im Selbstwertgefühl, in der Bewegungsfreude und im Erlebnisdrang unterstützt und gefördert werden; wenn sie die Möglichkeit bekommen, ihren Körper, ihre Sexualität, ihre Lust und Geschlechtlichkeit ungestört zu entdecken (➔ Leben mit Kindern, Seite 680).

Wann zum Arzt?

- Wenn Sie bisher beschwerdefrei waren und unerwartet unter Schmerzen zu leiden beginnen
- wenn die Krämpfe ungewöhnlich intensiv werden
- wenn Sie das Gefühl haben, daß sich die Schmerzart verändert
- wenn Schmerzen und Blutungen ungewöhnlich lange anhalten
- wenn Sie ungewöhnlich starke Blutungen haben

Selbsthilfe

Bewegung: Bewegung kann entspannend wirken, wenn Sie übermäßige Anstrengungen vermeiden. Versuchen Sie es mit Spaziergängen, Schwimmen, Tanzen oder Gymnastik.

Entspannung: ➔ Seite 813.

Ruhe: Gönnen Sie sich ausreichenden Schlaf, planen Sie während Ihrer Regel keine belastenden oder aufwendigen Arbeiten, und versuchen Sie, sich vor allem zu verwöhnen. Scheuen Sie sich nicht, auch am Arbeitsplatz »leiser zu treten« und langsamer zu arbeiten.

Wärme: Jede Form von Wärme entkrampft: Ein warmes Bad, eine Wärmflasche auf Bauch oder Rücken.

Sexualität: Mit einem der größten Tabus, dem Beischlafverbot während der Menstruation, sollten Sie brechen. Wenn Sie dazu Lust haben: Geschlechtsverkehr und Selbstbefriedigung können entkrampfen.

Rauchen: Keine Zigaretten bei Regelschmerzen. Einige Inhaltsstoffe des Rauchs beeinflussen die Gebärmutter und können die Schmerzen verstärken (➔ Seite 887).

Alkohol: In Maßen getrunken kann er ebenfalls entspannen und daher schmerzlindernd wirken.

Darüber reden: Besonders verletzend können Bemerkungen sein, die auf die erhöhte Empfindsamkeit während der Regel anspielen. Es gibt zahlreiche Beispiele: »kritische«, »hysterische« oder »wehleidige« Tage. In Gesprächen sollten Sie deutlich machen, daß Sie keineswegs vermindert zurechnungsfähig sind, sondern ein Recht auf Ruhe und Zuwendung haben.

Behandlung

Bei organischen Ursachen muß der Arzt die Grunderkrankung oder -störung behandeln.

Bei vegetativen (funktionellen) Beschwerden:

- Bindegewebsmassagen (➔ Seite 812) oder Akupunktur (➔ Seite 791)
- Nur Schmerzmittel mit nur einem Wirkstoff wählen (➔ Einfache Schmerzmittel, Seite 761)
- Wer »die Pille« (➔ Seite 639) nimmt, hat häufig keine Menstruationsschmerzen mehr. Hormonpräparate greifen aber intensiv in die körperlichen Abläufe ein. Der eigene Zyklus geht verloren, es besteht das Risiko von Nebenwirkungen. Zur Schmerzbehandlung sollten Sie »die Pille« besser nicht verwenden

Blutungsstörungen

Sie werden unterschieden in:

- Sehr schwache Blutungen (*Hypomenorrhoe*)
- Sehr starke Blutungen (*Hypermenorrhoe*)
- Sehr lange Blutungen (*Menorrhagie*)

Sehr schwache Blutungen sind nur sehr selten das Zeichen einer Krankheit. Sie können eine Frühschwangerschaft anzeigen, bei fehlendem Eisprung oder unter der Pilleneinnahme auftreten. Anders ist es bei sehr starken und/oder langen Blutungen. Sie sind fast immer das Zeichen einer Krankheit. Von sehr starken Blutungen (*Hypermenorrhoe*) spricht man erst dann, wenn sechs oder mehr Binden oder Tampons am Tag nicht ausreichen, um den Blutstrom aufzufangen. Ein anderer Richtwert kann der Verbrauch von mehr als 20 Binden oder Tampons pro Menstruation sein. Sehr lange Blutungen (*Menorrhagie*) sind häufig damit verbunden. Das bedeutet, daß die Regel länger als sieben Tage andauert.

Beschwerden
Der starke Blutverlust kann zu Schwächegefühlen, Schwindel und Kreislaufbeschwerden führen.

Ursachen
Sehr starke und/oder lange Blutungen sind überwiegend organisch bedingt:
- Beschwerden beim Tragen einer Spirale (➔ Seite 638)
- Entzündungen im Gebärmutterbereich (➔ Seite 598)
- Gutartige Muskelknoten in der Gebärmutterwand (➔ Myome, Seite 599)
- Gutartige Gewächse im Gebärmutterinnenraum (➔ Polypen, Seite 599)
- Endometriose, Seite 600
- Eine Gebärmutter mit zu wenig Muskelkraft; das kann manchmal nach vielen Geburten vorkommen
- Blutgerinnungshemmende Medikamente
- Bösartige Tumore der Gebärmutter (➔ Seite 602)

In eher seltenen Fällen können auch extreme psychische Belastungen zu sehr starken und/oder langen Blutungen führen.

Erkrankungsrisiko
Es ist jeweils mit den organischen Ursachen verknüpft.

Mögliche Folgen und Komplikationen
Sehr starke und/oder lange Blutungen können zur Blutarmut führen (➔ Blutarmut, Seite 407).

Vorbeugung
Verschieden für die einzelnen Grundkrankheiten.

Wann zum Arzt?
Bei den genannten Beschwerden.

Selbsthilfe
Wenn es keine organischen Ursachen gibt:
- Entspannung, Ruhe und Entlastung
- Hilfe und Unterstützung bei anderen Menschen - vor allem Frauen - suchen (➔ Frauenberatung, Seite 824)

Behandlung
Sie richtet sich nach dem jeweiligen »Grundleiden«.

Was tun bei irregulären Blutungen?
Nachblutung: Sie tritt mehrere Tage lang nach einer normalen Menstruation als schwache, dunkle Schmierblutung auf. Das kann zum Beispiel mit einer Entzündung der Gebärmutter zusammenhängen. Sie sollten einen Arzt aufsuchen.
Vorblutung: Sie tritt als schwache, dunkle Schmierblutung einige Tage vor der Regel auf. Sie verweist darauf, daß der Gelbkörper zu wenig Progesteron produziert. Das kann nur dann ein Problem werden, wenn Sie schwanger werden wollen (➔ Unfruchtbarkeit, Seite 647).
Zusatzblutung: Sie tritt ohne zeitliche Beziehung zum Zyklus und zur Menstruation auf, häufig auch bei der Einnahme der »Pille«. Sie sollten auf jeden Fall einen Arzt aufsuchen.

Rhythmusstörungen

Rhythmusstörung bedeutet, daß die Zyklen ungewöhnlich lang oder ungewöhnlich kurz sind oder daß die Blutung ganz wegbleibt.

Zu lange Zyklen (Oligomenorrhoe)

Der Abstand zwischen einzelnen Zyklen beträgt mehr als 36 Tage, aber weniger als drei Monate. Die Blutung ist meist schwach und relativ kurz. In seltenen Fällen können organische Ursachen verantwortlich sein (Zysten, ➔ Seite 604).
Wahrscheinlicher ist jedoch, daß Belastungen, Sorgen oder Streß auf Ihren Zyklus wirken. Die Hormonkreisläufe verändern sich, der Eisprung bleibt aus, oder er verschiebt sich. Mit der genauen Messung der Aufwachtemperatur (➔ Natürliche Verhütung, Seite 633) können Sie selbst feststellen, ob und wann der Eisprung stattfindet.
Wenn organische Ursachen ausgeschlossen werden können, sind Maßnahmen nur notwendig
- wenn Sie schwanger werden wollen und die langen Zyklusintervalle auf einen fehlenden Eisprung hindeuten (➔ Unfruchtbarkeit, Seite 647)
- wenn Sie sich - zum Beispiel für eine bessere Verhütungskontrolle - einen kürzeren Abstand zwischen den Eisprüngen wünschen

Wenn Sie sich wohl fühlen und Ihr Allgemeinbefinden gut ist, dann ist es nicht notwendig, eine Oligomenorrhoe zu behandeln. Zur Selbsthilfe dienen dieselben Maßnahmen wie beim Ausbleiben der Blutung (➔ Seite 588).

Zu kurze Zyklen (Polymenorrhoe)

Der Abstand zwischen zwei Zyklen beträgt weniger als 22 Tage. Die Hauptursachen sind:
- Eine verkürzte Gelbkörperphase; das verkürzt die Phase des Aufbaus der Gebärmutterschleimhaut
- Ein »früher« Eisprung; durch das Messen der Aufwachtemperatur (➔ Natürliche Verhütung, Seite 633) können Sie das selbst kontrollieren
- Ein fehlender Eisprung; auch das können Sie mit dem Messen der Aufwachtemperatur kontrollieren

Wie bei den zu langen Zyklen liegen die Ursachen überwiegend im psychischen Bereich. Maßnahmen sind nur notwendig, wenn
- ein Kinderwunsch besteht; bei einer verkürzten Gelbkörperphase hat das befruchtete Ei zu wenig Zeit, sich einzunisten
- wenn die kurzen Zyklen mit sehr starken Blutungen verbunden sind. Der erhöhte Blutverlust kann zur Blutarmut führen

Wenn Sie sich wohl fühlen und Ihr Allgemeinbefinden gut ist, ist es nicht notwendig, eine Polymenorrhoe zu behandeln. Zur Selbsthilfe dienen dieselben Maßnahmen wie beim Ausbleiben der Blutung (➔ Seite 588).

Ausbleiben der Blutung (Amenorrhoe)

Beschwerden
Die Menstruation bleibt nach mehr oder weniger regelmäßigen Intervallen länger als drei Monate aus.

Ursachen
Bei rund 80 Prozent der Frauen kann man von einer Amenorrhoe auf psychische Konflikte schließen. Veränderungen der Lebenssituation, erzwungene Neuanpassungen, extreme Anstrengungen, schwere emotionale Konflikte, Spannungen oder Streßsituationen können sich im Ausbleiben der Blutung ausdrücken. Begriffe wie »Notstands-, Lager- oder Fluchtamenorrhoe« zeigen den engen Zusammenhang zwischen emotionaler Belastung und möglichen hormonellen Veränderungen.

Ein ähnlicher Ausdruck psychischen »Notstands« ist die Magersucht (➔ Eßstörungen, Seite 244). Auch sie führt meistens zum Ausbleiben der Menstruation.

Selten sind Krankheiten, Verletzungen oder Unfälle für das Ausbleiben der Regel verantwortlich. Zum Beispiel:
- Allgemeinerkrankungen, wie Schilddrüsenstörungen, Zuckerkrankheit oder Tuberkulose; entzündliche Erkrankungen an den Geschlechtsorganen
- Fehlbildungen oder mangelhafte Entwicklung der Eierstöcke oder der Gebärmutter
- Gutartige oder bösartige Wucherungen an den Eierstöcken oder Nebennierenrinden
- Zuviel von dem Hormon Prolaktin im Blut
- Zu geringe Hormonproduktion des Vorderlappens der Hirnanhangdrüse; nach schweren Kopfverletzungen oder sehr komplizierten, langandauernden und blutreichen Entbindungen fällt diese wichtige Hormondrüse manchmal aus
- Störungen der Hormonproduktion der Nebennierenrinde (➔ Seite 580)
- Nicht sachgerecht durchgeführte chirurgische Eingriffe wie zum Beispiel fehlerhaft durchgeführte Ausschabungen

Erkrankungsrisiko
Das Risiko, daß die monatliche Blutung ausbleibt, ist bei psychischer und/oder körperlicher Dauerbelastung auf jeden Fall erhöht. Von Hochleistungssportlerinnen weiß man beispielsweise, daß sie überdurchschnittlich häufig ohne Blutung bleiben. Aber auch Umweltgifte oder Arzneimittel können in die Hormonkreisläufe eingreifen.
- »Die Pille« (➔ Seite 639); rund ein bis zwei Prozent der Frauen, die die Pille einnehmen, sind nach dem Absetzen für einige Zeit von einer »post-pill-Amenorrhoe« betroffen
- Andere hormonhaltige Arzneimittel können einen ähnlichen Effekt haben
- Mittel gegen Depressionen mit dem Inhaltsstoff Sulpirid
- Mittel gegen Psychosen mit Inhaltsstoffen aus der Gruppe der Phenothiazine
- Mittel gegen Krebs mit den Inhaltsstoffen Chlorambucil oder Cyclophosphamid

Prüfen Sie die Beipackzettel Ihrer Medikamente, und besprechen Sie mit Ihrem Arzt das weitere Vorgehen, wenn Sie meinen, daß Ihre Regel wegen der Einnahme von Medikamenten ausbleibt.

Mögliche Folgen und Komplikationen
Ein fehlender Eisprung bedeutet, daß Sie im Moment nicht schwanger werden können.

Vorbeugung
Ist nicht möglich.

Wann zum Arzt?
Beim Ausbleiben der Blutung.

Selbsthilfe

- *Ernährung:* Unausgewogene, einseitige oder zu wenig Nahrung kann den Zyklus stören. Besser ist es, sich ausgewogen zu ernähren (➔ Gesunde Ernährung, Seite 854)
- *Bewegung:* Tanz, Gymnastik oder Schwimmen können die Welt der Hormone in »Bewegung« bringen. Vermeiden Sie jedoch Hochleistungssport und übermäßige körperliche Anstrengungen
- *Naturheilmittel:* Viele menstruationsfördernde Pflanzen haben auch eine abtreibende Wirkung. Vor der Verwendung von Heilpflanzen muß in jedem Fall eine Schwangerschaft ausgeschlossen sein. Lassen Sie sich in der Apotheke über die richtige Anwendung und Zubereitung beraten
- *Massagen:* Mit kräftigem Massieren (Massagehandschuh) in kreisrunden Bewegungen zum Herzen hin können Sie die Durchblutung anregen. Heilmassage sollten nur dafür ausgebildete Personen durchführen
- *Sexualität:* Ein befriedigendes Sexualleben sorgt für Ruhe in Körper und Seele (➔ Lust und Liebe, Seite 614)
- *Beratung und Psychotherapie:* Es ist immer sinnvoll, die Unterstützung anderer Frauen zu suchen (➔ Frauenberatung, Seite 824)

Behandlung

Wenn Ihr Allgemeinbefinden gut ist und Sie sich auch ohne Menstruation wohl fühlen, ist keine Behandlung notwendig. Wenn Sie sich ein Kind wünschen oder aus anderen Gründen einen regelmäßigen Zyklus mit Eisprung wollen:

- *Moorganzbäder:* Kuraufenthalte stabilisieren nicht nur das seelische und körperliche Wohlbefinden, sondern auch die hormonellen Kreisläufe. Je nachdem, für welchen Kuraufenthalt Sie sich entscheiden, können Moorbäder mit Gymnastik, Liege- und Frischluftkuren, Massagen, Trinkkuren und Aufbau- und Entschlackungsdiäten kombiniert werden
- *Moorsitzbäder* (➔ Wärmepackungen, Seite 797): Unter fachlicher Beratung können Moorbäder auch zu Hause sinnvoll sein
- *Homöopathie:* Mischpräparate wie *Feminon* (BRD) oder *Mastodynon* (BRD)
- *Hormone:* Die Therapie mit Hormonkombinationen beruht auf der umstrittenen Annahme, daß das plötzliche Absetzen der Hormonmittel den Körper anregt, wieder körpereigene Steuerungshormone zu produzieren. Diese Behandlung ist höchstens dann gerechtfertigt, wenn nachgewiesen ist, daß der Körper nicht ausreichend Sexualhormone produziert und eine Schwangerschaft erwünscht ist. Doch auch in diesem Fall sollten vorher die psychischen Ursachen des Hormonmangels gesucht werden (➔ Unfruchtbarkeit, Seite 642)
- *Beratung und Psychotherapie:* Konfliktzentrierte Verfahren (➔ Seite 826) sind am ehesten geeignet, den eigentlichen Ursachen der Amenorrhoe auf die Spur zu kommen

WECHSELJAHRE (KLIMAKTERIUM)

Die Wechseljahre sind die Zeit der ausklingenden Geschlechtsreife. Sie enden mit der letzten Blutung, auch *Menopause* genannt. Die Eierstöcke stellen ihre Reifungsprozesse allmählich ein, die Bildung von Östrogen und Progesteron läßt nach. In dieser Phase zwischen dem 45. und 55. Lebensjahr werden die Blutungen daher unregelmäßig, schwächer oder auch kürzer. Die Rhythmen verschieben sich.

Infolge der hormonellen Veränderungen können Hitzewallungen auftreten. Sie äußern sich in einem plötzlichen Hitzegefühl, das von Schweißausbrüchen begleitet sein kann und zu roten Flecken auf der Haut führt. Danach friert man oft. Durchschnittlich muß man mit vier bis fünf Wallungen pro Tag rechnen, die nachts zunehmen und den Schlaf stören können. Die Scheide ist weniger feucht und elastisch.

Es kann zu Angstgefühlen, Herzjagen, Schwindel und zum Anschwellen der Gelenke kommen. Dennoch sind die Wechseljahre keine Krankheit.

Psychische Veränderungen

Psychische Beschwerden begleiten häufig die körperlichen Umstellungen. Viele Frauen leiden an Schlaflosigkeit, Schwächegefühlen, Kopfschmerzen, an traurigen oder gereizten Verstimmungen (➔ Befindlichkeitsstörungen, Seite 215). Der Wechsel ist eine Zeit vermehrten Stresses, in dem es auch ohne körperliche Umstellung nicht einfach wäre, stabil und im Gleichgewicht zu bleiben.

- Im mittleren Lebensabschnitt, rund um das 40. Lebensjahr, zieht fast jeder Bilanz: Die Kinder verlassen das Haus, die Partnerschaft scheint ausgekostet. Frauen, die jetzt wieder in das Berufsleben zurückkehren wollen, erleben meist herbe Enttäuschungen. Auf dem Arbeitsmarkt gelten sie als alt und schwer vermittelbar

- Das Körperbild verändert sich. Während es für Männer weitgehend unproblematisch ist, von Falten gezeichnet zu werden, leiden viele Frauen unter den Veränderungen der Haare, der Hautelastizität und unter den zunehmenden Körperrundungen
- Die Wechseljahre sind oft von Verlusten geprägt. Frauen müssen nicht nur von den Kindern Abschied nehmen, persönliche Träume oder Hoffnungen scheinen nicht mehr erfüllbar, die soziale Mißachtung gegenüber älteren Frauen kommt hinzu. Das von der Gesellschaft vergötterte Bild der ewig jungen und schönen Frau gräbt tiefe Wunden in das Selbstwertgefühl der älteren (➔ Älter werden, Seite 703)

Diese Belastungen können viele körperliche und seelische Beschwerden verstärken. Manchmal lösen sie sie auch erst aus.

Selbsthilfe

Ärztliche Betreuung wird erst dann nötig, wenn die Beschwerden den Alltag zunehmend belasten und das Allgemeinbefinden empfindlich gestört ist. Bereiten Sie sich auf die Wechseljahre körperlich und seelisch vor.

- Bewegung und Sport erhalten die körperliche Fitneß (➔ Seite 900), ausgeglichene Ernährung reguliert das Körpergewicht (➔ Seite 854)
- Sie gewinnen im Wechsel neue Freiheiten. Es steht Ihnen meist mehr Zeit zur Verfügung als früher. Vielleicht können Sie jetzt - eventuell zum ersten Mal - Ihre Zukunft nach den eigenen Bedürfnissen und Wünschen gestalten
- Fast alle Partnerbeziehungen gewinnen durch diese Veränderungen an Qualität. Eine aktive, neue Lebensplanung eröffnet neue Perspektiven: Sie haben wahrscheinlich noch mehr als ein Drittel Ihres Lebens vor sich
- Die Sexualität kann ungezwungener und angstfreier werden, ungewollte Schwangerschaften sind nicht zu erwarten
- Achten Sie auf Ihre Gefühle: Trauer ist eine wichtige Reaktion, um Verluste verarbeiten zu können. Lassen Sie diese Trauer zu, es gibt für sie weder einen »falschen« Moment noch eine »richtige« Form. Gespräche mit Freundinnen, Aufzeichnungen oder Tagebücher helfen, die Umstellungen aktiv zu bewältigen
- Muten Sie sich in der Neu-Organisation Ihres Alltags nicht zu viel zu. Veränderungen brauchen meist mehrere Jahre, bis sie in einem wirklich »neuen« Leben integriert werden können, und sie verschlingen viel Energie. Nehmen Sie sich die Zeit, die Sie dafür brauchen

Behandlung

Die meisten Frauen können in diesem Lebensabschnitt ohne Medikamente auskommen. Für manche werden jedoch vor allem die Hitzewallungen zu einer echten Belastung. Akupunktur (➔ Seite 791) ist zur Behandlung der »typischen Wechseljahrsbeschwerden« recht erfolgreich. Sogenannte Hormon-Substitutionstherapien können die Umstellung erleichtern und körperliche Beschwerden besser erträglich machen. Es werden Östrogene oder eine Kombination aus Östrogenen und Gestagenen verordnet. Wer ein Kombinationspräparat verwendet, hält einen Scheinzyklus aufrecht, bei dem es auch weiterhin zu Blutungen kommt.

Die Einnahme ist in den seltensten Fällen länger als ein Jahr notwendig. Die Nebenwirkungen und Risiken von Hormonpräparaten können beträchtlich sein (➔ Hormonmittel, Seite 589). Zur Osteoporosevorbeugung mit Hormonen ➔ Knochenschwund, Seite 489.

Eine zusätzliche Behandlung mit Beruhigungsmitteln oder anderen Psychopharmaka ist nicht sinnvoll. Die Symptome werden nur zugedeckt, die Bewältigung der Ursachen damit schwieriger. Tranquilizer bergen zusätzlich ein hohes Abhängigkeitsrisiko (➔ Seite 226), Psychosemittel oder Antidepressiva sollten schweren Gemütserkrankungen (➔ Seite 240) vorbehalten bleiben.

Hormonmittel

Die Hormone, mit denen der Körper seine Regelabläufe steuert, können auch als Medikament eingenommen werden. Ein solcher Eingriff in das Hormonsystem kann vielfältige Nebenwirkungen haben. Der Einsatz von Hormonen ist besonders bei den Beschwerden umstritten, die risikoärmere Behandlungen ebenso lindern können. Vor jeder Hormonbehandlung sollte der Arzt mit einer Blutuntersuchung feststellen, ob tatsächlich ein Hormonmangel (oder -überschuß) besteht. Das Verhältnis der östrogenen und gestagenen Hormone zueinander ist allerdings meist wichtiger als die gemessenen Werte.

Hormone werden eingesetzt, um

- mangelnde körpereigene Hormone zu ersetzen (*Substitutionstherapie*)
- die Ausschüttung von Hormonen anzuregen
- die körpereigene Hormonausschüttung zu hemmen
- Tumore zu behandeln

Die dabei eingesetzten Hormonmittel mit Sexualhormonen sind entweder reine Östrogen-Präparate, reine Gestagen-Präparate oder Kombinationen aus beiden Wirkstoffen.

In Medikamenten gebräuchliche Östrogene
Epimestrol, Estradiol, Estriol, Estron, Ethinylestradiol, Fosfestrol, Mestranol, konjugierte Östrogene, Polyestradiol, Quinestrol - zum Teil mit angehängten Zusatzbezeichnungen.

Östrogene

Dem Beipackzettel Ihres Medikaments können Sie entnehmen, ob es Östrogene enthält.
Je länger eine Frau ein Hormonpräparat einnimmt, das nur Östrogene enthält, und je höher sie dosiert sind, desto mehr steigt das Risiko, daß sich ein Gebärmutterschleimhautkrebs entwickelt (➔ Seite 602).

Um dieses Risiko zu vermeiden, ist die Behandlung allein mit Östrogenen nur kurzfristig und auch dann nur bei wenigen Anwendungsbereichen zulässig, zum Beispiel:
- In vereinzelten Fällen von starken Blutungen, wenn organische Ursachen ausgeschlossen werden können (➔ Blutungsstörungen, Seite 585)
- In vereinzeltenen Fällen von Unfruchtbarkeit, wenn die Ursache für die Sterilität in der Schleimhautzusammensetzung des Muttermunds liegt (➔ Unfruchtbarkeit, Seite 642)
- Bei bestimmten Arten von Brustkrebs (➔ Seite 593)

Bei den nachfolgend genannten Beschwerden und Krankheiten sind Östrogene zwar auch angebracht, doch können sie gemeinsam mit Gestagenen eingenommen werden, die das Risiko eines Gebärmutterschleimhautkrebses wieder verringern. Bei Frauen, deren Gebärmutter bereits entfernt wurde, ist dieser schützende Gestagenzusatz nicht notwendig.
- Hitzewallungen während der Wechseljahre
- Schleimhautveränderungen in der Scheide und der Blase, die auf einem nachgewiesenen Hormonmangel beruhen
- Wiederkehrende Zwischenblutungen oder vereinzelte Fälle von Zusatzblutungen, wenn organische Ursachen ausgeschlossen werden können (➔ Blutungsstörungen, Seite 585)
- Schmierblutungen, die durch Entzündungen der Gebärmutterschleimhaut entstehen
- Vorbeugende Behandlung der Osteoporose (➔ Knochenschwund, Seite 489)
- Menstruationsverschiebung in begründeten Ausnahmefällen
- Empfängnisverhütung oder als »Pille danach« (➔ Die »Pille«, Seite 639)

Östrogene dürfen nicht eingenommen werden
- bei Lebererkrankungen
- bei Störungen des Fettstoffwechsels
- wenn Sie schon einmal einen Gefäßverschluß durch ein Blutgerinnsel gehabt haben
- bei Endometriose
- bei Brust- oder Gebärmutterkörperkrebs

Sprechen Sie auf jeden Fall mit Ihrem Arzt darüber, ob eine Hormonbehandlung in Ihrem Fall unbedingt notwendig ist und welche Alternativen es gibt. Informieren Sie den Arzt über alle ungewöhnlichen oder allergischen Reaktionen auf Östrogen-Präparate, über spezielle Diäten, bestehende oder geplante Schwangerschaften sowie darüber, ob Sie kurz vor einer Operation stehen. Ebenso wichtig ist die Information über alle bestehenden Krankheiten.

Gestagene

Dem Beipackzettel Ihres Präparats können Sie entnehmen, ob es Gestagene enthält.
Häufige Anwendungsgebiete für Gestagene allein sind:
- Auslösen einer Blutung (➔ Ausbleiben der Blutung, Seite 587)
- Blutungen infolge eines hormonellen Ungleichgewichts, wenn organische Ursachen ausgeschlossen werden können
- Endometriose (➔ Seite 600)
- In vereinzelten Fällen starker Regelschmerzen (➔ Menstruationsschmerzen, Seite 584)
- Bestimmte Brusterkrankungen und Behandlung bestimmter Krebsarten

Meistens werden Gestagene jedoch mit Östrogenen kombiniert eingenommen. Für Gestagene gelten die gleichen Anwendungsbeschränkungen wie für Östrogene. Von Progesteron vermutet man, daß es das Risiko der Blutgerinnselbildung erhöht, und das Risiko, daß Lungenembolien oder Gehirngefäßstörungen entstehen. Ebenso wie bei der Verwendung von Östrogenen sollten Sie Ihren Arzt über alle ungewöhnlichen Reaktionen, Nebenwirkungen und/oder Krankheiten informieren. Informieren Sie sich vor der Einnahme von Gestagenen auf jeden Fall über Behandlungsalternativen.

In Medikamenten gebräuchliche Gestagene
Allylestrenol, Chlormadinon, Dydrogesteron, Flumedroxon, Gestonoron, Hydroxyprogesteron, Lynestrenol, Megestrol, Medrogeston, Medroxyprogesteron, Norethindrone, Norethisteron, Norgestrel, Progesteron - zum Teil mit angehängten Zusatzbezeichnungen.

Brustdrüse

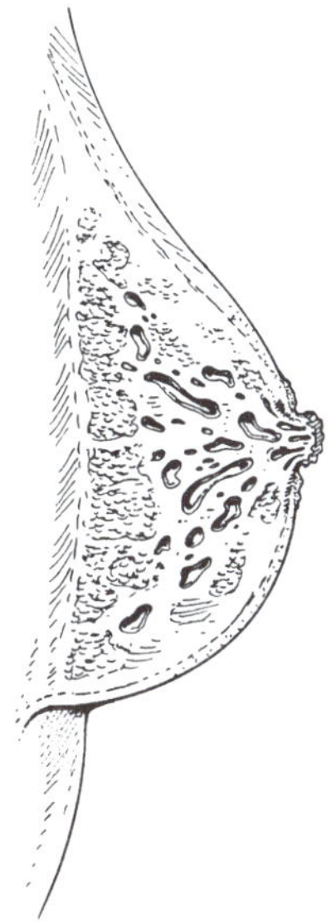

BRUST

Die weibliche Brust besteht zu einem großen Teil aus Fettgewebe, in das die Milchdrüsen wie eine weit verzweigte Traube eingebettet sind. Die Drüsenläppchen hängen wie Beeren an Ausführungsgängen, die sich zu Milchdrüsengängen (etwa 15 bis 30) bündeln und in die Brustwarze (*Mamille*) münden. Zusätzlich wird die Brust von einem feinen Netz an Lymphgefäßen umsponnen und durchzogen. Die empfindliche Brustwarze sitzt in der Mitte des Warzenhofs. Bei sexueller Stimulierung kann sie sich zusammenziehen und hart werden. Im Warzenhof sind Talgdrüsen als kleine Knötchen zu sehen. Diese Drüsen sondern beim Stillen eine fetthaltige Flüssigkeit ab, um die Brustwarzen zu schützen.
Form und Größe beider Brüste sind fast immer unterschiedlich. Verantwortlich für die Größe einer Brust ist die meist vererbte Anlage des Fettgewebes. Die Größe der Brust variiert auch während der Zyklusphasen. Nach den Wechseljahren (➔ Seite 588) bildet sich das Drüsengewebe zurück, die umgebende Haut wird schlaffer.
Die Besonderheiten der eigenen Brust zu kennen hilft, Brustkrankheiten rechtzeitig zu erkennen. Dazu dient die regelmäßige Selbstuntersuchung vor und nach der Periode.

Brustentzündungen (Mastitis)

Beschwerden

Es kann die Brustwarze oder das Milchdrüsengewebe entzündet sein.
Die Brustwarze kann druck- und schmerzempfindlich sein und Sekrete absondern. Die Brust beginnt meist einseitig, stark zu schmerzen. Sie kann anschwellen, sich röten, warm oder sogar heiß werden.

Ursachen

Fast immer entwickelt sich eine Brustentzündung im Wochenbett (➔ Seite 676). Das Saugen des Neugeborenen kann die Brustwarze verletzen (Krusten, Schrunden, Risse), bakterielle Infektionen können sich über die Lymphbahnen ausbreiten.
Daneben gibt es aber auch Entzündungen, die unabhängig vom Wochenbett auftreten. Sie stehen häufig im Zusammenhang mit einer Mastopathie (➔ Seite 593). Auch dabei schwillt der Drüsenkörper durch die Entzündung an, und Milch staut sich in den Milchgängen.

Erkrankungsrisiko

– Mangelnde Hygiene im Wochenbett und gleichzeitige - auch geringfügige - Verletzung der Brustwarze erhöht das Erkrankungsrisiko
– Unabhängig vom Wochenbett erkranken junge Frauen unter dreißig Jahren häufiger an einer Brustentzündung als ältere. Es ist umstritten, ob »heftige« sexuelle Praktiken, bei denen die Brustwarze verletzt und Keime übertragen werden, dabei eine auslösende Rolle spielen können

Mögliche Folgen und Komplikationen

Die Symptome der Entzündung können sich bis zu Fieber und Schüttelfrost steigern. Der Lymphknoten in der Achselhöhle wird zunehmend schmerzhaft und von der Entzündung erfaßt. Die Infektion kann sich zum eitrigen Abszeß abkapseln. Vor allem Entzündungen, die unabhängig vom Wochenbett entstehen, können chronisch werden.

Vorbeugung

Hygiene im Wochenbett und während der Stillzeit (➔ Seite 675).

Wann zum Arzt?

Sofort, wenn Schmerzen, Rötungen oder Schwellungen auftreten. Es muß abgeklärt werden, ob sich hinter oder neben der Brustentzündung nicht noch eine andere Erkrankung (z. B. eine Mastopathie, ➔ Seite 593) versteckt.

Selbstuntersuchung der Brust:

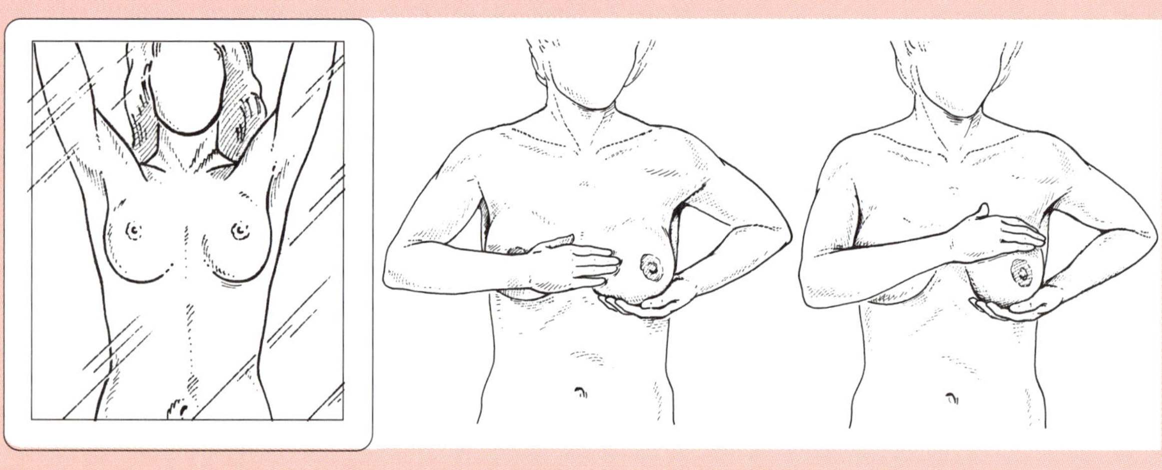

Bei einer regelmäßigen Selbstuntersuchung der Brust vor und nach der Periode können Sie Veränderungen und damit Anzeichen von Erkrankungen leichter selbst feststellen.

1. Stellen Sie sich mit freiem Oberkörper vor einen Spiegel, lassen Sie die Arme locker hängen. Fallen Ihnen ungewöhnliche Veränderungen der Brustform, Größe oder Silhouette, Vorwölbungen oder Vertiefungen der Haut auf?
2. Heben Sie die Arme über den Kopf, und kontrollieren Sie nochmals Form und Größe aus verschiedenen Blickwinkeln. Achten Sie darauf, ob die Brustwarze Sekret oder Blut absondert.
3. Legen Sie sich auf ein Bett, stützen Sie den Kopf mit einem Kissen, und legen Sie sich ein zusammengefaltetes Handtuch unter die linke Schulter. Der linke Arm liegt abgewinkelt hinter dem Kopf. Nun beginnen Sie die Untersuchung der linken Brust mit der flach ausgestreckten Innenseite der Finger Ihrer rechten Hand. Mit kleinen kreisenden Bewegungen können Sie den oberen und inneren Teil der Brust abtasten. Gehen Sie behutsam vor, aber doch mit ausreichendem Druck, um etwaige Knoten oder Verhärtungen zu spüren.
4. Nehmen Sie den Arm hinter dem Kopf hervor, und untersuchen Sie nun den unteren und äußeren Teil der Brust. Achten Sie wieder auf Veränderungen oder Verhärtungen.
5. Zum Abschluß tasten Sie die Innenseite der Achselhöhle (Lymphknoten) nach Schwellungen oder Knoten ab. Danach wechseln Sie das Handtuch unter die rechte Schulter und beginnen mit der Untersuchung der rechten Brust.
6. Wenn Sie Veränderungen, Verhärtungen, Knoten oder Absonderungen bemerken, sollten Sie auf jeden Fall ärztlichen Rat einholen.

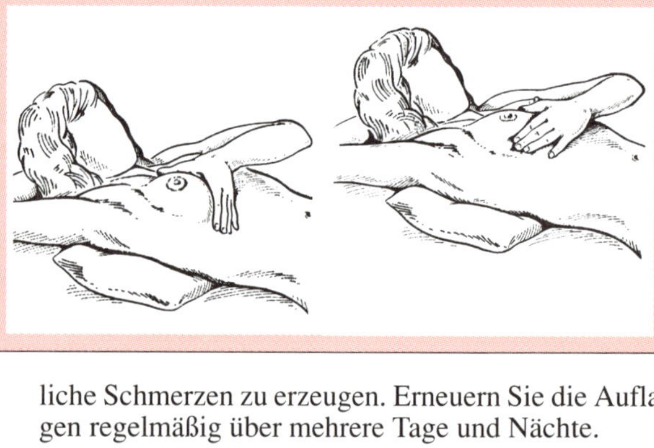

Selbsthilfe

Im Frühstadium helfen Quark (Topfen) oder Umschläge mit Essigsaure-Tonerde-Alkohol. Im Spätstadium ist keine Selbsthilfe mehr möglich.

- Nehmen Sie ein leicht waschbares Tuch, und bestreichen Sie es mit einer dicken Schicht Quark, oder tunken Sie es in essigsaure Tonerde
- Legen Sie das Tuch in einen Büstenhalter, und binden Sie damit die Brust möglichst hoch, doch ohne zusätzliche Schmerzen zu erzeugen. Erneuern Sie die Auflagen regelmäßig über mehrere Tage und Nächte.

Behandlung

Antibiotika (➔ Seite 762). Im fortgeschrittenen Stadium wird versucht, eine Abszeßbildung mit Fango (➔ Wärmepackungen, Seite 797) oder Teersalben (Zugsalben) herbeizuführen. Die Abszeßhöhlen werden schließlich operativ geöffnet, damit der Eiter abfließen kann.

Schwellungen und Knoten (Mastopathie)

Unter dem Begriff Mastopathie faßt man alle gutartigen Veränderungen der Milchgänge und/oder des Bindegewebes zusammen. Am häufigsten kommt es zur sogenannten *Zystischen Mastopathie*. Dabei füllen sich nach einer überschießenden Zellproduktion des Drüsengewebes kleine Hohlräume mit Flüssigkeit: Es entstehen Zysten. Seltener sind die *Fibroadenome* (*Fibrose*), bei denen sich der Bindegewebeanteil besonders stark entwickelt hat. Die einzelnen Verhärtungen enthalten keine Flüssigkeit.

Beschwerden

Häufig machen kleine Schwellungen oder Knoten keine Beschwerden. Je nach dem Stadium der Veränderung beginnt die Brust - meist eine Woche vor der Menstruation - stark zu schmerzen, sie wird berührungsempfindlich, schwillt an und kann Sekret absondern. Letzteres wäre ein Hinweis auf Geschwülste in den Milchgängen.
Das Drüsengewebe wird höckerig und die Knoten - von der Größe eines Kirschkerns bis zu einer Haselnuß - lassen sich auf ihrer Unterlage gut hin und her schieben.

Ursachen

Wahrscheinlich ist ein Überangebot an Östrogenen oder ein gestörtes Verhältnis zwischen Östrogenen und Gestagenen für die Entstehung der Mastopathie verantwortlich. Ein Hinweis darauf sind die verstärkten Schmerzen kurz vor der Menstruation, in der Zeit des höchsten Östrogen- und Gestagenspiegels.

Erkrankungsrisiko

Gutartige Brusterkrankungen kommen bei etwa der Hälfte aller Frauen mittleren Alters vor. Die zystische Mastopathie macht dabei 70 bis 80 Prozent aller Brustveränderungen aus. Sie tritt nur in der Zeit der Geschlechtsreife auf und hat einen »Risikogipfel« bei Frauen rund um das vierte Lebensjahrzehnt. Nach den Wechseljahren mildern sich die Symptome.

Mögliche Folgen und Komplikationen

Die einfache zystische oder fibröse Mastopathie ist selten mit Komplikationen verbunden: Das Risiko, an einer Brustentzündung zu erkranken, ist manchmal erhöht (➔ Seite 591).
Bei der Mastopathie mit ausgeprägten Wucherungen im Bindegewebe der Milchdrüsenläppchen und -ausgänge kann es zu einer Fehlentwicklung der Zellen und zu einem völligen Umbau der Drüsenstruktur kommen.
Diese Mastopathieformen können sich relativ oft in einen bösartigen Tumor verwandeln (➔ Brustkrebs, Seite 593).

Vorbeugung

Regelmäßige Selbstuntersuchung (➔ Seite 592) und gynäkologische Untersuchung (➔ Seite 582) zur Früherkennung.

Wann zum Arzt?

Beim Auftreten von ungewöhnlichen Knoten oder Schwellungen, und wenn sich ungewöhnliche Brustschmerzen vor der Menstruation bemerkbar machen.
Im Ultraschall (➔ Seite 747) ist die zystische Mastopathie gut zu erkennen. Zur weiteren Abklärung einer fibrösen Mastopathie wird diesem Verfahren fast immer eine Mammographie (➔ Seite 746) und/oder eine Röntgenuntersuchung (➔ Seite 742) der Milchgänge angeschlossen. Bei all diesen Untersuchungen muß festgestellt werden, ob es eventuell zu bösartigen Veränderungen gekommen ist. Wenn die Befunde unklar bleiben, wird der Brust ein Punktat der Zysten oder eine Gewebeprobe entnommen.

Selbsthilfe

Ist nicht möglich.

Behandlung

Wenn feststeht, daß es sich ausschließlich um gutartige Geschwulste - also um eine Mastopathie - handelt, können die Beschwerden im Frühstadium beispielsweise durch hormonregulierende Mittel gelindert werden. Häufig verordnet wird *Mastodynon* (BRD), ein homöopathisches Präparat, das mindestens drei bis sechs Monate geschluckt werden sollte.
Wenn keine Verbesserung eintritt, sind Hormontherapien (Gestagene auch in Salbenform) die bisher einzig bekannte Behandlungsmöglichkeit. Die Mastopathie heilt jedoch nie aus, sondern es werden nur Beschwerden gelindert. Daher muß die Brust weiterhin regelmäßig vom Arzt kontrolliert werden.

Brustkrebs (Mammakarzinom)

➔ auch Krebs, Seite 539

Beschwerden

Der Ausgangspunkt eines Karzinoms können die Brustwarze, der Drüsenkörper oder die Milchgänge sein. Harte Knoten, die fast nie Schmerzen bereiten. Sie können nicht nur in der Brust, sondern auch am Brustrand oder bereits in der Achselhöhle sitzen. Möglich sind außerdem blutige oder schleimige Absonderungen (*Sekrete*) aus der Brustwarze oder ekzemartige Entzündungen. Auch eine eingezogene, schmerzende oder juckende Brustwarze ist krebsverdächtig. Hautveränderungen können sich in einer sogenannten »Orangenhaut« oder in kleinen Eindellungen der Haut über einer harten Unterlage äußern.

Ursachen

Mammakarzinome wachsen offenbar hormonabhängig. Östrogene begünstigen das Wachstum eines bestehenden Tumors. Ob sie ihn auslösen können, ist umstritten. Dieses ist mit ein Grund, warum Frauen, die »die Pille« (➔ Seite 639) nehmen, ihre Brust regelmäßig selbst und vom Arzt untersuchen lassen sollten.

Auch genetische Anlagen und bisher unbekannte Ursachen - möglicherweise auch Viren - spielen bei der Krebsentstehung eine entscheidende Rolle.

Erkrankungsrisiko

Jede fünfzehnte Frau erkrankt in ihrem Leben an Brustkrebs. Mit 23 Prozent ist er die häufigste Krebsart der Frauen. Zwei Drittel der Frauen trifft der Brustkrebs nach dem 40. Lebensjahr. Ein steigendes Tumorrisiko diskutiert man für Frauen,

- die kinderlos sind, wenig Kinder haben oder sie »spät« geboren haben, nur kurz und/oder gar nicht gestillt haben. Das scheint mit ein Grund dafür zu sein, warum Brustkrebs häufiger in westlich-industrialisierten Ländern auftritt als in Regionen, in denen Frauen bereits vor dem 25. Lebensjahr mehrere Kinder haben und diese lange stillen
- deren erste Menstruationsblutung (*Menarche*) sehr früh eingesetzt hat und/oder bei denen die »letzte« Blutung (*Menopause*) sehr spät eintrat
- die komplizierte und/oder fibrozystische Mastopathien sowie bereits vorangegangene bösartige Veränderungen der »anderen« Brust hatten

Mögliche Folgen und Komplikationen

I. Stadium: Die Veränderungen beschränken sich auf das Drüsengewebe. Die Heilungschancen liegen bei 90 Prozent (sogenannte »Fünfjahresheilung« oder »absolute Heilung«).

II. Stadium: Die Veränderungen haben einen Lymphknoten der Achselhöhle befallen. Die Heilungschancen liegen zwischen 40 bis 50 Prozent. Rund zwei Drittel der Frauen kommen erst in diesem Stadium in klinische Behandlung.

III. Stadium: Die Veränderungen haben sich auf weitere Lymphknoten ausgebreitet: Die Heilungschancen liegen bei rund zehn Prozent.

IV. Stadium: Die Veränderungen haben die Wand des Brustkorbs erfaßt. Es haben sich Metastasen an weiter entfernt liegenden Organen gebildet.

Vorbeugung

In acht von zehn Fällen entdecken Frauen Brustkrebs selbst. Vor allem die regelmäßige monatliche Selbstuntersuchung (➔ Seite 592) und die regelmäßige gynäkologische Vorsorgeuntersuchung (➔ Seite 582) helfen, bösartige Veränderungen im I. Stadium zu erkennen. Vorsorgemediziner empfehlen, zwischen 35 und 40 die Brust einmal, ab 40 alle drei Jahre und ab 50 alle zwei Jahre röntgen zu lassen. Diese Untersuchung ist für die Frau jedoch recht unangenehm und die Strahlenbelastung relativ hoch. Wenn Sie Zweifel haben, ob es für Sie sinnvoll ist, sich diesen Belastungen so regelmäßig auszusetzen, besprechen Sie das mit Ihrem Arzt.

Wann zum Arzt?

Sofort, beim Auftreten von ungewöhnlichen Knoten, Schwellungen, Hautveränderungen oder Absonderungen aus der Brust. Eine Röntgenaufnahme der Brust (Mammografie, ➔ Seite 746) kann mit einer Treffsicherheit von 80 bis 95 Prozent feststellen, ob es sich um gut- oder bösartige Veränderungen handelt. Eine andere Röntgenuntersuchung ist die Xeroradiografie, bei der die Strahlenbelastung geringer ist. Entsprechende Geräte sind aber noch nicht überall verfügbar. Bei unklaren Befunden muß der Arzt auf jeden Fall eine Gewebeprobe aus der Brust entnehmen.

Selbsthilfe

Ist nicht möglich.

Behandlung

Das Ergebnis der Zelluntersuchung (*histologische Untersuchung*) ist für das weitere Vorgehen entscheidend:

- Wenn ein Karzinom vorliegt, könnte der Arzt sofort weiteroperieren. Dem müßten Sie jedoch schon vorher zugestimmt haben. Viele Ärzte warnen davor, nach der Tumordiagnose eine falsche Hektik entstehen zu lassen. Ein bis zwei Wochen können zwischen Diagnose und Therapie vergehen, ohne daß sich etwas zusätzlich verschlechtert
- Immer mehr Brustkrebs-Patientinnen werden jetzt »brusterhaltend« operiert. Dieses ist möglich, wenn nur ein Tumor vorliegt und wenn der nicht größer ist

als höchstens zwei Zentimeter und eindeutig zu lokalisieren. Die Achsellymphknoten dürfen nicht verändert sein. Außerdem darf der Tumor nicht direkt hinter der Brustwarze liegen, und die Brust darf nicht zu groß sein. Sonst ist es unmöglich, sie bei der anschließend immer notwendigen Bestrahlung zu »durchstrahlen«

- Beim »brusterhaltenden« Eingriff werden das Karzinom, ein Teil des umliegenden gesunden Gewebes sowie die Lymphknoten der Achselhöhle entfernt. Dadurch verlieren Sie ein Achtel bis ein Viertel der Brust. Während der Operation »formen« die Ärzte dann eine etwas kleinere Brust. Die unterschiedlichen Größen können später angeglichen werden
- Ist eine »brusterhaltende« Operation nicht möglich, wird die Brustdrüse zusammen mit dem Lymphknotengewebe der Achselhöhle entfernt. Brustmuskulatur und -haut bleiben erhalten. Später kann der Arzt dann ein Silikonkissen unter den Muskel legen und so die Brust vorwölben
  Nachteil: Bei fünf bis zehn von hundert Frauen kommt es zu einer überschießenden Narbenreaktion (*Kapselfibrose*). Das Bindegewebe wächst unkontrolliert und verformt die Brustkontur. Der Grund dafür ist möglicherweise, daß Muskulatur oder Haut zu stark gedehnt wurden und daß Silikonteile in das Gewebe hineinwandern
- Statt dieser Methode kann der Arzt die Brustwandhaut langsam dehnen und so das verbliebene Gewebe auf eine entsprechend große Silikoneinlage vorbereiten (*Expandermethode*). Dafür legt er ein Silikonkissen unter den Brustmuskel, das mit einem Ventil versehen ist. Über dieses Ventil wird alle ein bis zwei Wochen Kochsalzlösung nachgefüllt. Das dehnt das Brustgewebe ähnlich wie in der Schwangerschaft. Ist die notwendige Größe erreicht, kann das endgültige Silikonkissen operativ eingelegt werden
- Der Wiederaufbau der Brust ist auch mit verpflanzter Haut möglich. Dabei kann der Arzt Fett- und Muskelgewebe beispielsweise aus dem Bauch entnehmen. Das sichert die Durchblutung und schafft gleichzeitig eine natürliche Wölbung. Auch diese neue Brustform verstärkt eine Silikoneinlage
- Die Brustwarze kann der Arzt durch die Übertragung entsprechend getönter Hautteile, z. B. aus den seitlichen Anteilen der Venuslippen, wiederherstellen
- Ob und zu welcher Wiederaufbauform Ihrer Brust Sie sich entschließen, hängt von Ihrem psychischen und physischen Befinden, von den chirurgischen Möglichkeiten und Ihrer vorherigen Brustform ab

Was Sie wissen sollten

- Auf kosmetische Chirurgie spezialisierte Ärzte können hervorragend arbeiten, doch für das Resultat gibt es keine Gewähr. Die »neue« Brust ist mehr oder weniger deutlich von Narben gezeichnet, sie unterscheidet sich in Sitz und Form oft deutlich von der »verbliebenen«. Sie fühlt sich anders an und ist weniger empfindsam.
- Der Wiederaufbau kann viele Monate dauern. Meist sind mehrere operative Eingriffe erforderlich.
- Es wird heute so operiert, daß es auch ohne Wiederaufbau der Brust möglich ist, in einem einfachen Büstenhalter eine Einlage (*Brustprothese*) zu tragen. Sie können damit ein Dekolleté tragen und auch problemlos schwimmen gehen.
- Abgesehen vom äußeren Erscheinungsbild ist die emotionale und vertrauensvolle Beziehung zu Ihrem Partner das wichtigste. Bereits vor der Operation sollten Sie besprechen, was die Operation für Sie bedeutet.
- Seien Sie ehrlich zueinander. Welche Rolle spielt die Brust in Ihrem gemeinsamen sexuellen Erleben? Vielleicht berührt Ihr Partner sie schon kaum mehr? Vielleicht leben Sie bereits eine Körperlichkeit ohne Brust, obwohl noch alles intakt ist. Je offener und ehrlicher Sie zueinander sind, um so leichter fällt die Entscheidung. Lassen Sie sich nicht zu einem Wiederaufbau drängen, wenn Sie nicht voll dazu stehen.
- Die wiederhergestellte Brust muß Sie nicht von Ängsten und Unsicherheiten befreien. Die Sorge, nicht mehr geliebt und begehrt zu werden, ist berechtigt, doch sie hängt oft von der Qualität Ihrer Beziehung ab.
- Ihre Persönlichkeit und Ausstrahlung müssen sich durch den Eingriff nicht verändern. Beziehen Sie Ihren Partner in die körperliche Versorgung und Pflege mit ein. Verstecken Sie sich nicht: Sie haben den ganzen Körper zum Streicheln und Umarmen. Sie können behutsamer und zärtlicher miteinander umgehen und vielleicht neue Qualitäten miteinander und aneinander entdecken (➔ Lust und Liebe, Seite 614).
- Eine Brustentfernung beeinflußt das Selbstbewußtsein fast immer empfindlich. Es gibt inzwischen fast in jeder größeren Gemeinde Selbsthilfegruppen oder Beratungszentren. Informationen bekommen Sie in der

BRD: Bundesverband Frauenselbsthilfe nach Krebs
L 4, 9; 6800 Mannheim 1
Tel.: (06 21) 2 44 34

Österreich: Psychosoziale Beratungsstelle für Frauen
Lehárgasse 9/2/17; 1060 Wien
Tel.: (02 22) 5 87 67 50

VULVA UND SCHEIDE

Vulva
Zu ihr gehören die großen und kleinen Schamlippen (*Venuslippen*), der Kitzler (*Klitoris*), die Harnröhrenöffnung und der Scheideneingang. Sichtbar sind außerdem der Venushügel und der Damm (*Perineum*) unterhalb des Scheideneingangs; er endet am Anus.
Die Venuslippen erfüllen vor allem eine Schutzfunktion. So liegen beispielsweise zwischen den großen und kleinen Lippen die Ausgänge der Bartholinschen Drüsen. Sie bilden ein zähes Sekret, das den Scheideneingang befeuchtet. Außerdem überdecken die Venuslippen den Scheideneingang und die Klitoris, das wichtigste Lustorgan der Frau (➔ Frauensachen, Seite 617).

Scheide (Vagina)
Die Scheide wölbt sich in leichtem Bogen nach hinten und reicht vom inneren Scheideneingang bis zum Ansatz des Gebärmutterhalses. Nur der vorderste Teil der Vagina hat Nervenendigungen, die empfindlich reagieren können. Im hinteren Teil der Scheide sind keine Nerven; daher kann eine Frau zum Beispiel Tampons tragen, ohne davon etwas zu spüren. Die Vagina ist außerordentlich dehnbar und elastisch. So wird das Eindringen des Penis möglich, aber auch das Austreten eines Kindes bei der Geburt. Die Fülle des Vaginagewebes liegt im »Normalzustand« in zahlreichen Falten, die als Querrillen tastbar sind. Die Scheide ist mit Schleimhaut ausgekleidet, die sich je nach Zyklusphase und Alter trocken oder feucht anfühlt. Sie kann sehr empfindlich auf seelische Belastungen, Probleme oder Konflikte reagieren. Das äußert sich meist in verstärktem Ausfluß.

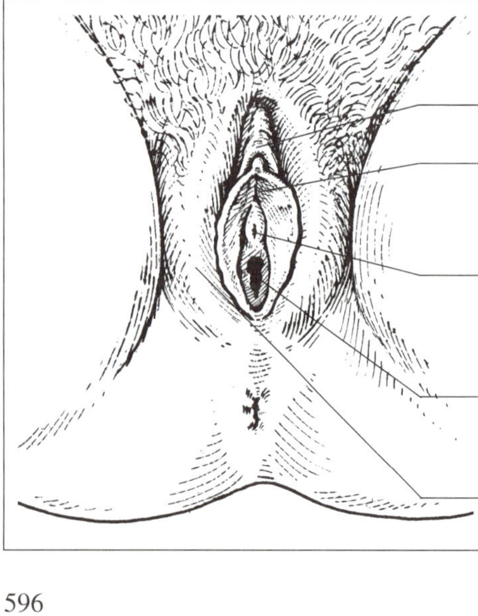

Scheidenentzündung (Kolpitis)

Infektionen von Vulva und Scheidenbereich haben vielfältige Ursachen. Beim Koitus können verschiedene Krankheitserreger übertragen werden (➔ Geschlechtskrankheiten, Seite 627). Bakterien gehen jedoch meist eigene Wege.

Beschwerden
Auffallend veränderter oder verstärkter Ausfluß, der grünlich verfärbt sein kann und unangenehm riecht. Manchmal juckt es im Bereich der Vulva. Diese Veränderungen können allerdings auch so geringfügig sein, daß man sie kaum wahrnimmt.

Ursachen
Es handelt sich fast immer um eine Infektion, an der verschiedene Keime beteiligt sind.
- Kolibakterien, die aus dem Stuhl in den Vulva- und Vaginabereich übertragen (»geschmiert«) wurden
- Hautkeime wie Staphylokokken oder Streptokokken, die sich in einem abwehrgeschwächten Scheidenmilieu übermäßig vermehren können
- Infektionen nach einer Ausschabung, Schwangerschaftsabbruch oder ähnlichen Eingriffen
- Geschlechtskrankheiten durch z. B. Viren, Pilze, Chlamydien (➔ Seite 628)

Das Erkrankungsrisiko steigt
- Bei mangelnder Hygiene, vor allem durch falsche Genital- und Anuspflege (➔ Vorbeugung, Seite 597)
- Bei häufig wechselnden Partnern oder solchen mit mangelnder Hygiene (➔ Peniskrebs, Seite 609)
- Bei älteren Frauen, weil hormonelle Veränderungen im Scheidenmilieu oft die Infektionsabwehr vermindern (➔ Wechseljahre, Seite 588)
- Beim Tragen einer Spirale (➔ Seite 638)
- Durch alle ärztliche Eingriffe im Gebärmutterbereich

Mögliche Folgen und Komplikationen
Ohne Behandlung kann die Scheideninfektion zu einer Entzündung der Gebärmutter und später der Eileiter und Eierstöcke führen. Die späte Folge kann Unfruchtbarkeit sein (➔ Seite 647).

Vorbeugung
Die wichtigste Vorbeugung liegt in der richtigen Reinigung nach dem Stuhlgang. Sie sollte immer von »vorne« (Dammbereich) nach »hinten« (Anusbereich) erfolgen und nicht umgekehrt. Außerdem:
- Hygiene nicht mit Scheidenspülungen, Intimsprays oder Intimpflegemitteln übertreiben. Sie verändern das Scheidenmilieu und mindern die Abwehrkraft
- Reinigen Sie den Scheidenbereich täglich, am besten mit klarem Wasser. Wechseln Sie regelmäßig Unterwäsche und Handtücher. Slips sollten immer aus Naturfasern (Baumwolle, Seide) sein
- Wenn Sie zum Beispiel an verstärktem Ausfluß spüren, daß Ihr Scheidenmilieu aus dem Gleichgewicht geraten ist, dann hilft naturbelassener Joghurt. Er enthält Milchsäurebakterien, die die Regulierung des Scheidenmilieus unterstützen. Streichen Sie den Joghurt auf ein Tampon, das Sie einführen und nach jeweils drei bis vier Stunden wechseln
- Sie können sich auch bei Ihrem Partner anstecken. Besprechen Sie das mit ihm, um einer »Ping-Pong«-Infektion vorzubeugen

Wann zum Arzt?
- Bei ungewöhnlichem oder verstärktem Ausfluß
- *Sofort* bei unklaren Schmerzen im Unterbauch, vor allem in Kombination mit Fieber

Selbsthilfe
Ist nicht möglich, wenn die Infektion bereits besteht.

Behandlung
- Eine Laboruntersuchung sollte klären, auf welchen Keim Ihre Infektion zurückzuführen ist. Erst dann ist ein zielgerichteter Antibiotika-Einsatz möglich
- Antibiotikahaltige Scheidenzäpfchen haben im Körper nur geringe Nebenwirkungen. »Aufgestiegene« Infektionen kann man nicht mehr lokal behandeln
- Nach der Antibiotikabehandlung sollten Sie das Scheidenmilieu mit Joghurt-Tampons (➔ Vorbeugung) oder Scheidenzäpfchen mit Milchsäurebakterien wieder aufbauen

Entzündung der Bartholinschen Drüsen

Beschwerden
Sehr unangenehmes, schmerzhaftes, einseitiges Anschwellen der Venuslippen mit Rötung. Allgemeine Entzündungszeichen wie Fieber können hinzukommen.

Ursachen
Infektion der Drüse und Drüsengänge durch Hautkeime oder Kolibakterien, die aus dem Anusbereich in die Drüsenausgänge übertragen (»geschmiert«) werden. Folgeerkrankung eines Trippers (➔ Seite 631).

Erkrankungsrisiko
Infektionen der Bartholinschen Drüsen sind selten. Sie treten eher bei jüngeren Frauen auf. Ein häufiger Partnerwechsel kann das begünstigen. Außerdem ist das Risiko erhöht, wenn man ohnehin unter häufig wiederkehrenden bakteriellen Scheideninfektionen leidet.

Mögliche Folgen und Komplikationen
Unbehandelt kann die Infektion chronisch werden oder sich als eitergefüllter Abszeß abkapseln.

Vorbeugung
Wie bei Scheidenentzündung (➔ Seite 596).

Wann zum Arzt?
Wenn die Schwellung zu schmerzen beginnt.

Selbsthilfe
Im Frühstadium können desinfizierende Sitzbäder in einer Lösung aus Kaliumpermanganat den Entzündungsprozeß aufhalten. Später ist Selbsthilfe nicht mehr möglich.

Behandlung
Eine Kombination aus desinfizierenden Sitzbädern in Kaliumpermanganat-Lösung und Zugsalbe soll den Eiter »zusammenziehen«.
Diesen Abszeß eröffnet der Arzt dann chirurgisch und entfernt dabei die gesamte Drüse. Selten kann sich der Abszeß durch die Zugsalben-Behandlung von alleine zurückbilden.

Vulva- und Scheidenkrebs (Vaginalkarzinom)

➔ auch Krebs, Seite 539

Beschwerden
Das Karzinom äußert sich meist als kleine, nässende, nicht heilende, manchmal schmerzhafte Hautverletzung oder Schwellung. Da aber meist der gesamte Vulva- und Vaginalbereich feucht ist, bemerkt man das Anfangsstadium oft nicht.

Ursachen
Unbekannt.

Erkrankungsrisiko
Krebs in diesem Bereich ist selten. Ab einem Alter von 70 Jahren erhöht sich das Risiko eines Vulvakarzinoms.

Mögliche Folgen und Komplikationen
Blutungen und Schmerzen. Wenn der Tumor nach außen wächst, kann das Sitzen und Gehen beschwerlich werden. Das Vulvakarzinom wächst langsam, eine Ausbreitung über die Lymphwege erfolgt relativ spät. Früh erkannt, sind daher die Heilungschancen relativ gut. Das Vaginalkarzinom wächst hingegen schnell und bildet relativ rasch Metastasen (➔ Krebs, Seite 540).

Vorbeugung
Regelmäßige Vorsorgeuntersuchungen (➔ Seite 543).

Wann zum Arzt?
Sofort, wenn Hautveränderungen wie Rötungen, unerklärliche Wunden oder Schürfungen auffallen.

Selbsthilfe
Ist nicht möglich.

Behandlung
Je nach Stadium und Tumorart Bestrahlung oder operativer Eingriff. Beim Vulvakarzinom werden der Tumor und ein Teil des umgebenden Gewebes - manchmal auch die Schamlippen - entfernt. Wenn möglich, wird versucht, die Klitoris und den Scheideneingang zu erhalten. Beim Vaginalkarzinom wird die Scheide entfernt, dann ist vaginaler Geschlechtsverkehr nicht mehr möglich. Verhärtete Lymphknoten in der Leistengegend müssen gegebenenfalls auch operativ entfernt werden.

GEBÄRMUTTERHALS UND GEBÄRMUTTER

Gebärmutterhals (Zervix)
Im hinteren Scheidengewölbe ist der Muttermund (*Portio*) als kleine harte Wölbung tastbar. Das ist die Öffnung zum Gebärmutterhals. Er ist im vorderen Teil schmerzunempfindlich und führt über eine Verengung in die Gebärmutter. Die Öffnung selbst ist so schmal wie eine Nadel. Was sich im Scheidenraum befindet, kann sich also nicht in die Gebärmutter »verlieren«. Dennoch ist der Muttermund so dehnbar, daß er beim Geburtsvorgang das Kind hindurchlassen kann. Die Gebärmutter ist ebenso wie der Gebärmutterhals mit einer Schleimhaut ausgelegt, die sich im Rhythmus des Zyklus verändert (➔ Menstruation, Seite 583).

Gebärmutter (Uterus)
Die Gebärmutter hat die Form einer etwa sieben bis neun Zentimeter großen Birne. Ihre dicken Wände bestehen aus sehr starken Muskeln. Normalerweise liegt sie zusammengefaltet zwischen Blase und Mastdarm. Die weitverbreitete Vorstellung eines »Hohlraums« ist also falsch. Nur eine Schwangerschaft oder ein Gewächs drücken die Innenwände der Gebärmutter auseinander.

Gebärmutterentzündung (Endometritis)

Beschwerden
Ausfluß wie bei einer Scheidenentzündung (➔ Seite 596). Schmerzen und Druckgefühl im Bauch, wenn der Eiter nicht abfließen kann (*Abszeß*).

Ursachen
Infektion mit Bakterien wie bei einer Scheidenentzündung (➔ Seite 596).
Infektionen des Gebärmutterhalses und der Gebärmutter entstehen häufig beim Legen einer Spirale. Später können Bakterien über den Faden problemlos von der Vagina in die Gebärmutter »wandern« (➔ Spirale, Seite 638).

Erkrankungsrisiko
Abszesse entstehen leichter bei älteren Frauen mit verengtem Muttermund.

Mögliche Folgen und Komplikationen
Wenn der Eiter aus der Gebärmutter nicht abfließen kann, steigt die Gefahr einer allgemeinen Blutvergiftung.
Gebärmutterinfektionen können in die Eileiter und Eierstöcke »hinaufwandern« (➔ Seite 603). Die späte Folge könnte Unfruchtbarkeit sein.

Vorbeugung
Wie bei einer Scheidenentzündung (➔ Seite 596).

Wann zum Arzt?
- Bei ungewöhnlichem oder verstärktem Ausfluß
- *Sofort* bei unklaren Schmerzen im Unterbauch, vor allem in Kombination mit Fieber

Selbsthilfe
Ist nicht möglich.

Behandlung
Bekämpfung der Infektion mit Antibiotika. Wenn sich Eiter in der Gebärmutter angesammelt hat, muß der Arzt den Muttermund eröffnen, um den Eiter abfließen zu lassen. Nach der folgenden Antibiotikabehandlung sollte zusätzlich eine Ausschabung gemacht werden, um festzustellen, ob sich das Gewebe bösartig verändert.

Polypen

Polypen sind gutartige Veränderungen, die auf einer breiten Basis oder an einem Stiel am Muttermund und im Gebärmutterhals oder in der Gebärmutter sitzen.

Beschwerden
Es müssen keine Beschwerden auftreten. Manchmal kommt es zu verstärktem Ausfluß, der blutig durchsetzt sein kann, und zu Schmierblutungen, die vor allem nach dem Verkehr auftreten (*Kontaktblutungen*). Manchmal rufen Polypen in der Gebärmutter wehenartige Schmerzen hervor, wenn die Gebärmutter versucht, den »Fremdkörper« auszustoßen. Die Schmerzen können sich während der Menstruation verstärken (➔ Seite 584).

Ursachen
Polypen entstehen manchmal durch Virusinfektionen oder sind einfach die Folge überschießender Gewebeproduktion.

Erkrankungsrisiko
Polypen können in jedem Lebensalter entstehen. Ein leicht gesteigertes Risiko gibt es nur während der Wechseljahre für Gebärmutterpolypen. Sie treten jedoch generell weitaus seltener auf als Zervixpolypen.

Mögliche Folgen und Komplikationen
Schmieriger Ausfluß oder andauernde Schmierblutungen, die vor allem beim Geschlechtsverkehr störend werden und in eine Dauerblutung übergehen können. Übermäßiger Blutverlust muß notärztlich behandelt werden.

Vorbeugung
Ist nicht möglich.

Wann zum Arzt?
Bei deutlich blutigem Ausfluß oder Schmierblutungen.

Selbsthilfe
Ist nicht möglich.

Behandlung
Gebärmutterpolypen, die keine Beschwerden machen, brauchen nicht behandelt zu werden. Unklare Blutungen müssen auf jeden Fall mit einer Ausschabung (*Abrasio*) gestoppt und die Polypen aus der Gebärmutter entfernt werden. Bei der Ausschabung wird die Schleimhaut abgetragen. Die entfernten Gewebeteile werden auf bösartige Veränderungen hin untersucht. Die Schleimhaut baut sich danach wieder auf.
Zervixpolypen, die am Gebärmuttermund auf einer breiten Basis sitzen, werden nach örtlicher Betäubung des Muttermunds mit Laser oder Strom »verschweißt«. Diesen Eingriff kann der Arzt in seiner Praxis ambulant durchführen.
Gestielte Polypen werden, um Blutungen vorzubeugen, vorwiegend im Krankenhaus entfernt: Mit einer kleinen Greifzange oder einer elektrisch geladenen Schlinge wird der Stiel umfaßt und abgedreht. Nachdem sich die Wunde geschlossen hat, ist keine weitere Behandlung nötig.

Myome

Myome sind gutartige Gewülste in den Muskeln der Gebärmutter, die sich aus überschießenden Muskelzellen entwickeln. Je nach Wachstum »buckeln« sie sich entweder nach außen oder wölben sich in die Uterushöhle hinein.

Beschwerden
Rund zwanzig Prozent aller Frauen mit Myomen haben keinerlei Beschwerden. Bei den anderen kann es - abhängig von Lage und Größe der Geschwulst - zu Menstruationsschmerzen (➔ Seite 584), Blutungsstörungen (➔ Seite 585) oder Schmier- und Dauerblutungen kommen. Der Druck auf andere Organe kann sich in Blasenbeschwerden (Harndrang), Kreuzschmerzen oder Verstopfung äußern.

Ursachen
Sind nicht bekannt.

Erkrankungsrisiko
Myome treten ab dem 30. Lebensjahr häufiger auf als in jungen Jahren. Durch die sinkende Östrogenproduktion in den Wechseljahren wachsen Myome ab diesem Zeitpunkt nur noch langsam. Nach dem Klimakterium ten-

dieren sie sogar eher dazu, sich zurückzubilden. Umgekehrt steigert die vermehrte Östrogenproduktion in der Follikelreifungsphase (➔ Seite 583) das Wachstum von bestehenden Myomen ebenso wie eine Schwangerschaft.

Mögliche Folgen und Komplikationen

- Schmier- und Dauerblutungen können zur Blutarmut führen (➔ Eisenmangel-Anämie, Seite 407)
- Abhängig von ihrer Größe und Lage können Myome den Platz für ein werdendes Kind einengen oder zu einem Geburtshindernis werden

Vorbeugung

Ist nicht möglich.

Wann zum Arzt?

Bei Schmier- oder Dauerblutungen, bei schmerzhafter oder ungewöhnlich starker Menstruation. Myome findet der Arzt bei Tast- und Ultraschalluntersuchungen.

Selbsthilfe

Ist nicht möglich.

Behandlung

Wenn Myome keine Beschwerden bereiten, brauchen sie weder medikamentös noch operativ behandelt zu werden. Bei starken Schmerzen und Blutungen oder wenn der Arzt bei der gynäkologischen Untersuchung Veränderungen feststellt:

- Ein einzelnes Myom, das sich in die Gebärmutterhöhle hineinwölbt, kann über die Vagina operativ entfernt werden: Nach Öffnen des Muttermunds wird das Myom aus den Muskeln herausgelöst, die Gebärmutter bleibt dabei erhalten
- Ein Myom, das sich nach außen in den Bauchraum »buckelt«, muß über einen Bauchschnitt entfernt werden. Auch dabei bleibt die Gebärmutter erhalten: Die Gebärmutterwand wird geöffnet, das Myom herausgelöst, der Uterus wird mit einer Naht wieder verschlossen
- Ist die Gebärmutter von mehreren Myomen stark durchsetzt und vergrößert, muß der ganze Uterus entfernt werden. Eileiter und Eierstöcke bleiben erhalten. Abhängig von ihrer Größe kann der Arzt die Gebärmutter auch über die Vagina (ohne Bauchschnitt!) entfernen

In den ersten Wochen nach der Entfernung der Gebärmutter kann der Geschlechtsverkehr schmerzhaft sein. Wenn aber die inneren Wunden nach etwa sechs Wochen gut verheilt sind, gibt es im allgemeinen keine Schwierigkeiten mehr. Ohne Gebärmutter haben Sie keine Menstruation mehr und können auch keine Kinder mehr bekommen. Ihr Lust- und Liebesleben braucht das aber nicht negativ zu beeinflussen.

Endometriose

Als Endometriose bezeichnet man kleine Gebärmutterschleimhaut-Inseln, die sich außerhalb des Uterus angesiedelt haben. Sie können als gutartige Schleimhautwucherungen z. B. an Eileitern, Eierstöcken, Gebärmuttermund oder Vagina sitzen, aber auch auf Nachbarorganen, wie z. B. Bauchhöhle, Blase oder Darm. Selten siedeln sie auf weiter entfernten Organen wie Lunge, Extremitäten oder Leistenkanal.

Beschwerden

Das Gewebe reagiert ebenso wie die »ursprüngliche« Gebärmutterschleimhaut auf das hormonelle Wechselspiel des Zyklus. Die Zellinseln schwellen zyklisch an und lösen einen Spannungsschmerz aus. Unklare Unterbauchschmerzen treten meist einige Tage vor und in den ersten Tagen der Periode auf (➔ Menstruationsschmerzen, Seite 584). Der Schmerz unterscheidet sich nicht vom »normalen« Regelschmerz. Außerdem kann es zu verstärkten Menstruationsblutungen kommen (➔ Seite 585).

Ursachen

Man geht davon aus, daß die Gebärmutterschleimhautzellen »verschleppt« wurden. So ist die Schleimhautwanderung in die mittlere Muskulatur der Gebärmutter möglich. Instrumentelle Eingriffe, wie z. B. Ausschabungen, Bauchspiegelungen, Schnittentbindungen, Operationen an der Gebärmutter und Gewebeentnahmen, begünstigen das. Ein Weg, Gebärmutterschleimhautzellen in »fernere« Organe zu verschleppen, ist über die Eileiter in den Bauchraum oder über Lymph- und Blutbahnen denkbar.

Erkrankungsrisiko

Endometriosen werden heute vor allem in der industrialisierten Welt weitaus häufiger diagnostiziert als vor vierzig oder fünfzig Jahren. Der Hauptgrund liegt wahrscheinlich darin, daß operative und diagnostische Eingriffe immer mehr zunehmen.

Mögliche Folgen und Komplikationen

Im Zyklus der »ursprünglichen« Gebärmutterschleimhaut bluten die Zellinseln ganz leicht und bilden dadurch meist kleine Zysten aus. Diese wachsen, weil das Blut

nicht abfließen kann. Bei entsprechender Größe können Druckgefühle und Unterbauchschmerzen dann auch unabhängig vom Regelrhythmus auftreten.
Die häufigste Folge einer Endometriose an Eileitern oder Eierstöcken ist Unfruchtbarkeit.

Vorbeugung

Vor allem bei Ausschabungen sind die Ärzte aufgerufen, entsprechende Sorgfalt bei Eingriffen walten zu lassen. Als Patientin sollten Sie sich die Notwendigkeit jedes Eingriffs immer detailliert begründen lassen. Konsultieren Sie mehrere Ärzte vor einem Eingriff.

Wann zum Arzt?

- Wenn sich Regelbeschwerden im Laufe der Zeit ungewöhnlich verstärken und unklare, diffuse Unterbauchbeschwerden auftreten
- Wenn zyklusabhängige Schmerzen an irgendeinem anderen Körperteil auftreten

Bevor sich ein Arzt in Ihrem Bauch zu schaffen macht, sollte sicher ausgeschlossen sein, daß die Beschwerden eine andere Ursache haben.

Selbsthilfe

Ist nicht möglich.

Behandlung

Eine Behandlung wird erst notwendig, wenn die Schmerzen zunehmen und das die Bewältigung des normalen Alltags stark belastet.
Bauchspiegelung (Laparoskopie, ➔ Seite 751): Mit ihr können Zellansiedelungen im Unterbauch entdeckt und gleichzeitig »verschweißt« (*koaguliert*) werden.
Hormone: Niedrig dosierte Gestagene (➔ Seite 590) unterdrücken das Wachstum von kleineren bis mittelgroßen Gebärmutterschleimhaut-Inseln. Ob hoch dosierte Gestagene eine Endometriose ausheilen können, wird derzeit noch erforscht. Effektiver scheint die Behandlung mit Danazol zu sein (*Winobanin* [BRD], *Danokrin* [Ö]). Zu einer Hormonbehandlung sollten Sie sich allerdings wirklich nur dann entschließen, wenn Sie Dauerschmerzen haben oder durch eine Endometriose unfruchtbar geworden sind. Große, schmerzhafte Gebärmutter-Schleimhautinseln werden fast immer operativ entfernt.

Gebärmuttersenkung

Die Gebärmuttersenkung tritt häufig zusammen mit einer Senkung der Blase und des umgebenden Gewebes auf.

Beschwerden

Druckgefühl, ein Ziehen »nach unten«, häufiges Wasserlassen von wenig Harn, eventuell kombiniert mit Verstopfung.

Ursachen

Das Bindegewebe und die Sehnen, die die Unterbauchorgane an ihrem Platz halten, haben sich gelockert. Zusammen mit einer Erweiterung der Scheide und nachlassenden Spannkraft der Muskeln des Beckenbodens beginnen sich die Organe zu senken.

Das Erkrankungsrisiko steigt

Durch mehrere Geburten, körperlich anstrengende und/oder stehende Berufstätigkeit über viele Jahre hinweg.

Mögliche Folgen und Komplikationen

Die ständig drückenden und ziehenden Beschwerden können den Alltag extrem belasten, vor allem dann, wenn man beim Husten oder körperlicher Betätigung unwillkürlich Urin verliert (➔ Blasenschwäche, Seite 477). In seltenen Fällen kann die Gebärmutter sogar vor den Scheideneingang herausfallen.

Vorbeugung

Wochenbettgymnastik kann - vor allem nach schwierigen Geburten - den Beckenboden stärken. Gymnastik, die die Elastizität von Muskeln und Sehnen erhält, beugt ebenfalls vor (➔ Bewegung und Sport, Seite 900).

Wann zum Arzt?

Bei den genannten Beschwerden.

Selbsthilfe

Beckenbodengymnastik, ➔ Blasenschwäche Seite 477.

Behandlung

In leichteren Fällen kann ein Stützring (*Pessar*) in der Scheide Gebärmutter und Blase in ihrer natürlichen Lage halten. Diesen Ring muß der Frauenarzt monatlich kontrollieren bzw. auswechseln. In fortgeschrittenen Fällen kann der Arzt in einer Operation gleichzeitig die stützende Blasenmuskulatur (*vordere Plastik*) und die Darmmuskulatur (*hintere Plastik*) straffen. Bei diesen Operationen muß er allerdings die gesenkte Gebärmutter über die Scheide entfernen. Die Eierstöcke bleiben dabei erhalten. Nach dieser Operation kann die Scheide etwas verengt sein, was in den ersten Monaten Probleme beim Geschlechtsverkehr machen kann. Meist erweitert sie sich aber mit der Zeit wieder und wird auch weniger schmerzempfindlich. Doch auch hier kann die Angst vor möglichen Verletzungen Ursache der Beschwerden sein.

Gebärmutterhalskrebs (Zervixkarzinom)

➔ auch Krebs, Seite 539

Beschwerden
Im Frühstadium ohne Beschwerden. Später können Kontaktblutungen zum Beispiel beim Geschlechtsverkehr auftreten. Schmerzen kommen meist erst dann, wenn Nachbarorgane mitbetroffen sind.

Ursachen
Es scheint, daß die talghaltigen Absonderungen der männlichen Vorhautdrüsen (*Smegma*) eine krebserregende Wirkung am Muttermund und im Gebärmutterhals entfalten können. Papillomviren werden ebenfalls im Zusammenhang mit der Tumorentstehung diskutiert.

Erkrankungsrisiko
Das Zervixkarzinom ist nach dem Brustkrebs der häufigste Tumor im weiblichen Genitalbereich. Es kommt bei Frauen in den Bevölkerungsgruppen deutlich gehäuft vor, in denen die Genitalhygiene der Männer mangelhaft ist. Kommen dann noch häufig wechselnde Sexualkontakte hinzu, steigt das Erkrankungsrisiko. Welche Bedeutung die Hygiene hat, wird in Kulturen deutlich, in denen die Männer beschnitten werden. Jüdinnen erkranken zum Beispiel weitaus seltener am Zervixkarzinom als Frauen aus dem christlichen Kulturraum.

Mögliche Folgen und Komplikationen
Ausbreitung auf die Gebärmutter und andere Organe wie Knochen, Leber, Blase, Darm, Lymphknoten.

Vorbeugung
Sie muß Ihr Sexualpartner besorgen: Die wichtigste Vorbeugung ist das tägliche, gründliche Waschen des Penis. Dabei muß er die Vorhaut zurückziehen und alle Smegmareste rund um die Eichel mit klarem Wasser entfernen.

Wann zum Arzt?
Bei unerklärlichen Blutungen, die außerhalb des Zyklus auftreten. Regelmäßige Vorsorgeuntersuchungen beim Frauenarzt unterstützen die Früherkennung.

Selbsthilfe
Ist nicht möglich.

Behandlung
Frühstadium: Mit dem Laser wird die Oberfläche der Schleimhaut abgetragen (verschorft).
Späteres Stadium: Konisation. Dabei wird ein Kegel aus dem Muttermund herausgeschnitten. Diese Operation ist Diagnose und Therapie zugleich: Mit der Gewebeprobe kann festgestellt werden, wie weit der Tumor fortgeschritten ist. Bei weit entwickelten Tumoren werden die Gebärmutter mit dem Gebärmutterhals und die Lymphknoten im kleinen Becken entfernt. Eine Bestrahlung (➔ Seite 546) kann notwendig werden, wenn das Gewebe in der Nachbarschaft betroffen ist.
Ohne Gebärmutter haben Sie keine Menstruation mehr und können keine Kinder mehr bekommen. Ihr Lust- und Liebesleben braucht das aber nicht zu beeinflussen.

Gebärmutterkrebs (Korpuskarzinom)

➔ auch Krebs, Seite 539
Das Gebärmutterkarzinom ist meist ein »Gebärmutterschleimhautkrebs«, denn bösartige Veränderungen der Uterusmuskeln gibt es nur sehr selten.

Beschwerden
Ungewöhnliche, verstärkte oder verlängerte Blutungen. Schwache Blutungen ohne Zusammenhang zum Zyklus. Blutungen nach den Wechseljahren.

Ursachen
Unbekannt. Man nimmt an, daß ein Mangel an Gestagen an der Krankheitsentstehung beteiligt ist.

Erkrankungsrisiko
Das Risiko steigt langsam ab dem 40. Lebensjahr und hat seinen Gipfel zwischen dem 60. und 70. Lebensjahr. Unter den bösartigen Tumoren im weiblichen Genitalbereich steht das Gebärmutterkarzinom an dritter Stelle hinter dem Brust- und Gebärmutterhalskrebs.
Das Gebärmutterkarzinom kommt häufiger bei Frauen vor, die nicht geboren haben, als bei Müttern. Ein erhöhtes Risiko wird bei ausgeprägtem Übergewicht, Zuckerkrankheit und Bluthochdruck diskutiert.

Mögliche Folgen und Komplikationen
Gebärmutterkrebs wächst langsam und macht frühzeitig durch Blutungen auf sich aufmerksam. Früherkennung und Frühbehandlung helfen, lebensbedrohliche Folgen zu vermeiden. Unbehandelt vergrößert sich der Uterus, es entstehen Druckbeschwerden und Schmerzen.

Schließlich breitet sich der Krebs auf den Gebärmutterhals, das kleine Becken und über das kleine Becken weiter aus.

Vorbeugung
Ist nicht möglich.

Wann zum Arzt?
Bei unklaren, ungewöhnlichen, verstärkten oder verlängerten Blutungen.

Selbsthilfe
Ist nicht möglich.

Behandlung
Die Gebärmutter wird zusammen mit den Eileitern entfernt. Die hormonproduzierenden Eierstöcke bleiben jedoch erhalten. Geschieht das im Frühstadium, liegen nach fünfjähriger Beobachtungszeit die Heilungschancen bei 70 bis 80 Prozent. Eine Strahlentherapie ist nicht nötig, wenn der Tumor in den Grenzen der Gebärmutterschleimhaut geblieben ist oder nur geringfügig in die Muskulatur hineingewuchert hat. Sonst kann nach der Operation eine Strahlentherapie notwendig werden.
Ohne Gebärmutter haben Sie keine Menstruation mehr und können keine Kinder mehr bekommen. Ihr Lust- und Liebesleben braucht das aber nicht zu beeinflussen.

EILEITER UND EIERSTÖCKE

Eileiter (Tuben)
Die Eileiter sind durchschnittlich elf bis vierzehn Zentimeter lang. Es sind die frei beweglichen Transportwege des Eis. An ihrem Ende - nahe dem Eierstock - formen die fingerartigen *Fimbrien* eine Art Trichter. Fimbrien und Eileiter befinden sich stetig in einer leichten Wellenbewegung. Mit dieser Bewegung ist es den Fimbrien möglich, das Ei, das nach dem Eisprung in den Bauchraum gestoßen wird, »anzusaugen« und aufzunehmen. Durch die Bewegung des Eileiters wird das Ei in Richtung Gebärmutter transportiert. Gefördert wird diese Wanderbewegung von feinen Flimmerhärchen, die den Weitertransport des Eis zusätzlich unterstützen.

Eierstöcke (Ovarien)
Die Eierstöcke sind mit Aufhängebändern im Bauchraum fixiert. Sie haben die Größe und Form einer kleinen Pflaume. In ihnen sind von Geburt an rund eine Million Eizellen (*Follikel*) angelegt. Der reifende Follikel sitzt jeweils an der Außenfläche des Eierstocks. Er öffnet sich zum Eisprung und entläßt das Ei in den Bauchraum. Der Follikel selbst wandelt sich in den Gelbkörper um. Es beginnt die Produktion des Gelbkörperhormons Progesteron (➔ Menstruation, Seite 583).

Eileiterentzündung (Salpingitis), Eierstockentzündung (Oophoritis)

Was in der Umgangssprache als Eierstockentzündung bezeichnet wird, ist fast immer eine Eileiterentzündung.

Beschwerden
Meist einseitige Unterbauchschmerzen, die bis in die Leistengegend ausstrahlen können. Es können hinzukommen: Ziehende Schmerzen bis in die Oberschenkel und Knie oder in den Rücken; hohes Fieber.

Ursachen
Eine »aufgestiegene« Infektion aus der Scheide oder der Gebärmutter (➔ Scheidenentzündung, Seite 596). Bei einer Eierstockentzündung legt sich die Infektion um die äußere Hülle des Eierstocks.

Das Erkrankungsrisiko steigt
Mit bakteriellen Infektionen im Genitalbereich (➔ Scheidenentzündung, Seite 596).

Mögliche Folgen und Komplikationen
- Eileiterentzündungen können die Beweglichkeit der Fimbrien beeinträchtigen, damit wird es ihnen schwierig, das Ei aufzufangen
- Verklebte Eileiter behindern die Durchlässigkeit des Eis erheblich. Verwachsungen begünstigen Eileiterschwangerschaften (➔ Seite 604)

Am Ende einer chronischen Entzündung können sich Eileiterzysten bilden. Die späte Folge all dessen kann Unfruchtbarkeit sein (➔ Seite 647).

Vorbeugung
Scheideninfektionen vermeiden und angemessen behandeln (➔ Seite 596).

Wann zum Arzt?
- Bei ungewöhnlichem oder verstärktem Ausfluß
- *Sofort* bei unklaren Schmerzen im Unterbauch, vor allem in Kombination mit Fieber

Selbsthilfe
Ist nicht möglich.

Behandlung
Antibiotika (➔ Mittel gegen Infektionen, Seite 762). Eileiter- oder Eierstockentzündungen können Sie nur dann zu Hause behandeln, wenn Sie kein Fieber haben. Dann sollten Sie sich schonen und warm halten.
Bei Fieber wird fast immer ins Krankenhaus überwiesen, um Antibiotika intravenös verabreichen zu können. Der Aufenthalt dauert zwischen sieben und zehn Tagen. Wärme und Bettruhe sind von großer Bedeutung. Beides kann den Spätkomplikationen vorbeugen.
So ist es beispielsweise sinnvoll, bereits einige Tage nach dem Beginn der Antibiotikatherapie den Heilungsprozess mit Fangopackungen zu beschleunigen (➔ Seite 797).
Gezielte Wärme (lokale Überhitzung) kann helfen.

Eileiterschwangerschaft (Tubargravidität)

Ein befruchtetes Ei kann sich auf jedem gut durchbluteten Gewebe festsetzen. Daher kann ein Kind auch außerhalb der Gebärmutter (*extrauterin*) zu wachsen beginnen. Eine *Bauchhöhlenschwangerschaft* ist relativ selten. Häufiger sind *Eileiterschwangerschaften*. Sie entstehen, wenn sich ein befruchtetes Ei auf dem Weg zur Gebärmutter im Eileiter einnistet.

Beschwerden
Die Anfangssymptome gleichen denen einer »normalen« Schwangerschaft: Die Periode fällt aus oder ist schwächer als sonst. Der Schwangerschaftstest ist positiv. Nach rund sechs Wochen treten meist einseitige Unterbauchschmerzen auf.
Unbehandelt kann sich das Ei weiterentwickeln und den Eileiter »sprengen«. Dabei wandert der Schmerz vom Unterbauch in den Oberbauch und in die Schultern. Der Schulterschmerz ist das markanteste Zeichen eines geplatzten Eileiters.
Blässe und Ohnmacht sind Anzeichen für einen lebensbedrohlichen Schock.

Ursachen
Meistens Verengungen und Verwachsungen des Eileiters als Folge einer Eileiterentzündung. Mangelnde Beweglichkeit und Versteifung der Eileitermuskulatur. Diese Faktoren können den Weitertransport des befruchteten Eis in Richtung Gebärmutter behindern.

Das Erkrankungsrisiko steigt
Bei allen Frauen, die bereits Eileiterentzündungen hatten, und bei Frauen, die eine Spirale tragen. Wahrscheinlich verringern die von der Spirale abgegebenen Kupferionen die Beweglichkeit der Eileiter.

Mögliche Folgen und Komplikationen
»Reißen« des Eileiters und Blutung in den Bauchraum. Der Blutungsschock ist immer lebensbedrohlich und muß sofort notärztlich behandelt werden.

Vorbeugung
Ist nicht möglich.

Wann zum Arzt?
Sofort bei Schmerzen im Unterbauch, wenn die Periode ausgeblieben oder nur schwach aufgetreten ist.

Selbsthilfe
Ist nicht möglich.

Behandlung
Eine Eileiterschwangerschaft wird immer operiert. Beim noch unverletzten, nicht blutenden Eileiter versucht der Arzt, die Schwangerschaft über das obere Ende des Eileiters »herauszudrücken«. Ist das nicht mehr möglich, wird die Schwangerschaft mikrochirurgisch entfernt. Der Eileiter bleibt dabei erhalten.
Bei bereits verletztem und blutendem Gewebe des Eileiters ist dieses relativ »sanfte« Verfahren nicht mehr möglich. Der Eileiter muß sofort entfernt werden, weil die Blutung nicht anders zu stillen ist.

Zysten

Zysten sind die häufigst vorkommenden gutartigen Geschwülste. Sie können überall im Körper auftreten und sind kein »Privileg« der Frauen: Eine Zyste ist nichts anderes als ein mit Flüssigkeit gefüllter Hohlraum.
Am Eileiter kommen diese Geschwülste kaum vor. Anders ist es am Eierstock. Dort liegen häufiger Zysten entweder in der Eierstockrinde, oder sie entwickeln einen Stiel und sind dann als »Eierstock-Anhängsel« im Ultraschall sichtbar.

Beschwerden
Abhängig von der Zystengröße und vom Zyklusrhythmus können einseitige, ziehende, diffuse Unterbauchschmerzen auftreten. Kleine Zysten verursachen meist

keine Beschwerden. Gestielte Zysten können sich um ihren Stiel drehen und plötzlich heftige Schmerzen verursachen.

Ursachen
Zysten entstehen meist, wenn ein gereiftes Follikel nicht aufgeht, zum Beispiel, weil er kein Ei enthalten hat oder weil das Ei abgestorben ist. Dafür können Hormonstörungen die Ursache sein. Ohne Eisprung kann das Follikel weiterwachsen. In seinem Innern beginnt sich dann, Flüssigkeit anzusammeln: Eine Zyste entsteht.

Erkrankungsrisiko
Zysten entstehen eher bei jüngeren Frauen und nur, solange die Eierstöcke noch aktiv sind. Es wird angenommen, daß psychische Belastungen die Entstehung von Zysten begünstigen können.

Mögliche Folgen und Komplikationen
Wenn sich immer mehr Zysten bilden, wird der Platz in der Eierstockrinde knapp. Es fehlt an Raum, um funktionsfähige, sprungreife Follikel zu bilden. Das kann ein Grund für Unfruchtbarkeit sein (➔ Seite 642).
In Extremfällen können sich sehr große Zysten öffnen und in den Bauchraum bluten.

Vorbeugung
Ist nicht möglich.

Wann zum Arzt?
Beim Auftreten von unklaren Unterbauchschmerzen.

Selbsthilfe
Naturbelassener Fango, als Unterbauchpackung oder vaginal, kann die Rückbildung der Zyste unterstützen.

Behandlung
Zysten brauchen nicht behandelt zu werden, solange sie weder erheblich drücken noch schmerzen. Oft bilden sich Zysten wieder von selbst zurück. Viele Ärzte »behandeln« dennoch. Eine häufige Unsitte ist die Punktion, bei der der Arzt die Zystenflüssigkeit abläßt, obwohl bekannt ist, daß sich der Hohlraum nach dieser Behandlung aufs Neue mit Gewebeflüssigkeit füllt. Zysten, die immer größer und empfindlicher werden und erhebliche Beschwerden bereiten, können operativ entfernt werden. Dabei wird nur die Zyste aus dem Eierstock »geschält«, der Eierstock selbst bleibt erhalten. Einzige Ausnahme: Wenn sich bereits sehr viele Zysten gebildet haben, muß meist der ganze Eierstock herausgenommen werden.

Eierstockkrebs (Ovarialkarzinom)

➔ auch Krebs, Seite 539

Beschwerden
Die Eierstöcke können sich über lange Zeit vergrößern, ohne Beschwerden zu verursachen. Schmerzen treten meist erst dann auf, wenn ein Umfang erreicht ist, der andere Organe beeinflußt; beispielsweise eine Bauchfellreizung, Druckgefühle an der Blase oder am Darm.

Ursachen
Unbekannt.

Erkrankungsrisiko
Das Risiko ist über dem sechzigsten Lebensjahr erhöht.

Mögliche Folgen und Komplikationen
Bösartige Geschwulste am Eierstock sind tückisch, weil sie im Frühstadium meist nur durch Zufall erkannt werden. Die Geschwulst wächst sehr schnell und bildet rasch Metastasen im Bauchraum. In der Folge sammeln sich große Mengen von Bauchwasser an.

Vorbeugung
Regelmäßige gynäkologische Vorsorgeuntersuchungen helfen, den Krebs rechtzeitig zu erkennen.

Wann zum Arzt?
Wenn der Bauchumfang aus unerklärlichen Gründen zunimmt, verbunden mit unklaren Druckgefühlen im Unterbauch, vielleicht mit Übelkeit und allgemeiner Schwäche.

Selbsthilfe
Ist nicht möglich.

Behandlung
Immer operativ. Meist werden beide Eierstöcke entfernt, um ein Übergreifen auf den gesunden Eierstock zu verhindern. Der Operation folgt fast immer eine Chemotherapie. Bestrahlungen sind nur selten sinnvoll, denn man müßte den ganzen Bauchraum bestrahlen.
Nach der Entfernung der Eierstöcke kann es sinnvoll sein, die Hormone, die der Körper nun nicht mehr selbst produziert, als Medikament einzunehmen (➔ Hormonmittel, Seite 589). Ihr Lust- und Liebesleben braucht diese Operation aber nicht zu beeinflussen.

MÄNNERKRANKHEITEN

Die männlichen Geschlechtsorgane bestehen aus Penis, Hoden (*Testes*), Nebenhoden (*Epididymis*), Samenblasen, Samenleiter und Vorsteherdrüse (*Prostata*).

Der Penis wird vom Mann nicht nur als »Geschlechtsinstrument« erlebt, sondern vielfach als Mittelpunkt seiner Identität. Für die Funktion des Penis als Geschlechtsorgan sind die Schwellkörper wichtig. Sie sind dicht mit Blutgefäßen durchzogen. Der Harnröhren-Schwellkörper enthält die gemeinsame Harn-Samen-Röhre. Er bildet am Kopf des Penis die Eichel (*Glans*), die von der Vorhaut (*Praeputium*) umhüllt ist. Wird das Organ mechanisch gereizt oder anderweitig erregt, läßt Blutandrang die Schwellkörper verdicken, der Penis richtet sich auf. Bei weiterer Stimulation kommt es zum Samenerguß (*Ejakulation*). Die Hoden sind die männlichen Keimdrüsen, die geschützt im Hodensack (*Skrotum*) liegen. In ihren Zwischenzellen bilden sich männliche Sexualhormone, in ihren Kanälchen die Samenzellen (*Spermien*). Die Samenzellen werden in den Nebenhoden befördert, der sie bis zur nächsten Ejakulation speichert.

Die beiden Nebenhoden liegen am hinteren Rand der Hoden. Beim Samenerguß zieht sich der Nebenhodengang zusammen. Die Samen werden in die Samenleiter ausgetrieben und zur Vorsteherdrüse transportiert.

Die Prostata ist kastaniengroß und umfaßt den Teil der männlichen Harnröhre, der an der Blase beginnt. Bevor die beiden Samenleiter in die Prostata münden, nehmen sie die Ausgänge der beiden Samenbläschen auf. Bläschendrüsen und Prostata sondern eine Flüssigkeit ab, die die beim Samenerguß ausgetriebenenen Samenfäden zu neuem Leben erweckt. Die Sekrete aus beiden Drüsen werden zugleich mit dem Samen in die Harnröhre ent-

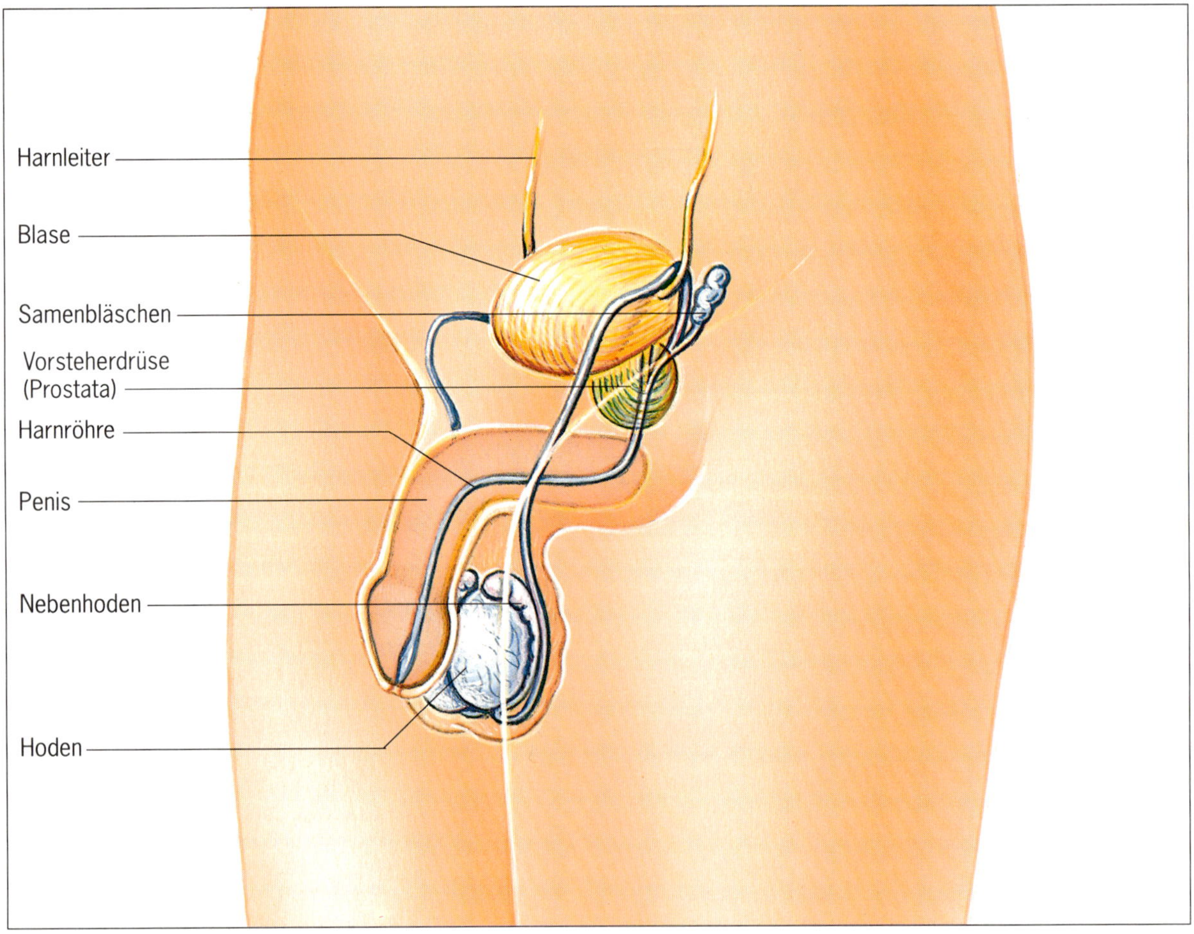

leert. Ein spezieller Mechanismus sorgt dafür, daß Samenflüssigkeit und Harn die Harnröhre nie zugleich verlassen. Die Geschlechtsorgane des Mannes sind so eng mit den ableitenden Harnwegen verbunden, daß Erkrankungen eines Systems auch Erkrankungen des anderen mitverursachen können.

Unfälle und Verletzungen

Harnröhre

Neben Unfällen ist die instrumentelle Untersuchung durch den Arzt die häufigste Verletzungsursache der Harnröhre (➔ Zystoskopie, Seite 752).
Sie hat meist blutigen Harn zur Folge. Bei leichten Harnröhrenverletzungen ist oft keine Behandlung erforderlich, oder es genügt das Einsetzen eines Katheters für einige Tage, bei schweren ist eine Operation notwendig. Als Spätfolge kann sich die Harnröhre verengen.

Penis

Penisverletzungen sind meist die Folge von Sexualpraktiken, bei denen der Penis in Gerätschaften hineingesteckt wird. Sie kommen auch vor bei Selbstbefriedigung oder durch den Mund eines Partners, wenn das Maß dessen überschritten wurde, was guttut.
Land- und Forstarbeiter sind der Gefahr ausgesetzt, daß sich ihre Kleidung in laufenden Maschinen verfängt, wobei oft die äußeren Genitalien mitverletzt werden.
Äußere Verletzungen sollte *sofort* der Arzt versorgen. Abgerissene Hautlappen sollten möglichst rasch wieder auf die Wunde aufgelegt oder für den Transport zum Annähen in der Klinik gekühlt werden.

Hoden

Prellung
Hodenverletzungen sind oft Folge von Tritt und Schlag. Sie sind sehr schmerzhaft. Harmlos ist eine Prellung, wenn der Schmerz innerhalb einer Stunde wieder vergeht. Hält er jedoch länger an, schwillt der Hoden stark an und ist ein Bluterguß zu erkennen, so sollten Sie den Arzt aufsuchen. In diesem Fall kann eine Operation bleibenden Schaden abwehren. Eine offene Hodenverletzung muß *sofort* chirurgisch versorgt werden, um den Hoden noch zu retten.

Verdrehung des Hodens (Hodentorsion)
Die Verdrehung des Gefäßstiels des Hodens kommt fast nur bei Kindern und Jugendlichen vor. Sie wird durch plötzliche Bewegungen bei Spiel oder Sport ausgelöst, kann aber auch im Schlaf passieren. Die blutzuführende Arterie wird dabei abgedrückt. Das erzeugt einen heftigen, stechenden Schmerz einer Hodenseite. Sie schwillt rasch an. Fieber oder Übelkeit bestehen nicht. Der Hoden kann nur gerettet werden, wenn innerhalb von zwei Stunden operiert wird.
Achtung: Die Hodentorsion wird oft mit der Hodenentzündung verwechselt, die bei Kindern aber kaum vorkommt.

Entzündung der Harnröhre (Urethritis)

Beschwerden

Brennen beim Wasserlassen, weißlich bis gelblich-eitriger, schleimig bis glasklarer Ausfluß, starker Harndrang.

Ursachen

- Bakterielle Infektionen oder Virus-Infektionen
- Trichomonaden (➔ Seite 628) und Tripper (➔ Seite 631)
- Allergien
- Sexuelle Manipulationen
- Harnröhrenverengung

Das Erkrankungsrisiko steigt

- Durch ungeschützten Verkehr mit häufig wechselnden Partnerinnen bzw. Partnern, deren Gewohnheiten man nicht kennt
- Durch mangelnde Hygiene
- Durch Harnröhrenverletzungen
- Durch Anwendung von allergisierenden Mitteln
- Durch Infektionen

Mögliche Folgen und Komplikationen

- Eine chronische Harnröhrenentzündung kann die Harnröhre durch Narben verengen. Die Folgen: dünner Harnstrahl, wiederholte Blasenentzündung, Harnverhalten
- In der Harnröhre können sich Abszesse bilden. Sie werden mit Antibiotika behandelt. Unter Umständen ist eine Operation nötig
- In schweren Fällen kann es zu einer *Harnphlegmone* kommen: Starke Schmerzen und blutiger Harn sind Zeichen dafür, daß sich die Entzündung ins umgebende Gewebe ausgebreitet hat. In diesem Fall sollten Sie möglichst rasch den Arzt aufsuchen. Er wird Antibiotika in hoher Dosierung einsetzen, unter Umständen ist auch ein chirurgischer Eingriff nötig

Vorbeugung
Mit Kondom geschützter Verkehr. Tägliche Reinigung des Penis.

Wann zum Arzt?
Wenn Sie die angegebenen Beschwerden bemerken.

Selbsthilfe
Ist nicht möglich.

Behandlung
Die medikamentöse Behandlung der Harnröhrenentzündung richtet sich nach ihren Ursachen.
Spezielle Sonden helfen nur vorübergehend bei zu schwachem Harnstrahl. Die verengte Harnröhre muß mit einer Operation gedehnt werden. Dies ist zu 60 bis 80 Prozent erfolgreich. Die Narben der Schlitzung können allerdings wieder zu Verengung führen.

Entzündung der Eichel und der Vorhaut (Balanitis)

Beschwerden
Eichel und Vorhaut sind entzündlich gerötet, geschwollen und schmerzen. Auf der Rötung zeigen sich
- weißliche, abhebbare Flecken
- rote, weiß umsäumte Gewebedefekte
- schmerzhafte Bläschen

Achtung: Rötlich derbe Knötchen, die nässen oder leicht bluten, können Hinweise auf Krebs sein.

Ursachen
- Bakterielle Infektion, Vorhautverengung (→ Seite 688), mechanische Verletzung, Desinfektionsmittel, frühzeitiges Zeichen einer Zuckerkrankheit
- Pilzinfektion (→ Seite 627). Sie ist häufig bei Diabetikern und kann beim Geschlechtsverkehr übertragen werden
- Geschwüriger Gewebeverlust kann durch Geschlechtsverkehr übertragen werden. Es kann sich auch um ein Zeichen von Syphilis handeln (→ Seite 630)
- Infektion durch Herpes-Viren: Sie sind durch Geschlechtsverkehr übertragbar (→ Herpes genitalis, Seite 630)

Das Erkrankungsrisiko steigt
Durch mangelnde oder übertriebene Hygienemaßnahmen und ungeschützten Geschlechtsverkehr.

Mögliche Folgen und Komplikationen
Ansteckung der Sexualpartnerin bzw. des Sexualpartners. Chronische Entzündung von Vorhaut und Eichel erhöhen das Krebsrisiko.

Vorbeugung
Die beste Vorbeugung ist konsequente tägliche Reinigung von Vorhaut und Eichel bei zurückgezogener Vorhaut, am besten mit Wasser und Seife.
Um Ihre Geschlechtspartner vor Ansteckung zu schützen, sollten Sie Kondome benutzen.

Wann zum Arzt?
Suchen Sie bei jeder entzündlichen Veränderung von Vorhaut und Eichel sofort einen praktischen Arzt, Urologen oder Hautarzt auf.

Selbsthilfe
Ist nicht möglich.

Behandlung
Der Arzt muß die zugrundeliegenden Erkrankungen behandeln.

Peniskrebs

→ auch Krebs, Seite 539

Beschwerden
An Eichel oder Vorhaut fallen rote Knötchen oder Verhärtungen auf, die nässen oder leicht bluten. Sie können ein Hinweis auf Syphilis sein, aber auch auf Krebs hindeuten.
Auch Entzündungen am Penisschaft, die nicht heilen wollen, oder übel riechender, eitriger Ausfluß bei einer Vorhautverengung sind Krebshinweise.

Ursachen
Als eine Krebsursache ist das Sekret identifiziert, das sich unter der Vorhaut sammelt (*Smegma*). Die anderen Faktoren, die hinzukommen müssen, damit sich Krebs entwickelt, sind unbekannt.

Erkrankungsrisiko
Peniskrebs macht zwei Prozent der bösartigen Tumore bei Männern aus.
Das Erkrankungsrisiko steigt bei mangelnder Penishygiene: Bei beschnittenen Männern kommt Peniskrebs äußerst selten vor.

Vorbeugung
Peniskrebs ist die einzige Krebsart, bei der eine wirkliche und zudem einfache Vorbeugung möglich ist: tägliches Waschen von Vorhaut und Eichel mit Wasser und Seife bei zurückgezogener Vorhaut. Eine Vorhautverengung (➔ Seite 688) sollte der Arzt vorbeugend durch Beschneiden beseitigen. Untersuchen Sie die Eichel regelmäßig.

Wann zum Arzt?
Wenn Sie die beschriebenen Beschwerden bemerken.

Selbsthilfe
Ist nicht möglich.

Behandlung
Wenn der Peniskrebs im Frühstadium operiert wird, ist meistens eine Teiloperation des Gliedes ausreichend, bei der ein für den Geschlechtsverkehr noch ausreichender Stumpf erhalten bleibt. Der Verlust der Eichel ist allerdings mit dem Verlust an sexuellem Begehren verbunden. Da Peniskrebs sehr langsam Metastasen bildet, kann eine Operation im Frühstadium 80 bis 90 Prozent der Männer heilen. Wenn nicht mehr operiert werden kann, ist eine Behandlung mit dem Laser möglich. In fortgeschrittenen Fällen, wenn bereits die Lymphknoten miterkrankt sind, ist nach der Operation eine Behandlung mit Krebsmitteln (Chemotherapie) sinnvoll.

Hodenentzündung (Orchitis)

Beschwerden
Einer oder beide Hoden schwellen schmerzhaft an, der Hodensack ist gerötet, zunehmende Schmerzen sind begleitet von Fieber.

Ursachen
Meist entsteht eine Hodenentzündung durch Erreger, die über das Blut dorthin gelangen, oder nach Hodenverletzungen. Auch eine Entzündung des Nebenhodens kann auf den Hoden übergreifen. Dann ist nur ein Hoden schmerzhaft angeschwollen.
Bei Kindern, die an Mumps erkrankt sind, muß man auf eine eventuell begleitende Hodenentzündung achten.

Mögliche Folgen und Komplikationen
Hodenentzündung kann zu Unfruchtbarkeit führen.

Vorbeugung
Ist nicht möglich.

Wann zum Arzt?
Wenn Sie die oben beschriebenen Beschwerden haben. Wichtig ist, daß eine Hodentorsion (➔ Seite 607) ausgeschlossen wird.

Selbsthilfe
Bettruhe und das Auflegen eines Eisbeutels lindern die Schmerzen.

Behandlung
Die Hodenentzündung wird üblicherweise mit Antibiotika behandelt. Bildet sich ein Abszeß und verbessern die Antibiotika den Krankheitsverlauf nicht - was fast ausschließlich bei älteren, geschwächten Erkrankten vorkommt -, so kann die operative Entfernung des Hodens notwendig werden.

Nebenhodenentzündung (Epididymitis)

Beschwerden
Ein Nebenhoden schwillt schmerzhaft an, der Hodensack ist gerötet und wird hart.

Ursachen
Meist greift eine Entzündung der Harnröhre (➔ Seite 607) auf den Nebenhoden über. Die Entzündung kann auch durch einen Tripper (➔ Seite 631), eine Prostataentzündung (➔ Seite 611) oder einen Dauerkatheter ausgelöst werden.

Das Erkrankungsrisiko steigt
Bei den unter Ursachen genannten Erkrankungen.

Mögliche Folgen und Komplikationen
Die Entzündung greift meist rasch auf den Hoden über.

Vorbeugung
Ist nicht möglich.

Selbsthilfe
Bettruhe und das Auflegen eines Eisbeutels lindern die Schmerzen.

Wann zum Arzt?
Bei den beschriebenen Beschwerden.

Behandlung
Die Nebenhodenentzündung wird wie Hodenentzündung mit Antibiotika behandelt.

Selbstuntersuchung des Hodens

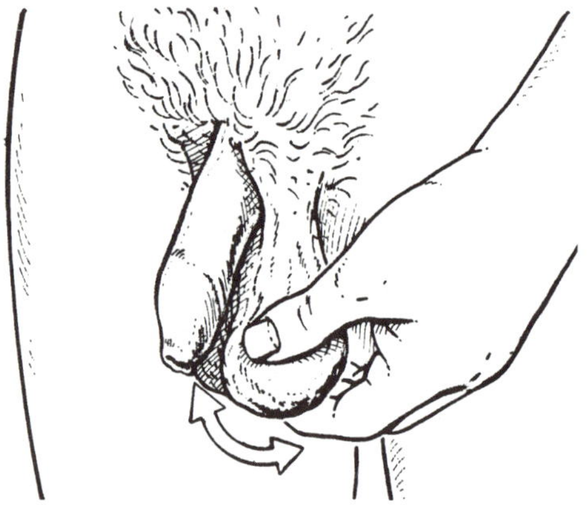

Am besten gelingt die Untersuchung unter der Dusche. In der Wärme ist die Hodenhaut schlaff, bei Kälte zieht ein Muskel den Hoden nahe zum wärmenden Körper.
Halten Sie mit der rechten Hand den rechten Hoden fest, ohne die Haut zu straffen, und tasten Sie ihn mit den Fingern der linken Hand rundum ab, auch zum Körper hin nach oben und nach hinten. Nehmen Sie den linken Hoden in die linke Hand, und befühlen Sie ihn mit den Fingern der rechten Hand. Wenn Sie ein gutes Gefühl für sich entwickeln, erkennen Sie Veränderungen sofort.

Wasserbruch (Hydrozele), Blutbruch (Hämatozele), Krampfaderbruch (Varikozele)

Beschwerden

Wasserbruch: Der Hodensack ist schmerzlos vergrößert. Eine glatte, pralle, vom Hoden abgegrenzte farblose Geschwulst läßt sich ertasten.
Blutbruch: Der Hoden ist schmerzhaft angeschwollen, ein Bluterguß erkennbar.
Krampfaderbruch: Besonders im Stehen ist der Hodensack mit blutgefüllten Gefäßen gefüllt, die wie »Würmer« aussehen.

Ursachen

Wasserbruch: Meist entsteht die Flüssigkeitsansammlung aufgrund von Verletzungen, Entzündungen oder Geschwülsten.
Blutbruch: Er ist meist die akute Folge einer Quetschung oder Prellung. Bei älteren Männern kommt er nach Entzündungen des Genitalbereichs vor.
Krampfaderbruch: Er kann verschiedene Ursachen haben, z. B. Gefäßwandschwäche, Fehlen von Venenklappen.

Das Erkrankungsrisiko steigt

Durch Prellungen und Verletzungen in der Leistengegend.

Mögliche Folgen und Komplikationen

Wenn eine Prellung Ursache der Varikozele ist, besteht die Gefahr, daß dadurch die Fruchtbarkeit beeinträchtigt wird.

Vorbeugung

Ist nicht möglich.

Wann zum Arzt?

Wenn Sie eine ungewöhnliche Vergrößerung des Hodensacks bemerken.

Selbsthilfe

Ist nicht möglich.

Behandlung

Wasserbruch: Ein Wasserbruch bildet sich selten spontan zurück und muß chirurgisch entfernt werden. Der Versuch, ihn zu punktieren, ist meist erfolglos.
Blutbruch: Er kann im Lauf von Wochen von selbst vergehen. Wenn das Blut trotz medikamentöser Behandlung nicht vom Körper aufgenommen wird, muß die Hämatozele chirurgisch entfernt werden.
Die einfachen Eingriffe werden in Narkose durchgeführt. Nach wenigen Tagen ist man wieder beschwerdefrei.

Hodenkrebs

→ auch Krebs, Seite 539

Beschwerden

- Der Hoden vergrößert sich schmerzlos. Er kann Knoten bilden und sich verhärten
- Selten kommen ziehende Schmerzen dazu. Sehr selten schwellen bei jungen Männern - bei hormonaktivem Hodenkrebs - die Brüste an

Ursachen

Die meisten Geschwülste des Hodens leiten sich von Keimgeweben ab (*Seminom*). Die Ursachen ihrer krebsigen Veränderung sind unbekannt.

Erkrankungsrisiko
Hodenkrebs tritt vorwiegend zwischen dem 20. und 40. Lebensjahr auf und macht ein bis zwei Prozent aller Krebsgeschwülste aus. Er ist der häufigste Tumor bei Männern zwischen dem 20. und 32. Lebensjahr.

Mögliche Folgen und Komplikationen
Unbehandelt führt Hodenkrebs innerhalb von ein bis zwei Jahren zum Tod.

Vorbeugung
Untersuchen Sie vom 20. Lebensjahr an monatlich Ihre Hoden selbst, und lassen Sie es zusätzlich bis 40 alle drei Monate den Arzt tun. Danach reicht die jährliche Untersuchung durch den Arzt.

Wann zum Arzt?
Wenn Sie bei der Selbstuntersuchung Veränderungen bemerken, sollten Sie sofort den Arzt aufsuchen. Eine Ultraschalluntersuchung schafft rasch Sicherheit.

Selbsthilfe
Ist nicht möglich.

Behandlung
Wenn der Arzt den Verdacht auf Hodentumor hat, darf er auf keinen Fall den Hoden punktieren. Dadurch steigt die Gefahr, daß sich Metastasen bilden.
Bei frühzeitiger Behandlung sind die Überlebenschancen sehr gut (etwa 90 Prozent). Der krebskranke Hoden wird einschließlich des Nebenhodens und mitsamt einem Teil des Samenstrangs operativ entfernt. Für das körperlich-seelische Gleichgewicht kann nach der Heilung in den Hodensack eine Hodenprothese aus Silikon (ähnlich den Brustprothesen) eingelegt werden. Alle Funktionen steuert dann der gesunde Hoden allein. Potenz und Fruchtbarkeit bleiben erhalten.
Unter Umständen müssen bei der Operation auch die Lymphknoten an der Hinterwand des Bauchraums entfernt werden.
Anschließend an die Operation ist häufig eine Chemotherapie notwendig und sinnvoll.

Prostataentzündung (Prostatitis)

Beschwerden
Häufiger Harndrang, Schmerzen und Störungen beim Wasserlassen und auch beim Stuhlgang, blutiger, manchmal eitriger Urin, häufig Fieber.

Lage der Prostata

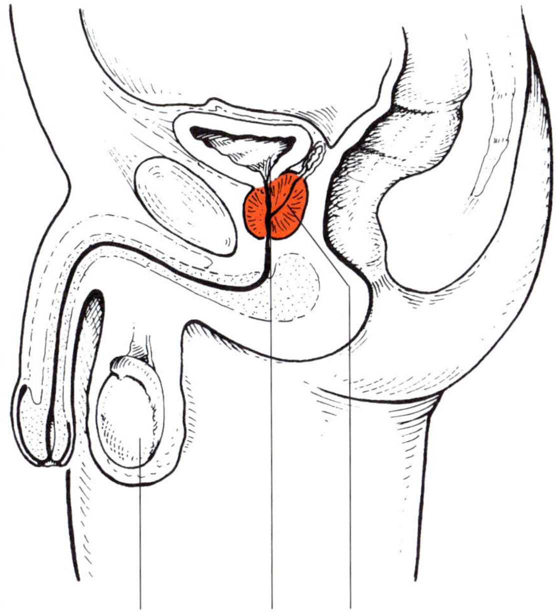

Ursachen
Ursache sind Krankheitserreger wie Kolibakterien, Streptokokken, die über die Harnröhre oder auf dem Blutweg eingewandert sind.

Erkrankungsrisiko
Prostataentzündung tritt bei etwa einem von zweitausend Männern irgendwann einmal auf.

Mögliche Folgen und Komplikationen
Eine unzureichend behandelte Prostataentzündung kann chronisch werden und dann zu Störungen der Fruchtbarkeit und zu Potenzproblemen führen. Es besteht auch die Gefahr, daß sich Abszesse oder Fisteln bilden.

Vorbeugung
Ist nicht möglich.

Wann zum Arzt?
Wenn die unter Beschwerden beschriebenen Probleme anwachsen.

Selbsthilfe
Ist nicht möglich.

Behandlung
Die Entzündung wird mit Antibiotika behandelt. Dieses dauert mindestens zehn Tage. Haben sich Abszesse oder Fisteln gebildet, ist eine Operation nötig.

Prostatavergrößerung (Prostataadenom)

Beschwerden
Die Erkrankung entwickelt sich in drei Stadien, die sich durch unterschiedliche Beschwerden äußern:
- Erst wird der Harndrang, auch nachts, häufiger
- Dann verringert sich die Stärke des Harnstrahls, die Blase wird nicht mehr völlig entleert
- Schließlich kann es zu einer kompletten Harnverhaltung kommen, bei der es aber andererseits dauernd aus der Harnröhre träufelt. Nachts kommt es zum Einnässen. Zeichen der Nierenfunktionsstörung wie Durst, Gewichtsabnahme, Erbrechen, Durchfälle und Benommenheit kommen dazu

Ursachen
Der männliche Körper produziert nicht nur männliche, sondern auch weibliche Hormone. Diese wirken auf die Innendrüse der Prostata, die männlichen auf die Außendrüse. In den Wechseljahren geht die Produktion der männlichen Hormone zurück. Das hat zur Folge, daß die Innendrüse sich vergrößert, weil sich das Hormongleichgewicht zugunsten der weiblichen Hormone verschoben hat.
Die äußere Drüse aber, für die nicht mehr ausreichend männliche Hormone angeliefert werden, schrumpft und wird im Laufe von Jahren immer weiter zusammengepreßt. Die geschwulstartige Vergrößerung der Prostata engt dann die Harnröhre ein.

Erkrankungsrisiko
Die Prostataveränderung beginnt etwa um das fünfzigste Lebensjahr. Wie viele Jahre es dauert, bis die oben beschriebenen Beschwerden auftreten, hängt von der Wachstumsrichtung ab.

Mögliche Folgen und Komplikationen
Der Restharn in der Blase begünstigt Infektionen, die nicht ausheilen, weil die Spülwirkung des Harnstrahls fehlt. In der Folge kann es zu Nierenbeckenentzündung, Nierenschrumpfung, Nierenversagen und Blutvergiftung kommen. In jedem Stadium kann es plötzlich geschehen, daß man gar keinen Harn mehr lassen kann. Häufig lösen alkoholische Getränke dieses aus.

Vorbeugung
Die altersbedingte Prostatavergrößerung ist nicht aufzuhalten.

Wann zum Arzt?
Wenn Sie die beschriebenen Beschwerden bemerken.

Selbsthilfe
- Vermeiden Sie längeres Sitzen, sorgen Sie für viel Bewegung
- Trinken Sie wenig, verzichten Sie möglichst auf Alkohol
- Unterdrücken Sie nie den Harndrang, damit die Blase nicht überfüllt wird
- Sorgen Sie für regelmäßigen Stuhlgang
- Gelegentliche warme Sitzbäder

Behandlung
Noch immer wird von manchen Ärzten eine Prostatavergrößerung im Anfangsstadium mit männlichen Sexualhormonen (*Androgenen*) behandelt, obwohl dies erfolglos bleibt und zusätzlich das Risiko von Prostatakrebs erhöht.
Diese Behandlung ist abzulehnen.
Pflanzliche Medikamente, die Sitosterin enthalten, können die Prostata vorübergehend abschwellen lassen und damit die Beschwerden lindern.
Im zweiten und dritten Stadium muß die Innendrüse operativ entfernt werden. Die Wahl des Operationsverfahrens hängt vor allem von der Größe der Prostata ab.
In drei von vier Fällen wird die Geschwulst mit einer elektrischen Schlinge durch die Harnröhre abgetragen. Vorteile dieser Methode sind ein Krankenhausaufenthalt von nur fünf bis sieben Tagen, relativ geringe Schmerzen und rasche Genesung.
Bei großen Geschwülsten wird durch die Haut operiert. Das verlängert den Aufenthalt im Krankenhaus und die Schmerzen wegen der äußeren Wunde. Vereisung (*Kryotherapie*) bringt nur eine Erleichterung, meist jedoch keine Dauerheilung.

Operationsfolgen
Der nach jeder dieser Operationen notwendige Katheter führt häufig zu Harnweginfekten, die mit Antibiotika behandelt werden müssen.
Mit der Ausschälung der Vorsteherdrüse werden die Männer meist zeugungsunfähig, weil die Samenflüssigkeit nun nicht ausgespritzt, sondern in die Blase weiterbewegt wird und erst beim nächsten Wasserlassen nach außen gelangt.

Die Fähigkeit, das Glied zu versteifen, bleibt dagegen meist erhalten. Wenn Sie Sorgen haben, ob und wie Ihr Geschlechtsleben nach der Operation weiter möglich sein wird, sprechen Sie mit Ihrem Arzt darüber.

Prostatakrebs

➔ auch Krebs, Seite 539

Beschwerden
Meist treten im Frühstadium keine Beschwerden auf. Im fortgeschrittenen Stadium sind die Beschwerden ähnlich wie bei Prostatavergrößerung: häufiger Harndrang, dünner Harnstrahl, Nachträufeln, immer kleiner werdende Harnmenge. In schweren Fällen findet sich Blut im Harn oder in der Samenflüssigkeit. Kreuzschmerzen treten meist erst auf, wenn sich bereits Metastasen gebildet haben.

Ursachen
Die Ursachen sind unbekannt.

Erkrankungsrisiko
Prostatakrebs ist sehr häufig, gehört jedoch meistens zu den »schlafenden« Alters-Krebsarten. Er tritt meist erst nach dem 60. Lebensjahr auf und kann jahrelang unbemerkt und ohne weitere Folgen bleiben. Jeder zweite Mann im siebenten Lebensjahrzehnt »beherbergt« Prostatakrebs, dieser wird jedoch nur in wenigen Fällen bemerkt: wenn er die Kapsel durchbricht und - vor allem in den Knochen - Metastasen setzt.

Mögliche Folgen und Komplikationen
Schlafender Prostatakrebs kann jahrelang folgenlos bleiben. In der BRD sterben dennoch jährlich etwa 8000 Männer daran, in Österreich etwa 1100, zwei Drittel von ihnen nach dem 75. Lebensjahr. Bei jüngeren Männern ist Prostatakrebs sehr selten, wuchert dann jedoch sehr rasch bösartig.

Vorbeugung
Vorbeugung ist nicht möglich. Doch durch eine rektale oder Ultraschall-Untersuchung ist eine Früherkennung möglich. Dabei tastet der Arzt mit dem Finger oder der Ultraschallsonde durch die Mastdarmwand die Prostata ab.
Beide Untersuchungen sollten bei jedem Mann ab 45 zum jährlichen kostenlosen Vorsorgeprogramm gehören.

Wann zum Arzt?
Spätestens wenn Sie die oben beschriebenen Warnzeichen beobachten.

Selbsthilfe
Ist nicht möglich.

Behandlung
Rektale und Ultraschall-Untersuchung geben keine restlose Sicherheit, ob es sich um Krebs handelt. Die liefert nur eine mikroskopische Untersuchung von entnommenen Zellen.
Bei jungen Männern kann eine operative Entfernung der gesamten Prostata und der Samenblasen einen Prostatatumor heilen, der die Kapsel noch nicht überschritten hat. Die 10-Jahre-Überlebenschance liegt je nach Anteil der »aggressiven« Tumorzellen zwischen 65 und 75 Prozent.
Ist die Krebsgeschwulst groß und hat sie die Grenzen der Prostata bereits überschritten, ist die Bestrahlung die günstigste Behandlung:
- Hochvoltbestrahlung von außen oder
- Einpflanzen radioaktiver Stoffe (*Radionuklidimplantation*) in die Geschwulst

Hat der Krebs bereits Metastasen gesetzt, ist eine Hormonbehandlung notwendig. Sie entzieht dem Körper die Wirkung der männlichen Hormone komplett. Bei 80 von hundert Kranken kann das das weitere Tumorwachstum noch über Jahre aufhalten, ja sogar Krebs und Metastasen zurückbilden. Manchmal ist es sinnvoll, diese Therapie dadurch zu unterstützen, daß man das Hodengewebe und damit das hormonproduzierende Gewebe entfernt. Die Kastration durch Medikamente und/oder durch Operation hat allerdings zur Folge, daß das sexuelle Verlangen zurückgeht.
Hat die Hormontherapie versagt, ist eine Chemotherapie möglich. Bestrahlung bringt bei Knochenmetastasen sofort Schmerzfreiheit.

LUST UND LIEBE

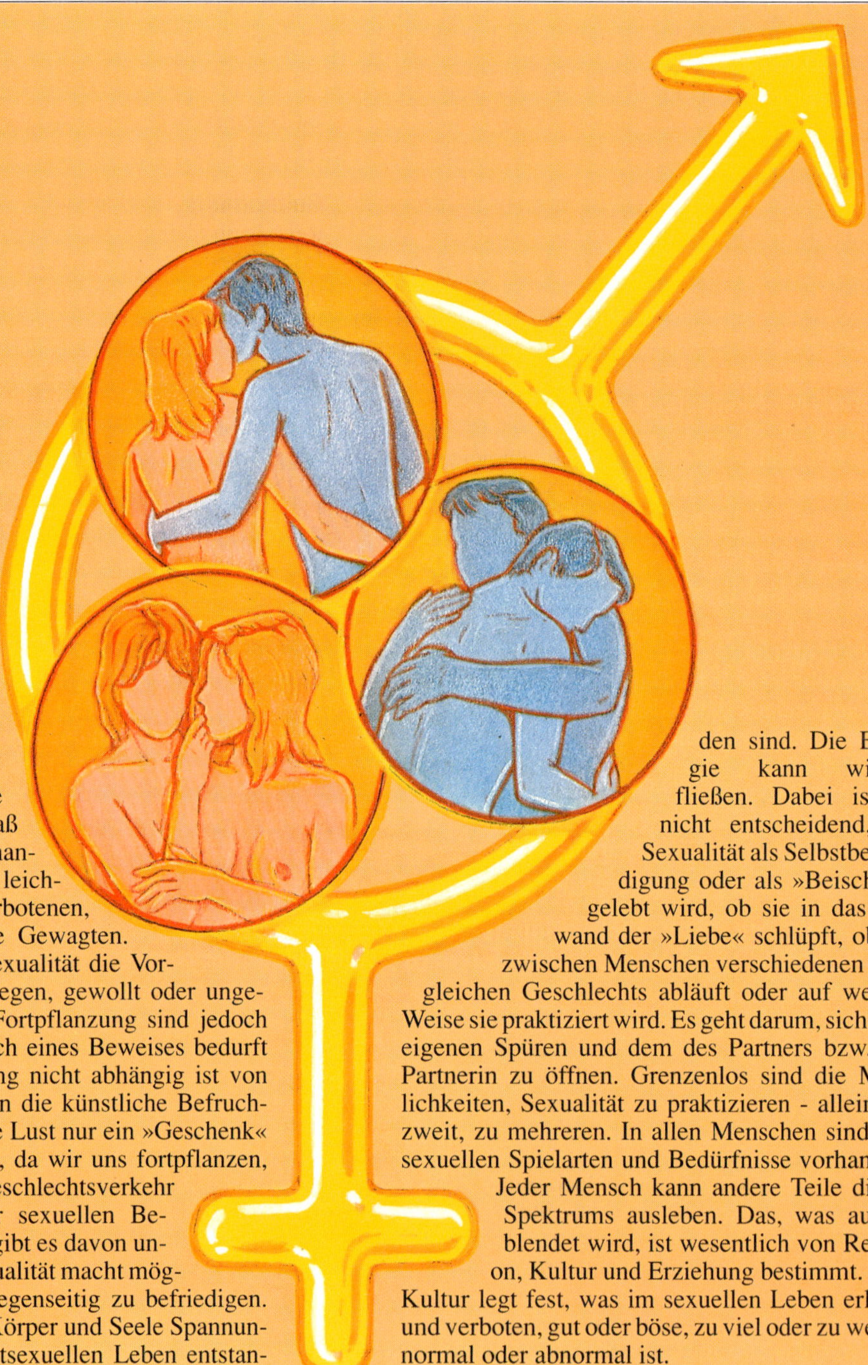

Sexualität – der Gedanke daran kann Erinnerung und Vorfreude wecken auf Lust, Spaß und Sinnlichkeit. Für manche Menschen ist es der leichte Schauer des Verbotenen, Phantasierten, aber nie Gewagten. Viele verbinden mit Sexualität die Vorstellung von Kinderkriegen, gewollt oder ungewollt. Sexualität und Fortpflanzung sind jedoch zweierlei. Wenn es noch eines Beweises bedurft hätte, daß Fortpflanzung nicht abhängig ist von Sexualität, dann hat ihn die künstliche Befruchtung erbracht. Wäre die Lust nur ein »Geschenk« in jenen Augenblicken, da wir uns fortpflanzen, gäbe es außer dem Geschlechtsverkehr keine Möglichkeit der sexuellen Befriedigung – und doch gibt es davon unzählige Spielarten. Sexualität macht möglich, uns allein oder gegenseitig zu befriedigen. Damit können sich in Körper und Seele Spannungen lösen, die im nichtsexuellen Leben entstanden sind. Die Energie kann wieder fließen. Dabei ist es nicht entscheidend, ob Sexualität als Selbstbefriedigung oder als »Beischlaf« gelebt wird, ob sie in das Gewand der »Liebe« schlüpft, ob sie zwischen Menschen verschiedenen oder gleichen Geschlechts abläuft oder auf welche Weise sie praktiziert wird. Es geht darum, sich dem eigenen Spüren und dem des Partners bzw. der Partnerin zu öffnen. Grenzenlos sind die Möglichkeiten, Sexualität zu praktizieren - allein, zu zweit, zu mehreren. In allen Menschen sind alle sexuellen Spielarten und Bedürfnisse vorhanden. Jeder Mensch kann andere Teile dieses Spektrums ausleben. Das, was ausgeblendet wird, ist wesentlich von Religion, Kultur und Erziehung bestimmt. Jede Kultur legt fest, was im sexuellen Leben erlaubt und verboten, gut oder böse, zu viel oder zu wenig, normal oder abnormal ist.

Verkehrsregeln

Diese Spielregeln sagen nichts über sexuelle Gesundheit oder Krankheit aus. »Gut« und »böse« sagen uns, was bestimmte Religionen und moralische Autoritäten vorschreiben. »Normal« und »abnormal« sind statistische Begriffe. Sie sagen, was die Mehrzahl der Menschen in einem Kulturkreis denkt oder tut. Wenn die Mehrzahl der amerikanischen Frauen bei Befragungen angibt, sie könne keinen Orgasmus erreichen, so ist dies »normal« - gleichgültig, wie sich die Frau dabei fühlt. Wenn im westlichen Kulturkreis die Mehrzahl der Männer und Frauen auch Mund und Zunge benützen, um einander zu erregen, so ist dies »normal«- einerlei, was die Kirchenväter davon halten. »Erlaubt« und »verboten« sagen uns, was der Gesetzgeber verordnet hat.

Sexualität wurde immer auch aus politischen und gesellschaftlichen Gründen reglementiert. Die Bewertung »richtig« und »falsch« schafft Gefühle von Schuld und Angst: Verunsicherte Menschen sind leicht zu gängeln und zu dirigieren. Besonders dann, wenn ihr Wohlverhalten damit belohnt wird, daß sie sich in der »Gemeinschaft der Normalen« beschützt fühlen.

Noch vor einem halben Jahrhundert wurden Homosexuelle für ihre Neigung zum gleichen Geschlecht in Konzentrationslagern ermordet. In der »Coming-Out«-Bewegung kämpfen heute Homosexuelle beiderlei Geschlechts um ihr Recht auf frei bestimmte Sexualität. Doch in unserer angeblich freizügigen Gesellschaft ist die Toleranz gegenüber denen, die anders als andere leben wollen, nach wie vor gering. In Dänemark oder Holland hat man hingegen die Partnerschaft zwischen Gleichgeschlechtlichen bereits der von Gegengeschlechtlichen weitgehend gleichgestellt.

Unterdrückte Sexualität kann jedoch der Gesundheit schaden. Die zunehmende Sexualangst und verbreitete Liebesunfähigkeit haben eine Ursache in dieser jahrhundertelangen Unterdrückung. Die Entfremdung vom eigenen Körper macht, daß viele Menschen ohne »Krücken« und Ersatz wie Pornografie, Strip und Peep-shows nicht auskommen. Die Entfremdung vom eigenen Gefühl und die verkümmerte Fähigkeit, zu Menschen Beziehungen aufzubauen, läßt andere in die Prostitution ausweichen. In einer Gesellschaft, in der man alles kaufen kann, blüht das Geschäft mit der »Ware« Sex.

Partnerwahl

Die persönlichen sexuellen Bedürfnisse werden als Muster in der frühen Kindheit durch das Zusammenleben mit anderen geprägt: der Geruch des Großvaters, das Kitzeln von Mutters Haar, die weiche Haut der Tante, die Augen des Nachbarkindes beim heimlichen Spiel. Diese Sinneseindrücke formen unsere sexuellen Bedürfnisse, graben sich ins Unbewußte ein - meist wissen wir nichts von unserer Sehnsucht nach ihnen. Sie werden dann wieder aufgerufen und in sexuelle Leidenschaft verwandelt, wenn uns im Erwachsenenalter ein Mensch begegnet, der diese Eigenschaften besitzt. Teilt dieser Mensch überdies unsere sexuellen Bedürfnisse, dann entsteht beglückende Sexualität.

Das sexuelle Verhältnis der Eltern zueinander bestimmt die Partnerwahl des Nachwuchses mit. Ist das Geschlechtsleben der Eltern befriedigend, so hat auch das Kind die Aussicht auf ein lustvolles Sexualleben. Ist es jedoch schlecht, so wird der heranwachsende Mensch große Kraft aufbringen müssen, um sich sexuell zu stabilisieren.

Die Beziehungen der Kinder zu den Eltern sind heute weitgehend abgeflacht. Sie werden mehr vom reibungslosen Funktionieren geprägt als von Intimität. Dadurch bekommen von der Unterhaltungsindustrie vorgezeigte Sex-Idole einen immensen Einfluß. Diese Scheinbilder sexueller Perfektion produzieren Wünsche, die die eigenen sexuellen Bedürfnisse überlagern. So bleibt das Gefühl, unglücklich zu sein, auch dann bestehen, wenn diese Wünsche erfüllt werden. Denn die ureigenen Bedürfnisse bleiben unbefriedigt. Möglicherweise hat das tiefe sexuelle Unbehagen unserer Tage darin seine Wurzeln.

Es ist nicht immer leicht, seine eigenen Bedürfnisse zu entdecken - manches bleibt im Unbewußten verborgen. Viele Menschen sind ihr ganzes Leben lang auf dem Weg, das Spektrum ihrer Neigungen zu erkunden.

Wer das Gefühl hat, immer an »den Falschen«, immer an einen »zu schüchternen, sexualfeindlichen« Partner zu geraten, hat seine Sexualität noch nicht ausreichend entwickelt, um frei wählen zu können. Menschen, die ihre Bedürfnisse kennen, können für ihre Befriedigung sorgen und warten nicht darauf, daß der Partner oder die Partnerin ihre geheimsten Wünsche errät.

Wer seine eigenen Bedürfnisse auslebt, wird eigene sexuelle Befriedigung auch aus der Befriedigung des Partners beziehen.

Drüber und drunter

Lustvolle Sexualität beschäftigt alle Sinne. Man kann sie hören, sehen, riechen, schmecken und fühlen. Nicht nur die Hände, auch Knie und Nase, Lippen und Zunge, Brust und Bauch können spüren. Was an Tönen aufsteigt, bleibt nicht hinter zusammengepreßten Lippen eingesperrt. Die Augen wollen bei Licht oder im Dunklen schauen. Geruch und Geschmack von Schweiß, Schleim, Spucke,

Sperma, Urin und der Analregion können auf- und anregen. Erlaubt ist alles, was gefällt und was im Einverständnis miteinander und in freier Entscheidung als Liebesspiel gewählt und erprobt wird.
Das Paar, das sich jahrzehntelang in der Mann-oben-Frau-unten-Stellung liebt, muß sich durch noch so viel »Aufklärung« über »neue Techniken« nicht davon abbringen lassen. Ebensowenig wie die umlernen müssen, die oben und unten oder vorne und hinten umkehren. Oder die, die das Spiel in der Gruppe bevorzugen. Das sinnliche Spiel hat erst da seine Grenze, wo die Phantasie erschöpft ist oder einer der beteiligten »Stop« sagt, weil es ihm nicht (mehr) guttut. Genuß ist nur dort möglich, wo sich sexuell gesunde Menschen frei für das entscheiden, was sie miteinander tun.
Die Lust auf die Lust muß nicht in der Routine des Alltags vergehen. Es liegt an Ihrer Initiative und Phantasie, das Feuer am Lodern zu halten und Ihr Repertoire zu erweitern. Sie können gemeinsam das unbegrenzte Land erotischer Spiele entdecken: Sinnliche Partnermassagen ausprobieren, verführerische Wäsche genießen, im Bad miteinander spielen, sich mit Duft und Musik in Stimmung bringen, eine erotisierende Mahlzeit arrangieren, erotische Bilder anschauen oder selbst fotografieren.
Sie können das Liebesspiel als Solo inszenieren, bei dem einer das Instrument, der andere der Spieler ist, oder als Duett, in dem sich beide Partner umeinander bemühen. Sie können auf Orgasmus »hinarbeiten« oder auf sanfte Hingabe. Erlaubt ist alles, was beiden gefällt.
Möglicherweise macht nun aber einem etwas Spaß, woran der bzw. die andere gar keinen Reiz findet. Handelt es sich dabei um ein tiefes Bedürfnis, das das Wohlbefinden ernsthaft beeinträchtigt, wenn es unerfüllt bleibt, dann heißt es, die Grenzen zu erweitern versuchen. Eine andere Möglichkeit ist, daß sich beide für die Bedürfnisse, die der andere nicht teilen kann, einen zusätzlichen Partner suchen. Oder man geht auseinander und versucht sein Glück von neuem.

Vorgespräche

Es gehört zum Respekt vor dem Partner, ihn bzw. sie über den geringsten Verdacht zu informieren, daß man eine sexuell übertragbare Krankheit hat. Auch die Frage, wer für den eventuellen Empfängnisschutz zuständig ist, muß vorher offen angesprochen werden.

Zum Weiterlesen
Alex Comfort: Joy of Sex / More Joy of Sex,
Freude am Sex / Noch mehr Freude am Sex, Berlin 1987

Mythen und Mären

Irgendwann begegnet jeder der »Aufklärung« über die erogenen Zonen. Wer seine Sexualität bewußt erlebt, wird sehr schnell feststellen, welch ein Unsinn das ist: Der ganze Körper kann bei jedem Menschen eine einzige erogene Zone sein - oder stumm bleiben, wenn etwas nicht stimmt. Es gilt, zu genießen und zu entdecken, was einen selbst und/oder den Partner stimuliert.
Der Leistungszwang treibt schon kleine Jungen zum Lieblingsspiel der Männer: Wer hat den längsten, dicksten, größten? und belastet viele Erwachsene mit der Vorstellung, der Norm nicht zu genügen. Doch Lust zu geben und zu genießen ist unabhängig vom Körperbau.
Ähnlich leiden Frauen darunter, daß sie vom gängigen Schönheitsideal abweichen: Der Busen ist zu klein oder zu groß, der Po zu schmal oder zu dick, die Scheide zu eng oder zu weit. Und auch für sie gilt: Anziehung und sexuelle Lust sind nicht vom Maßstab abhängig. Vielleicht erregt Ihren Partner tatsächlich gerade das, was Sie nicht haben. Aber dann ist ein anderer Partner eher angebracht als eine Schönheitsoperation. Sie hilft nachweislich kaum: In den meisten Fällen bleiben Narbenschmerzen oder kosmetische Probleme zurück. Und das Minderwertigkeitsgefühl »ich bin nicht schön genug« kann sie kaum beseitigen.
Vorurteil, Leistungszwang und Konkurrenzdenken führen dazu, daß aus dem Orgasmus ein »Orgas-Muß« wird. Männern wird zugeschrieben, daß sie Orgasmen nur in Abständen erleben können, Frauen, daß sie mehrmals hintereinander ohne Pause den Gipfel der Lust erreichen. Auch hier gibt es keine Norm, weder für »den Mann« noch für »die Frau«. Jedes Leben hat Phasen, in denen Sexualität stürmisch gelebt wird, und andere, in denen sie ruhiger läuft. Jeder Mensch ist frei, sie zu gestalten.

Seelische Störungen des Sexuallebens

Eine Reihe von Störungen des Sexuallebens haben nichts mit der Funktion der Geschlechtsorgane zu tun, sondern sind seelischen Ursprungs (➔ Männersachen, Seite 621 und Frauensachen, Seite 617):
- *Störungen des Verlangens*: Manche Menschen wollen mehrmals täglich Sex, andere fühlen sich mit einmal pro Woche überfordert, wieder andere verzichten ganz darauf. Das Verlangen nach Sexualität ist so individuell wie die Form der Hände und der Mimik. Ändert es sich einschneidend, so wirkt sich diese Störung auch auf das allgemeine Wohlbefinden aus
- *Störungen beim Geschlechtsverkehr*: Die Erregung ist groß, trotzdem verweigern die Geschlechtsorgane den

Dienst. Männer plagen sich mit Erektions- und Ejakulationsstörungen, Frauen mit einer trockenen Scheide oder Scheidenkrampf
- *Fehlender Orgasmus*: Obwohl die Geschlechtsorgane willig sind, bleibt der befreiende Höhepunkt aus
- *Schmerzen*: Schmerzen beim Verkehr können den Spaß daran vergällen
- *Funktionelle Störungen*: Die Organe im Sexualbereich melden sich mit Krankheitszeichen, obwohl sie sich bei einer Untersuchung als gesund erweisen
- *Psychosomatische Störungen* anderer Organe, wie z. B. Migräne, Asthma, Magengeschwüre, erhöhter Blutdruck, juckende Hauterkrankungen usw., können verbergen, daß ihr Ursprung in einem unbefriedigenden Sexualleben liegt. Sie bessern sich, wenn der Sex wieder lustvoll wird (➔ Befindlichkeitsstörungen, Seite 215)

Anders als die Norm

Früher hat man das von der Norm abweichende Sexualverhalten als »pervers« bezeichnet, verpönt und verfolgt. Heute weiß man, daß sich jede Kultur mit Verboten die ihr entsprechenden »Abweichungen« schafft. Je mehr Verbote, desto mehr Spielarten außerhalb dessen, was als »normal« anerkannt ist. Andersartigkeiten entwickeln sich bereits in der frühen Kindheit. In Kulturen, in denen Kinder nicht so früh abgestillt werden, wo es keine drastische Sauberkeitsdressur gibt, wo sexuelle Berührungsspiele nicht verboten sind, wo Prügelstrafe und andere Sadismen nicht üblich sind, wo sich Eltern nicht selbst über erotische Gefühle zu den Kindern täuschen, gibt es weit weniger »abweichendes« Verhalten als bei uns.
Heute gilt es als ärztlicher Kunstfehler, von der Norm abweichende Sexualpraktiken heilen zu wollen. Wer allerdings unter der Art leidet, wie er Sexualität lebt, wer selbst sein sexuelles Verhalten zu ändern wünscht, der sollte Hilfe finden. Wer seine Neigungen nur ausleben kann, indem er andere vergewaltigt, mißbraucht und ihnen Schaden zufügt, sollte Beratung suchen.
Beratung findet man am ehesten bei Sexualmedizinern mit psychosexueller Ausbildung, Sexualtherapeuten oder Sexualberatern. In der BRD gibt es einige erfahrene Fachkräfte, in Österreich ist eine Ausbildung zum Sexualmediziner nicht vorgesehen. Sexualtherapeuten werden offiziell noch nicht anerkannt.

FRAUENSACHEN

Probleme mit der Sexualität gehören zu den häufigsten psychosomatischen Störungen in der gynäkologischen Praxis. Beim Arzt berichten etwa 60 Prozent der Frauen über mangelnde Lust oder über das Ausbleiben des Orgasmus, rund zehn Prozent leiden unter Schmerzen beim Geschlechtsverkehr. Viele Lehrbücher trennen diese Bereiche in *Frigidität*, *Anorgasmie* und *Vaginismus*. Doch Vorsicht vor solchen Begriffen: Sie sind einerseits zu Schimpfwörtern geworden, andererseits beschreiben sie Krankheitsbilder, die keine Krankheiten im eigentlichen Sinn sind. Sie haben fast immer psychosoziale Ursachen, die Behandlung und Selbsthilfemöglichkeiten sind ähnlich. Nur die Beschwerdebilder unterscheiden sich.

Mangelnde Lust, Schmerzen beim Geschlechtsverkehr, Orgasmusschwierigkeiten

(Frigidität, Vaginismus, Anorgasmie)

Beschwerden

Das mangelnde oder fehlende Verlangen nach Sexualität kann sich in einer völligen Lustlosigkeit auf sexuelle Kontakte äußern. Sie haben einfach keinen »Appetit« auf Sexualität und leiden darunter. Bei manchen Frauen besteht dieses Gefühl seit der frühen Jugend, und sie haben noch niemals bewußt sexuelle Lust verspürt (*primäre Hemmung*). Manche jedoch haben bereits Phasen der Lust erlebt und missen diese Gefühle in der derzeitigen Lebenssituation (*sekundäre Hemmung*).
Bei Orgasmusschwierigkeiten leiden die Frauen meist nicht unter mangelnder Lust. Sie haben »Appetit« auf das Liebesspiel, doch sie vermissen den Höhepunkt, den Orgasmus. Auch dabei kann es sein, daß Sie noch niemals in Ihrem Leben zum Höhepunkt gekommen sind (*primäre Hemmung*), oder aber nur in der derzeitigen Lebenssituation keinen Orgasmus erleben können, obwohl Sie ihn bereits kennengelernt haben (*sekundäre Hemmung*).
Der physiologische Unterschied zwischen der Lust- und der Höhepunkthemmung wird meist am Ablauf eines Orgasmus beschrieben.

Erregungsphase
- Die Scheide wird feucht und vergrößert sich im hinteren Bereich, die Venuslippen und die Klitoris schwellen an

- Die Brüste werden etwas größer und berührungsempfindlich
- Die Gebärmutter wird größer und hebt sich hinauf in das Becken
- Die Atmung und der Herzschlag beschleunigen sich
- Die Muskeln spannen sich, vor allem im Genitalbereich

Plateauphase
- Die hinteren Teile der Scheide erweitern sich weiter, während sich das vordere Drittel verengt
- Der gesamte Genitalbereich schwillt weiter an, die Sinneswahrnehmungen beginnen sich auf diese Körperzone zu konzentrieren
- Die Gebärmutter bewegt sich ganz nach oben, die Atmung wird immer schneller, die Muskeln spannen sich weiter an
- Die Klitoris zieht sich unter ihre Vorhaut zurück

Orgasmusphase
- Der Orgasmus beginnt mit Muskelkontraktionen, die zwei bis vier Sekunden dauern, danach folgen meist weitere rhythmische Kontraktionen im vorderen Scheidendrittel
- Es entsteht meist ein Gefühl der Entspannung und Wärme, das den ganzen Körper durchflutet
- Je nach Lust sind weitere Orgasmen möglich. Hier unterscheiden sich Frauen ganz wesentlich von Männern, die meist eine längere Ruhepause benötigen

Rückbildungsphase
- Die Schwellungen gehen im Laufe einer halben Stunde zurück, die Muskeln entspannen sich
- Die Klitoris, Scheide und Gebärmutter kehren in ihre Ausgangslage und -stellung zurück

Bei mangelndem Verlangen erleben Sie die Erregungsphase kaum oder gar nicht. Es bleiben daher auch alle Veränderungen der folgenden Phasen aus (*Frigidität*).
Bei einer Orgasmushemmung hingegen können Sie sehr intensiv bis zur Plateauphase gelangen. Danach kommt es ohne eine Entladung der sexuellen Spannung zur Rückbildungsphase. Dies kann manchmal schmerzhaft sein und sich über lange Zeit hinziehen (*Anorgasmie*).
Wenn das Eindringen des Penis in die Scheide nur unter großen Schmerzen oder gar nicht möglich ist, wird meist von *Vaginismus* gesprochen. Dabei spannen sich die Scheidenmuskeln unwillkürlich sehr stark an, das vordere Scheidendrittel verkrampft sich. Das vegetative Nervensystem kann eine solche Reaktion hervorrufen, die vom eigenen Willen nicht steuerbar ist. Der Vaginismus ist eine funktionelle Störung. Sie kann als psychosomatische Reaktion auf tiefe innere - unbewußte - Konflikte verstanden werden. Sie kann seit der Kindheit oder Jugend bestehen (*primär*) oder erst aktuell (*sekundär*) aufgetreten sein. (➔ Befindlichkeitsstörungen, Seite 215).

Ursachen

Fast immer sind es psychosoziale Erfahrungen - zum Beispiel die Erziehung - oder bestimmte Lebenssituationen, die Ihnen den »Appetit verschlagen«, den Höhepunkt vermiesen oder Schmerzen verursachen.
Primäre Lust- oder Orgasmushemmungen haben immer mit frühkindlichen Erfahrungen zu tun, die mit inneren, meist unbewußten Konflikten verbunden sind. Es können aber auch schwerwiegende Kindheits- und Jugendereignisse die Ursache sein. Unnachgiebige Strenge und Kälte im Elternhaus, gewalttätige Übergriffe, Vergewaltigung, Alkohol, Trennungen, Heimaufenthalte, dauerhafte Ablehnung, Entwertung oder Kränkung zerstören die Erlebnisfähigkeit. Das Selbstvertrauen und das Vertrauen in andere Menschen kann kaum wachsen, das sexuelle Erleben wird dadurch gehemmt (➔ Befindlichkeitsstörungen, Seite 215, ➔ Leben mit Kindern, Seite 680).
Sekundäre Lust- oder Orgasmushemmungen, die erst in Ihrem späteren Leben auftreten, können vielfältige Ursachen haben, ebenso wie der Scheidenkrampf. Das Liebeserleben ist der empfindlichste Anzeiger für das Befinden eines Menschen. Die drei wichtigsten Fragen, die dabei beantwortet werden müssen, sind:
- *Körpergefühl*: Mögen Sie sich, egal ob Sie mollig oder dünn, mit großem oder kleinem Busen, langen oder kurzen Beinen ausgestattet sind? Wie fühlen Sie sich in Ihrem Körper, in Ihrer Haut?
- *Beziehung*: Wie verstehen Sie sich mit Ihrem Partner oder mit Ihrer Partnerin? Haben Sie Vertrauen in Ihr Gegenüber, teilen Sie miteinander »intime« Erfahrungen, Phantasien, Wünsche, Gespräche oder Spiele?
- *Umfeld*: Wie fühlen Sie sich in Ihrem familiären und beruflichen Umfeld? Sind Sie überarbeitet, überlastet, gestreßt, überfordert, erschöpft, unruhig, nervös, im allgemeinen Befinden beeinträchtigt?

Körpergefühl
Das körperliche Wohlbefinden von Frauen wird sehr stark vom herrschenden Schönheitsideal beeinflußt. Viele Frauen schämen sich ihrer Formen, die nie so perfekt sind, wie es das Ideal vorschreibt. Man ist versucht, Körperteile zu verstecken, Gerüche zu vermeiden, Haut- oder Körperpartien zu verdecken. Ein extremer Reinlichkeits-

und Sauberkeitswunsch kann hinzukommen. Die Freude an der Bewegung, an den unterschiedlichsten Sinneseindrücken und Empfindungen kann dabei verlorengehen. Die Lust auf die Entdeckung des eigenen Körpers ebenso. Entscheidend ist auch die Frage der Verhütung: Eine schlecht vertragene Pille oder Spirale, Angst vor Schwangerschaft oder vor den Komplikationen beeinträchtigen die sexuelle Lust empfindlich (➔ Empfängnisverhütung, Seite 633).

Beziehung

Konflikte mit dem Partner, zermürbender Streit, Mißachtung, Kälte, Kränkung, Lieblosigkeit, Mißtrauen oder Gewalt wirken sich direkt auf das sexuelle Erleben aus. Ebenso kann aber auch Gleichgültigkeit wirken. Frauen leben oft in Situationen der Abhängigkeit, die das Selbstwertgefühl, das Selbstbewußtsein und die Selbstachtung dauerhaft untergraben.
Beziehungsprobleme und mangelndes Vertrauen sind die häufigste Ursache sexueller Hemmungen und/oder körperlicher Beschwerden.

Umfeld

Überlastung, Überarbeitung, Erschöpfung und Dauermüdigkeit bringen die sexuelle Lust zum Erlahmen. Bei Frauen können soziale Konflikte verstärkend hinzukommen: Fehlende Anerkennung in der Familien- und Kinderarbeit sowie im Berufsleben beeinflussen das sexuelle Erleben.
Hemmend können sich auch scheinbar bedeutungslose Dinge auswirken: Beengte Wohnverhältnisse, in denen man das Schlafzimmer mit den Kindern teilt oder Tür an Tür mit den (Schwieger-)Eltern schläft. Licht und Lärm können ebenso stören, wie die Dauerberieselung durch Fernsehen und Video passiv machen kann.

Organische Ursachen

In den seltensten Fällen rufen organische Faktoren die sexuellen Probleme hervor. Der Frauenarzt kann bei den Routine-Kontrollen feststellen, ob Ihre Probleme zurückgeführt werden können auf:

- Veränderungen, Entzündungen, Tumore, Vernarbungen oder Mißbildungen an, in oder um die Geschlechtsorgane. Diese lokalen Faktoren können Schmerzen hervorrufen oder das Liebesspiel behindern
- Nervenerkrankungen, wie zum Beispiel traumatische Schäden, Entzündungen im Lumbosakralmark oder Hypothalamus. Diese neurologischen Faktoren können ebenfalls die sexuelle Lust beeinträchtigen
- Hormonelle Veränderungen können das Liebesspiel in den Wechseljahren und im Alter beeinflussen. Durch die Abnahme der Östrogenproduktion verlieren die Schleimhäute der Scheide etwas an Elastizität und werden trockener. Der Natur kann man mit Gleitmitteln nachhelfen (➔ Wechseljahre, Seite 588; ➔ Älter werden, Seite 705)
- Manche chronische oder lang andauernde Krankheiten können erheblich an der sexuellen Lust zehren

Risiko

Das »Hemmungsrisiko« ist für Frauen in unserer Gesellschaft außerordentlich hoch. Alle Untersuchungsergebnisse weisen darauf hin, daß Frauen mit dem Problem der mangelnden Lust oder Orgasmusschwierigkeiten mehr zu kämpfen haben als Männer. Beispielhaft steht dafür eine Untersuchung der Sexologischen Poliklinik Hamburg: 68 Prozent der ratsuchenden Patientinnen litten unter Befriedigungs- oder Funktionsstörungen (Männer: 58 Prozent). Zehn Prozent der Frauen berichteten von Partnerkonflikten ohne Funktionsstörung und vier Prozent litten am Bedürfnis- oder Libidoverlust (Männer: 3 Prozent bzw. 0 Prozent).

Mögliche Folgen und Komplikationen

Langjährig andauernder Lustmangel oder schmerzhafte Scheidenkrämpfe können zweifellos auf das gesamte körperliche, psychische und soziale Wohlbefinden wirken. Dauerhafte Beziehungen zu Männern oder Frauen werden damit erschwert oder unmöglich gemacht. Zwei Dinge sollten Sie jedoch stets auseinanderhalten, wenn Sie an Trennung oder Scheidung auf Grund sexueller Schwierigkeiten denken: Beziehungsprobleme sind meistens die Ursache sexueller Probleme und nicht die Folge. Vielleicht helfen Ihnen andere Menschen, diese beiden Bereiche zu unterscheiden (➔ Paar- und Familientherapie, Seite 824).

Vorbeugung

Um Sexualität lustvoll erleben zu können, braucht man viel Selbst- und Eigenliebe, erst dann ist die vertrauensvolle oder intime Zuwendung zu einem anderen Menschen möglich. Eine geglückte Beziehung braucht also gegensätzliche Elemente, die von beiden Partnern getragen werden müssen: Nähe und Abstand, Eigenleben und Verschmelzen, Angst und Geborgenheit, Liebe und Haß, Intimität und Fremdheit. Den meisten gelingt es erst dann, gleichgewichtig zueinander zu kommen.
Zur Selbst- und Eigenliebe gehören auch das Bekenntnis zum eigenen Körper, zu den eigenen Gefühlen und Phan-

tasien. Weibliche Phantasien können gewalttätig, obszön, kraft- und machtvoll sein. Sie müssen keineswegs in das Frauenbild von »zärtlich, sanft und leise« passen. Je mehr Sie sich in Ihrem Kopf von bestimmten Idealen, Normen, Regeln oder Verboten befreien, die Sie innerlich bedrücken, um so besser werden Sie sich selbst entdecken können. Zur Vorbeugung gehören also Aufklärung und Enttabuisierung. Enttabuisierung sollte allerdings nicht mit Wahllosigkeit und Quantität verwechselt werden. Nicht alles »Erlaubte« macht glücklich. Es können neue Zwänge hinzukommen, wie beispielsweise der Druck, einen Orgasmus haben zu müssen. Entscheidend sollte immer die Qualität Ihres Glücks- und Befriedigungsgefühls bleiben.

Wann zum Arzt?

Wenn Ihre sexuellen Probleme zur bedrückenden Belastung werden, im Gespräch mit dem Partner oder der Partnerin nicht zu lösen sind und Selbsthilfe ohne Erfolg bleibt, sollten Sie eine Beratungsstelle, eine Ärztin oder Arzt Ihres Vertrauens aufsuchen.

Selbsthilfe

- Entdecken Sie Ihren Körper, und tun Sie sich viel Gutes: Die Selbsthilfemaßnahmen aus dem Bereich der Befindlichkeitsstörungen können Sie dabei unterstützen (➔ Befindlichkeitsstörungen, Seite 215)
- Entdecken Sie Ihre Sinne: Die Haut ist unser größtes und gleichzeitig eines der wichtigsten Sinnesorgane. Sie spannt sich von den Zehen bis zur Kopfhaut und kann von Quadratzentimeter zu Quadratzentimeter sinnlich, erregend, beruhigend oder aufreizend wirken. Hinzu kommen Gerüche, die Sie vielleicht als erotisierend empfinden, Geschmacksnuancen, die Sie lieben, Laute oder Worte, die Sie erregen
- Entdecken Sie Ihre Geschlechtsorgane: Die Klitoris ist eines der wichtigsten Lustzentren der Frau. Die Brüste, Venuslippen, die Scheidenöffnung oder der After können - individuell verschieden - ebenfalls empfindlich auf Stimulierungen reagieren. Für viele Frauen ist die Selbstbefriedigung eine der wichtigsten Quellen sexueller Lust. Sie kann auch in das Liebesspiel mit dem Partner oder der Partnerin integriert werden
- Entdecken Sie Ihre Phantasien: Viele Frauen schämen sich ihrer Gedanken und verdrängen oder verleugnen ihre Vorstellungen. Häufig ist damit die Angst verbunden, daß »zügellose« Phantasien als zügellose Wünsche nach realer Ausführung mißverstanden werden könnten. Doch das eine muß mit dem anderen nichts zu tun haben
- Entdecken Sie Ihre Gefühle: Vielleicht fühlen Sie sich zu Frauen mehr hingezogen als zu Männern und wagen es nicht, diesem Wunsch nachzugeben. In Frauenselbsthilfe- oder Beratungszentren finden Sie Unterstützung, in Frauen-Lokalen Gleichgesinnte
- Entdecken Sie Ihre Beziehung: Es ist ein uraltes Märchen, daß in einer langjährigen Beziehung die Sexualität dem Alter zum Opfer fallen muß. Im Gegenteil: Bei vielen Paaren wächst die Qualität des sexuellen Zusammenseins mit der Dauer der Partnerschaft. Hemmend wirken Langeweile, Gleichgültigkeit und Kälte: Dinge, die unabhängig von der Dauer einer Beziehung auftreten können
- Entdecken Sie das Gespräch: Vielleicht bevorzugen Sie bestimmte Spiele, Zärtlichkeiten, Körperpartien oder Stellungen, von denen Ihr Partner oder Ihre Partnerin nichts weiß. Sprechen Sie über Ihre Wünsche und Bedürfnisse. Vor allem bei Scheidenkrämpfen kann die Entdeckung neuer Formen der Sexualität entspannen
- Entdecken Sie Ihre Phasen: Es gibt Zeiten, in denen Sie sexuell außerordentlich aktiv sind, oder aber Wochen, in denen der Kopf, das Gefühl und damit die Phantasie von anderen Dingen - zum Beispiel von einem neugeborenen Kind - gefangengenommen wird. Vielleicht befinden Sie sich in einer solchen Phase. Sprechen Sie mit Ihrem Partner oder mit Ihrer Partnerin darüber

Behandlung

Sexuelle Probleme sind in den seltensten Fällen auf organische Ursachen zurückzuführen. Medikamente - wie beispielsweise Beruhigungsmittel oder Hormone - kratzen nicht an den Ursachen, sondern verschleiern meistens den eigentlichen Ursprung der Beschwerden.
In Frauenberatungs- und Familienberatungsstellen finden Sie professionelle Unterstützung. Bei primären sexuellen Beschwerden, die Sie seit Ihrer Jugend mit sich herumtragen, ist eine tiefergehende Psychotherapie auf jeden Fall sinnvoll (➔ Konfliktzentrierte Verfahren, Seite 826).
Bei sekundären Hemmungen kann eine Paartherapie wirkungsvolle Hilfen anbieten (➔ Konfliktzentrierte und übende Verfahren, Seite 826).

MÄNNERSACHEN

Der Penis hat mehr symbolische Bedeutung als irgendein anderes menschliches Organ: Zeichen der Macht, Bild der Stärke, herrliches Spielzeug, faszinierend wegen seines »Eigenwillens«. Liebende stellen gelegentlich fest, daß sie ihn wie »einen Dritten im Bunde« behandeln. Die männliche Identität, das Gefühl der persönlichen Energie - »Potenz« im übertragenen Sinn - sind mit dem Penis eng verbunden. Das Wort vom »Schlappschwanz« drückt es aus: Wenn »er« nicht funktioniert, sind die Folgen für den Mann verheerend. Das und die Leistungsideologie unserer Kultur erklärt die unsinnige Sorge des Mannes, ob »er« auch groß genug ist, größer als die der anderen. Unsinnig, weil »Manneskraft« eben nicht in Penislänge gemessen werden kann. Unsinnig, weil der Orgasmus einer Frau nicht davon abhängt, wie weit der Penis eindringt. Was viele Männer nicht wissen: Kein Penis ist zu groß, keiner zu klein für gemeinsames Vergnügen. Unter dem Leistungsdruck kommt ihnen auch nicht die Idee, daß es neben dem Koitus unzählige andere Spiel-Arten sexueller Be-Lust-igung gibt.

Wie der Koitus im Detail abläuft, hängt nicht nur vom Funktionieren der »Werkzeuge« ab, sondern auch von seelischen und kulturellen Faktoren: von der erwartungsvollen sinnlichen Motivation, vom Grad des Verlangens, von der wirkungsvollen Gefäßdurchblutung und vom Orgasmus. Nach dem Entladen löst sich die Spannung, indem die Muskeln erschlaffen und sich das Gefühl von Wohlbefinden ausbreitet. Meist ist dem Mann danach für eine unterschiedlich lange Zeit eine weitere Erektion und ein erneuter Orgasmus nicht möglich. Im Gegensatz dazu kann eine Frau auf weitere Stimulation meist sofort wieder reagieren. Es ist ein Irrtum zu glauben, daß diese Unterschiede den Sex beeinträchtigen müssen: Aus dieser Spannung können sich neue Impulse für gemeinsame Spiele ergeben. Auch dann, wenn er »schlapp« macht.

Der ganze sexuelle Zyklus aus Reflexen wird durch ein sorgfältig ausbalanciertes Zusammenspiel der beiden unwillkürlichen Nervensysteme gesteuert. Alle diese Reflexe können in den einzelnen Phasen durch Einflüsse aus der Gedanken- und Gefühlswelt, durch Einwirkungen des Hormon- und Nervensystems oder durch Medikamente und Krankheiten gehemmt und gestört werden. Auch die kulturelle Überlieferung, Sexualmythen und vor allem soziale Faktoren wie das gesellschaftlich geltende Verhältnis zwischen Männern und Frauen können störenden Einfluß auf die »Potenz« haben (➔ Lust und Liebe, Seite 614).

Sex im mittleren und späteren Lebensalter

Die sexuelle Leistungskraft ist bei Männern um das 20. Lebensjahr am höchsten: Sie erreichen schnell eine Erektion und den Samenerguß. Und schon nach einigen Minuten sind sie wieder zu einer Erektion fähig. Die sexuelle Potenz läßt im fünften Lebensjahrzehnt deutlich nach. Es kann dann manchmal länger dauern, bis man die volle Erektion erreicht, und es braucht oft ein längeres Vorspiel und stärkere Stimulation. Der Samenerguß ist meist nicht mehr so stark und kann sich verzögern.

All das muß kein Nachteil sein. Viele Frauen haben Spaß an einem genußvollen Spiel, wünschen sich mehr sanfte Zärtlichkeit, als sie bei einem »zielstrebigen« Partner bekommen. Und sie haben meistens viel Freude an oraler oder manueller Befriedigung. Auch wenn Ihr Penis nicht mehr ganz so steif wird wie gewohnt, hindert das nicht die Lust. Sorgen Sie sich nicht, wenn Sie etwa um das 60. Lebensjahr nur noch einen Orgasmus während des gemeinsamen Spiels haben oder eine lange Pause bis zum nächsten brauchen. Phantasie kann das Zusammensein für beide oft lustvoller und befriedigender gestalten als hervorragende Potenz. Ein erfülltes Sexualleben ist auch in späteren Jahren möglich und auch dann, wenn Sie phasenweise kein Bedürfnis nach Sex haben.

Die Krise in der Lebensmitte

In der Lebensmitte häufen sich oft berufliche Leistungszwänge, Probleme mit der Partnerin, mit den Kindern. Dazu kommt das Gefühl, von der Jugend Abschied nehmen zu müssen. Manchmal stellen sich in dieser Zeit chronische Krankheiten ein. Obwohl Sex Lebensfreude spendet und entspannt, für körperliche Gesundheit und seelische Ausgeglichenheit sorgt, wird er dann oft schwierig oder verdrängt. Sprechen Sie darüber offen mit Ihrer Partnerin, und wenden Sie sich mit Ihren Problemen an den Hausarzt, einen Arzt Ihres Vertrauens oder den Sexualtherapeuten. Diese Phase ist nicht Ende, sondern Wendezeit.

Mangelnde Lust (Libidostörung), Impotenz, Erektions- und Ejakulationsstörung

Beschwerden

Mangelndes Verlangen: Man könnte, aber es fehlt dauerhaft jegliches Interesse an sexuellen Aktivitäten, selbst in erotisch anregenden Situationen. Die sexuelle Aktivität sinkt. Trotz Lustlosigkeit muß es nicht unbedingt »technische« Probleme beim Geschlechtsverkehr geben.

Impotenz: Mit dem Wort Impotenz beschreibt man allgemein die Unfähigkeit des Mannes, Geschlechtsverkehr auszuüben: Entweder, weil er keine Erektion erreicht oder weil ihn funktionelle Störungen hindern, den Geschlechtsverkehr so zu vollziehen, wie er oder die Partnerin es erwarten. Das hat nichts mit Zeugungsunfähigkeit zu tun (➔ Unfruchtbarkeit, Seite 642).

Erektionsstörung: Man will, aber kann nicht wie gewünscht. Das Glied wird nicht so steif, daß man den Geschlechtsakt ausführen kann.
Bei einer Dauererektion (*Priapismus*) bleibt das Glied dauerhaft steif. Starke Schmerzen sind die Folge. Schmerzhaft kann der Verkehr werden, wenn das Glied ungewöhnlich verkrümmt oder die Vorhaut verengt ist.

Ejakulationsstörung: Eigentlich gibt es kein »zu früh« oder »zu spät«. Allerdings können die eigenen sexuellen Gewohnheiten und die Wünsche der Partnerin auseinanderklaffen.
Die meisten Männer (müssen) lernen, ihren Orgasmus zu verzögern, da der Drang zum Samenerguß schon bald nach dem Einführen des Glieds kommt und für die meisten Frauen eine so kurze Zeit der Vereinigung nicht befriedigend ist. Die Beschwerde besteht also darin, daß entweder der Mann oder seine Partnerin nicht ausreichend Zeit haben, ihre Lust zu genießen.
Als Krankheit gilt, wenn es schon vor dem Einführen des Gliedes in die Scheide zum Samenerguß kommt, ohne daß dieses vorher mechanisch gereizt worden ist.

Ursachen

Einige Gründe für Probleme mit der Sexualität sind den drei Beschwerdegruppen gemeinsam.

Alter: Daß das sexuelle Verlangen mit zunehmendem Alter allmählich zurückgeht, ist natürlich. Die Freude am Sex können Sie sich aber bis ins hohe Alter erhalten.

Beziehung: Probleme im Zusammenleben mit der Partnerin - auch unbewußte - können sich in dem hochsensiblen Bereich der Sexualität ausdrücken. Ein Hinweis auf die Beteiligung der Psyche kann sein, daß die Probleme nur beim Zusammensein mit (bestimmten) Sexualpartnerinnen auftreten, bei Selbstbefriedigung aber nicht.
Häufiger als die meisten Menschen annehmen, wählt man den falschen Sexualpartner. Was »Mann« sich nicht zu sagen traute, drückt das Glied aus: »Nein«. Daß man nicht zusammenpaßt, zeigt sich mitunter darin, daß man sich buchstäblich »nicht riechen« kann, also den Intimgeruch der Sexualpartnerin nicht erträgt. Oder man bleibt von Sexualpraktiken des anderen unberührt oder fühlt sich gar davon abgestoßen.
Dieses kann sich auch erst im Laufe des Zusammenlebens zeigen, wenn abnehmendes Verlangen und Langeweile unüberbrückbar werden.
Konflikte mit der Partnerin, Streit, Mißachtung, Mißtrauen und vieles andere mehr kann sich im Bereich der Sexualität ausdrücken. Ebenso kann auch Gleichgültigkeit wirken. Es gibt auch unbewußte Ängste vor Frauen allgemein oder vor einer bestimmten Frau, vor ungewollter Vaterschaft oder vor Versagen.
Wenn Sie sich von Frauen nicht angezogen fühlen oder während des Beischlafs Phantasien über Männer haben, kann es sein, daß Sie homosexuelle Neigungen verspüren. Viele Männer haben solche Phantasien, ohne sie auch leben zu wollen. Manche Männer erkennen die Orientierung auf das eigene Geschlecht schon in der Jugend, manche werden sich dieser Anziehung erst später bewußt oder verdrängen dieses von ihnen als belastend empfundene Interesse.
Mindestens fünf Prozent der Männer sind homosexuell veranlagt, jeder sechste Mann (15 Prozent) ist bisexuell interessiert.
Langjährige Anwendung des Coitus interruptus (Abbrechen des Koitus beim Herannahen der Ejakulation) zur Empfängnisverhütung kann dauerhafte Probleme bedingen.

Befinden: Überarbeitung, Erschöpfung, Streß, Unruhe, Nervosität, Depressionen können Lust und Fähigkeit zu befriedigender Sexualität beeinträchtigen. Auch beengte Wohnverhältnisse und Reizüberflutung durch Fernsehen oder Lärm kann die Lust vergällen.

Organische Ursachen: Langdauernde, belastende Krankheiten, wie z. B. Zuckerkrankheit, Leberschäden, Unterfunktion der Schilddrüse, Asthma, Bluthochdruck. Gefäßerkrankungen (durch Arteriosklerose, venöse Störungen), stehen an erster Stelle der organischen Ursachen einer Potenzstörung.
Selbstverständlich kann jede organische Störung mit der Zeit auch zu psychischen Problemen führen und damit einen Teufelskreis aus Angst und Versagen anregen, der schwer aufzubrechen ist.
Selten ist Hormonmangel die Ursache von sexuellen Problemen.

Sonstige Ursachen: Medikamente, übermäßiger Alkoholkonsum, Übergewicht, Nikotinmißbrauch.

Medikamente, die als Nebenwirkung Potenzstörungen auslösen können

Die »Hauptschuldigen« sind Mittel gegen Bluthochdruck.

Mittel, die Methyldopa enthalten:

Aldometil (BRD/Ö)	Presinol (BRD,Ö)
Methyldopa Stada (BRD)	Sembrina (BRD)

Mittel, die Chlortalidon enthalten:

Combipresan (BRD/Ö)	Hygroton (BRD/Ö)
Darebon (BRD/Ö)	Trasitensin (BRD/Ö)
Hydro-long Tablinen (BRD)	Trepress (BRD/Ö)

Mittel, die Reserpin enthalten:

Adelphan-Esidrex (Ö)	Durotan (BRD)
Adelphan-Esidrix (BRD)	Elfanex (BRD/Ö)
Bendigon (BRD/Ö)	Modenol (BRD/Ö)
Brinerdin (Ö)	Resaltex (BRD/Ö)
Briserin (BRD)	Suprenoat (Ö)
Caprinol (BRD)	Terbolan (Ö)
Darebon (BRD/Ö)	Tri-Thiazid Reserpin Stada
Drenusil-R (BRD)	(BRD)

Sogenannte Betablocker
(➔ Hoher Blutdruck, Seite 383)

Mittel gegen Depressionen und gegen Psychosen:

Anafranil (BRD/Ö)	Tofranil (BRD/Ö)
Limbatril (BRD)	Buronil (Ö)
Limbitrol (Ö)	Haldol (BRD/Ö)
Saroten (BRD/Ö)	Melleril (BRD/Ö)

Mittel gegen Magengeschwüre, sogenannte H_2-Blocker:

Cimetag (Ö)	Tagamet (BRD/Ö)
Neutromed (Ö)	

Ferner:
Aufputschmittel (Amphetamine). Weibliche Hormone (zur Behandlung von Prostatakrebs) und andere Krebsmittel.

Mangelndes Verlangen: Ein lebenslang weitgehend gehemmtes Liebesleben beruht meist auf belastenden sexuellen Erlebnissen in Kindheit oder Jugend oder in einer Erziehung, die sexuelle Phantasie und Lust massiv unterdrückt hat (➔ Lust und Liebe, Seite 614).
Es kommt nur selten vor, daß das sexuelle Verlangen fehlt, weil die Keimdrüsen von Geburt an unterentwickelt sind oder weil die Hoden nicht genügend männliches Sexualhormon Testosteron bilden können. Diese Krankheiten fallen meist schon im Jugendalter auf: Die Hoden schrumpfen, Schamhaare fallen aus, manchmal schwellen die Brüste an.

Impotenz: Bei der überwiegenden Zahl von Männern beruhen anhaltende Potenzstörungen nicht auf seelischen Ursachen, wie weithin angenommen wurde. Laut einer großen, in den USA durchgeführten Studie ist Impotenz häufig die Nebenwirkung von Medikamenten.

Gelegentliche Erektionsstörungen: Sie sind normal und kommen im Leben jedes Mannes vor.

Anhaltende Erektionsstörungen: Zwei Dritteln der anhaltenden und partnerunabhängigen Erektionsstörungen liegen körperliche Ursachen zugrunde. Zu den allgemeinen organischen Ursachen können folgende spezielle hinzukommen:
- Erworbene oder angeborene Durchblutungsstörungen der Becken- und Penisarterien
- Erschlaffung der Schwellkörpermembran, Alterungsprozesse oder Schädigung des Schwellkörpergewebes
- Angeborene Kurzschlüsse zwischen den Penisgefäßen
- Störungen des Zentralnervensystems, wie z. B. Lähmungen, Multiple Sklerose (➔ Seite 264), Gürtelrose (➔ Seite 338), Tumore. Ist die Nervenleitung zwischen dem Erektionszentrum im Rückenmark und den Geschlechtsorganen gestört, wie zum Beispiel nach Dickdarm- oder Lymphknotenoperationen im kleinen Becken, so kann die Erektionsfähigkeit beeinträchtigt sein
- Angeborene oder erworbene Penisverkrümmungen, hochgradige Vorhautverengung

Ejakulationsstörung: Sexuell unerfahrenen Männern kann es schwerfallen, nicht vorzeitig zum Samenerguß zu kommen. Manche Männer lernen erst allmählich, den Samenerguß zu kontrollieren und den unterschiedlichen Erregungsphasen und Wünschen der Partnerin anzupassen. Vielerlei Ängste können den Samenerguß beschleunigen. Spannungen in der Partnerschaft können die Angst wachsen lassen, seine Partnerin nicht befriedigen zu können - und den frühzeitigen Samenerguß zur Regel machen.

Risiko

Anhaltende Erektionsstörungen: Bis zu einem Drittel der anhaltenden und partnerunabhängigen Erektionsstörungen sind rein psychisch bedingt. Bei dem Rest liegen dem Problem körperliche Ursachen zugrunde.

Mögliche Folgen und Komplikationen

Versagen. Das steigert die Versagensangst und beschwört wiederum Versagen herauf. Ein Teufelskreis entsteht.

Gefühle des Versagens und der Enttäuschung können eine bestehende Partnerschaft gefährden. Aus Angst vor Versagen beginnt mancher, die Annäherung an Menschen zu meiden. Die späte Folge könnte dann ein Leben in Einsamkeit sein. Nicht gelebte Sexualität kann auch die Gesundheit beeinträchtigen.

Vorbeugung

Für Eltern
Eine offene Sexualerziehung kann viele dieser Probleme vermeiden helfen. Vor sexuellem Mißbrauch können Sie Ihrem Kind einen gewissen Schutz vermitteln, indem Sie mit ihm darüber sprechen, was sexuelle Übergriffe sein können. Zögern Sie selbst und gerade dann nicht, sich für das Kind einzusetzen, wenn es von Annäherungen oder Übergriffen durch Verwandte oder Bekannte berichtet.

Für Betroffene
Vermeiden Sie zuviel Alkohol, Nikotin und Übergewicht, Streß, Überarbeitung und zu wenig Schlaf.
Achten Sie bei der Wahl Ihrer Sexualpartner und im Zusammenleben auf Ihre »innere Stimme«. Seien Sie gewärtig, daß sich an Eigenheiten und Situationen, die schon zu Beginn der Partnerschaft bei Ihnen Gefühle von Abwehr auslösen, nichts ändern kann und wird.
Verzichten Sie - wenn es irgend möglich ist - wenigstens vorübergehend auf empfängnisverhütende Maßnahmen, die die Lust hemmen können. Mögliche Alternativen ➔ Empfängnisverhütung, Seite 633.
Ein offenes Gespräch mit der Partnerin über Ihre Krise mindert den seelischen Druck.

Sexualtherapeutische Beratung

Der Hinweis auf sexualtherapeutische Beratung bedeutet nicht unbedingt, daß Sie einen Spezialisten aufsuchen müssen. Oft ist der Hausarzt der Therapeut, der Sie genau kennt, über Ihre Lebensgewohnheiten Bescheid weiß und über die Menschen, mit denen Sie zusammenleben. Er kann oft abschätzen, ob Krankheiten, Gewohnheiten, Medikamente die Ursachen der Probleme sind, und kann Sie dorthin verweisen, wo dies geklärt werden kann. Weil männliche Probleme lange tabu waren, gibt es erst wenige Abteilungen für Sexualmedizin oder Andrologie. Bevorzugen Sie eine Einrichtung, in der zugleich mit dem Arzt auch ein Psychologe tätig ist. In manchen Fällen wird Ihr Hausarzt auch zu einer Psychotherapie raten (➔ Beratung und Psychotherapie, Seite 822). Sprechen Sie Ihre Entscheidung in jedem Fall vorher mit Ihrer Partnerin ab.

Wann zum Arzt?

Wenn Sie unter dem Nicht-Wollen, Nicht-Können oder Nicht-wie-gewünscht-Können leiden.

Selbsthilfe

Mit einer einfühlsamen Partnerin müssen Schwierigkeiten mit der Sexualität nicht notwendigerweise ein behandlungsbedürftiges Problem sein. Allerdings können Sie von ihr auch nicht unbedingt erwarten, daß sie Sie »kuriert«.
Spottet sie jedoch über den »Schlappschwanz«, nehmen Sie sich das nicht zu Herzen, sondern zum Anlaß, die Beziehung zu überdenken.
Befinden Sie sich bereits in dem Teufelskreis aus Leistungsdruck und Versagensangst, leidet möglicherweise auch Ihre Partnerin schon an dem Gefühl der Enttäuschung oder sogar der Zurückweisung. Dann ist es am besten, Sie verzichten einstweilen darauf, »richtig« zusammen zu schlafen.
In dieser Zeit können Sie das ausprobieren, was vielen Frauen sehr gefällt:
Das sanfte, zärtliche, sinnliche Spiel mit dem ganzen Körper, »Handarbeit« oder »Zungenfertigkeit«. Vielleicht entdecken Sie dabei neue Formen des Zusammenseins und erfahren, daß sich Ihre Partnerin anderes von Ihnen wünscht, als Sie bisher dachten.

- Offenbaren Sie sich im offenen Gespräch mit Ihrer Partnerin gegenseitig Ihre sexuellen Wünsche und Abneigungen: Wer welche Praktiken besonders erregend findet und welche eher abstoßend. Mißverständnisse und »Grenzüberschreitungen« können Sie so vermeiden
- Schaffen Sie sich allein oder gemeinsam erotisierende Situationen. »Inszenieren« Sie neue Situationen, versuchen Sie neue Positionen. Entdeckungsreisen mit Zärtlichkeit und Phantasie vertreiben die Langeweile der Routine
- Geben Sie Ihren Sinnen neue Nahrung. In der industrialisierten Welt stumpfen sie leicht ab. Gönnen Sie sich neue Eindrücke, Farben, Düfte. Entdecken Sie, wie sich natürliche Materialien anfühlen, wie Licht und Wärme die Haut streicheln, wie Ihr Lebensgefühl wächst, wenn Sie mit nackten Füßen auf gewachsenem Boden gehen. Probieren Sie ein neues, lustvolles Körpergefühl aus bei einer Tätigkeit, die Sie noch nicht kennen, zum Beispiel beim Tanzen, Bergwandern, Bewegungssport, Meditation
- Distanz voneinander für eine gemeinsam abgemachte Zeitspanne kann neues Interesse wecken oder klären, ob Sie die Beziehung besser lösen sollten

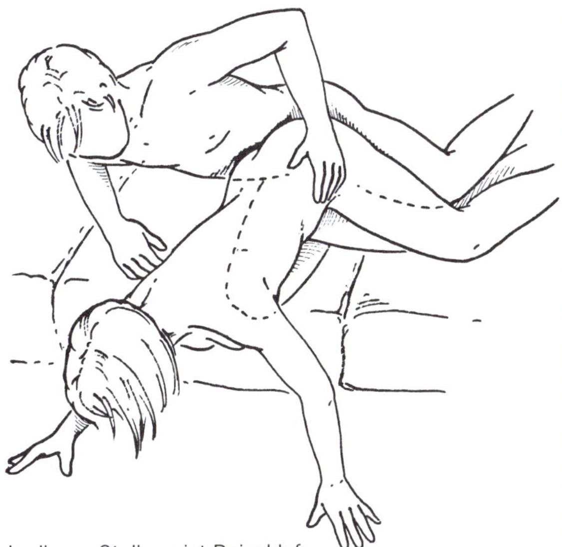

In dieser Stellung ist Beischlaf auch bei geringer Erektion möglich

Es gibt Positionen, bei denen »weiches Eindringen« auch mit geringer Erektion möglich ist, zum Beispiel wenn die Frau in der Seitenlage den oben liegenden Schenkel ein wenig hochzieht und das Hinterteil vorstreckt (➔ Abbildung). Wenn Sie homosexuelles Interesse spüren und Schwierigkeiten damit haben, nehmen Sie Kontakt zu einer Selbsterfahrungsgruppe für Männer oder einer Homosexuellen-Initiative auf. Im offenen Gespräch in der Gruppe können Sie vielleicht klären, welche Wünsche Sie leben können und wollen.

Bei Ejakulationsstörungen:

- Je öfter man hintereinander Geschlechtsverkehr hat, desto länger braucht der Mann, bis er zum Orgasmus kommt. Nach einem vorzeitigen Samenerguß kann also ein neuerlicher Versuch erfolgreich sein
- Dehnen Sie die Zeit des Spielens aus. Damit erweitern Sie die Möglichkeiten des Lustempfindens bei beiden. Eine aufsteigende Ejakulation können Sie oder Ihre Partnerin mit festem Druck auf den Penisschaft unterhalb der Eichel hinauszögern
- Auch ein Stellungswechsel während des Geschlechtsverkehrs verzögert den Samenerguß. In der Reitstellung kann die Frau durch entsprechende Bewegung ihren Kitzler besonders stark erregen
- Sie können »Zeit gewinnen«, indem Sie sich gedanklich ablenken

»Lustmacher«

Die Volksmedizin kennt etliche Nahrungsmittel, die Lust auf Liebe machen sollen. Meist beruht ihre Wirkung auf dem magischen Glauben, daß Gleiches Gleichem hilft. So soll zum Beispiel die Spargelstange dem Mann »Standfestigkeit« verleihen oder die Puffbohne, die die Form von Hoden hat, Manneskraft geben. Zu den »natürlichen« Anregungsmitteln sollen gehören: süße Mandeln, Haselnüsse, Honig, Zwiebeln, Knoblauch, Hafer, Sellerie, Brennesselsamen. Wer dran glaubt, mag's genießen. Ärzte empfehlen eiweißreiche Kost.
Zweifelhaft und zum Teil gefährlich ist die Wirkung der verschiedenen Aphrodisiaka, die seit Jahrhunderten die Geldtaschen von Geschäftemachern füllen (➔ Seite 626).

Behandlung

Organische Ursachen müssen geklärt und gezielt behandelt werden. Wenn Sie Medikamente aus den auf Seite 623 genannten Gruppen einnehmen müssen, sprechen Sie mit Ihrem Arzt darüber. Hören Sie aber nicht eigenmächtig auf, die Medizin einzunehmen.
Obwohl Hormonmangel nur selten die Ursache von Problemen mit der Sexualität ist, verordnen Ärzte oft männliche Hormone (Testosteron). Das ist nur dann sinnvoll und hilfreich, wenn tatsächlich ein Hormonmangel besteht. Bei einer Testosteron-Behandlung muß ein Urologe wegen möglicher Nebenwirkungen auf die Prostata (Krebsgefahr) dieses Organ regelmäßig kontrollieren.

Behandlung psychisch bedingter Libidostörungen

Vermuten Sie oder der Ihnen vertraute Arzt Störungen im seelischen Bereich, kann die Beratung mit einem professionellen Helfer sinnvoll sein. Sie sollten diesen Weg nicht scheuen. Sie haben keinen Grund, sich dafür zu schämen. Im Gegenteil: Wer sich entschließt, den »Seelenmüll« zu entrümpeln, und sich der mühsamen Aufgabe stellt, den Wurzeln des Problems nachzuspüren, beweist viel Mut. Es ist jedoch wichtig, sich an einen in sexualtherapeutischen Fragen geübten Experten zu wenden. Dieser Mut ist auch notwendig, um die Angst zu überwinden, daß neue Erkenntnisse über sich selbst die bestehende Partnerschaft in Frage stellen könnten. Dieser Preis mag hoch erscheinen, doch der Preis, seine lustvolle Sexualität einzubüßen, ist es ebenfalls. Wie Sie dabei kompetente Hilfe bekommen ➔ Seite 822. Eine Methode der Sexualtherapeuten, den Teufelskreis zu durchbrechen, ist, für eine bestimmte Zeit ein »Koitus-Verbot« auszusprechen. Die Zeit des geleiteten Verbots läuft in drei Phasen ab und ist eine Übung für beide Beteiligten:

Vorsicht vor Aphrodisiaka

Ginseng
gilt in der fernöstlichen Medizin als Quelle der Vitalität. Bei Frauen kann Ginseng die sexuelle Empfänglichkeit steigern und die Brustwarzen anschwellen lassen, andere Wirkungen sind nicht nachgewiesen. Die Nebenwirkungen sind hingegen zahlreich: Bluthochdruck, Durchfall, Hautausschlag, Ödeme, Nervosität, Schlaflosigkeit, Euphorie und Depression. In hoher Dosierung löst Ginseng Verwirrung aus. Viele Ginseng-Präparate werden nicht aus der einzig wirksamen Sorte der ursprünglich nur in Nordostasien wachsenden Wurzel gewonnen und enthalten synthetische Bestandteile.

Spanische Fliege
Insekt, bei dem in einigen Arten der Wirkstoff Cantharidin vorkommt. Das getrocknete Tier wird zerrieben, das Pulver zum Einreiben der Genitalien und zum Einnehmen verwendet. Die Einreibungen reizen Haut und Schleimhäute. Darum ist Cantharidin ein beliebter Bestandteil von Rheumaeinreibungen. Die Einnahme führt bei Frauen zu Gebärmutterblutungen, bei Männern zu schmerzhafter Erektion ohne erhöhtes sexuelles Verlangen. Dieses wird fälschlicherweise als erhöhte Empfindlichkeit interpretiert. Bei hoher Dosierung greift Cantharidin das Zentralnervensystem ähnlich wie Senfgas an. Die tödliche Dosis liegt zwischen 10 und 50 Milligramm: Lebervergiftung, Kreislaufzusammenbruch, Nieren- und Herzversagen führen innerhalb von 12 Stunden zum Tod.

Yohimbin
wirkt gefäßerweiternd und kann daher auf die Schwellkörper wirken. Bei Leber- oder Nierenschwäche darf es nicht eingenommen werden.

Amyl-, Butyl-, Isobutylnitrite
sind in Raumsprays enthalten und werden, trotz ihres Geruchs nach »schmutzigen Socken«, besonders häufig von homosexuellen Männern während des Geschlechtsverkehrs als »Orgasmusexpander« inhaliert. Nach jahrelanger Anwendung tritt bei diesen Menschen das Kaposi-Sarkom, ein Krebs der Haut und Schleimhäute, besonders häufig auf.

Strychnin
wirkt auf den gesamten zentralnervösen Bereich anregend. Es führt zu typischen Zuckungen und Muskelkrämpfen. Weitere unangenehme Nebenwirkung: Steifheit in Gesicht und Nacken.

Stufe 1
Schaffen Sie an drei Abenden in der Woche mit Ihrer Partnerin eine entspannte Atmosphäre: Genießen Sie die Ruhe, ein leichtes Essen bei Kerzenschein, gemeinsames Musikhören. Sorgen Sie dafür, daß die Wohnung wohlig warm ist und daß Sie keinerlei Unterbrechung zu befürchten haben. Ziehen Sie sich aus, streicheln Sie sich nacheinander gegenseitig. Erforschen Sie jeden Körperbereich Ihrer Partnerin - ausgenommen Brust, Genital- und Afterbereich. Gönnen Sie sich dafür jeweils eine halbe Stunde Zeit. Der Genuß kann mit duftender Hautlotion gesteigert werden. Geben Sie sich dem Gestreicheltwerden hin, und genießen Sie es, den anderen Körper mit den Fingern zu spüren. Nach drei oder vier Abenden können Sie zur Stufe zwei übergehen.

Stufe 2
Hüllen Sie sich gegenseitig Ihre Körper in erotisches Wohlbefinden mit dem, was Sie in Stufe 1 gelernt haben. Nun erweitern Sie Ihre Entdeckungsreise, streicheln und massieren Sie nun auch die Brust, die Genitalien und den Afterbereich.

Stufe 3
Meist stellt sich schon nach wenigen Tagen der Übungen der Stufe 2 das drängende Verlangen nach vollkommener körperlicher Vereinigung ein. Wenn Sie das Verbot übertreten, war das Trainingsprogramm erfolgreich.

Behandlung von Erektionsstörungen

Für organisch bedingte Erektionsprobleme gibt es eine Reihe von medizinischen Möglichkeiten, die das Problem aber nicht immer zufriedenstellend lösen.

Medikamente
Durchblutungsfördernde Mittel, wie z. B. Papaverin oder Prostaglandin, werden direkt in die Schwellkörper hineingespritzt. Nur bei zwei Dritteln der Männer führen diese Mittel tatsächlich zu einer Erektion, wenn der Arzt in der Praxis das Medikament spritzt. In privater Atmosphäre selbst oder von der Partnerin durchgeführt, ist die Methode meist erfolgreicher. Reicht die Wirkung eines durchblutungsfördernden Mittels allein nicht aus, so kann eine Mischung mit Phentolamin (*Regitin* [BRD]) gespritzt werden. Die Medikamente lassen mehr Blut in die Schwellkörper einfließen und verengen die Venen, so daß das Blut nicht gleich wieder abfließen kann. Die Injektion muß etwa eine Viertelstunde vor dem geplanten Koitus gesetzt werden. Ist die Dosierung richtig gewählt, erschlafft das Glied nach der Erektion wieder. Die Mittel sind zwar in der BRD und in Österreich für diese Anwendung erst im Zulassungsverfahren, werden jedoch in den

meisten andrologischen und urologischen Ambulanzen und von vielen Ärzten angewendet.
Nebenwirkungen: Spannung bis Schmerzen im Penis, auch Orgasmusstörungen kommen vor. Zwei bis fünf Prozent der Männer bekommen eine schmerzhafte Dauererektion, die mit Blutentnahme aus den Schwellkörpern oder Gegenmitteln bekämpft werden muß. Beim Einspritzen kann man Nerven oder Harnröhre mit der Injektionsnadel verletzen.

Operationen
- Verhindert eine verschlossene Beckenarterie eine ausreichende Blutversorgung des Penis und damit eine Erektion, so kann eine Bypass-Operation eine »Umleitung« durch eine Vene oder Arterie schaffen
- Ein Kunststoffspan, in den Penis implantiert, kann diesen so versteifen, daß er in die Scheide eingeführt werden kann. Machmal ist auf diese Weise eine ausreichende Erektion zu erreichen. Erfahrungen haben jedoch gezeigt, daß Penisprothesen die Erwartungen der meisten Männer nicht erfüllen
- Produziert der Körper zu wenig Testosteron, kann der Arzt dieses Hormon als Medikament verordnen. Wegen möglicher Nebenwirkungen (Krebsgefahr) muß ein Urologe während dieser Behandlung die Prostata regelmäßig kontrollieren

Behandlung von Ejakulationsstörungen

Verzögerungstraining: Die Partnerin reizt mit der Hand das Glied, jedoch nur bis kurz vor dem Samenerguß. Ist es fast soweit, drückt sie mit der Hand knapp unter der Eichel den Penisschaft, bis die Erektion nachläßt. Nach kurzer Zeit stimuliert sie den Penis wieder. Dies wird einige Male wiederholt, endlich bis zu Ende gebracht.

GESCHLECHTSKRANKHEITEN

Sexuell übertragbare Krankheiten sind die in aller Welt am weitesten verbreiteten ansteckenden Krankheiten und haben in den letzten Jahrzehnten insgesamt stetig zugenommen. Gründe dafür scheinen mobileres Leben und freizügigerer Umgang mit Sex und seinen verschiedensten Praktiken, Unwissenheit und verschämtes Verschweigen zu sein. Fortgeschrittene Diagnose- und Behandlungsmethoden machen Infizierte heute in den meisten Erkrankungsfällen rasch nicht-infektiös und gesund. Die »klassischen« Geschlechtskrankheiten Lues, Tripper, Weicher Schanker und die beiden seltenen Krankheiten Lymphogranuloma venereum und Granuloma inguinale muß der Arzt dem Gesundheitsamt melden. Auf dem Formblatt wird nur die Anzahl der Erkrankungen registriert, nicht der Name. Diese »klassischen« Geschlechtskrankheiten sind in ihrer Häufigkeit von anderen sexuell übertragbaren Erkrankungen wie Trichomonaden- und Chlamydieninfektionen, Pilzerkrankungen oder Herpes simplex überflügelt worden. Von diesen gibt es jedoch keine Berichtsdaten und Häufigkeitsangaben.
Der allmählich wieder ansteigende Gebrauch von Kondomen als Schutz vor AIDS wird die Verbreitung sexuell übertragbarer Krankheiten in den nächsten Jahren hoffentlich zurückgehen lassen.

Pilzerkrankungen der Genitalien (Candidiasis)

Beschwerden

Bei Frauen: Meist entsteht eine starke Scheidenentzündung mit geringem Ausfluß. Die Schamlippen sind gerötet und geschwollen, eventuell mit einem krümeligen, quark(topfen)ähnlichen Überzug bedeckt und jucken stark. Brennende Schmerzen und Gefühl von Schwere und Hitze im Becken können auftreten.
Bei Männern: Eichel und Vorhaut sind entzündlich gerötet, oft auch offen und nässend. Manchmal zeigen sie weißliche Beläge.

Ursachen

Pilze besiedeln Haut und Schleimhaut des gesunden Menschen. Daß daraus eine Krankheit entsteht, begünstigt eine herabgesetzte Abwehr gegen Krankheitskeime bei
- dauernder Feuchtigkeit der Haut
- Zuckerkrankheit
- sich veränderndem Hormonspiegel (z. B. »die Pille«, in der Schwangerschaft, Östrogenmangel im Alter, Kortisoneinnahme)
- Einnahme von Antibiotika
- Einnahme von Immunsuppressiva
- schwerer Blutarmut

Erkrankungsrisiko

Pilzinfektionen werden häufiger. Ursachen dafür können der zu hohe Zuckerkonsum sein, die Schädigung des Säuremantels der Haut, z. B. durch zu viel Duschen, Sport, Sauna usw., und weil Ärzte zunehmend mehr Antibiotika verschreiben. Auch zu enge Unterwäsche kann Pilzinfektion im Genitalbereich fördern.

Mögliche Folgen und Komplikationen
Ansteckung der Sexualpartner.

Vorbeugung
Lockere Unterwäsche, zuckerarme Kost. Kondome schützen vor Infektionen (➔ Seite 637).

Wann zum Arzt?
Wenn Sie die beschriebenen Beschwerden bemerken.

Selbsthilfe
Selbsthilfe ist nicht möglich.

Behandlung
Alle Faktoren, die eine Pilzinfektion fördern können, sollten ausgeschaltet werden, zum Beispiel hormonelle Empfängnisverhütungsmittel für einige Monate abgesetzt werden. Bei der Infektion nur eines Partners sollte immer auch der andere behandelt werden, um eine Übertragung auszuschalten.
Bei Frauen: Medikamente werden direkt in die Scheide eingebracht. Dazu eignen sich imidazolhaltige Scheidenzäpfchen und/oder -cremes, fünf bis zehn Tage abends angewendet. Nur in hartnäckigen Fällen ist es angebracht, Ketoconazol-Tabletten (*Nizoral* [BRD/Ö]) zu schlucken.
Bei Männern: Eine Creme mit einem Imidazol-Wirkstoff sieben bis zehn Tage aufzutragen, bekämpft die Entzündung von Eichel und Vorhaut gewöhnlich ausreichend. Rückfälle sind bei nicht konsequent durchgeführter Behandlung häufig.

Trichomonaden-Infektion (Trichomoniasis)

Beschwerden
Bei Frauen: Brennen in der Scheide, Scheidenentzündung mit grünlich-gelbem Ausfluß, Wundgefühl in der Vulva, Schmerzen beim Wasserlassen.
Bei Männern: Männer bemerken eine Trichomonaden-Infektion oft gar nicht. Manche haben frühmorgens vorübergehend milchigen Ausfluß aus der Harnröhre, Brennen, Ziehen und Kitzeln in der Harnröhre, Nässen.

Ursachen
Infektion durch Parasiten.

Erkrankungsrisiko
Trichomonaden gehören zu den am weitesten verbreiteten Parasiten in Europa. Sie werden fast ausschließlich beim Geschlechtsverkehr, selten durch Thermalwasser, Sauna, Toiletten oder Handtücher übertragen. Auch bei Kleinkindern treten Trichomonaden-Infektionen auf - wahrscheinlich durch Schmierinfektion von Erwachsenen.
Trichomonaden werden bei Männern seltener gefunden als bei Frauen, von denen sich mehr als 20 Prozent im Laufe des geschlechtsreifen Lebens infizieren.

Mögliche Folgen und Komplikationen
Bei Frauen: Chronische Scheidenentzündung, Entzündung der Schamlippendrüsen, Blasenentzündung.
Bei Männern: Entzündung der Eichel und der Prostata.

Vorbeugung
Mit Kondom geschützter Geschlechtsverkehr (➔ Seite 637), ausreichende Hygiene.

Wann zum Arzt?
Wenn oben beschriebene Beschwerden auftreten.

Selbsthilfe
Selbsthilfe ist nicht möglich.

Behandlung
Die Behandlung mit Medikamenten, die Metronidazol enthalten (*Arilin* [BRD], *Clont* [BRD], *Flagyl* [BRD/Ö], *Trichex* [BRD/Ö]) ist meist erfolgreich.
Achtung: Auch wenn einer der Partner völlig beschwerdefrei ist, sollte er/sie ebenfalls unbedingt gleichzeitig die Medikamente einnehmen. Ansonsten besteht die Gefahr einer neuerlichen Infektion.
Wichtig: Die genannten Medikamente dürfen im ersten Schwangerschaftsdrittel und während der Stillzeit nicht eingenommen werden. In dieser Zeit ist nur die Anwendung von Vaginalzäpfchen mit dem Wirkstoff Clotrimazol (*Canestan* [BRD], *Canesten* [Ö]) oder Nitrofurantoin (*Nifuratel* [BRD]) vertretbar. Damit wird in den meisten Fällen zwar keine Heilung, aber eine Besserung der Beschwerden erreicht.

Chlamydien- und Ureaplasma-Infektionen

Beschwerden
Bei Frauen: Häufiger Harndrang und erschwertes Harnlassen, Schmerzen im Unterbauch und beim Geschlechtsverkehr, leichter Scheidenausfluß, leichte Entzündung von Harnröhre und Gebärmutterhals. Die meisten Frauen bemerken nichts von der Infektion.

Bei Männern: Zwischen dem 7. und 14. Tag nach der Infektion erschwertes Harnlassen bei großem Harndrang, Ziehen in der Harnröhre, schleimig-eitriger Ausfluß. Oft ist morgens die Harnröhrenmündung verklebt.
Bei Oralverkehr tritt selten Entzündung des Rachens und bei Analverkehr Entzündung des Enddarms auf.

Ursachen

Etwa die Hälfte der häufigen früher sogenannten unspezifischen Entzündungen von Harnröhre und Genitalien beruhen auf Infektion durch Chlamydien, die meisten anderen auf Ureaplasma-Infektionen.

Erkrankungsrisiko

Diese sexuell übertragbaren Infektionen sind häufig.

Mögliche Folgen und Komplikationen

Bei Frauen: Die häufigste Folge ist die Unterleibsentzündung. Sterilität durch Infektion der Eileiter ist möglich.
Bei Männern ist diese Infektion die häufigste Ursache der Entzündung der Nebenhoden und der Prostata vor dem 35. Lebensjahr.
Achtung: Auch ohne Behandlung verschwinden die Beschwerden für gewöhnlich nach vier Wochen bei zwei von drei Infizierten. Doch die Erkrankung kann chronisch werden. Es kann zur schmerzhaften Beckenentzündung, zu Unfruchtbarkeit und Bauchhöhlenschwangerschaft kommen.

Vorbeugung

Infektionsschutz durch Verkehr mit Kondomen (→ Seite 637).

Wann zum Arzt?

Bei Beschwerden sollten Sie und Ihre Sexualpartner zur Untersuchung zum Hautarzt gehen.

Selbsthilfe

Selbsthilfe ist nicht möglich.

Behandlung

Im Normalfall reicht eine Behandlung mit Tetrazyklinen über zwei Wochen aus, bei Komplikationen und Rückfällen muß die Behandlung auf vier Wochen ausgedehnt werden. Infizierte sollten wegen der Ansteckungsgefahr bis zur Ausheilung keinen Geschlechtsverkehr haben. Auch die Sexualpartner sollten untersucht, wenn nötig behandelt und nach drei Monaten kontrolliert werden. Es kann sinnvoll sein, auch Kontaktpersonen vorbeugend zu behandeln.

Feigwarzen (Condylomata acuminata)

Beschwerden

Bei Frauen an den Schamlippen, in der Scheide, am Gebärmutterhals, am After und im Enddarm
Bei Männern auf Vorhaut, bei der Harnröhrenmündung und am Penisschaft, am After und im Enddarm, entstehen kleine, weiche rosa Warzen, die rasch wachsen und in rosenkohlähnlichen Gruppen stehen können. Während der Schwangerschaft und bei chronischem Ausfluß können sie sich rascher ausbreiten. Sie schmerzen kaum.

Ursachen

Infektion mit Papillom-Viren (HPV), die überwiegend sexuell übertragen werden.

Erkrankungsrisiko

Feigwarzen verbreiten sich rasch. Sie sind bei Männern häufiger als bei Frauen.

Mögliche Folgen und Komplikationen

Feigwarzen stehen im Verdacht, an der Entstehung von Krebs des Gebärmutterhalses und anderen Krebsformen mitbeteiligt zu sein.

Vorbeugung

Infektionsschutz beim Verkehr durch Kondome.

Wann zum Arzt?

Wenn Sie die warzenähnlichen Gewächse bemerken, sollten Sie und Ihre Sexualpartner den Arzt aufsuchen. Genaue Untersuchungen der befallenen Stellen müssen Syphilis oder Krebs ausschließen.

Selbsthilfe

Selbsthilfe ist nicht möglich.

Behandlung

Betupfen der Feigwarzen mit Podophyllin heilt die Hälfte der so Behandelten dauerhaft. Das Warzengewebe kann mit flüssigem Stickstoff, der daraufgetupft wird, zerstört werden. Die Warzen können auch mit Tinkturen, chirurgisch oder mit Laserstrahlen entfernt werden. Nach der Abheilung ist Geschlechtsverkehr wieder möglich. Auch Sexualpartner sollten untersucht und nach drei Monaten kontrolliert werden.
Wichtig: Frauen sollten nach erfolgreicher Behandlung regelmäßig mindestens einmal jährlich einen Abstrich zytologisch untersuchen lassen, damit möglicherweise entstandener Krebs frühzeitig erkannt werden kann.

Herpes genitalis

Beschwerden
An der Genitalschleimhaut und eventuell auch am After treten eine intensive Rötung und Schwellung und zahlreiche flache Bläschen auf, die in Gruppen stehen und manchmal zusammenfließen. Nach Verlust der Blasendecke entwickeln sie sich zu schmerzhaften Geschwüren.

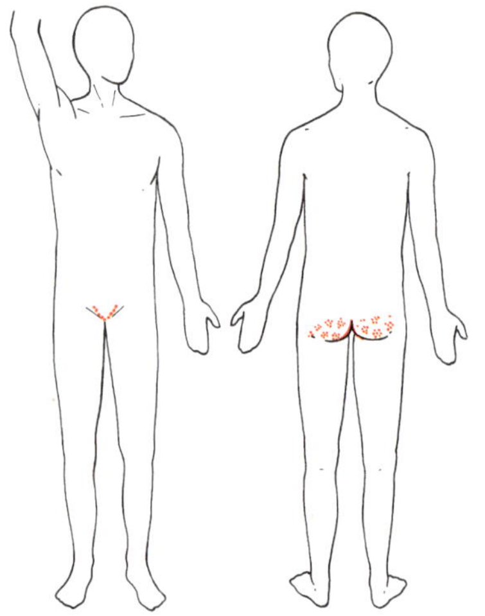
Typische Stellen von Herpes genitalis

Oft sind die Lymphknoten in den Leistenbeugen geschwollen, manchmal begleitet von allgemeinem Krankheitsgefühl, leichtem Fieber und Problemen beim Wasserlassen. Nach einigen Tagen bilden sich die offenen Stellen wieder zurück, selten kommt es zu größeren Geschwüren.

Ursachen
Krankheitserreger sind Herpes simplex-Viren vom Typ I oder II. Nach der Erstinfektion ruhen sie im Körper. Sie werden dann wieder krankmachend, wenn die Immunabwehr gestört ist (Fieber, Verletzungen, Sonnenbestrahlung, Magen-Darmstörungen, Menstruation).

Erkrankungsrisiko
15 Prozent der Bevölkerung in Europa (70 Prozent in Afrika) haben durch eine Herpes simplex-Infektion Antikörper gegen die Viren entwickelt. Bei den meisten Menschen werden diese Viren vom Abwehrsystem erfolgreich in Schach gehalten, ohne daß Krankheitszeichen auftreten. Nur bei etwa einem Prozent der Infizierten treten die typischen Bläschen immer wieder auf. Diese Infektionskrankheit ist mit den anderen sexuell übertragbaren Krankheiten nicht vergleichbar, wenn auch eine Erstinfektion durch sexuellen Kontakt erfolgen kann.

Mögliche Folgen und Komplikationen
Bei Männern können Unfähigkeit zum Wasserlassen, Verstopfung und Erektionsstörungen auftreten.
Herpes genitalis kann wie Herpes labialis an entfernte Hautstellen übertragen werden und in den Augen auftreten. In der Folge bilden sich Narben an Bindehaut oder Hornhaut. Herpes genitalis kann in den seltenen Fällen, in denen die Immunabwehr geschwächt ist, wie zum Beispiel bei Leukämie, von Entzündungen des Gehirns (Herpes-Encephalitis) begleitet sein. Dann treten Fieber, Kopfschmerzen, Nackensteifigkeit, Erbrechen und Lichtscheu auf.

Vorbeugung
Infektionsschutz durch Kondome beim Verkehr.

Wann zum Arzt?
Wenn die beschriebenen Beschwerden auftauchen.

Selbsthilfe
Selbsthilfe ist nicht möglich.

Behandlung
Aciclovir (*Zovirax* [BRD/Ö]) als Tabletten eingenommen, als Infusion oder als Salbe lindert die Beschwerden, verringert die Ausbreitung der Bläschen und läßt sie rascher abheilen. Das Medikament kann häufigeren Infektionen vorbeugen und die Schwere der Rückfälle vermindern, aber die latente Infektion nicht beseitigen.

Syphilis (Lues venerea)

Syphilis, die »Krankheit der Venus«, ist eine ansteckende Erkrankung, die den ganzen Körper befallen kann. Doch nur jeder dritte der unbehandelten Syphilitiker erlebt das, was man die »Spätphasen« nennt.

Beschwerden
Frühstadium: Zwei bis vier Wochen nach der Infektion erscheint der »harte Schanker«, ein schmerzloses, derbes, braunrotes Geschwür auf der Haut oder Schleimhaut direkt an der Stelle der Infektion. Nicht immer wird das bemerkt. Unbehandelt heilen die Geschwüre nach etwa sechs Wochen ab. Die Lymphknoten in der Nähe der Ein-

trittspforte der Infektion schwellen nach vier Wochen an und bleiben geschwollen. Diese Phase ist von Beschwerden wie Abgespanntheit, Ziehen in den Gelenken, leichtem Temperaturanstieg und leichten Kopfschmerzen begleitet.
Zweite Phase: Etwa neun bis zehn Wochen nach der Infektion entsteht an verschiedenen Körperstellen ein typischer hell- bis braunroter, fleckiger Ausschlag an Haut und Schleimhaut, manchmal bilden sich auch Knötchen. Haarausfall und Leberentzündung sind möglich; das Zentralnervensystem kann beteiligt sein.
Nach einigen Monaten kann die Syphilis ohne Behandlung spontan und ohne Folgen ausheilen. Dann finden sich bei einer Blutuntersuchung nur noch Antikörper.
Dritte Phase: Sie setzt nach drei bis fünf Jahren ein und kann jedes Körperorgan erfassen. An der Haut und in der Leber, in Hoden und Gehirn können gummiartige Knoten entstehen. Gefäßerkrankungen, speziell Entzündungen der Hirngefäße, sind besonders gefährliche Komplikationen.
Vierte Phase: 20 bis 30 Jahr später kann es zu progressiver Paralyse kommen (*Neurolues*).

Ursachen
Die Lues wird durch das Bakterium *Treponema pallidum* übertragen. Dies geschieht meistens beim Geschlechtsverkehr.
Die Bakterien können durch intakte Schleimhaut und mikroskopisch kleine Hautverletzungen eindringen. Sie können auch beim Küssen übertragen werden, nicht aber durch Benutzen von Besteck, Trinkgläsern oder Handtüchern anderer Personen. Außerhalb des Körpers sterben sie rasch ab.

Erkrankungsrisiko
Ungeschützter, häufig wechselnder Geschlechtsverkehr erhöht das Erkrankungsrisiko.

Mögliche Folgen und Komplikationen
Etwa zehn Prozent der unbehandelten Infizierten sterben an den Spätfolgen der Erkrankung.
Ab dem fünften Schwangerschaftsmonat kann sich die Luesinfektion der werdenden Mutter auf das Kind übertragen. Es kann tot oder schwer mißgebildet geboren werden - je nach Stadium der mütterlichen Infektion. Penicillin- oder Erythromycin-Präparate vor dem vierten Monat können dies verhindern.
Wer einmal an Syphilis erkrankt war, kann sich trotzdem ein weiteres Mal infizieren. Der Körper kann keine Immunität entwickeln.

Vorbeugung
Geschlechtsverkehr mit Kondom (➔ Seite 637).
Gegen Syphilis gibt es bis jetzt keinen Impfstoff.

Wann zum Arzt?
Die Täuschungsmanöver der Syphilis sind gefährlich: Die Erstsymptome können übersehen werden, lange Zeit ruht die Krankheit, und der Hautausschlag der zweiten Phase wirkt harmlos. Wenn Sie den Verdacht einer Infektion hegen und Geschwüre und Hautausschlag bemerken, sollten Sie sofort den Hautarzt aufsuchen. Die Anzeichen könnten durchaus harmlos sein, aber so können Sie den Gefahren begegnen und einer Verschleppung der Krankheit vorbeugen. Zur Erkennung der Lues gibt es zwei Möglichkeiten: entweder durch Erregernachweis im Frühstadium oder durch den Nachweis der Antikörper im Blut. Dazu muß eine Reihe von Tests vorgenommen werden. Erst die vergleichende Auswertung des »Testprofils« ermöglicht eine Aussage.

Selbsthilfe
Selbsthilfe ist nicht möglich.

Behandlung
Das Mittel der ersten Wahl ist Penicillin. Bei Unverträglichkeit kann der Arzt Penicillin durch Tetrazyklin ersetzen, bei Schwangeren durch Erythromycin. Nach Beendigung der Therapie ist Geschlechtsverkehr wieder ohne Gefahr möglich. Diese Medikamente können die Syphilis auch im dritten Stadium noch zum Stillstand bringen. Nach der Heilung sind Blutkontrollen im Abstand von ein, drei, sechs und zwölf Monaten notwendig. Nach zwei Jahren Überprüfung gilt die Heilung als gesichert. Syphilis ist meldepflichtig. Erkrankte, deren Syphilis im Frühstadium bemerkt wurde, sollten alle Personen, mit denen sie in den letzten drei Monaten sexuellen Kontakt hatten, darüber informieren, daß sie möglicherweise infiziert sind und Geschlechtsverkehr meiden sollten, bis sie untersucht und eventuell behandelt worden sind. Wer die Diagnose Syphilis erst in der zweiten Phase der Krankheit bekam, sollte alle Sexualpartner des vergangenen Jahres entsprechend informieren.

Tripper (Gonorrhoe)

Beschwerden
Bei Frauen: Nach zwei bis vier Tagen tritt bei acht von zehn infizierten Frauen nach auffallend häufigem Wasserlassen eitriger Ausfluß aus der Harnröhre auf. Oft wird

er als natürliche Schleimabsonderung aus der Scheide mißdeutet. Der Tripper kann selbst dann unbemerkt bleiben, wenn Gebärmutterhals, Eileiter und Eierstöcke daran chronisch erkrankt sind, weil er keine Beschwerden macht. Oft wird die Infektion erst durch die Erkrankung des männlichen Partners entdeckt, die unübersehbar ist.
Bei Männern: Etwa drei Tage nach der Ansteckung machen sich brennende Schmerzen beim Wasserlassen bemerkbar. Kurz darauf tritt gelblich cremiger Eiter aus der Mündung der Harnröhre an der Eichel aus.

Ursachen
Bakterien (*Neisseria gonorrhoeae*) sind die Ursache der Erkrankung, die durch Geschlechtsverkehr übertragen wird. Sie können auch in die unverletzte Schleimhaut eindringen.

Erkrankungsrisiko
Das Risiko, den Tripper durch ungeschützten Verkehr zu übertragen, ist groß, da bei vielen Frauen und manchen Männern der Tripper nicht erkannt wird.

Mögliche Folgen und Komplikationen
Bei Frauen: Da schwangere Frauen unbemerkt infiziert sein können, ist es möglich, daß die Krankheitserreger bei der Geburt die Bindehaut des Neugeborenen infizieren. In der BRD und in Österreich ist zur Vorbeugung das Eintropfen von einprozentiger Silbernitratlösung vorgeschrieben. Diese Maßnahme ist in Europa inzwischen umstritten. Sie gilt als gerechtfertigt, wenn ein Scheidenabstrich etwa zwei Wochen vor der Geburt eine Infektion mit Gonorrhoe ergeben hat. Bei etwa fünf Prozent der Frauen kommt es durch Entzündung einer Bartholinschen Drüse zu einem Abszeß. Häufig sind Entzündungen der Gebärmutterschleimhaut, der Eierstöcke und Eileiter und des Bauchfells im Becken, seltener der Leber.
Bei Männern: Entzündung der Prostata oder Entzündung der Nebenhoden können die Folge sein.
Bei Männern und Frauen: Bei jeder zweiten Frau tritt durch Schmierinfektion Darm-Gonorrhoe auf. Sie ist auch weit verbreitet bei homosexuellen Männern. Sie wird - wenn überhaupt - durch schleimig-eitrige Beimengungen im Stuhl bemerkt und sollte unbedingt behandelt werden. Durch orale Praktiken kann gonorrhoisch bedingte Rachenentzündung entstehen.
Die früher häufigen Komplikationen sind zurückgegangen. Die Gelenkentzündung infolge Tripperinfektion, die meist nur ein Gelenk befällt und sehr schmerzhaft ist, ist selten. Wenn sie auftritt, sollte sie jedoch dringend behandelt werden.
In schweren Fällen kann es zu einer Blutvergiftung und zu einer Herzinnenhautentzündung kommen.
Chronische Gonorrhoe kann durch Verschluß der Samenleiter beim Mann und der Eileiter bei der Frau zur Unfruchtbarkeit führen.

Vorbeugung
Geschützter Verkehr (➔ Kondome, Seite 637) und sofortiger Arztbesuch bei Verdacht auf eine Infektion können das persönliche und allgemeine Risiko von Ansteckung verringern.
Eine Impfung gegen Tripper gibt es nicht.

Wann zum Arzt?
Bei Frauen: Wenn Sie ungewöhnlichen Ausfluß aus der Scheide bemerken, sollten Sie den Frauenarzt aufsuchen. Stellt dieser fest, daß eine Geschlechtskrankheit vorliegt, ist der Gang zum Facharzt für Haut- und Geschlechtskrankheiten notwendig.
Bei Verdacht auf eine Gonorrhoe und bei negativem Abstrich sollte bei der nächsten Periode ein Abstrich des Menstruationsbluts untersucht werden. Oft findet sich erst hier der Keim.
Es gehört zur persönlichen Verantwortung, daß Sie Ihren Partner oder Ihre Partnerin von der Erkrankung informieren. Wer sexuellen Kontakt mit einer an Gonorrhoe erkrankten Person hatte, sollte sofort den Arzt aufsuchen, auch wenn keine Symptome bemerkbar sind.
Bei Männern: Wenn Sie Brennen beim Wasserlassen oder Ausfluß aus der Harnröhre bemerken, sollten Sie einen Facharzt für Haut- und Geschlechtskrankheiten aufsuchen.

Selbsthilfe
Selbsthilfe ist nicht möglich.

Behandlung
Der Facharzt klärt mit einem Abstrich, ob es sich um Tripper handelt. Spätestens drei Tage später ist die Frage geklärt.
Zur Behandlung wird Penicillin eingesetzt. Nur wenn diese Therapie versagt oder eine Penicillin-Überempfindlichkeit besteht, wird das Mittel Spectinomycin injiziert, selten Tetrazykline eingenommen.
Im Fernen Osten haben sich Gonokokken-Stämme entwickelt, die gegen Penicillin resistent sind. Für Urlauber bedeutet das eine gewisse Gefahr.
Zur Bestätigung, daß Sie nicht mehr ansteckend sind, sollten eine Woche nach der Behandlung Proben von den befallenen Stellen untersucht werden. Danach ist die

Krankheit überwunden und Sex ohne Infektionsgefahr wieder möglich. Nach drei Monaten sollte erneut eine Blutuntersuchung durchgeführt werden.
Tripper ist meldepflichtig.

Weicher Schanker (Ulcus molle, Schankroid)

Beschwerden
Schon drei bis fünf Tage nach der Infektion entstehen - bei Männern meist an der Eichel und der Vorhaut, bei Frauen an den Schamlippen - weiche, linsengroße, flache, schmerzhafte Geschwüre mit überhängenden hellroten Rändern. Einige Tage später schwellen die benachbarten Lymphknoten wenig schmerzhaft an. Abszesse können durch die Haut nach außen durchbrechen.

Ursachen
Infektion mit Bakterien. Auch eine Mischinfektion mit Syphiliserregern (*Ulcus mixtum*) ist wie bei jeder Geschlechtskrankheit möglich.

Erkrankungsrisiko
In Mitteleuropa ist der weiche Schanker selten. Männer sind fünfmal häufiger betroffen als Frauen.

Mögliche Folgen und Komplikationen
Vorhautverengung, Verengung oder Fisteln in der Leistengegend nach Durchbruch und schwerwiegende Gewebezerstörungen sind möglich.

Vorbeugung
Geschützter Geschlechtsverkehr (➔ Kondome, Seite 637).

Wann zum Arzt?
Wenn die beschriebenen Beschwerden auftauchen. Der Hautarzt muß andere Geschlechtskrankheiten ausschließen, da die Beschwerden untypisch sein können.

Selbsthilfe
Selbsthilfe ist nicht möglich.

Behandlung
Zur Behandlung wird die sinnvolle Kombination Trimethoprim/Sulfamethoxazol oder Streptomycin eingesetzt, seltener Tetrazykline.
Nach drei Monaten ist eine Blutkontrolle notwendig.
Weicher Schanker ist meldepflichtig.

EMPFÄNGNISVERHÜTUNG

Eine wirksame Empfängnisverhütung ermöglicht es, für die Geburt eines Kindes den für die Frau oder das Paar günstigsten Zeitpunkt zu planen oder auch gar keine Kinder zu bekommen. Diese Selbstbestimmung ist eine der wichtigsten Voraussetzungen in der Auseinandersetzung um die Gleichstellung von Mann und Frau.
Ein ideales Verhütungsmittel müßte zuverlässig, unschädlich, einfach anwendbar und billig sein sowie jederzeit wieder abgesetzt werden können. Eine solche Verhütungsmethode gibt es allerdings noch nicht.
Aber selbst die bestehenden Methoden werden nicht optimal genutzt. Vielfach mangelt es an ausreichender Information, oder die Frauen finden bei ihren Partnern nicht die Unterstützung, die sie brauchen.
Verhütung ist immer noch vorwiegend Frauensache. Dabei verdrängen Männer, daß die Geburt eines ungeplanten Kindes auch für sie nicht folgenlos bleibt.
Bei der Auswahl der am besten geeigneten Verhütungsmethode spielen verschiedene Faktoren eine Rolle:
- Die monatlichen Kosten
- Das mögliche gesundheitliche Risiko
- Die Einstellung zur täglichen Einnahme von pharmazeutischen Produkten
- Die Einstellung zu einem Kind bzw. einem Schwangerschaftsabbruch, falls die Methode versagen sollte
- Die Regel- bzw. Unregelmäßigkeit der Lebensumstände
- Wie stark der Partner einbezogen werden soll oder kann
- Ob Sie in einer festen Beziehung leben oder sich auf wechselnde Partner an wechselnden Orten einstellen müssen
- Die Häufigkeit des Verkehrs
- Wieviel Zeit und Aufmerksamkeit Sie der Verhütung widmen wollen
- Ob es etwas ausmacht, wenn jemand das Verhütungsmittel findet
- Ob Sie eher vergeßlich oder eher diszipliniert sind

Natürliche Verhütung

Kalendermethode (»Tage zählen«)
Die Versagerquote der von Knaus-Ogino entwickelten Kalender- oder Rhythmusmethode ist berüchtigt. Beim »Tage-Zählen« wird versucht, den Eisprung einer Frau

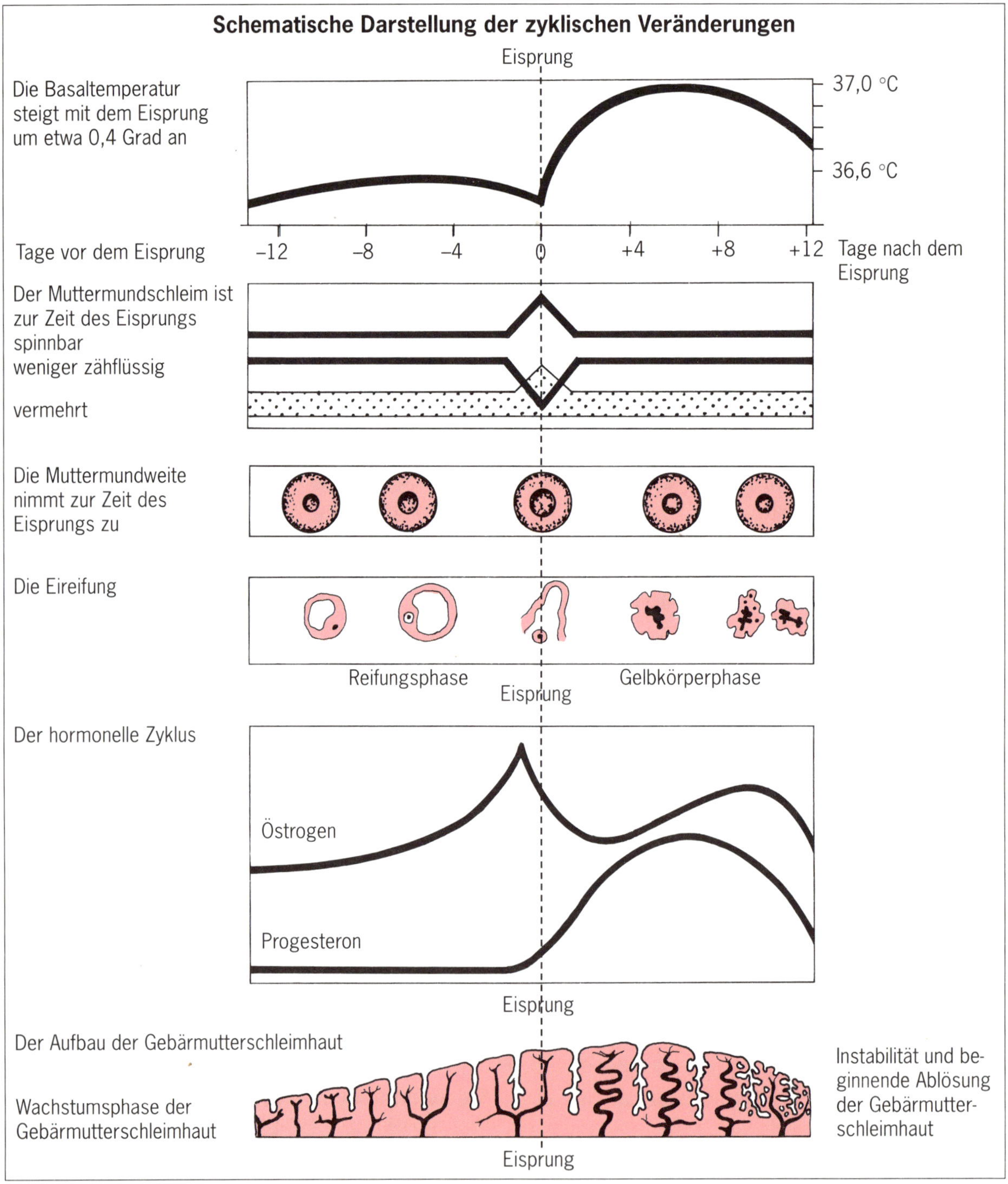
Schematische Darstellung der zyklischen Veränderungen
Eisprung
Die Basaltemperatur steigt mit dem Eisprung um etwa 0,4 Grad an
37,0 °C
36,6 °C
Tage vor dem Eisprung
−12
−8
−4
0
+4
+8
+12
Tage nach dem Eisprung
Der Muttermundschleim ist zur Zeit des Eisprungs
spinnbar
weniger zähflüssig
vermehrt
Die Muttermundweite nimmt zur Zeit des Eisprungs zu
Die Eireifung
Reifungsphase
Eisprung
Gelbkörperphase
Der hormonelle Zyklus
Östrogen
Progesteron
Eisprung
Der Aufbau der Gebärmutterschleimhaut
Wachstumsphase der Gebärmutterschleimhaut
Instabilität und beginnende Ablösung der Gebärmutterschleimhaut
Eisprung

aufgrund von Informationen aus den vergangenen Zyklen rechnerisch vorherzubestimmen. Doch da der Zyklus nicht wie ein Uhrwerk abläuft und sich durch verschiedene Umwelt- und Gefühlseinflüsse verändert, ist keine Frau gut beraten, sich auf Knaus-Ogino zu verlassen.

Coitus interruptus (»Aufpassen«)

Der unterbrochene Koitus ist eine der ältesten und unsichersten Methoden zur Verhütung einer Empfängnis. Dabei wird das männliche Glied kurz vor dem Samenerguß aus der Scheide gezogen. Das statistische Risiko einer Schwangerschaft ist sehr hoch: Wenn sich 100 Frauen ein Jahr lang auf diese Methode verlassen, werden 10 bis 20 von ihnen im Laufe des Jahres schwanger. Bei sexueller Erregung ist es oft nicht vermeidbar, daß ein Tropfen Samenflüssigkeit in die Scheide gelangt, ehe das Glied herausgezogen wird. Dieser eine Tropfen kann für die Empfängnis entscheidend sein.

Genaue Selbstbeobachtung (»Natürliche Familienplanung«)

Frauen sind nur während 60 Stunden innerhalb eines Zyklus empfängnisbereit. Wenn Sie also lernen, diese empfängnisbereite Phase und Ihren Körper genau zu beobachten, kommen Sie ohne andere Mittel aus, bzw. Sie können damit die Erfüllung Ihres Kinderwunsches steuern.
Bei dieser Empfängnisregelung werden die Beschaffenheit des Vaginalschleims und die Körpertemperatur kontinuierlich beobachtet. Voraussetzungen sind allerdings eine hohe Vertrautheit mit dem eigenen Körper, Übung über längere Zeit, Selbstdisziplin und ein regelmäßiges Leben. Der Erfahrungsaustausch mit anderen Frauen bietet dabei Rückhalt und Unterstützung. Frauen, die mit dem eigenen Körper nicht ausreichend vertraut sind oder in unregelmäßigen Rhythmen leben, sollten diese Art der Verhütung mit anderen Methoden, wie zum Beispiel Kondom oder Diaphragma, kombinieren.
Die genaue Selbstbeobachtung umfaßt zwei Elemente:
- Messen der Basaltemperatur (Basaltemperaturmethode)
- Schleimbeobachtung

Basaltemperaturmethode
Sie beruht auf dem Wissen, daß die Körpertemperatur unter dem Einfluß von Gestagenen um die Zeit des Eisprungs von zirka 36,5 Grad Celsius um 0,5 Grad auf etwa 37 Grad Celsius ansteigt und bis ungefähr zum Eintritt der nächsten Blutung erhöht bleibt. Dann fällt sie wieder ab.
Den genauen Tag des Eisprungs können Sie mit der Basaltemperaturmethode nicht bestimmen. Sie können nur nachträglich feststellen, ob ein Eisprung stattgefunden hat. Daher muß diese Methode immer gleichzeitig mit der Schleimbeobachtung kombiniert werden.

Beachten Sie:
- Die Basaltemperatur ist die »Aufwachtemperatur«. Das heißt, es muß täglich zur gleichen Zeit, morgens vor dem Aufstehen, gemessen werden. Am genauesten ist die Messung im After oder in der Vagina
- Immer dasselbe Thermometer verwenden, nur mit lauwarmem Wasser reinigen und schon am Vorabend hinunterschütteln
- Die Temperatur mindestens fünf Minuten lang nach einem mindestens sechsstündigen Schlaf messen, und den festgestellten Wert regelmäßig in ein Kurvenblatt eintragen.
  Wenn Sie weniger schlafen oder eine unruhige Nacht verleben, ist die »Aufwachtemperatur« verändert; daher wird auf dem Kurvenblatt alles eingetragen, was die Temperatur beeinflussen kann: Das hilft, Temperaturschwankungen zu deuten
- Wenn Sie dreimal hintereinander Temperaturen messen, die um mindestens 0,2 Grad höher liegen als die Temperaturen der sechs Tage vor dem Anstieg, können Sie den Tag des Eisprungs nachträglich festhalten (➔ Seite 636)

Die Schleimbeobachtung
Durch den steigenden Östrogenspiegel vor dem Eisprung vermehrt sich die Schleimproduktion im Halsteil der Gebärmutter (*Zervix*). Sie zeigt an, daß eine mögliche Eisprungphase begonnen hat.
Jede Frau kann in ihrem Zyklusverlauf jedoch nicht nur die unterschiedliche Menge der Schleimproduktion, sondern auch Veränderungen in der Festigkeit (Konsistenz) des Zervixschleims beobachten. Beides zusammen ermöglicht die Vorhersage der Eisprungphase.
Wichtig ist, keine Vaginalduschen, Sprays oder ähnliche Produkte zu verwenden. Sie zerstören nicht nur das chemische Gleichgewicht des Scheidenmilieus, sondern begünstigen Infektionen und verändern die Schleimstruktur. Vorsicht ist auch geboten, wenn Zäpfchen oder Salben für die Verhütung verwendet werden. Auch sie verändern den Schleim. Die Methode der Schleimbeobachtung ist nur bei einem gesunden Scheidenmilieu anwendbar. So müssen Sie beispielsweise bei einer Scheidenentzündung andere Verhütungsmöglichkeiten suchen.

Der Schleim ist im allgemeinen an der Scheidenöffnung spürbar. Tasten Sie nicht mit dem Finger in die Scheide, da die Vagina gewöhnlich feucht ist, was die Deutung erschwert. Tragen Sie alle Beobachtungen ebenso wie die Basaltemperatur in das Kurvenblatt ein.

Beachten Sie:

- Menstruation: Ein Zyklus beginnt am ersten Tag der Regel. Die Menstruationsflüssigkeit überdeckt die Schleimabsonderung, daher ist bei Frauen mit einer besonders langen Blutung und einem sehr frühen Eisprung die Menstruation keine »sichere« Zeit für einen ungeschützten Geschlechtsverkehr. Die meisten können jedoch davon ausgehen, daß die ersten fünf Zyklustage unfruchtbar sind, wenn im vorangegangenen Zyklus ein Eisprung stattgefunden hat
- Nach dem Ende der Menstruation kommt es zu einem »trockenen« Gefühl rund um den Scheideneingang. Es ist kein Ausfluß sichtbar oder spürbar. Diese Tage sind unfruchtbar. Die Samenzellen können ohne schützenden Schleim in der sauren Scheide nicht überleben
- Um die Zeit des Eisprungs (*Ovulation*) bildet die Zervix bei den meisten Frauen so viel Schleim, daß er herabfließt und die Vagina mit einem dünnen Flüssigkeitsfilm überzieht. In diesem Milieu können die Spermien bis zu 72 Stunden überleben und auf den Eisprung »warten«. Die fruchtbaren Tage haben also begonnen.
- Der Schleim ist am Anfang weißlich oder gelblich, zäh, klumpig oder cremig. Fast immer wird er unmittelbar vor dem Eisprung flüssiger und klarer. Sie können mit den Fingern prüfen, ob sich Fäden ziehen lassen. Die fruchtbaren Tage beginnen, wenn erstmals im Zyklus Feuchtigkeit oder Schleim auftritt, und enden am Abend des vierten Tages nach dem Höhepunkt des Schleimsymptoms
- Von da an bis zum Einsetzen der Menstruation dauert die unfruchtbare Phase. Die Regel setzt spätestens zwölf bis sechzehn Tage nach dem Höhepunkt der Schleimproduktion ein. Einige Tage nach dem Eisprung empfinden die meisten Frauen ihre Scheide wieder als trockener, oder die Absonderung wird dickflüssiger

Nur die Kombination aus Temperaturmessung und der Beobachtung von Menge und Beschaffenheit des Zervixschleims ermöglicht eine zuverlässige »natürliche« Verhütung. Die Versagerquote ist mit etwa drei Schwangerschaften pro 100 Frauen, die sie ein Jahr lang anwenden (100 Anwendungsjahre) relativ niedrig; Voraussetzung dafür bleibt eine hohe persönliche Motivation und Selbstdisziplin.

Beispiel für einen 28-Tage-Zyklus-Kalender (Genaue Selbstbeobachtung)

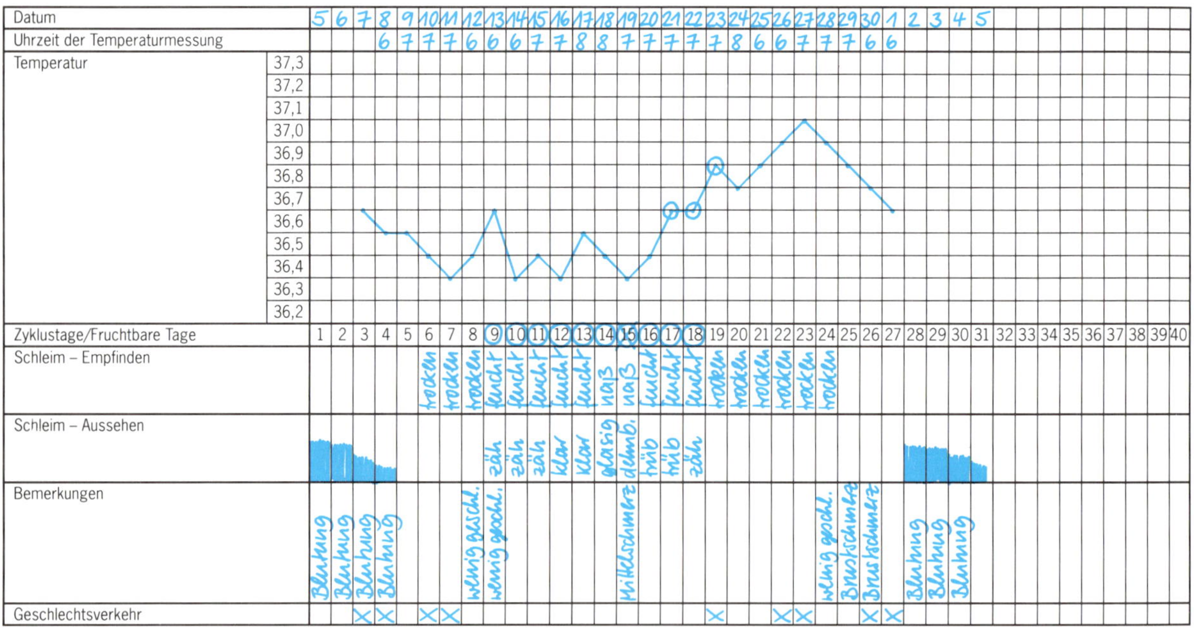

Kondom

Als Kondom oder Präservativ bezeichnet man einen etwa 18 Zentimeter langen Überzug aus dünnem Gummi, der vor dem Geschlechtsverkehr über das erigierte Glied gestreift wird. Das Kondom ist eines der wenigen Verhütungsmittel, bei dem auch der Mann Verantwortung übernimmt.
Manche Männern lehnen es ab, ein Kondom zu benutzen, weil sie meinen, es verringere ihre sexuelle Erregung. Doch die sexuelle Lust wird nur dann beeinträchtigt, wenn sie das Überstreifen als »störende« Ablenkung sehen. Hat das Präservativ seinen eigenen »spielerischen« Platz in der Sexualität gefunden, dann stört es nicht mehr. Kondome sind der bisher einzig wirksame Schutz vor AIDS und den meisten anderen sexuell übertragbaren Krankheiten oder Infektionen. Kondome sind gebrauchsfertig verpackt, preiswert, überall erhältlich, leicht anzuwenden und absolut frei von Nebenwirkungen - also ein fast ideales Verhütungsmittel.
Kondome sind sehr zuverlässig (99 Prozent), wenn sie korrekt angewendet werden. Die häufigsten Fehler entstehen beim zu frühen und unvollständigen »Überziehen«. Die tatsächliche Versagerquote liegt daher bei etwa zehn bis fünfzehn Schwangerschaften pro 100 Anwendungsjahren. Um noch sicherer zu sein, können Sie zusätzliche Schaumzäpfchen verwenden.
Einige der Befeuchtungsmittel, mit denen Präservative präpariert sind, enthalten spermientötende Substanzen, die den Schutz weiter erhöhen.

Beachten Sie:
- Das Kondom muß über das vollständig erigierte Glied gezogen werden, bevor der Penis in die Scheide eindringt, und darf nicht erst kurz vor dem Samenerguß übergestreift werden
- Das Kondom muß komplett über den Penisschaft ausgerollt werden. An der Spitze muß genügend Raum für die Samenflüssigkeit bleiben, wenn das Kondom nicht schon selbst ein Reservoir hat
- Beim Herausziehen des Penis aus der Scheide den unteren Rand des Kondoms am Penis festhalten, um zu verhindern, daß Samenflüssigkeit in die Scheide gelangt
- Nach dem Samenerguß und dem Abstreifen des Kondoms darf der noch feuchte Penis nicht in die Nähe der Scheidenöffnung geraten
- Nach jedem Geschlechtsverkehr ein neues Kondom verwenden; eine Wiederverwendung ist generell ausgeschlossen

Kondombenutzung

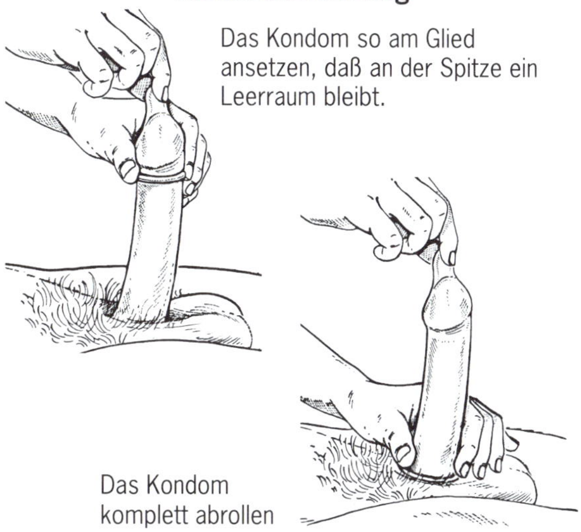
Das Kondom so am Glied ansetzen, daß an der Spitze ein Leerraum bleibt.
Das Kondom komplett abrollen

- Kondome sind aus Gummi und altern. Nach längerer oder unsachgemäßer Lagerung (Hitze, Sonne) werden sie rissig und können platzen. In Aluminiumfolie verpackte Kondome halten länger. Nur Markenkondome kaufen, und auf das Herstellungsdatum achten. Verläßliche Marken tragen in der BRD das Prüfzeichen der deutschen Latexforschung
- Als Gleitmittel nur wasserlösliche Cremes verwenden. Auf Ölbasis hergestellte Mittel können das Gummi angreifen und seine Reißfestigkeit verringern

Diaphragma

Das Diaphragma besteht aus einer gewölbten Gummischeibe, in deren Rand ein elastischer Ring eingelassen ist. Es schließt die Scheide vor der Gebärmutter ab.
Das Diaphragma muß von einem erfahrenen Gynäkologen jeweils individuell angepaßt werden. Eine ausführliche Beratung sollte dieser Entscheidung vorausgehen. Danach sollte das Einsetzen in Anwesenheit des Arztes geübt werden. In der Bundesrepublik gibt es die Möglichkeit, das Diaphragma in Frauen-Gesundheitszentren anpassen zu lassen. Auch Frauenberatungsstellen bieten Kurse für den richtigen Gebrauch eines Diaphragmas an. Das Diaphragma wirkt nur in Kombination mit samenabtötenden Gels oder Cremes zuverlässig und erfordert eine intensive Auseinandersetzung mit dem eigenen Körper.

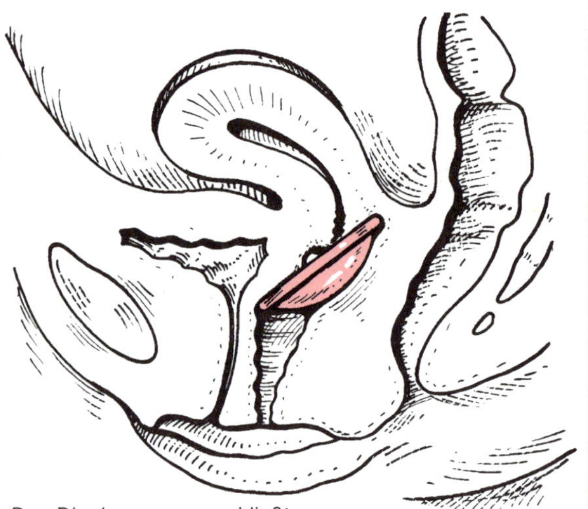

Das Diaphragma umschließt den Muttermund vollkommen

Nebenwirkungen sind kaum bekannt. Bei manchen Frauen kann das Diaphragma die Anfälligkeit für Blasenkatarrh erhöhen. Allergische Reaktionen oder Hautreizungen auf die jeweiligen Gels oder Cremes treten selten auf. In solchen Fällen empfiehlt es sich, das Produkt zu wechseln und den Arzt zu Rate zu ziehen.
Nach einer Geburt oder bei Gewichtsveränderungen von mehr als drei bis fünf Kilogramm sollte das Diaphragma erneut auf die richtige individuelle Größe kontrolliert werden. Auch sehr junge Mädchen, deren Geschlechtsorgane noch wachsen und sich verändern, müssen die Größe ihres Diaphragmas in mindestens halbjährlichen Abständen überprüfen lassen. Das Diaphragma wird von vielen Frauengruppen empfohlen, weil es den Hormonhaushalt der Frau nicht beeinflußt, das Kennenlernen des eigenen Körpers fördert und bei richtiger Anwendung eine hohe Zuverlässigkeit bietet (99 Prozent).

Einsetzen des Diaphragmas

- Das Diaphragma darf nicht früher als sechs Stunden vor dem Geschlechtsverkehr eingesetzt werden, weil nach dieser Zeit die Cremes und Gelees ihre samenabtötende Eigenschaft zu verlieren beginnen. Je kürzer vor dem Geschlechtsverkehr, desto besser
- Das Einsetzen des Diaphragmas ist vergleichbar mit dem Einführen eines Tampons und geht mit jedem Mal schneller und leichter
- Zuerst lernen Sie Ihren Muttermund erkennen und ertasten
- Die Gummikappe wird an der Innenseite je nach Größe mit etwa einem Tee- bis Eßlöffel Gel bestrichen. Dann wird der Diaphragmarand zwischen Daumen und Mittelfinger zusammengedrückt und entlang der hinteren Scheidenwand tief in die Scheide eingeführt, bis nichts mehr hinausragt
- Nun wird der vordere Diaphragmarand mit dem Finger in der Scheide nach oben gedrückt, bis er sich hinter dem Schambein anpaßt
- Bei wiederholtem Geschlechtsverkehr muß zusätzlich Gel mit einem Applikator tief in die Scheide gebracht werden, ohne das Diaphragma herauszunehmen
- Das Diaphragma wird frühestens acht und spätestens 24 Stunden nach dem Verkehr wieder entfernt

Zäpfchen oder Salben (Gels)

Die häufigste Form dieser chemischen Verhütungsmittel sind sogenannte Schaumzäpfchen, wie zum Beispiel *A-Gen 53 N* oder *Patentex*. Sie müssen mindestens zehn Minuten vor dem Geschlechtsverkehr in die Scheide eingeführt werden. Dort entfalten sie einen zähen Schaum, der die Beweglichkeit der Spermien lähmt und überdies noch eine spermientötende Substanz enthält.
Beobachtete Nebenwirkungen sind vor allem Hautreizungen und Allergien sowie ein unangenehmes Brennen und seltsames Wärmegefühl. Über die Zuverlässigkeit von Schaumzäpfchen als Verhütungsmittel ist man sich in Fachkreisen nicht einig. Die Einschätzungen schwanken von sehr zuverlässig bis gar nicht zuverlässig. Schaumzäpfchen sollten daher nur in Kombination mit einem Präservativ oder einem Diaphragma benützt werden.

Intrauterinpessar (IUP, Spirale)

Die heute gebräuchlichen IUP ähneln kaum mehr dem ursprünglichen Typ der 1960 entwickelten Spirale. Die Bezeichnung Spirale ist jedoch geblieben.
Die derzeit gebräuchlichen Spiralen bestehen aus flexiblem Kunststoff und sind zum Teil mit einem dünnen Kupferdraht umwickelt oder enthalten ein Gestagen-Reservoir. Sie werden vom Arzt in die Gebärmutter eingeführt. Am unteren Ende ist ein Faden befestigt. Er reicht bis in die Scheide, so daß Sie selbst überprüfen können, ob die Spirale noch an ihrem Platz ist.
Sobald die Spirale in die Gebärmutterhöhle eingelegt worden ist, brauchen Sie sich nicht mehr um sie zu küm-

mern, es sei denn, es träten Komplikationen auf. Wenn die Wirkung des Gestagens nach einem Jahr oder die des Kupfers nach zwei bis drei Jahren nachzulassen beginnen, muß eine neue Spirale eingesetzt werden.

Wie wirkt die Spirale?

Die »Fremdkörperreaktion« verändert die Gebärmutterschleimhaut und scheint so die Einnistung eines befruchteten Eis zu verhindern. Ein weiterer empfängnisverhütender Effekt wird durch die eingeschränkte Bewegungsfreiheit der Samenzellen durch das Kupfer und die latente Entzündung erreicht.

Spiralen haben eine hohe empfängnisverhütende Zuverlässigkeit, aber sie greifen in die Körpervorgänge entscheidend ein. Bei etwa 15 Prozent der Frauen wird die Spirale rasch vom Körper wieder ausgestoßen oder muß wegen starker Schmerzen und Beschwerden wieder entfernt werden.

Zu den Unverträglichkeitserscheinungen gehören schmerzhafte, verstärkte oder verlängerte Blutungen, Zwischenblutungen und Entzündungen im Gebärmutter- und Eileiterbereich.

Bei Frauen, die die Spirale getragen haben, kommt es fünf- bis zehnmal häufiger zu Bauchhöhlen- oder Eileiterschwangerschaften als bei Frauen, die sie nicht verwenden. Junge Frauen, die noch keine Kinder haben, sollten deshalb keine IUP nehmen.

Die meisten Ärzte legen die Spirale nur während der Periodenblutung oder kurz danach ein, weil

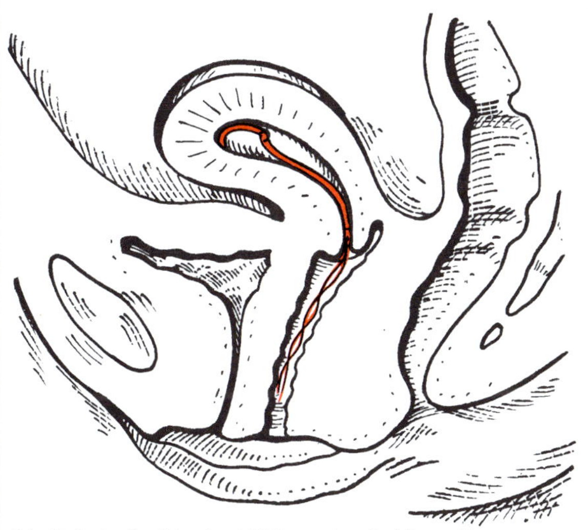

Die Spirale liegt in der Höhlung der Gebärmutter

- die Öffnung des Gebärmutterhalskanals zu der Zeit am weitesten ist
- zu der Zeit die größte Sicherheit besteht, daß Sie nicht schwanger sind

Das Einlegen der Spirale kann schmerzhaft sein, weil die innere Öffnung des Muttermundes schmerzempfindlich ist, weil die Spirale die Gebärmutterhöhle reizt und die Muskulatur sich zusammenzieht, um den Fremdkörper abzustoßen. Versuchen Sie, nicht allein in die Praxis zu gehen, nehmen Sie eine Freundin oder Ihren Partner mit.

»Pille« (Ovulationshemmer)

Vier Millionen Frauen schlucken in der BRD täglich die Antibabypille. Die häufig beobachtete »Pillenmüdigkeit« entsteht bei vielen Frauen nach jahrelangem Pillenkonsum und den berechtigten Zweifeln, ob die dauernde Zufuhr von Hormonen nicht auch negative Auswirkungen haben kann.

Theoretisch ist die Versagerquote der als »Pille« bezeichneten Ovulationshemmer gleich Null. Kommt es doch zu einer Schwangerschaft, ist sie ausschließlich auf Einnahmefehler zurückzuführen. Das macht die »Pille« zum sichersten aller Verhütungsmittel.

Einphasenpille (Kombinationspräparat)

Bei dieser »konventionellen« Pille wird eine festgelegte Kombination der Hormone Östrogen und Gestagen 21 Tage lang eingenommen. Die erhöhte Menge an Östrogen täuscht eine Schwangerschaft vor und verhindert die Reifung des Eibläschens in den Eierstöcken. Es findet kein Eisprung statt. Die Gestagene verwandeln den Schleimpfropfen, der den Muttermund verschließt, in eine zähe, für Spermien undurchlässige Flüssigkeit.

Nach 21 Tagen wird meist eine Pause von sieben Tagen eingelegt. In dieser Zeit löst sich durch den plötzlichen Abfall des Östrogen- und Gestagenspiegels die Gebärmutterschleimhaut ab. Die Blutung beginnt.

»Pillenblutungen« sind künstlich hervorgerufene »Hormonentzugsblutungen«. Den wenigsten Frauen ist bewußt, daß der Pillenzyklus kein natürlicher Monatszyklus ist, sondern nur aus psychologischen Gründen einem 28-Tage-Zyklus angepaßt wird. Bei einer ununterbrochenen Einnahme der Pille könnte es allerdings zu unregelmäßigen Durchbruchsblutungen kommen.

Die in der BRD am häufigsten verschriebenen Kombinationspräparate sind *Marvelon* (BRD/Ö), *Femovan* (BRD), *Gynovin* (Ö), *Cilest* (BRD/Ö), *Stediril* (BRD/Ö) und *Microgynon* (BRD/Ö).

Zweiphasenpille (Sequenzpräparat)

Diese Pille versucht, sich in der Hormonzusammensetzung dem Verlauf eines »natürlichen« 28-Tage-Zyklus anzupassen. Der Wirkungsmechanismus ist dem Einphasenpräparat ähnlich. Zweiphasenpräparate enthalten jedoch in der ersten Phase ausschließlich Östrogene, in der zweiten Phase werden Östrogene und Gestagene kombiniert. Damit diese Pillen sicher sind, müssen sie relativ hohe Östrogen-Dosen enthalten. Sie müssen diese Pillen unbedingt in der vorgeschriebenen Reihenfolge einnehmen.

Sie kommen in 21-Pillen- und in 28-Pillen-Packungen auf den Markt. Die in der BRD am häufigsten verschriebenen Präparate sind *Oviol* (BRD) und *Ovanon* (BRD/Ö).

Stufenpräparate (Phasenpräparate)

Sie sind dadurch gekennzeichnet, daß immer Gestagene und Östrogene gleichzeitig eingenommen werden, daß bei ihnen das Verhältnis von Gestagen und Östrogen aber nicht starr ist. Das Verhältnis der Hormonmengen zueinander verändert sich von Stufe zu Stufe.

Stufenpräparate versuchen am deutlichsten, den natürlichen Zyklus von 28 Tagen nachzuahmen, sie lassen jedoch nur einen kleinen Spielraum für Einnahmefehler. Die genaue Einhaltung der Reihenfolge ist sehr wichtig. Bei Stufenpräparaten treten Zwischenblutungen sehr selten auf.

Die in der BRD gebräuchlichsten Präparate sind *Triquilar* (BRD), *Trinordiol* (BRD/Ö), *Tristep* (BRD) und *Trinovum* (BRD/Ö).

Minipille

Sie enthält nur ein Hormon, nämlich Gestagen. Der empfängnisverhütende Effekt beruht hier vorrangig auf der Veränderung des Schleims im Gebärmutterhalskanal. Die künstlichen Gestagene machen diesen für Samenzellen undurchlässig.

Der Eisprung wird bei der Minipille nicht unterdrückt. Der Zyklus läuft also anfangs meist genauso ab wie sonst auch. Bei langer Einnahme der Minipille können sich die Zyklen verändern. Die Blutungen können immer schwächer werden oder ganz aufhören. Möglich sind auch länger dauernde Schmierblutungen.

Die regelmäßige Einnahme täglich zum selben Zeitpunkt ist bei dieser Pille wesentlich. Auch bei optimaler Anwendung gibt es eine Versagerquote von 0,5 bis zwei Prozent im Jahr. Die Minipille eignet sich als Verhütungsmittel für stillende Mütter, weil die Kombinationspille mit ihrem Östrogenbestandteil normalerweise die Milchproduktion hemmt. Auch für Diabetikerinnen ist sie die beste aller Pillenmöglichkeiten (→ Diabetes, Seite 568). In jeder Packung sind 35 gleichartige Pillen, die vom ersten Tag der Periode an ohne jede Unterbrechung genommen werden.

Dreimonatsspritze

Mit der Dreimonatsspritze werden etwa vierteljährlich große Mengen von Langzeit-Gestagenen injiziert. Es kommt zu menstruellen Störungen, die auch nach dem Absetzen der Spritze noch lange andauern. Da der Verdacht besteht, daß die Dreimonatsspritze Krebs hervorruft, gilt sie als nicht unbedenklich.

»Pille danach«

Sie ist eine hochdosierte Hormongabe von Östrogen, die ausschließlich im Notfall nach einem ungeschützten Geschlechtsverkehr in der fruchtbaren Phase eingenommen wird. Seit einiger Zeit gibt es niedriger dosierte Östrogen-Gestagen Kombinationen als »Pille danach«, die spätestens 48 Stunden nach dem Verkehr einzunehmen sind (*Tetragynon* [BRD]).

Risiken der Pille

Frauen, die die Pille nehmen, haben häufiger Herz- und Gefäßerkrankungen (Bluthochdruck), Pigmentveränderungen der Haut, und sie tragen ein erhöhtes Risiko, Blutgerinnsel, Herzinfarkt und Schlaganfälle zu erleiden. Dieses Pillenrisiko wird noch vervielfacht, wenn gleichzeitig andere Risikofaktoren vorliegen, wenn Sie zum Beispiel rauchen oder über 35 Jahre alt sind.

Weitere schwerwiegende Nebenwirkungen können Leberschädigungen sein. Besonders gefährdet sind Frauen, die schon einmal eine Gelbsucht hatten. Außerdem können Migräne, Übelkeit, Nervosität, Depressionen, Brustschmerzen, Gewichtszunahme, Veränderung der Sexualempfindung und Zwischenblutungen auftreten. In verschiedenen, einander widersprechenden Studien wird immer wieder ein erhöhtes, aber bisher nicht eindeutig nachweisbares Krebsrisiko diskutiert.

Auf keinen Fall sollten Frauen die Pille einnehmen

- bei Schwangerschaft
- bei Gefäßerkrankungen
- nach einem Herzinfarkt
- nach einem Schlaganfall
- bei Bluthochdruck
- bei schwerer Zuckerkrankheit
- als starke Raucherin über 35 Jahre
- wenn sie älter sind als 45 Jahre

Nur mit Vorbehalten und unter besonders sorgfältiger Kontrolle sollten Frauen die Pille einnehmen
- wenn sie älter sind als 35 Jahre
- als Raucherinnen
- bei ausgeprägten Krampfadern
- bei Epilepsie
- bei leichteren Formen der Zuckerkrankheit
- bei Migräne

Sofort abgesetzt werden muß die Pille
- wenn Blutgerinnsel auftreten
- wenn der Blutdruck stark ansteigt
- wenn Sehstörungen auftreten
- bei Schwangerschaft
- vor Operationen
- bei Gelbsucht
- bei schweren Durchblutungsstörungen (z. B. Angina pectoris, Herzinfarkt)
- bei schweren Migräneanfällen

Grundsätzlich sollten bei jeder Frau, die die Pille nimmt, regelmäßig Kontrolluntersuchungen der Leber- und Nierenfunktion, des Blutdrucks, des Blutzuckers sowie gynäkologische Vorsorge-Untersuchungen mit Zellabstrich durchgeführt werden.

Wenn Sie eine Pille vergessen

Nehmen Sie die vergessene Pille, sobald Sie sich daran erinnern, und die nächste Pille zu ihrer üblichen Zeit, auch wenn das an einem Tag zwei Pillen bedeutet. Mit einem vollen Empfängnisschutz können Sie nicht mehr rechnen, wenn die Einnahmepause zwischen zwei Pillen länger als 36 Stunden betrug.
Sicherheitshalber sollten Sie in einem solchen Fall bis zur nächsten Blutung zusätzlich ein anderes Verhütungsmittel verwenden.
Wichtig: Diese Regel gilt nicht bei der Minipille, bei der die übliche Einnahmezeit höchstens um drei Stunden überschritten werden darf.

Wann sind Sie geschützt?

Während des ersten Monats der Einnahme schützt die Pille noch nicht perfekt. Während der ersten zwei Wochen empfiehlt es sich, noch eine andere Verhütungsmethode anzuwenden.

Wenn Sie schwanger werden wollen

Auch nach langjähriger Einnahme der Pille sind Sie normalerweise noch fruchtbar. Bei dem Wunsch nach einem Kind wird empfohlen, die Pille mindestens drei Monate vor der gewünschten Empfängnis abzusetzen und in der Wartezeit auf andere Verhütungsmittel umzusteigen. Das Risiko einer Fehlgeburt ist um so höher, je kürzer die Zeit zwischen dem Absetzen der Pille und der Empfängnis ist.

Sterilisation

Die Sterilisation ist eine so gut wie hundertprozentig wirksame Verhütungsmethode, die sowohl für Männer als auch für Frauen geeignet ist. Sie muß allerdings wohl überlegt sein, denn sie kann nicht mehr oder nur durch eine komplizierte Operation rückgängig gemacht werden.

Gesetzeslage

BRD: Wenn medizinische, soziale oder andere Indikationen vorliegen, aber auch bei einer freiwilligen Sterilisation, für die sich ein Paar entscheidet, haben die Versicherten theoretisch Anspruch auf Kostenübernahme durch die gesetzlichen Krankenkassen, sofern die Sterilisation nicht »gegen die guten Sitten« verstößt. Diese Formulierung läßt Ärzten einen großen Interpretationsrahmen.
Viele haben daher ein »enges Indikationenmodell« entwickelt, wie zum Beispiel Pillenunverträglichkeit, schriftliche Einwilligung des Ehepartners, bereits mehrere Kinder usw.
Österreich: Die Sterilisation ist ab dem 25. Lebensjahr beim Mann und bei der Frau legal. Die Krankenkassen übernehmen die Kosten nicht.

Tubensterilisation (Frau)

Bei der älteren Methode werden die Eileiter von einem Bauchschnitt aus durchtrennt, an beiden Enden abgebunden und in die umliegenden Gewebefalten versenkt (*Unterbindung der Eileiter*). Der Eingriff wird meistens in Vollnarkose durchgeführt.
Bei neueren Methoden werden die Eileiter bei einer Laparoskopie (➔ Seite 751) an einer Stelle verschweißt (*endoskopische Sterilisation*). Diese Art der Sterilisation kann der Arzt bei örtlicher Betäubung durchführen und erfordert nicht unbedingt einen Krankenhausaufenthalt. Sie ist allerdings ein bis zwei Promille unsicherer als die Unterbindung der Eileiter.

Komplikationen
Im Gegensatz zur Sterilisation des Mannes handelt es sich bei der Sterilisation der Frau um eine größere Operation. Später auftretende mögliche Komplikationen sind:

– Eileiterschwangerschaften
– Verstärkte Blutungen (10 bis 40 Prozent), unregelmäßigere Blutungen als zuvor und vermehrte Menstruationsbeschwerden (20 bis 30 Prozent)

Die Blutungsbeschwerden sind allerdings meistens darauf zurückzuführen, daß die Frau ihre Unfruchtbarkeit nun doch nicht oder nur schlecht verkraftet.

Vasektomie (Mann)

Die Durchtrennung der Samenleiter des Mannes heißt Vasektomie und wird meist in der Praxis eines Arztes in einem knapp halbstündigen Eingriff ambulant durchgeführt. Der Arzt macht nach örtlicher Betäubung auf der Rückseite des Hodensacks zwei kleine Hautschnitte von etwa zwei Zentimeter Länge, ertastet den Samenstrang, schneidet aus jedem ein kleines Stück heraus und bindet die Enden zu. Nach etwa zwei Stunden kann der Mann die Arztpraxis verlassen.
Nach einigen Wochen erfolgt eine Nachuntersuchung, um zu überprüfen, ob noch befruchtungsfähige Samenzellen in der Samenflüssigkeit vorhanden sind.

Komplikationen
Es können leichte Wundschmerzen, örtlich begrenzte Blutergüsse oder leichte Entzündungen auftreten.

Nebenwirkungen
Die Sexualorgane des Mannes ändern sich durch den Eingriff nicht. Die Hoden produzieren nach wie vor die männlichen Sexualhormone und geben sie ins Blut ab. Das Ejakulat vermindert sich um etwa zehn Prozent; soviel macht der Anteil der Samenfäden am Volumen aus. Der Geruch, das Aussehen und der Geschmack bleiben unverändert. An der Potenz ändert sich nichts. Nach der Vasektomie werden die Samenzellen wie bisher in den Hoden gebildet. Sie gelangen dann in den Nebenhoden, wo sie zur Befruchtungsfähigkeit heranreifen. Wenn sie reif geworden sind, können sie aber jetzt nur noch bis zu den abgeschnittenen Enden der Samenleiter gelangen. Sie werden dort vom Gewebe aufgenommen und aufgelöst.

UNFRUCHTBARKEIT

Kinder zu bekommen gehört heute nicht mehr selbstverständlich zu einem »erfüllten« Leben. Elternschaft ist nicht mehr die Lebensperspektive eines jeden. Die Mitmenschen, die »Gesellschaft« erwarten dagegen von

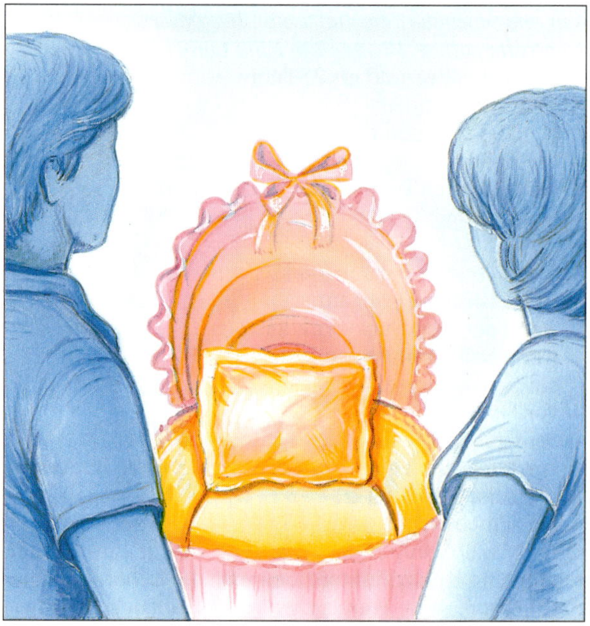

Paaren immer noch, daß sie Kinder bekommen können und auch bekommen wollen. Noch immer - wenn auch nicht in gleichem Maße wie früher - fordern sie von Frauen, durch Muttersein ihr Frausein und die Zeugungsfähigkeit ihrer Männer zu »beweisen«. Gewollte oder ungewollte Kinderlosigkeit ist gesellschaftlich noch längst nicht akzeptiert.
Der Wunsch nach Kindern taucht in jedem Leben und in verschiedenen Lebensabschnitten mehr oder weniger stark auf, ist oft ambivalent und hängt von der aktuellen Situation einer Partnerschaft, dem sozialen Umfeld und dem Kulturkreis ab, in dem man lebt. Im Grunde ist jeder Mensch davon überzeugt, daß er bzw. sie ungestört zeugungs- bzw. gebärfähig ist. Bei den meisten Menschen löst daher die Feststellung, daß sie unfruchtbar seien, eine tiefgreifende Lebenskrise aus - auch bei jenen, die ihr Lebenskonzept und ihre Identität nicht auf die Elternrolle abgestimmt haben.
Um so bedenklicher stimmt es, daß die Möglichkeit drastisch zurückgeht, eine Elternschaft bewußt zu wählen oder die Entscheidung dem Zufall zu überlassen: Unfruchtbarkeit ist in den letzten 25 Jahren auf mehr als das Doppelte gestiegen.
Blieb Anfang der sechziger Jahre nur bei acht Prozent der Jungverheirateten der Kinderwunsch fruchtlos, so ist heute jedes sechste bis fünfte Paar ungewollt kinderlos.

Als unfruchtbar gilt ein Paar, wenn sich nach ein bis zwei Jahren Partnerlebens mit regelmäßigem Geschlechtsverkehr ohne Empfängnisverhütungsmittel kein Kind eingestellt hat. Über die Gründe, warum das Problem wächst, kann man nur rätseln. Es gibt noch kaum ausreichende Untersuchungen dazu. Allerdings neigen weltweit die Grundlagenforscher zu der Ansicht, daß Schadstoffe und psychosoziale Umweltbelastung die Fortpflanzung und sogar die Entwicklung des Embryos stören.
Nur ein Drittel der Probleme dürften darauf beruhen, daß heute viele Menschen erst spät - nach der beruflichen Absicherung - ein Kind planen: Mit steigendem Alter sinkt die Fruchtbarkeit aus biologischen Gründen.

Risiko Arbeitsplatz

Die Einwirkung von Umweltgiften ist bedeutend. Hinweise darauf gibt die Zahl der übermäßig betroffenen Berufsgruppen. In den folgenden Berufsgruppen sind mehr Menschen als in anderen Berufsgruppen unfruchtbar (➔ Gifte am Arbeitsplatz, Seite 943):

- Landwirte, Weinbauern, Forstarbeiter und Floristen, die mit Unkraut- und Schädlingsvernichtungsmitteln arbeiten
- Labor- und Chemiearbeiter
- Narkoseärzte und -schwestern
- Krankenschwestern, die ungeschützt mit Krebsmitteln hantieren
- Textil- und Lederverarbeiter
- Anstreicher
- Arbeiter in Blei- und Kupferhütten

Untersuchungen an schwedischen Männern haben gezeigt, daß die Anzahl der funktionstüchtigen Spermien im letzten Vierteljahrhundert auf die Hälfte gesunken ist, bei Städtern mehr als bei der Landbevölkerung. Das bestätigen auch Nachrichten aus den USA. Daß die allgegenwärtigen und in Arbeitsstoffen verbreiteten chlorierten Kohlenwasserstoffe (➔ CKW, Seite 912) den männlichen Samen töten können, ist sicher. Schwermetalle wie Quecksilber, Kadmium, Blei, Schädlings- und Unkrautkiller, besonders Dibromchlorpropan erhöhen die Gefahr. Ionisierende Strahlen können die Keimdrüsen sicher schädigen (➔ Röntgen, Seite 742).
Umweltgifte vergiften auch das werdende Kind. Ein bis zwei Drittel aller Schwangerschaften enden vor der Zeit, viele schon im ersten Schwangerschaftsmonat. Wissenschaftler schätzen, daß Schadstoffe 20 bis 30 Prozent aller Fruchtabgänge verursachen. Im Zusammenhang mit Frühgeburten fand man im Blut der Mutter und des Fötus Lindan, Aldrin, DDT und PCB - alle aus der Reihe der CKW.

Ein erhöhtes Fehlgeburtrisiko haben

- Krankenschwestern an Krebsstationen
- Frauen in Narkoseteams
- Bei Arbeiterinnen in Schuhfabriken, die viel mit Lösungs- und Klebemitteln hantieren müssen, sind Totgeburten deutlich häufiger als in anderen Berufen

Risikofaktor Gewohnheit, Streß, Spannung

Bei jedem vierten Paar, das sich wegen unerfüllten Kinderwunschs in ärztliche Behandlung begibt, macht man seelische Ursachen für die Unfruchtbarkeit verantwortlich. Oft senken banale Gründe die Chancen der Fruchtbarkeit: Zum Beispiel die Art der sexuellen Vereinigung, fehlendes Wissen über den Zeitpunkt der Empfängnis (➔ Natürliche Verhütung, Seite 633). Nicht selten beeinflussen Störungen wie ein frühzeitiger Samenerguß, Erregungs- und Orgasmusstörungen das sexuelle Zusammenleben. Oder umgekehrt werden aus unbefriedigend erlebten sexuellen Kontakten durch »Vermeidungsverhalten« sexuelle Störungen. Die »erlernten« Verhaltensweisen zwischen den Partnern halten dann die Störung aufrecht. Streß kann direkt und indirekt den empfindlichen Regelkreis von Hormonen und Sexualfunktionen stören: Beruflicher Druck, exzessive körperliche Anstrengung, Genuß- und Arzneimittelmißbrauch, aber auch der Streß des Kinderwunschs. Erschöpfung kann die Lust auf Sex austreiben, Partnerschaftskonflikte, unbewußte Ablehnung einer Schwangerschaft können dieselbe Wirkung haben. Welche Bedeutung solche unwägbaren Faktoren haben können und daß ihre Wirkung vorübergehend sein kann, zeigt eine Westberliner Untersuchung: Von tausend Frauen, die in die Kinderwunsch-Sprechstunde kamen, wurde fast die Hälfte nach den ersten Gesprächen ohne medizinische Behandlung schwanger, ein Viertel während der Zeit der Diagnosestellung. Nur bei 28 Prozent war eine Behandlung notwendig.
Mediziner sind allgemein auf die Behandlung der »Leiden« eines Körpers ausgerichtet und sehen in der Sexualität vorwiegend die Fortpflanzungsfunktion. Ihr Blickwinkel macht aus dem »Lebensproblem Unfruchtbarkeit« eine körperliche Krankheit. Die lange Zeit und aufwendige Mühsal der verschiedenen Untersuchungen und Behandlungen verstärkt bei den Betroffenen das Gefühl, behindert zu sein.

Trauer über die »Unfähigkeit«

Im ganz gewöhnlichen Kinderwunsch verstecken sich Ansprüche an die eigene Person. Die Diagnose »Unfruchtbarkeit« wird von Betroffenen als tiefe Kränkung des Selbstwertgefühls erlebt. Sie gilt als Verlust einer er-

Was tun, wenn's nicht klappt?

Für beide Partner:

- Meiden Sie Medikamente, die die Fruchtbarkeit beeinträchtigen (→ Seite 623), und halten Sie Ihren Zigaretten- und Alkoholkonsum in Grenzen.
- Schlafen Sie möglichst alle drei Tage miteinander, besonders in der Zeit der fruchtbaren Tage (→ Empfängnisverhütung, Seite 633). Kürzere Abstände verringern die Erfolgschance. Nach dem Koitus sollte die Frau noch zehn Minuten auf dem Rücken liegen bleiben (eventuell mit einem Kissen unter dem Hinterteil).
- Nehmen Sie sich Zeit für sich und füreinander. Überlegen Sie, wie Sie Ihren Arbeitsalltag von Streß und Hektik entrümpeln können.
- Noch besser ist ein Urlaub mit »Tapetenwechsel«. So können Sie abschalten und tun, was Ihnen Freude macht.
- Klimawechsel stimuliert die Vitalität, Sonnenlicht erhöht die gute Laune. Eine Reise in den Süden weckt die Lebensgeister.
- Erlernen Sie Entspannungstechniken (→ Seite 813).
- Massagen (→ Seite 806) und Moorbäder (→ Wärmepackungen, Seite 797) entspannen. Erleben Sie dieses nicht als »Behandlungen«, sondern genießen Sie die »Streicheleinheiten« für den Körper.
- Halten Sie sich mit ausgleichendem (nicht Leistungs-) Sport fit (→ Bewegung und Sport, Seite 900).
- Vielleicht wäre schon lange eine Umstellung Ihrer Eßgewohnheiten fällig. Vollwertkost mit viel frischem Gemüse und Obst kann ein Stimulans sein (→ Seite 874).

Für die Frau:

- Schluß mit Schlankheitsdiäten. Sie können den Hormonkreislauf stören. Essen Sie abwechslungsreich, aber nicht allzu reichlich.
- Eine Reihe von Pflanzen stimulieren den Hormonregelkreis. Dazu gehören Storchenschnabel, Frauenmantel und Mönchspfeffer, Granatapfelsamen und Hahnenfuß. Diese Pflanzen sollten Sie einige Monate lang als Tee trinken.

Für den Mann:

- Tragen Sie keine zu engen Slips oder Hosen. Bevorzugen Sie Unterhosen und Hosen aus Naturfasern. Schlafen Sie nicht unter einer Daunendecke. Meiden Sie Besuche in Sauna und Thermalbad. Nach drei bis sechs Monaten sind die Nachteile der zu starken Wärmeeinwirkung (Rückgang der Spermienqualität) überwunden.

sehnten Beziehung, Verlust der Möglichkeit, die eigene Mütterlichkeit oder Väterlichkeit ausleben zu können, Verlust der familiären Kontinuität oder der »Verlängerung« des eigenen Ich, Verlust von Phantasien und Hoffnungen. Wie bei anderen Trennungen setzt das Trauer in Gang. Ein Prozeß, der Monate und Jahre dauern kann.
Nach dem ersten Schock ist man versucht, die Wahrheit zu verleugnen. Viele kinderlose Paare wechseln häufig die Ärzte in der Hoffnung auf eine »bessere« Diagnose oder »erfolgreichere« Behandlungsmethoden.
Unsensible Mitmenschen tragen dazu bei, daß Gefühle von Wut, Neid und Schuld hartnäckig anhalten. Die verbreitete Vorstellung, daß eine Frau nur eine Frau sei, wenn sie ein Kind geboren hat, daß ein »Blindgänger« sei, wer keine Kinder zeugen kann, liefern als äußerer oder innerer Druck den Unfähigkeits- und Minderwertigkeitsgefühlen ständig neue Nahrung.

Im Laufe der Sterilitätsbehandlungen wird das Liebesleben häufig immer verkrampfter. Die Partner vermeiden Sex, weil ihnen die Lust daran vergangen ist. Die Krise dehnt sich auf immer mehr Lebensbereiche aus. Jede neue Entwicklung in der »Reproduktionsmedizin«, die als Verheißung für bisher aussichtslose Fälle progagiert wird, nährt neue Hoffnung und setzt noch tiefere Enttäuschung.
Erst wenn sich ein Paar als unfruchtbar akzeptiert und andere Wege gefunden hat, sein Leben fruchtbar zu gestalten, ist die »Trauerarbeit« geleistet.
Doch selbst wenn das ersehnte Kind doch noch irgendwann in der Wiege liegt, geht die Hoffnung nicht auf, daß nun aller Kummer behoben sei. Eine Berliner Studie stellte schon 1980 fest, daß bei Frauen, die nach einer Sterilitätsbehandlung schwanger wurden, vermehrt Komplikationen während der Schwangerschaft auftraten. Es gab gehäuft Fehlgeburten und operative Eingriffe bei der Geburt. Fünfmal so häufig wie bei anderen Schwangeren trat starkes Erbrechen auf, bei jeder fünften Frau dauerte es noch nach der Geburt an. Die Frauen stillten kürzer als andere, gingen ängstlich und überfürsorglich mit dem Kind um. Die Probleme mit dem Partner gingen nicht zurück. Im Gegenteil: Die Scheidungsrate lag in dieser Gruppe dreimal so hoch wie bei anderen Müttern.

Welche Rolle die Einstellung zum Kind und zur Kinderlosigkeit spielt, zeigte eine Nachuntersuchung von Frauen, die nach erfolglosen künstlichen Befruchtungen ihre Mühen um eine Schwangerschaft endgültig aufgaben: 39 Prozent von ihnen war bereits 15 Monate nach Abbruch der Behandlung schwanger. Die Abkehr von der »Mach-

barkeitsphantasie« war fruchtbarer als alle medizinischen Versuche. Ähnlich wirkt der Entschluß, ein Kind zu adoptieren. Oft werden Frauen in der darauffolgenden Zeit schwanger.
Die Vorstellung, daß in der Mehrzahl die Frauen an einer kinderlosen Partnerschaft »schuld« seien, ist längst überholt. Heute gilt, daß die unterschiedlich schweren Fruchtbarkeitsstörungen zwischen den Geschlechtern gleich verteilt sind. Bei etwa jedem dritten Paar bleibt die Ursache medizinisch ungeklärt. Da die Fruchtbarkeit eines Paares vom Potential beider Partner abhängt und da die herabgesetzte Fruchtbarkeit der einen Person durch hohe Fruchtbarkeit der anderen ausgeglichen werden kann, läßt sich kaum eine Aussage über die individuelle Fruchtbarkeit machen. Unter Umständen kann jede Frau und jeder Mann mit einem anderen Partner bzw. Partnerin zum »fruchtbaren« Menschen werden.
Stellt sich das ersehnte Kind nicht ein, muß deshalb von Anfang an nicht nur die Frau, sondern auch der Mann untersucht werden. Da die Medizin bis vor kurzer Zeit männliche Unfruchtbarkeit ebenso tabuisiert hat, wie die Männer selbst es auch getan haben, gibt es erst wenige andrologische Ambulanzen, die sich speziell mit diesen Fragen beschäftigen. Die Bereitschaft des Mannes, sich andrologisch untersuchen zu lassen, kann ein Schritt in der Partnerbeziehung sein, der die belastete Beziehung so entspannt, daß er häufig spontan zu einer Schwangerschaft führt.
Wenn Sie erfolglos bleiben, wird die Frau meistens zuerst den ihr vertrauten Gynäkologen mit dem Problem konfrontieren.
Der Mann findet beim Urologen oder in einer andrologischen Ambulanz Fachleute, die männliche Unfruchtbarkeit untersuchen und behandeln können.
Sinnvoller ist es jedoch, den Weg gemeinsam zu gehen und eine Beratungsstelle aufzusuchen, die sich speziell mit Fertilitätsfragen beschäftigt. Das kann die Zeit für die notwendigen Untersuchungs- und Behandlungsschritte wesentlich verkürzen und die dadurch bedingten körperlichen und seelischen Belastungen in Grenzen halten.
In jedem Fall müssen Sie mit ungefähr drei bis sechs Monaten rechnen, in denen tägliche Temperaturmessungen bei der Frau, viele Wege zu Untersuchungen und Kontrollen notwendig sind. Der verordnete »Sex auf Kommando« - an bestimmten Tagen, zu bestimmter Uhrzeit - kann Ihr sexuelles Erleben abkühlen und Depressionen wachsen lassen. Die ständige Erwartung an den Arzt, daß er nun die Verantwortung für den »technischen Erfolg« übernimmt, kann zu Partnerschaftsproblemen führen.

Unfruchtbarkeit beim Mann

Männliche Unfruchtbarkeit kann angeboren oder erworben sein. Sie kann ein dauerhafter oder zum Beispiel nach hochfiebrigen Erkrankungen vorübergehender Zustand sein.
Da Spermien zu ihrer Entwicklung drei Monate benötigen, wirkt sich eine Störung meist erst nach dieser Zeit aus. Die Regeneration dauert ebenso lange. Das wichtigste Kriterium für Befruchtungsfähigkeit ist die Anzahl der Spermien, die kräftig vorwärtsbeweglich und normal beschaffen sind. Ist ihre Zahl vermindert, verringert sich die Chance, daß der männliche Samen die natürlichen Barrieren überwindet: die Schleimhaut des Gebärmutterhalses, das Milieu der Gebärmutter und die Eihülle.
Unter Umständen können sich bei der Frau auch Antikörper gegen den Samen des Partners entwickeln.
Eine Samenflüssigkeit ohne Samenzellen setzt der Zeugungsfähigkeit absolute Grenzen.

Ursachen

Bei etwa 30 Prozent der Männer, die wegen Unfruchtbarkeit ärztliche Hilfe suchen, bleibt die Ursache ungeklärt.

Partnerschaftsprobleme
Sie bleiben oft unbewußt. Nicht selten liegt hinter der Zeugungsunfähigkeit eine nicht eingestandene Ablehnung von Schwangerschaft, Kind und Vaterrolle.

Angeborene Störungen
Sie sind selten. Es gehören dazu:
- Hodenhochstand, wenn er nicht erfolgreich behandelt wird: Bei fünf Prozent der neugeborenen Knaben liegt der Hoden nicht im Hodensack (➔ Hodenhochstand, Seite 687)
- Klinefelter-Syndrom. Im Erbgut ist neben dem X- und Y-Chromosom, die gemeinsam das männliche Geschlecht bestimmen, ein weiteres X-Chromosom angelegt

Erworbene Störungen
- Die hormonelle Hodenfunktion ist vor oder während der Pubertät ausgefallen
- Abgeheilte Hodenentzündung, die durch Mumps, Syphilis oder durch eine Schlagverletzung ausgelöst worden sein kann
- Durch Krampfadern und Venenbruch im Hoden kann der Hoden nicht ausreichend kühl gehalten werden
- Übermäßiger Alkoholkonsum
- Rauchen

Medikamente, die die Spermienproduktion hemmen
- Mittel gegen Magengeschwüre mit dem Wirkstoff Cimetidin (*Cimetag* [Ö], *Neutromed* [Ö], *Tagamet* [BRD/Ö]) und Ranitidin (*Sostril* [BRD], *Ulsal* [BRD], *Zantac* [Ö], *Zantic* [BRD])
- Sulfasalazin gegen Colitis ulcerosa und bei chronischer Polyarthritis (*Azulfidine* [BRD], *Colo Pleon* [BRD], *Salazopyrin* [Ö])
- Gichtmittel mit dem Wirkstoff Colchizin (in *Colchicum Dispert* [BRD])
- Mittel gegen Harnweginfektionen mit dem Inhaltsstoff Nitrofurantoin (*Cystit* [BRD], *Furadantin* [BRD/Ö], *Uro Tablinen* [BRD])
- Mittel gegen Krebs (Methotrexat, Cyclophosphamid), die länger als sechs Monate verabreicht werden
- Mittel gegen Psychosen (Neuroleptika, ➔ Seite 243)
- Alle Mittel gegen Epilepsie (➔ Seite 263)
- Betablocker (vor allem Propanolol) gegen Bluthochdruck, Durchblutungs- und Herzrhythmusstörungen, Migräne und als Beruhigungsmittel
- Wirkstoff Flecainide gegen Herzrhythmusstörungen (*Tambocor* [BRD])
- Alle Kortisone, die eingenommen werden
- Alle Anabolika, um sportliche Leistungen zu steigern, vor allem bei Kraftsportarten und Body building. Auch andere Hormone wie Östrogene, Gestagene, Androgene und Antiandrogene beeinträchtigen die Spermienproduktion.

- Haarwaschmittel mit Kadmium oder Östradiol
- Medikamente können die Produktion der Spermien vorübergehend oder ganz hemmen
- Diabetes
- Hodeninfarkt nach eingeklemmtem Leistenbruch bei Kindern
- Folgeschäden von Röntgenbestrahlungen (➔ Seite 742)
- Sehr selten ist der Mangel an männlichen Hormonen

Von außen kommende Störungen
Sie verursachen zu etwa zehn Prozent männliche Unfruchtbarkeit:
- Angst, Berufs- und Leistungsdruck, Partnerprobleme und der Streß des unerfüllten Kinderwunschs lassen die Samenproduktion drastisch zurückgehen
- Zu enge Hosen, die Wärmestau erzeugen, hemmen die Samenproduktion. Das gilt auch für Saunabesuche und für zu warme Bettdecken
- Folge von Schock
- Folge von chronischer Blutarmut und Aufenthalt in großen Höhen und Tiefen (Piloten, Bergsteiger, Taucher)
- Folge von Unterernährung
- Entzündung der Nebenhoden (➔ Seite 609)
- Entzündung der Prostata (➔ Seite 611)
- Entzündung der Samenblase und Harnröhre. Sie können die ableitenden Samenwege verschließen, Entleerungsstörungen und »Irrtümer« des Immunsystems verursachen. Diese »Irrtümer« können sich ereignen, wenn Samen aus dem Gangsystem austreten. Dadurch können sich Antigene gegen die eigenen Spermien bilden. Bei jedem dritten unfruchtbaren Mann werden Antikörper gefunden
- Nicht geklärt ist, ob die bei unfruchtbaren Männern sehr häufig nachgewiesene Infektion mit Chlamydien und Ureaplasmen (➔ Geschlechtskrankheiten, Seite 628) mit der verminderten Spermienqualität im Zusammenhang stehen. Sexuell übertragbare Erkrankungen können die samenableitenden Wege jedenfalls verlegen

Notwendige Untersuchungen beim Mann
- Am Anfang der Untersuchungen stehen Gespräche über das Sexualleben mit der Partnerin, Fragen nach der Krankheitsgeschichte (Infektionskrankheiten, Operationen, Zuckerkrankheit, Nervenerkrankungen), nach Zigaretten, Alkohol- und Medikamentenmißbrauch
- Untersuchung der Geschlechtsorgane
- Spermiogramm aus Sperma, das vier bis sechs Tage nach dem letzten Samenerguß gewonnen wurde. Dazu müssen Sie in ein Gefäß onanieren. Diese sterile Situation ist nicht jedermanns Sache und kann den Wert des Ergebnisses mindern. Es kann erfolgreicher sein, wenn Ihre Partnerin mitkommt. Diese Sperma-Untersuchung muß zweimal durchgeführt werden, weil die Ergebnisse stark schwanken können
- Nur wenn die Anzahl der Spermien unter fünf Millionen liegt, wird der Hormonhaushalt untersucht (FSH-Spiegel, Testosteron- und LH-Messung, bei Potenzstörungen der Prolaktinspiegel)
- Nur beim Verdacht auf einen Verschluß der samenableitenden Wege muß Hodengewebe entnommen und untersucht werden
- Nur bei Verdacht auf Störung der Chromosomen-Zusammensetzung müssen Haarwurzelzellen oder Zellen aus der Mundschleimhaut mikroskopisch untersucht werden

Behandlungsplan bei Männern

Ziel der Behandlung ist, die Zeit bis zur erfolgreichen Befruchtung zu verkürzen.

- Ein Krampfaderbruch (➔ Seite 610) sollte immer operiert werden
- Antibiotikabehandlung bei akuten oder chronischen Entzündungen
- Ersatz der fehlenden Hormone bei einem nachgewiesenen Mangel
- Bei Antikörpern sind Behandlungen mit Kortison oder Immunsuppresiva oder der Versuch, Antikörper »herauszuwaschen«, möglich, aber selten erfolgreich
- Eine mikrochirurgische Operation kann die Wege bei Samenleiterstörungen wieder durchlässig machen. Der Eingriff ist kompliziert, macht aber bei 70 bis 80 Prozent die Samenleiter wieder durchgängig. Verschlüsse im Nebenhoden sind noch schwieriger zu behandeln

Spermienstimulation

Akupunktur hat sich bei leichten und mittelschweren Fällen bewährt, um zu wenige oder zu wenig mobile Samen zu stimulieren: Nach zehn Sitzungen, die jeweils eine halbe Stunde dauern, steigt ihre Qualität.

Weniger Chancen haben andere Stimulationsversuche:

- Hormone (Antiöstrogene, Gonadotropine, Androgene, Testosteronanomatase-Hemmer)
- Gewebehormone und Enzyme, die den Hoden zur Samenproduktion anregen sollen
- Anregung der Durchblutung mit Pentoxifyllin

Ist damit die Samenproduktion nicht zu vermehren und zu verbessern, kann der Samen mit Substanzen versetzt werden, die seine Beweglichkeit fördern. Gelingt dies, so ist der Versuch einer künstlichen Befruchtung der Partnerin sinnvoll (➔ Seite 649). Enthält die Samenflüssigkeit sehr wenige Samen, ist das ein Hinweis darauf, daß der Samen auch von »schlechter Qualität« ist. In diesem Fall sollten Sie auf eine künstliche Befruchtung mit dem eigenen Samen verzichten. In jenen Fällen, da die Ursache der gemeinsamen Sterilität ungeklärt bleibt, kann ein Gametentransfer versucht werden (➔ Seite 649).

Unfruchtbarkeit bei der Frau

Ursachen

Zu etwa 60 Prozent liegen die Gründe einer weiblichen Sterilität darin, daß die komplizierte hormonelle Steuerung der Eierstöcke gestört ist (➔ Regelstörungen, Seite 586). Das führt zum Beispiel dazu, daß die Eier nicht reifen können, daß es nicht zum Eisprung kommt oder daß sich das befruchtete Ei nicht in der Gebärmutter einnisten kann.

- Mangel bzw. Überproduktion von anderen als den Geschlechtshormonen können den Zyklusablauf stören, zum Beispiel die Über- oder Unterfunktion der Schilddrüse, Leber- und Nierenerkrankungen, Erkrankungen der Nebennierenrinde und Tuberkulose. Das gleiche gilt für eine Überproduktion männlicher Hormone oder die des Hormons Prolaktin, das die Milchbildung steuert
- Häufig ist Übergewicht Ursache einer Hormonstörung. Die Eierstöcke »ersticken« förmlich im sie umgebenden Fett
- Untergewicht kann den Hormonkreislauf ebenso stören wie eine Abmagerungsdiät ohne Fleisch- und Milchprodukte
- Medikamente können den hormonellen Regelkreis entscheidend stören. Dazu gehören Mittel gegen seelische Erkrankungen (Psychosen) und alle Hormonpräparate. Ob es nach dem Absetzen der Pille zu Regelstörungen kommt, ist noch umstritten
- Mißbrauch von Alkohol und Nikotin kann die Hormonbalance beeinträchtigen
- Streß und Aufregungen stören das Hormongleichgewicht nachweislich

Etwa 30 Prozent der Ursachen von Sterilität liegen an mangelnder Durchlässigkeit oder eingeschränkter Beweglichkeit der Eileiter.

- Eileiterverwachsungen können durch vorangegangene Entzündungen entstehen. Sie können die Folge von sexuell übertragbaren Krankheiten sein (Chlamydien und Ureaplasmen, ➔ Seite 628); Folge von Operationen, zum Beispiel des Blinddarms, oder von Eierstockzysten

Die Eileiterpassage kann nach Eileiterschwangerschaft oder durch eine Sterilitätsoperation (➔ Seite 641) unterbrochen sein.

- Verwachsungen des Bauchraumgewebes können dazu führen, daß die Eileiter das im Eierstock gereifte Ei nicht einfangen können

Bei jeder 20. Frau liegen die Probleme beim Gebärmutterhals.

- Der Gebärmutterhals kann zu wenig geöffnet sein, er kann zu wenig Schleim erzeugen
- Der Zervixschleim kann infiziert sein
- Der Schleim der Scheide kann übersäuert sein bzw.
- Antikörper gegen den männlichen Samen enthalten.

In einigen Fällen bleibt der Grund, warum Frauen unfruchtbar sind, ungeklärt.

Notwendige Untersuchungen bei der Frau

- Die Krankengeschichte sollte Hinweise auf Fruchtbarkeitsstörungen in der Familie aufdecken, eventuelle Allgemeinerkrankungen oder vergangene Kinderkrankheiten erfassen
- Die frauenärztliche Untersuchung umfaßt auch einen Abstrich des Scheidensekrets, bei dem Infektionen festgestellt werden können
- Bei unregelmäßigem Zyklus muß nach Abweichungen der Hormone im Blutserum gefahndet werden. Dazu sind meist mehrere Blutabnahmen notwendig
- Über drei Zyklen hindurch muß die Frau die Basaltemperatur (➔ Natürliche Verhütung, Seite 635) messen. Der Vergleich der Temperaturkurve und der Hormonuntersuchung bestimmt die weitere Vorgangsweise
- Meist wird als nächster Schritt der Sameneinwanderungstest gemacht. Dabei wird untersucht, ob sich reichlich bewegliche Spermien im Zervixschleim finden. Werden keine bzw. zu wenige normale Samenzellen gefunden, kann dies an der schlechten Samenqualität liegen, aber auch ein Hinweis auf eine gestörte Funktion der Gebärmutterschleimhaut sein. Der Test wird einige Stunden nach einem Koitus gemacht. Hierfür bekommen Sie vom Arzt gesagt, wann Sie miteinander schlafen sollen. Vorher müssen Sie sich fünf Tage lang ferngeblieben sein
- Besteht der Verdacht, daß sich Schleim und Samen der Partner nicht vertragen, wird dieses im Labor mit einer Schleimprobe und Fremdsamen ausgetestet
- Eine *Hysterosalpingografie* (HSG) kontrolliert, ob die Eileiter durchlässig sind. Dabei wird - meist bei örtlicher Betäubung - durch einen Katheter ein Röntgenkontrastmittel in die Gebärmutter eingespritzt. Am Röntgenschirm kontrolliert der Arzt, ob es durch die Eileiter in die Bauchhöhle abfließen kann, ob die Gebärmutter normal gebaut ist, ob Polypen oder Myome vorhanden sind und ob sich eventuell Verwachsungen unmittelbar außerhalb der Eileiter befinden. Die Eileiter können auch mit einer Farbstofflösung durchgespült werden, wobei zugleich eine Laparoskopie durchgeführt wird (➔ Seite 751). Die Untersuchung sollte vor dem zehnten Zyklustag vorgenommen werden, da sich bei der Untersuchung öfter Verklebungen der Eileiter lösen und so oft ohne weitere Behandlung Schwangerschaften entstehen

Behandlung

- Infektionen werden mit Antibiotika behandelt
- Ist der Zervixschleim zu sauer, kann man vor dem Koitus mit einer neutralisierenden Lösung (ein Teelöffel Speisesoda in einem halben Liter warmem Wasser gelöst) die Scheide spülen
- Für den seltenen Fall, daß Sperma und Zervixschleim unverträglich sind, gibt es kaum wirksame Behandlungen. Die Schleimbarriere ist nur durch künstliche Befruchtung zu überwinden

Bei hormonellen Störungen können verschiedene Maßnahmen die Eireifung verbessern. In vielen Fällen kann die Hormonbehandlung die Voraussetzung für eine natürliche Empfängnis schaffen. Hormonbestimmung und -behandlung können aber monatelang dauern und wegen der genau einzuhaltenden Zeitpläne sehr belastend sein. Unter Umständen muß die Frau ihre Berufstätigkeit deshalb unterbrechen.

- Fehlt das Hormon GnRH aus dem Hypothalamus, kann eine fünftägige Tabletteneinnahme von Clomifen (*Dyneric* [BRD], *Comid* [Ö]) helfen. In seltenen schweren Fällen kann GnRH über eine tragbare Pumpe in 90-Minuten-Abständen in eine Unterarmvene oder unter die Bauchhaut eingespritzt werden
- Fehlen die den Eierstock stimulierenden Hormone der Hirnanhangdrüse, können diese an mehreren Tagen in den Muskel injiziert werden. Bei dieser Behandlung muß eine tägliche Hormonbestimmung und Ultraschalluntersuchung kontrollieren, daß es nicht zu einer Überstimulierung der Eierstöcke kommt
- Medikamente können einen erhöhten Prolaktin-Spiegel normalisieren. Auch eine Überproduktion männlicher Hormone oder Störungen der Schilddrüse werden mit Hormonen reguliert
- Verklebte Eileiter können in etwa 30 bis 40 Prozent durch einen mikrochirurgischen Eingriff wieder durchgängig gemacht werden. Nur selten gelingt es mit einer CO_2-Durchblasung

  Bei starken Verwachsungen sollte man von der Operation absehen. Es besteht die Gefahr, daß es nach der Operation zu einer Eileiterschwangerschaft kommt und der Eileiter entfernt werden muß. Versuche, Eileiter zu transplantieren bzw. künstliche Eileiter einzupflanzen, sind bis jetzt nicht sehr erfolgreich gewesen

Können die Eileiter nicht durchgängig gemacht werden, sind die einzige Chance für eine Schwangerschaft die Gewinnung von Ei und Samen und

- nachfolgend gemeinsames Einbringen in die Eileiter (➔ Gametentransfer, Seite 649) bzw.
- die nachfolgende Befruchtung im Reagenzglas und Einpflanzung des Embryos in die Gebärmutter (Außerkörperliche Befruchtung und Embryo-Transfer, ➔ Seite 649)

Künstliche Befruchtung

Bevor Sie sich dazu entscheiden, sollten Sie beide in der Unfruchtbarkeits-Sprechstunde eines Frauenarztes oder eines Krankenhauses gewesen sein. Suchen Sie möglichst eine Beratungsstelle auf, in der der Arzt mit einem Psychologen zusammenarbeitet.
Sie werden mit Ihnen ein Gespräch über Ihre sexuellen Gewohnheiten und über den Kinderwunsch führen. Der erste Schritt der gemeinsamen Behandlung ist der Versuch, an jenen Tagen Verkehr miteinander zu haben, die die fruchtbarsten sind.
Wenn dieses »Programm« nichts fruchtet und wenn die oben genannten Einzelbehandlungen für Mann und Frau keinen Erfolg hatten, bleibt als letzter Weg die künstliche Befruchtung oder ein IVF-Programm.
Dieser Schritt sollte wegen der damit verbundenen seelischen und körperlichen Belastung und der rechtlichen Probleme gut überlegt werden. Es ist sinnvoll, in dieser Zeit einen Psychologen zu Rate zu ziehen bzw. mit einem Psychotherapeuten den Kinderwunsch zu besprechen. Sie sollten gemeinsam überlegen, ob Sie Ihre Partnerschaft nicht auch auf andere Weise fruchtbar gestalten können.

Insemination

Für die künstliche Befruchtung muß der Mann seinen durch Onanie gewonnenen Samen abgeben. Er wird bei Bedarf wie unter Behandlungsplan bei Männern (➔ Seite 647) beschrieben aufgebessert.
Mit einer Spritze wird er in einer Kappe vor dem Muttermund deponiert. Bestehen im Bereich des Gebärmutterhalses Probleme oder ist das Sperma von geringer Qualität, so ist das Einbringen des Samens direkt in die Gebärmutter erfolgreicher. Insgesamt bekommen ein bis zwei von vier Paaren nach Inseminationsversuchen ein Kind.

Gametentransfer (GIFT)

Der Samen wird wie für die künstliche Insemination gewonnen. Wie für die Retortenbefruchtung (➔ Seite 650) werden der Eisprung stimuliert und mit dem Laparoskop Eier entnommen. Gemeinsam mit dem Samen werden sie mit einem Katheter in die Eileiter eingebracht.
Diese Methode eignet sich, wenn die Eileiter die Eier nicht einfangen können, bei minderer Samenqualität und wenn die Ursache der Sterilität nicht erkennbar ist. Ihr Nachteil: Die Rate der Eileiterschwangerschaften ist überdurchschnittlich hoch. Ihr Vorteil: Sie hat mehr Erfolg als die IVF.

Die Chancen können erhöht werden, wenn
- nur von der ersten Hälfte des Ejakulats Samen verwendet und eventuell durch »Swim-up«-Technik die besonders progressiv-beweglichen ausgewählt werden
- bei der Frau der ideale Zeitpunkt für die Befruchtung ermittelt wird

Die Befruchtung mit dem Samen des Partners heißt *homologe Insemination*. Ist der Partner unfruchtbar, so kann auch Fremdsamen benützt werden (*heterologe Insemination*). Spendersamen wird routinemäßig auf Infektionen (z. B. AIDS, Hepatitis) getestet, tiefgefroren und in Samenbanken gesammelt. Nach dem Auftauen ist er voll lebensfähig.

Außerkörperliche Befruchtung und Embryo-Transfer (IVF-ET)

Die neue Technik hat die Phantasie von der medizinischen »Allmacht« ebenso angeheizt wie die Vorstellung vom »Recht auf das eigene Kind«. Inzwischen ist die Fruchtbarkeitstechnologie ins Kreuzfeuer der Meinungen geraten: Sie ist viel weniger erfolgreich, dafür aber risikoreicher als angenommen. Sie hat bedrohliche Möglichkeiten eröffnet wie zum Beispiel die Manipulation am menschlichen Gen, und sie ist - obwohl der Handel mit Ei und Embryo als sittenwidrig gilt und trotz gegenteiliger Beteuerungen der Ärzte - für menschenfeindliche Geschäfte wie Eiankauf und Mietmutterschaft mißbraucht worden.
Die rechtlichen Konsequenzen sind Ende 1989 gesetzlich weder in der BRD noch in Österreich geklärt. Noch weniger sind ihre gesellschaftswirksamen Folgen durchleuchtet oder ihre psychologische Wirkung auf Eltern, Leiheltern und Kinder.

Medizinische Daten

Medizinisch gerechtfertigt ist diese Methode nur bei irreparabler Störung der Funktion beider Eileiter.
Aufgrund sinkender Schwangerschaftschancen wird die IVF-ET sinnlos, wenn beim Mann die Spermiendichte geringer ist als 10 Millionen/ml und die Spermienbeweglichkeit weniger als 20 Prozent beträgt oder wenn die Frau über 40 Jahre alt ist.
Die Erfolgsrate pro Behandlungszyklus liegt bei 15 Prozent. Nach einigen Monaten kann ein neuer Versuch gemacht werden. Bei mehreren Versuchen steigen die Befruchtungschancen.
Da jedoch etwa ein Drittel der Schwangerschaften vorzeitig mit einer Fehlgeburt enden, entstehen in weniger als zehn Prozent aus Eizellentnahmen tatsächlich lebendige Kinder.

Vorbehandlung
Im normalen Zyklus wächst jeweils nur ein Follikel heran. Überstimulation läßt mehrere Eibläschen heranreifen. Damit erhöht sich die Chance, daß mehrere Eier gewonnen und im Glas befruchtet werden können.
Verschiedene Hormonkombinationen dienen als Eierstockstimulans.

Eigewinnung
Die Wahl der Methode hängt von den anatomischen Bedingungen ab. Je nach Lage der Eierstöcke werden die Eier
- von der Scheide her gewonnen: Ein Ultraschallgerät wird in die Scheide eingeführt, die Punktionsnadel bis zu den Eierstöcken durchgetrieben
- durch die Bauchdecke entnommen. Dabei wird die Punktionsnadel unter Ultraschallkontrolle durch die Hinterwand der Harnblase in das Eibläschen vorgetrieben
- Eine dritte Methode wird mit dem Laparoskop durchgeführt, das direkte Sicht in den Bauchraum ermöglicht (➔ Seite 751)

Alle Methoden können unter Narkose oder örtlicher Betäubung durchgeführt werden und sind gleich erfolgreich (7 bis 90 Prozent).

Risiken
- Durch die tägliche Ultraschallkontrolle sind hormonelle Überstimulierung und ihre Risiken selten geworden
- Nach dem Embryotransfer treten in 2,6 bis 5 Prozent Schwangerschaften außerhalb der Gebärmutter auf
- Nach IVF-ET wurden überdurchschnittlich viele Zwillinge, Drillinge und sogar Vierlinge geboren. Seriöse Institute pflanzen deshalb nicht mehr als drei Embryonen in die Gebärmutter ein
- Die Rate der mißgebildet Geborenen gleicht derjenigen von natürlichen Schwangerschaften
- Da weder Samen noch Eier von allen Ärzteteams, die eine künstliche Befruchtung durchführen, auf mögliche Infektionen getestet werden, muß man mit Infektionsrisiken rechnen. In Europa sind 177 Fälle von Hepatitisinfektion beim Retortenbaby und bei den gebärenden Frauen und ein Fall von AIDS bekannt geworden

Spermagewinnung
Nur die Hälfte der Männer von Paaren, die sich für eine Retortenbefruchtung melden, haben normale Samenqualität. Deshalb wird meist nur der erste Teil des Ejakulats verwendet. Vor dem Onanieren muß die Blase entleert und müssen Hände und Penis sorgfältig gewaschen werden.

Befruchtung
Ei und Samen werden auf einer Glasschale zusammengebracht. Nach etwa 18 Stunden hat die Befruchtung stattgefunden. 20 bis 30 Stunden nach der Befruchtung teilt sich die Eizelle erstmals. Zwischen 24 und 84 Stunden nach der Befruchtung werden die Zellhäufchen in die Gebärmutter eingepflanzt.

Embryo-Transfer
Die Embryonen - üblicherweise drei bis vier - werden mit einem weichen Plastikkatheter durch den Gebärmutterhals in die Gebärmutter eingebracht. Danach sollte die Frau noch einige Stunden liegenbleiben.
Ein Embryo aus dem Reagenzglas hat eine Chance von 1:10, sich zu einem Kind zu entwickeln. Bei vier eingepflanzten Embryos steigt die Chance einer Schwangerschaft auf 25 Prozent. Damit erhöht sich aber zugleich das Risiko einer Zwillingsgeburt auf 18 Prozent (Drillinge: 3,2 Prozent).

Kosten
Kinderlosigkeit ist von der WHO als Krankheit anerkannt. Die gesetzlichen Krankenkassen der BRD sind verpflichtet, alle anfallenden Kosten zu übernehmen, dazu zählt auch die In-Vitro-Befruchtung. Seit 1986 sind auch die privaten Kassen zur Zahlung verpflichtet, behalten sich aber die Entscheidung vor, wie viele Versuche sie akzeptieren.
Die Kosten einer außerkörperlichen Befruchtung werden derzeit auf insgesamt rund 10 000 DM (70 000 ÖS) beziffert.
In Österreich werden alle Maßnahmen, die den krankhaften Zustand der Unfruchtbarkeit behandeln können, von den Kassen bezahlt, nicht aber solche, die ihn »umgehen«: Insemination und In-Vitro-Fertilisation.

Rechtliche Probleme

Die IVF-Technik hat es möglich gemacht, daß ein Kind bis zu sechs Eltern haben könnte: eine »Mutter«, die ihr Ei spendet; eine, die es austrägt; eine, die das Kind aufzieht; dazu einen »Vater«, der den Samen spendet; einen, der das Kind mitaufzieht, und einen, der es gemacht hat: den Arzt. Und unter Umständen keinen einzigen Vater, der Unterhalt zahlen will.
Die künstliche Befruchtung - die Trennung von Sex und Zeugung - hat ungeahnte Möglichkeiten eröffnet: Ab nun

kann eine Frau ihr Geschwister, die Großmutter ihr Enkelkind zur Welt bringen.
Die rechtlichen Fragen, die die Befruchtungstechnologie aufgeworfen hat, sind so schwierig zu beantworten, daß bisher eine gesetzliche Regelung gescheitert ist. Ziel der gesetzlichen Überlegungen ist es, das »Eigentum« zu sichern: Wem gehört das Kind? Wer ist unterhaltspflichtig? Welchen »Vater« kann es beerben? Wem gehören die überzähligen Samen, Eier, Embryonen? Die Ärzte sind den Juristen zuvorgekommen und haben weltweit gezeigt, daß sie Schranken, die ihnen von sogenannten »Ethikkommissionen« gesetzt werden, nicht anerkennen und daß sie nach Bedarf die Spielregeln ihrer eigenen Berufsvertretung - standeswidrig - übertreten. Alles ist möglich, alles geschieht.

Befruchtung durch Fremdsamen und ihre Rechtsfolgen
- Sowohl der Vater als das Kind können die Ehelichkeit anfechten
- Das Kind ist nach geltendem Recht mit dem Samenspender verwandt und hat Recht auf Versorgung und Erbe
- Samenspender und Kind können beim Arzt Schadenersatzansprüche stellen

Verwendung eines körperfremden Eies
- Kind und Eispenderin können Schadenersatz vom Arzt verlangen

Embryoadoption
- Eispenderin, Samenspender und Kind können beim Arzt Schadenersatz einklagen
- Das Kind kann die Ehelichkeit anfechten und Samenspender oder Eispenderin auf Unterhalt verklagen

Mietmutterschaft
Mietmutterschaft bedeutet: Eine Frau trägt ein Kind aus eigenem oder fremdem Genmaterial für eine andere Frau bzw. für ein anderes Paar aus. Diese adoptieren anschließend das Kind. Mietmutterverträge und -vermittlung sind in der BRD und in Österreich illegal: Jeder daran Beteiligte kann verklagt werden - auch vom Kind -, weil Adoptionsvermittlung in den Händen des Staates liegt. Im einzelnen sind die Rechtsfolgen nicht überschaubar.

Psychische Folgen für Eltern und Kind

Die wenigen vorhandenen Studien zu Langzeitfolgen von künstlicher Befruchtung deuten darauf hin, daß seelische Belastungen und Streß vor der Behandlung existieren, daß sie während der Behandlung ansteigen und sich auch noch nachher in Streßsymptomen äußern. Die Hälfte aller Paare bleibt trotz aller Versuche kinderlos, nach Versuchen der Retortenbefruchtung sogar 85 bis 90 Prozent. Sie müssen sich also in jedem Fall mit den psychischen Problemen auseinandersetzen.
Eine Befruchtung mit Fremdsamen belastet das Selbstwertgefühl des Mannes erheblich. Weil Zeugungsunfähigkeit landläufig mit Impotenz gleichgesetzt wird, wird die Fremdinsemination geheimgehalten - auch das Kind soll nichts von seiner außerfamiliären Herkunft erfahren. Die Ärzte machen sich dabei zu Komplizen: Da sie nur bei Zusicherung der Anonymität Spendersamen erhalten, dokumentieren sie selten, wer der Samenvater ist, oder mischen sogar verschiedene Samen, um die Herkunft zu verschleiern. In Österreich ist dies illegal, da der Samenspender als eigentlicher und unterhaltsverpflichteter Vater gilt.
Schwerer wiegt, wenn das Kind mit einer Lüge leben muß. Adoptierte Kinder spüren, daß die »neuen« Eltern nicht die »wirklichen« Eltern sind. Die Fruchtbarkeitstechnik kompliziert diese Beziehungskonfusion noch weiter.
Es hängt vom Verhalten der Eltern ab, ob das Kind diese existentielle Frage stellt und das Familiengeheimnis zerstört. Das Kind braucht die Bestätigung, daß es zweierlei Eltern hat: Auch noch als Erwachsene verwenden adoptierte Kinder viel Energie darauf, die Personen ihres Ursprungs ausfindig zu machen.
Nicht für das Kind, sondern für die Eltern, die ein (halb) »fremdes« Kind als »eigenes« aufziehen wollen, ist die Anonymität des genetischen Ursprungs wichtig. Die Entstehung im Reagenzglas macht die Frage des Kindes nach den Wurzeln absurd, weil im herkömmlichen Sinn nicht beantwortbar.

SCHWANGERSCHAFT UND GEBURT

Schwangerschaft, Geburt und die Zeit danach sind eine Einheit. In der modernen Geburtshilfe kommt dieser Gedanke meistens zu kurz. Sie sieht die Schwangerschaft als Krankheit und die Geburt als Risiko, der man mit allen Mitteln der modernen Technik begegnen muß. Und obwohl die Weltgesundheitsorganisation längst Empfehlungen gibt, die vielem widersprechen, was mit Frauen in unseren Kreißsälen geschieht, werden die meisten Geburten immer noch elektronisch dauerüberwacht, wird betäubt, geschnitten und operiert. Und das alles oft ohne medizinische Notwendigkeit, denn mehr als 80 Prozent aller Geburten könnten ohne Eingriffe verlaufen.

Eine Schwangerschaft dauert zehn Mondmonate, das sind 280 Tage (plus/minus 14 Tage) oder 40 Wochen. Wie Sie diese Zeit verbringen, hängt neben den sozialen Umständen, in denen Sie leben, sehr stark von Ihrer eigenen Einstellung ab. Die Schwangerschaft ist nicht von vorneherein eine Zeit, die Gefahren für Sie und Ihr Kind mit sich bringt. Fast alle Legenden, die über die Schwangerschaft verbreitet werden, sind falsch. Weder führt ein heißes Bad zu einer Frühgeburt, noch entsteht eine Nabelschnurumschlingung, wenn Sie sich oft strecken. Und daß ein Schock zu einem mißgebildeten Kind führen kann, ist genauso ein Märchen wie die Annahme, daß

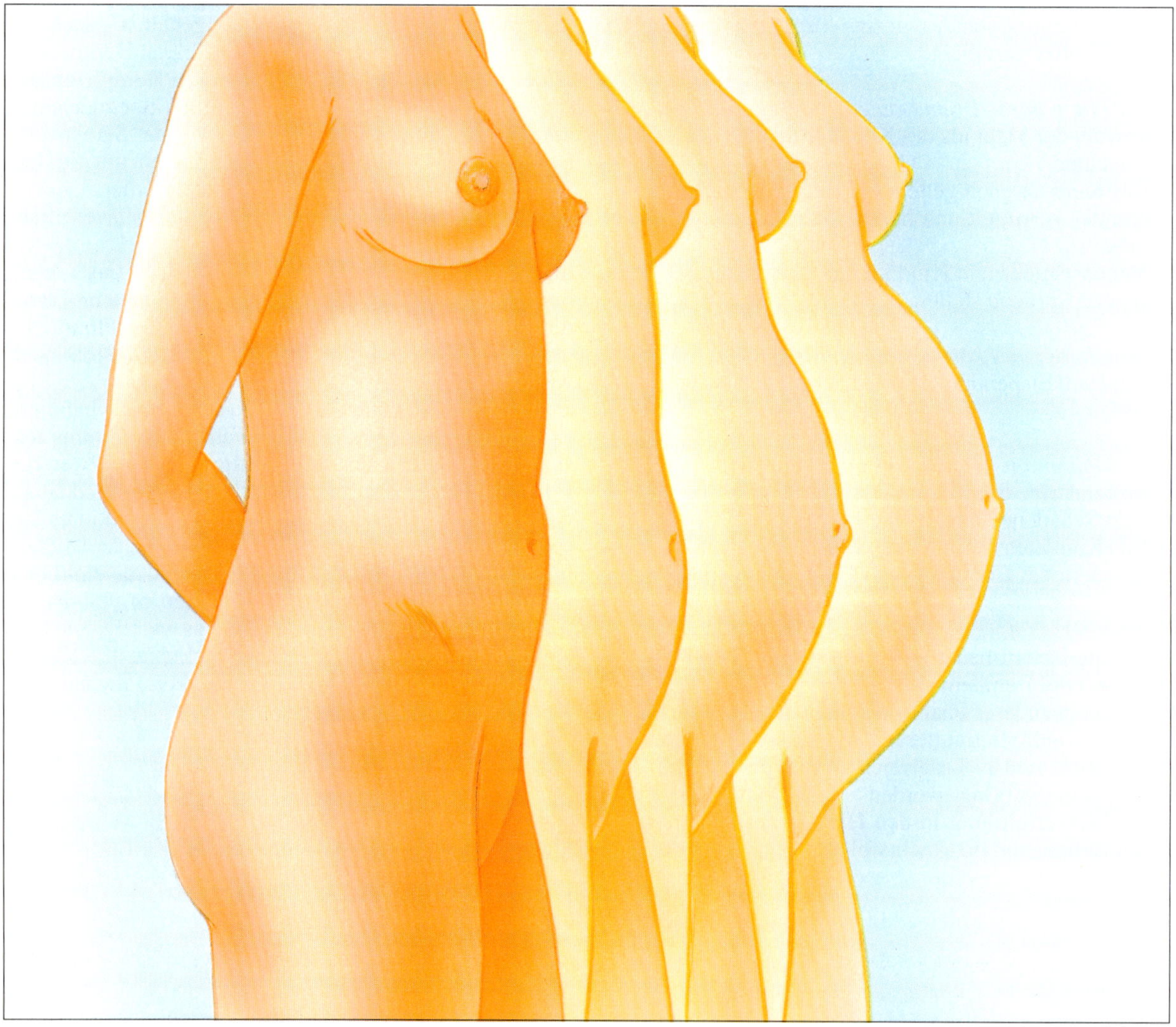

Söhne die werdende Mutter »schöner« machen als Töchter. Vertrauen Sie Ihren Gefühlen, und versuchen Sie, so gut wie möglich nach Ihren Bedürfnissen zu leben. Das ist die beste Garantie für eine angenehme Schwangerschaft.

Erstes Schwangerschaftsdrittel (1. bis 12. Woche)

Frühestens eine Woche nach der Befruchtung läßt sich die Schwangerschaft durch einen empfindlichen Test nachweisen. Sie können aber auch einfach das Ausbleiben der Regel abwarten. Wenn Sie in dieser Zeit Alkohol getrunken oder Medikamente eingenommen haben, dann ist das wahrscheinlich kein Grund zur Besorgnis. Der Körper reagiert nach dem Prinzip »Alles oder Nichts«. Geschädigte Zellen haben wenig Chancen zu überleben und nisten sich meistens gar nicht erst ein. Wenn Sie das Baby in den ersten drei Monaten verlieren, dürfen Sie davon ausgehen, daß es nicht gesund war. Übertriebene Schonung oder Vorsicht in dieser Zeit sind daher nicht notwendig. Einschränken müssen Sie sich nur dann, wenn Ihr Körper sich wehrt. Achten Sie auf Unlustgefühle oder Anzeichen von Erschöpfung. Auf jeden Fall sollten Sie aufhören, zu trinken und zu rauchen. Wenn Sie Medikamente einnehmen, müssen Sie mit Ihrem Arzt besprechen, ob sie dem Ungeborenen schaden können.

Was geschieht im Körper?

Der Körper stellt sich langsam auf die Schwangerschaft ein. Die Eierstöcke und später der Mutterkuchen produzieren Hormone, die den ganzen Organismus beeinflussen. Die Haut wird besser durchblutet und lagert mehr Wasser ein, der Busen wird voller. Die inneren Organe werden leistungsfähiger und bereiten sich darauf vor, für zwei zu arbeiten. Dem Bauch ist die Schwangerschaft in der ersten Zeit noch nicht anzusehen.

Die Umstellung des Körpers macht manche Frauen müde, manchmal kommt es auch zu Übelkeit und Erbrechen, vor allem am Morgen.

Die seelische Situation

Starke Gefühlsschwankungen sind häufig. Frauen, die ungeplant schwanger werden, müssen sich damit auseinandersetzen, ob sie das Kind haben wollen. Aber selbst wenn ein lang gehegter Kinderwunsch in Erfüllung geht, können Probleme auftreten. Das Gefühl, daß es kein Zurück mehr gibt, die neue Verantwortung, finanzielle Probleme, berufliche Sorgen - es gibt genug Konflikte, aber auch schöne Momente, die durch eine Schwangerschaft entstehen können.

Erstes Schwangerschaftsdrittel

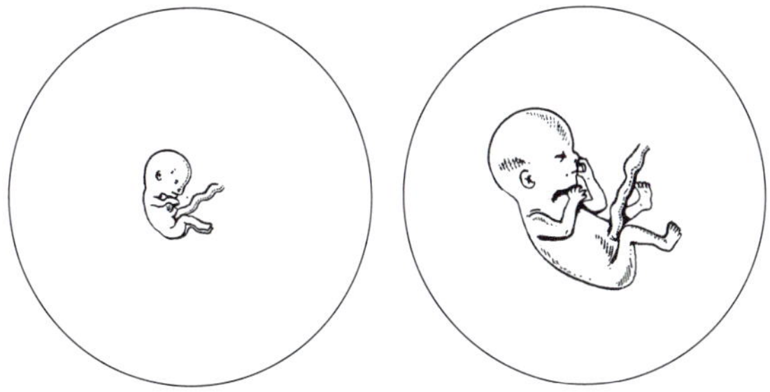

5. Woche — 12. Woche

Untersuchungen

Bei der ersten Untersuchung ertastet der Arzt die Größe der Gebärmutter und bestimmt damit das Stadium der Schwangerschaft. Erst wenn sich seine Ergebnisse nicht mit Ihren Angaben über die letzte Regel oder den möglichen Empfängnistermin decken, wird eine Ultraschalluntersuchung gemacht (→ Ultraschall, Seite 657). Außerdem nimmt der Arzt die genaue Krankengeschichte der werdenden Mutter und ihrer Familie auf und macht eine gründliche gynäkologische Untersuchung. Dazu gehört die Kontrolle der Eileiter und Eierstöcke, ein Krebsabstrich und eine Beurteilung des Scheidensekrets unter dem Mikroskop.

Zur Bestimmung der Größe des mütterlichen Beckens wird vor allem der äußere Durchmesser vom Oberrand der Schambeinmitte bis zum Anfang der Lendenwirbelsäule (*conjugata externa*) gemessen. Diese Distanz sollte mindestens 20 Zentimeter betragen. Laboruntersuchungen bringen Klarheit über Blutgruppe, Rhesusfaktor und Blutbild. Zusätzlich wird das Blut auf Antikörper gegen Röteln, Toxoplasmose (in der BRD nur bei bekannter Kontaktgefahr), Syphilis und eventuell AIDS untersucht (→ Blutuntersuchungen, Seite 658). Ihr Geburtshelfer wird Sie dann noch zu einem praktischen Arzt oder Internisten überweisen, der den allgemeinen Gesundheitszustand überprüft.

Wie entwickelt sich das Kind?

Die im Eileiter befruchtete Zelle macht sich auf den Weg zur Gebärmutter, teilt sich in den nächsten fünf bis sechs Tagen mehrere Male und nistet sich dann als Zellhaufen in der Gebärmutterschleimhaut ein. Aus dem Zellhaufen entstehen der Embryo, der Mutterkuchen und, als Verbindung zwischen den beiden, die Nabelschnur. Der Embryo und die Nabelschnur schwimmen, von Eihäuten umgeben, im Fruchtwasser. Ab der dritten Woche beginnen sich die Organe zu bilden. In der fünften Woche entwickeln sich das zentrale Nervensystem (Gehirn und Rückenmark), der Kopf mit Augen und Mund sowie das Magen-Darm-System. Das Herz beginnt zu schlagen, die Armknospen wachsen und kurz darauf auch die Beinknospen. Das Skelett wächst ebenfalls mit. In der achten Schwangerschaftswoche haben sich die Arme mit angedeuteten Händen, Finger, Gesichtskonturen, Ohren und Atemwege gebildet. In der neunten und zehnten Woche sind bei einem Jungen die Hoden, bei einem Mädchen die Eierstöcke entwickelt. Jetzt beginnt die Verknöcherung des noch weichen Skeletts. Am Ende des dritten Monats ist der Embryo sieben bis neun Zentimeter lang.

Zweites Schwangerschaftsdrittel (13. bis 26. Woche)

Die Umstellung der ersten Monate ist vorbei, die Geburt noch weit weg, körperliche Beschwerden halten sich meist in Grenzen. Das Kind legt Ihnen keine Beschränkungen auf. Wenn Sie sich wohl fühlen und die Signale Ihres Körpers wie Erschöpfung, Unlust oder Schmerzen beachten, können Sie unbesorgt sein. Oft ist diese Zeit eine Phase der Ruhe und inneren Stabilität.

Was geschieht im Körper?

Zwischen der 16. und 23. Woche können Sie die ersten Bewegungen Ihres Kindes spüren. Die morgendliche Übelkeit ist meist verschwunden, der Körper wird zusehends runder. Ob Sie drei oder fünf Kilo zugenommen haben, ist nicht wichtig. Solange Sie sich wohl fühlen und die Gewichtszunahme nicht krankhaft ist (➔ Schwangerschaftshochdruck, Seite 662), sollten Sie sich nicht von Gewichtstabellen terrorisieren lassen. Ein leichtes Anschwellen der Hände, Unterschenkel und Füße durch die vermehrte Wassereinlagerung ist normal. Wenn Sie zu Gefäßschwäche neigen, dann entstehen durch den Rückstau des Blutes in den Venen häufig Krampfadern und Hämorrhoiden (➔ Mögliche Beschwerden während der Schwangerschaft, Seite 659). Auch Verstopfung oder Sodbrennen können nun auftreten.

Zweites Schwangerschaftsdrittel

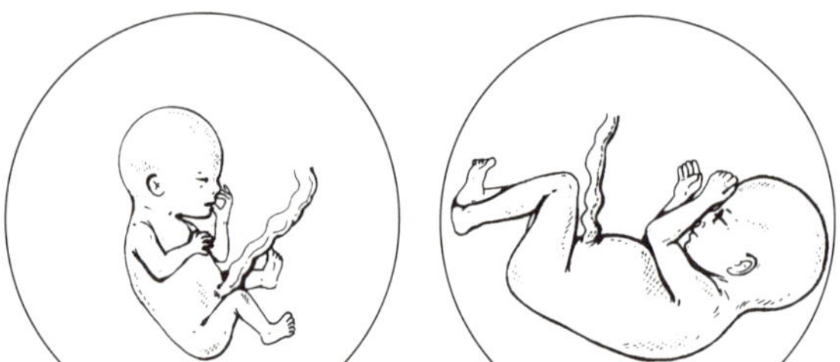

Die seelische Situation

Vielleicht fühlen Sie sich jetzt besonders wohl. Es kann aber genauso sein, daß es Ihnen schwerfällt, Ihre Üppigkeit und den wachsenden Bauch zu akzeptieren. Das verinnerlichte eigene, aber auch durch andere mitgeprägte Schönheitsideal kann eine große Rolle spielen. Idealerweise fangen Sie am Ende des dritten Monats mit einem Geburtsvorbereitungskurs an. Dort können Sie Ihre Probleme auch mit anderen Frauen oder Paaren besprechen (➔ Geburtsvorbereitung, Seite 664).

Untersuchungen

Jetzt sollten Sie alle vier bis sechs Wochen zu einer Kontrolle gehen, auch wenn der Mutter-Kind-Paß das nicht vorschreibt. Bei jeder dieser Untersuchungen werden die kindlichen Herztöne abgehört, der Harn auf Eiweiß und Zucker getestet, der Blutdruck gemessen und das Gewicht kontrolliert. Außerdem gehören eine vaginale Untersuchung (durch die Scheide), das Messen der Gebärmutter von außen und die Beurteilung von Ödemen und Krampfadern zu jeder Kontrolluntersuchung.

Wenn Ihr Geburtshelfer eine Ultraschalluntersuchung machen will (➔ Seite 657), fragen Sie nach den Gründen und danach, was ihm diese Untersuchung Neues zeigen kann. Wenn Ihnen diese nicht stichhaltig erscheinen, lehnen Sie ab. Oft geschehen solche Untersuchungen aus geschäftlichen Gründen oder in Unkenntnis der wissenschaftlichen Daten.

Wie entwickelt sich das Kind?

Ihr Baby trainiert jetzt seine Muskeln. Es stößt mit den Beinen, beginnt, seine Zehen zu spreizen, seine Hände zu öffnen und wieder zu schließen, und kann den Kopf bewegen. Schon im vierten Monat sind die wichtigsten Reflexe ausgebildet. In diesen Wochen beginnt auch die Entwicklung der Sinne, zunächst des Geschmacks- und Tastsinns und ab dem fünften Monat des Gehörs und der

Gleichgewichtsorgane. Das Sehvermögen ist schon so weit entwickelt, daß das Baby hell und dunkel unterscheiden kann. Es trainiert jetzt auch das Atmen und Schlucken, und obwohl das Gehirn noch nicht ausgereift ist, kann es bereits sinnvoll reagieren, z. B. seine Lage korrigieren, wenn es unbequem liegt. Am Ende dieses Monats können Sie Ihr Baby wahrscheinlich zum ersten Mal spüren. Zuerst ist es nur ein zartes Klopfen, später sind das Strampeln und die Purzelbäume, die es schlägt, genau wahrnehmbar. Im sechsten Monat nimmt das Kind zunehmend an Ihrem körperlichen und seelischen Leben teil. Es dreht sich z. B. von einer störenden Schallquelle weg und reagiert unterschiedlich auf laute und leise Musik. Es spürt Ärger, Streß, Unruhe, aber auch Geborgenheit, Freude und Ruhe. Am Ende des sechsten Monats ist Ihr Baby ungefähr 30 Zentimeter lang und wiegt 500 bis 800 Gramm. Wenn es jetzt zur Welt kommt, hat es geringe Überlebenschancen.

Letztes Schwangerschaftsdrittel

Die letzten Monate werden von Frauen ganz unterschiedlich erlebt. Vielleicht sind Sie ungeduldig, leiden an Ihrer zunehmenden Unbeweglichkeit und können den Tag der Geburt kaum erwarten. Werdende Mütter mit kleinen Kindern oder einem anstrengenden Beruf sind besonders belastet. Vielleicht können Sie aber diese letzte Zeit genießen, ruhen in sich und bereiten sich auf das Baby vor. Nach wie vor ist alles erlaubt, womit Sie sich wohl fühlen. Keine Angst vor körperlichen Aktivitäten. Beachten Sie aber Signale von Erschöpfung und Überforderung, es ist ein großer Unterschied, ob Ihr Kind einige Wochen zu früh oder zum Termin zur Welt kommt.

Was geschieht im Körper?

In dieser Zeit wächst das Baby besonders stark. In der Gebärmutter wird es jetzt eng, es verliert seine Bewegungsfreiheit und macht sich durch Stöße und Tritte bemerkbar. Durch sein Gewicht wird Ihre Wirbelsäule belastet, der Blutstrom in den Beckenvenen wird noch mehr behindert. Rückenschmerzen, Krampfadern, Hämorrhoiden, Schwellungen und Schweregefühle in den Beinen können sich verstärken. Der Druck auf die Blase erzeugt häufig Harndrang. Nächtliches Urinieren ist jetzt normal. Der Magen wird von der Gebärmutter nach oben gedrückt und kann nur noch kleine Nahrungsmengen aufnehmen. Der Darm ist träge, die Neigung zu Verstopfung nimmt zu. Die Gelenkknorpel und die Haut sind jetzt dehnbar und weich - bereit für die Geburt.

Letztes Schwangerschaftsdrittel

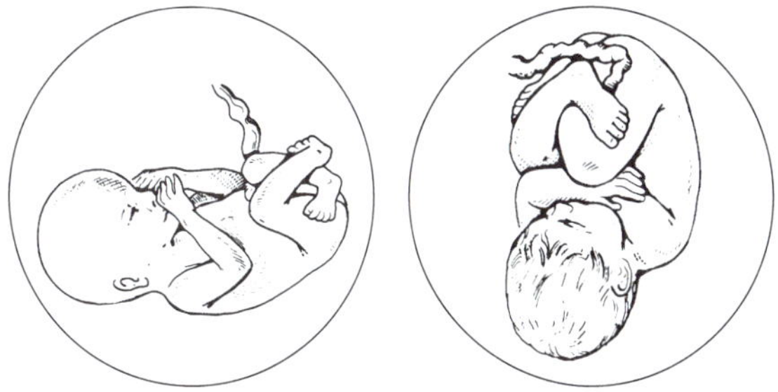

27. Woche   40. Woche

Die seelische Situation

Die Gedanken kreisen immer mehr um das Kind und um die Geburt. Die Sorge, ob es gesund sein wird, Angst vor den Schmerzen, vor Komplikationen oder vor dem Verlust der Kontrolle sind häufig.
Jetzt ist es höchste Zeit für eine Geburtsvorbereitungsgruppe. Dort können Sie lernen, mit Ihren Ängsten umzugehen, und erfahren eine optimale Vorbereitung auf das Erlebnis Geburt. Ideal wäre es, wenn Sie auch schon Ihre Hebamme und den Arzt, die Sie bei der Geburt betreuen werden, kennenlernen können. In großen Krankenhäusern ist das allerdings schwierig. Durch den Schichtwechsel wird der Personenkreis, der Sie betreuen wird, unüberschaubar.

Untersuchungen

Bis zur 37. Woche genügt es, wenn Sie einmal im Monat zur Untersuchung gehen. Danach sollte der Abstand auf zehn Tage verkürzt werden. Neben den üblichen Untersuchungen wird jetzt noch einmal das Blutbild kontrolliert, weil es im letzten Drittel der Schwangerschaft häufig zu Blutarmut kommt.
Eine Ultraschalluntersuchung ist auch jetzt nur in bestimmten Fällen (→ Seite 657) notwendig. Falls Sie aber eine Hausgeburt planen, sollten Sie auf jeden Fall mit einer Ultraschalluntersuchung die Lage des Mutterkuchens und des Babys genau bestimmen lassen.

Wie entwickelt sich das Kind?

Das Nervensystem und damit das Bewußtsein des Kindes und sein Gedächtnis entwickeln sich in diesen letzten Monaten. Im achten Monat bringt es sich meistens schon in seine Geburtsposition. 95 von 100 Babys wenden den Kopf nach unten. In den letzten drei Monaten nimmt es auch am meisten zu und »ißt« sich seinem Geburtsgewicht entgegen. Nach 40 Schwangerschaftswochen ist das Baby dann zwischen 48 und 54 Zentimeter groß und wiegt 2500 bis 4500 Gramm.

Ernährung

Es ist ein Aberglaube, daß Sie in der Schwangerschaft für »zwei« essen sollen. Das bringt nur überflüssige Pfunde. Es genügt, wenn Sie sich gesund ernähren (➔ Ernährung, Seite 854).
Ihr Kind nimmt sich alles, was es braucht. In den ersten vier Monaten benötigen Sie kaum mehr Kalorien, später sollten Sie mit Obst, Gemüse und Milchprodukten den etwas erhöhten Kalorienbedarf decken. Verlassen Sie sich auf Ihren Appetit und essen Sie lustvoll, was und soviel Sie wollen. Wenn Sie einige Grundsätze beachten, kann Ihnen und Ihrem Kind nichts geschehen:
- Essen Sie nicht aus Langeweile, Kummer oder weil Sie unzufrieden sind
- Ernähren Sie sich ballaststoff- und vitaminreich (rohes Gemüse, Obst, Vollkornprodukte), und vergessen Sie nicht, ausreichend zu trinken
- Meiden Sie schadstoffbelastete Nahrungsmittel (➔ Ernährung, Seite 864)
- Folgen Sie Ihren »Gelüsten«, wahrscheinlich entspricht Ihr Verlangen den tatsächlichen Bedürfnissen des Körpers nach bestimmten Nahrungsmitteln. Doch übertreiben Sie den Konsum an Zuckerhaltigem nicht.

Sexualität

Es ist ein alter Irrglaube, daß Sex in der Schwangerschaft dem ungeborenen Kind schadet. Im Gegenteil: Wenn Sie Lust auf Sex haben und sich dabei wohl fühlen, dann fühlt sich Ihr Kind auch wohl. Durch die Schwangerschaft ist die Scheide feuchter und besser durchblutet, der Körper produziert mehr Sexualhormone, die Angst vor einer Empfängnis fällt weg. Genug Gründe für ein unbeschwertes Liebesleben. Vielleicht können Sie und Ihr Partner die neue Üppigkeit, den größeren Busen, die runden Formen sehr genießen. Wenn Ihr Mann sich aber von soviel Weiblichkeit bedroht fühlt oder Ihren dicken Bauch nicht attraktiv finden kann, sollten Sie darüber offen miteinander reden.
Wenn Sie während der Schwangerschaft öfter keine Lust auf Sex haben, stehen Sie dazu, aber machen Sie Ihrem Partner klar, daß es nicht um Liebesmangel und Zurücksetzung geht.

Aberglaube

»Das Kind wird beim Verkehr erdrückt und bekommt nicht genug Sauerstoff.«
Diese Sorge ist unbegründet. Das Kind ist in der Fruchtblase gut geschützt.

»Sex in den ersten Monaten der Schwangerschaft kann zu einer Fehlgeburt führen.«
Wenn Sie Ihr Kind in den ersten drei Monaten verlieren, dürfen Sie davon ausgehen, daß es nicht gesund war. Einschränkungen sind nur notwendig, wenn Ihr Körper sich wehrt (➔ Fehlgeburt, Seite 663).

»Sex ist sechs Wochen vor der Geburt nicht mehr erlaubt.«
Diese Vorsichtsmaßnahme ist unbegründet. Mehrere Studien - bei der größten wurden 40 000 Schwangere untersucht - haben nachgewiesen, daß Sex im letzten Schwangerschaftsdrittel weder eine Infektion des Fruchtwassers noch eine Frühgeburt verursachen kann. Die Kontraktionen der Gebärmutter beim Orgasmus können nur dann eine Geburt einleiten, wenn der Geburtstermin ohnehin erreicht ist.

Sie sollten auf Sex verzichten, wenn
- Sie keine Lust dazu haben. Seelischer Streß kann eine Frühgeburt auslösen
- Sie Schmerzen im Unterleib haben
- Blutungen auftreten
- die Gefahr einer Frühgeburt besteht
- die Fruchtblase gesprungen ist

Untersuchungen

Humangenetische Beratung
An eine humangenetische Beratungsstelle kann sich ein Paar noch vor einer möglichen Schwangerschaft wenden, wenn es befürchtet, daß sein Kind krank oder behindert geboren werden könnte.
Aus den Informationen über die Krankengeschichte der Familie beider Partner kann man bei Erbkrankheiten ausrechnen, wie groß die Wahrscheinlichkeit ist, daß das geplante Kind diese Krankheit oder Behinderung ebenfalls bekommen wird.
Die Informationen, die die Partner in einer solchen Beratungsstelle bekommen, sollen ihnen bei der Entscheidung helfen, ob sie eigene Kinder haben oder lieber darauf verzichten wollen.

Welche Schlüsse das Paar aus einer solchen Beratung zieht, bleibt ihm selbst überlassen. Allerdings kann es ausgesprochen schwierig werden, sich bewußt für die Möglichkeit zu entscheiden, ein behindertes oder krankes Kind zu bekommen, wenn die Berater nicht nur sachliche Informationen vermitteln, sondern ihre eigene Stellung gegenüber solchen Kindern das Gespräch beeinflußt. Manchmal empfehlen sie sogar ausdrücklich, was zu tun sei. Das ist jedoch nicht ihre Aufgabe.

Vererbte Störungen bei Kindern sind selten. Gründe, sich an eine humangentische Beratungsstelle zu wenden, können sein:

- Die Partner sind miteinander verwandt: Das Kind hat ein erhöhtes Risiko, daß Krankheiten zum Vorschein kommen, die »rezessiv« vererbt werden. Das bedeutet, es kommt nur dann zur Erkrankung, wenn beide Elternteile dem Kind die Anlage dafür mitgeben
- Einer oder beide Partner oder ein naher Verwandter haben eine erbliche Krankheit: Bei manchen Krankheiten, die in der Familie gehäuft auftreten, kann man vorausberechnen, wie wahrscheinlich es sein wird, daß ein Kind diese Krankheit auch bekommt. Manchen Eltern fällt damit die Entscheidung für oder gegen eigene Kinder leichter
- Das Paar hat bereits ein krankes Kind: In vielen Fällen ist das Risiko, wieder ein krankes Kind zu bekommen, sehr gering. Eine entsprechende Beratung kann aber die Angst vor einer Wiederholung nehmen

Genetische Beratungsstellen gibt es in fast allen Städten. Ihr Frauenarzt weiß, wo Sie die nächstgelegene finden können.

Besteht eine Schwangerschaft bereits, sind ebenfalls noch Untersuchungen möglich, die Aufschluß darüber geben, ob das Kind mit Krankheiten oder Mißbildungen geboren wird, die eine erhebliche Behinderung bedeuten würden.

Chorionzottenuntersuchung

Schon in der 7. bis 10. Schwangerschaftswoche können durch diese Untersuchung beim Baby Erbgutschäden festgestellt werden. Chorionzotten sind Bestandteile des Mutterkuchens, die dasselbe Erbgutmuster wie das Kind haben.

Die Chorionzotten werden mit Hilfe eines dünnen, biegsamen Kunststoffschlauches abgesaugt, der durch die Scheide in die Gebärmutter eingeführt wird. Bereits am nächsten Tag liegen die Ergebnisse vor.

Der Vorteil gegenüber einer Fruchtwasseruntersuchung ist der frühe Zeitpunkt, zu dem man eine Chromosomenschädigung feststellen kann.

Der Nachteil ist das höhere Risiko. Nach einer Chorionbiopsie steigt das natürliche Fehlgeburtenrisiko von vier Prozent um einen Prozentpunkt auf dann fünf an.

Der Eingriff ist nicht sinnvoll, wenn bei dem Ergebnis, daß das Kind mit Erbschäden geboren werden wird, eine Unterbrechung der Schwangerschaft nicht in Frage kommt.

Fruchtwasseruntersuchung (Amniozentese)

Bei dieser ältesten Methode, Chromosomenstörungen und Mißbildungen des Zentralnervensystems und der Wirbelsäule (*Neuralrohrdefekte*) schon vor der Geburt festzustellen, entnimmt der Arzt dem Fruchtwasser Zellen des Ungeborenen. Auch dieser Eingriff hat keinen Sinn, wenn bei einer Schädigung des Kindes eine Unterbrechung der Schwangerschaft nicht in Frage kommt.

Bei der Untersuchung wird eine Hohlnadel durch die Bauchdecke in die Fruchtblase eingeführt und mit einer Kanüle Fruchtwasser abgesaugt. Eine lokale Betäubung der Einstichstelle, die der Arzt durch Ultraschall bestimmt, ist meistens nicht notwendig.

Die Untersuchung kann erst zwischen der 15. bis 17. Schwangerschaftswoche durchgeführt werden, und es dauert zwei bis drei Wochen, bis das Ergebnis vorliegt. Die Fruchtwasserpunktion ist ein Eingriff, der nur nach genauer medizinischer Begründung vorgenommen werden darf. In seltenen Fällen (0,5 Prozent) kommt es durch die Untersuchung zu einer Infektion des Fruchtwassers, die eine Fehlgeburt auslöst. Eine Amniozentese, die nur der Geschlechtsbestimmung des Kindes dient, ist abzulehnen.

Eine Chorionzotten- oder Fruchtwasseruntersuchung kann sinnvoll sein, wenn

- Sie mehr als 35 Jahre alt sind oder wenn beide Partner zusammen älter als 75 Jahre sind
- es in der Familie vererbte Krankheiten oder Mißbildungen gibt
- Sie schon ein Kind mit einer schweren, vererbten Krankheit haben

Ultraschall

Ultraschall wird von vielen Geburtshelfern kritiklos für Routineuntersuchungen angewandt, obwohl »der Blick in den Bauch« umstritten ist. Nicht umsonst lehnen die Weltgesundheitsorganisation und die Gesundheitsbehörden vieler Länder diese Untersuchung als Routinemaßnahme ab.

- Es gibt bis jetzt noch keine Langzeituntersuchungen, die die Unschädlichkeit des Ultraschalls garantieren

- Alle großen Untersuchungen über seine Wirksamkeit kommen zum Schluß, daß Ultraschalluntersuchungen die Säuglingssterblichkeit nicht senken und die herkömmlichen Untersuchungsmethoden (z. B. zur Größenbeurteilung des Kindes) genauso effektiv sind
- Die Fehlerquote bei routinemäßigen Ultraschalluntersuchungen zur Feststellung von Wachstumsstörungen oder Mißbildungen des Kindes ist so hoch, daß der negative Effekt den positiven aufhebt. Die WHO empfiehlt eine Untersuchung nur bei begründetem Verdacht. Die Gefahr, daß gesunde Kinder durch falsche Diagnosen abgetrieben werden, ist zu groß

Viele Ärzte ignorieren allerdings diese wissenschaftlichen Daten und fordern Ultraschalluntersuchungen für jede Schwangere.

Sie sollten einer Ultraschalluntersuchung zustimmen, wenn
- der Termin der letzten Regel oder der Empfängnis nicht bekannt sind
- Ihr Arzt durch Tasten die Größe der Gebärmutter nicht bestimmen kann
- Blutungen oder Schmerzen auftreten
- die Herztöne des Kindes nicht zu hören sind
- das Baby sich längere Zeit nicht bewegt
- der Arzt die Geburtslage des Kindes nicht mit Sicherheit feststellen kann
- es Anzeichen auf Mehrlinge gibt
- der Arzt eine Mangelentwicklung des Kindes befürchtet. (Dies ist nur sinnvoll im Zusammenhang mit einer Plazentahormonbestimmung, ➔ unten)
- der Geburtstermin um mehr als zehn Tage überschritten ist
- der Verdacht auf Mißbildungen besteht. Die Untersuchung sollte in diesem Fall an einem Zentrum für Mißbildungsdiagnostik vorgenommen werden
- eine Fruchtwasserpunktion vorgenommen werden soll

Hormonuntersuchungen

Der Mutterkuchen (*Plazenta*) bildet verschiedene Hormone, die zur Erhaltung der Schwangerschaft notwendig sind. Die Bestimmung zweier dieser Hormone (HPL, E3) gibt Auskunft darüber, ob der Mutterkuchen richtig funktioniert. Geprüft wird entweder der Hormongehalt des Blutes oder der Harn von 24 Stunden (➔ Untersuchungen aus dem Urin, Seite 739). Die Untersuchung muß mehrmals in mehrtägigen Abständen erfolgen, weil die Schwankungsbreite der Normalwerte groß ist. Bei Unklarkeiten sind Zusatzuntersuchungen (z. B. Herzton-Wehen-Schreiber, Oxytocin-Belastungstest) notwendig.

Eine Hormonuntersuchung ist sinnvoll, wenn
- die Gebärmutter zu wenig wächst und eine Ultraschalluntersuchung zusätzlich den Hinweis auf einen Wachstumsrückstand des Kindes gibt
- der Verdacht auf einen Schwangerschaftshochdruck besteht (➔ Schwangerschaftshochdruck, Seite 662)
- der Verdacht auf eine zu lange Schwangerschaftsdauer besteht (➔ Geburt nach dem Termin, Seite 674)

Blutuntersuchungen

Das Blut wird bei allen werdenden Müttern untersucht. Die Werte weichen in vielen Fällen von den »Normalwerten« ab, die auf den vorgedruckten Formularen oder auf Computerauszügen stehen (➔ Untersuchungsmethoden, Seite 729). Das ist jedoch selten ein Grund zur Beunruhigung. Sprechen Sie mit Ihrem Arzt darüber.

Blutbild

Rote Blutkörperchen (Erythrozyten)
Während der Schwangerschaft nimmt das Blutvolumen um 40 Prozent zu. Die Zahl der roten Blutkörperchen sinkt ab. Der Normalwert wird häufig unterschritten. Das muß aber nicht bedeuten, daß Sie an »Blutarmut« leiden. Wichtiger ist der Gehalt an Blutfarbstoff.

Blutfarbstoff (Hämoglobin)
Die kritische Untergrenze liegt bei 10,5 Gramm/dl.

Weiße Blutkörperchen (Leukozyten)
Erhöhte Werte der weißen Blutkörperchen sind normal. Bei der Geburt können die Leukozyten-Werte bis 15 000 ansteigen (Normalwert 4800 bis 10 000/mm^3).

Eisen im Blutserum

Während der Schwangerschaft liegt der Eisengehalt des Blutes eher an der Untergrenze der Norm, weil der Körper mehr Eisen braucht.

Blutsenkung

Die Senkungsgeschwindigkeit ist immer erhöht.

Antikörperbestimmung

Antikörper sind Abwehrstoffe im Blut, die gebildet werden, wenn der Körper mit einem Fremdstoff wie z. B. Krankheitserregern, fremdem Blut usw. in Kontakt kommt.
Alle Schwangeren werden auf Antikörper gegen Röteln, Syphilis und in vielen Fällen gegen Toxoplasmose (in Österreich Pflichtuntersuchung) und AIDS untersucht.

Wenn Sie einen negativen Rhesusfaktor haben, wird gleichzeitig untersucht, ob Sie Rhesusantikörper im Blut haben. Diese Untersuchung wird im letzten Schwangerschaftsdrittel oder wenn Blutungen auftreten wiederholt.

Beschwerden während der Schwangerschaft

Schwangerschaft ist keine Krankheit, sie stellt aber den Körper vor neue Aufgaben, an die er nicht gewöhnt ist. Beschwerden, die dabei entstehen, sind meist harmlos. Wenn Sie sich aber nicht wohl fühlen oder Schmerzen haben, sollten Sie immer Ihren Arzt aufsuchen.

Atemnot

Im letzten Schwangerschaftsdrittel, wenn das Baby auf das Zwerchfell drückt, kann es die Arbeit der Lunge beeinträchtigen. Keine Angst, das Kind bekommt trotzdem genug Sauerstoff. Etwa drei Wochen vor der Geburt rutscht der Bauch tiefer, und die Atembeschwerden verschwinden wieder.

Selbsthilfe

Versuchen Sie, nicht übermäßig zuzunehmen, und schlafen Sie möglichst auf der linken Seite.

Ausfluß

Ein leichter Ausfluß, der nicht unangenehm riecht, ist normal. Wenn Sie starken Ausfluß oder zusätzliche Beschwerden haben: ➔ Scheidenentzündung, Seite 596.

Selbsthilfe

Sitzbäder in Kamillen-, Schafgarben- und/oder Ringelblumentee können helfen. Sie können auch naturbelassenen Joghurt in die Scheide einführen und so die natürliche Scheidenflora stärken (➔ Seite 597).

Blasenschwäche

In den letzten Schwangerschaftsmonaten drückt der Kopf des Kindes oft auf die Blase. Es ist normal, daß Sie häufiger urinieren müssen oder manchmal unfreiwillig ein paar Tropfen Harn verlieren. Wenn andere Beschwerden hinzukommen, wie zum Beispiel Schmerzen beim Urinieren oder in der Nierengegend: ➔ Seite 475.

Selbsthilfe

Tragen Sie eine dünne Einlage, wenn Sie sich unsicher fühlen. Trinken Sie nicht weniger, Ihr Körper braucht Flüssigkeit.

Blähungen

Blähungen können oft sehr schmerzhaft sein. Wenn andere Beschwerden dazukommen: ➔ Blähungen, Seite 459.

Selbsthilfe

Meiden Sie blähende Speisen, und trinken Sie Tee gegen Blähungen (➔ Nervöser Darm, Seite 459). Auch das Einreiben des Bauchs mit einem Öl mit 10 % Kümmelöl lindert die Beschwerden.

Erhöhter Blutdruck

Hoher Blutdruck, der in der Schwangerschaft zum ersten Mal auftritt, kann ein Warnsignal für einen Schwangerschaftshochdruck sein (➔ Seite 662). Damit sollten Sie immer zum Arzt gehen.

Selbsthilfe

Hoher Blutdruck kann gefährlich sein und muß immer ärztlich betreut werden (➔ Hoher Blutdruck, Seite 380).

Niedriger Blutdruck

Niedriger Blutdruck kann in der Schwangerschaft zu Kreislaufbeschwerden führen.

Selbsthilfe

Regelmäßige Bewegung und Kneippgüsse helfen meistens (➔ Kalter Guß, Seite 785).

Blutungen

Blutungen aus der Scheide müssen Sie immer ernst nehmen. Nur Ihr Arzt kann beurteilen, ob sie harmlos sind oder Anzeichen für eine schwere Störung (➔ Fehlgeburt, Seite 663 und ➔ Frühgeburt, Seite 663).

Braune Flecken

Braune Flecken im Gesicht, dunklere Brustwarzen und eine braune Linie in der Mitte des Bauchs sind normale Begleiterscheinungen der Schwangerschaft. Sie entstehen durch Pigmentveränderungen (➔ Dunkle Flecken im Gesicht, Seite 333).

Selbsthilfe

Keine. Die Flecken verschwinden meist einige Zeit nach der Geburt.

Hämorrhoiden

Hämorrhoiden entstehen während der Schwangerschaft leichter, weil durch den Druck der schweren Gebärmutter die Venen im kleinen Becken gestaut sind (➔ Hämorrhoiden, Seite 473).

Selbsthilfe
Waschen Sie den Afterbereich regelmäßig kalt. Drängen Sie schmerzende Knoten mit einer Heilsalbe in den After zurück. Sorgen Sie durch ballaststoffreiche Kost für regelmäßigen und weichen Stuhlgang (➔ Seite 854).

Heißhunger
Heißhunger auf bestimmte Speisen ist ganz normal. Sie können ihm getrost nachgeben. Manchmal macht der Körper Sie damit darauf aufmerksam, daß er einen Mangel an bestimmten Nahrungsmitteln ausgleichen möchte. Wenn Sie unkontrolliert in sich hineinfressen, dann sollten Sie sich überlegen, was Ihnen Angst macht, was Sie »hinunterschlucken« müssen.

Krampfadern
Die Schwangerschaft kann eine vererbte Bindegewebschwäche verstärken. Der Druck der Gebärmutter behindert außerdem den Rückfluß des Blutes aus den Venen (➔ Krampfadern, Seite 388).

Selbsthilfe
Bewegen Sie sich viel (schwimmen, radfahren). Tragen Sie Kompressionsstrümpfe. Verrichten Sie möglichst viele Arbeiten im Sitzen, durch Stehen kann sich das Blut in den Venen stauen. Lagern Sie die Beine hoch. Machen Sie Kaltwasseranwendungen.

Muskelkrämpfe
Muskelkrämpfe sind meist harmlos und treten häufig in den Waden auf. Anhaltende Krämpfe können ein Hinweis auf einen Kalzium-, Magnesium- oder Vitamin B-Mangel sein.

Selbsthilfe
Versuchen Sie, mit dem verkrampften Bein fest aufzutreten oder die Zehen nach vorne zu biegen, damit sich der Wadenmuskel streckt (➔ Muskelkrampf, Seite 495).

Müdigkeit
Vor allem in den ersten Schwangerschaftsmonaten, in denen sich der Körper an die Veränderungen gewöhnen muß, ist es normal, müde zu sein. Wenn Sie sich aber immer erschöpft fühlen, zeigt das eine Überforderung an.

Selbsthilfe
Gönnen Sie sich Ruhe, wenn Sie müde sind. Erfrischende Badezusätze können helfen. Oft kann Müdigkeit auch durch Bewegungsmangel entstehen. Gehen Sie an die frische Luft, und treiben Sie Sport, an den Sie gewöhnt sind.

Rückenschmerzen
Rückenschmerzen, vor allem gegen Ende der Schwangerschaft, entstehen durch den Druck des kindlichen Kopfes gegen das Kreuzbein, durch die allgemeine Mehrbelastung, durch das Gewicht oder durch eine schon bestehende Körperfehlhaltung, die durch die Schwangerschaft verstärkt wird (➔ Rücken- und Kreuzschmerzen, Seite 659).

Selbsthilfe
Entlasten Sie so oft wie möglich die Wirbelsäule, indem Sie sich hinlegen (nicht in Rückenlage, sondern mit einem Katzenbuckel), schwimmen oder gezielt Gymnastik und Entspannungsübungen machen (➔ Entspannung, Seite 815).

Schlafstörungen
Im letzten Schwangerschaftsdrittel können der große Bauch oder die »Turnübungen« des Babys Ihnen den Schlaf rauben. Vielleicht haben Sie aber auch Ängste und Sorgen.

Selbsthilfe
Nehmen Sie ein beruhigendes Bad, oder gehen Sie spazieren. Verzichten Sie auf ein üppiges Abendessen (➔ Schlafstörungen, Seite 227).

Schwellungen an Händen und Füßen
Meistens sind geschwollene Hände und Füße harmlos. Der Körper speichert in der Schwangerschaft mehr Wasser als sonst.
Trotzdem sollten Sie Ihren Arzt aufsuchen. In seltenen Fällen können Schwellungen erste Anzeichen für einen gefährlichen Schwangerschaftshochdruck sein (➔ Seite 662).

Selbsthilfe
Lagern Sie die Beine hoch, so oft es Ihnen möglich ist. Bürsten Sie Ihre Beine täglich in Richtung des Herzens. Kneippgüsse, aber auch warme Bäder für mindestens eine Stunde können helfen (➔ Kalter Guß, Seite 785).

Sodbrennen
Sodbrennen kann schon am Anfang der Schwangerschaft entstehen, weil der Schließmuskel am Mageneingang schlaffer wird und dadurch saurer Magensaft in die Speiseröhre zurückfließen kann. In der fortgeschrittenen Schwangerschaft kann aber auch die Gebärmutter auf den Magen drücken und diese Beschwerden verursachen.

Selbsthilfe
Meiden Sie scharfe, schwer verdauliche Speisen. Nehmen Sie kleine Mahlzeiten zu sich, und essen Sie lieber häufiger (➔ Saures Aufstoßen, Seite 439).

Übelkeit und Erbrechen
Es dauert eine Weile, bis sich Körper und Seele auf den veränderten Zustand eingestellt haben. Deshalb sind Übelkeit und Erbrechen in den ersten Schwangerschaftsmonaten eine mögliche Begleiterscheinung. Wenn Sie abnehmen oder die Beschwerden schlimm sind, sollten Sie Ihren Arzt aufsuchen.

Selbsthilfe
Frühstücken Sie im Bett, und bleiben Sie noch eine Zeitlang liegen, wenn es Ihnen möglich ist.
Trinken Sie über den ganzen Tag verteilt kleine Mengen Mineralwasser oder Kräutertee. Meiden Sie fette, schwere Mahlzeiten.

Verstopfung
Durch die entspannte Darmmuskulatur wird der Speisebrei langsamer transportiert, es kommt leichter zu Verstopfung.
Vielleicht haben Sie aber auch eine falsche Vorstellung über »normalen« Stuhlgang. Solange Sie sich dreimal in der Woche entleeren können, haben Sie keinen Grund zur Beunruhigung (➔ Verstopfung, Seite 462).

Selbsthilfe
Sie dürfen auf keinen Fall ohne ärztliche Anleitung Abführmittel einnehmen. Sie können für das Ungeborene schädlich sein. Ballaststoffreiche Ernährung löst fast immer das Problem (➔ Ernährung, Seite 857).

Gefahren in der Schwangerschaft

Kaffee
Gegen die gewohnte Tasse Kaffee ist auch in der Schwangerschaft nichts einzuwenden, doch eine vergleichende Studie ergab, daß Frauen mit starkem Kaffeekonsum vermehrt untergewichtige Babys zur Welt brachten. Weiterhin gibt es Hinweise darauf, daß mehr als 600 Milligramm Koffein täglich die Abort- und Frühgeburtenrate erhöhen. Je nach Zubereitungsart sind das 2 bis 4 Tassen Kaffee.
Koffein wirkt harntreibend, erweitert die Gefäße, regt die Magensäfte an, stört den Schlaf und macht unruhig. Ihr Kind trinkt mit (➔ Koffein, Seite 895).

Tee
Obwohl im Tee Koffein enthalten ist, ist seine Schädlichkeit während der Schwangerschaft nicht nachgewiesen.

Rauchen
Nikotin verengt die Blutgefäße und behindert dadurch den Sauerstofftransport zum Kind. Ihr Baby bekommt weniger »Luft«. Babys von starken Raucherinnen wiegen bei der Geburt nicht nur 170 bis 400 Gramm weniger, sie sterben auch häufiger als Kinder von Nichtraucherinnen. Auch der Vater kann dem Baby schaden, wenn er in den Monaten vor der Zeugung stark raucht (➔ Rauchen, Seite 887).

Alkohol
Alkohol geht durch den Mutterkuchen hindurch und kann bei Mißbrauch zu einer Frühgeburt, zu schlechtem Gedeihen des Kindes oder zu Mißbildungen führen (➔ Alkohol, Seite 891).

Drogen
Alle Drogen passieren den Mutterkuchen und beeinflussen das Kind. Drogen unmittelbar vor der Geburt können beim Neugeborenen Atem- und Kreislaufstörungen auslösen. Drogensüchtige Mütter gebären drogensüchtige Kinder, deren Entzugserscheinungen (Atemstörungen, Zittern, Unruhe, Schreien usw.) behandelt werden müssen (➔ Rauschgifte, Seite 896).

Medikamente
Fast jedes Medikament gelangt über den Mutterkuchen zu Ihrem Kind. Ob es dem Ungeborenen schaden kann, müssen Sie unbedingt mit Ihrem Arzt abklären. Idealerweise sollten Sie während der Schwangerschaft überhaupt keine Medikamente einnehmen.

Infektionen

Infektionen der Mutter, vor allem im ersten Drittel der Schwangerschaft, können das Kind schwer schädigen.

Röteln
Wenn Sie weder rötelnkrank waren noch gegen Röteln geimpft sind, sollten Sie vor einer geplanten Schwangerschaft Ihren *Rötelntiter* bestimmen lassen. Haben Sie keine Antikörper gegen Röteln im Blut, sollten Sie sich impfen lassen (➔ Impfung, Seite 778).
Nach der Impfung sollten Sie vorsichtshalber drei Monate lang nicht schwanger werden, obwohl noch keine

Schäden beobachtet wurden. Die Mißbildungs- und Schädigungsrate des Kindes bei einer Rötelninfektion ist extrem hoch: Mehr als die Hälfte der Kinder, deren Mütter im ersten Schwangerschaftsmonat erkranken, kommen geschädigt zur Welt. Im zweiten Schwangerschaftsmonat sind es immer noch ein Viertel und im dritten 15 Prozent.
Neuere Forschungen haben ergeben, daß Kinder, deren Mutter erst im vierten Schwangerschaftsmonat mit Röteln in Berührung kam, kaum Schäden zu erwarten haben. Es kann zu vorübergehenden Entwicklungsstörungen und Wachstumsverzögerungen kommen.
Wenn Sie mit einem Rötelnkranken Kontakt hatten und nicht wissen, ob Infektionsgefahr besteht, müssen Sie sofort im Labor Ihren Rötelntiter feststellen lassen (das ist der Gehalt des Blutes an Antikörpern gegen Röteln) und - falls Sie keine Antikörper im Blut haben - innerhalb von vier Tagen nach dem Kontakt eine Injektion mit Röteln-Immunglobulin bekommen.
Falls die Ansteckung in den ersten drei Monaten der Schwangerschaft erfolgte, sollten Sie einen Schwangerschaftsabbruch überlegen.

Masern, Mumps, Windpocken

Fast alle Frauen sind gegen diese Kinderkrankheiten immun. Wenn Sie während der Schwangerschaft mit einem Erkrankten Kontakt hatten und keine Antikörper haben, sollte der Arzt die entsprechenden Antikörper spritzen (➔Impfungen, Seite 768).

Toxoplasmose

Toxoplasmose ist eine sehr seltene Infektionskrankheit, die vor allem durch rohes Fleisch übertragen wird. Studien haben gezeigt, daß die Gefahr, durch Toxoplasmose ein geschädigtes Kind zu bekommen, weitaus geringer ist, als früher angenommen wurde. In Österreich gehört ein Toxoplasmosetest zu den Pflichtuntersuchungen im Mutter-Kind-Paß.

Röntgenstrahlen

Ob Röntgenstrahlen dem Kind schaden, hängt von der Dauer der Schwangerschaft, der Art der Bestrahlung, der Höhe der Dosis und dem Gesundheitszustand der Mutter ab. Für die Zeit vom 1. bis 20. Tag kann man davon ausgehen, daß der Embryo abstirbt, wenn er geschädigt wird. Wenn Sie in den ersten vier Schwangerschaftsmonaten geröntgt wurden, sollten Sie folgende Schritte unternehmen (➔ Röntgen, Seite 742):

- Lassen Sie Ihren Fall nur von einem erfahrenen Strahlenexperten beurteilen
- Wenn es an Ihrem Ort keinen Experten gibt, schicken Sie alle notwendigen Details an eine kompetente Stelle (Welches Organ wurde untersucht? Wie viele Bilder wurden angefertigt? Wurde auch eine Durchleuchtung vorgenommen? Welche Strahlendosis wurde verwendet?)
- Lassen Sie sich von der Stelle, die Ihre Röntgenbilder angefertigt hat, nicht mit der Auskunft abspeisen, daß die Strahlenbelastung unter dem Schädigungslimit liegt. Verlangen Sie schriftliche Details

Schwangerschaftshochdruck (Schwangerschaftsvergiftung, EPH Gestose, Präeklampsie)

Die Ursache dieser seltenen Erkrankung ist noch nicht geklärt. Man weiß nur, daß Frauen, die ihr erstes Kind erwarten, häufiger dazu neigen und Frauen aus sozial schwachen Schichten gefährdeter sind. Ein Schwangerschaftshochdruck muß sofort behandelt werden, weil er dem Kind schadet. Durch die Mangeldurchblutung des Mutterkuchens wird es nicht mehr ausreichend mit Sauerstoff versorgt.

Die wichtigsten Anzeichen

- Hoher Blutdruck (mehr als 135/85)
- Geschwollene Beine, Füße, Hände und ein aufgequollenes Gesicht (Ödeme)
- Eiweiß im Harn ist nur in Verbindung mit den oben genannten Anzeichen verdächtig
- Plötzliche, starke Gewichtszunahme

Behandlung

Wenn die Erkrankung rechtzeitig erkannt wird, genügen oft schon Ruhe und Entlastung. Die an vielen Krankenhäusern verordnete strenge Bettruhe ist umstritten. Die erzwungene Ruhe am Tag führt oft zu Schlaflosigkeit in der Nacht.
Ein Schwangerschaftshochdruck, den Sie nicht aufhalten können, indem Sie Ihre Belastungen verringern und ausreichend schlafen, muß im Krankenhaus behandelt werden. Der Nutzen der immer wieder verordneten salzarmen Kost ist nicht gesichert.
In schweren Fällen muß die Schwangerschaft manchmal frühzeitig durch einen Kaiserschnitt beendet werden, um das Baby zu retten. Wenn das Kind geboren ist, bilden sich die Symptome meist von selbst zurück.

Fehlgeburt

Von einer Fehlgeburt (*Abortus*) spricht man, wenn eine Schwangerschaft vor der 29. Woche (vom ersten Tag der letzten Regel an gerechnet) zu Ende geht. Eine drohende Fehlgeburt kündigt sich durch Kontraktionen und Schmierblutungen an. Manchmal können Sie den Abortus durch Bettruhe aufhalten.
Die Behandlung mit Hormonen in der Frühschwangerschaft und wehenhemmenden Mitteln im zweiten Schwangerschaftsdrittel ist umstritten. Die Erfolge mit und ohne medikamentöse Behandlung waren in vielen Untersuchungen gleich.
Wenn Sie Ihr Baby in den ersten drei Monaten verlieren, dann bedeutet das oft, daß es nicht gesund war.
Die häufigsten Ursachen für eine Fehlgeburt sind Infektionskrankheiten wie z. B. Viruserkrankungen, Schädigungen durch Umweltgifte (z. B. Schwermetalle), verschiedene Allgemeinerkrankungen (z. B. Immunerkrankungen, Nierenerkrankungen, Diabetes). Nur die wenigsten Aborte sind auf Hormonmangel der Mutter zurückzuführen. In den meisten Fällen besteht keine Wiederholungsgefahr. Es gibt widersprüchliche Untersuchungen darüber, ob Fehlgeburten auch seelische Ursachen haben können. Wenn die Fehlgeburt nicht mehr verhindert werden kann, kommt es zu starken Blutungen und Bauchkrämpfen. In vielen Fällen muß der Arzt die Gebärmutter ausschaben (*Curettage*).
Geschlechtsverkehr ist nach einer Fehlgeburt wieder möglich, sobald Sie Lust dazu haben. Medizinisch gesehen können Sie nach der Normalisierung der Regel sofort eine neue Schwangerschaft planen. Wenn der Schmerz über den Verlust groß ist, lassen Sie sich lieber Zeit. Ein Kind sollte nicht durch ein anderes ersetzt werden.

Frühgeburt

Ein Kind, das weniger als 2500 Gramm wiegt und vor der 37. Schwangerschaftswoche zur Welt kommt, wird als Frühgeburt bezeichnet. Es gibt eine ganze Reihe von Gründen, die eine Frühgeburt begünstigen. Dazu gehören starkes Rauchen, Alkohol, Umweltbelastungen, schwere Arbeit, Streß, bewußte oder unbewußte Ablehnung des Kindes, Überforderung durch die Familiensituation (z. B. Probleme mit dem Partner, ein großer Haushalt, Umzug usw.).
Wenn Sie die Alarmsignale Ihres Körpers beachten, können Sie in vielen Fällen eine Frühgeburt verhindern. Bei folgenden Anzeichen sollten Sie Ihren Arzt aufsuchen:

- Wenn Sie häufig in der Nacht urinieren müssen (mehr als zweimal), obwohl Sie keine Blasenentzündung haben, kann das ein Anzeichen einer nervösen Störung sein
- Wenn Sie am Abend nicht einschlafen können, obwohl Sie müde sind, oder in der Nacht öfter aufwachen, sind Sie wahrscheinlich überfordert
- Wenn sich die Gebärmutter mehrmals am Tag zwischen 30 und 60 Sekunden lang zusammenzieht, und das öfter als dreimal pro Stunde, dann ist das ein Alarmzeichen. Diese Kontraktionen sind nur selten schmerzhaft und machen sich oft nur durch das Hartwerden des Bauches bemerkbar

Es gibt viele Studien, die nachweisen, daß Frauen, die eine gute Geburtsvorbereitung machen, bei der die seelischen Bedürfnisse berücksichtigt werden, viel seltener Frühgeburten erleiden, als Frauen aus nicht betreuten Vergleichsgruppen.

Medizinische Maßnahmen

Medikamente
Ärzte geben oft wehenhemmende Medikamente, obwohl sie sehr umstritten sind. Eine Studie in Irland weist anhand von mehr als 104 000 Geburten nach, daß die Zahl der Frühgeburten nicht ansteigt, wenn man auf Wehenhemmer verzichtet.
Diese Erkenntnis ist um so wichtiger, weil wehenhemmende Medikamente den Herzmuskel des Kindes schädigen können und die Nebenwirkungen für die Mutter unangenehm sind. Der Blutdruck kann rapide sinken, es kann zu Herzrasen, Schwitzen, Zittern und Angstgefühlen kommen.
In Notsituationen, zum Beispiel wenn während der Geburt Zeit gewonnen werden muß, sind Wehenhemmer gerechtfertigt.

Gebärmutterstütznaht
Die Gebärmutterstütznaht (*Cerclage*) ist der künstliche Verschluß des Gebärmutterhalses durch eine Naht. Dieser Eingriff ist nur bei einer echten Schwäche des Muttermundes zum Beispiel nach mehrfachen Fehlgeburten, bei krankhaften Veränderungen (Myome, ➔ Seite 599) oder nach Operationen nötig.
Als Alternative zur Cerclage kann auch ohne Operation ein Stützring aus Gummi in die Scheide eingelegt werden (*Pessar*).
Das Verschließen des Muttermundes, nachdem schon Wehen aufgetreten sind, ist gegen jede wissenschaftliche Erkenntnis.

Risikoschwangerschaft

Der Begriff der »Risikoschwangerschaft« wird viel zu sorglos verwendet. Die Ausbildung der Ärzte ist auf Komplikationen ausgerichtet. Wenn man die Risikolisten der medizinischen Lehrbücher ernst nimmt, dann ist die »normale« Schwangerschaft eine Ausnahme. Eine Frau, die zum Risikofall erklärt wird, fühlt sich auch so. Typische Beispiele für die unnötige Verunsicherung von Frauen sind die »alte Erstgebärende«, die »zu junge Schwangere«, Zwillinge, Beckenendlage und negativer Rhesusfaktor. Ganz wenige Schwangerschaften sind »echte Risikofälle«:

- Frühere Totgeburt oder vorangegangene Frühgeburt
- Drohende Frühgeburt
- Verdacht auf mangelndes Wachstum des Kindes (*Dystrophie*)
- Innere Erkrankungen (Diabetes, Nierenerkrankungen)
- Seelische Probleme (z. B. übergroße Ängstlichkeit, andauernde Überforderung usw.)

Geburtsvorbereitung

Wie wichtig eine gute Geburtsvorbereitung ist, zeigen zahlreiche Studien: Sorgfältig vorbereitete Frauen erleiden weniger häufig eine Frühgeburt, und ihre Kinder sterben seltener vor oder kurz nach der Geburt. Sie neigen weniger zu Schwangerschaftshochdruck, und ihre Geburten dauern nicht so lange. Außerdem brauchen sie weniger Schmerzmittel, und geburtshilfliche Operationen (Saugglocke, Zange, Kaiserschnitt) sind seltener.
Genug Gründe, sich vorher mit dem Erlebnis Geburt intensiv auseinanderzusetzen.
Welche Methode Sie wählen, ob Dick Read, Lamaze, Leboyer oder eine Mischform, ist nicht so wichtig. Sie brauchen sich auch nicht sklavisch an eine bestimmte Form zu halten. Wichtig ist, daß Sie Ihren Körper und Ihre Bedürfnisse kennenlernen. Ein gut geführter Kurs muß Ihnen folgende Möglichkeiten bieten:

Entspannen

Mit gezielten Entspannungsübungen können Sie lernen, sich während der Wehenpausen zu erholen. Die Übungen helfen auch schon während der Schwangerschaft, wenn Sie nicht schlafen können.

Atmen

Richtiges Atmen hilft Ihnen über Angst, Spannung und Schmerz hinweg.

Gymnastik

Durch Gymnastik lernen Sie, Gelenke und Becken zu lockern, und bereiten den Körper auf die Anstrengung der Geburt vor.

Gespräche

Fragen, Ängste, Sorgen - die Geburtsvorbereitungsgruppe sollte Anlaufstelle für Ihre Bedürfnisse sein. Der Austausch mit anderen Müttern und Vätern, vor allen Dingen mit solchen, die schon Erfahrung haben, ist meistens hilfreich.
Ob Sie eine reine Frauengruppe besuchen wollen oder lieber an einem »gemischten« Kurs teilnehmen möchten, sollten Sie davon abhängig machen, wo Sie sich wohler fühlen.
Wenn es Ihnen möglich ist, fangen Sie am besten schon im dritten Schwangerschaftsmonat mit Ihrer Geburtsvorbereitung an. Spätestens im siebten Monat ist es dann Zeit, sich intensiv mit der Geburt auseinanderzusetzen.

GEBURT

Die Geburt Ihres Kindes ist ein Erlebnis, das Sie nach Ihren eigenen Wünschen gestalten sollten. Mit oder ohne Partner, technisch oder sanft, natürlich oder mit medizinischen Hilfsmitteln - Sie können weitgehend selbst entscheiden, wo und wie das Kind zur Welt kommen soll. Voraussetzung ist, daß Sie Ihre Wünsche hartnäckig genug vertreten können.

Wo soll das Kind geboren werden?

Der beste und damit auch der sicherste Ort, Ihr Kind zur Welt zu bringen, ist der Platz, an dem Sie sich am wohlsten und am besten betreut fühlen. Ob das im Krankenhaus ist, in einer Klinik oder Arztpraxis ambulant oder zu Hause, können nur Sie selbst (und eventuell Ihr Partner) entscheiden. Es gibt wenige Einschränkungen, die Ihnen keine freie Wahl lassen (➔ Risikogeburt, Seite 673).

Geburt im Krankenhaus

Die meisten Kinder kommen im Krankenhaus zur Welt. Wie sehr auf Ihre und auf die Bedürfnisse Ihres Babys Rücksicht genommen wird, sollten Sie schon vor der Anmeldung zur Geburt klären. Scheuen Sie sich nicht, alle wichtigen Fragen zu stellen. Es ist Ihre Entbindung, und selbst, wenn dort täglich Hunderte Kinder zur Welt kommen, ist es für Sie ein einmaliges Erlebnis.

Ambulante Geburt

Frauen, die sich eine Hausgeburt wünschen, aber ein besseres Gefühl haben, wenn Arzt und technische Einrichtungen sofort verfügbar sind, können sich für eine ambulante Geburt entscheiden. Sie wird von manchen Krankenhäusern, aber auch von privaten Entbindungsheimen oder Ärzten in ihrer Praxis angeboten. Die Vorteile liegen auf der Hand: Wenn keine Komplikationen auftreten, können Sie die Eröffnungsphase zu Hause, in der vertrauten Umgebung verbringen. Schon drei bis fünf Stunden nach der Geburt dürfen Sie wieder gehen, wenn es Ihnen und Ihrem Baby gutgeht.
Wenn Sie sich für eine ambulante Geburt entschließen, müssen vorher ein paar wichtige Punkte geklärt sein:
- Welche Hebamme übernimmt die Nachbetreuung? Ideal wäre es, wenn Sie die Hebamme weiterbetreut, die die Geburt leitet. Es gibt Krankenhäuser, in denen freiberufliche Hebammen arbeiten, die auch später zu Ihrer Verfügung stehen. Manchmal ist es auch möglich, eine eigene Hebamme mitzubringen
- Wer kümmert sich in den ersten Tagen nach der Geburt um den Haushalt und eventuell um vorhandene Kinder? Das gilt natürlich für jede Geburt, aber insbesondere dann, wenn die »Erholungsphase« Krankenhaus wegfällt

Wenn es in Ihrer Nähe keine Möglichkeit zu einer ambulanten Entbindung gibt, können Sie immer noch - sofern es Ihnen und dem Kind gutgeht - auf eigene Verantwortung (gegen Revers) das Krankenhaus verlassen. Eine Hebamme zur Nachbetreuung müssen Sie aber auf jeden Fall hinzuziehen.

Hausgeburt

Eine Hausgeburt gilt zu Unrecht als »gefährlich«. Zahlen, die eine erhöhte Säuglingssterblichkeit nachweisen, gehen von falschen Voraussetzungen aus. Sie bewerten meistens nicht nur geplante (und damit sichere) Hausgeburten, sondern auch alle Zufallsgeburten außerhalb des Krankenhauses.
Eine gut vorbereitete Hausgeburt ist genauso empfehlenswert wie jede andere Geburtsmethode, wenn Sie ein paar wichtige Punkte beachten:
- Sie müssen sich mit Ihrer Entscheidung wohl fühlen. Die Erfahrung hat gezeigt, daß Frauen, die zur Hausgeburt überredet wurden, oft mit Komplikationen rechnen müssen

Fragen an das Krankenhaus

- Gibt es eine Beratung für Schwangere und einen Geburtsvorbereitungskurs?
- Dürfen Begleitpersonen (Mann, Freund[in], Kinder usw.) bei der Geburt anwesend sein?
- Wie viele Hebammen stehen zur Verfügung? Ideal wäre eine pro Schwangere.
- Dürfen Sie alle Phasen der Geburt selbst gestalten und bestimmen, zum Beispiel Entspannungsbad, Geburt im Hocken oder Stehen usw.? (➔ Geburtserleichterungen, Seite 670, Gebärhaltung, Seite 667)
- Wie wird die Geburt überwacht? (➔ Seite 669)
- Welche Routinemaßnahmen gibt es rund um die Geburt, z. B. Rasieren, Wehentropf, Scheidendammschnitt usw.? (➔ Routinemaßnahmen bei der Geburt, Seite 670, Methoden der Geburtseinleitung, Seite 674, Medizinische Eingriffe, Seite 672)
- Was sind Gründe für einen routinemäßigen Kaiserschnitt? (➔ Seite 672)
- Was geschieht mit dem Baby unmittelbar nach der Geburt? (➔ Die ersten Stunden, Seite 668)
- Gibt es Rooming-In und wenn ja, in welchem Ausmaß? (➔ Rooming-In, Seite 675)
- Wie sehr bemüht man sich, daß Sie Ihr Kind stillen können? (➔ Stillen, Seite 675)
- Ist eine Kinderstation angeschlossen, oder in welches Kinderkrankenhaus wird der Säugling im Notfall gebracht, und kann man Sie dorthin mitverlegen?
- Können Sie eine Statistik einsehen, aus der hervorgeht, wie oft in diesem Krankenhaus geburtshilfliche Eingriffe wie Scheidendammschnitte, Saugglocken, Vakuum- und Kaiserschnittentbindungen usw. vorgenommen werden?

  Krankenhäuser, die nicht die meisten Ihrer Fragen wunschgemäß beantworten können, sollten Sie meiden.

- Eine gute Geburtsvorbereitung ist bei einer Hausgeburt besonders wichtig
- Sie brauchen eine Hebamme, die Sie während der Schwangerschaft und noch zehn Tage nach der Geburt betreut
- Sie brauchen Hilfe im Haushalt und eine Betreuung für eventuell vorhandene Kinder
- Im Notfall darf ein Transport ins Krankenhaus nicht länger als 20 Minuten dauern
- Eine Hausgeburt eignet sich nur für vollkommen gesunde Frauen, die eine komplikationslose Geburt erwarten können (➔ Risikogeburt, Seite 673)

Bezugspersonen bei der Geburt

Früher war die Geburt auch in unserem Kulturkreis ein festliches Ereignis, zu dem Freunde und Nachbarn geladen waren. Heute ist es in den meisten Krankenhäusern nicht möglich, mehr als eine Bezugsperson mitzunehmen. Und das kann oft genug nur der Vater des Kindes sein.

Überlegen Sie sich genau, wen Sie bei Ihrem Geburtserlebnis dabeihaben möchten, und lassen Sie sich nicht beeinflussen. Eine »falsche« Betreuung kann Sie so belasten, daß Sie sich verspannen und die Geburt erschwert wird.

Das gleiche gilt für Arzt und Hebamme. Versuchen Sie vorher zu klären, welche Personen bei Ihrer Geburt anwesend sein werden. Ideal ist es, wenn Sie sowohl Arzt als auch Hebamme schon im Rahmen Ihrer Geburtsvorbereitung kennenlernen. In großen Krankenhäusern ist das allerdings kaum möglich, weil durch den Schichtwechsel der Personenkreis unüberschaubar wird.

Geburtsablauf

Eröffnungsphase

Der Beginn der Geburt kündigt sich meist durch ziehende Schmerzen im Rücken an. Diese ersten Anzeichen können wieder aufhören oder sich über Stunden und Tage hinziehen.

Aus dem unregelmäßigen Hartwerden der Gebärmutter alle fünf bis zehn Minuten werden regelmäßige Kontraktionen. Die »Eröffnungsperiode«, wie die erste Phase der Geburt genannt wird, hat begonnen. Die Gebärmutter, die während der Schwangerschaft zur Scheide hin durch einen Schleimpfropf verschlossen war, öffnet sich langsam. Doch nicht immer bedeutet der Abgang des Pfropfen den Beginn der Geburt.

Solange Sie sich wohl fühlen, können Sie in dieser Phase der Geburt noch zu Hause bleiben. Wissenschaftliche Untersuchungen bestätigen, daß eine vertraute Umgebung die Eröffnungszeit verkürzt.

Frauen, die ihr erstes Baby erwarten, haben oft Angst, daß sie zu spät ins Krankenhaus kommen. Diese Angst ist meistens unbegründet. Die Erfahrung hat gezeigt, daß Erstgebärende bis zur Geburt noch drei bis sechs Stunden Zeit haben, wenn die Wehen regelmäßig im Abstand von fünf bis zehn Minuten auftreten.

Fahren Sie ins Krankenhaus oder verständigen Sie Arzt und/oder Hebamme, wenn

- die Wehen regelmäßig alle fünf Minuten auftreten
- die Fruchtblase gesprungen ist (*Blasensprung*). Sie müssen sich möglichst bald hinlegen (nicht mehr duschen oder einpacken) und, falls Sie keine Hausgeburt geplant haben, sich liegend ins Krankenhaus bringen lassen. Selten kann es sein, daß die Nabelschnur beim Abfließen des Fruchtwassers in die Scheide gespült wird. Dann könnte der Kopf des Kindes die Nabelschnur abdrücken und die Sauerstoffzufuhr unterbrechen. Wenn der Arzt durch eine Untersuchung festgestellt hat, daß die Nabelschnur nicht vorgefallen ist und der Kopf die Scheide abdichtet, dürfen Sie sofort wieder aufstehen
- Sie ungewöhnliche Schmerzen haben, die nicht wie Wehen in regelmäßigen Abständen auftreten und wieder abklingen
- Blutungen auftreten, die nicht durch das Lösen des Schleimpfropfens verursacht werden. Der Schleimpfropfen ist bräunlich und gallertartig

Übergangsphase

So nennt man den Abschnitt der Geburt, der nach der vollständigen Eröffnung des Muttermundes beginnt. Der kindliche Kopf tritt langsam tiefer, meistens platzt jetzt die Fruchtblase. Diese üblicherweise kurze Phase der Geburt wird von fast allen Frauen als unangenehm empfunden. Die Wehen kommen heftig und in kurzen Abständen, der Druck auf den Mastdarm verursacht den Wunsch zu pressen, obwohl der Schädel noch nicht am Beckenausgang steht.

Austreibungsphase

Jahrzehntelang wurden Frauen dazu angeleitet, tief Luft zu holen und mit großer Anstrengung das Kind herauszupressen. Besser ist es meist, wenn Sie Ihren eigenen Rhythmus finden. Es hat sich gezeigt, daß Frauen, die nicht gezwungen werden, einer bestimmten Technik zu folgen, kürzer drücken und längere Pausen machen, als üblicherweise vom Krankenhauspersonal angeordnet wird. In diesen Pausen können sich Mutter und Kind erholen, und das Baby wird besser mit Sauerstoff versorgt. Die in vielen Krankenhäusern immer noch übliche Rückenlage erschwert das natürliche Herausdrücken des Babys. Einfacher und schonender sind Gebärhaltungen, bei denen der Druck des kindlichen Kopfes hilft, den Muttermund aufzudehnen (➔ Seite 667).

Einige Zeit nach der Geburt wird mit der letzten Wehe der Mutterkuchen (*Plazenta*) geboren. Ob die Nachgeburt nach 15 Minuten oder nach einer Stunde kommt, ist nicht von Bedeutung, solange keine Gebärmutterblutung auftritt.

Geburtspositionen

»Die dümmste Gebärhaltung nach dem Kopfstand ist die Rückenlage«. Wahre Worte eines kritischen Geburtshelfers. Die Nachteile liegen auf der Hand:

- Die Geburt dauert länger, weil der Kopf des Kindes nicht auf den Muttermund drücken kann.
- Die Wehen sind weniger wirksam, aber schmerzhafter.
- Die schwere Gebärmutter drückt auf die großen Blutgefäße. Das kann den Kreislauf der Mutter stören und dem Kind die Sauerstoffzufuhr abdrücken.

Aus all diesen Gründen ist jede andere Lage günstiger, in der Sie sich wohlfühlen. Ob Sie stehen, sitzen, knien oder hocken wollen, alles, wobei der kindliche Kopf nach unten drückt und mithilft, den Muttermund zu öffnen, verkürzt die Geburt.

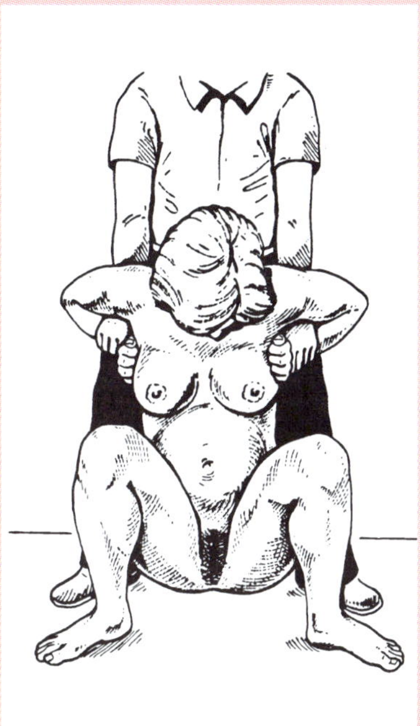

Unterstützte Hocke

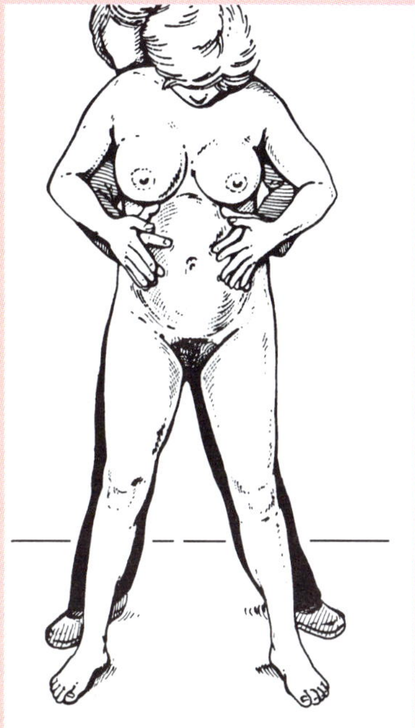

Geburt im Stehen

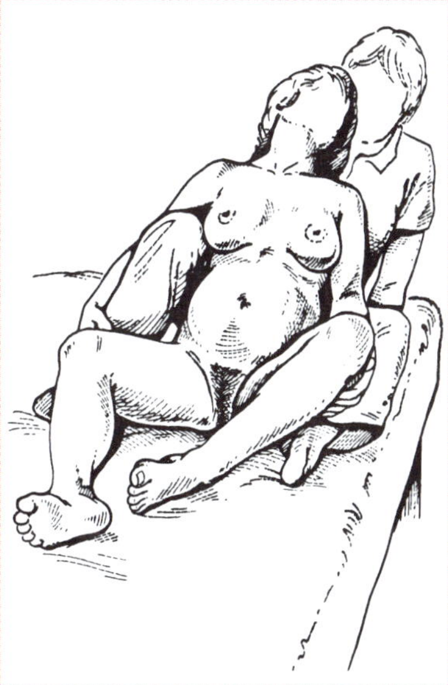

Halbsitzende Geburt

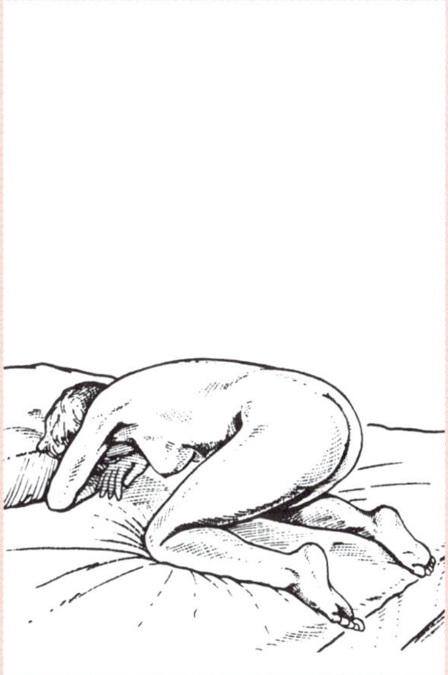

Knie-Ellenbogen-Lage

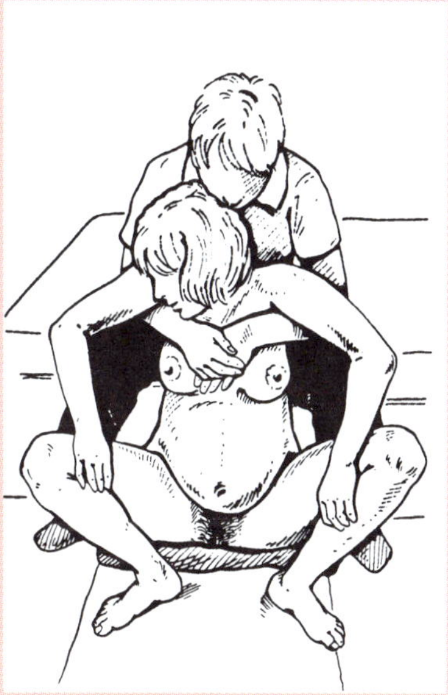

Unterstütztes Sitzen

Abnabeln

In vielen Krankenhäusern ist es immer noch üblich, die Nabelschnur eines gesunden Babys sofort nach der Geburt zu durchtrennen. Für diese Maßnahme gibt es keinen medizinischen Grund.

Im Gegenteil: Für das Baby ist es einfacher, sich an die Lebensbedingungen außerhalb des Mutterleibes anzupassen, wenn zum Schock der Geburt nicht fast gleichzeitig der Schock der Abnabelung hinzukommt. Besonders wichtig wäre diese sanfte Behandlung für Kinder in schlechtem Zustand (zum Beispiel Frühgeborene). Das erfordert allerdings ein Umdenken in der Krankenhausroutine. Derzeit werden fast überall kranke oder schwache Säuglinge sofort abgenabelt und zu den entsprechenden Notfalleinrichtungen gebracht. Besser wäre es, die Geräte zum nicht abgenabelten Säugling zu bringen. Wesentlich ist allerdings, daß das Neugeborene tiefer als der Mutterkuchen gelagert wird, damit das Blut zu ihm fließen kann.

Nur bei ganz seltenen Bluterkrankungen und bei einer Rhesusunverträglichkeit von Mutter und Kind ist eine sofortige Abnabelung notwendig.

Die ersten Stunden nach der Geburt

Es ist eine häufig gepflogene Unsitte, den ersten Kontakt zwischen Mutter (Vater) und Kind durch Krankenhausroutine zu stören. Und das, obwohl längst nachgewiesen ist, daß diese erste Zeit, von Wissenschaftlern »Bonding« genannt, die seelische Entwicklung des Kindes und die Beziehung zu den Eltern stark beeinflußt. Trotzdem wird oft ohne Rücksicht auf Intimität das Neugeborene nach kurzer Zeit gemessen, gewogen, untersucht und geprüft, ob es dem »Standard« entspricht.

Dabei gibt es keinen Grund, ein gesundes Kind nach der Geburt von seinen Eltern zu trennen. Alle Erst-Untersuchungen nach dem sogenannten »Apgar-Score«, die Aufschluß über Aussehen, Atmung, Herzfrequenz, Reflexe und Muskelaktivität geben, können vorgenommen werden, während das Neugeborene auf dem Bauch oder im Arm der Mutter liegt.

Ein gesundes Baby kann der Kinderarzt genauso gut einige Stunden später untersuchen. Wehren Sie sich, wenn Ihr Kind sofort gewaschen und angezogen wird, weil es unterkühlen könnte. Sie sind der beste Wärmespender für das Baby. Alles, was Sie brauchen, ist eine Decke. Jetzt sollten Sie das Kind auch zum ersten Mal an die Brust legen.

Es lernt sofort zu saugen, und die Vormilch, die es dabei bekommt, ist besonders nahrhaft. Vielleicht möchte Ihr Partner das Baby baden. Das ist eine gute Möglichkeit für ihn, mit dem Kind vertraut zu werden. Wählen Sie ein Krankenhaus, das den ersten Kontakt der neuen Familie respektiert.

Geburtslagen des Kindes

In den ersten Monaten kann das Baby sich im Bauch noch frei bewegen. Doch dann wird es zunehmend enger in der Gebärmutter. Um die 32. Woche haben 90 Prozent der Kinder ihre endgültige Position eingenommen. Die restlichen zehn Prozent »überlegen« sich noch bis zur 37. Woche, wie sie zur Welt kommen möchten, und einige verändern sogar noch kurz vor der Geburt ihre Lage oder werden mit verschiedenen Techniken dabei unterstützt.

Schädellage

Ungefähr 94 Prozent der Babys werden mit dem Kopf zuerst geboren. Ideal für Mutter und Kind, weil der Kopf den Weg bahnen kann und die Scheide sich leichter dehnt.

Beckenendlage (Steißlage)

Die Angst vieler Frauen (und Ärzte) vor der Steißlage hat unter anderem historische Gründe. Es galt als unfein, mit den Füßen zuerst ins Leben zu treten. Das Risiko für Mutter und Kind ist durch diese Geburtslage nur leicht erhöht. Der schmale Körper muß sich zuerst den Weg bahnen, die Geburt dauert meistens länger. Die häufig geübte Praxis, zur »Sicherheit« einen Kaiserschnitt zu machen, ist falsch. Das Risiko für das Kind wird durch den Kaiserschnitt nur in genau definierten Fällen vermindert (➔ Kaiserschnitt, Seite 672).

Manchmal gelingt es auch, das Kind zu wenden. Machen Sie aber auf keinen Fall Versuche ohne Anleitung durch die Hebamme oder den Arzt.

Die »indische Brücke«

Bauch und Becken werden täglich zweimal zehn Minuten lang in etwa 25 bis 30 Zentimeter Höhe gelagert. Kopf und Beine sollen möglichst entspannt nach unten hängen. Die Bauchdecke wird dadurch straff gespannt. Eine unangenehme Haltung für Mutter und Kind. Angeblich ist das auch der Grund, warum sich einige Kinder umdrehen: Sie finden diese Position zu unbequem.

Die »sanfte Wende«

Eine neue Methode, das Kind zur Umkehr zu bewegen. Manchmal führen körperliche und seelische Anspannung zu Verspannungen, die so stark sind, daß das Kind sich nicht mehr drehen kann. Gespräche, Massagen und gezielte Übungen sollen das Gewebe lockern, damit sich das Baby drehen kann.

Die »äußere Wende«
Hier versucht der Arzt mit beiden Händen von außen, das Kind zu drehen. Der Versuch kann riskant sein (z. B. wenn die Nabelschnur zu kurz ist) und muß mit großer Vorsicht von einem erfahrenen Arzt gemacht werden.

Querlage
Nur 0,5 Prozent aller Kinder liegen am Geburtstermin in Querlage. Eine Geburt ist nur mit Kaiserschnitt möglich. Wie bei der Beckenendlage können auch hier Arzt oder Hebamme versuchen, das Kind zu drehen.
In jedem Fall sollten Sie und Ihr Geburtshelfer respektieren, wenn Ihr Baby sich nicht wenden möchte.

Überwachung der Geburt

Das Wort »Überwachung« sagt es schon: Ein gefährlicher Vorgang wird kontrolliert. Viele Eingriffe, die heute im Kreißsaal gemacht werden, sind Folgen dieser Überwachung, die häufig zu Maßnahmen verleitet, die entweder falsch oder zumindest nicht notwendig sind.

Herzton-Wehen-Schreiber (Kardiotokograf, CTG)
Die elektronische Überwachung der kindlichen Herztöne wird in vielen Krankenhäusern als Routinemaßnahme angewandt, obwohl sie sehr umstritten ist. Es gibt keinen Beweis dafür, daß sie einen positiven Einfluß auf das Geburtsergebnis hat. Dafür steigen bei einer elektronischen Dauerüberwachung Eingriffe wie Kaiserschnitt, Zangengeburt und Saugglocke, weil öfter »verdächtige Herztöne« festgestellt werden. Aus diesem Grund sollte diese Methode nur in sorgfältig ausgewählten Risikofällen angewandt werden.

Ultraschalldoppler
Bei einer »sanften Geburt«, die der Frau maximale Freiheit in ihren Bewegungen erlaubt und elektronische Dauerüberwachung durch optimale Betreuung ersetzt, verwenden Hebamme und Arzt häufig ein tragbares Ultraschallgerät, das die Herztöne des Kindes hörbar macht.

Hörrohr (Stethoskop)
Das althergebrachte Hörrohr kommt wieder in Mode. So empfiehlt die WHO zum Beispiel bei einer normalen Geburt anstatt elektronischer Dauerüberwachung das Abhören der kindlichen Herztöne mit Hilfe eines Holzstethoskops. Anhand von 13 000 Geburten, bei denen

Geburtslagen

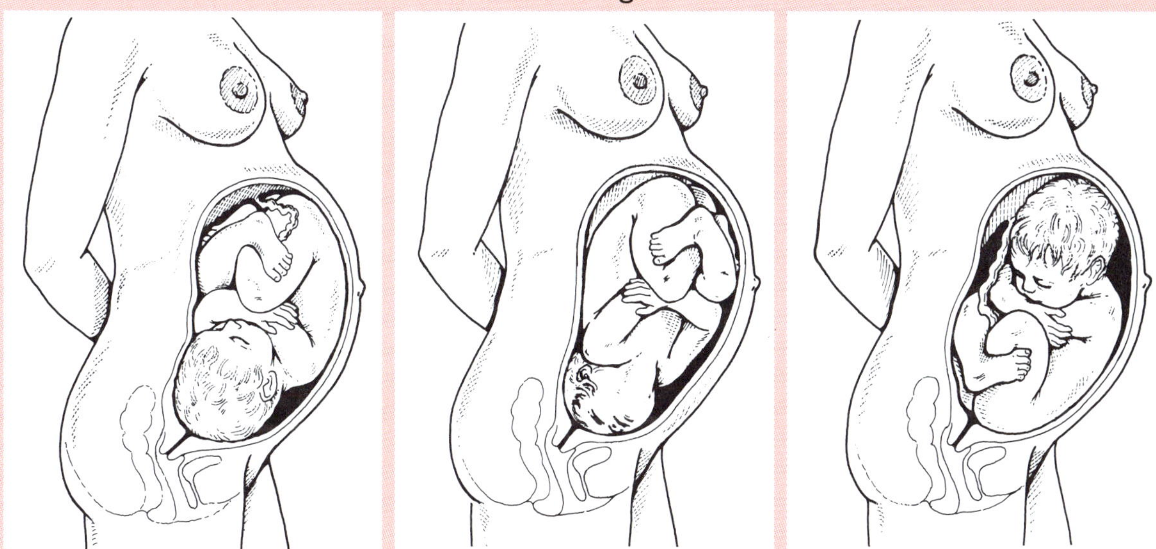

Schädellage — Gesichtslage — Beckenendlage

die Hälfte der Frauen auf diese Weise und die andere Hälfte elektronisch überwacht wurde, konnte nachgewiesen werden, daß es keinen Unterschied in der Qualität der Ergebnisse gab. Das Hörrohr hat den Vorteil, daß es Ultraschallwellen, die sowohl beim Kardiotokografen als auch beim Ultraschalldoppler vorkommen, vermeidet.

Routinemaßnahmen während der Geburt

Nicht immer bestimmen beim Ablauf einer Geburt das Wohl von Mutter und Kind die Maßnahmen, die Ärzte und/oder Hebammen routinemäßig vor und während der Geburt vornehmen.

Rasieren der Schamhaare

In fast allen Krankenhäusern werden vor der Geburt die Schamhaare rasiert. Diese Maßnahme ist medizinisch nicht zu rechtfertigen.
Das Argument, daß beim Nähen einer Dammnaht Haare in die Wunde kommen, die eine Infektion hervorrufen können, ist nicht stichhaltig.

Einlauf

Der Einlauf oder das Zäpfchen gehören ebenfalls zu den verordneten Geburtsvorbereitungen, die nicht notwendig sind. Stuhl, der bei der Geburtsarbeit abgeht, mag für den Arzt oder die Hebamme ein Problem sein, sicher ist es aber kein medizinisches oder hygienisches.

Essen und trinken

Meist dürfen Gebärende, sobald die Wehen angefangen haben, nichts mehr zu sich nehmen. Der Grund dafür ist »die Vorbereitung auf eine allfällige Narkose«. Wenn man bedenkt, daß mindestens 90 Prozent aller Frauen keinen operativen Eingriff zu erwarten haben, dann ist diese Maßnahme als generelle Lösung nicht zu rechtfertigen.
Leicht verdauliche Speisen (Suppen, Weißbrot usw.) sind vor allem dann zu empfehlen, wenn die Geburt länger dauert, damit die Gebärende bei Kräften bleibt.
In manchen Krankenhäusern wird den Frauen als Ersatz ein »Glukosetropf« angehängt.
Eine Infusion mit einer zehnprozentigen Zuckerlösung soll den Kalorienmangel ersetzen. Diese Maßnahme ist bei einer normalen Geburt abzulehnen. Der Tropf schränkt die Bewegungsfähigkeit ein und vermittelt das Gefühl, krank und abhängig zu sein.

Natürliche Geburtserleichterungen

Lassen Sie sich nicht zu einer »natürlichen« Geburt überreden, wenn Ihnen diese nicht zusagt. Meistens brauchen aber Frauen, die sich frei bewegen können und ihre Geburtposition selbst wählen, weniger Schmerzmittel und haben seltener operative Eingriffe während der Geburt.

Bewegung

Wenn Sie Lust haben umherzugehen, dann sollten Sie das unbesorgt tun.
Diese aktive Verarbeitung der Geburtsschmerzen beschleunigt die Geburt durch den Druck des kindlichen Kopfes auf den Muttermund.

Lagewechsel

Der Wechsel zwischen verschiedenen Positionen (Sitzen, Stehen, Hocken, Knie-Ellenbogen-Lage, Liegen usw.) ist für viele Frauen angenehm. Die Wehentätigkeit nimmt zwar durch den häufigen Lagewechsel ab, dafür verdoppelt sich ihre Wirksamkeit. Das verkürzt die Eröffnungsphase.

Warme Bäder

Die Schmerzempfindlichkeit ist in warmem Wasser wesentlich geringer.
Trotzdem lehnen viele Ärzte dieses bewährte Entspannungsmittel ab. Wohl aus Angst, daß das Baby im Wasser zur Welt kommen könnte. Diese Angst ist unbegründet. Selbst wenn das Kind eine ungeplante Geburt im Wasser erlebt, kann ihm nichts geschehen. Es beginnt erst zu atmen, wenn es aus dem Wasser gehoben wird. Auch eine höhere Infektionsrate bei der Mutter ist nicht zu befürchten.
In einigen Krankenhäusern und Entbindungsheimen werden Geburten im Wasser gefördert oder sogar geplant. Die Erfahrungen damit sind ausgezeichnet.

Massagen

Massagen vom Partner oder einer anderen Bezugsperson tun der Gebärenden meistens wohl.
Es gibt einige einfache Handgriffe, die leicht zu erlernen sind und die den Geburtsschmerz lindern können.

Kreuzbeinmassage
Über dem Gesäß befinden sich einige Zentimeter von der Wirbelsäule entfernt zwei kleine Grübchen. Eine kräftige Druckmassage mit Daumen oder Knöcheln ist besonders in der Übergangsphase angenehm.

Reflexzonenmassage
Knapp unter dem Rippenbogen, vier Querfinger rechts und links der Wirbelsäule wird die Haut durch großflächiges kräftiges Reiben so lange gereizt, bis sie gerötet ist.

Bauchmassage
Eine zarte Massage des Bauchs, in der Mitte hoch und an den Seiten herunter, empfinden viele Frauen als angenehm.

Schenkelmassage
Diese Massage hilft besonders, wenn die Scheide verspannt ist. An den Innenseiten der Oberschenkel in Richtung Knie streichen, am besten im Atemrhythmus der Frau.

Akupunktur, Autogenes Training, Yoga, Hypnose

Sie sind sanfte Methoden der Geburtserleichterung, die alle nur von speziell geschulten Fachleuten angewandt und gelehrt werden sollten (➔ Entspannung, Seite 813).

Medizinische Geburtserleichterungen

Fast alle medizinischen Maßnahmen zur Geburtserleichterung haben Nachteile für das Kind. Trotzdem kann man sie nicht generell ablehnen.
Wenn Sie große Angst vor der Geburt haben oder die Schmerzen nicht mehr ertragen können, dann können Sie sich ohne schlechtes Gewissen für eine dieser Hilfen entscheiden.

Medikamente

Alle Medikamente, die Sie während der Geburt einnehmen, gelangen über den Mutterkuchen zum Kind. Das am häufigsten verabreichte schmerzstillende und entkrampfende Mittel Pethidin (z. B. *Dolantin* [BRD], *Alodan* [Ö]) kann zu Wehenschwäche und Atemproblemen des Säuglings führen. Unmittelbar vor der Geburt sollten Sie kein Pethidin mehr bekommen, weil das Baby vier Stunden braucht, um die Hälfte der verabreichten Menge im Körper abzubauen.

Methoden der Schmerzbetäubung

Es gibt verschiedene Methoden, die Schmerzen während der Geburt zu betäuben oder auszuschalten.
Solche Eingriffe in den Geburtsablauf sind allenfalls in Einzelfällen zweckmäßig, wenn die Belastung durch die Geburt größer ist als die durch das Medikament.

In der Regel sind sie jedoch nicht sinnvoll: Gerade die Phase, in der das Kind die Scheide und den Damm passiert, wird von den meisten Frauen zwar als schmerzhaft, aber durch die kurze Dauer und die aktive Mitarbeit beim Pressen als wenig belastend empfunden.

Pudendusblockade
Der Arzt spritzt ein Betäubungsmittel (*Lokalanästhetikum*) in die Gegend des Sitzbeinhöckers. Dadurch wird die Nervenleitung des Schamnervs (*Nervus pudendus*) zu den äußeren Genitalien unterbrochen und damit der Schmerz gemildert.
Es ist nicht sinnvoll, diesen Eingriff für einen Scheidendammschnitt oder zu einer Saugglocken- oder Zangengeburt zu verwenden. Die Betäubung des Dammes ist genauso wirksam.

Damminfiltration
Ein lokal wirkendes Betäubungsmittel wird dort in den Damm gespritzt, wo der Dammschnitt erfolgen soll. Dieser Eingriff ist nur bei einem vorzeitigen Scheidendammschnitt notwendig (➔ Seite 672). Die Infiltration des Dammes eignet sich auch zum Nähen des Dammschnitts. Der Eingriff ist harmlos, Nebenwirkungen sind selten.

Parazervikalblockade
Krankenhäuser, die diese Methode noch anwenden, sollten Sie meiden.
Das Kind kann durch die Blockade der Schmerzleitung zur Gebärmutter geschädigt werden.

Lachgas
Lachgas bewirkt einen narkoseähnlichen, schmerzfreien Zustand und macht die Mutter unfähig, bei der Geburt des Kindes aktiv mitzuarbeiten. Diese Methode ist längst veraltet und sollte nicht mehr angewandt werden.

»Schmerzlose Geburt« (Epiduralanästhesie)
Unter diesem verführerischen Namen hat eine Methode weite Verbreitung gefunden, die für Mutter und Kind große Nachteile hat. Der Arzt spritzt ein Betäubungsmittel in den Wirbelkanal und macht so den Unterleib durch Lähmung schmerzunempfindlich. Die Folgen sind gravierend:
- Die Geburt muß intensiv überwacht werden, weil der Blutdruck sinkt (➔ Herzton-Wehen-Schreiber, Seite 669)
- Oft muß ein Wehentropf angehängt werden (➔ Seite 674).

- Die Gebärende spürt keinen Preßdrang und läßt das Baby mit der Geburtsarbeit allein. Dadurch dauert die Austreibungsphase wesentlich länger
- Zangen- und Saugglockengeburten sind wesentlich häufiger
- Tagelange Kopfschmerzen oder Lähmungen in den Beinen sind keine Seltenheit

Eine Epiduralanästhesie ist nur dann sinnvoll, wenn Sie große Angst vor der Geburt haben oder als Ersatz für eine Narkose beim Kaiserschnitt.

Medizinische Eingriffe während der Geburt

Öffnen der Fruchtblase (Blasensprengung, Amniotomie)

Je länger die Fruchtblase intakt bleibt, desto schonender die Geburt. Meist springt sie am Ende der Eröffnungsphase von allein.
Viele Geburtshelfer können diesen Zeitpunkt nicht erwarten und stechen die Blase schon auf, wenn der Muttermund kaum fünf Zentimeter geöffnet ist. Dadurch verstärken sich die Wehen. Einrisse am Muttermund und eine stärkere Belastung des kindlichen Kopfes können die Folge sein. Eine künstliche Öffnung der Fruchtblase ist nur dann gerechtfertigt, wenn die Geburt schon lange dauert und die Mutter erschöpft ist.
Eine Blasensprengung zur Einleitung der Wehen sollte erst die letzte Maßnahme sein. Zunächst sollte man versuchen, die Geburt mit anderen Mitteln einzuleiten (➔ Seite 674).

Scheidendammschnitt (Episiotomie)

Obwohl der Scheidendammschnitt chirurgisch gesehen ein kleiner Eingriff ist, belastet er die Frauen sehr. Seine Folgen sind noch über Wochen, manchmal Monate zu spüren: Beschwerden beim Sitzen, Brennen beim Urinieren, Schmerzen beim Geschlechtsverkehr. Trotzdem wird an vielen Krankenhäusern routinemäßig ein Dammschnitt gemacht. Eine medizinische Notwendigkeit gibt es dafür nicht. Ein Schnitt heilt schlechter als ein Riß, schwere Dammrisse sind häufiger und Gebärmuttersenkungen werden dadurch nicht verhindert.
Wenn Sie während der Schwangerschaft den Damm, den Scheideneingang und die Schamlippen mit Weizenkeimöl geschmeidig massieren, dann kann sich Ihr Gewebe besser dehnen.
Außerdem sollte Ihre Hebamme wissen, wie man einen guten »Dammschutz« macht.

Ein Scheidendammschnitt ist gerechtfertigt, wenn
- das Kind kurz vor dem Austritt aus der Scheide an Sauerstoffmangel leidet
- das Kind nicht ausgereift und daher wenig belastbar ist (Frühgeburt)
- das Kind in Beckenendlage zur Welt kommt
- sich der Damm schlecht dehnt
- eine Saugglocken- oder Zangengeburt notwendig ist
- die Mutter aus medizinischen Gründen nicht pressen darf (Herz-, Augenleiden usw.)

Techniken des Scheidendammschnittes
Ein mittlerer Scheidendammschnitt (*mediane Episiotomie*) ist für Sie viel angenehmer als ein seitlicher (*laterale Episiotomie*). Die Wunde befindet sich am weniger empfindlichen Damm, ist kleiner und heilt leichter. Trotzdem bevorzugen manche Ärzte den seitlichen Scheidendammschnitt, weil der After nicht so leicht verletzt werden kann. Gerechtfertigt ist diese Technik aber nur bei Steißlagen, Zangen- oder Saugglockengeburten oder wenn der Damm kurz ist.

Zangen- und Saugglockengeburt

Manchmal muß die Geburt rasch beendet werden, weil die Herztöne des Kindes zu langsam werden oder weil die Mutter schon zu erschöpft ist, um zu pressen. Aber auch wenn das Baby mit einer ungünstigen Kopflage zur Welt kommt, ist Hilfe von außen notwendig.
Ob Ihr Geburtshelfer sich für die Zange oder Saugglocke entscheidet, hängt davon ab, womit er mehr Übung hat. Wissenschaftlich ist noch nicht geklärt, welche Methode besser ist. Die Zange kann dazu verleiten, zu früh einzugreifen, weil man mit ihr den kindlichen Kopf auch dann fassen kann, wenn er noch nicht am Beckenausgang steht.

Kaiserschnitt

In der Bundesrepublik Deutschland und in Österreich werden viel zu viele Kaiserschnitte gemacht. Ärzte argumentieren fast immer mit der Sicherheit des Kindes, in Wirklichkeit steht jedoch oft ihre eigene Sicherheit im Vordergrund: Sie haben »alles getan«, was sie konnten. Krankenhäuser, in denen geduldige Ärzte und Hebammen sorgfältig jeden Fall prüfen, kommen meistens mit drei bis fünf Prozent Kaiserschnitt aus.
Ein Kaiserschnitt ist gerechtfertigt, wenn
- sich die Herztöne des Kindes plötzlich verlangsamen und der Muttermund noch nicht vollständig offen ist
- das Kind so liegt, daß es nicht durch die Scheide geboren werden kann, z. B. bei einer Querlage

- das Kind bei einer erstgebärenden Frau in Beckenendlage (Steißlage) liegt und laut Ultraschall das Gewicht auf mehr als 3600 Gramm geschätzt wird
- das Kind in Beckenendlage liegt und vor der 32. Schwangerschaftswoche zur Welt kommt oder ein geschätztes Geburtsgewicht von weniger als 1500 Gramm hat
- das Becken der Mutter ungewöhnlich eng ist (äußerer Durchmesser weniger als 20 cm). Die Praxis hat gezeigt, daß oft falsch gemessen wird. Lassen Sie vor der Entscheidung zum Kaiserschnitt einen anderen Arzt nachmessen
- das Kind im Verhältnis zum Becken der Mutter einen zu großen Kopf hat
- die Wehen schwach sind und auch durch Wehenmittel nicht stärker werden
- der Mutterkuchen (Plazenta) vor der Gebärmutter liegt
- sich der Mutterkuchen vorzeitig löst
- die Nabelschnur vor dem Kopf des Kindes liegt
- durch starke Wehen oder durch eine vorangegangene Operation ein Gebärmutterriß droht
- sich der Muttermund trotz starker Wehen nicht öffnet

Technik des Kaiserschnitts
Beim Kaiserschnitt wird der Bauch durch einen Längs- oder Querschnitt geöffnet.
Ein Querschnitt ist für die Mutter viel weniger belastend, weil er am Oberrand der Schamhaare angesetzt wird und später kaum sichtbar ist. Das Argument, daß der Arzt im Notfall aus Sicherheitsgründen einen Längsschnitt machen sollte, ist nicht stichhaltig. Die Operationsdauer verkürzt sich nur um 30 bis 60 Sekunden. Ein Längsschnitt sollte nur in Ausnahmefällen gemacht werden (bei früherem Längsschnitt, vorangegangener Unterbauchoperation, Dickleibigkeit).

Epiduralanästhesie beim Kaiserschnitt
Leider wird diese - gegenüber einer Vollnarkose - schonende Betäubungsmethode, bei der nur der Unterleib kurzfristig schmerzunempfindlich gemacht wird, beim Kaiserschnitt sehr selten angewandt (➔ Seite 671). Dabei liegen die Vorteile auf der Hand:
- Mutter und Kind werden nicht durch eine Allgemeinnarkose belastet
- Die Mutter »verschläft« nicht den ersten Kontakt zum Kind
- Das Gefühl des »Krankseins« hält sich in Grenzen. Es gibt weniger Komplikationen (Fieber, Erschöpfung, Verstopfung), und die Schmerzen nach dem Eingriff sind geringer

Was ist eine Risikogeburt?

Der Begriff »Risikogeburt« wird viel zu rasch verwendet. Die »Risikoschwangere«, die dann auch noch auf eine »Risikogeburt« vorbereitet wird, muß sich zwangsweise fürchten und erzeugt mit ihrer negativen Erwartung oft erst das Risiko, das medizinische Eingriffe notwendig macht. Angst und Verspannung können jede Geburt zum Problem machen. Alle Frauen sollten bei der Geburt so gut betreut werden, daß Hebamme und Geburtshelfer im Notfall sofort eingreifen können.
Damit könnte man sich die Einteilung in verschiedene Kategorien von Gebärenden ersparen. Es gibt aber Frauen und Kinder, die auf jeden Fall besonderer Aufmerksamkeit bedürfen.

Frühgeburt
Frühgeborene brauchen eine besonders schonende Geburt. Medikamente sollten möglichst vermieden werden, weil sie das Baby belasten.
Ein Scheidendammschnitt ist in diesen Fällen jedoch immer notwendig. Kinderarzt und eine Intensivstation für das Neugeborene sollten in jedem Fall zur Verfügung stehen.

Zwillingsgeburt
Zwillinge (Mehrlinge) brauchen eine besonders aufmerksame Betreuung.
Die Kontrolle der Herztöne ist schwieriger, meistens sind die Kinder klein und zart.

Rhesusunverträglichkeit
Wenn die Mutter das Blutgruppenmerkmal Rh-negativ hat, ist das nur dann von Bedeutung, wenn sie auch Rhesusantikörper im Blut hat. In so einem Fall muß das Kind beobachtet werden und im Notfall sofort einen Blutaustausch bekommen.

Schwere Erkrankungen der Mutter
Kranke Mütter (z. B. Diabetikerin, Herzkranke usw.) müssen besonders sorgfältig betreut werden, weil die Geburt für sie eine starke Belastung ist.

Mißbildungen
Wenn es Hinweise auf eine Mißbildung des Kindes gibt (Ultraschall, Fruchtwasser), dann sollte das Kind nach Möglichkeit an einem geburtshilflichen Zentrum geboren werden, wo eine entsprechende Betreuung möglich ist. In jedem Fall muß ein rascher Transport an eine kinderchirurgische Abteilung organisiert werden.

Beckenendlage
Die Beckenendlage gehört eigentlich nicht zu den Risikogeburten, wird aber als solche behandelt. Zahlreiche Untersuchungen weisen nach, daß eine Steißgeburt im allgemeinen das Kind nicht gefährdet, wenn die wichtigsten Grundsätze beachtet werden (➔ Beckenendlage, Seite 668).

Geburt nach dem Termin (Übertragung)

Eine echte Übertragung ist selten. Die Angaben darüber, wie oft Übertragungen vorkommen, schwanken zwischen 2,5 und 5 Prozent.
Mehr als die Hälfte aller Berechnungen von Übertragungen beruhen auf Irrtümern. Dabei wurde eine lehrbuchmäßige Zyklusdauer von 28 Tagen zugrunde gelegt und nicht berücksichtigt, daß Zyklusschwankungen vorkommen und durchaus normal sind.
Eine normale Schwangerschaft dauert 280 Tage plus/minus 14 Tage. Die Weltgesundheitsorganisation definiert als Übertragung eine Schwangerschaft, die mehr als 293 Tage andauert.
Bei einer echten Übertragung besteht die Gefahr, daß das Kind nicht mehr ausreichend ernährt und nicht mehr ausreichend mit Sauerstoff versorgt wird. Deshalb sollte der Arzt, wenn der Geburtstermin um zehn Tage überschritten ist, mit folgenden Untersuchungen feststellen, ob die Geburt eingeleitet werden soll.

Fruchtwasserspiegelung (Amnioskopie)
Ein Metallrohr wird durch die Scheide in den Muttermund eingeführt, durch das der Arzt das Fruchtwasser betrachtet. Dazu muß der Muttermund allerdings bereits geöffnet sein. Der Arzt kann an Hand der Farbe des Fruchtwassers beurteilen, wie es dem Kind geht. Die Fruchtwasserspiegelung sollte alle zwei Tage wiederholt werden. Oft werden dadurch die Wehen ausgelöst, und die Geburt beginnt.

Kardiotokografie (Herzton-Wehen-Schreiber, CTG)
Durch eine halbstündliche Kontrolle jeden zweiten Tag können die kindlichen Herztöne genau überprüft werden. Bei Unklarheiten muß zusätzlich ein Oxytocinbelastungstest durchgeführt werden.

Ultraschall, siehe Seite 657.

EINGELEITETE GEBURT

Wenn der Geburtstermin überschritten ist, können Sie selbst einiges dazutun, damit die Wehen in Gang kommen.

Natürliche Maßnahmen zur Geburtseinleitung

Hungern und Dursten
Eine alte Hebammenweisheit empfiehlt 48 Stunden kompletten Nahrungsentzug. Bei vielen Frauen hat diese Methode Erfolg. Gesundheitliche Schäden für Mutter und Kind treten nicht auf.
Wenn die Wehen eintreten, sollten Sie unbedingt noch eine Kleinigkeit essen, damit Sie nicht geschwächt zur Geburt kommen.

Reizung der Brustwarzen
Diese Methode erfordert Geduld. Die Brustwarzen müssen mehrmals täglich durch Saugen oder Reiben mit den Fingern stimuliert werden. Wenn nach 15 bis 20 Minuten keine Wehen auftreten, versuchen Sie es am nächsten Tag wieder.

Sex
Der männliche Samen enthält Prostaglandin, das Wehen auslösen kann. Wenn Sie Lust dazu haben, dann ist das eine gute Methode, um die Geburt in Gang zu bringen. Infektionsgefahr besteht nicht.

Einlauf
Die Nervenreizung durch den Einlauf kann Wehen auslösen (➔ Einlauf, Seite 786). Ein warmes Bad unterstützt die Wirkung.

Medizinische Maßnahmen zur Geburtseinleitung

Die künstliche Einleitung der Geburt ist ein massiver Eingriff in die Natur und sollte nur in begründeten Fällen vorgenommen werden.

Wehentropf
Der Wehentropf ist die häufigste Maßnahme zur Einleitung der Geburt. Das Hormon Oxytocin, das der Körper

bei einer spontanen Geburt selbst produziert, wird in die Vene gespritzt und löst Wehen aus. Künstlich erzeugte Wehen beanspruchen die Gebärmutter wesentlich mehr. Es können Nachgeburtsblutungen auftreten, weil die Gebärmutter sich nicht richtig zusammenzieht.

Prostaglandintabletten

Prostaglandine sind Hormone, die unter anderem im männlichen Samen vorkommen und auf natürliche Weise wehenauslösend wirken.
Der Vorteil dieser Hormone besteht darin, daß sie gleichzeitig den Muttermund weich machen. Der Nachteil: Sie werden als Tabletten oder Gel in die Scheide eingeführt, eine genaue Dosierung wie beim Wehentropf ist nicht möglich. In seltenen Fällen können sie einen »Wehensturm« auslösen, der dann wiederum mit Wehenhemmern gedämpft werden muß.

Blasensprengung

Die künstliche Öffnung der Blase zur Geburtseinleitung ist nur angezeigt, wenn alle anderen Maßnahmen nichts nützen.

»Programmierte Geburt«

Die programmierte Geburt ist ein Eingriff in die Natur, der nicht durchgeführt werden sollte. Sie und Ihr Arzt kennen zwar den genauen Geburtstermin, weil die Wehen an einem bestimmten Tag eingeleitet werden, dafür müssen Sie aber wahrscheinlich mit vermehrten Komplikationen während der Geburt rechnen.
Die künstliche Einleitung der Geburt ist gerechtfertigt, wenn
- eine »echte« Übertragung besteht (➔ Seite 674)
- Sie eine schwere Schwangerschaftsvergiftung haben (➔ Seite 662)
- der Mutterkuchen das Kind nicht mehr ausreichend mit Sauerstoff und Nahrung versorgt (Plazentainsuffizienz). Es gibt zwei Methoden, mit denen die Funktion des Mutterkuchens überprüft werden kann. Sie erlauben aber nur miteinander kombiniert eine gültige Aussage. Das eine ist die Hormonbestimmung, das andere der Oxytocinbelastungstest, bei dem ein Wehenmittel gespritzt und dabei gleichzeitig die Herztätigkeit des Kindes überwacht wird. Mit einer Ultraschalluntersuchung allein läßt sich die Funktion des Mutterkuchens nicht korrekt bestimmen. Jeder zweite Fall wird falsch beurteilt
- die Mutter körperlich oder psychisch erschöpft ist. Eine erschöpfte, nervöse Mutter ist ein größeres Risiko als eine eingeleitete Geburt

NACH DER GEBURT

Nach den ersten Stunden der Aufregung, des Sichkennenlernens, vielleicht auch der Erschöpfung beginnt der Alltag mit dem Säugling. Vieles ist ungewohnt und fremd, plötzlich ist rund um die Uhr ein neuer Mensch da.
Versuchen Sie nicht, dem Klischee der glücklichen, strahlenden Mutter zu entsprechen. Gestatten Sie sich Ihre Ängste, Ihre Ernüchterung, Ihre Überforderung - was immer die neue Situation auslöst. Oft spannen die Brüste und die Dammnaht schmerz. Wenn die Veränderungen zu viel für Sie werden, stellen sich manchmal sogenannte »Wochenbettdepressionen« ein.

Rooming-In

Rooming-In ist ein neuer Name für eine alte Verhaltensweise, die jahrelang in Krankenhäusern vergessen wurde: Das Baby bleibt bei seiner Mutter. Die Vorteile liegen auf der Hand. Es fühlt sich nicht allein gelassen, weint weniger als im Säuglingszimmer und kann, wann immer es Nahrung braucht, gestillt werden. Trotzdem sollten Sie auch auf Ihre Bedürfnisse achten. Wenn Sie Ruhe brauchen oder erschöpft sind, lassen Sie Ihr Kind ohne schlechtes Gewissen im Kinderzimmer betreuen.
Fast alle Krankenhäuser bieten inzwischen Rooming-In an. Was sie darunter verstehen, ist allerdings sehr unterschiedlich. Meistens gibt es genaue Regeln, wann und wie oft Sie Ihr Kind bei sich haben dürfen. Viele Krankenhäuser sammeln z. B. die Babys am Abend wieder ein. Einen medizinischen Grund gibt es dafür nicht. Ihr Säugling schläft wahrscheinlich an Mutters Brust besser. Auf jeden Fall sollten Sie schon bei der Auswahl Ihrer Klinik klären, ob deren Richtlinien Ihren Wünschen entsprechen.

Stillen

Stillen ist für Mutter und Kind gesund und macht meistens Spaß. Trotzdem stillen viele Frauen gar nicht oder nur eine kurze Zeit, weil sie »keine« oder »zu wenig« Milch haben. Die Gründe dafür liegen nur in ganz seltenen Fällen bei der Mutter. Meistens sind falsche Anleitung im Krankenhaus, Unverständnis, wie die Brust funktioniert, oder das Zufüttern des Babys schuld daran, wenn es nicht klappt.

Wie die Brust funktioniert

Die Milchproduktion ist ein Wechselspiel zwischen Nachfrage und Angebot. Wenn das Baby an der Brust saugt, regt es die Milchproduktion an. Je früher und öfter Sie in den ersten Stunden und Tagen das Baby an die Brust nehmen, desto besser fließt die Milch.

Angst und Verspannung können den Milchflußreflex stören. Das Kind kann dann nur die Milch trinken, die sich in den Milchgängen der Brust gesammelt hat. Damit das Signal zur erneuten Produktion gegeben wird, muß eine Drüse im Gehirn ein Hormon (*Oxytocin*) freisetzen. Wenn das nicht geschieht, ist die sogenannte »Hintermilch« für das Kind nicht erreichbar. Die Folge davon sind Brustschwellungen, Milchstau und Brustentzündungen.

Gezielte Entspannung kann den Milchfluß anregen. Dabei helfen eine heiße Dusche, Massage, autogenes Training und andere Entspannungsmethoden (➔ Seite 813).

Stillen in den ersten Tagen

Erlauben Sie dem Krankenhauspersonal nicht, Ihr Kind zu füttern, weil Sie in den ersten zwei oder drei Tagen noch keine Milch haben. Ein gesundes Kind kommt mit ein wenig ungesüßtem Tee aus. Sie brauchen keine Angst zu haben, daß es verhungert, bis Ihre Milch »einschießt«. Solange es nicht mehr als zehn Prozent seines Geburtsgewichtes verliert und auffallend viel schreit, ist alles in Ordnung.

Kritiklos zugefütterte Kinder machen oft Probleme beim Stillen. Sie kommen halbsatt an die Brust und sind nicht gewöhnt, sich beim Saugen anzustrengen, weil das Schnullerloch der Flasche zu groß war. Außerdem bekommen sie meistens viel zu süße Nahrung. Kein Wunder, daß ihnen Mutters Brust nicht mehr schmeckt.

Außerdem gibt es noch einen medizinischen Grund, das Zufüttern mit Fertigmilch abzulehnen: Kinder, die - familiär bedingt - ein erhöhtes Allergierisiko haben, entwickeln eher eine Allergie, wenn sie in den ersten Tagen Kuhmilchpräparate bekommen.

Stillen braucht Geduld und Zeit. Lassen Sie sich nicht durch eine festgelegte Stilldauer stressen. Manche Babys trinken schnell, andere nuckeln mit Genuß eine Stunde. Legen Sie Ihr Kind nicht nach der Uhr an die Brust. Der in vielen Krankenhäusern übliche Vier-Stunden-Abstand führt meist zu quengeligen Kindern, die mit gesüßtem Tee ruhiggestellt werden.

Ein Kreislauf beginnt. Das Baby kommt halbsatt an die Brust, trinkt wenig, es wird keine neue Milch produziert. Und schon gehören Sie zu den Frauen, die »zuwenig Milch« haben.

Lassen Sie Ihr Kind in der ersten Zeit trinken, wann immer es will. Es wird sich nicht überessen und findet später selbst seinen Rhythmus.

Die tägliche Wiegezeremonie erzeugt unnötigen Leistungsdruck. Eine Gewichtskontrolle pro Woche genügt. Das Kind sollte in dieser Zeit 70 bis 150 Gramm zunehmen. Ein sicheres Zeichen dafür, daß das Kind ausreichend ernährt wird, sind sechs bis acht nasse Windeln pro Tag.

Stilltechnik

- Machen Sie es sich mit Ihrem Baby bequem. Streß und Unruhe stören den Milchfluß
- Das Kind muß beim Trinken nicht nur die Brustwarze, sondern auch einen Teil des Warzenvorhofes in den Mund nehmen, weil sonst die Brustwarzen leicht wund werden
- Die Nase des Säuglings muß frei bleiben. Drücken Sie die Brust mit dem Zeigefinger von der Nase weg
- Wenn das Baby Schwierigkeiten hat, die Brustwarze zu fassen, weil die Brust sehr voll ist, sollten Sie vor dem Anlegen etwas Milch ausmassieren
- Legen Sie das Kind an beiden Brüsten an, damit die Milchproduktion gleichmäßig angeregt wird. Fangen Sie beim nächsten Mal mit der Brust an, an der es zuletzt getrunken hat
- Trinken Sie viel, Sie geben auch viel Flüssigkeit ab

Stillprobleme

Keine Frau muß stillen. Sie sollten Ihre Entscheidung ohne Rücksicht auf das »ideale Mutterbild« treffen. Eine Stillbeziehung wider Willen ist für das Baby schädlicher als liebevolle Ernährung mit der Flasche. Wenn Sie aber gern stillen, gibt es wenig Gründe, damit aufzuhören.

Zuwenig Milch

Wahrscheinlich mangelt es eher an der richtigen Anleitung zum Stillen als an Milch. Wenden Sie sich an eine Stillgruppe.

Brustschmerzen

Wenn Sie Schmerzen beim Stillen oder eingezogene Brustwarzen haben, können Sie ein »Brusthütchen« verwenden. Eine Brustentzündung ist kein Grund, mit dem Stillen aufzuhören, solange kein gelber oder grünlicher Eiter ausfließt.

Schadstoffe in der Milch

Muttermilch enthält mehr Schadstoffe als Kuhmilch. Trotzdem ist Stillen zumindest in den ersten Monaten

empfehlenswert, weil es der Entwicklung des Kindes guttut. Wenn Sie in besonders schadstoffbelasteter Gegend leben, können Sie Ihre Milch untersuchen lassen (z. B. am Toxikologischen Institut der nächsten Universität).
Kein Schadstoff im eigentlichen Sinn, aber dennoch in der Muttermilch enthalten ist Koffein, wenn Sie größere Mengen Koffeinhaltiges trinken (➔ Seite 895). Ihr Kind trinkt mit und kann womöglich nicht schlafen.

Erkrankung der Mutter
Es gibt wenige Erkrankungen, bei denen Sie nicht stillen dürfen. Absolutes Stillverbot besteht bei offener Tuberkulose. Das gleiche gilt, wenn Sie durch eine Krankheit sehr geschwächt sind (z. B. schwere Infektionen, Krebs).

Medikamente
Viele Medikamente, die Sie einnehmen, trinkt das Kind mit der Milch mit. Erkundigen Sie sich immer bei Ihrem Arzt, ob Ihr Medikament dem Baby schaden kann.

Trinkschwierigkeiten des Kindes
Wenn Ihr Kind nicht trinken kann, weil es zu schwach ist oder eine Mißbildung im Bereich des Mundes oder des Rachens hat, dann ist Muttermilch besonders wichtig. Sie können Ihre Milch abpumpen. Das Baby wird dann mit einer Flasche oder Magensonde gefüttert.

Abstillen
Es gibt keine ideale Stilldauer. Wenn einer der Beteiligten nicht mehr will, dann muß der andere das respektieren. Wenn Sie länger als sechs Monate stillen wollen, ist es vielleicht sinnvoll, wenn Sie Ihre Milch auf Schadstoffbelastung untersuchen lassen.
Frauen, die länger als neun Monate stillen, machen oft die Erfahrung, daß es dann sehr schwer ist, das Kind wieder zu entwöhnen. Ältere Kinder genießen die Brust viel lustvoller. Manchmal ist aber der unbewußte Wunsch der Mutter, das Kind nicht loszulassen, ein Problem beim Abstillen.
Am besten entwöhnen Sie Ihr Baby langsam. Wenn Sie Schritt für Schritt eine Brustmahlzeit nach der anderen durch feste Nahrung oder die Flasche ersetzen, dann kann sich das Kind langsam an die neue Situation gewöhnen (➔ Kinderernährung, Seite 876).

Das »Flaschenkind«
Wenn Sie nicht stillen können oder wollen, dann gibt es viele Möglichkeiten, wie Sie Ihr Baby genauso verwöhnen können. Nehmen Sie es oft in die Arme, legen Sie es beim Füttern an Ihre nackte Brust und geben Sie ihm das Gefühl von Nähe und Geborgenheit - wenn Sie es so empfinden. Füttern Sie Ihr Kind am Anfang nicht nach einem zu starren Rhythmus, und verwenden Sie keine Sauger mit zu großem Loch (➔ Kinderernährung, Seite 876).

Zum Weiterlesen
Michael Adam, Renate Daimler, Volker Korbei: Kinder kriegen, Köln, 1991

KINDER

Kinder sind keine »kleinen Erwachsenen«. Sie müssen auch nicht erst noch zu »Menschen werden«. Ihr Körper reagiert in vielem einfach anders als der von Jugendlichen oder Erwachsenen. Was sie erleben, was ihnen geschieht, prägt Körper und Geist - sowohl im Guten als auch in unerwünschter Hinsicht.
Krankheitsphasen stellen in der Entwicklung eines Kindes wichtige Abschnitte dar. Das Immunsystem übt sich darin, »fremd« und »eigen« zu unterscheiden. Im Leben des Kindes sind Krankheiten oftmals »Verschnaufpausen«. Für Eltern sind kranke Kinder eine Herausforderung, den Weg zwischen Verzärtelung und Vernachlässigung zu finden. Jedes Tun und Verhalten hat in der Kindheit seine Zeit. Als »normal« wird das angesehen, was innerhalb einer bestimmten Zeitspanne die Mehrzahl der Kinder bei ungestörter Entwicklung tut. Das bedeutet aber nicht, daß Abweichungen davon nicht normal sind. Die körperliche Entwicklung kann der Arzt bei Vorsorgeuntersuchungen (➔ Seite 684) regelmäßig kontrollieren. Die seelische Entwicklung ist schwerer zu messen. Manche Verhaltensweisen sind aber so eng mit Entwicklungsphasen verknüpft, daß auffällige Abweichungen, die nach einiger Zeit nicht von selbst aufhören, mit einem Fachmann besprochen werden sollten.

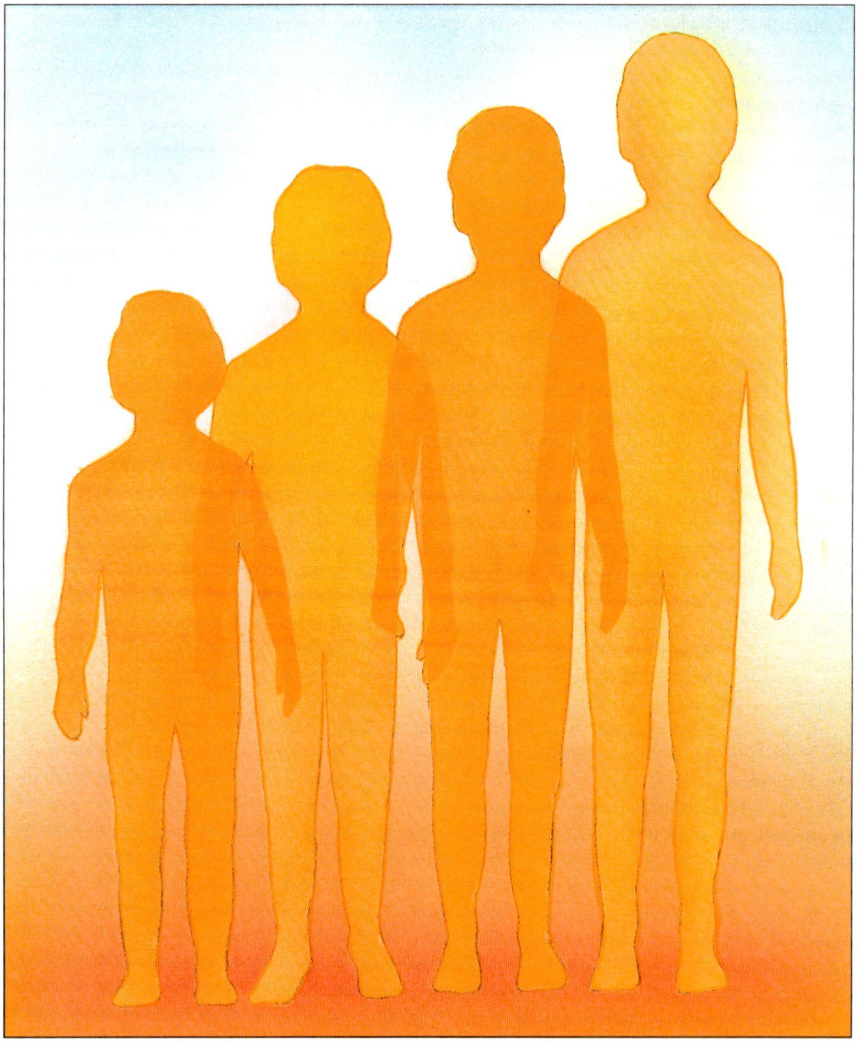

Meilensteine der Entwicklung

Im ersten Lebensjahr macht das Kind die wichtigsten Erfahrungen mit seiner Umwelt. Es lernt, sie zu »begreifen«, zu fühlen, zu sehen, zu hören, sich in ihr zu bewegen, sich zu äußern und zu reagieren. Einen exakten »Fahrplan« für diese Entwicklung gibt es nicht. Die jeweiligen Fähigkeiten können sich verschieden schnell und in unterschiedlicher Reihenfolge entwickeln. Der Vergleich mit anderen Kindern kann zwar kein Maßstab für die Entwicklung des eigenen Kindes sein, wohl aber sollte man die Entwicklung eines Kindes aufmerksam beobachten. Jeder Verdacht einer verzögerten oder gar fehllaufenden Entwicklung sollte Anlaß sein, mit dem Kinderarzt darüber zu sprechen. Manchmal deutet ein fehlender Entwicklungsschritt auf eine Behinderung hin, die leicht behoben werden kann, wenn sie rechtzeitig erkannt wird.
Eine Reihe sogenannter Entwicklungsskalen zeigen an, über welche Fertigkeiten die meisten Kinder in einem be-

stimmten Alter üblicherweise verfügen. Sie sind die Grundlage für das, was Elternratgeber dann unter der Überschrift »Das sollte Ihr Kind jetzt können« verbreiten.

Bis zum dritten Monat
sollte ein Kind kräftig strampeln, den Kopf in Bauchlage um 90 Grad heben, mit den eigenen Fingern spielen, einen Gegenstand für kurze Zeit halten und mit den Augen verfolgen können, wenn er vor dem Gesicht vorbeibewegt wird. Um eine Geräuschquelle ausfindig zu machen, sollte das Kind den Kopf drehen. Wird das Kind angesprochen, sollte es aufmerksam werden und lächeln können.

Bis zum sechsten Monat
sollte sich ein Kind vom Bauch in die Rückenlage und umgekehrt drehen können, nach den Zehen greifen und damit spielen, mit zwei Würfeln oder mit anderem Spielzeug hantieren, mit einem Gegenstand spielen und an einer Rassel rütteln können. Das Kind sollte vier verschiedene Laute von sich geben können und reagieren, wenn es gerufen wird. Wenn es bemerkt, daß sich ihm jemand zuwendet, sollte das Kind sich entgegenrecken können, um hochgehoben zu werden.

Bis zum neunten Monat
sollte sich ein Kind krabbelnd fortbewegen können, an einem Möbelstück hochziehen und stehen, wenn es sich festhalten kann. Es sollte bereits längere Zeit auf dem Boden sitzen und spielen, Gegenstände werfen und mit Daumen und Zeigefinger etwas aufnehmen können. Das Kind sollte ein Kästchen mit Würfeln schütteln und zwei Klötze aneinanderschlagen können, wenn man ihm dieses vormacht. Bekannte und Fremde sollte es unterscheiden können.

Bis zum zwölften Monat
sollte ein Kind mit fremder Hilfe laufen können, auf eine niedrige Stufe klettern, einen Gegenstand aus einem Stück Papier wickeln oder vor seinen Augen verstecktes Spielzeug wiederfinden können. Mit einem Bleistift sollte es etwas aufs Papier kritzeln können, den eigenen Namen auf Zuruf erkennen, drei Wörter klar aussprechen und einfache Bitten befolgen können. Hat Ihr Kind zu einem bestimmten Zeitpunkt die angegebene Entwicklungsstufe noch nicht erreicht, so bedeutet das keineswegs, daß es zurückgeblieben ist. Im Gespräch mit dem Kinderarzt sollten Sie herauszufinden versuchen, worin die Ursache der unterschiedlichen Entwicklung besteht.

Die motorische Entwicklung eines Kindes im ersten Lebensjahr

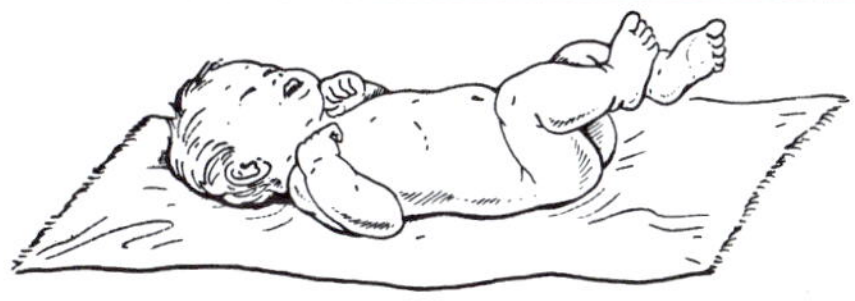

Mit drei Monaten kann es kräftig strampeln

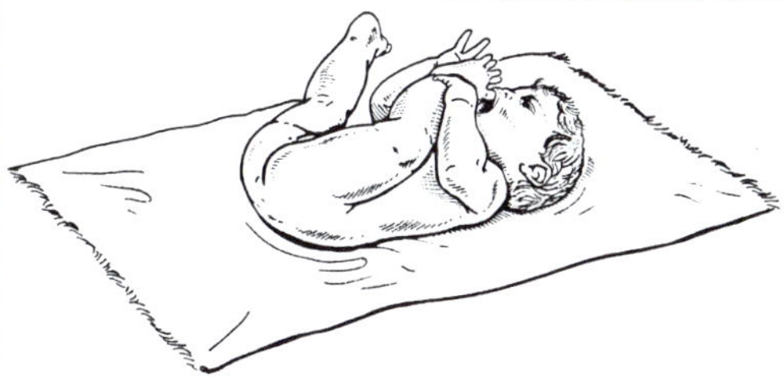

Mit sechs Monaten kann es am Zeh nuckeln

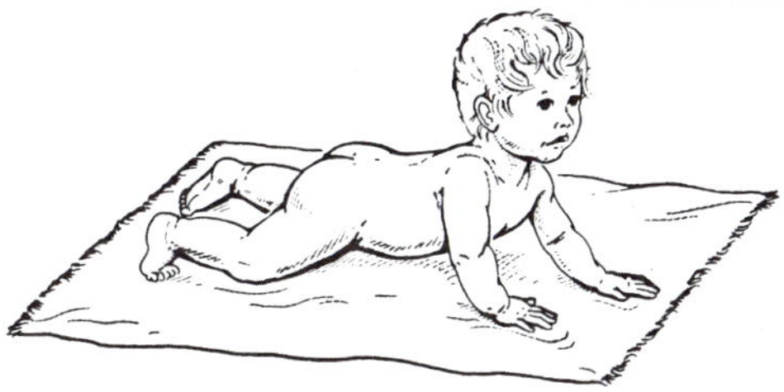

Mit neun Monaten kann es krabbeln

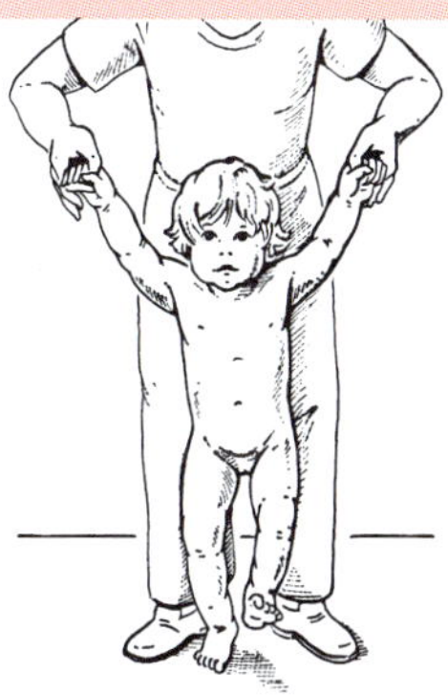

Mit einem Jahr kann es an der Hand laufen

Entwicklung der sexuellen Gefühlswelt

Sexualität »erwacht« nicht erst mit der »Geschlechtsreife«. Menschen werden als sexuelle Wesen geboren. Lustvoll erlebt das Baby das Saugen an der Mutterbrust, das Streicheln, das wohlige Gefühl des Gebadet- und Geschaukeltwerdens.
Die Entdeckung des eigenen Körpers und das unbekümmerte Spiel mit den Genitalien sind ein notwendiger Schritt zur sexuellen Reifung. Sie sind Voraussetzung dafür, daß Sexualität von der Kindheit an bis ins hohe Alter lustvoll erlebt werden kann.
Kleinkinder erkunden ihren Körper, für sie gibt es keine Tabus. Eltern, die selbst mit Tabus erzogen wurden, reagieren darauf oft erschrocken: »Das tut man nicht!« Besonders Mädchen werden an der Entdeckung ihres Körper gehindert. Wer aber das Kind durch Worte oder Taten oder auch nur durch seine innere Mißbilligung behindert, stört die sexuelle Gesundheit des Kindes.
Die strikten Sauberkeitsregeln Erwachsener beruhen häufig auf der Vorstellung, daß Ausscheidungen »schmutzig« seien. Diese Erziehung kann das sexuelle Leben ebenfalls beeinträchtigen.
Etwa im Kindergartenalter entdecken Kinder »den kleinen Unterschied«. Doktorspiele und Vater-Mutter-Kind-Spiele helfen ihnen, diejenigen kennenzulernen, deren Körper sich von ihrem unterscheidet. In dieser Zeit lernen sie auch, Vater und Mutter als geschlechtliche Wesen zu begreifen. Wie sie den Vater als Mann, die Mutter als Frau erleben, das prägt ganz wesentlich ihre eigene Geschlechtlichkeit.
Verschlossene Badezimmertüren und heimliches Getue kündigen etwa um das zehnte Lebensjahr herum die Entwicklung des Schamgefühls an. Dies ist der natürliche Schutz des Kindes vor einer Sexualität, die seiner Entwicklung noch nicht entspricht. Wer diese Grenze durchbricht, verletzt das Kind.
Vor dem Beginn der »Pubertät« erfreuen sich viele Jugendliche mit Selbstbefriedigung. Oft reagieren Erwachsene darauf mit Unverständnis und dem Verbot: »Ona-Nie!« So müssen die Heranwachsenden erste Berührungen, Fummeleien beim gleichen oder anderen Geschlecht heimlich ausprobieren. Die Warnung, die die meisten Mädchen zum Zeitpunkt der ersten Regel hören: »Komm mir bloß nicht mit einem Kind nach Hause« sorgt dafür, daß sich Lust mit Angst verbindet. Verdrängung kann aber das sexuelle Bedürfnis nicht unterdrücken, es macht statt dessen unsicher. Offene Information über sexuelle Fragen, offener Umgang mit dem eigenen Sexualleben läßt ihre Sexualität reifen.

Sexueller Mißbrauch

Das Elternhaus könnte der schützende Rahmen sein, in dem frühe Erfahrungen erprobt und die geschlechtliche Rolle erlernt werden. Leider ist es auch jener Ort, wo es am häufigsten zu sexuellem Mißbrauch kommt, und nicht, wie viele meinen, die dunkle Straße. Jedes zehnte Mädchen in der Bundesrepublik und in Österreich ist mit sexuellen Übergriffen des Vaters, des Bruders oder eines anderen Vertrauten konfrontiert. Auch Jungen können dem Zugriff von Erwachsenen ausgesetzt sein, von denen sie existentiell abhängig sind. Die Folgen eines so ausgenutzten Abhängigkeitsverhältnisses sind verheerend. Sichtbare Verletzungen der Geschlechtsorgane schmerzen dabei nicht so lange wie die seelischen Wunden. Sie beeinflussen alle späteren Partnerschaften und Liebesbeziehungen (➔ Psychotherapie, Seite 825).

Säuglinge tragen

Am Körper eines Menschen fühlen sich Säuglinge immer am wohlsten. In Tüchern zum Knoten oder Sitzen zum Umgurten kann man sich das Kind an die Brust, auf die Hüfte oder auf den Rücken binden. Dort spürt das Kind die Nähe des Betreuers, dieser fühlt die Bedürfnisse des Kindes. Die ständige Bewegung beruhigt das Kind. Ist es wach, kann es aus sicherer Position die Welt betrachten. Der Erwachsene hat beide Hände frei zum Arbeiten.
Der Wirbelsäule des gesundes Säuglings schadet dieses Tragen nicht. Im Gegenteil: Die Kinder nehmen dabei von selbst genau die Beinstellung ein, die Orthopäden ihnen verordnen, wenn eine Hüfte nicht einwandfrei ausgebildet ist (➔ Hüftfehlbildung, Seite 686). Die sich immer wieder verändernden Lagen sind ein zusätzlicher Entwicklungsanreiz.
Ausnahme: Kinder, die im Alter von sechs Wochen aus der Bauchlage den Kopf noch nicht heben können, sollten so nicht getragen werden.

Bettnässen

Beschwerden

Meist ist es für Eltern ein Problem, wenn ihr Kind »noch nicht trocken« ist. Sie haben falsche Vorstellungen davon, ab wann ein Kind windelfrei sein sollte. Von Bettnässen spricht man erst, wenn ein Kind, das älter ist als fünf Jahre, während des Schlafs wiederholt und unbemerkt das Bett naß macht und es keine Blasenerkrankung hat.

Ursachen
Häufig sind seelische Probleme der Auslöser: Streit in der Familie, neue Geschwister, Schulprobleme. Manchmal ist Bettnässen auch die Folge einer Harnweginfektion (➔ Blasenentzündung, Seite 475) oder das erste Anzeichen einer bis dahin unbemerkt gebliebenen Zuckerkrankheit (➔ Seite 555).

Risiko
Gezielte »Sauberkeitserziehung« macht die Ausscheidungen des Kindes zum zentralen Familienthema.
Befehle, Drohungen und Strafen machen angst. Damit kann jedoch niemand ein Kind zwingen, Kot oder Urin herzugeben. Eher widersetzt sich das Kind den Forderungen.

Mögliche Folgen und Komplikationen
Ein Kind, das einnäßt, ist damit meist selbst unglücklich. Wird es dann noch zusätzlich beschimpft oder bestraft, schwindet sein Selbstbewußtsein noch mehr. Aus dem an sich harmlosen Bettnässen kann ein Teufelskreis entstehen.

Vorbeugung
Geduld und Zuwendung sind die Voraussetzungen dafür, daß das »Trockenwerden« nicht zum Kampf zwischen Kind und Eltern wird. Wer dem Kind vertraut, wird merken, daß es selbst irgendwann den Wunsch hat, ohne das lästige Windelpaket zu sein. Eltern, die das gefüllte Töpfchen ihres Kindes als Geschenk betrachten können, werden kaum Probleme mit der »Sauberkeitserziehung« haben.
Den Nachahmungsdrang der Kinder können sich diejenigen zunutze machen, die das Kind nicht durch geschlossene Toilettentüren von ihrem eigenen »Geschäft« fernhalten.

Wann zum Arzt?
Wenn das Thema »Sauberkeit« die Beziehung zwischen Kind und Eltern belastet.
In jedem Fall, wenn der Verdacht besteht, daß das Kind eine Blasenentzündung oder andere Krankheiten haben könnte.

Selbsthilfe
Kleine Belohnungen für jede »trockene« Nacht und das Führen eines Kalenders, in dem die »trockenen« Nächte besonders gekennzeichnet sind, können das Selbstbewußtsein des Kindes stärken. Mißerfolge sollte man dabei übergehen.
Klingelmatratzen oder ähnliches sind abzulehnen, weil sie nach dem Prinzip der Dressur arbeiten. Die dem Bettnässen zugrundeliegenden Probleme bleiben unbearbeitet.
Es helfen nicht: Aufwecken in der Nacht, ab nachmittags das Trinken verbieten.

Behandlung
Wenn das nasse Bett zum Problem für die ganze Familie geworden ist, empfiehlt sich die Hilfe einer psychotherapeutischen Beratung (➔ Familientherapie, Seite 824). Bettnässen gehört zu den »klassischen« Themen der Kinder-Psychotherapie.

Medikamente
Die Verordnung von Medikamenten gegen Bettnässen - meist ein Mittel gegen Depressionen (*Tofranil* [BRD/Ö]) - betrachten Kinderärzte und -psychiater als letzte und meist dennoch erfolglose Möglichkeit. Bei etwa einem Drittel der so behandelten Kinder beseitigt das Medikament vorübergehend das Bettnässen. Bei vielen dieser Kinder ist das Bett aber nach drei Monaten erneut naß. Nebenwirkungen wie Mundtrockenheit, Kreislauf- und Sehstörungen sind relativ häufig.

Schlafschwierigkeiten

Beschwerden
Jedes Menschenkind braucht seine Zeit, um seinen Schlafrhythmus zu finden. Manche Kinder halten bereits im Alter von sechs Wochen eine zehnstündige Nachtruhe ein, andere schlafen auch mit neun Monaten nachts noch nicht durch. Beschwerden macht das vornehmlich denen, die dann aufstehen müssen, um das Kind zu beruhigen. Für das Kind ist nächtliches Aufwachen ganz »normal«.
Ältere Kinder liegen manchmal lange wach im Bett, sind unruhig und »wühlen«.
Solche *Einschlafstörungen* treten bei Kindern allerdings nur selten auf. Denn es ist nichts Ungewöhnliches, wenn Kinder nicht zu Bett gehen oder nicht einschlafen wollen. Dies gilt auch für Kleinkinder.
Es braucht auch nicht zu beunruhigen, wenn Kinder manchmal nachts aufwachen. Bei Drei- bis Achtjährigen kommt das häufig vor.
Manche fünf- bis zwölfjährigen Kinder sind bisweilen Schlafwandler. Verwirrt und tolpatschig gehen sie während des Schlafens umher, ohne sich dabei jedoch weh zu tun.

Ursachen
Junge Säuglinge werden nachts vor allem vom Hunger geweckt. Lange Zeit noch kann nächtliches Weinen auch heißen: Ich bin ganz allein auf der Welt.
Ernsthafte Einschlafstörungen drücken fast immer ungewöhnliche, stark ängstigende psychische Belastungen aus. Dieselbe Ursache haben auch Angstträume, wenn sie häufig auftreten.

Risiko
Trennungsangst, Aufregung sowie die Unsicherheit, die eine neue, ungewohnte Umgebung hervorrufen kann, begünstigen Schlafprobleme aller Art.

Mögliche Folgen und Komplikationen
Schlafprobleme bei Kindern können das gesamte Familienleben und das der Partner miteinander belasten.

Vorbeugung
Vor allem Kleinkinder leiden leicht unter Trennungsängsten. Kinder brauchen das Gefühl der Sicherheit und müssen spüren können, daß sie sich auf ihre Betreuer verlassen können.

Wann zum Arzt?
Wenn die Schlafstörungen häufig auftreten und Sie die Ursache nicht finden oder nicht beseitigen können. Kontaktieren Sie möglichst einen Arzt, der Kind und Familie gut kennt.

Selbsthilfe
Wenn der/die Partner/in nichts dagegen hat, schläft das Kind am ruhigsten im Bett des Erwachsenen. Die Angst, ein Säugling könne dort erdrückt oder erstickt werden, ist unbegründet. Der Erwachsene lernt sehr schnell, auch im tiefsten Schlaf hellhörig auf die Reaktionen des Kindes zu achten. Durch Strampeln wird ihm das Kind mitteilen, wenn ihm seine Lage mißfällt.
Wer das nicht möchte, sollte sich zumindest mit einer weiteren Person die Betreuung des nächtlichen Ruhestörers teilen. Sonst hängt der Haussegen bald schief, weil einer (meistens die Mutter) vollkommen übermüdet und erschöpft ist.

Behandlung
Die angstauslösende Ursache ausfindig zu machen und das Problem zu lösen, kann manchmal die Aufgabe der ganzen Familie sein (➔ Beratung und Psychotherapie, Seite 824). Die Einnahme von Medikamenten ist nur in wirklichen Extremsituationen gerechtfertigt. Leider richten sich Ärzte oft weniger nach der Erkenntnis, daß Psychopillen, zu denen auch Schlaf- und Beruhigungsmittel gehören, suchterregend sein können, als vielmehr nach den Wünschen der Eltern. Diese wollen ihre Ruhe haben, die Ärzte wollen ihre Patienten nicht an die Konkurrenz verlieren.

Lernschwierigkeiten

Beschwerden
Störungen, die zu Lernschwierigkeiten führen, werden oft erst im Schulalter erkannt: So kann etwa ein Kind Probleme haben, Bilder oder Klänge richtig wahrzunehmen, Gehörtes zu behalten oder sich daran zu erinnern oder auch Zusammenhänge zu erkennen. Manchmal sind dieses die Folgen unbehandelter Störungen der Sinnesorgane: Das Kind sieht oder hört schon lange schlecht.
Manche sogenannte Lernstörungen sind jedoch in Wirklichkeit Verhaltensstörungen, etwa Konzentrationsstörungen (➔ Hyperaktive Kinder, Seite 683), Kommunikationsstörungen oder Abwehrverhalten.
Legasthenie: Legasthenie ist eine angeborene Wortblindheit. Trotz normalen Sehvermögens kann das Kind Wörter oder zusammenhängende Texte nicht lesen oder nicht verstehen. Vor allem bei noch unbekannten Worten stellt das Kind gerne Buchstaben um, läßt manches aus oder erfindet ein ganz neues Wort. Legastheniker liegen beim Lesen oft mehrere Jahre hinter ihren Schulkameraden zurück, obwohl sie in allen anderen Fächern gute Leistungen erbringen und zumeist normal oder überdurchschnittlich intelligent sind. Deshalb fällt die Störung oft erst nach zwei bis drei Schuljahren auf.

Ursachen
Alle Störungen im körperlichen oder seelischen Bereich können Lernschwierigkeiten nach sich ziehen.
Legasthenie ist vermutlich eine Gehirnfunktionsstörung, die das Erkennen von grafischen Symbolen erschwert.

Risiko
Legasthenie tritt gehäuft in Familien auf, in denen Sprachschwierigkeiten vorkommen. Jungen sind davon öfter betroffen als Mädchen.

Mögliche Folgen und Komplikationen
Eine nicht erkannte Lernstörung kann das Kind in der Schule dauerhaft überfordern. Dadurch wächst die Schulangst, zusätzliche Verhaltensstörungen können sich entwickeln.

Vorbeugung
Aufmerksame Betreuung des heranwachsenden Kindes. Nutzen der Vorsorgeuntersuchungen (➔ Seite 684).

Wann zum Arzt?
Beim Verdacht auf eine Lernstörung. Kontaktieren Sie möglichst einen Arzt, der Kind und Familie gut kennt.

Behandlung
Um die Auslöser einer Lernstörung zu finden, ist eine sorgfältige ärztliche und psychologische Untersuchung erforderlich. Wichtig ist, daß Hör- und Sehbehinderungen als Ursache der Lernstörung ausgeschlossen werden. Durch besondere Förderung der Stärken des Kindes und Hilfe zur Überwindung der Schwächen (etwa mit besonderen Lernprogrammen oder Verhaltenstherapie, ➔ Seite 828) kann viel erreicht werden. *Legasthenie*: In einem Spezialunterricht kann Lesen durch Hören gelernt werden. Bis etwa zum zehnten Lebensjahr gelingt es damit den Kindern oft, die Legasthenie zu überwinden.

Medikamente
Medikamente, die die Konzentrationsfähigkeit oder das Lernvermögen steigern sollen, sind sinnlos und gefährlich. Sie bergen eine erhebliche Suchtgefahr. Außerdem lernen Kinder auf diese Weise den Griff zur Pille statt brauchbare Strategien, Probleme zu lösen. Manche Drogenkarriere hat so begonnen.
Einer Untersuchung von 1989 der Krankenkassen in Nordrhein-Westfalen zufolge ist jedes dritte Elternpaar bereit, seinem Kind Medikamente zur Bewältigung von Schulproblemen zu verabreichen. Und bei der Durchführung leisten die Kinderärzte Hilfe: Nach den Allgemeinmedizinern verordnen sie am häufigsten Psychopillen. Das Ergebnis des Zusammenwirkens von Eltern und Arzt sieht dann so aus: Bereits jede siebte Psychopille wird von einem Kind unter zwölf Jahren geschluckt.

Hyperaktivität

Beschwerden
Hyperaktive Kinder fallen meist schon mit zwei bis drei Jahren auf. Sie sind äußerst lebhaft und unfähig, sich längere Zeit mit einem Spielzeug zu beschäftigen. Wenn ihnen etwas nicht gelingt, geraten sie schnell in Wut, sie kommen mit anderen Kindern kaum zurecht.
Im Schulalter können sich hyperaktive Kinder nur schlecht konzentrieren und sind ausgesprochen unruhig (»Zappelphilipp«).

Ursachen
Bisher gibt es nur unbewiesene Theorien.

Erkrankungsrisiko
Ist nicht bekannt.

Mögliche Folgen und Komplikationen
Hyperaktive Kinder haben oft ernsthafte Probleme mit ihren Spielkameraden. Möglicherweise neigen sie deshalb zu Aggressivität und Depressionen. Auch für die Familie wird der Umgang oft schwierig, wodurch sich die Verhaltensstörung oft noch verstärkt.

Vorbeugung
Ist nicht möglich.

Wann zum Arzt?
Wenn die Hyperaktivität für das Kind und die Umgebung zur Belastung wird.

Selbsthilfe
Ob eine phosphatarme Diät Besserung bringt, ist nicht nachzuweisen. Wer sich damit dennoch befassen möchte, bekommt Auskunft bei Arbeitskreis Überaktives Kind, Dietrichstr. 9; 3000 Hannover 1.

Behandlung
Die sinnvollste Behandlung dürfte eine verhaltenstherapeutische Betreuung des Kindes und seiner Betreuer sein: Die Eltern können lernen, mit dem »schwierigen« Kind richtig umzugehen, das Kind wiederum lernt, sich besser auf seine Umgebung einzustellen (➔ Seite 824). Die Konzentrationsschwäche kann man versuchen, mit einem psychostimulierenden Medikament zu überwinden. Diese Behandlungsform ist allerdings sehr umstritten. Besondere Diäten oder hochdosierte Vitaminpräparate sind nicht nur sinnlos, sondern oft auch gefährlich.

Autismus

Beschwerden
Autismus wird bereits im ersten Lebensjahr sichtbar. Das Kind nimmt keinen Kontakt mit seiner Umwelt auf, z. B. besteht kein Augenkontakt, kein Bedürfnis nach Körperkontakt, die Sprachentwicklung ist gestört oder gar nicht vorhanden. Statt dessen entwickeln sich besondere Eigenwilligkeiten: Beharren auf bestimmten Ritualen, sich stets wiederholende Bewegungen, Beschäftigung mit immer den gleichen Gegenständen.

Ursachen
Man vermutet einen Gehirnschaden, der angeboren ist oder sich in der allerersten Lebensphase entwickelt hat. Er führt wahrscheinlich dazu, daß die Kinder zwischen »Dingen« und »Menschen« nicht unterscheiden können.

Erkrankungsrisiko
Jungen erkranken häufiger als Mädchen.

Mögliche Folgen und Komplikationen
Autismus tritt in unterschiedlichen Schweregraden auf: Manche Kinder sind unterdurchschnittlich intelligent und bedürfen ihr ganzes Leben lang einer besonderen Betreuung. Normal oder überdurchschnittlich intelligente Kinder können bei gezielter Förderung als Erwachsene durchaus ein selbständiges Leben führen.
In seltenen Fällen kommt im höheren Alter zum Autismus noch eine Psychose hinzu (➔ Seite 240).

Vorbeugung
Ist nicht möglich.

Wann zum Arzt?
Beim Verdacht auf Autismus.

Selbsthilfe
Ist nicht möglich.

Behandlung
Eltern und Kinder brauchen eine verhaltenstherapeutische Betreuung. Mit einer Sprachtherapie sollte so früh wie möglich begonnen werden.

VORBEUGE-MASSNAHMEN

Unfälle und Unfallverhütung

Kinder sind besonders unfallgefährdet: Einerseits sind sie lebhaft und spielen gern, andererseits wird ihre Umgebung für sie immer gefährlicher. Bei Säuglingen und Kleinkindern sind Sturzverletzungen recht häufig. Zudem halten sie sich oft in der Küche und im Badezimmer auf: Kleinkinder sind die häufigsten Opfer von Verbrennungen durch heißes Wasser, Herdplatten, Bügeleisen usw.
Trotz aller Warnungen vergiften sich zunehmend mehr Kinder im Haushalt vor allem durch Medikamente und Haushaltsmittel: Jährlich sind es etwa 100 000 allein in der Bundesrepublik (➔ Vergiftung, Seite 845).
Sobald die Kinder das Schulalter erreichen, überwiegen Unfälle im Freien, vor allem Verkehrsunfälle. Unfällen von Säuglingen kann man nur durch Schutzmaßnahmen und Umsicht vorbeugen. Als beste Vorsorge für ältere Kinder erweist sich die Einsicht des Kindes. Verbote, die nicht erklärt werden, sind langfristig sinnlos. Doch Ge- und Verbote können Kinder erst einsehen, wenn sie sie verstehen. Dann muß das Kind lernen, die Gefährdungen durch seine Umwelt selbst einzuschätzen. Sowohl zu Hause als auch in der Umwelt sollte man sich jedoch bemühen, die Gegegebenheiten auch dem kindlichen Verhalten anzupassen, und nicht nur vom Kind verlangen, daß es sich in die Welt der Erwachsenen eingliedert.

Vorsorgeuntersuchungen

Viele Entwicklungsstörungen oder gar Krankheiten könnten verhindert werden, wenn die ersten Anzeichen dafür rechtzeitig erkannt und anschließend richtig behandelt würden. Deshalb erhalten die Eltern aller Neugeborenen in der Bundesrepublik ein »Untersuchungsheft für Kinder«, in dem alle gesetzlich festgelegten Vorsorgeuntersuchungen verzeichnet sind. In Österreich heißt die dem entsprechende Übersicht »Mutter-Kind-Paß«.
Die ersten beiden Untersuchungen werden üblicherweise noch in der Entbindungsklinik durchgeführt, alle weiteren beim niedergelassenen Arzt oder beim Gesundheitsamt, in Österreich auch in den Ambulatorien für Kinderheilkunde oder in den Mutterberatungsstellen. Leider nutzen Eltern die kostenlose Gesundheitsvorsorge für ihre Kinder immer noch zu wenig: In der Bundesrepublik können bei der zweiten Untersuchung nach drei bis zehn Lebenstagen noch mehr als 80 Prozent der Kinder kontrolliert werden; bei der achten Untersuchung dreieinhalb bis vier Jahre nach der Geburt sind es nur noch gut die Hälfte. Wie wichtig die Untersuchungen jedoch sind, zeigt eine Wiener Statistik: Fast zehn Prozent aller in Wien untersuchten Kinder müssen umgehend an einen Facharzt überwiesen werden. In Österreich bringen Eltern ihre Kinder regelmäßiger zur Untersuchung, da ein Teil der staatlichen Geburtenbeihilfe nur dann ausgezahlt wird, wenn die Vorsorgeuntersuchungen nachweislich genutzt wurden. In Österreich werden die Kinder nach dem Ablauf der »Mutter-Kind-Paß«-Vorsorgeuntersuchungen auch im Kindergarten noch jährlich untersucht.

Unfällen vorbeugen

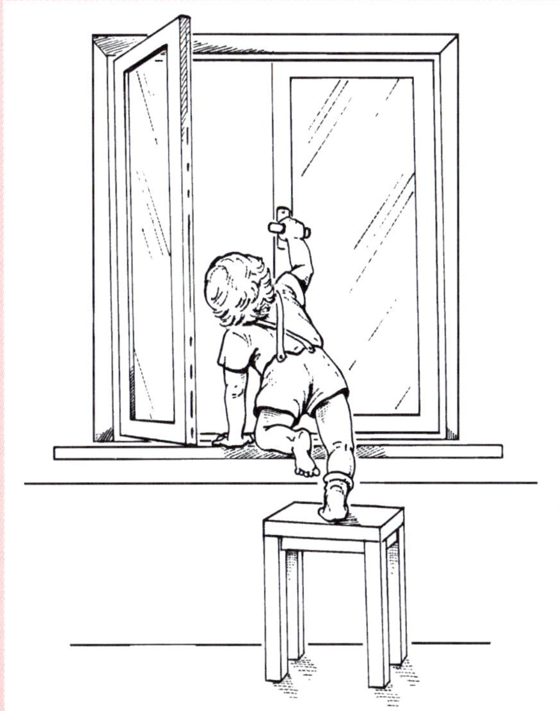

Säuglinge
- Nie einen Säugling auf einer Kommode, einem Bett oder einer Couch unbeobachtet liegen lassen

Krabbel- und Kleinkinder
- Treppen und niedrige Fenstersimse durch Kindergitter absichern
- Keine Gegenstände zum Daraufklettern in Fensternähe aufstellen
- Keine schweren Gegenstände oder Gefäße mit heißem Inhalt in Reichweite des Kindes stehen lassen. Vorsicht bei Tischtüchern: Kinder versuchen oft, sich daran hochzuziehen
- Steckdosen mit Kindersicherungen ausrüsten
- Wasch- und Putzmittel, Farben, Lacke, Alkoholika (auch alkoholgefüllte Süßigkeiten) und Medikamente nie unverschlossen und ganz besonders nicht in Bodennähe aufbewahren
- Zigaretten, Aschenbecher und Streichhölzer (Feuerzeug) nie auf einem Stuhl, Couchtisch usw. vergessen. Alle Rauchwaren für Kinder unerreichbar aufbewahren
- Im Garten möglichst keine giftigen Ziersträucher anpflanzen (z. B. Goldregen, Eibe, Laternenpflanze, Tollkirsche)

Kindergarten- und Schulalter
- Frühzeitig und durch gutes Vorbild mit der Verkehrserziehung beginnen. Verkehrsregeln zu Hause nachspielen
- Kinder nie unbeaufsichtigt in der Nähe eines Schwimmbeckens, Teiches oder Baches lassen, solange sie nicht ausreichend gut schwimmen können. Schwimmflügel verwenden, ein Schwimmreifen genügt nicht
- Chemikalien (Wasch-, Putzmittel, Farben, Lacke usw.) für Kinder unerreichbar aufbewahren, Medikamente wegsperren
- *Neben dem Telefon sollte stets eine Liste mit den wichtigsten Rufnummern verfügbar sein*: Notarzt, Krankenhaus, Kinderarzt, Vergiftungszentrale, Feuerwehr

Ärztliche Vorsorgeuntersuchungen
Sie sind notwendig. Doch die wichtigste Vorsorge können Eltern selbst leisten, wenn sie ihr Kind aufmerksam beobachten. Zögern Sie nicht, vermutete Fehlentwicklungen mit dem Kinderarzt zu besprechen. Wer grundsätzlich darauf vertraut, daß die Zeit ohnehin alles heilt, verpaßt vielleicht die Möglichkeit einer frühzeitigen Behandlung und schadet damit dem Kind, ohne es zu wollen.

Was wird untersucht?

U1: Die erste Untersuchung erfolgt sofort nach der Geburt. Es wird vor allem geprüft, wie das Kind die Geburt überstanden hat und ob es Fehlbildungen aufweist. Größe, Gewicht und Kopfumfang werden gemessen.
U2: Sie findet drei bis zehn Tage nach der Geburt statt. Noch einmal wird überprüft, ob das Kind bei der Geburt vielleicht verletzt wurde, ob Mißbildungen zu erkennen sind und wie sich das Kind entwickelt (körperlicher Reifezustand). Mit Hilfe von Reflexproben kann man die Funktion des Nervensystems überprüfen. Bluntuntersuchungen sollen klären, ob eine Stoffwechselkrankheit vorliegt. Die wichtigste dieser Erkrankungen ist die *Phenylketonurie* (PKU oder Föllingsche Krankheit). Etwa eines von 6000 bis 10 000 Kindern wird damit geboren. Kinder mit unbehandelter PKU können schwachsinnig werden. Diese Folgen lassen sich vermeiden, wenn das Kind etwa acht bis zehn Jahre lang eine Diät einhält, die den krankheitsverursachenden Stoff meidet. Danach ist die Reifung des Gehirns abgeschlossen, und die Diät braucht meistens nicht mehr so streng befolgt zu werden.

U3 bis U9: Die dritte Untersuchung sollte drei bis vier Wochen nach der Geburt, die abschließende neunte bis zum vollendeten sechsten Lebensjahr durchgeführt werden. Dabei überprüft der Arzt die körperliche und geistige Entwicklung des Kindes. Es ist vorteilhaft, wenn das stets derselbe Arzt tut, da er Entwicklungsschritte dann besser miteinander vergleichen kann.

Gewicht und Größe

Im Rahmen der Vorsorgeuntersuchungen werden Kinder auch gemessen und gewogen. Kinder wachsen zwar ständig, doch manchmal schubweise besonders schnell: Üblicherweise im ersten Lebensjahr, dann wieder zwischen dem fünften und siebten Lebensjahr und schließlich während der Pubertät.
Auf der Rückseite des »Untersuchungsheftes für Kinder« finden sich Tabellen, in die der untersuchende Arzt das jeweilige Gewicht und die Größe des Kindes einträgt.
Beim Verdacht auf eine Wachstumsstörung beim Kind kann eine Röntgenaufnahme der Hand den Entwicklungsstand der Knochen zeigen (➔ Kinderknochen, Seite 487).

Hüftfehlbildung

Normalerweise liegen Hüftkopf und -pfanne so zueinander, daß sie sich in ihrer Ausformung gegenseitig unterstützen.
Bei einer *Hüftdysplasie* passen Hüftkopf und -pfanne schlecht zusammen, so daß diese gegenseitige Ausformung gestört ist. Bei dem schwerwiegendsten Fall, der *Hüftluxation*, »springt« der Hüftkopf immer wieder aus der Pfanne heraus.

Beschwerden

Hüftdysplasie: Sie erkennt oft nur der Arzt bei der Vorsorgeuntersuchung. Ein Hinweis kann die Abduktionshemmung sein: Liegt ein gesunder Säugling auf dem Rücken, so fallen seine Beine weit auseinander. Bei einer Fehlbildung der Hüfte werden die Beine dichter am Körper gehalten.
Hüftluxation: Das Bein auf der Seite der fehlgebildeten Hüfte scheint verkürzt. Die Pofalten und Falten in den Oberschenkeln des Kindes sind nicht symmetrisch.
All diese Anzeichen können beim Säugling recht leicht übersehen werden, besonders wenn beide Hüftgelenke gleichzeitig betroffen sind.

Wachstums- und Gewichtskurven

Mädchen

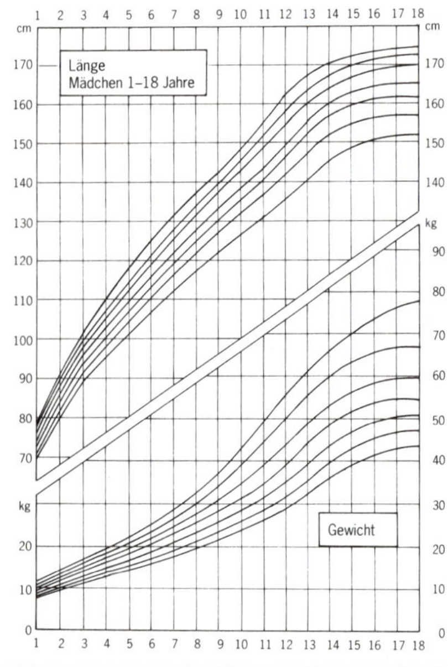

Die Linien geben Auskunft über die durchschnittliche Entwicklung: Ein Teil der Kinder sind zum jeweils angegebenen Zeitpunkt größer, ein Teil noch kleiner, als die mittlere Linie angibt. Nur wenn die Entwicklung Ihres Kindes um mehr als zwei Linien von der mittleren Linie abweicht, wäre das ungewöhnlich. Der Arzt sollte dann nach Ursachen suchen. Bedeutsam ist außerdem, in welchem Tempo sich Gewicht und Größe entwickeln: War das Kind beispielsweise immer überdurchschnittlich groß, und erreicht es plötzlich nur noch die Durchschnittsgröße, kann das (aber muß nicht) auf eine Wachstumstörung hinweisen. Durch einen Vergleich der Größenkurve mit der Gewichtskurve läßt sich auch erkennen, ob ein Kind unter- oder übergewichtig ist.

Jungen

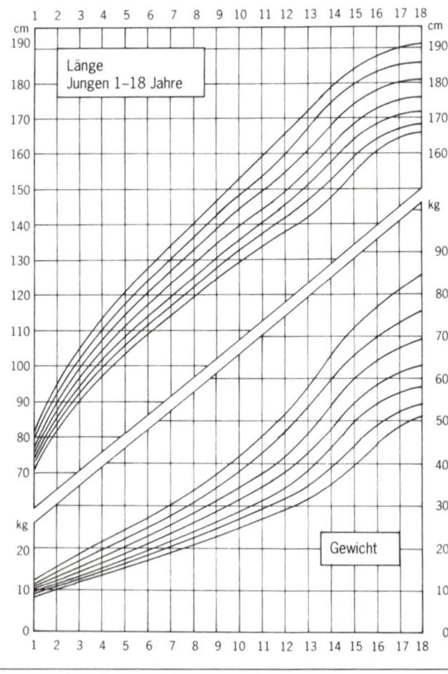

Ursachen
Warum Hüftkopf und -pfanne schlechten Kontakt zueinander haben, ist nicht bekannt.

Erkrankungsrisiko
Zwei bis vier Prozent aller Kinder kommen mit einer Hüftfehlbildung (*Dysplasie*) zur Welt. Fehlbildungen der Hüfte sind besonders häufig bei Kindern
- die aus einer Beckenendlage geboren wurden (die sogenannte Steißgeburt)
- in deren Familie bereits eine solche Erkrankung aufgetreten ist
- die Miß- oder Fehlbildungen der Wirbelsäule oder der Beine oder Füße haben

Mädchen sind sechsmal häufiger betroffen als Jungen. Bei jedem tausendsten Kind entwickelt sich aus einer Hüftfehlbildung eine Hüftluxation.

Mögliche Folgen und Komplikationen
Bleibt die Fehlstellung unbehandelt, so kommt es später zu Gehbehinderungen. Auch bei nur leichten Fehlbildungen wird die Hüfte beim Gehen so stark belastet, daß sie früh Verschleißerscheinungen (*Arthrose*) zeigt.

Vorbeugung
So notwendig eine möglichst frühe Behandlung ist: Eine *vorsorgliche* Abspreizbehandlung könnte den Hüftkopf schädigen.

Wann zum Arzt?
Beim Verdacht auf eine Hüftfehlstellung. Doch eigentlich sollte sie der Kinderarzt bereits bei einer der ersten Vorsorgeuntersuchungen erkannt und das Kind zum Orthopäden überwiesen haben.
Mittels Ultraschall ist es möglich, die Dysplasie bereits beim Neugeborenen sicher zu erkennen. Da die Diagnose aber ziemlich schwierig ist, sollten die Sonografie nur eigens dafür ausgebildete Ärzte durchführen. Nach dem bisherigen Wissensstand schadet sie dem Kind nicht.
Früherkennung bedeutet frühe Behandlung und damit auch eine deutlich verkürzte Behandlungszeit. Da so zeitig meist noch keine Luxation eingetreten ist, ist die Gefahr geringer, daß der Hüftkopf geschädigt sein könnte.
Bei Kindern, deren Hüften längere Zeit intensiv behandelt worden sind, muß nach Abschluß der Behandlung eine Röntgenuntersuchung den Erfolg kontrollieren.

Selbsthilfe
Ist nicht möglich.

Behandlung
Während der Behandlung werden die Beine des Kindes immer weiter auseinandergespreizt. Der Oberschenkelkopf wird dadurch in die Hüftpfanne gedrückt und dort gehalten. Der Kontakt sorgt dafür, daß sich Kopf und Pfanne normal ausbilden. Die Abspreizbehandlung muß solange fortgesetzt werden, bis das Gelenk normal ausgeformt ist. Zum Auseinanderspreizen der Beine dienen Spreizhosen, -zügel,- gips oder -schienen. Die ersten Abspreizgeräte können später durch andere ersetzt werden, mit der das Kind krabbeln und sogar laufen lernen kann. Alle diese Hilfsmittel müssen Tag und Nacht ohne Unterbrechung getragen werden. Bei einer ausgeprägten Hüftluxation muß eine Dehnungsbehandlung die Therapie einleiten, die meistens im Krankenhaus durchgeführt wird. Nur bei einer schwerwiegenden Fehlbildung ist es sinnvoll, auf der Bauchlage des Kindes zu bestehen. In allen anderen Fällen ist es völlig gleichgültig, ob das Kind auf dem Bauch oder auf dem Rücken liegt.
Bleiben all diese Versuche erfolglos oder wird mit der Behandlung zu spät begonnen, so kann das Hüftgelenk nur noch mit einer Operation eingerenkt werden.

Hodenhochstand

Beschwerden
Während der letzten Schwangerschaftswochen wandern die Hoden des Kindes aus dem Bauchraum durch den Hodenkanal in den Hodensack. Bei einem normal entwickelten Jungen kann man bei der Geburt beide Hoden im Skrotum fühlen. Bei einem Hodenhochstand sind einer oder beide Hoden nicht zu ertasten (»Bauchhoden«) oder nur am Ende des Leistenkanals (»Leistenhoden«).

Ursachen
Manchmal verhindert ein zu enger Leistenkanal das Herabwandern der Hoden. In anderen Fällen sprechen die Hoden auf die Sexualhormone nicht an, die ihr Herabwandern auslösen, oder die Hormone werden nicht in ausreichendem Maß produziert.

Erkrankungsrisiko
Bei etwa fünf Prozent der neugeborenen Jungen befindet sich der Hoden noch nicht im Hodensack.

Mögliche Folgen und Komplikationen
Bleiben die Hoden länger als zwei bis drei Jahre im Bauchraum, schädigt die höhere Temperatur das Samengewebe. Zeugungsunfähigkeit kann die Folge sein.

Vorbeugung
Ist nicht möglich.

Wann zum Arzt?
Wenn einer oder beide Hoden nicht oder nur im Leistenkanal zu ertasten sind und das Kind Schmerzen hat, wenn sie heruntergezogen werden.

Selbsthilfe
Ist nicht möglich.

Behandlung
Die Behandlung sollte zu Beginn des dritten Lebensjahres erfolgen.
In vielen Fällen genügen Hormonpräparate. Sie können entweder in die Nase gesprüht (z. B. *Kryptocur* [BRD/Ö]) oder ins Muskelgewebe gespritzt werden.
Läßt sich der Hodenhochstand so nicht beheben, müssen die Hoden durch eine Operation in den Hodensack gebracht werden. Dabei besteht allerdings die Gefahr einer Schädigung des Samengewebes durch Quetschung.

Vorhautverengung (Phimose)

Beschwerden
Bei einer Vorhautverengung ist die Vorhaut des Penis zur Spitze hin so verengt, daß sie sich nicht über die Eichel zurückschieben läßt. Dadurch kann sich teigiges Sekret zwischen Vorhaut und Eichel ansammeln, manchmal wird sogar das Wasserlassen beschwerlich.

Ursachen
Die Vorhautverengung kann angeboren sein, sie kann aber auch nach einer Entzündung oder durch schlechtes, »narbiges« Abheilen einer kleinen Verletzung entstehen.

Erkrankungsrisiko
Im Neugeborenen- und Säuglingsalter ist eine Vorhautverengung durchaus normal, ein Teil der Vorhaut ist mit der Eichel »verklebt«. Während des zweiten, spätestens dritten Lebensjahrs läßt sie sich dann aber üblicherweise leicht zurückschieben.

Folgen und Komplikationen
Eine Vorhautverengung kann beim Erwachsenen durch Schmerzen die Erektion behindern. Außerdem wächst das Risiko, an einem Peniskrebs zu erkranken, weil man durch die Verengung das Glied nicht regelmäßig von allen Sekreten säubern kann.

Vorbeugung
Im Neugeborenen- und Säuglingsalter niemals die Vorhaut gewaltsam zurückziehen. Der Versuch, sie damit langsam zu »dehnen«, führt zu kleinen Einrissen, die durch ihre Narben dann eine echte Vorhautverengung bedingen.

Wann zum Arzt?
- Wenn der Säugling Probleme beim Wasserlassen hat
- Bei Verdacht auf eine Entzündung (Rötung, Schwellung, Schmerzen vor allem beim Wasserlassen)
- Wenn sich nach dem dritten Lebensjahr die Vorhaut nicht über die Eichel zurückschieben läßt

Selbsthilfe
Ist nicht möglich.

Behandlung
Entstand die Vorhautverengung durch narbiges Abheilen kleiner Verletzungen, so kann sie in manchen Fällen durch eine Operation korrigiert werden. Ansonsten ist eine Beschneidung (*Zirkumzision*) notwendig.

KRANKHEITEN IM KINDESALTER

Neugeborenen-Gelbsucht

Beschwerden
Bei vielen Neugeborenen verfärbt sich die Haut in den ersten Lebenstagen etwas gelblich. Diese »Gelbsucht« klingt nach den ersten fünf bis sieben Lebenstagen langsam wieder ab. Bei gestillten Kindern kann die »Gelbsucht« etwas länger anhalten. Das bedeutet aber keinesfalls, daß die Mutter deshalb abstillen sollte.

Ursachen
In den ersten Lebenstagen baut der Säugling einen Teil seiner roten Blutkörperchen ab. Da die Leber aber noch nicht in der Lage ist, den dabei entstehenden Farbstoff rasch abzubauen, entwickelt sich eine »Gelbsucht«.

Erkrankungsrisiko
Alle Neugeborenen bekommen eine leichte »Gelbsucht«. Eine sehr starke Gelbsucht können Kinder bekommen, deren Blutgruppe sich mit jener der Mutter nicht verträgt oder die nach der Geburt an einer Infektion erkranken.

Mögliche Folgen und Komplikationen
Eine leichte Neugeborenen-Gelbsucht ist ungefährlich. Übersteigt die Farbstoffmenge im Blut jedoch einen bestimmten Wert, kann das das Gehirn des Kindes schädigen.

Vorbeugung
Ist die Blutgruppen-Unverträglichkeit von Mutter und Kind bereits vor der Geburt bekannt, wird sie entsprechend behandelt.

Wann zum Arzt?
Wenn das Kind eine gelbliche Hautfarbe bekommt. Der Arzt kann feststellen, ob eine Blutgruppen-Unverträglichkeit oder eine Infektion vorliegt. Er kann auch die Farbstoffmenge bestimmen. Bei stärkerer Gelbsucht sind dann weitere tägliche Blutuntersuchungen notwendig.

Selbsthilfe
Bei leichter Gelbsucht nicht nötig, bei starker unmöglich.

Behandlung
Bei starker Gelbsucht bekommt das Kind eine sogenannte Fototherapie. Dabei wird es nackt unter eine Blaulichtlampe gelegt. Das Blaulicht verwandelt den gelben Farbstoff in der Haut in einen wasserlöslichen Stoff, der dann durch die Niere ausgeschieden wird.

Drei-Monats-Koliken

Beschwerden
Die Beschwerden treten häufig währen der ersten vier Lebensmonate auf. Besonders nach den Mahlzeiten, aber auch nachts schreit der Säugling laut und läßt sich nur schwer beruhigen. Häufig ist dabei der Bauch gebläht.

Ursachen
Sie sind nicht eindeutig bekannt. Man vermutet, daß sich durch hastiges Trinken viel Luft im Magen-Darm-Trakt ansammelt. Auch Quellmittel, die manchen teiladaptierten Fertigmilchnahrungen zugefügt werden, sind möglicherweise für die Koliken mitverantwortlich.

Erkrankungsrisiko
Ist nicht bekannt.

Mögliche Folgen und Komplikationen
So unangenehm die Drei-Monats-Koliken für das Kind und seine Betreuer sein können, so sind sie doch ungefährlich. Im Laufe des dritten oder vierten Lebensmonats legen sie sich wieder von selbst. Gefährlich kann es nur werden, wenn irrtümlich andere, seltene Erkrankungen des Magen-Darm-Trakts (beispielsweise eine Darmverschlingung) für eine harmlose Drei-Monats-Kolik gehalten und deshalb nicht rechtzeitig behandelt werden.

Vorbeugung
Ist nicht möglich.

Wann zum Arzt?
Wenn andere Krankheitsanzeichen hinzukommen wie etwa Fieber, Trinkschwäche, Erbrechen, Stuhlverhaltung, dünnschleimiger oder blutiger Stuhlgang oder wenn das Kind schwerkrank wirkt und eine gräuliche Hautfarbe hat.

Selbsthilfe
- Das Kind nach den Mahlzeiten gründlich aufstoßen lassen
- Häufiger kleine Mahlzeiten anbieten
- Einen Sauger mit größerem Loch verwenden
- Das Kind zum Schlafen auf den Bauch legen
- Den Bauch des Kindes sanft mit Kümmelöl massieren

Behandlung
Die Verwendung von Medikamenten gegen Drei-Monats-Koliken sind weder notwendig noch sinnvoll.

Mundsoor, Windeldermatitis

Beschwerden
Weißliche Beläge auf der Mundschleimhaut, die sich nicht wie Milchreste einfach abwischen lassen. Sehr starker Soor erschwert das Trinken. Manchmal dehnt sich der Mundsoor nach einigen Tagen aus. Es entsteht die sogenannte Windeldermatitis: In dem Bereich, den die Windel bedeckt, bilden sich feine Bläschen, die sich vergrößern und abschuppen. Darunter ist die Haut gerötet und wund.

Ursachen
Hefepilze, mit denen das Kind während oder nach der Geburt in Kontakt kam.

Das Erkrankungsrisiko steigt
- Bei der Behandlung des Kindes mit Antibiotika
- Bei einer Pilzinfektion der Scheide der werdenden Mutter
- Wenn Schnuller und Sauger nicht desinfiziert werden

Mögliche Folgen und Komplikationen
Mundsoor ist nur für Kinder gefährlich, die eine schwere angeborene Abwehrschwäche haben.

Vorbeugung
Für Neugeborene sollten Sauger und Schnuller gründlich gewaschen und einmal täglich ausgekocht werden.

Wann zum Arzt?
Wenn der Verdacht auf Mundsoor besteht.

Selbsthilfe
Während der Zeit, in der das Kind gegen Soor behandelt wird, sollten Sauger und Schnuller mehrmals täglich ausgekocht werden. Mundsoor ist kein Grund zum Abstillen. Die Mutter kann sich mit dem Medikament, das zum Pinseln des Kindermundes verwendet wird, vor dem Stillen die Brustwarze einreiben. Alles, was die Entstehung einer »feuchten Kammer« am Kinderpopo vermeidet, hilft, die Windeldermatitis zu heilen: Möglichst oft mit nacktem Hinterteil strampeln; Stoffwindeln ohne Gummihose statt Papierwindeln mit Kunststoffbeschichtung.

Behandlung
Nach den Mahlzeiten wird die Mundhöhle des Kindes mit einer nystatinhaltigen Lösung ausgepinselt (*Candio-Hermal* [BRD/Ö], *Moronal* [BRD], *Mycostatin* [Ö]). Es ist unerheblich, wenn das Kind davon etwas verschluckt. Bei einer Windeldermatitis verwendet man eine nystatinhaltige Creme.

Milchschorf

Beschwerden
Milchschorf tritt meistens innerhalb der ersten drei Lebensmonate auf. Im Bereich der Kopfhaut und der Körperfalten schuppt die Haut fettig und juckt.

Ursachen
Bislang nicht bekannt.

Erkrankungsrisiko
Ist bislang nicht bekannt.

Mögliche Folgen und Komplikationen
Aufgekratzte Stellen können sich entzünden. Der Juckreiz kann dem Kind und damit auch mindestens einem Elternteil oft den Schlaf rauben. Milchschorf kann der Vorbote einer Neurodermitis sein (➔ Seite 324).

Vorbeugung
Ist nicht möglich.

Wann zum Arzt?
Wenn der Juckreiz und der Hautausschlag Sie sehr belasten.

Selbsthilfe
Baumwollkleidung reizt die Haut am wenigsten. Feuchte Umschläge kühlen, fetthaltige Badezusätze lindern den Juckreiz. Die Kopfhaut kann man mitsamt den Haaren mit Öl einfetten.

Behandlung
Ist meist nicht notwendig. Der Milchschorf kann nach dem Ende des dritten Lebensmonats von selbst wieder aufhören.

Pseudokrupp

Beschwerden
Der »echte Krupp« (eigentlich »croup«) ist ein Krankheitsanzeichen der Diphtherie. Treten solche Zeichen auf, ohne daß eine Diphtherie die Ursache ist, spricht man von Pseudokrupp. Der Pseudokrupp ist eine Viruserkrankung: Er tritt entweder auf, nachdem das Kind Anzeichen einer ganz leichten Erkältung hatte, oder auch ohne Vorwarnung »aus heiterem Himmel«. Der Anfall ereignet sich meistens nachts. Er beginnt mit einem bellenden Husten, das Kind wird heiser. Weil sich die Stimmritze verengt, fällt das Atmen immer schwerer. Das Gefühl, keine Luft mehr zu bekommen, löst Angst aus.
Das Kind wird unruhig, hat Herzklopfen und einen ängstlichen Gesichtsausdruck. Am Morgen gehen die Beschwerden normalerweise von allein zurück. Am nächsten Tag entwickelt sich manchmal eine ausgeprägte Erkältung mit Husten und Fieber.

Ursachen
Meistens Viren, ganz selten Bakterien. Luftverschmutzung trägt höchstwahrscheinlich zur Entstehung eines Pseudokrupp bei. Immer wieder ergeben seriöse wissenschaftliche Untersuchungen, daß in verschmutzter Luft mehr Kinder unter Pseudokrupp-Anfällen leiden als anderswo. Eine Untersuchung des Bundesgesundheitsamtes in West-Berlin bestätigte den Zusammenhang von hoher Schwefeldioxid-Konzentration in der Luft und dem gehäuften Auftreten von Pseudo-Krupp-Anfällen. Luftverschmutzung im kleinen Rahmen betreiben Raucher.

Das Erkrankungsrisiko steigt
- Wenn Kinder in verrauchter Luft heranwachsen
- In Gegenden mit stark schadstoffbelasteter Luft, besonders während der Wintermonate ➔ Smog, Seite 938

Mögliche Folgen und Komplikationen
In schweren Fällen kann es zu deutlicher Atemnot und Erschöpfung kommen, so daß das Kind im Krankenhaus behandelt werden muß.

Vorbeugung
Sie verringern die Häufigkeit der Anfälle, indem Sie
- so oft wie möglich in Gegenden mit wenig belasteter Luft fahren (Gebirge, Seen abseits von großen Straßen und Industrieschloten)
- in der Wohnung nicht rauchen

Wann zum Arzt?
Wenn das Kind einen Pseudokrupp-Anfall gehabt hat.
Sofort ins Krankenhaus (am besten in eine Kinderklinik), wenn
- das Kind zwar nicht heiser ist, aber eine kloßige Sprache hat
- hohes Fieber hinzukommt
- sich die Atemnot trotz Behandlung innerhalb einer Stunde nicht bessert
- das Kind eine bläuliche Hautfarbe bekommt

Selbsthilfe
- Das Kind aus dem Bett nehmen, es warm anziehen und sich mit ihm ans offene Fenster stellen: Kühle, feuchte Luft tut dem Kind gut. Wer Bedenken gegen die Außenluft hat, kann feuchte Tücher im Zimmer verteilen oder sich mit dem Kind ins Badezimmer setzen und dort die Dusche aufdrehen
- Das Kind beruhigen. Ruhiges Sprechen und sicheres Handeln vermitteln dem Kind Sicherheit. Tragen Sie es umher, damit es sich nicht allein fühlt. Anstrengung und Weinen vergrößert die Atemnot
- Wenn es sich um einen Wiederholungsfall handelt: Geben Sie dem Kind eines der Zäpfchen, die Ihnen der Arzt für diesen Notfall verordnet hat

Behandlung
Kortisonhaltige Präparate können die Schleimhaut abschwellen lassen. Sie sind hochwirksam, können aber bei längerfristiger Einnahme schwerwiegende Nebenwirkungen haben (➔ Seite 765). Diese Medikamente stehen als Zäpfchen in unterschiedlicher Dosierung zur Verfügung *(Rectodelt* [BRD]). Ihr Kinderarzt kann deshalb die dem Gewicht Ihres Kindes angepaßte Dosierung verschreiben. Mußten Sie die Zäpfchen mehr als ein halbes Jahr lang nicht benutzen, so fragen Sie den Arzt, ob nicht bereits eine andere Dosierung notwendig geworden ist. Notieren Sie Datum und Dosierung auf der Packung, damit Sie im Notfall die richtigen Informationen zur Hand haben.
Die Wirkung dieser Mittel tritt nach etwa einer halben bis ganzen Stunde ein.

Epiglottitis

Beschwerden
Als Epiglottitis bezeichnet man eine entzündliche Schwellung des Kehlkopfes beziehungsweise des Kehldeckels, die fast ausschließlich im Kindesalter auftritt. Dabei schwellen der Kehldeckel und dessen Umgebung sehr schnell an und können schließlich den Atemweg völlig versperren. Die Epiglottitis beginnt meist mit hohem Fieber und Halsschmerzen, die Sprache wird kloßig, das Schlucken fällt schwer, manchmal rinnt Speichel aus dem Mund. Sehr schnell kann es dann zu plötzlich einsetzender Atemnot mit laut hörbarem Einatmungsgeräusch kommen.

Ursachen
Meistens Bakterien.

Erkrankungsrisiko
Kinder zwischen dem dritten und dem sechsten Lebensjahr erkranken besonders häufig an Epiglottitis.

Mögliche Folgen und Komplikationen
Eine Epiglottitis kann durch die Erstickungsgefahr sehr schnell lebensbedrohlich werden.

Vorbeugung
Die 1991 in den deutschen Standardimpfplan aufgenommene Hib-Impfung schützt auch vor dem Erreger, der meistens die Kehlkopfdeckelentzündung hervorruft (➔ Impfungen, Seite 777).

Wann zum Arzt?
Sofort ins Krankenhaus, wenn das Kind hohes Fieber, eine kloßige Sprache und Schluckbeschwerden hat und laut einatmet.

Selbsthilfe
Ist nicht möglich.

Behandlung
Eine Epiglottitis muß so schnell wie möglich mit Antibiotika behandelt werden. Die Medikamente müssen über die Vene gespritzt werden. Wegen der Schluckbeschwerden muß manchmal auch Flüssigkeit über die Vene verabreicht werden. In schweren Fällen muß dem Kind ein Schlauch in die Luftröhre geschoben werden, und es muß einige Tage lang künstlich beatmet werden.

Spastische Bronchitis (Obstruktive Bronchitis, Bronchiolitis)

Beschwerden
Die spastische Bronchitis beginnt meistens mit einem leichten Schnupfen. Nach ein bis zwei Tagen tritt dann - oft in Anfällen - Husten auf. Das Kind beginnt, schneller zu atmen, und beim Atmen kann man ein pfeifendes Geräusch hören: das Giemen.
Die Atmung kann dabei so stark erschwert sein, daß es zu Atemnot kommt und sich die Haut bläulich verfärbt.

Ursachen
Meistens lassen Viren die Schleimhaut der Bronchien anschwellen. Da die Bronchien bei Kindern viel enger sind als bei Erwachsenen, führt das sehr viel schneller zu Atemnot. Ähnlich wie beim Asthma (➔ Seite 363) können höchstwahrscheinlich auch Reizstoffe in der Luft und allergisierende Stoffe die Erkrankung auslösen.

Erkrankungsrisiko
Am häufigsten erkranken Kinder in der Zeit an einer spastischen Bronchitis, in der sie auch am meisten unter Erkältungen leiden: zwischen dem sechsten Lebensmonat und dem dritten Geburtstag.

Mögliche Folgen und Komplikationen
Bei manchen Kindern, die immer wieder an einer obstruktiven Bronchitis erkranken, kann sich daraus langsam ein Asthma entwickeln.
Weil bronchiolitiskranke kleine Kinder das Atmen sehr anstrengt, trinken sie oft zu wenig. Flüssigkeitsmangel verschlimmert jedoch die Beschwerden. Dann ist unter Umständen ein Krankenhausaufenthalt notwendig.

Vorbeugung
Bei Kindern, die immer wieder an einer obstruktiven Bronchitis erkranken, ist es besonders wichtig, die Raumluft frei von Tabakrauch und anderen Schadstoffen zu halten (➔ Wohngifte, Seite 910). Bei den ersten Erkältungsanzeichen kann man Kinder, die schon oft eine spastische Bronchitis hatten, eine physiologische Kochsalzlösung inhalieren lassen.

Wann zum Arzt?
- Wenn das Kind bei Hustenanfällen pfeifend atmet
- Wenn zum Husten noch Fieber hinzukommt

In manchen Fällen muß der Arzt ein Röntgenbild machen und eine Blutuntersuchung vornehmen. So kann er sich vergewissern, daß zur Bronchiolitis nicht auch noch eine Lungenentzündung hinzugekommen ist.
Sofort ins Krankenhaus, wenn
- das Kind unter Atemnot leidet oder seine Haut sich bläulich verfärbt oder wenn es nicht ausreichend trinken will
- das Kind einen schwerkranken Eindruck macht

Selbsthilfe
Das Kind so gut wie möglich beruhigen. Auch Weinen strengt an und kann die Atemnot verschlimmern.
Kinder, die häufig an obstruktiver Bronchitis leiden, können mit Hilfe eines vom Arzt verschriebenen Inhalationsgeräts angefeuchtete Luft inhalieren.
Immer sollte das Kind möglichst viel trinken.

Behandlung
Bei starker Atemnot bekommt das Kind angefeuchtete und mit Sauerstoff angereicherte Luft zum Einatmen, Flüssigkeit wird möglicherweise über eine Ernährungssonde oder die Vene zugeführt. Oft bringt die Inhalation von bronchienerweiternden Medikamenten (➔ Seite 366) Erleichterung.
Die Wirksamkeit von Zäpfchen, die Kortison enthalten, ist nicht erwiesen.

Mukoviszidose (Zystische Fibrose)

Beschwerden
Eine Mukoviszidose bemerken die Betreuer eines Kindes oft zuerst daran, daß das Kind viel und stark schwitzt und der Schweiß bzw. die Haut besonders salzig schmeckt.

Atemwege
Mukoviszidosekranke Kinder leiden oft schon im Säuglingsalter unter schwerer Bronchitis, die sich im Lauf der Jahre zu einer chronischen Bronchitis mit Husten, starker Schleimproduktion und dauernder Atemnot entwickelt. Häufig kommen immer wiederkehrende Lungenentzündungen hinzu.

Verdauungstrakt
Obwohl die Kinder gut trinken, gedeihen sie schlecht. Ihr Stuhlgang ist häufig dünn, glänzt hell und riecht faulig. Durch Eiweißmangel kommt es zu Wassereinlagerungen im Körper, die Kinder wirken »aufgeschwemmt«.

Ursachen

Mukoviszidose ist eine erbliche Erkrankung, bei der vermehrt und zähere Körpersekrete produziert werden.

Atemwege
Das Kind kann den Schleim der Bronchien schlecht abhusten. Dadurch entsteht Atemnot. Der Schleim begünstigt das Wachstum von Krankheitserregern.

Verdauungstrakt
Das zähere Verdauungssekret der Bauchspeicheldrüse bedingt eine schlechte Verdauung.

Erkrankungsrisiko

Mukoviszidose ist eine häufige Stoffwechselstörung.

Mögliche Folgen und Komplikationen

Die sich über Jahre erstreckenden, täglich regelmäßig durchzuführenden Maßnahmen erleichtern zwar das Leben mit der Krankheit, belasten aber das Kind und seine Familie sehr.

Atemwege
Lungenentzündungen. Im Laufe der Jahre verändern sich die Lungen des Kindes dauerhaft: Es kommt zur Lungenüberblähung, Lungenbläschen gehen unter (➔ Emphysem, Seite 367), die Bronchien weiten sich aus. Stark fortgeschrittene Lungenveränderungen können immer wieder zum Pneumothorax führen (➔ Seite 372). Die Lungenveränderungen können auch das Herz in Mitleidenschaft ziehen.

Verdauungstrakt
Unterernährung und mangelhaftes Wachstum. Bei manchen Kindern ist der schon im Mutterleib gebildete Stuhl (*Mekonium*) so zäh, daß es zu einem Darmverschluß kommt. Er muß nach der Geburt operiert werden. Auch bei älteren Kindern kann es in seltenen Fällen zu einem Darmverschluß mit Darmlähmung kommen.

Vorbeugung

Dem Entstehen einer Mukoviszidose kann man nicht vorbeugen. Rechtzeitiges Erkennen der Erkrankung und frühzeitige Behandlung können den Betroffenen aber das Leben mit der Krankheit erleichtern. Die Früherkennung ist mit dem Schweißtest möglich. Dabei wird der Schweiß des Kindes auf seinen Salzgehalt untersucht. Ist bereits ein anderes Familienmitglied an Mukoviszidose erkrankt, sollten Eltern bereits ihr Neugeborenes auf die Krankheit untersuchen lassen.

Selbsthilfegruppen für Mukoviszidose

BRD:	Deutsche Gesellschaft zur Bekämpfung der Mukoviszidose Adenauerallee 11; 5300 Bonn 1 Tel.: (02 28) 22 15 35-36
	Mukoviszidose-Hilfe e.V. Tulpenstr. 50; 7053 Kernen 1 Tel.: (0 71 51) 4 10 48
Österreich:	Österreichische Gesellschaft zur Bekämpfung der Cystischen Fibrose Obere Augartenstraße 26-28 1020 Wien Tel.: (02 22) 35 63 76 (Mi 16-18 Uhr)

Wann zum Arzt?

- Wenn ein Familienmitglied mukoviszidosekrank ist
- Bei den oben angegebenen Beschwerden. Warnzeichen sind: Häufig chronischer Husten, wiederholte Bronchitis, häufig auffällig veränderter Stuhlgang, schlechtes Gedeihen des Säuglings

Selbsthilfe

Ohne ärztliche Anleitung nicht möglich (➔ Behandlung).

Behandlung

Mukoviszidose ist eine lebenslang andauernde Erkrankung. Die Beschwerden lassen sich nur in enger Zusammenarbeit zwischen Kind, Eltern und Arzt lindern. Kinder, die an einer Mukoviszidose leiden, brauchen ständige ärztliche Behandlung und Betreuung, am besten in einem Zentrum, das auf die Behandlung dieser Krankheit spezialisiert ist. Dort erlernen Eltern und Kind alles, was das Leben mit dieser Krankheit erleichtert.

Atemwege
Klopf- oder Vibrationsmassagen mehrmals täglich und die Inhalation angefeuchteter Luft (sogenannte »Aerosoltherapie«) sorgen dafür, daß der Schleim abgehustet werden kann. Größere Kinder lernen, sich durch automatische Drainage, Lagerungsdrainage und besondere Abhusttechniken selbst zu helfen.

Wichtig: Bei jeder Verschlechterung des Allgemeinzustandes, verstärkter Atemnot und bei jeder Infektion sollte der Arzt aufgesucht werden.

Verdauungstrakt
Eiweiß- und kalorienreiche Ernährung. Säuglinge müssen manchmal mit einer besonderen Fertigmilch ernährt werden (sogenannte *MCT-Diät*). Zu jeder Mahlzeit müssen die Kinder außerdem Verdauungsenzyme als Medikament einnehmen (*Kreon* [BRD/Ö], *Pankreatan* [BRD], *Pankreon* [BRD/Ö], *Panpur N* [BRD]). Beachten Sie dabei genau die vom Arzt verordnete Menge: Meistens müssen viele Tabletten auf einmal geschluckt werden.
Mukoviszidose zählt zu den wenigen Erkrankungen, bei denen ständig Vitaminpräparate eingenommen werden müssen. Sie bieten die fettlöslichen Vitamine in ausreichender Menge an, die ein mukoviszidosekranker Körper aus der Nahrung nicht ausreichend aufnehmen kann.
Wichtig: Schlechtes Gedeihen und Gewichtsabnahme sollte Sie mit dem Kind zum Arzt führen.

Kuhmilchunverträglichkeit

➔ auch Allergie, Seite 534

Beschwerden
Die Kinder gedeihen schlecht, erbrechen häufig, der Stuhl enthält manchmal Blut. Das Kind bekommt häufig immer wieder mal Fieber ohne erkennbare Ursache.

Ursachen
Die Darmschleimhaut verträgt das Eiweiß der Kuhmilch nicht. Das kann angeboren sein oder nach einer Darminfektion entstehen.

Das Erkrankungsrisiko steigt
- Bei Kindern, die eine schwere Darminfektion mit Durchfall und Erbrechen hatten
- Bei Kindern aus vorbelasteten Familien, die in den ersten Lebenstagen normale Fertigmilchnahrung zugefüttert bekommen. Bei Kindern, die erst zu einem späteren Zeitpunkt Fertigmilchnahrung bekommen, besteht dieses erhöhte Risiko nicht

Mögliche Folgen und Komplikationen
Anhaltende Durchfälle lassen das Kind austrocknen und führen zu Gedeihstörungen mit Mangelerscheinungen. In diesen seltenen Fällen muß es vorübergehend im Krankenhaus mit Infusionen ernährt werden.

Vorbeugung
Möglichst lange stillen. Soll ein Neugeborenes gestillt werden und reicht die Muttermilch anfänglich noch nicht aus, sollte es nur schwach gesüßtes Wasser bekommen. Fließt die Milch dauerhaft nicht, kann man versuchen, das Allergierisiko zu verringern, indem man hypoallergene Fertigmilchnahrung füttert (*Aletemil HA* [BRD], *Aptamil HA* [Ö], *Beba HA* [BRD/Ö]).

Wann zum Arzt?
Bei den obengenannten Beschwerden.

Selbsthilfe
Völliger Verzicht auf Kuhmilchprodukte. Etwa einem Drittel der Kinder, die Kuhmilcheiweiß nicht vertragen, bekommt auch Sojaeiweiß nicht. Für sie muß eine entsprechende Kindernahrung ausgesucht werden.

Behandlung
Zumeist sind neben einer geeigneten Ernährung keine zusätzlichen Maßnahmen notwendig.

Magen-Darm-Infektionen

Beschwerden
Wie bei Erwachsenen führen auch bei Kindern Infektionen des Magen-Darm-Trakts zu Durchfall und Erbrechen, nur selten kommt Fieber hinzu.
Besonders Säuglinge und Kleinkinder erkranken jedoch oft viel schwerer als Erwachsene, da sie viel schneller »austrocknen«. Sie reagieren auf den Flüssigkeitsverlust infolge Durchfall und Erbrechen nicht, indem sie mehr trinken, sondern verweigern häufig sogar die Flüssigkeitsaufnahme.

Flüssigkeitsersatz bei Durchfall
2,5 Gramm Speisesoda
3,5 Gramm Kochsalz
1,5 Gramm Kaliumchlorid
20 Gramm Traubenzucker
In einem Liter abgekochtem Wasser auflösen.

Karottensuppe
Ein halbes Kilo Karotten schälen. In einem Liter Wasser ein bis zwei Stunden lang kochen. Die Karotten durch ein Sieb streichen oder pürieren. Den so entstandenen Brei mit einem Liter abgekochten Wasser aufgießen und einen Teelöffel Salz dazurühren.

Ursachen

Meistens Viren, die leicht durch Stuhl oder Speichel übertragen werden können.

Das Erkrankungsrisiko steigt

Wenn in der Umgebung (z. B. Familie oder Kindergarten) jemand an einer Magen-Darm-Infektion erkrankt ist.

Mögliche Folgen und Komplikationen

Die »Austrocknung« kann besonders bei Säuglingen, aber auch bei Kleinkindern zu schwerwiegenden Folgeschäden oder gar dem Tod führen.

Vorbeugung

Wenn bereits jemand an einer Magen-Darm-Infektion erkrankt ist, wird Hygiene sehr wichtig: Gründliches Händewaschen vor und nach dem Wickeln. Sauger und Schnuller des erkrankten Kindes sollten von denen anderer Kinder getrennt aufbewahrt und benutzt werden.

Wann zum Arzt?

- Wenn das Kind bei Durchfall nicht ausreichend trinkt
- Wenn der Durchfall länger als drei Tage anhält
- Wenn das Kind sich über einen Zeitraum von zwölf Stunden immer wieder erbricht
- Wenn das Kind auf jeden Versuch zu trinken mit Erbrechen reagiert
- Wenn ein Säugling länger als vier bis sechs Stunden keinen Urin ausscheidet
- Wenn die Haut des Kindes »schlaff« ist und »stehenbleibt«, wenn man sie zwischen den Fingern abhebt
- Wenn Augen und Fontanelle eingesunken scheinen
- Wenn das Kind schwer krank wirkt

Selbsthilfe

Bei Durchfall und Erbrechen verlorengegangenes Wasser und Mineralsalze müssen ersetzt werden. Lassen Sie deshalb das Kind soviel wie möglich trinken. Früher hieß das »Teepause«. In dem Getränkerezept auf Seite 694 ist alles Notwendige enthalten. Als wesentlich teurere Fertigmischung gibt es diese Stoffe unter dem Namen *Elotrans* (BRD) oder *Normolyt* (Ö). Die Lösungen schmecken allerdings so salzig, daß ältere Kinder sie kaum noch trinken. Besser schmeckt das Produkt *Oralpädon* (BRD/Ö). Die Meinungen über den Nutzen einer Diät oder Heilnahrung sind geteilt. Viele Kinderärzte raten zunächst zu einer milch- und fettfreien Kost, bis sich der Stuhlgang normalisiert hat. Andere sind der Auffassung, daß eine solche Diät keinen Einfluß auf den Heilungsverlauf hat und das Kind nach acht Stunden »Teepause« wieder wie gewohnt essen kann. Als leichte Aufbaunahrung eignen sich Karottensuppe, Reisschleim, geriebene Äpfel oder Bananen, Reis, Salzgebäck, trockener Toast oder Einbrennsuppe. Teure Fertigprodukte sind nicht erforderlich. Älteren Klein- oder Schulkindern hilft oft Salzgebäck oder ein Cola-Getränk.

Behandlung

Stark ausgetrocknete und geschwächte Kinder müssen für einige Tage im Krankenhaus behandelt und mit einer Infusion ernährt werden. Medikamente, die das Erbrechen hemmen oder die »stopfen« sollen, ist nicht nur unnötig, sondern können auch gefährlich werden.
Nur jenen seltenen Fällen, wo Bakterien die Magen-Darm-Infektion ausgelöst haben, wird der Arzt Antibiotika verordnen.

KINDER-KRANKHEITEN

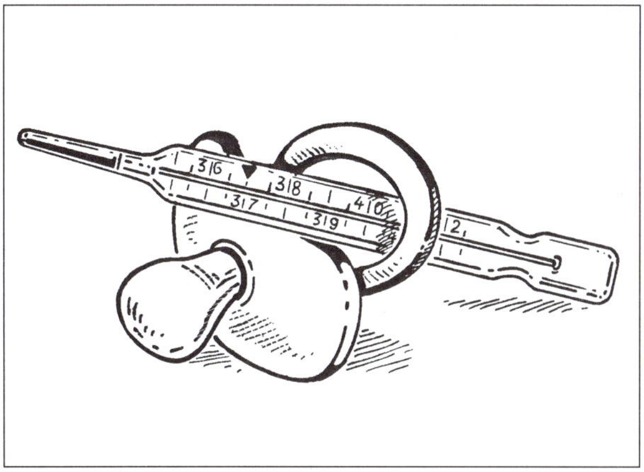

Masern

Beschwerden

Von der Ansteckung bis zum Beginn der Erkrankung vergehen 8 bis 14 Tage. Gewöhnlich beginnen Masern mit Schnupfen, Husten, Bindehautentzündung und Fieber um 39 Grad Celsius. Drei bis vier Tage später zeigt sich dann der Masernausschlag, das Fieber steigt auf bis zu 40 Grad Celsius. Der typische Masernausschlag beginnt mit hellroten Flecken hinter den Ohren und breitet sich dann

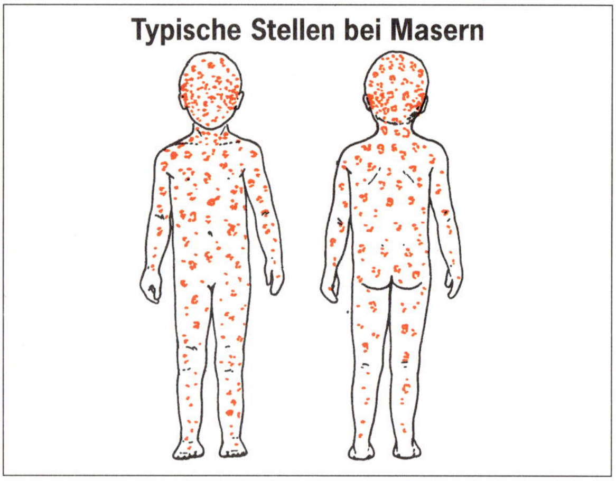

über den Kopf und den Oberkörper zu den Beinen hin aus. Meistens juckt er nicht. Nach drei Tagen wird der Ausschlag dunkler und bildet sich wieder zurück. Manchmal bleiben für ein bis zwei Wochen noch bräunliche Flecken auf der Haut. Den Kindern machen bei einer Masernerkrankung vor allem ihre entzündeten und lichtempfindlichen Augen sowie ein trockener Husten und Halsschmerzen zu schaffen.

Ursachen

Virusinfektion, die durch direkten Kontakt, aber nicht durch Gegenstände übertragen wird.

Das Erkrankungsrisiko steigt

Bei Kontakt mit an Masern erkrankten Kindern.

Mögliche Folgen und Komplikationen

Masern können von bakteriellen Infektionen begleitet sein, die zu einer Mittelohr- oder Lungenentzündung führen. Ihre gefürchtetste Folge ist eine Gehirnentzündung (➔ Seite 257).

Vorbeugung

Masern gehören zu den besonders ansteckenden Kinderkrankheiten. Säuglinge unter vier Monaten sind im allgemeinen gegen Masern durch Abwehrstoffe geschützt, die sie noch von der Mutter mitbekommen haben.

Vier Tage vor bis vier Tage nach Beginn des Ausschlags kann das erkrankte Kind andere anstecken. Um das zu verhindern, sollte das masernkranke Kind erst eine Woche nach Beginn des Ausschlags wieder mit anderen Kindern in Kontakt kommen.

Vorbeugende Impfung ➔ Seite 776.

Wann zum Arzt?

- Wenn der Verdacht auf Masern besteht. Durch eine gründliche Untersuchung kann der Arzt erkennen, ob eine bakterielle Infektion hinzugekommen ist, die mit Antibiotika behandelt werden muß

Achtung: Wegen der Ansteckungsgefahr sollte der Kinderarzt vor dem Besuch telefonisch auf den Masernverdacht aufmerksam gemacht werden.

Sofort zum Arzt oder ins Krankenhaus, wenn

- der Nacken steif wird: Das Kinn läßt sich nicht mehr auf die Brust drücken
- Krämpfe auftreten
- das Kind lethargisch und kaum ansprechbar wirkt
- es zu ungewöhnlichen Blutungen (zum Beispiel an den Schleimhäuten) kommt und sich unter der Haut dunkelrote Flecken bilden (Hinweis auf eine Veränderung der Blutgerinnung)

Selbsthilfe

Bettruhe hilft dem Körper, Energie zu sparen und alle Reserven für die Krankheitsabwehr einzusetzen. Durch die erhöhte Temperatur und das Schwitzen verliert das Kind Flüssigkeit. Sie sollten es deshalb ermuntern, möglichst viel zu trinken.

Oft werden fiebernde Kinder zu warm angezogen. Günstiger ist Baumwollkleidung bzw. eine leichte Decke und eine etwas kühlere Zimmertemperatur (etwa 18 bis 20 Grad).

Wadenwickel helfen dem Körper, sich abzukühlen (➔ Wickel, Seite 784). Sie sollten nur dann angewandt werden, wenn Hände und Füße des Kindes warm sind.

Kühle Getränke, etwa kalte Milch, und kühle und feuchte Zimmerluft lindern Halsschmerzen.

Fruchtsäfte reizen durch ihren Säuregehalt die Rachenschleimhaut. Bei Schluckbeschwerden fällt das Essen von weicher oder pürierter Kost leichter als das von fester.

Ein abgedunkeltes Zimmer schont die schmerzenden Augen. Das kranke Kind kann auch eine Sonnenbrille tragen.

Behandlung

Wie bei allen Viruserkrankungen können die Beschwerden nur gelindert werden.

Fiebersenkende Medikamente sollten nur dann eingesetzt werden, wenn das Fieber über 40 Grad Celsius klettert oder das Befinden des Kindes anhaltend stark beeinträchtigt ist.

Verwenden Sie nur Medikamente mit dem Inhaltsstoff Paracetamol (➔ Seite 761).

Röteln

Beschwerden

Die Röteln lassen sich fast immer zuerst am Ausschlag erkennen, der 11 bis 21 Tage nach der Ansteckung auftritt. Die linsengroßen, hellroten Flecken zeigen sich zuerst im Gesicht und breiten sich dann über den Körper aus. Typisch sind auch Lymphknotenschwellungen am Hals und am Nacken, die als kleine Knötchen getastet werden können. Die Kinder haben kaum Fieber oder andere Krankheitsanzeichen. Bei einem Viertel bis Drittel der Kinder bemerkt man die Röteln nicht einmal.

Typische Stellen bei Röteln

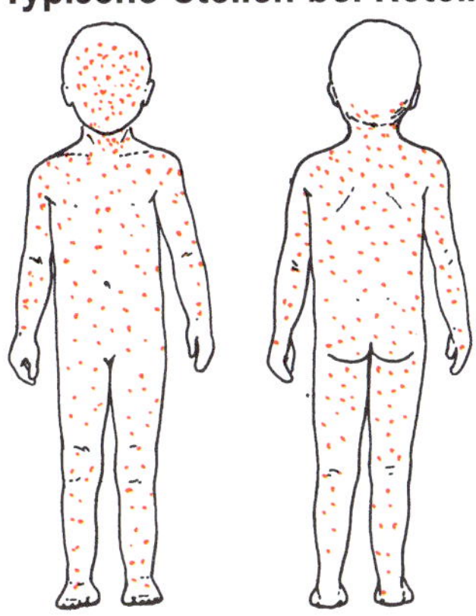

Ursachen

Virusinfektion, die durch direkten Kontakt, aber nicht durch Gegenstände übertragen wird.

Erkrankungsrisiko

Zumeist erkranken Kinder erst ab dem Schulalter an Röteln.

Mögliche Folgen und Komplikationen

Röteln sind nur äußerst selten von bakteriellen Entzündungen oder einer Gehirnentzündung begleitet.

Vorbeugung

Vorsicht: An Röteln erkrankte Kinder müssen unbedingt von schwangeren Frauen ferngehalten werden. Bei Verdacht auf einen Röteln-Kontakt sollten sich Schwangere so rasch wie möglich mit einem Frauenarzt ihres Vertrauens in Verbindung setzen.

Röteln sind schon sieben Tage vor Beginn des Ausschlags und die ersten fünf Tage danach ansteckend. Eine überstandene Rötelninfektion schützt sicherer vor der Krankheit als eine Impfung. Da Röteln Kinder kaum beeinträchtigen, sollten sich Mädchen möglichst früh anstecken und dadurch einen lebenslangen Schutz erwerben.

Vorbeugende Impfung ➔ Seite 777.

Wann zum Arzt?

- Wenn zu den Röteln andere Krankheitszeichen wie Husten oder Ohrenschmerzen hinzukommen. Wegen der Ansteckungsgefahr sollte der Arzt zuvor telefonisch auf den Rötelnverdacht aufmerksam gemacht werden

Sofort zum Arzt oder ins Krankenhaus, wenn

- das Kind Krämpfe hat
- das Kind teilnahmslos oder unansprechbar wirkt

Selbsthilfe

Die Erkrankung beeinträchtigt die Kinder kaum, besondere Maßnahmen sind nicht notwendig.

Behandlung

Meistens nicht notwendig.

Scharlach

Beschwerden

Zwei bis drei Tage nach der Ansteckung steigt das Fieber plötzlich bis 41 Grad Celsius an. Kopfschmerzen, starke Halsschmerzen und Schluckbeschwerden kommen hinzu. Vielfach erbricht sich das Kind ein- oder zweimal.

Zwei bis drei Tage später steigt das Fieber erneut an, und der für Scharlach typische Ausschlag wird sichtbar: Viele dicht nebeneinanderliegende, rote, rauhe Flecken, von der Größe von Stecknadelspitzen, ähnlich einem »roten Samt«. Beim Draufdrücken verblassen die Flecken.

Der Ausschlag beginnt im Brustbereich und in der Leistengegend. Dann breitet er sich über den Körper aus, das Gesicht bleibt allerdings meist verschont. Nach ein bis zwei Wochen schuppt sich die Haut, an Händen und Füßen kann sich die oberste Hautschicht sogar in Fetzen ablösen.

Weitere typische Scharlachzeichen: Geschwollene, belegte Zunge mit leuchtend roten Punkten (»Himbeer«- oder »Erdbeerzunge«); geschwollene, schmerzhafte Lymphknoten an Hals und Kiefer.

Ursachen

Infektion mit Bakterien (*Streptokokken*).

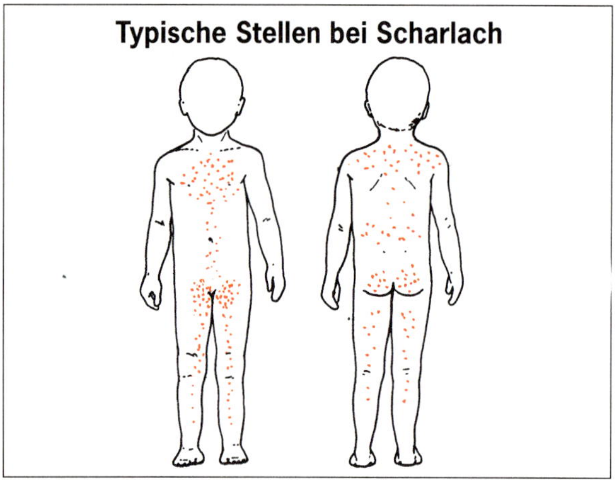

- das Kind Krämpfe bekommt
- das Kind benommen und sehr unruhig wirkt
- sich das Kind stark erbricht und Durchfall bekommt

Selbsthilfe
Halsschmerzen ➔ Seite 357, Fieber ➔ Seite 784, Kopfschmerzen ➔ Seite 761. Den Hals kann man mit einer Eiskrawatte kühlen (➔ Kältepackung, Seite 799).

Behandlung
Beim Verdacht auf Scharlach muß immer der Kinderarzt gerufen werden. Ein scharlachkrankes Kind sollte unbedingt mit Antibiotika behandelt werden. Überdies muß es der Kinderarzt weiterhin genau beobachten und untersuchen (Harnuntersuchungen, Rachenabstriche).

Das Erkrankungsrisiko steigt
Wenn in der Umgebung Scharlach aufgetreten ist. Scharlach ist in der kalten Jahreszeit häufiger.

Mögliche Folgen und Komplikationen
Seit Scharlach mit Antibiotika behandelt werden kann, hat er seinen Schrecken weitgehend verloren. Früher war Scharlach gefürchtet, weil die Krankheit öfter sehr schwer verlaufen konnte (toxischer Scharlach) oder einzelne Organe wie Lymphknoten, Ohren oder Nebenhöhlen besonders befallen waren. Folgekrankheiten des Scharlach können Herzmuskelentzündung und rheumatisches Fieber sein (➔ Gelenkentzündungen bei Infektionskrankheiten, Seite 521).

Vorbeugung
Nach der Einnahme von Antibiotika ist ein scharlachkrankes Kind nach fünf Tagen nicht mehr ansteckend. Ohne den Einsatz von Antibiotika besteht wochenlang Ansteckungsgefahr. Bis zum Ende dieser Gefahrenzeit muß das Kind zu Hause bleiben.
Manchmal müssen auch die Personen, die mit einem scharlachkranken Kind zusammenleben, Antibiotika schlucken.

Wann zum Arzt?
- Beim Verdacht auf Scharlach. Wegen der Ansteckungsgefahr sollten Sie vorher mit dem Kinderarzt telefonieren und ihn auf den Verdacht aufmerksam machen

Sofort zum Kinderarzt oder in eine Kinderklinik, wenn
- die Körpertemperatur trotz fiebersenkender Medikamente nicht unter 40 Grad Celsius sinkt

Keuchhusten

Beschwerden
Keuchhusten ist eine sehr ansteckende und sehr langwierige Krankheit. Der Volksmund weiß: »Drei Wochen kommt er, drei Wochen steht er, drei Wochen geht er.«
Von der Ansteckung bis zum Ausbruch der Erkrankung vergehen ein bis zwei Wochen. Da ein Keuchhusten in den ersten beiden Wochen einer Erkältung ähnelt, wird er oft nicht erkannt. Erst im Verlauf der folgenden drei bis sechs Wochen kommt es zu den typischen Hustenanfällen mit ziehendem Einatmen, kurzen, harten Hustenstößen und einem abschließenden »Juchzen«, das dem Keuchhusten seinen Namen gab. In der Endphase der Anfälle ist das Gesicht des Kindes gerötet, die Augen sind glasig. Meistens ist das Kind sehr erschöpft. Gewöhnlich haben die Kinder kein Fieber und wirken zwischen den Hustenanfällen, die 15- bis 20mal pro Tag auftreten können, gesund. Keuchhustenkranke Säuglinge haben manchmal Niesanfälle statt der typischen Hustenanfälle. Erst nach etwa sechs bis neun Wochen werden die Anfälle seltener.

Ursachen
Infektion mit Bakterien. Das Hustenzentrum des Gehirns erkrankt durch die Giftstoffe der Bakterien.

Erkrankungsrisiko
Im Gegensatz zu den meisten anderen Kinderkrankheiten können auch schon Säuglinge an Keuchhusten erkranken. Ein erhöhtes Erkrankungsrisiko besteht bei Kindern, die Kontakt mit einem keuchhustenkranken Kind hatten, noch ehe der Keuchhusten erkannt wurde.

Mögliche Folgen und Komplikationen
Säuglingen kann Keuchhusten ausgesprochen gefährlich werden. In der Bundesrepublik sterben pro Jahr noch immer zehn bis fünfzehn Kinder daran. Säuglinge mit Keuchhusten müssen ununterbrochen beobachtet werden, da bei ihnen während der Husten- oder Niesanfälle die Atmung aussetzen kann. Geschieht das, muß man das Kind sofort hochnehmen und schütteln bzw. beatmen, wenn seine Atmung aussetzt.

Vorbeugung
Keuchhusten ist ausgerechnet in den ersten zwei Wochen am ansteckendsten, in denen er fast nie erkannt wird. Bei Säuglingen kann die Krankheit wesentlich gefährlicher verlaufen als bei älteren Kindern. Darum sollten Säuglinge von hustenden Kindern möglichst ferngehalten werden. Gab es dennoch Kontakt zwischen einem Säugling und keuchhustenkranken Kindern, ist eine vorbeugende Behandlung des Babys mit Antibiotika (Erythromycin) sinnvoll.
Bis etwa drei Wochen nach den ersten typischen Hustenanfällen ist die Krankheit ansteckend, wenn sie nicht mit Antibiotika behandelt wird. Dann verkürzt sich diese Zeitspanne auf etwa eine Woche.
Vorbeugende Impfung ➔ Seite 775.

Wann zum Arzt?
- Wenn der Verdacht auf Keuchhusten besteht
- Wenn das Kind zu fiebern beginnt
- Wenn Ohrenschmerzen hinzukommen

Wegen der Ansteckungsgefahr sollte der Kinderarzt vorher telefonisch auf den Keuchhustenverdacht hingewiesen werden.
Sofort zum Kinderarzt oder in eine Kinderklinik, wenn
- das Kind eine leicht bläuliche Gesichtsfarbe bekommt und die Nasenflügel beim Atmen zittern
- Krämpfe, Lähmungen oder Bewußtlosigkeit auftreten

Selbsthilfe
Das kranke Kind muß nicht im Bett liegen, aber es sollte in warmer Umgebung (bis 21 Grad Celsius) mit mindestens 40 Prozent Luftfeuchtigkeit bleiben. In diesem Fall kann ein Luftbefeuchter sinnvoll sein. Das Zimmer sollte außerdem häufig gelüftet werden.
Da das Kind nach den Anfällen häufig erbricht, sollte man ihm mehrmals am Tag kleine, leichte Mahlzeiten anbieten.
Wenn das Kind erbricht, ist es wichtig, daß es viel trinkt, um den Flüssigkeitsverlust auszugleichen und den Husten etwas zu lindern.

Geduld - aber nicht zu lange
Beim Keuchhusten, der sechs bis zwölf Wochen lang dauern kann, ist eine geduldige Betreuung sehr wichtig. Sie sollten das Kind nach den erschöpfenden Anfällen trösten. Werden allerdings gegen Ende der Krankheit die Anfälle seltener und leichter, sollte man ihnen nicht mehr allzuviel Beachtung schenken. Das Kind soll merken, daß »es schon besser wird«. Sonst kann Husten leicht zu einem Mittel werden, mit dem das Kind Aufmerksamkeit und Mitleid zu erheischen sucht.

Behandlung
Hustendämpfende Medikamente unterdrücken die starken Hustenanfälle kaum.
Antibiotika sind bei Keuchhusten nur notwendig,
- wenn damit rechtzeitig einem Keuchhusten vorgebeugt werden kann
- bei Kindern bis zu einem Jahr
- wenn das Kind etwa durch eine andere Erkrankung besonders gefährdet ist
- wenn eine andere Infektion hinzugekommen ist

Beruhigungsmittel sind sehr problematisch. Sie können dem Kind zwar die Angst und Verkrampfung während der Hustenanfälle nehmen, doch diese Medikamente bekämpfen nicht die Krankheit und haben erhebliche Nebenwirkungen.
Das Spritzen von Antikörper-Konzentraten, die spezifisch gegen Keuchhusten gerichtet sind (*Tussoglobin* [BRD], *Pertussis-Immunglobulin* [Ö]), kann den Krankheitsverlauf mildern.

Mumps (Ziegenpeter)

Beschwerden
18 bis 21 Tage nach der Ansteckung kommt es zu einer Schwellung hinter den Ohren. Diese Schwellung fühlt sich teigig-weich an und schmerzt sehr. Zuerst bekommen die Kinder auf der einen, nach ein bis zwei Tagen auf der anderen Seite eine »dicke Backe«. Sie klagen über leichtere Ohrenschmerzen und Schmerzen beim Drehen des Kopfes und beim Kauen. Sie können bis zu 40 Grad Fieber bekommen oder auch fieberfrei bleiben. Nach etwa einer Woche heilt die Krankheit meist folgenlos wieder ab.

Ursachen
Virusinfektion, die vor allem die Ohrspeicheldrüsen betrifft.

Erkrankungsrisiko

Kinder zwischen vier und zehn Jahren erkranken am häufigsten an Mumps.

Mögliche Folgen und Komplikationen

Nur in seltenen Fällen kommt es durch das Mumpsvirus zu Folgekrankheiten wie etwa einer Entzündung der Bauchspeicheldrüse oder der Gehirnhäute. Bei Jungen ist die Hodenentzündung eine gefürchtete Folgeerkrankung, weil sie zu Sterilität führen kann.

Vorbeugung

Mumps ist vier Tage vor bis sieben Tage nach Beginn der Erkrankung ansteckend.
Vorbeugende Impfung ➔ Seite 777.

Wann zum Arzt?

- Wenn sich die Schmerzen bei Wärmeanwendung verstärken
- Wenn das Kind über sehr starke Ohrenschmerzen klagt oder sehr starke Ohrenschmerzen plötzlich aufhören und das Ohr zu »laufen« beginnt
- Wenn die Temperatur trotz fiebersenkender Mittel nicht unter 40 Grad Celsius sinkt

Sofort zum Kinderarzt oder in eine Kinderklinik, wenn

- Kopfschmerzen auftreten, der Nacken steif wird (das Kinn läßt sich nicht mehr auf die Brust drücken) oder das Kind nicht ansprechbar wirkt
- Erbrechen oder starke Bauchschmerzen hinzukommen
- Jungen nach der Pubertät über Hodenschmerzen klagen

Selbsthilfe

Wärme über den Drüsen mildert die Beschwerden.

Wärmewickel
Man taucht zwei Tücher in warmes Wasser, wringt sie aus und befestigt sie mit einem Kopftuch oder einem Schal auf Wangen und Ohren des Kindes. Der Schal wird unter dem Kinn entlanggeführt und auf dem Scheitel geknotet. Die Wärme hält wesentlich länger an, wenn man eine Alu- oder Plastikfolie zwischen die feuchten, warmen Tücher und den Schal legt.

Behandlung

Antibiotika haben keinen Einfluß auf die Krankheit. Es genügt, Ohren und Wangen warm zu halten und, falls nötig, das Fieber zu senken.

Typische Stellen bei Windpocken

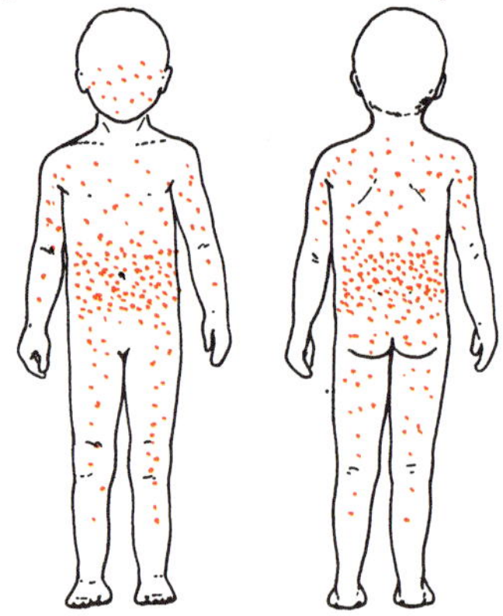

Windpocken (Feuchtblattern)

Beschwerden

Die Erkrankung beginnt mit Kopfschmerzen und Fieber. Meist tritt zwei bis drei Wochen nach der Ansteckung am Rumpf plötzlich ein Ausschlag auf, der sich rasch ausbreitet.
Die hellroten Knötchen werden innerhalb von wenigen Stunden zu kleinen, leicht platzenden Blasen. Aus ihnen kann eine klare Flüssigkeit rinnen. Schubweise kommen immer neue Bläschen hinzu und verkrusten nach und nach. Sie können auch an der Kopfhaut oder an den Schleimhäuten (Mund, Genitalien) auftreten.
Die Körpertemperatur ist meistens nur wenig erhöht, andere Krankheitszeichen außer den Bläschen sind selten. Der Ausschlag juckt sehr stark.

Ursachen

Sehr ansteckende Viruserkrankung. Ihren Namen erhielt sie, weil sie praktisch »mit dem Wind« übertragen wird. Auch in einem Abstand von zehn Metern vom Kranken kann man sich noch anstecken.

Erkrankungsrisiko

Am häufigsten im Alter von zwei bis sieben Jahren.

Mögliche Folgen und Komplikationen

Normalerweise erkrankt man nur einmal im Leben an Windpocken. Wer als Kind an Windpocken erkrankte, kann als Erwachsener eine Gürtelrose bekommen, wenn die im Körper »schlafenden« Viren wieder »wach« werden (➔ Gürtelrose, Seite 338).

In seltenen Fällen sind bei Windpocken auch bestimmte Gehirnbereiche betroffen. Das Kind leidet dann häufig unter Gleichgewichtsstörungen, die aber fast immer binnen weniger Wochen wieder vergehen.

Vorbeugung
Eine Ansteckung bei Kindern zu verhindern, ist fast unmöglich.
Sinnvoll wäre das nur in Ausnahmefällen bei Säuglingen unter einem Monat, bei Kindern, die mit Zytostatika, Kortison oder anderen sogenannten immunsuppressiven Wirkstoffen behandelt werden (etwa wegen schweren Rheumas oder bei Krebserkrankungen), und bei Schwangeren.

Wann zum Arzt?
Der Kinderarzt sollte zunächst telefonisch befragt werden, wenn
- sich der Juckreiz nicht lindern läßt → Selbsthilfe
- sich der Ausschlag entzündet hat. Dann sind die Bläschen gerötet und sondern eine gelbliche Flüssigkeit ab

Sofort zum Kinderarzt oder in eine Kinderklinik, wenn
- das Kind Kopfschmerzen bekommt, der Nacken steif wird (der Kopf läßt sich nicht mehr auf die Brust drücken) oder es sich stark erbricht
- das Kind teilnahmslos und unansprechbar wirkt

Selbsthilfe
Nägel: Fingernägel möglichst kurz schneiden, damit sich das Kind die Pusteln nicht aufkratzen kann. Häufiges Händewaschen und Nägelbürsten verringert die Infektionsgefahr zusätzlich. Manchmal ist es notwendig, dem Kind Baumwollhandschuhe anzuziehen, damit es sich nicht kratzen kann.
Kleidung: Locker sitzende Baumwollkleidung reizt den Ausschlag am wenigsten.
Spülen: Sind auch Mund oder Augen vom Ausschlag befallen, so lindert Gurgeln bzw. das Auswaschen der Augen mit abgekochtem Salzwasser den Juckreiz. Geben Sie einen Teelöffel Salz in ein Glas Wasser.
Baden: Häufiges Duschen oder Abwaschen mit lauwarmem Wasser lindert den Juckreiz und beugt einer Entzündung der Bläschen vor. Auch ein tägliches lauwarmes Bad, in das eine Tasse Backpulver geschüttet wurde, hilft. Benützen Sie immer einen frischen Waschlappen.
Säuglinge: Sorgfältige Körperpflege und häufiges Wechseln der Leib- und Bettwäsche ist bei ihnen besonders wichtig, um einer bakteriellen Infektion der Bläschen vorzubeugen.

Behandlung
Um den oft kaum erträglichen Juckreiz zu stillen, verschreiben Ärzte gerne Puder oder Lotionen. Ihre Wirksamkeit ist allerdings zweifelhaft. Wahrscheinlich ersetzen diese Mittel lediglich die Empfindung »Jucken« durch das Gefühl »kalt« oder »warm«. Den gleichen Effekt erzielt man einfacher und billiger mit *Lotio alba aquosa* (aus der Apotheke). Kinder fühlen sich oft gleich weniger krank, wenn man mit einer solchen Lösung alle Windpocken betupft und sie so in einen lustigen »Fliegenpilz« verwandelt.

Diphtherie

Beschwerden
Fieber, Kopfschmerzen und Abgeschlagenheit. Meistens ist der Rachen befallen, Halsschmerzen und Schluckbeschwerden treten auf. An der geschwollenen Rachenhinterwand läßt sich ein weißer oder bräunlich verfärbter Belag erkennen. Wenn sich Schwellung und Beläge ausbreiten, kommt es zu Heiserkeit, bellendem Husten und Atemnot.
Ist auch die Nase betroffen, so ist der Schnupfen blutig. Manchmal entstehen auch bläulich-braune Flecken auf der Haut, sogenannte Hauteinblutungen.

Ursachen
Infektion mit Bakterien, die einen Giftstoff ausschütten. Die Bakterien werden durch feinste Speicheltröpfchen oder verunreinigte Nahrungsmittel übertragen.

Das Erkrankungsrisiko steigt
Für Menschen, die mangelhaft ernährt sind oder in beengten, unhygienischen Wohnverhältnissen leben.

Mögliche Folgen und Komplikationen
Die Schwellungen und Beläge im Kehlkopf können zu Atemnot und zum Ersticken führen.
Manchmal können die Diphtherie-Gifte auch das Herz und die Blutgefäße schädigen und so ein Kreislaufversagen verursachen.
Selten kann sogar das Nervensystem betroffen sein. Es kommt zu Bewegungs- und Gefühlsstörungen.

Vorbeugung
Die wichtigste Vorbeugung ist die Impfung → Seite 775.
Erkrankte Kinder müssen streng isoliert werden, um andere nicht anzustecken. Der Arzt muß jede Diphtherie-Erkrankung dem Gesundheitsamt melden.

Wann zum Arzt?

- Wenn die Körpertemperatur trotz fiebersenkender Medikamente nicht sinkt (➔ Seite 761)
- Wenn die Temperatur länger als zwei Tage lang über 38 Grad liegt, ohne dazwischen abzusinken
- Wenn das Kind vor allem abends immer wieder erhöhte Temperatur hat
- Wenn andere schwere Krankheitszeichen hinzukommen (z. B. Kopfschmerzen, Halsschmerzen, Schluckbeschwerden, bellender Husten oder blutiger Schnupfen) oder ein Organ besonders betroffen ist

Selbsthilfe

Ist nicht möglich.

Behandlung

Die Bakterien werden mit Penicillin, die Diphtherie-Gifte mit einem sogenannten antitoxischen Serum bekämpft. Besondere Vorsichtsmaßnahmen sollen dabei allergische Reaktionen vermeiden.
Bei Erstickungsgefahr ist ein Luftröhrenschnitt erforderlich. Ist das Herz betroffen, muß die Herzschwäche gezielt behandelt werden.
Eine schwere Diphtherie sollte möglichst in einer Intensivstation behandelt werden.

Drei-Tage-Fieber

Beschwerden

Die Erkrankung beginnt fast immer mit hohem Fieber über drei bis vier Tage hinweg, ohne daß weitere Krankheitszeichen wie Schnupfen oder Husten hinzukommen. In seltenen Fällen muß sich das Kind erbrechen oder bekommt Durchfall.
Nach drei bis vier Tagen fällt das Fieber dann schnell ab. Besonders am Bauch und am Rücken tritt ein Ausschlag mit feinen roten Stippchen auf. Er bildet sich innerhalb von ein bis zwei Wochen zurück.
Die Erkrankung steckt kaum an.

Ursachen

Unbekannt, vermutlich ein Virus.

Erkrankungsrisiko

Kinder erkranken am Drei-Tage-Fieber zumeist zwischen dem dritten Monat und dem vierten Lebensjahr.

Mögliche Folgen und Komplikationen

Das Drei-Tage-Fieber ist eine harmlose Erkrankung. Aufgrund des hohen Fiebers und weil die Erkrankung in einem Alter auftritt, in dem das Gehirn schnell auf Fieber reagiert, können jedoch Fieberkrämpfe auftreten.

Vorbeugung

Ist nicht möglich.

Wann zum Arzt?

- Wenn die Körpertemperatur trotz fiebersenkender Maßnahmen nicht sinkt (➔ Wickel, Seite 784)
- Wenn die Temperatur länger als zwei Tage lang über 38 Grad liegt, ohne dazwischen abzusinken
- Wenn das Kind vor allem abends immer wieder erhöhte Temperatur hat
- Wenn andere schwere Krankheitszeichen hinzukommen (z. B. Schmerzen beim Wasserlassen) oder ein Organ besonders betroffen ist

Selbsthilfe

Bettruhe hilft dem Körper, Energie zu sparen und alle Reserven für die Krankheitsabwehr einzusetzen. Durch die erhöhte Temperatur verliert das Kind Flüssigkeit. Sie sollten es deshalb ermuntern, möglichst viel zu trinken.
Oft werden fiebernde Kinder zu warm angezogen. Besser sind Baumwollkleidung bzw. eine leichte Decke und eine etwas kühlere Zimmertemperatur als üblich (etwa 18 bis 20 Grad Celsius).
Wadenwickel können dem Körper helfen, sich abzukühlen (➔ Wickel, Seite 784).
Halsschmerzen kann man durch kühle Getränke, etwa kalte Milch, und kühle, feuchte Zimmerluft lindern. Fruchtsäfte reizen durch ihren Säuregehalt die Rachenschleimhaut zusätzlich. Bei Schluckbeschwerden kann das Kind weiche oder pürierte Kost, etwa Pudding oder Kompott, besser essen als feste Nahrungsmittel.

Behandlung

Bei Bedarf fiebersenkende Maßnahmen.

ÄLTER WERDEN

Es gibt immer mehr alte Menschen. Bis zur Jahrtausendwende wird sich in den Industriestaaten der Anteil der über 60jährigen auf ein Viertel der Bevölkerung erhöhen. Dennoch werden alte Menschen immer noch als vernachlässigbare und lästige Randgruppe behandelt. Unser an Erfolg und Leistung orientiertes Gesellschaftssystem hat den jungen tatkräftigen Menschen zum Leitbild. Anstatt für ein arbeitsreiches Leben im Alter durch einen gesicherten Lebensabend belohnt und für die gemachten Erfahrungen geachtet zu werden, gehören die Alten zu den Armen der Nation.

Darunter fallen mehrheitlich Frauen, die wegen ihrer höheren Lebenserwartung bei den Menschen über 60 überproportional vertreten sind. Sie beziehen oft beschämend niedrige Renten oder überhaupt nur Sozialhilfe.

Doch es vollzieht sich langsam ein Wandel. Die Alten sind heute auch ein wichtiger Wirtschaftsfaktor geworden und wissen, daß sie künftige Wahlen entscheiden werden. Mit der traditionellen Seniorenunterhaltungsindustrie geben sich viele nicht mehr zufrieden. So entstand beispielsweise aus der früheren Interessenorganisation »Graue Panther« eine eigene Partei, die sich für die politische Durchsetzung der Alten-Rechte einsetzt und sich um das Selbstbewußtsein ihrer Mitglieder bemüht. Denn sich für das eigene Alter zu schämen, kann bedeuten, zwanzig und mehr wertvolle Lebensjahre wegzuwerfen. Jahre, die eine Zeit der Freiheit und der ungehinderten schöpferischen Aktivität sein können.

Warum altern wir?

Alles Lebendige altert. Wie schnell der Körper altert, hängt größtenteils von den Lebensumständen ab. Noch

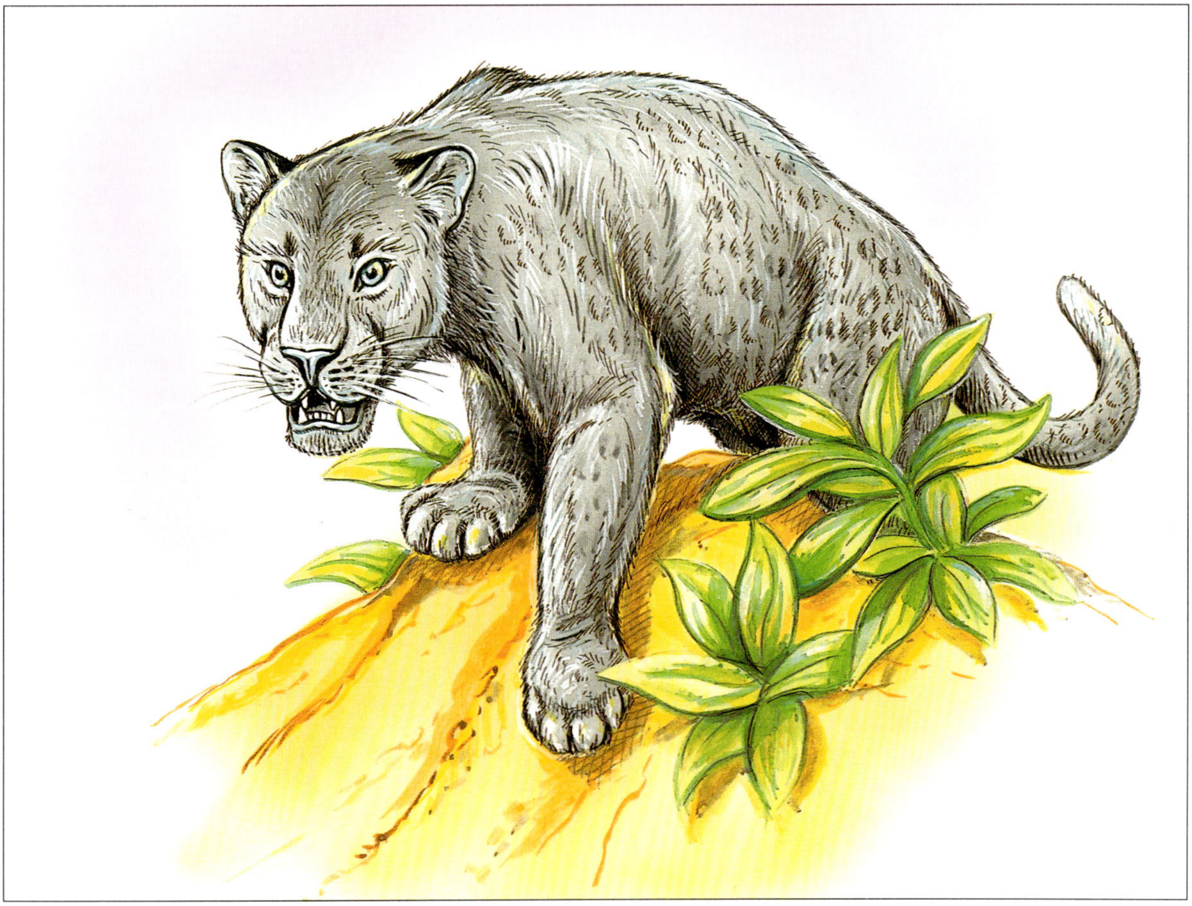

vor hundert Jahren starben die Menschen in unseren Breiten im Durchschnitt mit 36 Jahren. Heute werden sie doppelt so alt.

Die Veränderungen des Körpers im Alter sind keine Krankheit, sondern ein natürlicher Prozeß, den die Wissenschaft »Biomorphose« nennt.

- Das Herz verliert an Gewicht; durch die Arterienverkalkung können sich die Herzkranzgefäße verengen; die Pumpkraft läßt nach
- Die Lunge wird weniger leistungsfähig. Weil die Rippenknorpel verkalken, verliert der Brustkorb an Elastizität. Die Atembewegung wird erschwert
- Magen und Darm ändern die Beschaffenheit von Schleimhaut und Muskulatur; Speisen werden langsamer verdaut, Medikamente bleiben länger im Körper
- Der Fettgehalt der Leber nimmt zu. Giftstoffe werden weniger schnell abgebaut. Als besonders gut durchblutetes Organ leidet die Leber unter der eingeschränkten Herztätigkeit und der dadurch verminderten Durchblutung
- Die Nieren werden ebenfalls schlechter durchblutet und verkleinern sich. Rückstände und Giftstoffe - auch Medikamente - werden langsamer ausgeschieden
- Der Gewebeanteil des Bewegungsapparats verliert Wasser und lagert dafür mehr Fett ein. Es wird mehr Knochengewebe abgebaut als neu aufgebaut. Die Muskelmasse nimmt ab, an Gelenken, Wirbelkörpern und Zwischenwirbelscheiben zeigen sich Verschleißerscheinungen
- Die Augen verlieren etwa ab dem 40. Lebensjahr die Fähigkeit, nahe liegende Gegenstände scharf zu sehen - eine Lesebrille wird nötig (➔ Alterssichtigkeit, Seite 280). Auch die Lichtempfindlichkeit verringert sich - alte Menschen brauchen mehr Helligkeit als junge
- Die Ohren verändern sich. Der äußere Gehörgang verengt sich, Teile des Ohres verknöchern, die Anzahl der Gehörnerven nimmt ab (➔ Schwerhörigkeit, Seite 301)
- Die Haut wird schlechter durchblutet. Sie verliert die Fähigkeit, Wasser zu binden, das Gewebe wird weniger elastisch, trockener und faltig
- Der Wassergehalt des Menschen sinkt von 62 Prozent auf 54 Prozent. Darauf beruhen die beschriebenen Verkleinerungen der verschiedenen Organe. Mit dem geringeren Anteil an Wasser vermindern sich auch die darin gelösten Stoffe (z. B. Kalium, Magnesium). In der Medizinersprache heißt diese »Austrocknung« *Exsikkose*. Dagegen hilft nur eines: viel Trinken, auch dann, wenn Sie keinen Durst haben (➔ Trinken, Seite 872)

Voraussetzungen für ein langes Leben

Ein allgemeingültiges Rezept für ein langes und rüstiges Leben gibt es nicht. Gewisse Lebensumstände können aber dazu beitragen.

- Richtig dosierte körperliche Betätigung während des ganzen Lebens (➔ Bewegung und Sport, Seite 900)
- Vernünftige Ernährung (➔ Ernährung älterer Menschen, Seite 877)
- Rauchen möglichst einschränken (➔ Seite 887)
- Geistige Betätigung, also aktives Interesse am politischen, sozialen und kulturellen Geschehen
- Psychisches Wohlbefinden: Einsamkeit, Verbitterung und Intoleranz schaden der Gesundheit
- Sexuelle Aktivität, sofern Sie dazu Lust haben

Nachlassen des Gedächtnisses (»Verkalkung«)

Mit zunehmendem Alter verengen sich die Gefäße. Dadurch wird die Durchblutung einzelner Organe gestört. Das Gehirn ist von dieser Unterversorgung besonders betroffen (➔ Arterienverkalkung, Seite 376). Die Folgen davon können sein:

- Nachlassen des Gedächtnisses und der Konzentrationsfähigkeit
- Orientierungsschwäche
- rascher Stimmungswechsel

Solchen Veränderungen können Sie vorbeugen. Die Altersforschung hat ergeben, daß die geistigen Fähigkeiten mit zunehmendem Alter gerade dann am wenigsten (oder gar nicht) abnehmen, wenn sie dauernd beansprucht werden. Für unser Gehirn gilt, was auch für Muskeln und Gelenke zutrifft: Was nicht benutzt und trainiert wird, verkümmert.

Nachlassende Wahrnehmungs- und Reaktionsgeschwindigkeit können Sie ausgleichen, indem Sie sich einfach mehr Zeit nehmen und mit größerer Sorgfalt und Umsicht handeln. Dabei hilft, daß mit dem Älterwerden andere Fähigkeiten zunehmen: Urteilsfähigkeit, Erfassen von Sinnzusammenhängen, Selbständigkeit, planendes Denken, Verantwortungsbewußtsein und Zuverlässigkeit.

Die sprichwörtliche Vergeßlichkeit alter Menschen wird meistens überbewertet. Allerdings läßt im Alter das Kurzzeitgedächtnis - wenn auch individuell sehr unterschiedlich - nach, während das Langzeitgedächtnis meistens tadellos funktioniert. Wenn Sie sich auf Ihr Gedächtnis nicht mehr ganz verlassen können, helfen »Eselsbrücken« und ein Notizzettel.

Anders lernen

Die Lernfähigkeit verändert sich mit dem Älterwerden. Die optimalen Lernbedingungen sehen für ältere Menschen zum Teil anders aus als für junge. Stures Pauken wird abgelehnt.

Tips für das Lernen im Alter
- Da das reine Materialgedächtnis mit zunehmendem Alter nachläßt, müssen Sinn und Zweck des Lernstoffes erkennbar und nachvollziehbar sein
- Lernen unter Zeitdruck wird schwieriger. Lassen Sie sich genügend Zeit
- Sie lernen leichter, wenn der Stoff übersichtlich gegliedert und geordnet ist
- Die nachlassende Speicherfähigkeit des Gehirns können Sie durch häufigeres Wiederholen ausgleichen
- Je weniger Pausen Sie einlegen, desto weniger leicht verlieren Sie den Faden

SEXUALITÄT

Das Sexualleben alter Frauen und Männer ist in besonderer Weise gesellschaftlich tabuisiert. Allein die Vorstellung von Begierde und Lust zwischen alten Menschen wird als anstößig empfunden. Die Biologie des Menschen orientiert sich jedoch nicht am Jugendkult unserer Gesellschaft. Die sexuelle Reaktionsfähigkeit wird im Alter nicht grundsätzlich eingeschränkt.
Frauen sind fähig, bis ins hohe Alter die Liebe zu genießen, vor allem auch dann, wenn sie schon vorher ein befriedigendes Sexualleben hatten. Die hormonellen Veränderungen, die ab etwa dem 40. Lebensjahr einsetzen (➔ Wechseljahre, Seite 588), haben keinen wesentlichen Einfluß auf das Lustempfinden. Befreit von der Angst vor unerwünschter Schwangerschaft, blühen viele Frauen erst in dieser Lebensphase sexuell auf. Im späteren Alter, wenn die Scheide durch die Veränderung der Schleimhäute weniger elastisch und trockener geworden ist, können Sie der Natur mit Gleitmitteln nachhelfen.
Auch Männer können bis ins hohe Alter ihre Orgasmusfähigkeit bewahren. Was sich verändert, ist die Schnelligkeit der körperlichen Reaktion: Die Erektion kommt langsamer und manchmal erst nach längerer Stimulation. Der Samenerguß verläuft eher fließend, aber das Orgasmuserlebnis bleibt unverändert lustvoll. Der Zeitraum bis zur nächsten Ejakulation ist länger, aber das hängt von der Häufigkeit des Geschlechtsverkehrs ab.

Frauen und Männer - Ungleiche Chancen in der Liebe

Die Lebenserwartung von Frauen ist in den Industrieländern im Durchschnitt sieben bis acht Jahre höher als die von Männern. Auf zehn Frauen über 60 kommen nur sieben Männer. In der Altersgruppe über 80 ist das Mißverhältnis noch krasser: Es gibt doppelt so viele Frauen wie Männer.
Die Probleme, die sich mit zunehmendem Alter stellen - chronische Krankheit, unzureichendes Einkommen, Pflegebedürftigkeit, Verlust von Partnern, Verwandten und Freunden -, sind also vor allem Probleme der Frauen. Probleme, die meist »unsichtbar« bleiben.

Frauen

Am Arbeitsmarkt sind Frauen bisweilen schon mit 35 alt. Und mit zunehmendem Alter gelten Frauen für Männer als sexuell immer weniger attraktiv. Reife Frauen, Frauen, die wissen, was sie wollen, sind von Männern kaum begehrt. Dabei haben ältere Frauen meist mehr Erfahrung in der Liebe, und sie kennen ihren eigenen Körper meist besser als jüngere.
Deutlich wird in der Mißachtung älterer Frauen auch die enge Verknüpfung von Fortpflanzung und Sexualität, die eine Frau zum alten Eisen wirft, wenn sie keine Kinder mehr bekommen kann. Ältere Frauen empfinden diese Entsexualisierung und damit Abwertung ihrer gesamten Person als sehr schmerzhaft. Sie ist oft der eigentliche Grund für Depressionen und körperliche Beschwerden in den Wechseljahren (➔ Seite 588).

Männer

Männer gelten bis ins hohe Alter als sexuell attraktiv. Sie werden nicht so sehr an ihren körperlichen Vorzügen gemessen als an ihrem beruflichen und gesellschaftlichen Status. Sie haben - selbst im hohen Alter - die Möglichkeit, sich ihre Sexualpartnerinnen auszusuchen. Vielfach bevorzugen sie jüngere Frauen.
Nicht immer macht sie diese Faszination für die Jugend glücklich. Die Angst, dem jüngeren Mann sexuell unterlegen zu sein, begleitet viele ältere Liebhaber. Es gibt keine generelle Regel dafür, wie lange Männer potent bleiben. Ob sie mit 60 oder mit 90 ihr Geschlechtsleben aufgeben, hängt von ihren persönlichen Lebensumständen ab. Einer der Gründe für sexuelle Ängste ist mangelnde Aufklärung. Wenn der Penis nicht gleich steif wird, sehen viele Männer schon den »Anfang vom Ende« heraufziehen. Psychischer Streß ist aber in jedem Alter potenzmindernd.

Männer sollten auch wissen, daß viele Frauen Sexualität ohne Koitus sehr genießen können und oft ohne Bedauern darauf verzichten, wenn sie statt dessen von ihrem Partner mit anderen Praktiken, Wärme und Zärtlichkeit verwöhnt werden. Die sexuelle Befriedigung kann mit anderen, neu entdeckten Formen der Sinneslust ebenso groß sein (➔ Lust und Liebe, Seite 614).

KRANKHEITEN ALTER MENSCHEN

Viele gesundheitliche Störungen und chronische Leiden treten in späteren Lebensjahren gehäuft und kombiniert auf. Sie sind jedoch nicht dem »Alter« vorbehalten. Möglichkeiten der Vorbeugung, Selbsthilfe und Behandlung erfahren Sie in den jeweiligen Krankheitskapiteln:
- Schlaganfall (➔ Seite 259)
- Parkinsonsche Krankheit (➔ Seite 263)
- Alzheimersche Krankheit (➔ Seite 264)
- Alterspigmentierung (*Vitiligo*) (➔ Weißfleckenkrankheit, Seite 333)
- Arterienverkalkung (➔ Arteriosklerose, Seite 376)
- Erkrankungen des Herzens (➔ Herz und Kreislauf, Seite 374)
- Angina pectoris (➔ Seite 393)
- Harninkontinenz (➔ Blasenschwäche, Seite 477)
- Rheumatische Erkrankungen (➔ Rheuma, Seite 511)

MEDIKAMENTE

Mehr als die Hälfte der von den Krankenkassen für Arzneimittel verbuchten Gesamtausgaben werden für die Altersgruppe der über 60jährigen ausgegeben, obwohl sie nur 20 Prozent der Versicherten stellen.
Behandelt werden vor allem Herz-Kreislauf-Erkrankungen, Beschwerden des Bewegungsapparats, Stoffwechselprobleme, Erkrankungen der Atmungsorgane, aber auch psychische Störungen wie Depressionen.
Oft nehmen alte Menschen regelmäßig drei bis vier Medikamente ein, in Einzelfällen sogar noch wesentlich mehr. Dabei ist das Risiko von Nebenwirkungen aufgrund der altersbedingten Veränderungen des Organismus bei alten Leuten drei- bis siebenmal höher als bei jungen.
Für Ihren Arzt ist es nicht leicht, die Dosierung der Arzneimittel den langsamer werdenden Körperfunktionen anzupassen. Jeder Körper altert unterschiedlich schnell und reagiert verschieden auf Medikamente. Wann immer es möglich ist, sollte eine geringere Menge verschrieben werden. Diese ist so lange zu steigern, bis die erwünschte Wirkung eintritt. Es erscheint sinnvoll, die Arzneimitteldosis bei einigen Mitteln ab dem 65. Lebensjahr um 10 Prozent, ab dem 75. Lebensjahr um 20 Prozent und für jedes weitere Lebensjahrzehnt nochmals um 10 Prozent zu senken.

Vielgekaufte rezeptfreie Arzneimittel

In der BRD werden mehr als 80 *Geriatrika* (Arzneimittel in der Altersheilkunde) verkauft. Trotz dieses klangvollen Namens haben alle eines gemeinsam: Sie können weder das Altern aufhalten noch bereits bestehende altersbedingte Veränderungen beseitigen. Wenn diese Mittel eine Wirkung haben, dann ist sie meist auf den berühmten »Placeboeffekt«, eine Scheinwirkung, zurückzuführen. Das gilt für das »Wundermittel« Procain ebenso wie für Stärkungsmittel oder Vitaminpräparate (➔ Seite 879). Sie nützen nicht nur nichts, sondern können, in zu großer Menge eingenommen, unangenehme Nebenwirkungen haben.

Stärkungsmittel

Die allgemeine Kräftigung durch Stärkungsmittel bei Erschöpfung beruht vielfach auf Suggestion. Davon abgesehen ist es nicht ratsam, Schläfrigkeit und Müdigkeit durch anregende Mittel zu übergehen, weil dadurch nur die Signale des Körpers, der Wunsch nach Erholung, unterdrückt werden.
Eines der beliebtesten Mittel zur Belebung versiegender Kräfte ist die Ginsengwurzel. Ihre therapeutische Wirkung ist nicht nachgewiesen, sie kann aber möglicherweise die Abwehrkräfte steigern, wenn man sie drei- bis viermal pro Jahr kurmäßig etwa vier Wochen lang einnimmt.
Die ständige Einnahme von Ginseng kann aber zu Bluthochdruck, Hautausschlag, Nervosität, Ödemen und Durchfall führen. Bei großen Mengen ist es auch schon zu Depressionen gekommen.
Viele »Stärkungsmittel« beziehen ihre anregende Wirkung aus einem bedenklichen Inhaltsstoff: Alkohol. (*Klosterfrau Melissengeist*, *Buerlecithin*, *Aktivanad*, *Bilatin*, *Biovital*, *Indovert*, *Kumsan Ginseng*, *Leaton*, *Somara*, *Tai Ginseng*, *Voltax*). Bei den meisten Mitteln macht er bis zu 20 Prozent aus, im Klosterfrau Melissengeist sind es sogar 79 Prozent.

In einigen dieser Mittel ist Lezithin (z. B. in *Buerlecithin, Tai Ginseng, Vita Buerlecithin, Bilatin*) enthalten, dessen therapeutische Wirkung ebenfalls nie überzeugend nachgewiesen wurde. Möglicherweise kann es aber die Merk- und Konzentrationsfähigkeit positiv beeinflussen.
Auch Beimengungen von Eisen, Vitaminen und Mineralien sind nicht sinnvoll und daher abzulehnen. Wenn ein entsprechender Mangel besteht, muß er ärztlich festgestellt, gezielt und hochdosiert behandelt werden.

Frischzellen

Sie versprechen, altersschwache Organe zu regenerieren und zu beleben. Ihre therapeutische Wirksamkeit konnte bisher nicht ausreichend nachgewiesen werden. Forscher warnen vor allergischen Reaktionen, die das fremde Eiweiß im Körper auslösen kann (→ Frischzellentherapie, Seite 795).

Mittel gegen »Verkalkung«

Sie sind besonders umstritten. Oft ist die Hirndurchblutung im Alter tatsächlich schlechter als mit jüngeren Jahren. Das ist aber die Folge krankhafter Veränderungen der Hirngefäße oder des Kreislaufs.
Mittel, die die Hirndurchblutung fördern sollen, wären daher wertlos, weil die Grunderkrankung behandelt werden müßte und nicht das Symptom.
Außerdem haben sich viele Mittel gegen »Verkalkung«, die gefäßerweiternd wirken, am Hirnkreislauf als unwirksam oder sogar als durchblutungssenkend erwiesen und erreichen damit das Gegenteil dessen, was von ihnen erwartet wird.

Gegen Alter ist kein Kraut gewachsen

Auch die Wirksamkeit von Knoblauch, Weißdorn, Rosmarin und Mistel ist wissenschaftlich nach wie vor umstritten. Mit einem Teil dieser Heilpflanzen wurden allerdings zu allen Zeiten und in allen Ländern Altersbeschwerden bekämpft.

- Knoblauch hilft am besten, wenn er frisch gegessen wird. Es gibt Hinweise dafür, daß Knoblauch den Cholesterinspiegel senken kann und blutverdünnend wirkt - allerdings nur bei der Einnahme von Mengen bis zu 50 Gramm am Tag. Die üblichen Handelspräparate enthalten viel weniger Knoblauch und sind weitaus teurer als die Knolle vom Markt
- Weißdorn soll die nachlassende Herzleistung verbessern. In vielen Mischpräparaten ist aber die Konzentration des Weißdornextrakts zu gering. Wenn überhaupt, sollten Mittel angewandt werden, die ausschließlich Weißdorn enthalten
- Rosmarin fördert als Badezusatz die Durchblutung. Eingenommen regt er die Verdauung an. Vorsicht bei Rosmarinöl: Zu große Mengen können zu heftigen Magen-Darm-Beschwerden führen
- Mistel wird in der Volksmedizin gegen zu hohen Blutdruck verwendet. Ihre Wirkung in Tabletten- oder Tropfenform ist wissenschaftlich nicht nachgewiesen

Zum Weiterlesen
Renate Daimler, Gerd Glaeske:
Altern ist keine Krankheit
Ein Ratgeber für die zweite Lebenshälfte
Köln, 1992.

KRANKENPFLEGE

Wenn die Umstände es erlauben, sollten pflegebedürftige, ältere oder kranke Menschen zu Hause betreut werden. Die vertraute Umgebung und der ständige Kontakt mit nahen Angehörigen vermitteln dem Kranken ein Gefühl von Geborgenheit, das für die Genesung oder Linderung des Leidens außerordentlich wichtig ist. Häufig entstehen allerdings durch eine lange Zeit der Betreuung kranker Menschen bei den Angehörigen Probleme und Aggressionen, die nicht unterschätzt werden dürfen. Und sie können Beziehungen, die schon vorher belastet waren, manchmal überfordern. Die häusliche Pflege von alten Menschen wird in erster Linie von Frauen geleistet. Das liegt zum einen daran, daß die Ehemänner oft älter sind als ihre Partnerinnen, also im Verhältnis zu ihnen oft eher bettlägrig werden. Zum anderen liegt es an der generell höheren Lebenserwartung von Frauen und dem in der Gesellschaft immer noch bestehenden Bild, daß Hege und Pflege »Frauensache« sei. Die pflegerischen Grundkenntnisse - Fiebermessen, Bettenmachen, Körperpflege, Vorsorge gegen Wundliegen - sind jedoch von jedem Menschen leicht erlernbar. Viele Frauen bezahlen ihre Fürsorglichkeit mit dem Verzicht auf Beruf, Einkommen und Rente. Nur wenn genügend öffentliche Hilfen (ambulante und soziale Dienste) diejenigen unterstützen, die einen Kranken zu Hause pflegen, wird häusliche Pflege zu einer für beide Seiten menschlich befriedigenden Tätigkeit. Der Trend zur Privatisierung der Pflege ist eine kurzsichtige Politik: Die körperliche und seelische Überbelastung, bei der die Pflegenden selbst zu Pflegefällen werden können, verringert langfristig die Bereitschaft, einen solchen Dienst am Menschen zu leisten.

Krankenzimmer – Pflegezimmer

Wenn Sie einen kranken älteren Menschen zu Hause pflegen, bedeutet das eine Umstellung Ihres gewohnten Tagesablaufs. Stellen Sie sich bewußt auf diese Veränderung ein. Achten Sie darauf, daß sich die Ihnen anvertraute Person in ihrem Zimmer wohl fühlt. Wichtig sind:

- Ein eigener Raum, der es ermöglicht, am familiären Geschehen teilzunehmen, aber doch Ruhe und Rückzug bietet
- Vertraute Möbelstücke, liebgewonnene Gegenstände, Bücher, Bilder
- Viel Sonnenlicht und eine gute Beleuchtung des Raums; bei Bedarf Möglichkeiten, den Raum abzudunkeln
- Lärmschluckende, dickere Vorhänge. Teppiche sollten generell so verlegt werden, daß sie nicht zur Stolpergefahr werden
- Ideal ist die Nähe zu einem Bad und zur Toilette
- Gute Lüftungsmöglichkeit, aber kein Luftzug
- Grünpflanzen, Radio, Fernseher
- Möglichkeiten, die Temperatur zu variieren; für bettlägrige Kranke sind Zimmertemperaturen bis 18 Grad meist angenehmer; andererseits sind ältere Menschen öfter kälteempfindlich und brauchen zusätzliche Wärme

Sauberkeit

Schlechte hygienische Bedingungen begünstigen Infektionen und gefährden nicht nur die kranke Person, sondern auch Familienangehörige. Andererseits wirkt jedoch ein steriles Krankenhausklima eher entfremdend als vertrauenerweckend.

- Tragen Sie bei der Pflege leicht waschbare Kleidung, binden Sie langes Haar zusammen, und nehmen Sie Ihre eigene persönliche Hygiene ernst
- Das Krankenzimmer sollte - ebenso wie die gesamte Wohnung - saubergehalten und regelmäßig gereinigt werden
- Mülleimer oder Abfall täglich aus dem Krankenzimmer entfernen, und keine gebrauchte Wäsche liegenlassen
- Nachttopf, Urinflasche, Waschschüssel und die übrigen Toilettengegenstände nach jedem Gebrauch gründlich reinigen

Krankenbett

Benötigen Sie ein spezielles Krankenbett auf Rollen, fragen Sie den Arzt oder Ihre Krankenkasse nach Ausleih- oder Finanzierungsmöglichkeiten.

- Eine verstellbare Rückenstütze ermöglicht das aufrechte Sitzen im Bett, ein verstellbares Fußteil das Hochlagern der Füße
- Das Bett sollte pflegeleicht (abwaschbar) sein
- Die Liegefläche sollte sich 40 bis 45 Zentimeter über dem Fußboden befinden, damit Aufstehen und Hinsetzen leichter fallen. Im Interesse der Pflegeperson empfiehlt es sich bei längerer Bettlägrigkeit, das Bett auf 60 bis 80 Zentimeter anzuheben (z. B. durch Klötze)
- Es erleichtert die Pflege und das Umbetten, wenn das Bett an zwei Seiten zugänglich ist (rund 60 Zentimeter an beiden Seiten). Am Fußende sollte mindestens ein Platz von 90 Zentimeter verbleiben
- Beim Liegen sollte der Blick auf die Zimmertür und das Fenster möglich sein
- Eine ausreichend große Ablage für Radio, Lesestoff, Trinkglas oder Medikamente muß vom Bett aus leicht erreichbar sein
- Eine elektrische Klingel oder eine Glocke (Schelle) sollte in Reichweite sein
- Eine gute Leselampe über dem Kopfende oder am Schwenkarm vermeidet Schatten auf der Lektüre
- Bei länger dauernder Krankheit empfiehlt sich ein Bett-Tisch mit seitlichem Fuß, dessen Platte sich zum Essen, Lesen und Schreiben über das Bett schieben läßt

Körperpflege von Kranken

Soweit es der Zustand des Kranken erlaubt, sollte er täglich von Kopf bis Fuß gewaschen und die Leibwäsche gewechselt werden.

Wenn der Kranke aufstehen und sich selbst waschen kann, lassen Sie sicherheitshalber die Badezimmertür unverschlossen oder offen.

Krankenkost

Kranke oder ältere Menschen sind häufig appetitlos. Zwingen Sie Kranke nie zum Essen. Appetitlosigkeit ist auch ein Schutz des Körpers vor Überlastungen, denn Verdauung ist kräfteraubend. Wenn sich der Kranke besser fühlt, verlangt er von allein zu essen. Viel wichtiger ist Flüssigkeit. Auch ohne Durst sollte viel getrunken werden: Tees, Mineralwasser, Fruchtsäfte. Bereiten Sie leichtverdauliche, schmackhafte Speisen zu. Kochen Sie für den Bettlägrigen das, was Lust auf Essen macht und auch von Ihrer Familie gerne gegessen wird.

Ausnahme: Von ärztlicher Seite wurde eine spezielle Diät empfohlen. Darf der Kranke aufstehen, sollte er unbedingt an den Mahlzeiten der Familie teilnehmen. Kann er aber nicht aufstehen, so leisten Sie ihm beim Essen Ge-

Wechseln des Bettuchs bei einem Bettlägerigen

1. Das alte Leintuch an allen vier Seiten lösen und den Kranken zunächst auf die Seite legen.
2. Fassen Sie Schulter und Hüfte des Kranken, und rollen Sie ihn zu sich an den Bettrand. Das untere Bein nach hinten legen, das obere Bein angewinkelt nach vorne ziehen. Das alte Leintuch bis zum Rücken des Kranken einrollen. Das frische Tuch der Länge nach in der Mitte falten und es mit der Bruchkante nach innen auf die freie Matratzenseite legen.
3. Die oben liegende Hälfte zur Mitte hin abrollen, die andere Hälfte spannen und unter die Matratze stecken. Den Kranken zunächst wieder auf den Rücken legen, und dann an Schulter und Hüfte auf die andere Seite des Bettes rollen.
4. Jetzt können Sie das gebrauchte Leintuch entfernen, das frische ausrollen, spannen und unter der Matratze festmachen.

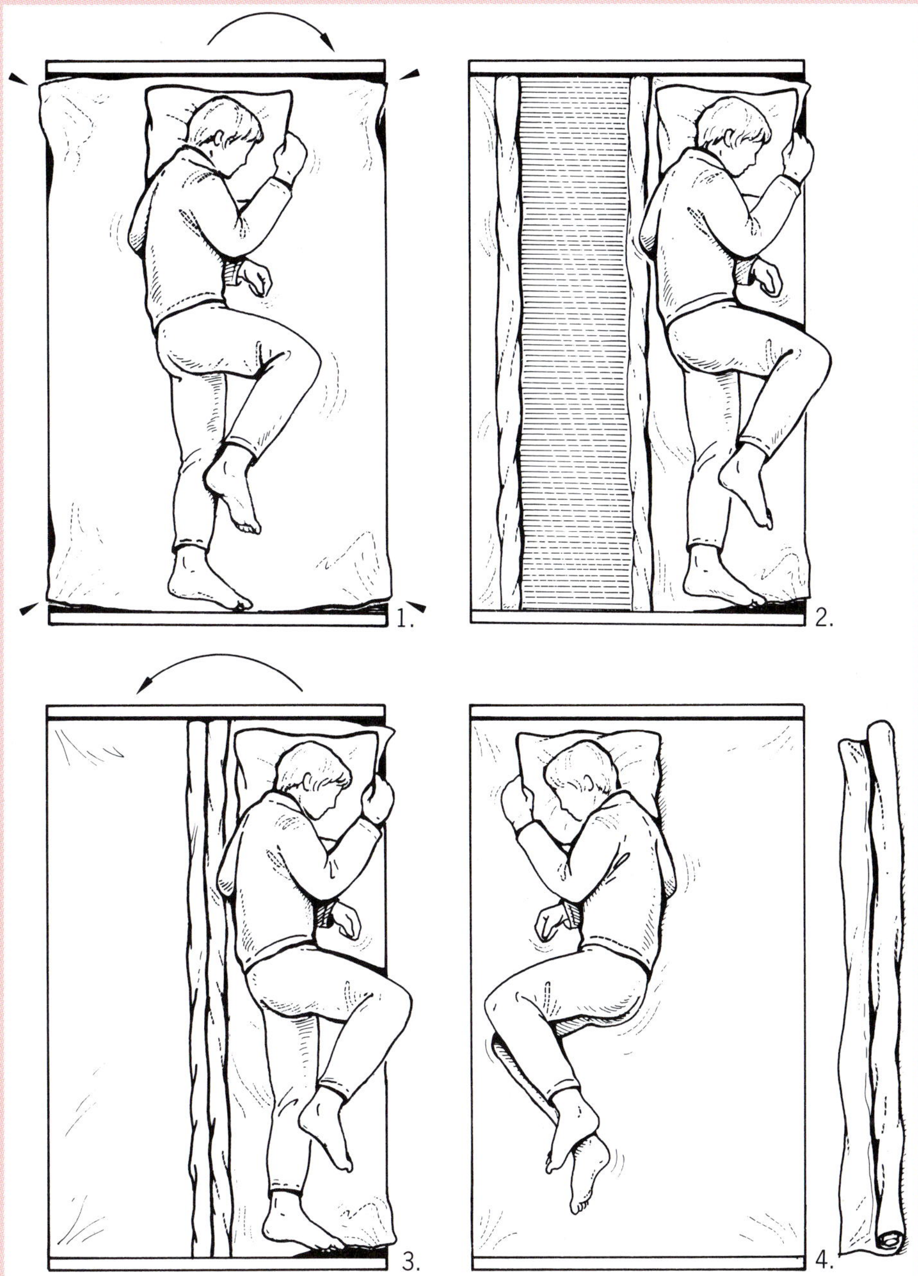

sellschaft, gegebenenfalls, um beim Essen und Trinken zu helfen. Kann der Patient nicht aufsitzen, erleichtert ein biegsamer Trinkhalm das Trinken.
Lüften Sie vor und nach dem Essen das Krankenzimmer.

Puls- und Fieberkontrolle

Fiebermessen und Pulszählen geschieht morgens nach dem Wecken und abends vor dem Abendessen. Messen Sie den Puls nur in Ruhelage, da schon die geringste Anstrengung die Pulsfrequenz beschleunigen kann. Es genügt, wenn Sie einen beschleunigten Puls - ab 80 Schläge in der Minute - oder einen verlangsamten Puls - unter etwa 66 Schlägen - feststellen und gegebenenfalls den Arzt verständigen.

Betten eines Kranken

Richten Sie das Bett mindestens zweimal am Tag - morgens und abends - im Anschluß an das Waschen und Wechseln der Leibwäsche. Schütteln Sie Kopfkissen, Bettdecke und Leintuch auf, und erneuern Sie gegebenenfalls die Auflagen. Achten Sie beim Wechseln des Leintuchs darauf, daß der Kranke an der offenen Seite nicht aus dem Bett fällt: Stellen Sie eine unverrückbare Stütze (z. B. einen schweren Stuhl) an die »ungeschützte« Seite oder arbeiten Sie zu zweit.

Lagerung von Kranken

Falsche Lagerung und Feuchtigkeit im Bett (Urin, Schweiß) führen bei längerer Bettlägerigkeit zu Druckgeschwüren. Es können schlecht heilende offene Wunden entstehen (➔ Wundliegen, Seite 342). Der Arzt informiert Sie über Hilfsmittel zur richtigen Lagerung, die von der Krankenkasse erstattet werden.

Vorbeugende Maßnahmen

- Lassen Sie die kranke Person nie zu lange in derselben Stellung liegen. Wechseln Sie die Lage etwa alle zwei Stunden (linke Seite, rechte Seite, Rücken)
- Das Leintuch muß straff sein, und der Kranke darf nicht auf Knöpfen, Nähten oder Krümeln liegen
- Mit Kissen oder Rollen können druckempfindliche Stellen entlastet oder abgestützt werden; besonders gefährdet sind die Fersen, das Steißbein und die Schulterblätter
- Spezielle »Aufbauten« im Bett verhindern, daß sich ein Spitzfuß bildet (➔ Spitzfuß, Seite 506)
- Sorgfältige Hautpflege: tägliches Waschen und sorgfältiges Abtrocknen, Wechseln durchnäßter Wäsche, Pflege der Nägel, der Haut und Schutz vor Austrocknung durch Hautlotionen
- Förderung der Durchblutung durch: Abreiben mit kaltem Wasser und anschließendem Frottieren; Einreiben mit Franzbranntwein
- Auch bettlägrige Personen sollten sich auf jeden Fall bewegen: Wenn sie nicht aufstehen können, sollten sie zumindest mehrmals täglich aufgesetzt werden

WOHNEN IM ALTER

Zu Hause

Bequemlichkeit und Komfort in der Wohnung wären gerade im Alter besonders wichtig. Die Realität aber sieht anders aus:
Von den 2,4 Millionen Wohnungen ohne sanitäre Einrichtungen werden in der BRD eine Million von alten Menschen bewohnt. Die sanierungsbedürftige Altbauwohnung ist meistens wesentlich billiger als der komfortable Neubau. Die altersgerechte Wohnung bleibt daher für viele Menschen Utopie.
Trotzdem ziehen es die meisten alten Menschen vor, so lange wie möglich in ihrer Wohnung zu bleiben. Sie möchten den Platz, an dem sie so viele Jahre gelebt haben, nicht gegen eine neue Wohnung tauschen müssen - und sei sie noch so schön und praktisch.
Bei der Planung der altersgerechten Wohnung werden Sie daher selbst dann, wenn die finanziellen Mittel vorhanden sind, häufig Kompromisse eingehen müssen, wenn Sie in Ihrer gewohnten Umgebung bleiben wollen.

Die ideale altersgerechte Wohnung

Sie sollte
- gut mit öffentlichen Verkehrsmitteln erreichbar sein
- Einkaufsmöglichkeiten und Dienstleistungsbetriebe in der Nähe haben
- nicht zu weit von einer Arztpraxis entfernt liegen
- Unterhaltungsmöglichkeiten (Kino, Theater usw.) in zu Fuß erreichbarer Nähe haben
- einen Lift im Haus haben oder ebenerdig sein
- einen Park in der Nähe haben, wenn sie keinen Garten oder Balkon hat
- nicht zu groß sein

Einrichtung

- Die Wohnung sollte einfach zu beheizen sein. Kohleöfen oder ähnliche Heizungen können zum Problem werden

- Die Küche sollte praktisch eingerichtet sein: Kühlschrank und Backrohr mindestens in Hüfthöhe; elektrische Geräte, z. B. Kochplatten, die sich nach einer bestimmten Zeit selbst abschalten, erhöhen die Sicherheit; der Gasherd muß unbedingt ein Sicherheitsventil haben
- Das Bad sollte eine Dusche haben, weil das Einsteigen in die Wanne häufig schwierig wird; rutschfester Boden und Haltegriffe in Dusche und in Toilette
- Altersgerechte Wohnzimmermöbel: keine zu niedrigen und zu weichen Sofas und Stühle - das Aufstehen wird immer beschwerlicher
- Pflegeleichte und nicht gewachste Fußböden (Rutschgefahr). Teppiche so legen oder verlegen, daß Sie nicht darüber stolpern oder mit ihnen wegrutschen können
- Für das Schlafzimmer sollte der kühlste und ruhigste Raum gewählt werden. Das Bett soll nicht zu niedrig sein, die Bettzeuglade muß leicht zu öffnen sein
- Elektrische Leitungen in alten Wohnungen auf ihre Sicherheit überprüfen lassen. Genügend Lichtschalter, die leuchten, erleichtern in der Nacht die Orientierung
- Alte Menschen brauchen mehr Licht als junge. Sparen Sie in der Wohnung nicht an ein paar Watt, und veranlassen Sie den Vermieter, für genügend Licht im Hauseingang und im Treppenhaus zu sorgen
- Das Telefon sollte keine zu lange Schnur haben (Stolpergefahr), besser ist ein zweiter Apparat im Schlafzimmer
- Ideal ist ein Notfalltelefon, das mit einem sozialen Dienst verbunden ist. Erkundigen Sie sich bei der Post
- Eine Wohnung, die neu geplant wird, sollte nie ohne die zukünftigen Bewohner gestaltet werden. Jeder alte Mensch entwickelt Gewohnheiten. Wege, die er jahrzehntelang gemacht hat und die plötzlich geändert werden, können die Unfallgefahr erhöhen

Öffentliche Hilfe

Auch wenn Sie nicht alle Arbeiten im Haus alleine verrichten können oder vorübergehend krank sind, müssen Sie nicht gleich ins Heim. Nützen Sie das Angebot der ambulanten sozialen Dienste. Viele alte Menschen wissen zu wenig darüber, wie gering die Kosten sind und welche davon überdies die Krankenkasse oder das Sozialamt übernehmen. Sie können folgende Dienste in Anspruch nehmen:

- Mahlzeitdienste wie »Essen auf Rädern«
- Mobile Reinigungsdienste
- Reparaturdienste
- Wäschedienste
- Fahr- und Begleitdienste
- Vorlese- und Schreibdienste
- Mobile Bücherdienste
- Mobile Krankendienste, Altenpflege und Therapie

Informieren Sie sich bei Ihrem Sozialamt, Abteilung Altenhilfe. Beziehen Sie außerdem die jeweils neuesten Broschüren der Bundes- und Landesstellen, die Sie über Angebote der öffentlichen Hand und über Ihre Rechte informieren. Neben den öffentlichen Stellen gibt es in fast allen Städten und Gemeinden Einrichtungen der Wohlfahrtsverbände, die ambulante soziale Dienste für Pflegebedürftige anbieten. Die Adressen stehen im Telefonbuch.

In der Wohngemeinschaft

Junge Leute haben Ende der sechziger Jahre begonnen, mit neuen Wohn- und Lebensformen zu experimentieren. Seither sind Wohngemeinschaften zu einem festen Bestandteil unserer Wohnkultur geworden. Sie bieten vor allem Menschen, die ohne feste Partner leben, das Gefühl von Geborgenheit, und sie regen den sozialen Austausch an. Beim Leben in einer größeren Gemeinschaft kann man neue Erfahrungen sammeln und neue Beziehungen knüpfen. Was sich bei Jüngeren so gut bewährt, kann auch alten Menschen Vorteile bringen.

Vorteile

- Sie leben selbständig und eigenverantwortlich
- Sie erleben die Gemeinschaft in einer kleinen Gruppe
- Sie sind in Ihrem Zimmer allein, wenn Sie es wollen
- Ein gemeinsamer Haushalt ist billiger als das Leben allein
- Sie suchen sich aus, mit wem Sie zusammenleben wollen
- Sie sind finanziell selbständig (in vielen Heimen wird das Geld von der Heimleitung verwaltet)

Zum Weiterlesen und Planen

Zu bestellen bei:

Der Bundesminister für Raumordnung, Bauwesen und Städtebau
Deichmanns Aue, 5300 Bonn-Bad Godesberg:
Wohnungen für ältere Menschen, Planung - Ausstattung - Hilfsmittel; Bonn 1988

Der Bundesminister für Jugend, Familie, Frauen und Gesundheit, Bonn 1988:
Der Rote Faden; Ein Ratgeber für ältere Menschen

Nachteile

- Sie müssen Rücksicht nehmen
- Das tägliche Zusammenleben bringt Konflikte. Alten Menschen fällt es oft schwer, ihre Lebensgewohnheiten an die anderer anzupassen
- Die Konflikte müssen ausgetragen werden. Sie können sich auf Dauer nicht aus dem Weg gehen, wie es in der Anonymität des Heimes möglich ist
- Der Pflege durch die anderen Mitbewohner können Grenzen gesetzt sein. Gut funktionierende ambulante Pflegedienste oder eine Verbindung zum öffentlichen Pflegeheim sind wichtig

Eine Wohngemeinschaft gründen

- Finden Sie Gleichgesinnte, eventuell über eine Annonce
- Klären Sie die verschiedenen Bedürfnisse und Vorstellungen in ausführlichen Gesprächen vorher ab
- Erkundigen Sie sich bei der Gemeinde, ob es geförderte Wohnungen oder Häuser gibt
- Wenn Sie die Wohnung nicht finanzieren können, beantragen Sie Wohngeld oder Sozialhilfe

Hilfe beim Planen einer Wohngemeinschaft
Neues Wohnen im Alter
Marienplatz 6; 5000 Köln 1
Tel. (02 21) 21 50 86/6

Im Heim

In der Bundesrepublik Deutschland leben nur etwa zehn Prozent der älteren Menschen in Heimen. In Österreich sind es noch weniger. Für gute Heime gibt es lange Wartezeiten, auch wenn der Weg dorthin selten freiwillig gewählt wird.
Bei der negativen Beurteilung von Altersheimen in der Öffentlichkeit wird oft übersehen, daß Heim nicht gleich Heim ist. Die Unterschiede zwischen einem Altenwohnheim (in Österreich Pensionistenheim), einem Altenheim und einem Pflegeheim sind groß, und auch innerhalb der jeweiligen Kategorien gibt es alle Varianten, vom unpersönlichen Massenbetrieb bis zum gemütlichen Familienbetrieb.
Außerdem gibt es Mischformen, so daß nur die eigene Beobachtung genauen Aufschluß geben kann, welche Art von Versorgung angeboten wird.
Bei einem Vergleich der verschiedenen Heimformen schneiden die Pflegeheime am schlechtesten ab. Nach der Devise »satt und sauber« werden die Menschen häufig ohne Rücksicht auf ihre seelischen Bedürfnisse, ohne Wahrung ihrer Würde und Individualität gepflegt.

Altenheim

Es nimmt Menschen auf, die nicht mehr allein leben können und Hilfe brauchen. Meistens dürfen eigene Möbel mitgebracht werden, die Versorgung erfolgt durch das Haus. Die Teilnahme an den Mahlzeiten ist fast immer Pflicht.
Während in der BRD und Österreich selbst moderne Altenheime aus Kostengründen immer noch für 250 bis 300 Personen gebaut werden, ist man in den Niederlanden und in der Schweiz längst dazu übergegangen, kleine Einheiten mit maximal 90 Bewohnern über alle Stadtbezirke verstreut zu errichten.

Altenwohnheim (Pensionistenheim)

Es ist für rüstige alte Menschen gedacht, die sich und ihre Wohnung noch völlig eigenständig versorgen können. Kleine Einheiten, in der Regel 25 bis 35 Quadratmeter groß, werden selbst möbliert und haben eine eigene Küche oder Kochnische und ein Bad. Der Vorteil des Wohnheims besteht darin, daß im Notfall Pflegepersonen zur Verfügung stehen und die hauseigene Küche genutzt werden kann. Meistens haben Altenwohnheime auch gute Freizeiteinrichtungen und ermöglichen sowohl Intimität als auch Kommunikation.
Allerdings entscheiden Organisation und Bauweise darüber, ob soziale Kontakte gefördert werden.

Wie finde ich ein gutes Altenheim?

Ideal ist, wenn Sie ein Heim in der näheren Umgebung Ihrer alten Wohnung finden. Die vertraute Nachbarschaft macht die Umstellung leichter. Schicken Sie einen Fragenkatalog an verschiedene Heime in der von Ihnen gewählten Gegend.
Eine Heimleitung, die unwirsch antwortet, sollte Sie mißtrauisch machen. Fragen Sie nach

- der umliegenden Infrastruktur (Geschäfte, Parks usw.)
- den Verkehrsverbindungen
- der Zahl der Bewohner, der Größe der Wohneinheiten, der Ausstattung der Zimmer
- der genauen Aufschlüsselung der Kosten (Mahlzeiten, Waschen der Wäsche, Zimmerreinigung)
- der ärztlichen Versorgung im Heim
- wie lange Sie bei längerer Bettlägrigkeit und bei Pflegebedarf im Heim bleiben können und welche Alternativen es gibt, falls keine eigene Pflegestation zur Verfügung steht

- der Organisation des Heimes (z. B. verpflichtende Teilnahme an Mahlzeiten, eigener Haustürschlüssel, reglementierte Besuchszeiten, Verfügung über Geld)
- den Gemeinschaftseinrichtungen (Sauna, Bücherei, Kaffeehaus) und dem Freizeitangebot

Schauen Sie sich die Heime an, die Ihnen interessant erscheinen, und unterhalten Sie sich mit möglichst vielen Bewohnerinnen und Bewohnern.

STERBEN

Die Menschen in den Industrieländern haben verlernt, mit Sterbenden zu leben. Sie schieben Sterbende in anonyme Institutionen ab, wo sie der schwersten Krise in ihrem Leben oft ohne menschlichen Beistand ausgeliefert sind. Aus Angst vor dem eigenen Tod versagen die Lebenden den Ablebenden den Trost eines würdevollen Sterbens. Statt über Hilfe beim Sterben wird über Hilfe zum Sterben nachgedacht.

Über 90 Prozent der Menschen wollen zu Hause sterben. Nur einem Zehntel wird dieser Wunsch erfüllt. Fast 90 Prozent sterben in Kliniken und Heimen.

Diese Diskrepanz hat zu einer Diskussion über das Recht der Menschen auf ein würdevolles Sterben geführt. Über tausend ehrenamtliche Hospizinitiativen leisten in der BRD ambulanten Sterbebeistand. Für die Freunde und Angehörigen der Sterbenden ist dieser Beistand auch eine Lebenshilfe: Wer mit Hilfe eines Hospizes einen nahestehenden Menschen in seinen letzten Tagen umsorgt hat, verliert oft die Angst vor dem eigenen Tod.

Die Ziele der Hospizbewegung, die in den deutschsprachigen Ländern erst im Aufbau begriffen ist, sind:

- Die psychische Unterstützung der Patienten sowie Angehörigen bei der Vorbereitung auf den Abschied
- Hilfe in Alltagsschwierigkeiten, z. B. Begleitung der Kranken bei Abwesenheit der Angehörigen und Beratung im Umgang mit Behörden und Krankenkassen
- die Kontrolle von Schmerzen und anderen Symptomen durch die Anwendung von geeigneten Medikamenten, die weder bewußtlos noch euphorisch machen
- die Begleitung der Angehörigen auch nach dem Tod des Patienten

Auskünfte

BRD:	Deutsche Hospizhilfe 2110 Buchholz/Nordheide Tel.: (0 41 81) 3 94 95 (Mo-Do 8-12 Uhr) Informationsbroschüre DM 10,-
Österreich:	Hospiz-Team, Caritas Socialis Pramergasse 9; 1090 Wien Tel.: (02 22) 34 65 43/60

Sterben dürfen

Die technischen Möglichkeiten der Apparatemedizin können das Leben von todkranken Menschen oft erheblich verlängern. Die Hospizbewegung setzt sich bei unheilbar Kranken und Sterbenden für eine »passive« Therapie ein, die nicht mehr »aktiv« behandelt, sondern »nur« den Schmerz lindert und somit den Menschen ermöglicht, friedlich und in Würde zu sterben. Dies entspricht den Wünschen der meisten Menschen.

Wenn Sie in Ihren letzten Stunden nicht an lebensverlängernde Apparate angeschlossen werden wollen, können Sie eine Patienten-Verfügung treffen.

Sie erklären, daß Sie im Falle eines unheilbaren Leidens nicht mit künstlichen Mitteln am Leben erhalten werden wollen und jene Menge Medikamente bekommen möchten, die erforderlich ist, um Sie von Schmerz und großer Belastung zu befreien, »auch wenn dadurch der Augenblick des Todes früher herbeigeführt wird«. Diese Erklärung gilt als letztwillige Verfügung.

Auskunft

OMEGA - mit dem Sterben leben
Kasseler Schlagd 19; 3510 Hannoversch-Münden 1
Tel.: (0 55 41) 7 11 30 und 53 56

IM MEDIZINBETRIEB

Sie vertrauen Ihrem Arzt viel an - Ihre Gesundheit, Ihren Körper, Ihr Äußeres und Inneres. Trotzdem widmen viele Menschen der Wahl ihres Autos mehr Zeit als der ihres Arztes. Damit Sie nicht als »Fall« behandelt werden, brauchen Sie einen Mediziner, der sich Zeit für Sie nimmt, bereit ist, sich mit Ihren Lebens-, Familien- und Arbeitsumständen vertraut zu machen, und an den Sie sich immer als ersten wenden können. Behandeln Sie Ihren Körper nicht als Apparat, den man bei Versagen zu diversen Spezialisten trägt.

Im Krankenhaus laufen wir Gefahr, mit den Kleidern auch die Verantwortung für uns selbst abzugeben. Wir überantworten uns mit Hoffnung auf Gesundheit einem System. Doch wir sind schon als Gesunde wenig gewöhnt, Autorität in Frage zu stellen, und haben als Kranke noch mehr Probleme, unsere Rechte zu wahren. Das Gefühl, ausgeliefert zu sein, bestimmt dann auch unser Verhalten. Das ist Grund genug, sich vorher und nicht erst in der Situation als Patient mit seinen Rechten zu beschäftigen.

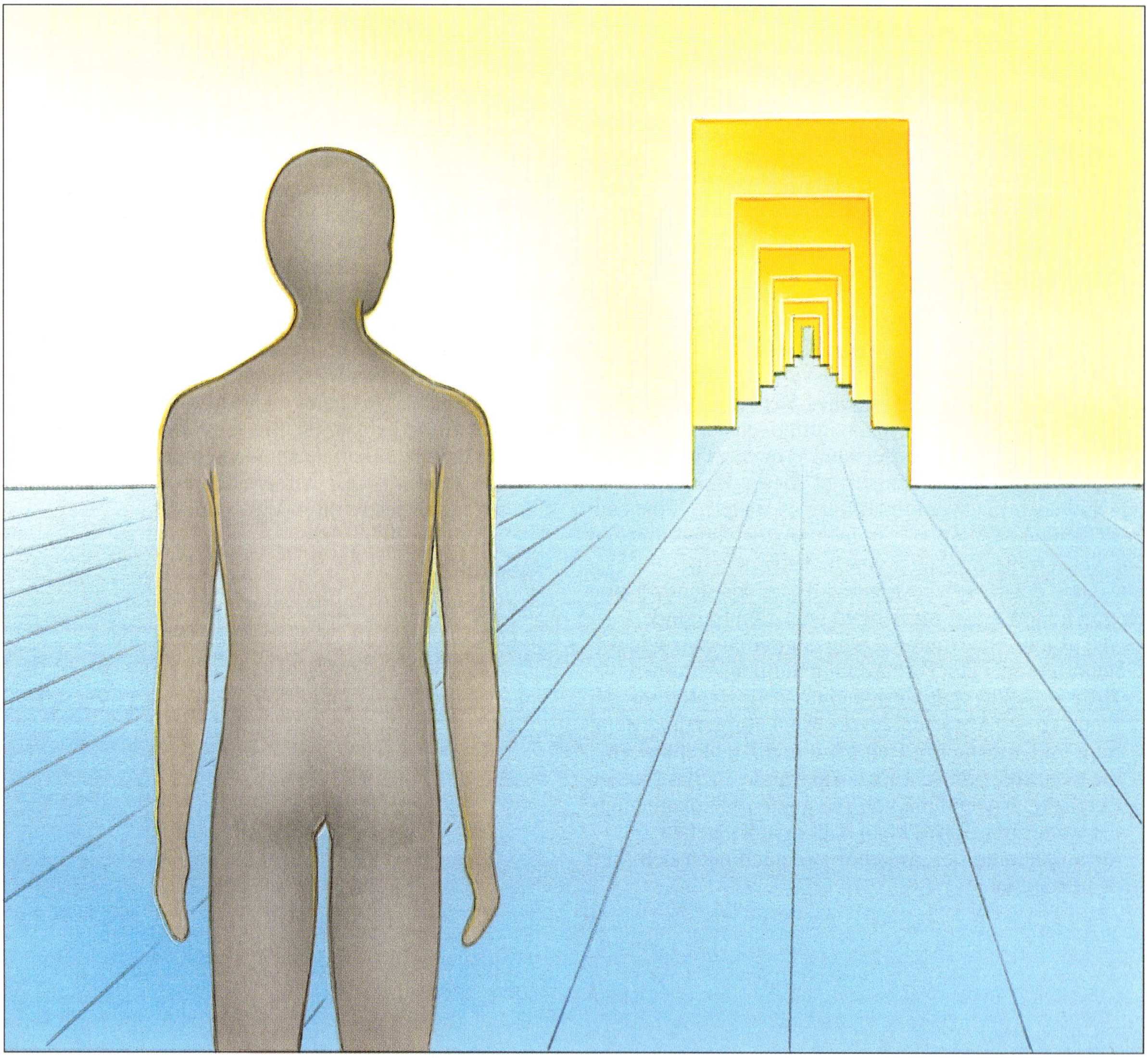

BEIM ARZT

Wählen Sie Ihren Arzt

Suchen Sie sich Ihren Doktor aus, solange Sie gesund sind. Sie haben dann mehr Energie, das Für und Wider abzuwägen. Auch Ihr Urteilsvermögen und die Bereitschaft, notfalls zu einem anderen Arzt zu wechseln, sind dann größer. Damit Sie zu Ihrem Arzt Vertrauen entwickeln können, sollten Sie einige Grundvoraussetzungen an sich selbst überprüfen:
- Bevorzuge ich bestimmte Therapierichtungen, die nicht jeder Arzt praktiziert, z. B. anthroposophische Medizin, Homöopathie, Akupunktur?
- Welches Gefühl überwiegt bei einem jungen Arzt: Der kann bestimmt noch nicht »alles« oder: Der ist sicher auf dem neuesten Stand des Wissens?
- Welches Gefühl überwiegt bei einem älteren Arzt: Ich vertraue seiner langjährigen Erfahrung oder: Er hat wahrscheinlich den Anschluß an neue medizinische Entwickungen verloren?
- Mit wem kann ich Problematisches oder Intimes besser besprechen: Mit einem Mann oder mit einer Frau?
- Vermittelt mir eine Praxiseinrichtung mit viel Technik Sicherheit oder ängstigt sie mich?
- Brauche ich eine eher familiäre Atmosphäre, um mich entspannt zu fühlen?

Meistens wird nicht eine Eigenschaft alles bestimmen, aber Sie sollten sich schon darüber im klaren sein, was Sie als Vertrauensbasis brauchen.

Äußere Bedingungen

Die Art, wie eine Arztpraxis organisiert ist und wie sie funktioniert, kann wichtige Entscheidungshilfen geben.
- Gibt es in der Nähe öffentliche Verkehrsmittel, gibt es Parkplätze?
- Können Sie die Praxis auch dann ohne Probleme erreichen, wenn Sie nicht (mehr) gut laufen können?
- Gibt es Sprechzeiten, die Sie ohne aufwendige Organisation wahrnehmen können, zum Beispiel Abend-, Spät- oder Samstagsprechstunden?
- Funktioniert die Praxis mit Terminvergabe oder nach dem Prinzip: Wer zuerst kommt, mahlt zuerst?
- Bekommt man schnell einen Termin und wird der eingehalten, oder gibt es eine lange Warteliste? Lange Vorbestellzeiten sind nicht unbedingt das Zeichen eines besonders fähigen Arztes, sondern können auch eine schlechte Praxisorganisation bedeuten
- Wie stehen Sie zu mehreren Sprechzimmern? Fühlen Sie sich dadurch gedrängt, möglichst schnell »fertig« zu werden, oder genießen Sie es im Gegenteil, sich zum Beispiel beim Aus- und Anziehen Zeit nehmen zu können, ohne daß der Praxisablauf stockt?
- Ist das Telefon ständig besetzt?
- Macht der Arzt notfalls Hausbesuche?
- Arbeitet der Arzt mit einer Klinik zusammen?
- Arbeitet der Arzt mit einer Gemeindeschwester oder sonstigen Helfern zusammen, die Hauskrankenpflege durchführen?
- Bietet die Praxis spezielle Dienste an, zum Beispiel eine Diätberatung für Diabetiker oder solche, die cholesterinarm leben sollen? Auch Streßbewältigungsprogramme gehören in diesen Beratungsbereich

Antworten auf diese Fragen können Sie bereits bekommen, bevor Sie mit dem Arzt selbst Kontakt hatten. Sie können dazu Freunde, Nachbarn, Verwandte und Kollegen fragen, denen Sie vertrauen.
Bedenken Sie bei Ihren Erkundigungen aber auch, daß es - besonders in den Großstädten - inzwischen so viele Arztpraxen gibt, daß sie miteinander konkurrieren. Unternehmensberatungen haben das erkannt und bieten Trainingsprogramme für ärztliches Personal und Hilfe bei der Praxisorganisation an. Das kann Ihnen zugute kommen. Es kann aber auch in »Bauernfängerei« ausarten, wenn eine Praxis zum Beispiel gut klingende Beratungsdienste anbietet, die von unqualifiziertem Personal durchgeführt werden. Um nicht dem schönen Schein zu erliegen, sollten Sie sich bei allem immer wieder die Kontrollfragen stellen: Brauche ich das wirklich? Hat mir das wirklich geholfen? Fühle ich mich dabei wirklich wohl?

Wie geht es in der Praxis zu?

Auch die Praxisorganisation kann vielerlei Anlaß bieten, sich zu freuen oder zu ärgern. Je nachdem, was Ihnen wichtig ist, achten Sie auf folgendes:
- Wie der Chef mit seinem Personal umgeht und wie die Mitarbeiter zu ihrem Chef stehen, ist ein guter Indikator für das, was Sie dort erwartet
- Namensschilder erleichtern es, persönlichen Kontakt zu den Mitarbeitern aufzunehmen
- Sagt jemand im Wartezimmer Bescheid, wenn der Arzt unerwartet abgerufen wird, oder warten Sie, ohne zu wissen worauf und wie lange?
- Illustrierte sind nicht die einzig mögliche Lektüre im Wartezimmer. Eine kleine Fachbibliothek aus Patienten-Ratgebern zeigt, daß der Arzt keine Angst vor gut informierten Besuchern hat

- Datenschutz gilt auch in der Arztpraxis. Liegen Karteikarten offen herum? Werden Sie vor aller Ohren nach Ihren persönlichen Daten gefragt? Ruft man Ihnen Untersuchungsergebnisse oder ähnliches so zu, daß jeder zuhören kann?
- Geschriebenes zum Nach-Hause-Tragen kann sehr hilfreich sein: Mit Informationsschriften können Sie sich auf bevorstehende Untersuchungen vorbereiten. Bei schriftlich fixierten Terminen gibt es keine Meinungsverschiedenheiten
- Wie ernst können Sie Ratschläge zur gesunden Lebensführung nehmen, wenn in der Praxis geraucht wird?
- Bietet man Ihnen Hilfe beim Aus- und Anziehen an, wenn Sie sichtlich behindert sind?

Vor dem Arztbesuch

Bevor Sie den Arzt aufsuchen, ist es nötig, sich klarzumachen, was Sie von ihm wollen: Hilfe für den Augenblick? Grundlegende Besserung oder Heilung? Es ist wenig sinnvoll, sich vom Arzt für eine Krankheit Mittel zur schnellen Hilfe verordnen zu lassen, wenn Sie sich fürchten, diese anzuwenden.

Wenn Sie eine ursächliche Behandlung wünschen, müssen Sie eventuell bereit sein, sich auf aufwendigere Verfahren oder die Umstellung Ihrer Lebensgewohnheiten einzulassen.

Vorbereitung zu Hause

Um dem Arzt die Arbeit zu erleichtern, sollten Sie sich auf den Besuch bei ihm vorbereiten.

Scheuen Sie sich nicht, einen »Spickzettel« aus der Tasche zu ziehen, auf dem Sie sich zu Hause in Ruhe das Wichtigste notiert haben.

- Machen Sie eine Liste Ihrer Beschwerden. Wo tut es genau weh? Wann? Seit wann? Bei welchen Begleitumständen? Notieren Sie auch das, was schon länger zurückliegt, und Beschwerden, die Ihnen banal erscheinen
- Was haben Sie bisher gegen die Beschwerden getan?
- Schreiben Sie die Namen der Medikamente auf, die Sie einnehmen. Dazu gehören zum Beispiel auch Schmerzmittel, Vitaminpräparate oder Stärkungsmittel, die Sie in der Apotheke oder anderswo ohne Rezept gekauft haben

Kleine Vorbereitungen zu Hause können nützlich sein:

- Messen Sie zu Hause Fieber, und notieren Sie sich die Temperatur
- Legen Sie sich eine Mappe an, in der Sie alles Wissenswerte über eigene Impfungen, Erkrankungen, Untersuchungen, Operationen usw. griffbereit aufbewahren
- Nehmen Sie Ihren Impf-, Allergie-, Krankheits- oder Behandlungspaß mit, soweit Sie solche Unterlagen haben
- Wenn der Arzt Ihnen aufgetragen hat, zu Hause selbst Kontrolluntersuchungen - wie Harntests oder Fiebermessen - durchzuführen: Notieren Sie die Ergebnisse
- Wechseln die Krankheitszeichen mit der Tageszeit und in der Stärke, sollten Sie dann zum Arzt gehen, wenn die Beschwerden Sie besonders bedrängen

Im Kontakt mit dem Arzt

Grundsätzlich bestimmt jeder Mensch über seine Gesundheit selbst. Ob Behandlung oder nicht und wenn ja, welche, entscheidet jeder Erwachsene eigenständig. Sogar Entscheidungen, die anderen falsch erscheinen, stehen jedem frei. Der Arzt ist verpflichtet, Ihnen alle Informationen zu geben, die Sie brauchen, um sich entscheiden zu können. Das bedeutet normalerweise Aufklärung über Folgen und Risiken dessen, was er mit Ihnen zu tun beabsichtigt; bei einer Behandlung bedeutet es zusätzlich Information über die Heilungschancen und mögliche Nebenfolgen der geplanten Behandlung. Auch über Behandlungsalternativen muß er Sie informieren. Fehlt diese Aufklärung oder ist sie eindeutig mangelhaft, sollten Sie einen anderen Arzt aufsuchen.

Ob Ihnen die ärztlichen Hinweise ausreichen und ob Sie sie richtig verstanden haben, müssen Sie selbst beurteilen. Nur wenig Ärzte nehmen sich aus eigenem Antrieb die Zeit für ein ausführliches, ungestörtes Gespräch mit ihren Patienten. Es liegt an Ihnen, vom Arzt das einzufordern, was Sie brauchen. Bedenken Sie: Wenn Sie freiwillig auf die Zeiteinteilung des Arztes und die Bedürfnisse anderer Patienten Rücksicht nehmen, kann das zu Lasten Ihrer Gesundheit gehen.

Verständigungsprobleme

Eigentlich sollte jeder mit dem Arzt offen reden können. Doch was schon unter Freunden nur wenigen gelingt, wird ungleich schwieriger beim Arzt, dem viele unbewußt immer noch übermenschliche Fähigkeiten zutrauen. Wenn Sie sich nach einem Arztbesuch darüber ärgern, vieles nicht verstanden, vieles nicht gefragt zu haben, dann wird es Zeit, sich klarzumachen, welche Angst Sie so behindert.

Mögliche Ängste beim Arztbesuch

- Wenn er mir Fachausdrücke erklären muß, könnte er denken, ich sei dumm
- Wenn ich ihn frage, wie er zu der Diagnose gekommen sei, könnte er denken, ich mißtraue ihm
- Wenn ich ihm sage, daß mir seine Untersuchung weh tut, könnte er denken, ich kritisiere ihn, und das verärgert ihn
- Wenn ich ihm von meinen Problemen mit Alkohol erzähle oder davon, daß ich mich zu gleichgeschlechtlichen Menschen hingezogen fühle, wird er mich verachten und vielleicht sogar die Behandlung ablehnen
- Mein Problem ist sicher nicht so groß wie das der anderen. Ich muß mich also beeilen, um dem Arzt nicht die Zeit zu stehlen, die er für die anderen braucht

Versuchen Sie, in kleinen Schritten solche Hemmnisse abzubauen. Bei einem guten Arzt haben Sie keinen Grund zu solchen Befürchtungen.

Schlimm ist auch, daß viele Ärzte immer noch ohne das Wissen arbeiten, daß die Lebens- und Arbeitsumstände einen wesentlichen Anteil am Kranksein haben können. Doch auch ein Arzt kann keine Gedanken lesen. Was Ihnen Kopfzerbrechen und Herzeleid bereitet, müssen Sie ihm schon selbst mitteilen. Nur dann kann er es in Diagnose und Therapie mit einbeziehen. Ein guter Arzt hat weniger ein Sprech- als vielmehr ein Zuhörzimmer.

Sie haben ein Recht darauf, daß der Arzt mit Ihnen in einer Sprache redet, die Sie auch verstehen können. Es ist auch in seinem Interesse, daß Sie sofort nachfragen, wenn Sie etwas nicht verstanden haben. Schließlich können Sie nur die Anweisungen befolgen, die Sie auch begriffen haben. Ein Trick kann dabei hilfreich sein: Schreiben Sie sich das Gehörte noch im Wartezimmer auf. Wenn Sie dabei bemerken, daß etwas unklar geblieben ist, können Sie gleich nachfragen.

Zur Untersuchung

Der Arzt muß sich ein Bild von Ihnen in gesundem und in krankem Zustand machen können. Dazu dienen zum einen die Angaben, die Sie bereits zu Hause zusammengetragen haben (➔ Vorbereitung zu Hause, Seite 716). Dazu gehört aber auch folgendes:

- Teilen Sie dem Arzt unbedingt mit, wenn Sie schon von jemand anderem behandelt wurden - auch wenn es ein Heilpraktiker gewesen ist
- Jeder erste Kontakt mit einem fremden Arzt sollte mit einer körperlichen Untersuchung von Kopf bis Fuß beginnen. Leider meiden heute viele Ärzte, was früher selbstverständlich war: den Patienten anzufassen. Doch einige »alte« Untersuchungsmethoden sind unverändert sinnvoll: Abhören von Brust und Rücken, Puls fühlen, in den Rachen schauen

Zur Diagnose

Sie können von Ihrem Arzt erwarten, daß er Ihnen das Untersuchungsergebnis persönlich in einem ruhigen Gespräch mitteilt. Dabei sollte besprochen werden:

- Welchen Namen hat die Krankheit (deutsch und lateinisch)?
- Ist er sich seiner Einschätzung ganz sicher, oder hat er Zweifel? Wie ist er zu dieser Diagnose gekommen?
- Wie entwickelt sich die Krankheit normalerweise, und welche Komplikationen kann es geben?
- Ist die Krankheit ansteckend?
- Kann sie vererbt werden?

Manchmal rät der Arzt zu belastenden Untersuchungen wie Spiegelungen, Röntgen, Anwendung von radioaktiven Stoffen (➔ Untersuchungsmethoden, Seite 729). Dann ist er verpflichtet, Sie über Notwendigkeit, Nutzen und Risiko aufzuklären. Sie sollten sich auch sagen lassen, was dann aus den gewonnenen Ergebnissen folgert. Mit modernen Untersuchungsmethoden läßt sich vieles feststellen, aber dieses Wissen mündet bei weitem nicht immer in eine nützliche Behandlung. Sie sollten sich also überlegen, ob Sie sich mit aufwendigen Untersuchungen belasten wollen, um dann etwas zu wissen, aber nichts tun zu können.

Zur Behandlung

Selbst die Behandlung einer einfachen Erkältungskrankheit verträgt noch Worte der Erklärung. Und diese Informationen kann nur der Arzt, nicht seine Hilfskraft geben.

- Wie will der Arzt die Krankheit behandeln?
- Welche Risiken birgt diese Behandlung?
- Kann eine Veränderung der Lebens- und Arbeitsumstände die Behandlung ersetzen oder risikoärmer machen?
- Was geschieht, wenn man überhaupt nicht behandelt?
- Was geschieht, wenn die Behandlung nicht konsequent durchgeführt wird?
- Wie verhalte ich mich, wenn sich die Beschwerden verschlimmern?
- Woran erkenne ich, ob sich die Krankheit verschlimmert?
- Ist die Behandlung noch steigerungsfähig?
- Gibt es auch andere Behandlungsmöglichkeiten, und warum wählt der Arzt gerade diese eine?

Meistens wird Ihnen der Arzt die übliche, schulmedizinische Behandlung anraten. Möchten Sie wissen, ob Ihnen auch außerschulische Therapieformen helfen könnten, müssen Sie ihn darauf gesondert ansprechen.

Verordnung von Medikamenten
Viele gute und sinnvolle Behandlungsformen brauchen kein Rezept. Machen Sie sich frei von dem Gedanken, daß Sie vom Arztbesuch unbedingt mit einem Rezept nach Hause kommen müssen. Fragen Sie statt dessen lieber, ob eine medikamentöse Behandlung wirklich notwendig ist.
Wenn der Arzt Ihnen Medikamente verordnet, sollte er unbedingt mit Ihnen den Beipackzettel besprechen. Normalerweise sind diese verwirrend gestaltet (➔ Umgang mit Medikamenten, Seite 754).
Es ist sehr wichtig, daß der Arzt Ihnen erklärt, wie Sie sich während der Einnahme der Medikamente verhalten sollen.
Die vielen Informationen, die Sie dabei bekommen, kann kaum jemand im Gedächtnis behalten. Notizen erleichtern Ihnen zu Hause das Erinnern.
Wenn Ihnen die verordnete Behandlung nicht bekommt, ist es sinnvoller, sich zunächst an den Arzt zu wenden, anstatt eigenmächtig etwas zu verändern.
Gibt Ihnen der Arzt gleich ein Medikament aus seiner Praxis mit, dürfen Sie ruhig nachfragen, ob Sie damit vielleicht an der Prüfung eines noch neuen Arzneimittels teilnehmen (➔ Seite 758).
Sie haben ein Recht darauf, vom Arzt all das in sinnvoller Menge verordnet zu bekommen, was Sie für die Behandlung Ihrer Krankheit benötigen. Bei manchen Therapien gehören dazu Spritzen, Teststäbchen, Alkohol zur Desinfektion, Heilgymnastik, Massagen oder ähnliches. In Österreich markiert die »kassenzulässige Packungsgröße« eine Grenze, die allerdings durch eine sogenannte chefärztliche Genehmigung überschritten werden kann. Zur Frage der Bezahlung: ➔ Das liebe Geld.

Hausbesuch
Letztlich entscheidet der Kranke selbst, ob er zum Arzt kommen kann oder der Arzt ihn besuchen muß. Wenn Sie einen Hausbesuch wünschen, werden Sie sich vorher telefonisch mit dem Arzt verständigen. Niemals sollten Sie sich darauf einlassen, Ihre Beschwerden der Sprechstundenhilfe mitzuteilen, die sie dem Arzt übermittelt, um Ihnen dann wiederum Diagnose und Therapie mitzuteilen. Doch sogar, wenn Sie mit dem Arzt selbst sprechen, ist nicht sichergestellt, daß er nach Ihren Schilderungen Ihren Zustand richtig beurteilen kann.
Für den Weg in die Praxis spricht auch, daß der Arzt dort vielfältigere Möglichkeiten zur Diagnosestellung hat. Fühlen Sie sich für die Fahrt mit öffentlichen Verkehrsmitteln oder dem eigenen Auto zu schwach, können Sie mit dem Taxi fahren. Für den Weg zum Arzt - egal ob in die Praxis oder ins Krankenhaus - muten Ihnen in der BRD die Krankenkassen eine Kostenbeteiligung von 20 DM zu. Was darüber hinausgeht, erstatten sie, wenn der Arzt die Fahrt mit dem Taxi befürwortet (➔ Das liebe Geld).
In Österreich gibt es diese nachträgliche Genehmigung nicht. Bei Bewegungsbehinderungen (zum Beispiel einem Gipsbein) oder wenn aus anderen Gründen die Benutzung von öffentlichen Verkehrsmitteln nicht zumutbar ist, kann der Arzt bei der Krankenkasse einen Antrag auf Fahrtenbewilligung stellen. Die Genehmigung erteilt der Chefarzt. Sie fahren dann in einem Vertragstaxi kostenlos zum Arzt oder ins Krankenhaus.
Der Arzt hat letztlich zwei Möglichkeiten, mit der Bitte nach einem Hausbesuch umzugehen: Er schätzt, daß sein übervolles Wartezimmer ihm keine Zeit für einen Hausbesuch läßt, und verweist Sie an andere Kollegen, den Notdienst oder ein Krankenhaus. Läßt er Ihnen jedoch - zum Beispiel über Angehörige - Medikamente zur Behandlung übermitteln, ohne Sie ausdrücklich darauf hinzuweisen, daß Sie sich besser anderweitig ärztliche Hilfe suchen sollen, ist er für Ihre Behandlung verantwortlich. Wenn etwas schiefgeht, kann er für den nicht gemachten Hausbesuch belangt werden.
Auch in Österreich gehört der Hausbesuch zu den ärztlichen Pflichten. Mit Ihrem Krankenschein rechnet ihn der Arzt über die Kasse ab. Daß manche Ärzte für einen Hausbesuch zusätzlich einige hundert Schilling einstreichen, ist gesetzeswidrig.

Das liebe Geld

Als Kassenpatient haben Sie es leicht. Über das heikle Thema Geld brauchen Sie mit dem Arzt nur selten zu sprechen. Trotzdem sollte sich jeder klarmachen, daß der Arzt ebenso eine Dienstleistung erbringt wie viele andere arbeitende Menschen auch. Diese Leistung hat ihren Preis, und über Preise muß man reden. Als Privatpatient können Sie vorher mit dem Arzt abmachen:
- Wie hoch ist sein Honorar für eine Beratungsstunde?
- Vor einer besonders teuren Behandlung wird er Ihre Zustimmung einholen

Bisher war das, was die Ärzte mit den Krankenkassen abrechneten, top secret. Inzwischen bemüht man sich, die-

Kostenrückerstattungen durch die Krankenkassen der BRD

Eigenanteile für die Behandlung, das sind Kostenanteile für Arznei-, Verband- und Heilmittel und Fahrten zum Arzt, braucht nicht zu bezahlen, wer

- als Alleinstehender weniger als 1344 DM brutto verdient (D-Ost 700 DM)
- als Verheirateter weniger als 1848 DM verdient (D-Ost 962,50 DM)

Für jedes Kind erhöht sich die Grenze um 336 DM (D-Ost 175 DM).
Familien mit einem Bruttoeinkommen über 58 500 DM (D-Ost 30 600 DM) brauchen nicht mehr als zwei Prozent = 1170 DM (612 DM) Eigenanteile zu bezahlen.
Bei höherem Verdienst liegt die Grenze bei vier Prozent.
Für jeden Familienangehörigen kann ein Freibetrag eingesetzt werden.
Die genauen Leistungsbedingungen der Krankenkassen sind in der Broschüre »Die Krankenversicherung« übersichtlich zusammengestellt, die bei folgender Adresse kostenlos angefordert werden kann:
Das Bundesministerium für Gesundheit
Referat Öffentlichkeitsarbeit
Postfach
5300 Bonn 2

sen Vorgang durchsichtiger zu machen. In Hamburg kann mittels Postkarte jeder Patient bei der Krankenkasse nachfragen, was sein Arzt für Leistungen an ihm abgerechnet hat. Ob dieses Beispiel Schule gemacht hat, sollten Sie bei Ihrer Krankenkasse erfragen.
Für jede Zahlung, die Sie bei einem Arzt leisten, sollten Sie sich eine Quittung ausstellen lassen. Einerseits können Sie sie für die Steuererklärung brauchen. Andererseits können Sie die Forderung überprüfen lassen, wenn Sie Zweifel haben, ob Ihnen als Kassenpatient der Arzt noch zusätzliches Geld abverlangen durfte.

Kostenübernahme bei Naturheilverfahren

Wer sich von seinem Arzt mit Naturheilmethoden (→ Seite 789) behandeln lassen möchte, sollte vorher bei der Krankenkasse die Bezahlung abklären. Eine Befragung der Krankenkassen in der BRD zu ihren diesbezüglichen Leistungen förderte höchst unterschiedliche und widersprüchliche Ergebnisse zutage. Grundsätzlich gilt: Je besser der Verdienst, je freiwilliger die Versicherung gewählt werden kann, desto großzügiger sind die Krankenkassen mit der Kostenerstattung. So übernimmt ein Großteil der privaten Krankenversicherer die Kosten für Naturheilverfahren, gleichgültig ob sie der Arzt oder ein Heilpraktiker verordnet.
In jedem Falle gilt: Nach einem negativen Bescheid bei der Krankenkasse nicht gleich aufgeben. Schlecht geschulte Sachbearbeiter treffen dort schon mal falsche Entscheidungen. Der Gang zum Vorgesetzten kann für Sie dann bares Geld bedeuten.
Lassen Sie sich die gültige Liste der Leistungen der Krankenkassen zuschicken. So können Sie darauf bestehen, daß die darin aufgeführten Leistungen auch erbracht werden.
In Österreich bezahlen die Krankenkassen Akupunktur und homöopathische Arzneimittel nach chefärztlicher Genehmigung und ausreichender medizinischer Begründung durch den behandelnden Arzt.

Kostenübernahme bei allgemein üblichen Behandlungsverfahren

Mit dem Satz »Das zahlen die Kassen nicht« versuchen manche Ärzte zu begründen, warum sie die Wünsche der Versicherten nach großen Medikamentenpackungen bei einer Dauerbehandlung oder der Verordnung von Massage oder Heilgymnastik nicht erfüllen. Mit diesem Satz versuchen Ärzte, Regreßforderungen der Krankenkasse vorzubeugen.
Die kassenärztliche Vereinigung der BRD, die für die Abrechnung der Krankenscheine zuständig ist, rechnet für die Ärzte einer bestimmten Region je nach ihrem Status aus, wie hoch ihre durchschnittlichen Verordnungskosten

Folgende Mittel bezahlen die Krankenkassen der BRD nicht

- Arzneimittel gegen Erkältungskrankheiten
- Arzneimittel gegen Mund- und Racheninfektionen (ausgenommen bei Pilzinfektionen)
- Abführmittel
- Arzneimittel gegen Reisekrankheit
- Kontaktlinsenpflegemittel

Außerdem bezahlen die deutschen Krankenkassen etwa 2500 Arzneimittel nicht mehr, die in der »Negativliste« aufgeführt sind. Für diese Präparate ist entweder der therapeutische Nutzen nicht nachgewiesen oder sie sind so zusammengesetzt, daß Fachleute ihre Sicherheit bezweifeln.

Österreich

Was ein Arzt zu Lasten der Krankenkassen verordnen kann, ist zwar genau festgelegt, doch eine chefärztliche Genehmigung ermöglicht praktisch jede Ausnahme.

pro Patient sein dürfen. Überschreitet ein Arzt trotz mehrfacher Mahnung diesen Richtsatz und kann er seine abweichenden Verschreibungsgewohnheiten nicht ausreichend begründen, so fordert die Vereinigung die überdurchschnittlichen Kosten von dem Arzt selbst ein. Ähnliche Regelungen gibt es auch in Österreich.
Sie müssen jedoch nicht die Leidtragenden dieser Regelung sein. Klären Sie notfalls mit Ihrer Krankenkasse ab, was sie zu zahlen bereit ist und was nicht. Ein »Kostenübernahmeschein« sichert Sie und Ihren Arzt ab. Doch auch hier gilt wieder: Geben Sie sich bei einem ablehnenden Bescheid nicht mit der erstbesten Antwort zufrieden.
Bis 1992 werden für die meisten Arzneimittel in der BRD Festpreise festgesetzt sein. Auf ärztliches Rezept kann man diese Medikamente kostenlos in der Apotheke bekommen. Die sonst übliche 15prozentige Selbstbeteiligung fällt für sie weg. Wer jedoch weiterhin »sein« Mittel einnehmen möchte, muß, wenn dessen Preis über dem Festpreis liegt, die Differenz aus eigener Tasche bezahlen.

Ihr gutes Recht

Mancherlei Unsicherheit im Umgang mit dem Arzt mag daher kommen, daß man nicht so recht weiß, welche Rechte man ihm gegenüber hat. Zusätzlich zu Ihrem Recht auf Information über Diagnose und Behandlung (➔ Im Kontakt mit dem Arzt, Seite 716) haben Sie unter anderem folgende allgemeinen Rechte:
- Der Arzt ist verpflichtet, Krankenunterlagen an einen Kollegen zu übergeben, der den Patienten weiterbehandelt
- Ihnen steht zu, objektiv ermittelte Befunde wie beispielsweise Röntgenaufnahmen und Laborwerte einzusehen. Was sich der Arzt an subjektiven Eindrücken über Sie notiert hat, muß er Ihnen nicht zeigen
- Die Schweigepflicht des Arztes gilt auch gegenüber dem Arbeitgeber. Der Arzt darf nur dann Informationen über einen Patienten weitergeben, wenn er befürchten muß, daß dieser sich oder andere in Gefahr bringt

Es gibt mehr als einen Arzt

Haben Sie sich für einen Arzt entschieden, so sind Sie - besonders als Kassenpatient - innerhalb des laufenden Quartals nicht mehr ganz frei in Ihrer Wahl. Von einem praktischen Arzt zum anderen oder von einem Facharzt zu einem der gleichen Fachrichtung dürfen Sie nur wechseln, wenn ein triftiger Grund vorliegt. Als »triftiger Grund« gilt in der BRD, wenn Sie kein Vertrauen mehr zu dem Arzt haben. In Österreich gilt dergleichen zwar auch, ist aber praktisch nicht durchsetzbar.
Allerdings darf Ihnen Ihr Arzt eine Überweisung zum Kollegen einer anderen Fachrichtung nicht verweigern.
Gründe, zusätzlich zu dem einen Arzt noch einen zweiten aufzusuchen, können sein:
- Es sind Behandlungen nötig oder zusätzlich notwendig, die Ihr Arzt nicht durchführen kann (z. B. Heilgymnastik, Psychotherapie)
- Sie haben den Eindruck, daß Ihr Arzt die Krankheit nicht richtig erkennt oder keine hilfreiche Behandlung findet
- Die Behandlung bringt in angemessener Zeit keinen deutlich sichtbaren Erfolg
- Sie wollen vor einer Operation einen zweiten Arzt um seine Meinung bitten

Im Notfall ist jeder Arzt zur Hilfeleistung verpflichtet. Sonst steht es allerdings auch ihm frei, eine Behandlung abzulehnen oder abzubrechen. Das ist keine Strafe für ungehorsame Patienten, sondern sein Recht als freier Bürger.

Rente und Kur

Ob Sie mit einer Kur Ihre Arbeitsfähigkeit wiederherstellen wollen, wegen krankheitsbedingter Beeinträchtigungen Ihre Anerkennung als Schwerbehinderter betreiben wollen oder meinen, die Plackerei, trotz belastender Krankheit immer noch und immer wieder zu arbeiten, solle nun ein Ende nehmen, und deshalb die Rente beantragen wollen - Ihr erster Weg führt Sie zu »Ihrem« Arzt. Der gibt Ihren Wunsch an die Krankenkasse weiter. Diese wiederum bestellt Sie zu einem ihrer Gutachter, in der BRD auch »Vertrauensarzt« genannt. Wenn dieser zu einer anderen Meinung kommt als Ihr Hausarzt und die Krankenkasse Ihren Wunsch ablehnt, haben Sie das Recht zu widersprechen.
Meistens wird dann das Urteil anderer Ärzte eingeholt. Kommt keine Einigung zustande, bleibt die Klage beim Sozialgericht. Das Gericht kann dann alle beteiligten Ärzte zu neuerlichen Gutachten auffordern oder weitere Gutachter um Mithilfe bitten.

Wenn Sie sich mit dem Arzt streiten müssen

Grundsätzlich ist jeder Arzt verpflichtet, vor einer Behandlung die Einwilligung des Betroffenen einzuholen. Unterläßt ein Mediziner das, macht er sich strafbar.
Unzulässig ist es beispielsweise, Kinder im Rahmen einer Vorsorgeuntersuchung oder in Kindergarten oder Schule »automatisch« zu impfen, ohne den Eltern vorher

Sinn und Zweck, Folgen und Risiken erklärt zu haben. Gleiches gilt für jeden Patienten, der eine Spritze bekommt.
Es ist sehr schwierig, dem Arzt später nachzuweisen, daß er Sie unzureichend aufgeklärt hat. Die Rechtsprechung zeigt, daß dies in Österreich noch seltener möglich ist als beispielsweise in der BRD.
Widersprechen Sie darum sicherheitshalber, wenn Ihnen irgend etwas nicht plausibel ist. Erst wenn Sie verstehen, was mit Ihnen geschieht, und wenn Sie damit einverstanden sind, sollten Sie dem Arzt weitere Untersuchungen oder Behandlungen gestatten.
Nur wenige Menschen haben den Mut, den Arzt, dem sie einmal vertraut haben, offen eines Fehlers zu bezichtigen. Dennoch ist auch der »Halbgott in Weiß« ein berufstätiger Mensch, der bisweilen Fehler macht.
Wenn Ihnen zum Beispiel eine Arztrechnung zu hoch erscheint, sollten Sie sich zunächst mit dem Arzt besprechen.
Bleibt das erfolglos, kann man sich an die zuständige Ärztekammer wenden und die Rechnung prüfen lassen. Kommt es zu keiner Einigung und wird auch das Schiedsverfahren nicht akzeptiert, bleibt als letzte Möglichkeit die gerichtliche Auseinandersetzung.
Besondere Hemmungen bestehen, einen Arzt mit Forderungen nach Schadenersatz oder Schmerzensgeld zu belasten. Doch jeder Arzt ist haft*pflicht*versichert.
Den Schaden zahlt also die Versicherung, nicht der Arzt selbst.
Die folgenden Regeln sollen Ihnen bei dem Weg helfen, Ihr Recht geltend zu machen:
- Sichern Sie sich die Hilfe eines Patientenverbandes oder einer entsprechenden Beratungsstelle (Adressen ➔ oben)
- Suchen Sie sich einen vertrauenswürdigen Arzt, der auf Ihrer Seite steht und den Mut hat, gegen einen Kollegen auszusagen
- Beweise sichern. Ihre Krankenunterlagen werden Sie wohl am leichtesten in die Hand bekommen, wenn der Arzt, der Sie weiterbehandelt, sie anfordert
- Beratung mit einem Rechtsanwalt über das weitere Vorgehen

Wer meint, sich keinen teuren Prozeß gegen einen Arzt leisten zu können, sollte sich unbedingt mit einer Patientenhilfe-Organisation besprechen. Möglicherweise steht ihm eine sogenannte Prozeßkostenhilfe (früher »Armenrecht« genannt) zu. Den Antrag sollte auch derjenige stellen, der sich nicht ganz sicher ist, ob ihm eine solche Hilfe zusteht. Ein abgelehnter Antrag verursacht keine Kosten.

Hilfe für Patienten

Die Verbraucherzentralen in Berlin und Hamburg beraten Patienten, die Probleme nach einer ärztlichen Behandlung haben, ausführlich.
Kosten beim ersten Kontakt: fünf DM.

IM KRANKENHAUS

Gehören Sie überhaupt ins Krankenhaus?

Eine provokante, aber nicht unberechtigte Frage. In der BRD gibt es pro 1000 Einwohner acht Krankenhausbetten, in Österreich sind es sogar zehn. Im internationalen Vergleich werden wir damit zu einem Volk der Kranken gestempelt, denn andere Länder kommen mit fünf bis sieben Betten aus.
Nach Angaben der Bayerischen Landesärztekammer sind in der BRD rund 20 000 Krankenhausbetten und 6,3 Millionen Pflegetage überflüssig, weil 10 bis 25 Prozent der eingewiesenen Krankenhauspatienten auch ambulant behandelt werden könnten. Es lohnt sich daher auf jeden Fall, sich ausführlich damit zu beschäftigen, ob der geplante Aufenthalt wirklich notwendig ist. Fragen Sie Ihren Arzt:
- Was können Sie von diesem Krankenhausaufenthalt erwarten?
- Haben Sie gute Aussichten, geheilt entlassen zu werden, oder können Sie nur mit vorübergehender Besserung rechnen?
- Was sind die Risiken der zu erwartenden Behandlung oder Operation?
- Könnte die vorgeschlagene Behandlung nicht ebenso ambulant durchgeführt werden?
- Was für Probleme erwarten Sie, wenn Sie nicht ins Krankenhaus gehen?
- Was gibt es für Alternativen zur Behandlung im Krankenhaus?

Wenn Sie Mühe haben, eine Entscheidung zu treffen, zögern Sie nicht, eine zweite und dritte Meinung einzuholen, vor allem dann, wenn es um eine Operation geht.

Wählen Sie Ihr Krankenhaus

Unser Gesundheitssystem erlaubt uns in vielen Fällen nicht, unsere eigene Wahl zu treffen, und in einem Notfall werden Sie sowieso nicht gefragt, in welches Krankenhaus Sie eingeliefert werden möchten. Wenn Sie aber die Möglichkeit haben mitzuentscheiden, sollten Sie unbedingt davon Gebrauch machen. Sie haben das Recht auf die beste aller Möglichkeiten.

Wonach entscheidet Ihr Arzt?

Wenn nicht der Computer oder ein Zufallsystem Ihr Krankenhaus bestimmt, fragen Sie den Arzt, warum er gerade dieses Krankenhaus gewählt hat:

- Ist es spezialisiert auf die Krankheit oder den Eingriff, den Sie zu erwarten haben?
- Gilt es als besonders gutes Krankenhaus und wenn ja, warum? Die Auskunft, weil es »das beste Krankenhaus der Stadt ist«, bedarf einer näheren Erklärung. Es gibt kaum Krankenhäuser, in denen alle Abteilungen »am besten« sind. Interessant ist für Sie ausschließlich, ob die Abteilung, in der Sie behandelt werden, einen guten Ruf hat
- Hat Ihr Arzt in diesem Krankenhaus andere Patienten und kann Sie deshalb leichter betreuen? Wenn die Wahl vornehmlich seiner Bequemlichkeit dient, sollten Sie sich wehren
- Hat Ihr Arzt es gewählt, weil der Chefarzt sein Schulkollege war? Das kann für Sie dann ein Vorteil sein, wenn die medizinische Betreuung und nicht das freundschaftliche Verhältnis ausschlaggebend für die Entscheidung war

Welches Krankenhaus?

Sie sollten wissen, was Sie in den verschiedenen Krankenhaustypen erwartet:

»Normales Krankenhaus«

Ein normales Krankenhaus ohne Schwerpunkte kann für Ihre Erkrankung vollkommen ausreichen und oft besser geeignet sein als ein medizinisches Zentrum. Vor allem dann, wenn Sie an einer sogenannten »banalen« Erkrankung leiden (z. B. Blinddarmentzündung).

Hier können Sie ziemlich sicher sein, daß Sie nicht medizinisch überversorgt werden und Untersuchungen vorgenommen werden, die nicht unbedingt notwendig sind.

Nach welchen Kriterien Sie vorgehen können, wenn es mehrere Auswahlmöglichkeiten gibt, entnehmen Sie der Checkliste für Krankenhäuser.

Medizinisches Zentrum oder Schwerpunktkrankenhaus

Hier sind Sie wahrscheinlich gut aufgehoben, wenn Sie eine Erkrankung haben, auf die sich dieses Zentrum spezialisiert hat (z. B. Herzerkrankungen, Nierenprobleme usw.).

Ein Chirurg, der jeden Tag zwei Harnleiter operiert, hat mehr Erfahrung und Routine als ein Kollege, der das einmal im Monat tut. Die problematische Seite daran ist, daß ein Chirurg, der immer Harnleiter operiert, vielleicht auch manchmal dann operiert, wenn andere Behandlungsmethoden risikoärmer und genauso effektiv wären. Außerdem verleiten Spezialapparate - wenn sie einmal da sind - eher dazu, auch dort eingesetzt zu werden, wo sie nicht notwendig sind. Es lohnt sich daher nachzufragen, ob eine Spezialbehandlung wirklich sinnvoll ist.

Universitätsklinik

Der Vorteil einer Uniklinik ist gleichzeitig ihr Nachteil. Wissenschaftlich auf dem neuesten Stand, muß sie diese Wissenschaft auch lehren. Das bedeutet immer, daß Sie besonders aufmerksam darauf achten müssen, was mit Ihnen geschieht. Sie haben zwar die Chance, nach der neuesten Methode behandelt zu werden, können aber gleichzeitig das Pech haben, daß ein junger Arzt diese Methode an Ihnen übt. In jedem Fall sollten Sie damit rechnen, daß bei allen Visiten eine Menge Menschen um Ihr Bett stehen und Sie eventuell als »besonderer Fall« den Studenten im Hörsaal vorgeführt werden.

Checkliste für Krankenhäuser

Das Drumherum

- Sind die Zimmer hell, freundlich eingerichtet und ruhig?
- Wie viele Patienten teilen ein Zimmer?
- Wie eng stehen die Betten beieinander?
- Hat jeder Patient genug Platz für persönliche Gegenstände?
- Gibt es eine Waschmöglichkeit im Zimmer, die durch einen Vorhang oder eine Wand abgetrennt ist?
- Wie riecht es auf den Gängen und im Zimmer? (Der Geruch nach Exkrementen oder schlechtem Essen sollte Sie stutzig machen.)
- Gibt es genug allgemeine Waschräume, und sind sie gepflegt?
- Gibt es einen freundlichen Aufenthaltsraum, in dem Sie Ihre Besucher empfangen können?
- Sind die Krankenhausgänge voll mit Patienten, die auf Untersuchungen warten?

Die Krankenhausregeln
- Entsprechen die Besuchszeiten den Bedürfnissen von Besuchern und Patienten?
- Sind Kinder als Besucher erlaubt?
- Können Kinder rund um die Uhr von den Eltern betreut werden?
- Dürfen Sie, wenn die Situation es erlaubt, für Stunden das Krankenhaus verlassen?
- Können Sie schlafen gehen, wann Sie möchten, oder gibt es streng reglementierte Tag- und Nachtzeiten?

Die Betreuer
Vieles können Sie erst beurteilen, wenn Sie schon im Krankenhaus liegen. Trotzdem vermittelt bei einem Besuch das Verhalten von Ärzten, Schwestern, Pflegern und Verwaltungspersonal einen aufschlußreichen Eindruck über die Stimmung:
- Ist das Verwaltungspersonal korrekt und freundlich?
- Wirken Schwestern oder Pfleger gelassen oder gehetzt und überfordert?
- Wie sprechen die Schwestern und Pfleger mit und von den Patienten?
- Ist der Ton respektvoll, oder können Sie über den Flur Zurufe hören wie »die von Nr. 5 braucht eine Spritze«?
- Wie wird Ihr Wunsch aufgenommen, den Stationsarzt oder einen anderen Verantwortlichen zu sprechen?
- Wie lange dauert es, bis Sie einen Arzt sprechen können, und werden Sie informiert, wenn er sich verspätet?
- Werden Ihre Fragen als Einmischung und Mißtrauen empfunden, oder sind Sie als kritischer Patient willkommen?

Das Essen
Gesundes, schmackhaftes Essen kann wesentlich zu Ihrer Heilung beitragen. Trotzdem ist es in vielen Krankenhäusern immer noch Utopie. Lesen Sie die Speisepläne, die meistens irgendwo aufgehängt sind. Sie sollten ein solches Menü auch sehen, um sicherzugehen, daß mit vegetarisch nicht vornehmlich harte Eier und geschmackloser, wäßriger Salat gemeint sind (➔ Essen für viele, Seite 871).
- Wird das Essen täglich frisch gekocht, oder handelt es sich um tiefgekühlte Menüs?
- Wie sieht das Essen aus, ist es appetitlich angerichtet?
- Ist der Speiseplan abwechslungsreich, und können Sie zwischen verschiedenen Menüs wählen?
- Gibt es Warmhaltevorrichtungen, oder kommt das Essen schon kalt zum Patienten?

Vom Umgang mit Ärzten und Pflegepersonal

Wer Tag für Tag Kranke sieht, wer immer nur mit Leid konfrontiert wird, hat sicher Mühe, mit der Zeit nicht abzustumpfen und den Patienten als »Krankengut« zu sehen.
Wenn es Ihnen geschieht, nehmen Sie's nicht persönlich, aber wehren Sie sich. Sie haben ein Recht darauf, daß Ihr Arzt ausreichend oft mit Ihnen spricht. Sie haben ein Recht darauf, vom Pflegepersonal respektvoll und höflich behandelt zu werden. Wenn Ihnen der Umgangston eines Arztes, einer Schwester oder eines Pflegers nicht gefällt, sagen Sie es freundlich und am besten sofort.

Visite

Der tägliche Routinebesuch der Ärzte ist oft die einzige Gelegenheit für Sie, den behandelnden Arzt zu sprechen. Gleichzeitig sollten Sie informiert werden, was die Ärzte über Ihren Gesundheitszustand denken.
In vielen Fällen sind Sie allerdings bei dieser Krankenhausshow nur Objekt und nicht Teilnehmer. Da wird in Abkürzungen oder lateinischem Fachvokabular geredet, da besprechen Ärzte über Ihren Kopf hinweg Ihre Symptome oder flüstern miteinander, und in einer Uniklinik wird auch noch den Studenten Ihr Fall erklärt.
Das kurz gefragte »Wie geht's uns denn heute« ist selten als Einladung gedacht, wirklich darüber zu reden. Dieses Verhalten ist sicher keine böse Absicht. Aber es hat sich in den meisten Krankenhäusern so eingespielt, daß nur Sie als Patient es durchbrechen können:
- Bitten Sie die Ärzte, in Ihrer Gegenwart so zu sprechen, daß Sie sie auch verstehen können. Es gibt für fast jede Erkrankung und Behandlung einen deutschsprachigen Ausdruck
- Wenn Sie eine Eintragung auf dem Krankenblatt nicht verstehen, etwas über die laufende Behandlung oder die abendliche Schlaftablette wissen wollen, bitten Sie um Erklärungen
- Wenn bei der Visite eine neue Untersuchung oder Behandlung angeordnet wird, fragen Sie warum. Später kommt vielleicht nur noch das zuständige Fachpersonal, und das weiß nicht immer, warum gerade Sie eine Blutabnahme oder ein anderes Medikament brauchen. Außerdem darf es meist keine Auskünfte erteilen
- Wenn bei der Visite nicht genügend Zeit ist für alle Ihre Fragen, vereinbaren Sie mit dem zuständigen Arzt einen Termin im Verlauf des Tages

Krankenunterlagen

Alles, was mit Ihnen im Krankenhaus geschieht, muß in den Krankenunterlagen dokumentiert werden. Wieviel davon Sie in Ihrem Bett sehen können, ist von Haus zu Haus verschieden. Die Tendenz geht eher dahin, das Krankenblatt, in dem alle Untersuchungsergebnisse, alle Medikamente, alle Beschwerden usw. täglich aufgezeichnet werden, zentral zu verwahren. Das heißt, Sie haben oft keine Möglichkeit mehr nachzuschauen, was mit Ihnen geschieht und wie die Befunde aussehen. Ob das ein weiterer Schritt zur Entmündigung oder verbesserter Datenschutz ist, weil nicht jeder sehen kann, was Ihnen fehlt, darüber wird noch diskutiert. In jedem Fall sollten Sie sich trotzdem regelmäßig Einblick in Ihr Krankenblatt verschaffen, wenn Sie daran interessiert sind. Diese Einsicht muß Ihnen gewährt werden und ist gesetzlich garantiert. Sie haben auch das Recht, Ihre Krankenunterlagen kopieren zu lassen. Das betrifft allerdings nur objektive Daten wie Operationsergebnisse, Befunde usw. und nicht persönliche Vermerke des Arztes.

Geheimnisvolles Krankenblatt

Selbst wenn Ihr Krankenblatt am Bett hängt: Erwarten Sie nicht, daß Sie es ohne weiteres lesen können. Alle Befunde und Krankheitsbilder erscheinen mit ihren lateinischen Namen. Wenn Sie wollen, können Sie aber mit einem medizinischen Wörterbuch den meisten Geheimnissen auf die Spur kommen. Vorgedruckte Abkürzungen oder Abkürzungen, die der Arzt verwendet, können Sie sich erklären lassen. Werden Sie mißtrauisch, wenn Ihnen ein Code oder ein bestimmtes Zeichen nicht erläutert wird. Es gibt Krankenhäuser, die auf diese Weise verheimlichte Untersuchungen, wie z. B. die nach dem AIDS-Virus, tarnen.

Alle Dokumente, die Ihre Person betreffen, fallen unter die Schweigepflicht des Arztes. In der Praxis wird dieser Grundsatz allerdings kaum beachtet. Die meisten Ärzte erteilen ziemlich freizügig Auskünfte über Ihr Befinden, sei es an Verwandte, sei es an andere Ärzte. Wenn Sie das nicht wünschen, dann ist es empfehlenswert, speziell darauf hinzuweisen.

Wenn Sie das Krankenhaus verlassen, muß Ihr weiterbehandelnder Arzt auf Ihren Wunsch Kopien aller Unterlagen bekommen, die Ihre Krankheit und deren Behandlung betreffen. Auch hier sind davon wieder persönliche Bemerkungen ausgespart.

Beim Tod eines Patienten geht das Einsichtsrecht in die Krankenunterlagen auf die Erben über, soweit dies nicht dem geäußerten oder mutmaßlichen Willen des Verstorbenen widerspricht.

Aufklärungspflicht

Wieviel Sie von Ihrem Arzt wissen möchten, müssen Sie selbst entscheiden. Beunruhigt Sie Detailwissen eher, oder gibt es Ihnen Sicherheit? Wollen Sie wirklich wissen, wie hoch Ihr Risiko ist, bei der Operation zu sterben, oder versetzt Sie schon der Gedanke daran in Panik, die Ihre Genesung gefährdet?

Der Arzt muß sich nach Ihrem Aufklärungsbedürfnis richten. Er muß alle Ihre Fragen wahrheitsgemäß und umfassend beantworten. Aber auch dann, wenn Sie nicht fragen, gibt es eine gesetzliche Aufklärungspflicht für den Arzt, die nur dann eingeschränkt wird, wenn die Dringlichkeit der Behandlung keine ausführliche Aufklärung mehr zuläßt:

- Der Arzt muß Sie über die »Grundzüge« der vorgesehenen Untersuchung oder Behandlung aufklären
- Er muß Sie über alle »typischen« Risiken, die dieser spezielle Eingriff mit sich bringt, informieren. (Das bedeutet nicht, daß er Sie über das Narkoserisiko oder die Gefahr einer Wundinfektion aufklären muß)
- Er muß Ihnen sagen, wie hoch Sie das Risiko bei diesem Eingriff einschätzen müssen
- Er muß Sie über Behandlungsalternativen aufklären, wenn es eine Wahlmöglichkeit gibt (z. B. unblutige Behandlung anstatt Operation, Periduralanästhesie anstatt Narkose usw.)
- Er muß Sie über die unterschiedlich hohen Risken der verschiedenen Behandlungsmethoden informieren
- Er muß Sie aufklären, wenn die vorgeschlagene Behandlungsmethode ernsthaft umstritten ist oder eine neue Methode, die gerade erprobt wird, an Ihnen angewandt werden soll
- Die Aufklärungspflicht gilt selbstverständlich auch für die Behandlung mit Medikamenten, deren Wirkung und Nebenwirkung erläutert werden muß. Und sie gilt allemal, wenn an Ihnen ein Arzneimittel erprobt wird, das noch nicht für den Handel zugelassen ist (➔ Vom Wirkstoff zum Medikament, Seite 758)

Zeitpunkt der Aufklärung

Die beste Aufklärung ist sinnlos, wenn Sie schon halb betäubt durch Beruhigungsmittel auf dem Operationstisch liegen oder erst kurz vor einem Eingriff über die Folgen aufgeklärt werden, so daß Ihnen keine Zeit für Überlegungen bleibt. Notsituationen sind selbstverständlich Ausnahmen. Ihr Arzt ist gesetzlich verpflichtet, Sie so rechtzeitig über alle geplanten Maßnahmen aufzuklären, daß Sie genügend Zeit haben, sich die Einwilligung zu dem Eingriff zu überlegen.

Form der Aufklärung

Es genügt nicht, daß Ihnen der Arzt ein Formular in die Hand drückt, aus dem Sie entnehmen können, worum es geht. Solche schriftlichen Hilfsmittel können nur als Vorbereitung zu einem individuellen Gespräch dienen, das der Arzt und niemand anderer mit Ihnen führen muß. Es muß allerdings nicht unbedingt der behandelnde Arzt sein.

Aufklärung von Minderjährigen

Minderjährige Patienten können nur dann wirksam in eine ärztliche Behandlung einwilligen, wenn Sie »einsichts- und urteilsfähig« sind und die Folgen abschätzen können. In Österreich müssen die Eltern oder gesetzlichen Vertreter in die Aufklärung miteinbezogen werden.

Untersuchungen im Krankenhaus

Dem Krankenhaus stehen wesentlich mehr Untersuchungsmöglichkeiten zu Verfügung als Ihrem Arzt in der Praxis. Das ist ein Vorteil, aber gleichzeitig ein Nachteil.

Apparate und Labors, die vorhanden sind, verleiten häufig dazu, sie auch dann einzusetzen, wenn es nicht unbedingt notwendig ist. In vielen Krankenhäusern, vor allem den großen, werden oft Untersuchungen gemacht, die gar nicht im ursächlichen Zusammenhang mit der Erkrankung stehen.

Es lohnt sich daher immer, bei jeder Untersuchung zu fragen, warum sie gemacht wird. Die Antwort »Wir machen das routinemäßig« sollte in jedem Fall Ihre Aufmerksamkeit erregen.

Auch die Begründung »Wir machen alles, damit wir eine Ausschlußdiagnose haben« sollten Sie nur dann akzeptieren, wenn die Ärzte völlig im dunkeln tappen, was Ihnen fehlt.

Kontrollfragen vor einer Untersuchung:

- Steht die Untersuchung in direktem Zusammenhang mit der Erkrankung?
- Was kann damit überprüft werden?
- Wenn Sie schon einen Befund haben - warum wird die Untersuchung wiederholt?
- Was geschieht bei der Untersuchung?
- Ist sie schmerzhaft?
- Gibt es ein Risiko?

Erklärungen zu den verschiedenen Untersuchungsmethoden finden Sie im Kapitel Untersuchungsmethoden, Seite 729.

Risiko Krankenhaus

»Vorsicht, Skalpell«, »Zweitkrankheit im Krankenhaus« - kaum ein Tag vergeht ohne eine negative Meldung in den Medien zum Thema Krankenhaus. Vieles davon ist Panikmache. Um so mehr sollten Sie wissen, wo die Risiken im Krankenhaus liegen und mit welcher Wahrscheinlichkeit Sie davon betroffen werden können.

Infektionsrisiko

Jährlich ziehen sich 700 000 der elf Millionen Krankenhauspatienten in der BRD zusätzlich zu ihrem Leiden eine Infektion zu. Zu diesem Ergebnis gelangte eine Studie der Deutschen Krankenhausgesellschaft.

In der Hitliste der Infektionen stehen an erster Stelle Harnweginfektionen, auf die mehr als ein Drittel entfallen. Dicht gefolgt von Wundinfektionen (etwa 22 Prozent) und Infektionen der unteren Atemwege (etwa 15 Prozent).

Internationale Studien ergaben, daß bis zu ein Drittel der Patienten nach Darmoperationen Infektionen bekommt, bis zu sechs von 100 Frauen haben Infektionen nach einer Gebärmutterentfernung und vier bis sechs Frauen nach einem Kaiserschnitt.

Für Österreich gibt es keine genauen Daten, die Schätzungen des Hygieneinstituts decken sich aber mit den deutschen Zahlen.

Infektionen im Krankenhaus lassen sich nicht vermeiden, aber doch drastisch senken. Im US-Seuchenzentrum wurde nachgewiesen, daß ein hoher Prozentsatz der Infektionen durch Kontakte mit Ärzten und Pflegepersonal entstehen.

Wie sauber in einem Krankenhaus gearbeitet wird, können Sie nicht feststellen. Es ist ziemlich egal, ob täglich mehrmals der Fußboden mit Desinfektionsmitteln aufgewischt und wie oft Ihr Nachttisch geputzt wird. 70 bis 80 Prozent der Infektionen entfallen auf den pflegerischen und operativen Bereich. Das bedeutet, es ist wichtig, wie sorgfältig ein Katheter gesetzt wird, wie sauber operiert wird, was für Keime in Ihre Wunden gelangen können, also Umstände, auf die Sie keinen Einfluß nehmen können.

Trotzdem gibt es ein paar Grundregeln, die Sie beachten können:

- Wenn Ihre körpereigene Abwehr geschwächt ist, vermeiden Sie einen Krankenhausaufenthalt, falls es eine Möglichkeit der ambulanten Behandlung gibt. So erleiden z. B. ältere Patienten im Krankenhaus überdurchschnittlich häufig eine Infektion

- Lassen Sie sich nicht ohne weiteres »antibiotisch abschirmen«. Die unkritische Gabe von Antibiotika begünstigt die Bildung resistenter Keime. Antibiotika sind kein »innerlich anwendbares Desinfektionsmittel«
- Wenn Sie einen Katheter gesetzt bekommen, müssen Sie wissen, daß sich die Infektionsgefahr mit jedem Tag erhöht. Nach zehn Tagen »Dauerkatheter« hat jeder zweite Patient eine Blasenentzündung. Oft werden Katheter aber aus Bequemlichkeit länger gesetzt als notwendig
- Vermeiden Sie »invasive« Untersuchungsmethoden, das heißt Techniken, bei denen Eingriffe im Körper stattfinden, wenn es eine Alternative dazu gibt

Narkoserisiko

Das Risiko, bei einer Narkose zu Schaden zu kommen, ist gering, wenn Sie in einem guten Allgemeinzustand sind. Aber selbst bei Herzleiden, Zuckerkrankheit, Bluthochdruck, Asthma oder Leberzirrhose kann durch entsprechende Vorbereitung das Risiko so gesenkt werden, daß es abschätzbar ist. Anders, wenn Sie sich einer Akut-Operation unterziehen müssen (z. B. nach einem Unfall). Denn hier kennen weder Operateur noch Anästhesist die oben erwähnten Risikofaktoren. Es ist auch selten bekannt, ob Sie einen vollen Magen haben oder wie hoch der Blutverlust ist.

Wenn Sie eine Operation brauchen, führt kein Weg an einer Narkose vorbei. Trotzdem haben Sie einige Möglichkeiten mitzureden:

- Finden Sie heraus, ob es in Ihrem Krankenhaus genug Narkoseärzte gibt. Viele Narkosefehler entstehen durch Übermüdung, oder weil ein Anästhesist zwei Operationstische bedient
- Verlangen Sie, Ihren Narkosearzt kennenzulernen. Der persönliche Kontakt schafft Vertrauen, und Sie sind vielleicht auch für ihn dann weniger »Objekt«
- Fragen Sie, ob eine Lokal- oder Regionalanästhesie möglich ist. Manchmal werden Vollnarkosen durchgeführt, obwohl es auch andere Methoden zur Schmerzausschaltung gäbe
- Nicht nur bei »alternativen« Krankenhäusern gibt es die Möglichkeit, durch Akupunktur Narkosemittel einzusparen

Behandlungsfehler im Krankenhaus

Wenn Sie im Krankenhaus falsch behandelt wurden und dadurch zu Schaden gekommen sind, stehen Sie vor einer Situation, auf die Sie nicht vorbereitet waren. Wen werden Sie belangen, was nützt es, wie kommen Sie zu Ihrem Recht? Das sind Fragen, mit denen Sie sich beschäftigen müssen. Es gibt ein paar Grundregeln, die Ihnen helfen können, sich richtig zu verhalten.

Sichern Sie Beweise
Auch wenn Sie auf eine gütliche Einigung mit dem Arzt hoffen, sollten Sie versuchen, Kopien aller Krankenunterlagen zu erlangen, und zwar möglichst bevor bekannt wird, daß Sie rechtliche Schritte unternehmen möchten. Es kommt immer wieder vor, daß Unterlagen nachträglich geändert werden oder belastendes Material daraus entfernt wird.

Wenn Sie keinen unauffälligen Weg über das Krankenhauspersonal finden, um zu Ihren Dokumenten zu kommen, dann empfiehlt es sich, über einen weiterbehandelnden Arzt die Beschaffung zu versuchen.

Ziehen Sie einen Arzt zu Rate, dem Sie vertrauen,
und der nicht in den Fall verwickelt ist. Wenn Sie keinen kennen, wenden Sie sich an eine Patientenschutzorganisation.

Sie brauchen einen Rechtsanwalt
Leider gibt es zuwenig Anwälte, die ausreichend Wissen und Erfahrung auf diesem Gebiet haben. Lassen Sie sich einen solchen Experten nur über eine Patientenschutzorganisation nennen.

Die erste Aufgabe Ihres Anwalts ist es, die juristischen Chancen für die Durchsetzung Ihrer Rechte zu prüfen. Ein vernünftiger Anwalt wird sich in jedem Fall zunächst darum bemühen, mit dem Arzt und dessen Versicherung den Schaden gütlich zu regeln.

Alles aufschreiben
Verfassen Sie einen möglichst klaren Ablauf Ihrer Krankengeschichte, sobald Sie den Verdacht auf einen Behandlungsfehler haben. Später läßt Ihr Gedächtnis Sie vielleicht allzu schnell im Stich.

Welcher Schaden ist eingetreten, und worauf führen Sie ihn zurück? Warum hat der Arzt schuldhaft gehandelt, und was hätte er anders machen können? Schildern Sie genau die Ereignisse, die dazu geführt haben. Vermerken Sie auch unbedingt Namen und Adressen von Mitpatienten, Namen der Pflegenden und der Ärzte. Manche Patientenorganisationen stellen vorgedruckte Fragebögen zur Verfügung.

Sie müssen wissen, worauf Sie sich einlassen
Kunstfehlerprozesse sind mühsam und dauern oft viele Jahre. Und selbst dann ist die Chance, zu Ihrem Recht zu

kommen, gering. Eine große deutsche Versicherung beurteilt die Erfolgsaussichten so: Etwa die Hälfte der zivilrechtlichen Klagen wird abgewiesen, nur zehn Prozent enden mit der Verurteilung des Beklagten, in allen anderen Fällen werden Vergleiche geschlossen. Sie sind als Patient fast immer in einer Beweisnotlage und können nicht damit rechnen, daß Gutachten zu Ihren Gunsten ausfallen.
Die Verschwörung des Schweigens, bei der ein Kollege dem anderen nicht weh tut, funktioniert immer noch gut. Im allgemeinen sind Sie besser beraten, wenn Sie durch Ihren Anwalt eine außergerichtliche Klärung erreichen und der Arzt mit seiner Haftpflichtversicherung Ihre Ansprüche befriedigt.
Eine strafrechtliche Verfolgung hat meistens nur dann einen Sinn, wenn Ihr finanzielles Interesse im Hintergrund steht und Sie durch einen Prozeß Öffentlichkeit für das fahrlässige Verhalten herstellen wollen, um dadurch Mißstände und Unzulänglichkeiten in unserem Gesundheitswesen zu beseitigen. In jedem Fall brauchen Sie dazu gute Nerven.

Kinder im Krankenhaus

Für viele Kinder ist der erste Krankenhausaufenthalt auch die erste Trennung von den wichtigsten Bezugspersonen.
Alleingelassen in einer Situation, in der sie Trost und Hilfe brauchen, reagieren manche mit seelischen Störungen, die sich über Jahre hinweg auswirken können. Bettnässen, Eßstörungen, Angst im Dunkeln, Niedergeschlagenheit, Aggressivität, Kommunikationsprobleme sind nur einige der Symptome, die sich nach traumatischen Krankenhausaufenthalten einstellen können.
Viele Kinderabteilungen haben diese Auswirkungen mittlerweile anerkannt und ihre Besuchszeiten liberalisiert. Fast überall dürfen Bezugspersonen den ganzen Tag beim Kind bleiben.
Die Forderung nach einer Besuchszeit rund um die Uhr bleibt auf den meisten Kinderstationen vorerst allerdings Utopie, und die Mitaufnahme eines Elternteils ist fast überall so schwierig durchzusetzen oder so teuer, daß sie nur für die kleine Gruppe von Menschen in Frage kommt, die das dafür nötige Geld haben.

Krankenhaustrauma

Ein englischer Arzt hat schon vor mehr als 30 Jahren erkannt, daß das kindliche Trauma in drei Phasen verläuft.

Protest
Das Kind versteht nicht, warum es von seinen Bezugspersonen getrennt wird. Es schreit und weint, klammert sich an die Schwestern oder weist deren Anteilnahme wütend zurück. Diese Phase kann mehrere Stunden, aber auch mehrere Tage dauern.

Verzweiflung
In dieser Phase der Hoffnungslosigkeit erkennt das Kind, daß Mutter oder/und Vater nicht kommen werden. Es hört auf zu weinen und zieht sich apathisch zurück. Häufig glauben die Betreuer, das »brave Kind« habe sich an die neue Situation gewöhnt.

Verleugnung
Das Kind hat resigniert und macht nach außen einen vernünftigen Eindruck. Es zeigt Interesse an seiner Umgebung, nimmt die Besuche der Bezugspersonen nicht mehr wichtig oder lehnt sie sogar ab und scheint sich eingelebt zu haben. Dieses letzte Stadium der kindlichen Störung wird von den Betreuern häufig als gelungene Anpassung an die Situation mißdeutet.

Was können Sie für Ihr Kind tun?

- Klären Sie, ob es eine Möglichkeit gibt, das Kind ambulant zu betreuen. Es gibt Krankenhäuser, die verschiedene Eingriffe bis hin zur Blinddarmoperation so durchführen, daß Sie am gleichen Tag wieder nach Hause gehen können. Die Voraussetzung dafür ist, daß jemand Zeit hat, das Kind sorgfältig zu pflegen
- Wenn das Kind stationär behandelt werden muß, versuchen Sie seinen Aufenthalt im Krankenhaus möglichst kurz zu halten. Manche Krankenhäuser versuchen aus finanziellen Erwägungen oder aus übertriebener Sorge, die Kinder länger zu behalten als unbedingt notwendig
- Besuchen Sie Ihr Kind so oft wie möglich. Wenn Sie keine Zeit haben, organisieren Sie regelmäßige Besuche von anderen Bezugspersonen
- Vergessen Sie nicht, daß auch ein Baby fühlt und leidet. Es sollte genauso gut betreut werden wie ein älteres Kind
- Setzen Sie sich durch, wenn Sie mit Ihrem Kind aufgenommen werden wollen, weil es Ihnen gesetzlich zusteht oder Sie das Geld aufbringen können, Ihren Aufenthalt zu finanzieren
- Wenn Sie mit Ihrem Kind im Krankenhaus leben, wechseln Sie sich mit anderen Bezugspersonen ab. Es ist sehr belastend, Tag und Nacht als Gesunder in einem Krankenhaus zu sein

- Setzen Sie durch, daß Sie bei belastenden oder schmerzhaften Untersuchungen dabeisein können.
- Wenn Ihr Kind operiert wird, versuchen Sie, bis zur Narkose bei ihm zu bleiben, und seien Sie unbedingt da, wenn es aufwacht

Kinderrechte

Wenn die Ärzte feststellen, daß die Mitaufnahme einer Bezugsperson medizinisch notwendig ist, übernehmen die gesetzlichen Krankenkassen die Kosten. Es ist aber nirgends festgelegt, wie diese medizinische Notwendigkeit festgestellt wird. Es lohnt sich daher, daß Sie sich umhören, welches Krankenhaus dieses Gesetz liberal handhabt und im Interesse des Kindes die Mitaufnahme der Eltern für wünschenswert hält. In Österreich ist es kaum möglich, dieses Gesetz auszunutzen, weil im allgemeinen mitaufgenommene Bezugspersonen als »Störenfriede« betrachtet werden. In Deutschland ist es an manchen Krankenhäusern problemlos möglich.

In Österreich haben Mütter von Säuglingen ein gesetzlich verankertes Recht, mit ihren kranken Kindern ohne zusätzliche Kosten mit aufgenommen zu werden. In der Praxis erfordert das Durchsetzen dieses Rechtes allerdings gute Nerven und Hartnäckigkeit. In jedem Fall wird als Voraussetzung gefordert, daß das Baby gestillt wird und noch nicht älter als ein Jahr ist.

Alte Menschen im Krankenhaus

Unsere Krankenhäuser sind überfüllt mit alten Menschen, die dort nicht hingehören. Es gibt so wenig Pflegebetten, daß viele alte Menschen in Akutkrankenhäusern betreut werden. Ein normales Krankenhaus kann aber dem, was der alte Patient braucht, überhaupt nicht gerecht werden. Außerdem verstärkt es das Gefühl, am Ende zu sein, vielleicht nie mehr gesund zu werden. Wenn Sie alte Angehörige im Krankenhaus haben, die sich nicht mehr ausreichend für ihre eigenen Rechte einsetzen können, dann sollten Sie das übernehmen.

- Klären Sie, ob der alte Mensch wirklich einen Krankenhausaufenthalt braucht oder ob es eine Alternative gibt
- Wenn es keinen anderen Weg gibt, versuchen Sie den Aufenthalt so kurz wie möglich zu halten. Alte Menschen, die in der gewohnten Umgebung leben können, werden schneller gesund
- Versuchen Sie herauszufinden, ob alle medizinischen Maßnahmen wirklich notwendig sind (z. B. Blasenkatheter werden nicht selten aus Bequemlichkeit gesetzt)
- Bemühen Sie sich darum, daß Rehabilitationsmaßnahmen angeboten werden (Heilgymnastik, Bewegungstherapie usw.)
- Organisieren Sie Besuche zu Zeiten, in denen der Kranke Hilfe brauchen könnte, beim Mittagessen, am Abend zum Waschen usw. Die wenigsten Krankenhäuser haben ausreichend Personal, um sich liebevoll eines alten Menschen anzunehmen
- Bedienen Sie den Kranken nicht, wenn es nicht notwendig ist. Regen Sie ihn dazu an, möglichst viel selbst zu machen. Aktivität fördert seine Genesung

UNTERSUCHUNGSMETHODEN

Jeder Mensch macht Fehler. Doch Maschinen und technischen Methoden trauen wir fälschlicherweise besseres zu. Patienten befriedigen ihr Bedürfnis nach »sicherer« Medizin anscheinend besser mit Zahlen oder Röntgenbildern, die sie als Befund nach Hause tragen können, als durch ein Gespräch mit dem Arzt. Mediziner sichern sich ihrerseits ab, indem sie sich ihre Diagnose und die Entscheidung zu einer Behandlung durch vielfältige Untersuchungen bestätigen lassen.

Das ist so lange legitim, wie die Technik Arzt und Patient hilft. Eine sehr technisierte Medizin kann aber auch bedeuten, daß das Gesundheitswesen zunehmend unpersönlicher wird. Je mehr Raum Arzt und Patient der Technik geben, desto leichter können sie Nähe vermeiden. Distanz erspart beiden zwar die oft unangenehme Auseinandersetzung mit Gefühlen und Problemen. Für den Patienten bedeutet es aber, daß er leichter zum »Fall« wird. Die Zusammenhänge zwischen Lebens- und Arbeitsbedingungen und dem Krankwerden werden dadurch schlechter sichtbar.

Der Wunsch nach Perfektionismus kostet Geld. In der BRD werden jährlich etwa eine Milliarde Laboruntersuchungen zum Preis von etwa sieben Milliarden DM durchgeführt. Das sind 16 Untersuchungen pro Jahr für jeden Bundesbürger. Der Berufsverband der Ärzte kritisiert, daß jährlich mindestens 500 Millionen Mark für unnötige Leistungen bezahlt werden.

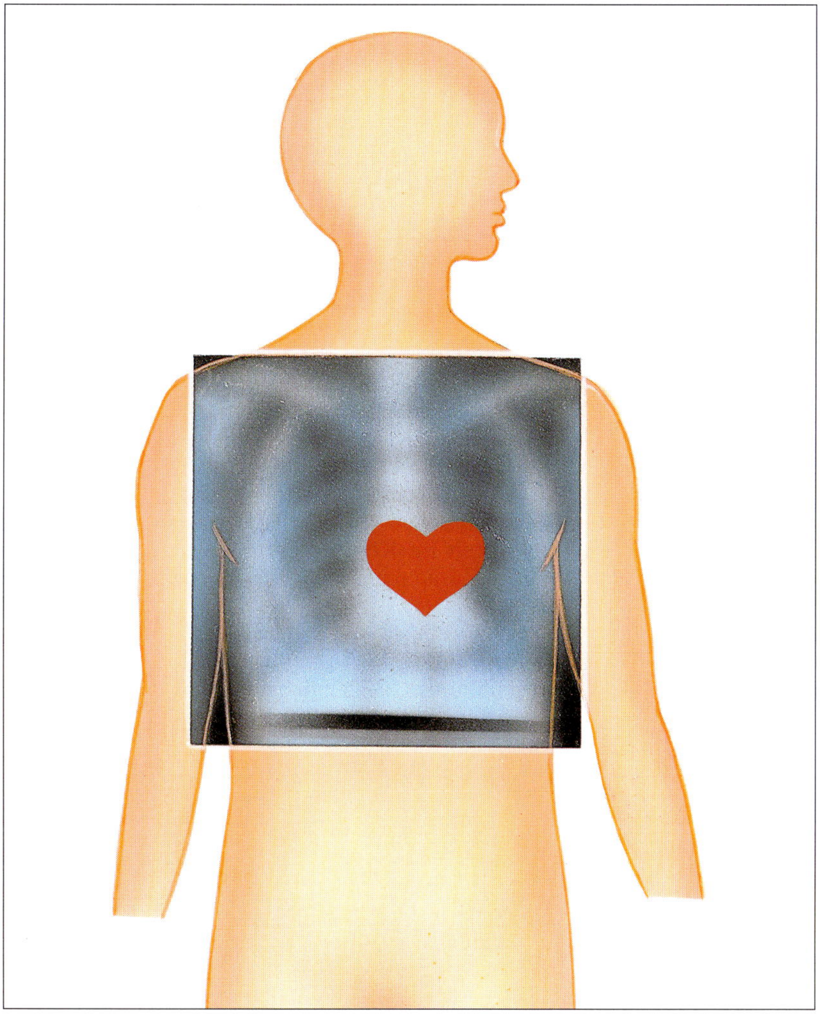

Die Lebensdauer der Geräte und die Zeit, in der die Hersteller bereit sind, diese Geräte zu warten, verringert sich immer mehr. Dementsprechend wird es für den einzelnen Arzt, der sich solche Geräte anschafft, und für Labors immer schwieriger, die hohen Anschaffungskosten wieder hereinzubekommen. Für eine solche Amortisation müssen dann möglichst viele Patienten untersucht werden. So unterhält sich der kostentreibende Kreislauf selbst.

Wenn die Anzahl der Untersuchungen momentan auch nicht mehr ansteigt, so wachsen die Kosten doch munter weiter. Die medizintechnische Industrie entwickelt immer aufwendigere und teurere Untersuchungsmethoden, die dann pauschal als »besser« gelten. Ob sie anderen Methoden wirklich überlegen sind, haben sie nur selten bewiesen.

Eine Milliarde medizintechnische Untersuchungen sind auch ein Umweltproblem. Wegwerfinstrumente türmen sich zu Müllgebirgen. Reagentienlösungen fließen irgendwohin. Radioaktive Stoffe müssen transportiert, angewandt und ihre Reste endgelagert werden. Und nicht zuletzt bleibt die Frage: Wie gut schützen Sicherheitsvorschriften wirklich die Gesundheit derjenigen, die mit diesen Stoffen ein Leben lang arbeiten müssen? Analysen von Nutzen und Auswirkungen einer erweiterten Medizintechnologie zeigen aber, daß sich der Gesundheitszustand der Gesamtbevölkerung damit kaum noch verbessern läßt.

Regelmäßig alle testen?

Im medizinischen Bereich heißt eine Rasterfahndung Screening. Es bedeutet, möglichst viele Menschen und die in regelmäßigen Abständen immer wieder auf ein Merkmal hin zu untersuchen. Derartiges war zum Beispiel das Lungenröntgen oder ist heute die Mahnung an alle, den Cholesterinspiegel regelmäßig kontrollieren zu lassen. Diese Maßnahme ist sicherlich angebracht, wenn jemand ein besonders großes Risiko hat, an einer koronaren Herzkrankheit frühzeitig zu sterben, und bereit ist, sein Leben so zu verändern, daß das Risiko geringer wird (➔ Erhöhte Blutfettwerte, Seite 377). Sie ist sinnlos, wenn der Getestete mit einem schlechten Ergebnis sich selbst überlassen bleibt. Eine Untersuchung, aus deren Ergebnis nichts folgt, ist überflüssig.

Viele unnötige Untersuchungen kosten die Krankenkassenmitglieder horrende Geldsummen und belasten die Gesundheit desjenigen, der getestet werden soll, teilweise erheblich. Eine Studie zeigte beispielsweise auf, wie unüberlegt Ärzte oft eine »Übersichtsaufnahme des Brustkorbs« anordnen. Bei mehr als einem Viertel der Überweisungen zum Röntgenfacharzt konnte man nicht ermitteln, welche Fragestellung hinter dem Wunsch nach der Röntgenaufnahme stand. Das Bild von ebenfalls mehr als einem Viertel der Geröntgten zeigte zwar Unerwartetes und zog teilweise sogar weitere Untersuchungen nach sich - für die Diagnose brachte es jedoch in keinem Fall etwas Neues.

Gleiches gilt für die Palette von Untersuchungswerten, die bei einer Krankenhauseinweisung erstellt werden. Für Diagnose oder Therapie sind sie nur selten unentbehrlich. Das alles ist vermeidbar, wenn Sie gemeinsam mit dem Arzt Ziel und Weg des Vorgehens bestimmen.

Weg und Ziel bestimmen

Bei weitem nicht alles, was untersucht werden kann, muß auch untersucht werden. Aus Ihrer Schilderung der Beschwerden und allgemeinen Untersuchungen sollte der Arzt möglichst genau bestimmen, welche Krankheit er vermutet bzw. welche er ausschließen möchte. Sowohl Ihnen als auch dem Arzt sollte vor etwaigen Untersuchungen klar sein: Welchem Zweck dient die Untersuchung?

Soll sie
- eine Diagnose stellen, bestätigen oder ausschließen?
- den Schweregrad der Krankheit ermitteln?
- aufzeigen, wie die Krankheit verlaufen ist?
- helfen, die richtige Behandlung herauszufinden?
- kontrollieren, wie die Behandlung angeschlagen hat?
- die Konzentration des Arzneimittels im Körper bestimmen?
- prüfen, ob Sie die Behandlungsvorschriften des Arztes einhalten?
- Wie zuverlässig ist das Ergebnis? Menschen arbeiten fehlerhaft, Maschinen haben ihre Tücken. Ein Vergleich der Cholesterinwerte, die von verschiedenen Wiener Krankenhauslabors für dasselbe Blut angefordert wurden, ergab erhebliche Abweichungen. Bevor Sie schwerwiegende Entscheidungen treffen: Lassen Sie den Wert noch einmal überprüfen
- Kann das Ergebnis auch mit weniger problematischen Untersuchungen erreicht werden?
- Was folgt aus dem gewonnenen Ergebnis?
- Teilen Sie dem Arzt vor jeder Untersuchung mit, welche Medikamente Sie einnehmen. Manche Abweichung von der Norm kommt durch Arzneimittel zustande und ist nicht das Zeichen dafür, daß Sie krank sind

Routinewerte

Bei einer Krankenhauseinweisung werden bestimmte Werte routinemäßig bestimmt. Dazu gehören:
- Natrium (Na), Kalium (K), eventuell Chlorid (Cl), Magnesium (Mg). Diese Werte braucht der Arzt, um sich ein Bild machen zu können, ob bestimmte Herz- und Nierenstörungen darauf beruhen, daß Sie zuwenig Flüssigkeit im Körper haben, oder ob die mengenmäßige Zusammensetzung der Körperflüssigkeit verändert ist
- Phosphat (PO_4) sagt etwas über die Nierenfunktion
- Kalzium (Ca) gibt Auskunft über die Arbeit der Nebenschilddrüse. Kalzium und Phosphat gemeinsam geben zu erkennen, ob die Nahrungsbestandteile aus Magen und Darm genügend aufgenommen werden
- BUN (Stickstoffgehalt des Blutes durch seinen Anteil an Harnstoff). Zur Überprüfung der Nierenfunktion
- AP (alkalische Phosphatase). Sie sagt etwas über Knochenerkrankungen und ob der Gallengang durchlässig ist
- EW (Eiweiß). Ein erniedrigter Wert sagt etwas über Krankheiten, die an der Körpersubstanz zehren und über eventuelle Resorptionsstörungen. Ein erhöhter Wert deutet eine Art von bösartigen Krankheiten an

- GOT (➔ Seite 738), GPT (➔ Seite 738), Gamma-GT (➔ Seite 738), LDH (➔ Seite 739). Diese Werte sagen etwas über den Zustand der Leber

Wenn Sie die Zahlen Ihres »Befundes« mit denen auf den nachfolgenden Seiten vergleichen wollen, kann es sein, daß Sie Abweichungen bemerken.
Sie müssen nicht immer das Zeichen für eine Krankheit sein. Achten Sie unbedingt auf die Maßeinheiten, in denen die Zahlen angegeben sind. Die Maßeinheiten sind vor längerer Zeit einmal international standardisiert worden.
Doch an diese SI-Einheiten haben sich noch längst nicht alle medizinischen Einrichtungen gewöhnt. Manche unerklärlichen Differenzen können darin ihre Ursache haben.
Auch die Art der Bestimmungsmethoden, die Temperatur, bei der sie durchgeführt werden, und vieles andere mehr können voneinander abweichende Zahlen ergeben, die nicht eine Krankheit bedeuten. Im Zweifelsfall sollten Sie sich von den Untersuchern im Labor sagen lassen, wo sie den Normalwert ansetzen.
Im Folgenden werden die gebräuchlichsten Untersuchungsmethoden besprochen. Es kann sein, daß auf dem Laborzettel, den Sie vom Arzt bekommen, andere Begriffe und andere Zahlen stehen. Fragen Sie in jedem Fall Ihren Arzt nach den Aussagen dieser Tests.

UNTERSUCHUNGEN AUS DEM BLUT

Anwendung
Wenn der Arzt allgemeine Hinweiszeichen auf den Zustand des Körpers wünscht oder über bestimmte Blutbestandteile Näheres erfahren möchte. Viele Veränderungen an Organen und Prozesse, die das Abwehrsystem beschäftigen, teilen sich dem Blut mit.

Aussage und Verläßlichkeit
Veränderte Blutwerte bestätigen den Verdacht: Irgend etwas stimmt nicht. Um genauer zu erfahren, wo etwas verändert ist, bedarf es gezielter Tests.

Durchführung
Je nachdem, was bestimmt werden soll, wird man Ihnen die Fingerkuppe anritzen und das heraustropfende Blut verwenden (Kapillarblut) oder eine Kanüle in eine Vene, meistens die des Arms, stechen und daraus Blut abziehen. Dazu verwendet man heute Einweg-Vakuumröhrchen, mit denen sich derjenige, der das Blut abnimmt, nicht verletzen kann. Das schützt ihn vor Infektionen.
Auch wenn es heißt, daß das »Plasma« oder »Serum« untersucht wird, dient dazu das Blut als Grundlage, das man Ihnen abgenommen hat.

Blutbild

Blut besteht zu etwa 45 Prozent aus festen Bestandteilen: Rote und weiße Blutkörperchen und Blutplättchen. »Das Blutbild bestimmen« heißt, die Menge der einzelnen Zellen und eventueller Untergruppen zu ermitteln.

Rotes Blutbild: Erythrozytenzahl

Die roten Blutkörperchen (*Erythrozyten*) entstehen beim Erwachsenen im Knochenmark. Sie bestehen hauptsächlich aus dem Eiweiß Hämoglobin, das den Sauerstoff im Blut transportiert.

Anwendung
Bei Allgemeinerkrankungen, dem Verdacht auf Blutarmut und Krankheiten der Blutbildung.

Aussage und Verläßlichkeit
Werte unter dem Normalbereich deuten auf eine Blutarmut (*Anämie*) hin (➔ Blutarmut, Seite 407).
Werte oberhalb des Normalbereichs (*Polyglobulie*) kommen zustande, wenn die Blutkörperchenbildung gestört ist, bei chronischen Lungenerkrankungen, bei verschiedenen Tumorarten und bei Vergiftungen.
Es ist normal, daß die Zahl der roten Blutkörperchen bei körperlich anstrengender Arbeit, Sport und Aufenthalt in großer Höhe erhöht ist.

Normalbereich
Erwachsene Frauen: 4,6 bis 6,3 Mill./mm³ (oder T/L)
Erwachsene Männer: 4,2 bis 5,4 Mill./mm³ (oder T/L)
Bei Kindern liegen die Werte etwas unterhalb des Bereichs für Erwachsene.

Rotes Blutbild: Hämatokrit

Der Hämatokritwert gibt den Anteil in Prozent an, den die festen Bestandteile vom Blutvolumen einnehmen.

Anwendung
Bei Allgemeinerkrankungen, dem Verdacht auf Blutarmut und Krankheiten der Blutbildung.

Aussage und Verläßlichkeit
➔ Rotes Blutbild: Erythrozyten, Seite 731.

Normalbereich
Erwachsene Frauen: 37 bis 47 Prozent
Erwachsene Männer: 40 bis 54 Prozent

Rotes Blutbild: Hämoglobin

Anwendung
Wenn der Arzt wissen muß, wieviel Hämoglobin die vorhandenen roten Blutkörperchen enthalten.

Aussage und Verläßlichkeit
Setzt man den Hämoglobingehalt zur Anzahl an roten Blutkörperchen oder zum Hämatokrit-Wert ins Verhältnis, kann der Arzt daraus Rückschlüsse auf die Art von Blutarmut ziehen. Das ist notwendig, um eine Blutarmut richtig behandeln zu können.

Normalbereich
Erwachsene Frauen: 120 bis 160 g/l
(entspr. 12 bis 16 g/dl)
Erwachsene Männer: 140 bis 180 g/l
(entspr. 14 bis 18 g/dl)

Eisengehalt (Fe)

Eisen ist ein Bestandteil des roten Blutfarbstoffs Hämoglobin. Der Eiweißstoff Transferrin transportiert das Eisen im Blut.
Mangelt es dem Blut an Eisen, stellt der Körper besonders viel Transferrin als Transportmittel zur Verfügung. Das im Körper gespeicherte Eisen ist ebenfalls an einen Eiweißstoff gebunden. Dieses Speichereisen heißt Ferritin.

Anwendung
- Wenn abgeklärt werden muß, ob eine Blutarmut auf dem Mangel an Eisen beruht
- Wenn der Verdacht besteht, daß zuviel Eisen im Blut ist

Aussage und Verläßlichkeit
Die Eisenwerte sind verringert:
- Nach starken Blutungen, zum Beispiel durch Operationen, aber auch durch unbemerkte Blutverluste aus dem Magen-Darm-Trakt, bei Entzündungen oder Tumoren, während der Stillzeit
- Wenn die Eisenzufuhr den Bedarf nicht deckt
- Wenn Magen-Darm-Erkrankungen die Aufnahme des Eisens aus der Nahrung behindern

Die Eisenwerte sind erhöht:
- Bei Krankheiten, bei denen Leberzellen zerfallen
- Bei Störungen im Hämoglobinaufbau (➔ Blutarmut: Hämolytische Anämie, Seite 409)

Die einmalige Bestimmung des Eisenwertes sagt nur dann etwas über die Eisenversorgung des Körpers, wenn der Wert den Normalbereich weit unter- oder überschreitet. Der »normale« Eisengehalt des Blutes kann für jeden Menschen anders sein. Bei älteren Menschen ist er fast immer niedriger als bei jungen. Bei allen ist er morgens höher als nachmittags. Kontrollen des Eisengehaltes sollten darum möglichst immer zur selben Tageszeit stattfinden. Erst die kombinierte Überprüfung von Eisen-, Transferrin- und möglichst noch Ferritingehalt sagt Verläßliches über einen Eisenmangel-Zustand. Sind Eisen- und Ferritingehalt niedrig, der Transferrinwert aber hoch, spricht das dafür, daß die Nahrung über längere Zeit weniger Eisen enthielt, als der Körper brauchte. Sind alle drei Werte niedrig, spricht das für eine chronische Entzündung oder einen Tumor.

Normalbereich
Erwachsene Frauen: 6,6 bis 26,0 Mikromol/l
(entspricht 37 bis 145 Mikrogramm/100 ml)
Erwachsene Männer: 10,6 bis 28,3 Mikromol/l
(entspricht 59 bis 158 Mikrogramm/100 ml)

Normalbereich für Transferrin
Erwachsene: 26 bis 47 Mikromol/l
(entspricht 2 bis 4 g/l)
Bei Ferritin müssen Sie den Normalwert erfragen.

Weißes Blutbild

Die weißen Blutkörperchen (*Leukozyten*) gehören zum körpereigenen Abwehrsystem. Man unterscheidet drei große Gruppen von weißen Blutkörperchen: Granulozyten, Monozyten und Lymphozyten. Innerhalb dieser Gruppen gibt es noch weitere Unterteilungen.

Weißes Blutbild: Leukozytenzahl

Anwendung

Bei allgemeinen Beschwerden wie Fieber ohne ersichtlichen Grund, Müdigkeit, Abgeschlagenheit; aber auch, um einen bestimmten Krankheitsverdacht abzuklären.

Aussage und Verläßlichkeit

Sowohl eine erhöhte als auch eine erniedrigte Zahl von weißen Blutkörperchen können darauf hinweisen, daß das Abwehrsystem des Körpers herausgefordert ist, zum Beispiel durch Infektionen, den Untergang von Gewebe nach Verbrennungen, beim Herzinfarkt, bei Krebserkrankungen oder nach Vergiftungen.

Viele Medikamente verringern die Leukozytenzahl. Eine gering erhöhte Leukozytenzahl ist normal in der Schwangerschaft, nach körperlicher Anstrengung und bei psychischen Belastungen. Im hohen Alter sinkt sie ab.

Normalbereich
4,8 bis 10,0 G/l (entspricht 4800 bis 10 000/mm³)
Neugeborene haben bis zu 30 000 weiße Blutkörperchen/mm³. Bis zum 15. Lebensjahr fallen sie allmählich auf den Erwachsenenwert ab.

Weißes Blutbild: Differentialblutbild

In einem Blutausstrich wird der prozentuale Anteil der einzelnen Untergruppen der weißen Blutkörperchen bestimmt.

Anwendung

Ist die Anzahl der weißen Blutkörperchen erhöht oder verringert, kann ein Differentialblutbild näher bestimmen, in welcher Untergruppe sich die Veränderung abspielt.

Die Diagnose einiger Krankheiten wird dadurch wahrscheinlicher, andere lassen sich ausschließen.

Aussage und Verläßlichkeit

Veränderungen bei den Granulozyten können auf Störungen im Knochenmark hinweisen. Granulozyten durchlaufen einen Reifungsprozeß. Mit dem Reifegrad verändert sich ihr Aussehen. Weicht die Verteilung der verschiedenen Reifestufen der Granulozyten erheblich vom Normalen ab, gibt das einen weiteren Hinweis auf die Erkrankung.

Normalbereich (Erwachsene)
Stabkernige Granulozyten weniger als 3 Prozent
Segmentkernige Granulozyten 60 bis 70 Prozent
Eosinophile Granulozyten 1 bis 5 Prozent
Basophile Granulozyten weniger als ein Prozent
Lymphozyten 20 bis 30 Prozent
Monozyten 2 bis 6 Prozent

Das ganze Lymphsystem, vor allem die Milz und die Lymphknoten, bilden Lymphozyten. Ist das Lymphsystem erkrankt, zum Beispiel durch Krebs, verringert sich die Lymphozytenzahl. Auch eine Behandlung mit Krebsmitteln senkt die Lymphozytenzahl. Sie steigt unter anderem an bei Infektionskrankheiten und Krankheiten der blutbildenden Organe.

Blutkörperchensenkungsgeschwindigkeit (BKS) oder Blutsenkungsgeschwindigkeit (BSG)

Abgenommenes Blut wird durch Zusätze ungerinnbar gemacht und in ein Meßröhrchen gebracht. Darin sinken die Blutkörperchen nach und nach ab. Abgelesen wird die Strecke, die sie nach einer Stunde in dem Meßröhrchen abgesunken sind.

Anwendung

Die BSG ist die häufigste Laboruntersuchung. Der Arzt sucht damit nach Gründen für einen »schlechten Allgemeinzustand«.

Aussage und Verläßlichkeit

Die BSG ist unter anderem beschleunigt bei Entzündungen, Krebserkrankungen und schwerer Blutarmut. Sie ist verlangsamt bei Erkrankungen, bei denen sich mehr rote Blutkörperchen im Blut befinden. Eine BSG im Normalbereich sagt kaum etwas darüber aus, ob jemand gesund oder krank ist. Bei einer mäßigen Erhöhung sollte dann weiter nach den Gründen gesucht werden, wenn es andere wichtige Zeichen für eine Krankheit gibt. Eine BSG von 80 bis 100 ist immer ein Grund für weitergehende Untersuchungen. Bei älteren Menschen, die schon länger krank sind und deren Befinden sich verschlechtert, ist es angebracht, mit der BSG zu prüfen, ob im Körper vielleicht ein Krebs unbemerkt heranwächst. Als allgemeiner »Krebstest« eignet sich die BSG allerdings nicht. Bei der Beurteilung der BSG berücksichtigen Ärzte oft nicht, daß sie mit dem Alter etwas ansteigt.

Störeinflüsse
Die BSG reagiert sehr empfindlich auf Fehler bei der Bestimmung.
Folgende Arzneimittel beschleunigen die BSG: die »Pille«, Vitamin A, Phenothiazine. Folgende Arzneimittel verlangsamen die BSG: Kortison, Azetylsalizylsäure, Phenylbutazon und Indometacin gegen Rheuma.

Normalbereich
Frauen unter 50 Jahren: bis 20
Frauen über 50 Jahren: bis 30
Männer unter 50 Jahren: bis 15
Männer über 50 Jahren: bis 20

Blutgerinnung

An der Blutgerinnung sind drei Komponenten beteiligt: das verletzte Gewebe selbst, die Blutplättchen (*Thrombozyten*) und die Gerinnungsfaktoren des Blutes. Der Vorgang läuft in vielen Stufen ab, bei denen eine auf der anderen aufbaut.

Anwendung
- Wenn der Verdacht auf eine Blutgerinnungsstörung besteht. Gruppen- und Suchtests kreisen den Defekt ein. Dann kann man gezielt analysieren, an welcher Stelle der Gerinnungsvorgang unterbrochen ist
- Zur Kontrolle bei der Gabe von Medikamenten, die die Gerinnungszeit verlängern sollen, zum Beispiel um Thrombosen vorzubeugen oder nach einem Herzinfarkt

Blutplättchen (Thrombozyten)

Blutplättchen entwickeln sich aus Zellen des Knochenmarks. Sie sind an der Blutgerinnung beteiligt.

Anwendung
- Wenn man prüfen möchte, ob der Grund für eine Blutgerinnungsstörung im Bereich der Blutplättchen liegt

Aussage und Verläßlichkeit
Die Thrombozytenzahl ist erhöht (*Thrombozytose*) bei Erkrankungen des Knochenmarks, schweren Allgemeinerkrankungen, nachdem die Milz entfernt wurde und nach erheblichen Blutverlusten.

Normalbereich
150 bis 400 G/l
(entspricht 150 000 bis 400 000/mm^3)

Sie ist erniedrigt (*Thrombozytopenie*), wenn erkranktes oder geschädigtes Knochenmark zu wenig Blutplättchen bildet oder wenn die Lebensdauer der Blutplättchen ungewöhnlich kurz ist. Das kann beispielsweise sein, wenn Antikörper die Blutplättchen zerstören.

Quicktest (Thromboplastinzeit, PTZ)

Der Quicktest vergleicht die Gerinnungszeit des zu untersuchenden Blutes mit Normalwerten. Mit dem Test überprüft man eine Auswahl genau bekannter Gerinnungsfaktoren.

Anwendung
- Wenn man prüfen möchte, ob der Grund für eine festgestellte Blutgerinnungsstörung im Bereich dieser Gerinnungsfaktoren liegt
- Zur Überprüfung der Wirksamkeit von Medikamenten, die die Blutgerinnungszeit erhöhen sollen, zum Beispiel nach Herzinfarkten (*Marcoumar* [Ö], *Marcumar* [BRD], *Sintrom* [BRD/Ö]). Hierfür verwendet der Arzt auch den sogenannten *Thrombotest*

Aussage und Verläßlichkeit
Der Quickwert ist erniedrigt
- bei Vitamin K-Mangel
- wenn es an Gerinnungsfaktoren mangelt
- bei Leberschäden
- durch die Einnahme mancher Medikamente

Normalbereich
75 bis 110 Prozent des Normwertes.
Die Gerinnungszeit beim Gesunden unter diesen Versuchsbedingungen wird als 100 Prozent gesetzt. Der Quickwert gibt an, wieviel Prozent vom Normwert das untersuchte Blut erreicht.

Blutfettwerte

Das mit der Nahrung aufgenommene Fett besteht - chemisch gesehen - aus verschiedenen Einzelstoffen. Zu ihnen gehört auch das Cholesterin. Diese Fettsubstanzen finden sich im Blut wieder. Ein Übermaß dieser Fette kann dem Körper auf unterschiedliche Weise schaden (➔ Erhöhte Blutfettwerte, Seite 377).

Anwendung
Ein erhöhter Fettgehalt des Blutes macht keine Beschwerden. Doch er ist einer der Risikofaktoren für eine Arterienverkalkung und damit für die Entstehung einer koronaren Herzkrankheit. Wer um sein Risiko weiß, kann es vermindern, indem er seine Lebensumstände ändert. Ab dem 20. Lebensjahr erscheint es darum sinnvoll, etwa alle fünf Jahre den Gehalt seines Blutes an Cholesterin und HDL (➔ Lipoproteine) bestimmen zu lassen. Manche Krankheiten und verschiedene Arzneimittel beeinflussen Menge und Zusammensetzung der Blutfette. Auch in diesem Falle sollte das damit verbundene Arterioskleroserisiko kontrolliert werden.

Aussage und Verläßlichkeit
Das Verhältnis von Cholesteringehalt des Blutes zu HDL-Gehalt ist von allen Blutfettuntersuchungen die verläßlichste Methode, sein persönliches Arterioskleroserisiko zu bestimmen.

Triglyzeride

Anwendung
Wenn man einen allgemeinen Überblick über den Fettgehalt des Blutes haben möchte.

Aussage und Verläßlichkeit
Erhöhte Triglyzeridwerte sind meistens ernährungsbedingt (➔ Erhöhte Blutfettwerte, Seite 377). Sie finden sich auch bei Störungen im Fettstoffwechsel, bei Gicht, Leber-, Nieren- und Bauchspeicheldrüsenentzündungen und Diabetes. Nach fettreichen Mahlzeiten ist der Triglyzeridgehalt des Blutes hoch. Außerdem variiert er individuell sehr und ist von Alter und Geschlecht abhängig.

Normalbereich
bis 180 mg/100 ml (entspricht 2 mmol/l)

Cholesterin

Als Begleiter von tierischen Fetten wird Cholesterin mit der Nahrung aufgenommen. Der Körper bildet es aber auch in erheblicher Menge selbst.

Anwendung
- Wenn der Verdacht auf eine Fettstoffwechselstörung besteht, die entweder durch falsche Ernährung bedingt ist, andere Krankheiten begleitet oder angeboren ist
- Um das Risiko einer koronaren Herzerkrankung besser abschätzen zu können

Aussage und Verläßlichkeit
Bei Cholesterinwerten unter 200 mg/100 ml kommt eine koronare Herzkrankheit praktisch nicht vor. Diesen Wert sollten Erwachsene anstreben. Zwischen 200 und 240 mg/100 ml steigt das Risiko deutlich an, ab 250 mg/100 ml spricht man von einem hohen Risiko (➔ Erhöhte Blutfettwerte, Seite 377).

Störeinflüsse
Folgende Arzneimittel können die Cholesterinwerte ansteigen lassen: Kortison (➔ Seite 765), »die Pille«.

Normalwerte
Bis 29 Jahre: bis 200 mg/dl
30-39 Jahre: bis 225 mg/dl
40-49 Jahre: bis 245 mg/dl
50 Jahre und mehr: bis 265 mg/dl

Lipoproteine

Damit das Blut Fettstoffe transportieren kann, werden sie mit Eiweißen verknüpft. Sie heißen dann Lipoproteine. Man unterscheidet vornehmlich drei Arten:

VLDL - enthält viel Triglyzeride und wenig Cholesterin
LDL - enthält wenig Triglyzeride und viel Cholesterin (»schlechte« Lipoproteine)
HDL - enthält wenig Triglyzeride und wenig Cholesterin; kann abgelagertes Cholesterin aufnehmen (»gute« Lipoproteine)

Die Bewertungen »gut« und »schlecht« beziehen sich auf ihren Einfluß auf die Arteriosklerose (➔ Erhöhte Blutfettwerte, Seite 377).

Anwendung
Wenn das individuelle Arteriosklerose-Risiko im Hinblick auf den Fettgehalt des Blutes näher bestimmt werden soll.

Aussage und Verläßlichkeit
Die Bestimmung der Lipoproteine kann helfen, die richtige Behandlung einer Fettstoffwechselstörung zu fin-

den. Den Verhältniswert von Cholesteringehalt zu HDL-Gehalt des Blutes kann der Arzt als Teil der Vorsorgeuntersuchung für ein Arterioskleroserisiko einsetzen. Die Zahl sollte kleiner sein als sieben.

Störeinflüsse
Bei der Interpretation der Werte muß der Arzt berücksichtigen, daß viele Krankheiten die Lipoprotein-Zusammensetzung beeinflussen. Das gleiche tun geschluckte Hormone oder eine Schwangerschaft.

Grenzbereiche für LDL und HDL

LDL-Werte unter 150 mg/100 ml
(entspricht 3,9 mmol/l): Kein Risiko
LDL-Werte über 190 mg/100 ml
(entspricht 4,9 mmol/l): Sollten gesenkt werden

Frauen: HDL-Werte über 66 mg/100 ml
(entspricht 1,7 mmol/l): Kein Risiko
HDL-Werte unter 46 mg/100 ml
(entspricht 1,2 mmol/l):
Sollten angehoben werden

Männer: HDL-Werte über 54 mg/100 ml
(entspricht 1,4 mmol/l): Kein Risiko
HDL-Werte unter 35 mg/100 ml
(entspricht 0,9 mmol/l):
Sollten angehoben werden

Zucker (Glukose)

Das Blut trägt Zucker als Energielieferanten zu den Zellen. Die Konzentration im Blut hält der Körper mit seinen hormonellen Regelmechanismen innerhalb enger Grenzen (➔ Diabetes, Seite 555).

Anwendung
Bei jeder routinemäßigen Blutuntersuchung sollte auch auf Zucker geprüft werden. Vor allem bei älteren Menschen bleibt eine »Zuckerkrankheit« oft lange Zeit unbemerkt. Trotzdem schadet sie dem Betroffenen (➔ Diabetes-Folgen und mögliche Komplikationen, Seite 556).

Aussage und Verläßlichkeit
Deutlich und/oder mehrfach erhöhte Blutzuckerwerte zeigen eine Zuckerkrankheit an (➔ Seite 555). Es sind nur Werte miteinander vergleichbar, die auf die gleiche Weise gewonnen wurden, also immer Blutentnahme aus der Fingerspitze oder immer aus der Vene.

Normalbereich (für Blut aus der Fingerspitze)
- Nüchternblutzucker unter 110 mg% oder
- eine Stunde nach dem Essen unter 180 mg%

Durchführung
Ihnen wird nüchtern, also vor dem Frühstück, Blut für den Test abgezapft. Am selben Tag wird die Messung ein bis zwei Stunden nach einer Mahlzeit wiederholt.

Störeinflüsse
Einige Arzneistoffe erhöhen den Blutzuckerspiegel: Entwässerungsmittel, Kortison, »die Pille«, Schilddrüsenhormone, Mittel bei psychischen Erkrankungen, »Rheumamittel«, Epilepsiemittel, Durchblutungsmittel.
Alkohol senkt den Blutzuckerspiegel.

Andere Methoden
Im Urin ist Zucker erst dann meßbar, wenn er den Normalbereich erheblich überschritten hat.

Harnsäure

Normalerweise scheiden die Nieren soviel Harnsäure aus, wie der Körper produziert. Übermäßige Produktion oder verringerte Ausscheidung können die Bilanz stören.

Anwendung
- Beim Verdacht auf Gicht und zur Überprüfung einer Gichtbehandlung
- Wenn beim Fasten oder der Behandlung von schweren Erkrankungen zu erwarten ist, daß im Körper übermäßig viel Harnsäure frei wird

Aussage und Verläßlichkeit
Harnsäurewerte über dem Normalbereich treten auf bei
- Gicht
- Nierenfunktionsstörungen
- Hungerzuständen
- Krankheiten, bei denen Zellen zerfallen (einige Muskelkrankheiten, Psoriasis, Leukämie, Krebs)
- Chronischen Vergiftungen mit Blei und Kohlenmonoxid

Verminderte Harnsäurewerte können das Zeichen einiger sehr seltener Krankheiten sein.

Störeinflüsse
Medikamente zur Entwässerung (Thiazide) erhöhen den Harnsäuregehalt.

> **Normalbereich**
> Frauen: 2,0 bis 6,0 mg/100 ml
> (entspricht 119 bis 357 Mikromol/l)
> Männer: 2,2 bis 6,5 mg/100 ml
> (entspricht 131 bis 387 Mikromol/l)

Kreatinin

Kreatinin entsteht als Stoffwechselendprodukt jedesmal, wenn sich ein Muskel zusammenzieht. Es wird von den Nieren ausgeschieden.

Anwendung

Zur Funktionsprüfung der Nieren.

Aussage und Verläßlichkeit

Bei Herzschwäche, einem Leberkoma und fehlender Flüssigkeit steigt der Kreatininwert leicht an. Kreatininwerte über 2 mg/100 ml sagen eindeutig, daß die Filtrationsleistung der Nieren eingeschränkt ist (➔ Nierenversagen, Seite 483). Die Muskeln können nach schweren Verletzungen, Verbrennungen oder bei einer Muskeldystrophie (➔ Seite 498) zu erhöhten Kreatininwerten beitragen. Im Grenzbereich zwischen den oberen Werten des Normalbereichs und 1,7 mg/100 ml sagt die Prüfung wenig Verläßliches über die Nierenfunktion. Aber auch ein Kreatininwert unter 1,1 mg/100 ml ist keine Garantie dafür, daß die Niere einwandfrei funktioniert.

> **Normalbereich**
> Frauen: 0,56 bis 0,9 mg/100 ml
> (entspricht 50 bis 80 Mikromol/l)
> Männer: 0,62 bis 1,07 mg/100 ml
> (entspricht 55 bis 95 Mikromol/l)

Bilirubin

Beim Abbau von roten Blutkörperchen entsteht Bilirubin. Mit einem Eiweiß verknüpft, wird es auf dem Blutweg zur Leber transportiert. Nach weiteren Veränderungen befördert die Leber das Bilirubin in die Galle. Mit der Galle wird es ausgeschieden.

Anwendung

- Bei Prüfungen auf die Funktionsfähigkeit der Leber und die Durchlässigkeit der Gallenwege
- Wenn der Verdacht besteht, daß eine Blutarmut dadurch bedingt ist, daß zu viele rote Blutkörperchen zerfallen (➔ Seite 409)
- Bei Neugeborenen, um zu entscheiden, wann ein Blutaustausch notwendig ist

Aussage und Verläßlichkeit

Bei Werten über 1,1 mg/100 ml kann man annehmen, daß Leber und/oder Galle nicht einwandfrei funktionieren. Der Grund der jeweiligen Störung ist mit dieser Bestimmung jedoch nicht auszumachen. Zur genauen Diagnose von Lebererkrankungen eignet sich besser die Enzymbestimmung (➔ Seite 737).

Störeinflüsse

Sehr viele Arzneimittel können eine Gallenstauung bedingen und so den Bilirubingehalt des Blutes anheben.

> **Normalbereich**
> bis 1,1 mg/100 ml (entspricht 19 Mikromol/l)

Enzymbestimmungen aus dem Blut

An all den chemischen Reaktionen, die den Stoffwechsel des Körpers ausmachen, sind Enzyme beteiligt. Sie finden sich in vielen Geweben. Enzymbestimmungen aus dem Blut setzt der Arzt vornehmlich ein, um den Zustand der Leber und den Verdacht auf einen Herzinfarkt zu überprüfen. Die Eigenschaft der Leber als Stoffwechsel- und Entgiftungs»fabrik« des Körpers ist an die vielen Enzyme gebunden, die sie in ihren Zellen produziert. Manche dieser Enzyme gibt sie an das Blut ab (zum Beispiel Cholinesterase, ➔ ChE Seite 739). Bestimmt man sie, erfährt der Arzt etwas darüber, wie gut die Leber ihre aufbauende Arbeit erfüllt.
Andere Enzyme kommen nur innerhalb der Leberzelle vor (zum Beispiel GOT ➔ Seite 738 oder GPT ➔ Seite 738). Sie gelangen erst dann ins Blut, wenn die Zelle undicht wird oder ganz zerfällt. Erhöhte Werte dieser Enzyme sagen, daß Zellen zugrunde gegangen sind. Diese Zahlen kennt man unter dem Begriff »Leberwerte«.
Teilweise finden sich in den Herz- und Skelettmuskeln die gleichen Enzyme wie in der Leber. Die mengenmäßige Zusammensetzung ist jedoch für jedes Organ anders. Daran kann man sie unterscheiden.
Folgende Enzyme werden im Blut oft bestimmt:
GPT (Glutamat-Pyruvat-Transaminase).
Neuer Name: ALT (Alanin-Aminotransferase)

GOT (Glutamat-Oxalacetat-Transaminase).
Neuer Name: AST (Aspartat-Aminotransferase).
Die beiden werden auch unter dem Begriff »Transaminasen« zusammengefaßt.
ChE (Cholinesterase)
GGT (Gamma-GT, Gamma-Glutamyl-Transpeptidase)
LDH (Lactat-Dehydrogenase)
CK (Creatin-Kinase)

GPT (Glutamat-Pyruvat-Transaminase)

Anwendung
Zur Beurteilung des Zustandes der Leber, meist in Kombination mit anderen Enzymen.

Aussage und Verläßlichkeit
Erhöhte Werte dieses Enzyms sind relativ spezifisch für Lebererkrankungen.

Störeinflüsse
Folgende Arzneimittel können die GPT erhöhen: »Die Pille«, Medikamente zum Senken des Blutfettspiegels, Beruhigungsmittel (➔ Behandlung emotionaler Befindlichkeitsstörungen, Seite 226). Alkohol läßt die GPT bei relativ vielen Personen ansteigen (➔ Alkohol, Seite 871).

Normalbereich
bis 22 U/l. Zwischen dem 30. und dem 80. Lebensjahr verringert sich die GPT allmählich um etwa ein Drittel.

GOT (Glutamat-Oxalacetat-Transaminase)

Anwendung
Zur Beurteilung des Zustandes der Leber.

Aussage und Verläßlichkeit
Die GOT ist erhöht bei:
- akuten Lebererkrankungen um das 20- bis 30fache
- einer Leberschädigung durch Vergiftung
- chronischen Lebererkrankungen
- Herz- oder Lungeninfarkt
- schnell fortschreitenden Muskeldystrophien
- Schockzuständen

Die Prüfung auf GOT ist sehr empfindlich, aber nicht sehr spezifisch. Die Zellen vieler verschiedener Organe können dieses Enzym freisetzen. Ein erhöhter Wert sagt erst dann etwas aus, wenn sich andere Enzymwerte ebenfalls verändert haben und diese Abweichungen für die vermutete Krankheit typisch sind. Bei einem Herzinfarkt taugt der GOT-Wert nur dann etwas, wenn er 24 bis 48 Stunden nach dem Ereignis bestimmt wird. Nach drei Tagen hat der Körper das Enzym bereits wieder abgebaut. Sinnvoller ist es, den CK-Wert (➔ Seite 739) zu bestimmen, wenn Beschwerden oder EKG den Verdacht auf einen Herzinfarkt nahelegen.

Störeinflüsse
Alkohol und sehr viele Arzneimittel schädigen die Leber. Drei Stunden nach Alkoholkonsum ist der GOT-Wert am höchsten.

Normalbereich
15 bis 18 U/l

Gamma-GT (GGT, Gamma-Glutamyl-Transpeptidase)

Anwendung
Beim Verdacht auf Lebererkrankungen.

Aussage und Verläßlichkeit
Die Gamma-GT ist erhöht:
- bei regelmäßigem Alkoholkonsum (➔ Seite 871)
- bei Lebererkrankungen und Gallengangverschluß
- bei etwa der Hälfte der Patienten mit Angina pectoris

Die Gamma-GT allein ist kaum geeignet, eine Lebererkrankung zu bestätigen. Ist der Wert jedoch normal, kann man ziemlich sicher sein, daß die Leber in Ordnung ist. Übergewichtige Menschen haben meistens etwas höhere Werte, ohne krank zu sein.

Störeinflüsse
Alkohol am Tag vor der Untersuchung und viele Medikamente erhöhen die Gamma-GT-Werte, ohne daß eine Leberschädigung vorliegen muß.

Normalbereich
Der bisher als »normal« angenommene Wert von 28 U/l entstand aus dem Durchschnitt einer Bevölkerung, deren Menschen über 15 Jahren durchschnittlich 33 Gramm reinen Alkohols täglich trinken. Man darf also mit einigem Recht annehmen, daß der »Normalwert« von 28 erheblich zu hoch angesetzt ist. Realistischer wäre es, den Normalwert bei 10 U/l anzusetzen.

ChE (Cholinesterase)

Cholinesterase wird von der Leber produziert und dem Körper für seinen Stoffwechsel zur Verfügung gestellt.

Anwendung
Wenn die Leistung der Leber als Enzymproduzentin überprüft werden soll, zum Beispiel beim Verdacht auf eine Leberzirrhose und bei Vergiftungen mit Insektiziden oder Medikamenten, die dieses Enzym hemmen.

Aussage und Verläßlichkeit
ChE-Werte unterhalb des Normalbereichs deuten hin auf Leberschäden (z. B. durch Krankheiten oder Vergiftungen). Die Sicherheit, damit eine Leberzirrhose zu entdecken, liegt allerdings nur bei 13 Prozent. Die ChE-Werte sind individuell sehr unterschiedlich und können innerhalb von drei Wochen bis zu 50 Prozent schwanken.

Störeinflüsse
»Die Pille« oder andere östrogenhaltige Medikamente können die ChE-Werte senken.

Normalbereich
Zwischen 3000 und 9300 U/l
Die Art der Bestimmungmethode ist maßgebend für die Zahlenwerte.

LDH (Lactat-Dehydrogenase)

Dieses Enzym kommt in allen Geweben vor. Besonders hoch ist seine Konzentration in Skelett- und Herzmuskulatur und in der Leber.

Anwendung
Beim Verdacht auf Herz- oder Lungeninfarkt und bei manchen Blutkrankheiten.

Aussage und Verläßlichkeit
Der LDH-Wert kann bei vielen Krankheiten erhöht sein. Um einen Herzinfarkt sicher diagnostizieren zu können, werden zusätzlich zu dem LDH-Wert auch noch andere Enzyme bestimmt (→ CK-Wert, Seite 739).

Normalbereich
Frauen: 130 bis 260 U/l
Männer: 130 bis 200 U/l

CK (Creatin-Kinase)

Von Creatin-Kinase gibt es drei Untergruppen, die in verschiedenen Geweben unterschiedlich stark konzentriert sind.

Anwendung
Um einen Herzinfarkt zu diagnostizieren.

Normalbereich
Frauen: 10 bis 70 U/l
Männer: 10 bis 80 U/l

Aussage und Verläßlichkeit
Der Gesamt CK-Wert ist immer erhöht, wenn Muskelzellen zerstört wurden. Die Ursachen dafür können unterschiedlich sein. Die Bestimmung ist also nur dann sinnvoll, wenn andere Merkmale auf eine bestimmte Krankheit hinweisen, beim Herzinfarkt zum Beispiel Beschwerden oder das EKG.

Störeinflüsse
Muskelkater oder eine Spritze in den Muskel (z. B. Impfung) am Tag vor der Untersuchung erhöhen den CK-Wert.

UNTERSUCHUNGEN AUS DEM URIN

Anwendung
- Wenn der Arzt etwas darüber wissen möchte, in welchem Zustand das Nierengewebe ist. Nierensteine verraten sich beispielsweise durch Blutspuren im Harn
- Zur Nierenfunktionsprüfung: Bestimmte Stoffe müssen die Nieren so vollständig wie möglich ausscheiden (z. B. Kreatinin), andere müssen sie so komplett wie möglich zurückhalten (z. B. Eiweiß)
- Bei Infektionen von Niere, Blase und/oder Harnröhre

Aussage und Verläßlichkeit
Anders als bei der Blutgewinnung brauchen Sie für eine Harnprobe nicht unbedingt ärztliche Hilfe. Damit liegt ein Teil der Verantwortung für richtige Ergebnisse bei Ihnen. Beachten Sie darum genau das Was und Wie der Durchführung.

Durchführung

Alle Techniken zur Uringewinnung zielen darauf ab, den Harn mit möglichst wenig Keimen zu verunreinigen. Wenn der Arzt Zweifel hat, ob die Bakterien des Harns, den er untersuchen will, nicht vielleicht doch von außerhalb der Blase kommen, kann er ihn sich auch durch einen Katheter oder eine Punktion direkt aus der Blase holen. Benutzen Sie nur Gefäße, die Sie entweder in der Praxis bekommen oder die Sie neu in der Apotheke gekauft haben. Ausgespülte Marmeladegläser oder Sprudelflaschen eignen sich nicht. Darin bleiben immer Reste des Spülmittels und/oder des Spülwassers hängen. Sie können das Ergebnis verfälschen. Der Arzt muß Ihnen genau sagen, welchen Urin er braucht:

Morgenurin ist das, was Sie nach mindestens sechs Stunden Schlaf als erstes zur Toilette tragen.

Spontanurin ist das, was Sie sofort auf Aufforderung in das Gefäß machen können.

Initialurin ist die erste Portion, die herausfließt.

Mittelstrahlurin. Sie lassen die erste Portion Urin in die Toilette laufen und fangen das auf, was dann kommt.

Sammelurin. Der Arzt muß Ihnen sagen, wie lange Sie sammeln sollen. 24-Stunden-Urin kann zum Beispiel bedeuten: Nach dem Aufstehen zur Toilette gehen. Alles, was nach diesem Zeitpunkt aus Ihrer Blase kommt, in einem Gefäß sammeln. Die letzte Portion ist der Morgenurin des kommenden Tages.

Bakterien

Anwendung

Beim Verdacht auf eine Infektion der Nieren oder Harnwege.

Aussage und Verläßlichkeit

Prüfung mit Teststreifen: Der Teststreifen zeigt auf einem Feld an, ob Eiweiß im Harn ist; auf einem zweiten, ob Bakterien Harnbestandteile verändert haben. Zur Orientierung geeignet, aber nicht zur Kontrolle, ob eine Behandlung erfolgreich war, da der Test erst auf relativ hohe Keimzahlen anspricht.

Störeinflüsse

Folgendes kann bei einer Prüfung mit Teststreifen vortäuschen, daß keine Bakterien im Harn seien:

- Viel Vitamin C
- Wenig Gemüse am Tag vor dem Test
- Urin, der nicht mindestens vier Stunden in der Blase gestanden hat

Der Harn weist Bakterien auf, ohne daß eine Infektion vorliegt, wenn er bis zur Untersuchung längere Zeit stehenbleibt.

Normalbereich

Blasenurin ist normalerweise keimfrei.
Bis zu 1000 Bakterien pro Milliliter kann man tolerieren.
Ab 10 000 Keimen sollte noch einmal kontrolliert werden.
Bei mehr als 100 000 Keimen gilt eine Infektion als behandlungsbedürftig.

Blut

Urin ist normalerweise frei von Blut, roten Blutkörperchen oder Blutfarbstoff. Darum ist jeder Nachweis dieser Bestandteile bedeutsam.

Anwendung

Routinemäßig bei der Harnuntersuchung.

Aussage und Verläßlichkeit

Die Teststreifen sind ausreichend empfindlich. Mit ihnen kann man rote Blutkörperchen und den Blutfarbstoff Hämoglobin getrennt nachweisen.

Rote Blutkörperchen im Urin weisen auf folgende Krankheiten hin:

- Nierensteine
- Entzündung des Nierengewebes und der Harnwege
- Nierentumore
- Schwere Durchblutungsstörungen der Nieren
- Verletzungen der Nieren

Hämoglobin im Urin weist auf folgende Krankheiten hin:

- Blutarmut durch Zerfall der roten Blutkörperchen
- Schwere Vergiftungen, Verbrennungen oder Infektionskrankheiten
- Muskelverletzungen und schwere Muskelkrankheiten

Störeinflüsse

- Nach ungewohnter körperlicher Anstrengung oder Sporttraining können rote Blutkörperchen im Harn sein, ohne daß eine Krankheit die Ursache ist
- Viel Vitamin C verhindert bei den Teststreifen mancher Firmen, daß sie auf die Blutbestandteile reagieren
- Menstruation

Folgendes kann den Harn zwar rot färben, beeinflußt aber den Test nicht: metamizolhaltige Schmerzmittel, Abführmittel mit Phenolphthalein, rote Bete (Rüben).

Eiweiß

Anwendung
Meistens zur Nierenfunktionsprüfung. Ergibt der Streifentest, daß Eiweiß im Harn ist, wird zunächst die Menge genauer bestimmt.
Dann können weitere Untersuchungen die Art des Eiweißes bestimmen. Damit kann der Arzt eingrenzen, in welchem Bereich die Nieren durchlässig geworden sind. Menschen, die besonders gefährdet sind, einen Nierenschaden zu entwickeln, zum Beispiel Diabetiker, sollten in regelmäßigen Abständen den Eiweißgehalt ihres Urins bestimmen lassen. Eine rechtzeitige Behandlung kann oft den sonst unaufhaltsamen Weg zum Nierenversagen noch unterbrechen.

Aussage und Verläßlichkeit
Nierenfunktionsstörungen können Krankheiten an anderen Organen begleiten. Dann vergehen sie mit der Grundkrankheit wieder. Eiweißmengen über dem Normalbereich finden sich im Morgenurin bei
- Fieber
- ungenügender Herztätigkeit

Bei allen Nierenerkrankungen kann die Funktionsfähigkeit so gestört sein, daß sich mehr Eiweiß als normal im Urin findet. Als Gründe kommen unter anderem in Frage:
- Nierenbeckenentzündung (➔ Seite 478)
- Entzündung der Filterzellen der Niere (➔ Seite 480)
- Abbauvorgänge im Nierengewebe (Schrumpfniere)
- Gicht
- Vergiftungen mit Schwermetallen
- Schädigung des Nierengewebes durch langdauernden Gebrauch von Schmerzmitteln (➔ Seite 760) oder Krankheiten wie Diabetes (➔ Seite 555) oder Bluthochdruck (➔ Seite 380)
- Schwangerschaftsvergiftung (➔ Seite 662)
- Unerwünschte Wirkung vieler Arzneimittel

Bei der Eiweißbestimmung unterscheidet man die Eiweißmenge, die man im spontan gelassenen Harn nachweisen kann, und die, die sich in dem über 24 Stunden gesammelten Harn findet. Außerdem kann man alle vorhandenen Eiweiße (*Proteine*) gemeinsam bestimmen oder nur eine bestimmte Sorte, die *Albumine*.
Für Diabetiker und Menschen mit ähnlich großem Risiko eines Nierenschadens reicht die Empfindlichkeit der »normalen« Teststreifen für eine Früherkennung nicht aus.
Neue Bestimmungsmethoden erfassen sehr viel geringere Eiweißmengen. Albuminwerte von 30 bis 300 mg/100 ml im 24-Stunden-Urin bezeichnen Mediziner als »Mikroalbuminurie«, Proteinwerte von 50 bis 500 mg/100 ml als »Mikroproteinurie«. Bei Eiweißmengen von 3,5 Gramm pro Tag liegt sicher ein Nierenschaden vor.

Durchführung
Morgenurin gibt die verläßlichste Auskunft über die Filtrationsleistung der Nieren.

Störeinflüsse
Folgendes kann die Eiweißausscheidung im Urin tagsüber erheblich erhöhen:
- Körperliche Belastung, Sporttraining
- Unterkühlung, Überhitzung

Normalbereich
Protein-Tagesmenge (24-Stunden-Sammelurin):
bis 50 mg/100 ml
Albumin-Tagesmenge (24-Stunden-Sammelurin):
bis 30 mg/100 ml

GESCHRIEBENE KURVEN

Wir stehen ständig unter Strom: Bei der Arbeit von Nerven und Muskeln im Körper entsteht laufend Strom - allerdings nur mit extrem geringer Spannung. Trotzdem ist es möglich, ihn zu messen, aufzuzeichnen und aus dem Vergleich der verschiedenen Kurvenverläufe auf Krankheiten zu schließen.
Die für diese Messungen notwendige »Verkabelung« von Körperpartien mag manchem unheimlich sein. Die Angst ist jedoch unbegründet: Einen Stromschlag kann man dabei nicht bekommen.

EKG (Elektrokardiogramm)

Eine erregte Herzmuskelfaser hat eine andere Spannung als eine nicht erregte. Der Arbeitsablauf im Herzmuskel trägt diese Spannungsänderung immer weiter fort. Da die Gewebe, die das Herz umgeben, ebenfalls stromleitend sind, breitet sich ein Stromlinienfeld durch den gesamten Körper aus. Die vom Herzen ausgehenden Spannungsänderungen mißt der Arzt im EKG. Dazu werden an beiden Armen, dem linken Bein und auf der Brust Metallplättchen, die sogenannten Elektroden, angebracht.

Aussage und Verläßlichkeit

Wer mit Brustschmerzen zum Arzt geht, findet sich meistens binnen kurzem ans EKG-Gerät angeschlossen wieder. Erfahrene Ärzte können jedoch aus einer richtig erfragten Krankheitsgeschichte bei mehr als 90 Prozent ihrer Patienten eine Herzkrankheit auch ohne EKG richtig diagnostizieren. Ein EKG soll meistens Auskunft geben über die Belastbarkeit des Herzens. Dazu ist ein Belastungs-EKG notwendig, bei dem man eine Zeitlang auf dem Fahrrad strampeln oder auf einem Tretband laufen muß. Ein EKG etwa nach zehn Kniebeugen oder zweimal Treppe rauf- und runterlaufen ist nicht sinnvoll. Das Belastungs-EKG wird durchgeführt bei koronaren Herzerkrankungen, Angina pectoris, Herzstolpern, zur Kontrolle bei erhöhtem Blutdruck und zur Überprüfung der allgemeinen Kreislaufregulation. Im Langzeit-EKG über 24 Stunden überprüft der Arzt Herzrhythmusstörungen und Durchblutungsstörungen am Herzen, die keine nennenswerten Beschwerden machen.

EEG (Elektroenzephalogramm)

Bei der Arbeit des Gehirns entsteht ebenso wie bei der der Muskeln und der Nerven elektrischer Strom. Kleine Metallplättchen, auf der Hautoberfläche angebracht, leiten den Strom ab. Er wird elektronisch verstärkt und mit einem Registriergerät aufgezeichnet. Heraus kommt ein langer Papierstreifen mit Zacken und Kurven, aus dem der Arzt etwas über die Hirnfunktion erfährt.

Anwendung

Zur späteren Kontrolle nach Kopfverletzungen: Blutungen im Bereich der harten Hirnhäute können auf die Hirnrinde drücken und sie schädigen. Nach einer akuten Verletzung spürt das eine Tomografie (➔ Seite 746) oder eine NMR-Tomografie (➔ Seite 746) auf.

Bei Entzündungen der Hirnhäute und des Hirns: Sie verändern die Kurven auffällig.

Bei Hirntumoren: Manchmal fällt ein Tumor dadurch auf, daß an seinem Ort kein Strom fließt. Meistens macht er sich allerdings durch den Druck bemerkbar, den er auf das umliegende Gewebe ausübt.

Bei Epilepsie: Das EEG zeigt die erhöhte Krampfbereitschaft des Gehirns. Damit kann der Arzt die Krankheit bestätigen und die Behandlung kontrollieren. Zudem wird es eingesetzt bei Abszessen im Gehirn, zur Kontrolle nach Elektroschocks und um den Eintritt des Todes festzustellen. Bei psychiatrischen Erkrankungen oder z. B. der Alzheimer-Krankheit ist das EEG wenig hilfreich.

INS BILD GESETZT

Ins Körperinnere hineinschauen, ohne den Menschen zu verletzen - ein faszinierender Gedanke. Er ist Wirklichkeit geworden, seit es gelang, die Energie von Strahlungen und Schwingungen sichtbar zu machen. Es entstanden Röntgenbilder, Tomogramme, Szintigramme, Thermogramme, NMR- oder Kernspintomogramme und Ultraschallbilder.

Der Arzt kann eine Vielzahl von bildgebenden Verfahren nutzen, um etwas über Art und Verlauf einer Krankheit zu erfahren. Die Wahl des geeigneten Verfahrens für den einzelnen Patienten wird dabei immer schwieriger, je spezialisierter und technisierter diese Methoden werden. Die auf Seite 717 angegebenen allgemeinen Voraussetzungen für eine Untersuchung gelten auch hier, doch sollte sich der Arzt im Idealfall noch mit einem in dieser High-tech-Medizin versierten Kollegen beraten, um das bestgeeignete Verfahren herauszufinden.

Röntgen

Technische Voraussetzungen

Röntgenstrahlen entstehen in der Röntgenröhre. Die kleinsten Einheiten, aus der alle Materie aufgebaut ist, sind die Atome. Sie wiederum bestehen aus Teilchen mit unterschiedlicher Energie und unterschiedlicher Ladung. Eine Sorte dieser Teilchen heißen Elektronen. In einem Teil der Röntgenröhre werden die Elektronen des Materials stark beschleunigt. Von dort aus rasen sie in den anderen Teil der Röhre und prallen auf die dort befindlichen Atome. Bei dieser Vollbremsung verlieren sie Energie, die als Röntgenstrahlung sichtbar gemacht werden kann.

Durchführung

Der zu Untersuchende oder ein Teil seines Körpers werden auf den Röntgentisch gebettet oder vor das Gerät gestellt und das Aufnahmegerät in die Nähe geschwenkt. Wie die genaue Stellung zueinander ist, hängt davon ab, was der Arzt aufnehmen möchte.

Das Bild

Wenn Röntgenstrahlen Materie durchdringen, verlieren sie Energie. Von den Körpergeweben schwächen die Knochen diese Strahlen am stärksten ab. Sie erscheinen auf dem Röntgenbild weiß. Luft- oder gasgefüllte Organe wie Lunge oder Magen schwächen die Strahlung nur we-

nig. An diesen Stellen ist das Bild schwarz. Die anderen Gewebe unterscheiden sich nur wenig in der Strahlungsmenge, die sie verschlucken. Sie sind darum auf dem Röntgenbild kaum voneinander zu unterscheiden. Durch Kontrastmittel versucht man, das zu verbessern. Sie schaffen im Röntgenbild Schwarz-weiß-Kontraste, die normalerweise nicht vorhanden sind (➔ Kontrastmittel, Seite 745).
Alle Gewebe, die die Strahlen durchdringen, werden übereinanderliegend auf demselben Bild dargestellt. Die einzelnen Körperschichten bleiben dadurch meist undeutlich.

Durchleuchtung
Ältere Menschen kennen noch die »Schirmbildstelle«, in die man in gewissen Abständen zur »Durchleuchtung der Lunge« bestellt wurde. Beim Durchleuchten schaut sich der Arzt den bestrahlten Körperteil eine Zeitlang an. Etwa 50 Sekunden Durchleuchtungszeit entsprechen einer normalen Röntgenaufnahme.
Dabei wird kein bleibendes Foto gemacht, das man später zum Vergleichen oder Erinnern in die Hand nehmen könnte. Im Zweifelsfall bedeutet das erneute Durchleuchtungen oder dann doch das Anfertigen einer Röntgenaufnahme. Es gibt heute nur noch wenig Gründe für eine Durchleuchtung zu diagnostischen Zwecken. Lungenfachärzte »durchleuchten« in Österreich allerdings noch relativ viel.
Aus Gründen des Strahlenschutzes ist in der BRD eine Durchleuchtung heute nur noch mit sogenannten Bildverstärkern erlaubt. In Österreich ist man dabei, die Landesgesundheitsämter nach und nach mit entsprechend modernen Geräten auszustatten.
Bildverstärker setzt man heute vor allem bei Operationen ein. Mit einer Röntgenfernsehkette ist es möglich, unter ständiger Röntgenkontrolle zu operieren. Auf dem relativ großen Monitor können alle Beteiligten die Vorgänge mitverfolgen.

Betrachten des Bildes

Auf dem Röntgenbild müssen die Buchstaben R und L die rechte oder linke Körperseite kennzeichnen. Wenn sie normal lesbar sind, bezeichnen sie die Seiten so, als wenn der Durchleuchtete dem Betrachter gegenüberstünde.
Bei Kontrastmittelaufnahmen sollte eine kleine Uhr anzeigen, wieviel Zeit nach der Kontrastmittelgabe die Aufnahme gemacht wurde.
Wenn Sie eine Röntgenaufnahme gegen das Licht halten, können Sie Einzelheiten nicht mit ausreichender Schärfe erkennen. Dazu sind beleuchtete Schirme notwendig.

Unerwünschte Wirkungen

Seit Jahrtausenden ist der menschliche Körper gewohnt, mit Radioaktivität zu leben. Sie erreicht ihn aus der Luft und dem Wasser, er ißt und trinkt sie mit der Nahrung. Daß sich Menschen mit selbst geschaffener Strahlung künstlich belasten, ist relativ neu. Weltweit hatte die medizinisch genutzte Strahlung daran bisher den größten Anteil.

Frauen	
Relativ große Strahlenmengen erreichen dieses Organ	*bei der Röntgenuntersuchung folgender Organe (Reihenfolge nach abnehmender Belastung):*
Brust	Brust (Mammografie), Rippen (Lunge), Brustwirbelsäule, gesamte Wirbelsäule
Schilddrüse	Halswirbelsäule, gesamte Wirbelsäule, Schädel, Rippen (Lunge)
Lunge	Oberer Teil des Verdauungstraktes, Rippen (Lunge), Brustwirbelsäule, Gallenblase, Lendenwirbelsäule, gesamte Wirbelsäule
Knochenmark	Dickdarm nach Kontrastmitteleinlauf, Lendenwirbelsäule, oberer Teil des Verdauungstraktes
Männer	
Relativ große Strahlenmengen erreichen dieses Organ	*bei der Röntgenuntersuchung folgender Organe (Reihenfolge nach abnehmender Belastung):*
Lunge	Oberer Teil des Verdauungstraktes, Rippen (Lunge), Brustwirbelsäule, Gallenblase, gesamte Wirbelsäule, Lendenwirbelsäule
Schilddrüse	Halswirbelsäule, gesamte Wirbelsäule, Schädel, Rippen (Lunge)
Knochenmark	Dickdarm nach Kontrastmitteleinlauf, Lendenwirbelsäule, oberer Teil des Verdauungstraktes

Frauen
Relativ große Strahlenmengen erreichen die Eierstöcke bei der Röntgenuntersuchung folgender Organe (Reihenfolge nach abnehmender Belastung):
Lendenwirbelsäule
Beckenübersicht, Kreuzbein
Blase und Harnröhre
Hüftgelenk, Oberschenkelhals
Nieren
Bauchraum
Dickdarm, unterer Teil des Verdauungstraktes
Gallenblase und Gallengang

Männer
Relativ große Strahlenmengen erreichen die Hoden bei der Röntgenuntersuchung folgender Organe (Reihenfolge nach abnehmender Belastung):
Hüftgelenk, Oberschenkelhals
Blase und Harnröhre
Beckenübersicht, Kreuzbein
Dickdarm, unterer Teil des Verdauungstraktes
Lendenwirbelsäule
Bauchraum

Röntgenstrahlen schädigen Gewebe. Anders als zum Beispiel bei Chemikalien gibt es dabei keine »untere Grenze«. Schon eine einzige, durch Strahlung veränderte Zelle kann den größtmöglichen Schaden bedeuten. »Schaden« meint für den Bestrahlten, daß er krebskrank geworden ist. Experten schätzen, daß in Deutschland jährlich etwa 20000 Menschen an Krebs sterben, der durch Röntgenuntersuchungen verursacht wurde. »Schaden« kann aber auch bedeuten, selbst verschont zu bleiben und statt dessen mißgebildete oder kranke Kinder zu bekommen oder ihnen ein erhöhtes Krebsrisiko zu vererben. Dieses Risiko steigt mit jeder Strahlung, die die Keimdrüsen abbekommen. Ganz besonders strahlenempfindlich ist der Embryo. Schwangere dürfen darum nur bei Lebensgefahr geröntgt werden.

Der Körper kann Strahlenwirkungen wieder reparieren. Wie gut das gelingt, darüber entscheidet möglicherweise auch, wie oft und wie lange bestrahlt wurde. »Schwache« Strahlen schaden meist weniger als konzentrierte.

Das Risiko beim Röntgen ist dreigeteilt: Das allgemeine Krebsrisiko des gesamten Körpers, das spezielle Krebsrisiko eines einzelnen Organs und das Risiko, sein Erbgut zu schädigen. Der Kasten auf Seite 743 gibt Hinweise, um das persönliche Nutzen-Risiko-Verhältnis vor medizinischen Untersuchungen besser abschätzen zu können.

Wer (noch mehr) Kinder haben möchte, sollte besonders kritisch gegenüber Untersuchungen sein, bei denen die Keimdrüsen eine erhebliche Strahlendosis abbekommen können. Eine Vorsichtsmaßnahme ist es, Eierstöcke oder Hoden mit einer Bleiplatte abzudecken (Gonadenschutz, ➔ Unerwünschte Wirkungen verringern). Das ist nur bei den Untersuchungen nicht möglich, bei denen das Röntgenbild etwas zeigen soll, was der Bleischutz sonst verdecken würde.

Aufnahme und Untersuchung sind nicht dasselbe. Eine Einzelaufnahme belastet den Körper weniger als zum Beispiel ein Tomogramm, bei dem mehrere Aufnahmen gemacht werden müssen. Eine Untersuchung von Funktionsabläufen wie zum Beispiel der Magen-Darm-Passage oder der Durchlässigkeit von Blutgefäßen (*Angiografie, Phlebografie*) erfordert immer mehrere Aufnahmen.

Unerwünschte Wirkungen verringern

Lassen Sie sich von Ihrem Arzt jede geplante Röntgenuntersuchung nach den auf Seite 715 angegebenen Kriterien erklären und begründen. Der Satz »Die eine Untersuchung schadet nicht« ist falsch.

Schutzmaßnahmen beim Röntgen sind:
- Bleischürze. Sie schützt denjenigen, der einem anderen beim Röntgen nahe sein muß
- Gonadenschutz. Dieses ist entweder eine kleine Bleischürze, die an der Taille umgeklemmt wird, oder eine Bleiplatte, die in Höhe der Eierstöcke bzw. Hoden auf den Körper gelegt wird
- Bei Frauen im gebärfähigen Alter sollten Bauch- und Beckenaufnahmen nur während der ersten zehn Tage nach Einsetzen der Menstruation gemacht werden. Ausnahme: Lebensgefahr und Empfängnisverhütung durch »Pillen«einnahme

In der Schweiz erwägt man einen Schwangerschaftsabbruch, wenn eine Frau Röntgenstrahlen in der Dosierung von 1 bis 10 rd (cGy) erhalten hat. Man hält ihn für angebracht, wenn es mehr als 10 rd (cGy) waren. Solche Strahlungsmengen werden aber meist nur bei einer Strahlentherapie erreicht. Fast alle radiologischen Untersuchungen liegen unterhalb dieser Werte.
- Röntgenpaß. In der BRD gibt es ihn kraft eines Gesetzes. Niemand muß, aber jeder darf ihn freiwillig haben. Der Arzt ist verpflichtet, vor jeder Röntgenuntersuchung den Patienten nach dem Nachweisheft zu fragen und alle geforderten Angaben darin einzutragen
- Gehen Sie zu erfahrenen Untersuchern. Wenn Röntgenaufnahmen wegen eines unbrauchbaren Ergebnisses wiederholt werden müssen, liegt der Fehler in 80 bis 90 Prozent der Fälle beim Personal

- In der BRD sind Ärzte verpflichtet, ihre Röntgenanlagen regelmäßig überprüfen zu lassen und die Unterlagen darüber aufzuheben. Wenn Sie Zweifel daran haben, daß ein Röntgengerät in ordnungsgemäßem Zustand ist, können Sie den Arzt nach der letzten Überprüfung fragen. Alte Anlagen, oft dazu noch schlecht gewartet und kaum überprüft, überschreiten die notwendige Strahlendosis leicht erheblich. 1979 wurde in einer Überprüfung der Röntgenanlagen bei niedergelassenen Ärzten festgestellt, daß ein Fünftel mehr als 30 Jahre alt waren. Einige stammten sogar aus der Zeit vor 1945
- Für Übergewichtige: Wer einen Bauchdurchmesser von 30 Zentimetern hat, braucht die zehnfache Strahlendosis gegenüber jemandem mit 20 Zentimeter Durchmesser. Besonders schlanke Leute brauchen nur ein Viertel der Normaldosis

Kontrastmittel

Kontrastmittel schaffen im Röntgenbild Schwarz-weiß-Gegensätze, wo sonst nur undefinierbares Grau zu sehen wäre. Welches Kontrastmittel der Arzt wählt und wie es angewandt wird, hängt von dem Organ ab, das dargestellt werden soll.

Bariumsulfat ist wasserunlöslich. Zu einem Brei angerührt und manchmal noch mit Geschmackszusätzen versehen, muß man es schlucken, um die Speiseröhre und den Magen-Darm-Trakt darzustellen. Mit dem Stuhl wird es unverändert wieder ausgeschieden.

Jodhaltige Kontrastmittel sind meist in Wasser gelöst. Gallenblase und Gallengang kann man sichtbar machen, indem man das Konstrastmittel schluckt *(Biloptin* [BRD/Ö], *Solu-Biloptin* [BRD]). Es wird vom Körper wie ein Nahrungsmittel aufgenommen und reichert sich in den Gallenwegen an.

Meistens werden jodhaltige Konstrastmittel jedoch gespritzt. So werden Blutgefäße sichtbar (Angiografie). Um die Nieren oder die Galle und die Gallenwege darzustellen, spritzt der Arzt ein Kontrastmittel, das sich in dem ausgewählten Organ besonders anreichert.

Unerwünschte Wirkungen

Kontrastmittel bergen einerseits Gefahren durch ihren Jodgehalt, andererseits, weil mit ihnen körperfremde Flüssigkeit ins Blut kommt.

Tödliche Komplikationen nach Kontrastmitteluntersuchungen sind nicht selten und waren lange Zeit gefürchtet. Seit einigen Jahren sind sogenannte »nichtionische« Kontrastmittel im Handel, die weitaus risikoärmer sind. In den Praxen niedergelassener Ärzte und in kleineren Krankenhäusern werden jedoch noch immer die alten »ionischen« Kontrastmittel verwendet.

Nichtionische Kontrastmittel

Isovist (BRD/Ö)	Omnipaque (BRD/Ö)
Iopamiro (BRD/Ö)	Ultravist (BRD/Ö)

Bundesdeutsche Patienten erhalten jährlich etwa vier Millionen Portionen jodhaltiger Kontrastmittel. Folgende unerwünschte Wirkungen können auftreten:

- Vor allem bei Gefäßdarstellungen: Schmerzen und Hitzegefühl in dem Gefäß, in das der Arzt hineinspritzt; Komplikationen durch Thrombosen möglich
- Allergische Hautreaktionen wie juckende Quaddeln bemerken etwa einer bis vier von 100 Untersuchten
- Erste Anzeichen einer Allergie sind Übelkeit und Brechreiz. Darunter leidet etwa jeder sechste, der seine Nieren röntgen läßt, und bis zu einem Fünftel der Gallenpatienten
- Auf eine schwere bis lebensbedrohliche Allergie weisen hin: Schweißausbruch, blasse Haut, abfallender Blutdruck, Ohnmacht, Atemnot, krampfartige Zustände. Bei Nierendarstellungen haben drei von 1000 Untersuchten dieses Risiko, bei Gallendarstellungen betrifft es fünf von tausend

Der Jodanteil von Kontrastmitteln gefährdet vor allem ältere Menschen. Sie werden öfter geröntgt als junge, und sie haben häufiger unerkannte Schilddrüsenveränderungen. Das Risiko, durch jodhaltige Kontrastmittel eine Schilddrüsenüberfunktion auszulösen, ist groß, läßt sich aber zahlenmäßig nicht bestimmen.

Unerwünschte Wirkungen verringern

Vor einer Kontrastmitteluntersuchung müssen Sie dem Arzt unbedingt mitteilen, wenn Sie

- irgendwann einmal auf irgend etwas überempfindlich reagiert haben
- bei vorangegangenen Kontrastmitteluntersuchungen Unangenehmes erlebt haben
- wegen Schilddrüsenproblemen schon einmal behandelt wurden
- Medikamente einnehmen, die den Blutdruck senken oder das Blut »verdünnen« sollen

Während und nach der Injektion des Kontrastmittels sollten Sie für mindestens zehn Minuten unter ärztlicher Aufsicht sein.

Nach der Untersuchung gilt: viel trinken. Das Kontrastmittel verändert den Wassergehalt des Gewebes und steigert die Ausscheidung von Harnsäure. Um das auszugleichen, ist reichlich Flüssigkeit notwendig.

Sinnvolle Nutzung
Wenn es für Diagnose oder Therapie notwendig ist und weniger belastende Untersuchungsverfahren nicht aussagekräftig genug sind.

Spezielles zu Röntgenuntersuchungen einzelner Organe

Lungenröntgen
Das Röntgen der Lunge, »um das Bild vom Patienten abzurunden«, ist unbedingt abzulehnen. Fast ein Drittel der Untersuchten zeigt zwar unerwartete Ergebnisse, die teilweise sogar weitere Untersuchungen nach sich ziehen, doch für die Krankheitsdiagnose bleibt die Untersuchung vollkommen wertlos.

Mammografie
Die Brustgewebe sind sehr verschieden dick. Um sie deutlich abzubilden, muß man eine Strahlungsart wählen, die relativ stark belastet. Zudem müssen immer beide Brüste in zwei Ebenen geröntgt werden. Ohne diesen Seitenvergleich wäre eine Diagnose sehr schwierig. Eine Mammografie sollte nur bei begründetem Krankheitsverdacht, nicht routinemäßig durchgeführt werden.
Geringer ist die Strahlenbelastung bei der Xeroradiografie. Die Geräte dafür sind jedoch noch nicht in allen Krankenhäusern oder Praxen vorhanden.

Computertomografie

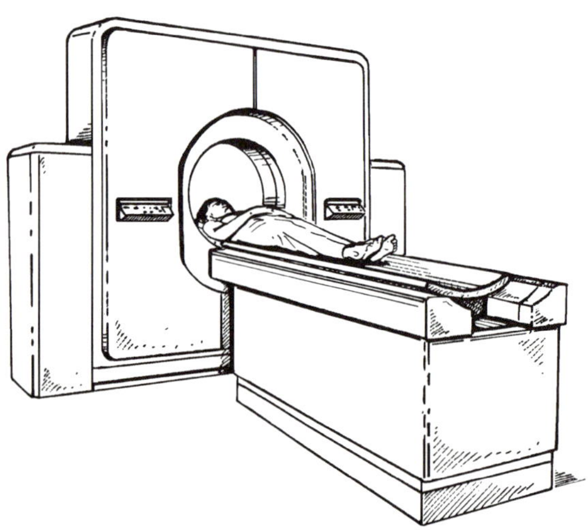

Tomografie

Tomografie ist die Röntgenuntersuchung einer ausgewählten Schicht des Körpers. Die Technik läßt dabei nicht interessierende Schichten nahezu verschwinden und konzentriert sich auf die Abbildung einer »Scheibe«, die bis zu einem Millimeter dünn sein kann.

Computertomografie (CT oder CTG)

Das Aufnahmegerät wird kreisförmig um den Patienten herumgeführt, um die zu untersuchende Schicht von allen Seiten zu durchstrahlen.
Aus den gemessenen Strahlenintensitäten berechnet ein Computer dann ein Bild der durchstrahlten Körperschicht. Bei den heute üblichen Geräten dauert eine Aufnahme drei bis fünf Sekunden.
Vorteil: Die Computertomografie ist die derzeit beste Methode, um festzustellen, ob sich in einem Gewebe zum Beispiel Zysten, Blutergüsse oder Gewebewucherungen, zu denen auch Krebs gehören kann, befinden.
Nachteil: Wenn bei einer Tomografie die bestrahlten Schichten nur einen geringen Abstand zueinander haben, kann die Strahlenbelastung größer sein als bei einer Einzelaufnahme. Die Verteilung der Strahlenmengen im gesamten Körper unterscheidet sich bei der Computertomografie von der anderer Aufnahmetechniken.

MR-Tomografie (Magnetische Resonanz-Tomografie, Kernspin-Tomografie, NMR-Tomografie)

Technische Voraussetzungen

Diese Methode liefert ebenfalls Schnittbilder, allerdings ohne Röntgenstrahlen einzusetzen. Statt dessen wertet man aus, wie sich die Körpergewebe in einem starken Magnetfeld verhalten.

Durchführung

Im Liegen wird der Patient in eine enge Röhre hineingeschoben, in der er etwa 30 Sekunden still liegenbleiben muß. Die Untersuchung ist schmerzlos.

Unerwünschte Wirkungen

- Für Menschen, die Metallclips oder einen Herzschrittmacher im Körper tragen, ist die Methode ungeeignet
- Das Liegen in der engen Röhre kann Angstzustände auslösen

Anwendung
Zur Untersuchung des Zentralnervensystems, der Wirbelsäule und Gelenke.
Besonders das Zentralnervensystem läßt sich mit der NMR-Tomografie kontrastreicher darstellen als mit der einfachen Tomografie. Veränderungen sind so eindeutiger festzustellen. Zeigt die NMR-Tomografie des zentralen Nervensystems nichts Bedenkliches, gilt das als Beweis, daß tatsächlich alles in Ordnung ist.
Krebsmetastasen in Knochen sind mit der NMR-Tomografie besser aufzuspüren als mit der bisher gebräuchlichen Szintigrafie.

Szintigrafie

Technische Voraussetzungen
Atomteilchen, wie sie zum Beispiel bei der Kernspaltung in Atomreaktoren entstehen, kann man zur künstlichen Herstellung von radioaktiven Substanzen verwenden. Solche Substanzen verwandeln sich im Laufe unterschiedlich langer Zeit in nicht mehr radioaktive Stoffe. Dabei geben sie Strahlung ab. Bei einer Szintigrafie wird die von solchen Stoffen ausgesandte Strahlung aufgefangen und sichtbar gemacht. Das Verfahren ähnelt einer Röntgenaufnahme. Nur wird die Strahlung nicht von außen in den Körper hineingeschickt, sondern sie kommt aus dem Körperinnern.

Durchführung
Äußerlich sind radioaktive Substanzen von nicht strahlenden Stoffen nicht zu unterscheiden. Man kann sie schlucken, inhalieren oder injizieren.

Das Bild
Radioaktive Substanzen werden vom Körper wie ganz normale Stoffe aufgenommen und verteilen sich in ihm. Manche Stoffe reichern sich in bestimmten Organen an. Die Strahlung macht es möglich, im Bild festzuhalten, wo und wie schnell sich die markierte Substanz im Körper bzw. seinen einzelnen Organen verteilt.

Unerwünschte Wirkungen
Die Art der Schädigung ist die gleiche wie bei der Anwendung von Röntgenstrahlen (➔ Seite 743). Bei der Szintigrafie kann die Strahlenbelastung größer sein als bei einer Röntgenaufnahme, weil die einmal in den Körper hineingebrachte Substanz in jedem Fall zerstrahlen muß. Die Belastung kann aber auch kleiner sein, wenn das szintigrafische Bild eine bessere Aussage liefert, als es mehrere Röntgenaufnahmen tun könnten. Die Strahlungsintensität bei der Szintigrafie kann genauer berechnet werden als bei Röntgenaufnahmen.

Anwendung
- Bei Erkrankungen der Schilddrüse
- Für Hirnuntersuchungen
- Für Knochenuntersuchungen, besonders um Krebsmetastasen aufzuspüren
- Um abzuklären, ob und wie stark eine Entzündung im Gelenk ist
- Bei Herzbeschwerden, bei denen sowohl EKG als auch Belastungs-EKG keine brauchbaren Aussagen liefern
- Um einen Lungeninfarkt zu diagnostizieren
- Bei Nierenerkrankungen

Die Szintigrafie bringt häufig schon aussagekräftige Bilder, wenn das Röntgenbild noch nichts Brauchbares zeigt.

Sonografie, Ultraschall

Technische Voraussetzungen
Physikalisch gesprochen ist Hören das Wahrnehmen von Schallwellen bestimmter Frequenz. Oberhalb und unterhalb dieses Frequenzbereiches gibt es Schallwellen, die wir nicht mehr hören können. Dazu gehört der Ultraschall. Ähnlich wie Lichtstrahlen werden seine Wellen reflektiert, gebrochen und gebeugt, wenn sie auf etwas auftreffen. Wenn Ultraschall von einem Medium in ein anderes übertritt, reflektiert ihn die Grenzschicht. Treffen Ultraschallwellen, die durch ein Gewebe hindurchgegangen sind, zum Beispiel auf Luft, werden sie fast vollkommen zurückgeworfen. Damit verhindert Luft, daß hinter ihr liegende Gewebeschichten durchschallt werden. Bei der Ultraschalluntersuchung werden Schallwellen in den Körper hineingeschickt und von den verschiedenen Geweben unterschiedlich stark zurückgeworfen. Diese reflektierten Anteile werden aufgezeichnet und elektronisch zu einem Bild verarbeitet.

Durchführung
Die nackte Haut wird mit einem Kontaktgel bestrichen. Das verbessert ihre Leitfähigkeit für die Wellen. Dann fährt der Arzt mit dem Schallkopf über das zu untersuchende Gebiet. Das Bild erscheint auf einem Monitor.

Unerwünschte Wirkungen
Nach bisheriger allgemeiner Ansicht hat Ultraschall keine unerwünschten Wirkungen. Diese Meinung gilt aber

nicht unwidersprochen. Es gibt Arbeiten, die darauf hinweisen, daß das Beschallen die Erbsubstanz verändern könnte und daß es jenen Faktor beeinflussen könnte, der das Zellwachstum begrenzt. Kritische Wissenschaftler fordern darum, Ultraschalluntersuchungen ähnlich vorsichtig anzuwenden wie Röntgenuntersuchungen (➔ Ultraschall in der Schwangerschaft, Seite 657).
Eine andere Gefahr liegt darin, daß heutzutage nahezu jeder Arzt »schallt«, ohne die für eine sinnvolle Auswertung notwendigen Kenntnisse zu haben.

Anwendung

- Wenn die Ultraschalluntersuchung aussagekräftiger ist als andere Methoden. Bei Gallenerkrankungen zum Beispiel hat die Ultraschallmethode eine Treffsicherheit von 90 Prozent, die des Röntgenbildes eine von 85 Prozent
- Wenn von der Ultraschalluntersuchung ähnlich aussagekräftige Bilder zu erwarten sind wie von einer Röntgenaufnahme. Dabei nimmt man an, daß - solange das Gegenteil noch nicht bewiesen ist - Ultraschall weniger gefährlich ist als Röntgenstrahlen. Bei der Hüftfehlbildung bei Säuglingen erscheint die Sonografie als die gefahrlosere Maßnahme gegenüber dem Röntgen.
- Wenn Röntgenuntersuchungen nicht in Frage kommen: bei Kontrastmittelallergie, wenn jodhaltige Kontrastmittel nicht angewandt werden dürfen oder in der Schwangerschaft

Auch während der Schwangerschaft sollte Ultraschall nicht routinemäßig angewendet werden, sondern nur bei begründeten Indikationen (➔ Seite 657).

Ultraschalluntersuchung der Brust
Sie kann weder eine Mammografie noch eine Gewebeentnahme ersetzen. Nur wenigen erfahrenen Untersuchern gelingt es mit akzeptabler Sicherheit, einen Knoten in der Brust mittels Ultraschalluntersuchung als gutartig oder nicht zu identifizieren. Die für einen Brustkrebs charakteristischen winzigen Verkalkungsherde erfaßt der Ultraschall nicht.

Thermografie

Jeder menschliche Körper strahlt Wärme in Form von Infrarot (IR)-Strahlen ab. Diese Strahlen kann man sichtbar machen. Die Thermografie kann Temperaturunterschiede von 0,1 Grad nachweisen. Prozesse, die tiefer als etwa zwei Zentimeter unter der Hautoberfläche stattfinden, verändern die Temperatur der Hautoberfläche jedoch meistens nicht mehr ausreichend. Das ist also die Erfassungsgrenze der Thermografie. Die Thermografie kann andere Methoden der Brustuntersuchung unterstützen, aber nicht ersetzen.
Vorteile: Die Methode erfordert nur wenig Aufwand; sie dringt nicht in das Körperinnere ein; es gibt keine Strahlenbelastung.

BLICK INS INNERE

Mit dem Endoskop betrachtet der Arzt das Innere von hohlen Organen (»Spiegelung«). Der lateinische Name des angeschauten Organs gibt der Untersuchung ihren Namen.
Durch natürlich vorhandene oder künstlich geschaffene Körperöffnungen führt der Arzt starre oder biegsame Instrumente ins Innere. Von deren Spitze übertragen lichtleitende Kabel das Bild an das andere Ende. Die Geräte tragen in sich eine Lichtquelle. Die Spitze biegsamer Geräte, die weit ins Innere vorgeschoben werden, kann man manchmal abwinkeln, so daß der Blick in jede Richtung möglich wird. Endoskope haben oft eine Spül- und Absaugvorrichtung. Meistens lassen sich durch ein Verbindungsstück gleichzeitig auch chirurgische Instrumente einführen.
Noch längst nicht alle Ärzte überblicken den Wert dieser Untersuchungstechnik. Ein großer Vorteil der Endoskopien ist, daß der Arzt in einem Arbeitsgang Gewebeproben entnehmen kann, wenn das gesehene Bild eine Veränderung vermuten läßt. Ihr Nachteil ist, daß man ins Körperinnere eindringt und das immer mit Gefahren verbunden ist. Vor jeder derartigen Untersuchung muß der

Es heißt die Untersuchung
der Speiseröhre: *Ösophagoskopie*
des Magens: *Gastroskopie* (➔ Seite 749)
des gesamten Magen-Darm-Kanals: *Enteroskopie*
des direkt hinter dem Afterausgang gelegenen Darmstückes: *Anoskopie*
eines etwas längeren Stücks Darm vom After aus: *Proktoskopie*
des Mastdarms: *Rektoskopie* (➔ Seite 750)
des Dickdarms: *Koloskopie* (➔ Seite 750)
der Bauchhöhle: *Laparoskopie* (➔ Seite 751)
der oberen Atemwege: *Bronchoskopie* (➔ Seite 751)
der Blase: *Zystoskopie* (➔ Seite 752)
des Gelenkinneren: *Arthroskopie* (➔ Seite 752)

Arzt Sie über ihren individuellen Nutzen und ihr Risiko aufklären (➔ Beim Arzt, Seite 715). Bevor Sie Ihre Entscheidung treffen, sollten Sie das Ganze einmal überschlafen.

Eingriffe und Übergriffe

Endoskopie - das Wort scheint sich für viele immer noch mit Schwertschlucker-Phantasien zu verbinden. Angst schnürt die Kehle so zu, daß das Gastroskop nicht hinunterrutscht. Darmuntersuchungen empfinden viele als beschämend. Manche Menschen überstehen den Eingriff nach dem Motto »Augen zu und durch«, anderen helfen Entspannungstechniken (➔ Seite 813), wieder andere können sich vom Arzt mit Medikamenten helfen lassen. Bewahren Sie sich vor verletzenden Übergriffen, indem Sie sich nur einem Arzt und einer Umgebung anvertrauen, die Ihnen zusagen. Wenn Sie eine »Na, dann woll'n wir mal«-Mentalität nicht vertragen, suchen Sie sich einen Arzt, der Ihnen Zeit läßt und Ihnen mit verständnisvollem Gesicht, warmen Händen und angewärmten Geräten das Unvermeidbare erleichtert.

Gastroskopie

Die Gastroskopie zeigt dem Arzt die Schleimhaut des Magens, des Magenpförtners und des Zwölffingerdarms. Er sollte sie anordnen, wenn er eine Entzündung, ein Geschwür, einen Krebs oder einen Fremdkörper vermutet.

Vorbereitung

Nüchtern, also ohne Frühstück, erscheinen Sie zur Untersuchung. Wer sich vor dem Eingriff nicht zu sehr fürchtet und verkrampft, übersteht ihn ohne Medikamente. Ängstlichen Patienten kann der Arzt helfen:

- Beruhigungsmittel verringern die Angst
- Schmerzmittel machen den Vorgang besser erträglich
- Mittel zur örtlichen Betäubung des Rachens verringern den Brechreiz

Vor der Gastroskopie sollte eine Untersuchung des Allgemeinzustands sicherstellen, daß keine Bedenken gegen die Untersuchung bestehen. Auch die Gerinnungseigenschaften des Blutes müssen vorher bestimmt werden. Eine vorherige Röntgenuntersuchung ist nur in Ausnahmefällen notwendig.

Durchführung

Eine Gastroskopie kann der Arzt in seiner Praxis durchführen. Sie liegen auf der linken Seite. Der Arzt schiebt das 1,5 Zentimeter dicke und 1,30 Meter lange Instrument bis zum Anfang der Speiseröhre. Dann müssen Sie schlucken und es so auf seinen Weg bringen. Alles Weitere macht der Arzt, der bereits durch das Instrument schaut oder seinen Weg auf einem Bildschirm verfolgt.

Die Passage durch die Speiseröhre tut im allgemeinen nicht weh. Ein Würgereiz stellt sich meistens ein, wenn das Gerät den Mageneingang berührt. Wenn der Arzt Luft in den Magen einblasen muß oder ihn mit Flüssigkeit ausspült, verspürt das der Patient als Völlegefühl, eventuell mit Brechreiz verbunden. Aus verdächtigen Abschnitten kann der Arzt in einem Arbeitsgang Gewebeproben zur Untersuchung entnehmen.

Bei sehr empfindlichen Patienten kann der Arzt auch ein Endoskop für Kinder verwenden, das im Durchmesser nur knapp einen Zentimeter mißt.

Die Untersuchung dauert drei bis fünfzehn Minuten. Ein bis zwei Stunden hinterher sollten Sie noch unter ärztlicher Beobachtung bleiben, wenn Sie Medikamente erhalten haben.

Beschwerden, Komplikationen, Risiken

Bei etwa 13 von 1000 Untersuchten gibt es Probleme. Sie sind meistens auf die medikamentöse Vorbereitung der Untersuchung zurückzuführen. Einer von 14 000 Patienten stirbt bei der Spiegelung an Herz-Kreislauf-Komplikationen, Blutungen oder einem durchbohrten Organ.

Es ist möglich, sich durch ungenügend desinfizierte Geräte mit dem Keim zu infizieren, der an der Entstehung von Zwölffingerdarmgeschwüren beteiligt sein soll.

Haben Sie Medikamente erhalten, sind Sie für den Rest des Tages fahruntüchtig.

Aussagekraft

Gewebeveränderungen sind mit der Gastroskopie besser zu erkennen als im Röntgenbild. Trotzdem machen sich Ärzte immer noch lieber per Röntgenaufnahme ein Bild als mit einer Spiegelung.

Der Grund: Röntgen erfordert weniger Handarbeit und ist lukrativer. Allerdings ziehen auch viele Patienten eine Röntgenaufnahme vor - obwohl ihnen das die Gastroskopie nur selten erspart.

Rektoskopie

Es gibt drei Untersuchungsmethoden, bei denen der Arzt den Darm vom After her betrachtet. Je nachdem, wie weit der Arzt in den Darm eindringt, heißen die Untersuchungen *Anoskopie*, *Proktoskopie* und *Rektoskopie*.

Endoskopische Untersuchungen des Dickdarms

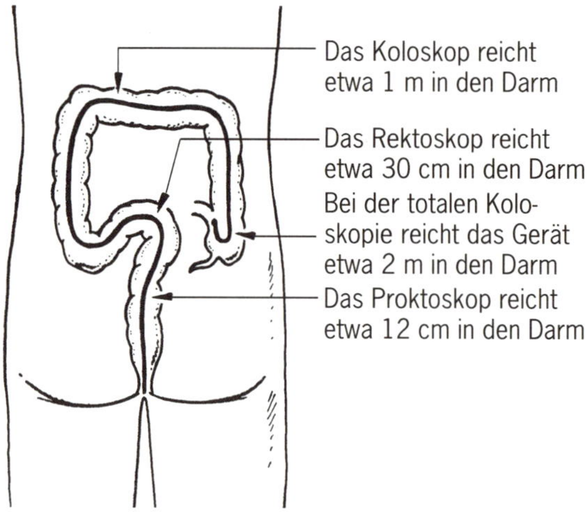

Mit einer Rektoskopie wird der Arzt versuchen, Gründe für unerklärliche Veränderungen des Stuhls zu finden. Als Krebsvorsorgeuntersuchung sollte sie bei Menschen über 50 Jahren durchgeführt werden (➔ Krebs, Seite 543).

Vorbereitung

Vor der Untersuchung wird man Ihnen einen Einlauf verabreichen, der den Enddarm von Kotresten befreit.

Durchführung

Meistens wird Sie der Arzt auf einem speziellen Tisch untersuchen, auf dem Sie auf Knie und Ellenbogen bzw. Knie und Brust gestützt verharren. Manche Ärzte verwenden auch einen Stuhl, der dem beim Frauenarzt ähnlich ist. Gebrechliche Patienten können auch untersucht werden, indem sie auf der linken Seite liegen.
Zur Untersuchung benutzt der Arzt ein etwa 30 Zentimeter langes, starres Instrument. Wenn Sie ruhig durchatmen oder sich gezielt entspannen können (➔ Seite 813), erleichtert das die Untersuchung. Sie dauert höchstens fünf Minuten.

Beschwerden, Komplikationen, Risiken

Bei Entzündungen am Darmausgang oder Verwachsungen innerhalb des Darms kann die Rektoskopie sehr schmerzhaft sein. Beißen Sie dann nicht heldenhaft die Zähne zusammen, sondern bitten Sie den Arzt, entweder die Untersuchung abzubrechen oder sie mit der Injektion eines schmerzstillenden Mittels erträglicher zu machen. Hat der Arzt eine verdächtige Stelle entdeckt, wird er gleich eine Gewebeprobe entnehmen.
Die Gefahr, bei der Untersuchung den Darm unbemerkt zu verletzen, ist bei einer von 10000 bzw. einer von 50000 Untersuchungen dann gegeben, wenn der Arzt versucht, mit Druck Widerstand zu überwinden, oder mit einem kräftigen Luftstrom versucht, den Darm besser zu entfalten.

Aussagekraft

Mit der Rektoskopie kann der Arzt mehr als die Hälfte aller Dickdarmkrebse und seiner Vorstufen auffinden. Früherkennung ist die beste Chance für eine Heilung.

Koloskopie

Mit der Koloskopie bekommt der Arzt einen Einblick in den gesamten Dickdarm einschließlich des letzten Dünndarmteils.
Die Untersuchung wird durchgeführt, um den Grund für Darmerkrankungen zu finden, die mit anderen Methoden nicht erklärlich sind, oder um den Darm nach Krebsoperationen unter Kontrolle zu behalten.

Vorbereitung

Der Dickdarm muß so sauber wie möglich sein. Das geschieht zunächst mit Abführmitteln. Erbrachte die Untersuchung nach einer solchen Vorbereitung kein brauchbares Ergebnis, wird sie wiederholt, indem man zusätzlich zu den Abführmitteln zwei bis drei Tage lang nur Flüssiges zu sich nehmen darf.
Wer sich auf die Untersuchung einigermaßen entspannt einlassen kann, benötigt keine Medikamente. Andernfalls ➔ Gastroskopie, Seite 749.

Durchführung

Die Untersuchung beginnt mit einer Rektoskopie (➔ Seite 750). Später schiebt der Arzt dann das etwa zwei Meter lange und einen Zentimeter dicke Koloskop durch den After in den Darm vor. Während der Spiegelung bläst der Arzt durch das Gerät Luft in den Darm hinein. Die Untersuchung dauert zwischen 15 Minuten und einer Stunde.
Trifft der Arzt während der Spiegelung auf verdächtige Areale, entnimmt er eine Gewebeprobe. Kleine Gewächse wie zum Beispiel Polypen kann er gleich entfernen, wenn Sie keine Probleme mit der Blutgerinnung haben.

Beschwerden, Komplikationen, Risiken
Das Vorschieben des Instruments kann Bauchschmerzen und Druckgefühl verursachen. Die in den Darm hineingeblasene Luft kann nicht vollkommen wieder entfernt werden. Sie entweicht im Laufe von Tagen. Das kann starke Bauchschmerzen bereiten.
Die Technik der Dickdarmspiegelung stellt erhebliche Anforderungen an Erfahrung und Können des Arztes. Sie sollten sich darum möglichst nur in einem anerkannten Krankenhaus behandeln lassen. Dort kommen schwere Komplikationen wie Blutungen und das Durchstoßen der Darmwand bei etwa drei von 1000 Untersuchten vor.

Aussagekraft
Veränderungen des Darmgewebes sind mit einer Dickdarmspiegelung besser zu erkennen als mit Röntgenuntersuchungen.

Laparoskopie

Durch einen künstlichen Zugang zum Bauchinneren schafft sich der Arzt einen Weg für die Instrumente, mit denen er vornehmlich die Leber betrachten möchte. Bei Frauen dient die Laparoskopie der Untersuchung, Behandlung und Kontrolle von gynäkologischen Krankheiten, für Sterilisationen und der künstlichen Befruchtung.

Vorbereitung
Die Untersuchung findet im Krankenhaus statt. Sie müssen nüchtern, also ohne Frühstück, erscheinen. Der Arzt wird Ihnen ein Beruhigungs- und/oder Schmerzmittel spritzen.

Durchführung
Zur Laparoskopie lagert man Sie auf einem Spezialtisch. Der Bauch wird wie für eine Operation desinfiziert und abgedeckt. Das Einspritzen eines Mittels zur örtlichen Betäubung macht ihn schmerzunempfindlich. In der Nähe des Nabels durchsticht der Arzt die Bauchdecke und leitet durch die Nadel Gas in den Bauchraum. Dieses trennt die sonst allzu eng aneinanderliegenden Organe etwas voneinander und verbessert die Sichtmöglichkeit. Wiederum in Nabelnähe sticht der Arzt dann eine Art Einführungshülse durch den Bauch, durch die er das Laparoskop in das Bauchinnere hineinschieben kann.
Während einer Laparoskopie kann der Arzt Gewebeproben entnehmen. Die Gynäkologen nutzen diese Methode, um Operationen an Eileitern oder Eierstöcken vorzunehmen.
Nach der Spiegelung wird das Loch im Bauch mit Klammern verschlossen. Sie müssen noch einen Tag unter ärztlicher Aufsicht im Krankenhaus bleiben.

Beschwerden, Komplikationen, Risiken
Bei fünf von 200 Untersuchten gibt es Komplikationen. Am häufigsten quält dabei zurückgebliebenes Gas. Aber auch Verletzungen von Galle oder Darm, Blutungen aus Gefäßen und Kreislaufzusammenbrüche kommen vor.

Aussagekraft
Die Methoden von Ultraschall und Tomografie sind inzwischen so weit verfeinert, daß man die Laparoskopie nicht mehr so oft braucht. Nur in der Gynäkologie hat sie noch immer ihren Platz.

Bronchoskopie

Rachen, Luftröhre und den Bronchialbaum bis zu seiner fünften oder sechsten Verzweigung kann der Arzt mit dem Bronchoskop betrachten. Er sucht damit nach dem Grund für eine bisher unerklärliche, immer wiederkehrende Bronchitis, fahndet nach eingeatmeten Fremdkörpern und krebsartigen Veränderungen.

Vorbereitung
Die Untersuchung wird im Krankenhaus durchgeführt. Vor der Bronchoskopie sollte eine Untersuchung des Allgemeinzustands sicherstellen, daß keine Bedenken gegen die Bronchoskopie bestehen. Sie dürfen mindestens sechs Stunden vorher nichts gegessen haben.
Im Sitzen inhaliert man zunächst ein Mittel zur örtlichen Betäubung. Anschließend sprüht der Arzt ein Betäubungsmittel auf Gaumen und Rachen. Erst dann legt man sich auf den OP-Tisch. In manchen Fällen muß eine Bronchoskopie in Vollnarkose durchgeführt werden. Das ist jedoch noch unangenehmer.

Durchführung
Vor der Bronchoskopie hat bereits eine Röntgenaufnahme gezeigt, in welchem Lungenlappen sich die vermutete Krankheit abspielt. Dahinein schiebt der Arzt das Gerät. Sie atmen währenddessen ganz normal weiter. Aus verdächtigen Bezirken kann der Arzt sofort Gewebe entnehmen. Nach der Untersuchung dürfen Sie für zwei Stunden weder essen noch trinken, weil Sie durch die Betäubung etwas »in den falschen Hals bekommen« könnten. Die Untersuchung dauert drei bis 15 Minuten. Eine Behandlung im Rahmen der Bronchoskopie kann länger dauern.

Beschwerden, Komplikationen, Risiken
Die Bronchien reagieren recht empfindlich auf diesen Eingriff. Sie können sich verkrampfen und bluten sehr leicht. Bei bis zu fünf von 100 Untersuchten dringt durch eine verletzte Bronchie Luft in den eigentlich luftleeren Brustkorb. Eine Behandlung im Krankenhaus muß diesen Defekt wieder heilen.

Aussagekraft
Befindet sich in dem mit der Bronchoskopie erreichbaren Gebiet ein Lungenkrebs, so kann er bei mehr als 90 Prozent der Menschen damit festgestellt werden. Andere Lungenkrankheiten klärt eine Bronchoskopie nur etwa zur Hälfte auf.

Zystoskopie

Vorbereitung
Der Patient liegt mit gespreizten und angewinkelten Beinen so auf einem Untersuchungstisch, daß der Arzt zwischen den Beinen arbeiten kann (ähnlich wie bei einer gynäkologischen Untersuchung). Die Genitalregion wird mit einem Desinfektionsmittel gereinigt. Alles übrige wird mit sterilen Tüchern abgedeckt. In die Harnröhre bringt der Arzt ein Gleitmittel mit einem Mittel zur Oberflächenbetäubung ein. Für ängstliche und besonders empfindliche Menschen und für junge Männer ist wegen der sehr engen Harnröhre eine Vollnarkose angebrachter.

Durchführung
Von der Öffnung der Harnröhre her schiebt der Arzt das drei bis vier Millimeter dicke Instrument bis in die Blase vor. Dabei spült er durch das Gerät mit Druck körperwarmes, steriles Wasser durch die Harnröhre, um sie zu entfalten. Nach der Untersuchung sollte man die Blase normal entleeren und am restlichen Tag noch viel trinken.

Beschwerden, Komplikationen, Risiken
Für Männer ist die Blasenspiegelung schmerzhafter als für Frauen. Nach überstandener Untersuchung findet man im Harn oft noch Blutspuren. Auch das Wasserlassen klappt für kurze Zeit nicht mehr wie gewohnt.
Trotz möglichst sterilem Arbeiten besteht die Gefahr, Keime in die Blase einzuschleppen und eine Entzündung auszulösen.
Die Gefahr, bei der Untersuchung die Harnröhre zu verletzen, ist relativ groß. Bei nahezu der Hälfte der Verletzten verengt sich die Harnröhre dann an dieser Stelle durch das Narbengewebe. Das schafft bleibende Probleme.

Aussagekraft
Die Untersuchung ist angebracht beim Verdacht auf Tumore in der Blase, aber nicht als normale Untersuchung bei anderen krankhaften Veränderungen der Blase.

Arthroskopie

In das Innere von Knie, Ellenbogen und Schulter schaut der Arzt am häufigsten hinein. Er erkennt dabei Knorpelschäden, Meniskusverletzungen, die anders nicht feststellbar sind, und sucht nach Gründen für bis dahin unerklärlich gebliebene Schmerzen. Im Rahmen einer Arthroskopie kann der Arzt auch Operationen am Gelenk durchführen.

Vorbereitung
Bei einer Gelenkspiegelung muß der Arzt so keimfrei arbeiten wie bei einer Operation. Je nachdem wie ängstlich Sie sind, bekommen Sie eine Vollnarkose, bei Spiegelung des Knies eine »Rückenmarkspritze«, die die untere Körperhälfte gefühllos macht, oder es reicht eine örtliche Betäubung aus. Die Hautoberfläche um das Gelenk herum wird weiträumig desinfiziert und mit sterilen Tüchern abgedeckt.

Durchführung
Durch einen etwa einen Zentimeter breiten Schnitt schiebt der Arzt die Instrumente ins Gelenkinnere. Um die Sicht zu verbessern, spült er es mit Flüssigkeit aus. Diese wird nach der Spiegelung so vollkommen wie möglich wieder abgesaugt.
Nach 15 bis 30 Minuten ist die Untersuchung beendet. Der Schnitt wird vernäht oder verklebt. Anschließend können Sie normalerweise wieder nach Hause gehen. Einige Tage Schonung sind sinnvoll. Wer körperlich schwer arbeiten muß, sollte sich für zwei Tage krankschreiben lassen.

Beschwerden, Komplikationen, Risiken
Die noch verbliebene Spülflüssigkeit kann im Gelenk noch einige Tage lang ein »quatschendes« Geräusch machen. Bei etwa einem Viertel der Untersuchten führt die Gelenkspiegelung zu Komplikationen.
Obenan stehen Verletzungen des Knorpels und Blutungen in das Gelenk. Aber auch Bänderrisse und bei der Untersuchung abgebrochene Geräte kommen vor. Bei etwa einer von 1000 Gelenkspiegelungen kommt es zu einer Infektion. Hinzu kommt das allgemeine Risiko einer Narkose.

Aussagekraft
Nur ein »guter« Arzt kann eine Arthroskopie optimal zum Wohle des Patienten nutzen. »Gut« bedeutet hier erfahren, geschickt und selbstkritisch. Er sollte ein Gelenk nur spiegeln, wenn andere Untersuchungsmethoden nicht zum Ziel führen.
Dann allerdings gibt die Arthroskopie über den Gelenkzustand am besten Auskunft. Vorteilhaft ist, daß der Arzt kleine Operationen wie das Entfernen von abgerissenen Knorpelstücken gleich in einem Arbeitsgang mit erledigen kann.

GEWEBEENTNAHME (BIOPSIE, PUNKTION)

Unter dem Mikroskop offenbaren Zellen, ob sie so beschaffen sind, wie sie sollen, oder ob sie verändert sind. Manche Lebererkrankungen sind erst nach einer solchen Gewebeuntersuchung sicher zu diagnostizieren. Mit dieser Untersuchung läßt sich krebsig verändertes Gewebe von gutartigem unterscheiden.
Mit den ab Seite 749 beschriebenen endoskopischen Verfahren gelangt der Arzt ins Körperinnere und kann bereits während der Untersuchung aus verdächtigen Bezirken Gewebe entnehmen.
Oft entnimmt er das Gewebe auch während einer Operation. Dann muß die Probe sofort untersucht werden, denn das Ergebnis bestimmt, wie die Operation fortgesetzt wird.

Komplikationen und Risiken
Eine Gewebeentnahme ist immer eine Verletzung von Organen. Um den Schaden so gering wie möglich zu halten, muß sie ähnlich sorgfältig wie eine Operation durchgeführt werden. Problematisch kann sein, daß der Arzt erst Stunden nach dem Eingriff an den Körperreaktionen merkt, ob er zum Beispiel eine ernsthafte Blutung verursacht hat.
Bei einer Gewebeentnahme ist ein zusätzliches Risiko dadurch denkbar, daß durch die Verletzung Keime oder Krebszellen in die Blut- oder Lymphbahn gelangen und sich im Körper verbreiten können.
Bei den heute üblichen *Feinnadelbiopsien* konnte allerdings nicht nachgewiesen werden, daß eine solche Verschleppung den Krankheitsverlauf beeinflußt. Das gilt sowohl für Gewebeentnahmen aus entzündeten Bereichen als auch für solche aus Krebsgewebe. Dabei ist es gleichgültig, ob das Gewebe während einer endoskopischen Untersuchung oder einer Operation entnommen wurde. In der Praxis bedeutet das, daß Sie nach jeder Probeexzision, bei der krebsig veränderte Zellen gefunden wurden, Zeit haben, sich zu überlegen, wie, von wem und wo Sie sich weiterbehandeln lassen wollen. Davon gibt es nur eine Ausnahme: Hodentumore.

Leberpunktion

Mit einer Leberpunktion kann der Arzt nur Krankheiten erkennen, die das gesamte Lebergewebe verändern. Punktförmige Krankheitsherde findet er nur in Ausnahmefällen.

Vorbereitung
Die Punktion findet im Krankenhaus statt. Blutuntersuchungen müssen, eine Röntgenaufnahme des Brustkorbs sollte vorher gemacht werden. Sie bekommen vor der Punktion keine Medikamente.

Durchführung
Der Patient liegt auf dem Rücken. Ein Polster hebt die rechte Seite etwas an, der rechte Arm liegt unter dem Kopf. Durch eine Ultraschalluntersuchung findet der Arzt die geeignete Punktionsstelle und betäubt sie örtlich. Ein Schnitt durchtrennt die oberen Hautschichten. Während Sie den Atem anhalten, sticht der Arzt blitzschnell zu, entnimmt Lebergewebe und zieht die Nadel ebenso schnell wieder heraus.
Der Punktionsvorgang selbst darf nur Bruchteile einer Sekunde dauern. Anschließend müssen Sie für zwei Stunden auf der rechten Seite liegenbleiben. Die folgenden vier Stunden verbringen Sie im Bett. In dieser Zeit zeigen Puls- und Blutdruckkontrollen dem Arzt, ob alles in Ordnung ist.

Beschwerden, Komplikationen, Risiken
Nach dem Eingriff haben zehn von 100 Punktierten Schmerzen in der rechten Schulter und beim Atmen. Gefährlich sind Blutungen, Bauchfellentzündungen durch ausgetretene Galle und in den Brustkorb eingetretene Luft. Von etwa 6000 Punktierten stirbt einer an diesen Folgen.

Aussagekraft
Die Auswertung des Gefundenen ist sehr schwierig und gelingt nicht jedem. Solche Leberblindpunktionen sollten nur erfahrene Leberspezialisten durchführen.

UMGANG MIT MEDIKAMENTEN

Vor jedem Gebrauch eines Arzneimittels sollte die Überlegung stehen, wozu Ihnen das Mittel dienen soll. Medikamente können zwar bei Krankheiten hilfreich sein, aber sie sind kein Schalter, mit dem man das Gefühl »Mir geht es schlecht« in ein »Ich fühle mich wohl« umstellen kann. Unbehagen und Traurigkeit können durch Arzneimittel nicht beseitigt, sondern höchstens gedämpft werden.

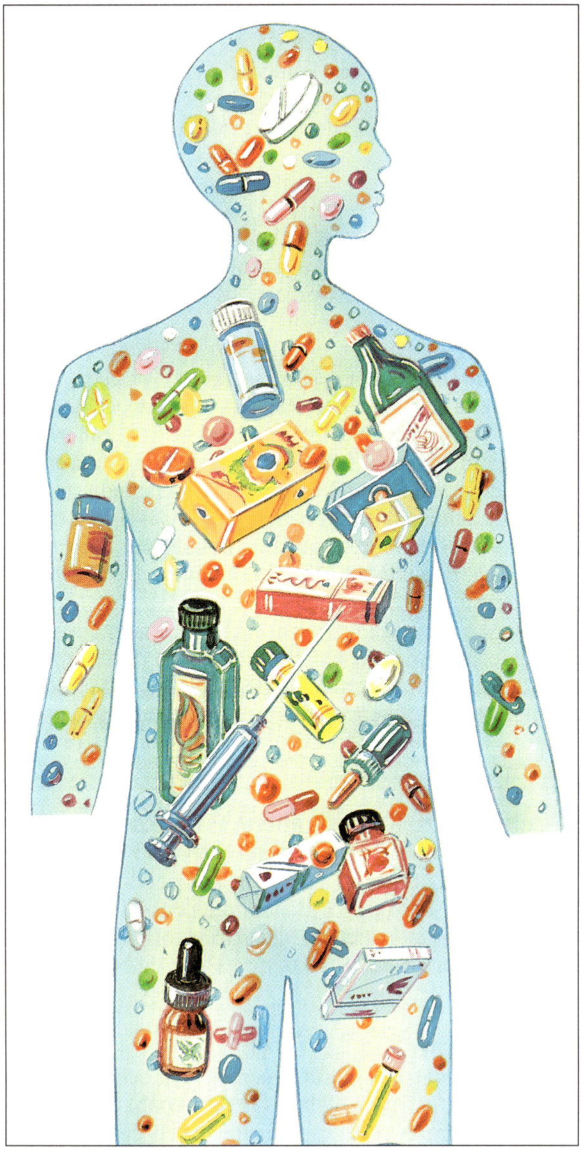

Arzneimittel kaufen

Arzneimittel gliedern sich bei uns in drei Gruppen:
- Rezeptpflichtige, die immer ein Arzt verschreiben muß und die Sie nur in Apotheken bekommen. (Was Sie mit dem Arzt besprechen sollten, der Ihnen ein Medikament verschreibt, ➔ Beim Arzt, Seite 715.)
- Apothekenpflichtige, die Sie zwar ohne Rezept, aber nur in Apotheken kaufen können
- Frei verkäufliche, die Sie außer in Apotheken auch in Drogerien, Reformhäusern und den entsprechenden Abteilungen eines Kaufhauses erhalten können

Die gesetzlichen Vorschriften in der BRD und Österreich bestimmen auf ähnliche Weise, was ein Arzneimittel ist und welche Voraussetzungen es erfüllen muß, um in den Handel zu kommen (➔ Vom Wirkstoff zum Medikament, Seite 758). Weil aber die Fachleute der jeweiligen Länder Nutzen und Risiko unterschiedlich bewerten, können Sie zum Beispiel Tabletten mit dem schmerzlindernden Stoff Ibuprofen in der BRD in jeder Apotheke kaufen, während Sie in Österreich dafür ein Rezept benötigen.

Hilf dir selbst

Viele Menschen meinen, Erkältungskrankheiten, Kopfschmerzen und Magen-Darm-Beschwerden ohne ärztliche Hilfe kurieren zu können. Offensichtlich ist die Regierung der BRD der gleichen Meinung, denn sie hat veranlaßt, daß die Krankenkassen die meisten Medikamente für solche Befindlichkeitsstörungen nicht mehr bezahlen. Wenn Laien Krankheiten selbst diagnostizieren und die Behandlung selbst festlegen, ist das Risiko, daß dabei etwas schiefgeht, relativ groß. Die folgenden Hinweise sollen helfen, dieses Risiko so gering wie möglich zu halten:
- Behandeln Sie Bewußtseinsstörungen, Krämpfe, Herzrhythmusstörungen und unklare Schmerzen im Brust- oder Bauchraum nicht auf eigene Faust
- Fieber, das länger als drei Tage anhält und für das Sie keinen plausiblen Grund finden, sollte Sie zum Arzt führen
- Beschwerden, die nach zweiwöchiger Selbstbehandlung noch anhalten, sollten Sie dem Arzt mitteilen
- Machen Sie sich klar, warum Sie ein Medikament wollen: Wer lästige Beschwerden schnell »weghaben« möchte, sucht nicht nach den Ursachen und verliert so vielleicht Zeit für eine sinnvolle Behandlung
- Verlassen Sie sich nicht allein auf den Rat von Verwandten und Bekannten oder frühere Erfahrungen. Suchen Sie nach Möglichkeit fachliche Hilfe
- Niemals ohne vorherigen fachlichen Rat ein Medikament aus der Hausapotheke verwenden (➔ Seite 835)

- Versuchen Sie, mit der geringsten Menge eines Medikaments auszukommen
- Beachten Sie besonders die Kontraindikationen und Wechselwirkungen (➔ Seite 759), die auf dem Beipackzettel angegeben sind

Verschiedene Sorten

Sie kennen Medikamente als Tabletten, Dragees, Kapseln, Pillen, Pulver, Tropfen, Saft, Zäpfchen, Spritzen. Mit der Herstellung dieser verschiedenen Zubereitungen setzt die Industrie ihr Wissen über Löslichkeit, Verteilung und Wirkung von Arzneistoffen in Produkte um. Sinnvolle Auswahl und richtige Anwendung ermöglichen Ihnen eine optimale Wirksamkeit.

Schnelle Wirkung

Ein Kopfschmerzmittel soll Sie beispielsweise möglichst geschwind von dem Übel befreien. Flüssigkeiten gelangen schneller ins Blut als Tabletten. Schlucken Sie darum Tropfen oder Brausetabletten, oder lösen Sie die Tablette in einem halben Glas Wasser auf, und trinken es eine halbe Stunde vor dem Essen.

Langsame Wirkung

Sogenannte Depot- oder Retardpräparate geben ihren Wirkstoff langsam ab, während sie durch den Verdauungstrakt wandern. Sie dürfen sie weder zerkleinern noch zerkauen, noch auflösen.

Den Magen schonen

Einem empfindlichen Magen sollten Sie Medikamente in Flüssigkeit verteilt anbieten. Sie können feste Arzneien aber auch zum Essen schlucken. Dann wirken sie langsamer und manchmal nicht so stark wie erwartet. Wer den Magen ganz umgehen will, greift zu Zäpfchen (*Suppositorien*). Das sollte bei den meisten Arzneimitteln jedoch die Ausnahme bleiben, weil bei Zäpfchen nicht exakt kalkulierbar ist, wieviel Wirkstoff ins Blut übergeht.

Arzneimittel anwenden

Bei Arzneimitteln, die Ihnen der Arzt verschrieben hat, sollten Sie wissen, wie sie einzunehmen sind und was Sie tun sollen, wenn unerwünschte Wirkungen auftreten (➔ Beim Arzt, Seite 715). Haben Sie sich das Mittel, das Nebenwirkungen zeigt, auf eigene Faust beschafft, sollten Sie sich den Beipackzettel noch einmal genau anschauen. Können Sie nicht sicher einschätzen, wie diese Nebenwirkungen zu bewerten sind, sollten Sie aufhören, das Mittel einzunehmen und fachlichen Rat (Arzt oder Apotheker) einholen. In jedem Fall gilt:

- Halten Sie sich an Warnungen wie »Nur kurzfristig verwenden«. Manche Medikamente können abhängig machen, ohne daß Sie es rechtzeitig merken (➔ Seite 757)
- Arzneimittel können Ihre Fähigkeit zu konzentriertem Arbeiten beeinträchtigen. Das gilt für Autofahrten ebenso wie im Beruf. Manche Mittel machen müde, andere rufen Sehstörungen hervor oder verändern den Herzrhythmus. Juckreiz kann ablenken. Nach anregenden Mitteln könnten Sie Ihre Leistungsfähigkeit überschätzen
- Die Kombination von Arzneimitteln und Alkohol kann sich verhängnisvoll auswirken. Das gilt besonders im Straßenverkehr und beim Bedienen von Maschinen

Arzneimittel für Kinder

Kinder sind keine kleinen Erwachsenen. Geben Sie ihnen niemals von Ihren eigenen Medikamenten ab, ohne vorher den Kinderarzt gefragt zu haben. Manche Erwachsenen-Mittel wirken bei Kindern gar nicht, manche verstärkt und manche bewirken das Gegenteil dessen, was sie sollen. Auch die Dosierung läßt sich nicht einfach umrechnen. Für zwei Drittel aller Präparate, die man Kindern möglicherweise geben könnte, findet sich in der Roten Liste, dem von deutschen Ärzten meist gebrauchten Nachschlagebuch, keine Dosierungsempfehlung für Kinder. Damit sichern sich die Hersteller ab, solange sie dieses Mittel an Kindern nicht geprüft haben.

Autofahren und Arzneimittel

- Nehmen Sie Beruhigungsmittel, Mittel gegen Verstimmungen oder Traurigkeit oder Mittel gegen zu hohen Blutdruck zum ersten Mal so ein, daß Sie Ihre Reaktionen zu Hause beobachten können. Wenn Sie Beeinträchtigungen feststellen, dürfen Sie nicht mehr selbst Auto fahren. Das gilt auch, wenn der Arzt darauf hinweist oder der Beipackzettel vermerkt, daß das Mittel die Verkehrstüchtigkeit beeinflußt.
- Das gleiche gilt, wenn Sie die Dosis eines bisher eingenommenen Mittels steigern (besonders bei Mitteln gegen Epilepsie und Zuckerkrankheit).
- Das gleiche gilt, wenn Sie die Dosis von blutdrucksenkenden oder zuckersenkenden Mitteln oder Mitteln gegen Epilepsie senken.
- Das gleiche gilt einige Tage lang, wenn Sie aufhören, Schlaf- oder Beruhigungsmittel einzunehmen.

Arzneimittel aufbewahren

- Der richtige Ort ist kühl, trocken und für Kinder nicht zugänglich. Damit entfallen die beliebten Plätze Badezimmerschrank, Küchenschublade oder Nachtschrank. Die Hausapotheke sollte möglichst nur das enthalten, was auf Seite 835 angegeben ist. Doch eine Untersuchung in der Schweiz ergab, daß sich fast die Hälfte der vom Arzt verschriebenen Medikamente später in der Hausapotheke wiederfindet. Wenn auch Sie zu diesen Sammlern gehören, beachten Sie zumindest:
- Notieren Sie auf dem Medikament das Datum, wann Sie es bekommen haben,
  den Namen desjenigen, für den es verschrieben wurde,
  die Krankheit, für die es verschrieben wurde.
- Bewahren Sie den Beipackzettel immer gemeinsam mit dem Arzneimittel auf.
- Heben Sie niemals Reste auf von Augentropfen und -salben, Antibiotika (➔ Seite 762) und Mitteln, bei denen vor Gewöhnung gewarnt wird.
- Alkoholhaltige Tropfen nach Anbruch nicht länger als drei Monate aufbewahren. Wenn Alkohol verdunstet, ist der Arzneistoff konzentrierter.

Arzneimittel anwenden

- Vor der Einnahme kontrollieren, ob das Haltbarkeitsdatum noch nicht überschritten ist.
- Jedes geschluckte Medikament mit einem halben Glas Wasser hinunterspülen.
- Dabei den Oberkörper aufgerichtet lassen, also nicht im Liegen schlucken.
- Wenn feste Medikamente schlecht rutschen: Einen Bissen Banane kauen und hinunterschlucken.
- Eisenhaltige Mittel (bei »Blutarmut«) keinesfalls mit schwarzem Tee einnehmen (Wirkungsverlust).
- Tetrazykline (bei Infektionen), Eisenpräparate, Fluoride (zur Kariesvorbeugung und Osteoporosebehandlung) und Bisacodyl (Abführmittel) keinesfalls mit Milch einnehmen (Wirkungsverlust).
- Zuckerhaltige Säfte, die aufbewahrt wurden, vor der Einnahme auf Schimmelbildung kontrollieren.
- Zäpfchen oder Vaginalzäpfchen vor dem Einführen aus ihrer Verpackung befreien. Wenn sie beim Einführen schlecht rutschen: Vorher mit etwas Wasser anfeuchten.
- Nach dem Einführen noch etwa zehn Minuten liegenbleiben.
- Angebrochene Augentropfen nach vier Wochen wegwerfen.
- Ohrentropfen vor dem Einträufeln anwärmen.

Arzneimittel für Ältere

Menschen, die älter sind als 60 Jahre, müssen dreimal häufiger mit unerwünschten Arzneimittelwirkungen rechnen als jüngere. Durch die altersbedingten Veränderungen im Körper (➔ Älter werden, Seite 703) verändern sich Aufnahme, Verteilung und Ausscheidung von Arzneimitteln.

Machen Sie Ihren Arzt darauf aufmerksam, wenn Sie
- zweifeln, ob die verordneten Medikamente wirklich alle notwendig sind
- Beeinträchtigungen spüren, die vermuten lassen, daß das Mittel zu hoch dosiert ist
- die unterschiedlichen Gebrauchsanweisungen mehrerer Medikamente nicht behalten können
- Packungen schlecht öffnen oder Tabletten schlecht schlucken können
- die verschiedenen Medikamente kaum voneinander unterscheiden können

Ein guter Arzt wird Ihre Fragen und Ängste ernst nehmen und bei der Verschreibung von Medikamenten darauf Rücksicht nehmen.

Wohin mit dem Müll?

Ein Teil der Altmedikamente könnte mit dem Hausmüll vernichtet werden. Doch der Laie kann die umweltgefährdenden Stoffe nicht von den weniger gefährlichen unterscheiden. Bringen Sie darum Medikamente, die Sie nicht mehr benötigen, entweder zu den Sammelstellen der Ordnungsämter der Stadt oder in eine Apotheke.

Arzneimittel mißbrauchen

Bei Arzneimittelmißbrauch denken wohl die meisten Menschen an Morphium. Nur wenige wissen, daß man auch ganz »normale« Medikamente mißbrauchen oder danach süchtig werden kann. Grundsätzlich besteht das Risiko, ohne das Medikament nicht mehr auskommen zu können, bei folgenden Arzneimitteln:
- Beruhigungs- und Schlafmitteln
- Schmerzmitteln, die als »Betäubungsmittel« eingestuft werden
- Schmerzmitteln mit mehr als einem Wirkstoff (➔ Schmerzmittel, Seite 760)
- Appetitzüglern
- Abführmitteln
- Schnupfenmitteln

Das Tückische an diesen Medikamenten ist, daß sie den Verwender täuschen. Setzt man sie nach einiger Zeit ab, treten all die Beschwerden verstärkt auf, um derentwillen

man das Mittel ursprünglich eingenommen hat. Man glaubt irrtümlicherweise, daß die alten, behandlungsbedürftigen Beschwerden immer noch vorliegen, und erkennt nicht, daß es sich dabei um Entzugserscheinungen handelt. Über diese Zusammenhänge gibt der Beipackzettel oft nur unzureichend Auskunft.
Bei den meisten derartigen Arzneimitteln ist es nicht notwendig, davon immer mehr einzunehmen, um die erwünschte Wirkung zu erzielen. Die Abhängigkeit von dem Medikament fällt dem Verwender also nicht ohne weiteres auf. Auch Ärzte beachten häufig nicht, daß es diese Abhängigkeit ohne Dosissteigerung gibt.

Beruhigungs- und Schlafmittel

Benzodiazepine und Barbiturate sind hier die gefährlichen Wirkstoffe (➔ Behandlung emotionaler Befindlichkeitsstörungen, Seite 226). Die Hersteller unterscheiden gerne Beruhigungsmittel (Tagestranquilizer), mit denen man Unruhe und Angst dämpfen kann, und Schlafmittel. Für die Entwicklung einer Abhängigkeit ist das jedoch belanglos.
Bei vielen Menschen reicht die tägliche Einnahme über 10 bis 20 Tage aus, um den Körper daran zu gewöhnen. Setzen sie das Schlafmittel dann ab, müssen sie 10 bis 14 Tage schlechten Schlafs als Entzugserscheinung überstehen. Das heißt, sie schlafen schwer ein, werden oft wach, träumen schlecht und wachen früh auf. Bei Tranquilizern erscheinen Angst und Unruhe nach dem Absetzen des Medikaments noch stärker als zuvor.
Je länger Sie solche Schlaf- oder Beruhigungsmittel einnehmen, desto ausgeprägter sind die Entzugszeichen.

Schmerzmittel mit mehr als einem Wirkstoff

Leichte Schmerzmittel (➔ Seite 761) machen praktisch nie abhängig, wenn sie nur einen Wirkstoff enthalten. Das schaffen erst die Zusätze. Am gefährlichsten sind Barbiturate, Kodein und Koffein (➔ Schmerzmittel, Seite 760). Das Ergebnis ist in allen Fällen das gleiche: Der Verwender sucht und bekommt die Wirkung dieser Stoffe, indem er das mit diesem Stoff kombinierte Schmerzmittel einnimmt. Koffeinhaltige Schmerzmittel sind ohne Rezept in Apotheken erhältlich. Bei den anderen Mitteln trägt der Arzt die Verantwortung, wenn sich eine Sucht entwickelt. Zu den Folgen des Schmerzmittelmißbrauchs: ➔ Seite 760.

Appetitzügler

Sie regen an und heben die Stimmung. Um diese Wirkung an sich zu verspüren, muß man nach kurzer Zeit immer mehr von dem Mittel einnehmen.

Abführmittel

Durch Abführmittel scheidet der Körper mit dem Stuhl mehr Wasser und wichtige Salze aus. Die Störung des Wasser- und Salzhaushaltes kann Nerven, Kreislauf und Nieren schwer schädigen. Dadurch wird auch wieder die Verdauungstätigkeit beeinflußt. Ohne Abführmittel geht dann gar nichts mehr (➔ Verstopfung, Seite 462).

Schnupfenmittel

Sie verengen die Blutgefäße der Nasenschleimhaut. Nach dem Absetzen verstärkt sich die Schwellung der Schleimhaut. Wer dagegen wieder Schnupfenmittel verwendet, gerät in einen Teufelskreis. Dauergebrauch macht die Schleimhaut funktionsuntüchtig (➔ Schnupfen durch Schnupfenmittel, Seite 354).

Anzeichen für Medikamenten-Abhängigkeit

Sie sind abhängig, wenn Sie
- nicht von sich aus aufhören können, bestimmte Schmerz-, Schlaf- oder Beruhigungsmittel einzunehmen
- eine bestimmte Menge von diesen Mitteln einnehmen müssen, um sich wohl zu fühlen oder Belastungen bewältigen zu können
- sich körperlich oder seelisch unwohl fühlen, sobald Sie diese Medikamente nicht einnehmen
- leiden, sobald das Medikament nicht verfügbar ist
- merken, daß eine früher beruhigende Wirkung in eine anregende umschlägt
- sich selber über Ihren Pillenkonsum etwas vormachen oder anderen darüber etwas vorschwindeln
- mit verschiedenen Methoden versuchen, sich Ihr Medikament zu beschaffen, zum Beispiel es innerhalb kurzer Zeit in verschiedenen Apotheken kaufen (lassen) oder sich Ihr Medikament von verschiedenen Ärzten verschreiben lassen

Zu Medikamentenmißbrauch: ➔ Seite 249.

Abhängigkeit verhindern

- Schlaf- oder Beruhigungsmittel nicht länger als eine Woche einnehmen. Verordnet Ihr Arzt sie Ihnen über längere Zeit, fragen Sie ihn, warum die Einnahme unbedingt notwendig ist
- Nur Schmerzmittel mit einem Wirkstoff einnehmen. (Ausnahme: Schmerzmittel kombiniert mit Kodein, wenn das Schmerzmittel allein nicht ausreichend wirkt)
- Abführmittel nur in Ausnahmefällen und kurzzeitig verwenden
- Schnupfenmittel nicht länger als drei Tage anwenden

Vom Wirkstoff zum Medikament

Heute sind die meisten neuen Substanzen Abwandlungen von bekannten Stoffen. Zunächst wird im Labor geprüft, ob der neue Stoff die erwartete Wirkung hat. Erscheint das Ergebnis günstig, wird an mindestens zwei Tierarten die Giftigkeit geprüft. An ihnen untersucht man auch, wie sich der Stoff im Körper verteilt, wie er aufgenommen und ausgeschieden wird.

Anschließend folgen drei Phasen der »klinischen Prüfung«. In Phase I wird normalerweise an gesunden Versuchspersonen überprüft, ob und inwieweit die am Tier gewonnenen Ergebnisse auf den Menschen übertragbar sind. In der Phase II gibt man das zukünftige Arzneimittel kranken Patienten. Jetzt muß sich zeigen, ob es die ins Auge gefaßten Krankheiten wirklich beeinflußt und ob und in welcher Menge es unbedenklich angewendet werden kann. In Phase III wird das neue Arzneimittel dann unter »Alltagsbedingungen« im Krankenhaus und vom niedergelassenen Arzt angewandt - allerdings noch auf einen relativ kleinen Patientenkreis beschränkt. Wenn eine Firma im deutschsprachigen Raum den Antrag stellt, etwas als Arzneimittel zuzulassen, dann liegen mit diesem Mittel im allgemeinen Erfahrungen über die Anwendung bei 200 bis 3000 Patienten vor. Die Prüfungen der Phasen II und III dauern insgesamt etwa fünf Jahre.

Alle Menschen, an denen ein neues Arzneimittel geprüft werden soll, müssen diesen Versuchen vorher zustimmen. Voraussetzung dafür ist, daß der Arzt sie über Risiko und Nutzen umfassend informiert und sie sich anschließend frei und unabhängig entscheiden können. In der Phase I melden sich die Versuchspersonen freiwillig und werden für ihre Bereitschaft bezahlt. In der Prüfphase II und III müssen Ärzte ihre Patienten ansprechen (➔ Beim Arzt, Seite 718). Dafür, daß sie das tun, werden sie von den Herstellerfirmen zum Teil großzügig belohnt.

Zwischen der Anmeldung einer vielversprechenden neuen Substanz zum Patent und ihrer Zulassung als Arzneimittel vergehen im Schnitt etwa zehn Jahre. Damit bleiben der Herstellerfirma ungefähr zehn Jahre, in denen sie an dem Produkt konkurrenzlos verdienen kann. Wer ein Mittel neu auf den Markt bringt, das einem vorhandenen sehr ähnlich ist, spart meist Entwicklungszeit und kann länger viel daran verdienen.

Nachgeahmte Produkte (Generika)

Ist der Patentschutz abgelaufen, kann jede beliebige Firma das Arzneimittel nachahmen. Damit steigt die Zahl wirkstoffgleicher Produkte rasant an. Medikamente mit derselben Menge Wirkstoff, aber von verschiedenen Firmen hergestellt, müssen nicht alle gleich wirksam sein. Immer wieder überprüfen Labors, ob wirkstoffgleiche Präparate verschiedener Hersteller sich gleich verhalten. Meistens stellte sich heraus, daß man teurere Präparate unbedenklich gegen billigere austauschen könnte.

Arzneimittel: Registriert oder zugelassen

Lange Zeit wurden Arzneimittel in der BRD nur *registriert*. Ob und wie sie wirken und welche Probleme sie bereiten können, brauchten die Hersteller nicht nachzuweisen. Erst die Contergan-Katastrophe deckte auf, wie unzureichend die Anwender von Arzneimitteln vor bösen Folgen geschützt waren. 1976 bekam darum die BRD, 1983 Österreich ein neues Arzneimittelgesetz. Nun müssen Arzneimittel *zugelassen* werden. Für die Zulassung muß die Herstellerfirma nachweisen, daß und wie das Arzneimittel wirkt und daß es bei bestimmungsgemäßem Gebrauch unschädlich ist. Voraussetzung für diese Zulassung ist, daß die Gutachter der Behörde die vorgelegten Unterlagen als ausreichend ansehen.

Bis zum Jahresende 1989 war in der BRD (in Österreich bis 1994) der Arzneimittelmarkt zweigeteilt. Es gibt

- nach dem alten Gesetz registrierte Arzneimittel ohne Nachweis von Wirksamkeit und Unbedenklichkeit. Erkennbar an der Reg.-Nr. oder ohne amtliche Nummer auf der Packung
- nach dem neuen Gesetz zugelassene Arzneimittel, deren Wirksamkeit und Unbedenklichkeit begutachtet wurde. Erkennbar an der Zul.-Nr. oder Z.Nr. auf der Packung

Für einige Arzneimittelgruppen gelten Sonderregelungen:

- Homöopathische Arzneimittel (➔ Seite 789) werden - wenn sie ihre Wirkung nicht belegen können - nur registriert. Dann darf auf den Mitteln nicht vermerkt sein, bei welchen Krankheiten man sie anwenden kann
- Für pflanzliche Arzneimittel läßt sich ein naturwissenschaftlicher Nachweis von Wirkung und Nebenwirkung nur selten erbringen. Sie werden zugelassen, wenn langjährige Erfahrungen zeigen, daß sie bei bestimmten Erkrankungen wirksam sind und kein Verdacht auf unerwünschte Wirkungen besteht

Hinweis

Nur bei Medikamenten mit einer Zulassungsnummer ist der Hersteller unter bestimmten Voraussetzungen zum Schadenersatz verpflichtet, wenn durch sie jemand geschädigt oder getötet wird.

- Für welche Krankheit oder für welchen Anwendungsbereich wurde das Medikament verordnet?

- Wie beeinflußt das Arzneimittel die Krankheit?
- Lindert es nur die Symptome, oder bekämpft es die Ursachen direkt?

- Muß ich das Medikament regelmäßig einnehmen oder nur in bestimmten Situationen?
- Wieviel soll ich davon einnehmen?
- Kann ich die Dosierung selbständig ändern, wenn die Beschwerden nicht ausreichend zurückgehen?
- Wann soll ich das Medikament einnehmen? Irgendwann oder in bestimmten Zeitabständen regelmäßig über den Tag verteilt?
- Was soll ich tun, wenn ich die Einnahme einmal vergessen habe?
- Wie lange soll ich das Mittel anwenden? Bis die Beschwerden vergangen sind oder eine festgelegte Zeitspanne lang?

- Muß ich, während ich das Medikament einnehme, bei der Ernährung etwas Besonderes beachten?
- Darf ich Tabletten zerkauen oder auflösen, wenn sie sonst nicht »rutschen«?
- Darf ich Alkohol trinken, während ich dieses Medikament einnehme?
- Beeinträchtigt das Medikament die Fahrtüchtigkeit?

- Welche Nebenwirkungen können auftreten?
- Wie häufig sind sie?
- An welchen Zeichen erkenne ich weniger problematische Nebenwirkungen, und wie machen sich schwerwiegende Schäden bemerkbar?
- Wie soll ich mich bei leichten Beeinträchtigungen verhalten und wie, wenn ich vermute, von einer schweren Nebenwirkung betroffen zu sein?
- Darf ich die Tabletten eigenmächtig absetzen, wenn ich den Eindruck habe, daß sie mir nicht bekommen?

- Wie verträgt es sich mit anderen Arzneimitteln?
- Mit der gleichzeitigen Einnahme welcher anderen Medikamente muß ich vorsichtig sein?
- Beeinflußt das Medikament die Sicherheit des Empfängnisschutzes durch die »Pille«?

- Sind in bestimmten Zeitabständen Kontrolluntersuchungen notwendig?

Beipackzettel

Vom Arzt verordnete und von den Krankenkassen bezahlte Arzneimittel im Wert von drei bis vier Milliarden DM wandern in der BRD jährlich in den Müll. Ein Grund dafür sind die Beipackzettel. Ihre Liste mit möglichen Nebenwirkungen verängstigt Patienten so, daß sie vor lauter Schreck das Mittel nicht einnehmen.
Diese Liste ist deshalb so umfassend, weil sich die Hersteller mit ihr gegen Haftungsansprüche schützen. Entspricht die Gebrauchsinformation »nicht den Erkenntnissen der medizinischen Wissenschaft«, müssen sie für entstandene Schäden haften.
Alles, was Sie vor und während der Einnahme eines Medikamentes, das der Arzt Ihnen verordnet, wissen müssen, sollten Sie ihn vorher fragen (→ Beim Arzt, Seite 717). Bei freiverkäuflichen Medikamenten sollte Ihnen der Apotheker darüber vor dem Kauf Auskunft geben. Der Beipackzettel hilft Ihnen nicht bei der Entscheidung, ob das Mittel für Sie geeignet ist oder nicht. Ihn bekommen Sie im allgemeinen erst dann in die Hand, wenn Sie das gekaufte Präparat öffnen. Dann dürfen Sie es aber nicht mehr zurückgeben.

SCHMERZMITTEL

Etwa jeder zehnte Bundesbürger nimmt regelmäßig Schmerzmittel ein. Jährlich schlucken die Bundesdeutschen etwa drei Milliarden Schmerztabletten, von denen sie 80 Prozent rezeptfrei erstehen.
Die Österreicher konsumieren 330 Millionen Schmerzmittelportionen im Jahr. Schmerzmittel sind in der BRD außerdem die von Ärzten am häufigsten verordneten Arzneimittel.

Wirkung und Verwendung

Schmerzen sind ein Warnsignal des Körpers, mit dem er vermeldet: Hier stimmt etwas nicht. Schmerzmittel beseitigen nicht den Schaden. Sie lassen nur das Signal leiser und damit erträglicher erscheinen. Zu den Ursachen und dem Umgang mit Kopfschmerzen: → Seite 232 und Migräne, Seite 269.

Unerwünschte Wirkungen

Zu den unerwünschten Wirkungen der einzelnen Wirkstoffe → Einfache Schmerzmittel, ab Seite 761.
Schmerzmittel werden dann zum großen Problem, wenn man sie ständig einnimmt oder sich die Einnahme über einen langen Zeitraum regelmäßig wiederholt. Wer über fünf Jahre hinweg mehr als 15 Schmerzpillen im Monat einnimmt, hat ein deutlich ansteigendes Risiko, seine Nieren damit zu schädigen.
Für einen chronischen Schmerzmittelgebrauch gibt es drei Gründe:
- Schmerzen, die aus unterschiedlichen Gründen (→ Migräne, Seite 269) immer wiederkehren, werden mit Schmerzmitteln beseitigt, anstatt die Ursachen zu behandeln oder anstatt zu lernen, wie man mit Schmerzen auch anders umgehen kann
- Einige Schmerzmittel lindern zwar Kopfschmerzen, verursachen aber selbst wieder welche, wenn die schmerzunterdrückende Wirkung nachläßt. Um schmerzfrei zu sein, müssen immer wieder Tabletten eingenommen werden
- Die belebende Wirkung der Tabletten ist notwendig, um den Tag zu überstehen. Diese Form der Abhängigkeit zeigt sich ganz besonders häufig bei Kombinationspräparaten mit Koffein. Zu ihnen gehören viele rezeptfreie Schmerzmittel

Schmerzexperten schätzen, daß von drei chronisch kranken Patienten zwei tablettenabhängig sind.

Folgen

Zusätzlich zu den Problemen, die jede Abhängigkeit mit sich bringt, kann die von Schmerzmitteln auch körperliche Folgen haben. Die Mischpräparate schädigen die Nieren. Ihre Funktionsfähigkeit wird zunehmend eingeschränkt (→ Nierenschwäche, Seite 483), auch Krebs des Nierenbeckens tritt häufiger auf. Ein Großteil der Men-

Abzulehnen: Kombinationspräparate mit Koffein

Adolorin Tabl. (Ö)	Optalidon N (BRD)
Dolomo Tag-Tabl. (Ö)	Optalidon (Ö)
Dolomo TN Tabl. (BRD)	Prontopyrin (BRD)
Dolviran Tabl., Zäpf. (BRD)	Quadronal gegen Kopfschmerzen (BRD)
Doppel Spalt N Tabl. (BRD)	Quadronal AS (BRD)
Duan Tabl. (Ö)	Saridon (Ö)
Eu Med S (BRD)	Saridon neu (BRD)
Gewadal (Ö)	Spalt (Ö)
Inalgon (Ö)	Spalt N (BRD)
Ivalol Tabl. (Ö)	Temagin Kopfschmerz-Medizin (BRD)
Lonarid N Tabl. (BRD)	Thomapyrin (BRD/Ö)
Migränin gegen Kopfschmerzen (BRD)	Vivimed gegen Kopfschmerzen (BRD/Ö)
Neuralgin Tabl. (BRD)	
Octadon Tabl. (BRD)	

schen, denen heute nur eine Dialyse (➔ Nierenschwäche, Seite 483) oder eine Nierentransplantation das Weiterleben ermöglichen, sind solche Schmerzmittelpatienten. Die Krankenkassen der BRD beziffern die Behandlungskosten für Patienten, deren Nierenversagen durch den Mißbrauch von Schmerzmitteln hervorgerufen wurde, auf jährlich 500 Millionen DM. In Österreich ergab eine Untersuchung, daß 43 Prozent der neuen Dialysepatienten Menschen sind, die Schmerzmittel über lange Zeit mißbraucht haben.

Unerwünschten Wirkungen vorbeugen

- Schmerzmittel nicht länger als eine Woche ohne ärztlichen Rat einnehmen
- Verordnet Ihr Arzt sie Ihnen über längere Zeit, fragen Sie ihn, warum die Einnahme unbedingt notwendig ist
- Nur Schmerzmittel mit einem Wirkstoff einnehmen. Ausnahme: Schmerzmittel mit Kodein für kurze Zeit, wenn das Schmerzmittel allein nicht ausreichend wirkt

Einfache Schmerzmittel

Im folgenden werden nur schwach wirksame Schmerzmittel besprochen.
Besonders stark wirkende Mittel, wie sie zum Beispiel bei Patienten mit Krebs notwendig sind, finden Sie auf Seite 551, Rheumamittel auf ➔ Seite 512.

Azetylsalizylsäure (ASS)

ASS ist ein gut wirksames und relativ sicheres Schmerzmittel. Weil es schon seit über hundert Jahren gebraucht wird, sind seine Nebenwirkungen gut bekannt. 500 bis 1000 Milligramm ASS (das sind meistens ein bis zwei Tabletten) reichen aus, um Schmerzen wirkungsvoll zu lindern.

Unerwünschte Wirkungen
Folgende Nebenwirkungen sind relativ häufig, vergehen aber folgenlos, wenn Sie das Medikament nicht mehr einnehmen:
- Magenschmerzen, Übelkeit
- Anzeichen einer Überdosierung: Ohrensausen, Schwindelgefühl, Verwirrtheit, Erbrechen
- stärkere Neigung zu Blutungen

Sehr seltene, aber schwerwiegende Nebenwirkungen sind
- bei Kindern das »Reye-Syndrom«. Es macht sich durch schweres Erbrechen, Fieber, Krämpfe und Verlust des Bewußtseins bemerkbar. Das Risiko einer solchen Nebenwirkung ist dann besonders groß, wenn ein grippe- oder windpockenkrankes Kind ASS einnimmt

ASS sollte nicht eingenommen werden
- bei Entzündungen oder Geschwüren von Magen oder Zwölffingerdarm
- wenn Sie zu Blutungen neigen
- bei Asthma oder wenn Sie sehr anfällig für Allergien sind
- von Kindern und Jugendlichen, wenn sie eine Virusgrippe oder Windpocken haben

Sinnvoll: Präparate, die nur ASS enthalten

Acetylsalicylsäure-Tbl.	Contradol (BRD)
Aspirin (BRD/Ö)	Melabon (BRD)
Aspro (BRD/Ö)	Spalt (BRD)
ASS mit angehängtem Herstellernamen (BRD)	Trineral (BRD)

Hinweis
Nehmen Sie ASS nie auf leeren Magen ein. Schlucken Sie die Tabletten, indem Sie sie in wenig Wasser auflösen und mindestens ein halbes Glas Wasser hinterhertrinken.

Paracetamol

Es wirkt ebenso gut und schnell wie ASS und ist besser magenverträglich. Ein bis zwei Tabletten reichen zur Schmerzlinderung. Mehr als 650 Milligramm Paracetamol sollten Sie nicht auf einmal einnehmen.

Unerwünschte Wirkungen
Folgende Nebenwirkungen sind relativ selten, können aber schwerwiegende Folgen haben
- Störungen der Blutzusammensetzung
- bei Überdosierung: Leberschäden
- bei Dauergebrauch: Nierenschäden

Paracetamol sollte nicht eingenommen werden
wenn Leber oder Nieren nicht einwandfrei funktionieren.

**Sinnvoll:
Präparate, die nur Paracetamol enthalten**

Apacet (Ö)	Mexalen (Ö)
Ben-u-ron (BRD)	Paracetamol mit angehängtem Herstellernamen (BRD)
Eu-Med P (BRD)	Treupel P (BRD)
Enelfa (BRD/Ö)	Tylenol (BRD)
Lonarid mono (BRD)	

Kombinationspräparate

Keines der im Handel befindlichen Kombinationspräparate bietet einen akzeptablen Vorteil gegenüber Schmerzmitteln mit nur einem Wirkstoff. Einzige Ausnahme: Kodeinhaltige Schmerzmittel, wenn ein Stoff (ASS oder Paracetamol) allein nicht ausreichend wirkt.

Kombinationspräparate von Schmerzmitteln mit Barbituraten gibt es in der BRD nicht mehr, in Österreich aber sehr wohl, z. B. *Inalgon* und *Optalidon* Zäpfchen und Filmtabletten.

Sinnvoll, aber rezeptpflichtig:
Schmerzmittel, kombiniert mit Kodein
Nedolon A und P (D) (BRD)
Praecineural (BRD)
Talvosilen (BRD/Ö)

MITTEL GEGEN INFEKTIONEN (ANTIBIOTIKA)

Antibiotika können Krankheiten heilen und Leben retten. So kamen sie zu dem zweifelhaften Ruf, gegen alles gut zu sein. Viele Probleme, die sich heute mit der Antibiotikabehandlung verbinden, beruhen auf ihrer unkritischen Anwendung. 90 Prozent der Antibiotika werden heute ohne ausreichenden Grund verordnet und eingenommen.

Infektionskrankheiten werden vornehmlich durch Bakterien und Viren ausgelöst. Antibiotika hindern Bakterien an der Vermehrung oder töten sie ab.

Damit helfen sie dem Körper, die eingedrungenen Erreger zu überwinden.

Antibiotika - ja oder nein?

Zunächst müssen Sie entscheiden, ob Sie Ihrem Körper zutrauen, eine Infektion allein zu besiegen. Wenn nicht, muß der Arzt herausfinden, ob und welches Medikament sinnvoll ist.

Etwa drei Fünftel der von niedergelassenen Ärzten behandelten Infektionen betreffen die oberen Luftwege. Atemwegsinfektionen sind aber fast immer Virusinfektionen. Antibiotika sind hier wirkungslos. Tatsächlich verordnen die Ärzte sie jedoch gegen praktisch alle Infektionen.

Verschiedene Antibiotika

Nicht jedes Antibiotikum bekämpft alle Bakterien. Vielmehr ist jeder Stoff gegen spezifische Erregerarten wirksam. Substanzen, die gegen viele Bakterienarten wirken, nennt man Breitband- oder Breitspektrum-Antibiotika. Sie werden von Ärzten besonders gern verordnet. Das hat den Vorteil, daß sie die Krankmacher mit relativ großer Wahrscheinlichkeit erwischen, obwohl sie sie vorher nicht genau identifiziert haben. Es hat den Nachteil, daß die Bakterien damit alle Chancen bekommen, gegen dieses Mittel unempfindlich zu werden (➔ Unerwünschte Wirkungen, Seite 763).

Antibiotika mit schmalerem Wirkungsspektrum

Penicilline sind relativ gut verträglich und lange erprobt. Ampicillin als Mittel zum Schlucken sollte der Arzt nicht mehr verordnen, seit es Amoxicillin gibt, das der Körper besser aufnimmt. Amoxicillin gehört zu den Penicillinen mit breiterem Wirkungsspektrum, ist aber dennoch kein Breitbandantibiotikum.

Cephalosporine wirken ähnlich wie Penicilline, sollten aber nur angewendet werden, wenn diese nicht ausreichend wirken oder jemand gegen sie allergisch ist.

Erythromycin wird bei Erwachsenen angewendet, wenn Penicilline nicht ausreichend wirken oder jemand gegen sie allergisch ist. Bei Kindern sind sie wegen der guten Verträglichkeit besonders empfehlenswert. Lang erprobt.

Breitbandantibiotika

Tetrazykline. Nur für Erwachsene. Relativ gut verträglich, lang erprobt, am häufigsten verordnet.

Gyrasehemmer. Sie gehören zu den Reserveantibiotika, die nur verordnet werden sollten, wenn alle anderen Mittel versagt haben. Die Umsatzzahlen zeigen jedoch, daß sich die Ärzte nicht danach richten. Ein Mittel aus dieser Reihe, *Tarivid*, das durch erhebliche Nebenwirkungen aufgefallen ist, verzeichnet immer noch zweistellige Prozent-Zuwachsraten.

Sulfonamide

Trimethoprim-Sulfonamid-Kombination (Cotrimoxazol) ist eine der wenigen sinnvollen fixen Arzneimittel-Kombinationen. Breites Wirkungsspektrum, gut erprobt.

Präparate mit mehr als einem Wirkstoff

Bei besonders schweren Infektionen kann es manchmal notwendig sein, mehrere Antibiotika gleichzeitig anzuwenden. Das geschieht dann aber mit Einzelpräparaten, nicht mit einer fertigen Mischung. Kombinationspräparate sind nicht sinnvoll.

Wirkung und Verwendung

Bei den folgenden Krankheiten empfiehlt es sich, die Behandlung mit den genannten Antibiotika zu beginnen:

- Schwere, langanhaltende Bronchitis: Amoxicillin
- Lungenentzündung: Amoxicillin, Penicillin V, Erythromycin
- Mittelohrentzündung: Amoxicillin, Erythromycin
- Entzündung der Nasennebenhöhlen: Amoxicillin
- Mandelentzündung: Penicillin
- Rachen- und Kehlkopfentzündung: Amoxicillin, Penicillin V
- Zahninfektionen: Penicillin V
- Harnröhren- und Blasenentzündung: Trimethoprim

Unerwünschte Wirkungen

Für alle Menschen: Resistenzentwicklung

Bakterien haben gelernt, sich gegen ihre Vernichtung zu wehren. Viele Arten sind bereits gegen die Antibiotika unempfindlich geworden, mit denen man sie früher bekämpfen konnte. Eine solche Resistenz kann sich nur entwickeln, wenn die Bakterien relativ häufig mit ihren Gegnern in Kontakt kommen.

Die Folge: Es müssen immer neue Antibiotika entwickelt werden, um bakterielle Krankheiten noch bekämpfen zu können. Im Alltag spielt diese Resistenzentwicklung noch keine allzu große Rolle, im Krankenhaus ist sie jedoch schon ein gravierendes Problem.

Für den einzelnen Menschen

Die Schleimhäute unseres Körpers - zum Beispiel die von Augen, Mund und Darm - sind von Bakterien besiedelt. Mit ihnen ist unser Körper vertraut. Sie schützen ihn davor, von krankmachenden Bakterien oder Pilzen überwuchert zu werden. Antibiotika stören dieses Gleichgewicht. Die Folgen sind:

- Durchfall
- Vermehrt Pilz- und Virusinfektionen

Dem Durchfall kann man vorbeugen, indem man während einer Antibiotikabehandlung viel Joghurt ißt und damit seinen Pool erwünschter Bakterien im Darm wieder auffüllt.

Andere unerwünschte Wirkungen bei allen Antibiotika

- Irritationen des Verdauungstraktes, die sich in Übelkeit und Erbrechen äußern
- Allergische Reaktionen, die bei Penicillin häufiger auftreten und bei den anderen Antibiotika seltener sind. Sie äußern sich auf zwei Arten:
- Die langsame Form entwickelt sich innerhalb von 12 bis 48 Stunden nach der ersten Einnahme und verursacht Hautausschlag und Juckreiz
- Die dramatische Form entwickelt sich innerhalb von zwei Stunden nach der ersten Einnahme und verursacht Atemnot, Blutdruckabfall, Kreislaufkollaps

Penicillin-Präparate

Baycillin (BRD)	Mack Pen (Ö)
Cliacil (Ö)	Megacillin (BRD)
Isocillin (BRD)	Ospen (BRD/Ö)
	Star-Pen (Ö)

Ampicillin-Präparate

Amblosin (BRD/Ö)	Clamoxyl (BRD/Ö)
Amoxypen (BRD)	Cuxacillin (BRD)
Amoxi-Wolff (BRD)	Gonoform (Ö)
Amoxillat (BRD)	Ospamox (Ö)
Binotal (BRD/Ö)	Sigamopen (BRD)

Cephalosporin-Präparate

Bidocef (BRD)	Duracef (Ö)
Ceclor (Ö)	Panoral (BRD)

Erythromycin-Präparate

Emuvin (Ö)	Erythrocin (BRD/Ö)
Erycinum (Ö)	Monomycin (BRD)
Ery-Maxin (Ö)	Paediathrocin (BRD)

Tetrazyklin-Präparate

Azudoxat (BRD)	Sigadoxin (BRD/Ö)
Doxy-Wolff (BRD)	Supracyclin (BRD)
Klinomycin (BRD)	Vibramycin (BRD/Ö)

Gyrasehemmer

Barazan (BRD)	Deblaston (BRD/Ö)
Ciprobay (BRD)	Tarivid (BRD/Ö)
Ciproxin (Ö)	Zoroxin (Ö)

Sulfonamide

Bactrim (BRD/Ö)	Kepinol (BRD)
Cotrim-Ratiopharm (BRD)	Sigaprim (BRD/Ö)
Eusaprim (BRD/Ö)	TMS (BRD)

Andere unerwünschte Wirkungen bei Tetrazyklinen

- Während der Wachstumsphase können sich die Zähne verfärben. Sie werden anfälliger für Karies. Kinder bis zu 14 Jahren dürfen keine Tetrazykline einnehmen
- Die Lichtempfindlichkeit der Haut wird erhöht. Meiden Sie darum Sonnenbestrahlung

Andere unerwünschte Wirkungen bei Trimethoprim-Sulfonamid-Kombinationen
- Störungen der Blutbildung
- Schwere allergische Reaktionen

Andere unerwünschte Wirkungen bei Gyrasehemmern
- Kopfschmerzen, Unruhe, Gleichgewichtsstörungen, Verwirrtheit, Krämpfe, allergische Reaktionen, Schock. Nur bei Erwachsenen anwenden

Wechselwirkungen
Machen Sie Arzt und Apotheker darauf aufmerksam, daß Sie Antibiotika anwenden, bevor Sie ein neues Arzneimittel einnehmen, und teilen Sie vor der Verschreibung von Antibiotika Ihrem Arzt mit, welche Medikamente Sie sonst noch einnehmen. Manche Arzneimittel können die Wirksamkeit von Antibiotika beeinträchtigen.

Anwendung

Äußerlich
Antibiotikahaltige Mittel auf der *Haut* anzuwenden, ist nur bei sehr wenigen Krankheiten sinnvoll. Es kommt besonders rasch zur Entwicklung von widerstandsfähigen Erregern. Auch Allergien treten nach äußerlicher Anwendung besonders häufig auf.

Problematisch:
Antibiotikahaltige Salben und Cremes

Aristamid (BRD/Ö)	Nebacetin (BRD/Ö)
Aureomycin (BRD/Ö)	Refobacin (BRD/Ö)
Leukase (BRD/Ö)	

Augentropfen: Bakterielle Entzündungen des Auges können mit Antibiotika gut bekämpft werden. Es gelten die gleichen Behandlungsgrundsätze wie bei der innerlichen Anwendung.
Ohrentropfen: Bei Mittelohrentzündungen müssen Antibiotika - wenn sie notwendig sind - geschluckt werden. Antibiotika in die Ohren zu träufeln, hilft nichts.

Geschluckt
- Der Antibiotikaspiegel im Körper sollte eine bestimmte Grenze nicht unterschreiten. Die meisten Antibiotika müssen Sie darum mehrmals täglich einnehmen. 3mal täglich 1 bedeutet dann, das Medikament möglichst alle acht Stunden einzunehmen
- »Vor den Mahlzeiten einnehmen« bedeutet eine Stunde vor dem Essen
- »Zu den Mahlzeiten einnehmen« bedeutet unmittelbar vor bis eine halbe Stunde nach dem Essen
- Schlucken Sie Tabletten oder Kapseln mit mindestens einem halben Glas Wasser, damit sie nicht im Halse steckenbleiben. (Besonders wichtig bei Tetrazyklinen.) Wenn Tabletten gar nicht »rutschen« wollen, können Sie sich helfen, indem Sie einige Bissen Banane gut kauen und dann nach dem Medikament hinunterschlucken

Gespritzt
Antibiotika werden gespritzt, wenn sie besonders schnell wirken sollen oder wenn das Mittel geschluckt nicht wirken würde.
Kinder unter einem Jahr sollten Antibiotika immer gespritzt bekommen.

Unerwünschten Wirkungen vorbeugen
Mit einer »richtigen« Antibiotikabehandlung kann der Arzt unerwünschten Wirkungen vorbeugen. Dazu gehört:
- Die Art der Erkrankung muß sicher feststehen
- Normalerweise geht der Arzt von der Erfahrung aus, daß bestimmte Erreger immer die gleichen Organe befallen und dort fast immer ähnliche Krankheitszeichen hervorrufen. Danach wählt er das Antibiotikum aus. Im Zweifelsfall oder wenn die erwartete Wirkung ausbleibt, sollte er die Erreger im Labor bestimmen lassen. Bei wiederkehrenden Harnweginfekten ist diese Bestimmung unbedingt notwendig
- Antibiotika sollten Sie nur dann einsetzen, wenn abzusehen ist, daß der Körper mit der Krankheit allein nicht fertig wird, und wenn andere Maßnahmen nicht ausreichen
- Wenn der Erreger bekannt oder sehr wahrscheinlich identifiziert ist, sollte der Arzt nach Möglichkeit das Antibiotikum mit dem schmalsten wirksamen Spektrum auswählen
- Wirkt das Mittel nicht, oder stellt sich nach kurzer Einnahmezeit heraus, daß es unnötig ist, sollte es der Arzt sofort absetzen
- Jedes Antibiotikum muß von Beginn an hoch genug dosiert werden
- So lange wie nötig und so kurz wie möglich einnehmen. Sprechen alle Anzeichen dafür, daß die Erkrankung vorüber ist, sollte der Arzt das Antibiotikum absetzen. Es ist nicht notwendig, das Mittel dann noch einige Tage lang weiter einzunehmen
- Bei Sulfonamiden: viel trinken, damit die Sulfonamide in den Nieren nicht auskristallieren

Hinweise
- Antibiotika bekämpfen vornehmlich Bakterien. Gegen Viren und meist auch Pilze sind sie unwirksam. Sie sind auch keine »Fiebermittel«
- Erwarten Sie von Ihrem Arzt nicht bei jeder Infektion (zum Beispiel Erkältung, Durchfall) oder jedem Fieber, daß er Ihnen ein Antibiotikum verschreibt
- Fragen Sie den Arzt, der Ihnen ein Antibiotikum verschreibt, ob es wirklich notwendig ist
- Ärzte verordnen gerne das neueste Antibiotikum, um der Gefahr vorzubeugen, daß sie etwas verordnen, wogegen die Erreger bereits widerstandsfähig sind. Damit vergrößern sie das Resistenzproblem noch. Außerdem nehmen Sie ein Mittel ein, das hinsichtlich seiner unerwünschten Wirkungen noch nicht lange erprobt ist. Das in dieser Hinsicht problematischste Medikament war 1990 *Tarivid*
- Sogar von kleinsten Antibiotikamengen, wie sie in Lebensmitteln vorkommen können (➔ Schadstoffe im Essen, Seite 863), vermutet man, daß sie die Resistenzentwicklung begünstigen können
- Sorgen Sie während der Einnahme von Antibiotika für eine funktionierende Darmflora, indem Sie Joghurt essen
- Wer auf ein Antibiotikum einmal mit den beschriebenen Zeichen allergisch reagiert hat, darf dieses Mittel oder eines, das ihm ähnlich ist, nie wieder verwenden

Hinweis für Frauen
Wenn Sie Antibiotika einnehmen müssen, ist Ihre Darmflora in den ersten Einnahmetagen am stärksten irritiert. Das kann die empfängnisverhütende Wirkung »der Pille« beeinträchtigen.
Wenn Sie folgende Antibiotika über lange Zeit einnehmen müssen, kann der Empfängnisschutz ebenfalls gefährdet sein: Chloramphenicol, Neomycin, Sulfonamide, Tetrazykline.

KORTISONE (GLUKOKORTIKOIDE)

Kortisone sind Hormone der Nebennierenrinde (➔ Seite 580). Mediziner nennen diese Stoffe Glukokortikoide. In den ersten Jahren, in denen Kortisone in ausreichender Menge zur Behandlung zur Verfügung standen, vermutete man in ihnen ein Wundermittel. Ihre unkritische Anwendung hatte verheerende Auswirkungen. Dadurch schlug das Pendel in die Gegenrichtung um. Noch heute fürchten sich viele, Kortisone anzuwenden. Diese Furcht ist unbegründet, wenn der Arzt Nutzen und Risiko dieser Therapie kennt und für jeden einzelnen abwägt. Bei manchen Krankheiten sind Kortisone ein Segen für die Betroffenen.

Verwendung
- Unterfunktion der Nebennierenrinde (➔ Seite 580)
- Schockzustände
- Nach Organtransplantationen
- Schwere Allergien (➔ Seite 538)
- Asthma (➔ Seite 366)
- Schwere Entzündungen, die nicht durch spezifische Erreger wie Bakterien oder Viren verursacht sind
- Autoimmunkrankheiten wie Lupus erythematodes oder Polymyalgia rheumatica
- Chronische Polyarthritis und akute Schübe mancher rheumatischer Krankheiten (➔ Seite 520)
- Akute Schübe von entzündlichen Darmerkrankungen
- Akute Schübe eines Hautekzems

Kortisone sollte der Arzt nur verordnen, wenn andere Behandlungsmöglichkeiten nicht in Frage kommen. Ihre Anwendung sollte so kurz wie möglich dauern. Trotzdem kann das bei einigen Krankheiten bedeuten, Kortisone lange Zeit und hochdosiert einnehmen zu müssen.

Wirkung
Kortisone können Beschwerden lindern, aber nicht heilen. Sie hemmen Entzündungserscheinungen und unterdrücken die Reaktionen des Abwehrsystems.

Unerwünschte Wirkungen
Folgende Nebenwirkungen können auftreten, vergehen aber wieder, wenn der Arzt die Behandlung beendet:
- Infektionen sind häufiger und verlaufen schwerer
- Psychische Störungen
- Fettansatz am Rumpf; »Vollmondgesicht«
- Erhöhter Blutdruck, Wasseransammlungen im Gewebe
- Muskelschwäche in Armen und Beinen
- Akne
- Menstruationsstörungen, Impotenz
- Magen- oder Zwölffingerdarmgeschwüre, die kaum Beschwerden verursachen: Gefahr des Magendurchbruchs
- Wunden heilen schlechter
- Bei Kindern: Wachstumsstörungen

Folgende Nebenwirkungen, die nicht rückgängig zu machen sind, können nach langer Behandlungszeit auftreten:

- Die Knochen verlieren ihre Festigkeit (Osteoporose)
- Grauer oder grüner Star
- Das Bindegewebe wird »dünn«, es entstehen narbenartige Einrisse, sogenannte »Schwangerschafts«streifen
- Ein Diabetes entwickelt oder verschlechtert sich

Wechselwirkungen

Machen Sie unbedingt jeden Arzt und Apotheker darauf aufmerksam, daß Sie Kortisone anwenden, bevor Sie ein neues Arzneimittel einnehmen. Zwischen Kortisonen und anderen Stoffen gibt es viele, ausgeprägte und schwerwiegende Wechselwirkungen.

Anwendung

Hochwirksame Medikamente wie Kortisone müssen exakt dosiert und ihre Wirkung kontrolliert werden. Kombinationspräparate sind dafür ungeeignet.

Äußerlich

Äußerlich angewandte Kortisone können die gleichen unerwünschten Wirkungen haben wie innerlich angewandte. Das Risiko steigt mit der Dauer der Anwendung, der Wirkungsstärke des Präparats und der Größe der Fläche, die man damit bestreicht. Am intensivsten reagiert das Gesicht auf Kortisone. Ganz besondere Vorsicht ist bei Kindern angebracht. Im Alter zwischen zwei und fünf Jahren sollte man sich auf 0,3prozentige Hydrokortison-Zubereitungen beschränken.

Nach ihrer Wirkungsstärke lassen sich alle äußerlich angewandten Kortisone in vier Gruppen einteilen. Für die äußerliche Behandlung mit Kortisonen gelten folgende Grundregeln:

- Der Arzt muß die richtige Diagnose stellen und danach die geeignete Substanz und Zubereitung aussuchen
- Stark wirkende Präparate nur auf kleiner Fläche und möglichst nicht länger als zwei Tage anwenden. Wer als Erwachsener wöchentlich mehr als 15 Gramm der starken oder 30 Gramm der mittleren oder 50 Gramm der schwächeren Kortisone verbraucht, könnte das »Sicherheitslimit« überschreiten
- Für längere und/oder großflächige Anwendung das gerade noch wirksame Präparat herausfinden. Analysen der Verordnungsgewohnheiten von Ärzten zeigen, daß das nur selten geschieht
- Am besten nach einem Bad auftragen
- Möglichst dünn auftragen und verreiben
- Nicht öfter als zweimal täglich einreiben
- Die einreibende Hand mit einem Plastikhandschuh schützen
- Eine langdauernde Behandlung ausschleichend beenden (➔ Seite 767)

Präparatebeispiele

(Wirkungsstärke von oben nach unten abnehmend)

- Dermoxin (BRD), Dermovate (Ö), Diprosone (BRD), Diprosalic (BRD/Ö)
- Betnesol V (BRD), Betnovate (Ö), Celestan (BRD), Nerisona (BRD/Ö), Synalar (Ö)
- Betnovate (Ö), Sermaka (BRD) in schwächerer Dosierung
- gering konzentrierte Hydrokortison-Präparate: Ficortril (BRD), Hydroderm (Ö), Volonimat (BRD)

Inhaliert

Asthmaanfällen muß man manchmal mit Kortisonen vorbeugen (➔ Asthma, Seite 366). Dazu eignen sich Sprays, die man morgens und abends einatmet. Ihre gute Wirkung ist oft erst nach etwa einer Woche spürbar. Präparate: *Becotide* (Ö), *Pulmicort* (BRD/Ö), *Sanasthmyl* (BRD), *Sanasthmax* (BRD).

Unerwünschte Wirkungen: Den Körper beeinflussen sie weniger als geschluckte Präparate. Allerdings setzt sich im Mund häufig eine Pilzinfektion fest. Sie können dem vorbeugen, indem Sie nach jeder Kortisoninhalation den Mund kräftig mit Wasser ausspülen.

Geschluckt

Patienten mit Morbus Addison (➔ Seite 581) nehmen Kortisone so ein, wie sie der Körper beim Gesunden produziert: morgens die größte Dosis, mittags eine kleinere, abends noch weniger. Wer aus anderen Gründen Kortisone einnimmt, muß durch den Einnahmerhythmus versuchen, seine Nebennierenrinde möglichst wenig zu stören. Dazu nimmt man die gesamte Tagesmenge des Medikaments morgens vor acht Uhr ein (➔ Nebennierenrinde, Seite 580). Verteilen Sie das Medikament gleichmäßig über den Tag, kann es vorkommen, daß die Nebennierenrinde ihre Tätigkeit einstellt. Bis sie sich wieder normalisiert, kann es Wochen bis Monate dauern. In dieser Zeit wäre Ihr Körper »Alarmsituationen« hilflos ausgeliefert (➔ Streß, Seite 218). Besonders bei Kindern empfiehlt sich die sogenannte *alternierende Therapie*, weil sie das Wachstum am wenigsten stört: Jeden zweiten Tag nimmt man morgens zwischen sechs und acht Uhr die Kortisonmenge für zwei Tage ein. Dadurch gibt es immer eine Zeit, in der die Konzentration des Medikaments im Körper so gering ist, daß die Nebennierenrinde selbst Kortisone produziert. Für eine Langzeitbehand-

Sinnvolle Präparate zum Schlucken (Wirkstoff)
Aprednislon (Ö) (Prednisolon)
Betnesol (BRD/Ö) (Betamethason)
Celestan (BRD/Ö) (Betamethason)
Decortin (BRD) (Prednison)
Decortin H (BRD) (Prednisolon)
Delphicort (BRD/Ö) (Triamcinolon)
Prednisolon (Ö) (Prednisolon)
Ultralan (BRD/Ö) (Fluocortolon)
Urbason (BRD/Ö) (Methylprednisolon)
Volon (BRD/Ö) (Triamcinolon)

Abzulehnen: Kombinationspräparate
Ambene-Doppelampullen (Ö)
Dexa-Phlogont (BRD)
Delta-Tomanol (Ö)
Rheumesser (Ö)
Supertendin (BRD)

lung sollte Ihnen der Arzt möglichst Präparate mit Prednison, Prednisolon oder Methyl-Prednisolon verordnen. Sie beeinflussen die Hormonkreise noch am wenigsten von allen Kortisonen.
Für Kortisontabletten gilt: So kurz wie möglich einnehmen, und so gering wie möglich dosieren. 5 bis 7,5 mg Prednison täglich gelten als oberste Grenze. Ausnahme: Bei lebensbedrohlichen Erkrankungen kann es notwendig sein, große Kortisonmengen auch über sehr lange Zeit einzunehmen. Dazu gehören z. B. Asthma, Rheuma und Autoimmunkrankheiten.

Gespritzt
In der Notfallmedizin werden Kortisone in hoher Dosierung gespritzt, um dem Körper bei der Bewältigung des »Streß« zu helfen. Wegen der kurzen Anwendungszeit sind Nebenwirkungen dabei nicht zu befürchten.
Fachleute raten davon ab, Kortisone mit Langzeitwirkung ins Gesäß zu spritzen. Diese Behandlung widerspricht vollkommen der Forderung, die Kortisongabe dem Rhythmus der körpereigenen Hormonproduktion anzupassen. Außerdem bildet sich an der Einstichstelle häufig die Haut oder das Gewebe zurück.
Auch für die Verwendung von Kombinationspräparaten gibt es keine akzeptable Begründung. Die Kombination mit einem Schmerz- bzw. Rheumamittel erwies sich sogar als so gefährlich, daß das Bundesgesundheitsamt der BRD sie 1985 verboten hat. In Österreich sind derartige Kombinationen immer noch im Handel und bei Ärzten sehr beliebt.

Ausschleichen
Eine langdauernde Kortisonbehandlung dürfen Sie niemals abrupt abbrechen. Sie müssen Ihren Körper in winzigen Schritten von dem Medikament »entwöhnen«. Das kann mehrere Wochen dauern. Geschieht diese »ausschleichende Dosierung« nicht, können folgende Probleme auftreten:
- Angst, Schweißausbrüche, Übelkeit, Herzrasen, Bewußtseinsstörungen
- Gewichtsverlust
- Blutbildveränderungen
- psychische Störungen
- Fieber

Unerwünschten Wirkungen vorbeugen
Veränderungen durch die Behandlung kann der Arzt nur feststellen, wenn er Ihren Körper vorher genau kennt. Darum sollte er vor der Verordnung von Kortisonen folgendes tun:
- Sie wiegen
- Ihren Blutdruck messen
- Ihr Blut untersuchen
- Ihren Urin untersuchen
- Ihre Augen vom Augenarzt untersuchen lassen
- Virus- oder Pilzerkrankungen ausschließen

Kontrollen bei Langzeitbehandlung
Bei jedem Kontrolltermin sollte Sie der Arzt nach unerwünschten Wirkungen fragen. Außerdem sollte er folgende Untersuchungen regelmäßig durchführen:
Einen Monat nach Beginn der Behandlung: Wiegen, Blutdruck messen.
Alle drei Monate: Blutuntersuchung, Urinuntersuchung, Blutzuckermessung. Beim Augenarzt: Augendruckmessung, Untersuchung der Augenlinse auf Trübungen.

Hinweise
Eine bewußte Ernährung kann manche Probleme mildern, die sich bei der Langzeitbehandlung mit Kortisonen ergeben können. Achten Sie darauf, daß Sie
- nicht an Gewicht zunehmen
- eiweißreich essen
- salzarm leben
- Zucker meiden
- viel Kalium zu sich nehmen (➔ Kalium, Seite 883)
- viel Kalzium zu sich nehmen (➔ Kalzium, Seite 883)
- viel Vitamin C zu sich nehmen (➔ Vitamin C, Seite 882)

IMPFUNG

Mit seinem Abwehrsystem wehrt sich der Körper gegen Fremdes. Zu diesem Abwehrsystem gehört auch eine Art »Gedächtnis«. Dieses erkennt noch nach Jahren Krankheitserreger wieder, die es einmal bekämpft hat, und kann sie sofort unschädlich machen: Der Körper ist dagegen immun. Gegen Infektionskrankheiten, die man selbst durchgemacht hat, hält die Immunität meistens ein Leben lang an. Der Schutz nach Impfungen dauert unterschiedlich lange an und läßt nach einiger Zeit nach.

Aktive Immunisierung

Abgeschwächte oder abgetötete Keime oder »entgiftete« Giftstoffe werden in den Körper gebracht. Das Immunsystem bildet Abwehrstoffe gegen die Eindringlinge. Man merkt das an der »Impfreaktion«, die sich mit leichtem Fieber und Unwohlsein äußern kann.
Impfungen dieser Art schützen unterschiedlich lange vor den verschiedenen Krankheiten. Auffrischungsimpfungen verlängern die Wirkungsdauer. Oft findet eine solche Auffrischung unbemerkt statt, wenn ein Geimpfter wieder mit dem Erreger in Kontakt kommt. So schützen die noch »wild« vorkommenden Erreger die bereits Geimpften.

Passive Immunisierung

Bei der passiven Immunisierung spritzt der Arzt Abwehrstoffe in den Körper, die andere Menschen oder Tiere gegen den Erreger gebildet haben. Er tut das, wenn er die Gefahr für sehr groß hält, daß sich jemand infiziert hat, es für die Bildung eigener Abwehrstoffe durch eine Impfung aber schon zu spät ist. Diese sogenannten Immunglobuline oder Gammaglobuline verhindern den Ausbruch oder mildern den Verlauf von Krankheiten. Dazu muß das Immunglobulin innerhalb der ersten drei Tage nach einer möglichen Ansteckung gespritzt werden. Die volle Wirkung hält jedoch nur etwa drei bis vier Wochen an.
Beim Injizieren von körperfremdem Eiweiß besteht immer die Gefahr einer allergischen Reaktion, die im schlimmsten Fall durch einen Schock lebensbedrohlich werden kann. Unter welchen Voraussetzungen es sinnvoll ist, Immunglobuline zu spritzen, siehe bei den einzelnen Krankheiten.

Impfen ja oder nein?

Bei Krankheiten wie Tetanus stellt sich diese Frage für die meisten Menschen gar nicht, da sie froh sind, einer schweren und oft tödlichen Krankheit vorbeugen zu können. Anders ist das bei sogenannten »Kinderkrankheiten« wie Masern oder Keuchhusten. Vor etwa dreißig Jahren ließen Eltern ihr Kind impfen, um ihm und sich die Belastung der Krankheit zu ersparen. Andernfalls machten sie bis zur Pubertät meistens alle Krankheiten durch.
Durch die immer größer werdende Zahl von Geimpften ist die Situation heute anders: »Wild« vorkommende Erreger werden immer seltener. Das verringert die Ansteckungsmöglichkeit für Nicht-Geimpfte. Sie bekommen diese Krankheiten nicht als Kleinkinder und sind als größere Kinder oder Erwachsene sehr viel stärker bedroht, weil sie bei ihnen erheblich schwerer verlaufen können und Folgeschäden häufiger sind. Solange sich beispielsweise Säuglinge in der Zeit mit Kinderlähmung anstecken konnten, wo sie noch durch mütterliche Antikörper geschützt waren, kamen Lähmungen praktisch nicht vor. Erst die verbesserten hygienischen Bedingungen verhinderten einen so frühzeitigen Kontakt und machten Impfungen notwendig.
Nicht jede Impfung schützt zuverlässig. Immer wieder gibt es sogenannte Impfversager. Ob eine Impfung einen ausreichenden Schutz erbracht hat, läßt sich nur mit einer Blutuntersuchung feststellen. Hat die Impfung versagt, kann man schwer erkranken, obwohl man sich doch sicher geschützt glaubte.
Schutzimpfungen sind freiwillige Maßnahmen. Sie sollten das Risiko, das mit einer Krankheit verbunden sein kann, sorgfältig gegen das Impfrisiko abwägen. Diese Nutzen-Risiko-Kalkulation kann für jeden anders ausfallen, und sie ist nicht für alle Krankheiten gleich (➔ ab Seite773). Bedenken Sie folgendes:

- Krankheiten treten leichter auf, wenn der Körper geschwächt oder belastet ist. Impfungen finden am gesunden Menschen statt, so daß der Körper seine Schutzstoffe dann bilden kann, wenn er dazu stark genug ist.
- Bei einigen Krankheiten wird der Arzt Immunglobuline spritzen, wenn er einer Infektion für kurze Zeit vorbeugen möchte und Sie nicht geimpft sind oder die Krankheit noch nicht durchgemacht haben. Das Risiko unerwünschter Wirkungen kann bei der passiven Immunisierung größer sein als bei einer Impfung (siehe dazu die einzelnen Krankheiten).

Impfungen sind sinnvoll

- Wenn die Krankheit, gegen die geimpft werden soll, häufig auftritt
- wenn ein großes Risiko besteht, daß die Krankheit schwerwiegende Folgen hat

> **Hinweise für Eltern**
> Besprechen Sie vor der Geburt Ihres Kindes mit dem Arzt, ob Ihr Kind gegen Tuberkulose oder Keuchhusten geimpft werden soll.
> Meiden Sie Reihenimpfungen, bei denen Ihr Kind vorher nicht gründlich untersucht wird, ob es auch wirklich gesund ist.
> Lassen Sie sich vom Impfarzt immer das Risiko erklären, das eine Impfung bei Ihrem Kind haben kann.
> Lassen Sie sich von ihm die ersten Anzeichen eines Impfschadens erklären und sagen, was Sie im Verdachtsfall tun sollen.

- wenn es keine Heilmittel gegen die Krankheit gibt
- wenn der Schutz durch die Impfung lange bestehen bleibt
- wenn das Impfrisiko kleiner ist als das Krankheitsrisiko

Bei einer Impfung ist Vorsicht geboten

- Wenn der zu Impfende Medikamente einnimmt, die das Abwehrsystem schwächen (z. B. Kortisone bei Allergien oder Rheuma, Immunsuppressiva bei Krebs, Rheuma oder nach Transplantationen, andere Krebsmittel)
- wenn das zentrale Nervensystem erkrankt ist (z. B. bei Epilepsie)
- wenn eine Eiweißallergie vorliegt
- wenn das Immunsystem erkrankt ist (z. B. bei Leukämie oder Lymphknotenkrebs)

Eine Impfung sollte verschoben werden

- Wenn der zu Impfende nicht vollkommen gesund ist
- wenn eine Allergie zum Zeitpunkt der Impfung besonders stark ist

Impfschäden

Impfungen sind nicht ohne Risiko. Gefürchtet sind vor allem Hirnschäden, die sich durch Krampfanfälle oder Intelligenzverlust äußern und das Kind zu einem schwer behinderten Menschen machen. Um einen Hirnschaden als Impffolge anerkannt zu bekommen, verlangen die Behörden den Nachweis, daß Symptome wie Bewußtlosigkeit, Krampfanfälle und Lähmungen zwischen dem dritten und achtzehnten Tag nach der Impfung aufgetreten sind. Ferner wollen sie wissen, ob die Symptome sicher auf der Impfung beruhen und keine anderen Ursachen haben. Das ist außerordentlich schwer nachzuweisen. Außerdem sind die genannten Symptome die Anzeichen eines möglichen Impfschadens bei größeren Kindern oder Erwachsenen. Bei Kleinkindern sind die Anzeichen schwächer und dadurch erheblich schwerer zu bemerken.

Doch nicht nur schwerwiegende Komplikationen sind Impfschäden. Es gehören auch Rötungen, Schwellungen und Schmerzen dazu, die über das Maß einer üblichen Impfreaktion hinausgehen. Durch das manchen Impfstoffen zugesetzte Konservierungsmittel kann es außerdem zu Allergien kommen.

Von den meisten Medizinern werden Impfungen als praktisch gefahrlos angesehen. Die bei den Versorgungsämtern der BRD eingereichten Anträge, ein Leiden als »entschädigungspflichtigen Impfschaden« anzuerkennen, sprechen jedoch eine andere Sprache: Bis 1988 waren es 8339.

Es ist allerdings äußerst schwierig nachzuweisen, daß das, was nicht sein darf, doch sein kann. 67 Prozent abgelehnte Impfschadensanträge in der BRD geben davon Zeugnis. Der Staat haftet in Deutschland ohnehin nur für schwerwiegende Folgen nach »öffentlich empfohlenen Schutzimpfungen«. Diese Impfungen sind in den Standardimpfplänen (➔ Seite 770) aufgeführt.

Wenn Sie den Verdacht haben, daß bei Ihnen oder Ihrem Kind nach der Impfung irgend etwas »nicht stimmt«, sollten Sie zunächst den Arzt aufsuchen, der geimpft hat. Haben Sie Zweifel, ob er Sie in Ihrem Sinne betreut, dann wenden Sie sich an einen anderen Arzt oder an das Gesundheitsamt. Ansprüche müssen Sie letztlich beim Versorgungsamt geltend machen. Für diesen langwierigen Instanzenweg können Sie sich bei der nachfolgend genannten Organisation Rat und Hilfe holen.

In Österreich sind seit 1992 die Landesinvalidenämter für

> **Nach der Impfung Kind beobachten**
> - Ist es ungewöhnlich schläfrig?
> - Ist es ungewöhnlich interessenlos?
> - Schreit es ohne erkennbaren Grund?
> - Ist es ungewöhnlich unruhig?
> - Ist es ungewöhnlich schreckhaft?
> - Ist es ungewöhnlich reizbar?
> - Erbricht es sich?
> - Bekommt es Fieber?
>
> **Schutzverband für Impfgeschädigte**
> Postfach 1160; 5912 Hilchenbach 1
> Tel.: (02 71) 5 50 19

Standardimpfplan für Kinder und Jugendliche in der BRD

Alter	*Impfungen*
3. Monat	Diphtherie, Tetanus, Keuchhusten, Polio, Haemophilus influenzae b (Hib)
4. Monat,	Diphtherie, Tetanus, Keuchhusten
5. Monat	Diphtherie, Tetanus, Keuchhusten, Polio, Hib
ab 15. Monat	Masern, Mumps, Röteln, Diphtherie, Tetanus, Keuchhusten, Polio, Hib
6. Jahr	Masern, Mumps, Röteln, Tetanus, Diphtherie (mit Td-Impfstoff)
ab 10. Jahr	Polio
11.-16. Jahr	Tetanus, Diphtherie (mit Td-Impfstoff); bei Mädchen Röteln

Standardimpfplan für Kinder und Jugendliche in Österreich

Alter	*Impfungen*
3.Monat	Diphtherie, Tetanus, Keuchhusten - wenn gegen alle drei Krankheiten geimpft wird: Wiederholung im 4. und 5. Monat
4.Monat	Diphtherie, Tetanus (evtl. Keuchhusten), Polio - muß zweimal im Abstand von sechs Wochen wiederholt werden
5.Monat	Diphtherie, Tetanus (evtl. Keuchhusten)
14.Monat	Masern, Mumps
12.-18.Monat	Diphtherie, Tetanus
7.Jahr	Diphtherie, Tetanus, Polio
13.Jahr	Mädchen: Röteln
14.-15.Jahr	Diphtherie, Tetanus, Polio

Zusätzlich gehören noch Impfungen gegen FSME und Hib zu den »öffentlich empfohlenen«.

Auffrischungsimpfungen

Tetanus	alle 10 Jahre
Diphtherie (»d«-Impfstoff)	alle 10 Jahre
Polio	alle 10 Jahre
FSME (Zeckenimpfung)	alle 5 Jahre
Hepatitis B	alle 5 Jahre
Tollwut	alle 3 Jahre
Gelbfieber	alle 10 Jahre

Entschädigungen nach dem Impfschadengesetz zuständig. Neu ist, daß zu den entschädigungspflichtigen Impfungen nun alle aus dem Mutter-Kind-Paß und die öffentlich empfohlenen Impfungen gegen FSME und Hib gehören.

Wann gegen was impfen?

Die Standardimpfungen für Kinder sind im »Impfplan« aufgeführt. Er ist eine Richtlinie, in welchem Alter Kinder gegen welche Krankheiten geimpft werden sollten. Er ist jedoch kein starres Schema, nach dem man vorgehen muß. Impfpläne verändern sich mit dem Stand der Wissenschaft: Sie müssen immer wieder der sich verändernden Krankheitssituation im Lande angepaßt werden. Außerdem sollten sie neuere Forschungsergebnisse über Nutzen und Risiko einer Impfung berücksichtigen. Den jeweils gültigen Impfplan können Sie von Ihrem Gesundheitsamt bekommen.
Die Standardimpfungen werden durch »Sonderimpfungen« wie z. B. die gegen FSME (Zeckenimpfung, ➔ Seite 779) ergänzt, wenn es aus besonderen Gründen notwendig ist.

Wer impft zu welchem Preis?

BRD

In den Gesundheitsämtern und den Mütterberatungsstellen werden die Impfungen des Standardimpfplans für Kinder und Jugendliche kostenlos durchgeführt. Wer zum Hausarzt geht, kann sich und seinem Kind alle öffentlich empfohlenen Impfungen auf Kosten der gesetzlichen Krankenkassen verabreichen lassen. Dazu gehören dann, wenn eine besondere Gefährdung vorliegt, auch die gegen z. B. Hepatitis, Grippe oder FSME.
Die privaten Krankenversicherer der BRD übernehmen meistens die Kosten für die Standardimpfungen der Kinder bis etwa zum Schulalter. Passive Impfungen bezahlen sie nur dann, wenn sie die praktisch einzig mögliche Behandlung bzw. Vorbeugungsmaßnahme darstellen.

Österreich

In den Gesundheitsämtern, den Mutterberatungsstellen oder den Abendimpfstellen werden Kinder gegen die meisten Krankheiten unentgeltlich geimpft. Für die Masernimpfung nach dem 6. Lebensjahr und die Zeckenimpfung müssen Sie einen Teil der Kosten übernehmen. Impfungen beim niedergelassenen Arzt müssen Sie aus eigener Tasche bezahlen.
Während der sogenannten »Impfaktionen« übernehmen die Krankenkassen auch bei Erwachsenenimpfungen gegen FSME einen Teil der Kosten. Die Kostenübernahme der relativ neuen Hib-Impfung ist in jedem Bundesland anders.

Auskunft über Ärzte mit der Zusatzbezeichnung »Tropenmedizin«

BRD
Deutsche Tropenmedizinische Gesellschaft
Postfach 100-162; 4019 Monheim
Tel.: (0 21 73) 38 44 79

Österreich
Wien: Institut für Spezifische Prophylaxe und Tropenmedizin
Kinderspitalgasse 15; 1090 Wien
Tel.: (02 22) 4 04 90-3 80 oder 43 43 92
In den anderen Bundesländern:
Nachfragen bei der Landessanitätsdirektion

Reiseimpfungen

Reiseimpfungen werden erst dann notwendig, wenn Sie Europa verlassen (Ausnahme in bestimmten Fällen: Zeckenimpfung, ➔ Seite 778). Reiseimpfungen dienen unterschiedlichen Zwecken. Die Gastländer erlassen Impfbestimmungen, um ihre Bewohner vor Krankheiten zu schützen, die bei ihnen nicht vorkommen, aber eingeschleppt werden könnten. Die Reisenden sollen sich mit Impfungen vor Krankheitserregern schützen, mit denen sie zu Hause kaum in Kontakt kommen.
Welche Länder für die Einreise welche Impfungen verlangen und welche Impfungen die WHO empfiehlt, ändert sich recht schnell. Bei jedem Tropeninstitut (Adressen ➔ oben) können Sie sich nach den Bedingungen erkundigen, die für Ihr Reiseland momentan gelten.
Bei den vorgeschriebenen Impfungen haben Sie keine Wahl. Bevor Sie jedoch die von der WHO lediglich empfohlenen Impfungen durchführen lassen, sollten Sie zusätzlich zu den auf Seite 768 genannten Punkten noch folgendes überlegen:
- Die Ansteckungsgefahr ist gering, wenn Sie in den westlich geprägten Bezirken der Großstädte oder in den Touristikzentren bleiben. Sie wird größer, wenn Sie in hygienisch noch wenig erschlossene Gebiete reisen
- Cholera und Typhus sind Krankheiten, die man »ißt«. Mit entsprechenden Vorsichtsmaßnahmen können Sie vorbeugen (➔ Allgemeine Vorbeugemaßnahmen beim Reisen, Seite 849)
- Wenn Sie Intimkontakte mit Einheimischen nicht ausschließen können, sollten Sie das bei Ihrer Entscheidung berücksichtigen, ob Sie sich gegen Hepatitis B impfen lassen wollen

Impfpaß

Achten Sie darauf, daß der Arzt alle Impfungen in Ihren Impfpaß einträgt. Nur so können Sie zu häufige Impfungen vermeiden.
Außerdem sollten Sie den Impfpaß ständig bei sich tragen, damit sich jeder Arzt im Falle eines Unfalls daraus die notwendigen Informationen holen kann. Sie ersparen sich damit überflüssige Impfungen und eventuell unangenehme oder sogar gefährliche Begleiterscheinungen (➔ Tetanus, Seite 773).

Von der WHO empfohlene Reiseimpfungen

Zur Erklärung:
Bei der Gelbfieberimpfung steht ein •, wenn entweder das Land diese Impfung von allen Reisenden fordert oder die WHO die Impfung empfiehlt, weil Gelbfieber in diesen Ländern vorkommt. Nicht angekreuzt wurden Länder, die eine Gelbfieberimpfung für Reisende vorschreiben, die aus einem Endemiegebiet kommen.
Die Malariavorbeugung ist auch bei den genannten Ländern nicht für jede Region gleichermaßen notwendig. In manchen Staaten kommt Malaria nur in genau umschriebenen Regionen vor, oder die Infektionsgefahr besteht nur in bestimmten Monaten.

Land	Gelbfieber	Malaria
Afghanistan		•
Ägypten		•
Algerien		•
Angola	•	•
Äquatorialguinea	•	•
Argentinien		•
Äthiopien	•	•
Bangladesh		•
Belize		•
Benin		•
Bhutan		•
Bolivien	•	•
Botsuana		•
Burkina faso	•	•
Burundi	•	•
China		•
Dominikanische Republik		•
Dschubuti		•
Ekuador	•	•
Elfenbeinküste	•	•
El Salvador		•
Französisch-Guayana	•	•
Gabun	•	•
Gambia	•	•
Ghana	•	•
Guatemala		•
Guinea	•	•
Guyana	•	•
Haiti		•
Honduras	•	•
Indien	•	•
Indonesien		•
Irak		•
Iran		•
Jemen		•
Kambodscha		•
Kamerun	•	•
Kenia	•	•
Kolumbien	•	•
Kongo	•	•
Laotische demokrat. Republik		•
Liberia	•	•
Madagaskar		•
Malawi		•
Malaysia		•
Mali	•	•
Mauretanien	•	•
Mauritius		•
Mexiko		•
Mosambik		•
Namibia		•
Nepal		•
Nicaragua		•
Niger	•	•
Nigeria	•	•
Oman		•
Pakistan		•
Panama	•	•
Paraguay		•
Peru	•	•
Philippinen		•
Ruanda	•	•
Salomonen		•
Sambia		•
Sao Tome und Principe	•	•
Saudi-Arabien		•
Senegal	•	•
Sierra Leone	•	•
Simbabwe		•
Somalia	•	•
Sri Lanka		•
Südafrika		•
Sudan	•	•
Suriname	•	•
Swasiland		•
Syrien		•
Tansania		•
Thailand		•
Togo	•	•
Tschad	•	•
Uganda	•	•
Venezuela	•	•
Vietnam		•
Zaire	•	•
Zentralafrikanische Republik	•	•

SCHUTZIMPFUNGEN

Tuberkulose

Häufigkeit

Die »Schwindsucht« ist in West- und Mitteleuropa selten geworden. An ihr erkranken vornehmlich ältere Menschen, Personen, die unter schlechten sozialen und hygienischen Bedingungen leben, und solche, deren Immunsystem geschwächt ist (→ Tuberkulose, Seite 369).
Viele Menschen kommen mit den Bakterien unbemerkt in Kontakt. Ihr Körper bildet dann Abwehrstoffe, die verhindern, daß die Krankheit lebensbedrohlich verläuft. Bei diesen Menschen fällt ein Test auf Tuberkulose positiv aus (*Tuberkulintest*). 1988 gab es in Deutschland über 13 000 Tuberkulosekranke.
Für Reisende: Die WHO zählt weltweit 20 Millionen Fälle von aktiver Tuberkulose.

Gefährdung durch die Krankheit

Gefürchtet ist die tuberkulöse Gehirnhautentzündung, deren Anzeichen besonders bei kleinen Kindern lange unbemerkt bleiben können.

Behandlungsmöglichkeit

Gegen Tuberkulose gibt es wirksame Medikamente.

Durchführung der Impfung

Nach der sechsten Lebenswoche sollte der Arzt mit dem Tuberkulintest prüfen, ob der zu Impfende bereits mit den Bakterien in Kontakt gekommen ist. Neugeborene können ohne diese Vorbereitung gegen Tuberkulose geimpft werden. Neugeborene werden im Krankenhaus oftmals geimpft, ohne daß die Eltern vorher informiert und ihre Zustimmung eingeholt wurden. Besprechen Sie möglichst vor der Entbindung mit dem Arzt das Vorgehen. Wenn Sie die Impfung ablehnen, sollten Sie das schriftlich hinterlegen.

Verträglichkeit und Risiko der Impfung

Einen Säugling belastet die Impfung sehr. Drei bis vier Wochen nach der Impfung kann Fieber auftreten. Bei vier von 1000 geimpften Personen bildet sich an der Impfstelle oder am benachbarten Lymphknoten ein Geschwür. Drüsenschwellungen sind selten.

Verläßlichkeit des Impfschutzes

Die Impfung verhindert nur etwa fünf bis zehn Jahre lang, daß die Erkrankung lebensbedrohlich wird. Sie kann weder vor der Infektion schützen noch davor, daß ein Infizierter die Erreger ausscheidet.

Empfehlung

Sie sollten Ihr Baby impfen lassen, wenn in Ihrer Umgebung die Ansteckungsgefahr besonders groß ist, z. B. in der Familie oder näheren Umgebung ein Tuberkulosekranker lebt oder wenn Sie oft in Länder reisen, in denen Tuberkulose noch häufig vorkommt.

Tetanus (Wundstarrkrampf)

Häufigkeit

Die Erreger des Wundstarrkrampfs finden sich überall. Man infiziert sich mit ihnen besonders leicht durch tiefe, verschmutzte Wunden. Aber auch durch kleine Verletzungen, die unbemerkt bleiben, können die Erreger in den Körper gelangen. Ansteckend ist Tetanus nicht. 1990 gab es in Deutschland 19 Tetanuserkrankungen. Eine überstandene Tetanuserkrankung sichert keinen bleibenden Schutz.
Für Reisende: Die WHO errechnete 500 000 Erkrankte in den Ländern der Dritten Welt.

Gefährdung durch die Krankheit

Etwa die Hälfte der Erkrankten sterben am Tetanus, der sich anfänglich durch Muskelschmerzen und Krämpfe der Kau- und Rückenmuskulatur äußert und durch Kreislauf- oder Atemversagen nach längerer Zeit intensiver Krämpfe der gesamten Muskulatur zum Tode führt.

Behandlungsmöglichkeit

Passive Impfung und Antibiotika können die Krankheitszeichen mildern. Gegen das Gift der Tetanusbakterien gibt es keine Medizin.

Durchführung der Impfung

Für einen wirksamen Schutz sind zwei, besser drei Impfungen notwendig. Kinder bekommen die erste Impfung im vierten, die zweite im sechsten Lebensmonat. Zwischen diesen beiden Impfungen sollten mindestens vier Wochen, aber möglichst nicht mehr als vier Monate liegen. Die dritte Impfung sollte im 18. Monat stattfinden. Nach dieser »Grundimmunisierung« sollten Sie die Impfung im Abstand von zehn Jahren auffrischen lassen.
Bei Verletzungen impfen die meisten Ärzte wie selbstverständlich gegen Tetanus. Bei Bißverletzungen ist dieses Vorgehen besonders unsinnig, da Tetanuserreger im

Speichel nur höchst selten vorkommen. Eine Impfung nach Verletzungen ist nur dann angebracht, wenn die letzte Tetanusimpfung länger als fünf Jahre zurückliegt. Der Schutz hält zwar länger vor, kann aber in den letzten Jahren so weit abnehmen, daß bei Verletzungen schon vorher eine erneute Impfung sinnvoll sein kann.

Verträglichkeit und Risiko der Impfung

Selten rötet sich die Haut an der Einstichstelle und schwillt an. Impft der Arzt jedoch, obwohl noch reichlich Antikörper im Blut vorhanden sind - der Schutz vergangener Impfungen also noch besteht -, kann sich das Gewebe um die Einstichstelle bretthart verspannen, oder die benachbarten Lymphknoten können anschwellen. Auch allergische Reaktionen des gesamten Körpers sind dann möglich.
Wurde bei Ihnen festgestellt, daß Ihr Blut große Mengen Tetanus-Antikörper enthält, sollte das in Ihrem Impfpaß stehen, damit Sie bei Verletzungen nicht erneut geimpft werden. Der Test ist allerdings relativ teuer und wird nicht routinemäßig durchgeführt.

Verläßlichkeit des Impfschutzes

Geimpfte sind mindestens zehn Jahre geschützt.

Empfehlung

Ein ausreichender Schutz gegen Tetanus gehört zur persönlichen Gesundheitsvorsorge.

Passive Tetanusimpfung

Bei Verletzungen sollte der Arzt nur dann Tetanus-Immunglobulin spritzen, wenn
- der Verletzte noch nicht oder nicht ausreichend gegen Tetanus geimpft wurde oder
- nicht bekannt ist, ob und wann er geimpft wurde

Diphtherie

Häufigkeit

Insgesamt ist die Diphtherie bei uns in Europa zwar selten geworden, in begrenzten Regionen kommt sie jedoch immer wieder vor. Etwa die Hälfte der Erwachsenen ist durch unbemerkten Kontakt mit dem Erreger immun.
1990 gab es in Deutschland sechs Diphteriekranke.

Gefährdung durch die Krankheit

Etwa 22 Prozent der mit Diphtherie Infizierten leiden unter schweren Folgeerkrankungen oder sterben (➔ Diphtherie, Seite 701). Wer eine Diphtherieinfektion überstanden hat, ist lebenslang dagegen immun. Er kann allerdings immer noch Erreger aufnehmen und auch ausscheiden. Damit könnte er zur unerkannten Gefahr für Nicht-Immunisierte werden.

Behandlungsmöglichkeit

Gegen Diphtherie gibt es kein Medikament.

Durchführung der Impfung

Gegen Diphtherie wird im ersten Lebensjahr dreimal geimpft. Dazwischen liegen vier Wochen Abstand. Im zweiten und siebten Lebensjahr wird die Impfung noch einmal wiederholt. Meistens kombiniert man Diphtherie- und Tetanusimpfung. Gemäß den Standardimpfungen sollen diese Impfungen gemeinsam mit denen gegen Polio und Hib durchgeführt werden.
Der Schutz gegen die Giftstoffe der Diphtheriebakterien währt nach der Grundimmunisierung etwa fünf bis sieben Jahre, nach der Auffrischungsimpfung im 7. Lebensjahr wesentlich länger.

Verträglichkeit und Risiko der Impfung

Die Einstichstelle kann sich röten oder anschwellen. Ist diese Impfreaktion sehr stark, sollte die Impfung nicht fortgesetzt werden. Mit zunehmendem Alter wird die Impfung schlechter vertragen. Nervenlähmungen und -entzündungen oder Nierenentzündungen kommen dann häufiger vor.
Darum sollte der Arzt bei einer Impfung nach dem Einschulungsalter oder wenn der zu Impfende eine Allergie hat, eine niedrigere Impfstoffdosis verwenden (»d«-Impfstoff).

Verläßlichkeit des Impfschutzes

Die Grundimmunisierung schützt für etwa sieben Jahre. Der Schutz nach einer Auffrischungsimpfung hält mindestens zehn Jahre an.

Empfehlung

Die Diphtherieimpfung gehört zu den sinnvollen Kinderimpfungen. Impfmediziner empfehlen sie auch für Erwachsene.

Passive Diphtherieimpfung

Die passive Impfung wird nur in lebensbedrohlichen Fällen durchgeführt, weil das Antikörperkonzentrat vom Pferd stammt und Nebenwirkungen durch dieses Fremdeiweiß relativ häufig vorkommen und schwer verlaufen können.

Keuchhusten (Pertussis)

Häufigkeit
Keuchhustenerkrankungen waren selten geworden, häuften sich aber wieder, seit nicht mehr generell geimpft wurde. In unterschiedlichen Jahresabständen treten Keuchhustenepidemien immer wieder auf.

Gefährdung durch die Krankheit
Säuglinge im ersten Lebensjahr sind durch Keuchhusten besonders gefährdet, weil sie gegen diese Krankheit von der Mutter keinen Schutz mitbekommen haben. 90 Prozent der Todesfälle infolge Keuchhustens betreffen Säuglinge.

Behandlungsmöglichkeit
In der Phase, wo Medikamente den Krankheitsverlauf mildern könnten, wird der Keuchhusten nur selten erkannt. Später ist er mit Medikamenten nicht mehr zu beeinflussen (➔ Keuchhusten, Seite 698).

Durchführung der Impfung
Für eine ausreichende Immunität ist eine dreimalige Impfung im Abstand von jeweils vier Wochen notwendig. Wegen der Nebenwirkungen sollte das Kind die erste Impfung nicht vor dem dritten Lebensmonat bekommen. Damit ist es auch bei einer Impfung mindestens sechs Monate lang ohne entsprechenden Schutz.
Eine Zeitlang wurden in Österreich Säuglinge in der ersten Lebenswoche mit einem Schluckimpfstoff gegen Keuchhusten geimpft und später dann mit dem spritzbaren weitergeimpft. Wegen seines Konservierungsmittels mußte der Schluckimpfstoff jedoch zurückgezogen werden.

Verträglichkeit und Risiko der Impfung
Bei der Hälfte der Kinder schmerzt die Einspritzstelle. Oft schwellen die benachbarten Lymphknoten an. Viele Kinder bekommen Fieber. Der Blutzuckerspiegel kann absinken, was im schlimmsten Fall zur Bewußtlosigkeit führen kann. Um solche Komplikationen sofort feststellen zu können, soll das Kind nach der Keuchhustenimpfung unter Aufsicht bleiben. Krämpfe und dauernde Schäden des zentralen Nervensystems treten seltener auf als früher angenommen. Deshalb wird die Keuchhusten-Impfung auch wieder für alle Kinder - ausgenommen solche mit einem Hirnschaden oder Krampfanfällen - empfohlen.

Verläßlichkeit des Impfschutzes
Die Schutzwirkung der Impfung hält etwa fünf Jahre an.

Empfehlung
Kritische Kinderärzte empfehlen, nur dann gegen Keuchhusten zu impfen, wenn das Kind in einer Säuglingskrippe untergebracht ist, viele Geschwister hat oder aus ähnlichen Gründen eine besondere Ansteckungsgefahr besteht.

Passive Keuchhustenimpfung
Ob vorbeugend gespritztes Keuchhusten-Immunglobulin die Erkrankung verhindern kann, ist nicht sicher. Nach den ersten Krankheitsanzeichen nützt es nichts mehr.

Polio (Poliomyelitis, Kinderlähmung)

Häufigkeit
Seit die Schluckimpfung gegen Kinderlähmung eingeführt wurde, trat diese Krankheit in Europa praktisch nicht mehr auf. In Deutschland gab es 1990 zwei Poliokranke. Für Reisende: In den Entwicklungsländern scheidet etwa ein Zehntel aller Kinder unter drei Jahren die Viren aus, ohne sichtbar krank zu sein.

Gefährdung durch die Krankheit
Nervenlähmungen machen den Erkrankten bewegungsunfähig (➔ Polio, Seite 267).

Behandlungsmöglichkeit
Gegen die Polioviren gibt es kein Medikament.

Durchführung der Impfung
Gegen Polio gibt es einen Schluckimpfstoff. Er wirkt so gut, daß es normalerweise keinen Grund mehr gibt, den Impfstoff zu spritzen. Bei Kindern geschieht die Polioimpfung am einfachsten gleichzeitig mit der Diphtherie-Tetanus-Impfung. Zwischen den einzelnen Polioimpfungen sollen mindestens sechs Wochen Abstand liegen. Gegen Polio kann auch gleichzeitig mit Masern, Mumps und/oder Röteln geimpft werden. Geschieht das jedoch nicht, müssen zwischen der Polio- und den anderen Impfungen mindestens vier Wochen vergehen. Andernfalls wird der Schutz unsicher. Auch Erwachsene sollten alle zehn Jahre den Impfschutz erneuern.

Verträglichkeit und Risiko der Impfung
Selten kann der Stuhlgang nach einer solchen Impfung etwas dünner sein. Nervenlähmungen sind äußerst selten.

Liegt Ihre letzte Polioimpfung länger als fünf Jahre zurück, und leben Sie mit jemandem zusammen, der gerade seine Schluckimpfung bekommt, sollten Sie ebenfalls »schlucken«. Es besteht die Gefahr, daß der Geimpfte die Erreger auf Sie überträgt.

Verläßlichkeit des Impfschutzes
Mindestens zehn Jahre, wahrscheinlich lebenslang.

Empfehlung
Säuglinge überstehen eine Polioinfektion praktisch immer ohne Schaden. Seit die Infektionsmöglichkeit in dieser Zeit jedoch gering geworden ist und Erkrankungen zu einem späteren Zeitpunkt häufiger Lähmungen nach sich ziehen, erscheint die Impfung sinnvoll.

Masern

Häufigkeit
Infolge der Impfungen erkranken immer weniger Kinder an dieser typischen Kinderkrankheit.

Gefährdung durch die Krankheit
Je später Menschen masernkrank werden, desto häufiger und schwerwiegender sind die Komplikationen. Ab etwa dem Schulalter schädigt die Krankheit bei einem von 800 Erkrankten das zentrale Nervensystem.

Behandlungsmöglichkeit
Die Masernerkrankung selbst kann man nicht behandeln. Sie können nur mit Medikamenten die Begleiterscheinungen lindern (➔ Masern, Seite 695).

Durchführung der Impfung
In Deutschland soll mittlerweile zweimal gegen Masern geimpft werden. In Österreich hält man die einmalige Impfung noch für ausreichend, um lebenslang vor Masern zu schützen. Kinder sollten zwar nicht vor dem ersten Geburtstag, aber dann möglichst bald geimpft werden.

Verträglichkeit und Risiko der Impfung
Bei drei bis fünf Prozent der Kinder kann es fünf bis sieben Tage nach der Impfung zu einem leichten Hautausschlag - vor allem hinter den Ohren - und leichtem Fieber kommen. Beides verschwindet schnell wieder und braucht nicht behandelt zu werden. Gehirnentzündungen treten gemäß deutschen Untersuchungen bei etwa einem von 35 000 Geimpften auf.

Verläßlichkeit des Impfschutzes
Daß eine einmalige Impfung lebenslang schützt, wird immer unwahrscheinlicher, je mehr Menschen geimpft sind.

Empfehlung
Eine generelle Empfehlung erscheint bei der Masernimpfung nicht angebracht; jeder sollte für sich und seine Kinder seinen Standpunkt zu »Kinderkrankheiten« finden.

Passive Masernimpfung
Gammaglobuline (*Beriglobin* [BRD/Ö]) enthalten ausreichend Masernantikörper, um den Ausbruch der Krankheit zu verhindern. Noch konzentrierter ist *Masern-Immunglobulin* (BRD/Ö). Beides sollte jedoch nur dann gespritzt werden, wenn das Immunsystem des möglicherweise Infizierten besonders belastet ist (➔ Seite 768) oder er einen Gehirnschaden hat.

Mumps (Ziegenpeter)

Häufigkeit
Infolge der Impfungen erkranken immer weniger Kinder an Mumps.

Gefährdung durch die Krankheit
Die gefürchtetste Folge einer Mumpsinfektion (➔ Mumps, Seite 699) ist bei jüngeren Kindern ein Gehirnschaden, bei älteren eine Hoden- oder Eierstockentzündung. Hodenentzündungen treten bei 30 Prozent der geschlechtsreifen Männer als Folge einer Mumpsinfektion auf. Sie sind dann häufig die Ursache einer Unfruchtbarkeit.

Behandlungsmöglichkeit
Gegen die Mumpsviren gibt es kein Medikament.

Durchführung der Impfung
Mumps- und Masernimpfung werden bei Kindern meistens miteinander kombiniert. Gegen Mumps sollte ab dem 15. Lebensmonat geimpft werden.

Verträglichkeit und Risiko der Impfung
Komplikationen werden als selten angegeben. Doch bei mindestens einer Person ist ein Diabetes als entschädigungspflichtiger Impfschaden anerkannt worden.

Verläßlichkeit des Impfschutzes
Weil die durchgemachte Erkrankung nicht lebenslang schützt, nimmt man gleiches auch für die Impfung an.

Empfehlung

Erwachsene Männer können beim Arzt testen lassen, ob sie gegen Mumps immun sind, und sich impfen lassen, wenn das Ergebnis negativ war. Eine Impfung sollten dann vor allen Dingen Männer erwägen, die viel mit kleineren Kindern zu tun haben.

Passive Mumpsimpfung

Mumps-Immunglobuline schützen nicht sicher vor der Krankheit. Sie verhindern auch nicht die möglichen Hoden- oder Eierstockentzündungen.

Röteln

Gefährdung durch die Krankheit

Eine Rötelninfektion während der Schwangerschaft bedroht das sich entwickelnde Kind: In Deutschland wurden 1990 drei Kinder geboren, die durch eine Rötelninfektion mißgebildet waren, die die Mutter während der ersten fünf Wochen der Schwangerschaft durchgemacht hatte. Die Impfung soll also Kinder schützen, die zum Zeitpunkt der Impfung der Mutter noch nicht einmal geplant sind.

Behandlungsmöglichkeit

Nur ein Schwangerschaftsabbruch kann die Geburt eines mißgebildeten Kindes sicher verhindern, wenn eine gegen Röteln nicht immune Frau sich während der Schwangerschaft mit Röteln ansteckt.

Durchführung der Impfung

Die deutsche Impfkommission empfiehlt zur Zeit, im zweiten und sechsten Lebensjahr alle Kinder, also auch Buben, zu impfen. Damit hofft man, allgemein die Zahl der Rötelnerkrankungen zu verringern, so daß die Ansteckungsgefahr für schwangere Frauen sinkt. Weil man sich auf den Impfschutz aus der kombinierten Masern-Mumps-Röteln-Impfung im Kleinkindalter aber nicht sicher verlassen kann, werden geimpfte Mädchen kurz vor der Pubertät noch ein drittes Mal nachgeimpft.

Mit einem Test kann man den Gehalt des Blutes an Rötelnantikörpern bestimmen. Ist er hoch genug, braucht nicht geimpft zu werden.

Verträglichkeit und Risiko der Impfung

Bei acht bis vierzehn Prozent der Frauen, die älter sind als 25 Jahre, können vorübergehende, rheumaähnliche Gelenkbeschwerden auftreten. Halten diese Beschwerden länger als zwei Wochen an und kommt Fieber hinzu, sollte ein Arzt abklären, ob die Rötelnimpfung möglicherweise eine echte rheumatische Erkrankung zum Ausbruch gebracht hat. Bei jüngeren Frauen und Mädchen sind diese Beschwerden seltener. Zwei bis fünf Prozent der Geimpften bekommen leichtes Fieber und Hautausschlag.

Verläßlichkeit des Impfschutzes

Der Schutz einer durchgemachten Rötelninfektion ist besser als der durch eine Impfung. Von denen, die einmal Röteln hatten, erkranken nur zwei bis fünf Prozent noch einmal. Bei den Geimpften sind es mehr als die Hälfte. Der Impfschutz hält mindestens 15 Jahre lang an. Wenn Sie vor einer geplanten Schwangerschaft nicht sicher sind, wie es um Ihren Schutz gegen Röteln bestellt ist, sollten Sie Ihren Arzt bitten, einen Test zu machen.

Empfehlung

Die Erkrankung verläuft so leicht, daß es sinnvoll ist, gesunde Mädchen möglichst mit rötelnkranken Kindern zusammenzubringen, damit sie so einen natürlichen Schutz erhalten (➔ Röteln, Seite 697). Bei etwa zehnjährigen Mädchen sollte der Röteln-Antikörper-Titer bestimmt und dann gegebenenfalls geimpft werden.

Passive Rötelnimpfung

Sie kommt nur für schwangere Frauen in Frage. *Röteln-Immunglobulin* (BRD/Ö) schützt Schwangere zu 80 Prozent vor einer Infektion. Werden innerhalb der ersten vier Tage nach dem Kontakt mit einem Rötelnkranken Immunglobuline gespritzt, so schützen sie das Ungeborene zu 60 Prozent vor einer Ansteckung.

Haemophilus influenzae b (Hib)

Häufigkeit

Die Hib-Impfung hat ihren Namen von dem Erreger, der einige schwer verlaufende Krankheiten im Kindesalter hervorruft wie zum Beispiel einen bestimmten Typ von Gehirnhautentzündung und die Kehlkopfdeckelentzündung (Epiglottitis, Seite 691).

Angeblich soll in Deutschland eines von 850 Kindern unter fünf Jahren eine durch Hib hervorgerufene Hirnhautentzündung durchmachen.

Gefährdung durch die Krankheit

Über die Gefährlichkeit der Hib-Hirnhautentzündung gibt es keine verläßliche Daten. Mediziner rechnen damit, daß jedes fünfte Kind nach einer Hib-Meningitis leichte bleibende geistige und körperliche Behinderungen davonträgt und mindestens jedes zwanzigste sehr ernste Schäden. Dazu gehören Gleichgewichtsstörungen, Lähmungen, Krampfanfälle, Hör-, Seh- und Sprachstörungen. Fünf von hundert erkrankten Kindern sterben trotz frühzeitiger Behandlung an dieser Form der Hirnhautentzündung.

Behandlungsmöglichkeit

Je früher die Hib-Hirnhautentzündung erkannt und mit Antibiotika und Kortison behandelt wird, desto günstiger sind die Heilungschancen. Ein Kind mit Kehlkopfdeckelentzündung kann nur im Krankenhaus, dort aber erfolgreich behandelt werden.

Durchführung der Impfung

Der Standardimpfplan empfiehlt, bei der ersten, dritten und vierten Impfung gegen Diphtherie und Tetanus auch gegen Hib zu impfen. Beginnt man mit der Hib-Impfung jedoch erst, wenn das Kind schon eineinhalb Jahre alt ist, genügt eine einmalige Dosis.

Verträglichkeit und Risiko der Impfung

An Nebenwirkungen wurden bisher gemeldet: Rötung und Schwellung an der Einstichstelle, Fieber, Hautausschläge und die Verstärkung von Allergien.

Verläßlichkeit des Impfschutzes

Mindestens 85 Prozent der Kinder sind durch die Impfung für wenigstens drei Jahre ausreichend vor Hib-Infektionen geschützt.

Empfehlung

Die Hib-Impfung ist in Deutschland noch recht neu. Die Stimmen der Impfbefürworter sind laut und deutlich, die der Kritiker noch leise, da es erfahrungsgemäß einige Zeit braucht, bis langfristige Folgen in der Praxis sichtbar werden.
In jedem Fall sollte den Eltern klar sein, daß die Hib-Impfung nicht »die Impfung gegen Hirnhautentzündung« ist.

Zeckenimpfung - FSME (Frühsommer-Meningoenzephalitis)

Häufigkeit

Bei weitem nicht jede Zecke überträgt die Erreger der FSME, und nicht jeder von einer solchen Zecke Gestochene erkrankt an FSME. In Bayern trägt nur jede 900. Zecke das Virus, in Österreich etwa jede 30. bis 40. Nur etwa ein Drittel derjenigen, die mit einem FSME-Virus infiziert werden, erkranken und davon wieder nur wenige schwer. In *Deutschland* gibt es jährlich 60-120 FSME-Erkrankungen. Betroffen sind der Odenwald, die Gegend um Bad Kreuznach, der Bodensee-Raum, Donau-Seitentäler, südlicher Schwarzwald, Umgebung von Passau, Stuttgart und Karlsruhe. In Deutschland-Ost kommt die FSME praktisch nicht mehr vor.
Österreich: Entlang der Donau und ihren Seitentälern, im Waldviertel, Wienerwald, in der Steiermark und in Kärnten mit Ausnahme des Hochgebirges, in vereinzelten Bereichen im Westen Österreichs.

Gefährdung durch die Krankheit

Eine FSME-Infektion verläuft grippeähnlich und bleibt oft unbemerkt. Gefährlich ist daran, daß bei Erwachsenen auch das Gehirn infiziert werden kann. Bei Kindern bis zu drei Jahren ist das nur ganz selten der Fall. Verhalten bei Zeckenstich (➔ Erste Hilfe, Seite 837).

Durchführung der Impfung

Zecken sind in der warmen Jahreszeit aktiv. Die geeignete Impfzeit ist darum Dezember bis März. Die erste Impfung muß nach ungefähr vier Wochen wiederholt werden. Nach einem Jahr ist die dritte Teilimpfung fällig.

Verträglichkeit und Risiko der Impfung

Bei vier bis 20 Prozent der Geimpften rötet sich die Haut an der Einstichstelle, sie bekommen Fieber, Gliederschmerzen und werden müde. Es sind aber auch Beschwerden am ganzen Körper aufgetreten, die als Allergie gedeutet werden müssen, ferner Beschwerden, die auf eine Nervenschädigung hinweisen. Nach der Zahl von schwerwiegenden Komplikationen (Krampfanfälle, Lähmungen) nach einer FSME-Impfung, die Ärzte in der BRD bisher gemeldet haben, läßt sich ein Risiko von einem Schadensfall auf 32 000 Impfungen ausrechnen. Problematisch ist bei der Zeckenimpfung ferner, daß mit ihr ein falsches Sicherheitsgefühl gegenüber einer anderen Infektionskrankheit vermittelt wird: Die Lyme-Borreliose (➔ Seite 268) wird ebenfalls durch Zecken übertragen. Weitaus mehr Zecken tragen die Erreger dieser Krankheit als die FSME-Viren. Borrelientragende

Die Verbreitungskarte der FSME verschicken

BRD:	Gesellschaft für Immunmedizin Postfach 40 08 49; 8000 München 40
Österreich:	MA 15 der Stadt Wien, Gesundheitsamt Gonzagagasse 23; 1013 Wien

Zecken kommen überall gleichermaßen vor. Eine Häufung in bestimmten Regionen gibt es nicht.

Verläßlichkeit des Impfschutzes

Die Impfwirkung hält drei bis fünf Jahre an, so daß nach fünf Jahren eine Auffrischungsimpfung empfohlen wird.

Empfehlung

Folgende Fragen sollen helfen, das Risiko eines Gehirnschadens als Folge einer FSME-Infektion abzuschätzen:

- Leben Sie ständig in einem Gebiet, in dem FSME-Erkrankungen häufig vorkommen? Die jeweils gültige Verbreitungskarte der FSME können Sie anfordern.
- Leben Sie in sehr engem Kontakt mit der Natur?
- Sind Sie sehr ängstlich? Es ist unsinnig, auf die Impfung zu verzichten, sich aber vom Arzt nach jedem Zeckenstich eine Immunglobulinspritze geben zu lassen

Kinder sollten vor dem ersten Geburtstag nicht geimpft werden. Bis zum vollendeten dritten Lebensjahr ist eine Zeckenimpfung nicht notwendig. Ab dem vierten Lebensjahr ist die Impfung eher anzuraten. Die größte Gefahr, an FSME zu erkranken, haben Menschen im dritten Lebensjahrzehnt. Todesfälle nach FSME-Infektionen betrafen praktisch nur alte Menschen.

Passive Zeckenschutzimpfung

Aus »Sicherheitsgründen« spritzen Ärzte besonders in Österreich Nicht-Geimpften innerhalb der ersten zwei Tage nach dem Stich einer Zecke FSME-Immunglobulin. Diese »Sicherheit« ist jedoch nur zu etwa 60 Prozent gegeben. Ihr steht das auf Seite 768 beschriebene Risiko der Injektion von Immunglobulinen gegenüber.

Hepatitis B (Infektiöse Gelbsucht)

Häufigkeit

0,5 Prozent der Bundesdeutschen haben Antikörper gegen Hepatitis B im Blut. 1990 gab es in Deutschland 4600 Menschen mit einer Hepatitis B-Infektion.

Gefährdung durch die Krankheit

Infektionen mit Hepatitis B-Viren führen bei etwa zwei Prozent der Erkrankten schnell zum Tod, etwa zehn Prozent entwickeln eine chronische Leberentzündung mit dem Risiko, daß daraus ein Krebs entsteht. Auch eine Leberzirrhose kann sich daraus entwickeln (➔ Seite 452).
Infektionsgefährdet sind vor allem Personen, die mit Blut oder Blutprodukten zu tun haben; ferner Menschen, bei denen häufig Blutübertragungen zu erwarten sind, Homosexuelle und Drogensüchtige.
Für Reisende: Sie sind durch Hepatitis B gefährdet, wenn sie oft oder länger als sechs Monate in folgende Gebiete reisen: Teile Südostasiens, südlich an die Sahara angrenzende Gebiete und die Amazonas-Region. Die Gefahr, sich mit Hepatitis B zu infizieren, ist beim Geschlechtsverkehr besonders groß.

Behandlungsmöglichkeit

Spezifische Behandlungsmöglichkeiten gegen Hepatitis gibt es nicht.

Durchführung der Impfung

Die Grundimmunisierung besteht aus drei bzw. vier Impfungen - je nach verwendetem Impfstoff. Wie lange der Impfschutz anhält und wann die Impfung aufgefrischt werden muß, hängt vom Antikörpergehalt des Blutes ab. Der Arzt sollte ihn vier Wochen nach der Grundimmunisierung und vor einer geplanten Auffrischungsimpfung überprüfen.
Die Kosten für diese Impfung sind mit etwa DM 450.- in der BRD und ÖS 3.200.- in Österreich enorm hoch. Wenn Ihr Infektionsrisiko besonders groß ist, übernehmen die Krankenkassen die Kosten für die Impfung.

Verträglichkeit und Risiko der Impfung

Gelegentlich schmerzt die Injektionsstelle etwas. Fieber ist sehr selten.

Verläßlichkeit des Impfschutzes

Jüngere, gesunde Menschen schützt die Impfung gut, 50- bis 60jährige deutlich weniger gut.
Durch den Antikörpertest läßt sich der Impferfolg feststellen.

Empfehlung

Menschen mit besonders hohem Infektionsrisiko ist die Impfung durchaus zu empfehlen. Wer sich vor einer Ansteckung beim Geschlechtsverkehr schützen möchte, kann das einfacher und preiswerter mit Kondomen tun.

Hepatitis A (Reisehepatitis)

Häufigkeit

Etwa ein Viertel aller Leberentzündungen wird durch Hepatitis A-Viren hervorgerufen. Bei einer drei- bis fünfwöchigen Urlaubsreise ist das Erkrankungsrisiko in Süditalien 1:15 000, im Vorderen Orient 1:2000, in Indien

1:200, für Tramper dort jedoch 1:20. Mit allgemeinen Hygienemaßnahmen kann man der Erkrankung vorbeugen (➔ Seite 849). In Deutschland gab es 1990 5400 Menschen mit einer Hepatitis A-Infektion.

Gefährdung durch die Krankheit
Sie heilt nach drei bis zwölf Monaten folgenlos aus. Sie wird nie chronisch (➔ Hepatitis, Seite 451).

Behandlungsmöglichkeit
Es gibt keine spezifischen Behandlungsmöglichkeiten.

Durchführung der Impfung
Die erste Impfung erfolgt etwa vier Wochen vor Reisebeginn. Sie muß nach einem Jahr wiederholt werden.

Verträglichkeit und Risiko der Impfung
Bei jedem Zehnten traten am Impfort Hautreaktionen auf oder Kopfschmerzen und Müdigkeit.

Verläßlichkeit des Impfschutzes
Nach der ersten Impfung sind 40 bis 70 Prozent geschützt, nach der zweiten Spritze sind es 95 bis 100 Prozent.

Empfehlung
Für Rucksack-Touristen und Menschen, die sich längere Zeit in gefährdeten Gebieten aufhalten, empfiehlt sich die Impfung.

Grippe

Häufigkeit
Die meisten »Winterkrankheiten« sind Erkältungen (Verkühlungen). Ob es sich bei einer »Grippeepidemie« um eine durch Influenzaviren hervorgerufene »echte Grippe« handelt, kann nur durch eine Blutuntersuchung in einem Speziallabor festgestellt werden.

Gefährdung durch die Krankheit
Sie besteht nur bei Menschen, die durch schwere, chronische Krankheiten oder ihr Alter so belastet sind, daß eine echte Grippe sie überfordern würde.

Behandlungsmöglichkeit
Nur Linderung der Symptome (Erkältung, ➔ Seite 351).

Durchführung der Impfung
Eine Injektion im Oktober oder November.

Verträglichkeit und Risiko der Impfung
Bei etwa fünf Prozent der Geimpften kann sich die Haut an der Einstichstelle röten, zwei bis drei Prozent entwickeln die Symptome einer leichten Erkältung.

Verläßlichkeit des Impfschutzes
Grippeviren sind sehr veränderungsfreudig. Die Impfstoffe müssen alljährlich den veränderten Bedingungen angepaßt und alle Jahre wieder neu gespritzt werden. Nur wenn der Impfstoff sich tatsächlich gegen die in dem jeweiligen Winter gerade aktiven Viren richtet, kann er auch schützen. Die Trefferquote liegt zwischen null und siebzig Prozent. Der Impfschutz hält etwa sechs Monate an.

Empfehlung
Eine Grippeimpfung empfiehlt sich nur für Personen, die durch eine echte Grippe besonders gefährdet wären.

Cholera

Häufigkeit
Seit der Choleraepidemie in einigen südamerikanischen Staaten verlangen manche Länder eine Choleraimpfung von Reisenden, die aus diesen Ländern kommen.
Reisende sollten sich in solchen Ländern besser durch Hygiene vor der Infektion schützen (➔ Seite 849) und nicht auf den fragwürdigen Schutz durch die Impfung vertrauen.

Gefährdung durch die Krankheit
Selbst in Epidemiezeiten erkranken von 100 Menschen, die sich mit Cholera infiziert haben, nur 15. Die Krankheit gefährdet vor allem Menschen, die in schlechten sozialen und hygienischen Verhältnissen leben. Sie können der Erkrankung vorbeugen, indem Sie viel salzhaltiges Wasser trinken und Streß meiden.

Behandlungsmöglichkeit
Rechtzeitiger und reichlicher Ersatz der durch die Durchfälle verlorengegangenen Salze und des Wassers (➔ Darminfektionen, Seite 461).

Durchführung der Impfung
Der Arzt sollte den Inhalt einer Ampulle Choleraimpfstoff in zwei oder drei Einzelportionen spritzen. Zwischen zwei Spritzen sollten mindestens eine Woche, höchstens acht Wochen Abstand liegen. Bei drei Spritzen beträgt der Abstand acht Tage.

Verträglichkeit und Risiko der Impfung
Die Choleraimpfung ist schlecht verträglich. Sie müssen fast immer mit Kopfschmerzen, Fieber und Schmerzen rechnen. Die Umgebung der Impfstelle schwillt häufig stark an. Wer ohnehin eine schlechte Durchblutung hat, kann durch die Impfung innere Organe schädigen. Im Körper schlummernde Entzündungsherde können aufbrechen. Wegen der starken Nebenwirkungen kann die Impfung nicht beliebig oft wiederholt werden.

Verläßlichkeit des Impfschutzes
Die Impfung schützt nicht vor der Infektion, sie verhindert nur eine schwere Erkrankung. Diese Wirkung hält etwa sechs Monate an, bei älteren oder kranken Menschen nur wenige Wochen.

Empfehlung
Nur wenn Sie einem besonderen Risiko ausgesetzt sind (➔ Seite 771) oder das Einreiseland es verlangt (➔ Seite 772), sollten Sie sich gegen Cholera impfen lassen. Zur Vorbeugung einer Cholerainfektion ➔ Allgemeine Vorbeugemaßnahmen beim Reisen, Seite 849.

Gelbfieber

Häufigkeit
Gelbfieber ist eine häufige Krankheit in tropischen Gebieten.

Gefährdung durch die Krankheit
Gelbfieber äußert sich zunächst durch Fieber, Schmerzen und Erbrechen. Schäden an Leber, Nieren und Gefäßen führen bei etwa zehn Prozent der Erkrankten zum Tode.

Behandlungsmöglichkeit
Keine, nur die Symptome können gelindert werden.

Durchführung der Impfung
Einmalige Impfung, die in der BRD nur in einem der etwa 80 Gelbfieberimpfstellen (z. B. Tropeninstitute, in Österreich vornehmlich in den Gesundheitsämtern) durchgeführt werden darf, weil Aufbewahrung und Herstellung der Impflösung komplizierter sind als bei anderen Impfstoffen und auch der Impfvorgang Vorsichtsmaßnahmen für den Arzt erfordert. Adressen der Tropeninstitute ➔ Seite 771.

Verträglichkeit und Risiko der Impfung
Die Impfung ist gut verträglich.

Verläßlichkeit des Impfschutzes
Die Impfung schützt für mindestens zehn Jahre. Die WHO verlangt nach zehn Jahren eine Auffrischungsimpfung.

Empfehlung
Gelbfieberimpfung ist »die eigentliche« Tropenimpfung. Welche Länder bei der Einreise eine Impfung verlangen und für welche sie laut WHO empfehlenswert ist, ➔ Seite 772.

Typhus

Häufigkeit
Typhus und Paratyphus sind infolge der guten hygienischen Verhältnisse in Mitteleuropa selten geworden. Die Infektionsgefahr für Typhus ist in Nord- und Zentralafrika relativ groß, die für Paratyphus in Südostasien und Fernost.

Gefährdung durch die Krankheit
Entzündungen von Darm, Herzmuskel, Lunge, Gehirnhaut und Gallenblase sind möglich.
Trotz rechtzeitiger Behandlung stirbt immer noch ungefähr einer von hundert Erkrankten (➔ Darminfektionen, Seite 460).

Behandlungsmöglichkeit
Antibiotika sind wirksam.

Durchführung der Impfung
Der Typhusimpfstoff wird geschluckt.
Für die Schluckimpfung gegen Typhus werden an drei Tagen mit jeweils einem Tag Pause dazwischen dreimal täglich eine Kapsel eingenommen (*Typhoral L* [BRD], *Vivotif* [Ö]).

Verträglichkeit und Risiko der Impfung
Der geschluckte Impfstoff ist sehr gut verträglich.

Verläßlichkeit des Impfschutzes
Die Impfung schützt mindestens ein, wahrscheinlich drei Jahre.

Empfehlung
Diese Typhusimpfung ist nur für besonders infektionsgefährdete Personen notwendig. Die Weltgesundheitsorganisation gibt darum keine allgemeine Empfehlung zur Typhusimpfung für Reisende.

Tollwut

Häufigkeit
Vor allem Füchse übertragen das Tollwutvirus. In der BRD hat die Zahl tollwutkranker Tiere jedoch erheblich abgenommen, seit Füchse mit einer Schluckimpfung immunisiert werden können. Gefährdet sind vor allem Menschen, die häufig mit Wildtieren zu tun haben.

Gefährdung durch die Krankheit
Nicht jeder Biß eines tollwutverdächtigen Tieres führt zum Ausbruch der Krankheit: Je weiter die Bißstelle vom Kopf entfernt ist, desto unwahrscheinlicher ist der Krankheitsausbruch. Bei einem Biß in den Gesichts-, Hals- oder Daumenbereich liegt das Erkrankungsrisiko bei 40 bis 60 Prozent.

Behandlungsmöglichkeit
Eine Impfung ist auch noch nach einem Biß sinnvoll. Eine unbehandelte Tollwutinfektion ist immer tödlich.

Durchführung der Impfung
Wer viel mit möglicherweise infizierten Tieren zu tun hat, kann sich vorsorglich impfen lassen. Die erste Impfung wird nach einer und nach drei Wochen wiederholt. Das erste Mal wird nach einem Jahr, anschließend alle fünf Jahre aufgefrischt.
Wer von einem tollwutverdächtigen Tier gebissen wurde, bekommt sechs Impfungen: Eine so schnell wie möglich nach dem Unfall, dann im Abstand von drei, sieben, 14, 30 und 90 Tagen nach dem Biß.

Verträglichkeit und Risiko der Impfung
Sogenannte HDC-Impfstoffe sind gut verträglich. Achten Sie besonders im Ausland auf die Impfstoffart, weil dort auch noch anders hergestellte Impfstoffe in Gebrauch sind. Bei ihnen ist das Risiko, durch die Impfung eine Gehirn- oder Rückenmarkentzündung oder eine Allergie zu erleiden, sehr groß.

Empfehlung
Waldarbeiter, Zoo-Angestellte und Menschen in ähnlichen Berufen bekommen in Deutschland die vorbeugende Impfung von ihren Berufsgenossenschaften bezahlt.

NATURHEILMETHODEN

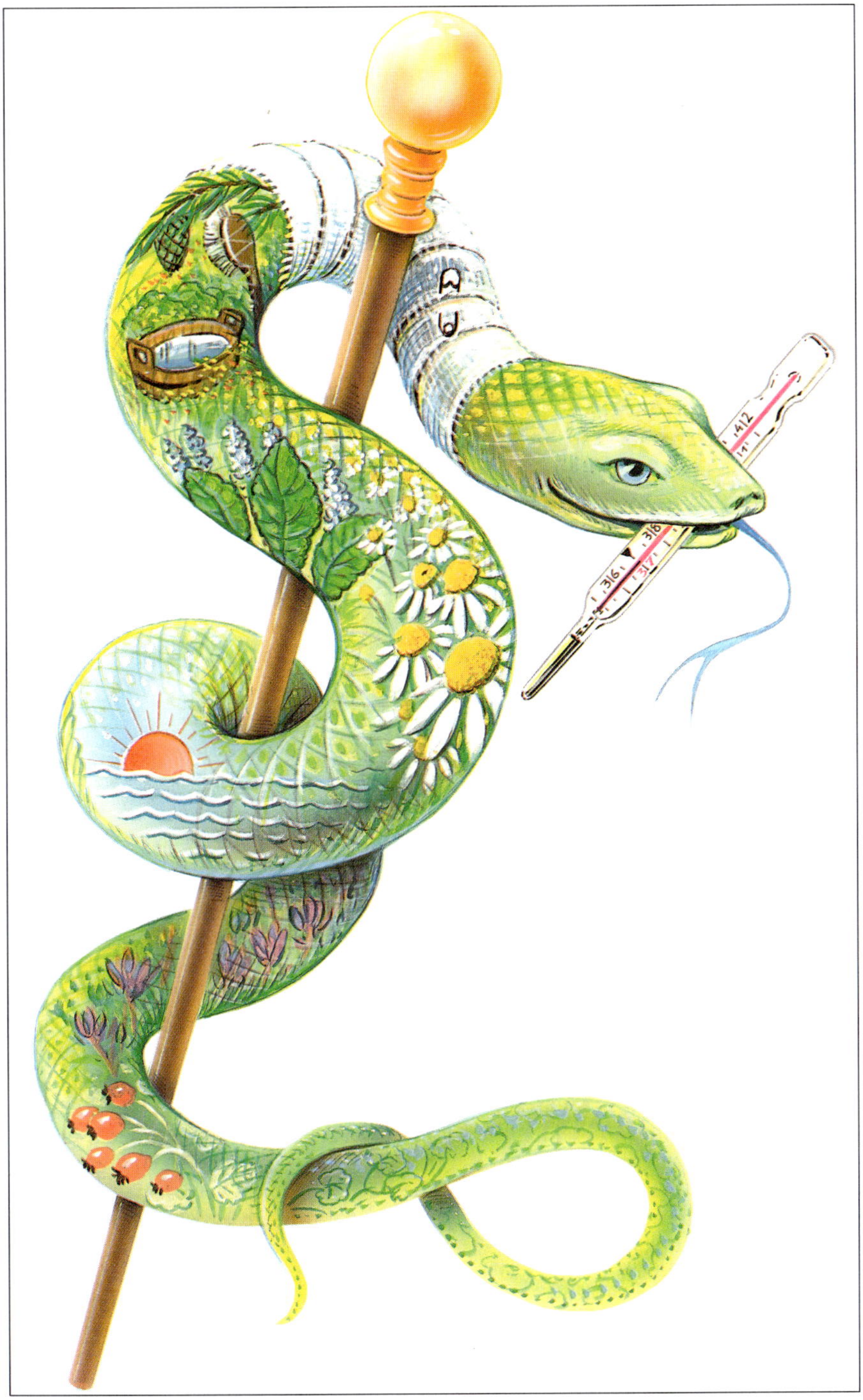

Den vielschichtigen Zusammenhängen zwischen Gesundheit und Krankheit, Befindlichkeit und Befund werden die Methoden der Schulmedizin nicht immer gerecht. Einfache Erklärungszusammenhänge von genau definierter Ursache und Wirkung befriedigen immer weniger Menschen, die sich dann oft außerschulischen Heilmethoden zuwenden.

Manche Hausmittel können sicher eine medikamentöse Behandlung überflüssig machen: Wadenwickel senken Fieber ebenso, wie Tabletten es tun.

Homöopathie oder Akupunktur können bei manchen Krankheiten »alternative« Behandlungsverfahren sein, wenn sie imstande sind, sie zu heilen. Gelingt ihnen das nicht, können sie aber sehr oft helfen, Medikamente einzusparen bzw. deren Nebenwirkungen zu verringern. In dieser Funktion als »komplementäre« Behandlungsmethode können sie bei vielen Krankheiten die schulmedizinischen Therapien begleiten.

Problematisch werden nichtschulmedizinische Behandlungen, wenn sich jemand von ihnen das Wunder der Gesundung bei lebensbedrohlichen Krankheiten erhofft und dadurch eine schulmedizinische Behandlung versäumt.

Die Meinung »Hilft's nichts, so schad's doch nichts« trifft leider nicht für alle Verfahren zu. Einige Methoden wie die Zell-, Ozon- oder Neuraltherapie oder Akupunktur bergen auch Gefahren.

HAUSMITTEL

Trockenbürstenmassage

Eine tägliche Trockenbürstenmassage kostet nur ein paar Minuten Zeit und ist eine großartige Hilfe, um morgens in Schwung zu kommen und sein Allgemeinbefinden zu verbessern.

Wirkung

Diese Selbstmassage lockert die Muskeln und verbessert die Durchblutung der Haut. Sie tut besonders wohl, wenn Sie unter niedrigem Blutdruck leiden. Das trockene Bürsten entfettet außerdem die Haut bei weitem nicht so stark wie das Schrubben im Wasser.

Das brauchen Sie

- Zwei mittelharte Körperbürsten oder
- zwei Luffahandschuhe
- eventuell ein Massageband für den Rücken

So wird's gemacht

Stützen Sie das rechte Bein am Badewannenrand auf, und führen Sie die Bürsten an den beiden Seiten des Beins gleichzeitig bei den Zehen beginnend in rhythmischen Bewegungen bis zur Oberschenkelbeuge. Wenn Sie die Seiten des Beins viermal bearbeitet haben, kommen die Vorder- und Rückseite dran. Dann setzen Sie die Bürsten an den Knöcheln an, und massieren Sie mit kreisenden Bewegungen. Diese Kreisbewegungen auch rechts und links des Knies machen. Nach vier aufwärts führenden Streichungen an der Außenseite der Oberschenkel wird die Innenseite mit waagerechten Bürstenstrichen intensiv bearbeitet. Das gleiche geschieht mit dem linken Bein. Rings um die Hüftgelenke sowie am Gesäß wird kreisend massiert. Der Bauch im Uhrzeigersinn, rechts beginnend. In der Taille unterhalb des Rippenbogens abwechselnd rechts und links waagerecht streichen. Um die Brust herum abwechselnd Achterschleifen ziehen. Den Schulterbereich gleichzeitig bürsten. Die Arme von den Fingern bis zur Schulter viermal auf allen Seiten bürsten. Wenn Sie nicht sehr gelenkig sind, können Sie für die Massage des Rückens eine Stielbürste oder ein Massageband verwenden. Wer jedoch mit der Aufwärtsbewegung beim Massieren die Wirbelsäule beugt und streckt, wird bald auch die Rückenpartie mit den Handbürsten erreichen.
Wichtig: Nach diesen Gymnastikminuten für die Haut sollten Sie die losgeschabten Zellen unter der warmen Dusche wegspülen. Danach die Haut unbedingt mit Körpermilch, Lotion oder Öl einreiben.
Vorsicht: Wer Krampfadern hat, sollte diese Stellen nur zart behandeln oder ganz auslassen.

Wickel

Der Wickel (Packung, Kompresse, Umschlag) - ob warm oder kalt - ist seit jeher beliebt als Hilfe in der »ersten Stunde«. Es verschiebt die Körpertemperatur mild und verbessert die örtliche Durchblutung.

Anlegen eines Wickels

- Ein Leinentuch wird in
- einer Schüssel mit 5 bis 10 Grad kaltem Wasser für kalte Wickel bzw. etwa 50 Grad warmem Wasser für warme Wickel eingetaucht und ausgewrungen. Dieses Tuch wickeln Sie um den Körperteil, den Sie einpacken wollen. Darüber kommt
- ein Flanell- oder Wolltuch, das mit
- ein bis zwei Sicherheitsnadeln fixiert wird.
- Ein Gummituch zum Unterlegen schützt das Bett vor Feuchtigkeit.
- Ein Handtuch brauchen Sie, wenn Sie den Wickel abnehmen.
- An den Füßen kann man für einen solchen Wickel statt der Tücher Baumwollsocken verwenden.

Kalter Wickel

Kalte Wickel dürfen nur bei jemand angelegt werden, der sich wohlig warm fühlt, also zum Beispiel nicht bei kalten Füßen. Mit kalten Wickeln kann man Fieber senken. Bei chronischen Verdauungsproblemen wie Blähungen, Leber- und Gallenleiden bringen diese Maßnahmen langfristig erstaunliche Erfolge. Wichtig ist, daß Sie beobachten, wie der Kranke auf den Wickel reagiert: Fröstelt er, so müssen Sie den Wickel sofort entfernen. Manche Menschen vertragen kalte Wickel schlecht.
Achten Sie darauf, daß der Kranke gut zugedeckt ist und daß es im Raum nicht zieht.
Wadenwickel: Die nassen Tücher werden wie oben beschrieben um die Waden gewickelt oder nasse Socken angezogen. Lassen Sie den Wickel bis zu zwei Stunden einwirken. Diese Behandlung ist ein gutes Schlafmittel.
Kurz- oder *Rumpfwickel*: Breiten Sie eine Gummimatte auf dem Bett aus, und legen Sie eine Wolldecke darüber. Darauf kommt das in kaltem Wasser ausgewrungene und doppelt gefaltete Leintuch, das genügend lang und breit

sein muß, um den Rumpf zu umschließen. Der Kranke legt sich darauf und wird nun rasch in den nassen Wickel und das trockene Tuch eingepackt. Der Wickel muß eng anliegen. Nach etwa zwei Stunden wird der Wickel abgenommen und der Kranke trockengerieben. Man kann den Wickel ohne weiteres auch »trockenschlafen«.

Warme Wickel

Warme Wickel können Beschwerden und Schmerzen bei chronischen Erkrankungen lindern, zum Beispiel bei Arthrose, bei Bauchschmerzen, einem nervösen Magen (➔ Seite 442), einem nervösen Darm (➔ Seite 459) oder bei Nieren- und Blasenerkrankungen. Ideal sind warme Wickel vor dem Essen oder gleich danach. Man kann sie mit einer zusätzlichen Wärmflasche über längere Zeit warm halten.
Das heiße Wasser für die Wickel kann man mit Zusätzen anreichern:

- Zwei bis drei Handvoll Heublumen mit vier bis fünf Litern heißem Wasser überbrühen, abseihen (wirkt anregend auf den Stoffwechsel)
- Zwei bis drei Handvoll Kamille mit zwei bis drei Liter heißem Wasser überbrühen, abseihen (wirkt entzündungshemmend)
- Eine Handvoll Eichenrinde eine halbe Stunde lang kochen (wirkt zusammenziehend, ist günstig bei Hautekzemen. *Vorsicht*: Der Sud färbt!)

Kalter Guß

Ein wichtiger Bestandteil der Kneipptherapie sind kalte Güsse. Man kann sie leicht daheim durchführen. Je nachdem, wie stark sie reizen sollen, wird man einen Arm-, Knie-, Schenkel- oder Rückenguß machen. Ein solcher Guß kurbelt die Durchblutung und den Stoffwechsel an. Auch schwache Personen vertragen einen solchen Guß gut (➔ auch Wasserbehandlung, Seite 799.)

So wird's gemacht

Sie können Leitungswasser direkt aus dem Brauseschlauch verwenden oder Wasser in ein Gefäß füllen und im Schwall überschütten. Anfangs sollte der Reiz nur schwach sein.
Man beginnt mit leicht warmem Wasser und geht über wechselwarme Güsse zu kalten über. Da der Körper morgens warm ist und gegen den Abend abkühlt, empfiehlt es sich, kalte Güsse am Morgen, abends jedoch warme Güsse anzuwenden. Einen Guß sollten Sie immer vom Körperrand zur Mitte hin durchführen:

Kalte Güsse

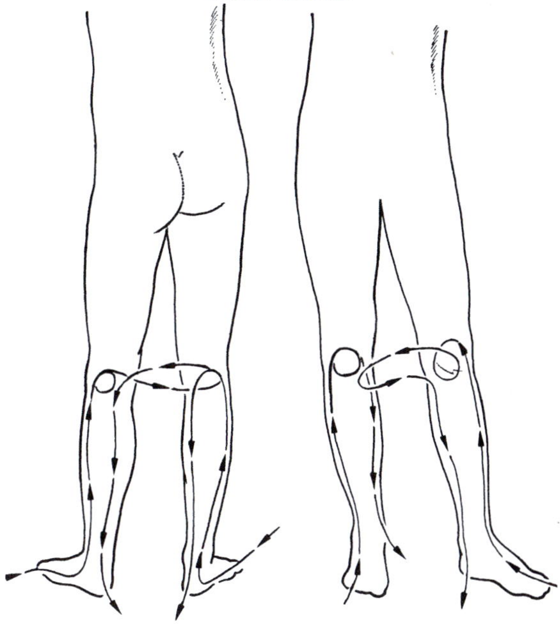

Unterschenkelguß

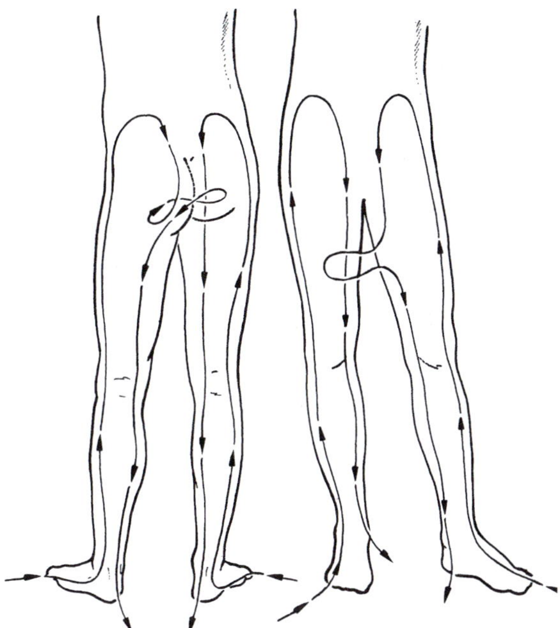

Beinguß

Führen Sie den Wasserstrahl immer wie abgebildet.

Erst die Füße, dann die Beine aufwärts bis zur Hüfte. Erst die Hände, dann die Arme entlang zur Schulter. Erst die Gliedmaßen, dann am Körper entlang, zuletzt Nacken und Gesicht.
Achtung: Vor kalten Güssen muß der Körper warm sein. Bei ausgeprägten Durchblutungsstörungen sollten Sie keine kalten Güsse machen.

Einlauf (Klistier)

In früheren Zeiten haben Einläufe in der Heilkunde eine große Rolle gespielt. Heute leitet man eine Ernährungsumstellung bei Diätkuren oft damit ein.

Wirkung

Bei Erkältungskrankheiten entlastet ein Einlauf den Organismus und bringt oft schlagartig Erleichterung.
Meist geht unmittelbar danach das Fieber zurück, Hals- und Kopfschmerzen verschwinden. Einläufe wirken auch gegen Entzündungen der Darmvertikel (➔ Seite 465). Zu häufige Anwendungen reizen die Darmschleimhaut.

Das brauchen Sie

- Einen Irrigator (erhältlich in Apotheken und Drogerien)
- Einen Liter Kamillentee (etwa zwei Grad unter der Körpertemperatur bzw. unter der Fiebertemperatur, um den Darm nicht zu reizen)
- Vaseline zum Einfetten des Einlaufrohres

So wird's gemacht

Sie schließen den Irrigatorhahn und füllen den Liter Kamillentee in das Gefäß. Fetten Sie die Spitze des Einlaufrohres.
Legen Sie sich in Seitenlage mit angezogenen Knien hin, und stellen Sie das Gefäß oberhalb Ihres Körpers auf. Führen Sie die Spitze des Einlaufrohres in den After ein. Jetzt öffnen Sie den Irrigatorhahn und lassen die Flüssigkeit langsam einlaufen.
Gehen Sie erst dann zur Toilette, wenn Ihnen der Druck nicht mehr erträglich scheint.

Inhalation

Mit dieser altbewährten Methode beugen Sie Erkrankungen der Atemwege vor, mildern ihre Begleiterscheinungen und beschleunigen die Heilung.

Wirkung

Heißer Dampf verflüssigt den zähen Schleim, der die Transporttätigkeit der Flimmerhärchen im Nasen-, Rachen- und Bronchialbereich behindert. Regelmäßig drei- bis viermal täglich jeweils zehn Minuten zu inhalieren hilft, das Sekret ohne Krämpfe auszuhusten.

Das brauchen Sie

- Ein Gefäß mit kochendem Wasser
- Ein großes Handtuch

So wird's gemacht

Bringen Sie ein bis zwei Liter Wasser zum Kochen. Stellen Sie das Gefäß auf einen Tisch, stülpen Sie sich ein Handtuch über den Kopf, beugen Sie sich über den dampfenden Topf, und atmen Sie kräftig durch. Bei Nasenerkrankungen möglichst durch die Nase, bei Bronchitis durch den Mund. Das Kopfdampfbad ist ebenso wirksam, aber billiger als die Inhalationsgeräte, die Sie kaufen können. Sein Nachteil: die Gefahr, sich zu verbrühen, ist groß. Eigentlich ist es ausreichend, Wasserdampf zu inhalieren. Man kann dem Wasser aber auch Kochsalz oder Kräuter zusetzen (Thymian, Salbei, Zinnkraut). Vorsicht bei Kamille, sie trocknet - über einen längeren Zeitraum verwendet - die Schleimhäute zusätzlich aus. Ein feuchtes Tuch, über das Gitterbett gespannt, erleichtert dem Baby bei verstopfter Nase das Atmen.
Achtung: Setzen Sie dem Wasser nichts Menthol- oder Kampferhaltiges zu. Sie können bei Kindern und empfindlichen Personen Allergien auslösen.

PFLANZLICHE ARZNEIMITTEL

Pflanzen gehören zu den ältesten Arzneimitteln, die wir kennen. Fast alle Völker oder Kulturen wissen, wie bestimmte Pflanzenteile verwendet werden müssen, um Krankheiten zu lindern oder zu heilen. Dabei unterscheiden sich die »Kräutergärten« in den jeweiligen Ländern erheblich voneinander. Das Wissen um die richtige Zubereitung und Dosierung von pflanzlichen Heilmitteln gehörte auch bei uns zum allgemeinen Kulturgut. Mit zunehmender Industrialisierung jedoch nahm es ab. Synthetische Arzneimittel haben die Pflanzenextrakte verdrängt. Sie müssen naturwissenschaftliche Prüfungen durchlaufen und sich in klinischen Tests und Vergleichsstudien bewähren. Das jahrhundertealte Erfahrungswissen aus der Volksmedizin hält solchen Tests und Prüfverfahren oft nicht Stand: In einer Pflanze findet sich nicht nur eine chemische Verbindung, sondern sie ist ein Gemisch vieler Stoffe miteinander. Der naturwissenschaftlichen Medizin fällt es schwer zu akzeptieren, daß nicht nur definierte Wirkstoffe, sondern auch das Zusammenwirken aller Bestandteile die Wirksamkeit eines Pflanzenextraktes ausmachen kann. Trotz einer Vielzahl anerkannter Phytopharmaka sind der Nutzen und die heilende Wirkung pflanzlicher Stoffe noch immer nicht unumstritten.

Die Wortführer der »reinen« naturwissenschaftlichen Lehre können sich dabei einen modernen Irrglauben der volksmedizinischen Seite zunutze machen: Nicht alles »natürliche« ist automatisch unbedenklich und unschädlich. Nicht nur die hochgiftigen Pflanzen verlangen Vorsicht. Je nach Einnahmedauer und Dosierung können auch »harmlose« Heilpflanzen erhebliche Nebenwirkungen haben.

Grundregeln für den Gebrauch von Tees:

- Unterscheiden Sie den arzneilich genutzten Tee vom Haustee. Den Haustee trinkt man als »normales« Getränk, ähnlich wie Mineralwasser. Er enthält meist nur Aromastoffe, Pflanzensäuren, eventuell Vitamine und kleine Mengen Gerbstoff. Hibiscusblüten, Hagebutten, Apfelschalen oder Brombeerblätter sind häufige Bestandteile solcher Haustees
- Im Gegensatz zum Haustee sind arzneiliche Teegetränke keine Durstlöscher. Übermäßiger Dauerkonsum pflanzlicher Heilmittel kann gefährlich werden. Beachten Sie die angegebene Dosierung von arzneilich genutzten Teezubereitungen
- Beachten Sie Anwendungsgebiete und Anwendungsdauer so sorgfältig wie bei anderen Arzneimitteln
- In den sinnvollsten Teemischungen tragen ein bis zwei Pflanzen die Hauptwirkung. Hinzu können noch ein bis zwei Pflanzen kommen, die das Aroma und den Geschmack verbessern
- Unübersichtliche Mischungen aus 20 bis 30 Pflanzen, wie sie allzuoft in fertig abgepackten Tees angeboten werden, sind wenig sinnvoll
- Verwenden Sie Teedrogen, die in unserem Kulturkreis beheimatet sind. Unsere Tradition hat uns über sie ausreichende Erfahrung vermittelt

Fertigtee (Teepräparat)

Fertig abgepackte Teezubereitungen sind einfach und praktisch in Apotheken und im Lebensmittelhandel zu bekommen. Dabei gibt es unterschiedliche Qualitäten.

Teefilterbeutel

Sie sollten einen Aroma- und Feuchtigkeitsschutz haben und mit einem Verfallsdatum gekennzeichnet sein.

Vorteile

- Sie haben die richtige Dosierung »in der Hand«. Die Pflanzenteile sind so weit zerkleinert, daß die Inhaltsstoffe beim Aufguß gut herausgelöst werden

Nachteile

- Durch die starke Zerkleinerung können die ätherischen Öle, z. B. aus Kamille, verlorengehen
- Die Qualität der in Teebeuteln abgepacken Pflanzen ist nicht immer gewährleistet. Ein Beispiel ist mancher Kamillentee in Filterbeuteln, den Fachleute eher als »Hamsterstreu« bezeichnen, in die sich vereinzelt Kamillenblüten verirrt haben
- Sie können selbst nicht erkennen, welche Qualität die im Teebeutel eingefüllten Pflanzenteile haben. Manchmal kann der höhere Preis von Teepräparaten in Apotheken ein Hinweis auf bessere Qualität sein. Doch die Formel »gutes Geld = gute Qualität« ist nicht immer gültig

Instant-Tee

Er hat den generellen Vorteil, daß er sehr rasch zubereitet werden kann. Es genügt, das Pulver oder Granulat im heißen Wasser zu lösen. Ziehenlassen oder Abseihen entfällt. Es gibt zwei Haupttypen, die sich in Herstellung und Qualität unterscheiden.

Instant-Tee aus Granulat

Dieser Typ des Instant-Tees wird gerne getrunken, weil er süß schmeckt (Zucker!). Darin liegt auch sein entscheidender Nachteil: Als Kindertee hat er Karies mitverursacht, Diabetiker dürfen ihn wegen des Zuckergehalts nicht trinken. Ein weiterer Nachteil liegt darin, daß die Füll- und Trägerstoffe zwischen 97 und 98 Prozent des Tees ausmachen. Nur zwei bis drei Prozent sind wirksamer Drogenextrakt. Granulat-Tee sollte daher nicht als arzneilich genutzter Tee verwendet werden.

Instant-Tee aus Sprühextrakt

Bei dieser Herstellungsweise bleiben die wichtigsten Stoffe am besten geschützt. Auch die Wirksamkeit des Tees ist optimal, denn es bleiben rund 20 Prozent Drogenextrakt erhalten. Instant-Tee aus Sprühextrakt ist daher die sinnvollste Form eines Fertig-Tee-Präparats.

Nachteilig ist, daß der Packungsinhalt klumpt, wenn das Pulver feucht wird.

Teebereitung zu Hause

Aufbewahrung und Lagerung

Verschiedene Pflanzenteile dienen als Teedrogen:
- Blüten, Blätter und Kraut
- Hölzer, Wurzeln und Rinden
- Früchte und Samen

Teedrogen sollten generell vor Licht geschützt werden. Licht kann chemische Prozesse beschleunigen und die Qualität der Inhaltsstoffe verändern. Dasselbe gilt für Wärme. In der Hitze können sich die ätherischen Öle verflüchtigen. Feuchtigkeit beeinträchtigt die Haltbarkeit der Pflanzenstoffe, Schimmelpilze oder anderen Mikroorganismen können sich leicht ansiedeln.
Teedrogen sollten Sie nicht in Kunststoffbehältern aufbewahren. Am günstigsten sind gut verschließbare Weißblechdosen, Holz- oder Hartkartondosen. Glasbehälter sollten braun gefärbt sein. Helles Glas läßt zuviel Licht eindringen.

Rückstände auf Teepflanzen

Arzneipflanzen sind, wenn sie heranwachsen, zahlreichen schädigenden Umwelteinflüssen ausgesetzt. Untersuchungen haben gezeigt, daß Teepflanzen oft mehr Schwermetalle (z. B. Blei, Kadmium oder Quecksilber) enthalten, als die Höchstmengenverordnung aus dem Lebensmittelbereich erlaubt. Allerdings gehen die Schwermetalle nur in geringer Konzentration in den Teeaufguß über.
Auch die Rückstände an Pflanzenschutzmitteln überschreiten zum Teil die Höchstmengenverordnung. Besonders auffällig ist die Belastung mit chlorierten Kohlenwasserstoffen wie beispielsweise DDT, das in der Bundesrepublik und in Österreich verboten ist. Teedrogen aus den Ländern der Dritten Welt können diese Rückstände aber noch aufweisen, da dort Insekten weiterhin mit chlorierten Kohlenwasserstoffen bekämpft werden. Unbelastete Teedrogen sind aber auch aus dem Inland kaum mehr zu erhalten, weil Pflanzengifte aus der normalen Landwirtschaft sich über Regen und Wind verbreiten. Die chemischen Rückstände gehen zu etwa zehn Prozent in den Teeaufguß über.
Pilze und Keime können die Drogen ebenfalls belasten. Gewöhnlich macht der Aufguß mit heißem Wasser oder das Aufkochen des Tees diese Mikroorganismen und Schimmelpilze unschädlich.

Zubereitung

Die Auswahl der Zubereitungsmethode richtet sich nach den verwendeten Pflanzenteilen.

Aufguß (Infus)
Für die meisten Blatt-, Blüten- und Krautdrogen und bei stark zerkleinerten Rinden- und Wurzeldrogen.
Die vorgeschriebene Menge an Pflanzenteilen wird in einem Gefäß (kein Kunststoff) mit kochendem Wasser übergossen.
Gefäß abdecken und fünf bis zehn Minuten stehenlassen. Danach umrühren und abseihen.

Abkochung (Decoct)
Besonders gut geeignet für sehr harte Teedrogen, wie zum Beispiel Hölzer, Wurzeln und Rinden.
Die vorgeschriebene Menge an Pflanzenteilen in kaltem Wasser ansetzen.
Das Wasser zum Kochen bringen, und fünf bis zehn Minuten am Kochen halten (umrühren!). Nach kurzem Stehen die festen Stoffe abseihen.

Kamillentee
Zubereitung:
- Einen Eßlöffel voll Kamillenblüten mit einer mittelgroßen Tasse kochendem Wasser übergießen;
- zehn Minuten bedeckt stehenlassen, abseihen.

Salbeitee
Zubereitung: wie Kamillenblüten
Anwendung: Bei Halsentzündungen alle zwei Stunden den Mund mit der Lösung ausspülen, die so warm wie erträglich sein sollte.

Kaltauszug (Mazerat)
Vor allem für schleimhaltige Drogen, wie zum Beispiel Eibischwurzel oder Leinsamen.
Die vorgeschriebene Menge Pflanzenteile mit kaltem Wasser übergießen und bei normaler Raumtemperatur mehrere Stunden stehenlassen. Danach abseihen. Der Kaltauszug hat den Nachteil, daß Keime und Pilze nicht abgetötet werden. Vor ihnen kann man sich schützen, indem man den abgeseihten Tee vor dem Trinken kurz aufkocht.

Einzelne Teerezepte stehen bei den jeweiligen Krankheiten.
Beruhigungstee ➔ Schlafstörungen, Seite 230
Hustentee ➔ Akute Bronchitis, Seite 362
Magentee ➔ Nervöser Magen, Seite 443
Blähungstreibender Tee ➔ Nervöser Darm, Seite 459
Abführtee ➔ Verstopfung, Seite 462
Blasen- und Nierentee ➔ Blasenkatarrh, Seite 476

HOMÖOPATHIE

Die Homöopathie ist ein Heilverfahren, das partielle Betrachtungsweisen ablehnt und immer auf das »Gesamtsystem« achtet, in dem ein Mensch steht und handelt.
Der Begründer der Homöopathie, der Arzt Samuel Hahnemann (1755-1843) beschrieb Gesundheit als eine geheimnisvolle Lebenskraft, die den ganzen Körper beseelt. Solange diese Vitalenergie ungebrochen bleibt, wehrt sie alle Krankheitsattacken ab. Jede Krankheit sei nur das äußere, sichtbare Zeichen für eine Grundstörung des Gesamtorganismus, meinte Hahnemann. Bei einer Krankheit muß also die gelähmte Vitalkraft des Körpers wachgerüttelt werden, dann kann sie ihre Abwehrfunktionen wieder wahrnehmen.
Um die Lebenskraft neu anzureizen, entwickelte Hahnemann eine Heilkunde, die sich von den Prinzipien der gängigen Arzneimitteltherapie, der *Allopathie*, grundsätzlich unterscheidet. Er ging davon aus, daß Ähnliches mit Ähnlichem behandelt werden muß. Die These lautet: Ein Mittel, das an einem Gesunden in hoher Dosierung bestimmte Krankheitssymptome verursacht, kann bei einem Kranken in niedriger Dosierung einen Reiz hervorrufen, der die Krankheit auslöscht.
Für diese Theorie wurde Hahnemann von seinen Kollegen hart kritisiert. Die Arzneimitteltherapie ging bereits vor 145 Jahren davon aus, daß ein Medikament »gegen« eine Krankheit wirken soll und nicht »ähnlich« wie eine Krankheit. Vor allem erschienen die extrem verdünnten Dosierungen von Pflanzenextrakten und Mineralien völlig sinnlos.
Doch gerade das sanfte Herangehen an körperliche Leiden und Schmerzen brachte Hahnemann bei seinen Patienten große Erfolge. Er schenkte seinen Kranken viel Zeit und Aufmerksamkeit. Das gehört bis heute zum Grundprinzip der homöopathischen Heilkunde. Eine sinnvolle Therapie soll den ganzen Menschen erfassen. Jeder Kranke muß als besonders gearteter Sonderfall betrachtet werden.
Das zunehmende Interesse an der homöopathischen Heilkunde wächst mit dem steigenden Unbehagen an der herkömmlichen »Schulmedizin«. Immer mehr Menschen machen die Erfahrung, daß zahlreiche allopathische Arzneimittel neben ihrer Hauptwirkung unangenehme oder schwerwiegende Nebenwirkungen haben. Sie machen auch die Erfahrung, daß viele Krankheiten durch herkömmliche Arzneimittel gar nicht beeinflußt werden können. Zahlreiche Medikamente sind einfach wirkungslos.

Homöopathie heute

Die Weltgesundheitsorganisation bezeichnet die Homöopathie als eine medizinische Disziplin, die den Kranken ganzheitlich sieht und seine Beschwerden gleichzeitig auf der körperlichen, seelischen und gefühlsmäßigen Ebene behandelt.
Die wesentlichsten Grundsätze von Samuel Hahnemann haben für homöopathisch arbeitende Ärzte auch heute noch Gültigkeit.

Untersuchung

Seriöse Homöopathen sind an ihren eingehenden Untersuchungen zu erkennen. Weil jeder Kranke »einmalig« ist, haben die individuelle Krankengeschichte, der körperliche und seelische Zustand, etwaige Schmerzen oder Beschwerden und sogenannte »Leitsymptome« besondere Bedeutung. In der Erstuntersuchung sollte der Arzt mindestens eine Stunde zusammen mit dem Kranken verbringen, um den Patienten in seiner »Gesamtheit« zu verstehen.
Für eine genaue Diagnose bedient sich der homöopathische Arzt durchaus auch technischer Untersuchungsmethoden und Hilfsmittel. Der Einsatz von EKG, EEG, Ultraschall oder Röntgen widerspricht also nicht den Prinzipien.

Behandlung

Die Homöopathie arbeitet auf verschiedenen Ebenen. Sie kennt einmal Arzneimittel, die das erkrankte Organ direkt beeinflussen sollen. Mit diesen »organotropen Arzneimitteln« behandelt man vornehmlich akute Beschwerden.
Zusätzlich gibt es noch »personotrope Arzneimittel«, auch Konstitutions- oder Umstimmungsmittel genannt, die das gestörte Gleichgewicht des Körpers wiederherstellen sollen. Sie sind die eigentliche Domäne der Homöopathie.

Ähnlichkeitsprinzip

Ausgehend von der Erkenntnis, daß man Krankheiten durch niedrig dosierte Medikamente behandeln kann, die in höheren Dosen genau die Beschwerden dieser Krankheiten hervorrufen, entwarf Hahnemann sogenannte »Arzneibilder«.
Voraussetzung für eine gelungene Behandlung ist, das Krankheitsbild in seiner »Individualität« genau zu bestimmen und die Arznei mit dem passenden »Arzneibild« auszuwählen.
Dieses ist mit ein Grund dafür, daß es den Herstellern

Das sollten Sie beachten

- Krankheiten sollte immer ein Arzt abklären. In der Bundesrepublik tragen homöopathisch geschulte Ärzte die Zusatzbezeichnung »für Homöopathie«. Heilpraktiker üben auch Homöopathie aus, sind aber keine Ärzte. In Österreich gibt es kein eigenes Diplom.
- Seriöse Homöopathie braucht Zeit. Nach dem rund einstündigen Erstgespräch sollten die weiteren Arztbesuche zwischen dreißig und vierzig Minuten dauern. Sich Zeit zu nehmen ist noch keine Garantie für eine gute homöopathische Behandlung, aber sie ist eine wichtige Voraussetzung dafür.
- Ohne den Rat eines homöopathischen Arztes sollten Sie bestenfalls die akuten Beschwerden einer genau bekannten Krankheit mit Homöopathika lindern. Eine personenbezogene Therapie ist auf eigene Faust nicht möglich.
- Verwenden Sie nur Einzelmittel, keine Mischpräparate.
- Homöopathische Arzneimittel sind nicht frei von Nebenwirkungen. Eine ungeeignete Potenzierung kann Nebenwirkungen verursachen, die durch die Substanz bedingt sind. Sie kann das Krankheitsbild verschlimmern oder das Körpergleichgewicht noch mehr stören.
- Gefährlich kann eine homöopathische Behandlung dann werden, wenn der Behandler die Grenzen der Behandlung, zum Beispiel bei Infektionen, lebensbedrohlichen Krankheiten oder Krebs, nicht anerkennt.
- In Österreich verzichtet die Zulassungsbehörde bei homöopathischen Mitteln ausdrücklich auf den Wirksamkeitsnachweis. In der Bundesrepublik ist nur eine Registrierung erforderlich.
- In der BRD übernehmen viele Krankenkassen die Kosten für eine Behandlung mit homöopathischen Präparaten. Fragen Sie bei Ihrer Krankenkasse nach (➔ Das liebe Geld, Seite 718).
- Die österreichischen Krankenkassen übernehmen die Kosten für homöopathische Arzneimittel nicht; die Privatversicherungen zum Teil schon.
- Informationen über Homöopathie erhalten Sie beim Deutschen Zentralverein homöopathischer Ärzte, Bahnhofplatz 8, 7500 Karlsruhe

homöopathischer Mittel gesetzlich untersagt ist, Anwendungsgebiete für ihre Mittel anzugeben. Viele Menschen werden durch das »Ähnlichkeitsprinzip« an das »Impfprinzip« erinnert (➔ Seite 768). Im Gegensatz zum »Impfprinzip« läßt sich jedoch das »Ähnlichkeitsprinzip« der Homöopathie nicht mit naturwissenschaftlichen Methoden nachweisen.

Arzneistoffe

In der Homöopathie werden pflanzliche, tierische und mineralische Stoffe, aber auch Produkte der chemischen Industrie verwendet. Die Stoffe werden potenziert, womit das Verdünnen nach genau beschriebenen Regeln gemeint ist. Es bedeutet zum Beispiel:

- D1 (= 1:10): Auf einen Teil Arzneistoff kommen zehn Teile Verdünnung (Alkohol oder Milchzucker)
- D2 (= 1:100): Auf einen Teil Arzneistoff kommen hundert Teile Verdünnung
- D3 (= 1:1000): Auf einen Teil Arzneistoff kommen tausend Teile Verdünnung

Die Kunst des homöopathischen Arztes ist es, sich mit dem Arzneimittel, individuell dosiert, richtig in die Krankheit einzuschalten. Daher wird im Verlauf einer Behandlung ein Mittel oft in unterschiedlichen Potenzen verordnet. Mischpräparate, sogenannte Komplexmittel, lehnt die klassische Homöopathie strikt ab.

Akupunkturpunkte auf der Körperrückseite

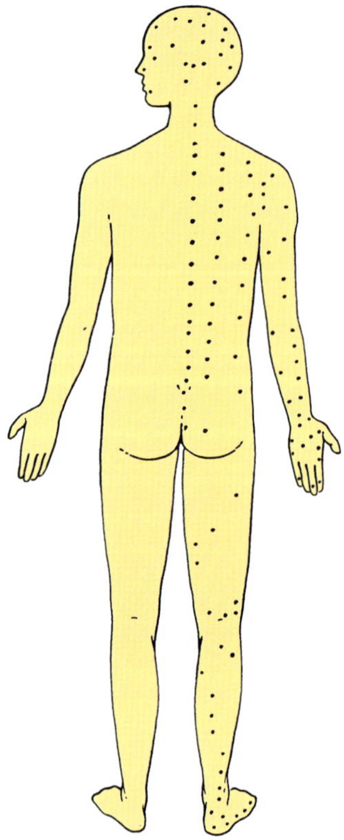

AKUPUNKTUR

Die Akupunktur kommt aus China, wo sich rund 2500 Jahre v. Chr. die Volksmedizin zu einer Hochblüte entwickelte. Bereits damals ging man von einer Diagnostik aus, die auch heute Gültigkeit haben sollte:

- Der Kranke muß in seiner Gesamtheit betrachtet werden. Dem chinesischen Denken ist es völlig fremd, den Menschen in Körper und Seele zu zerteilen. Die verschiedenen Kräfte bilden immer ein Ganzes, die Pole sind in einem Wechselspiel untrennbar miteinander verbunden
- Zur Diagnose gehören die genaue Kenntnis der Lebensgewohnheiten (z. B. Ernährung), die genaue Geschichte des Krankenverlaufs (*Anamnese*) sowie die genaue Untersuchung und Beobachtung des Patienten. Hinzu kommen die Zungen- und Pulsdiagnostik

Die Methoden der traditionellen chinesischen Medizin umfaßten im wesentlichen drei Therapieverfahren:

- Die Akupunktur, die sich mit verschiedenen Weiterentwicklungen bis in unsere Zeit erhalten hat
- Die Moxibustion, die in unseren Breiten weniger Anwendung findet. Dabei werden die Akupunkturpunkte durch das Abbrennen von getrocknetem und speziell fermentiertem Beifuß erwärmt
- Die Heilkräuterbehandlung, die traditionelle chinesische Pflanzen verwendet

Die Chirurgie konnte sich in China kaum entwickeln, denn nach konfuzianischer Lehre war das Aufschneiden des menschlichen Körpers zu therapeutischen Zwecken ein Tabu. Wahrscheinlich schenkte man aber gerade dadurch den »sanften« Diagnosetechniken (Betrachten, Hören und Riechen, Tasten, Erfragen und Untersuchen) besondere Aufmerksamkeit. Über Jahrtausende hinweg hat sich das Wissen um die Grundsätze der chinesischen Heilkunde erhalten. Im 18. und 19. Jahrhundert wurden diese Kenntnisse unter dem Einfluß der christlich-abendländischen Welt zurückgedrängt, die traditionellen Methoden gerieten als Aberglaube in Verruf. Unter Mao Tsetung wurden die alten heilkundlichen Erfahrungen neuerlich gestärkt. Die moderne chinesische Medizin kombiniert westliche Methoden mit alten Erfahrungen.

Akupunktur heute

In der westlichen Welt ist der Akupunktur die grundlegende Anerkennung bis jetzt versagt geblieben. Dennoch greifen immer mehr Ärzte zu Akupunkturnadeln. In Österreich zählt die Gesellschaft für Akupunktur und Aurikulotherapie über 1400 Mitglieder, in der Bundesrepublik schätzt man die Zahl der Ärzte, die mit diesen Verfahren arbeiten, auf über 4000.

Gleichgewichtszustand (Yin und Yang)

Gesundheit ist für chinesische Mediziner ein Gleichgewichtszustand zwischen gegensätzlichen Kräften (*Yin* und *Yang*). Beide bilden eine Ganzheit, die im steten Wechselspiel der Gegensätze die Lebensenergie *Qi* hervorbringen. Diese ständig fließende Energie sammelt sich beim gesunden Menschen in den Organen und fließt ungebrochen durch Meridiane. Jeder Lebensvorgang, jede Organfunktion ist Ausdruck des Wirkens von Qi. Nach traditioneller chinesischer Vorstellung entstehen Krankheiten meistens dann, wenn der Fluß von Qi stockt. Die Harmonie von Yin und Yang wurde gestört. Das Anstechen der Akupunkturpunkte ermöglicht der Energie dann wieder ein ungehindertes Fließen.

Meridiane

Nach traditioneller chinesischer Vorstellung wird der menschliche Körper von einem Linien-Netzwerk überzogen. Der Begriff Meridian entstand aus der Anordnung der Linien oder Bahnen: Sie verlaufen polar in der Längsachse des Menschen. Es gibt zwölf paarige (Yin und Yang) Hauptmeridiane, die in einer engen Wechselbeziehung zu den ebenfalls nach Yin und Yang angeordneten Organen stehen. Weitere Meridiansysteme spielen in der Akupunktur nur eine geringe Rolle. Wichtig sind noch zwei »außerordentliche« Bahnen, die an der Mittellinie der Körpervorderseite und -rückseite liegen. Auf diesem System der insgesamt vierzehn Meridiane liegen 361 klassische Akupunkturpunkte.

Organe

Der Begriff »Organ« ist irreführend, denn nach alter Vorstellung beschränkt sich der Begriff nicht auf Anatomie und Physiologie eines Organs, sondern umfaßt alle Funktionen eines Organsystems. So enthält beispielsweise der Funktionskreis »Lunge« die gesamte Atemfunktion einschließlich der Riechfunktion. Insgesamt kennt die chinesische Medizin elf Organe oder Funktionskreise, die mit den Meridianen in enger Wechselbeziehung stehen. Der einem Organ jeweils zugehörige Meridian ist vergleichbar mit einem Ast, der am Baum »seines« Organs abzweigt. Auf ihm liegen die Akupunkturpunkte wie Knospen, über die man die Organfunktionen therapeutisch mit Nadeln, Wärme oder Massage beeinflussen kann.

Akupunkturtherapie

Das System der Meridiane und Akupunkturpunkte ist außerordentlich komplex verwoben. Eine Gesamtdarstellung ist hier nicht möglich. Die Weltgesundheitsorganisation hat eine Indikationsliste von über 40 Krankheiten zusammengestellt, bei denen die Akupunktur eingesetzt werden kann. Erkrankungen der Nerven und des Bewegungsapparates stehen neben Störungen des Verdauungstraktes im Vordergrund. Bei langdauernden Operationen, deren Narkose den Patienten sehr belastet, bedienen sich manche Krankenhäuser inzwischen auch der Akupunktur, um durch sie Narkosemittel einzusparen.

Nadelung

Die Akupunkturpunkte werden heute meist mit Stahlnadeln angestochen. Gold und Silber werden fast nur noch in der Ohrakupunktur (➔ Seite 793) benutzt. Die Nadeldicke schwankt zwischen 0,2 und 0,4 Millimeter, die Nadellänge zwischen ein und zehn Zentimetern. Während der Behandlung kann der Patient liegen, sitzen oder in seltenen Fällen stehen. Am wichtigsten ist eine stabile, entspannte Position.

Je nach Störung wird unterschiedlich genadelt:

- Der Stichwinkel kann senkrecht oder schräg angesetzt werden
- Die Stichtiefe variiert von einigen Millimetern bis zu einigen Zentimetern
- Die Nadelung dauert zwischen zehn und dreißig Minuten
- Die Stimulation (Drehen, Heben und Senken der Nadeln) ist je nach Krankheit unterschiedlich
- Es gibt mehr oder weniger schmerzhafte Punkte. Erfahrene Ärzte informieren Sie vor der Nadelung über eventuell auftretende Beschwerden und sagen Ihnen, wie Sie sich dann verhalten sollen
- Es kann zum sogenannten »De Qi-Gefühl« kommen, das charakteristisch für eine richtig durchgeführte Akupunktur ist: Taubheit, Druck, Schwere, Kribbeln, Hitze, Kälte oder »Elektrisierung«

Mögliche Komplikationen

- Kollaps und Ohnmacht, wenn labile oder kreislaufschwache Patienten sitzend behandelt werden. Besonders am Anfang empfiehlt sich daher eine Behandlung im Liegen
- Infektionen: Sie entstehen nur bei unsachgemäßer Nadelsterilisation und Hautverletzungen. Allerdings soll jede zehnte Hepatitis durch Akupunktur verursacht worden sein
- Schmerz: Er ist auf stumpfes oder verbogenes Nadelmaterial oder ungeschickte Nadelungstechnik zurückzuführen. Schmerzen können auch durch Muskelbewegungen des Patienten entstehen, deshalb ist die entspannte Position so wichtig
- Verletzung von Organen: Sie sind extrem selten und stellen einen schweren Kunstfehler dar. Sie treten bei unzureichender anatomischer Kenntnis oder grobfahrläßiger Anwendung auf

Elektroakupunktur

Nachdem die zu stimulierenden Punkte genadelt wurden, werden Elektroden an die Nadeln geklemmt, die schwache elektrische Ströme mit unterschiedlichen Impulsen weiterleiten. Diese Methode der Elektrostimulation wurde im Zusammenhang mit der Anästhesie bei langdauernden Operationen entwickelt. Heute findet sie vor allem bei starken chronischen Schmerzzuständen Anwendung.

Sie darf auf keinen Fall durchgeführt werden

- bei Patienten mit Herzschrittmachern
- bei Patienten mit Herzrhythmusstörungen
- bei Epileptikern
- bei Schockzuständen oder Fieber
- während der Schwangerschaft

Mögliche Komplikationen

Kreislaufkomplikationen wie Blutdruckabfall oder Ohnmacht sind selten. Herzrhythmusstörungen bei zu hohen Stromstärken werden diskutiert.

Akupressur (Punktmassage)

Sie folgt denselben Prinzipien wie die Akupunktur, doch werden hier die Akupunkturpunkte durch das Massieren mit der Fingerkuppe stimuliert. Die Akupressur ist also eine »stumpfe« Akupunktur, mit der zum Beispiel bei Schmerzen eine schnelle Selbsthilfe möglich ist (➔ Shiatsu, Seite 807).

Mögliche Komplikationen

Die Gefahr liegt in der gewohnheitsmäßigen Selbstbehandlung. Dabei werden wichtige Körpersignale ausgeschaltet, die auf eine schwerere Erkrankung hinweisen könnten. Ohne ärztliche Diagnose sollte daher keine Akupressur durchgeführt werden.

Ohrakupunktur (Aurikulotherapie)

Grundlage der Ohrakupunktur ist die Annahme, daß der ganze Körper des Menschen auf der Ohrmuschel abgebildet ist. Am Ohr finden sich alle Organsysteme und die Extremitäten wieder. Entsprechend der Krankheit können bis zu 108 Punkte stimuliert werden. Die Ohrakupunktur wirkt nicht so lange wie die Körperakupunktur. Darum empfehlen erfahrene Behandler, beide Techniken

zu kombinieren: Bei akuten und sehr schmerzhaften Erkrankungen sind damit Sofortwirkungen zu erzielen.
Mögliche Komplikationen
Die Nadelung am Ohr ist oft schmerzhafter als am Körper. Die etwas dickeren Ohrakupunkturnadeln verletzen den Knorpel des Ohrs eher als andere Nadeln. Außerdem ist das Ohr infektionsgefährdeter als die Haut.

Das sollten Sie beachten
- Grundlage jeder Akupunktur-Behandlung ist eine genaue Diagnose mit Mitteln und Techniken der westlichen Medizin.
- Die Analyse der Beschwerden erfolgt nach den Gesichtspunkten der chinesischen Philosophie. Sie verlangt vom Patienten auch vorbeugendes Verhalten, z. B. eine harmonische Lebensweise und regelmäßige Körper- und Atemübungen.
- Bei chronischen Schmerzzuständen und psychosomatischen Erkrankungen ist Akupunktur inzwischen eine naturwissenschaftlich anerkannte Behandlungsweise.
- Bei anderen Akupunkturwirkungen steht die Klärung der biochemischen und physiologischen Abläufe noch aus. Das heißt jedoch nicht, daß keine Wirkungen zu erwarten sind. Die Indikationsliste der Weltgesundheitsorganisation akzeptiert die Akupunktur bei folgenden Krankheiten als Behandlungsmethode: Verdauungs-, Atmungs-, Mund-, Augen- und Nervenerkrankungen und Krankheiten des Bewegungsapparates.
- In der Bundesrepublik zahlen die Krankenkassen ärztlich verordnete Akupunktur, nachdem sie die Notwendigkeit im Einzelfall geprüft haben. Erkundigen Sie sich bei Ihrer Krankenkasse (→ Das liebe Geld, Seite 718).
- In Österreich bezahlt die Gebietskrankenkasse Akupunktur seit März 1990, wenn eine ausreichende Begründung vom behandelnden Arzt vorliegt und der Chefarzt zustimmt.

Informationen geben:

BRD: Deutsche Akademie für Akupunktur und Aurikulomedizin
Connollystraße 26; 8000 München 40

Österreich: Ludwig-Boltzmann-Institut für Akupunktur
Allgemeine Poliklinik Wien
Mariannengasse 10; 1090 Wien

NEURALTHERAPIE

Die Neuraltherapie ist ein recht junges therapeutisches Verfahren. Sie wurde 1925 von den Ärzten Walter und Ferdinand Huneke während einer Migränebehandlung ihrer Schwester durch Zufall entdeckt. Nach der intravenösen Injektion eines Rheumamittels, das unter anderem das Lokalanästhetikum Procain enthielt, wurde die Frau »schlagartig« vom quälenden Kopfschmerz befreit. Die Brüder Huneke bauten in der Folge ihre Erfahrungen weiter aus.
Zwei wesentliche Prinzipien kristallisierten sich schließlich zur sogenannten Neuraltherapie.

Segmenttherapie

Medikamente, die man an sich zur örtlichen Betäubung verwendet (Procain oder Lidocain), werden entweder in das Gewebe (*Infiltration*) oder ganz oberflächlich unter die Haut (*Quaddeln*) gespritzt. Dies geschieht entweder direkt in die schmerzende Stelle hinein (z. B. an Kopf, Rücken oder Knie) oder in sogenannte Reflexzonen. Das sind jene Hautabschnitte, die über Nervenbahnen mit inneren Organen in Verbindung stehen. Der Begriff Segmenttherapie ist aus dieser Reflexzonen-Idee (Hautabschnitt = Segment) entstanden. So strahlt bei einer Gallenkolik der Schmerz vom rechten Rippenbogen bis unter das rechte Schulterblatt. Hier kann demnach eine Reflexzone liegen: Gezielte Injektionen in diesen Hautbezirk lindern den Kolikschmerz.
Aber auch ohne direkten Schmerz hat man in der Erfahrungsheilkunde immer wieder beobachtet, daß Organerkrankungen bestimmte Veränderungen an Haut- und Unterhautbezirken hervorrufen. Daraus wurde eine Beziehung zwischen Organ und Hautoberfläche abgeleitet. Die Segmenttherapie orientiert sich an dieser Idee.
Selbstverständlich läßt durch die lokale Betäubung mit Procain das subjektive Schmerzempfinden immer nach. Das entscheidende an der Neuraltherapie ist jedoch, daß die eingetretene Wirkung länger als der betäubende Procain-Effekt anhält. Nach mehrmaliger Behandlung sollte der Schmerz für immer verschwunden sein.

Störfeldtherapie

Sie geht davon aus, daß Entzündungen oder Verletzungen (Narben) »gestörte« Impulse ins Nervensystem schicken, wodurch Schmerzen und Beschwerden auch an weit entfernten Organen entstehen. So kann beispielsweise eine entzündete Narbe am Schienbein für die chronische Entzündung eines Schultergelenks verantwortlich sein. In der Praxis gestaltet sich die Suche nach Störfeldern oft zur wahren Detektivarbeit, bei der der Arzt auf die Mithilfe des Patienten angewiesen ist.

Mögliche Komplikationen
Die Neuraltherapie verlangt einen erfahrenen und geübten Praktiker mit ausgezeichneten anatomischen Kenntnissen. Durch unsachgemäße Injektionen können neben Infektionen Nerven-, Gewebe- und Gefäßverletzungen entstehen. Ein anderes Risiko liegt im Medikament selbst. Wenn Procain oder Lidocain unsachgemäß injiziert werden, kann der »betäubende« Stoff bis zum Herzen gelangen. Das kann zu Kreislaufreaktionen, Herzrhythmusstörungen und im Extremfall bis zur Herzlähmung führen. Außerdem können Procain und Lidocain Allergien auslösen.

Das sollten Sie beachten

- Beschwerden und Schmerzen sollten immer ärztlich abgeklärt werden, damit schwere Erkrankungen oder bösartige Veränderungen nicht »übersehen« oder verschleppt werden.
- Die Neuraltherapie nimmt für sich in Anspruch, fast jedes Leiden außer geistigen, seelischen und ererbten Krankheiten sowie fortgeschrittenen Infektionskrankheiten und Krebs zu heilen. In der Praxis ist das Haupteinsatzgebiet jedoch die Schmerztherapie.
- Schmerz ist unser wichtigstes Alarmsignal. Er darf ohne Bestimmung und Ausschaltung der Ursachen nicht dauerhaft unterdrückt werden.
- Die klassische Medizin beurteilt die Störfeldtherapie äußerst skeptisch. Die Segmenttherapie ist anerkannter, wobei allerdings die meisten Ärzte Procain oder Lidocain nur in die oberste Hautschicht spritzen (»Quaddeln«). Die Infiltration wird seltener angewandt.
- In der Bundesrepublik wird das »Quaddeln« im Rahmen einer Schmerztherapie von einigen Gesetzlichen Krankenkassen bezahlt, allerdings nur dann, wenn es ärztlich verordnet wurde. Erkundigen Sie sich bei Ihrer Krankenkasse.
- In Österreich wird die Neuraltherapie nicht vergütet. Die Behandlung müssen Sie selbst bezahlen.

Informationen geben in der BRD:

Gesellschaft für Neuraltherapie
Zweigstraße 2; 8022 Grünwald bei München

Gesellschaft für Neurotherapie
Niederräder Landstraße 58; 6000 Frankfurt 1

OZONTHERAPIE

Ozon ist eine besonders energiereiche Veränderung des natürlich vorkommenden Sauerstoffs. Das Sauerstoffmolekül besteht aus zwei Sauerstoffatomen (O_2). Durch Spaltung, zum Beispiel unter dem Einfluß ultravioletter Strahlung oder elektrischer Entladungen (*Ozonisator*), verändert sich der Sauerstoff in ein dreiatomiges Molekül, das man Ozon (O_3) nennt.
Reines Ozon ist bei normalen Temperaturen ein stark stechend riechendes Gas. Es reizt die Atmungsorgane und ist bereits in geringen Konzentrationen giftig. Ozon zerfällt sehr rasch und reagiert mit zahlreichen organischen Verbindungen. Es zerstört Farbstoffe, Gummi und Mikroorganismen.
Die Ozontherapie geht davon aus, daß kleinste Mengen dieses Gases heilende Kräfte zu entfalten vermögen. Die Grundidee ist, daß vielen Krankheiten Sauerstoffmangel oder eine entartete Zellatmung zugrunde liegen (z. B. Durchblutungsstörungen, Blutarmut oder Krebs). Durch die Zufuhr von Ozon, das mit reinem Sauerstoff vermischt ist, seien - so die Annahme - schlecht durchblutete oder abgestorbene Gewebe wieder zu aktivieren und zu heilen.
Die Sauerstoff-Ozon-Mischung wird in das erkrankte Gewebe gespritzt, eitrige oder verbrannte Stellen werden

Das sollten Sie beachten

- Das Risiko von Zwischenfällen liegt bei mindestens 1:2000. Ekzeme, Herzrhythmusstörungen, Kreislaufkollaps, Schäden am zentralen Nervensystem, Erblindung, Lähmung und allergischer Schock sind vorgekommen. Einige Todesfälle haben die Gerichte beschäftigt.
- Das höchste Risiko liegt in der Injektion selbst. Das Gas kann zur Embolie führen, wenn es statt in die Vene in eine Arterie gespritzt wird. Mit Ozontherapie ist vielfach Hepatitis übertragen worden.
- Zur Behandlung von Durchblutungsstörungen, Wunden und Geschwüren gibt es wirksamere und risikoärmere Methoden.
- Weder in Deutschland noch in Österreich wird die Ozontherapie von den gesetzlichen Krankenkassen vergütet. Sie ist wissenschaftlich nicht anerkannt.

Informationen gibt in der BRD:
Ärztliche Gesellschaft für Ozontherapie
Klagenfurter Straße 4; 7000 Stuttgart 30

begast oder besprüht, bei Darmerkrankungen wird die Mischung eingeblasen. Bei Erkrankungen im Zahn- und Kieferbereich verwendet man verschiedene Lösungen als Spülung.
Auch zur sogenannten Eigenblutbehandlung wendet man das Sauerstoff-Ozon-Gemisch an. Dabei wird entnommenes Blut mit Ozon aufgeschäumt, eventuell noch mit UV-Licht bestrahlt und dann über die Vene oder in den Muskel wieder in den Kreislauf zurückgegeben.

FRISCHZELLEN-THERAPIE

Sie beruht auf der Vorstellung, daß Zellen, die in den Körper intramuskulär gespritzt oder auch eingepflanzt werden, die Selbstreparaturmechanismen des Körpers wiederbeleben und anregen: Die Bestandteile einer lebenden Zelle unterliegen einem ständigen Um- und Abbau. Je langlebiger sie sind, desto öfter müssen sie sich erneuern. Eine Zelltherapie kann - so die Vorstellung - diesen Vorgang bei Abnutzungserkrankungen beschleunigen oder reaktivieren, zumindest aber den weiteren Abbau aufhalten.
Frischzellenpräparate werden meist aus den Föten von Schafen oder Kälbern gewonnen. Man geht davon aus, daß »Gleiches mit Gleichem« zu behandeln ist. So werden beispielsweise Zellen der fötalen tierischen Leber bei Lebererkrankungen eingesetzt. Man unterscheidet die Behandlung mit »frischen« Frischzellen, die sofort nach der Entnahme aus dem Fötus gespritzt werden, und die Behandlung mit schockgefrosteten oder gefriergetrockneten Zellen.
Neben organgleichem Gewebe werden auch »unspezifische« Auszüge gespritzt, die das Immunsystem und die Widerstandskraft als Ganzes stärken sollen.

Mögliche Komplikationen
Der menschliche Organismus reagiert auf fremdes Gewebe fast immer »allergisch«. Aus der Transplantations-Chirurgie ist dieses Abstoßungsphänomen bestens bekannt. Dieses Risiko einer lebensbedrohlichen allergischen Reaktion besteht selbstverständlich auch bei tierischem Gewebe.
Anhänger der Frischzellentherapie meinen, daß das Abstoßungsrisiko bei Zellmaterial von Föten geringer sei. Doch es gibt zahlreiche dokumentierte Zwischenfälle bis hin zur tödlichen Schockreaktion. Mindestens 30 Todesfälle nach Behandlung mit Frischzellen sind bekannt, mindestens drei Patienten starben nach der Behandlung mit Organextrakten.
Schulmediziner bekämpfen diese Behandlungsmethode vehement, weil die Risiken unverantwortbar groß sind und weil bis jetzt der Nachweis ihrer Wirksamkeit fehlt. Es kommt hinzu, daß Schaf- und Ziegenzellen eine tödliche Krankheit (BSE) auf Menschen übertragen können.

Das sollten Sie beachten
- Seit dem Sommer 1987, nach dem Tod einer Frau, die vier Wochen lang mit Frischzellen behandelt worden war, dürfen Frischzellen-Fertigpräparate nicht mehr verkauft werden. Dasselbe gilt für Österreich.
- In Österreich sind seit 1988 auch Behandlungen mit Zellen von frisch geschlachteten Tieren verboten. In Deutschland gelten diese Spritzen nicht als Fertigarzneien und unterliegen daher dem Verbot nicht. Frischzellenkuren wurden 1992 in mehr als einem Dutzend Sanatorien nach wie vor angeboten.
- Frischzelltherapien werden weder von der Gesetzlichen Krankenkasse noch von Privatkrankenkassen bezahlt.

PHYSIKALISCHE THERAPIE

Physikalische Behandlungen regen Stoffwechselvorgänge durch Wärme, Kälte, Wasser, Elektrizität, Ultraschall und mechanische Maßnahmen an, fördern sie und können manchmal auch krankhafte Vorgänge hemmen. Die Medizin nennt dies »Reiztherapie«.

So erweitert zum Beispiel der Wärmereiz die Blutgefäße. Mehr Blut bedeutet verbesserter Stoffwechsel in dieser Region. Die Heilung vollzieht also der Körper selbst. Die Behandlung liefert lediglich den Anstoß dazu.

Eine physikalische Behandlung läßt sich mit einer Frage vergleichen, die dem Körper gestellt wird. Um sie zu beantworten - zu reagieren -, braucht er Zeit. Nur selten ist ein Erfolg schon nach der ersten Behandlung spürbar. Man muß die Frage öfter stellen, um eine deutliche Antwort zu erhalten. Manchmal können 20 bis 40 Behandlungen notwendig sein. Doch richtige Dosierung, Stärke, Dauer und Abstand der Behandlungen sind wichtig. Wird der Körper »überreizt«, reagiert er mit einer Verschlechterung. Eine vorübergehende Verschlechterung zu Behandlungsbeginn ist häufig und geht meist problemlos vorüber. Sprechen Sie mit Ihrem Arzt über die Veränderung. Entweder wird er die Behandlung für kurze Zeit aussetzen oder sie in größeren Abständen durchführen.

Die meisten physikalischen Techniken wirken bis knapp unter die Haut. Lediglich die Wirkung der Elektrotherapie dringt tiefer ein. Trotzdem hat man seit jeher mit Physikotherapie auch innere Organe behandelt: Jede Hautregion hat eine Verbindung zu einer bestimmten inneren Körperregion. Mit ihren verschiedenen Methoden kann die physikalische Medizin also den ganzen Körper behandeln. Physikalische Behandlungen werden von den Krankenkassen bezahlt.

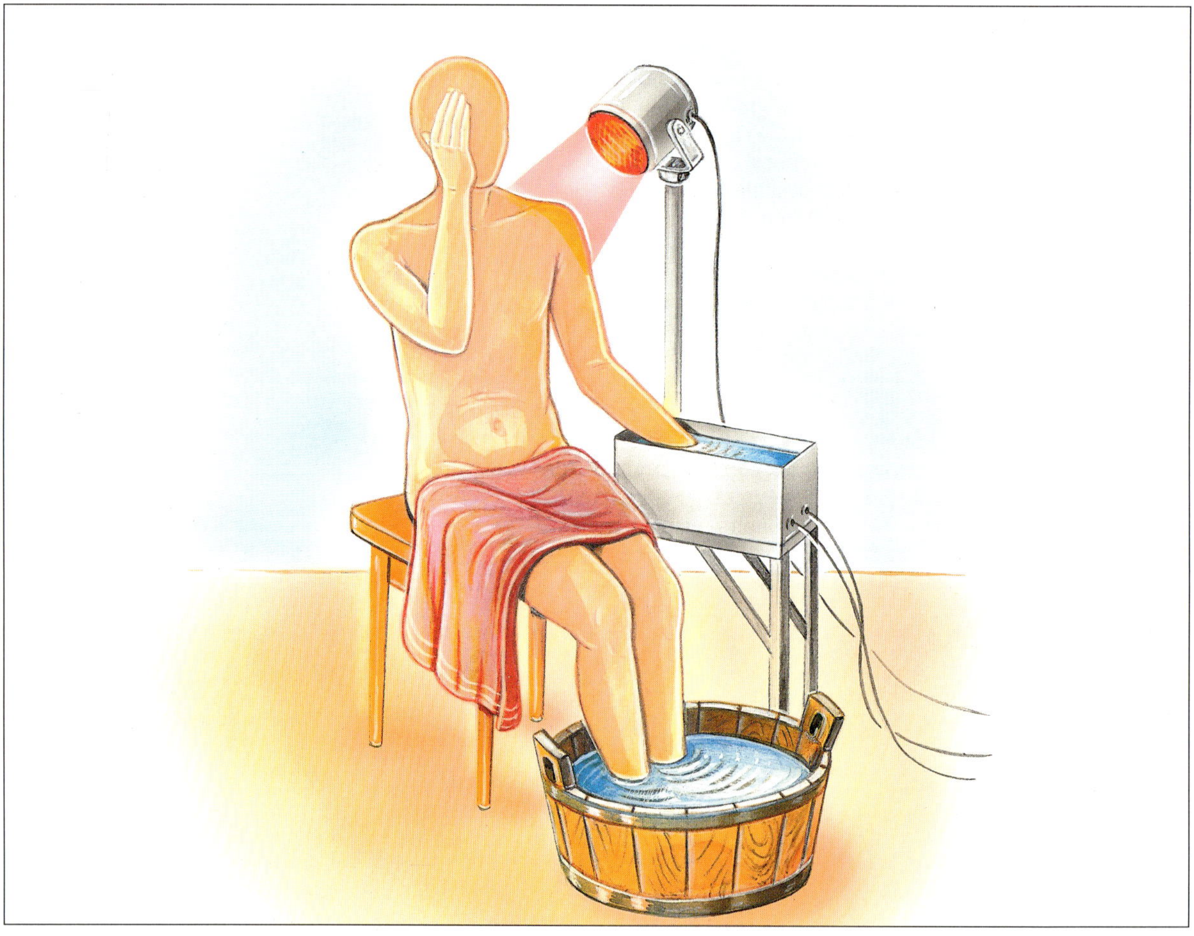

WÄRMEBEHANDLUNG

Die Wärme, mit der Krankheiten behandelt werden, kann aus verschiedenen Quellen kommen:
- Wärmestrahlung nutzt die Wärmequelle Sonne; aus künstlicher Quelle kommt die Infrarotbestrahlung
- Wärmeleitung. Dabei dienen feste Stoffe wie Moor, Lehm usw. als Wärmeträger. Der Wärmeleitungseffekt wird durch sich bewegende Luft oder Wasser verstärkt, d. h. fließendes warmes Wasser wärmt mehr als stehendes

Sonnenbestrahlung

Beim Sonnenlicht wirkt mehreres zusammen:
- UV- und Infrarot-Strahlung wirken auf die Haut
- Über die Augen hellt Licht das Gemüt auf
- Licht beeinflußt die Hormonproduktion

Durchführung
Beginnen Sie mit zwei- bis zehnminütigen Sonnenbädern täglich. Steigern Sie die Dauer der Sonneneinstrahlung jeden zweiten Tag.
Wichtig: Bestimmen Sie vor der Bestrahlung die Empfindlichkeit Ihrer Haut (➔ Sonnenbrand, Seite 314). Tragen Sie ein Sonnenschutzmittel mit einem für Ihren Hauttyp geeigneten Lichtschutzfaktor auf. Tragen Sie während des Sonnenbades eine UV-Strahlen absorbierende Sonnenbrille.

Anwendung
Allgemeine Befindlichkeitsstörungen, Vitamin D-Mangel, Hauterkrankungen wie Neurodermitis und Psoriasis.

Warnhinweis
Ein Sonnen»grill« kann gefährlich werden. Zu starke UV-Bestrahlung und jeder Sonnenbrand erhöhen das Risiko, daß sich Hautkrebs entwickelt. Das gilt auch für das UV-Licht aus Solarien und Sonnenstudios.
Bei akuten innerlichen Erkrankungen sollte man nicht mit UV-Licht bestrahlen.

Infrarotbestrahlung

Infrarotlicht ist längerwellig als das sichtbare Licht. Wärmestrahlung sieht man nicht, aber man spürt sie. Das wirkt entspannend auf Muskeln und innere Organe.

Durchführung
Der zu bestrahlende Körperteil wird vor die Infrarotlampe bzw. den Glühkasten gebracht.

Anwendung
Chronische Entzündungs- und Schmerzzustände im Kopfbereich, wo man schlecht Packungen oder Wickel anbringen kann, Nebenhöhlen- und Mittelohrentzündung. Zum Aufwärmen vor der Massage bei Muskelverspannungen und Rückenschmerzen.

Warnhinweis
Wegen der Gefahr von Verbrennungen nicht selbständig den Abstand zur IR-Lampe verringern. Wenn sich die Schmerzen nach der Bestrahlung verstärken, ist die Entzündung möglicherweise noch zu »frisch«, um mit Wärme behandelt zu werden.

Wärmepackungen: Fango, Moor, Munari

Zu den häufigsten Behandlungen bei Badekuren zählen Packungen mit sogenannten *Peloiden* wie Moor, Lehm oder Fango. Dieses sind Substanzen, die in der Natur im Verlauf von Jahrtausenden entstanden sind. Munaripackungen kennt man vornehmlich in Österreich. Munari ist eine mit Wasser angerührte Paste aus Cayennepfeffer und Kreide. Als Packung aufgetragen, passen sich diese Packungen dem Körper gut an und halten die Wärme lange. Zusätzlich wird manchen ihrer Inhaltsstoffe eine spezielle Wirkung zugeschrieben. Moor, Fango und Munari gibt es in Apotheken zu kaufen. Damit kann man Packungen zu Hause auch selbst machen.

Durchführung
Packungsinhalt je nach Vorschrift mit Wasser zu einem Brei verrühren oder unverändert im Wasserbad auf 45 Grad erhitzen und etwa drei Zentimeter dick auf die schmerzende Stelle auftragen. Das Ganze mit Ölpapier, einem Leintuch und einer Wolldecke einwickeln. Die Packung soll etwa eine halbe Stunde einwirken. Nach dem Abwaschen sollte man einige Zeit ruhen.
Die durchblutungsfördernde Wirkung von Munaripackungen kann man mit einer Wärmelampe verstärken.

Anwendung
Bei allen Verspannungen von Skelettmuskeln und Krämpfen der Eingeweidemuskeln, Rheuma im nicht akuten Stadium, Neuralgien, Schmerzen nach Unfällen und Sportverletzungen, »Frauenleiden«.

Warnhinweis
Erschrecken Sie nicht, wenn sich Ihr Befinden im Laufe der Behandlung verschlechtert. Diese »Kurreaktion« ist im allgemeinen ein Zeichen, daß Sie auf die Behandlung ansprechen.
Im Gespräch mit dem Arzt sollten Sie klären, ob Sie die Behandlung kurzfristig aussetzen oder sie in größeren Zeitabständen durchführen.
Für Herzkranke und Kreislauflabile sind Wärmepackungen mitunter zu anstrengend.
Nicht anwenden bei Menschen mit verringertem Schmerzempfinden (z. B. Diabetiker) oder ausgeprägten Durchblutungsstörungen (z. B. »Raucherbein«).
Munaripackungen: Munaripackungen eignen sich nicht für Menschen mit empfindlicher Haut. Die Wirkung hält noch nach dem Abwaschen an.

Sauna

Diese Form der Wärmebehandlung nutzt die Luft als Wärmeträger. Bereits in der trockenheißen Luft der Sauna (90 bis 100 Grad) beginnt der Körper zu schwitzen.
Beim Aufguß steigt die Luftfeuchtigkeit schlagartig an, der Körper reagiert darauf mit einem Schweißausbruch. Bei der anschließenden Abkühlung sollten Sie auch den Kopf mit abkühlen. Dieser Wechsel zwischen heiß und kalt ist ein ideales Kreislauftraining für gesunde Menschen.

Durchführung
Bleiben Sie für etwa zehn Minuten in der aufgeheizten Saunakammer, gießen Sie dann Wasser, eventuell versetzt mit pflanzlichen Essenzen (kein Alkohol!) auf den Saunaofen, und verteilen Sie den Dampf durch Bewegungen mit einem Handtuch gleichmäßig im Raum.
Nach weiteren zehn Minuten kalt duschen und in kaltem Becken abkühlen. Bleiben Sie möglichst nackt, bis Sie sich kühl fühlen.
Im Abstand von einer halben Stunde eventuell zweimal wiederholen. Der Schock des Aufgusses ist nicht unbedingt nötig, man kann statt dessen auch länger aufwärmen.

Anwendung
Regelmäßiges Saunieren härtet ab, beugt Erkältungen vor, fördert die Durchblutung, bringt aber auch Erleichterung bei Ischias, Rheuma und Regelschmerzen. Zusätzlich entspannt das Saunieren. Voraussetzung dafür ist, daß man sich mindestens zwei bis drei Stunden Zeit nimmt. Gesunde können bedenkenlos auch mehrmals wöchentlich in die Sauna gehen.
Wichtig: Entgegen der herkömmlichen Meinung nimmt man beim Saunieren nicht ab. Was ausgeschwitzt wird, ist Wasser. Diesen Wasserverlust sollten Sie durch Trinken von Mineralwasser oder Fruchtsäften wieder ausgleichen.

Warnhinweis
Bei akuten Infektionskrankheiten, Erkältung, Herz- und Gefäßkrankheiten sind Saunabesuche verboten. Fragen Sie im Zweifelsfall Ihren Arzt.

Dampfbad

Während gesunde Menschen die trockenheiße Luft in der Sauna auch noch bei Temperaturen von mehr als 100 Grad gut vertragen, ist die Toleranz für feuchte Luftbäder wie das Dampfbad wesentlich geringer.
Zwei Gründe sind dafür verantwortlich:
- Wasserdampf ist ein besserer Wärmeleiter als Luft
- Die mit Wasserdampf übersättigte Luft behindert die Schweißverdunstung, der Wärmeentzug durch Verdunstungskälte fällt weg

Durchführung
In der Dampfkammer, die etwa 50 Grad hat, sollten Sie so lange bleiben, wie Sie sich wohl fühlen (etwa 15 bis 20 Minuten). Die Dampfkammer ist schonender als die Sauna.

Anwendung
Dampfbäder verbessern ähnlich wie die Sauna das Allgemeinbefinden.

Warnhinweis
Wie bei der Sauna. Abkühlphase und Ruhezeiten unbedingt einhalten. Im Zweifelsfalle vorher den Arzt fragen.

KÄLTEBEHANDLUNG

Kälte ist ein altbewährtes Mittel, das bei akuten Entzündungen und Verletzungen rasch hilft. Unter der Kälteeinwirkung ziehen sich die Gefäße zusammen, eine Blutung wird gestillt, Schwellungen gehen zurück, Schmerzen werden gelindert.

Kältepackung

Durchführung

Eiswürfel in einem Tuch mit einem Hammer kleinschlagen. Eisbruch in einen Plastikbeutel füllen, Luft hinausdrücken und fest zubinden. In ein Tuch gewickelt auf die schmerzende Stelle legen. Andere Möglichkeiten sind, Kühlcontainer, wie sie für Kühltaschen gebraucht werden, oder eine fertig gekaufte Kryopackung zu verwenden. Die Kryopackung enthält ein spezielles Gel, das auch bei Minusgraden weich bleibt. Auch fließendes Kaltwasser kann kühlen.
Wichtig: Bei einer Kältebehandlung sollte der Körper und auch der Raum, in dem man sich aufhält, warm sein.

Anwendung

Geeignet als Sofortmaßnahme bei Verstauchungen, Prellungen und Zerrungen sowie bei akut entzündeten Gelenken. Kalte Kompressen auf Puls oder Schläfe sind bei Kreislaufproblemen nützlich.

Warnhinweis

Nicht anwenden bei Menschen mit verringertem Schmerzempfinden (z. B. Diabetiker) oder ausgeprägten Durchblutungsstörungen (z. B. »Raucherbein«).

Kaltluft

Durchführung

Ein starker Strahl Kaltluft oder verdampfender flüssiger Stickstoff wird über die zu behandelnden Körperteile geleitet. Da die Kälte sehr trocken ist und die Gliedmaßen während der Behandlung bewegt werden, kann es trotz der extrem tiefen Temperaturen nicht zu Erfrierungen kommen. Kaltluft kann auch als Ganzkörperbehandlung in der Kältekammer eingesetzt werden. Dazu läßt man sich im Badeanzug für drei Minuten bei minus 110 Grad durchkühlen. Nase, Mund, Ohren, Hände und Füße sind dabei mit Tüchern, Schuhen und Handschuhen geschützt.

Warnhinweis

Kaltluftbehandlungen müssen immer von einem Arzt überwacht werden.

Anwendung

Diese Spezialtherapie ist sehr teuer. Mit ihr werden vor allem Menschen mit chronischer Polyarthritis behandelt, da sie nasse Kälte schlecht, trockene Kälte aber sehr wohl vertragen.

WASSERBEHANDLUNG

Badekur

Durchführung

Eine Kur müssen Sie über Ihren Arzt bei der Krankenkasse beantragen (➔ Rente und Kur, Seite 720). Badekuren gehören zu den meist verordneten Kuren. Dabei nutzt man die mechanischen, thermischen und chemischen Eigenschaften der Heilwässer.
Je ungesünder man gelebt hat, desto länger braucht der Körper, um sich zu erholen: Drei bis sechs Wochen Kurdauer sind das Minimum. Je nach Konstitution sollte man etwa dreimal wöchentlich Bäder nehmen.
Wichtig: In Thermalbädern mit Schwefelwasser, die als Freizeitvergnügen oft von der ganzen Familie besucht werden, sollten auch Gesunde darauf achten, die vorgeschriebene Badezeit von höchstens 15 Minuten nicht zu überschreiten. Ruhen Sie sich vor dem Verlassen des Bades aus.

Anwendung

Badekuren beeinflussen die Blutzirkulation, den Wärmehaushalt, die Atmung und den Stoffwechsel sehr positiv. Der Auftrieb des Wassers entlastet die Gelenke der Beine und der Wirbelsäule, so daß Bewegungen gelingen, die außerhalb des Wassers unmöglich wären. Bei der Unterwassergymnastik kräftigt die Bewegung gegen den Widerstand des Wassers die Muskulatur. Ob die chemischen Inhaltsstoffe des Heilwassers, Kohlensäure, Jod, Radon, Schwefel und Moor, tatsächlich große Bedeutung haben bei der Linderung von Erkrankungen des rheumatischen Formenkreises, bei Frauenleiden und anderen chronischen Krankheiten, ist zweifelhaft. In Kaltluftstollen lindert man Atemwegerkrankungen. Dabei spielen neben einer Lufttemperatur von etwa 10 Grad die hohe Luftfeuchtigkeit und die Staubarmut eine wichtige Rolle. Der Aufenthalt in Thermalstollen kann bei Rheumakranken, besonders Menschen mit Bechterewscher Krankheit, günstig sein. Zusätzlich beeinflussen noch andere Faktoren den Kurerfolg: So zum Beispiel der Abstand zum Alltag, der Anstoß sein sollte, seine Lebensweise zu überdenken, und nicht zuletzt die Ernährung.

Warnhinweis

Kuren ermüden leicht. Geben Sie dem Ruhebedürfnis des Körpers nach. Bei Kuren in besonderem Reizklima besteht die Gefahr, daß sich eine verborgene Erkrankung (zum Beispiel Zahnentzündung, chronische Gallenentzündung) meldet. Herzkranke sollten Schwefelbäder nur nach Rücksprache mit ihrem Arzt machen.

Trinkkur

Bei Trinkkuren sollen Mineralwässer mit den darin gelösten Salzen und Spurenelementen den Körper günstig beeinflussen. Die wichtigsten Inhaltsstoffe von Heilquellen sind Natrium, Bikarbonat, Kohlendioxid, Kalzium, Magnesium und Sulfat sowie diverse Spurenelemente.

Durchführung
Je nach ärztlichem Rat trinkt man über einige Wochen hinweg täglich bis zu eineinhalb Liter Kurwasser.

Anwendung
Trinkkuren fördern den Stoffwechsel.

Warnhinweis
Bei eingeschränkter Nierenfunktion und bei älteren Menschen kann die Flüssigkeitsmenge Herz und Kreislauf stark belasten.

Warmes Vollbad

Die wohltuend entspannende Wirkung eines warmen Wannenbades nach einem anstrengenden Tag hat wohl jeder schon genossen. Wer einige Regeln beachtet, kann aus seiner Badewanne ein Kurzentrum machen.

Durchführung
Die Wassertemperatur sollte zwischen 35 und 38 Grad liegen. Mit einem Fieber- oder Badethermometer können Sie sie überprüfen. Der Raum sollte mindestens 20 Grad warm sein und ohne Durchzug, damit es keine Erkältungen gibt. Auch bei stabilem Kreislauf sollten Sie nicht länger als 10 bis 20 Minuten in der Wanne bleiben, danach kühl duschen und sich am besten hinlegen.

Anwendung
Sinnvoll sind warme Bäder bei Verspannung und Ermüdung.

Warnhinweis
Kinder und Menschen mit schwachem Kreislauf oder solche, die sich schlecht bewegen können, sollten nicht unbeaufsichtigt ein Vollbad nehmen.

Überwärmungsbad

Beim Überwärmungsbad wird im Körper künstlich heilsames Fieber erzeugt. Die Steigerung der Körpertemperatur beschleunigt den Stoffwechsel und wirkt anregend auf das Immun- und Hormonsystem.

Durchführung
Der Kranke liegt dabei in 37 Grad warmem Wasser. Durch Nachgießen von heißem Wasser steigert man die Temperatur langsam bis auf 43 Grad. Alle fünf Minuten ist Puls- und Temperaturkontrolle notwendig. Nach dem Überwärmungsbad muß man ein bis zwei Stunden ruhen.

Anwendung
Die Behandlung wird bei bestimmten Rheumaformen, Asthma, Colitis ulcerosa und in der Krebstherapie eingesetzt.

Warnhinweis
Diese Prozedur ist nichts für den Hausgebrauch. Die enorme Belastung für Herz und Kreislauf muß ein Arzt durch Puls- und Temperaturmessungen im Abstand von fünf Minuten kontrollieren.

Kaltes Fußbad

Seine einfachste Form ist das Wassertreten - unerläßlich bei einer Kneippkur, aber auch in der Badewanne oder mit zwei Kübeln leicht durchzuführen.

Durchführung
Das kalte Wasser soll bis zur Wadenmitte reichen. Steigen Sie hinein, und gehen Sie im Storchenschritt (abwechselnd ein Bein ganz aus dem Wasser heben) bis zu drei Minuten umher. Danach das Wasser leicht abstreifen und so lange springen, laufen oder umhergehen, bis die Füße wieder warm sind.

Anwendung
Das kalte Fußbad hilft gegen Kopfschmerzen, niedrigen Blutdruck, Darmträgkeit und Schlafstörungen. Müde und dauergestreßte Menschen und Morgenmuffel sollten es in ihr Morgenprogramm aufnehmen.

Warnhinweis
Nur mit warmen Füßen ins kalte Wasser steigen. Wer ständig kalte Füße hat, sollte besser mit Wechselfußbädern beginnen.

Warmes Fußbad

Durchführung
Die Beine sollen bis über die Waden in 36 bis 38 Grad warmem Wasser stehen. Um die Wirkung zu verstärken, kann man ein ansteigendes Fußbad daraus machen. Dabei steigert man die Wassertemperatur durch Zugießen von heißem Wasser bis über 40 Grad. Das warme Fußbad soll nicht länger als 15 Minuten dauern.

Anwendung
Zur Anregung des Kreislaufs. Bei kalten Füßen und Rückenschmerzen jeden Abend, jedoch nicht zu heiß.

Wechselfußbad

Durchführung
Dazu braucht man zwei Gefäße, eines mit warmem und eines mit kaltem Wasser. Stellen Sie die Beine etwa fünf Minuten ins warme Wasser, dann tauchen Sie sie für zehn Sekunden ins Kaltbad. Fünf bis zehnmal wiederholen, und mit Kaltwasser enden.

Anwendung
Regt die Durchblutung an, hilft bei Kreislaufschwäche und niedrigem Blutdruck. Ein Wechselfußbad läßt sich ideal mit dem Trockenbürsten (➔ Seite 784) kombinieren.

ELEKTRO-BEHANDLUNG

Die elektrophysikalische Therapie verwendet Gleich- und Niederfrequenz-Strom oder Hochfrequenzstrom. Für viele Menschen verbindet sich mit einer solchen Behandlung die Angst vor Verletzungen durch Strom. Im Prinzip ist diese Gefahr auch gegeben. Doch der Physikotherapeut weiß mit den Geräten so umzugehen, daß der Kranke dadurch nicht gefährdet wird.

Galvanisation, Niederfrequenz-Behandlung

Durchführung
An den erkrankten Körperstellen werden mit feuchten Tüchern unterlegte Elektroden angelegt, um den Strom durchs Gewebe zu leiten.

Anwendung
Die Wirkung zielt auf Entspannung von Muskeln, Linderung von Schmerzen und Verbesserung der Durchblutung. Die Durchblutung fördert die Galvanisation besonders stark. Man kann es am roten Fleck erkennen, der noch Stunden nach der Behandlung auf der Haut sichtbar ist.

Warnhinweis
Manche empfindliche Menschen vertragen Strombehandlungen nicht. Durch schlecht befeuchtete oder verrutschte Elektroden kann es mitunter zu Hautverätzungen kommen.
Nicht anwenden, wenn sich Metallteile im Körper befinden (Herzschrittmacher, Nägel, Platten, Schrauben von einem operativ versorgten Knochenbruch).

Iontophorese

Diese Methode entspricht im Prinzip einer Galvanisation. Die Iontophorese schleust auf die Haut aufgetragene Substanzen wie z. B. Procain, Salizylsäure oder schmerzhemmende Mittel mittels Strom ins Gewebe hinein.

Warnhinweis
Nicht anwenden, wenn sich Metallteile im Körper befinden (Herzschrittmacher, Nägel, Platten, Schrauben von einem operativ versorgten Knochenbruch).
Bei einer Unverträglichkeit des Medikaments kann es zu Hautallergien oder Ekzemen kommen.

Vierzellenbad

Durchführung
Arme und Beine werden je in eine mit Wasser gefüllte Wanne eingetaucht, an der Strom angeschlossen ist.

Anwendung
Entspannung von Muskeln, Linderung von Schmerzen und Verbesserung der Durchblutung.
Empfehlenswert bei entzündlichem Rheuma, Arthrosen, Durchblutungsstörungen und Störungen der peripheren Nerven.

Warnhinweis
Nicht anwenden, wenn sich Metallteile im Körper befinden (Herzschrittmacher, Nägel, Platten, Schrauben von einem operativ versorgten Knochenbruch).

Stangerbad (Hydroelektrisches Vollbad)

Durchführung
Der ganze Körper liegt in einer Wanne mit Wasser, an deren Seiten sich unterschiedlich schaltbare Elektroden befinden. Über das Wasser wird der Gleichstrom großflächig in den Körper geleitet. Das Bad dauert etwa 10 bis 30 Minuten.

Anwendung
Wie alle Gleichstrombehandlungen kurbeln Stangerbäder die Durchblutung und den Stoffwechsel an. Sie wirken beruhigend und ausgleichend auf das vegetative Nervensystem.

Warnhinweis
Nicht anwenden bei offenen Hautstellen und wenn sich Metallteile im Körper befinden (Herzschrittmacher, Nägel, Platten, Schrauben von einem operativ versorgten Knochenbruch).

Impulsstrombehandlung

Durchführung
Je eine Elektrode mit nasser Unterlage wird auf die schmerzende und auf eine entfernte Körperstelle gelegt. Der Strom wird etwa zehn Minuten hindurchgeschickt. Behandlungen an aufeinanderfolgenden Tagen sind sinnvoll, weil der Behandlungserfolg erst allmählich eintritt. Den Auflagebereich der Elektroden sollten Sie immer wieder wechseln.

Anwendung
Impulsströme mit genormten Frequenzen werden als Schmerzkiller zum Beispiel bei Ischias oder nichtoperablen Tumoren eingesetzt, bei Verspannungen, rheumatischen Beschwerden und bei Schmerzen nach einer Gürtelrose.
Als »TENS«-Geräte sind sie auch für den Eigengebrauch zu Hause im Handel.

Schwell- und Exponentialstrombehandlung

Durchführung
Je eine Elektrode mit nasser Unterlage wird auf die schmerzende und eine entfernte Körperstelle gelegt. Die Behandlung dauert etwa zehn Minuten und soll wiederholt werden, bis Erfolg eintritt.

Anwendung
Einen gesunden Muskel kann man durch Schwellstrom dazu bringen, sich zusammenzuziehen.
Muß zum Beispiel nach einer Knieoperation das Bein ruhiggestellt werden, so kann die tägliche »Schwellstromgymnastik« den Muskelschwund am Bein in Grenzen halten. Gelähmte Muskeln reagieren auf Schwellstrom nicht.
Gelähmte Muskeln behandelt man mit Dreiecks- oder Exponentialstrom. Schon ein relativ schwacher Exponentialstrom reizt gelähmte Muskeln, sich zusammenzuziehen.
Auf den geschädigten Nerv hat die Behandlung zwar keine nennenswerte Wirkung, der Strom »trainiert« den Muskel jedoch so lange, bis sich der Nerv erholt hat und von sich aus den Muskel wieder steuern kann. Für Lähmungen, die auf zerstörter Hirnsubstanz beruhen, wie zum Beispiel nach einem Schlaganfall, ist diese Behandlung nicht geeignet.

Warnhinweis
Bei nicht sachgemäßer Anwendung kann es zu Verätzungen kommen.

Interferenzstrombehandlung

Interferenzstrom entsteht durch Überlagerung verschiedener Frequenzen von Wechselstrom. Er geht besser durch die Haut als Gleichstrom und wird als angenehmer empfunden.

Durchführung
Zwei bis vier Elektroden werden mit nassen Schwämmchen in der Gegend der schmerzenden Stelle angelegt. Der Strom wird etwa zehn Minuten hindurchgeschickt.

Anwendung
Interferenzstrombehandlungen sind sinnvoll bei allen Muskelverspannungen.
Dieser Wechselstrom ist auch anwendbar, wenn sich Metallimplantate im Körper befinden. Es sind kaum Verätzungen möglich.

Hochfrequenzstrombehandlung

Die Behandlung mit hochfrequentem Strom durchwärmt - je nach angewandter Frequenz (Kurzwellen, Dezimeterwellen, Mikrowellen) - das Gewebe in der Tiefe.

Durchführung
Man bestrahlt den erkrankten Körperteil. Die Behandlung dauert etwa zehn Minuten und sollte im Tagesabstand zehnmal wiederholt werden.

Anwendung
Mit Hochfrequenzstrom behandelt man chronische Organ- und Gelenkerkrankungen, bei denen die tief im Körper wirkende Wärme heilsam ist.

Nebenwirkungen
Es können Herzbeschwerden und Schlafstörungen auftreten. In diesem Fall sollten Sie den Arzt informieren.

Warnhinweis
Eine sorgfältige Dosierung ist sehr wichtig, da die Bestrahlung in der Tiefe wirkt und auf der Hautoberfläche nur eine leichte Erwärmung zu spüren ist. Vor der Behandlung müssen Sie alle Metallgegenstände (Ketten, Uhren, Ringe, Prothesen usw.) ablegen.
Behandlungen mit Hochfrequenzstrom dürfen bei Menschen nicht gemacht werden, die Herzschrittmacher oder Metallteile tragen wie Knochennägel, Stecksplitter oder ein künstliches Hüftgelenk aus Metall. Auch Schwangere dürfen damit nicht behandelt werden.

ULTRASCHALL-BEHANDLUNG

Ultraschall bringt Gewebemoleküle zum Schwingen. Diese Schwingung bewirkt eine Art Mikromassage und läßt Wärme entstehen.

Durchführung
Luft leitet Ultraschall kaum. Darum bestreicht man die zu beschallende Körperstelle mit einem Kontaktgel oder behandelt im Wasserbad. Der Schallkopf des Gerätes wird auf die Stelle aufgesetzt und bewegt. Die Behandlung dauert zwei bis zehn Minuten und sollte im Tagesabstand mehrmals wiederholt werden.

Anwendung
Ultraschallbehandlungen sind empfehlenswert bei chronisch entzündlichen Erkrankungen des Bewegungsapparats, bei gelenknahen Sehnenschmerzen (Knie- und Hüftarthrosen, Tennisarm, Schulterschmerzen) sowie bei Rückenschmerzen.

Warnhinweis
Ultraschallbehandlungen dürfen bei akuten Entzündungen und bösartigen Tumoren nicht angewendet werden. Wird der Schallkopf nicht bewegt, kann es zu schmerzhafter Erwärmung kommen.

MAGNETFELD-BEHANDLUNG

Als man beobachtete, daß Knochenbrüche in elektromagnetischen Feldern rascher heilen als sonst, vermutete man eine Zeitlang, daß magnetische Felder heilsam wirken. Dies ließ sich jedoch nicht bestätigen.

Durchführung
Der erkrankte Körperteil wird in ein Magnetfeld gebracht, das eine halbe bis ganze Stunde einwirken soll. Die Behandlung wird etwa zehnmal an aufeinanderfolgenden Tagen wiederholt.

Anwendung
Sie soll bei vielerlei Beschwerden helfen.

Warnhinweis
Diese Therapie ist nicht allgemein anerkannt. Die deutschen Krankenkassen haben 1992 beschlossen, sie nicht mehr zu bezahlen. Nebenwirkungen sind nicht bekannt.

LASERBEHANDLUNG

Die Kraft eines gebündelten Lichtstrahls in Form des Hart-Lasers nutzt die plastische Chirurgie und die Mikrochirurgie. Er dient als besonders schonendes chirurgisches Messer.
SOFT-, MID- und Infrarotlaser sind von wesentlich geringerer Intensität als die chirurgischen Laser. Sie sollen die Zellfunktionen in der Haut anregen. Der Nachweis der Wirksamkeit fehlt allerdings.

Durchführung
Der Strahl wird je nach angestrebter Wirkung kürzer oder länger auf die gewünschte Stelle (Akupunkturpunkt oder erkranktes Gebiet) gerichtet.
Die Behandlung wird mehrmals an aufeinanderfolgenden Tagen wiederholt.

Anwendung
Der Soft-Laser dient zur schmerzlosen Akupunktur bei Kindern. Flächige Laserbehandlung hilft unter anderem bei schlecht heilenden Wunden und durchblutungsgestörten Hautbezirken. Die Soft-Laser-Behandlung ist wissenschaftlich noch nicht anerkannt, wird jedoch in vielen Kliniken bereits durchgeführt.

HEILGYMNASTIK

Heilgymnastik hilft, Muskeln zu lockern, zu stärken und steife Gelenke wieder in Bewegung zu bringen. Durch Heilgymnastik kann man andere Bewegungsmuster erlernen, so daß man krankmachende Bewegungsabläufe in Zukunft vermeiden kann.

Durchführung
Heilgymnastik müssen Sie in jedem Fall unter fachkundiger Anleitung erlernen. Später dann müssen Sie sie regelmäßig selbst durchführen. Heilgymnastik ist immer eine Dauerbehandlung. Wichtig ist, daß die Übungen 15 bis 30 Minuten dauern und Sie sie mindestens ein- bis zweimal täglich durchführen. Sie sollten immer am selben Platz ausgeführt und in den Tagesablauf integriert werden. Die günstigste Zeit dafür ist der späte Vormittag und der späte Nachmittag. Je nach Erkrankung beginnt man in verschiedenen Ausgangsstellungen. Als unbelastete Haltung gelten die Rückenlage, die Seitenlage mit einem angezogenen Bein, der Sitz auf einem Hocker, der Vierfüßlerstand (auf Händen und Knien) und Gymnastik im Wasser, das durch seinen Auftrieb entlastet.

Anwendung
Je nach der Ursache der Bewegungsstörung und den Bedingungen des Patienten werden verschiedene Techniken eingesetzt:

Funktionelles Üben
Sind Gelenke scheinbar »von selbst« oder durch das Ruhigstellen in einem Gipsverband oder nach Operationen unbeweglich geworden, übt der Kranke das Beugen und Strecken aktiv, eventuell gegen den Widerstand eines Gewichtes oder gegen den Druck, den der Trainer ausübt.

Mobilisation
Der Behandler verschiebt die Gelenkflächen in Richtungen, die der Patient durch die Bewegung der eigenen Muskeln nicht erreichen kann. Bei dieser Behandlungstechnik bleibt der Kranke passiv. Alle bettlägrigen Patienten, die sich selbst nicht mehr bewegen können, müssen »durchbewegt« werden, damit die Gelenke nicht versteifen.

Haltungsturnen
Bei Verspannung der Rückenmuskulatur und bei Haltungsschäden wird, wenn die Schmerzen abgeklungen sind, meist in Gruppen die sogenannte Rückenschule durchgeführt. Sie beginnt mit Stretching (➔ Bewegung und Sport, Seite 901), dann folgen Kräftigungsübungen für die schwachen Muskeln und zuletzt ein Programm, um das Zusammenspiel der Muskeln zu koordinieren.

Atemübungen
Sie verstärken beim Haltungsturnen die Bewegung der Wirbelsäule in die richtige Richtung. Für Lungen- und Asthmakranke und für Kinder, die lernen müssen, das Bronchialsekret abzuhusten (➔ Muskoviszidose, Seite 692), gibt es spezielle *Atembehandlungen.*
Da die Atmung eng gekoppelt ist mit der Muskelanspannung und -entspannung und diese wiederum von Gefühlen beeinflußt werden können, haben sich spezielle Körperbehandlungsmethoden entwickelt. Sie gehen über das Spüren und das Bewußtwerden des Atems den mit den Muskelverspannungen verbundenen Empfindungen nach (➔ Entspannung, Seite 813).

Lähmungsbehandlungen
Wenn bei Querschnittlähmung, nach Unfällen, Schlaganfällen oder Erkrankungen des Nervensystems wie zum Beispiel der Multiplen Sklerose Muskeln gelähmt bleiben, kann ein spezielles Training die Muskulatur optimal fördern, die dem Willen noch zur Verfügung steht. Am häufigsten werden dabei Behandlungen nach Bobath oder »PNF« angewendet. Sie versuchen, durch Wiederholen bestimmter Bewegungsmuster das im Gehirn zugrunde gegangene Steuerprogramm neu zu entwickeln. Physikotherapeuten müssen für diese Behandlungen Spezialausbildungen absolvieren.

Anwendung
Beschwerden im Bewegungsapparat sind oft auf unzureichend trainierte oder falsch belastete Muskeln zurückzuführen. Mit Heilgymnastik kann man bei Lähmungen nach Schlaganfällen, Hirntumoroperationen, Multipler Sklerose oder bei Kindern mit Entwicklungsstörungen Erfolge erzielen. Sie ist ein unverzichtbarer Bestandteil jeder »Rheuma«behandlung.

Warnhinweis
Voraussetzung für eine erfolgreiche und schadlose Heilgymnastik ist, daß ausgebildete Experten den richtigen Ablauf der Übungen zeigen und auf mögliche Überforderung hinweisen.

MANUELLE THERAPIE

Handgrifftechniken zur Behandlung von Gelenkbeschwerden gibt es seit Jahrtausenden bei allen Kulturvölkern.
Diese Techniken wurden zur Jahrhundertwende in den USA gesammelt. Fast gleichzeitig wurden zwei Schulen gegründet. Die eine nannte ihre Lehre *Chiropraktik*, die andere *Osteopathie*.
Seit den fünfziger Jahren verbreitet sich die erstere auch im deutschsprachigen Raum. Sie wird von Orthopäden und Heilpraktikern besonders bei Wirbelsäulenproblemen angewendet. Nicht in allen Fällen bezahlen die Kassen diese Behandlung.
Die Osteopathie hat sich zu verschiedenen Spezialtherapien weiterentwickelt. Eine davon ist die SOT, eine andere die AK (beide siehe rechts).

Chiropraktik

Durchführung
Durch gezielte, zum Teil ruckartige Bewegung macht der Chiropraktiker in ihrer Beweglichkeit eingeschränkte, blockierte, aber nicht verwachsene Gelenke wieder funktionstüchtig. Dabei kann es, muß aber nicht, laut »knacken«.

Anwendung
Sinnvoll ist die chiropraktische Behandlung bei funktionellen Bewegungseinschränkungen der Wirbelsäule und der Gelenke.

Warnhinweis
Chiropraktik gehört in die Hände ausgebildeter Experten. Zu häufiges »Einrenken« kann überbeweglich machen. Dann »schlackert« das Gelenk, ist nicht mehr recht belastbar und damit auch nicht in der gewünschten Weise geheilt.
An der Halswirbelsäule kann es bei vorgeschädigten Gefäßen durch innere Verletzung der Wirbelarterien zu dramatischen Zwischenfällen kommen.

SOT: Sacro-Occipital-Technik (Craniale Osteopathie)

Diese Therapiemethode geht davon aus, daß - entgegen der herkömmlichen Meinung - Schädelknochen und Schädelnähte noch beweglich sind und daß die pulsierende Hirnflüssigkeit den Schädel (*Occiput*) über die Wirbelsäule mit dem Kreuzbein (*Sacrum*) verbindet. Eine Störung im Kopfbereich soll dadurch verschiedene Erkrankungen im ganzen Körper auslösen.

Durchführung
Der Behandler bewegt die Schädelknochen mit geringem Druck gegeneinander. Durch die Reizweiterleitung wirkt er damit angeblich auf die gesamte Wirbelsäule. Das soll die mit der Fehlhaltung zusammenhängenden Probleme im Körper positiv beeinflussen.

Anwendung
Die Behandlung soll sich bei Kindern, deren Knochen noch wachsen, besonders eignen. Neben Fehlhaltungen, Hüft- und Wirbelsäulenproblemen lassen sich angeblich auch Asthma, chronischer Schnupfen, Angina und Kieferfehlstellungen gut behandeln.
In Amerika, England, Frankreich und der Schweiz ist die Cranio-Sacral-Therapie verbreitet. In der BRD und in Österreich gibt es erst wenige Ärzte und Therapeuten, die diese Therapie beherrschen. Die Krankenkassen bezahlen sie nicht. Sie ist wissenschaftlich nicht anerkannt.

AK - Angewandte Kinesiologie

Diese Technik kommt aus der Chirotherapie und ist erst ein Vierteljahrhundert alt. Sie ist ein eigenes Medizinsystem und behandelt - wie die praktische Medizin - den ganzen Körper. Den Zugang erhält man durch Testen der Muskelkraft. Die AK behauptet, daß bestimmte Muskeln im Zusammenhang mit bestimmten Körperorganen und Nahrungsbausteinen stehen.

Durchführung und Anwendung
Angeblich können mit AK Diagnosen erstellt werden, Nahrungsmittelallergien ertestet und alle Krankheiten positiv beeinflußt werden. Der Wirksamkeitsnachweis steht allerdings noch aus. Die Methode ist wissenschaftlich nicht anerkannt.

MASSAGE

Die Sprache der Berührung

Wenn wir Anteil nehmen an einem Menschen, berühren wir ihn: Wir schließen ihn freudig in die Arme, streichen zärtlich über seine Wange, legen tröstend die Hand auf seine Schulter. Berührung ist lebensnotwendig, heißt, Kontakt zu haben zur Außenwelt. Berührung schenkt Wärme, Geborgenheit, Entspannung, Bestätigung, schenkt Selbstwertgefühl und Vitalität.

Die östliche Medizin nennt manche Zeiten im Leben »Tore zur Veränderung« und lehrt, daß wir gerade in diesen Krisenzeiten unsere grundlegende Kondition verbessern können, wenn wir mit der Gesundheit achtsam umgehen, sie aber dauerhaft schädigen, wenn wir sie vernachlässigen. Es sind dies die Zeit der Pubertät, der Schwangerschaft und der Wochen danach, die Zeit der Lebensmitte, der Wechseljahre. In diesen Phasen können Berührungsbehandlungen helfen, Spannungen abzubauen. In Streßzeiten ist das Bedürfnis nach Berührung größer, weil Berührung Spannung lösen kann. Jede Massage zielt auf die Regeneration des Körpers ab und belebt die Selbstheilungskräfte. Jede der verschiedenen Massage-Techniken hat jedoch ihre eigene Philosophie und Grenzen.

Die westliche Tradition (*Schwedische Massage*) fußt auf einem mechanistischen System: Im Bewegungsapparat soll die richtige Funktion von Muskeln, Sehnen und Gelenken wiederhergestellt werden. Dieses System arbeitet mit Teilen des Körpers und ihren Beziehungen zueinander.

Die östliche Tradition beruht auf der Vorstellung von Energie, die im Körper zirkuliert und in Fluß gehalten werden muß. Verspannte Muskeln blockieren diesen Energiefluß.

In den letzten Jahren haben sich aus beiden Systemen Mischformen entwickelt, die den Anspruch erheben, als »ganzheitliche Massagen« zu gelten.

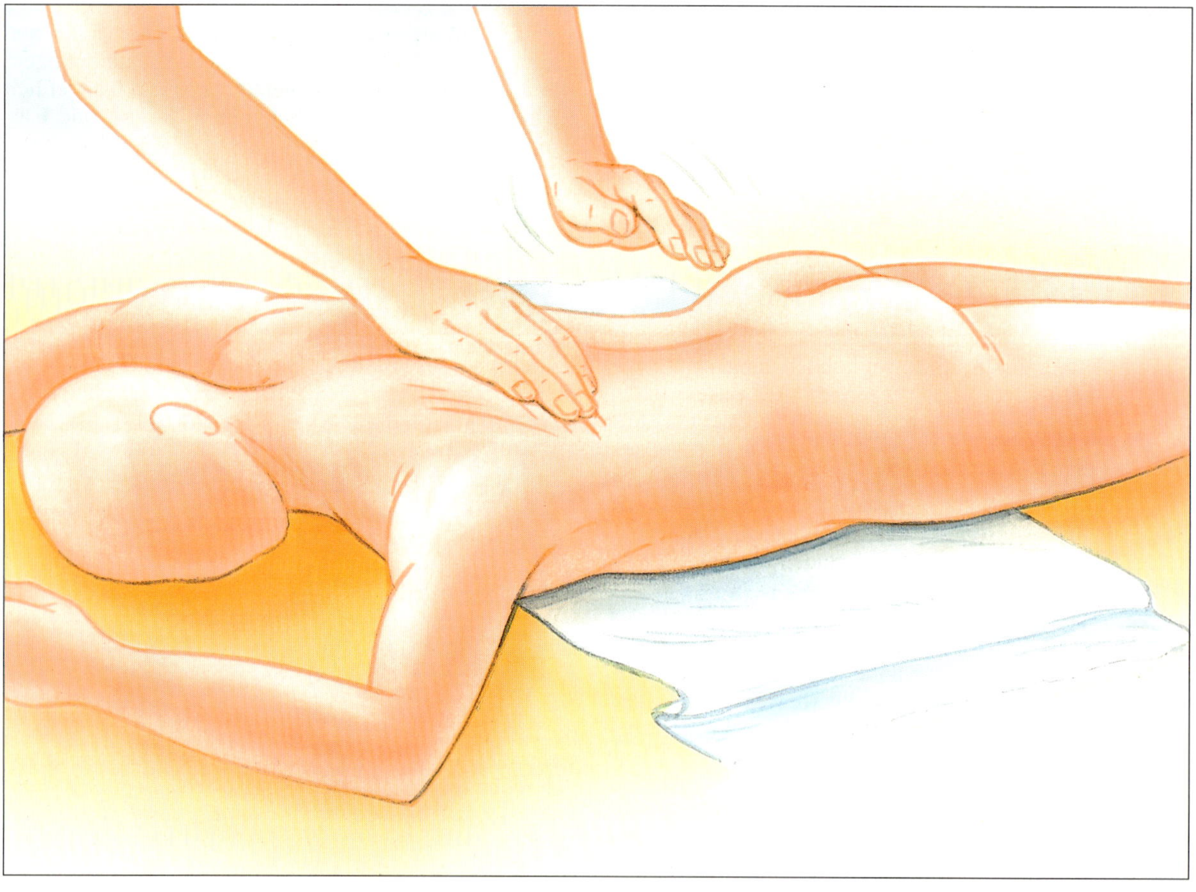

Das bewirkt Massage

Massage wirkt auf zwei Ebenen: Auf der körperlichen entspannt und belebt sie die Muskeln, unterstützt den Blutstrom und den Lymphfluß und dehnt die verbindenden Gelenkgewebe. Dieser Bereich wird von der klassischen Massage betont. Im seelischen Bereich kann Massage von Anspannung und Angst befreien. Wenn Sie diese Wirkung zulassen, kann Massage auch ein neues Körpergefühl entstehen lassen: Sie lernen spüren, welcher Körperteil sich »abgetrennt« fühlt, wo Energien »blockiert« sind, und Sie können ein neues, ganzheitliches Selbstbild entwickeln. So setzt Massage Energien wieder frei, kann Haltung und Gesichtsausdruck verändern. Massage kann in Berührung bringen mit seelischen Schmerzen aus der eigenen Geschichte. Damit gibt sie die Möglichkeit, sich gemeinsam mit einem Therapeuten weiter damit auseinanderzusetzen.

Die entspannende und heilende Wirkung der Massage kann verstärkt werden durch

- gezielte Atemtechnik: Wenn man zu dem Körperbereich hinatmet, an dem der Masseur arbeitet, kann man die manchmal entstehenden Schmerzen selbst lindern
- Vorstellung von Farben (➔ Entspannung, Seite 814)

Schwedische Massage

So wird's gemacht

Wichtig ist ein ruhiger, warmer Raum. Der Empfänger sollte sich wach auf die Berührung des Masseurs konzentrieren, dieser sollte zentriert und ausgeglichen sein und warme Zuwendung einbringen. Die Hände des Masseurs sollten mit Öl warmgerieben sein. Teures Massageöl ist nicht notwendig, am besten eignet sich Sonnenblumen-, Distel- und Kokosöl oder auch das teurere Mandelöl, mit einigen Tropfen Zitronensaft aromatisiert. Aromen aus Sandelholz, Jasmin und Mandarinen haben entspannende Wirkung, Salbei wirkt muskellockernd.

Die Grundmassage beruht auf gleitenden, knetenden, kneifenden, streichenden Griffen. Die Hände können drücken, schlagen und rollen, die Handkanten hacken, die Fäuste trommeln (➔ Seite 808).

Sie sollten die Grundtechniken bei einem Experten lernen und sich in dieser Zeit selbst massieren lassen, um die Wirkung der Griffe zu erspüren.

Selbstmassage

Wir machen unbewußt Selbstmassage, wenn wir die Stelle reiben, an der wir uns angeschlagen haben, oder den verspannten Nacken kneten. Gezielt am ganzen Körper eingesetzt, kann Selbstmassage erfrischen und entspannen. Vor Beginn der Massage sollten Sie sich auf den Atem konzentrieren:

Atmen Sie ein paarmal genüßlich ein und aus, und machen Sie sich Ihr Atmen bewußt. Besonders bei Stellen, an die Sie schlecht herankommen bzw. bei denen stärkerer Druck nötig ist, ist es wichtig, vorher auszuatmen, damit Sie mit dem Gewicht Ihres Körpers die Massage durchführen (➔ Seite 808).

Nach Beendigung der Massage streichen Sie von der Stirn zum Kinn, immer von der Gesichtsmitte nach außen. Massieren Sie auch den Unterkiefer, die Ohren von unten nach oben und zuletzt die Kopfhaut mit sanften Strichen.

Einige Minuten im Lotus-Sitz (➔ Yoga, Seite 820) oder in der Rückenlage mit angezogenen Beinen zur Entspannung runden die Selbstmassage ab.

Shiatsu (Druckmassage)

Shiatsu (*Akupressur*) entstand aus der traditionellen japanischen Massage der Druckpunkte, die auch bei der Akupunktur gereizt werden und von denen man sich vorstellt, daß sie durch Meridiane verbunden sind (➔ Akupunktur, Seite 791).

Ist der Mensch gesund, fließt die Lebensenergie darin ungehindert. Übersetzt in westliche Vorstellungen heißt das: wie Treibstoff in der Pipeline. Bei unmäßigem Lebensstil, emotionalem Streß, Schwäche oder Verletzungen ist dieser Fluß gestört.

Shiatsu soll gestaute Energie wieder zum ruhigen Fließen bringen können.

So wird's gemacht

Mit leichtem Druck und kreisenden Bewegungen werden bestimmte Punkte und Hautareale angeregt, um eine allgemeine Entspannung zu erzielen. Zwischen fünf und 20 Sekunden reichen dazu völlig aus. Allzu starker Druck kann gegenteilig wirken.

Diese Technik, in der mit den Daumen, den Händen, Ellenbogen oder Füßen Druck ausgeübt wird oder Dehnungen durchgeführt werden, sollte man bei einem Experten erlernen. Beim Selbstausführen ist wichtig, daß Sie konzentriert und langsam vorgehen.

Mit ein wenig Fingerspitzengefühl können Sie Shiatsu auch als Partnermassage betreiben. Dazu liegt der Partner am besten leicht gekleidet und entspannt auf einer Matte, und Sie setzen immer beide Hände an den symmetrischen Punkten ein. Nachher entspannen.

Schwedische Massage

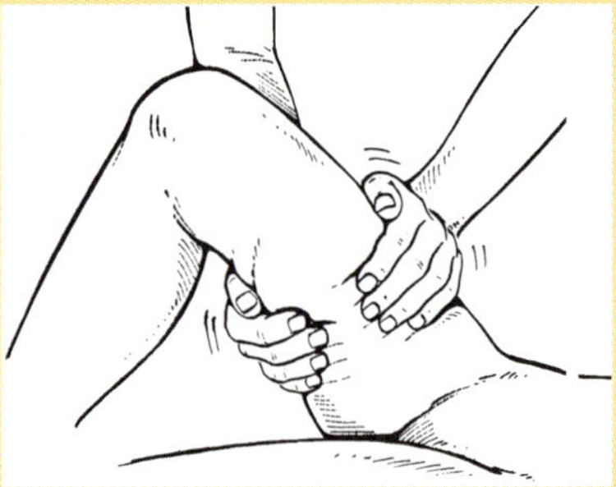

Die Hände rollen…

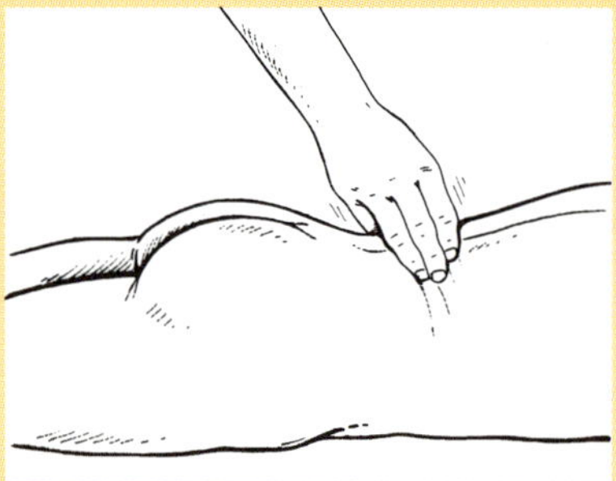

…streifen

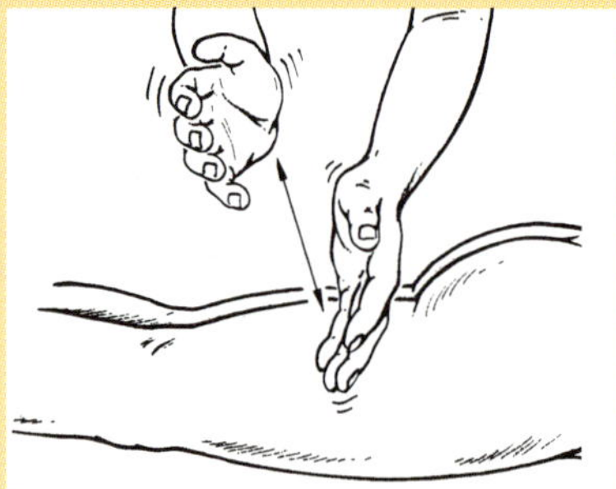

…schlagen

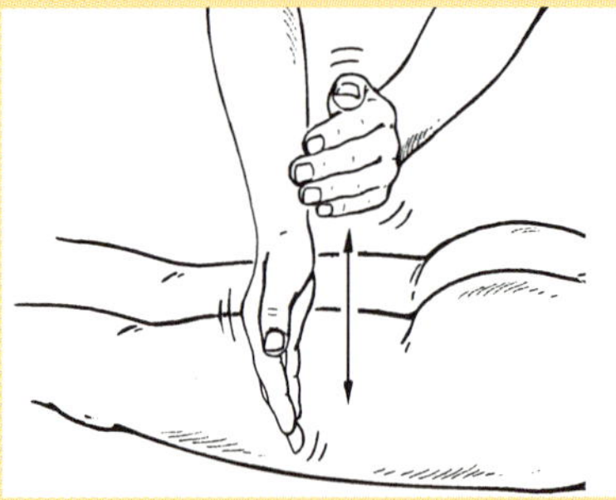

…hacken

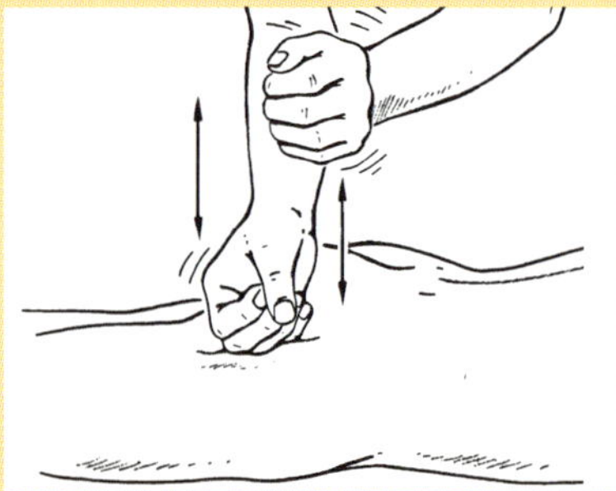

…klopfen

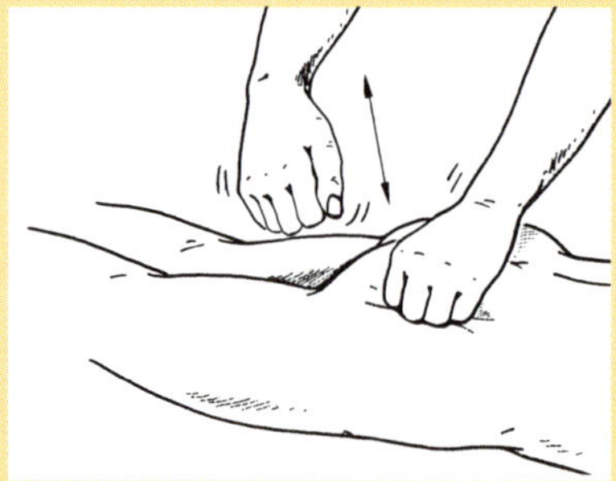

…drücken

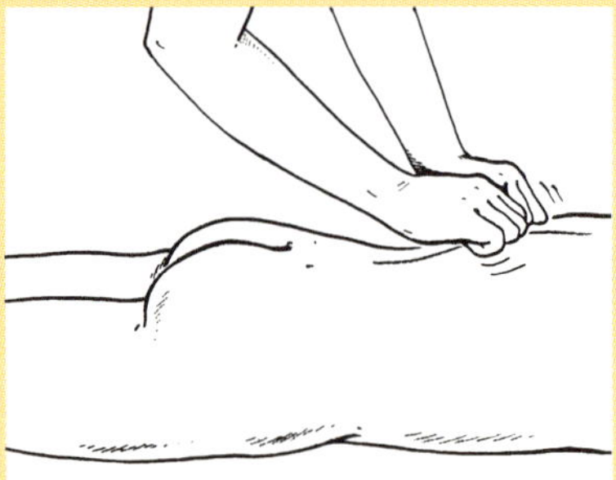

…hobeln

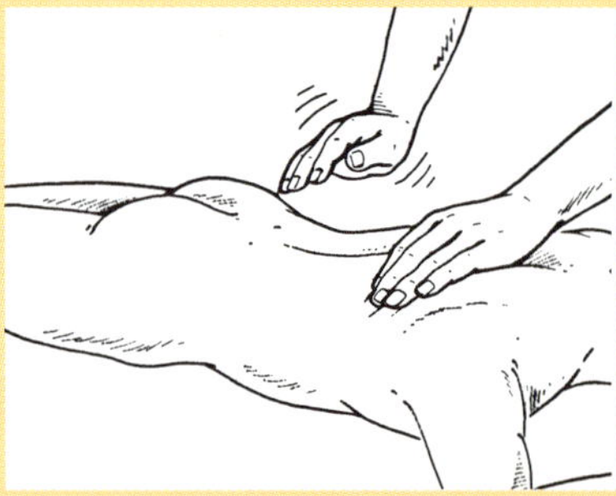

…klatschen und

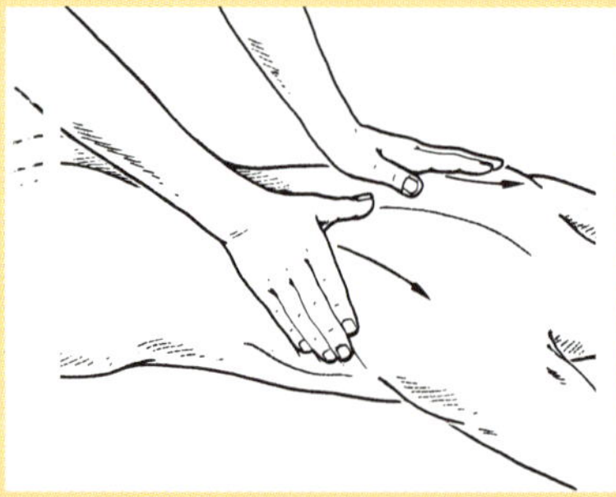

…streichen.

Selbstmassage: Von den Füßen stark zum Herzen hin kneten und streichen; schwächer in der entgegengesetzten Richtung.
Mit ausgestreckten Beinen hinsetzen. Beide Füße abwechselnd durchkneten. Knöchel und Unterschenkel, Kniegelenk und Oberschenkel innen und außen bearbeiten.
Mit angezogenen Beinen auf den Boden legen. Vom Schambein um die Hüfte herum bis zum Sitzknochen massieren.
Auf eine Seite legen. Pobacke bis zum Kreuzbein massieren. Um das Hüftgelenk nach vorne. Auf der anderen Seite wiederholen.
In Rückenlage von der Magengrube zum Schlüsselbein massieren. An den Rippen von innen nach außen.
Beide Hände, Unterarme, Oberarme, Achseln und Schultergelenke massieren.
Im Liegen den Muskel vom Schultergelenk zum Hals drücken. Schulterblatt, Halsseite und Nacken kneten soweit wie möglich.
Im Sitzen mit beiden Händen von der Hüfte an der Rückseite hoch massieren.
Rücken auf einem Besenstiel, Nudelholz oder Tennisball hin- und herrollen.

Das bewirkt Shiatsu

Shiatsu erhöht die körpereigenen Abwehrkräfte, es kann bei Schlafstörungen, Nervosität und Prüfungsangst entspannen und Schmerzen lindern. Besonders bewährt hat sich die Selbstbehandlung bei Migräne, Kopf-, Rücken- und Zahnschmerzen und bei Sodbrennen.
Manchmal reagiert jemand sehr stark auf Shiatsu-Massage, z. B. mit Übelkeit oder verstärkten Schmerzen. Dieses geht nach höchstens 48 Stunden von selbst zurück.
Achtung: Schwere innere und infektiöse Erkrankungen sollten Sie niemals nur mit Druckmassage behandeln.

Shiatsu zur Entspannung und gegen Schmerzen

Kopf und Gesicht
Da wir dazu neigen, »im Kopf zu leben«, sind gerade Kopf und Gesicht oft verspannt. Weil es zwischen Gesicht und Körper reflektorische Zusammenhänge gibt, lockert Massage an Kopf und Gesicht Spannung, Schmerzen und Stauungen im Körper und bringt - so die chinesische Vorstellung - Energie zum Fließen. Der angenehme Nebeneffekt: Gesichts-Shiatsu macht schön - wie jede andere Entspannung auch.

So wird's gemacht
Halten Sie den Kopf in beiden Händen, und drücken Sie mit den Daumen, Zeige- und Mittelfingern für jeweils etwa fünf Sekunden erst sanft, dann ansteigend auf die in der Zeichnung A, B und C abgebildeten Punkte. Beginnen Sie zuerst am Scheitel, jeweils im Abstand von einem Zentimeter von vorne nach hinten (A).
Dann drücken Sie mit den kleinen Fingern die Punkte im inneren Winkel der Augenhöhlen, kneifen entlang des Brauenbogens und drücken seinen äußersten Punkt. Lassen Sie die Zeigefinger leicht zu den Schläfenpunkten kreisen, drücken Sie dann mit beiden Daumen die Punkte direkt unter den Wangenknochen. Suchen Sie die Punkte in der Ecke des Unterkieferbogens, die auf Druck schmerzen, und drücken Sie sie fünf Sekunden (B).
Setzen Sie die Daumen in die Vertiefungen am unteren Rand der Nasenflügel, drücken Sie entlang der Lachfalte nach oben. Legen Sie die Handflächen um das Kinn, und drücken Sie mit den Daumen die Vertiefungen zwischen Mund und Kinn sowie Mund und Nase (C).
Dann entlang der Halswirbelsäule wie Abbildung D, E, F, G zeigt, etwa im Abstand von einem Zentimeter an den Muskelansätzen von unten nach oben, anschließend ebenso am äußeren Rand der Muskeln an der Halsrückseite. Anschließend drücken Sie in die empfindlichen Vertiefungen zwischen den Wirbeln. Zuletzt üben Sie auf

Shiatsu-Kopfmassage

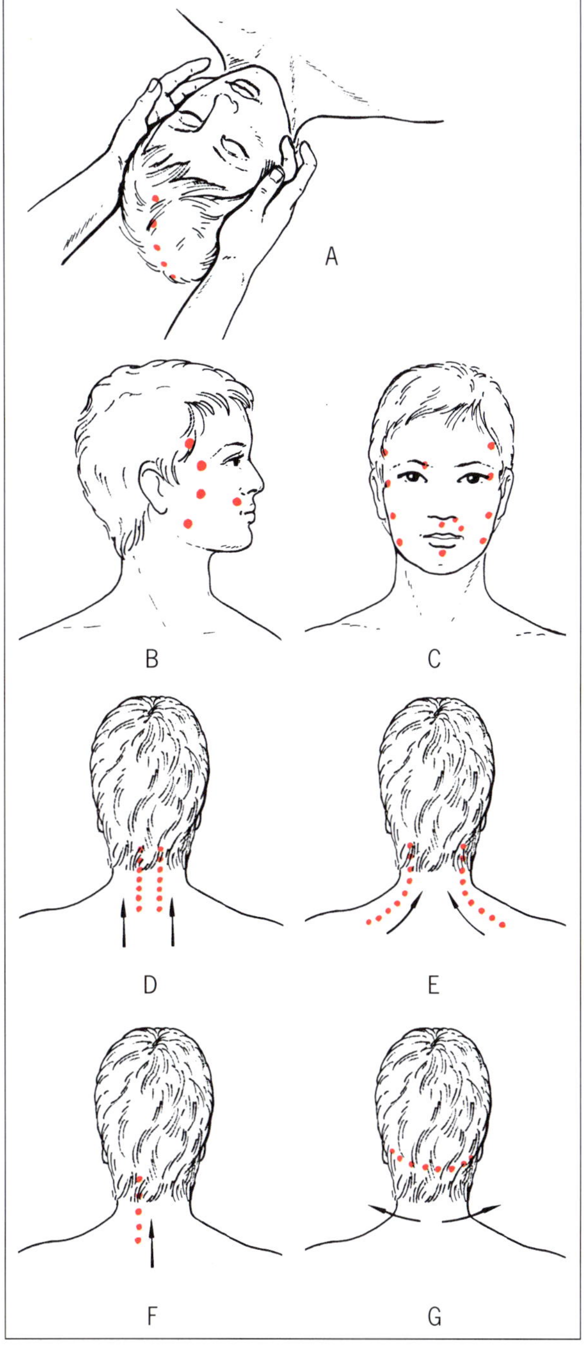

den Rand der Schädelbasis mit den Fingern von innen nach außen starken Druck aus. Streifen Sie nun mit den Fingern durch die Haare, und ziehen Sie diese sanft vom Kopf weg. Beenden Sie die Entspannungsmassage, indem Sie mit beiden Händen vom Kopf, über Hals und Schultern ein paarmal zart herabstreifen.

Partnermassage

In die Abfolge einer schwedischen Massage können Sie auch die wichtigsten Shiatsu-Punkte von Körper und Gliedmaßen mit einbeziehen und mit den Fingern oder Ellbogen drücken. Das stimuliert das Nervensystem und gibt den Muskeln entspannende Impulse.

Körperrückseite
Rücken: Die Punkte zu beiden Seiten der Wirbelsäule und zwischen den Wirbeln sorgen für Ausgeglichenheit der inneren Funktionen.
Hüften: Drücken der Kreuzbeinlöcher und seitliches Zusammendrücken der Pobacken entspannt das Becken, lindert Menstruationsprobleme und kräftigt die Beine.
Beine: Tiefer Druck auf den Kniekehlenpunkt lindert Schmerzen im Lendenbereich.

Druckpunkte für die Shiatsu-Partnermassage

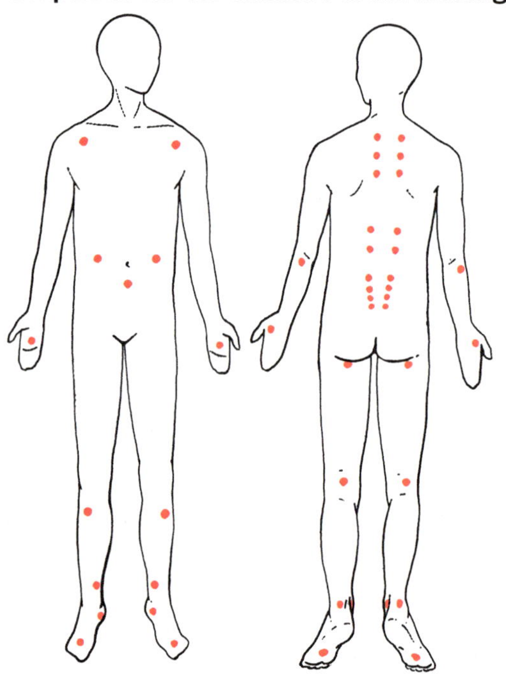

Fußknöchel: Beide Seiten der Achillesferse gleichzeitig zuzudrücken stimuliert den Wasserhaushalt und lindert Schmerzen im unteren Rücken.

Körpervorderseite
Schultern: Vier Zentimeter unter der Vertiefung am äußeren Ende des Schlüsselbeins zu drücken stimuliert die Atmung.
Arme und Hände: Der Punkt in der Mitte der Handfläche beruhigt; der Punkt am Gelenkwinkel zwischen Daumen und Zeigefinger hilft bei Erkältung, Kopf- und Zahnschmerz; der Punkt an der inneren Nagelwurzel des Zeigefingers lindert Schmerzen im Gesichtsbereich; der Punkt an der inneren Handgelenkfalte unterhalb des kleinen Fingers »harmonisiert« und löst nervöse Verspannung; der Punkt am äußersten Ende der Falte zum Ellenbogen hin bei gebeugtem Arm belebt den Darm, lindert Arm- und Schulterschmerz.
Körpermitte: An beiden Seiten sieben Zentimeter neben dem Nabel zu drücken stimuliert den Darm und lockert Spannungen im Magen. Der wichtige Punkt drei Zentimeter unter dem Nabel stimuliert allgemein.
Beine: Der Punkt in der Kurve, wo der Schienbeinknochen sich am oberen Ende verbreitert, stark gedrückt, fördert allgemein die Energie. Vier Fingerbreit über dem inneren Fußknöchel kann man durch Druck Beruhigung erreichen.

Fußreflexzonenmassage

Fußmassagen wurden als Entspannungsmethode im fernen Osten schon seit Jahrtausenden praktiziert, im alten Ägypten ebenso angewendet wie in Rom und im arabischen Raum.
Die Fußreflexzonenmassage ist dagegen die »Erfindung« eines amerikanischen Arztes.
Verfechter dieser Technik behaupten, daß bestimmte Zonen unseres Körpers und auch innere Organe mit bestimmten Zonen unserer Fußsohlen in Verbindung stehen. Die Fußsohlen seien quasi »Landkarten« des Körpers (→ Seite 811). Doch wissenschaftlich ist diese Theorie nicht haltbar.

So wird's gemacht

Ist ein Organ oder ein Körperteil geschädigt oder schlecht durchblutet, dann soll der entsprechende Punkt auf der Fußsohle besonders druck- oder schmerzempfindlich sein. Massiert man diese Stelle, soll das die dazugehörige Körperregion wieder besser durchbluten.

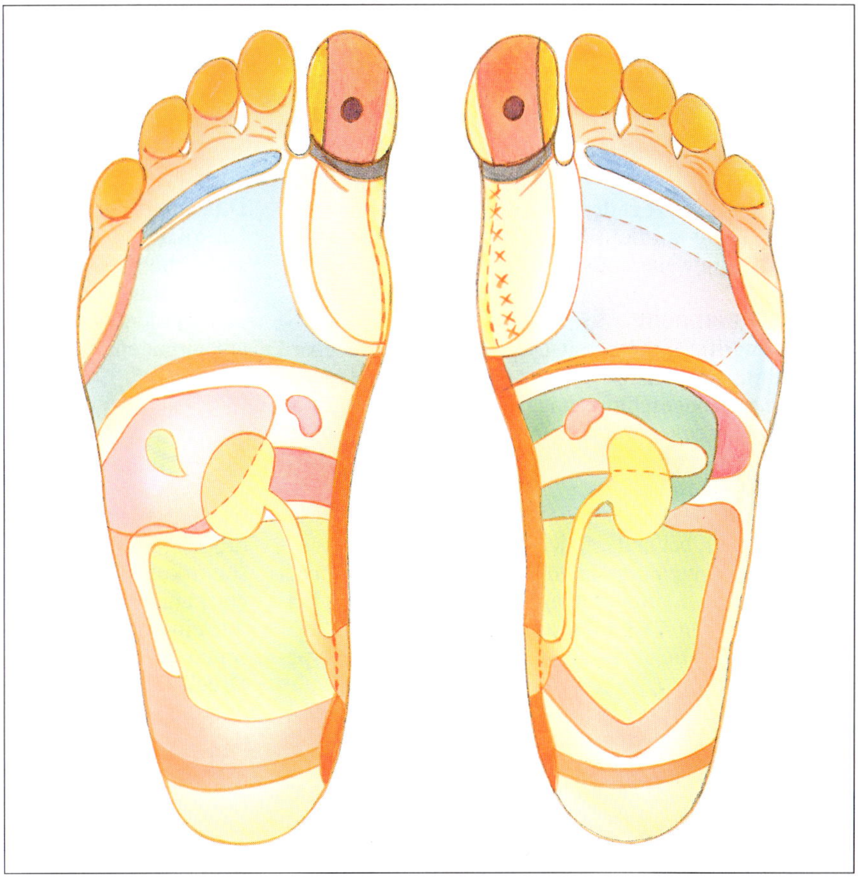

Oft sind beim Abtasten winzige Knötchen zu spüren, die beim Massieren, vor allem in der Zehenregion, besonders schmerzen. Angeblich handelt es sich hierbei um abgelagerte Schlackenstoffe.

Das bewirkt Fußreflexzonenmassage

Hilfreich ist die Fußreflexzonenmassage bei Beschwerden am Bewegungsapparat, bei Wirbelsäulen- und Bandscheibenschäden, bei allgemeinen Störungen des Wohlbefindens, bei Regelstörungen und bei Migräne. Eine Massage der Fußsohle wirkt allgemein entspannend. Überdies sind die Kanten der Fußsohle und die Ferse über Nervenbahnen mit der Lendenwirbelsäule und dem Unterbauch verbunden, so daß eine »Fernwirkung« in diese Region denkbar ist.
Als Behandlungsmethode für Erkrankungen der inneren Organe eignet sich Fußreflexzonenmassage aber nicht.

Rolfing

Die Amerkanerin Ida Rolf hat eine eigene Tiefenmassage entwickelt. Sie arbeitet mit extrem starkem und konzentriertem Druck mit einem Fingerknöchel, einem Ellenbogen oder mit allen Knöcheln einer geschlossenen Hand auf bestimmte Punkte. Dieser Druck wirkt am Bindegewebe und an jenem Gewebe, das die Muskelbündel umhüllt. Dadurch sollen verkürzte oder verzerrte Muskeln wieder ihre ursprüngliche Form gewinnen.

So wird's gemacht

Die Behandlung besteht aus etwa zehn Massagen von je einer Stunde. Sie kann sehr schmerzhaft sein und, solange der Druck ausgeübt wird, Gefühle wie Trauer, Erregung oder Heiterkeit auslösen. Manchmal treten dadurch auch Kindheitserinnerungen ins Bewußtsein, nämlich jene, die den Muskel über Jahrzehnte dazu veranlaßt haben, sich zusammenzuziehen und damit den Körper zu verformen.

Das bewirkt Rolfing

Rolfing kann dazu beitragen, daß Fehlhaltungen verschwinden und sich die Körperhaltung neu formt. Spürbar lockern sich die Muskeln, damit lösen sich die Verspannungen und Verkrampfungen, und der Körper gewinnt neue Spannkraft. Man sollte allerdings gleichzeitig etwas unternehmen, damit der seelische Bereich mit der Veränderung des Körpers Schritt halten kann. Die Anspannung bestimmter Muskelpartien kann seelische Konflikte lange Zeit stumm halten. Werden die Konflikte nicht gelöst, bringen sie den Körper nach einiger Zeit wieder in die verspannte Haltung. Dies ist der Grund, warum diese Technik mit Psychotherapie kombiniert werden sollte (➔ Beratung und Psychotherapie, Seite 822).

Lymphdrainage

Die Lymphe transportiert Abfallstoffe des Stoffwechsels aus dem Gewebe, die einerseits zu groß sind, um in die Blutbahn zurückkehren zu können, und andererseits im Gewebe nicht weiter abgebaut werden können. Sie ist für das Immunsystem von großer Bedeutung. Die sogenannte Lymphdrainage regt den Fluß der Lymphe an.
Lymphdrainage wurde 1932 erstmals angewendet und danach ständig weiterentwickelt.

So wird's gemacht

Die Hauptgriffe werden mit Daumen und vier Fingern ausgeführt, wobei die Bewegung sanft aus dem Handgelenk kommt. Eingeschlossen in die Kreisbewegungen ist ein stufenlos stark zu- und dann abnehmender Massagedruck, der ein bis drei Sekunden dauert und der Richtung des Lymphabflusses folgt.
Die Schulmedizin erkennt die Brauchbarkeit dieser Methode lediglich bei anders nicht behandelbaren Schwellungen nach Lymphknotenentfernungen an, vor allem bei Krebspatienten. Lymphdrainagen werden in solchen Fällen von manchen Kassen bezahlt.
Die schwierige Behandlungstechnik erfordert eine spezielle Ausbildung.

Das bewirkt Lymphdrainage

Lymphdrainage wirkt unterstützend in Zeiten der Umstellung. Sie ist zur Behandlung von Lymphschwellungen nach Operationen (z. B. geschwollener Arm nach Brustamputation), nach Unfällen (Bluterguß, Knochenbruch), bei rheumatischen Erkrankungen, bei postthrombotischen Ödemen, bei Schwellungen und Entzündungen, bei Störungen des Zentralnervensystems, bei Funktionsstörungen der inneren Organe und bei Menstruationsbeschwerden geeignet.

Bindegewebsmassage

Die Bindegewebs- oder Reflexzonenmassage beruht auf der Erkenntnis, daß Funktionsstörungen der inneren Organe mit schmerzhaften Verquellungen im Unterhautgewebe des Körpers einhergehen und sie von dort behandelbar sind.

So wird's gemacht

Der Therapeut kann diese Verspannungszonen mit den Fingerkuppen ertasten. Mit speziellen Anhakgriffen arbeitet er diese Zonen mit den Fingerkuppen durch. Dieses ist sehr schmerzhaft und kann ängstigen. Häufig treten starke Reaktionen auf wie Schweißausbrüche, Herzrhythmusstörungen, Durchfall, unerwartete Menstruation usw.
Achtung: Die Bindegewebsmassage sollte nur von gut ausgebildeten Fachkräften ausgeübt werden.

Das bewirkt Bindegewebsmassage

Die lokale Lockerung der Verspannung beeinflußt die ursächliche Funktionsstörung erfolgreich. Mit dieser Methode können Funktionsstörungen innerer Organe behandelt werden, wie z. B. die von Herz, Bauch- und Unterleibsorganen. Bei Gastritis wird sie häufig erfolgreich eingesetzt.

Unterwassermassage

Diese Behandlungsform heißt korrekt »Unterwasserdruckstrahlmassage«. Sie kombiniert Massage und Wasserwirkung. Der zu Behandelnde liegt dabei möglichst entspannt in 34 bis 38 Grad warmem Wasser und wird mit einem steuerbaren Druckstrahl aus einem Wasserschlauch massiert. Die Dosierung erfolgt durch die Druckstärke des Wassers, den Abstand der Düse und durch den Winkel, in dem man den Strahl auf die Haut auftreffen läßt. Die Wärme des Wassers empfindet man als entspannend. Sie verbessert die Hautdurchblutung.
Empfehlenswert ist diese Massageform zur Nachbehandlung nach Operationen, Prellungen, Zerrungen, Brüchen. Ideal ist sie für »kompakte« Körperbereiche wie Hüfte und Rücken.

Polarity

Diese manuelle Technik ist vom Chiropraktiker Randolph Stone um die Jahrhundertwende entwickelt worden. Sie beruht auf der Vorstellung von bestimmten Energieflüssen im Körper und arbeitet mit der Technik des Handauflegens. Die Hände werden - je nachdem, wo im Körper die Störung wahrnehmbar ist - auf jene Stellen des Körpers gelegt, die als Pole des Energieflusses gelten. Damit soll der Energieausgleich wieder hergestellt werden. Auch Manipulationsgriffe aus der Chiropraktik (➔ Seite 805) werden angewendet. Polarity kann Kreislauf und Stoffwechsel anregen, Befindlichkeitsstörungen lindern und das Wohlbefinden steigern.
Diese Technik ist in England und den USA bereits sehr verbreitet, bei uns aber nicht offiziell anerkannt.

ENTSPANNUNG

Körper und Seele wirken immer zusammen. Was dem Körper wohltut, wirkt wohltuend für die Seele - und umgekehrt.
Der Rhythmus von Spannung und Entspannung ist für ein aktives und ausgeglichenes Leben notwendig. Innere Spannung kann Körperpartien verkrampfen, die Störung in einem Körperteil wirkt zurück auf die Stimmung. Kann die Spannung nicht abgebaut werden, dann erreicht sie einen Grad, den der Körper nicht mehr bewältigen kann.
Je länger dieser Streß anhält, desto mehr trägt er zu Gesundheitsproblemen bei. Er kann Krankheiten mitverursachen: von Kopfweh über Bluthochdruck, Herzstörungen, arthritischen Erkrankungen, Hautproblemen und Verkrampfungen des Stützapparats bis hin zu Schmerzen im ganzen Körper (➔ Befindlichkeitsstörungen, Seite 215).

Die Dauerbelastung kann in unserer Persönlichkeit begründet sein, ihre Wurzel in Beziehungsproblemen haben oder im Alltagskram und Berufsleben liegen. Gegen »Überdruck« von außen können schon einfache Übungen helfen. Entspannend wirken auch Trockenbürstenmassagen (➔ Seite 784).

Mach mal Pause

Kurz innezuhalten in Streßsituationen ist das einfachste Mittel, damit sich die Belastung des Alltags nicht aufschaukeln kann. Kleine Pausen, über den Tag verteilt, können sehr belebend wirken - vor allem, wenn Sie dabei »heraustreten« aus dem »Streßrahmen«. Sind Sie in einem Raum voll Krach und Rauch mit vielen anderen zusammen, dann suchen Sie ein abgelegenes, stilles Plätzchen, an dem Sie ein paar Minuten allein sein können. Haben Sie allein und konzentriert gearbeitet, dann tun Sie sich mit Kollegen zusammen für einen kurzen Plausch über etwas ganz anderes als die Arbeit, oder schalten Sie ein paar Minuten bei einer körperlichen Tätigkeit ab.

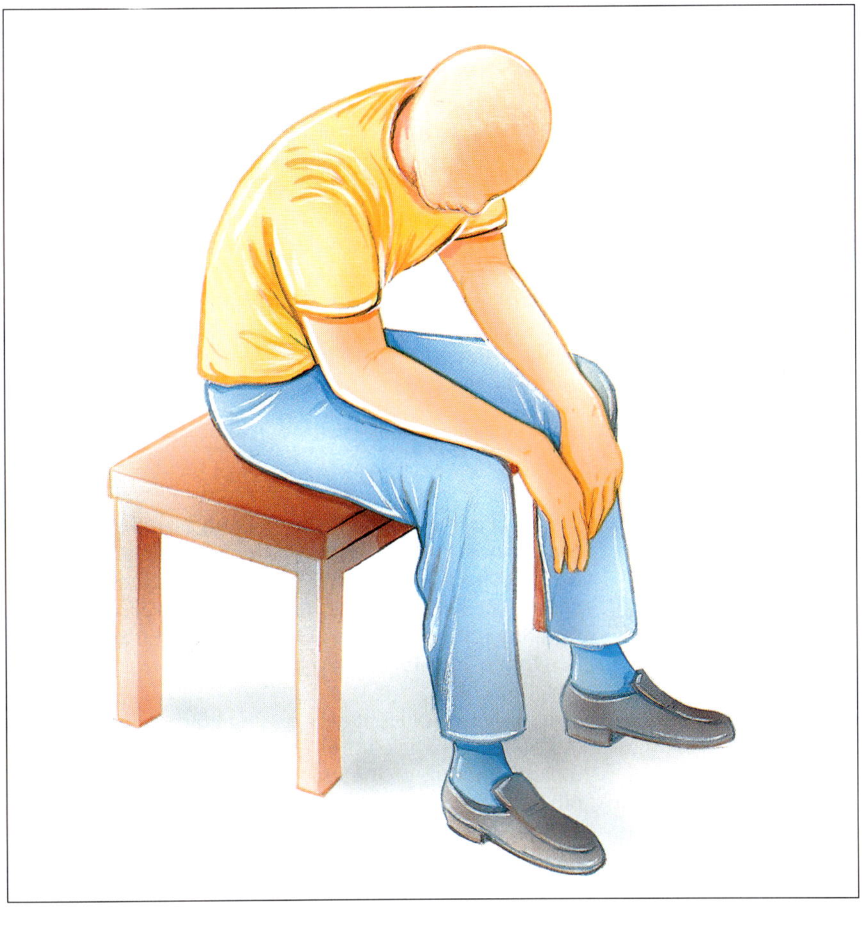

Verspannung von Körper und Gemüt kann vergehen, wenn Sie sich kurz hinlegen, die Füße hochlagern und eine Lieblingsplatte anhören, wenn Sie ein paar Streckübungen machen oder ein Nickerchen für eine Viertelstunde. Die Zeit, die Sie für solche Pausen aufwenden, ist mit dem neuen Schwung leicht wieder einzuholen - Sie müssen nur selbst herausfinden, was bei Ihnen am besten wirkt. Möglicherweise entspannen Sie sich am besten beim Trödeln und In-die-Luft-Schauen, wenn Sie nicht jede Minute des Tages »sinnvoll« nutzen. Aktives Entspannen ist jedoch nicht einfach Nichtstun. Sie müssen aktiv werden und Situation und Ablauf der Entspannung selbst gestalten. Das Folgende kann Ihnen dazu einige Anregungen geben.

Atmen

Wer angespannt ist, atmet »flach«. Dadurch geht nicht nur die Kontrolle über die Stimme verloren, es wird der Kreislauf beeinträchtigt, und es gelangt weniger Sauerstoff in das Gehirn.
Der Sauerstoffmangel dauernd falscher Atmung kann zahlreiche Beschwerden auslösen: Kopfschmerzen, Konzentrationsschwierigkeiten, anhaltende Müdigkeit, Nervosität, Schlafstörungen usw. Sie können diese Beschwerden durch Atmungs- und Entspannungsübungen verhindern oder lindern, falls Sie schon daran leiden.

Singen und Schreien

Atmen Sie bewußt öfter tief durch und mit Wollust wieder aus, lassen Sie den Unterkiefer hängen, und geben Sie dabei der Stimme einen Ton. Nützen Sie bei der Arbeit auch die Gelegenheit zum Singen. Noch entspannender wirkt es, wenn Sie einen lauten Schrei ausstoßen. Das geschlossene Auto ist dafür z. B. ein geeigneter Ort, wenn Sie beim Autofahren wütend werden.

Die 4-6-8-Methode

- Setzen Sie sich bequem auf einen Sessel mit möglichst gerader Rückenlehne, stellen Sie die Füße flach auf den Boden, legen Sie die Handrücken auf die Knie
- Schließen Sie die Augen. Atmen Sie tief durch die Nase ein - zuerst in den Bauch, dann in die Brust, die Sie langsam vorwölben. Zählen Sie dabei bis vier
- Dann halten Sie den Atem an. Zählen Sie bis sechs
- Während Sie bis acht zählen, atmen Sie langsam bei offenem Mund aus. Lassen Sie die Luft erst aus dem Bauch heraus, dann aus der Brust. Der Unterkiefer darf locker herunterhängen
- Wiederholen Sie diese Übung fünfmal
- Sie können abschließend das Gesicht entspannen, wenn Sie ausatmend den Kopf auf die Brust sinken und die Gesichtsmuskeln »hängen« lassen

Vorstellen

Tiefergehende Entspannung können Sie erreichen, wenn Sie Atementspannung und Vorstellungen kombinieren.
- Suchen Sie einen Platz, an dem Sie 20 Minuten ungestört sind
- Setzen Sie sich bequem, oder legen Sie sich auf einer festen Unterlage auf den Rücken, die Beine ausgestreckt, die Arme neben dem Körper mit den Handflächen nach oben
- Schließen Sie die Augen, atmen Sie dreimal nach der oben beschriebenen 4-6-8-Methode durch. Bei jedem Ausatmen stellen Sie sich vor, wie die Spannung Ihren Körper verläßt
- Fühlen Sie, wie Sie aufliegen und welcher Teil des Körpers sich angespannt oder schmerzhaft anfühlt - zum Beispiel Nacken, Arme, Schultern oder Lendenbereich und Beine. Beim Einatmen lenken Sie Ihre Vorstellung in diesen Körperteil und denken daran, wie jetzt Energie in diesen Bereich fließt
- Stellen Sie sich jeweils beim Ausatmen vor, wie die Spannung mit dem Atem aus dem Körper entweicht
- Nehmen Sie sich so lange Muße für diese Beschäftigung, bis Sie Linderung und wachsende Energie spüren
- Bevor Sie wieder aufstehen, holen Sie tief Luft, öffnen Sie die Augen, blinzeln Sie ein paarmal, und nehmen Sie Ihre Umgebung bewußt wahr

Sie können mit dieser Entspannungstechnik den Tag beginnen, beenden oder Arbeitspausen erholsam gestalten.

Farbimagination

Die Wirkung der unter »Vorstellen« beschriebenen Übungen läßt sich verstärken, wenn Sie sich zusätzlich Farben vorstellen. Wenn Sie müde sind, stellen Sie sich etwa die Farben Gelb oder Orange in der Magengrube vor. Die Farben aus dem Gelb-Rot-Spektrum wirken - jeweils auf der müden Körperstelle vorgestellt - wärmend und stark anregend. Orange und Rosa wirken schmerzlindernd. Grün wirkt sanft anregend und wohltuend, Blau »kühlt« Erregung ab. Die Farbe Violett beruhigt und kann, während der Entspannungsübung vorgestellt, Sie einschlafen lassen.

Musik

Geräusche und Musik üben großen Einfluß auf uns aus. Sie können Pulsschlag und Atmung verändern, auf den Stoffwechsel einwirken, die inneren Sekretionen und chemischen Reaktionen des Körpers verändern, Gehirntätigkeit anregen und Gefühlsregungen auslösen.
Rhythmische Musik - vom Marsch bis zum Reggae - wirkt belebend:
Wer morgens schlecht in Schwung kommt, kann sich zur erfrischenden Dusche für ein paar Minuten flotte Tanzmusik anhören; gedrückte Stimmung hebt sich mit dem pulsierenden Takt.
Anspannung und Schmerzen beruhigen sich bei weich fließender Musik von Geige und Klavier, wenn Sie diese in entspannter Haltung in den Körper einströmen lassen.

Je nach Gewohnheit werden Sie auf bestimmte Musik anders ansprechen als andere Menschen. Probieren Sie aus, welche Klänge auf Sie die gewünschte Wirkung haben.

Fit und entspannt den ganzen Tag

Die folgenden Übungen sollen das Gleichgewicht erhalten helfen. Sie stärken alle Körperpartien und inneren Organe, geben Spannkraft und Fitneß und machen Spaß. Sie sind für gesunde Menschen geeignet, nicht für Personen, die an Krankheiten des Bewegungsapparates leiden.
Machen Sie die Übungen in der hier aufgeführten Reihenfolge. Sie beginnen mit der Haltungsübung und beenden das Programm - wenn Sie schon recht gelenkig geworden sind - mit dem Fersensitz (➔ Seite 817).

Haltung
Aufrechte Haltung und gemessener Gang läßt Sie nicht nur besser aussehen, sie helfen Ihnen auch, sich allgemein besser zu fühlen.
Stellen Sie die Füße leicht auseinander, legen Sie das Gewicht auf die Fußsohlen. Richten Sie sich auf, die Knie bleiben weich, die Wirbelsäule gerade, der Hals lang. Lassen Sie Unterkiefer und Arme locker hängen.
Stellen Sie sich vor, daß oben an Ihrem Kopf eine Schnur angebracht sei, an der Sie gerade aufrecht und locker hängen.

Schütteln
Stellen Sie sich vor, die Schnur wird ein wenig nachgelassen, und schütteln Sie nacheinander Füße, Beine, Hüften, Taille, Schultern, Arme und Hände, Nacken und Kopf. Richten Sie sich wieder gerade auf.

Strecken
Greifen Sie nach den Sternen! Während Sie tief atmen, stellen Sie sich auf die Zehenspitzen, und strecken Sie Arme und Finger so hoch Sie können. Allmählich sinken die Arme wieder locker herunter. Wiederholen Sie das mindestens dreimal.

Beugen
Beugen Sie sich aus der aufrechten Haltung bei lockeren Knien langsam von der Taille aus nach vorne, lassen Sie Kopf und Arme locker hängen. Atmen Sie durch den Mund ein - dies hebt den Rumpf; atmen Sie langsam aus - dabei sinken die Hände und kommen den Füßen näher. Mindestens dreimal ein- und ausatmen.

Achtung: Nicht nachwippen, nur hängen lassen. Beugen Sie sich nur so weit vor, wie Sie es als angenehm empfinden, ohne Schmerzen in Rücken und Kniegelenk.

Läufer
Laufen Sie im Stand mindestens zweihundert »Schritte«, heben Sie dabei die Knie möglichst hoch. Sie können abwechselnd auch die Fersen anheben. Steigern Sie den Lauf mit der Zeit auf doppelt so viele Schritte.
Anschließend alle Gliedmaßen gemeinsam und einzeln durchschütteln.

Abrunden
Zum Abschluß liegen Sie entspannt auf dem Rücken. Schließen Sie die Augen. Stellen Sie sich eine Landschaft vor, die Sie lieben. Spüren Sie, wie die Energie durch Ihren Körper strömt. Ruhen Sie noch ein wenig, öffnen Sie die Augen, nehmen Sie bewußt die Umgebung wahr, und stehen Sie dann erst auf.

ENTSPANNUNGS-TECHNIKEN

Gelingt es Ihnen nicht, sich selbst entspannende Situationen zu schaffen oder ein tägliches Übungsprogramm durchzuhalten, und beschwert sich Ihr Körper bereits über Verspannungen, kann es sinnvoll sein, gemeinsam mit einem Trainer - allein oder in einer Gruppe - eine spezielle Entspannungstechnik zu erlernen. Sie können sich dann leichter selbst damit beschäftigen. Wie Sie dies tun - im Sitzen, liegend oder stehend, bei totaler Stille, bei Vogelsang oder mit Musik - ist egal. Alles ist erlaubt, was Ihnen wohltut. Günstig ist die sogenannte Droschkenkutscherhaltung: Auf einem festen Sitz breitbeinig sitzen, die Füße aufgestellt, die Ellenbogen auf die Oberschenkel aufgestützt, den Kopf locker hängengelassen. Oder ausgestrecktes Liegen auf dem Rücken mit den Armen an der Seite. Sanfte Rhythmen leiser Musik können in jedem Fall eine Entspannungshilfe sein.

Beachten Sie
- Sie lernen Entspannungsmethoden schlechter, wenn sie in einer Krise stecken. Das kann eine Erkrankung oder eine psychische Belastung sein. Läßt es sich nicht umgehen, die Methode in einer Krisenzeit zu erlernen, wird es etwas länger dauern, bis sich Entspannung einstellt

Entspannungsübungen

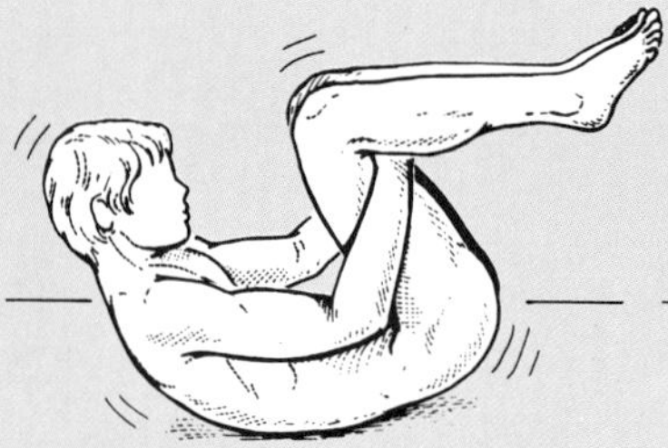

Wiege
In Rückenlage die Knie heben, mit den Armen umschlingen. Einatmen, Knie nah an die Brust ziehen. Ausatmen, Knie noch enger heranziehen. Dreimal ein- und ausatmen, Beine wieder ausstrecken. Sie können in der Beugehaltung Schwung nehmen und auf dem runden Rücken zwischen Schultergürtel und Lendenbereich schaukeln.

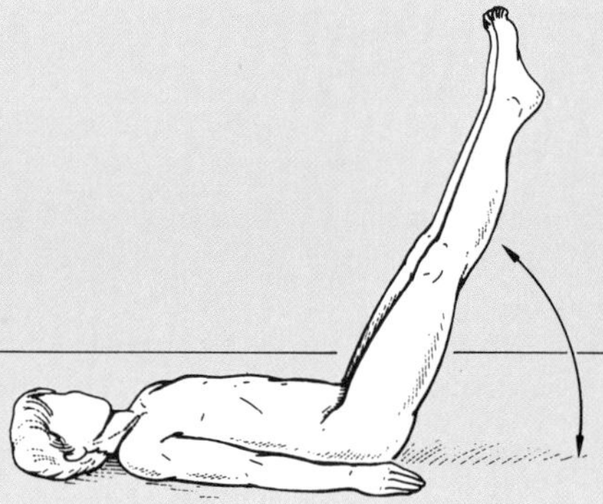

Beinheben
Flach auf den Rücken legen. Beine langsam bis einen Meter über den Boden heben. Tief einatmen. Luft anhalten, solange Sie es in dieser Stellung aushalten. Senken Sie die Beine langsam zu Boden und atmen wieder. Dreimal wiederholen. Steigerung: Beine knapp über dem Boden anhalten, damit kreisen oder Ihren Namen schreiben.

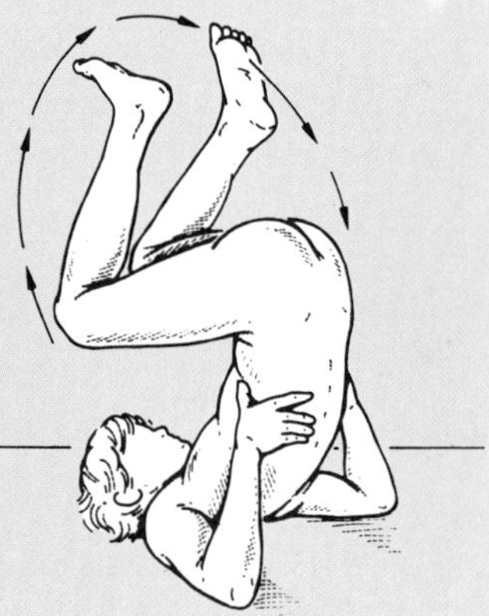

Radfahren und Füße über den Kopf
Aus der Rückenlage Beine hochheben, und in der Luft drei Minuten radfahren. Diese Zeit täglich etwas verlängern. Beine ausstrecken und versuchen, mit den Zehen hinter dem Kopf den Boden zu berühren. Zählen Sie in dieser Position bis zehn, dann bringen Sie die Beine wieder zurück.

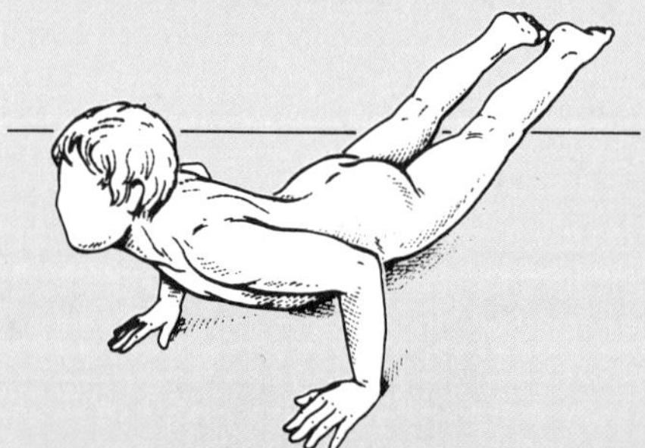

Kobra
Legen Sie sich auf den Bauch, die Arme anwinkeln, die Hände seitlich neben der Brust aufstützen. Kopf und den Oberkörper heben, und die Füße gegen den Boden pressen. Bis zehn zählen, und den Oberkörper dann langsam wieder senken. Dreimal wiederholen.

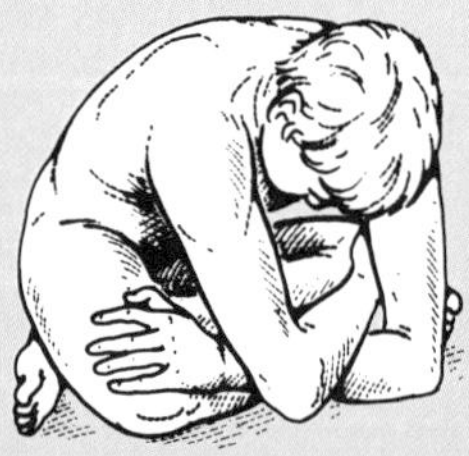

Indianersitz
Mit gekreuzten Beinen aufrecht hinsetzen. Hände auf das jeweils gegenüberliegende Knie legen. Kopf so weit wie möglich zum Boden hin senken, dabei bis fünf zählen. Atmen Sie die ganze Übung hindurch ruhig, und richten Sie sich anschließend wieder auf.

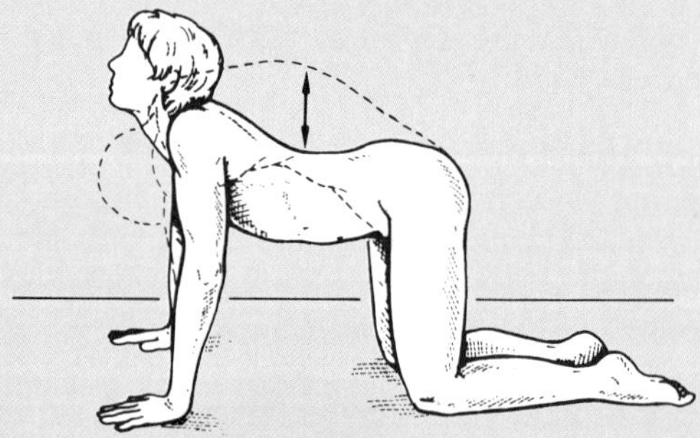

Katze und Pferd
Hinknien und die Hände in Schulterbreite aufstützen. Einen hohen »Katzenbuckel« machen, langsam mit dem Kinn fast bis zum Boden zwischen die Hände gehen. Das Kinn möglichst weit hoch- und vorstrecken, dabei den Rücken wie einen Pferderücken einsinken lassen. Dann wieder Kopf einziehen und Rücken runden. Übung zehnmal wiederholen.

Entspannungsübungen

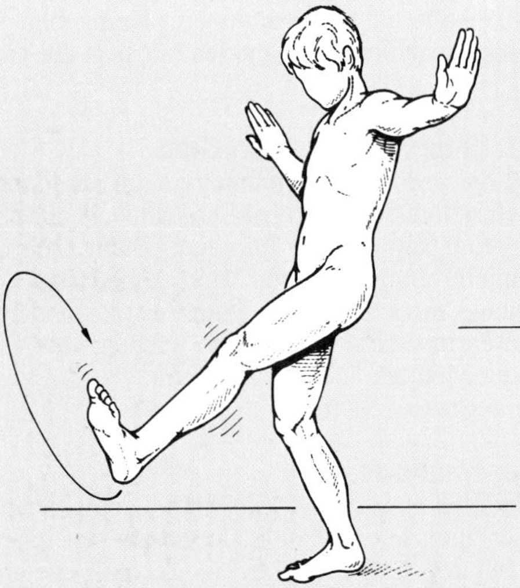

Tänzer
Aufrecht hinstellen, ein Bein gestreckt etwas hochheben. Zehen hochziehen, den Rist spannen. Das gestreckte Bein schwingt fünfmal hoch und nieder, beschreibt in der Luft fünf Kreise nach außen und nach innen und kommt wieder zum Stehen. Mit dem anderen Bein dieselbe Bewegung ausführen. Wiederholen Sie die Übung einige Male.

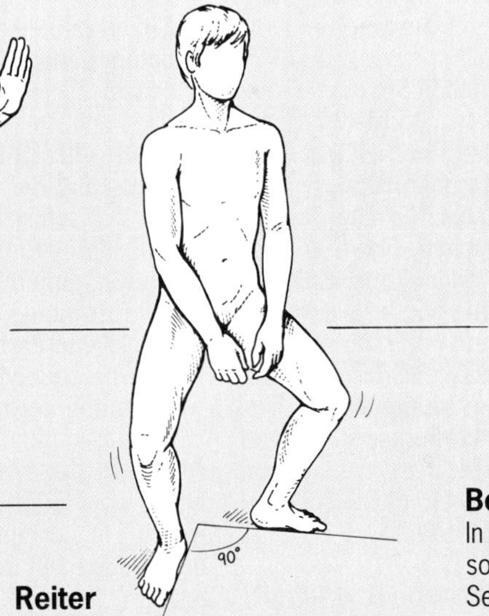

Reiter
Gerade hinstellen. Die Füße mit den Zehen nach außen bilden einen rechten Winkel. Einen Fuß einen halben Meter zur Seite stellen. So weit wie möglich in die Knie gehen, dabei den Rücken aufrecht halten. Bis fünf zählen, und wieder durchstrecken. Fünfmal wiederholen.

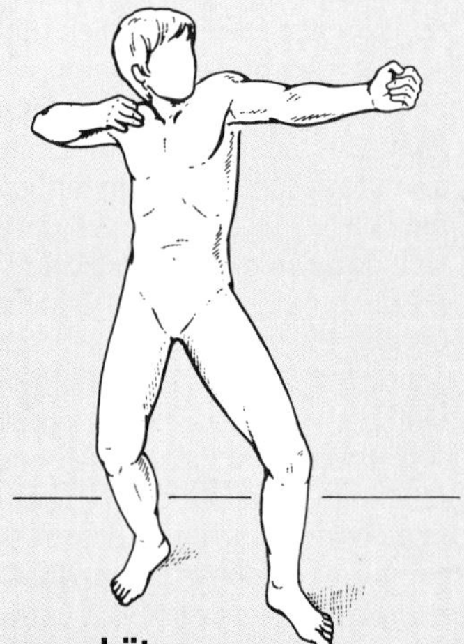

Bogenschütze
In der Reiterposition aufstellen. Arme so halten, als wollten Sie damit die Sehne eines Bogens spannen: Linker Arm vorne, rechter hinten. Beide Hände zur Faust ballen. Rechten Arm an der rechten Körperseite ganz nach hinten ziehen. Mit dem Kopf folgen. Beide Arme senken, und die Übung in entgegengesetzter Richtung wiederholen.

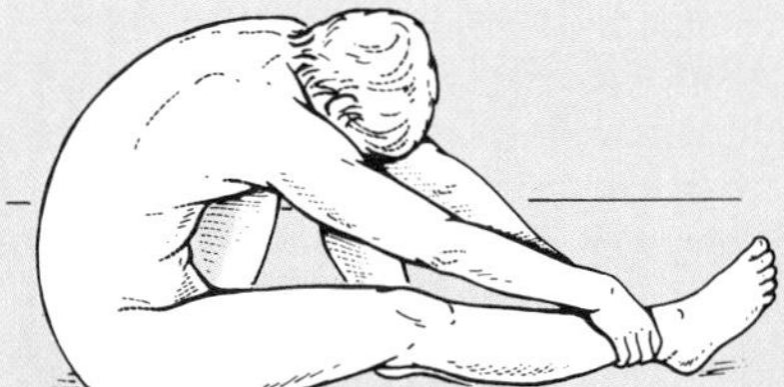

Strecken
Mit ausgestreckten Beinen auf den Boden setzen. Einen Fuß ans Kniegelenk des anderen Beines stellen. Oberkörper am aufgestellten Knie vorbei hinuntersinken lassen. Knöchel des ausgestreckten Beins umfassen. Wieder aufrichten. Übung mit dem anderen Bein wiederholen.

Kerze
Aus der Rückenlage die Beine so hoch heben, daß Sie auf dem Schultergürtel liegen. Die Arme können die Hüfte abstützen. Mit viel Übung kann man fünf Minuten in dieser Stellung verharren.

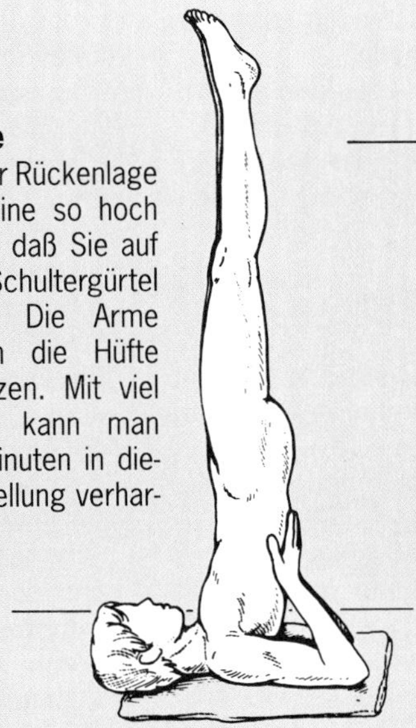

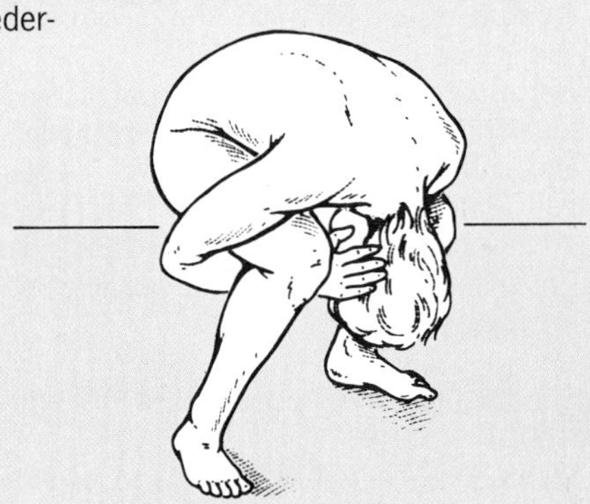

Fersensitz (für Geübte)
Beine 60 Zentimeter auseinanderstellen und in die Hocke gehen. Die Fußsohlen bleiben auf dem Boden. Mit den Armen unter den Knien durchgreifen. Die Hände greifen in den Nacken und ziehen den Kopf zwischen die Knie. Diese Stellung können Sie anfangs vielleicht eine halbe Minute aushalten.

- Langsam eintretende Entspannung kann Medikamente (z. B. gegen Bluthochdruck) überflüssig machen. Lassen Sie während der Lernphase den Hausarzt Ihre Körperbeschwerden kontrollieren
- Zum Erlernen jeder Methode brauchen Sie den Willen und die Zeit, regelmäßig täglich etwa 15 bis 20 Minuten lang einfache Übungen durchzuführen. Ziehen Sie sich dafür in einen ungestörten Raum zurück
- Es kann einige Wochen bis ein paar Monate dauern, bis Sie die neue Technik beherrschen. Dann geht es »automatisch« wie Radfahren oder Tennisspielen. Und Sie werden diese Fertigkeit nie wieder verlernen, selbst wenn Sie einzelne Übungen vergessen sollten

Entspannung braucht das Heraustreten aus dem Alltag - aber nicht die Flucht aus dem Alltag. Im Gegenteil: Das Ergebnis ist Wohlbefinden. Ihre Aufmerksamkeit und »Hellhörigkeit« werden sich entfalten. Sie werden einen erhöhten Wirklichkeitsbezug und ein verstärktes Gefühl für die Sinnhaftigkeit des Daseins gewinnen.

Entspannungsmethoden zu erlernen ist sinnvoll

- Bei krampfhaft gespannter psychischer Haltung. Sie führt zu Schlaflosigkeit, Appetitstörungen, vegetativen Störungen, Muskelverspannungen des Bewegungsapparats, innerer Hektik, Herzklopfen usw.
- Bei allen psychosomatischen Krankheiten, wie z. B. Magen- und Zwölffingerdarmgeschwüren, Asthma, Neurodermitis, Migräne, Herzneurose, Regelschmerzen
- Bei organisch bedingten Krampfzuständen (Ausnahme: Epilepsie!) oder nach Verletzungen
- Bei Problemen in der Beziehung, Konflikten am Arbeitsplatz, Trennungsschmerz (Tod, Heimatverlust)
- Wenn eine Psychotherapie notwendig ist, sollten Sie Entspannungsmethoden nur als Ergänzung zur Behandlung erlernen

Entspannungsmethoden zu erlernen ist nicht sinnvoll

- Wenn Sie nicht wirklich etwas an sich ändern wollen. Dann ist es schade ums Geld. Entspannung wirkt nur, wenn Sie selbst motiviert sind
- Wenn Sie Schmerzreize nicht beachten und wenn Sie nicht wahrnehmen, ob Schmerz eine wichtige Signalwirkung hat oder Zeichen eines seelischen Vorgangs ist. Das wache Erleben des Entspannungsprozesses ist ganz wichtig
- Bei schweren Angstneurosen, Selbstwertproblemen, Hypochondrie, Selbstmordgedanken (➔ Kranke Seele, Seite 234)
- Bei schweren Depressionen, die den Lebenswillen angreifen (➔ Depressionen, Seite 237)
- Suchtkranke sollten nur bei stationärer Krankenhausbehandlung Entspannungsmethoden machen, nie ambulant

Risiken von Entspannungstechniken

- Man kann die »selige Entspannung« auch als Flucht vor sich selbst und Ablenkung mißbrauchen. In diesem Fall lähmt Entspannung die Initiative. Dann wäre es besser, gemeinsam mit anderen Sport zu betreiben
- Entspannung kann »zudecken«, zum Beispiel eine unglückliche Partnerschaft. Es ist also wichtig, sich vor Erlernen der Methode im klaren zu sein, was die Verspannung auslöst

Auswahl der Methode

Nicht jede Entspannungsmethode ist für jeden Menschen gleich gut geeignet. Die folgende Checkliste soll Ihnen die Suche nach der für Sie »richtigen« Technik erleichtern.

Auswahl des Trainers

Wichtig ist, daß die Beziehung zum Trainer »stimmt«, daß Schüler und Lehrer die gleiche »Wellenlänge« bzw. einen »Draht zueinander« haben. Auch Therapeuten sind verschieden.

Jeder seriöse Therapeut arbeitet regelmäßig mit Supervision. Das ist für ihn eine Möglichkeit, die eigene Arbeit zu kontrollieren und eventuell auftauchende Probleme zu klären. Scheuen Sie sich nicht, den Trainer zu fragen, ob er dieses auch tut.

Wenn Sie ernsthaft suchen, findet sich meist irgendwann die »passende« Person. Geben Sie nicht auf, wenn Sie mit ihrer ersten Wahl einen Flop erlebt haben. Versuchen Sie es mindestens noch einmal neu.

Informationen darüber, wer welche Methode lehrt, können Sie erhalten in:

- Institutionen der Erwachsenenbildung
- Psychosomatischen Ambulanzen von Krankenhäusern
- Psychiatrischen Ambulanzen
- Psychologischen Beratungsstellen
- Erziehungsberatungsstellen
- Ehe- und Familienberatungsstellen
- Bei den Dachverbänden der Psychotherapeutischen Vereinigungen (Adressen ➔ Seite 833)

Es kann auch sinnvoll sein, andere Personen, die solch ein Übungsprogramm absolvieren, nach dem Trainer zu fragen.

Kosten
Meistens lehren Psychotherapeuten Entspannungstechniken. Ihre Ausbildung ist teuer, daher kann der Preis des Trainings hoch sein. Nicht alle Verfahren werden als Heilbehandlung eingestuft und von jeder Krankenkasse bezahlt.
Fragen Sie vor dem Training, welche Kosten Sie erwarten (➔ Beratung und Psychotherapie - Wer bezahlt? Seite 831).

Zum Weiterlesen
Gerhard Stumm: Psychotherapie in Österreich, Wien, 1988

Autogenes Training nach Schultz

Dies ist eine Technik der Autosuggestion. Man konzentriert sich auf den in Rückenlage oder in der sogenannten Droschkenkutscherhaltung ruhenden Körper.
Durch wiederholtes Vorstellen bestimmter Körpergefühle, wie zum Beispiel »Mein rechter Arm wird schwer«, »Mein Bauch wird warm«, stellt sich diese Empfindung ein.
Schrittweise kann man durch diese Selbstsuggestion eine Muskelentspannung im ganzen Körper erlernen, die man als Schwere und Wärme erlebt.
Wer einmal die Grundübungen beherrscht, kann lernen, wie man das vegetative System bewußt beeinflußt: Dann kann man den Herzschlag steuern, die Atmung und andere Organfunktionen lenken.
Die Oberstufe des Autogenen Trainings richtet sich mehr auf seelische Vorgänge, um diese tiefer zu ergründen und bewußter zu erleben.
Lernen: In der Gruppe, dann Durchführung allein möglich.

Muskelentspannung nach Jacobson (Progressive Relaxation)

Systematisch werden bestimmte Muskelpartien zuerst angespannt, dann entspannt - Oberkörper, Arm, Bauchmuskulatur, Ober- und Unterschenkel, Füße. Durch den Wechsel wird der Entspannungszustand intensiv erlebt. Dieser geht in einen Zustand von Ruhe und Gelassenheit über.
Lernen: In der Gruppe, dann Durchführung allein möglich.

Checkliste für die richtige Auswahl der Entspannungsmethode
Herauszufinden, welches für Sie die geeignete Entspannungsmethode ist, erfordert ein hohes Maß an Selbstkenntnis.
Das Folgende teilt Menschen nach bestimmten Verhaltensstrukturen in Gruppen ein. Die meisten Menschen lassen sich aber nicht einfach solchen Gruppen zuordnen, sondern sind »Mischtypen«.
Vertrauen Sie Ihren Empfindungen, wenn Sie eine der Techniken für sich »ausprobieren«. Scheuen Sie sich nicht, den Trainer zu wechseln, geben Sie aber nicht gleich auf, wenn Sie nicht schon beim ersten Mal zufrieden sind.

- Gehören Sie Ihrer Meinung nach zu den Menschen, die sich gerne und vertrauensvoll an Vorgaben (fest)halten und sich durch Regeln nicht eingeengt fühlen? Dann sind Methoden geeignet, die fixe Anleitungen vorgeben.
  Autogenes Training, Grundstufe (➔ Seite 819)
  Progressive Muskelentspannung nach Jacobson (➔ Seite 819)
  Tai Chi, Chi Gong (➔ Seite 821)

- Sind Sie eher ein Mensch, der gerne den eigenen Kopf durchsetzt, auf das eigene Gefühl baut und sich von Regeln eher gehemmt und eingeengt fühlt, aber bereit ist, selbst Verantwortung zu übernehmen?
  Feldenkrais-Gruppenarbeit (➔ Seite 820)
  Konzentrative Bewegungstherapie (KBT) (➔ Seite 820)
  Funktionelle Entspannung nach Fuchs (➔ Seite 820)
  Eutonie (➔ Seite 820)

- Sind Sie überhaupt nicht gern aktiv und würden sich am liebsten »wie ein Baby« verwöhnen lassen, können Sie die Kontrolle aus der Hand geben und sich voll Vertrauen einem Behandler überantworten?
  Massagen (➔ Seite 806)
  Feldenkrais-Einzelbehandlung (➔ Seite 820)

- Gehören Sie zu den Suchenden und stillen Rebellen, die sich gern auf sich selbst verlassen und extrem bereit sind, selbst Verantwortung zu übernehmen?
  Autogenes Training, Oberstufe (➔ Seite 819)
  Meditation (➔ Seite 821)
  Yoga (➔ Seite 820)

- Allen anderen Methoden übergeordnet und zusätzlich angewendet wird die Atemtherapie (➔ Seite 814).

Feldenkrais

Die von dem Wissenschaftler Feldenkrais entwickelte Körperarbeitsmethode »Bewußtheit durch Bewegung« ist ein sanfter, leicht erlernbarer Weg zum eigenen Ich, zu Selbstverantwortung und Selbstheilung.
Nach der Feldenkrais-Theorie können strenge Erziehung, soziale Zwänge und seelische Traumen im Laufe des Lebens zu einer körperlichen und geistigen Erstarrung führen, sichtbar und spürbar in Muskelverspannungen.
Mit der Feldenkrais-Methode wird dieser Erstarrung gegengesteuert: Sie stellt die übliche Art und Weise, wie wir lernen, in Frage, zum Beispiel gilt Fehlermachen als ein wichtiger Teil des Lernens: Ob »richtig« oder »falsch« ist nicht wichtig. Man lernt, den eigenen Bewegungsumfang und die Bewegungsqualität kennen und neue (wiedererinnerte, ergänzte) Bewegungen auszuprobieren. Man kann unter Umständen auch aus dem gewohnten Denk- und Handlungsschema ausbrechen und seinen geistigen Horizont erweitern.
Gruppenarbeit (*»Bewußtheit durch Bewegung«*): Durch einfache Bewegungen, die nicht mechanisch wie bei der herkömmlichen Gymnastik, sondern bewußt erlebt werden sollen, lassen sich eine Reihe von positiven Veränderungen erzielen: Der Körper richtet sich in neuer Spannkraft gerade, körperliche Beschwerden werden gelindert. Man erreicht ein Optimum an körperlicher und geistiger Beweglichkeit und seelischer Harmonisierung.
Einzelarbeit (*»Funktionale Integration«*): Sie bleiben passiv, der Therapeut bahnt durch Berührung, Verschieben von Muskelpartien, Bewegung der Gliedmaßen in den Gelenken u. a. m. neue Bewegungsmuster an, die durch Üben haltbar bleiben. Sogar bei Unfallopfern, Spastikern, Multiple Sklerose-Kranken und Wirbelsäulengeschädigten können die sorgfältig ausgebildeten Feldenkrais-Practitioner manchmal erstaunliche Erfolge erzielen.
Diese Technik ist in den anglo-amerikanischen Ländern bereits etabliert, bei uns gibt es erst wenige gute Therapeuten.

Funktionelle Entspannung nach Fuchs

Die übende Person ruht in Rückenlage, der Therapeut gibt »neutrale« Anregungen und Aufforderungen oder deutet sie durch Handauflegen an, zum Beispiel »sich loslassen«, »sich abgeben an die eigene Körpermitte«. Dabei erleben Übende ihren Körper neu und bewußt, trainieren ihre Atmung und entdecken die Störquellen dort, wo sie im Körper wirken. Bestimmte Atemtechnik löst Verkrampfung und Verspannung, und schrittweise wird auch Unbewußtes aufgedeckt. Das Tempo bestimmt man selbst.
Lernen: Einzeltherapie. In Österreich ist diese Methode noch kaum etabliert.

Konzentrative Bewegungstherapie (KBT)

Bewußtes Wahrnehmen von Bewegungsabläufen dient bei dieser Methode als Grundlage dafür, sich selbst und das eigene Handeln bewußter zu erleben.
Die Arbeit wird bestimmt von Übungen zur körperlichen Wahrnehmung - zum Teil mit bestimmten Gegenständen - und von der Vertiefung von Erlebnissen. Kommen Erlebnisse aus der frühen Kindheit hoch, so kann zur Aufarbeitung ein psychoanalytisches Gespräch notwendig werden.
Lernen: Einzelarbeit bei ausgebildeten Therapeuten.

Eutonie

Sie wurde von der Physikotherapeutin Gerda Alexander vor einem Vierteljahrhundert entwickelt und beruht auf der Erfahrung, daß jeder Mensch seinen eigenen Rhythmus finden muß, um zu größtmöglicher Ausgeglichenheit zu kommen. Dies kann man erreichen, wenn man Bewegungsabläufe nicht wie üblich mechanisch, sondern bewußt durchführt. »Schlechte« Gewohnheiten in der Bewegung, Verkrampfungen, die blockieren, werden zuerst aufgespürt und erkannt, dann durch Übungen abgebaut. Dadurch entsteht nicht nur neues Körperbewußtsein, man entdeckt dabei auch, wie man mit seinen Gedanken und Gefühlen umgeht. Man lernt die eigenen Bedürfnisse kennen und berücksichtigen. Die Technik eignet sich, Gesundheit zu erhalten und zu fördern.
Lernen: In der Gruppe und in Einzelstunden.
Üben: Täglich alleine eine Viertelstunde.

Yoga

»Yoga ist Gleichgewicht in allem« heißt es in der Gita, der berühmten indischen Yoga-Schrift. Charakteristisch für die jahrtausendealte Tradition des Yoga ist, daß man alle Übungen (*Asanas*) langsam, konzentriert und in Übereinstimmung mit dem Atem durchführt. In der End-

stellung sollte man mehrere Minuten lang verharren. Dadurch werden die inneren Organe besser durchblutet und Verspannungen behoben.
Wichtig ist das regelmäßige Üben, wobei es auf die langsame Dehnung der verschiedenen Körperteile ankommt, auf Konzentration und tiefe Atmung - und nicht auf extreme Akrobatik. Das Ziel der Stellungen ist konzentrative Versenkung in sich selbst, die zu innerer Harmonie und Gelassenheit führt, weil die Entspannung des Körpers die Seele entspannt.
Lernen: Es empfiehlt sich, Yoga anfänglich unter Anleitung eines erfahrenen Lehrers zu betreiben. Später kann man auch allein üben.

Meditation

Meditation bedeutet wörtlich »Übung« und meint »Innenschau«. Es ist eine tiefe Versenkung in sich selbst. Sie steht in einem weltanschaulichen und religiösen Rahmen, spezielle Formen finden sich schon vor sechstausend Jahren in Indien. Meditation gibt es in der buddhistischen, islamischen und christlichen Tradition (Exerzitien oder zum Beispiel das Perlendrehen des Rosenkranzes). Viele verschiedene Wege - Meditationstechniken - sind möglich. Zur bekanntesten Technik, der *Transzendentalen Meditation*, gehört die endlose Wiederholung eines Mantras. Das ist eine Lautkombination. Sie kann zum Beispiel durch ein Gedicht, eine Bildvorstellung oder anderes ersetzt werden. Verstärkt wird die Wirkung durch monotone Musik, Wasserrauschen und ähnliche Effekte.
Der Übende sitzt etwa 15 Minuten in einer aufrechten Haltung, am besten im Lotussitz: Die Beine sind gekreuzt, die Füße in den Kniekehlen, die Hände entweder mit den Handflächen auf den Knien, wobei die Daumen die Zeigefingerspitzen berühren, oder vor dem Bauch ineinandergelegt. Man konzentriert sich auf die Atmung und wiederholt im Geist ständig »seine« Mantra. Der Atem wird zum Mittler zwischen Körper und Geist.
Lernen: Mit einem Lehrer einzeln oder in der Gruppe.

Tai Chi und Chi Gong

Die taoistische Körperkultur des Tai Chi - eine Form der Meditation - ist einige tausend Jahre alt und wurde in dieser Zeit immer weiter verfeinert. Es ist der ruhige Bewegungsablauf bestimmter Körperhaltungen, die auf nur einem Quadratmeter durchgeführt werden können.
Die ausbalancierte Bewegung wird schrittweise erlernt. Die dazu erforderliche Konzentration wirkt beruhigend auf das ganze Nervensystem, erzeugt tiefen Seelenfrieden und erhöht die Spannkraft. Dadurch kommt auch die körperliche Gesundheit wieder ins Gleichgewicht. Hinter dieser Technik steht die Philosophie des Yin-Yang und der Ganzheit in der Vielfalt.
Im modernen China wird Tai Chi in Betrieben von den Arbeitnehmern gemeinsam durchgeführt, um Leistung und Zufriedenheit zu verbessern.
Lernen: In der Gruppe, dann Durchführung allein möglich.

BERATUNG UND PSYCHOTHERAPIE

Formen von Beratung und Psychotherapie, die wir so nicht benennen, kennen wir alle. So kann das intensive Gespräch mit dem Arzt psychotherapeutische Elemente enthalten, wenn er auf Probleme und Konflikte eingeht, aufmerksam zuhört und wenn man eine gemeinsame Sprache findet. Ähnlich ist es, wenn wir Fachleute aufsuchen, um uns von diesen Unbeteiligten bei der Bewältigung von Lebenskrisen oder Problemen helfen zu lassen.

Heute gibt es neben seriösen psychotherapeutischen Verfahren eine Flut von Angeboten, die sehr kritisch beurteilt werden müssen. Die Gefahr, die von schlecht ausgebildeten »Gurus«, neuen »Heilsbringern« und Sektenführern ausgeht, wird meist unterschätzt. Die direkte Folge von ungeprüften Psycho-Experimenten können schwere emotionale Krisen, extreme Abhängigkeiten und der Verlust von Alltagsbeziehungen sein. Im folgenden finden Sie einige Anhaltspunkte, die den Weg durch das wissenschaftlich fundierte Netz psychotherapeutischer Verfahren erleichtert. Damit bekommen Sie gleichzeitig Anhaltspunkte, um die »Spreu vom Weizen« zu trennen.

Ziele

Psychotherapie bietet Hilfen zur Selbsthilfe an. Anders als in der traditionellen medizinischen Versorgung wird man nicht von Experten »be-handelt«, um Leiden zu lin-

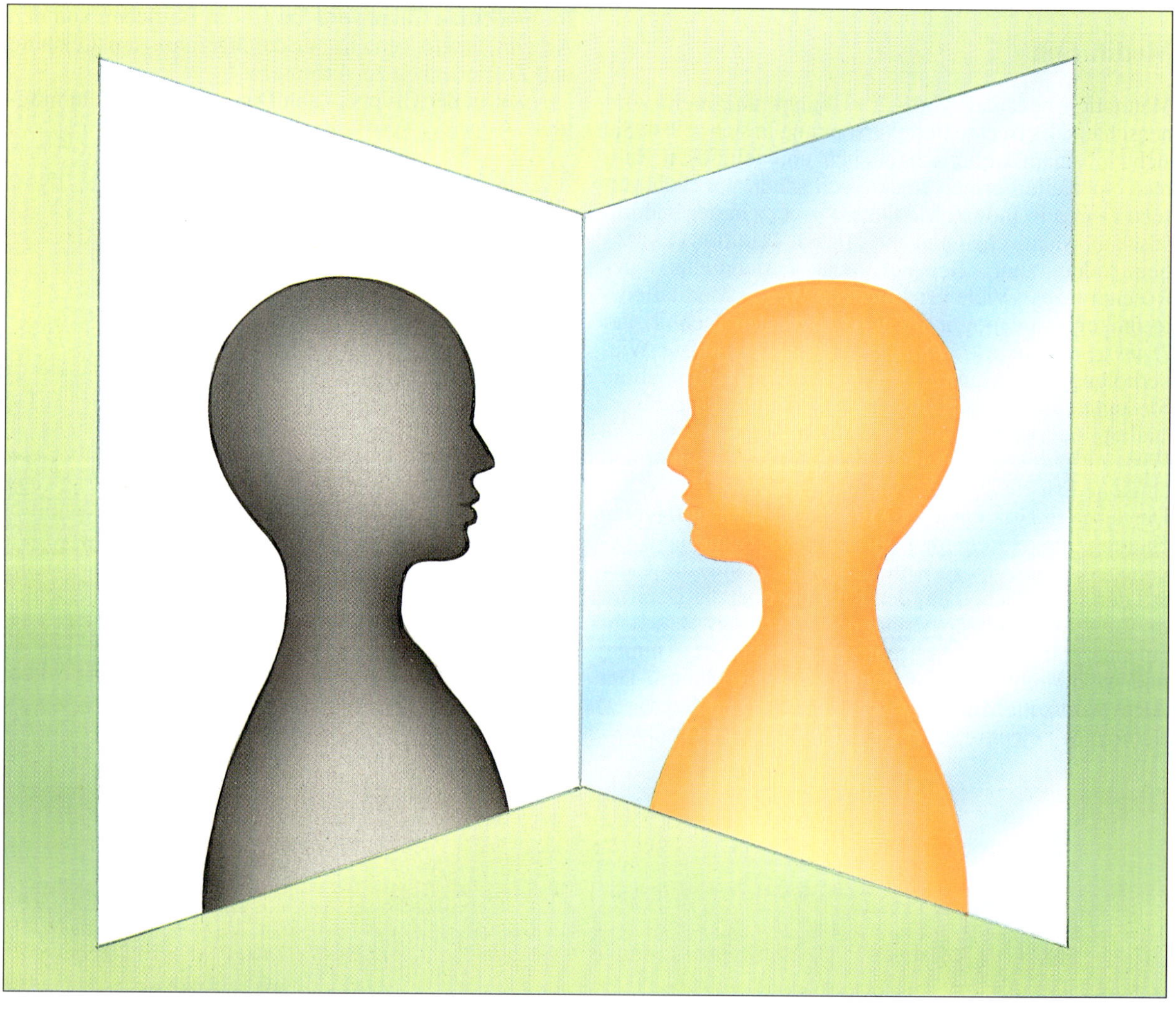

dern oder zu heilen, sondern der Patient »handelt« selbst. Eine Psychotherapie braucht also das aktive Tun, Mitdenken und die aktive Beteiligung der Betroffenen.
Psychotherapeuten sind dabei im allgemeinen aufmerksame Beobachter und Zuhörer. Sie denken mit, sie bieten verschiedene Möglichkeiten an, um Probleme besser verstehen zu lernen, und sie fördern das »neue« Nachdenken über sich selbst. Eine seriöse Therapie verkauft keine fertig abgepackten »Problemlösungen«: Den Weg zum eigenen Wohlbefinden und seelischen Gleichgewicht muß jeder Patient selbst finden. Im Idealfall können wir uns in der Psychotherapie wie in einem Spiegel betrachten: Im Spiegelbild sehen wir, woran wir leiden und wie wir so geworden sind, wie wir sind. Der Therapeut hilft uns, diesen Spiegel aufzubauen und sein Bild verstehen zu lernen.

BERATUNG

In der Bundesrepublik gibt es eine Vielzahl von Beratungsstellen. Sie werden von den Kirchen, den Kommunen, Wohlfahrtsverbänden oder freien Initiativen unterhalten.
Diese Familien-, Ehe-, Erziehungs-, Konfliktberatungs- oder Kriseninterventionsstellen arbeiten mit denselben psychotherapeutischen Verfahren wie in freier Praxis niedergelassene Therapeuten.
In einer Beratung werden konkrete Probleme, die von anderen Lebensbereichen abzugrenzen sind, besprochen und bearbeitet. Eine durchschnittliche Dauer von fünf bis zehn Beratungsgesprächen kann bereits hilfreich sein, zum Beispiel:

- Nach Ereignissen wie Trennung, Scheidung oder Tod eines Partners oder dem Verlust eines Kindes
- Wenn man Entscheidungshilfen sucht zum Beispiel in der Schwangerschaft, in Ehekrisen oder anderen familiären Veränderungen
- Bei Lern- und Verhaltensschwierigkeiten von Kindern
- In Zeiten der Isolation, Vereinsamung oder Entwurzelung
- In akuten seelischen Krisen, vor der Überlegung, den Arbeitsplatz zu kündigen, die Schule zu verlassen, einfach »zu flüchten« oder dem eigenen Leben ein Ende zu setzen
- In der Angst vor Bewährungsproben, wie beispielsweise einer immer wieder auftretenden Krankheit, vor einer Prüfung oder dem häufigen Nichtbestehen von Examen
- Wenn Sie noch nicht genau wissen, ob Sie in eine längere ambulante oder stationäre Psychotherapie in der freien Praxis gehen wollen

Fast alle Beratungseinrichtungen bieten auch Hilfen der psychosozialen Versorgung an mit erweiterten Kontakten zu den Arbeits-, Sozial- und Jugendämtern, zu den Schulbehörden, Wohlfahrtsverbänden oder anderen Unterstützungsstellen. Diese Verbindung aus sozialer und psychischer Betreuung ist eine höchst wirksame Form der Hilfe zur Selbsthilfe.
Die unterschiedlichen Beratungseinrichtungen sind in den örtlichen Telefonbüchern meist über den Namen eines Wohlfahrtsverbandes oder über das Gesundheits- oder Sozialamt zu erfragen und zu finden.
Die Telefonseelsorge (Telefon-Nr. in der BRD einheitlich 1 11 01) steht bei akuten seelischen Krisen auch während der Nacht, feiertags oder am Wochenende mit Unterstützung zur Seite.
In Österreich sind die Beratungseinrichtungen ebenfalls beim Sozial- oder Gesundheitsamt der Gemeinde oder des Bezirks zu erfragen.

Einzel- und Gruppentherapie

Alle psychotherapeutischen Verfahren können (mit Ausnahme der Familientherapie) in Form einer Einzel- oder Gruppentherapie stattfinden.
Eine Gruppentherapie macht vielen Menschen Angst. Die Furcht, sich vor anderen Patienten nicht öffnen zu können, läßt die Einzeltherapie meist attraktiver erscheinen. In ihr bespricht, gestaltet, inszeniert oder analysiert man die Probleme alleine mit dem Therapeuten.
Demgegenüber hat die Gruppentherapie den Vorteil, daß von anderen Teilnehmern Gedanken, Wünsche, Phantasien oder Konflikte angesprochen werden, die Sie vielleicht selbst niemals angetastet hätten. Durch den Mut anderer werden Sie selbst mutig, mit anderen und von anderen können Sie lernen. Voraussetzung dafür ist allerdings, daß Sie bereit sind, sich selbst einzubringen und sich auf das Zusammensein mit anderen Menschen einzulassen.
Viele psychoanalytisch ausgebildete Therapeuten haben heute neben ihrer Einzeltherapieausbildung auch eine Gruppenausbildung, die meisten Beratungseinrichtungen bieten ebenfalls Gruppen an.
Meist finden sich sechs bis maximal zehn Teilnehmer beiderlei Geschlechts für 90 bis 100 Minuten zusammen. In Frauenberatungszentren gibt es nur reine Frauengruppen.

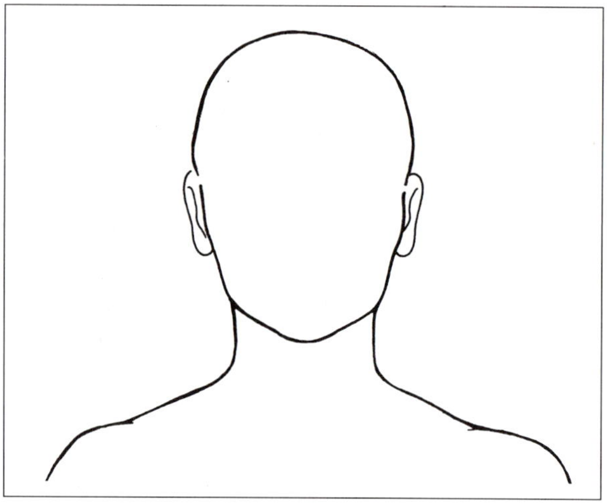

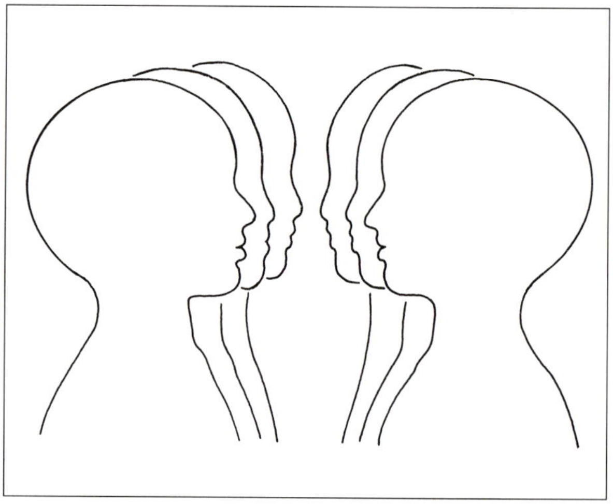

Paar- und Familientherapie

Beides sind eigene Therapieverfahren, die mit unterschiedlichen Schwerpunkten und Elementen aus anderen Verfahren arbeiten.

- Konfliktzentrierte Verfahren, Seite 826
- Übende Verfahren, Seite 828
- Erlebnisorientierte Verfahren, Seite 829

In einer Paar- oder Familientherapie geht man davon aus, daß eine bestimmte Störung, ein Leiden, eine Krankheit oder ein Konflikt nicht nur von einer Einzelperson abhängt, sondern daß ein ganzes Beziehungssystem zusammenwirkt.

In Beziehungen entstehen meist Kreisläufe, die immer wieder nach einem gleichbleibenden, konflikthaften Muster ablaufen.

Fast jeder von uns kennt aus der eigenen Familie die spezifischen Reizthemen, die mit einem Streitgespräch beginnen, in Verweigerung, Tränen, Schreien oder Gewalt eskalieren, aber niemals einen positiven Ausgang finden.

Der Ablauf bleibt scheinbar immer gleich, der Konflikt ausweglos. Ein Ziel der Ehe- und Familientherapie ist es, aufzuzeigen:

- wodurch sich solche Auseinandersetzungen immer weiter aufschaukeln und
- wodurch konstruktive Lösungen verhindert werden

Sinnvoll ist eine Paar- oder Familientherapie auf jeden Fall:

- Bei Schul- und Verhaltensstörungen von Kindern; fast immer sind an Lernschwierigkeiten, Erziehungsproblemen, Störungen wie Bettnässen, Aggressivität oder mangelnden sozialen Kontakten die Eltern und das weitere Umfeld beteiligt. Das Kind drückt aus, daß im Gesamtsystem etwas nicht stimmt
- Bei Problemen in der Ehe oder Partnerschaft, die sich ausweglos um immer denselben Punkt drehen; bei sexuellen Konflikten oder vor Trennung und Scheidung: Bevor Sie auseinandergehen, kann Ihnen eine Paartherapie noch wichtige Klärungen in Richtung eines »Pro« oder »Contra« bringen

Paar- oder Familientherapien werden von vielen Beratungseinrichtungen, aber auch von niedergelassenen Therapeuten angeboten. Mit durchschnittlich zehn bis zwanzig Sitzungen - meist einmal wöchentlich - können neue Lösungen erarbeitet und Entlastungen gefunden werden.

Frauenberatung und -therapie

In den letzten zehn Jahren sind in fast allen größeren Städten eigene Frauenberatungs- und Gesundheitszentren entstanden. Die dort tätigen Pädagoginnen, Psychologinnen und Ärztinnen arbeiten mit ähnlichen Verfahren wie in anderen Einrichtungen.

Die psychotherapeutischen Angebote sind allerdings um einen wesentlichen Aspekt erweitert: Spezifische Abhängigkeiten von Frauen in Beruf und Familie werden bewußt herausgearbeitet, die solidarische Hilfe zur Selbsthilfe steht ganz primär im Vordergrund. Mit der Unterstützung von anderen Frauen ist es meist leichter, eigene Bedürfnisse und Wünsche wiederzuentdecken und zu erproben.

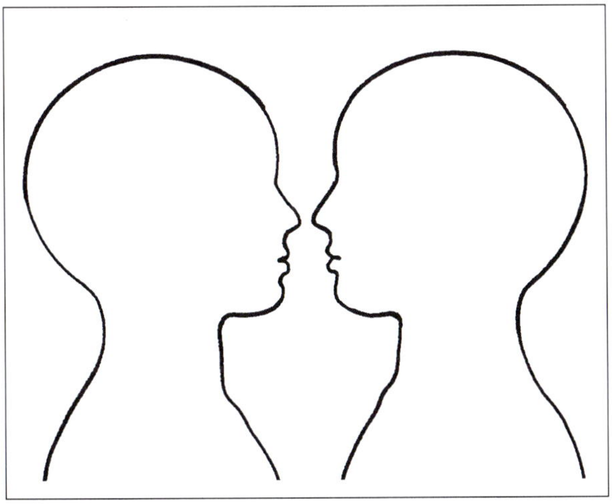

Workshops, Wochenendseminare, Trainingsgruppen

Die Angebote an Therapiegruppen, die mit einem oder mehreren erlebnisorientierten Verfahren arbeiten, werden immer vielfältiger. Dazu zählen beispielsweise die Urschreitherapie, Rebirthing, Transaktionsanalyse (TAA) oder individualpsychologische Gruppen.
Meist wechseln die Teilnehmer von Mal zu Mal bei Treffen, die fast immer im Abstand von mehreren Wochen oder Monaten stattfinden. Meist verbringt man mehrere Tage miteinander. Die Kosten dieser Verfahren übernimmt keine Krankenkasse. Vorsicht ist auf jeden Fall geboten im Hinblick auf die Qualifikation der Trainer und die Größe der Gruppe.
Bei unübersichtlichen Gruppengrößen und wechselnden Teilnehmern kann es passieren, daß die seelische Not eines einzelnen Menschen übersehen wird. Komplikationen wie emotionale Krisen, Zusammenbrüche oder Selbstmordversuche können in einer solchen Konstellation leichter auftreten als in der Kleingruppe.
Ängstliche, kranke, isolierte oder kontaktscheue Menschen sollten auf diese punktuellen Angebote eher nicht eingehen. Stabile, relativ gesunde und selbstbewußte Menschen können unübersichtliche Gruppen, die in großen Zeitintervallen stattfinden, besser verkraften.

PSYCHOTHERAPIE

Dann ist Psychotherapie sinnvoll

Es gibt eigentlich nur eine Regel, nach der man beurteilen kann, wann eine Psychotherapie sinnvoll und notwendig wird. Es ist das eigene, subjektiv empfundene Leid. In der Fachsprache nennt man das auch den *Leidensdruck*.
Meist vermischen sich dabei zwei Grundgefühle:

- Das Gefühl »So kann ich nicht mehr weiterleben« entsteht bei Menschen, die am Endpunkt ihrer eigenen Lösungsmöglichkeiten angelangt sind. Wenn sie zum Beispiel dramatische Lebensereignisse und -krisen immer wieder allein bewältigen mußten oder bisher jede Unterstützung von außen abgewehrt haben
- Das Gefühl »So will ich nicht mehr weiterleben« gehört ebenfalls dazu. Es wird besonders stark, wenn man merkt, daß man sich immer wieder in denselben quälenden Alltags- und Beziehungsmustern verfängt; zum Beispiel Dauerkrisen in der Partnerschaft oder wiederkehrende Konflikte mit Kindern oder Freunden.

Der Gedanke »Es geschieht etwas mit mir, was nicht wirklich meinen eigenen Bedürfnissen entspricht, und ich leide unter dieser Situation«, ist eine wesentliche Basis für eine Therapie.
Die andere ist der Wunsch, etwas »neu« verstehen oder verändern zu wollen. Diese grundsätzliche Motivation garantiert auch, daß man den manchmal beschwerlichen und langen Weg durch eine Therapie »durchhält«. Wer hingegen mit sich und seinem Leben zufrieden ist, braucht keinen Therapeuten.
Von dieser Regel gibt es eine wichtige Ausnahme: Wenn Sie merken, daß Ihr eigenes Verhalten jemand anderem seelische Qual bereitet, sollten Sie sich überlegen, ob eine Beratung oder Therapie sinnvoll wäre. Das bekannteste Beispiel für eine solche Situation sind verhaltensgestörte Kinder, die unter ihren Eltern leiden. Hier sind die Kinder Träger des Leidens ihrer Eltern, was diese selbst nicht wahrhaben wollen oder können.

Dann ist Psychotherapie notwendig

Man kann nicht sagen, von welchem Zeitpunkt ab beispielsweise eine Neurose oder Phobie »so groß und schwer ist«, daß sie behandelt werden muß. Unzählige Menschen leben mit ihren kleinen und großen Zwängen und Ängsten in einem relativ guten seelischen Gleichgewicht (➔ Kranke Seele, Seite 234).
Diese Menschen werden erst dann zum »Krankheitsfall«, wenn ihre soziale Umwelt sie nicht mehr akzeptiert. Hier sind wir gemeinsam verpflichtet, diesen Personen die in-

dividuelle Freiheit zuzubilligen, die wir für uns selbst auch in Anspruch nehmen wollen. Egal, ob jemand anderer »kauzig«, »seltsam« oder »fremd« wirkt: Der Verhaltensspielraum jedes einzelnen ist variabel und soll in keine Uniform gepreßt werden.

Ob eine Psychotherapie notwendig ist, entscheiden vor allem die Betroffenen:

- Wenn beispielsweise ein bestimmtes Verhalten den eigenen Alltag wirklich stört, wie zum Beispiel ein quälender Ordnungs-, Sauberkeits-, Wiederholungs- oder Waschzwang (➔ Neurosen, Seite 235)
- Wenn bestimmte Ängste - sogenannte Phobien - die Bewältigung des Alltags unmöglich machen. Wer sich zum Beispiel in engen Räumen, auf großen Plätzen, von Tieren oder unter vielen Menschen bedroht fühlt, kann meist Dinge wie Einkaufen oder U-Bahnfahren nicht mehr erledigen (➔ Neurosen, Seite 235)
- Wenn bestimmte Verhaltensweisen in Arbeits- oder Partnerbeziehungen immer in derselben Aussichtslosigkeit enden; zum Beispiel das Gefühl, in beruflichen Konflikten immer den »Kürzeren« zu ziehen oder im ehelichen Streit ewig die Unterlegene oder Nachgebende zu sein
- Wenn man sich immer wieder im gleichen Verhaltens- oder Beziehungsmuster ertappt, das man eigentlich verlassen möchte; zum Beispiel beim zehnten Partnerwechsel merkt, daß man immer wieder in derselben Krise steckt und immer wieder dieselben Probleme irgendwann zur Trennung führen
- Wenn psychosomatische Beschwerden immer wieder auftauchen oder eine bestimmte Krankheit chronisch wird (➔ Befindlichkeitsstörungen, Seite 215). Es kann zum Beispiel wichtig sein zu klären, wo der eigentliche Ursprung der Krankheit liegt und wie man am besten damit umgehen kann

Diese Aufzählung könnte fortgesetzt werden. Die Gründe, in eine Therapie zu gehen, sind bei jedem Menschen anders. Entscheidend ist der Wunsch des Betroffenen nach Hilfe, Verständnis und Veränderung.

Das geschieht in einer Psychotherapie

Psychotherapie sollte die vertrauensvolle und offene Beziehung zu einem »neutralen« Menschen sein, der außerhalb der sonstigen Beziehungen steht. Es ist ein »Kunstfehler«, wenn Menschen psychotherapeutisch miteinander arbeiten, die auch familiär oder freundschaftlich verbunden sind.

Viele Menschen verstehen nicht, welchen Sinn es hat, einer wildfremden Person intime Gedanken, Wünsche, Phantasien oder Erinnerungen anzuvertrauen. Der wichtigste Grund ist der, daß nur ein Mensch, der nicht in einer Beziehung zu Ihnen steht, keine Ansprüche an Sie hat. Ansprüche wie zum Beispiel: Die Gespräche müssen etwas ganz Bestimmtes bringen, sie müssen zu einem ganz bestimmten Ziel führen, oder aus den Kontakten muß »mehr« werden.

Es kommen noch andere Vorteile hinzu:

- Sie können über manches auch 20-, 30- oder 40mal sprechen. Wenn andere Menschen bereits längst nicht mehr zuhören, sollte ein professioneller Therapeut noch immer mit aller Aufmerksamkeit dabeisein. Die Wiederholung zeigt, daß bestimmte Probleme noch nicht verarbeitet sind
- Sie brauchen keine Angst zu haben, daß Ihre persönlichen Gedanken und Gefühle im Freundes- oder Familienkreis »weitergeplaudert« werden
- Mit einem »neutralen« Menschen werden beschämende Phantasien und angstmachende Gedanken leichter freigesetzt als im Familien- oder Freundeskreis. Die Therapie ist ein Ort, an dem Sie sich vor scheelen Blicken, Gelächter, Peinlichkeiten oder anderen »Bestrafungen« sicher fühlen können
- Sie brauchen nicht zu fürchten, daß Sie irgendwann aufhören müssen und Sie sich nun um den anderen kümmern müssen. Alle sozialen Beziehungen - außer der therapeutischen - führen irgendwann einmal dazu, daß der andere Mensch auch an Sie Wünsche und Bedürfnisse hat. Dieses Wechselspiel aus »Geben und Nehmen« ist in anderen sozialen Beziehungen richtig und gesund; in der Therapie ist es anders
- Ein guter Therapeut stellt an Sie auch nach vielen Wochen, Monaten oder Jahren keinen eigenen Anspruch außer der Bezahlung. Die finanzielle Abgeltung sollte der einzige »egoistische« Anspruch eines Therapeuten bleiben

KONFLIKTZENTRIERTE VERFAHREN

Die konfliktzentrierten Verfahren haben sich aus der Psychoanalyse entwickelt. Im Mittelpunkt steht die Arbeit an unbewußten Konflikten, die in der Behandlung wiederbelebt und in der Beziehung zwischen Patienten und Analytiker neu erlebt werden. Der Therapeut versucht, bei der Auflösung der unbewußten Konflikte durch Interpretation zu helfen.

Psychoanalytische Verfahren

Psychoanalytische Verfahren gehen davon aus, daß jeder Mensch aufgrund seiner Struktur und seiner Erfahrungen einige zentrale Eigenschaften und Beziehungsmechanismen hat, nach denen er die Beziehungen zu anderen Menschen gestaltet. In diesen Strukturen sind oft Konflikte enthalten, die wir nicht bewußt wahrnehmen können.

Ein Beispiel könnte sein, daß wir - obwohl wir es nicht wollen - einen anderen Menschen immer wieder dazu »verführen«, dasselbe zu machen, was uns schon in der Kindheit immer wieder verletzt und gekränkt hat. In den seltensten Fällen bemerken wir diese Wiederholung.

Auch in der Analyse versucht der Betroffene früher oder später, mit dem Therapeuten eine solche »Wiederholung« zu versuchen. In diesem Mechanismus der Wiederholung steckt die große Chance der Analyse: Im Wiedererleben zum Beispiel von Erfahrungen, die man als Kind mit seinen Eltern gemacht hat, liegt die Möglichkeit zur Veränderung. Der unbewußte Konflikt kann durch die Zusammenarbeit mit dem Analytiker ins Bewußtsein geholt werden.

Ein Beispiel: Der Therapeut lehnt die ihm vom Patienten »angebotene« Rolle des Vaters ab, der immer weiß, was richtig oder falsch ist.

Statt dessen versucht er, darauf aufmerksam zu machen, was »eigentlich« geschieht: Daß nämlich der Patient eigene Kompetenzen und Entscheidungen immer wieder an andere Menschen abgibt. Damit zieht er die anderen in ein Beziehungsmuster hinein, das den Betroffenen in »ewiger« Abhängigkeit hält. Indem dieses Grundmuster entdeckt, besprochen und oft unzählige Male aufs neue durchgearbeitet wird, kann es häufig entzaubert werden. Im Verlauf der nächsten Monate kann seine Wirkung nachlassen.

Psychoanalytische Verfahren kann man daher mit einem Theaterstück vergleichen: In der Psychoanalyse werden unsere Beziehungsmechanismen noch einmal inszeniert. Wie auf einer Bühne steuert der zentrale unbewußte Konflikt auf einen bestimmten Punkt zu. Der Therapeut thematisiert diesen »wunden« Punkt, und indem er ihn anspricht, kann er ihn »entzaubern«. Damit verliert der Mechanismus seine Macht, die Wiederholungen werden bewußt.

Dem Betroffenen wird klar, daß er oft andere Menschen dazu »verführt« hat, ihn in Abhängigkeit zu halten. Einen Therapeuten könnte man also auch als »Entzauberer« betrachten, der auf Dinge aufmerksam macht, die man selbst nicht merkt oder sieht.

Form und Dauer

In der klassischen Psychoanalyse ruhen die Patienten auf einer Couch, der Analytiker sitzt außerhalb des Gesichtsfeldes dahinter oder seitlich der Couch. Die rund einstündigen Sitzungen finden drei- bis fünfmal die Woche statt. Eine klassische Psychoanalyse dauert mindestens zwei bis drei Jahre.

Neben dieser klassischen Form haben sich andere, kürzere Formen entwickelt, bei denen man dem Therapeuten gegenübersitzt. Sie sind unter verschiedenen Namen bekannt:

- Analytische Psychotherapie
- Psychoanalytische Psychotherapie
- Dynamische Psychotherapie
- Psychoanalytische Kurzpsychotherapie (*Fokaltherapie*)

Diese Verfahren finden meist ein- bis zweimal die Woche statt. Sie können nach 15 bis 30 Sitzungen (Wochen) abgeschlossen sein, aber auch länger dauern. Sie sind ebenso wirksam wie die klassische Psychoanalyse.

Gesprächstherapie

Sie ist eine Mischform aus den konfliktzentrierten, übenden und erlebnisorientierten Verfahren, die in den folgenden Abschnitten besprochen werden. In der Gesprächstherapie stehen die bewußten Schwierigkeiten und Probleme des Patienten im Mittelpunkt. Es geht weniger um die vergangenen Erfahrungen und Gefühle als vielmehr um das »Hier-und-Jetzt«. Der Therapeut folgt den Problemen mit intensiver Anteilnahme, Achtung und Wärme. Dabei versucht er, die gesamte Wahrnehmung, das Weltbild, die Erlebniswelt und die Realität des Patienten kennenzulernen. In der Gesprächstherapie sind daher folgende Aspekte besonders wichtig:

- Der Therapeut versucht - gemeinsam mit Ihnen - Ihre ganz individuelle, subjektive und persönliche Wirklichkeit kennenzulernen, die sich von den verschiedenen »Wirklichkeiten« der anderen Menschen immer unterscheidet
- Der Therapeut beachtet und »versteht« nicht nur Ihre Worte, sondern versucht auch, Ihren Ausdruck beim Sprechen und Ihre Körpersprache wahrzunehmen. Alle diese Wahrnehmungen benutzt er, um Ihnen das »Verstandene« widerzuspiegeln
- Mit dieser einfühlenden, akzeptierenden und übereinstimmenden Begleitung wird es Ihnen möglich, Ihre eigene Wirklichkeit weiter-zu-verstehen, weiter-zudenken und weiter-zu-verändern

– Das Therapieziel liegt in einer größeren Selbstachtung und im Akzeptieren der eigenen Person

Dieses Therapieziel ähnelt dem der psychoanalytischen Verfahren. Im Vordergrund stehen nicht die Beseitigung eines Symptoms, die Beseitigung von Beschwerden oder Störungen, sondern die Veränderung des eigenen Wahrnehmens und Erlebens, das Erkennen des Konflikts. Daher spricht man bei den Verfahren, die sich aus der Psychoanalyse entwickelt haben, auch von *aufdeckenden Therapien*, die den Konflikt »aufdecken«.

Form und Dauer

Die etwa einstündigen Sitzungen finden meist einmal pro Woche statt. Die durchschnittliche Dauer wird mit 20 Stunden angegeben, auf eigenen Wunsch ist eine Verlängerung möglich.

ÜBENDE VERFAHREN

Verhaltenstherapie

Die Verhaltenstherapie versucht, die vorhandene Störung, das gestörte »Verhalten«, so genau wie möglich zu analysieren und das Umfeld des Betroffenen in dieser Analyse zu berücksichtigen. Dabei geht es vor allem um die Bedingungen und Umstände, die zu einem bestimmten »Verhalten« führen, und um die Struktur, die dieses »Verhalten« aufrechterhält.

Gemeinsam wird überlegt, was man verändern kann. In der Verhaltenstherapie spielen die frühkindlichen Erfahrungen eine geringere Rolle als in den psychoanalytischen Verfahren.

Die Störung (das »Verhalten«) wird nicht isoliert betrachtet, auch die eigene Wahrnehmung, die Gefühle und die inneren Konflikte der Patienten werden berücksichtigt. Im Gegensatz zur Psychoanalyse steht weniger die Aufdeckung des Konflikts im Mittelpunkt als vielmehr das Erlernen oder Verlernen eines bestimmten Verhaltens:

– In Aneignungstechniken versucht man, Einstellungen, Erwartungen oder Haltungen gezielt zu verändern, zum Beispiel Ängste abzubauen
– Aktuelle Probleme können dabei oft sehr schnell gelöst oder verlorengegangene Fähigkeiten in einer Art Selbstsicherheitstraining wiedergewonnen werden
– Das Problemlösungstraining kann von Rollenspielen über Techniken zur Selbstkontrolle bis zu neuen Techniken der Selbststeuerung gehen

Die Verhaltenstherapie eignet sich gut zur Kombination und Ergänzung mit anderen therapeutischen Verfahren.

Form und Dauer

Die Verhaltenstherapie verlangt immer ein sehr intensives Engagement der Patienten: Gleichgültig, ob es um kleinere Dinge geht, wie beispielsweise die Einübung eines Nicht-Raucher-Verhaltens, oder um größere Probleme, wie zum Beispiel eine unbändige Eßsucht: Das Prinzip der Selbstkontrolle muß erlernt werden. Sie kann in ein paar Sitzungen eingeübt sein, oder es kann bis zu einem Jahr dauern. Bei sehr schwierigen Problemen kann ein längerer Zeitraum notwendig werden.

SUGGESTIVE VERFAHREN

Im Gegensatz zu den »aufdeckenden«, konfliktzentrierten Therapien könnte man bei den suggestiven Verfahren von »zudeckenden« Formen sprechen. Es gibt heute eine Vielzahl suggestiver Verfahren, die vor allem nicht näher definierte »Wunderheiler« und andere »Magier« anbieten. Diese Angebote müssen sehr kritisch beurteilt werden. Sie können viel kosten, viel schaden und wenig nützen. Positive Ergebnisse hat eigentlich nur die Hypnose gebracht, die allerdings in der ärztlichen Praxis kaum mehr angeboten wird.

Hypnose

In der Hypnose wird versucht, Störungen oder Beschwerden so lange zu »beeinflussen«, bis sie nicht mehr auftreten:

– Der Arzt führt Sie über einen Leitsatz, wie zum Beispiel »Sie schlafen jetzt«, in einen tranceähnlichen Zustand, der zwischen dem Wachbewußtsein und dem Zustand des Schlafens liegt
– In diesem Zustand können Sie den Therapeuten noch hören und verstehen. Dabei wird es ihm möglich, beruhigende, entspannende oder stabilisierende Anweisungen zu einem veränderten Verhalten zu vermitteln

Hypnose kann tatsächlich bei einigen Menschen völlige Symptomlosigkeit bewirken. Sehr oft jedoch läßt die Wirkung nach kurzer Zeit wieder nach. Hinzu kommt, daß nur ein gewisser Teil von Menschen überhaupt hypnotisierbar ist.

Form und Dauer

Fast alle Patienten lagern während der Hypnose auf einer Couch. Am Beginn einer Behandlung wird meist rund sechs Stunden lang - verteilt über mehrere Tage - der schlafähnliche Zustand trainiert. Meist gelingt es erst nach dieser Phase, eine hinreichend tiefe Trance hervorzurufen, die es ermöglicht, Beschwerden oder Störungen zu bearbeiten. Die durchschnittliche Behandlungsdauer liegt zwischen 10 und 40 Stunden.

ERLEBNIS-ORIENTIERTE VERFAHREN

Die erlebnisorientierten Verfahren gehen davon aus, daß intensive emotionale Eindrücke (»Erlebnisse«) oder Erfahrungen in der Therapie korrigierende Kräfte haben können. Gerade in diesem Therapiebereich ist eine Flut von »neuen« Verfahren entstanden, denen keine eigentliche therapeutische Bedeutung zukommt. Zu diesen Strömungen zählen beispielsweise die sogenannten *Encounter-Gruppen* oder das *Sensitivy-Training*. Bekanntgeworden ist auch die Urschrei-Therapie (*Primärtherapie*) von Janov.

Gestalttherapie

Sie ist unter den erlebnisorientierten Verfahren am weitesten verbreitet. Im Zentrum der Gestalttherapie steht die unmittelbare Erfahrung im Hier und Jetzt. Alle Probleme werden in Hinblick auf die augenblicklichen Gefühle oder Einstellungen behandelt. Man wird dazu angehalten, sich alle negativen wie positiven Regungen zuzugestehen und sie zu durchleben. Es wird davon ausgegangen, daß man dadurch das eigene Verhalten in einem neuen Licht sehen kann. Erst wenn man akzeptiert hat, wie man selbst ist, wird Änderung möglich, heißt ein Grundsatz der Gestalttherapie.

- Dem nicht-verbalen Verhalten wird große Aufmerksamkeit geschenkt
- Eindrücke, Gefühle, Traumteile, Empfindungen oder Geschehnisse werden mit unterschiedlichsten Techniken dargestellt, verkörpert oder inszeniert
- Dabei versucht man, die Erlebnisse so intensiv wie möglich zu gestalten, um das eigene, bisher abgelehnte Verhalten akzeptieren zu können

Form und Dauer

Die Gestalttherapie versteht sich nicht nur als therapeutisches Verfahren, sondern auch als ein Stück Lebensphilosophie.
So wird man beispielsweise mit Phantasieübungen, Rollenspielen oder einer bestimmten Art der Dialogführung dazu ermutigt, die eigenen Gefühle und Bedürfnisse besser wahrzunehmen und kennenzulernen. Die Dauer der Therapie ist nicht festgelegt. Sie findet meist in Gruppen, auf Seminaren oder Workshops statt.

AUSWAHL DES VERFAHRENS

Versuchen Sie, zuerst die folgenden Fragen für sich zu beantworten:

- Brauche ich schnelle Hilfe, oder kann ich warten? Beschwert mich mein Problem, mein Leiden oder meine Störung so sehr, daß vier bis acht Wochen Wartezeit zu lange sind?
- Brauche ich eine grundsätzliche, in Breite und Tiefe gehende Beratung oder Betreuung, oder ist mein Problem eingegrenzt?
- Wieviel Zeit will ich für eine Psychotherapie aufbringen, wie viele Stunden pro Woche bin ich bereit, mich mit mir selbst intensivst zu beschäftigen?
- Wieviel Geld will ich für eine Psychotherapie aufbringen?
- Gehe ich in ein Krankenhaus (stationär), oder suche ich meinen Therapeuten in der freien Praxis (ambulant)?

Ambulante Psychotherapie

Eine ambulante Psychotherapie ist sinnvoll, wenn Ihr Leiden oder Ihre Störung nur einen bestimmten Teilbereich Ihres Lebens betrifft, Sie aber dabei noch relativ gut mit Ihrem Alltag zurechtkommen und ohne tiefere Krisen Ihre familiären und beruflichen Aufgaben bewältigen können:

- In einer solchen Situation ist es Ihnen auch meist möglich, länger zu warten. Die Suche nach einem Therapeuten kann meist mehrere Monate dauern. Wenn Sie dann eine Person gefunden haben, der Sie vertrauen, müssen Sie nochmals mit einer Wartezeit von mehreren Monaten rechnen, bis Ihr Therapieplatz frei wird

- Für akute Fälle, zur schnellen Lösung von Einzelproblemen, stehen unterschiedliche Beratungseinrichtungen der Wohlfahrtsverbände zur Verfügung
- Ambulante Therapie hat den Vorteil, daß man sie in das Alltagsleben integrieren kann. Sie können die Arbeitssitzungen in Ihren Wochenplan einbauen und Ihre Veränderungen in der Alltagspraxis »erproben«
- Sie können Ihre neuen Erkenntnisse über sich selbst im Normalleben auskosten, verändern, verfestigen und aufs neue verändern. Während dieser Zeit steht Ihnen ein Therapeut zur Seite
- Für eine ambulante Psychotherapie sprechen spezifische Konflikte, die in einem stationären Aufenthalt nicht zu lösen sind, wie zum Beispiel Familien-, Paar- oder Erziehungsprobleme
- Für eine ambulante Psychotherapie können auch familiäre Gründe sprechen, wenn zum Beispiel ein Säugling die Betreuung des betroffenen Elternteils braucht
- Je stärker Sie das Gefühl haben, zu wissen, mit welchen Problemen oder Konflikten Ihr Leiden, Ihre Störung oder Ihre Beschwerden zu tun haben, um so besser ist es, im ambulanten Bereich einen Therapeuten zu suchen

Welcher Therapeut?

- Es kommt darauf an, »wie gut man miteinander kann«. Sie müssen das Gefühl haben, daß Sie sich Ihrem Gegenüber öffnen können.
- Wenn Sie beim vereinbarten Erstgespräch ein Gefühl von Unbehagen, Ablehnung und Antipathie haben, sollten Sie das besprechen und gegebenenfalls zu jemand anderem gehen.
- Sie sollten allerdings hellhörig werden, wenn Sie bei mehreren Erstgesprächen merken, daß Ihnen eigentlich alle bisherigen Kontaktpersonen unsympathisch waren. Dann liegt es möglicherweise an Ihnen und nicht an den Therapeuten.
- Umgekehrt sollten Sie nicht enttäuscht oder gekränkt sein, wenn Ihnen Ihr Gesprächspartner nach dem Erstkontakt mitteilt, daß er sich eine Arbeit mit Ihnen nicht vorstellen kann. Wenn der andere merkt, daß er mit Ihnen »nicht kann«, sollten Sie das ebenso akzeptieren wie Ihre eigene Entscheidung »pro« oder »contra«.
- Beim Erstgespräch sollte es nicht nur um Ihre eigenen Probleme gehen. Klären Sie alle offenen Fragen, bezüglich des Verfahrens, der Dauer, der Kosten, der Qualifikation und Weiterbildung »Ihres« Therapeuten.
- Klare und eindeutige Absprachen sind ein Grundprinzip jeder Psychotherapie. Verschleiernde, ungenaue oder halbe Angaben sind ein Zeichen mangelnder Professionalität. Gehen Sie zu jemand anderem.
- Achten Sie bei der Qualifikation auf die Zusatzausbildung der jeweiligen Person. Egal ob Theologe, Psychologe, Pädagoge oder Arzt, das »nackte« Studium und die berufliche Praxis sind zuwenig.
- In der Bundesrepublik bekommen Ärzte bei entsprechender Fort- und Weiterbildung die Ermächtigung, den Zusatztitel »Psychotherapie« oder »Psychoanalyse« zu tragen. Sie bilden sich in denselben Institutionen fort wie die anderen Berufsgruppen.

Welches Verfahren?

Für diese Entscheidung gibt es keinen Königsweg. Wichtige Auswahlkriterien sind:

- Fühlen Sie sich von der Störung oder Krankheit allein betroffen, oder leiden Sie als Paar oder als ganze Familie darunter?
- Wie drängend ist das Problem?
- Wie oft pro Woche werden Arbeitssitzungen angesetzt, und wie viele Sitzungen benötigt man durchschnittlich?

→ Konfliktzentrierte Verfahren, Seite 826
→ Übende Verfahren, Seite 828
→ Erlebnisorientierte Verfahren, Seite 829

Für welches Verfahren Sie sich entscheiden, hat ganz wesentlich mit dem Therapeuten zu tun. Generell könnte man sagen, daß die Entscheidung für den »richtigen« Therapeuten sogar wichtiger ist als die Entscheidung für das »richtige« Verfahren. Denn auch im »besten Verfahren« werden Sie nur sehr kleine Fortschritte machen, wenn es nicht gelingt, eine vertrauensvolle Beziehung zum Gegenüber aufzubauen.

Psychotherapie im Krankenhaus

Psychotherapeutische Abteilungen gibt es in zahlreichen bundesdeutschen Universitätskliniken seit mehr als zwei Jahrzehnten. Daneben gibt es Spezialeinrichtungen zum Beispiel für Suchtkrankheiten und rund einhundert relativ gut ausgestattete Psychosomatik-Kliniken (→ Befindlichkeitsstörungen, Seite 226). In Österreich herrscht daran nach wie vor Mangel.

Dann ist eine stationäre Behandlung sinnvoll

- Je weniger Ihnen bewußt ist, mit welchen Konflikten oder Problemen das eigene Leiden zusammenhängt, je fremder und unerklärlicher Ihnen Ihre eigene Krankheit erscheint

- Das Gefühl, dringend schnelle Hilfe zu benötigen, kann ausschlaggebend sein, um sich in eine stationäre Behandlung zu begeben. Bei einem stationären Aufenthalt haben Sie kürzere Wartezeiten als im ambulanten Bereich. Meist werden Sie in die Klinik, die Sie zusammen mit Ihrem Arzt ausgesucht haben, nach sechs Wochen aufgenommen
- Für viele Menschen ist es nicht nur wichtig, eine schnelle Entlastung zu finden, sondern auch aus der bisherigen Lebenssituation herauszukommen. Der Abstand vom Alltag, von der Arbeit, von der Familie, vom Partner und dem bisherigen Umfeld kann befreiend wirken
- Bei einem stationären Aufenthalt können Sie sich den Luxus leisten, nichts anderes zu tun, als sich selbst kennenzulernen. Sie können eine ganze Nacht lang mit Ihrem Bettnachbarn reden oder eine ganze Nacht lang weinen. Am nächsten Morgen brauchen Sie weder fit noch funktionstüchtig zu sein
- Es gibt ländliche Regionen, in denen im weiten Umkreis kein Therapeut in freier Praxis zu finden ist. Bevor Sie jahrelang warten, empfiehlt sich ein Krankenhausaufenthalt
- Manche Krankheiten, wie zum Beispiel Süchte, schwerwiegende Eßstörungen oder Angstneurosen, können in der Praxis eines niedergelassenen Therapeuten nicht angemessen betreut werden. Menschen, die mit Ihrem Alltag überhaupt nicht mehr zurechtkommen und an den kleinsten Aufgaben - wie zum Beispiel U-Bahnfahren, einkaufen, sich anziehen oder regelmäßig essen - scheitern, können in einer Klinik besser betreut werden
- Bei vielen psychosomatischen Krankheiten ist neben der Psychotherapie eine medizinische Betreuung nötig

Das geschieht in einer stationären Therapie

Durchschnittlich dauert ein stationärer Aufenthalt zwei bis drei Monate, auf jeden Fall jedoch mindestens sechs Wochen. Außenstehenden erscheint diese Zeit erschreckend lang. Nach dem Abschluß meinen jedoch die meisten Patienten, die Zeit sei schnell vergangen. Viele wollen Ihren Aufenthalt sogar noch verlängern:

- Fragen Sie vor Ihrem Klinikaufenthalt nach der durchschnittlichen Verweildauer
- In der BRD: Krankenhäuser der Bundesversicherungsanstalt für Angestellte und Rehabilitationskliniken gewähren in den meisten Fällen nur einen Aufenthalt von sechs Wochen. Wenn Sie glauben, eine längere Betreuung zu benötigen, dringen Sie bei Ihrem Arzt auf die Überweisung in eine andere Klinik

Wenn es Ihnen nicht gefällt

Es ist eine Grundregel, auf jeden Fall die ersten zehn Tage durchzuhalten. Den meisten Menschen sind die Angebote in einer psychotherapeutischen Abteilung oder Klinik fremd und teilweise bedrohlich.

Der Tagesablauf, die Therapietechniken, die Gespräche, Ärzte, das Umfeld und die anderen Patienten sind unbekannt. Es gibt kaum Elemente, die wir aus unserem sonstigen Alltag kennen. Sprechen Sie mit Ihrem Therapeuten darüber.

Wenn Sie nach zehn Tagen überzeugt sind, daß Sie am falschen Platz sind, ist ein Abbruch des Aufenthalts sinnvoll.

Auswahl des Verfahrens

In der überwiegenden Mehrheit der Einrichtungen wird primär mit psychoanalytischen Verfahren gearbeitet. Neben konfliktzentrierten und übenden Verfahren bieten aber fast alle Einrichtungen noch eine Reihe weiterer Techniken an.

Die verschiedenen Angebote sind so gestaltet, daß Sie sich nicht nur über die eigenen Gefühle und Erfahrungen etwas mehr Klarheit verschaffen können, sondern auch den eigenen Körper besser kennenlernen.

Man kann nicht festlegen, welche Verfahren, Techniken oder Angebote bei welchem »Menschentyp« zur größten Entfaltung und Offenheit führen. Sie müssen selbst kennenlernen, was für Sie individuell am geeignetsten ist.

Kostenfrage

In der Bundesrepublik

Die Berechtigung, ambulante Beratung oder Psychotherapie mit den Krankenkassen abzurechnen, haben Ärzte mit dem Zusatztitel »Psychotherapie« oder »Psychoanalyse« sowie - mit Einschränkungen - Psychologen und Psychagogen.

Bei den Psychologen und Psychagogen wird ein Arzt dazwischengeschaltet: Der Arzt muß feststellen, ob eine psychotherapeutische Behandlung angezeigt ist, und Arzt und Therapeut müssen zusamenarbeiten. Nach diesem sogenannten Delegationsprinzip übernehmen die Krankenkassen häufig die Kosten. Bei einigen Kassen geschieht dies jedoch auch ohne dazwischengeschalteten Arzt.

Unter Berücksichtigung von Urlaub, Feiertagen und Krankheit geht man davon aus, daß ein »Therapiejahr« rund 40 Stunden umfaßt, wenn die Arbeitssitzungen einmal pro Woche stattfinden:

- Im Normalfall genehmigen die Krankenkassen in der ersten Phase 60 bis 80 Stunden bei einem von ihnen anerkannten Therapeuten. Das heißt, Sie können damit rechnen, daß die Krankenkassen eine rund zweijährige Therapie finanzieren
- Nach rund 80 Stunden muß man einen Verlängerungsantrag stellen. Für Gruppentherapien gibt es keine Verlängerung. Ab nun müssen Sie selbst weiterbezahlen. Einzeltherapien können auf 160 Stunden verlängert werden. In Ausnahmefällen genehmigen die Krankenkassen eine Verlängerung auf 240 Stunden
- Die Entscheidung über eine Verlängerung fällt ein Gutachterverfahren. Diese Gutachterverfahren sind, ebenso wie die Genehmigungsverfahren, von Krankenkasse zu Krankenkasse verschieden
- Am besten ist Ihr Therapeut über diese Finanzangelegenheiten informiert. Diese Frage müssen Sie beim Erstgespräch klären

Kostenübernahme bei stationärer Therapie
In Universitätskliniken können Sie mit einem ganz normalen Krankenschein aufgenommen werden. Bei allen anderen Kliniken müssen Sie folgende Vorgehensweise einhalten:
- Sie müssen mit Ihrem überweisenden Arzt abklären, in welches Krankenhaus Sie gehen wollen
- Sie müssen sich von der Klinik sagen lassen, welche Papiere und sonstigen Unterlagen von der Krankenkasse Sie benötigen
- Beim ersten Telefonkontakt erfahren Sie auch, welche Bedingungen die Klinik ihrerseits stellt. Sie können sich über eventuelle Vorgespräche, Wartezeiten, die durchschnittliche Aufenthaltsdauer, mögliche Therapieangebote usw. informieren
- Sie müssen sich von der Krankenkasse eine »Kostenübernahmeerklärung« beschaffen
- Die Kasse stellt die Kostenübernahmeerklärung nur für eine bestimmte Klinik aus. Sie können also später nicht einfach wechseln
- Wenn Sie sich für eine Einrichtung entscheiden, die von Ihrer Krankenkasse nicht anerkannt ist, ist eine Kostenübernahmeerklärung nur schwer zu bekommen
- Lassen Sie sich von diesen Schwierigkeiten nicht abschrecken. Es gibt bei allen Kassen Ermessensspielräume. Es lohnt sich also, mit dem Filialleiter zu verhandeln (➔ Das liebe Geld, Seite 718)
- Bei dieser Verhandlung ist es wichtig, eine »Notwendigkeitsbescheinigung« des Arztes vorzulegen, und gemeinsam mit ihm die Gründe für die von Ihnen gewünschte Einrichtung offenzulegen
- Anders ist es bei Kliniken der Bundesversicherungsanstalt für Angestelle oder in Rehabilitationskliniken. Die individuellen Wahlmöglichkeiten sind eingeschränkt. Es gibt kaum Verhandlungsspielräume, dennoch kann die Stellungnahme des überweisenden Arztes etwas bewirken

In Österreich

In Österreich ist seit dem 1. Januar 1991 ein neues Psychotherapiegesetz in Kraft. Es ermöglicht nicht nur den Ärzten, sondern auch anderen Berufsgruppen, sich zum Psychotherapeuten ausbilden zu lassen. Das gilt zum Beispiel für Sozialarbeiter, Lehrer, Musiktherapeuten, Pädagogen, Psychologen, Publizisten oder auch Theologen. Die fachlichen Voraussetzungen, um in der ambulanten und stationären Betreuung anerkannt zu werden, sind gesetzlich definiert. Sie umfassen eine rund sechsjährige Ausbildung in zwei Teilen:
- Die Einführung in die Psychotherapie (Propädeutikum); dabei geht es vor allem um theoretische Aspekte mit sozialen, medizinischen und methodischen Schwerpunkten; ein Praktikum wird angeschlossen.
- Die fachspezifische Ausbildung in einer *anerkannten* Therapierichtung; dazu zählen unter anderem verschiedene Richtungen der konfliktzentrierten Verfahren (➔ Seite 826), Verhaltenstherapien (➔ Seite 828), Familientherapien (➔ Seite 824) und auch erlebnisorientierte Verfahren, wie zum Beispiel die Gestalttherapie (➔ Seite 829). Insgesamt sind in Österreich zwölf verschiedene Therapierichtungen und -vereinigungen anerkannt. Die Ausbildungen werden über die jeweiligen Ausbildungsvereine geregelt.

Das Gesetz hat nicht nur festgelegt, welche Ausbildungen nötig sind, um die Berufsbezeichnung Psychotherapeut zu führen, sondern regelt auch die Berufspflichten: So ist beispielsweise die Anonymität der Patienten garantiert, die Schweigepflicht muß eingehalten werden, und die Patienten haben ein Recht auf Transparenz; das heißt:
- Sie müssen darüber aufgeklärt werden, welches therapeutische Verfahren in welcher Art und Form gewählt wird; und
- sie müssen darüber aufgeklärt werden, wie lange die Therapie ungefähr dauern wird und wieviel sie kostet. Die Vereinbarungen haben die Gültigkeit eines mündlichen Vertrags.

Kostenübernahme bei ambulanter Therapie
In Österreich sind Psychotherapien mit medizinisch-ärztlichen Behandlungen gleichgesetzt. Dadurch haben die

Krankenkassen einen eindeutigen Versorgungsauftrag erhalten. Das heißt: Jeder österreichische Versicherte hat einen Rechtsanspruch auf eine Psychotherapie, wenn er sie braucht.
Sie können auf drei Wegen mit einer Psychotherapie beginnen:
- Sie suchen sich den *Kassen-Psychotherapeuten* Ihrer Wahl (➔ Seite 830) und beginnen die Therapie auf Krankenschein. Zwei Voraussetzungen sind dafür nötig:
  Der Therapeut stellt fest, daß es sich um eine krankheitswertige Störung handelt.
  Nach der ersten Therapierunde untersucht ein praktischer Arzt, ob möglicherweise körperliche Ursachen den Beschwerden zugrunde liegen. Es handelt sich dabei um einen »Hilfsbefund«, der organische Aspekte abklärt.
  Als Patient entstehen Ihnen keine Kosten; der Krankenschein deckt alle Diagnosen und Therapien ab.
- Sie suchen sich einen *Wahl-Psychotherapeuten,* der keinen Vertrag mit der Kasse hat. Dann müssen die Honorarbelege eingereicht werden, und Sie bekommen das festgelegte Kassenhonorar zurückerstattet. Auch für diesen Weg der Rückerstattung müssen die beiden Voraussetzungen (s. o.)
  Krankheitswertige Störung und
  Hilfsbefund vom praktischen Arzt gegeben sein.
  Die Differenz auf das Therapeutenhonorar wird aus der eigenen Tasche bezahlt.
- Sie werden von Ihrem Arzt an einen Psychotherapeuten überwiesen.
  Dann können Sie ohne zusätzliche ärztliche Untersuchung mit der Therapie beginnen.
  Entweder auf Krankenschein; oder auf dem Weg der Rückerstattung (s. o.).

Achtung: Bei sehr langen Psychotherapien, die sich unter Umständen über viele Jahre erstrecken, wird ein Bewilligungsverfahren bei der Krankenkasse nötig. In diesen Ausnahmefällen entscheidet der Psychotherapiebeirat der zuständigen Krankenkasse, ob und wie lange die Kosten übernommen werden.

Kostenübernahme bei stationärer Therapie
Bis heute gibt es in Österreich noch keine psychotherapeutischen Kliniken. Es ist daher fast nur in Spezialeinrichtungen (zum Beispiel für Süchtige) möglich, neben der medizinischen Betreuung eine psychotherapeutische Begleitung zu bekommen. Die Kosten für einen stationären Aufenthalt werden von den Krankenkassen getragen.

Bei den folgenden psychotherapeutischen Institutionen und Berufsorganisationen können Sie Auskünfte einholen

BRD:	Sigmund-Freud-Institut Myliusstraße 20; 6000 Frankfurt
	Alfred-Adler-Institut Bismarckstraße 26; 2870 Delmenhorst
	C.G.Jung-Gesellschaft Wedellstraße 16-18; 1000 Berlin 46
	Deutsche Psychoanalytische Vereinigung Sulzaer Straße 3; 1000 Berlin 33
	Deutsche Gesellschaft für Verhaltenstherapie Belthlestraße 15; 7400 Tübingen
	Gesellschaft für wissenschaftliche Gesprächspsychotherapie Postfach 270165; 5000 Köln 1
	Deutsche Gesellschaft für ärztliche Hypnose und Autogenes Training Kirchberg 4; 5100 Aachen/Walheim
	FPI für Integrative Therapie, Gestalttherapie, Kreativitätsförderung Brehmstraße 9; 4000 Düsseldorf 1
Österreich:	Österreichischer Bundesverband für Psychotherapie Maria-Theresien-Str. 32-34/2/25; 1010 Wien
	Gesundheitsministerium Radetzkystr. 2; 1030 Wien

ERSTE HILFE

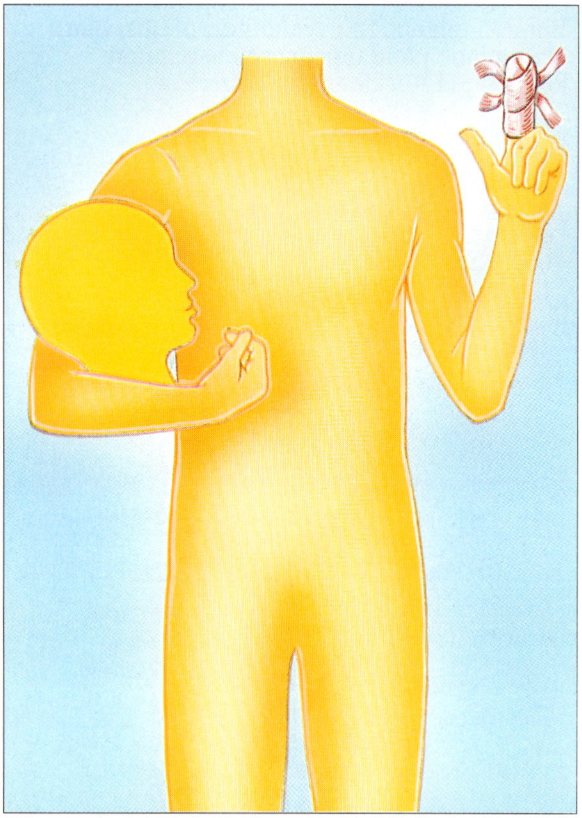

Rund ein Drittel der Freizeitunfälle ereignen sich im Haushalt. Erst dann folgen mit 26 Prozent Unfälle im Verkehr, gefolgt von Verletzungen beim Sport (22 Prozent) und beim Gehen (16 Prozent). Entgegen der landläufigen Meinung sind also die Arbeiten im Garten, im Haushalt, auf Treppen, Treppenabsätzen, Leitern, Gerüsten und Geländern gefährlicher als die Straße.
Am dringendsten wird Erste Hilfe daher im Haushalt und in der Freizeit gebraucht. Dort verletzen sich jährlich rund 100 Millionen Bundesbürger. Mehr als 100 000 Menschen sterben an plötzlichem Herzversagen, etwa 400 000 werden im Straßenverkehr verletzt.
Jedes fünfte Unfallopfer hätte überleben können, wenn rechtzeitig Erste Hilfe geleistet worden wäre, meint das Deutsche Rote Kreuz. Laienhilfe ist also auch bei einem gut ausgebauten Rettungswesen notwendig. Bis in der Stadt ein Rettungswagen kommt, vergehen meist bis zu zehn Minuten, auf dem Land rund eine Viertelstunde.
Etwa ein Fünftel der Bundesdeutschen haben eine Ausbildung in Erster Hilfe. Aber nur die Hälfte von ihnen traut sich eine wirksame Hilfe zu. Denn nach zwei Jahren ist achtzig Prozent von dem vergessen, was gelernt wurde. Daher fordert das Deutsche Rote Kreuz Auffrischungskurse und einen verpflichtenden Erste-Hilfe-Unterricht in der Schule.

Erste Hilfe und Angst vor Aids?

Die Angst vor einer HIV-Infektion ist unbegründet, wenn Sie zwei Vorsichtsmaßregeln beachten:
- Vermeiden Sie direkten Blutkontakt, und verwenden Sie Plastikhandschuhe, wenn Sie blutenden Unfallopfern Erste Hilfe leisten.
- Blutet das Opfer aus dem Mund, sollten Sie bei einer Mund-zu-Mund-Beatmung (➔ Seite 842) ein *Notfallbeatmungstuch* verwenden und/oder über die Nase beatmen (➔ Seite 843).

VORSORGE

- Achten Sie beim Kauf von Haushalts- und Spielgeräten auf das Sicherheitszeichen »GS« (Geprüfte Sicherheit). Es kennzeichnet Geräte und Maschinen, die den Anforderungen des Gesetzes über technische Arbeitsmittel entsprechen
- Vor der Anschaffung von (Groß-)Elektrogeräten sollte Ihr Installateur feststellen, ob die Anschlußbedingungen in Ihrer Wohnung ausreichen
- Sichern Sie glatte Fußböden, Treppen, Treppenabsätze, Stufen, Flure und Kinderzimmer mit rutschfesten Teppichen oder Belägen
- Sichern Sie hohe Regale, Schrankaufbauten und schwere Lasten vor Stößen und Umkippen

ERSTE HILFE BEI UNFÄLLEN

Die meisten Unfallverletzungen sind banal und lassen sich mit einfachen Techniken behandeln. Doch wir sollten auf die Möglichkeit eines ernsteren Unfalls vorbereitet sein, bei dem wir vielleicht sogar ein Menschenleben retten müssen. Dazu sind wir sogar gesetzlich verpflichtet. Dennoch leistet nur etwa jede dritte Person Erste Hilfe, wenn sie an einer Unfallstelle vorbeikommt. Wenn wir uns bewußtmachen, daß das eigene Leben von der Entschlußkraft eines anderen Menschen abhängen kann, fällt es uns möglicherweise leichter, hilfsbereit zu sein und Verantwortung zu übernehmen.

Inhalt der Hausapotheke

→ auch Umgang mit Medikamenten, Seite 756

Verbandmittel und Instrumente
4 Mullbinden: 2 Stück 6 cm breit, 2 Stück 8 cm breit
1 Verbandpäckchen klein, 1 Verbandpäckchen groß,
2 Verbandpäckchen mittel
3 Wundschnellverbände:
50 x 4 cm, 50 x 6 cm, 50 x 8 cm
1 Rolle Heftpflaster: 5 m x 2,5 cm
Verbandwatte: 50 Gramm
12 Sicherheitsnadeln
2 Verbandklammern
1 Splitterpinzette
1 Verbandschere
1 Hautschere
3 Dreiecktücher
1 Cramerschiene, zweiteilig
1 Paar nahtlose Plastikhandschuhe

Arzneimittel
Einfache Schmerztabletten (→ Seite 761)
eventuell ein Mittel gegen Verstopfung (→ Seite 462)
Mittel gegen Insektenstiche (→ Seite 318)
Wund-Desinfektionsmittel

Individuelle Arzneimittel
Arzneimittel, die Ihnen oder jemandem in Ihrer Familie zur Behandlung einer Krankheit verordnet wurden, gehören ebenfalls in die Hausapotheke und nicht auf das Nachtkästchen oder in den Küchenschrank (→ Arzneimittel aufbewahren, Seite 756).

Krankenpflegemittel
Fieberthermometer
Mundspatel
Lederfingerling
Desinfektionsmittel

Aufgaben der Ersten Helfer

- Ruhe bewahren und dabei schnell, aber ohne Hast handeln
- Herausfinden, was passiert ist, ohne sich dabei selbst zu gefährden
- Die verletzte Person vor weiterer Gefahr bewahren
- Den laufenden Motor eines Unfallwagens abstellen. Das Unfallopfer aus dem Fahrzeug retten. Einen eventuellen Brand mit Feuerlöscher, Decken, Tüchern oder Sand löschen. Die Unfallstelle mit Warndreieck absichern
- Notruf veranlassen, oder auf andere Weise ärztliche Hilfe herbeiholen, am besten durch einen Zweithelfer
- Eventuell durch Helfer dafür sorgen, daß auf der Fahrbahn eine Gasse für Rettungsfahrzeuge freibleibt
- Bewußtlose Personen in Seitenlage bringen (→ Seite 841)
- Jede starke Blutung so schnell wie möglich stillen (→ Seite 837)
- Schwere Verbrennungen sofort behandeln (→ Seite 845)
- Lebensbedrohliche Zustände wie Atem- und Kreislaufstillstand verhindern. Dazu die Atmung regelmäßig überprüfen. Wenn sie aufgehört hat, sofort mit der Mund-zu-Mund-Beatmung beginnen (→ Seite 842)
- Auf alle Anzeichen von Schock achten. In jedem Fall bei dem Verletzten bleiben, und die entsprechenden Maßnahmen zur Schockbekämpfung treffen (→ Seite 838)
- Den Transport organisieren

Den Verletzten niemals im eigenen PKW transportieren, wenn
- Sie den Verdacht haben, daß eine Wirbelsäulenverletzung vorliegt
- für den Transport, zum Beispiel bei komplizierten Brüchen, eine Tragbahre nötig ist
- Sie allein sind und außer Ihnen kein Fahrer zur Verfügung steht und wenn der Verletzte intensive Betreuung und Zuwendung braucht, weil er unter Schock steht oder bewußtlos ist

Notruf

Die Notfallmeldung muß folgende Informationen enthalten:
- Was ist geschehen? Kurze Beschreibung des Unfallhergangs
- Wo ist es geschehen? Genaue Angabe des Unfallortes
- Wie viele Verletzte? Die Zahl der Verletzten angeben
- Welche Art von Verletzungen? Lebensbedrohliche Verletzungen besonders schildern
- Wer meldet? Angabe des eigenen Namens

Bei Vergiftungen muß zusätzlich zum Notruf so schnell wie möglich die nächstgelegene Zentrale für Vergiftungen kontaktiert werden. (Telefon-Nr. → Seite 846).

Verletzten aus Auto bergen

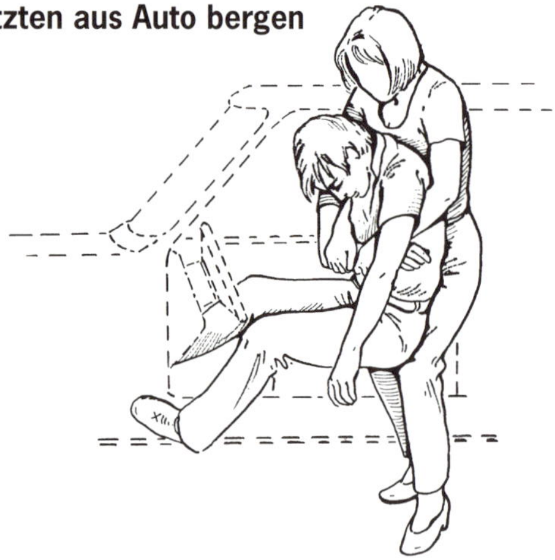

Einen Arm des Verletzten abwinkeln. Unter seinen Achseln hindurchgreifen, den angewinkelten Arm mit beiden Händen umfassen. Nun den Verletzten über das eigene Knie wegziehen.

Wunden

Hitze, Kälte, chemische Stoffe, Verletzungen oder operative Eingriffe zerstören die Schutzfunktion der Haut: Keime (Bakterien und Pilze) können auf diesem Weg ungehindert in den Organismus eindringen. Wenn es dem Abwehrsystem des Körpers (Lymphsystem, ➔ Seite 413) nicht gelingt, die krankmachenden Eindringlinge (z. B. Staphylokokken, Salmonellen) wirkungsvoll zu bekämpfen, vereitert die Wunde: Es kommt zu einer Infektion. Sie kann - unbehandelt - zur Blutvergiftung (Septikämie) und zu einem septisch-toxischen Schock mit tödlichem Ausgang führen.

Wann zum Arzt?

- Größere Wunden müssen innerhalb von sechs Stunden von einem Arzt behandelt werden
- Bei allen Anzeichen einer beginnenden Blutvergiftung müssen Sie sofort in die ärztliche Praxis. Als Alarmsignale gelten: Fieber, Kältegefühl, Schüttelfrost, Blässe, Müdigkeit, Appetitverlust und Schwächegefühle
- Eine Blutkultur gibt Aufschluß darüber, mit welchen Bakterien oder Pilzen der Organismus zu kämpfen hat. Danach wird vom Arzt die Antibiotikatherapie festgelegt

Was tun?

- Nie Watte oder Zellstoff direkt auf eine Wunde legen
- Wunden grundsätzlich nicht berühren, nicht auswaschen, nicht mit Desinfektionsmitteln, Puder, Salben oder Sprays behandeln. Von dieser Regel gibt es nur zwei Ausnahmen: Das Auswaschen von Wunden nach Verätzungen und nach Bissen von Tieren sowie die Wasseranwendung nach Verbrennungen
- Größere Fremdkörper dürfen nur mit ärztlicher Hilfe aus einer Wunde entfernt werden

Kleine Schürf- und Schnittwunden

Was tun?

- Die Außenränder der Wunde (nicht die Wunde selbst!) kann man mit einer antiseptischen Flüssigkeit säubern
- Entweder einen Pflasterwundverband (Schnellverband) anlegen oder an der Luft heilen bzw. trocknen lassen
- Schnittränder mit Heftpflaster zusammendrücken
- Jeder Schnitt, der größer als ein Zentimeter ist, sollte genäht werden, um auffällige Narben zu vermeiden

Stichwunden

Wenn Stichwunden durch etwas Schmutziges verursacht wurden, zum Beispiel durch einen rostigen Nagel oder ein Stück Draht, sind Sie in hohem Maße infektionsgefährdet.
Besonders gefährlich sind Wunden in der Umgebung von Gelenken oder Körperhöhlen, weil sie innere Infektionen hervorrufen können.

Was tun?

- Als Laie niemals aus der Wunde herausragende Fremdkörper entfernen. Dabei verletzt man fast immer das umliegende Gewebe zusätzlich
- Nur die Umgebung des in den Körper eingedrungenen Fremdkörpers steril abdecken und umpolstern. Der Verletzte muß danach ins Krankenhaus gebracht werden. Fremdkörper müssen fast immer operativ entfernt werden.

Verbände

Jeder Verband besteht aus einer keimfreien Wundauflage und deren Befestigung. Bei geringfügigen Wunden genügt ein einfaches Pflaster. Bei etwas größeren Wunden wird ein Heftpflasterverband angelegt: Die sterilen Wundauflagen müssen die ganze Wunde bedecken; das Heftpflaster selbst darf mit der Wunde nicht in Berührung kommen.

Dreiecktuchverbände
Damit können die Wundauflagen befestigt werden. Die Knoten des Tuches dürfen sich nicht im Wundbereich befinden.

Verbandpäckchen
Die Wundauflage ist auf einer Mullbinde befestigt. Achten Sie beim Öffnen der Verpackung und beim Anlegen des Verbandes darauf, daß die Wundauflage keimfrei bleibt.

Verbände mit Mullbinde
Mit der Mullbinde wird die Wundauflage befestigt. Mullbinden dürfen nie direkt mit der Wunde in Berührung kommen.

Kratz- und Bißwunde und Insektenstich

Die meisten Tierbisse und Insektenstiche in unseren Breiten sind nicht wirklich gesundheitsbedrohend. Dennoch sollte nach Kratz- und Bißwunden von Tieren auf jeden Fall ein Arzt aufgesucht werden. Nach solchen Verletzungen besteht immer die Gefahr einer Tetanus-, Gasbrand- und Tollwutinfektion.

Was tun?

- Die Wunde mit dreiprozentiger Wasserstoffperoxidlösung auswaschen, danach mit Wasser ausspülen
- Falls keine Wasserstoffperoxidlösung vorhanden ist, mit Wasser und Seife auswaschen, mit klarem Wasser nachspülen
- Zum Arzt gehen
- Manche Menschen entwickeln nach Insektenbissen oder -stichen schwere allergische Reaktionen (*anaphylaktischer Schock*, ➔ Seite 535). Dann ist sofortige ärztliche Behandlung und Erste Hilfe nötig

Insektenstich

Mücken- und Wespenstich
Sie verursachen Juckreiz und Rötung und Schwellung am Einstichort. Linderung verschaffen kühlende Auflagen aus kaltem Wasser oder Essigsaurer Tonerde oder juckreizstillende Mittel mit Antihistaminika zum Auftragen (z. B. *Tavegil* [BRD], *Systral* [BRD/Ö], *Palacril* [BRD], *Euceta* [Ö]).

Bienen- und Hornissenstich
Der zurückgebliebene Stachel muß entfernt werden. Linderung wie bei Mücken- und Wespenstichen.

Stich in den Mundraum
Wespen-, Bienen- oder Hornissenstiche können die Mundschleimhäute und die Zunge anschwellen lassen und die Atemwege verlegen. Lutschen Sie sofort und ohne Unterbrechung Eis, und legen Sie kalte Umschläge um den Hals. Bei Atemnot den Notarzt verständigen.

Zeckenbiß
Festgesogene Zecken können erbsengroß anschwellen: Nicht herausreißen, sondern fachgerecht entfernen:
- Mit dünnflüssigem Klebstoff oder Nagellack (eventuell auch Öl) betupfen (»abdichten«). Nach dem Trocknen das Tier mit einer Pinzette entgegen dem Uhrzeigersinn aus der Haut herausdrehen
- Oder die Zecke mit einer glühend gemachten Nadel oder dem brennenden Ende einer Zigarette berühren. Das Tier läßt dann meist von selbst los
- Verfärbt sich die Bißstelle Tage oder Wochen später blaurot und breitet sich ringsherum ein roter Ring aus oder tritt Fieber auf, sollten Sie das einem Arzt zeigen (➔ Lyme-Borreliose, Seite 268)

»Zeckenschutzimpfung« ➔ Seite 778.

Blutung

Bei einer großflächigen oder tiefgehenden Wunde kann das Blut so stark fließen, daß die Gefahr des Verblutens besteht. Beim Erwachsenen kann der Verlust von einem Liter Blut zum Schock führen, zwei Liter Blutverlust können tödlich enden. Der Blutfluß muß daher sofort durch genügend starken Druck gestoppt werden.

Was tun?

- Druckverband anlegen: Als Druckpolster eignen sich Verbandpäckchen oder mehrere übereinandergelegte Taschentücher. Der Druck sollte ausreichend stark sein, aber keinen Blutstau unterhalb des Verbandes verursachen
- Wenn kein Verbandmaterial zur Verfügung steht, keimarmes weiches Material in die Wunde drücken
- Wenn die Blutung weder durch einen Druckverband noch durch andere »Druckmaßnahmen« zum Stillstand kommt, kann im äußersten Notfall die Blutzufuhr zur Blutungsstelle durch Abbinden unterbrochen werden. Abgebunden wird ausschließlich am Oberschenkel oder am Oberarm
- Eine Blutstillung darf grundsätzlich nur am liegenden Verletzten vorgenommen werden. Der verletzte Körperteil sollte dabei hochgehalten werden

- Bei einer Amputationsverletzung muß das abgetrennte Glied ungesäubert in steriles Verbandmaterial gewickelt und gekühlt werden. Möglicherweise kann es bei rechtzeitiger chirurgischer Versorgung wieder angenäht werden
- Jede starke Blutung kann zum Schock und damit zum Tod führen. Neben der Blutstillung sollten daher stets Maßnahmen zur Schockbekämpfung ergriffen werden

Schock

Wenn sich die im Körper kreisende Blutmenge vermindert, kann es zu einem Schock kommen. Anzeichen sind:
- Ein schneller und schwächer werdender, schließlich kaum tastbarer Puls
- Fahle Blässe, kalte Haut, Frieren und Schweiß auf der Stirn
- Auffallende Unruhe des Verletzten. Er bleibt aber meistens bei Bewußtsein

Was tun?
- Blutung stillen
- Beine des Verletzten anheben (»Selbsttransfusion«), und danach leicht hochlagern (»Schockhaltung«)
- Beengende Kleidung öffnen
- Wärmeverlust verhindern: auf eine Decke legen und warm einpacken
- Für Ruhe sorgen, dem Verletzten beruhigend zusprechen und ihn auf keinen Fall allein lassen
- Keine Nahrung oder Flüssigkeit verabreichen
- Puls und Atmung regelmäßig kontrollieren

Pulskontrolle
Die Pulsschläge müssen jeweils eine Minute lang gezählt werden. Im Ruhezustand hat ein Erwachsener einen regelmäßigen Puls von 60 bis 80 Schlägen in der Minute. Der Puls wird entweder am Hals oder am Handgelenk mit drei Fingerkuppen (nicht mit dem Daumen!) gefühlt.

VERLETZUNG VON KNOCHEN, GELENKEN UND MUSKELN

Bei allen Verletzungen von Knochen, Gelenken und Muskeln muß der betroffene Körperteil mit einer gutgepolsterten (Behelfs-)Schiene und einer Schlinge (Dreiecktuch) ruhiggestellt werden. Als improvisierte Schienen eignen sich Zeitungen und Zeitschriften, Pappdeckel, Drahtgewebe und andere modellierbare Materialien.

Zerrung, Verstauchung, Verrenkung

Dieses sind Verletzungen von Gelenken und den mit ihnen verbundenen Muskeln, Sehnen und Bändern. Sie sind meist an Schwellungen, Schmerzen und eingeschränkter Beweglichkeit zu erkennen.

Was tun?
- Das verletzte Gelenk nicht mehr belasten oder bewegen; ruhigstellen, hochlagern und/oder schienen
- Eisbeutel oder kalte Umschläge lindern im akuten Stadium die Schwellung und Schmerzen
- Ärztliche Kontrolle ist notwendig (➔ Muskelzerrung, Seite 497, Sehnenzerrung, Seite 501, Verstauchung, Seite 509, Verrenkung, Seite 510)

Geschlossener Bruch

Ein Bruch ist für Laien nicht einfach zu erkennen, weil die Verletzten die (an-)gebrochenen Gliedmaßen oft noch bewegen können. Ein Bruch fällt auf, wenn der Verletzte eine »Schonhaltung« einnimmt, über Schmerzen klagt und am betroffenen Körperteil Deformierungen und Schwellungen auftreten.

Was tun?
- Den verletzten Körperteil ruhigstellen. Dabei den Verletzten nach eigenen Wünschen lagern und den gebrochenen Körperteil entlasten, zum Beispiel:
- Bei Beckenbrüchen durch das Unterschieben einer Knierolle oder -stütze
- Bei Oberschenkel-, Unterschenkel- oder Knöchelbrüchen dadurch, daß das verletzte Glied mit festgerollten Kleidungsstücken, Decken, Kissen und ähnlichem umlagert und zusätzlich durch festes und schweres Material (Aktentaschen, Koffer usw.) gesichert wird
- Bei Schultergürtel- oder Oberarmbrüchen mit einem Dreiecktuch
- *Vorsicht*: Bei Verletzungen der Wirbelsäule niemals die Lage des Verletzten verändern
- *Vorsicht*: Ein geschlossener Bruch kann bei falschem Handeln zu einem »offenen« werden (➔ Knochenbruch, Seite 487)

Behelfsschiene nach einem Unterarm- oder Handbruch

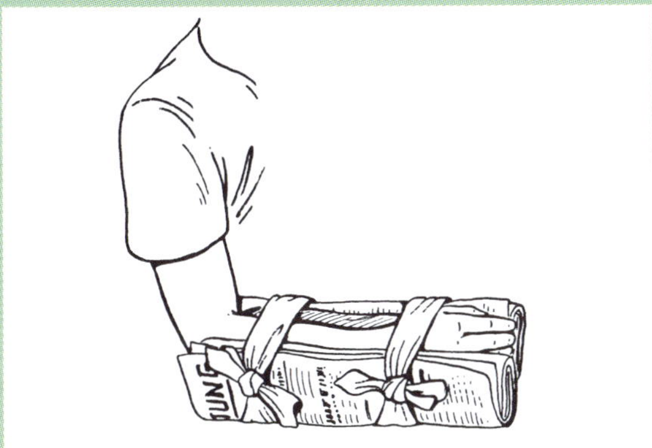

Provisorische Ruhigstellung nach einem Oberarmbruch

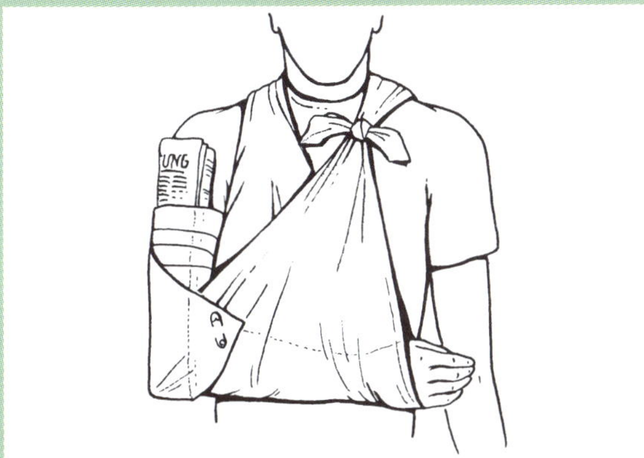

Offener Bruch

Offene Brüche, bei denen der Knochen die Haut durchstoßen hat, gelten als schwere Verletzungen, weil die Gefahr groß ist, daß der Knochen infiziert wird.

Was tun?

- Die Blutung stillen und mit steriler Wundauflage abdecken
- Schockgefahr beachten
- Den verletzten Körperteil ruhigstellen, zum Beispiel durch geeignete Lagerung nach den Wünschen des Verletzten (➔ »geschlossene« Brüche, Seite 838)

Kopfverletzung

Schädel-Hirn-Verletzungen sind für Laien kaum erkennbar, wenn es keine sichtbaren Verletzungen gibt. Dennoch kann die Hirnsubstanz geschädigt sein.

Was tun?

- Atmung freihalten. Wenn die Atmung fehlt, Mund-zu-Mund-Beatmung beginnen (➔ Seite 842)
- Oberkörper leicht hoch lagern (etwa 30 Grad)
- Bewußtlose in stabile Seitenlage bringen. Notruf veranlassen

Gehirnerschütterung

Anzeichen für eine Gehirnerschütterung sind:

- Das Bewußtsein schwindet für kurze Zeit
- Der Verletzte kann sich nicht mehr an Ereignisse erinnern, die dem Unfall unmittelbar vorausgingen
- Übelkeit oder Schwindel und Kopfschmerzen

Was tun?

- Den Verletzten nach eigenen Wünschen lagern. Er muß jedoch unbedingt liegenbleiben. Nur der Arzt darf entscheiden, ob er aufstehen darf
- Atmung überprüfen. Bewußtlose in eine stabile Seitenlage bringen. Notruf veranlassen

Verletzung im Brustkorb

Zeichen für solche Verletzungen, zum Beispiel Rippenbrüche, sind:

- Ständig zunehmende Atemnot. Der Verletzte ringt nach Luft und versucht, sich aufzurichten, um besser atmen zu können
- Eventuell wird helles, schaumiges Blut ausgespuckt
- Es treten Schockanzeichen auf
- Bei einer Wunde im Bereich des Brustkorbs sind unter Umständen pfeifende oder schlürfende Geräusche an der Wunde zu vernehmen

Was tun?

- Notruf veranlassen. Der Verletzte darf nicht essen, trinken oder rauchen
- Wenn sich die Lungen nicht mehr ausreichend ausdehnen können, wird die Atemnot ständig größer. Eine Sitzhaltung, bei der es möglich ist, sich hinten anzulehnen, erleichtert dem Verletzten das Atmen

Rücken abstützen nach einer Brustkorbverletzung

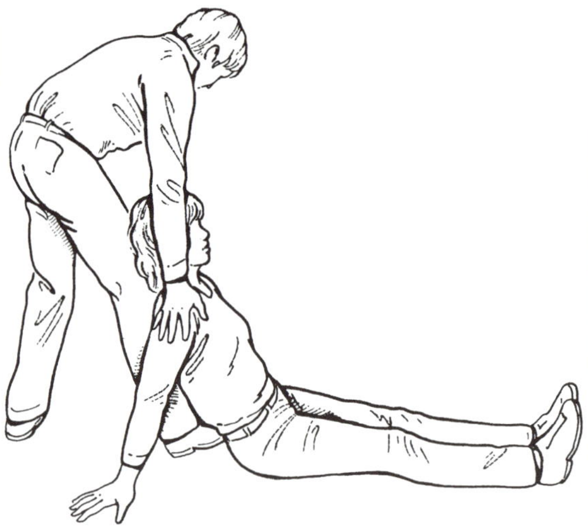

- Wenn Blut gehustet wird (Verdacht einer Lungenverletzung), darf auf keinen Fall ein Stützverband angelegt werden
- Beengende Kleidung öffnen. Die Atmung wiederholt kontrollieren. Bei Atemstillstand mit Mund-zu-Mund-Beatmung beginnen (➔ Seite 842)
- Bei einer Wunde im Bereich des Brustkorbs: Blutung stillen. Druckverband anlegen oder ein möglichst sauberes Tuch oder die flache Hand auf die Wunde pressen und den Druck aufrechterhalten bis ärztliche Hilfe kommt. Schockgefahr beachten

Wirbelbruch

Wirbelbrüche sind schwer zu erkennen. Prüfen Sie, ob die verletzte Person Hände, Arme, Beine und Füße bewegen kann. Lassen Sie sich zum Beispiel die Hand ganz fest drücken, oder verlangen Sie ein »Zehenspiel«.

- Wenn Hände und Arme nicht bewegt werden können, ist wahrscheinlich die Halswirbelsäule verletzt
- Wenn die Arme und Zehen unbeweglich sind, ist wahrscheinlich die Lendenwirbelsäule verletzt

Was tun?

- Veranlassen Sie den Notruf
- Der Verletzte darf sich auf keinen Fall bewegen. Er darf weder angehoben noch aufgerichtet werden. Bei Rückenmarkverletzungen - die niemand von außen erkennen kann - kann jede Bewegung zu einer bleibenden Querschnittlähmung führen
- Wärmen und beruhigen Sie die betroffene Person
- Der Transport ins Krankenhaus darf nur von Fachleuten durchgeführt werden

Ohnmacht und Bewußtlosigkeit

Ohnmächtig wird man, wenn das Gehirn vorübergehend nicht mehr genügend Sauerstoff bekommt. Das kann in Menschenansammlungen geschehen, wenn bei »schlechter« Luft nicht genügend Sauerstoff eingeatmet wird; aber auch bei Herz-Kreislauferkrankungen oder bei einem Schlaganfall.

Der Betreffende wird blaß, sinkt plötzlich zusammen und ist nicht ansprechbar. Eine solche Ohnmacht geht meistens dadurch schnell vorüber, daß sich der Körper selbst hilft: Das Zusammensinken bewirkt eine bessere Gehirndurchblutung.

Von Bewußtlosigkeit spricht man, wenn eine Ohnmacht länger als etwa eine Minute andauert. Sie kann aus den gleichen Gründen wie die Ohnmacht entstehen. Für längere Zeiten der Bewußtlosigkeit sind allerdings meistens Unfälle, ein Schlag auf den Kopf, Vergiftung oder die Einwirkung von Hitze oder Kälte über längere Zeit verantwortlich.

Was tun?

- Den Ohnmächtigen sofort hinlegen und seine Beine hoch lagern. Dadurch wird das Gehirn besser mit Sauerstoff versorgt
- Den Puls und die Atmung wiederholt kontrollieren (➔ Seite 842)
- Nach dem Erwachen aus der Ohnmacht sollte der Betroffene noch eine Weile ausruhen und auf jeden Fall liegenbleiben, danach an die frische Luft gebracht werden

Wenn die Ohnmacht länger als eine Minute dauert und die betroffene Person atmet:

- Atemwege durch Seitenlagerung frei machen, damit die Flüssigkeit, die sich im Mund- und Rachenraum sammelt, nach außen abfließen kann
- Kontrollieren Sie diesen Flüssigkeitsabfluß, um die häufigste Todesursache bei Verkehrsunfällen abzuwenden: Das Ersticken des Bewußtlosen an Speichel, Schleim, Blut und Erbrochenem
- Den Puls und die Atmung wiederholt kontrollieren (➔ Seite 842)

Seitenlagerung von Bewußtlosen

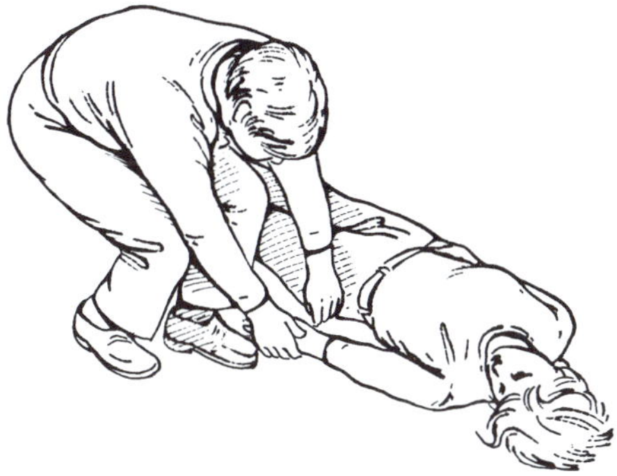

Einen Arm strecken und so weit wie möglich unter den Körper schieben.

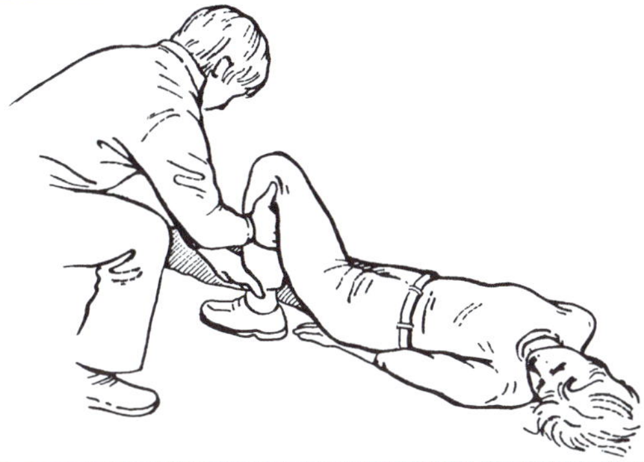

Das Bein der selben Seite anwinkeln. Den Fuß an das Gesäß anstellen.

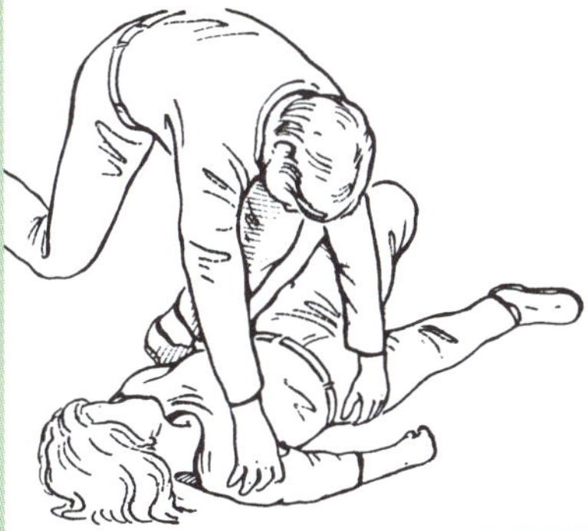

An der gegenüberliegenden Schulter und Hüfte versuchen, den Bewußtlosen herumzudrehen.

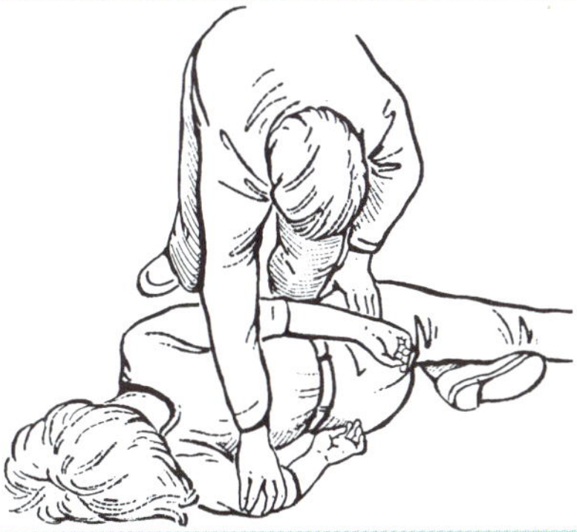

Den unter dem Körper liegenden Arm behutsam hervorziehen.

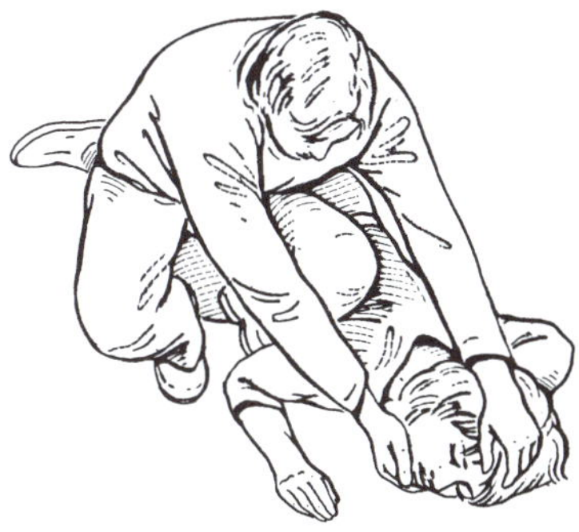

Den Kopf in den Nacken überstrecken. Das Gesicht etwas zum Boden wenden.

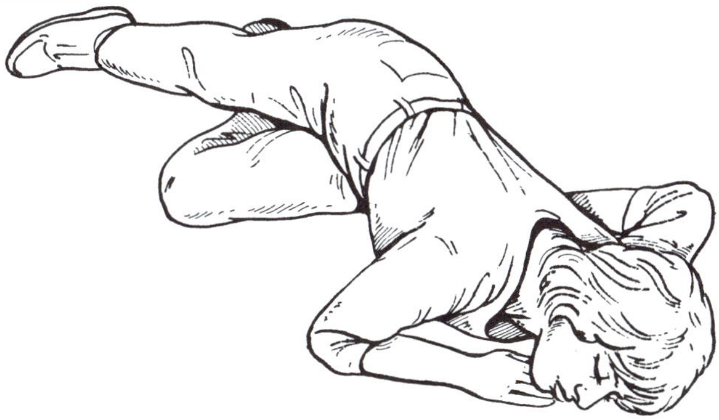

Die Finger unter die Wange schieben. Fremdkörper aus dem Mund entfernen. Speichel muß nach außen fließen.

Atmung feststellen

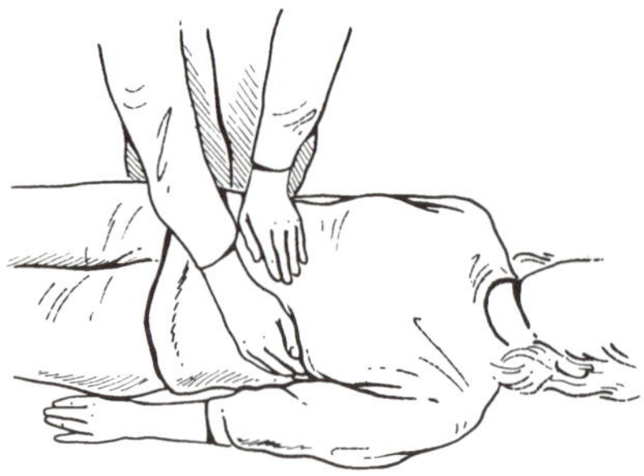

Seitlich in Hüfthöhe neben dem Verletzten niederknien. Die Hand, die dem Unfallopfer zugewandt ist, auf die Magengrube legen. Die andere Hand seitlich auf den Brustkorb in Höhe des unteren Rippenrands legen. Wenn die bewußtlose Person atmet, spüren beide Hände, wie Brustkorb und Oberbauch sich heben und senken.

Atmung feststellen

Wenn der Bewußtlose nicht atmet:

- Atemwege frei machen. Mund-zu-Mund-Beatmung beginnen
- Atmung und Puls wiederholt kontrollieren
- Bei Atem- und Kreislaufstillstand innerhalb von fünf, besser drei Minuten mit der Wiederbelebung beginnen

Atemstillstand

Bei Atemstillstand kann nur eine sofortige Beatmung das Leben retten. Ein Atemstillstand ist zu erkennen

- am bläulichblassen Aussehen der Betroffenen
- es sind keine Atemgeräusche zu hören und keine Atembewegungen zu sehen oder zu fühlen.

Was tun?

- Bewußtlosen auf den Rücken mit dem Gesicht nach oben auf eine feste, harte Unterlage legen und den Hals überstrecken
- Bei Unfallopfern den Hals nicht überstrecken, um die evt. verletzte Halswirbelsäule nicht zu gefährden. Statt dessen: Eine Hand ans Kinn, die andere auf die Stirn
- Mit der Mund-zu-Mund-Beatmung beginnen (→ Kasten)

Atemspende

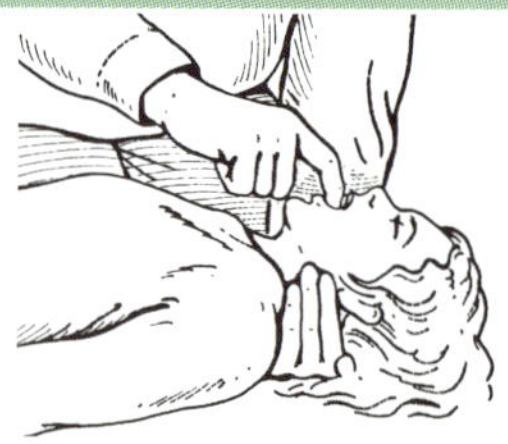

Fremdkörper wie etwa Zahnprothesen oder Kaugummi aus dem Mund entfernen.

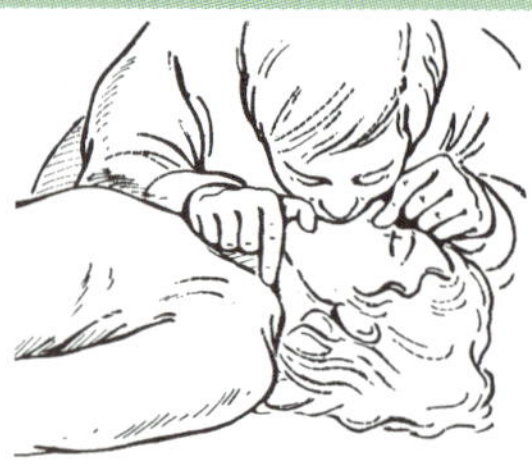

Nase mit Daumen und Zeigefinger verschließen, tief Atem holen und mit dem eigenen Mund den Mund des Opfers fest umschließen.

Zwölf bis fünfzehn Atemstöße pro Minute genügen für eine ausreichende Beatmung. Zu Beginn der Atemspende jedoch die ersten zehn Atemstöße in kürzerer und schnellerer Folge ausführen.

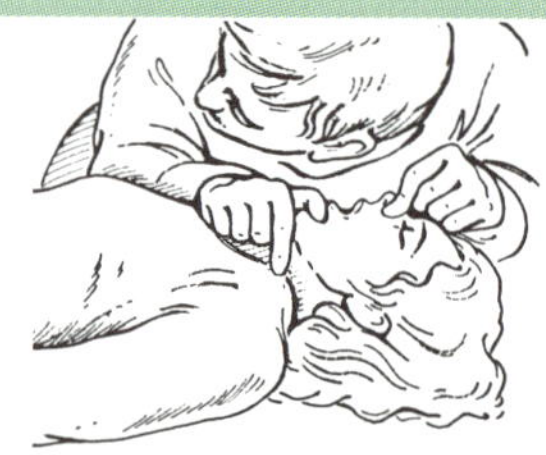

Nach jeder Beatmung den eigenen Kopf heben und dabei beobachten, wie der Brustkorb oder Oberbauch des Bewußtlosen zurücksinkt. Auf die entweichende Luft horchen.

Beatmen Sie solange alle fünf Sekunden weiter, bis ärztliche Hilfe kommt oder der Bewußtlose wieder von allein atmet.
Unterbrechen Sie die Beatmung niemals länger als fünf Sekunden.

Mund-zu-Mund-Beatmung bei Kleinkindern und Säuglingen

- Nase und Mund gleichzeitig mit dem eigenen, weitgeöffneten Mund umschließen
- Schneller, aber weniger kräftig als beim Erwachsenen beatmen. Etwa 30- bis 40mal pro Minute

Mund-zu-Nase-Beatmung

Bei einer Verletzung im Gesicht kann es schwierig oder unmöglich sein, eine Mund-zu-Mund-Beatmung durchzuführen. In einem solchen Fall sollte über die Nase beatmet werden.

- Den Mund des Bewußtlosen verschließen, indem Sie das Kinn des Verletzten hochheben
- Kräftig in die Nase des Betroffenen blasen (»atmen«)
- Danach den Mund des Bewußtlosen mit der Hand öffnen, damit die Luft entweichen kann
- Den Vorgang wie bei der Mund-zu-Mund-Beatmung alle fünf Sekunden wiederholen und erst bei völlig normaler Spontanatmung beenden

Zeichen normaler Atmung

- Die Blaufärbung der Haut verschwindet; die rosige Hautfarbe kehrt zurück
- Die Pupillen werden wieder enger, der Brustkorb hebt und senkt sich deutlich

Wiederbelebung bei Kreislaufstillstand (Herzmassage)

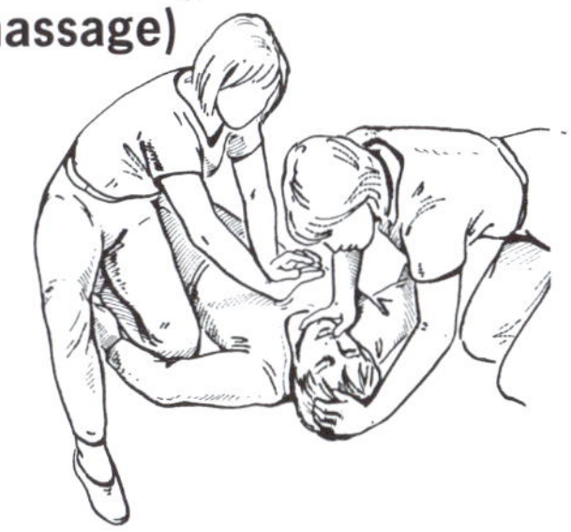

60- bis 80mal pro Minute mit kräftigen Stößen auf die untere Hälfte des Brustbeins drücken.

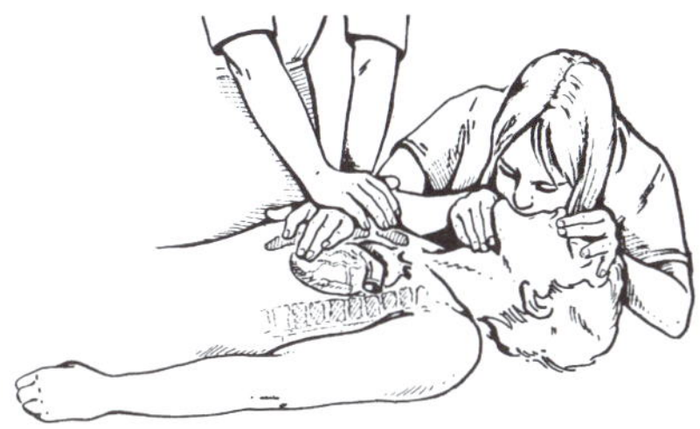

Herzmassage fortsetzen. Eine zweite Person setzt auf fünf Herzstöße einen Atemstoß.

Kreislaufstillstand

Wenn der Puls nachläßt bzw. aussetzt, kann eine Herzmassage den lebensnotwendigen Blutkreislauf aufrechterhalten. Wenn es beispielsweise bei einem starren Brustkorb durch die Herzmassage zu Rippenbrüchen kommt, so ist diese Verletzung in Anbetracht des zu erhaltenden Lebens zweitrangig. Scheuen Sie sich nicht, diese lebensrettende Maßnahme durchzuführen!
Das Herz wird dabei zwischen Brustbein und Wirbelsäule zusammengedrückt. Dadurch wird das Blut aus den Herzkammern in den Körper- und Lungenkreislauf gepreßt. Beim Nachlassen des Drucks kehrt der Brustkorb elastisch in die Ausgangsstellung zurück, das Herz kann sich wieder mit Blut füllen.

Was tun?

- Der Verletzte wird auf den Rücken mit dem Gesicht nach oben und auf eine harte Unterlage gelegt
- Knien Sie sich hin, und drücken Sie mit beiden aufeinandergelegten Handwurzeln mit kräftigen Stößen regelmäßig senkrecht auf die untere Hälfte des Brustbeins. Das Brustbein soll bei jedem Stoß mindestens drei bis vier Zentimeter gegen die Wirbelsäule gedrückt werden
- Drücken Sie 60- bis 80mal pro Minute. Unterbrechen Sie auf keinen Fall länger als fünf Sekunden
- Durch die Herzmassage wird nicht die Lunge beatmet. Ein zweiter Helfer muß im Zyklus von fünf zu eins für die Mund-zu-Mund-Beatmung sorgen: Auf fünf Herzstöße erfolgt ein Atemstoß. Das entspricht bei 60 Herzstößen zwölf Atemstößen in der Minute
- Wenn kein Zweithelfer zur Verfügung steht, wählen Sie einen Zyklus von 15 zu zwei. Setzen Sie auf 15 Herzstöße in 15 Sekunden zwei Atemstöße

Wiederbeleben bei Ertrinken

Bei Atemstillstand sollte schon während der Bergung im Wasser mit der Atemspende begonnen werden. Alle Versuche, das Wasser aus den Lungen und dem Magen zu entfernen, sind überflüssig, sinnlos und gefährlich: Einmal in die Lungen eingedrungenes Wasser können Sie nicht entfernen. Dabei geht nur kostbare Zeit verloren.

Was tun?

- Beginnen Sie mit der Wiederbelebung möglichst innerhalb von drei, spätestens aber fünf Minuten
- Mit fünf kräftigen Atemstößen die Atemspende beginnen
- Beginnen Sie mit der Herzmassage. Unterbrechen Sie weder Beatmung noch Massage länger als fünf Sekunden

HITZE UND KÄLTE

Hitzeerschöpfung

Anzeichen sind auffallende Blässe, Schwäche, kalter Schweiß und Frösteln sowie ein schneller und schwacher Puls bei normaler Körpertemperatur.

Was tun?

- Den Betroffenen im Schatten flach lagern und zudecken
- Das Trinken von salzigem Wasser kann den Wasser- und Kochsalzverlust ausgleichen. (Ein Teelöffel Salz in einem Liter Wasser.)

Hitzschlag

Er tritt dann ein, wenn der Körper die Schweißbildung einstellt und ein Wärmestau entsteht. Im Gegensatz zur Hitzeerschöpfung erkennt man den Hitzschlag am hochroten Kopf, heißer, trockener Haut, einem stumpfen Gesichtsausdruck, taumelnden Gang und sehr hoher Körpertemperatur. Der Betroffene kann bewußtlos werden.

Was tun?

- An einem kühlen Ort mit erhöhtem Oberkörper lagern und die Kleidung weit öffnen
- In kaltem Wasser getränkte Tücher auflegen und Luft fächeln

Sonnenstich

Er entsteht durch direkte und starke Sonneneinstrahlung auf den ungeschützten Kopf. Anzeichen für einen Sonnenstich sind ein hochroter, heißer Kopf, kühle Haut, Unruhe, Kopfschmerzen, Übelkeit, möglicherweise auch Erbrechen und Bewußtseinsschwund. Kleinkinder sind besonders gefährdet. Ihre Haare schützen noch kaum, ihre Schädeldecke ist dünn. Halten sich Kleinkinder länger in der Sonne auf, können sie hohes Fieber bekommen. Dabei werden sie auffallend blaß.

Was tun?

- Die betroffene Person in den Schatten bringen
- Den Kopf erhöht lagern und mit nassen Tüchern kühlen

Unterkühlung

Bei längerem Aufenthalt in kaltem Wasser, in kalter Umgebung oder längerem Liegen im Freien, beispielsweise nach einem Ski- oder Lawinenunfall, kann es zur Unterkühlung kommen.
Bei einer Körpertemperatur von 34 bis 36 Grad äußert sich die Unterkühlung in Kältezittern, Schmerzen in Armen und Beinen und leicht erhöhtem Puls. Sinkt sie auf 27 bis 34 Grad ab, verliert man langsam das Bewußtsein, allerdings ohne Kältezittern und ohne Schmerzen. Unter 27 Grad kommt es zur tiefen Bewußtlosigkeit.

Was tun?

- Sofort Notarzt rufen. Unterkühlte müssen ärztlich betreut werden
- Den Unterkühlten in einen Raum mit Zimmertemperatur oder an einen windstillen Ort bringen; nasse Kleider entfernen, und die Person warm einhüllen
- Wenn der Unterkühlte bei Bewußtsein ist, heiße, gezuckerte Getränke eingeben, aber auf keinen Fall Alkohol!
- Der Unterkühlte darf nicht bewegt, die Gliedmaßen nicht massiert werden. Ruhend erwärmen lassen

Erfrierung

Bei Frost sowie bei hoher Luftfeuchtigkeit mit Temperaturen von weniger als +6 Grad, können Erfrierungen auftreten. Besonders gefährdet sind Körperstellen, die durch Muskeln und Gewebe wenig geschützt sind, also Zehen, Finger, Nase und Ohren, oder Körperteile, die von der Bekleidung zu stark eingeengt werden, z. B. die Füße.

Was tun?

- Enganliegende Kleidung und Schuhwerk öffnen, und die erfrorenen Körperteile am besten durch Körperwärme erwärmen

- Die betroffene Person auffordern, die Gliedmaßen zu bewegen, oder durch Reiben die Zirkulation des Blutes wieder in Gang bringen
- Bei leichteren Erfrierungen helfen Wechselbäder, bei denen der betroffene Körperteil rund drei bis vier Minuten in warmes Wasser getaucht wird. Danach rund eine halbe Minute in kaltes Wasser tauchen
- Bei schwereren Erfrierungen sollen die Bäder nur unter Aufsicht eines Arztes stattfinden. Die Erste Hilfe beschränkt sich auf das Anlegen gut gepolsterter Verbände

Verbrennung und Verbrühung

Bei großen Brandwunden verliert man viel Gewebeflüssigkeit mit Salzen. Dieser Flüssigkeitsverlust kann zum Schock (➔ Seite 838) führen.

Was tun?

- Die verbrannten Gliedmaßen sofort mit kaltem, sauberem Wasser übergießen oder in kaltes Wasser tauchen. Das kalte Wasser läßt man so lange einwirken, bis die Schmerzen nachlassen. (Bei Verbrennungen am Rumpf und im Gesicht kein Wasser anwenden.)
- Niemals sogenannte »Hausmittel« wie Mehl, Speiseöl, Puder, Brandsalben oder ähnliches verwenden. Dadurch verschlimmert sich die Verletzung
- Brandblasen auf keinen Fall öffnen
- Brandwunden locker in sterile Tücher einschlagen
- Bei Gesichtsverbrennungen die Wunde nicht bedecken
- Bei Verbrühungen mit heißen Flüssigkeiten die nasse Kleidung möglichst rasch entfernen
- Am Körper angeklebte Kleidungsstücke nicht abreißen. Die sterilen Tücher einfach über die Kleidungsreste wickeln
- Den Verletzten sofort warm einhüllen oder zudecken (Druckstellen vermeiden). Er darf keine Wärme verlieren
- Flüssigkeiten dürfen nur dann verabreicht werden, wenn die betroffene Person keinen Schock, keine Bewußtseinsstörung, keine Gesichtsverbrennungen und keine Verletzungen im Magen-Darm-Bereich hat und frei von Übelkeit ist. Dann ist das schluckweise Trinken salzhaltiger Flüssigkeiten wie Bier, Mineralwasser (ohne Kohlensäure), Milch oder Salzwasser (einen Teelöffel Kochsalz in einem Liter Wasser auflösen) am besten
- Puls und Atmung regelmäßig kontrollieren

ELEKTRISCHER SCHOCK

Ein schwerer elektrischer Schock kann Bewußtlosigkeit, Atem- und Kreislaufstillstand verursachen. An der Stelle, an der der Strom in den Körper eingetreten ist, können tiefe Wunden entstehen.

Was tun?

- Stromkreis unterbrechen: Stecker herausziehen oder Sicherung herausnehmen
- Wenn diese Stromunterbrechung nicht möglich ist, muß die verletzte Person von den unter Spannung stehenden Teilen getrennt werden
- *Achtung*, daß Sie nicht selbst in das Spannungsfeld geraten: Suchen Sie nichtleitendes Material, zum Beispiel trockenes Holz, trockene Kleidung oder dicke Zeitungen, und stellen Sie sich darauf
- Berühren Sie in dieser »isolierten« Stellung nichts anderes (keine Wand, kein Gestell, keinen Menschen)
- Versuchen Sie nun, das Opfer an seiner Kleidung aus dem Stromkreis wegzuziehen, oder heben und schieben Sie die Stromquelle mit einem nichtleitenden Gerät weg (trockener, hölzerner Besen oder trockene Holzlatte)
- Die verunglückte Person in Ruhelage bringen; Puls und Atmung kontrollieren (➔ Seite 842)
- Bei Bewußtlosigkeit und Atmung in Seitenlage bringen (➔ Seite 841)
- Bei Atemstillstand mit Mund-zu-Mund-Beatmung beginnen (➔ Seite 842)
- Bei Kreislaufstillstand mit Herzmassage beginnen (➔ Seite 843)
- Schockgefahren bekämpfen (➔ Seite 838) und Notruf veranlassen, auch wenn der Betroffene nur geringe Verbrennungen zu haben scheint

VERÄTZUNG UND VERGIFTUNG

Verätzung

Verätzen kann man sich mit Laugen oder Säuren. Innerlich durch Einnehmen, äußerlich durch intensiven Kontakt mit den Chemikalien. Die häufigste Gefahrenquelle sind Toilettenreiniger und Spülmittel für Geschirrspül-

Informationsstellen bei Vergiftungen

Berlin	Tel.: (0 30) 30 35 - 4 66, 215, 4 36 oder: (0 30) 3 02 30 22
Bonn	Tel.: (02 28) 26 06 -1
Braunschweig	Tel.: (05 31) 6 22 90 oder: 6 88 22 14
Freiburg	Tel.: (07 61) 2 70 - 43 00/1
Hamburg	Tel.: (0 40) 63 85 -1
Homburg (Saar)	Tel.: (0 68 41) 16 22 57, 16 28 46
Kiel	Tel.: (04 31) 5 97 32 68, 59 71
Koblenz	Tel.: (02 61) 4 60 21
Ludwigshafen	Tel.: (06 21) 50 34 31, 50 31
Mainz	Tel.: (0 61 31) 23 24 66
München	Tel.: (0 89) 41 40 22 11
Nürnberg	Tel.: (09 11) 3 98 24 51
Österreich	Tel.: (02 22) 43 43 43
Schweiz	Tel.: (00 41 51) 32 66 66

maschinen. Von der flüssigen Form der Reiniger kann man mehr verschlucken als von der festen. Besonders in der Speiseröhre können dabei tiefe Wunden entstehen, die sich infizieren.

Der Grad der Schädigung hängt davon ab, wieviel, in welcher Konzentration und wie lange die ätzenden Stoffe auf den Körper eingewirkt haben. Es gibt viele Stoffe und Flüssigkeiten, die gleichzeitig Verätzungen und Vergiftungen hervorrufen können.

Was tun?

- *Äußerliche Verätzung*: Sofort vorsichtig alle Kleidungsstücke entfernen und den verletzten Bereich unter fließendem Wasser spülen. Diese Dauerspülung soll so lange wie möglich dauern, wenn möglich auch noch während des Transports ins Krankenhaus fortgesetzt werden. Nehmen Sie das Gefäß des Vergiftungsmittels ins Krankenhaus mit
- Wenn es sich bei der Verätzung mit Sicherheit um Säure gehandelt hat, kann zur Spülung auch abgekochte Milch verwendet werden
- *Innerliche Verätzung*: Viel Wasser trinken. *Nicht erbrechen* lassen, das ätzt von neuem. *Keine Milch* trinken
- Verätzungen der Augen werden ähnlich behandelt: Bis zur ärztlichen Versorgung sollen die Augen mindestens 20 Minuten lang ständig mit Wasser gespült werden. Gießen Sie dazu aus etwa zehn Zentimeter Höhe bei zurückgeneigtem Kopf vorsichtig Wasser in das Auge hinein. Ober- und Unterlid müssen dabei auseinandergehalten werden

Vergiftung

Allgemeine Merkmale einer Vergiftung sind Übelkeit, Erbrechen, Durchfall, plötzlich auftretende krampfartige Schmerzen im Bauch, Kopfschmerzen, Schwindelgefühl, Bewußtseinstrübung bis zur Bewußtlosigkeit, Atemstörungen bis zum Atemstillstand, Schockanzeichen, beschleunigter oder verlangsamter Puls sowie Erregungszustände.

Was tun?

- Die Atmung freihalten durch Seitenlage und Überstrecken des Kopfes (➔ Seite 841)
- Kreislauf- und Herztätigkeit durch flache Lagerung und Herzmassage erhalten (➔ Seite 843)
- Notruf verständigen
- Nächstgelegene Informationszentrale für Vergiftungen kontaktieren
- Die Informationszentrale für Vergiftungen informiert über die weiteren Sofortmaßnahmen

Der Giftnotruf muß folgende Angaben enthalten:

- Alter der vergifteten Person
- Art und - wenn bekannt - Konzentration des Giftes oder Stoffes
- eingenommene Menge
- Zeitpunkt der Einnahme
- Anzeichen der Vergiftung
- Bereits getroffene Maßnahmen

Erbrechen nach Vergiftungen

- Bei Vergiftungen durch Medikamente, Alkohol, giftige Pflanzen oder Beeren kann man versuchen, den Vergifteten künstlich zum Erbrechen zu bringen. Das darf man allerdings nur dann, wenn er bei Bewußtsein ist
- Bei Benzin- und Petrolvergiftungen sowie bei Säure- und Laugevergiftungen darf das Erbrechen nicht künstlich herbeigeführt werden. Man darf der vergifteten Person nur allgemeine Hilfe leisten, wenn sie sich übergibt
- Wenn Sie das Erbrechen künstlich herbeiführen wollen, lassen Sie den Vergifteten etwa einen halben Liter warmes Wasser oder Saft trinken (*niemals Salzwasser eingeben*!)
- Reizen Sie die Rachenhinterwand mit dem Finger oder einem Löffelstil, bis der Vergiftete sich erbricht
- Ein Kind können Sie mit dem Kopf nach unten quer über Ihr Knie legen, dabei wird der Bauch des Kindes zusammengedrückt
- Wiederholen Sie das Trinken- und Erbrechenlassen so lange, bis das Erbrochene klar ist

VERSCHLUCKEN BEI KINDERN

Hat sich ein (Klein-)Kind an einem Stück Nahrung oder an einem kleinen Gegenstand verschluckt und kann es das nicht hinaushusten, muß, dem Alter entsprechend, sofort gehandelt werden.

Was tun?

– Bei Kindern über neun Jahren oder Erwachsenen kann ein Stoß in den Magen die Blockierung lösen. Bei Atemstillstand muß immer sofort mit der Mund-zu-Mund-Beatmung begonnen werden (➔ Seite 843)

Nach dem erfolgreichen Entfernen der Blockierung sollte auf jeden Fall ein Arzt aufgesucht werden.

Atemstillstand bei Kindern

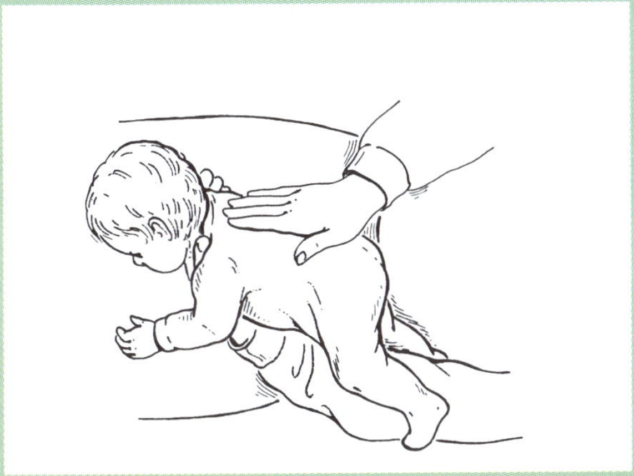

Babys unter einem Jahr: Legen Sie das Baby mit dem Kopf nach unten und mit den Beinen nach oben auf Ihren Unterarm, der die Brust des Babys stützt. Nun schlagen Sie mit der Handwurzel der anderen Hand mehrere Male kräftig, aber nicht allzu fest zwischen die Schulterblätter; wiederholen, wenn sich die Blockierung nicht löst.

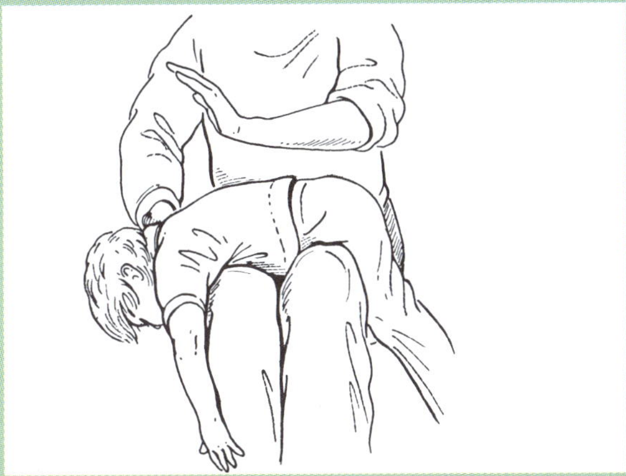

Bei Kindern zwischen einem und neun Jahren: Setzen Sie sich hin, und legen Sie das Kind mit dem Gesicht nach unten auf Ihren Schoß. Versetzen Sie ihm mehrere kräftige Schläge mit der Handwurzel zwischen die Schulterblätter. Wiederholen, wenn sich die Blockierung nicht löst.

REISEN

Reisevorbereitungen

Impfungen

Manche Länder schreiben für die Einreise spezielle Impfungen vor; in diesem Fall hat man keine andere Wahl, als sich impfen zu lassen. In den meisten Fällen gibt es jedoch nur Impfempfehlungen der Weltgesundheitsorganisation. Bevor Sie eine empfohlene Impfung durchführen, sollten Sie sich überlegen, ob das Risiko von Nebenwirkungen unter Umständen nicht höher ist als das Risiko, sich anzustecken (➔ Impfungen, Seite 771). Allgemeine Vorbeugungsmaßnahmen, die Infektionen durch Nahrungsaufnahme verhüten (➔ Seite 849), sind meist wichtiger als ein oft trügerischer Schutz durch Impfungen.

Malaria-Vorbeugung

Malaria wird durch den Stich der Anophelesmücke übertragen. Die Mücke sticht einen Malariainfizierten und nimmt mit seinem Blut die Erreger auf. Diese entwickeln sich in der Mücke fort und wandern in ihre Speicheldrüsen. Beim nächsten Stich gelangen die Erreger in das Blut des Gestochenen, werden zu seiner Leber transportiert und vermehren sich. Schließlich dringen sie in die roten Blutkörperchen des gestochenen Menschen ein und bringen sie zum Platzen. Das löst einen Fieberschub aus. Dieses wiederholt sich in rhythmischen Abständen. Je nach Art des Malariaerregers können ein bis vier Wochen zwischen dem Mückenstich und dem Auftreten von Fieber vergehen. Nach den Abständen zwischen den Fieberschüben werden auch die verschiedenen Malariaformen benannt.

Allgemeine Vorbeugungsmaßnahmen gegen Malaria

- Die meisten Anophelesmücken stechen in der Abenddämmerung oder im Morgengrauen. Besonders in dieser Zeit sollte man sich also in Räumen aufhalten, in die keine Mücken eindringen können
- Der wichtigste Schutz gegen Anophelesmücken ist ein Moskitonetz, das in vielen Reiseländern zur Standardausrüstung von Hotelzimmern gehört. Wer in Gegenden ohne entsprechende Hotels reist, sollte sich von zu Hause ein solches Moskitonetz mitnehmen. Es ist in jedem Reiseladen erhältlich. Sinnvoll ist es auch, Türen und Fenster mit entsprechenden Netzen zu sichern
- Wer sich abends oder nachts im Freien aufhält, sollte den Mücken möglichst wenig nackte Haut bieten und sich mit einem insektenabweisenden Stoff (*Repellent*) schützen (z. B. *Autan, Bonomol, Pellit*). Diese Mittel wirken etwa sechs bis acht Stunden lang
- Insektensprays und Elektroverdampfer zum Schutz von Schlaf- und Wohnräumen sind zwar wirksam, haben jedoch Nachteile: Sie können Atembeschwerden, Unwohlsein, Übelkeit und Kopfschmerzen verursachen

> Vertrauen Sie nicht auf die Einnahme von Vitamin B oder auf sogenannte Mücken-Piepser: Es gibt keinen seriösen wissenschaftlichen Nachweis für die Wirksamkeit.

Malariavorbeugung durch Medikamente

Medikamente können das Risiko einer Malariaerkrankung zwar verringern, aber nicht gänzlich ausschalten. Außerdem können bei allen Malariamitteln Nebenwirkungen auftreten, die das Wohlbefinden stark beeinträchtigen oder in seltenen Fällen sogar gefährlich sind.

Weil immer häufiger Malariaerreger vorkommen, die gegen die Medikamente resistent sind, verändern sich die Empfehlungen zur Vorbeugung ständig. Der Schutz vor Malaria wird zunehmend problematischer. Man sollte vor einer Reise auf alle Fälle die neuesten Empfehlungen zur Malariaprophylaxe bei den Tropeninstituten oder den Hygieneinstituten der Universitäten einholen (Adressen ➔ Seite 771).

Als Standardmedikament für die Malariaprophylaxe gilt nach wie vor *Resochin* (BRD/Ö). Die Einnahme - zwei Tabletten pro Woche für Erwachsene - muß eine Woche vor dem Aufenthalt im malariaverseuchten Gebiet beginnen und noch sechs Wochen nach dem Verlassen dieses Gebiets fortgesetzt werden. Auch Kinder benötigen eine Malariaprophylaxe. Die Dosierung der Tabletten müssen Sie beim Arzt erfragen. Als Nebenwirkung können Magenbeschwerden, Übelkeit, Schwindel und Kopfschmerzen auftreten. Das Medikament wird besser vertragen, wenn man es abends nach dem Essen einnimmt. Die Gefahr von Netzhautschäden besteht hauptsächlich bei langdauernder, hochdosierter Einnahme von Resochin. Bei der für die Malariaprophylaxe üblichen Dosierung tritt diese Nebenwirkung selten auf.

Fansidar (BRD/Ö) sollte wegen der möglichen schweren Nebenwirkungen nicht zur Vorbeugung verwendet werden. Wenn Sie in Gebiete reisen, in denen resochinresistente Malariaerreger vorkommen, sollten Sie jedoch im Handgepäck immer drei Tabletten *Fansidar* mit sich führen. Nehmen Sie alle drei Tabletten auf einmal ein, wenn Sie zu fiebern und zu frösteln beginnen und kein Arzt erreichbar ist.

Malaria-Anzeichen
Fieber, Kopf-, Bauch- und Gliederschmerzen, Schweißausbrüche, Durchfall. Suchen Sie unverzüglich einen Arzt auf, wenn Sie unter unerklärlichen Beschwerden dieser Art leiden, und sagen Sie ihm, daß Sie in einem malariaverseuchten Gebiet Urlaub gemacht haben.

Zur Vorbeugung gegen *resochin-* und/oder *fansidar*resistente Malaria gibt es das neue Medikament Mefloquin (*Lariam* [BRD/Ö]). Es eignet sich nur für einen höchstens dreiwöchigen Urlaub, weil man dieses Mittel nicht länger als sechs Wochen einnehmen sollte. Mit der Einnahme - eine Tablette wöchentlich - sollte man eine Woche vor der Einreise in das malariagefährdete Gebiet beginnen und sie mindestens zwei Wochen nach der Rückkehr fortsetzen. Nebenwirkungen wie Übelkeit, Erbrechen, Benommenheit und Schwindel treten häufig auf.

Reiseapotheke

Die Reiseapotheke sollte einerseits Mittel zur Selbstbehandlung von unkomplizierten Erkrankungen enthalten, andererseits eine ausreichende Menge der Medikamente, die Sie ständig einnehmen müssen. Was Sie zur Selbstbehandlung von banalen Erkrankungen benötigen, müssen Sie selbst entscheiden - je nachdem, wo Ihre persönlichen Schwachpunkte liegen. Die folgende Liste kann nur Anhaltspunkte geben.

- Verbandsstoff, Pflaster, Mullbinden und elastische Binden
- Desinfizierendes Mittel (*Betaisodona* [BRD/Ö] oder *Merfen* [BRD/Ö])
- Einfaches Schmerzmittel, das Azetylsalizylsäure (*Aspirin* [BRD/Ö]) oder Paracetamol (*Ben-u-ron* [BRD], *Kratofin simplex* [Ö]) enthält. Damit kann man auch Fieber senken (➔ Einfache Schmerzmittel, Seite 761)
- Abschwellende Nasentropfen (*Tyzine* [BRD], *Olynth* [BRD], *Otrivin* [Ö], *Otriven* [BRD])
- Die Salzmischung, aus der man sich einfach ein Getränk bereiten kann, das den Salz- und Wasserverlust bei Durchfall ausgleicht (➔ Darminfektionen, Seite 461), oder das gleiche in Form eines Fertigpräparates (*Elotrans* [BRD], *Oralpädon* [BRD], *Normolyt* [Ö])
- Wer sich bei schweren, wäßrigen Reisedurchfällen die notwendige Zeit der Ruhe nicht nehmen will, kann sich ein »stopfendes« Mittel wie zum Beispiel *Imodium* (BRD/Ö) einpacken. Keinesfalls länger als zwei Tage verwenden! (➔ Darminfektionen, Seite 460). Die Wirksamkeit von häufig verwendeten Mitteln wie *Kohle Compretten* (BRD), *Carbo Animalis* (Ö), *Tannacomb* (BRD) und *Tannalbin* (BRD/Ö) ist zweifelhaft
- Wer anfällig ist für Verstopfungen, kann ein leichtes Abführmittel mitnehmen (*Combizym* [BRD/Ö])
- Für Menschen, die oft unter Pilzinfektionen leiden, eventuell ein Pilzmittel (*Canesten* [BRD/Ö])
- Sonnenschutzmittel mit ausreichend hohem Schutzfaktor (➔ Sonnenbrand, Seite 314)
- Wer anfällig ist für Reisekrankheit, sollte ein entsprechendes Medikament mitnehmen z. B. *Echnatol* (Ö), *Fortravel* (Ö), *Peremesin Zäpf.* (BRD), *Superpep* (BRD), *Vomex A Zäpf.* (BRD) oder ein cinnarizinhaltiges Mittel (z. B. *Cinnabene* [Ö], *Cinnarizin-Ratiopharm* [BRD], *Stutgeron* [BRD/Ö]). Für längere Seereisen eignen sich Mittel wie *Scopoderm TTS* (BRD), das als Pflaster hinter das Ohr geklebt wird und zwei bis drei Tage lang wirkt
- Ein insektenabweisendes Mittel wie zum Beispiel *Autan*, *Pellit*
- Auf die Wirksamkeit von chemischen Mitteln zum Desinfizieren von Wasser (z. B. *Micropur*) kann man sich laut einer Untersuchung des Zentrallabors Deutscher Apotheker nicht verlassen; die keimtötende Wirkung von *Mikropur* ist unzuverlässig
- Eventuell Kondome zum Schutz vor Ansteckung durch sexuell übertragbare Krankheiten

Allgemeine Vorbeugemaßnahmen beim Reisen

Der Aufenthalt in Touristenzentren erfordert weniger Vorsichts- und Vorbeugungsmaßnahmen als das Reisen in wenig erschlossene Gebiete. Die Amerikaner fassen die gesamte Vorbeugung in einem Satz zusammen, der übersetzt lautet: Schäl es, koch es oder vergiß es.

Allgemeine Vorbeugemaßnahmen, die das Risiko von Durchfällen, Typhus, Cholera und Hepatitis A stark verringern:

- Trinken Sie nur in Flaschen oder Dosen abgefüllte oder frisch gekochte (nicht nur lauwarm aufgegossene) Getränke
- Essen Sie nur frisch zubereitete Speisen, bei denen es sehr wahrscheinlich ist, daß die Zubereitungsart (Kochen, Dünsten, Braten, Grillen) eventuell vorhandene Krankheitskeime zerstört hat
- Meiden Sie Eiswürfel, Speiseeis und Leitungswasser
- Meiden Sie Früchte und rohe Gemüse, die nicht geschält werden können

Verhalten am Urlaubsort

- Nach langen Flügen mit Zeitverschiebung sollten Sie einen Ruhetag einlegen
- Versuchen Sie, sich dem Lebensrhythmus der einheimischen Bevölkerung anzupassen. In warmen Ländern ist es sinnvoll, zeitig aufzustehen, während der heißen Mittags- und frühen Nachmittagsstunden zu ruhen und erst am späten Nachmittag und Abend wieder aktiv zu sein
- Leichte körperliche Aktivität hilft dem Körper, sich an das neue Klima anzupassen. Schwere körperliche Arbeit und Untätigkeit sind ungünstig
- Trinken Sie in warmen Ländern viel. In extrem trockenem Klima unterschätzt man den Wasserverlust leicht. Ob Ihre Trinkmenge ausreichend ist, können Sie daran erkennen, daß der Urin hellgelb und nicht dunkel ist
- Laufen Sie in tropischen Ländern nicht barfuß. Es besteht die Gefahr von Hakenwurminfektionen, Insektenstichen oder Bissen durch Gifttiere
- Vermeiden Sie das Baden in Flüssen und Seen Afrikas oder Südamerikas, weil die Gefahr der Ansteckung mit Saugwürmern (*Billharziose*) besteht
- Tragen Sie in warmen Ländern leichte, schweißaufnehmende Kleidung

Probleme bei Flugreisen

Jet-lag

Längere Reisen mit dem Flugzeug haben Zeitverschiebungen zur Folge. Uhren können Sie leicht umstellen, aber der Körper ändert den gewohnten biologischen Rhythmus erst nach und nach.

Körperliche Beschwerden, die in dieser Umstellungsphase auftreten, nennt man Jet-lag. Die Anpassung kann unterschiedlich lange dauern.

Manche Menschen benötigen nur einen oder zwei Tage, manche eine Woche. Je älter man ist, um so mehr Probleme hat der Körper, mit der Zeitverschiebung fertig zu werden.

Legen Sie nach einem langen Flug auf alle Fälle eine Ruhepause von einigen Stunden ein.

Wenn Sie in Richtung Westen fliegen, paßt sich der Körper aus nicht genau bekannten Gründen schneller an die Zeitverschiebung an als bei Flügen in Richtung Osten. Es gibt bislang keine Möglichkeit, den Jet-lag zu verhindern.

Folgende Maßnahmen verringern jedoch die Beschwerden:

- Versuchen Sie vor langen Reisen, Ihren Körper schon an die Zeitzone Ihres Zieles anzupassen: Ändern Sie einige Tage vor dem Abflug langsam Ihren Eß- und Schlafrhythmus. Wenn Sie westwärts fliegen, sollten Sie jeden Tag eine Stunde später essen, später zu Bett gehen und länger im Bett bleiben. Wenn Sie ostwärts fliegen, sollten Sie jeden Tag etwas früher essen, früher zu Bett gehen und früher aufstehen
- Es erleichtert die Anpassung, wenn Sie den Flug ausgeruht antreten. Vermeiden Sie schwere Mahlzeiten oder Alkohol vor oder während des Fluges
- Wenn Sie am Zielort Schwierigkeiten beim Einschlafen haben, sollten Sie keine Beruhigungsmittel, Schlafmittel oder Alkohol einnehmen. Hilfreich sind leichte körperliche Aktivität (Gymnastik) oder ein warmes Bad

Was tun, wenn man regelmäßig Medikamente einnehmen muß?

- Fragen Sie in jedem Fall Ihren Hausarzt, oder informieren Sie sich beim ärztlichen Dienst der Luftfahrtgesellschaft, mit der Sie reisen
- Kleinere Zeitverschiebungen von zwei bis drei Stunden sind bedeutungslos
- Bei den meisten Medikamenten - z. B. bei »der Pille« - ist es ratsam, das Dosierungsschema beizubehalten und sich an der wirklich verstrichenen Zeit zu orientieren, nicht an der Ortszeit des Zielortes. Frauen, die längere Zeit in einem Land bleiben, dessen Tageszeit vom Heimatland sehr verschieden ist, können sich folgendermaßen umstellen:
  Am Ankunftstag »die Pille« nachmittags einnehmen. Am folgenden Tag zum Abendessen schlucken, von da ab wie gewohnt abends bzw. vor dem Schlafengehen
- Bei manchen Erkrankungen - z. B. Diabetes - kann es notwendig sein, vorübergehend ein anderes Medikament zu nehmen (z. B. Depotinsulin statt Altinsulin). Bei der Einstellung Ihres Stoffwechsels mit einem anderen Insulin müssen Sie sich vom Arzt beraten lassen.

Gefahr von Thrombosen

Bei Schwangeren oder Menschen mit Krampfadern oder Venenentzündungen steigt bei langdauerndem Sitzen das Risiko, daß sich eine Thrombose entwickelt. Solche Personen sollten während des Fluges alle ein bis zwei Stunden aufstehen und sich bewegen.

Durch die niedrige Luftfeuchtigkeit in manchen Flugzeugtypen verliert der Körper Flüssigkeit, was die Gefahr von Thrombosen ebenfalls erhöht. Trinken Sie deshalb ausreichend.

Kontaktlinsenträger
Die niedrige Luftfeuchtigkeit in der Flugzeugkabine kann die Schleimhaut der Augen reizen. Mit einer für den jeweiligen Linsentyp geeigneten künstlichen Tränenflüssigkeit (➔ Augenbelastungen, Seite 273) können Kontaktlinsenträger die Beschwerden lindern.

Höhenkrankheit

Bei Reisen in hoch gelegene Regionen oder bei Bergtouren sollte man sich der Möglichkeit bewußt sein, daß man an der Höhenkrankheit erkranken kann.

Beschwerden
Müdigkeit, Atemnot, Übelkeit, Appetitlosigkeit, Kopfschmerzen; rascher Herzschlag; unruhiger Schlaf.

Ursachen
Verringerter Sauerstoffgehalt der Luft. Dadurch beschleunigt sich die Atmung, das Herz schlägt schneller; es kommt zu Stoffwechselstörungen.

Erkrankungsrisiko
Jeder zweite, der ohne ausreichende Akklimatisierung rasch auf über 3000 Meter Höhe aufsteigt, leidet an der Höhenkrankheit. Besonders empfindlich sind Kinder unter sechs Jahren.

Mögliche Folgen und Komplikationen
In seltenen Fällen können Netzhautblutungen, lebensbedrohliche Lungenödeme mit pfeifender Atmung und Blaufärbung der Lippen sowie Hirnödeme entstehen.

Vorbeugung
Nicht zu schnell aufsteigen, das heißt, in Höhen zwischen 1500 und 3000 Metern nicht mehr als 300 Meter Höhe pro Tag überwinden. Während des Aufstieges mehr als gewohnt trinken und Alkohol meiden. Er verschlimmert die Beschwerden. Die Einnahme des Medikaments Azetazolamid (*Diamox* [BRD/Ö]) verringert die Zeit der Eingewöhnung um ein bis zwei Tage. Es kann jedoch das Risiko nicht verringern, daß eine akute Höhenkrankheit auftritt. Mit der Einnahme des Medikaments muß man zwei Tage vor dem Aufstieg beginnen und sie bis zu fünf Tagen in höheren Lagen fortsetzen. Als Nebenwirkungen können auftreten: Kribbeln in den Gliedmaßen, vermehrtes Urinieren, Übelkeit und Müdigkeit. Kohlensäurehaltige Getränke schmecken während der Einnahme von *Diamox* ungenießbar.

Selbsthilfe
Beim Auftreten von Beschwerden sollte man viel trinken und die körperliche Aktivität verringern. Verschlechtert sich der Zustand, ist ein sofortiger Abstieg bzw. Abtransport um mindestens 1000 Meter Höhe notwendig. Ist dieses nicht möglich, ist eine Sauerstoffzufuhr von etwa sechs Litern pro Minute notwendig.

Behandlung
Die Behandlung besteht meistens aus Sauerstoffversorgung und der Gabe von Kortison.

Häufige Krankheiten auf Reisen

Bei folgenden Beschwerden sollten Sie unbedingt einen Arzt aufsuchen:
- Bei anhaltenden Kopfschmerzen, vor allem, wenn sie mit Benommenheit verbunden sind
- Bei Nierenschmerzen, vor allem, wenn sie mit Fieber und Beschwerden beim Urinieren verbunden sind
- Bei Schmerzen in der Brust während des Atmens, besonders in Verbindung mit Fieber oder Atemnot
- Bei akut auftretenden Bauchschmerzen in Verbindung mit Fieber, Übelkeit oder Erbrechen
- Bei Schnupfen in Verbindung mit starken Kopfschmerzen oder gelblich-eitrigem Nasenschleim
- Bei pochenden Schmerzen im Ohr; bei plötzlichem Hörverlust; bei Absonderung von Flüssigkeit aus dem Ohr
- Bei eitriger Angina mit starken Schluckbeschwerden und Schwellung der Lymphknoten
- Bei starkem Durchfall mit blutigem oder schleimigem Stuhl, verbunden mit Fieber

Reisekrankheit
Die Anfälligkeit für Reisekrankheit ist von Person zu Person sehr verschieden. Manchen Menschen wird bereits schwindlig, wenn sie nur wenige Minuten mit einem Auto fahren, andere haben auch nach tagelangen stürmischen Seereisen keinerlei Beschwerden.
Die Krankheit beginnt meist mit Müdigkeit, Appetitlosigkeit, Blässe und häufigem Gähnen. In der Folge entwickeln sich Kopfschmerzen, Schwindel, Übelkeit, Erbrechen und Kreislaufbeschwerden. In schweren Fällen kommt es zu Apathie und Angstgefühlen.

Vorbeugung
Setzen Sie sich auf einen Platz, an dem die Bewegungen am wenigsten stören: im Flugzeug zwischen die Trag-

flächen; bei Seereisen mittschiffs; im Autobus vorne hinter die Vorderachse.
Versuchen Sie, auf dem Schiff oder im Auto immer den Horizont bzw. die Gegend im Auge zu behalten. Das vermittelt dem optischen System die Eindrücke, die mit dem übereinstimmen, was der Gleichgewichtssinn registriert.
Am schlechtesten ist die Situation im Inneren eines Schiffes. Der Raum ist dabei optisch stabil, aber der Gleichgewichtssinn empfängt gegensätzliche Eindrücke.
Während der Fahrt sollten Sie nicht lesen.
Ein leerer Magen schützt nicht vor der Reisekrankheit. Leichte Mahlzeiten vor und während der Reise sind günstig.
Medikamente zur Vorbeugung sollten Sie ein bis zwei Stunden vor der Reise einnehmen.

Selbsthilfe bei bereits ausgebrochener Reisekrankheit
Wenn möglich flach hinlegen, die Beine hochlagern, tief durchatmen und die Augen schließen. Wenn wegen des Brechreizes das Schlucken von Medikamenten sinnlos ist, können Zäpfchen verwendet werden.

Durchfall

Durchfall ist die häufigste Krankheit beim Reisen. Die Ursache ist meist eine bakterielle Infektion durch verunreinigte Speisen oder Getränke (➔ Darminfektionen, Seite 460).
Die Beschwerden, die in manchen Fällen mit Fieber und/oder Erbrechen verbunden sind, dauern auch unbehandelt meist nur zwei bis vier Tage.
Vorbeugungsmaßnahmen (➔ Seite 849) können das Risiko von Durchfällen stark verringern.
Die wichtigste Maßnahme bei Durchfall ist das Trinken von Flüssigkeit, die mit Salz und Zucker angereichert ist (➔ Seite 461).
Die Einnahme von Medikamenten wie *Imodium* (BRD/Ö) heilt den Durchfall nicht. Wer aber auf die Teilnahme an geplanten Aktivitäten nicht verzichten möchte, kann mit diesen Mitteln den Durchfall vermindern. Besser wäre es allerdings, sich die zwei oder drei Tage Ruhe zu gönnen, die der Körper braucht, um den Durchfall allein zum Stoppen zu bringen.
»Stopfende« Medikamente darf man jedoch keinesfalls einnehmen, wenn die Körpertemperatur 38,5 Grad Celsius übersteigt oder wenn der Stuhl Blut und Schleim enthält. Dann liegt wahrscheinlich eine schwere Infektion vor, und die chemische Ruhigstellung des Darmes kann gefährlich sein (➔ Darminfektionen, Seite 460).
Bessert sich der Durchfall nicht innerhalb von zwei bis drei Tagen, sollte man einen Arzt aufsuchen.

Sonnenbrand

Viele Reisende unterschätzen die Kraft der Sonne in tropischen Gegenden. Sorgen Sie für ausreichenden Sonnenschutz - Hut, entsprechende Kleidung, Sonnenschutzmittel (➔ Sonnenbrand, Seite 314).

Nach der Rückkehr

Wer sich länger als drei Monate in den Tropen aufhält, sollte nach der Rückkehr eine Blut-, Urin- und Stuhluntersuchung durchführen lassen, auch wenn keine Beschwerden bestehen.
Wer nach der Rückkehr von einem Tropenaufenthalt an unerklärlichen Beschwerden leidet - Fieber, Durchfälle, Übelkeit, Brechreiz, Husten, Hautausschlag -, sollte auf alle Fälle einen Arzt aufsuchen und ihn über die Reise, die Malariaprophylaxe und eventuell durchgemachte Krankheiten informieren.

ERNÄHRUNG

Hunger und Durst sind Signale des Körpers. Wir essen und trinken jedoch nicht nur, um unseren Körper mit Energie und Flüssigkeit zu versorgen, sondern befriedigen damit auch andere Bedürfnisse: Wir genießen das Essen mit Freunden; bereichern unseren Erfahrungsschatz, indem wir fremde Eßkulturen ausprobieren; freuen uns, aus der Vielfalt des Angebots im Supermarkt auswählen zu können, und essen täglich Fleisch, weil wir es uns leisten können. Wir essen auch und vor allem mehr, weil es vergleichsweise einfach ist, dadurch Befriedigungen zu bekommen, die uns anderswo oft verweigert werden. So halten Essen und Trinken Leib und Seele zusammen. Mediziner sind oft mit den Folgen konfrontiert: Essen und Trinken können Leib und Seele auch sehr schaden.

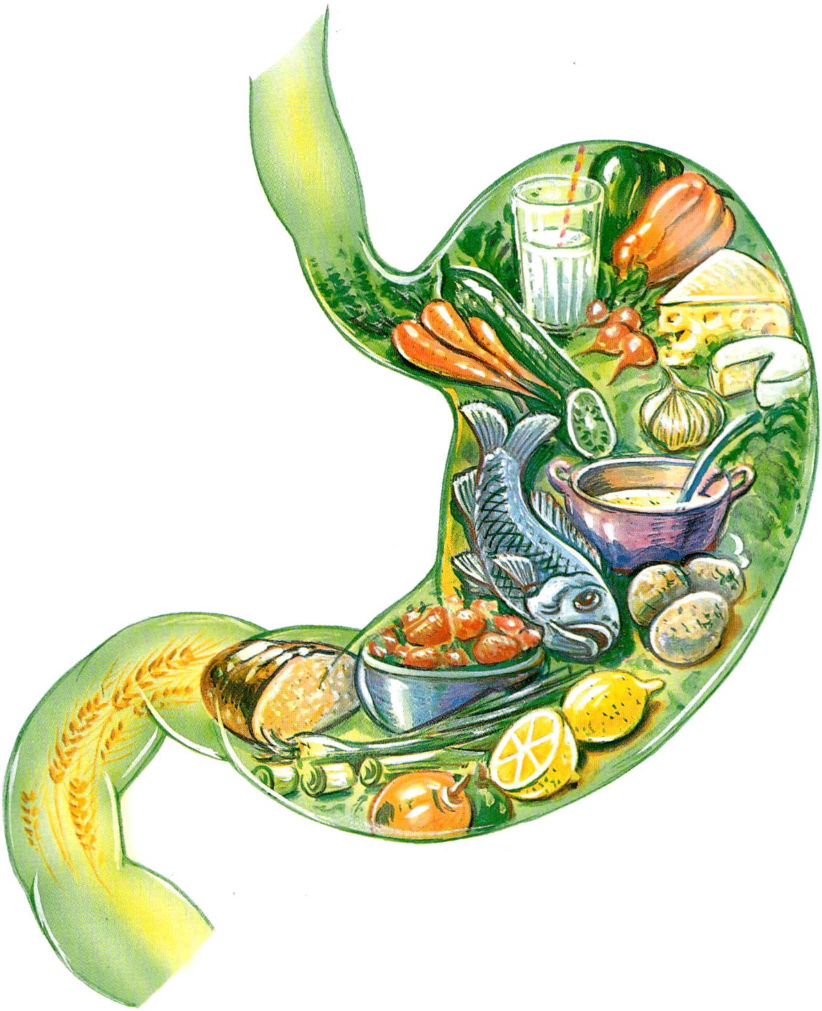

Falsche Ernährung hat Folgen

Die Bundesbürger nehmen 55,4 Prozent mehr Kalorien zu sich, als sie brauchen. Die Folgen dieser Überernährung: Übergewicht und zuviel Cholesterin im Blut begünstigen Arterienverkalkungen, Herzerkrankungen und Herzinfarkt (➔ Arteriosklerose, Seite 376, Erhöhte Blutfettwerte, Seite 377).

2 bis 2,5 Millionen Menschen in der BRD und 280 000 bis 300 000 in Österreich sind nur deshalb Diabetiker, weil ihr Übergewicht die Krankheit zum Ausbruch brachte.

Zuviel Fleisch bedeutet meistens zuviel Fett und Cholesterin, in jedem Fall aber zuviel Eiweiß. Das belastet die Nieren und begünstigt die Gicht.

Reichlicher Zuckerkonsum fördert Karies und Übergewicht.

Ernährungsbedingte Mangelkrankheiten kommen bei uns hingegen nur noch selten vor: Wer kaum Fisch ißt, riskiert Jodmangel und damit einen Kropf (➔ Seite 569). Wem Milch und Milchprodukte nicht schmecken, der bekommt vielleicht zu wenig Kalzium, und die Knochen brechen leichter. Wer sich einseitig ernährt, der muß auf Vitaminmangel achten.

All das vermeidet, wer sich ausgewogen ernährt.

Gesunde Ernährung

Einige allgemeine Regeln dienen dazu, sich mit dem, was Sie essen und trinken, nicht zu schaden.

- Kalorienaufnahme und -verbrauch müssen in einem ausgewogenen Verhältnis zueinander stehen (➔ Seite 859)
- Abwechslungsreiche Mischkost bevorzugen (➔ unten)
- Möglichst oft frisch Zubereitetes essen
- Belastung des Körpers mit Schadstoffen verringern (➔ Seite 864)
- Belastung des Körpers mit Lebensmittelzusatzstoffen so gering wie möglich halten (➔ Seite 868)

Ausgewogene Ernährung

»Richtige« Ernährung bedeutet immer ausgewogene Ernährung. Sie verringert auch die Gefahr, sich mit unvermeidlichen Schadstoffen einseitig zu belasten. Sie werden aber auch nicht krank, wenn Sie an einem Tag nur Käsebrote essen und an einem anderen nur von Kuchen leben. Die Wochenbilanz sollte allerdings stimmen.

Ernährungsfachleute raten dem gesunden Erwachsenen, seine Nahrung so zusammenzustellen: Etwa 60 Prozent Kohlenhydrate, zehn Prozent Eiweiß, nicht mehr als 30 Prozent Fette. Außerdem sollte die Kost ballaststoffreich sein (zu den Begriffen ➔ Einige Schlagworte, Seite 855).

Für die meisten Menschen bedeutet das, daß sie ihre Ernährung umstellen müssen, wenn sie sich zukünftig ausgewogen ernähren wollen (➔ Seite 855).

Kinder und Schwangere benötigen mehr Eiweiß. Am besten läßt sich das mit Getreide, Hülsenfrüchten und Milchprodukten befriedigen. Damit versorgen Sie sich gleichzeitig mit Kalzium. Fleisch birgt im allgemeinen zuviel Fett und Cholesterin.

Regeln für eine ausgewogene Ernährung

- Viel frisches Obst und Gemüse essen.
- Kartoffeln, Hülsenfrüchte (Linsen, Erbsen, Bohnen) und Getreideprodukte wie Brot, Müsli, Haferflocken, Grieß wiederentdecken. Sie stehen bei uns - zu Unrecht - derzeit nicht besonders hoch im Kurs.
- Pro Woche mindestens zwei bis drei fleischlose Tage einlegen.
- Fleischgerichte öfter durch Fisch oder Geflügel ersetzen.
- An den »fleischhaltigen« Tagen nicht mehr als 100 Gramm Fleisch oder Fisch oder Wurst essen.
- Magere Fleisch- und Wurstsorten bevorzugen.
- Käse mit mehr als 45 Prozent Fett meiden.
- Pflanzenöl statt fester Fette (Schweineschmalz, Kokosfett) verwenden.
- Zuckerkonsum so weit wie möglich einschränken.

Täglich sollten Sie

- nicht mehr als 20 Gramm Butter oder Margarine essen (berücksichtigen Sie dabei auch das Fett beim Backen, Braten und Kochen);

aber

- 20 Gramm Öl verbrauchen, das viele ungesättigte Fettsäuren enthält (➔ Fett, Seite 855);
- 250 Gramm Milch trinken oder eine entsprechende Menge Sauermilchprodukte (Joghurt, Dickmilch, Kefir) essen.

Ernährungsgewohnheiten

Ob dick oder dünn wird schon im Säuglingsalter festgelegt. Die Ernährung in dieser Zeit bestimmt, wie viele Fettzellen ein Mensch hat. Vererbt wird die Dehnungsfähigkeit dieser Zellen: Bei manchen Menschen lassen sie sich bis zum Siebenfachen ihrer ursprünglichen Größe anfüllen. Bis zum Alter von etwa zehn Jahren prägt sich der Geschmack. Die Ernährungsgewohnheiten der Familie bestimmen, ob Fleisch, Nudeln und Süßes gut schmecken oder ob auch Gemüse- und Getreidegerichte als schmackhaft empfunden werden. Das Resultat dieser Erziehung beurteilen Ernährungswissenschaftler heute so: Unsere Kinder essen zuviel, zu fett, zu salzig und zu süß. Die Folgen tragen sie ein Leben lang.

Auch das Genießen lernt man in jungen Jahren. Vielfach mangelt es jedoch an Voraussetzungen dafür: Die Augen bekommen keinen Anreiz mitzuessen; es fehlt eine ruhige, entspannte Atmosphäre, Zeit für die Auswahl und für langsames Kauen. Durch Eile angetrieben oder anderes abgelenkt, verliert sich dann auch das Sättigungsgefühl.

Gewohnheiten verändern

Wer in punkto Ernährung etwas für sich tun möchte, verzweifelt meistens nach kurzer Zeit an der Frage: »Was kann ich denn noch essen?« Die Tabelle auf Seite 855 zeigt an Hand einiger Beispiele einen möglichen Weg von der Normal- zur Vollwertkost. Bestimmen Sie Ihre Einstiegsmöglichkeiten selbst - je nachdem, an welcher Stelle des Weges Sie stehen. Gewohnheiten zu verändern ist schwer. Geben Sie Ihrem Körper Zeit, sich schrittweise an Neues zu gewöhnen.

Überlegen Sie vielleicht an Hand der Regeln für ausgewogene Ernährung, Seite 854, welche Regeln Sie mißachten und mit welcher Veränderung Sie am leichtesten beginnen könnten. Wenden Sie sich dem nächsten Punkt zu, wenn Ihnen die erste Veränderung schon in Fleisch und Blut übergegangen ist.
Besonders effektvoll ist es, das »kontinentale« Brötchen (Semmel)-Butter-Marmelade-Frühstück durch Frischkornmüsli mit Obst und Milch oder Joghurt oder durch Vollkornbrot mit Quark(Topfen)aufstrich, Magerkäse und Obst zu ersetzen. Dieses Frühstück sättigt länger.
Tip: Wenn Sie durch ballaststoffreiche Nahrung Blähungen bekommen, meiden Sie alles Zuckerhaltige, süßes Obst und süße Säfte.

Einige Schlagworte

Manche Nahrungsmittel oder ihre Bestandteile haben Schlagzeilen gemacht, weil sie für Krankheiten verantwortlich gemacht wurden. Nur selten ist jedoch ein Stoff allein die Ursache einer Krankheit.

Fett

Fette kommen in tierischen Nahrungsmitteln wie Fleisch, Fisch, Eiern und Milch vor, aber auch in Früchten und Samen. Wir essen Fett nicht nur »rein« als Streich- oder Bratfett. Einen großen Anteil machen die »versteckten« Fette aus, z. B. in Fertiggerichten, Schokolade, Mayonnaise, Backwaren, Käse, Wurst, Fritiertem oder paniert Gebackenem.
Fette sind Energielieferanten und Grundstoffe, um z. B. Hormone aufzubauen.

Einfache Wege von Normal- zu Vollwertkost (Verbesserungen von links nach rechts)

Essen am Kiosk oder im Schnellrestaurant	Von zu Hause Mitgebrachtes verzehren	Viel frisches Obst und Gemüse als Zwischenmahlzeit	Kantinenessen mit Vollwertkost
Konservenessen	Tiefkühlkost	Fertigkost als »Baustein« mit frisch Zubereitetem	Frische Zubereitung
Einkauf nach Appetit und Laune	Jahreszeitenbezogener Einkauf (➔ Seite 866)	Obst und Gemüse aus dem allgemeinen Anbau	Produkte aus kontrolliert ökologischem Anbau
Zu jeder Mahlzeit Fleisch oder Wurst oder Eier	Jeden Tag zwei Mahlzeiten ohne Fleisch oder Wurst oder Fisch oder Eier	Zweimal wöchentlich Fleischmahlzeiten durch Fisch oder Geflügel ersetzen	Pro Woche nicht mehr als vier fleisch- oder fischhaltige Mahlzeiten
Wenig Obst und Gemüse	Erhitztes Obst und Gemüse	Etwa zur Hälfte rohes Obst und Gemüse	Beides aus kontrolliert biologischem Anbau
Mit Zucker oder Süßstoff süßen	Honig oder Birnendicksaft verwenden	Deutlich weniger süßen	Keine süßenden Zusätze mehr
Weißbrot und Brötchen (Semmeln)	Helles und dunkles Vollkornbrot	Vollkornbrot und Frischkornmüsli	Beides aus kontrolliert biologischem Anbau, häufig gekeimtes Getreide
Schweineschmalz	Margarine und Öl aus raffinierten Fetten	Butter, ungehärtete Pflanzenmargarine	kaltgepreßte, unraffinierte Öle
H-Milch	Pasteurisierte Milch in Wegwerfpackung	Pasteurisierte Milch in Pfandwertflasche	Rohmilch

Man unterscheidet Fette danach, ob sie aus gesättigten oder ungesättigten Fettsäuren entstanden sind. Die gesättigten Fettsäuren kann der Körper aus anderen Nährstoffen selbst aufbauen, die mehrfach ungesättigten nicht. Weil sie ähnlich wie Vitamine von außen zugeführt werden müssen, nannte man sie eine Zeitlang - fälschlicherweise - Vitamin F. Mehrfach ungesättigte Fettsäuren wirken der Entstehung von Arterienverkalkung entgegen.
Reich an mehrfach ungesättigten Fettsäuren sind Distelöl (75 %), Leinöl (72 %), Sonnenblumenöl (60 %), Maiskeimöl (55 %).

Cholesterin

Cholesterin ist ein fettähnlicher Stoff und kommt nur in Nahrungsmitteln vor, die vom Tier stammen. Der Körper produziert Cholesterin in ausreichender Menge selbst. Er braucht es als Baustein aller Zellen und u. a. für die Bildung von Gallensäuren, Hormonen und Vitamin D.
Der Gehalt des Blutes an Cholesterin schwankt stark.
Cholesterin soll an der Zunahme von Herz- und Gefäßerkrankungen schuld sein. Welcher Cholesteringehalt des Blutes jedoch »normal« ist, hängt vom Alter und noch mehr vom Standpunkt der bewertenden Wissenschaftler ab. Jeder Wert über 200 gilt heute als zu hoch (➔ Erhöhte Blutfettwerte, Seite 378).
Mehr als 300 Milligramm Cholesterin täglich sollten Sie nicht zu sich nehmen. Unsere »Zivilisationskost« mutet dem Körper jedoch meist mehr als das Doppelte zu.
Sie können den Cholesteringehalt Ihres Blutes niedrig halten, indem Sie

- cholesterinreiche Nahrungsmittel meiden. Besonders cholesterinhaltig sind (Gehalt in 100 g): Kalbshirn (2000 mg), flüssiges Eigelb (1400 mg), ein Ei (290 mg), Butter (240 mg), alle Innereien enthalten mehr als 200 mg
- wenig tierische Fette essen, da diese immer Cholesterin enthalten
- fettarme und ballaststoffreiche Nahrung bevorzugen. Ihr Körper scheidet dann mehr Cholesterin aus
- pflanzliche Fette mit einem hohen Anteil an ungesättigten Fettsäuren bevorzugen. Sie verringern die schädliche Wirkung des Cholesterins auf die Blutgefäße

Butter/Margarine

Für die Fettversorgung ist keines von beiden besser oder schlechter. Es gibt keinen Hinweis dafür, daß Butteresser eher einen Herzinfarkt bekommen als Margarineesser. Der hohe Cholesteringehalt der Butter ist bei einem Tagesverbauch bis zu 25 Gramm kein Problem.
Margarine ist nicht grundsätzlich »reich an essentiellen Fettsäuren«. Margarinen sind oft Mischungen von tierischen und pflanzlichen Fetten. Die ungesättigten Fettsäuren der Pflanzenöle müssen dabei teilweise in gesättigte verwandelt werden. Die Fetthärtung zerstört die meisten Vitamine. Achten Sie in der BRD auf die Beschriftung der Packung: Stehen tierische Fette in der Zutatenliste an erster Stelle, machen sie den größten Teil der Margarine aus. Dann kann der Anteil an ungesättigten Fettsäuren nur gering sein.
In Österreich gibt es diese Deklarationspflicht nicht. Heißt ein solches Streichfett aber »Delikateß«margarine, können Sie sicher sein, daß es nur aus pflanzlichen Fetten hergestellt wurde. Vitamine werden der Margarine künstlich zugesetzt.
Achtung für Menschen mit Nickelallergie: Die Fetthärtung geschieht mit einem Nickelzusatz. Manchen Herstellern gelingt es nicht, dieses Metall vollkommen aus der Margarine zu entfernen.

Kohlenhydrate

Sie finden sich fast nur in pflanzlichen Nahrungsmitteln. Ausnahme: Milch. Zucker, Stärke und Ballaststoffe sind Kohlenhydrate. Die beiden letzten sind Riesenmoleküle, die aus einzelnen Zuckermolekülen zusammengeknüpft sind. Zucker in diesem chemischen Sinn ist nicht der Haushaltszucker, sondern z. B. Traubenzucker (Glukose) oder Fruchtzucker (Fruktose). Verdauen bedeutet unter anderem, Kohlenhydrate in diese kleinsten Einheiten zu zerlegen. Diesen Zucker spült das Blut zu den Zellen, die ihn dann verbrauchen.

Wir essen unter anderem folgende Kohlenhydrate

- Stärke, z. B. in Getreide (Weizen, Hafer, Gerste, Roggen, Mais, Reis), Hülsenfrüchten (Erbsen, Linsen, Bohnen) und Kartoffeln und den aus diesen Früchten hergestellten Produkten (Brot, Nudeln, Pürree)
- Zellulose und andere Ballaststoffe in allen pflanzlichen Nahrungsmitteln. Sie sind unverdaulich
- Traubenzucker (*Glukose, Dextrose*), z. B. in Weintrauben
- Fruchtzucker (*Fruktose*), z. B. in Obst und Honig
- Rohr- oder Rübenzucker, Haushaltszucker (Saccharose), z. B. aus Zuckerrohr oder Zuckerrüben
- Honig, ein Gemisch aus Traubenzucker und Fruchtzucker
- Milchzucker (*Laktose*) in der Milch und daraus hergestellten Produkten

Zucker

Der süße Stoff - ob weiß, ob braun - bringt nur »leere« Kalorien. Sie können ihn schadlos vom Speiseplan streichen. Den Zucker, den die Nerven als Nahrung brauchen, bekommen sie ausreichend aus den Kohlenhydraten von Obst, Gemüse und Getreide.

Daß Zucker der Gesundheit schaden kann, ist so eindeutig belegt, daß die Bezeichnung »Schadstoff« inzwischen gerichtlich bestätigt worden ist. Zucker schadet den Zähnen: Sie bekommen Karies. Zuviel Zucker wandelt der Körper in Fett um: Sie werden übergewichtig.

»Kinder brauchen Süßes« stimmt nur deshalb, weil sie schon mit gesüßter Säuglingsmilch und Kindertees auf süß programmiert wurden.

Kinder, die gelernt haben, daß z. B. »Ich hab' dich lieb« und »Das hast du gut gemacht« auch anders ausgedrückt werden kann als durch Süßigkeiten, verlangen nicht ständig danach.

Honig

besteht aus verschiedenen Zuckern und Wasser. Er enthält winzige Mengen Acetylcholin, Enzyme und Mineralstoffe, vor allem Kalium und Phosphor, Vitamine nur in Spuren. Für das Aroma sind noch 120 andere Substanzen verantwortlich.

Als mittlerweile unvermeidliche Dreingabe tropfen Sie mit dem Honig auch DDT, Blei, Kadmium und Quecksilber als Rückstände der Umweltverschmutzung aufs Brot.

Obwohl Honig im Vergleich zu raffiniertem Zucker das »natürlichere« Nahrungsmittel ist, hat er all die gesundmachenden oder gesunderhaltenden Eigenschaften nicht, die man ihm nachsagt:

- Honig ist nicht weniger kariesfördernd als andere Zucker
- Honig fördert nicht die Magensekretion
- Honig beruhigt nicht die Nerven
- Honig verbessert nicht die Herzdurchblutung
- Honig schützt nicht die Leber
- Honig hat keine blutbildende Wirkung
- Honig schützt nicht vor Erkältungskrankheiten

Ballaststoffe

Als Ballaststoffe bezeichnet man alle Inhaltsstoffe von Nahrungsmitteln, die der Körper nicht verwerten kann. Sie werden im Dickdarm von den Bakterien teilweise abgebaut oder mit dem Kot ausgeschieden.

Durch Ballaststoffe

- verweilen die Speisen länger im Magen. Sie fühlen sich länger satt
- wird der Darm besser gefüllt. Die Ballaststoffe binden Wasser im Darminneren. Dadurch »klappt« die Verdauung besser
- können Blähungen auftreten, weil die Darmbakterien noch Teile der Ballaststoffe verwerten. Nach kurzer Gewöhnungszeit vergeht diese unerwünschte Wirkung

Ballaststoffhaltig sind Gemüse, Salat, Obst und ungeschältes Getreide.

Wenn Sie Ihren Zuckerkonsum einschränken wollen,
- verzichten Sie auf Süßigkeiten zugunsten von Obst
- verwenden Sie statt Marmelade Quarkaufstrich, mageren Käse oder legen Sie Obst aufs Brot
- backen Sie Kuchen mit einer geringeren Zuckermenge
- achten Sie beim Einkaufen auf die Bezeichnungen, hinter denen sich Zucker verstecken kann: Fruchtzucker, Fruktose, Glukose, Glukosesirup, Invertzucker, Maltodextrose, Maltose, Malzzucker, Saccharose, Traubenzucker

Eiweiß (Protein)

Eiweiße sind Riesenmoleküle. Ihre Bausteine heißen Aminosäuren. Unser Körper zerlegt Eiweiß in diese Aminosäuren und setzt daraus seine eigenen Eiweiße zusammen. Eiweiße sind z. B. auch Bestandteile von Fermenten und Hormonen. Einige sogenannte »essentielle« Aminosäuren begrenzen die Eiweißverwertung im Körper: Fehlt nur eine von ihnen, kommt der Eiweißaufbau zum Stillstand, obwohl alle anderen Bausteine ausreichend vorhanden sind. Nur eine vielseitige Ernährung deckt die breite Palette aller lebensnotwendigen Aminosäuren ab. Nicht mehr als ein Drittel des Eiweißes sollte von Tieren stammen (Milch, Eier, Fleisch, Fisch).

Eiweißreich sind Sojabohnen (37 %), Bohnen, Erbsen, Linsen (23 %), mageres Fleisch (16 bis 20 %), Ei (13 %), Käse (10 bis 35 %), Getreide (7 bis 12 %).

Kochsalz

Es ist notwendig, um den Salz-Wasser-Haushalt zu regulieren. Ernährungswissenschaftler raten, täglich nicht mehr als fünf Gramm Kochsalz aufzunehmen. Wir bringen es jedoch täglich auf das Doppelte bis Dreifache. Der Überschuß belastet die Nieren und das Herz. Wer zu hohen Blutdruck oder eine Herz- oder Nierenerkrankung hat, sollte täglich nicht mehr als drei Gramm Kochsalz zu sich nehmen.

Achtung: Wenn Ihr Arzt Ihnen rät, sich kochsalzarm zu ernähren, dann achten Sie auf seine Angaben. Sagt er:

Nicht mehr als x Gramm Natrium, oder sagt er: Kochsalz? Ein Gramm Kochsalz entspricht ungefähr 0,4 Gramm Natrium.
Fast alle Lebensmittel enthalten geringe Mengen Kochsalz. Die gewohnten, aber unnötigen Salzbeigaben zu Speisen kann man durch Gewürze ersetzen (➔ Natriumarme Produkte, Seite 878). Besonders in industriell vorgefertigten Produkten verbirgt sich Kochsalz, um den faden Geschmack zu übertönen. Besonders salzhaltig sind: Brüh- und Kochwürste, gepökeltes Fleisch, Käse, Kartoffel-Trockenprodukte, fertige Suppen, Brühen, Soßen und Gerichte, aber auch Brot.

Milch

und Milchprodukte versorgen uns mit Kalzium und sind unersetzlich. Wer im Alter Frischmilch nicht mehr so gut verträgt, kann auf Milchprodukte ausweichen.
Jede Art von Behandlung vermindert den Wert der Milch. Nur Vorzugsmilch (Rohmilch) ist unbehandelt. In Österreich können Sie unbehandelte Milch nur direkt vom Bauern kaufen.
»Normale« Milch ist *pasteurisiert*. Ein Zehntel ihrer Eiweiße sind verändert. Von den B-Vitaminen ist nur wenig verlorengegangen, von Vitamin C schon etwas mehr.
In *H-Milch* ist der größte Teil der Eiweiße verändert, daher der »Kochgeschmack«. Der Verlust an B-Vitaminen und Folsäure ist erheblich, der von Vitamin C kann bis zu einem Drittel gehen. Nach längerer Lagerung verliert H-Milch noch einmal mehr als ein Drittel ihres Vitamin B-Gehalts.
In *Sterilmilch* ist das Eiweiß vollkommen verändert, der Vitaminverlust beträgt 50 bis 100 Prozent.

GEWICHT

In der BRD und Österreich gelten etwa 40 Prozent der Bürger als übergewichtig. Diese Menschen leben gefährlicher als Normalgewichtige: An Lebererkrankungen und an den Folgen einer Zuckerkrankheit sterben Übergewichtige zweieinhalbmal öfter. Bei Operationen sterben sie doppelt so oft. Das Risiko, an einer koronaren Herzkrankheit zu sterben, liegt 60 Prozent über dem Durchschnitt. Das Risiko, an den Folgen eines Unfalls zu sterben, liegt 30 Prozent über dem Durchschnitt.
Andere Folgen können sein:
- Diagnoseverfahren wie Ultraschall, Sonografie oder Röntgen sind schlechter durchzuführen und weniger aussagekräftig
- die Gefahr steigt, daß bei einer Operation andere Organe verletzt werden
- Infektionen einer Operationswunde sind doppelt so häufig
- 45 Prozent der Frauen, deren Regel unerwartet über längere Zeit ausbleibt, sind übergewichtig
- Übergewicht gilt als Risikofaktor für Darm-, Gebärmutterschleimhaut- und Brustkrebs

Gewogen und zu schwer befunden

Mit einer einfachen Formel können Erwachsene ihr Normalgewicht errechnen.

Broca-Formel

Männer:
Körpergröße in cm minus 100 = kg Normalgewicht

Frauen:
Körpergröße in cm minus 100 minus 10 Prozent = kg Normalgewicht

Mit einer Gesundheitsgefährdung rechnet man ab etwa 10 Prozent Übergewicht.
Menschen, die ihr Normalgewicht um mehr als 20 Prozent überschreiten, bezeichnen Mediziner als fettsüchtig.
Diese Zahlen gelten nur für Erwachsene bis etwa 50 Jahre. Veränderungen im Knochengerüst machen sie für ältere Menschen ungeeignet. (Normalgewicht bei Kindern ➔ Gewicht und Größe, Seite 686.)

Das ideale Gewicht

Als »Idealgewicht« galt eine von amerikanischen Lebensversicherungen errechnete Zahl. Die Annahme, daß »Idealgewichtige« die höchste Lebenserwartung hätten, erwies sich jedoch als unrichtig.
Ideal ist das Idealgewicht für denjenigen, der es hat und sich dabei wohl fühlt. Es wird zur unnötigen Qual, wenn Sie versuchen, es durch Diäten zu erreichen. Schlanksein kann auch zum Kult werden, der Sie unter Druck setzt, ein bestimmtes Gewicht erreichen zu sollen. Versuchen Sie statt dessen, Ihr persönliches Wohlfühlgewicht herauszufinden: das Gewicht, bei dem Ihr Körper Sie nicht belastet - weder beim Treppensteigen noch bei der Liebe, aber auch nicht durch den Zwang zum Kalorienzählen - und bei dem Ihr Arzt keine Krankheitszeichen festellen kann.

Kalorien und Joule

Wenn Energiezufuhr und Energieverbrauch ungefähr gleich sind, bleibt auch das Körpergewicht gleich.
Bei einer leichten Tätigkeit (beispielsweise im Büro) sind folgende Kalorienmengen ausreichend:
Frau - 170 cm groß - 60 kg schwer: 9210 kJ (2200 kcal)
Mann - 175 cm groß - 68 kg schwer: 10 050 kJ (2400 kcal)
Fett, Kohlenhydrate und Eiweiß liefern dem Körper Energie in Form von Wärme. Die Wärmemenge wird in kJ (Kilojoule) oder kcal (Kilokalorien) angegeben. Seit 1978 ist »Joule« die offizielle Maßeinheit für den Energiegehalt der Nahrung. Im allgemeinen Sprachgebrauch hat sich die »Kalorie« jedoch noch immer gehalten.

1 g Fett	liefert etwa 9 kcal (38 kJ)
1 g Kohlenhydrate	liefert etwa 4 kcal (16 kJ)
1 g Eiweiß	liefert etwa 4 kcal (16 kJ)
1 g Alkohol	liefert etwa 7 kcal (30 kJ)

Abnehmen - aber wie?

Für Übergewicht gibt es so viele Ursachen wie es Menschen gibt. Wenn Sie eine Zeitlang aufschreiben, was und in welchen Situationen Sie essen, kommen Sie vielleicht dem auf die Spur, was Sie zum Essen und Trinken treibt. Abnehmen ist nicht nur eine Frage der Willensstärke. Manchmal wirken Angst, Einsamkeit, Langeweile oder unbefriedigte Bedürfnisse stärker als der feste Wille. Eine gute Hilfe ist eine Gruppe Gleichgesinnter, wie Sie sie z. B. bei den »Weight Watchers« finden.
Gewicht verliert nur derjenige, der weniger Kalorien zuführt als er verbraucht. Dabei ist ausschlaggebend, was Sie essen, nicht wieviel. Um ein Pfund Körperfett abzunehmen, müssen Sie ungefähr 14 650 kJ (3500 kcal) einsparen.
Nur zehn Prozent derjenigen, die einmal ihr Gewicht drastisch reduziert haben, sind auch nach fünf Jahren noch schlank. Mit diesem Erfolg können Sie nur rechnen, wenn Sie lernen, »falsche« durch »richtige« Ernährungsgewohnheiten zu ersetzen (➔ Ausgewogene Ernährung, Seite 854). Die einzige sinnvolle Reduktionsdiät ist eine kalorienreduzierte Mischkost.

Sie werden nicht dauerhaft schlank durch:

- Einseitige Abmagerungskuren (➔ Seite 860). Sie lernen dabei nicht, warum Sie übergewichtig geworden sind, und können es zukünftig nicht besser machen
- FdH (Friß die Hälfte). Falsche Ernährung zu halbieren ist noch keine gesunde Ernährung. Mangelerscheinungen sind häufig
- »Entschlackungskuren«. Hierbei sollen Abführmittel den Darm »reinigen«. Dabei verliert der Körper sehr viel Wasser. Sie werden zwar kurzzeitig leichter, aber Ihr Körper muß sich das verlorene Wasser möglichst schnell zurückholen. Andernfalls und bei längerer Anwendung dieser Kur gerät Ihr Wasser-Salz-Haushalt in Unordnung. Dadurch können Sie Ihrer Gesundheit schaden. Auch die Wirkung von »rein pflanzlichen Entschlackungskuren« beruht auf Abführmitteln und hat die gleichen Nebenwirkungen (➔ Verstopfung, Seite 462).
  Eine ausgewogene Ernährung lernen Sie durch solche Kuren nicht. Ballaststoffreiche Kost würde eine regelmäßige Verdauung bewirken
- Entwässerungsmittel, manchmal gleichfalls als »Entschlackungsmittel« bezeichnet. Sie veranlassen die Nieren, viel Körperwasser auszuscheiden. Sie sind genauso zu bewerten wie »Entschlackungskuren« mit Hilfe von Abführmitteln
- Formuladiäten: Durch Mahlzeiten aus der Tüte lernen Sie nicht, sich ausgewogen zu ernähren
- Appetitzügler: Ihre Wirkung ist zweifelhaft, Nebenwirkungen häufig. Sie essen möglicherweise eine Zeitlang weniger, aber immer noch das Falsche

Fasten (Null-Diät)

Wer gar nichts mehr ißt, verliert pro Tag etwa 400 Gramm Gewicht. Bevor Sie einige Fastentage ansetzen, sollte Ihr Arzt bestätigen, daß er keine Bedenken dagegen hat. Längere Zeit dürfen Sie nur dann fasten, wenn Sie extremes Übergewicht haben und unter ständiger ärztlicher Aufsicht sind (Klinik oder Kurheim).
Unbedingt wichtig beim Fasten:
Mindestens drei Liter Flüssigkeit pro Tag trinken.
Der Stoffwechsel muß sich beim Fasten vollkommen umstellen. Den Körper belastet vor allem, daß Kohlenhydrate vollkommen fehlen. Fasten kann schlimme Folgen haben: Blutdruckabfall, dessen gravierendste Folge ein Schlaganfall sein kann; Gichtanfälle; Nierensteine, wenn Sie nicht genügend trinken; Herzrhythmusstörungen; Herzschäden.
Dauerhafter Erfolg ist selten, weil Sie nicht lernen, sich ausgewogen zu ernähren. Der Entschlackungseffekt, den Naturheilärzte dem Fasten zusprechen, ist noch umstritten.

Auskunft über Weight-Watchers-Gruppen

BRD: (02 11) 67 80 41

Österreich: (02 22) 63 76 37-0

Fastenkuren

Erlaubt	Verboten	Vorteile	Nachteile
Atkins-Diät Fleisch, Fisch, Geflügel, Eier, Fett ohne Begrenzung. 4 Eßl.Sahne pro Tag, 110 g Hartkäse, Götterspeisen mit Süßstoff, Saft einer Zitrone. Nach mehreren Wochen langsames Hinzufügen von kohlenhydrathaltigen Nahrungsmitteln. Die Menge wird nach dem Ergebnis von Urintests bestimmt	Alles andere	Einfach durchzuführen	Gewichtsabnahme nur dann, wenn durch Überdruß weniger gegessen wird. Viel zuviel Fett und tierisches Eiweiß. Stoffwechsellage ähnlich verändert wie beim Fasten, daher gleiche Gefahren. Teure Diät durch teure Nahrungsmittel und Zubehör: Vitaminpräparate, Mineralsalztabletten, Teststäbchen für Urin
Brigitte-Diät Kalorienreduzierte Mischkost	Fast jedes Fett und Zucker	Abwechslungsreich, exakte Rezeptangaben. Hiermit können Sie eine ausgewogene Ernährung einüben	
Brot-Diät Brot, Kartoffeln, Fleisch, etwas Wurst und Käse; Eier, Gemüse, Obst	Milch und Zucker	Ballaststoffhaltig, abwechslungsreich, preiswert	
Haysche Trennkost Kalorienreduzierte Mischkost aus 80% Obst und Gemüse und 20% anderen eiweiß- und kohlenhydrathaltigen Nahrungsmitteln	Eiweißhaltige und kohlenhydrathaltige Nahrungsmittel dürfen nicht gleichzeitig bei einer Mahlzeit gegessen werden	Nur durchführbar, wenn Sie viel über die Zusammensetzung von Nahrungsmitteln wissen	Komplizierte Nahrungszusammenstellung
Hollywood-Kur Steak, Fisch, Eier unbegrenzt; eine Scheibe Toast, 5 Apfelsinen oder Pampelmusen	Alles andere	Einfach durchzuführen	Keine ausgewogene Nahrung, Folgen ähnlich wie beim Fasten. Teuer. Sie lernen nicht, falsche Eßgewohnheiten durch bessere zu ersetzen
Humplik-Diät Täglich mindestens 4 kg rohes Obst und Gemüse, 1 kg Fleisch, viel Öl	Leicht verdauliche Nahrungsmittel	Sättigend	Übermäßig viel Eiweiß und Fett, keine ausgewogene Nahrung. Sie lernen nicht, falsche Eßgewohnheiten durch bessere zu ersetzen
Kartoffel-Diät Gekochte Kartoffeln, Salate, rohes Gemüse	Alles andere (auch kein Öl zum Anmachen der Salate)	Ballaststoffreich, vitaminreich, preiswert	Keine ausgewogene Nahrung. Eintönig.

Erlaubt	Verboten	Vorteile	Nachteile
Max-Planck-Diät In begrenzter Menge Eier, Steaks, Schinken, Huhn, Salat, Tomaten. 4 Brötchen pro Woche	Alles andere	Einfach durchzuführen	Zuwenig Kohlenhydrate, ähnliche Folgen wie beim Fasten. Sie lernen nicht, falsche Eßgewohnheiten durch bessere zu ersetzen
Mayo-Diät Hartgekochte Eier, mageres Fleisch, Geflügel, Obst und Gemüse	Jedes sichtbare Fett	Einfach durchzuführen	Zuviele Eier, eintönig. Sie lernen nicht, falsche Eßgewohnheiten durch bessere zu ersetzen
Punkte-Diät Unbegrenzt Rind- und Schweinefleisch, Bouillon. Alles andere richtet sich nach einem Punktesystem, bei dem 1 Punkt 1 g Kohlenhydraten entspricht. 40 Punkte müssen mindestens, 60 dürfen höchstens zugeführt werden		Bei geschickter Zusammenstellung ausgewogene Mischkost	Bei unbedachter Zusammenstellung Folgen ähnlich der Atkins-Diät. Sehr kompliziert durchzuführen
Reisdiät Gekochter Reis, Apfelmus. Nach vier Wochen: Fleisch und Gemüse	Alles andere	Einfach durchzuführen, preiswert, stark entwässernd	Zuwenig Eiweiß, eintönig. Sie lernen nicht, falsche Eßgewohnheiten durch bessere zu ersetzen
Saftfasten Ein bis eineinhalb Liter frisch gepreßter Obst- und Gemüsesaft	Alles andere	Einfach durchzuführen	Eintönig. Ähnliche Folgen wie bei der Nulldiät möglich. Sie lernen nicht, falsche Eßgewohnheiten durch bessere zu ersetzen
7-Tage-Körner-Kur Jeden Tag eine andere Sorte Vollkorngetreide; Gemüse, Obst, Kräuter, Magermilchprodukte	Alles andere	Ballastoff- und vitaminreich, preiswert	Sie lernen nicht, falsche Eßgewohnheiten durch bessere zu ersetzen
Zitronensaftkur Zitronensaft, Ahornsirup, Cayennepfeffer. »Blutreinigungs«- und Abführtees, Glaubersalz (Abführmittel)	Alles andere	Einfach durchzuführen	Kein Eiweiß, daher gefährlich für Herz und Kreislauf. Unerwünschte Wirkung von Abführmitteln. Sie lernen nicht, falsche Eßgewohnheiten durch bessere zu ersetzen

Schlankheit aus dem Paket

Zur Gewichtsabnahme bietet die Industrie Fertiggerichte und sogenannte Formuladiäten an. Letztere sind Trockenmischungen, die Sie mit Wasser zu Getränken oder Suppen anrühren (*Bionorm, Dem, Forsana*).
Abgepackte Mahlzeiten enthalten meist um 1675 kJ (400 kcal), so daß Sie bei dem allgemein üblichen Rhythmus von drei Mahlzeiten pro Tag etwa 5025 kJ (1200 kcal) aufnehmen. Sie sind so zusammengesetzt, daß der Mindestbedarf an Nährstoffen, Vitaminen und Mineralstoffen gedeckt ist, wenn Sie damit eine zeitlich befristete Diät durchführen.
Vorteile: ausgewogene Nährstoffversorgung. Leicht durchzuführen für jeden, der nicht kochen will.
Nachteile: Teuer, begrenzte Auswahl. Sie lernen nicht, falsche Eßgewohnheiten durch bessere zu ersetzen. Bei Formuladiäten zusätzlich: eintönig, da nur flüssige Nahrung; Darmträgheit ist die wahrscheinliche Folge.

SCHADSTOFFE IM ESSEN

Mediziner bringen die bei Kindern ständig steigende Zahl von Allergien und die erhöhte Anfälligkeit für Infektionskrankheiten auch mit den Schadstoffen in Zusammenhang, die wir mit unserer täglichen Nahrung aufnehmen. Bewußter Einkauf und ebensolche Zubereitung können helfen, die Schadstoffmenge zu verringern.

Höchstmengen schützen nur wenig

Schadstoffrückstände gelten offiziell als harmlos, solange sie ein gesetzlich festgelegtes Quantum nicht überschreiten. Solche Gesetzesregelungen sind jedoch abhängig vom momentanen Stand der Wissenschaft und den unterschiedlichen Bewertungen dieses Wissens. Derzeit ist zum Beispiel nicht abzuschätzen, welche Wirkung die Kombination vieler Schadstoffe im Körper hat. Außerdem wird bei der Festlegung der Werte immer auch auf die Hersteller Rücksicht genommen.
Gesetzliche Höchstmengenverordnungen orientieren sich obendrein an der durchschnittlichen Belastung eines durchschnittlichen Menschen in einer durchschnittlich belasteten Region mit durchschnittlichen Ernährungsgewohnheiten. Was das für Sie in Ihrer persönlichen Situation bedeutet, sagt das nicht.
Für manche Lebensmittel legt das Gesetz Höchstmengen für Schadstoffrückstände fest. Wenn Ihr Speiseplan jedoch mehrere Produkte miteinander kombiniert, deren Schadstoffmenge knapp unterhalb der Belastungsgrenze liegt, nehmen Sie mehr von diesem Schadstoff auf, als die WHO als »täglich duldbare Aufnahmemenge« ausgerechnet hat. Darum sollten Sie die besonders stark belasteten Produkte kennen. Bereits mit einer gut gemischten Kost können Sie die Schadstoffaufnahme gering halten.
Natürlich gibt es keine Garantie dafür, daß die Produzenten die gesetzlichen Vorschriften wirklich einhalten. Die immer wieder nachgewiesenen Hormone im Kalbfleisch und Pestizidrückstände in Tomaten sind Beispiele dafür.

Wie sie schaden und woher sie kommen

Blei

Das Schwermetall stört den Aufbau der roten Blutkörperchen und beeinträchtigt das Nervensystem.
Blei gefährdet bereits das Ungeborene. Kinder von Frauen, die in besonders bleihaltiger Luft leben, bleiben in ihrer geistigen Entwicklung relativ zurück.
Quellen: Rostschutzanstriche; Bleihütten; bleiverarbeitende Industrie; Müllverbrennung. Im Haus: Bleierne Wasserleitungen, selbst hergestelltes oder als Souvenir mitgebrachtes Keramikgeschirr mit bleihaltiger Glasur.

Kadmium

Kadmium sammelt sich im Körper an. Es dauert etwa 30 Jahre, bis zumindest die Hälfte des aufgenommenen Schwermetalls wieder ausgeschieden ist. Kadmium zerstört die Nieren. Als Folge kann sich eine Knochenerweichung entwickeln (→ Seite 492).
Quellen: Industriebetriebe, die Metallegierungen herstellen; Färbemittel von Kunststoffen; Bestandteil von Batterien; bei der Verbrennung dieser Produkte als Müll. Begleiter von Düngemitteln.

Genaue Angaben über die derzeitige Belastungssituation bei Nahrungsmitteln geben

BRD: Arbeitsgemeinschaft der Verbraucherverbände
Heilsbachstr. 20; 5300 Bonn 1
Tel.: (02 28) 64 89-0

Österreich: Lebensmitteluntersuchungsanstalt der Stadt Wien
Henneberggasse 3; 1030 Wien
Tel.: (02 22) 78 74 17 (Mo-Fr 8-15)

Quecksilber
Menschen und Tiere wandeln das Metall in eine hochgiftige Verbindung um. Sie lähmt die Nerven und schädigt das Gehirn. Sogar das Ungeborene kann dadurch schon gefährdet werden.
Quellen: Abwässer von Elektrolysebetrieben und Papierfabriken, Müllverbrennung, Batterien. In Österreich wird Saatgut noch immer mit quecksilberhaltigen Mitteln gebeizt.

Nitrat, Nitrit
Aus geschlucktem Nitrat machen die Bakterien der Mundhöhle Nitrit. Dieses wird im Magen mit Eiweißbestandteilen zu Nitrosaminen verwandelt. Sie sind der eigentliche Grund, warum Nitrate zu den Schadstoffen zählen: Nitrosamine sind hochgiftig und krebserregend.
Quellen: Aus Pflanzen und Trinkwasser durch intensive Düngung der Felder. Nitrit ist Bestandteil des Pökelsalzes in Fleisch- und Wurstwaren.
Achtung: Säuglinge verwandeln in ihrem unreifen Verdauungssystem noch sehr viel mehr Nitrat in Nitrit als Erwachsene. Nitrit kann sie vergiften und die sogenannte »Blausucht« hervorrufen. Wärmen Sie nitrathaltige Speisen (Spinat, Karotten) für kleine Kinder niemals auf, denn auch dabei wird aus Nitrat gefährliches Nitrit.

»Pflanzenschutz«mittel, »Schädlings«bekämpfungsmittel
Fast alle stehen im Verdacht, die Krebsentstehung zu begünstigen. Sie verursachen Blutschäden bis hin zu Blutkrebs (Leukämie, ➔ Seite 411). Sie beeinträchtigen möglicherweise die Fruchtbarkeit. Sie schädigen das werdende Leben.
Quellen: Mit Giften aller Art wird das vernichtet, was beim Obst- und Gemüseanbau unerwünscht ist, und das Aussehen gefördert, das die Konsumenten erwarten. Rückstände solcher Mittel essen Sie mit Obst und Gemüse direkt. Indirekt bekommen Sie die Reste über das Fleisch von Tieren, die mit gespritzten Pflanzen gefüttert wurden.

Antibiotika
Möglicherweise gewöhnt sich der Körper durch kleine Restmengen Antibiotika im verzehrten Fleisch an die Substanzen, so daß sie als Medikament nicht mehr ausreichend wirken. Auch Allergien gegen diese Stoffe können dadurch begünstigt werden.
Quellen: Antibiotika müssen die Infektionsgefahr in den Ställen eindämmen, in denen viel zu viele Tiere auf viel zu engem Raum beieinanderstehen. Außerdem beschleunigen sie das Wachstum der Tiere. Zwischen der letzten Gabe und dem Schlachttag muß eine gesetzlich vorgeschriebene Wartezeit verstreichen. Wird sie nicht eingehalten, essen wir mit Schweine-, Rind- und Hühnerfleisch und auch Eiern die verbliebenen Reste.
Auch Fische werden inzwischen in Zuchtanstalten gehalten. Norwegens Lachse bekamen 1986 bis 1987 dreimal soviel Antibiotika wie die Norweger selbst.

Hormone
Natürliche Geschlechtshormone (sogenannte Anabolika) im Fleisch haben der menschlichen Gesundheit noch nicht geschadet. DES (Diethylstilbestrol) dagegen, ein künstlicher Stoff mit hormonartiger Wirkung, kann Krebs auslösen. Diese Gefährdung scheint sich bis in die dritte Generation vererben zu können. Synthetische Östrogene zu verwenden, ist generell verboten.
Quellen: Hormone dürfen seit Anfang 1988 bei noch nicht geschlechtsreifen Tieren in der BRD nicht mehr verwendet werden. Bis dahin waren sie zur Behandlung von Krankheiten erlaubt. Es kam also nur auf den Tierarzt an, welche Begründung er für die Spritze fand. Die dabei gespritze Menge entsprach ungefähr der, wie sie geschlechtsreife Tiere selbst produzieren und wir sie mit Rindfleisch auch verzehren.
Aus den USA oder Südamerika importiertes Fleisch kann immer Hormone enthalten: Dort ist die beschleunigte Tieraufzucht mit Hormonen erlaubt. Überall gilt jedoch: Die illegale Anwendung von Hormonen ist nicht auszuschließen.

Andere Arzneimittel
Herz- und Beruhigungsmittel werden den überzüchteten Schweinen und Rindern gespritzt, damit sie den Transport zum Schlachthof überstehen. Bis zu ihrem Tod sind die Mittel oft noch nicht abgebaut.
Das Fleischstück, in das hineingespritzt wurde, kann noch besonders viel von dem Medikament enthalten. Wer dort hineinbeißt, verspürt unter Umständen die gleiche Wirkung, als hätte er z. B. eine Beruhigungspille geschluckt.

Strahlung
Die akute Bedrohung durch Strahlen nach dem Reaktorunfall in Tschernobyl ist vorbei. Doch viele Nahrungsmittel sind heute stärker radioaktiv als vor dem GAU. Wie stark das ausgeprägt ist, hängt vor allem von ihrem Herkunftsort ab. Zu den schleichenden Gefahren geringer Strahlungsmengen: ➔ Radioaktive Abstrahlung, Seite 916.

Informationen über die Strahlenbelastung von Nahrungsmitteln

BRD: Arbeitsgemeinschaft ökologischer Forschungsinstitute
Rheingasse 9-11; 5300 Bonn 1
Tel.: (02 28) 63 01 29

Österreich: Österreichisches Ökologie-Institut für angewandte Umweltforschung
Seidengasse 13; 1070 Wien
Tel.: (02 22) 93 61 05

Strategien zur Schadstoffminderung

»Richtiger« Einkauf und »richtige« Zubereitung sichert eine ausgewogene Ernährung. Doch Regeln, die noch vor wenigen Jahren gültig waren, müssen heute verändert oder erweitert werden.

Zu Weihnachten Erdbeeren, im Februar Kopfsalat

Wer zu jeder Jahreszeit nahezu jedes Obst und Gemüse erwartet, fordert von den Produzenten eine intensive Düngung und den massiven Einsatz von Giften aller Art. Anders lassen sich rentable Ernten in Treibhäusern nicht erzwingen.
Nicht alle diese Mittel wirken nur oberflächlich und können abgewaschen werden. »Durchdringende« Mittel essen Sie dann mit. Untersuchungen ergaben, daß Salat, Radieschen, Kohlrabi und anderes, die auf die übliche Art im Glashaus gezogen wurden, durch das fehlende Sonnenlicht mindestens doppelt soviel Nitrat enthalten wie Freilandprodukte.
Importprodukte werden teilweise unter Bedingungen gezogen, die noch problematischer sind als die hiesigen. Einen Schutz vor Schadstoffen durch gesetzliche Vorschriften können Sie dann nicht unbedingt erwarten. Außerdem müssen solche Produkte unreif geerntet werden, um während der Anlieferungszeit nicht zu verderben. Das bedeutet in jeden Fall Vitaminverlust, oft aber noch chemische Beigaben, um die Anreise schadlos zu überstehen und später künstlich nachzureifen.
Die folgenden Hinweise gelten für Lebensmittel aus dem allgemeinen Anbau bzw. der allgemein üblichen Tierhaltung, nicht für solche aus kontrolliert-ökologischem Anbau (➔ Lebensmittel aus kontrolliert-biologischem Anbau, Seite 874), die zwar nicht unbelastet, aber doch geringer belastet sind.

Allgemeine Hinweise

- »Jahreszeitenbezogen« einkaufen (➔ Seite 866). Ernten außerhalb der Saison lassen sich nur mit mehr Chemie erzwingen
- Besonders belastete Nahrungsmittel nicht bei einer Mahlzeit kombinieren
- Wöchentlich nicht mehr als 200 Gramm der stark belasteten Nahrungsmittel
- Möglichst Produkte von Erzeugern kaufen, deren Anbauweise Sie kennen
- Importprodukte meiden

Fleisch

- Helles Kalbfleisch ist blutarm. Es stammt von Tieren, die Tageslicht und grünes Futter noch nie gesehen haben
- Schweinefleisch ohne sichtbares Fett kann es trotzdem in sich haben: Dank der Züchtung versteckt sich das Fett samt Cholesterin jetzt in den Muskelzellen
- 90 Prozent der Fleisch- und Wurstwaren sind gepökelt (➔ Magenkrebs, Seite 448)

Fisch

Atlantik- oder Pazifikfische sind noch relativ gering belastet, Friedfische sind weniger belastet als Raubfische. Je magerer der Fisch, desto weniger Pestizide speichert er.

Obst

- Gründlich und wenn möglich heiß abwaschen (Blei, Nitrat, Spritzmittel)
- Trocken abreiben (Blei), etwa ein bis zwei Millimeter dick abschälen

Gemüse und Salat

- Obere Blätter wegwerfen (Blei, Nitrat, Spritzmittel)
- Große Mittelrippen und Stiele von beispielsweise Salat oder Kohl nicht verwenden (Nitrat)
- Gemüse blanchieren oder kochen, das Wasser weggießen (Nitrat, Spritzmittel)
- Wenn Sie selbst Obst und Gemüse ziehen: In besonders belasteten Gegenden (z. B. in der Nähe von stark befahrenen Straßen) keinen Salat oder Gemüse mit großen Blättern anbauen (Blei)

Getreide

Vollkorngetreide nur aus kontrolliert ökologischem Anbau verwenden. Bei Produkten aus dem allgemeinen Anbau zeigte sich, daß die äußere Schicht die meisten Schadstoffe enthält.

LEBENSMITTEL HALTBAR GEMACHT

Was Ihnen schmeckt, mögen auch Bakterien oder Pilze. Schimmelpilze produzieren die giftigsten und stärksten krebserregenden Stoffe. Besonders in wasserhaltigen Produkten verteilen sich die Giftstoffe schnell. Nahrungsmittel, auf denen Sie einen Schimmelbart sehen, gehören darum zur Gänze in den Mülleimer.

Konservierungsverfahren schützen Lebensmittel, die länger gelagert werden sollen, vor dem Verderben. Bekannte Methoden sind das Einkochen mit Zucker (Marmelade), das Einsalzen (Käse, Fisch, Fleisch), das Einlegen in Essig (Mixed Pickles) oder die Milchsäuregärung (Sauerkraut, Gurken).

Haltbar machen kann man auch mit Wärme oder Kälte oder chemischen Stoffen (➔ Konservierungsmittel, Seite 868). In jedem Fall verliert das Nahrungsmittel durch die Konservierung an Wert.

Konserven

Zu Hause eingekocht oder in der Fabrik in Glas oder Dose zur Konserve gemacht: Der Vitaminverlust liegt zwischen fünf und 50 Prozent. Bei ein- bis zweijähriger Lagerung sind es noch einmal etwa 20 Prozent. Was Industriekonserven noch beigegeben ist, kann auf dem Etikett stehen (➔ Zusatzstoffe in Lebensmitteln, Seite 868). Bei Gemüsen ist es vor allem Salz, bei Obst Zucker. Salzzusätze bei Konserven müssen allerdings nicht angegeben sein.

Weißblechdosen sind zur Konservierung besser geeignet als lichtdurchlässiges Glas. Der Inhalt einer geöffneten Dose sollte so bald wie möglich verbraucht werden. Müssen Reste aufbewahrt werden, dann sollten sie aus der Dose in ein anderes Gefäß umgefüllt werden.

Tiefkühlkost

Gemüse wird vor dem Einfrieren blanchiert (mit heißem Wasser übergossen). Die Hitze zerstört einen Teil der Vitamine, Mineralstoffe werden mit dem Wasser weggegossen. Der Verlust ist jedoch erheblich geringer als bei Konserven.

Nach drei Monaten Lagerzeit beträgt er für Vitamin C je nach Produkt zwischen zwei und 28 Prozent, nach sechs Monaten zwischen 13 und 56 Prozent. Möglicherweise enthält Tiefkühlgemüse damit aber noch mehr Vitamine als im Supermarkt gekauftes, weil es schneller vom Feld in die Packung als das andere auf Ihren Tisch kommt. Bei Tiefkühlgemüse können Sie auch damit rechnen, daß der Nitrat- und Schadstoffgehalt die gesetzlich festgelegten Mengen nicht überschreitet. Nach dem Auftauen sollte vor allem tiefgekühltes Fleisch bald verzehrt, Reste nicht wieder aufgewärmt und nicht wieder eingefroren werden. Tiefkühlen ist die energieaufwendigste Lagerungsart für Lebensmittel.

Auf diese Nahrungsmittel sollten Sie verzichten

- Nieren (Schwermetalle, besonders Kadmium)
- Rinder- und Schweineleber (Schwermetalle, besonders Kadmium)
- Leber von Wildtieren wie Hasen, Kaninchen, Rehen (Schwermetalle, besonders Kadmium, Quecksilber)
- Wild gewachsene Pilze, besonders Wiesenchampignons (Schwermetalle, besonders Kadmium, Quecksilber)

Diese Nahrungsmittel sollten Sie nur selten essen

- Kalbsleber (Schwermetalle, besonders Kadmium, Hormone)
- Fisch aus Nordsee, Ostsee oder Mittelmeer (Schwermetalle, besonders Quecksilber)
- Fisch aus Binnengewässern (Schwermetalle)

Folgende Nahrungsmittel aus allgemeinem Anbau enthalten die in Klammern angegebenen Stoffe in beträchtlicher Menge

Endivien (Nitrat)	Pilze, wild gewachsen (Kadmium, Quecksilber)
Feldsalat (Nitrat)	Radieschen (Nitrat)
Fenchel (Nitrat)	Rettich (Nitrat)
Grünkohl (Nitrat)	Rhabarber (Nitrat)
Kartoffeln (Nitrat)	Rote Rübe/Rote Bete (Nitrat)
Kohlrabi (Nitrat)	Sellerie (Kadmium)
Kopfsalat (Nitrat)	Spinat (Nitrat, Kadmium)
Kresse (Nitrat)	Weißkohl (Nitrat)
Mangold (Nitrat)	Wirsingkohl (Nitrat)

Fertiggerichte

Sie werden durch Kälte (Tiefkühlkost) oder Hitze (Konserven) haltbar gemacht.

Die lange Haltbarkeit müssen Sie mit einem Verlust an wertgebenden Inhaltsstoffen bezahlen. Schon bei der normalen Zubereitung verliert ein Nahrungsmittel bis zu 25 Prozent seines Vitamin C-Gehalts. Tiefkühlen oder Sterilisieren verringert ihn weiter bis auf etwa 50 Prozent. Wieviel Vitamine Sie letztlich essen können, hängt unter anderem davon ab, wie lange das Fertigprodukt vorher

Erntezeiten für die in Mitteleuropa wachsenden Obst- und Gemüsesorten	Januar	Februar	März	April	Mai	Juni	Juli	August	September	Oktober	November	Dezember
Aprikosen (Marillen)					x	x	x	x				
Auberginen (Melanzani)						x	x	x	x			
Äpfel								x	x	x	x	
Birnen								x	x	x		
Blumenkohl (Karfiol)							x	x	x	x	x	
Bohnen (Fisolen)						x	x	x				
Broccoli							x	x	x			
Brombeeren							x	x	x	x		
Chicoree	x								x	x	x	x
Chinakohl									x	x	x	
Erbsen					x	x						
Erdbeeren					x	x	x	x				
Fenchel	x									x	x	x
Grünkohl	x	x								x	x	x
Gurken								x	x	x	x	
Himbeeren							x	x				
Johannisbeeren, rot							x	x				
Johannisbeeren, schwarz							x	x				
Karotten (Möhren)				x	x	x	x	x	x	x		
Kartoffeln (Erdäpfel)						x	x	x	x			
Kohlrabi				x	x	x	x					
Kopfsalat					x	x	x	x	x	x		
Mais (Kukuruz)								x	x	x		
Mangold						x	x	x	x	x		
Mirabellen								x	x	x		

	Januar	Februar	März	April	Mai	Juni	Juli	August	September	Oktober	November	Dezember
Paprika						●	●	●	●	●		
Pastinaken	●	●	●	●								●
Pfirsiche							●	●	●			
Pflaumen						●	●	●				
Porree (Lauch)	●	●					●	●	●	●	●	●
Radieschen					●	●	●	●	●			
Renekloden							●	●	●			
Rettich					●	●	●	●	●			
Rhabarber				●	●	●						
Rosenkohl (Kohlsprossen)	●	●							●	●	●	●
Rote Bete	●	●							●	●	●	●
Rotkohl	●	●	●						●	●	●	●
Sauerkirschen (Weichseln)						●	●					
Schwarzwurzeln	●									●	●	●
Sellerie (Zeller)								●	●	●	●	●
Spargel					●	●						
Spinat			●	●	●	●	●					
Spitzkohl				●	●	●						
Stachelbeeren						●	●	●				
Süßkirschen						●	●					
Tomaten (Paradeiser)							●	●	●	●	●	
Weintrauben									●	●		
Weißkohl	●	●					●	●	●	●	●	●
Zucchini								●	●	●		
Zwiebeln							●	●	●	●	●	●

auf Halde lag. Warmhalten zerstört Vitamin C allerdings in kurzer Zeit restlos.
Für Fertiggerichte werden gerne Abfälle in Delikatessen verwandelt: Minderwertige Bestandteile wie beispielsweise grätenhaltige Fischmasse werden durch Zusatzstoffe in eine präsentierbare Form gebracht.
Wer sich vornehmlich von Fertigkost ernährt, muß seine Ernährung unbedingt mit frischem Obst und Gemüse aufbessern. Sonst ist ein Defizit unvermeidlich.

Folgende Farbstoffe können Allergiker gefährden

Name (Farbe)	*u.a. enthalten in*
E 102: Tartrazin (in Ö nicht zugelassen, zitronengelb)	Süßigkeiten, Puddingpulver, Brausen, Eis, Senf, Fruchtessenzen, Sirup, Kunsthonig
E 104: Chinolingelb (gelb)	Puddingpulver, Brausen
E 110: Gelborange (orange)	Konserven
E 120: echtes Karmin (Cochenille, rot)	Konfitüren, alkoholischen Getränken
E 122: Azorubin (rot)	Eis, Süßigkeiten
E 123: Amaranth (in Ö nicht zugelassen, kirschrot)	Pudding, Eis, Likör
E 124: Cochenillerot (rot)	Brausen, Süßigkeiten, Fruchtgelees, Lachsersatz
E 127: Erythrosin (rosa)	Eis, Konservenfrüchten
E 142: Brillantsäuregrün (grün bis blau)	Süßigkeiten
E 151: Brillantschwarz (schwarz)	Süßigkeiten, Lakritze, Soßen, Fischrogen (deutscher Kaviar)
E 153: Kohlenschwarz (schwarz)	Wachsüberzügen von Käse
E 160 b: Bixin (orange)	Käse, Margarine, Bonbons

ZUSATZSTOFFE IN LEBENSMITTELN

Etwa 480 Zusatzstoffe dürfen im Bereich der EG Lebensmittel haltbarer, farbiger, dickflüssiger, saurer, süßer, geschmackvoller oder anderes machen. Sie haben eine Codezahl, die sogenannte E-Nummer. E 200 ist zum Beispiel das Konservierungsmittel Sorbinsäure.
Farbstoffe, Konservierungsstoffe, künstliche Süßstoffe und Antioxidantien müssen in der BRD entweder mit ihrem Namen oder durch die E-Nummer auf der Packung angegeben sein. Bei Emulgatoren, Dickungsmitteln, Geliermitteln, Stabilisatoren, Geschmacksverstärkern und Säuerungsmitteln reicht diese Gruppenbezeichnung aus. In Österreich muß die Bezeichnung nur deutlich machen, was die zugesetzten Stoffe bewirken sollen. Der Substanzname darf meistens ungenannt bleiben.
Für die Herstellung von Fertiglebensmitteln sind einige Zusatzstoffe notwendig, viele sind jedoch überflüssig und manche sind bedenklich. Vor allem Farbstoffe und einige Konservierungsmittel können Allergien auslösen; bei einigen Zusatzstoffen ist nicht sicher auszuschließen, daß sie die krebserregende Wirkung anderer Stoffe verstärken.
Der größte Teil der Fertignahrungsmittel ist heute mit solchen Zusatzstoffen versetzt. Das Angebot an Lebensmitteln ohne diese Zusätze vergrößert sich nur langsam. Erst wenn mehr Verbraucher nach diesen Produkten greifen, werden sich die Produzenten darauf einstellen. Ihr Griff ins Regal bestimmt also das zukünftige Angebot.

Farbstoffe (E 100 bis E 180)

Verwendet in Süßigkeiten, Dessertspeisen, Obstkonserven, Fischerzeugnissen, Likören.
Notwendig sind sie nicht.
Nachteilig können vor allem synthetische Farbstoffe sein. Sie sind häufig an Allergien beteiligt.

Konservierungsmittel (E 200 bis E 290)

Verwendet in Salaten, Marinaden, Senf, Fischkonserven, Margarine, Limonaden, Marmeladen, Marzipan, geschnittenem Brot.
Notwendig sind sie nicht, wenn leicht verderbliche Lebensmittel bald verzehrt werden.
Vorteilhaft sind sie, weil Fertigkost damit längere Zeit haltbar bleibt, wenn andere Verfahren zum Haltbarmachen nicht in Frage kommen.
Nachteilig ist, daß einige gesundheitsschädlich sein können.

Achtung für Allergiker: E 210 bis E 213, Benzoesäure und ihre Salze (Benzoate), können Allergien auslösen. Sie werden für Mayonnaise, Salate, Marinaden, Gemüse- und Obstkonserven verwendet.
Schwefeldioxid und seine Verbindungen (Sulfite, E 220 bis E 227) können bei empfindlichen Menschen Übelkeit, Kopfschmerzen und Durchfälle hervorrufen. Asthmatiker können dadurch Erstickungsanfälle bekommen. Möglicherweise verstärkt Schwefeldioxid die Gefährlichkeit von krebserregenden Stoffen. Geschwefelt sind Trockenfrüchte, getrocknete Gemüse, getrocknete oder tiefgefrorene Kartoffelprodukte, Marmeladen, Wein. In der BRD müssen außer Wein alle so behandelten Produkte als »geschwefelt« gekennzeichnet sein. In Österreich steht dann nur beispielsweise »konserviert« auf der Packung. Mit dem Merckoquant Sulfittest (aus der Apotheke, etwa DM 30,-/ÖS 230,-) können Sie selbst testen, ob ein Lebensmittel Schwefeldioxid enthält, und die Menge abschätzen.

Bestrahlte Lebensmittel

Die Idee, Lebensmittel durch Bestrahlung haltbar zu machen, bescherte uns der Krieg.
Durchführung: Einzelne Lebensmittel oder fertig verpackte Produkte werden mit radioaktiven Gammastrahlen aus einer Kobalt-60-Quelle bestrahlt.
Wirkung: Die Strahlung schädigt die Erbsubstanz und die Eiweiße von Zellen. Je höher ein Lebewesen entwickelt ist, desto leichter nimmt es Schaden. Darum können Insekten und Parasiten mit einer geringeren Strahlenmenge abgetötet werden als Bakterien. Viren sind gegen Strahlung unempfindlich. Das Lebensmittel selbst oder die Verpackung werden beim Bestrahlen nicht radioaktiv.
Eignung: Die Bestrahlung soll schnell verderbliche Lebensmittel und Gewürze besser haltbar machen. Kartoffeln und Zwiebeln hindert sie am Keimen.
Probleme: Die Strahlen zerstören teilweise Aminosäuren, Fettsäuren und Vitamine. Diese Qualitätsminderung kann der Käufer nicht erkennen.
Geruch und Geschmack, Farbe und Konsistenz können sich durch die Bestrahlung verändern. Mit Zusatzstoffen wird das dann womöglich wieder ausgeglichen.
Auge und Nase sagen uns, ob ein Lebensmittel verdorben ist. Bestrahlte Lebensmittel zeigen diese typischen Merkmale nicht, obwohl sie trotzdem verderben. Das begünstigt die »Schönung« von an sich schon verdorbenen Produkten. Die Erreger der Lebensmittelvergiftung (*Botulismus*) werden beim Bestrahlen nicht abgetötet.

Achtung:
Folgende Produkte können bestrahlt sein

- Eipulver aus den Niederlanden
- Fleisch aus der GUS, Südafrika, Thailand
- Fisch aus Südafrika, Thailand
- Geflügel aus Chile, Frankreich, Niederlande, GUS, Südafrika
- Gemüse, getrocknet aus Belgien, Brasilien, Chile, Niederlande, Südafrika
- Getreide aus der GUS
- Gewürze aus Argentinien, Belgien, Brasilien, Chile, Dänemark, Finnland, Frankreich, Israel, Jugoslawien, Kanada, Niederlande, Norwegen, Südafrika, Ungarn, USA
- Kakaopulver aus Argentinien
- Kartoffeln aus Chile, China, Japan, Kuba, GUS, Südafrika
- Knoblauch aus Korea, Thailand
- Obst aus China, GUS, Südafrika
- Pilze aus den Niederlanden
- Spinat aus Argentinien
- Tiefgefrorenes aus Belgien, den Niederlanden
- Zwiebeln aus Chile, Kuba, GUS, Südafrika, Thailand

Mittlerweile gibt es einige wenige und sehr aufwendige Verfahren, um eine Bestrahlung von Lebensmitteln nachzuweisen. Routinemäßig wird das jedoch nicht durchgeführt. Die gesundheitlichen Folgen beim Verzehr größerer Mengen so bestrahlter Lebensmittel sind noch immer ungeklärt.
Notwendigkeit: Keimfreie Gewürze sind nur notwendig, wenn man damit »veredelte« Lebensmittel lange lagert. Bei frisch zubereiteten Speisen gibt es dieses Problem nicht.
Rohes Geflügel ist heute zu 80 bis 90 Prozent mit Keimen verseucht. Diese Keime mit Strahlen abzutöten wäre unnötig, wenn beim Futter, beim Schlachten und Verpacken weniger auf Profit und mehr auf Hygiene geachtet würde. Selbst ein salmonellenhaltiges Huhn muß nicht krankmachen: Eine hygienische Zubereitung und vollständiges Garen kann das verhindern.
Die rechtliche Situation: In der BRD und Österreich ist es noch verboten, Lebensmittel mit Strahlen zu behandeln und im Lande zu verkaufen. Doch das soll sich ändern: Die EG plant, die Bestrahlung von Nahrungsmitteln zuzulassen. Auf einen Beschluß über dieses sensible Thema konnten sich die Mitgliedsstaaten jedoch 1991 noch nicht einigen.

Trotz des bisherigen Verbots können Sie nicht sicher sein, noch keine bestrahlten Lebensmittel gegessen zu haben. 1988 waren in 34 Ländern Lebensmittel zur Bestrahlung zugelassen, die auch zu uns exportiert wurden. In Südafrika wird die Bestrahlung bereits in größerem Maße angewandt; Norwegen und Ungarn haben die Strahlenbehandlung im Sinne der WHO-Empfehlung als Behandlungsverfahren zugelassen.

Antioxidantien

Notwendig sind sie nicht.
Hilfreich sind sie, um Lebensmittel vor dem verderblichen Einfluß des Luftsauerstoffs zu schützen. Fette werden dann nicht so schnell ranzig. Zu den Antioxidantien gehört Vitamin E (*Tokopherol*).
Nachteile sind nicht bekannt.

Emulgatoren

Notwendig sind sie, wenn Fett und Wasser miteinander gemischt werden sollen.
Nachteile sind nicht bekannt.

Geschmacksverstärker

Notwendig sind sie nicht.
Nachteilig ist, daß zum Beispiel Natriumglutamat Überempfindlichkeitsreaktionen auslösen kann wie das »Chinarestaurant-Syndrom«. Anzeichen sind Taubheitsgefühl im Nacken, das sich nach unten ausbreitet, Kopfschmerzen, Schwindel, Schwächegefühl, Herzklopfen, Spannungsgefühl in Gesicht und Brust.

Süßstoffe (Saccharin, Cyclamat, Aspartam, Acesulfam)

Verwendet in Getränken, Dessertspeisen, Joghurt (»Light«-Produkte), als Tafelsüße.
Notwendig sind sie nicht.
Hilfreich können sie für Diabetiker sein, die auf Süßes nicht verzichten wollen, und für Übergewichtige in der Zeit der Gewichtabnahme.
Vorteilhaft ist, daß man von Saccharin und Cyclamat inzwischen weiß, daß sie keinen Krebs auslösen.
Nachteilig ist, daß Aspartam und Acesulfam in dieser Hinsicht noch nicht so lange und intensiv untersucht sind. Saccharin und Cyclamat können möglicherweise die krebsauslösende Wirkung anderer Substanzen fördern. Aspartam müssen diejenigen als Phenylalaninquelle berücksichtigen, die eine phenylalaninfreie Diät einhalten müssen.

Zuckeraustauschstoffe (Sorbit, Xylit, Maltit, Isomalt, Fruktose)

Verwendet in Süßigkeiten, Kaugummis (»zahnschonend«), Getränken, Diabetikernahrungsmitteln (➔ Diabetikerkost, Seite 878).
Notwendig sind sie nicht.
Hilfreich können sie sein, wenn Sie auf Süßigkeiten und Kaugummi nicht verzichten, Ihre Zähne dabei aber nicht mehr als unbedingt nötig gefährden wollen.
Vorteilhaft können sie für Diabetiker sein, weil Zuckeraustauschstoffe den Blutzuckerspiegel nicht so schnell ansteigen lassen.
Nachteilig ist, daß alle kalorienhaltig sind und Durchfall auslösen können. Diabetiker müssen die Broteinheiten der Zuckeraustauschstoffe bei ihrer Diät berücksichtigen.

Haltbarkeitsdatum

In der BRD muß auf fast alle Waren ein Mindesthaltbarkeitsdatum aufgedruckt sein. Es ist eine Orientierungshilfe des Herstellers für Verkäufer und Verbraucher. Sie haben weder vor Ablauf des Datums die Gewißheit, daß das Lebensmittel einwandfrei ist, noch ist es hinterher mit Sicherheit verdorben. In Österreich garantiert der Hersteller bis zur aufgedruckten empfohlenen Aufbrauchfrist für die Haltbarkeit des Produktes. Ab da muß der Verkäufer strichprobenweise überprüfen, ob die Ware noch einwandfrei ist. »Abgelaufene« Ware darf weiterhin verkauft werden. Sie sollten darum beim Kauf nicht nur auf das Datum schauen, sondern auch darauf achten, ob das Produkt merkwürdig riecht oder aussieht. Verdorbene Ware dürfen Sie immer umtauschen.

Wenn Sie sich beschweren müssen ...

Bemerken Sie zu Hause, daß Sie zum Beispiel verdorbene Ware eingekauft haben, können Sie sie beim Händler umtauschen. Dazu sollten Sie möglichst den Kassenbon

mitbringen. Haben Sie den Verdacht, daß ein grober Verstoß gegen das Lebensmittelgesetz vorliegt, beispielsweise ein unerlaubter Zusatz von Chemikalien, dann können Sie in der BRD in selbständigen Städten das Ordnungsamt, sonst das Veterinäramt alarmieren. In Wien ist dafür das Marktamt zuständig, in den anderen Bundesländern die Lebensmittelpolizei.
Damit Sie Ihre Beschwerde vorbringen können, sollten Sie parat haben: Wann? Wo? Was gekauft? Wo war die Ware gelagert? Beschwerdegrund? Wenn möglich: Kassenbon!
Untersuchungen durch diese Ämter sind kostenlos.
Das Amt ist nicht verpflichtet, das Untersuchungsergebnis weiterzugeben. Wollen Sie es trotzdem erfahren, sollten Sie ausdrücklich darum bitten.

ESSEN FÜR VIELE

In Betrieben, Schulen, Kindergärten, Krankenhäusern, Altenheimen und Gefängnissen richten wenige das Essen für viele her. Kochen kann man das kaum noch nennen, denn zunehmend mehr Kantinen sind zur Auftau-, Aufwärm- und Verteilerstation industriell vorgefertigter Mahlzeiten geworden. (Zur Beurteilung von tiefgekühlten oder sterilisierten Produkten ➔ Seite 865).
Die Qualität der Ihnen vorgesetzten Kost können Sie selbst kaum bestimmen. Beim Betrachten des Speiseplans mehrerer Wochen erhalten Sie jedoch Hinweise. Bedenklich ist, wenn folgendes häufiger auftaucht und das fehlt, was in der nächsten Spalte als Positives angegeben ist:
- Fleisch mit deutlich sichtbarem Fett
- Hackfleischgerichte (Faschiertes)
- Eiergerichte
- In Fett gebackenes Fleisch (Paniertes) oder Kartoffeln (Pommes frites, Kroketten)

Die Zusammensetzung der Mahlzeiten orientiert sich am durchschnittlichen Bedarf des Durchschnittsbürgers mit durchschnittlichem Geschmack und soll möglichst wenig kosten. Das Ergebnis ist entsprechend: schlecht. Doch so muß Kantinenessen nicht unvermeidlich sein und bleiben. Es ist möglich, auch für eine größere Gemeinschaft eine vollwertige Ernährung zu nicht wesentlich höheren Preisen anzubieten. Mit »alt raus«, »Vollwert rein« ist es allerdings nicht getan. Ob die Prinzipien der Vollwerternährung (➔ Seite 874) tatsächlich berücksichtigt werden, können Sie zwar nicht sicher feststellen, doch es gibt einige Indizien dafür:

Ansprechpartner bei Problemen im Lebensmittelbereich

BRD: Die Verbraucherberatung der Städte
Arbeitsgemeinschaft der Verbraucherverbände
Heilsbachstr. 20; 5300 Bonn 1
Tel.: (02 28) 6 48 90

Österreich: Verein für Konsumenteninformation
Linke Wienzeile 18; 1060 Wien
Tel.: (02 22) 5 8877- 0

- Nur ein- bis zweimal wöchentlich Fleisch oder Fisch
- Vollkorngetreide z. B. als Bratling, in der Suppe, als Auflauf, als Nudeln
- Häufig Hülsenfrüchte als Gemüse, Salat, in Suppen oder Bratlingen
- Rohkostsalate
- Als Nachtisch frisches Obst mit Nüssen, Milchspeisen, Getreidezubereitungen
- Oft milchhaltige Zubereitungen z. B. als Dessert, Joghurt in der Salatsoße, Käse zum Überbacken

Wenn Sie gemeinsam mit anderen festgestellt haben, daß Ihre Werksverpflegung neu überdacht werden sollte, wenden Sie sich direkt an die Betriebsleitung, oder mobilisieren Sie den Betriebsrat. Unterstützung können Sie sich bei folgender Adresse holen:

Deutsche Gesellschaft für Ernährung
Referat Gemeinschaftsverpflegung
Feldbergstr. 28; 6000 Frankfurt 1
Tel.: (0 69) 72 01 46

Fast food

Es gibt viele Gründe, den schnellen Biß in Schnellrestaurant-Ketten abzulehnen. Im Hinblick auf die Versorgung des eigenen Körpers mit Nahrung gilt: Wer sich häufig dort versorgt, ißt zuviel, zu fett und zu eiweißreich. Er muß mit den anderen Mahlzeiten gezielt ausgleichen, um keinen Mangel zu riskieren.
Mit etwas Überlegung können Sie allerdings in den meisten Fast-food-Ketten die schlimmsten Ernährungssünden vermeiden:
- Roastbeef statt Burger wählen
- Lieber kleine als Mammut-Burger wählen
- Mayonnaise und Käsescheiben nicht mitessen

- Salat dazu essen
- Milch oder Mineralwasser trinken statt Cola oder Milchshakes
- In Fett Gebackenes meiden (Pommes frites). Folienkartoffeln oder Brot wählen

TRINKEN

Zur Ernährung gehört auch das Trinken.
Kinder haben großen Durst. Zweijährige trinken etwa soviel wie ein Erwachsener: 1,3 bis 1,5 Liter. Sechsjährige brauchen etwa 2 Liter, ab etwa vierzehn braucht man etwa 2,5 Liter.
Ältere Menschen verspüren meistens weniger Durst. Trotzdem sollten sie dafür sorgen, daß sie täglich mindestens 1,5 Liter trinken. Kontrollieren Sie Ihre Flüssigkeitsaufnahme notfalls über eine Strichliste.

Was trinken?

Das Beste gegen Durst ist Wasser. Leitungs-, Tafel- und Mineralwasser sind kalorienfrei. Als Tee oder Kaffee bekommt Wasser unterschiedliche Farben und Geschmacksrichtungen. Mit Zucker und/oder Milch wird es kalorienhaltig wie andere Getränke auch. Als Durstlöscher eignen sich mit Wasser verdünnte Obstsäfte. Andere Getränke sind kalorienhaltige Nahrungsmittel.

Leitungswasser

Wasser aus dem Hahn ist als Trinkwasser nicht mehr zu jeder Zeit für jeden geeignet. In der BRD sollen regelmäßige Überprüfungen dafür sorgen, daß das Trinkwasser die gesetzlich geforderte Mindestqualität aufweist. In Österreich wird auf Schadstoffe nur bei begründetem Verdacht geprüft. Wann aber ein solcher Verdacht begründet ist, ist nirgends festgelegt.
Zur Herkunft dieser Stoffe und wie sie Ihnen schaden können ➔ Schadstoffe im Essen, Seite 862.

Es enthält ein halber Liter

Milch	1380 kJ	(330 kcal)
reiner Apfel- oder Apfelsinensaft	985 kJ	(235 kcal)
Cola-Getränke	920 kJ	(220 kcal)
Limonade	1025 kJ	(245 kcal)
Bier	940 kJ	(225 kcal)
Wein	1465 kJ	(350 kcal)
Schnaps	4605 kJ	(1100 kcal)

Das für Sie zuständige Wasserwerk ist verpflichtet, Ihnen über die Zusammensetzung des Wassers Auskunft zu geben.
Manche Schadstoffe gelangen erst auf dem Weg vom Wasserwerk zu Ihrem Wasserhahn ins Wasser hinein. Es ist sinnvoll, das Leitungswasser überprüfen zu lassen, wenn das Wasser
- aus einem eigenen Brunnen kommt
- durch sehr alte Wasserleitungen läuft
- durch bleierne Wasserleitungen fließt
- zur Zubereitung von Säuglingsnahrung dienen soll

Über den Nitratgehalt Ihres Wassers können Sie sich mit Teststäbchen aus der Apotheke schnell selbst orientieren (Nitrat-Test, Fa. Merck).
Wo Sie Ihr Wasser prüfen lassen können und was das kostet: ➔ Seite 873.
Hauseigentümer müssen dafür sorgen, daß ihre Mieter einwandfreies Trinkwasser bekommen. Wenn Ihre Gesundheit gefährdet ist, weil sich Ihr Vermieter weigert, z. B. Bleirohre auszutauschen oder den Anschluß an das öffentliche Netz statt des hauseigenen Brunnens zu bezahlen, dann können Sie zumindest in der BRD die Miete um zehn Prozent kürzen, um so den Gang der Dinge zu beschleunigen.

Achtung, wenn Sie mit Leitungswasser Säuglingsnahrung zubereiten

Nitrat ist für Säuglinge besonders gefährlich. Das daraus entstehende Nitrit verbindet sich mit dem Sauerstoffüberträger des Blutes. Es kann zu einer Nitritvergiftung kommen (*Blausucht*).
Enthält Trinkwasser in der BRD mehr als 50 mg/l Nitrat, sind die Behörden verpflichtet, zur Säuglingsernährung weniger belastetes Wasser zur Verfügung zu stellen. In Österreich gibt es diese Verpflichtung nicht.
Enthält Ihr Trinkwasser mehr als 20 mg/l Nitrat, sollten Sie geeignetes Tafelwasser für die Babyflasche verwenden.
Tafelwasser mit dem Zusatz »geeignet für die Zubereitung von Säuglingsnahrung« muß in der BRD einen Nitratgehalt unter 10 mg/l oder einen Nitritgehalt unter 0,02 mg/l aufweisen. In Österreich müssen Sie auf das Flaschenetikett achten, auf dem der Nitratwert angegeben ist.
Kupfer: Saures Wasser (pH-Wert unter 6,7) kann aus kupfernen Wasserleitungen das Metall herauslösen. Solches Wasser kann bei Säuglingen lebensbedrohliche Leberveränderungen zur Folge haben. Bei solchem Wasser ist es besser, die Säuglingsnahrung mit Tafelwasser zuzubereiten.

Wasserhärte

Trinkwasser ist für den Körper eine wichtige Kalzium- und Magnesiumquelle. Seit Haushaltsmaschinen jedoch kalkarmes Wasser erfordern, bemühen sich die Wasserwerke um immer weicheres Wasser.

Erkundigen Sie sich beim Wasserwerk nach der Härte Ihres Wassers.

Es ist nicht sinnvoll, mit Wasserenthärtungsanlagen Ihr gesamtes Leitungswasser zu entkalken. Dabei wird Kalzium und Magnesium durch Natrium ersetzt. Zuviel Natrium kann den Blutdruck ansteigen lassen. Besonders gefährdet sind Säuglinge.

Kunstharzfilter, z. B. *Brita*-Filter, vermeiden eine Natriumbelastung. Sie entfernen neben Kalzium auch einen Teil des Bleis, lassen das Magnesium aber passieren. Möglicherweise enthält so behandeltes Wasser jedoch mehr Keime als Leitungswasser.

Mineral- und Tafelwasser

Diese Wässer entstammen natürlichen Quellen. Die Zusammensetzung ist auf dem Etikett angegeben. Achten Sie auf diese Analysenangaben, wenn Sie natriumarm leben sollen: Viele Mineralwässer enthalten mehr Natrium als das Leitungswasser (in der BRD höchstens 150 mg), nur wenige sind natriumarm (➔ Natriumarme Produkte, Seite 878).

Mineralwasser kann erheblich mit Keimen verunreinigt sein, wenn zwischen Abfüllung und Verbrauch einige Zeit verstrichen ist. Die Gefahr ist bei Kunststoffflaschen besonders groß. Angebrochene Flaschen sollten Sie möglichst schnell austrinken und bis dahin im Kühlschrank aufbewahren.

Saft, Nektar, Limonade und Co.

Diese Durstlöscher aus Flaschen oder Tüten sind wegen ihres Kaloriengehaltes Nahrungsmittel. Da sie aber entweder fremde Zusätze enthalten oder zwischen Gewinnung und Verbrauch allerlei Bearbeitungsvorgänge liegen, sind es Nahrungsmittel minderer Qualität.

Ein Glas Saft überschüttet Ihren Körper mit Zuckern. Vitamine, Mineral- und Nährstoffe sollten Sie ihm lieber in der ganzen Frucht verabreichen, dann sorgen Ballaststoffe dafür, daß alles hübsch langsam gehen kann.

Wollen Sie Früchte pur trinken, müssen Sie in der BRD den Saft selber machen. Industriell hergestellte Säfte dürfen - in unterschiedlicher Menge - Zucker enthalten (➔ Seite 874).

Bei den Kunstlimonaden gibt es noch zusätzlich »Light«-Versionen, die keinen oder nur sehr wenig Haushaltszucker enthalten. Achtung beim Einkauf:

Wasseruntersuchungen

BRD:
Orientierende Tests in chemischen Labors und den Apotheken von Niedersachsen, Hessen, Baden-Württemberg, Bayern und Rheinland-Pfalz.
Kosten: bis etwa DM 35,-.
Analysen mit exakten Mengenangaben ebenfalls über Apotheken und staatliche oder private Labors. Die Kosten richten sich dabei nach Art und Anzahl der Substanzen, auf die geprüft werden soll.
Bei Prüfungen über die Apotheken sind es etwa DM 50,- für jede zu untersuchende Substanz.

Österreich:
Bundesanstalt für Lebensmitteluntersuchungen
Kinderspitalgasse 15; 1095 Wien
Tel.: (02 22) 42 76 61
Hier können Sie sich auch erkundigen, wer für Sie zuständig ist, wenn Sie in einem anderen Bundesland wohnen.

Bundesanstalt für Wassergüte
Schiffmühlenstr. 120; 1223 Wien-Kaisermühlen

Bundesstaatliche bakteriologisch-serologische Untersuchungsanstalt
Währingerstr. 25 a; 1090 Wien

Hygienisch-bakteriologische Untersuchunganstalt der Stadtwerke
Feldgasse 9; 1080 Wien

Kosten für Untersuchung auf Nitrat: etwa ÖS 450,-.
Kosten für Untersuchung auf Blei: etwa ÖS 600,-.

Bei berechtigtem Verdacht, daß das Wasser nicht die geforderte Qualität hat, können Sie sich an folgende Stellen wenden:

BRD:
Wirtschaftskontrolldienst der Polizei
oder Gesundheitsämter

Österreich:
Ort: Gemeinde, Gendarmerie, Feuerwehr
Bezirk: Bezirkshauptmannschaft bzw. Stadtmagistrat
Land: Amt der Landesregierung

Zuckeranteil in Fruchtsäften:
(In der angegebenen Reihenfolge nimmt der Fruchtsaftanteil bei Fertiggetränken ab und der Anteil an Zucker und chemischen Zusätzen zu)

BRD
Fruchtsaft naturrein oder aus 100 Prozent Konzentrat (15 Gramm Zucker ohne Angabe erlaubt, wenn das Wetter eine »zuckerarme« Ernte bedingt hat)
Fruchtnektar (bis zu 20 Prozent Zucker erlaubt)
Fruchtsaftgetränk
Fruchtsaftsirup
(Fruchtsaft-)Limonade (mindestens 7 Prozent Zucker)
Kunstlimonade (Brause) (mindestens 7 Prozent Zucker)

Österreich
Fruchtsaft naturrein oder aus 100 Prozent Konzentrat (zuckerfrei)
Fruchtsaftgetränk (Saftanteil 60 Prozent)
Fruchtnektar (mindestens 40 Prozent Fruchtanteil)
Fruchtsaftlimonade
(bei Kernobst mindestens 30 Prozent Saftanteil, bei Zitrusfrüchten mindestens 10 Prozent)
Limonade
Kunstlimonade (Kracherl) (nur künstliche Bestandteile, mindestens 8 Prozent Zucker)

Zuckerfrei kann Zuckeraustauschstoffe (➔ Seite 870) enthalten - für Diabetiker geeignet, hat aber kaum weniger Kalorien als gezuckerte Getränke.
Kalorienvermindert kann neben Süßstoff auch geringe Mengen Zucker oder Zuckeraustauschstoffe enthalten - für Diabetiker ungeeignet.

Cola-Getränke

Die braunen Brausen sind Zuckerwasser (110 Gramm im Liter) mit bis zu 250 mg Koffein, 700 mg Phosphorsäure und allerlei chemischen Zutaten. Der Koffeingehalt eines Liters entspricht ungefähr eineinviertel Tassen Kaffee. Cola ist nicht gerade gesundheitsschädlich, aber sicher kein Bestandteil einer ausgewogenen Ernährung.

Bitter-Getränke (Tonics)
Trotz des bitteren Geschmacks sind es zuckerhaltige Limonaden (110 Gramm Zucker/Liter). Sie enthalten bis zu 85 mg Chinin pro Liter. Getränke mit diesem Zusatz wurden von den Kolonisatoren Afrikas zur Malariavorbeugung erfunden: Chinin zur Vorbeugung ist heute überholt, und bei uns gibt es keine Malaria.

VOLLWERT-ERNÄHRUNG

Bei dieser Kost kommen viel naturbelassene Nahrungsmittel auf den Tisch, möglichst aus kontrolliert-ökologischem Anbau, die in der jeweiligen Jahreszeit gerade reif sind.
Diese Ernährungsform versucht nicht nur, den einzelnen Menschen so gesund wie möglich zu ernähren, sondern bemüht sich auch, mit unserer Umgebung schonend umzugehen. Menschen, die sich so ernähren, verzichten weitgehend auf Fleisch, weil sie wissen, daß das Getreide, das zur Aufzucht eines Rindes notwendig ist, sehr viel mehr Menschen satt machen kann, als die daraus entstandene Menge Rindfleisch es tut. Außerdem wissen sie, daß man mit geringeren Mengen Fleisch seiner Gesundheit Gutes tut.
Die Prinzipien der Vollwertkost sind:
- Keine verfeinerten Nahrungsmittel verwenden, z. B. Getreideprodukte aus ungeschältem Korn bevorzugen
- Etwa die Hälfte der Nahrungsmittel roh essen
- Möglichst wenig Fleischprodukte verwenden
- So wenig Zucker wie möglich
- Würzen statt salzen

Lebensmittel aus kontrolliert-biologischem Anbau

Nicht alles, was mit »Bio« anfängt, ist von vornherein gesund. Mit »Bio« ist inzwischen ein Geschäft zu machen, an dem viele teilhaben möchten. Seit Juli 1991 gibt es eine EG-Verordnung, die die Richtlinien ökologischen Anbaus und die Kennzeichnung von pflanzlichen Produkten in allen Mitgliedsstaaten regelt. Für tierische Produkte soll Entsprechendes spätestens im Juli 1992 folgen.
Zu den Anbauregeln gehören: der Verzicht auf synthetische Dünge- und Pflanzenschutzmittel, Anbauregionen abseits von Emissionsgebieten und stark befahrenen Autostraßen. Auch im Glashaus kann ökologischer Anbau stattfinden, dort wird dann aber mit Kompost gedüngt und auf Schädlingsbekämpfungsmittel verzichtet. Dafür sind aber nicht alle Gemüse- oder Salatarten geeignet.
In Österreich legt ein Gesetz beispielsweise die Nitratwerte auf die Hälfte dessen fest, was für Produkte aus dem allgemeinen Anbau erlaubt ist.
Bei der Tierhaltung beschränken sich ökologisch arbei-

tende Bauern auf eine Höchststückzahl. Damit wird eine artgerechte Tierhaltung ermöglicht und nicht mehr Gülle produziert, als die umliegenden Felder unbeschadet aufnehmen können. Eine Beschränkung beim Futterzukauf sorgt dafür, daß diese Tiere weitgehend das Futter fressen, das der Hof selbst produziert.

Ein Bauer, der einer solchen Erzeugergruppe neu beitritt, muß zunächst eine mehrjährige Übergangsphase durchschreiten. In dieser Zeit soll sich das Land langsam »entgiften«. Die Produkte eines solchen Umstellungsbetriebes waren bisher mit »Biodyn« gekennzeichnet. Bis Mitte 1994 heißen sie jetzt »aus ökologischem Landbau in Umstellung«, wenn vor der Ernte ein Jahr ökologisch gearbeitet wurde. Das Umstellungszeichen wird für zwei Ernten gelten.

Neutrale Untersuchungen ergaben, daß biologisch-dynamisch erzeugte Nahrungsmittel wesentlich weniger belastet sind als andere.

Arbeitsintensivere Bewirtschaftung, geringere Erträge und fehlende staatliche Subventionen sind Gründe für die 20 bis 30 Prozent höheren Preise, die für derart produzierte Nahrungsmittel gegenüber den sonst üblichen gefordert werden.

Bedenken Sie aber, daß teurer eingekauft nicht ungünstig eingekauft bedeuten muß: Feinschmecker-Köche bestätigen den ökologisch gezogenen Produkten einen deutlich besseren Geschmack. Das Fleisch verliert beim Braten nicht ein Drittel seines Volumens, und Ihre Haushaltskasse belastet es nicht, wenn Sie weniger essen, aber dafür gut.

Arbeitsgemeinschaft ökologischer Landbau
Baumschulenweg 11
6100 Darmstadt
Tel.: (0 61 55) 20 81

Ohne Fleisch leben

Vegetarisch zu leben bedeutet, auf Nahrungsmittel von getöteten Tieren zu verzichten. Man unterscheidet drei Formen des Vegetarismus:

Ovo-Lacto-Vegetarier essen kein Fleisch oder Fisch, aber Eier und Milch und damit oder daraus hergestellte Produkte.

Lacto-Vegetarier meiden außer Fleisch und Fisch auch Eier.

Veganer verzichten auf jedes von Tieren kommende Produkt, auch auf Butter und Honig.

Bei den folgenden Marken können Sie auf eine ökologische Produktionsweise vertrauen

BRD:	Anog Biokreis Ostbayern Bioland Demeter Naturland
Österreich:	Demeter Verband der organisch-biologisch wirtschaftenden Bauern Fördergemeinschaft »Orbi«

Vegetarier leben länger

Vegetarier haben gegenüber Fleischessern ein um 30 bis 70 Prozent verringertes Risiko, koronare Herzkrankheiten zu erleiden. Ihr Magen-Darm-Trakt ist weniger krankheitsanfällig, Gicht ist seltener, Nierenfunktionsstörungen kommen seltener vor, an Krebs sterben sie zu 50 bis 75 Prozent seltener.

Risikofaktoren, von denen man weiß, daß sie die Entwicklung von Krankheiten begünstigen, sind bei Vegetariern im Vergleich zu Fleischessern seltener.
- Sie sind viel öfter idealgewichtig
- Ihre Blutdruckwerte sind auffallend niedriger
- Ihre Blutfettwerte sind niedriger

Die Milch von Frauen, die jahrelang vegetarisch gelebt haben, ist erheblich weniger mit Schadstoffen belastet als die anderer Frauen.

Nährstoffversorgung ausreichend?

Vegetarier müssen den Nährstoffgehalt der einzelnen Lebensmittel gut kennen, um keinen Mangel zu riskieren. Veganer müssen dazu schon Ernährungsspezialisten sein.

Eiweiß: Wer Eier und/oder Milch zu sich nimmt, deckt seinen Eiweißbedarf leicht. Vegetarier sollten öfter Hülsenfrüchte essen: Es sind die eiweißreichsten pflanzlichen Nahrungsmittel, die hierzulande wachsen. Soja ist ebenfalls eine hervorragende Eiweißquelle, aber aus ökologischen Gründen nicht unbedenklich.

Veganer müssen die Art des Eiweißes in ihren Nahrungsmitteln sehr gut kennen und bewußt miteinander kombinieren, um keinen Eiweißmangel zu riskieren.

Schwangere, Stillende und Säuglinge sollten nicht vollkommen auf tierisches Eiweiß verzichten. Auch bei Heranwachsenden kann die Eiweißversorgung problematisch sein.

Eisen: Das in Pflanzen vorkommende Eisen kann der Körper schlechter aufnehmen als das aus tierischen Pro-

dukten. Sinkt die Eisenversorgung unter einen Grenzwert ab, gleicht der Körper das aus, indem er die Aufnahmemenge steigert. So kommt es, daß vegetarisch lebende Männer trotzdem keinen Eisenmangel haben. Bei Frauen liegt der Eisengehalt des Blutes etwa 10 Prozent unter dem von Fleischesserinnen. Trotzden sind sie weniger anfällig für Krankheiten.
Kalzium: Für Veganer könnte die Kalziumversorgung möglicherweise kritisch sein.
Vitamin B_{12}: Mit Milchprodukten kann der Bedarf gedeckt werden. Obwohl Veganer dieses Vitamin nicht aufnehmen, zeigen sie nur selten Mangelerscheinungen. Offensichtlich nehmen sie mit milchsauren Produkten (z. B. Sauerkraut) ausreichend Vitamin B_{12} auf.

KINDERERNÄHRUNG

Bis zum 6. Lebensmonat brauchen Säuglinge nichts als Muttermilch (➔ Stillen, Seite 675) oder - wenn das nicht möglich ist - adaptierte Milchnahrung. Je später zugefüttert wird, desto besser für das Kind.
Als Flaschennahrung ist die Milch am besten geeignet, die Muttermilch am ähnlichsten ist. Das ist die *adaptierte* Fertigmilch. *Teiladaptierte* Nahrungen sind dickflüssiger, weil sie mehr Stärke, Mehl und/oder Zucker enthalten. Sie werden vom Körper langsamer aufgenommen und stören den natürlichen Regulationsmechanismus von Sättigungs- und Hungergefühl. Mit adaptierter Fertigmilch kann man sein Kind wie mit Muttermilch »nach Bedarf« füttern. Bei teiladaptierten Nahrungen muß man einen festen Fütterungsplan einhalten, um das Kind nicht zu überfüttern.
Nicht jedes Wasser ist geeignet, um damit Babys Milchflasche zuzubereiten (➔ Trinken, Seite 872).

Flaschennahrung selbstgemacht?
Während der ersten drei Monate besser nicht. Wenn das Verdauungssystem später weniger empfindlich ist, ist das schon eher möglich. Dann sollte selbstgemachte Milch so zusammengesetzt sein:

Adaptierte Fertigmilch

Aponti Pre	Pre-Aletemil
Hippon A	Pre-Aptamil
Lactana A	Pre Beba
Multival 1	Pre Humana 1
Multival 2	Pre-Milumil

200 g pasteurisierte Vollmilch (3,5 % Fett)
10 g = 4 gestrichene Teelöfel Maisstärke
16 g = 4 gestrichene Teelöffel Haushaltszucker
6 g = 1,5 Teelöffel Maiskeim- oder Sonnenblumenöl
bis 400 g mit Wasser auffüllen.
Vollkornmischungen sind nicht geeignet. Ihnen fehlt es meist an Fett, dafür enthalten sie zuviel Kohlenhydrate.

Beikost

Zwei Faktoren begrenzen die sogenannte »Beikost«: Bis zu einem bestimmten Alter darf das Kind einige Nahrungsmittel nicht bekommen, weil es sie noch nicht verkraftet; ab einem bestimmten Alter sollte es manche Kost erhalten, um es mit allem Notwendigen zu versorgen.
Der Aufdruck auf Fertignahrungen zum Beispiel »ab 6. Monat« bedeutet, daß das Verdauungssystem des Säuglings inzwischen so weit ausgereift ist, daß es diese Kost schadlos verträgt. Es bedeutet nicht, daß das Kind dieses Nahrungsmittel dann »braucht«.
Säuglinge brauchen noch kein vielfältiges Nahrungsangebot. Meistens wird viel zu früh zugefüttert. Das kann mehrere Nachteile haben:
- Das Verdauungssystem wird mit Nahrungsmitteln belastet, die es noch kaum verkraftet. Blähungen können die Folge sein. Nahrungsmittelallergien treten um so häufiger auf, je früher zugefüttert wird
- Beikostmahlzeiten sind eiweißärmer als Muttermilch. Bekommt das Kind zuviel und zu früh Beikost, kann ihm Eiweiß fehlen
- Das Kind bekommt zuviel Kohlenhydrate und wird zu dick

Beim Füttern von Fertigprodukten kommt vor allem bei Produkten ab 6. Monat hinzu:
- Das Kind gewöhnt sich an süßes Essen, weil fast alle Produkte (zu sehr) gesüßt sind
- Das Kind bekommt zuviel Vitamine, da fast alle Produkte künstlich vitaminisiert sind
- Das Kind nimmt zuviel Salz auf, da Babykost immer noch am Erwachsenengeschmack orientiert ist

Von der Mutterbrust zum Teller

Idealerweise könnte dieser Weg folgendermaßen aussehen, wobei die fehlenden Mahlzeiten immer noch Muttermilch sein sollten:
- Etwa im 6. Monat teelöffelweise gedünstete, zermuste Karotten in den Speiseplan einführen
- Mit etwa 6 Monaten regelmäßig einen Kartoffel-Karotten-Brei mit einem Stich Butter. Später auch andere Kartoffel-Gemüse-Kombinationen versuchen

- Im 7. Monat einen Kartoffel-Gemüse-Brei. Als Zwischenmahlzeit teelöffelweise Obstmus füttern; ungesüßt, aber zum Beispiel mit gemahlenen Nüssen
- Im 8. Monat einen Kartoffel-Gemüse-Brei. Mit Vollkorngetreide langsam beginnen: Zuerst als Schleim, später eine Mahlzeit als Brei (ohne Milch) aus fein gemahlenem Getreide. Obst als Zwischenmahlzeit. Langsam alle Nahrungsmittel gröber lassen
- Ab 9. Monat: Einen Gemüse-Kartoffel-Brei; einen Frischkornbrei (das heißt, gemahlenes Getreide wird nicht mehr aufgekocht, sondern vor dem Füttern nur noch eine Stunde eingeweicht); einen frischen Rohkostbrei aus fein geriebenen Gemüsen; langsam die Muttermilchmahlzeiten durch Vollmilch ersetzen
- Im 2. Lebensjahr: Vollwerternährung wie für Erwachsene, anfänglich noch etwas feiner zerkleinert. Mit Tomaten, Hülsenfrüchten und Kohl vorsichtig beginnen. Sie können blähen. Frischkornbrei kann nun grob geschrotet werden, muß dann aber 8 bis 12 Stunden einweichen. Täglich etwa 400 ml Vollmilch

In dem Augenblick, wo Sie Beikost hinzufüttern, kann der kindliche Körper das in der Muttermilch enthaltene Eisen nicht mehr optimal ausnutzen. Darum sollte dann ein- bis zweimal pro Woche püriertes Fleisch oder Eigelb auf dem Speiseplan stehen.

Kinder, die nicht gestillt werden, beginnen mit diesem Beikostplan jeweils einen Monat früher.

Essen in Gläsern

Fertige Babykost ist nicht nur ohne Arbeitsaufwand ständig verfügbar, sie garantiert auch Qualität: Frisches Obst und Gemüse wird sofort nach der Ernte schonend zubereitet und konserviert. Laufende Kontrollen schützen Ihr Kind vor zuviel Nitrat und Pestiziden.

Selbstgemachte Babynahrung hat den Vorteil, daß Sie wissen, welche Zutaten Sie verwendet haben. Kartoffeln beispielsweise sind in den Fertigmenüs nur selten enthalten. Über den Schadstoffgehalt der von Ihnen verwendeten Gemüse wissen Sie allerdings nichts.

Wieviel ist genug?

Es gibt keinen festgelegten Kalorienfahrplan für Kinder. Im Verhältnis zum Ausgewachsenen brauchen Kinder jedoch mehr Energie. Im 5. bis 7. Lebensjahr entspricht der Kalorienbedarf dem einer erwachsenen Frau bei leichter körperlicher Arbeit. Ab dem 10. Lebensjahr bis nach der Pubertät kann der Bedarf zeitweise den eines Schwerarbeiters erreichen.

Es ist ganz natürlich, daß Kinder mal mehr, mal weniger Appetit haben. Besonders Kleinkinder können noch keinen festgelegten Essensplan einhalten. Mit drei Mahlzeiten können sie ihren Energiebedarf nicht decken. Sie brauchen vor- und nachmittags Zwischenmahlzeiten.

Das Pausenbrot

Eine transportfähige Zwischenmahlzeit aus dem Vollwertprogramm ist ein Vollkornbrot mit Aufstrich (Nußmus, Gemüsepaste, Streichkäse usw.), ergänzt durch rohes Gemüse oder Obst, Trockenfrüchte und Nüsse, begleitet von Milch oder Joghurt. Geld für die Selbstversorgung am Kiosk ist kein Bestandteil kindgerechter Ernährung.

Sogenannte Gummibärchen- oder Müslierlässe der Ministerien haben in einigen deutschen Bundesländern dafür gesorgt, daß auf dem Schulgelände keine Waren mehr verkauft werden dürfen, die als besonders »ungesund« gelten. Wenn Sie in der Schule Ihres Kindes auch etwas ändern wollen, sollten Sie gemeinsam mit anderen Eltern die Schulleitung veranlassen, ein gesundes »Frühstücksbuffet« einzurichten, oder das selbst organisieren. Wenn Sie bei Ihrem Vorhaben auf Unverständnis stoßen und Unterstützung brauchen, können Sie sich mit folgender Adresse in Verbindung setzen:

Kuratorium Schulverpflegung
Auenstraße 6; 8012 Riemerling
Tel.Nr. (0 89) 6 09 64 59

ERNÄHRUNG ÄLTERER MENSCHEN

Beim älteren Menschen läuft vieles langsamer ab als beim jüngeren, so auch die Verdauung. Trotzdem ist das kein Grund, für ältere Menschen eine spezielle Ernährung zu propagieren. Eine Vollwerternährung deckt auch hier den Bedarf. Wer Schwierigkeiten mit dem Kauen hat, kann Obst, Gemüse und Nüsse fein reiben, Getreide als Vollkornmehl verarbeitet essen. Mehrere kleine Mahlzeiten statt drei großer sorgen dafür, daß Sie sich nicht den Magen überladen.

Mit einigen Slogans wird immer wieder für Zusatz- oder Fertigkost für ältere Menschen geworben:

Senioren brauchen mehr Eiweiß: Möglicherweise ist ihr Eiweißbedarf geringfügig erhöht. Das braucht man jedoch kaum zu beachten, da unsere Ernährung ohnehin viel zu eiweißreich ist.

Senioren brauchen mehr Kalzium: Milchprodukte und Gemüse decken den Kalziumbedarf.
Viel wichtiger ist es, mit Arzt oder Apotheker zu besprechen, ob die Medikamente, die Sie einnehmen, Ihren Ernährungszustand beeinflussen können oder umgekehrt Ihre Nahrung die Wirkung von Medikamenten stören kann.
Wer für sich allein nicht kochen kann oder mag, der kann sich »Essen auf Rädern« ins Haus bestellen oder industriell vorgefertigte Produkte kaufen. Sie sind zwar teuer, aber besser als Ernährung geeignet als dreimal täglich Butterbrote.

DIÄTETISCHE LEBENSMITTEL

Unter dem Motto »Gesunde Ernährung ohne Genußverzicht« hat sich ein neuer Industriezweig etabliert. 1987 gaben die Verbraucher in der BRD 2,7 Milliarden DM für Diäterzeugnisse aus.
Nur sehr wenig Menschen sind aufgrund ihrer besonderen Krankheit auf Diätkost angewiesen. Manche erleichtern sich mit Diätetika das Einhalten bestimmter Ernährungsregeln, z. B. Diabetiker.
Viele verschaffen sich damit aber die Illusion, gesund zu leben, obwohl sie immer noch zuviel und das Falsche essen.

Diabetikerkost

Notwendig ist sie nicht. Diabetiker können die Zucker, die ihren Blutzuckerspiegel zu schnell ansteigen lassen, meiden oder - in gewissem Rahmen - mit ihrer Behandlung darauf reagieren (➔ Diabetes, Seite 558).
Hilfreich können Diabetikermarmelade, -schokolade, -kekse und anderes sein, wenn Sie auf Süßes gar nicht verzichten mögen.
Auch sogenannte »Light«-Produkte (z. B. Getränke, Joghurts, Süßspeisen) sind für Diabetiker geeignet (➔ Süßstoffe, Seite 870).
Vorteilhaft ist: In Diabetikernahrungsmitteln dürfen keine Zucker enthalten sein, die den Blutzuckerspiegel schnell ansteigen lassen. Diabetikerkost hat in der BRD den gleichen Fett- oder Alkoholgehalt wie Lebensmittel für Nicht-Diabetiker. Für Österreich gibt es derart bindende Vorschriften nicht.
Nachteilig ist: Sie könnten denken, daß Sie etwas gegen Ihre Zuckerkrankheit tun, wenn Sie diese Produkte essen oder trinken. Die meisten Diabetiker sind jedoch »zuckerkrank«, weil sie übergewichtig sind. Süße Diabetikerprodukte sind aber nicht kalorienarm. In ihnen ist der Zucker oft durch Zuckeraustauschstoffe (➔ Seite 870) ersetzt, die ebenso viele Kalorien haben wie Haushaltszucker.
Die Broteinheiten dieser Produkte müssen alle Diabetiker auf die erlaubte Tagesmenge anrechnen.

Natriumarme Produkte

Notwendig sind sie nicht, wenn Sie beim Einkaufen auf kochsalzreiche Produkte (➔ Kochsalz, Seite 857) verzichten und Ihre Speisen nicht zusätzlich salzen.
Hilfreich sind sie für Hochdruckkranke, denen der Arzt eine natriumarme Diät verodnet hat, wenn sie nicht auf alle vorgefertigten Produkte verzichten wollen.
In der BRD gibt es drei Stufen der Kennzeichnung:
»Natriumreduziert« oder »kochsalzvermindert« bedeutet, daß diese Produkte - je nach Art - in 100 Gramm weniger als 0,5 Gramm Natrium enthalten; das entspricht etwa 1,25 Gramm Kochsalz.
»Natriumarm« bedeutet, daß diese Produkte in 100 Gramm weniger als 0,12 Gramm Natrium enthalten; das entspricht etwa 0,3 Gramm Kochsalz.
»Streng natriumarm« bedeutet, daß diese Produkte in 100 Gramm weniger als 0,04 Gramm Natrium enthalten; das entspricht etwa 0,1 Gramm Kochsalz.
Für Österreich gibt es keine so genauen Definitionen. Wird etwas als »natriumvermindert« oder »kochsalzarm« angeboten, heißt das, daß sein Natrium- bzw. Kochsalzgehalt etwa 30 bis 40 Prozent unter dem liegt, was sonst üblich ist.

Kochsalzersatz

Notwendig ist er nicht.
Hilfreich können Fleischerzeugnisse sein, die mit Kochsalzersatz hergestellt wurden. In der BRD heißen sie dann »Diätwurst«.
Nachteilig ist, daß Kochsalzersatz meist um 40 Prozent Kalium enthält. Das ist ungeeignet, wenn Sie einen gestörten Kaliumhaushalt haben oder wenn Ihre Nieren nicht ausreichend funktionieren. Der Geschmack aller bisher angebotenen Kochsalzersatz-Mischungen ließ zu wünschen übrig.
Seit 1988 darf in der BRD Kochsalzersatz Jod zugesetzt sein.

Diätfette

Notwendig sind sie nicht. Sie können Distelöl oder Sonnenblumenöl verwenden, die reichlich ungesättigte Fettsäuren enthalten.
Hilfreich kann die Kennzeichnung sein. In der BRD enthalten:
»Diätmargarinen« mindestens 40 Prozent ungesättigte Fettsäuren; Fette mit der Kennzeichnung »besonders reich an ungesättigten Fettsäuren« mindestens 50 Prozent ungesättigte Fettsäuren; »Diätöle« mindestens 60 Prozent ungesättigte Fettsäuren. Zusätzlich enthalten diese Fette noch Vitamin E.
Nachteilig sind sie nicht, aber es ist unnötig teuer, mit Diätmargarine (*»Du darfst«*, *»Halbarine«*, *»Minarine«*) Kalorien sparen zu wollen. Sie bestehen bis zu 60 Prozent aus Wasser und enthalten viele Zusatzstoffe. Da ist es billiger, anderes Fett dünner aufzustreichen.

Jodiertes Speisesalz

Notwendig ist es nicht. Sie können Ihren Jodbedarf mit der Nahrung sichern (➔ Spurenelemente, Seite 886).
Hilfreich kann es sein, wenn Sie Meeresprodukte meiden.
Nachteilig ist, daß damit Salzen etwas Positives wird.
In Österreich ist jedes Salz jodiert, das nicht besonders gekennzeichnet ist. Jodiertes Salz heißt »Vollsalz« (➔ Kropf, Seite 570). In Deutschland gibt es seit Oktober 1991 Salz, das gleichzeitig Jodid und Fluorid enthält.

VITAMINE MINERALSTOFFE SPURENELEMENTE

Vitaminen werden viele Eigenschaften zugeschrieben, die sie nicht haben: Sie allein machen niemanden streß- oder leistungsfähiger, Kinder nicht intelligenter, sie allein verhindern weder Erkältungen noch Krebs, sie machen nicht munter und verlängern auch nicht die Jugendzeit. Die allerersten Anzeichen für eine Unterversorgung mit Vitaminen sind oft Müdigkeit, depressive Verstimmung und Konzentrationsstörungen. Es läßt sich jedoch nur selten feststellen, ob solche Befindlichkeitsstörungen wirklich durch Vitaminmangel oder durch anderes verursacht sind. Tatsache ist, daß Mineralstoffe, Vitamine und Spurenelemente lebensnotwendig sind.

Mangelzustände können manchmal auftreten
- wenn Sie zwar reichlich, aber »das Falsche« essen (➔ Ausgewogene Ernährung, Seite 854)
- bei einigen Krankheiten. Diese beeinträchtigen Sie aber ohnehin so sehr, daß Sie schon deshalb in ärztlicher Behandlung sein werden
- wenn Sie bestimmte Medikamente einnehmen. In den Beipackzetteln der Arzneimittel finden Sie Hinweise, ob die Medikamente, die Sie einnehmen, dazugehören. Auch Arzt oder Apotheker sollten darüber Auskunft geben können
- wenn Ihr Körper mehr Mineralstoffe und Vitamine braucht als durchschnittlich angenommen. Gründe dafür können sein:
- Schwangerschaft
- Stillzeit
- bei Alkoholkrankheit

Jeder einzelne Bestandteil muß in ausreichender Menge vorhanden sein. Wenn eine dieser Substanzen fehlt, kann das nicht dadurch ausgeglichen werden, daß eine andere im Überschuß vorhanden ist. Eine ausgewogene Ernährung bietet dem Körper alle diese Substanzen in ausreichender Menge an.
Regelmäßig oder in Belastungssituationen (Krankheit, Streß) Präparate mit Vitaminen oder Mineralstoffen und Spurenelementen einzunehmen ist unsinnig. Eine positive Wirkung ist nicht nachweisbar, aber Schädigungen sind möglich (➔ die einzelnen Vitamine ab Seite 880).

Wieviel ist genug?

Die in Tabellen empfohlene durchschnittliche Tagesmenge gilt für gesunde Erwachsene. Die Zahl berücksichtigt individuelle Schwankungen. Sie müssen diese Menge nicht täglich erreichen, sondern sollten über einen längeren Zeitraum durchschnittlich etwa diese Vitaminmenge zu sich nehmen. Wenn Sie vermuten, daß Ihnen Vitamine, Mineralstoffe oder Spurenelemente fehlen, dann sollten Sie sich von Ihrem Arzt daraufhin untersuchen lassen.
Hat der Arzt einen Mangel festgestellt,
- sollten Sie Ihre Ernährung so gestalten, daß Sie möglichst viel von den Stoffen zu sich nehmen, die Ihnen fehlen
- Hält es der Arzt für notwendig, daß Sie den fehlenden Stoff als Medikament einnehmen, dann sollte er Ihnen diese eine Substanz verordnen. Kombinationspräparate sind nur selten sinnvoll und notwendig
- Der Arzt sollte den Erfolg der Behandlung kontrollieren und das Medikament dann wieder absetzen

Vitamine

Nur Vitamin D, H und K kann der Körper selber herstellen, die anderen muß er von außen bekommen. Der Körper speichert Vitamine, so daß er Schwankungen in Angebot und Nachfrage für einige Zeit ausgleichen kann. Seit es in Mitteleuropa möglich ist, seine Kost aus einer Vielzahl von Nahrungsmitteln zusammenzustellen, kommen Vitaminmangelkrankheiten praktisch nicht mehr vor.

Trotzdem bekommen manche Menschen die Vitamine, die sie brauchen, nicht in ausreichender Menge, weil sie sich nicht ausgewogen ernähren.

Man unterscheidet zwei Gruppen von Vitaminen: wasserlösliche und fettlösliche.

Wasserlösliche Vitamine (B_1, B_2, B_6, B_{12}, Folsäure, Niacin, Pantothensäure, C, H) begleiten vornehmlich kohlenhydrathaltige Nahrungsmittel. Einen Überschuß an diesen Vitaminen kann der Körper ausscheiden. Trotzdem bleibt auch bei ihnen ein Überangebot nicht immer folgenlos (➔ z. B. Vitamin B_6).

Fettlösliche Vitamine (A, D, E, K) sind in fetthaltigen Nahrungsmitteln enthalten. Bei einem Überangebot speichert der Körper diese Vitamine, so daß es zu Vergiftungserscheinungen kommt.

Achten Sie darauf, daß Sie nicht gleichzeitig
- sich vitaminreich ernähren und/oder
- vitaminierte Lebensmittel verzehren und/oder
- Vitaminpräparate oder Lebertran einnehmen

Multivitaminpräparate

Eine Mischung aus verschiedenen Vitaminen und manchmal noch anderen Stoffen, sogenannte Multivitaminpräparate, kurzzeitig einzunehmen kann für denjenigen sinnvoll sein, der
- während einer Abmagerungskur sehr wenig ißt
- sich einseitig ernähren muß
- schwere Krankheiten des Magen-Darm-Traktes oder der Leber hat

Für alle anderen sind Multivitaminpräparate unnötig. Achten Sie darauf, daß Ihr Präparat frei von Kobalt ist. Obwohl die WHO bereits vor über 30 Jahren empfohlen hat, dieses Zellgift nicht mehr in Arzneimitteln einzusetzen, richten sich einige Hersteller immer noch nicht danach.

In Deutschland enthält *Combionta N* immer noch Kobalt. In Österreich sind mehrere Präparate immer noch kobalthaltig, deren Zusammensetzung für den Verkauf in Deutschland bereits geändert wurde (z. B. *Supradyn, Viterra*).

Abgepackte Gesundheit

In Form von Vitaminzusätzen scheinen Sie Gesundheit inzwischen überall kaufen zu können. Produkte, die wegen ihrer allzu stark bearbeiteten Inhaltsstoffe nur noch als minderwertig anzusehen sind, sollen damit wertvoller gemacht werden.

Bei einer ausgewogenen Ernährung ist eine solche Vitaminierung des Alltags unnötig. Wenn Sie diesem Trend entgehen wollen, achten Sie auf künstliche Vitaminzusätze in:
- Fruchtsäften, Limonaden (Brausen)
- Bonbons, »Gesundheitsriegeln« und anderen Süßigkeiten
- Marmeladen und anderen süßen Brotaufstrichen
- Joghurts, Fertigpuddings und ähnlichen Milchzubereitungen
- Margarine, Butter und anderen Streichfetten
- Pflanzenölen

Vitamin A (Retinol)

Notwendig für Wachstum und Aufbau von Haut und Schleimhaut, Sehen im Dunkeln.

Durchschnittlich empfohlene Tagesmenge: Erwachsene mindestens 2500 IE Vitamin A, Frauen im letzten Drittel der Schwangerschaft und Stillende etwa das Doppelte.

Vorkommen: In tierischen Nahrungsmitteln. Pflanzliche Produkte enthalten Vitamin A-Vorstufen wie z. B. Karotin. Daraus kann sich der Körper Vitamin A selbst herstellen. Allerdings kann er Karotine aus rohen Produkten nur sehr schlecht aufnehmen.

Sie können Ihren Tagesbedarf decken mit ungefähr: 40 Gramm gegarten Karotten oder 110 Gramm Spinat oder 130 Gramm Butter oder 235 Gramm Emmentaler Käse oder 3 Gramm Dorschlebertran.

Vitamin A-Mangel kann auftreten, wenn Sie Milch oder Milchprodukte, Butter, vitaminierte Margarine, Karotten, Blattgemüse gar nicht essen.

Anzeichen eines Vitamin A-Mangels: Appetitlosigkeit, trockene Haut, Nachtblindheit, bei Kindern Wachstumsstörungen.

Vitamin A-Überschuß: Nur möglich, wenn Sie durch vitaminierte Lebensmittel oder Medikamente (auch Lebertran gilt hier als Medikament) übergroße Mengen zuführen.

Anzeichen eines Vitamin A-Überschusses: Müdigkeit, Appetitlosigkeit, Übelkeit, Kopfschmerzen, Haarausfall, trockene Haut, Sehstörungen (Sehen von Doppelbildern).

Achtung: Frauen sollten in den ersten Monaten der Schwangerschaft keinesfalls mehr als die angeratene Vitamin A-Menge zu sich nehmen. Nur bei Mengen unter 10 000 IE pro Tag sind sicher keine Mißbildungen beim Kind beobachtet worden.

Vitamin B_1 (Thiamin, Aneurin)

Notwendig für den Abbau von Kohlenhydraten und Alkohol.
Durchschnittlich empfohlene Tagesmenge: 1 bis 2 mg. Erhöhter Bedarf bei schwerer körperlicher Arbeit, Fieber, Schwangerschaft und Schilddrüsenüberfunktion.
Sie können Ihren Tagesbedarf decken mit ungefähr: 250 Gramm Schweinekotelett oder 220 Gramm Erdnüssen oder 500 Gramm Linsen oder 660 Gramm Vollkornbrot.
Vitamin B_1-Mangel kann auftreten, wenn Sie weder Schweinefleisch, Getreide noch Kartoffeln essen.
Anzeichen eines Vitamin B_1-Mangels: Kopfschmerzen, Appetitlosigkeit, Magenschmerzen, Verstopfung, Gedächtnis- und Konzentrationsstörungen.
Vitamin B_1-Überschuß kann nur durch Medikamente zustande kommen.
Anzeichen eines Vitamin B_1-Überschusses: Die Nerven reagieren überempfindlich auf jeden Reiz.

Vitamin B_2 (Riboflavin)

Notwendig für den Abbau von Fett und Eiweiß.
Durchschnittlich empfohlene Tagesmenge: 1 bis 2 mg, während der Schwangerschaft etwa 0,5 mg mehr.
Sie können Ihren Tagesbedarf decken mit ungefähr: 225 Gramm Rinderherz oder 320 Gramm Parmesankäse.
Vitamin B_2-Mangel kann auftreten, wenn Sie weder Fleisch noch Eier oder Milchprodukte essen.
Anzeichen eines Vitamin B_2-Mangels: Rissige Lippen und Mundwinkel; trockene, entzündete Haut; brennende, juckende Augen und Lichtscheu.
Vitamin B_2-Überschuß ist nicht bekannt.

Vitamin B_6 (Pyridoxin)

Notwendig für den Eiweißstoffwechsel.
Durchschnittlich empfohlene Tagesmenge: etwa 2 mg. Schwangere benötigen etwa 3 mg. Frauen, die »die Pille« einnehmen, mangelt es manchmal an Vitamin B_6. Das ist jedoch kein Grund für alle Frauen, die so eine Schwangerschaft verhüten, gleichzeitig Vitamin B_6-Tabletten zu schlucken. Wenn Sie aufgrund Ihres Befindens den Verdacht haben, Ihnen könnte Vitamin B_6 fehlen, dann essen Sie z. B. mehr Vollkornbrot oder Bananen oder besprechen Ihren Verdacht mit Ihrem Arzt.
Sie können Ihren Tagesbedarf decken mit ungefähr: 200 Gramm Lachs oder 315 Gramm Makrele oder 500 Gramm Bananen oder 500 Gramm Vollkornbrot.
Vitamin B_6-Mangel kann ernährungsbedingt praktisch nicht auftreten.
Anzeichen eines Vitamin B_6-Mangels: Appetitlosigkeit; Übelkeit, Brechreiz; entzündete Mundschleimhaut; trockene Haut.
Vitamin B_6-Überschuß kann praktisch nur auftreten, wenn Sie das Vitamin als Medikament einnehmen. Es wird beispielsweise bei Erbrechen oder dem prämenstruellen Syndrom (➔ Menstruationsstörungen, Seite 586) propagiert.
Anzeichen eines Vitamin B_6-Überschusses: »Ameisenlaufen« und brennende Schmerzen in Armen und Beinen; Unsicherheit beim Gehen.

Vitamin B_{12} (Cyanocobalamin)

Notwendig für den Aufbau der roten Blutkörperchen.
Durchschnittlich empfohlene Tagesmenge: etwa 0,003 mg.
Sie können Ihren Tagesbedarf decken mit ungefähr: 60 Gramm Rind- oder Schweinefleisch oder 35 Gramm Hering oder Makrele oder 75 Gramm Rotbarsch oder 300 Gramm Vollmilchjoghurt.
Vorkommen: Vitamin B_{12} kommt nur in tierischen Nahrungsmitteln oder milchsauer konservierten Gemüsen (Gurken, Sauerkraut) vor.
Vitamin B_{12}-Mangel ist ernährungsbedingt nur bei denjenigen bekannt, die gar keine tierischen Produkte essen. Bei schweren Darmerkrankungen kann die Vitaminaufnahme behindert sein. Wenn der Magen den Stoff nicht bildet, der notwendig ist, um Vitamin B_{12} aufzunehmen, entsteht die »perniziöse Anämie« (➔ Seite 408).
Anzeichen eines Vitamin B_{12}-Mangels: Widerwillen gegen Fleisch, brennende Zunge. Alle Symptome einer »Blutarmut«: Müdigkeit, Schwindel, Herzschwäche.
Vitamin B_{12}-Überschuß ist bisher nicht bekannt.

Folsäure

Notwendig für die Bildung der roten Blutkörperchen (gemeinsam mit Vitamin B_{12}).
Durchschnittlich empfohlene Tagesmenge: etwa 0,2 mg. Schwangere brauchen die doppelte Menge.
Sie können Ihren Tagesbedarf decken mit ungefähr: 250 Gramm Spinat oder 200 Gramm Fenchel oder 330 Gramm Grünkohl oder 250 Gramm Spargel oder 330 Gramm Vollkornbrot.
Folsäuremangel tritt bei normaler Ernährung nicht auf. Säuglinge, die mit hitzebehandelter Kuhmilch (➔ Milch, Seite 858) ernährt werden, bekommen möglicherweise zuwenig Folsäure. Fertiger Säuglingsmilch ist Folsäure zugesetzt.

Schwere Darmerkankungen können die Aufnahme des Vitamins behindern. Einige Medikamente, die z. B. bei Krebskrankheiten und Rheuma angewandt werden, tun das ebenfalls.
Anzeichen eines Folsäuremangels: wie bei Vitamin B_{12}.
Überschuß an Folsäure ist nur durch künstliche Zufuhr zu erreichen.
Anzeichen eines Folsäureüberschusses: Magen-Darm-Beschwerden. Zuviel Folsäure kann gefährlich werden, weil das die Diagnose der »perniziösen Anämie« (➔ Seite 408) erschwert.

Niacin (Nikotinamid, Nikotinsäure, Vitamin PP)

Notwendig für den Energiehaushalt der Zellen.
Durchschnittlich empfohlene Tagesmenge: zwischen 10 und 20 mg.
Sie können Ihren Tagesbedarf decken mit ungefähr: 230 Gramm Hühnerfleisch oder 525 Gramm Hering oder 130 Gramm Erdnüssen.
Niacinmangel kann auftreten, wenn Sie gar kein Fleisch oder Brot essen oder bei schweren Erkrankungen von Magen oder Darm.
Anzeichen eines Niacinmangels: Kopfschmerzen, Appetitlosigkeit, Magenbeschwerden, Durchfall; Hautveränderungen ähnlich einem Sonnenbrand, rauhe, schuppende, gerötete, entzündete Haut.
Überschuß an Niacin kann auftreten, wenn Sie Durchblutungsstörungen oder einen zu hohen Fettgehalt des Blutes mit nikotinsäurehaltigen Medikamenten behandeln.
Anzeichen eines Niacinüberschusses: Trockene, gerötete Haut, Haarausfall, Juckreiz; Durchfall, Erbrechen; Leberschäden.

Pantothensäure (Dexpanthenol)

Notwendig für den Stoffwechsel aller Nährstoffe.
Durchschnittlich empfohlene Tagesmenge: etwa 5 mg.
Weder Mangel noch Überschuß an Pantothensäure sind bekannt.

Vitamin C (Askorbinsäure)

Notwendig für die Bildung von Bindegewebe. Die blutbildenden Stoffe Folsäure und Eisen kann der Körper nur aufnehmen, wenn Vitamin C vorhanden ist.
Durchschnittlich empfohlene Tagesmenge: etwa 60 mg. Schwangere benötigen etwa 80 mg, stillende Frauen und Raucher 100 mg. Eine positive Wirkung von Vitamin C bei Erkältungskrankheiten oder Krebs wird zwar immer wieder behauptet, konnte aber von keiner wissenschaftlichen Studie bisher belegt werden.
Sie können Ihren Tagesbedarf decken mit ungefähr: 20 Gramm Kiwi, 30 Gramm schwarzen Johannisbeeren, 40 Gramm Paprikaschoten, 50 Gramm Grünkohl, 100 Gramm Apfelsinen, 400 Gramm Pellkartoffeln.
Vitamin C-Mangel: möglich, wenn Sie wenig frisches Obst, Gemüse und Kartoffeln essen.
Anzeichen eines Vitamin C-Mangels: Schwäche, Gewichtsverlust; Hautblutungen, besonders am Zahnfleisch; schlechte Wundheilung; Blutarmut.
Vitamin C-Überschuß können Sie durch Ernährung und Medikamente bewirken.
Anzeichen eines Vitamin C-Überschusses: Durchfall, Verdauungsbeschwerden, Bildung von Nierensteinen.

Vitamin D (Calciferol, Cholecalciferol)

Notwendig für den Stoffwechsel von Kalzium und Phosphat und damit den Knochenauf- und -abbau.
Durchschnittlich empfohlene Tagesmenge: Säuglinge 100 bis 200 IE Vitamin D; Kinder, Heranwachsende, schwangere und stillende Frauen 400 IE, andere Erwachsene 200 IE.
Vorstufen des Vitamin D werden mit der Nahrung aufgenommen, in der Haut gespeichert und durch den UV-Anteil des Sonnenlichts in das eigentliche Vitamin umgewandelt. Bei Erwachsenen deckt die Eigenproduktion normalerweise den Bedarf.
Vorkommen: Besonders in Fisch, Eiern, Butter.
Vitamin D-Mangel kann auftreten
- bei gestillten Säuglingen, deren Mutter sich nicht ausreichend mit Vitamin D versorgt
- bei Säuglingen, deren Milchnahrung selbst hergestellt wird. Fertigmilchnahrung ist immer mit Vitamin D angereichert
- bei Menschen, an deren Haut kein Sonnenlicht herankommt, oder wenn durch massiv verschmutzte Luft nicht genügend UV-Licht hindurchdringen kann
- bei Krankheiten von Leber oder Nieren, so daß der Körper Vitamin D nicht in seine wirksame Form umwandeln kann

Anzeichen eines Vitamin D-Mangels:
Beim Kind: Unruhe, schlechter Schlaf, häufiges Schwitzen, schlaffe Muskeln. Es entsteht eine Rachitis ➔ Seite 492.
Beim Erwachsenen: Die Knochenmasse »dünnt aus«, die Knochen verbiegen sich (Knochenerweichung, ➔ Seite 492).
Vitamin D-Überschuß kann nur durch Medikamente auftreten. Auch Lebertran ist ein Medikament.
Anzeichen eines Vitamin D-Überschusses: Starker Durst und häufiges Wasserlassen; Kopfschmerzen, Müdigkeit,

Appetitlosigkeit, Brechreiz, Durchfall, Fieber. Im fortgeschrittenen Stadium Nierensteine und Ablagerungen in den Blutgefäßen, Knochenveränderungen.

Vitamin E (Tokopherol)

Notwendig, um Substanzen, die Zellen schädigen könnten, in weniger gefährliche Stoffe umzuwandeln.
Durchschnittlich empfohlene Tagesmenge: auf etwa 10 Milligramm geschätzt.
Sie können Ihren Tagesbedarf decken mit ungefähr: 7 Gramm Weizenkeimöl oder 27 Gramm Sonnenblumenöl.
Vitamin E-Mangel hat beim Tier unter anderem Störungen der Fruchtbarkeit verursacht. Diese Beobachtungen sind aber auf den Menschen nicht übertragbar.
Schwere Magen-Darm-Erkrankungen, bei denen die Fettaufnahme gestört ist, können die Aufnahme von Vitamin E behindern.
Anzeichen eines Vitamin E-Mangels: Veränderungen der roten Blutkörperchen, Muskelschwäche, Netzhautveränderungen.
Vitamin E-Überschuß durch Nahrungsmittel ist nicht bekannt. Große Mengen Vitamin E über lange Zeit zu schlucken wird erst seit so kurzem propagiert, daß noch keine ausreichenden Erfahrungen über die Auswirkungen vorliegen.

Vitamin H (Biotin)

Notwendig für den Stoffwechsel aller Nährstoffe.
Durchschnittlich empfohlene Tagesmenge: läßt sich nicht angeben, weil die Darmbakterien im Körper es selbst herstellen.
Vorkommen: Besonders reich an Vitamin H sind Eigelb, Sojabohnen und Erdnüsse.
Vitamin H-Mangel und -Überschuß sind praktisch nicht bekannt.

Vitamin K (Phyllochinon)

Notwendig für die Blutgerinnung.
Durchschnittlich empfohlene Tagesmenge: läßt sich nicht angeben, weil die Darmbakterien es selbst herstellen.
Vorkommen: Besonders reich an Vitamin K sind grüne Gemüse, vor allem Kohlarten, und Eier.
Vitamin K-Mangel kann auftreten bei schweren Magen-Darm-Erkrankungen, die die Fettaufnahme stören, und wenn eine langdauernde Behandlung mit Antibiotika die Darmbakterien abtötet.
Bei manchen voll gestillten Säuglingen kann sich in der 4. bis 6. Lebenswoche ein Vitamin K-Mangel bemerkbar machen, der möglicherweise dadurch ensteht, daß Brustkinder andere Bakterienarten in ihrem Darm beherbergen als Flaschenkinder.
Anzeichen eines Vitamin K-Mangels: Die verstärkte Blutungsneigung wird durch viele blaue Flecken sichtbar. Auch Nasenbluten ist häufig.
Vitamin K-Überschuß ist nicht bekannt.

Mineralstoffe

Kalium

Notwendig für den Wasserhaushalt innerhalb der Zellen, damit Muskel- und Nervenzellen auf Reize reagieren können.
Durchschnittlich empfohlener Tagesbedarf: 3 bis 4 Gramm pro Tag, die die normale Ernährung deckt.
Sie können Ihren Tagesbedarf decken mit ungefähr: 180 Gramm getrockneten Aprikosen, 670 Gramm Walnüssen, 720 Gramm Bananen oder 750 Gramm Vollkornbrot.
Kaliummangel kann auftreten, wenn
- Sie regelmäßig Abführmittel einnehmen
- Sie entwässernde Medikamente einnehmen (sog. Diuretika, z. B. bei Bluthochdruck und unzureichender Herztätigkeit)

Anzeichen eines Kaliummangels: Muskelschwäche, Müdigkeit, Antriebslosigkeit, Blähungen, Verstopfung.
Kaliumüberschuß kann auftreten, wenn Ihr Körper durch Krankheit oder Medikamenteneinnahme zu wenig Kalium ausscheidet oder wenn Sie kaliumhaltige Medikamente einnehmen.
Anzeichen eines Kaliumüberschusses: Müdigkeit, Schwäche, Hörstörungen, metallischer Geschmack im Mund. Im fortgeschrittenen Stadium stellt der Arzt unregelmäßigen Herzschlag, Blutdruckabfall und Verwirrtheitszustände fest.
Vorbeugung: Wenn Ihre Nieren nicht mehr einwandfrei funktionieren oder Sie entwässernde Medikamente einnehmen, sollte Ihr Arzt den Kaliumgehalt des Blutes regelmäßig kontrollieren.

Kalzium

Notwendig für Knochen und Zähne; damit Muskel- und Nervenzellen auf Reize reagieren können; zur Abwehr von Entzündungen und Allergien; bei der Blutgerinnung.
Durchschnittlich empfohlener Tagesbedarf: etwa 800 mg. Im letzten Drittel der Schwangerschaft, während der Stillzeit und für Heranwachsende zwischen 11 und 24 1200 mg.
Damit Kalzium aus dem Darm aufgenommen werden kann, ist Vitamin D notwendig.

In 100 Gramm eßbarem Anteil sind enthalten

Vitamin A

Karotten (Möhren)	6600 IE
Spinat	2300 IE
Butter	1950 IE
Emmentaler Käse	1065 IE
Hühnerei	730 IE
Vollmilch	100 IE

Vitamin B_1

Erdnüsse	0,9 mg
Schweinekotelett	0,8 mg
Hinterschinken	0,8 mg
Linsen	0,4 mg
Haselnüsse	0,4 mg
Vollkornbrot	0,3 mg

Vitamin B_2

Rinderherz	0,9 mg
Weizenkeime	0,7 mg
Parmesankäse	0,6 mg
Champignons	0,4 mg
Hühnerei	0,3 mg
Vollmilch	0,2 mg

Vitamin B_6

Lachs	1 mg
Sardine	0,9 mg
Haselnüsse	0,5 mg
Vollkornbrot	0,4 mg
Bananen	0,4 mg

Vitamin B_{12}

Austern	0,015 mg
Hering, Makrele	0,009 mg
Rindfleisch	0,005 mg
Schweinefleisch	0,005 mg
Käse	0,002 mg
Vollmilchjoghurt	0,001 mg

Folsäure

Fenchel	0,1 mg
Spargel	0,083 mg
Spinat	0,078 mg
Hühnerei	0,065 mg
Grünkohl	0,06 mg
Vollkornbrot	0,06 mg
Erdnüsse	0,053 mg

Niacin

Erdnüsse	15,3 mg
Hühnerfleisch	8,8 mg
Hering	3,8 mg
Forelle	3,41 mg
Vollkornbrot	3,3 mg

Vitamin C

Kiwi	250 mg
schwarze Johannisbeere	180 mg
Paprikaschoten	140 mg
Grünkohl	105 mg
Rosenkohl	85 mg
Broccoli	60 mg
Zitronen	53 mg
Orangen	50 mg
Tomaten	24 mg
Pellkartoffeln	14 mg

Vitamin D

Sardine	300 IE
Thunfisch	215 IE
Hühnerei	71 IE
Butter	52 IE

Vitamin E

Weizenkeimöl	215 mg
Sonnenblumenöl	56 mg
Margarine	16 mg
Butter	2 mg
Maiskörner	2 mg

Vitamin H

Hühnerei	0,025 mg
Erdnüsse	0,035 mg

Vitamin K

Rosenkohl	0,57 mg
Spinat	0,35 mg
Blumenkohl	0,30 mg
Broccoli	0,13 mg
Hühnerei	0,045 mg

Eisen

Salzhering	20 mg
Sesamkörner	10 mg
Hirse	9 mg

Jodid

Schellfisch	0,4 mg
Seelachs	0,26 mg
Garnele	0,13 mg
Zitrone	0,07 mg
Hering	0,05 mg
Spinat	0,02 mg
Hühnerei	0,01 mg

Kalium

getr. Aprikosen	1700 mg
getr. Datteln, Feigen, Rosinen	800-700 mg
Erdnüsse	740 mg
Spinat	660 mg
Walnüsse	450 mg
frische Aprikosen	440 mg
Bananen	420 mg
Pilze	500-400 mg
Vollkornbrot	400 mg
Erbsen	370 mg

Kalzium

Hartkäse	1000 mg
Sesamkörner	785 mg
Ölsardinen	330 mg
Vollmilch	120 mg
Vollkornbrot	100-50 mg

Magnesium

Sesamkörner	3345 mg
Weizenkleie	590 mg
Sonnenblumenkerne	420 mg
getr. grüne Erbsen	115 mg
Garnelen	65 mg
Spinat	60 mg
ungeschälter Weizen	45 mg

Sie können Ihren Tagesbedarf decken mit ungefähr: 80 Gramm Hartkäse oder 245 Gramm Ölsardinen oder 660 Gramm Vollmilch oder 100 Gramm Sesamkörnern.
Kalziummangel kann auftreten, wenn Sie keine Milchprodukte essen oder Ihr Trinkwasser durch eine Wasserenthärtungsanlage laufen lassen (➔ Wasserhärte, Seite 873).
Anzeichen eines Kalziummangels: Blasse, schweißige Haut; Unruhe; Erbrechen; Durchfall; »Ameisenlaufen« in den Gliedmaßen; sehr schmerzhafte Krämpfe, besonders in den Armen.
Kalziumüberschuß im Blut kann auftreten, wenn Sie übermäßig viel Vitamin D zu sich genommen haben.
Anzeichen eines Kalziumüberschusses: Appetitlosigkeit, Gewichtsabnahme, Blähungen, Verstopfung, Herzrhythmusstörungen. Es besteht die Gefahr, daß sich Nierensteine bilden.

Phosphat

Notwendig für die Knochen; für die Vermehrung von Zellen.
Phosphataufnahme und -ausscheidung werden genauso geregelt wie die von Kalzium. Für die Aufnahme aus dem Darm ist ebenfalls Vitamin D notwendig.
Durchschnittlich empfohlener Tagesbedarf: Wenn Sie dafür sorgen, daß Ihr Kalzium- und Eiweißbedarf gedeckt ist, nehmen Sie auch ausreichend Phosphat zu sich.
Vorkommen: Sowohl tierische als auch pflanzliche Nahrungsmittel enthalten ausreichende Mengen Phosphat.
Phosphatüberschuß: Im Verhältnis zur Kalziumaufnahme nehmen die meisten Menschen viel zuviel Phosphat auf, da vielen Fertignahrungsmitteln (Schmelzkäse, Kondensmilch, Cola-Getränke, Brühwürste u. a.) Phosphat zugesetzt ist. Möglicherweise verringert sich dadurch die Festigkeit der Knochen.

Magnesium

Notwendig für Knochen und Zellen, besonders Muskelzellen.
Durchschnittlich empfohlener Tagesbedarf: etwa 300 mg.
Sie können Ihren Tagesbedarf decken mit ungefähr: 70 Gramm Sonnenblumenkernen oder 230 Gramm weißen Bohnen oder 500 Gramm Spinat oder 50 Gramm Weizenkleie.
Magnesiummangel kann auftreten, wenn Sie
- vornehmlich mit Kunstdünger gezogene Nahrungsmittel essen. Sie enthalten oft weniger Magnesium als natürlich gewachsene
- sehr fett- oder eiweißreiche Kost essen

Anzeichen eines Magnesiummangels: Nervöse Störungen, Herzbeschwerden, Übelkeit, Magen- und Wadenkrämpfe.

Fluorid

Notwendig für Knochen- und Zahnaufbau. Fluoridhaltige Zähne sind widerstandsfähiger gegen Karies als fluoridarme (➔ Karies, Seite 421).
Durchschnittlich empfohlener Tagesbedarf: Säuglinge etwa 0,2 mg, Erwachsene etwa 1 mg.
Vorkommen: Trinkwasser, Fisch, Meersalz und schwarzer Tee. Drei Tassen Tee decken den täglichen Fluoridbedarf eines Erwachsenen. Durch den ständig ansteigenden Fluoridausstoß der Industrie ist zu erwarten, daß der Fluoridgehalt von Nahrungsmitteln und des Trinkwassers zunimmt. Die mit normaler Ernährung täglich aufgenommene Fluoridmenge liegt bei 0,3 bis 0,4 mg. Die Hauptmenge stammt dabei aus dem Trinkwasser (➔ Leitungswasser, Seite 872).
Fluoridmangelkrankheiten sind nicht bekannt.
Fluoridüberschuß: Ab etwa 2 mg Fluoridaufnahme täglich befürchtet man Giftwirkungen. Bei Kindern kündigen sie sich durch weiße Flecken auf den Zähnen an (Fluorose). Mehr als 8 mg Fluorid täglich über eine längere Zeit kann eine Knochenfluorose entstehen lassen: Wirbelsäule und Gelenke versteifen. Andere Vergiftungszeichen sind: Schäden an Haut, Haaren und Nägeln; Verstopfung; »Ameisenkribbeln« in Händen und Füßen, Schilddrüsenveränderungen; Nierenschäden.
Achtung: Viele Zahnpasten, Mundwässer, Kaugummis usw. enthalten Fluoridzusätze »zur Kariesvorbeugung« ohne Angabe der Menge.

Eisen

Notwendig für das Hämoglobin der roten Blutkörperchen.
Durchschnittlich empfohlener Tagesbedarf: Männer und nicht menstruierende Frauen 0,5 bis 1 mg täglich; menstruierende Frauen 0,7 bis 2 mg; Jugendliche 2 bis 2,8 mg und Schwangere 2 bis 5 mg. Mit Ihrer Nahrung sollten Sie etwa das Zehnfache der genannten Eisenmenge anbieten, da Ihr Körper normalerweise nur etwa 5 bis 10 Prozent davon aufnimmt.
Vorkommen: Gemischte Kost enthält 10 bis 20 mg Eisen. Das reicht aus, um den Bedarf zu decken. Braucht der Körper mehr Eisen, kann er die Aufnahmemenge erheblich steigern.
Sie können Ihren Tagesbedarf decken mit ungefähr: 100 Gramm Salzhering oder 200 Gramm Sesamkörnern oder 200 Gramm Hirse oder 200 Gramm getrockneten Soja-

bohnen. Spinat fehlt in dieser Aufzählung. Der Irrtum, daß er besonders eisenhaltig sei, ist zwar schon längst bewiesen, hält sich aber trotzdem hartnäckig.
In Fleisch enthaltenes Eisen kann der Körper besser verwerten als das aus anderen Produkten.
Eisenmangel kann entstehen, wenn
- Ihre Nahrung nicht so viel verwertbares Eisen enthält, wie Ihr Körper gerade braucht
- Ihr Körper das angebotene Eisen nicht ausreichend aufnehmen kann, weil Sie z. B. nicht genügend Magensäure haben oder Magen-Darm-Krankheiten die Aufnahme behindern
- Ihr Körper Blut verliert. Unbemerkt geschieht das z. B. bei Blutungen aus dem Magen-Darm-Trakt durch Geschwüre, Hämorrhoiden oder die Einnahme von schmerz- und entzündungshemmenden Medikamenten. Sichtbar sind Blutverluste z. B. bei großflächigen Wunden, Operationen oder häufigen, langdauernden Menstruationsblutungen
- Sie langdauernde Infektionen oder
- entzündliches Rheuma haben

Anzeichen eines Eisenmangels sind: Müdigkeit, Schwäche, blasse Haut, kalte Hände und Füße, Schlaflosigkeit, brüchige Haare und Nägel, Übelkeit, Verstopfung, Durchfall, Libidostörungen und Impotenz.
Behandlung: Bevor Sie Medikamente gegen »Blutarmut« einnehmen, sollte der Arzt mit einer Blutuntersuchung den Mangel eindeutig nachgewiesen haben. Damit sollte er auch den Erfolg der Behandlung kontrollieren. Eisenpräparate sollten Sie mindestens eine halbe Stunde vor dem Frühstück mit einem großen Glas Wasser oder Vitamin-C-haltigem Saft einnehmen. Kaffee, Tee oder Milch behindern die Aufnahme des Eisens aus dem Darm.
Eisenüberschuß kann auftreten, wenn Sie mit der Nahrung oder mit Medikamenten zuviel Eisen zuführen. Der Körper lagert den Überschuß in inneren Organen ab und schädigt sie damit. Die späte Folge kann z. B. eine Leberzirrhose (➔ Seite 452) oder ein Diabetes (➔ Seite 555) sein.

Spurenelemente

Viele der im menschlichen Körper nachgewiesenen Elemente kommen nur in Spuren vor. Von einigen ist bekannt, daß sie lebensnotwendig sind:
Kupfer wirkt mit beim Aufbau von Hämoglobin.
Kobalt ist ebenfalls wichtig für die Blutbildung.
Zink ist ein Bestandteil des Hormons Insulin.
Chrom ist wichtig für die Wirkung des Insulins.
Mangan, Molybdän und *Selen* sind Bestandteile von Enzymen. Sie alle sind in normaler Kost in ausreichender Menge enthalten.
Von vielen anderen Spurenelementen ist nicht bekannt, ob sie eine Wirkung haben oder entbehrlich sind.

Jodid

Die Schilddrüse braucht Jodid, um einwandfrei arbeiten zu können (➔ Kropf, Seite 569). Erwachsene benötigen täglich 0,15 mg, Kinder bis etwa 9 Jahre 0,1 mg, Säuglinge 0,05 mg. Männer haben seltener Jodmangel als Frauen. Alles, was im Meer gelebt hat, ist jodidreich. (Jodidgehalt von Nahrungsmitteln ➔ Tabelle Seite 884.) Eine Seefisch-Mahlzeit pro Woche deckt Ihren Bedarf. Wenn Sie auf Seegetier verzichten, können Sie auf die japanischen Algen Arame oder Kombu (aus dem Bioladen) zum Würzen ausweichen. Andere Möglichkeiten sind jodhaltige Heil- oder Mineralwässer oder jodhaltige Zahnpasten (*Stark Jod Kaliklora*). Andernfalls sollten Sie überlegen, ob Sie jodiertes Speisesalz verwenden wollen (➔ Seite 879). Meersalz enthält im Durchschnitt nicht mehr Jodid als normales Salz.
Seit dem Reaktorunfall von Tschernobyl gibt es Empfehlungen für eine Jodprophylaxe bei einem erneuten Zwischenfall. In Kernreaktoren liegt Jod gasförmig vor und kann bei einem Unfall in die Atmosphäre austreten. Schilddrüsen, die nicht genügend Jod enthalten, nehmen 60 bis 70 Prozent des eingeatmeten radioaktiven Jods auf. Damit sind sie stark krebsgefährdet. Um das zu verhindern, soll das Organ so mit Jod gesättigt werden, daß es höchstens noch ein Prozent des radioaktiven Elements einlagert. Konkret heißt das, daß Erwachsene – noch bevor die erwartete Wolke mit radioaktivem Gas die Menschen erreicht – einmal 200 mg Jodid einnehmen und anschließend alle acht Stunden noch einmal 100 mg, bis sie insgesamt 1000 mg Jod geschluckt haben bzw. solange das Risiko, radioaktives Jod aufzunehmen, weiterbesteht. Kinder erhalten die Hälfte der angegebenen Menge. Diese Einnahme soll jedoch niemals eigenmächtig, sondern nur auf behördliche Anordnung hin geschehen. Die Gesundheit von Menschen mit einer Überfunktion der Schilddrüse (Seite 573), die oft genug auch unerkannt besteht, sind durch diese Jodprophylaxe sehr gefährdet. Diese Vorbeugemaßnahme kann zwar die Schilddrüse vor Strahlenschäden bewahren. Alle anderen Organe sind jedoch nach wie vor gefährdet. Das Schlucken der Jodtabletten darf also nicht zu der trügerischen Annahme verleiten, man sei dadurch vor den schrecklichen Auswirkungen der Strahlung geschützt.

GENUSSMITTEL UND DROGEN

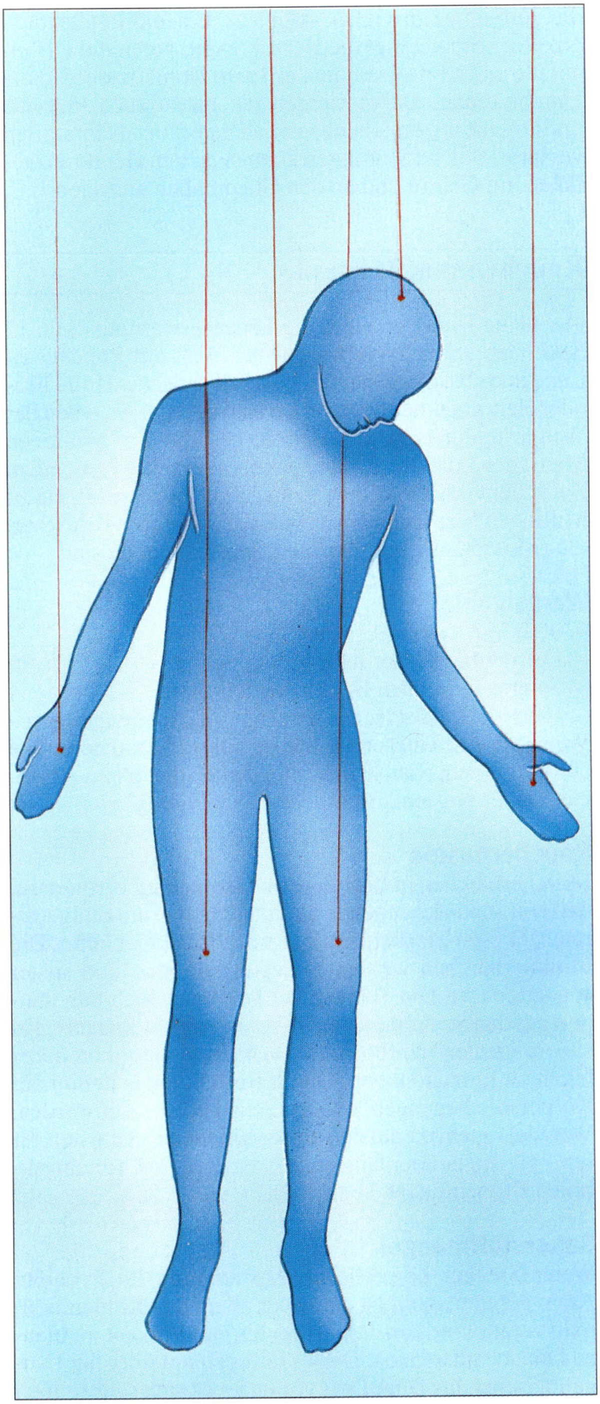

Landläufig versteht man unter Drogen nur jene illegalen Stoffe, die abhängig machen können, wie zum Beispiel Heroin, Kokain oder LSD.
Die Genußmittel werden davon abgegrenzt, obwohl diese Grenze, was die Wirkung betrifft, gar nicht existiert. Als Genußmittel werden Getränke, Tabak, Gewürze und Bestandteile der Nahrung bezeichnet, die eine anregende Wirkung haben. Alkohol kann jedoch ebenso abhängig machen wie »harte« Drogen.
Diese unterschiedliche Bewertung der »legalen« und »illegalen« Abhängigkeiten hat in unserem Bewußtsein die Einschätzung der Sucht- und Drogenproblematik verzerrt. In der Bundesrepublik gibt es rund 1,8 Millionen Alkoholabhängige, schätzungsweise 300 000 bis 600 000 Medikamentenabhängige und etwa 100 000 Opiat- und Cannabisabhängige.

RAUCHEN (NIKOTIN)

In der Bundesrepublik Deutschland werden pro Kopf und Jahr mehr als 2000 Zigaretten geraucht, in Österreich ist es ähnlich. Von den über 14jährigen raucht über ein Drittel, knapp die Hälfte hat noch nie zu einer Zigarette gegriffen, und 17 Prozent haben mit dem Rauchen bereits wieder aufgehört. Dabei ist Rauchen eine klassische »Kinderkrankheit«, von der es schwierig ist, wieder loszukommen. Gegenwärtig rauchen etwa die Hälfte aller Jugendlichen. Die Tendenz bei den jungen Männern ist eher rückläufig, bei den jungen Frauen ansteigend. Wer bis zum 20. Lebensjahr nicht mit dem Rauchen begonnen hat, fängt in der Regel auch später nicht mehr an.
Zur Gewohnheit wird die Zigarette besonders leicht, wenn sie in der schwierigen Zeit der Pubertät als ein Mittel entdeckt wird, das Unsicherheit und nervöse Spannungen überspielen hilft. Rauchende Eltern tragen wesentlich zu den Raucherkarrieren ihrer Kinder bei. Das experimentelle Spiel mit der Zigarette kann damit zur lebenslangen und kostspieligen Abhängigkeit werden.

Das tägliche Gift

Nikotin ist ein starkes Gift, das das gesamte Nerven- und Gefäßsystem angreift. 50 Milligramm davon reichen aus, um einen Menschen zu töten, wenn sie auf einmal in die Blutbahn gespritzt werden. Das ist in etwa die Menge, die starke Raucher und Raucherinnen täglich aufnehmen. Vergiftungserscheinungen bleiben nur deshalb aus, weil

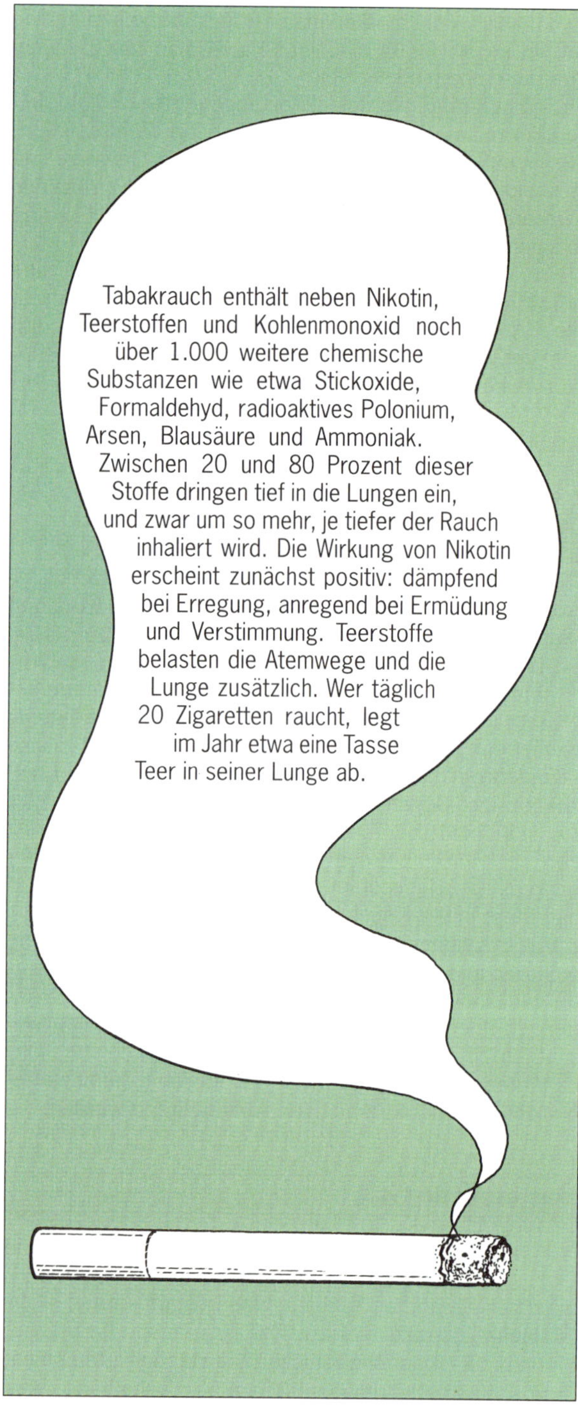

die Aufnahme in vielen »kleinen« Einzeldosen erfolgt. Nikotin beschleunigt die Herztätigkeit, verengt die Blutgefäße und stört zusammen mit dem Kohlenmonoxid die Durchblutung. Dabei werden die betroffenen Gewebe und Organe unzureichend mit Sauerstoff und Nährstoffen versorgt. Solche Störungen können an den Herzkranzgefäßen, im Gehirn und an den Gliedmaßen auftreten.

Rauchen macht krank

Der blaue Dunst verkürzt die Lebenserwartung. Alle 13 Sekunden stirbt irgendwo auf der Welt ein Raucher an Lungenkrebs, Lungenemphysem, chronischer Bronchitis oder Herzkrankheiten. Jährlich sind es nach Angaben der Weltgesundheitsorganisation insgesamt 2,5 Millionen Menschen, die ihr Leben damit »vorzeitig« beenden. Zwischen 1980 und dem Jahre 2000 werden bis zu 10 Millionen Menschen in Europa den Tod durch Krankheiten riskieren, die mit dem Rauchen verbunden sind.

Warnsignale

- öfter Husten mit Auswurf
- Luftnot bei körperlicher Anstrengung
- Schmerzen in den Beinen beim Gehen
- Herzstiche oder Herzschmerzen bei Anstrengungen

Wenn Sie eines dieser Signale verspüren, dann hören Sie sofort mit dem Rauchen auf. Sie haben die ersten Anzeichen einer ernsten körperlichen Schädigung.

Raucherhusten

Flimmerhärchen in Luftröhre und Bronchien verhindern, daß von außen kommende Staubteilchen in die Lunge geraten. Diesen Mechanismus legt der Tabakteer lahm. Die Flimmerhärchen werden bewegungsunfähig und später sogar zerstört. Die Schmutzstoffe können sich ungehindert auf den Schleimhäuten im Atembereich ablagern. Da sie ein idealer Nährboden für Bakterien sind, kommt es leicht zu Entzündungen. Durch Husten versucht nun der Körper, die liegengebliebenen Schadstoffe loszuwerden. Wer viel raucht, kennt den morgendlichen Reizhusten. Er wird - wenn er über längere Zeit besteht - oft zur chronischen Bronchitis (➔ Seite 362).

Sauerstoffmangel

Wenn Sie bei körperlicher Anstrengung leicht außer Atem geraten, dann ist dafür vor allem das Kohlenmonoxid verantwortlich, das zu drei bis vier Prozent im blauen Dunst enthalten ist. Dieses Gift gelangt über die Lungenbläschen ins Blut. Dort verbindet es sich sehr schnell mit den roten Blutkörperchen, die dadurch weniger Sauerstoff transportieren können. Kohlenmonoxid im Rauch ruft also einen direkten Sauerstoffmangel hervor, der beispielsweise über seine Wirkung im Gehirn zu Müdigkeit, Kopfschmerzen oder Übelkeit führt.

Magenleiden

Raucher erhöhen ihr Risiko, an einem Magenleiden wie zum Beispiel einer chronischen Gastritis zu erkranken. Magengeschwüre heilen schneller, wenn man mit dem Rauchen aufhört.

Herzinfarkt

Jedes Jahr sterben in der BRD etwa 40 000 Menschen an Herz- und Kreislauferkrankungen, die das Rauchen mitverschuldet. Die Wahrscheinlichkeit, an einem Herzinfarkt zu sterben, ist für Raucher zwei- bis fünfmal so groß wie für Nichtraucher. Das Risiko wächst mit der Anzahl der täglich gerauchten Zigaretten. Es erhöht sich außerdem, wenn die Betroffenen zu hohen Blutdruck oder erhöhte Cholesterinwerte haben und wenn Raucherinnen die »Pille« einnehmen.

»Raucherbein«

Das im Rauch enthaltene Kohlenmonoxid erhöht den Fettgehalt des Blutes erheblich. Die Folge können Durchblutungsstörungen sein, an deren Ende das gefürchtete »Raucherbein« steht (➔ Durchblutungsstörungen, Seite 387). Jedes Jahr werden in der Bundesrepublik etwa 20 000 Amputationen und gefäßchirurgische Eingriffe an Rauchern durchgeführt.

Krebs

Jedes Jahr sterben bei uns etwa 25 000 bis 30 000 Menschen an Lungenkrebs. Mehr als 90 Prozent von ihnen waren Raucher. Wer bis zu zehn Zigaretten pro Tag raucht, hat ein fünffaches Lungenkrebsrisiko, wer über 35 Zigaretten raucht, ein 40faches.
Zigarren- und Pfeifenraucher haben zwar »nur« ein etwa um das Vierfache erhöhtes Lungenkrebsrisiko im Vergleich zu Nichtrauchern, aber Zigarrenraucher erkranken häufiger an Mundhöhlen- und Speiseröhrenkrebs, Pfeifenraucher an Lippen- und Zungenkrebs.
Daneben begünstigt Rauchen die Entstehung von bösartigen Neubildungen am Kehlkopf, an der Blase, an den Nieren und an der Bauchspeicheldrüse.

Gefahr am Steuer

In einem geschlossenen Pkw reichen wenige Zigaretten aus, um die Kohlenmonoxidwerte der Atemluft extrem ansteigen zu lassen. Der Sauerstoffmangel führt dazu, daß die körperliche und geistige Leistungsfähigkeit sehr schnell nachläßt, man wird müde. Die Sehleistung kann schon nach drei Zigaretten herabgesetzt sein.
Auch das Abstreifen der Asche, das Anzünden oder einfach das Halten der Zigarette stellen einen Risikofaktor dar. Die rauchende Person ist abgelenkt und kann im Ernstfall nicht so schnell wie nötig reagieren.

Passivrauchen

Nichtrauchende Menschen werden fast immer zum (passiven) Mitrauchen gezwungen. Besonders gefährdet sind die Beschäftigten in der Gastronomie, vor allem aber die Kinder stark rauchender Eltern. So zeigt sich anhaltender Husten bei Kleinkindern häufiger, wenn in der Wohnung geraucht wird. Längeres passives Mitrauchen beeinträchtigt die Lungenfunktion eindeutig meßbar.
Ebenfalls belastend sind scheinbar harmlose Wirkungen wie Kopfschmerzen, Augenbrennen oder Hustenreiz.
Passiv mitrauchende Menschen sind auch einer erhöhten Krebsgefährdung ausgesetzt. So konnte nachgewiesen werden, daß beispielsweise nichtrauchende Frauen, die mit einem rauchenden Partner zusammenleben, ein um 30 Prozent höheres Lungenkrebsrisiko haben als Nichtraucherinnen ohne rauchenden Partner.
Bei Menschen, die beispielsweise an Asthma und Allergien leiden, kann das passive Mitrauchen die Krankheit verstärken oder wieder zum Ausbruch kommen lassen. Das Einatmen von Tabakrauch kann außerdem die Wirksamkeit von Medikamenten herabsetzen.
Wenn Ihre Gesundheit am Arbeitsplatz durch passives Mitrauchen beeinträchtigt wird, dann können Sie unter Umständen über die Arbeitsgerichte Ansprüche auf Schadenersatz geltend machen. Die Arbeitgeber sind dazu verpflichtet, die nicht rauchenden Beschäftigten vor den gesundheitlichen Schäden des Nikotins zu schützen (➔ Gifte am Arbeitspatz, Seite 943).

Das Ungeborene

Während der Schwangerschaft rauchen immer zwei an einer Zigarette: die Frau und ihr Kind. Die mit dem mütterlichen Blut transportierten Giftstoffe gelangen durch die Plazenta in den Blutkreislauf des Kindes. Besonders schädlich wirkt sich auch hier Kohlenmonoxid aus, das die lebenswichtige Sauerstoffversorgung des Kindes beeinträchtigt.
Als Folge der schlechteren Durchblutung des Embryos kommt es zur Mangelernährung. Babys von Raucherin-

nen sind bei ihrer Geburt im Durchschnitt 170 bis 400 Gramm leichter und fünf bis zehn Zentimeter kleiner als Babys nichtrauchender Mütter. Auch der Vater kann dem Baby schaden, wenn er in den Monaten vor der Zeugung stark raucht.

Mit dem Rauchen aufhören

Wer sich entschließt aufzuhören, kann mit einer neu ansteigenden Lebenserwartung rechnen. Nach 15 Jahren ohne Zigarette ist das Risiko von ehemaligen Rauchern, an Lungenkrebs zu erkranken, nicht größer als das von Nichtrauchern. Die Gefahr eines Herzinfarkts sinkt bereits nach wenigen Jahren auf das Normalmaß. Lästige Nebenwirkungen des Rauchens, wie Husten, fettige Haut, Seh- und Geschmacksstörungen oder verstärktes Schwitzen verschwinden sogar nach wenigen Tagen oder Wochen.

Aufhören lohnt sich

Wenn Sie mit dem Rauchen Schluß machen, dann dauert es eine gewisse Zeit, bis alle Körperfunktionen wieder normal reagieren. In dieser Phase sind Sie manchmal nervös und reizbar oder fühlen sich grundlos müde. Ansporn kann dann das Wissen sein: Bereits jetzt ist jede nicht gerauchte Zigarette ein Gewinn.

Manche, die sich das Rauchen abgewöhnen, fürchten, daß sie zunehmen. Das ist meistens nur dann der Fall, wenn als Ersatz für das Rauchen mehr gegessen, genascht oder getrunken wird. Achten Sie daher auf eine leichte, vitaminreiche und ausgewogene Ernährung (➔ Seite 854). Nach drei bis vier Monaten verringert sich das Körpergewicht für gewöhnlich. Alle unangenehmen Entzugserscheinungen sind vorübergehend.

Tips für das sofortige Aufhören

Wenn Sie sich entschließen, von einem Tag auf den anderen mit den Zigaretten Schluß zu machen, dann helfen folgende Tips in den ersten rauchlosen Wochen:

- Halten Sie sich so wenig wie möglich in geschlossenen Räumen auf; bewegen Sie sich so viel wie möglich an der frischen Luft
- Sorgen Sie für ausreichenden Schlaf und für Entspannung
- Viele spornt es an, wenn sie gemeinsam mit einer Person, die sie gerne haben, aufhören
- Erklären Sie in Ihrem Bekanntenkreis, daß Sie nicht mehr rauchen und keine Zigaretten mehr angeboten bekommen möchten
- Überbrücken Sie den »Rauchwunsch« mit Kaugummis, Pfefferminz, Lakritze oder sauren Drops
- Beginnen Sie Ihre »traditionellen« Rauchzeiten neu zu gestalten: Statt der Zigarette nach dem Mittagessen einen Spaziergang um den Häuserblock, oder statt des verrauchten Fernsehabends einen Kinobesuch
- Vermeiden Sie Langeweile
- Meiden Sie Plätze, Orte oder Besuche, wo viel geraucht wird, zum Beispiel Partys, Gaststätten oder Kneipen
- Meiden Sie Getränke, die Lust auf eine Zigarette machen, zum Beispiel Kaffee und Alkohol
- Belohnen Sie sich mit dem ersparten Geld für Ihren Erfolg

Tips für das schrittweise Aufhören

Die Anzahl der täglich gerauchten Zigaretten muß planmäßig reduziert werden. Innerhalb von drei bis fünf Wochen sollten Sie bei Null angelangt sein.

Legen Sie die Situationen fest, in denen Sie nicht mehr rauchen wollen, und teilen Sie Ihre Rationen ein; nehmen Sie sich folgende Schritte vor:

- Die erste Zigarette erst eine Stunde nach dem Frühstück; verlängern Sie diese Wartezeit Tag für Tag
- Führen Sie in Ihrer Wohnung rauchfreie Zonen ein, in denen Sie auf keinen Fall rauchen wollen, zum Beispiel die Küche, das Klo, das Arbeits-, Schlaf- und Speisezimmer
- Keine Zigarette in den Zeiten, in denen Sie mit den Händen beschäftigt sind, zum Beispiel beim Autofahren
- Keine Zigarette, während Sie in Bewegung sind
- Wenn Sie an die nächste Zigarette denken, dann warten Sie noch fünf Minuten, bis Sie sich die nächste anzünden; verlängern Sie diese Wartezeiten
- Stehen Sie in »traditionellen« Rauchzeiten (z. B. nach dem Essen) auf, bringen Sie sich in Bewegung, oder beginnen Sie mit einer anderen Beschäftigung; verlängern Sie die Zeit bis zur nächsten Zigarette

Tips für die Unverbesserlichen

- Rauchen Sie nicht mehr in Gegenwart von Nichtrauchern
- Weniger rauchen, indem Sie rauchfreie Zonen schaffen oder aufsuchen; zum Beispiel die Nichtraucherabteile in Zügen, die Nichtrauchertische in Restaurants
- Rauchen Sie alle Zigaretten nur bis zur Hälfte
- Inhalieren Sie generell weniger tief
- Machen Sie weniger Lungenzüge, oder beginnen Sie, darauf völlig zu verzichten

- Vermeiden Sie »selbstgedrehte« Zigaretten, auch wenn sie billiger sind. Die Selbstgedrehten weisen weitaus höhere Schadstoffwerte auf als die Fertigzigaretten. Auch selbstgedrehte Filterzigaretten sind noch stärker als die stärkste Fabrikzigarette
- Generell Zigaretten mit niedrigem Teer- und Nikotingehalt (»lights«) rauchen, doch achten Sie darauf, daß Sie dadurch nicht wieder mehr rauchen, weil Sie öfter zugreifen

Hilfe von anderen

An Volkshochschulen oder in den Gesundheitszentren der Krankenkassen werden eigene Kurse für den Abschied vom Nikotin angeboten. In Gruppen wird daran gearbeitet, den Zigarettenkonsum schrittweise zu reduzieren.

Therapeutische Entwöhnungsverfahren

Innerhalb der Krankenkassen gibt es keine Möglichkeit, sich das Rauchen auf Krankenschein abzugewöhnen, denn Nikotinabhängigkeit gilt nicht als Krankheit. Spezielle psychotherapeutische Angebote sind fast immer auf Alkoholismus, Medikamenten- oder Drogenabhängigkeit ausgelegt. Doch die Verhaltenstherapie bietet Chancen, vom Nikotin loszukommen (➔ Seite 828). Die Therapie muß allerdings aus der eigenen Tasche finanziert werden.

Vor sogenannten »Aversiven Verfahren« muß allerdings gewarnt werden: Sie arbeiten mit einem Belohnungs-Bestrafungs-Verfahren, wie zum Beispiel mit schmerzhaften elektrischen Schlägen. Durch aversive Maßnahmen (Strafen) ist ein schon gefestigtes Verhalten nicht zu ändern. Im Gegenteil: Es kann das Erlernen eines neuen Verhaltens sogar unterbinden.

Medikamente und andere Hilfsmittel

Es gibt ein relativ breites Angebot von »Anti-Raucher-Mitteln«. Ein Teil der Präparate ist verschreibungspflichtig. Ein Gutachten des Bremer Instituts für Präventionsforschung und Sozialmedizin beurteilt die Wirksamkeit all dieser Präparate als »umstritten« oder »zweifelhaft«. Einzige Ausnahme: Raucher-Kaugummis, wie zum Beispiel *Nicorette* (BRD/Ö). Das Kaugummi enthält Nikotin. Während der Behandlungszeit wird die zugeführte Nikotinmenge allmählich verringert. Aber auch dieses Präparat kann nur im Zusammenhang mit einer umfassenden Entwöhnungstherapie sinnvoll eingesetzt werden. Es kann den Nikotinentzug unterstützen, das Entscheidende bleibt aber der eigene Wille zur Verhaltensänderung.

Informations- und Unterstützungsbroschüren erhalten Sie bei folgenden Institutionen

BRD:	Deutsche Hauptstelle gegen Suchtgefahren Westring 2; 4700 Hamm 1 Tel.: (0 23 81) 2 58 55
	Bundeszentrale für gesundheitliche Aufklärung Ostmerheimerstr. 200; 5000 Köln 91 Tel.: (02 21) 89 92-1
	Bundesvereinigung für Gesundheitserziehung Viktoriastraße 28; 5300 Bonn Tel.: (02 28) 36 15 48
Österreich:	Zentralstelle für Suchtkrankenhilfe Borschkegasse 1; 1090 Wien Tel.: (02 22) 42 67 86

Akupunktur

Individuell unterschiedlich zeigen sich bei der Akupunktur Erfolge, die jedoch meist von kurzer Dauer sind. Akupunktur (➔ Seite 791) kann jedoch helfen, die Schwierigkeiten der Anfangszeit zu überbrücken.

ALKOHOL

Das leise Gift

Alkohol (Äthylalkohol) ist der einzige Stoff, der im engeren Sinn suchtauslösend wirken kann und trotzdem nicht unter staatlicher Kontrolle steht. Alkohol hat eine Doppelrolle. Einerseits gilt er als Genußmittel und ist scheinbar unverzichtbarer Bestandteil jedes geselligen Beisammenseins. Andererseits trägt er die eindeutigen Merkmale einer Droge. Im Gegensatz zum wachsenden Gesundheitsbewußtsein unter Rauchern, die mit ihren Zigaretten Schluß machen, besteht beim Alkohol keine Tendenz zum Konsumrückgang. Er verzeichnet jährliche Zuwachsraten von rund einem Prozent. Bei den Alkoholverbrauchs-Statistiken werden Kinder stets mitgezählt, wodurch sich die durchschnittlich getrunkene Menge für jeden Erwachsenen noch um einiges erhöht. Der Anteil der Frauen und Jugendlichen unter den Alkoholkranken ist im Ansteigen begriffen.

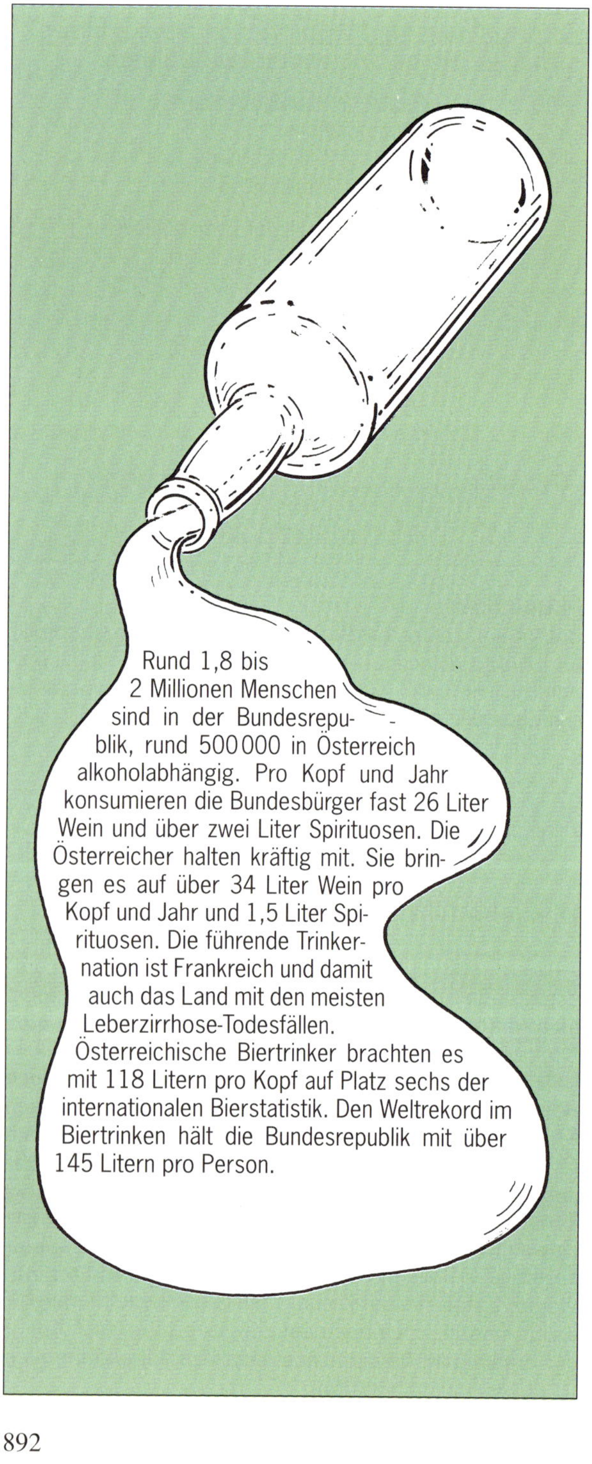

Das Trinken von Wein, Bier oder anderen Spirituosen zu geselligen Anlässen ist ein historisch gewachsener Teil unserer Kultur geworden. Die Fähigkeit, Alkohol mäßig zu trinken und dabei zu genießen, haben jedoch viele verloren. Der Übergang vom Gelegenheitstrinken, bei dem die spannungs- und hemmungslösende Wirkung des Alkohols geschätzt wird, zum süchtigen Trinken, bei dem die getrunkene Menge stetig weiter erhöht werden muß, ist fließend.

Die Betroffenen bemerken diese Grenzüberschreitung meist gar nicht. Der Alkoholmißbrauch im Vorfeld zum Alkoholismus wird fast immer noch unter dem Blickwinkel »Normalkonsum« gesehen. Dazu gehört auch der Irrglaube, daß die sogenannten »sozialen« Trinker, die sich ausschließlich in Gesellschaft anderer vollaufen lassen, eigentlich nicht alkoholgefährdet seien.

Dabei schädigen bei Männern bereits 80 Gramm Alkohol pro Tag die Leber derart nachhaltig, daß Schäden auftreten und nach 20 Jahren jeder zweite bis dritte Trinker mit einer Leberzirrhose rechnen muß. Bei Frauen haben schon 35 bis 40 Gramm Alkohol pro Tag dieselben Folgen.

60 bis 100 Gramm Alkohol pro Tag entsprechen in etwa der Alkoholmenge von vier bis sieben Flaschen Bier oder einer Flasche Wein (0,75 Liter bis 1,6 Liter) oder 0,2 bis 0,5 Liter Schnaps (je nach Alkoholgehalt).

Alkohol macht krank

Bei regelmäßigem Dauerkonsum schädigt Alkohol:

- den Vitamin- und Kaliumhaushalt im Körper
- die Verdauungs- und Stoffwechselorgane, vor allem die Leber (➔ Leberzirrhose, Seite 452), die Bauchspeicheldrüse (➔ Bauchspeicheldrüsenentzündung, Seite 456) und den Magen
- das Herz und die Gefäße
- die Schleimhäute, auf die der Alkohol stark reizend und entzündungsfördernd wirkt (Gastritis)
- die Haut durch die Erweiterung der Hautgefäße
- Libido und Potenz
- Alkohol erhöht das Risiko, an Krebs im Mund- und Rachenbereich, am Kehlkopf, an der Speiseröhre und der Bauchspeicheldrüse zu erkranken

Fettleibigkeit

Alkohol enthält mit 7,1 kcal (30 kJ) pro Gramm vergleichsweise viel Energie, die nach relativ rascher Aufnahme ohne »Verdauungsarbeit« zur Verfügung steht. 10 bis 20 Prozent der von Erwachsenen verbrauchten Kalorien stammen aus Alkohol. Alkohol macht also dick.

Psychische und intellektuelle Veränderungen

Die spannungs- und hemmungslösende Wirkung des Alkohols entsteht dadurch, daß das Zentralnervensystem narkotisiert wird. Fortgesetzter Alkoholmißbrauch (»Einheitsnarkose«) schädigt die peripheren Nerven und die Gehirnzellen. Die Denkleistungen und die psychische Stabilität werden allgemein beeinträchtigt durch:

- eine verminderte Auffassungsgabe
- eingeschränkte Aufmerksamkeit und herabgesetzte Gedächtnisleistung
- gestörte Kritik- und Urteilsfähigkeit
- leichte Erregbarkeit und überempfindliche Reaktionen
- euphorische Gefühle, die sich mit depressiven Verstimmungen abwechseln

Mehrjähriger, übermäßiger Alkoholmißbrauch richtet Schäden an Körper, Geist und Seele an (➔ Alkoholismus, Seite 247).

Das Ungeborene

Frauen sollten in der Schwangerschaft ganz auf Alkohol verzichten. Der Alkohol und seine Abbauprodukte kommen ungehindert durch den Mutterkuchen zum Ungeborenen. Ihm drohen Untergewicht, Wachstumsstörungen, körperliche und geistige Entwicklungsverzögerungen sowie Mißbildungen am Gesicht und an den inneren Organen. Der Volksmund spricht von »Rauschkindern«, die Medizin von *Alkoholembryopathie* (AE). AE-Kinder sind meist überaktiv, haben aber Schwierigkeiten mit körperlichen Bewegungen. Sie sind geistig behindert und leiden unter Anpassungsschwierigkeiten. In der Bundesrepublik schätzt man, daß fast jedes 300. Neugeborene von diesen Schäden betroffen ist. Je länger und je exzessiver eine werdende Mutter trinkt, um so größer ist die Wahrscheinlichkeit kindlicher Schäden. Umgekehrt gilt aber auch: Jede Frau, die vor der Schwangerschaft aufhört zu trinken, wird kein alkoholgeschädigtes Kind bekommen.

Blutalkoholspiegel

Alkohol wird zu einem gewissen Teil direkt vom Magen aus ins Blut aufgenommen, ohne den langen Weg durch den Darm zu gehen. Über diesen Weg gelangt der »Stoff« ins Gehirn. Dies ist mit ein Grund für den oft raschen Anstieg des Alkoholspiegels und den schnellen Schwips, wenn man zum Beispiel Höherprozentiges auf nüchternen Magen trinkt.

Niedrigprozentige oder mit Wasser oder Eis verdünnte alkoholische Getränke werden langsamer aufgenommen. Ebenso spielt es eine wichtige Rolle, wie schnell Sie trinken. Wenn Sie ein Glas Bier oder Wein kippen, werden Sie leichter betrunken, als wenn Sie an einem Gläschen Schnaps langsam nippen. Essen, besonders fetthaltige Speisen und Milch, verzögert die Alkoholaufnahme erheblich. Zucker- und kohlensäurehaltige Getränke hingegen, wie zum Beispiel Schaumwein, beschleunigen die Aufnahme von Alkohol im Blut.

Alkoholwirkungen bei steigendem Blutspiegel

Wie schnell der von Ihnen getrunkene Alkohol wirkt, hängt von der Alkoholart ab, die Sie trinken, von Ihrer Stimmung, Ihrer körperlichen Verfassung und dem Füllungszustand Ihres Magens. Ein weiterer Faktor ist dabei Ihr Körpergewicht. Die Tabelle gibt an, welche Wirkungen Alkohol durchschnittlich bei einem 70 Kilogramm schweren Menschen hat.

Ein kleines Bier kann reichen

Es werden die Wirkung von Bier und klarem Schnaps auf einen 70 Kilogramm schweren Menschen verglichen. Wenn Sie Wein trinken, halbieren Sie die Angaben für Bier; 0,5 Liter Bier = 1/4 Liter Wein. Bei einem kräftigen Wein ziehen Sie von diesem Ergebnis noch einmal 20 Prozent ab:

- 0,3 Promille = 0,3 bis 0,5 Liter Bier oder 2 einfache Klare: Das Verhalten und die Reaktionsfähigkeit sind leicht verändert; die ersten Gangstörungen sind nachweisbar
- 0,5 Promille = 0,4 bis 0,8 Liter Bier oder 3 bis 4 einfache Klare: Das Verhalten und die Reaktionsfähigkeit sind verlangsamt, eine euphorische Stimmung beginnt sich durchzusetzen
- 0,8 Promille = 0,7 bis 1,5 Liter Bier oder 5 bis 7 einfache Klare: Die offizielle Grenze der Verkehrstüchtigkeit ist erreicht, die Reaktionsfähigkeit ist entscheidend verlangsamt. Die Urteilskraft und Selbstkritik sind gemindert
- 1,0 bis 2,0 Promille = 1,4 bis 2,8 Liter Bier oder 8 bis 15 einfache Klare: Das Reaktionsvermögen hat stark abgenommen, die Selbstkontrolle schwindet, neben der Euphorie entstehen aggressive Tendenzen. Die Grenze der Zurechnungsfähigkeit ist erreicht
- 3,0 bis 5,0 Promille = 3,6 bis 10 Liter Bier oder 20 einfache Klare bis zu 0,75 Liter: Der Gleichgewichtssinn ist empfindlich gestört, neben der allgemeinen Bewußtseinstrübung leidet die gesamte Wahrnehmungsfähigkeit. Bei 4 bis 5 Promille kann es bereits zum Tod durch Atemlähmung und Kreislaufversagen kommen

Gefahr am Steuer

Alkohol ist ein Hauptverursacher von Verkehrsunfällen. In der Bundesrepublik Deutschland und in Österreich liegt die gesetzliche Grenze für den Blutalkoholgehalt bei 0,8 Promille. Wer mit mehr Alkohol im Blut fährt, macht sich strafbar. Viele fühlen sich jedoch, auch wenn die 0,8 Promille erreicht oder überschritten sind, noch fahrtüchtig und im Vollbesitz ihrer Reaktionsfähigkeit. Diese Selbsttäuschung ist eine Wirkung des Alkoholkonsums. Nach einem Urteil des deutschen Bundesgerichtshofes beginnt bei 0,3 Promille die erhebliche Herabsetzung der Gesamtleistungsfähigkeit. Wenn Sie Alkohol trinken wollen, sollten Sie Ihr Auto auf jeden Fall stehenlassen.

Promille leben lange

Viele unterschätzen den Restalkoholgehalt im Blut. Der Blutalkohol baut sich nur langsam ab: Für einen einfachen Klaren oder ein mittelgroßes Glas Wein braucht der Körper zwischen sechzig und neunzig Minuten. Wenn Sie also einen über den Durst getrunken haben, dann nach kurzer Nachtruhe, einer kalten Dusche und einer Tasse Kaffee am nächsten Morgen wieder in Ihr Auto steigen, mögen Sie sich zwar vorübergehend fit fühlen, sind aber aufgrund des Restalkohols im Blut immer noch fahruntüchtig. Daran kann auch der Kaffee nichts ändern. Es gibt nichts, was den Körper dazu bringt, den Alkoholabbau zu beschleunigen.

Tips zum Maßhalten für Sie und Ihre Gäste

- Trinken Sie Alkohol nicht als Durstlöscher. Bei großem Durst hilft Mineralwasser besser als jedes andere Getränk. Außerdem sparen Sie damit Kalorien
- Trinken Sie Alkohol nie, um körperliches oder seelisches Unbehagen, Probleme oder Belastungen zu überwinden
- Trinken Sie Alkohol nicht gedankenlos oder aus Langeweile. Entscheiden Sie sich bewußt bei jedem einzelnen Glas, und genießen Sie Schluck für Schluck. Vermeiden Sie hastiges Trinken
- Trinken Sie Alkohol nicht regelmäßig in derselben Situation, sondern entscheiden Sie sich bewußt in jeder neuen Situation
- Trinken Sie alkoholische Getränke nicht auf nüchternen Magen, und mischen Sie sie mit Mineralwasser
- Trinken Sie immer etwas weniger, als Sie meinen »vertragen« zu können, und verteilen Sie die Trinkmenge, die Ihnen gut bekommt, über mehrere Stunden
- Animieren Sie Ihre Gäste nicht zum Alkoholtrinken. Bieten Sie immer auch Säfte und andere alkoholfreie Getränke an. Lassen Sie nicht den Druck des unbedingten »Mittrinkens« entstehen
- Scheuen Sie sich nicht, »nein« zu sagen, wenn Sie selbst nicht trinken wollen

Gefahr am Arbeitsplatz

Am Arbeitsplatz gibt es deutlich mehr Unfälle, wenn Alkohol im Spiel ist. Selbst geringe Mengen Restalkohol können gefährlich werden. Die Aufmerksamkeit läßt nach, das Blickfeld ist eingeschränkt, das Reaktionsvermögen herabgesetzt.

Die Deutsche Hauptstelle gegen Suchtgefahren schätzt den Anteil der durch Alkoholgenuß verursachten Arbeitsunfälle auf fünf bis 30 Prozent. An fast drei Millionen Arbeitsplätzen steht neben dem Schreibtisch oder der Werkbank ständig Alkohol. Elf Prozent der Berufstätigen geben an, daß in ihrem Betrieb täglich Alkohol getrunken wird. Dabei besteht zwischen Alkoholkonsum im Betrieb, Arbeitsplatzbedingungen und Arbeitsstreß ein ursächlicher Zusammenhang.

Wechselwirkung mit Arzneimitteln

Alkohol verstärkt die Wirkung von Schlaf- und Beruhigungsmitteln, von Psychopharmaka und starken Schmerzmitteln. Vermindert wird die Wirkung von Medikamenten gegen Epilepsie, Zuckerkrankheit, Gicht und Tuberkulose. Die Nebenwirkungen von Tetrazyklinen, durchblutungsfördernden Mitteln, Betablockern und Medikamenten gegen koronare Herzerkrankungen werden verstärkt. Vermeiden Sie Alkohol, wenn Sie Medikamente einnehmen. Umgekehrt sollten Sie keinen Alkohol trinken, wenn Sie Medikamente einnehmen (➔ Umgang mit Medikamenten, Seite 755).

Was tun bei einem Kater?

Ein »Kater« entsteht durch Wasserverlust und das Sinken des Blutzuckerspiegels.

- Vermeiden Sie am Morgen einer durchzechten Nacht das »neue« Gläschen. Der Alkoholspiegel schaukelt sich um so schneller wieder hoch
- Vermeiden Sie Kopfschmerztabletten. Wenn Sie glauben, nicht ohne schmerzlindernde Präparate auszukommen, dann wählen Sie ein Mittel, das nur eine schmerzhemmende Substanz wie zum Beispiel ASS, Paracetamol oder Ibuprofen enthält (➔ Einfache Schmerzmittel, Seite 761)
- Trinken Sie viel Mineralwasser, und sorgen Sie über ein zuckerhaltiges Getränk oder Obst für den Zuckernachschub

Alkoholismus ➔ Seite 247.

KOFFEIN

Kaffee war das erste »Drogenproblem« im neuzeitlichen Europa, und die »Kaffeeschnüffler« der Königreiche Preußen und Sachsen sind die Vorfahren der heutigen Rauschgiftdezernate. Im 18. Jahrhundert konstatierten wissenschaftliche Kapazitäten fast übereinstimmend, Kaffee würde zu »vollkommener Seelenzerrüttung« und »schwerster Melancholie« führen. Bis zum Beginn des 20. Jahrhunderts gab es Stimmen, die im Kaffee schwerwiegende Gefahren, wie »allgemeine Schwächegefühle« lauern sahen. Heute ist der Bohnenkaffee mit 185 Litern pro Kopf der Bevölkerung das beliebteste Getränk der Bundesdeutschen.

Nicht nur Kaffee enthält Koffein. Auch Tee und Kakao beziehen ihre belebende Wirkung aus diesem Stoff. Der Inhaltsstoff des Tees, den manche Menschen als Thein bezeichnen, ist nichts anderes als Koffein. Allerdings enthält Tee weniger davon. Die fehlenden Röststoffe machen Tee besser magenverträglich, und weil die Gerbstoffe im Tee die Aufnahme des Koffein verlangsamen, belebt er weniger schnell, dafür aber etwas länger.

Wirkung

Koffein wirkt zuerst auf das Großhirn. Ein bis zwei Tassen Mokka, zwei bis vier Tassen Tee oder ein bis eineinhalb Liter Cola-Getränke stimulieren und verstärken den Antrieb, verbessern die Assoziations- und beschleunigen die Reaktionsfähigkeit. Es kommt zu der allgemein bekannten, besonders bei Müdigkeit spürbaren Belebung. Die Intensität und Dauer dieser Wirkung hängt von der Ausgangslage ab: Sie sind bei Ermüdung und Schläfrigkeit stärker ausgeprägt und bei Gewöhnung wesentlich schwächer. Bei höheren Koffeindosen verstärken sich die anfangs positiven Wirkungen ins Negative. Man wird reizbarer, die Konzentration leidet, die motorischen Leistungen werden ungenau. Chronischer übermäßiger Kaffeekonsum kann außerdem zu einer gewissen Abhängigkeit führen. Wenn die gewohnte Anregung ausbleibt, treten mit Kopfschmerzen und Schläfrigkeit leichte Entzugserscheinungen auf.

Wann ist es zuviel?

- Ab 0,5 Gramm Koffein (rund vier bis fünf Tassen Kaffee) können Vergiftungssymptome auftreten: Erregung, Unruhe, Pulsbeschleunigung, Herzklopfen und vorzeitige Kontraktionen des Herzens innerhalb der normalen Herzschlagfolge (*Extrasystolen*). Das Kreislauf- und Atemzentrum sind deutlich erregt

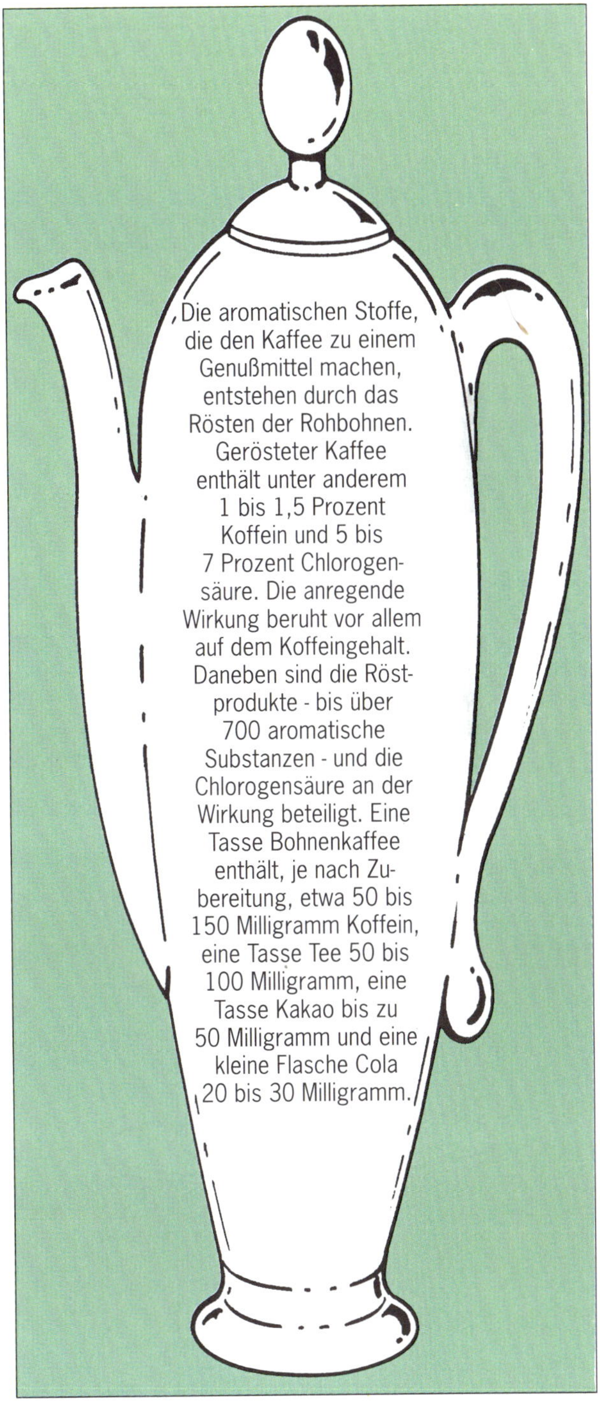

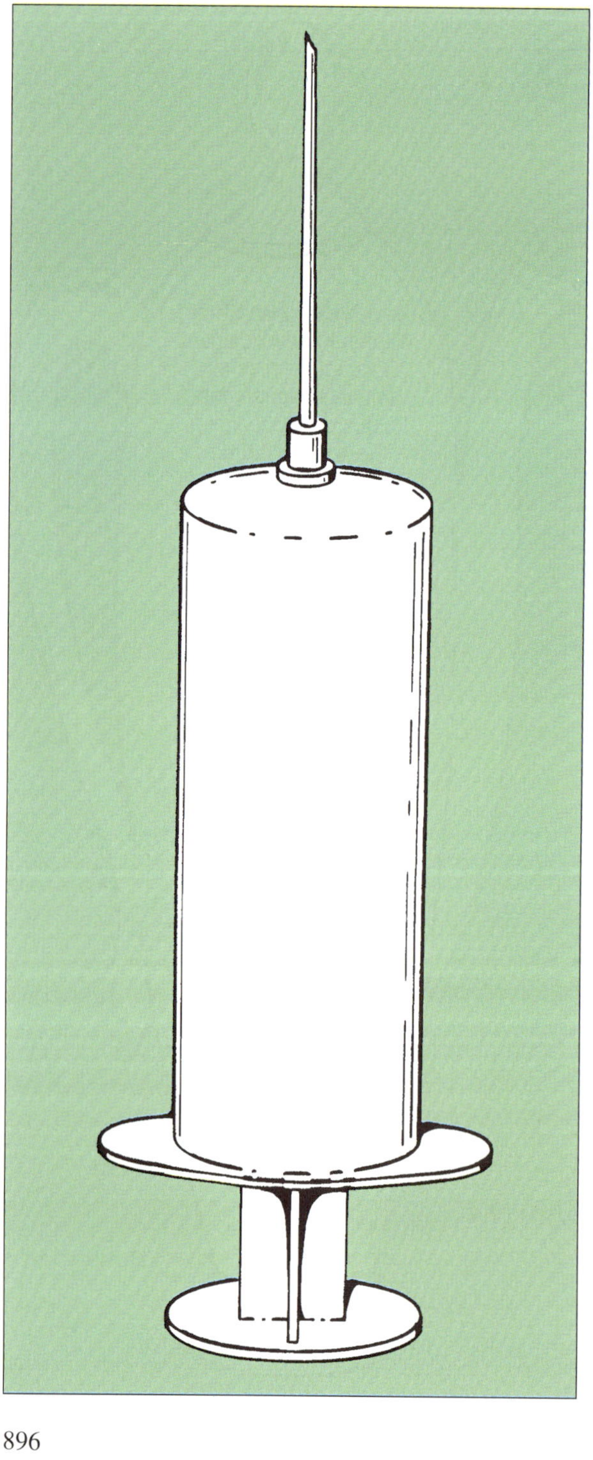

- Ab einem Gramm Koffein (10 Tassen starker Kaffee und mehr) kommt es zu Erregungszuständen, die sich von Muskelzuckungen bis zu Krämpfen ausdehnen können. Die Störungen werden von Schwindel und Kopfschmerzen begleitet, es kann zu Übelkeit, Erbrechen und Durchfall kommen. Die tödliche Koffeindosis liegt bei zehn Gramm
- Kaffee hat durch die in ihm enthaltenen pflanzlichen Öle eine leicht abführende Wirkung
- Umgekehrt verhält es sich beim Tee. Die enthaltene Gerbsäure hat eine gewisse stopfende Wirkung
- Die Röstprodukte des Kaffees wirken sich auf den Magen und die Säureproduktion »anreizend« aus
- Die Röstprodukte des Bohnenkaffees wirken sich bei Gallenkranken äußerst negativ aus. Tee wird auch bei Gallenkoliken relativ gut vertragen
- Empfindlich gegen Koffein sind vor allem Kinder. Die ersten Vergiftungserscheinungen treten bei ihnen weitaus schneller auf als bei Erwachsenen
- Schwangere sollten mit Koffein vorsichtig sein. Das Ungeborene trinkt mit und reagiert erheblich empfindlicher als sie selbst. Es gibt Hinweise darauf, daß mehr als 600 Milligramm Koffein am Tag die Abort- und Frühgeburtenrate erhöhen
- Bei Schlafstörungen sollten Sie Kaffee, Tee und Cola in den späteren Nachmittagsstunden generell vermeiden

RAUSCHGIFTE

Unter den »anderen« Drogen - die vom Alkohol aus rein traditionellen Gründen unterschieden werden - verstehen wir in unseren Breiten Haschisch, Heroin, das synthetisch hergestellte LSD sowie seit einigen Jahren Kokain und die neue Todesdroge Crack. Die sogenannten Schnüffel-Chemikalien gehören ebenfalls dazu und können als Klebstoff oder Lösungsmittel in jedem Baumarkt gekauft werden. Die synthetischen Muntermacher wie beispielsweise Amphetamin (»Speed«) kommen meist aus Apotheken.

Entgegen den sich mehrenden Medienberichten über den dramatisch ansteigenden Drogenkonsum unter Jugendlichen berichtet die Deutsche Hauptstelle gegen die Suchtgefahren von einer vergleichsweise gesunkenen Bereitschaft unter den Jugendlichen. Während etwa 1976 36 Prozent der jungen Erwachsenen bereit gewesen wären, die »weiche Droge« Haschisch zu versuchen, waren es zehn Jahre später nur mehr 19 Prozent. Bei der

»harten Droge« Heroin sank der Prozentsatz von drei auf eins. Selbst unter regelmäßigen Haschischkonsumenten ist die Meinung, man könne Heroin ruhig einmal ausprobieren, außerordentlich selten. Nach wie vor hat nur eine Minderheit unter den Jugendlichen jemals Erfahrungen mit Haschisch und anderen illegalen Drogen gesammelt.
Anders sieht die Einstellung zum Kokain aus. Während 1976 lediglich 29 Prozent bereit gewesen wären, es mit Kokain zu versuchen, waren es zehn Jahre später fast zwei Drittel. Wichtig ist an dieser Entwicklung das vermehrte Angebot an Kokain und das Image als schicke Modedroge, die »gesnifft« wird. Sie läßt den Gebrauch von Haschisch »banal« erscheinen und vermeidet gleichzeitig die Assoziation zum Heroin, das meist »gespritzt« wird.
Bei der Mehrzahl der seit 1985 wieder ansteigenden Rauschgiftdelikte in der Bundesrepublik handelt es sich nicht, wie in der öffentlichen Diskussion meist übersehen wird, um harte Drogen, sondern in rund zwei Drittel der polizeilich erfaßten Fälle um Cannabis (Haschisch).

Haschisch

Haschisch ist nach Alkohol die im deutschen Sprachraum am weitesten verbreitete Rauschdroge. Die weibliche Pflanze des indischen Hanfes - Cannabis - wird in zwei Formen gehandelt und konsumiert: als Haschisch oder als Marihuana.
Haschisch kommt vom arabischen Wort für Gras oder Heu. Marijuana (Marihuana) ist der spanische Name, zusammengesetzt aus den weiblichen Vornamen Maria und Juana. Haschisch besteht aus dem harzigen Sekret der weiblichen Pflanze des indischen Hanfes; Marihuana wird aus den getrockneten Stengeln, Blättern und Blüten gewonnen.
Für die Rauschwirkung verantwortlich ist das THC (Delta-9-Tetrahydrocannabinol), das je nach Herkunft, Alter und Qualität des Stoffs zu drei bis maximal zehn Prozent im Haschisch enthalten ist.
Nach dem bundesdeutschen Betäubungsmittelgesetz werden Herstellung, Handel, Besitz und Erwerb von Haschisch strafrechtlich verfolgt. Diese unverhältnismäßige Härte gegenüber Haschischkonsumenten wird inzwischen von Strafrechtsexperten kritisch gesehen: Die harte Hand des Gesetzes führt alljährlich zur Kriminalisierung tausender Jugendlicher, obwohl die gesundheitlichen und gesellschaftlichen Schäden des Haschischkonsums weit hinter denen des Alkohols liegen.

Wirkung

Haschisch wirkt relativ schnell auf das vegetative Nervensystem, es beruhigt, beschleunigt aber gleichzeitig den Herzschlag. Meist kommt es zu einem Gefühl der Entspannung, des Abrückens von den Alltagsproblemen, zu einer milden Euphorie und gleichzeitigen Apathie. Die Sinneswahrnehmungen werden intensiver, das Zeiterleben verlangsamt sich, die Konzentrations- und Merkfähigkeit nimmt ab. Höhere Dosierungen können zu ängstlicher Unruhe, Sinnestäuschungen und eingeschränkter Realitätseinschätzung führen.

Abhängigkeit

Im Gegensatz zum gesellschaftlich akzeptierten Alkohol entsteht bei Haschisch keine körperliche Abhängigkeit. Um den gewünschten Effekt zu erzielen, muß die Dosis nicht erhöht werden. Auch beim plötzlichen Absetzen sind keine wesentlichen Entzugssymptome zu erwarten. Zur Abhängigkeit kann es im psychischen Bereich kommen. Die Gewöhnung an einen angenehm empfundenen entspannten Zustand oder der Wunsch, aus schwierigen Lebenssituationen zu flüchten, können zum Dauerkonsum verführen. Der Charakter des Zwanghaften und schwer Korrigierbaren ist bei Haschisch jedoch weitaus seltener zu beobachten als beispielsweise bei Alkohol.

Folgen

Haschisch wird immer wieder als »Einstiegdroge« in den Konsum härterer Drogen bezeichnet. Ein Argument, das wenig Gültigkeit zu haben scheint. Denn der »Umsteigeeffekt« entwickelt sich weniger aus Cannabis an sich, als vielmehr durch die gemeinsame Nutzung des illegalen Drogenmarktes. Mit einer liberaleren Haschischregelung – so meinen viele Experten – könnte der »Umsteigeimpuls« zu Heroin sinken, denn die Cannabiskonsumenten wären dadurch aus der kriminalisierten Subkultur befreit. Die größten körperlichen Schäden für Cannabiskonsumenten entstehen eigentlich durch den Tabak (Nikotin); denn die selbstgedrehten filterlosen Haschischzigaretten werden immer tief inhaliert. Fünf »joints« in der Woche schädigen die Lunge ebensosehr wie 120 im selben Zeitraum gerauchte Filterzigaretten.

Haschisch am Steuer
Bei zehn Prozent der auf Drogen untersuchten Unfallfahrer wird das im Haschisch enthaltene THC festgestellt. Viele von ihnen kombinierten Alkohol und Cannabis, um die Wirkung wechselseitig zu steigern. Haschisch beeinträchtigt die räumliche Orientierung, die Reaktionsfähigkeit, die Muskelkoordination und damit die Fähigkeit, ein

Auto oder Moped zu fahren. Diese Verkehrsuntüchtigkeit kann unter Umständen drei bis vier Stunden über den Rausch hinaus anhalten. In seltenen Fällen kommt es zu einem Echo-Rausch (*flash back*), der ohne direkt vorausgehenden Cannabis-Konsum auftritt und bis zu einigen Minuten dauern kann.

Heroin (Opiate)

Rohopium wird durch das Anritzen der unreifen Fruchtkapsel des Schlafmohns gewonnen. Opium ist das Ausgangsprodukt für Morphin und für eine Reihe von halbsynthetischen morphinähnlichen Verbindungen wie Heroin.

Wirkung

Es wirkt im Zwischenhirn, wo Lust erzeugt und Schmerz gedämpft wird. Es kommt sehr schnell zu einem Zustand seelischer Ruhe und Unbeschwertheit, ja Gefühlen absoluten Glücks, die von den Sorgen des Alltags entrücken.

Abhängigkeit

Die körperliche Abhängigkeit von Heroin beginnt fast immer schon beim ersten Versuch. Gleichgültig, ob geschnupft oder gespritzt, der Körper gewöhnt sich fast sofort daran. Die Mengen müssen stetig erhöht werden, um die gleiche Wirkung zu erzielen; es werden immer größere Mengen vertragen. Ohne eine neue Ration kommt es zu extremer innerer Unruhe, Nervosität, Schlaflosigkeit, Schüttelfrost, Schweißausbrüchen, Erbrechen, Krämpfen und starken Schmerzen. Um diese Entzugssymptome zu vermeiden, fühlen sich die Abhängigen getrieben, für regelmäßigen Nachschub zu sorgen.
Die psychische Abhängigkeit von Heroin ist dementsprechend stark ausgeprägt. Im Wechselspiel zwischen den erwarteten Glücksgefühlen und den Entzugsschmerzen kann man die körperliche Abhängigkeit nicht mehr von der psychischen unterscheiden.

Folgen

Inwieweit eine Heroinabhängigkeit zum »körperlichen Verfall« führen muß, ist in der Fachliteratur umstritten. Ein Hauptrisiko des Heroinkonsums liegt darin, daß es im Schwarzhandel hochgradig verunreinigt angeboten wird. Es ist meist mit allen möglichen Substanzen versetzt, von Milchpulver bis Strychnin. Mit diesen Streckmitteln sind die Dealer nicht zimperlich. In der Folge kommt es zu körperlichen Störungen und Veränderungen, die nicht kontrollierbar sind.
Die Verwendung nichtsteriler Spritzbestecke begünstigt Infektionen. Das Risiko steigt, an Geschwüren oder Gelbsucht mit nachfolgenden Leberschäden zu erkranken. Durch die Weitergabe der nichtsterilen Spritzbestecke werden Geschlechtskrankheiten übertragen; am bekanntesten ist die Gefahr der AIDS-Ansteckung.
Weitere körperliche Schäden entstehen durch Überdosen, unbekannte Konzentrationen, den allgemein ungesunden Lebensstil und das Leben in einer kriminalisierten Subkultur.

Kriminalisierung
Für den Kauf der täglichen Dosis brauchen die Abhängigen sehr viel Geld. Die Preise auf dem Schwarzmarkt variieren je nach Intensität der polizeilichen Verfolgung und der Breite des Angebots. Das notwendige Geld verschafft sich jeder auf seine Art und Weise: vorerst meist durch Arbeit und Bankkredite. Bei steigender Dosis reichen die normalen Löhne aber nicht mehr aus, es folgen Drogenhandel, Diebstähle, Einbrüche, Raubüberfälle oder die Beschaffungsprostitution.
Am Heroin werden astronomische Summen verdient, die die Endverbraucher bezahlen. Die Abhängigen selbst trifft auf irgendeiner Ebene des Konsums - beim Kauf, beim Handel, bei der Geldbeschaffung oder bei der Prostitution - auf jeden Fall die Kriminalisierung. Viele Fachleute meinen daher, daß man die Verelendung der Fixer vermeiden könnte, wenn sie nicht mehr vom Schwarzmarkt abhängig wären. Das würde allerdings bedeuten, daß bei einer medizinisch festgestellten Abhängigkeit ein sauberer Stoff, zum Beispiel Methadon - kombiniert mit einer psychosozialen Langzeittherapie -, ärztlich weiterverschrieben wird.
➔ Drogenabhängigkeit, Seite 251

Kokain

In den Blättern des südamerikanischen Coca-Strauches ist Kokain als natürlicher Wirkstoff enthalten. Als Droge von erfolgreichen Geschäftsleuten und Popstars geht ihm der Ruf voraus, Einfallsreichtum, helle und klare Gedanken, unbeschwerte Glücksgefühle und sensationelles körperliches Wohlbefinden zu verschaffen.
Kokain wird als weißes Pulver auf dem Schwarzmarkt gehandelt, meist mit einem Gehalt von höchstens 25 Prozent Kokain. Gestreckt wird es mit Borax, Milch- und Fruchtzucker, aber auch mit anderen Drogen wie Anregungs- und Betäubungsmitteln. Durch diese Mischungen

ist die Wirkung auf das Gehirn und den Körper nicht mehr richtig einzuschätzen. Kokain wird geschluckt, geschnupft, gespritzt oder geraucht. Am häufigsten wird es geschnupft, dabei gerät es auf die Schleimhäute und von dort über die Blutbahn ins Gehirn.

Wirkung

Meist stellt sich innerhalb weniger Minuten ein euphorisches Glücksgefühl ein, das nach etwa 15 bis 20 Minuten seinen Höhepunkt erreicht. Nach ungefähr 40 Minuten geht diese Euphorie unmerklich in einen Zustand der Benommenheit über, auf den - nach unterschiedlichen Zeiträumen - eine niedergeschlagene Stimmung folgt, die das Bedürfnis nach neuem Kokain weckt.

Geringe Kokainmengen beschleunigen die Atmung und den Herzschlag und erhöhen die Körpertemperatur. Die Pupillen weiten sich, die Verdauungstätigkeit wird verlangsamt. Bei größeren Mengen: Totenblässe, schneller und flacher Puls. Zittern, Erbrechen, Schwindel, Atemstörungen und Krampfanfälle sind Anzeichen einer Vergiftung, die zu Bewußtlosigkeit und Atemstillstand führen kann.

Abhängigkeit

Die Abhängigkeit entwickelt sich beim Kokain weniger schnell als bei Heroin. Fest steht jedoch, daß auch Gelegenheitskonsumenten von Kokain ihre Dosis steigern. Die gewünschte Wirkung verlangt nach steigenden Rationen. Die psychische Abhängigkeit kann sehr schnell und stark ausgeprägt werden.

Folgen

Kokainschnupfen über längere Zeit greift die Nasenschleimhäute an. Sie können sich entzünden und Geschwüre entwickeln. Kokain unterdrückt außerdem das Hungergefühl. Die daraus resultierende Unterernährung schwächt meist die Abwehr, was sich durch häufige Infektionen ausdrückt.

Wer regelmäßig Kokain gebraucht, leidet an Konzentrationsschwierigkeiten, Ruhe- und Schlaflosigkeit. Die Fähigkeit, klare Gedanken zu fassen, geht verloren; man vergißt fast augenblicklich, was gerade zu tun ist oder welchen Gesprächsfaden man aufnehmen wollte. Kokainisten können Anfälle von panischer Angst und Halluzinationen bekommen. Sie sehen kleine Tiere oder spüren Glassplitter, Sand und ähnliches auf oder unter der Haut. In diesem Zustand sind die Betroffenen hochgradig selbstmordgefährdet.

Soziale Auswirkungen

Der Kokainkonsum wird, ähnlich wie der von Heroin, immer teurer. Schulden, Verarmung oder das Abgleiten in eine kriminalisierte Subkultur sind häufig die Folge. Daneben geht die Kommunikationsfähigkeit verloren. Die berufliche Leistungsfähigkeit leidet. Im Laufe der Suchtentwicklung verlieren viele ihren Job.

Crack

Das handelsübliche Kokain wird mit Backpulver und Wasser zum hitzebeständigen Crack verbacken, das in kleinen weißen Klümpchen mit speziellen Glas- oder Blechpfeifen geraucht wird. Unter der Hitzewirkung krachen die Klümpchen - daher der Name Crack.

Crack ist extrem gefährlich. Der Wirkstoff gerät innerhalb von etwa acht Sekunden ins Gehirn und schädigt das natürliche Funktionieren der Gehirnnerven auf Jahre. Es kann zu Atem- und Kreislaufstörungen kommen, die nicht selten tödlich enden. Crack birgt das höchste Todesrisiko - verglichen mit anderen Drogen - und führt außergewöhnlich schnell zu einer quälenden Abhängigkeit.

→ Drogenabhängigkeit, Seite 251

BEWEGUNG UND SPORT

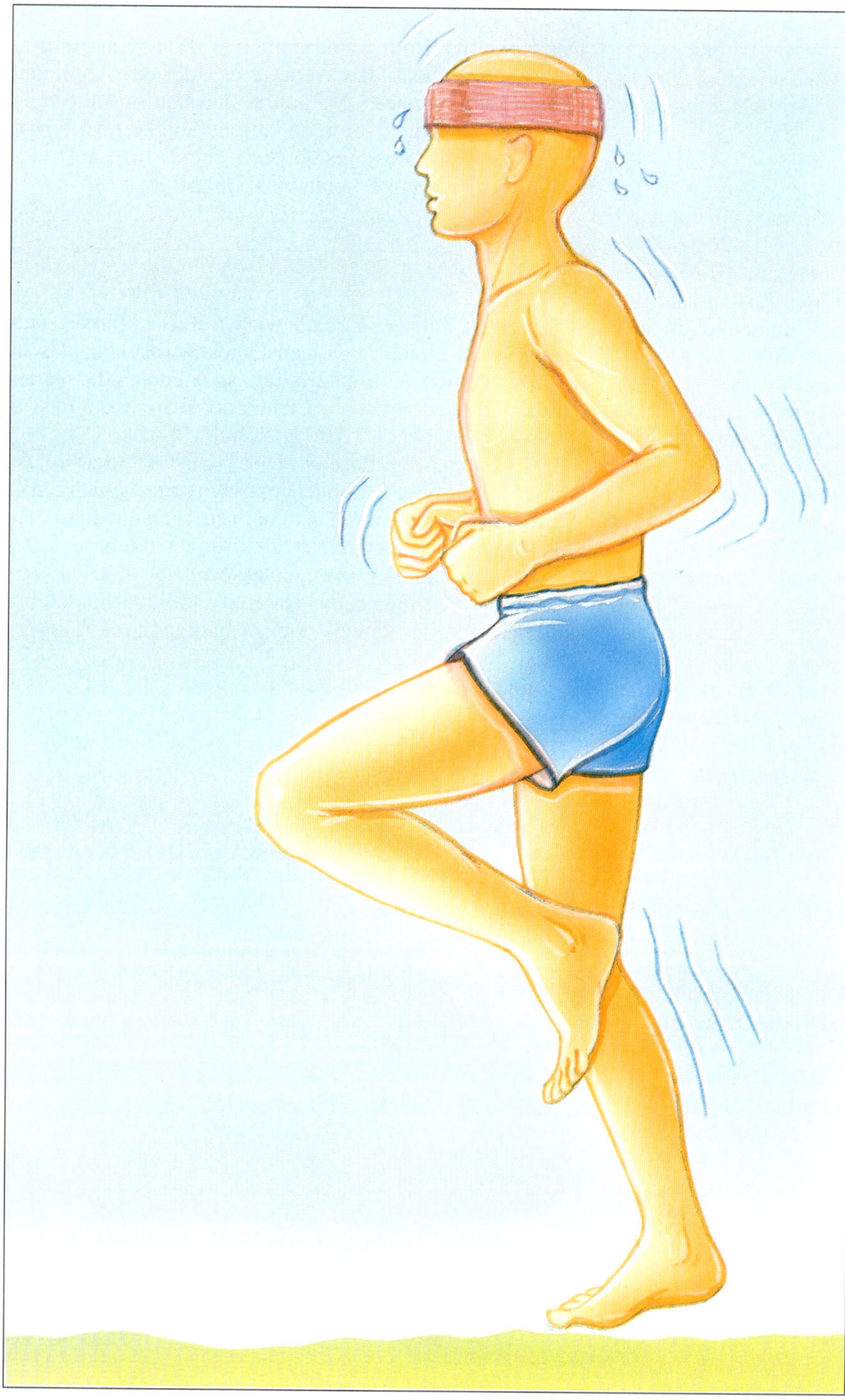

Maschinen haben unser Leben bequem gemacht und viele Menschen von körperlicher Schwerarbeit befreit. Doch die Zivilisation mit Auto, gemütlichem Feierabend und Fernsehen hat ihren Preis. Ohne bewußt Sport zu treiben, fühlen sich die wenigsten von uns veranlaßt, den Körper im Alltag ausreichend zu bewegen.

Die Bewegungsabläufe, die uns der Arbeitsplatz abverlangt, sind einseitig und oft durch Lärm, Geruch und Schadstoffe extrem belastet. Dazu kommen weitere Risikofaktoren für die Gesundheit wie Rauchen, Alkohol, falsche Ernährung und Streß. Schlaffe Muskeln, Herz-Kreislauf-Erkrankungen, Stoffwechselstörungen, Haltungsfehler, Schädigungen des Band- und Knochenapparats und Übergewicht können die Folgen sein. Regelmäßige Bewegung schützt uns vor diesen Zivilisationskrankheiten und erhöht unsere Lebenserwartung.

Sport macht die Muskeln und das Herz leistungsfähiger, die Sehnen und Bänder elastischer. Wenn Sie regelmäßig radfahren, schwimmen oder laufen, stärken Sie die Leistungsfähigkeit Ihres Herz-Kreislauf-Systems, und Sie verfügen über eine größere Leistungsreserve.

So sind Sie für größere Belastungen gewappnet und - wenn andere Risikofaktoren den positiven Effekt des Körpertrainings nicht wieder zunichte machen - vor Herzinfarkt besser geschützt als Unsportliche.

Was soll trainiert werden?

Jede Bewegung nimmt eine ganze Reihe von Organsystemen, zum Beispiel die Skelettmuskulatur, die Knochen und Bänder, das Nervensystem und den Kreislauf in Anspruch. Die Leistungsfähigkeit des Körpers hängt vom reibungslosen Ineinandergreifen verschiedener Teilbereiche ab. Je nach Art des Sports stehen dabei unterschiedliche Teilleistungen im Vordergrund; zum Beispiel:

- Laufen, Radfahren, Rudern, Schwimmen oder Skilanglaufen trainieren vor allem die Ausdauer
- Bodybuilding, Ringen, Stemmen, Hantelheben oder Expanderübungen trainieren vor allem die Kraft
- Reiten, Tanzen, Eislaufen, Rollschuh- oder Skateboardfahren trainieren vor allem die Koordination
- Gymnastik oder Stretching trainieren vor allem die Beweglichkeit

Für unsere Gesundheit sind Ausdauer, Kraft, Koordination und Beweglichkeit wichtig. Doch von überragender Bedeutung zur Gesunderhaltung ist das Ausdauertraining, das den Muskel so belastet, daß er seinen Sauerstoffbedarf gerade noch aus dem Blut decken kann (*aerobes Training*).

Eine Überlastung des Muskels - wie sie allerdings die meisten Menschen betreiben - führt zu *anaerober Belastung*. Dabei muß der Muskel den für seine Arbeit notwendigen Sauerstoff aus veränderten Stoffwechselvergängen selbst herstellen. Das belastet ihn mehr, als ihm guttut.

Aerobes Ausdauertraining vermehrt die Durchblutung, verbessert die Sauerstoffversorgung und vergrößert das Atemvolumen. Es vergrößert die Leistungsreserven des Herz-Kreislauf-Systems vor allem dann, wenn der Wechsel von Anspannung und Entspannung mehrere Muskelgruppen gleichmäßig immer wieder dynamisch belastet.

Doch einfach »mal ein wenig laufen« bringt diesen Trainingseffekt noch nicht. Die Intensität der Belastung muß dem Trainingszustand angepaßt sein, und die Trainingsabstände müssen richtig gewählt sein. Sonst »tut man zwar etwas für sich«, erreicht aber nicht die für den Körper gewünschten Verbesserungen.

Im Gegensatz zum Ausdauertraining wird beim reinen Krafttraining die Ausdauerleistungsfähigkeit der Muskeln kaum beeinflußt, denn die Fähigkeit, Sauerstoff aufzunehmen, wird nicht erhöht.

Bodybuilder haben kein leistungsfähigeres Herz-Kreislauf-System als Nichtsportler, es sei denn, sie trainieren nicht nur die Kraft, sondern auch noch die Ausdauer.

EINFACHE ÜBUNGEN IM ALLTAG

Stretching (Dehnen)

Jeder gesunde Mensch hat nach längerer Zeit der Ruhe das Bedürfnis, sich zu strecken und zu dehnen. Stretching ist ein Dehnungstraining, das den Bewegungsapparat biegsam, gelenkig und beweglich macht.

Regelmäßige Übungen können Muskeln und Gelenke aktivieren. Je häufiger Sie trainieren, desto besser ist es; optimal wäre ein tägliches Training. Aber auch mit zwei- oder dreimal in der Woche machen Sie erstaunliche Fortschritte.

Die verbesserte Beweglichkeit ist schnell zu spüren. Mit regelmäßigem Streching beugen Sie Verletzungen vor. Außerdem sind Stretching-Übungen ideale Aufwärmübungen vor dem Sport.

Stretching braucht keine besonderen Voraussetzungen. Sie stimmen Ihr Programm auf Ihre individuelle Leistungsfähigkeit ab. Wer jedoch Gelenk- und Muskelverletzungen hinter sich hat, Beschwerden am Bewegungsapparat beobachtet oder über längere Zeit überhaupt nicht körperlich aktiv war, sollte vor Beginn systematischer Stretchingübungen einen Arzt um Rat fragen.

Das Grundprogramm (➔ Seite 902) wechselt zwischen schwierigeren und leichteren Übungen ab. Dehnen Sie immer nur so lange, bis Sie den Schmerz gerade spüren, und halten Sie dort, ohne sich zu bewegen, 20 bis 30 Sekunden inne.

Stretchen Sie, wann immer Sie Lust dazu haben: nach dem Aufstehen, in Arbeitspausen, nach der Arbeit oder vor und nach dem Training. Achten Sie bei den Übungen stets auf regelmäßige Atmung.

AUSDAUERTRAINING

Den Begriff »Ausdauer« kann man falsch verstehen. Tatsächlich genügen bereits zehn Minuten tägliches Laufen, um bei Untrainierten die Leistungsreserve des Kreislaufs zu erhöhen. Für Untrainierte sind jedoch zweimal 30 Minuten Training pro Woche günstiger als sechsmal zehn Minuten.

Auch der Begriff »Training« ist mißverständlich. Er meint jede Wiederholung von Bewegungsabläufen, die die Leistungsfähigkeit steigert.

Stretching-Übungen

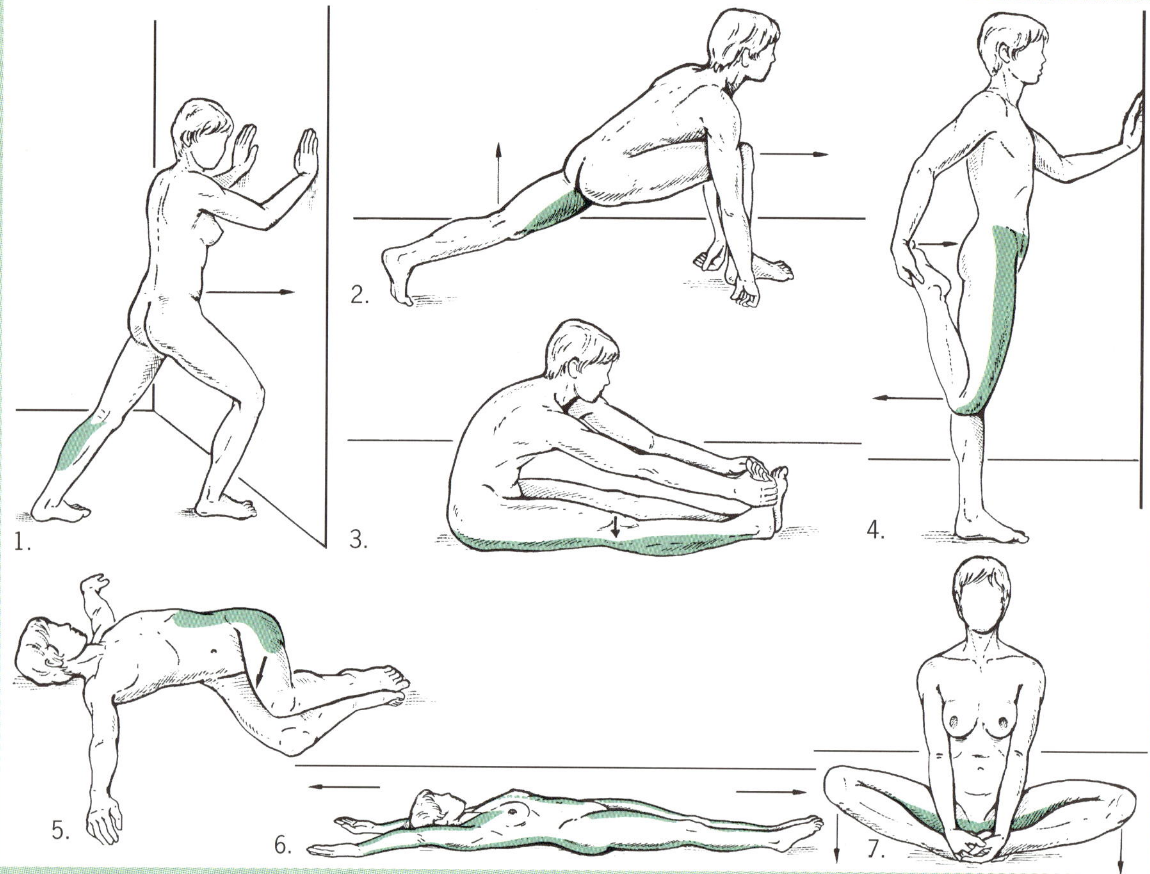

1. Dehnung der Wadenmuskulatur: Sie stehen mit dem Fuß ganzflächig und weit genug nach hinten gesetzt auf dem Boden und stützen sich mit beiden Händen an die Wand; das Knie ist gestreckt; die Spannung wird durch die Beckenbewegung reguliert.
2. Dehnung der Oberschenkelstrecker: Nehmen Sie bei starker Hüftbeugung eine große Schrittstellung ein; das hintere Knie ist gestreckt, das Gesicht schaut nach vorne.
3. Dehnung der Waden- und Oberschenkelmuskulatur: Ziehen Sie bei gestrecktem Knie den Fuß mit beiden Händen an, und beugen Sie gleichzeitig die Hüfte; spannen Sie die Oberschenkelvorderseite nicht an.
4. Dehnung der Oberschenkelstrecker und Hüftbeuger: Stehen Sie entspannt mit gutem Halt aufrecht; drücken Sie die Ferse gegen das Gesäß und bewegen das Knie nach hinten, ohne ein Hohlkreuz zu machen.
5. Dehnung der Gesäßmuskeln und der schrägen Bauchmuskeln: Breiten Sie in bequemer Rückenlage die Arme aus; winkeln Sie die Beine stark an, und legen Sie sie auf eine Seite; je stärker die Hüftbewegung, desto stärker ist die Dehnung; wechseln Sie die Seiten.
6. Ganzkörperdehnung: Legen Sie sich auf den Rücken und dehnen mit gestreckten Fingern und gestreckten Zehen den ganzen Körper aus, bis Sie überall Spannung empfinden.
7. Adduktorendehnung: Sitzen Sie aufrecht, und führen Sie beide Füße ganz dicht an den Körper; lassen Sie die Knie entspannt fallen, und atmen Sie ruhig; durch das Kippen des Beckens nach vorne und die Neigung des Oberkörpers können Sie die Dehnung verstärken.

Stretching-Übungen

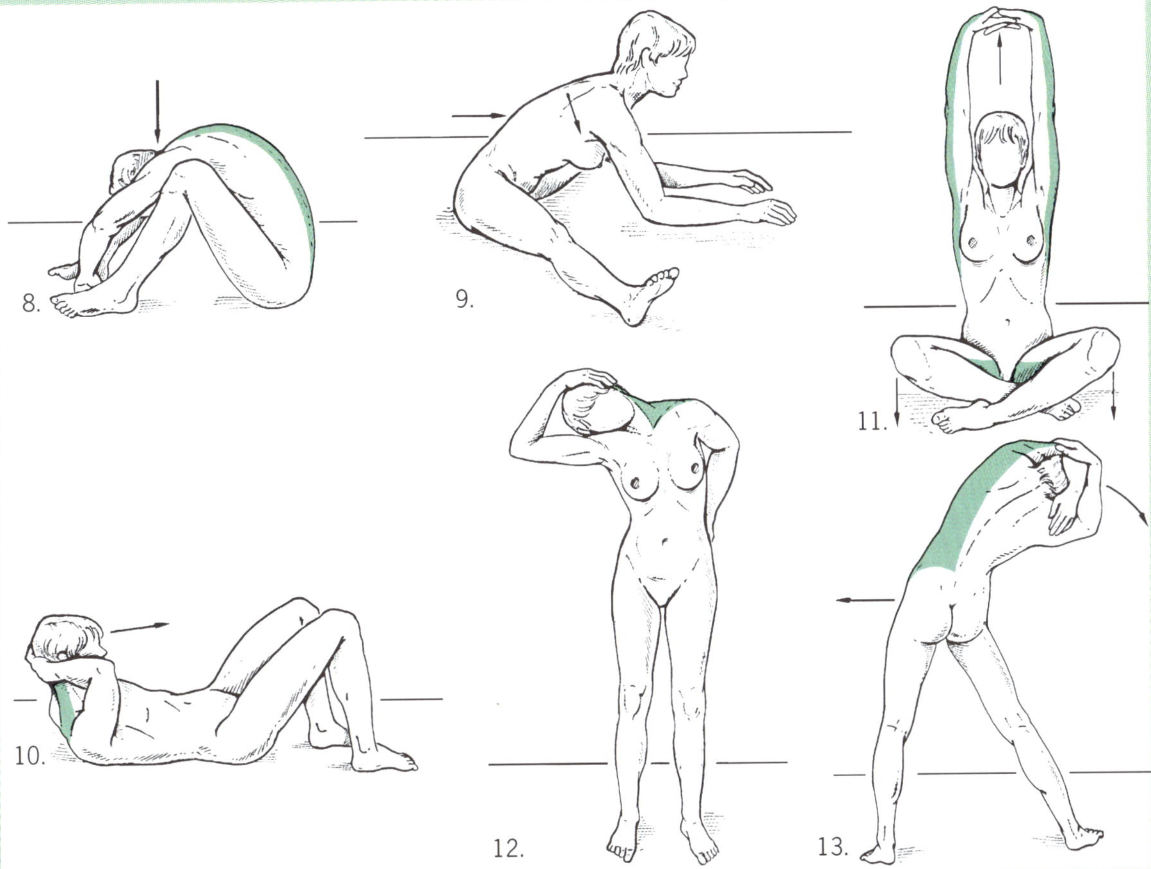

8. Dehnung der langen Rückenstrecker und Adduktoren: Sitzen Sie mit etwa schulterbreit parallel gestellten Füßen, und lassen Sie die Knie nach außen fallen; beugen Sie mit gesenktem Kopf den Oberkörper nach vorne; durch Druck gegen die Knie und verstärkte Beugung der Wirbelsäule entsteht eine intensive Dehnung.
9. Adduktorendehnung: Sitzen Sie mit weit gespreizten Beinen aufrecht; verstärken Sie die Dehnung durch das Kippen des Beckens nach vorne und die Beugung des Oberkörpers, während Sie sich mit den Händen abstützen.
10. Dehnung der Nackenmuskeln: Winkeln Sie in bequemer Rückenlage die etwa schulterbreit stehenden Beine ab; falten Sie Ihre Hände am Hinterkopf, und drücken Sie den Kopf solange nach oben und vorne, bis eine deutliche Dehnung eintritt.
11. Dehnung der Adduktoren, des breiten Rückenmuskels, der Oberarmmuskeln und der Unterarmbeuger: Sitzen Sie im Schneidersitz, und ziehen Sie die Füße bei stark gespreizten Oberschenkeln dicht an den Körper heran; strecken Sie bei aufrechtem Rücken die Arme mit gefalteten Händen durch, so daß die Handflächen nach oben zeigen.
12. Dehnung der seitlichen Nackenmuskeln: Stehen Sie mit leicht gespreizten Beinen aufrecht, stützen Sie einen Arm in die Hüfte; fassen Sie mit der anderen Hand seitlich an den Kopf, und dehnen Sie ihn entsprechend.
13. Dehnung der seitlichen Lenden- und Bauchmuskeln, des breiten Rückenmuskels, des Oberarmstreckers und der Adduktoren: Stehen Sie mit gestreckten und gespreizten Beinen aufrecht; führen Sie den gebeugten Arm hinter den Kopf, während sich der Oberkörper weit zur Seite neigt; Sie verstärken die Dehnung, wenn die Hüfte seitlich in den Spannungsbogen verschoben wird.

- Die gewählte Sportart sollte stets größere Muskelgruppen an der Bewegung beteiligen. Diesen Anforderungen entsprechen Laufen, Wandern, Skilanglauf, Radfahren, Rudern und Schwimmen, aber auch Auf-der-Stelle-Laufen
- Den Anforderungen des Ausdauertrainings entsprechen alle Ballspiele, die mit Laufen und Springen verbunden sind, wie beispielsweise Fußball, Handball, Basketball, Tennis oder Squash
- Die Belastung muß ausreichend intensiv sein. Das heißt, Sie sollten Ihre maximale Leistungsfähigkeit wenigstens zu 50 Prozent, besser zu 70 Prozent beanspruchen. Die maximale Leistungsfähigkeit ist individuell verschieden
- Die ausreichende Belastung des Kreislaufs läßt sich mit den Pulsschlägen abschätzen. Nach einer Leistungssteigerung müssen Sie die Anforderungen entsprechend erhöhen
- Je häufiger und länger Sie Sport treiben, desto leistungsfähiger werden Sie
- Die günstigen Auswirkungen des Trainings auf Muskulatur und Kreislauf können Sie nicht konservieren. Um die körperliche Fitneß beizubehalten, müssen Sie das jeweils erreichte Trainingspensum andauernd durchhalten

Wahl der Sportart

Rund 30 Millionen Menschen treiben in der Bundesrepublik irgendeinen Sport. Millionen hören damit aber wieder auf, noch ehe sie überhaupt richtig angefangen haben. Dennoch steigt das Interesse am Sport ständig. 80 Prozent der erwachsenen Bundesbürger würden gerne Sport treiben, vor allem der Gesundheit wegen.
Vielleicht beantwortet gerade dieser Beweggrund die Frage, warum so viele Leute wieder mit dem Sport aufhören. Wenn Sie bei jeder Bewegung an Ihre Gesundheit denken und Sport als eine Disziplinierungsmaßnahme sehen, macht er keinen Spaß und ist gewiß nicht gesund. Die Psyche ist beim Sport genauso wichtig wie der Körper. Endloser Trainingsdrill ist kein Schlüssel zur perfekten Gesundheit. Sie sollten daher die Sportart nach Ihrer Freude an bestimmten Bewegungen und Ihrem Interesse auswählen. Schließen Sie sich mit Kollegen oder Freunden zusammen.
Auch Ihr Alter und Ihr Trainings- und Gesundheitszustand bestimmen die Wahl »Ihrer« Sportart.
Bei der großen Gruppe der über 35- bis 40jährigen Spät- und Wiedereinsteiger kann ein allgemeines Ausdauertraining den täglichen Bewegungsmangel am besten ausgleichen. Doch gerade für diesen Personenkreis ist die richtige Dosierung und das Vortraining wichtig. Beim Laufen und Radfahren etwa ist die Dosierung relativ einfach, Mannschafts- und Kampfspiele hingegen verführen in der Wettstreiteuphorie zu schädlichen Übertreibungen. Die Warnung vor Gelegenheitssport, Volksläufen und Sportabzeichenprüfungen ohne Vortraining sollte man ernst nehmen.
In eine sportliche Betätigung steigen Sie am besten mit der Hilfe von ausgebildeten Fachleuten ein, die Ihnen richtige Technik und Dosierung beibringen. So ist es am wahrscheinlichsten, daß Sie auch langfristig dabeibleiben werden.

Intensität richtig dosieren

Der einfachste Anhaltspunkt für die Grenzen der eigenen Belastbarkeit ist der Puls. Als allgemeine Faustregel gilt: Die Herzschläge sollen beim Ausdauertraining von etwa zehn Minuten auf 170 minus Lebensalter ansteigen, bei jüngeren Menschen und Trainierten auf 180 minus Lebensalter. Ältere Menschen sollten die maximal mögliche Pulsfrequenz niedriger halten.
Die Trainingsintensität ist dann richtig gewählt, wenn die Pulsfrequenz zunächst ansteigt, dann aber im weiteren Verlauf des Trainings auf einem Niveau bleibt:
- Messen Sie den Puls fünf Minuten nach Beginn Ihres Trainings und am Ende jeweils eine Minute lang
- Die Belastung war richtig gewählt, wenn Sie beide Male ungefähr die gleiche Frequenz erhalten
- Den Puls können Sie am einfachsten an der Halsschlagader oder am inneren Handgelenk messen. Einfache Pulsmesser liefern meist zu niedrige Werte. Wer seinen Puls elektronisch messen möchte, sollte ein Gerät wählen, das man als Armbanduhr tragen kann und bei dem eine Elektrode auf der Brust befestigt wird

Wenn Sie Bedenken bezüglich der Belastbarkeit Ihres Kreislaufs haben, dann gehen Sie vor der Neu- oder Wiederaufnahme eines Sports auf jeden Fall zu einem Sportarzt und lassen sich beraten.

Gehen und Laufen

Gehen und Laufen beanspruchen große Teile der Skelettmuskulatur dynamisch, sie sind in nahezu idealer Weise dosierbar und ohne teure Ausrüstung jederzeit und überall möglich.

Gehen und Wandern

Beides eignet sich gut für Menschen, die nicht besonders fit oder sportlich sind und ihren Kreislauf dennoch in

Schwung halten wollen. Der Energieaufwand nimmt mit der Gehgeschwindigkeit, mit dem Körpergewicht - einschließlich der Kleidung und eventuell getragenem Rucksack - und der Steigung des Geländes zu.

Laufen (Joggen)

Dabei wirken vor allem folgende Faktoren günstig:
- Sie beanspruchen zahlreiche Muskelgruppen
- Dauerlauf auf ebener Strecke beansprucht die Kraft relativ gering, die Ausdauer hingegen optimal
- der mittlere Blutdruck steigt nicht oder kaum an
- das Tempo ist gut zu dosieren

Achten Sie auf Ihren Puls, denn beim Laufen wird des Guten oft zuviel getan. Die meisten Jogger laufen viel zu schnell und wissen nicht, daß sie das zwar schneller erschöpft, aber nicht besser trainiert. Nehmen Sie sich eher eine bestimmte Laufstrecke als eine -zeit vor, um sich nicht zur Geschwindigkeit zu drängen. Hören Sie aber trotzdem früher auf, wenn Sie müde sind. Ihre Kondition ist nicht jeden Tag gleich.

Verletzungsgefahr

Verletzungen sind beim Laufen selten. Muskel- und Sehnenzerrungen sind durch Dehnungsübungen von fünf bis zehn Minuten und langsamen Beginn vermeidbar. Bei Abnutzungserscheinungen im Bereich der Hüft- und Beingelenke sollten Sie auf andere Ausdauersportarten wie Schwimmen oder Radfahren umsteigen.
Weicher Waldboden und Wiesen tun dem Bewegungsapparat wohler als Beton und Asphalt. Gutes Schuhwerk schont Wirbelsäule, Füße, Knie- und Hüftgelenke. Wesentlich ist eine griffige, rutschfeste und flexible Profilsohle sowie ein stabiles Fersenteil, damit der Fuß genügend Halt findet.

Radfahren

Radfahren ist nicht nur ein Sport, der ohne größeren Aufwand betrieben werden kann, das Rad ist auch ein billiges und ökologisch wertvolles Transportmittel. Verwenden Sie es regelmäßig überall dort, wo Sie auf Ihr Auto verzichten können. Zum Beispiel auch für den Weg zur Arbeit.
Im Vergleich zum Laufen ist es beim Radfahren schwieriger, die Intensität zu steuern, da es stärker von äußeren Bedingungen wie Steigung oder Wind abhängig ist. Allerdings ist es fast nicht möglich, mit dem Fahrrad in der Ebene im trainingswirksamen Bereich zu fahren. Wegen der schlecht zu steuernden Belastung ist Radfahren für Herzkranke weniger günstig als Laufen. Eher meiden sollten das Radfahren außerdem diejenigen, die das Rückgrat wegen einer Wirbelsäulenerkrankung nicht belasten dürfen. Vorteilhaft ist dieser Sport hingegen zur Entlastung der Hüft-, Knie- und Fußgelenke.
Rennräder mit der weit vornübergebeugten Haltung sind im Breitensport nicht sinnvoll. Ob Sport-, Touren- oder Klapprad: Empfohlen werden eine weniger einengende, eher aufgerichtete Sitzhaltung und eine Sattelhöhe, bei der die Ferse bei gestrecktem Bein auf dem Pedal liegt.
Nach längerem Fahren sollten Sie die relativ einseitige Körperhaltung mit Übungen lockern. Dabei kann sich Ihre Wirbelsäule wieder strecken und aufrichten und somit entspannen.

Verletzungsgefahr

Verletzungen bzw. Unfälle entstehen in erster Linie durch den Straßenverkehr. Radfahrer sollten sich daher mit derselben Disziplin an die Verkehrsregeln halten, wie sie sich das auch von den Autofahrern wünschen.

Schwimmen

Für viele ist mit dem steigenden Angebot an immer größer werdenden Schwimmhallen Schwimmen zum Freizeitsport schlechthin geworden. So ist Schwimmen wetterunabhängig möglich und für jedes Lebensalter und fast jede körperliche Verfassung geeignet. Beim Schwimmen werden - ähnlich wie beim Laufen - beträchtliche Anteile der Skelettmuskulatur eingesetzt. Regelmäßiges Schwimmen trainiert also den ganzen Körper. Schwimmen kräftigt die gesamte Atemmuskulatur, vergrößert das Herzvolumen und hilft gegen Krampfadern. Asthmakranke bekommen beim Schwimmen meist weniger leicht einen asthmatischen Anfall als beim Laufen oder Radfahren, weil die feuchte Luft Staub und allergieauslösende Substanzen bindet.
Einmalig beim Schwimmen ist der Auftrieb, der Sie im Wasser nahezu schwerelos werden läßt. Für Übergewichtige ist Schwimmen zwar eine der angenehmsten Sportarten, doch empfehlen Ärzte Übergewichtigen lieber Sportarten, die sie auf ihren eigenen Füßen absolvieren müssen, damit sie ein besseres Gefühl für ihren Körper und sein Gewicht bekommen.
Wasser entspannt und belebt bei fast allen Menschen die Psyche. Viele empfinden nach dem Schwimmen ein Gefühl von Euphorie und innerer Ruhe, das noch Stunden später anhält.

Verletzungsgefahr

Das Wasser-Desinfektionsmittel (Chlor) kann die Augen reizen. Genitalinfektionen durch Bakterien oder Pilze gibt das Wasser leicht von einem zum anderen weiter.
- Tragen Sie keine nasse Badekleidung. Auskühlung kann die Harnblase reizen
- Für Menschen mit Beschwerden in den Kniegelenken eignet sich der Kraulbeinschlag besser als die Bewegung des Brustschwimmens
- Relativ hohe Wassertemperaturen von 33 bis 34 Grad führen bei schnellem Schwimmen zur Überwärmung und heftigem Nachschwitzen
- Menschen nach einem Herzinfarkt müssen beim Schwimmen vorsichtig sein, weil der Füllungsdruck im Herzen bei diesem Sport größer wird

Skilanglauf und Alpiner Skilauf

Beide sind nicht nur technisch, sondern auch in bezug auf die körperliche Beanspruchung grundverschieden.

Skilanglauf

Er ist der wertvollste Wintersport und im Hinblick auf die Ausdauerleistungsfähigkeit für alle Altersgruppen geeignet. »Skiwandern« beansprucht nahezu alle Muskelgruppen rhythmisch, vor allem die Bein-, Arm- und Schultermuskeln. Die harmonisch gleitende Bewegung und die wechselnde Belastung der Wirbelsäule sind vom orthopädischen Standpunkt aus besonders günstig. Die Technik ist relativ einfach und leicht zu erlernen. Außerdem bietet dieser Sport die Möglichkeit, Schneelandschaften mit völlig neuen Augen zu entdecken.

Alpiner Skilauf

Er hat keine besonders günstigen Auswirkungen auf das Herz-Kreislauf-System. Trainiert wird in erster Linie die Beinmuskulatur. Die Herausforderung liegt wohl eher im Erlernen der schwierigen Technik und im Reiz der Dynamik und des Tempos. Hinzu kommt das gehobene Lebensgefühl in den Bergen mit frischer Luft und bräunender Sonne.

Verletzungsgefahr

Sie ist beim Skilanglauf außerordentlich gering. Das gilt allerdings nicht für die vor kurzem in Mode gekommene neue Technik, bei der die Beine nicht nur nach vorne und hinten, sondern auch seitlich weg vom Körper bewegt werden (*Skating*). Dabei kann es auch zu Zerrungen und Hüftgelenkschäden kommen.

Beim alpinen Skilauf ist die Verletzungsgefahr mit Knochenbrüchen und Weichteilverletzungen außerordentlich hoch. 40 Prozent der Unfälle sind auf undiszipliniertes Fahren, Überforderung, technische oder konstitutionelle Mängel zurückzuführen:
- Beginnen Sie bereits vor dem Urlaub mit Skigymnastik und Konditionstraining
- Erlernen Sie das Skifahren mit einer geprüften Fachkraft. Mit ihrer Hilfe können Sie auch die nötige kritische Selbsteinschätzung einüben
- Ausrüstung muß sein, doch es kommt nicht auf den Preis Ihrer Skischuhe an, sondern sie müssen passen
- Beachten Sie die »Verkehrsregeln« auf der Piste, und bleiben Sie auf den gesicherten Abfahrten
- Eine »Verkehrsregel« auf Skipisten sollte das Null-Promille-Gebot sein
- Wenn sich an Knie- und Hüftgelenken sowie an der Wirbelsäule Verschleißerscheinungen bemerkbar machen, sollten Sie alpines Skilaufen lieber seinlassen

SPORTSPIELE

Sportarten, die vom spielerischen Wettkampf geprägt sind, wie Tennis, Tischtennis, Fußball, Handball, Volleyball oder ähnliche Mannschaftssportarten sind spannend und gesellig. Die Beanspruchung des Herz-Kreislauf-Systems läßt sich dabei meist kaum vorausplanen und dosieren. Übertriebener Ehrgeiz kann leicht dazu verführen, sich zu übernehmen. Gerade unter den Infarktgefährdeten ist der »Leistungstyp« nicht selten:
- Wärmen Sie sich ausreichend auf, und achten Sie auf ein angepaßt langsames Beginnen
- Bauen Sie Ihre Spielweise immer systematisch auf. Die richtige Wahl der Partner und vernünftige Absprachen über Zeitdauer und Tempo können gesundheitliche Überforderung vermeiden helfen

Tennis

Tennis ist erfreulicherweise heute nicht mehr ein Sport für die oberen Zehntausend. Die ganz unterschiedlichen Bewegungsabläufe wie Strecken und Bücken, Laufen und Sichdrehen beteiligen zahlreiche Muskelgruppen, vor allem die der Beine und Schultern, des Bauchs und Rückens. Sie machen Tennis zu einem vielseitigen Ausgleichssport. Sie sollten ihn allerdings unter Anleitung erlernen, sonst gefährden Sie Ihren Schlagarm.

Tennis kann man zwar von Jugend an bis ins hohe Alter spielen, Spätanfänger und Wiedereinsteiger sollten jedoch vorsichtig sein.
Wegen der schwierigen Dosierbarkeit und eventueller Übertreibungen wird es zum Beispiel nach einem Herzinfarkt nur dann erlaubt, wenn Sie Tennis als Sport im wahrsten Sinn des Wortes spielend und nicht verbissen betreiben.

Verletzungsgefahr

Verletzungen kommen beim Tennis vor allem im Bereich der Arme und Beine vor. Am bekanntesten ist wohl der »Tennisarm« (➔ Seite 525) mit Schmerzen im äußeren Ellenbogen. Er ist die Folge einer falschen Schlagtechnik oder eines unpassenden Schlägers.

Squash

Squash ist wesentlich schneller erlernbar als Tennis. Es verlangt und trainiert vor allem Reaktion, Koordination und Schnelligkeit. Der Ball kann bis zu 200 Stundenkilometer schnell werden. Die Herz-Kreislauf-Belastung ist bei raschem Spiel sehr groß. Stimmen Sie das Spieltempo und die Spieldauer auf Ihre individuelle Leistungsfähigkeit ab.

Verletzungsgefahr

Das Verletzungsrisiko am Ellenbogen ist geringer als beim Tennis, weil der Schläger leichter ist. Abgesehen vom Kreislauf, werden beim Squash die Wirbelsäule und die Sprunggelenke durch die abrupten Starts, Sprints und Stops stark belastet. Es kann deshalb zu Verstauchungen der Sprunggelenke, zu Wadenmuskelrissen und sogar zu Achillessehnenrissen kommen (➔ Sehnenzerrung, Seite 501). Das Aufwärmen mit Stretchingübungen kann etwas vorbeugen.

Tischtennis

Tischtennis ist, ähnlich wie Tennis, in den Bewegungen abwechslungsreich und vielseitig, doch die Laufbelastung ist geringer. Es geht eher um Konzentration, Reaktion, Technik und Koordination als um die allgemeine Ausdauer.

Verletzungsgefahr

Das Risiko ist gering. Einseitige Haltung begünstigt Rücken- und Kreuzschmerzen.

Tanz

Wettkampfartiger Turniertanz ist Sport. Aerobic, Jazz-Gymnastik, African Dance, tänzerische Improvisation oder Bauchtanz können zum positiven Lebensgefühl wesentlich beitragen, einen körperlichen Trainingseffekt erreicht man mit ihnen allerdings kaum. Wer sich tänzerisch bewegen möchte, braucht weder Kurs noch Studio. Legen Sie Musik auf, die Ihnen gefällt. Tanzen Sie, was Ihnen gerade einfällt. Bemühen Sie sich nicht um bestimmte Schritte, sondern lassen Sie sich mitreißen. Tanz ist eine großartige Möglichkeit, Gefühle und Stimmungen körperlich zum Ausdruck zu bringen.

Verletzungsgefahr

Die Verletzungsgefahr ist gering. Im akrobatischen Tanz mit Hebe- und Schleuderfiguren kann es zu Unfällen und Überforderungen kommen. Achten Sie, wie bei allen Sport- und Bewegungsarten, auf die Dosierung.

FITNESS-STUDIOS

Die Fitneßindustrie setzt enorme Summen um. Die veralteten und verkrusteten Strukturen vieler Sportvereine haben zum Erfolg der Fitneßzentren sicherlich beigetragen. Ihr großer Vorteil: Sie haben Öffnungszeiten, die vor allem den Berufstätigen ein Maximum an Flexibilität ermöglichen. In der BRD besuchen zwei Millionen regelmäßig Fitneßstudios. Dieses ist nicht unproblematisch, denn beim Muskeltraining an Kraftmaschinen kann man sehr viel falsch machen.
Voraussetzung für sinnvolles Training im Fitneßstudio ist eine gute Betreuung. Aber gerade daran mangelt es. Fast ein Drittel der Betreuer sind für ihren Beruf unzureichend ausgebildet. Manche haben als Qualifikation nur eine erfolglose Bodybuilder-Karriere aufzuweisen. Benutzen Sie nur Fitneßstudios, die eine breite Palette von Übungen anbieten. Reine Bodybuilding-Center, in denen nur Kraft trainiert wird, sind eher schädlich als nützlich.

Doping

Anabolika und stimulierende Medikamente zählen zu den hauptsächlich verwendeten Dopingmitteln. Die Nebenwirkungen sind beträchtlich: Bei den stimulierenden Pillen können Überreaktionen, Abhängigkeit und Sucht entstehen, bei den Anabolika schwerwiegende Organ-

Tips zum Testen Ihres Fitneßstudios

- Melden Sie sich zum Probetraining an. Das Studio kann dafür eine Gebühr verlangen, die aber bei Abschluß eines Vertrags angerechnet werden muß. Beim Probetraining sollte der Trainer nur für Sie da sein und Ihnen an jedem Gerät erklären, wie Sie daran welche Körperpartien trainieren
- Verlangen Sie auch, an Gruppenprogrammen wie Aerobic und Gymnastik probeweise teilnehmen zu können
- Zum kompletten Fitneßtraining gehören Ausdauergeräte wie Laufband, Ruder- oder Fahrradergometer
- Neben Kraft- und Ausdauer muß auch die Beweglichkeit trainiert werden. Prüfen Sie das Angebot des Studios an Gymnastik-, Stretching- und/oder Entspannungskursen
- Fragen Sie nach der beruflichen Qualifikation des Studiopersonals. Bewerten Sie die Ausbildung in dieser Reihenfolge: Sportlehrer mit oder ohne Diplom, Gymnastiklehrer, Krankengymnast oder Physiotherapeut/Masseur, Fachausbildung mit mindestens 120 Stunden und abschließender Prüfung durch einen Sportverband
- Informieren Sie sich über Art und Umfang des Tests, den Sie am ersten Trainingstag nach Vertragsabschluß machen. Getestet werden müßte wenigstens Ihre Ausdauer, Kraft und Beweglichkeit. Dauer: Eine Stunde ist normal, 20 Minuten das Minimum. Je gründlicher der Test, desto besser Ihr Trainingsprogramm
- Bestehen Sie nach Auswertung des Tests auf einem schriftlichen Trainingsplan. Verlangen Sie einen erneuten Test nach drei bis vier Monaten und eine Anpassung Ihres Übungsprogramms
- Unterschreiben Sie keinen Vertrag mit mehr als sechs Monaten Laufzeit. Folgeverträge mit vierteljährlicher Kündigung sollten möglich sein. Bei Schwangerschaft, Einberufung zum Wehrdienst oder Wohnortwechsel sollte der Vertrag automatisch enden, bei längerer Krankheit oder schwerem Unfall beitragsfrei ruhen

schädigungen. Die mit Anabolika aufgepumpten Muskelprotze tragen schwer an ihren unnatürlichen Kräften: Neben einer Leber- und Nierenschädigung kann es zu Potenzstörungen mit einer Verminderung der Samenzellenbildung, einer Verkleinerung der Hoden und einer Veränderung der Prostata kommen. Das gesamte Hormonsystem wird für lange Zeit gestört.

Getränke

Isotonische Getränke, zum Beispiel *Isostar* oder *Nes-Fit*, mögen für Spitzensportler manchmal notwendig sein, um die mit dem Schweiß verlorengegangene Flüssigkeit zu ersetzen und damit die Leistungsfähigkeit zu erhalten. Doch mittlerweile haben sie Eingang in die Regale des Einzelhandels gefunden, wo sie kräftig für Umsatz sorgen, und sie finden sich als »Kulturrückstände« auf den höchsten Alpengipfeln wieder. Billiger als diese teuren Getränke ist Mineralwasser, und es hat dieselbe Wirkung.

SPORT FÜR FRAUEN

Sportliches Training ist für viele Frauen zum unverzichtbaren Teil ihres Lebens geworden. Kondition, Beweglichkeit und Kraft stärken den Körper und das Selbstbewußtsein.

Die Mitgliederzahlen in den Sportvereinen beweisen das hohe Interesse: In den größeren Organisationen liegt der Frauenanteil bei 45 Prozent, in den Sportkursen der Volkshochschulen und Bildungswerke der Landessportbünde sind Frauen in der Überzahl.

Besondere Bedeutung haben Kurse, die ausschließlich für Frauen in den Kampfsportarten Karate, Aikido, Judo und Jiujitsu angeboten werden. Sie stärken nicht nur den Körper, sondern bilden auch einen wirksamen Schutz vor Angriffen von Männern.

Die bis vor 50 Jahren noch anzutreffende Medizinermeinung, daß sportliche Betätigung die Fortpflanzungsfähigkeit negativ beeinflussen kann, mußte als Vorurteil vollständig zurückgenommen werden. Im Gegenteil: Bewegung wirkt auf den Hormonhaushalt anregend und stabilisierend, zumindest solange aus der sportlichen Betätigung kein Hochleistungstraining gemacht wird.

Wenn eine Frau wegen sportlicher Betätigungen ihre Menstruation mit »der Pille« verschieben möchte, sollte sie mit ihrem Arzt besprechen, wie sie dabei vorgehen soll. Vorverlegen ist günstiger zu beurteilen als das Verlängern des Zyklus.

SPORT MIT KINDERN

Die Entwicklung des kindlichen Haltungs- und Bewegungsapparates wird am besten durch Bewegungsfreiheit gefördert. Jedes Kind - gleichgültig in welchem Alter -

hat ein natürliches Bedürfnis nach Bewegung, Toben und Spiel. Wenn Sie dem Bewegungs- und Spieldrang Ihres Kindes umfassenden Freiraum gewähren, haben Sie für seine Gesundheit das Beste getan. Eine eigene Kleinkindergymnastik oder Körperschulung ist völlig sinnlos. Sie kann behindern und einengen. Die Probleme beginnen mit der Einschulung, wenn Kinder zum Stillsitzen gezwungen werden und die ersten Haltungsschäden entstehen.

- Zum Ausgleich können Sportarten wie Laufen, Schwimmen, Radfahren, Gymnastik oder Kampfspiele und jede Form des Ballspiels sinnvoll sein
- Kinder mit Haltungsschäden sollten Kraftsportarten wie Boxen, Judo oder Ringen und jeden Sport mit einseitigem Körpereinsatz wie Kegeln, Speerwurf oder Stechpaddeln meiden. Reines Krafttraining sollte nicht vor dem 14. oder 15. Lebensjahr begonnen werden
- Machen Sie Ihr Kind nicht zum Sportstar der Familie. Damit überfordern Sie es meist

SPORT IM ALTER

Um mit Sport zu beginnen, ist es zu keinem Zeitpunkt Ihres Lebens zu spät. Das Schlagwort von der »Schonung im Alter« ist irreführend. Im Gegenteil, ein »geschonter« Organismus, der nicht gezwungen wird, ein Minimum an Reizen zu bewältigen, reduziert seine Funktionen.

Ein trainierter 60jähriger ist körperlich leistungsfähiger als ein untrainierter 40jähriger. Als älterer Mensch genießen Sie gegenüber Jüngeren den Vorteil eines großzügigeren Zeitbudgets. Lernen Sie, diese Chance zu nützen. Besonders geeignet sind alle Sportarten, die Ihre Ausdauer trainieren, bei denen die Unfallgefahr gering ist und die Sie richtig dosieren können wie zum Beispiel:

- Schwimmen, Wandern, Laufen, Radfahren, Skilanglauf oder Rudern
- Spielerische Wettkampf-Sportarten wie Tennis, Tischtennis oder Fußball
- Achten Sie generell auf Zeichen der Überforderung, wie beispielsweise Erschöpfung, Schwindel, Kopfschmerzen oder Stechen in der Herzgegend
- Vor dem Einstieg in einen für Sie neuen Sport sollten Sie sich von einem Sportarzt untersuchen und beraten lassen

WOHNGIFTE

Innenluft schlechter als Außenluft

Schlechte Luft - dabei denkt jeder sofort an Autoabgase, qualmende Fabrikschlote, vielleicht auch noch an Zigarettenrauch. Die schädlichen Auswirkungen dieser Luftverpester spielen in der Umweltdiskussion eine zentrale Rolle, ihnen gilt das Interesse der meisten Menschen, die sich um die Qualität der Atemluft Sorgen machen.
Dabei wird oft übersehen, daß wir uns den Großteil des Jahres in Innenräumen aufhalten: am Arbeitsplatz, in der Wohnung, im Gasthaus. Die dort auftretenden Konzentrationen an Schadstoffen sind oft viel gefährlicher als die belastete Außenluft. Besonders bestimmte Spanplatten, Holzschutzmittel, Lacke, Bodenbeläge, Tapeten, Wandfarben, Klebstoffe, Möbel, Abdichtmaterialien, Dämmstoffe und andere Baumaterialien können die Gesundheit bedrohen.
Den Forschungsanstrengungen der NASA verdanken wir eine harmlose, preiswerte und zugleich schöne Methode, den Mief zu verringern: Die drei Pflanzenarten Philodendron, Grünlilie und Golden Pothos reinigen die Luft. Bereits eine Pflanze reicht, um zehn Quadratmeter Luft so zu verbessern, daß die Verunreinigungen kaum noch gesundheitlichen Schaden anrichten können.

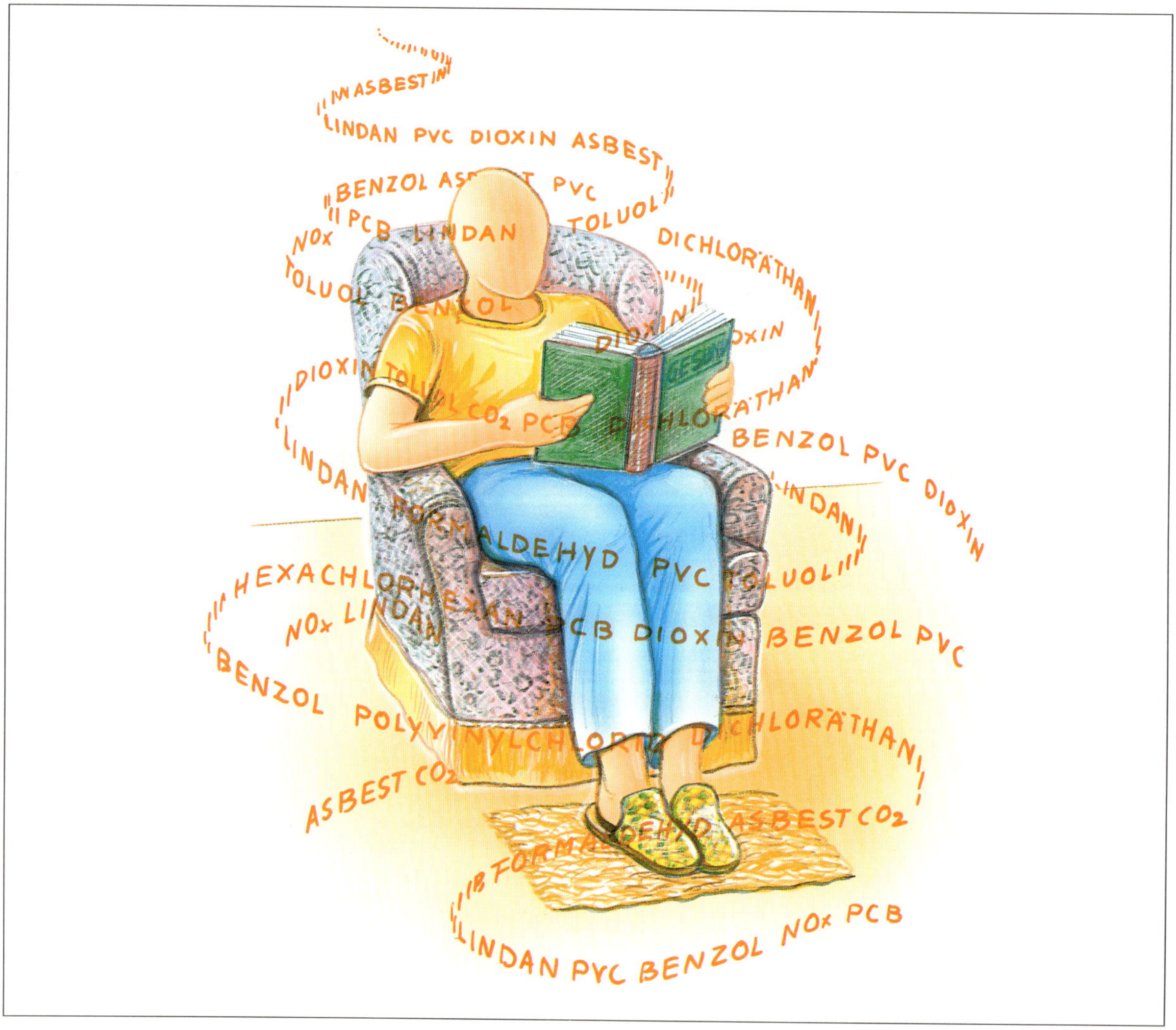

Hausverbot zu Hause

In vielen Ländern bestehen inzwischen gesetzliche Regelungen, die den Schadstoffausstoß von Autos regeln und den von Industrieanlagen begrenzen. Die Bestimmungen sind allerdings meist zu lasch und ihre Kontrolle ist ungenügend - doch immerhin, es gibt sie.

Schadstoffe in Wohnungen scheinen hingegen Privatsache zu sein. Sie werden kaum erfaßt. Gäbe es für die Luftqualität zu Hause ähnliche Schadstoffgrenzwerte, wie es sie für Autos und Industrieanlagen gibt, dürften sich Millionen Bürger nicht mehr in ihren eigenen vier Wänden aufhalten.

Ein Hygiene-Professor an der Technischen Universität Berlin schätzt, daß bis zu zehn Prozent der Wohnungen in der Bundesrepublik Deutschland wegen ihrer unerträglichen Schadstoffbelastung evakuiert werden müßten.

Schleichend und geruchlos

Viele Menschen leben in einer Giftküche, die sie lange Zeit nicht bemerken. Oft geben Einrichtungsgegenstände ihre belastenden Gase und Dämpfe nur in sehr geringen Konzentrationen ab. Tun sie das allerdings jahrzehntelang, brauchen Gesundheitsschäden nicht zu verwundern. Wer in der Nähe der Schadstoffquelle viel Zeit verbringt - etwa beim Schlafen, Fernsehen oder Lesen -, ist deshalb besonders gefährdet.

Außerdem stumpfen unsere Sinnesorgane sehr rasch ab, so daß wir bestimmte Gerüche in unserer vertrauten Umgebung bald nicht mehr wahrnehmen. Viele der schädlichsten Schadstoffe sind sogar völlig geruchlos.

Tückische Krankheitsursache

Wohngifte können eine Vielzahl von Krankheiten verursachen, werden aber oft nicht als deren Auslöser erkannt. Nicht nur der »einfache Mensch von der Straße«, auch die Mehrzahl der Mediziner weiß viel zuwenig über die schädlichen Folgen einer schadstoffbelasteten Wohnumgebung.

Allgemeine Tips

Überlegen Sie sich, ob nicht manche Ihrer Beschwerden auf Wohngifte zurückzuführen sind.

Wenn der Arzt Sie untersucht, um die Ursache einer Erkrankung herauszufinden: Erzählen Sie ihm von Ihrer Wohnumgebung. Sind Sie soeben umgezogen? Haben Sie mit Farben und Lacken gearbeitet? Verbreitet beispielsweise Ihre neue Küche oder die Schlafzimmereinrichtung einen stechenden Geruch?

DIE WICHTIGSTEN SCHADSTOFFE

Formaldehyd

Formaldehyd ist die meistproduzierte Chemikalie der Welt und allgegenwärtig. Es kann unter anderem in den unten aufgeführten Produkten enthalten sein.

Auch bei Verbrennungsprozessen entsteht Formaldehyd. Es findet sich beispielsweise im Zigarettenrauch und in Autoabgasen.

Hauptverursacher langanhaltender Formaldehyd-Belastungen in Innenräumen sind noch immer Spanplatten für Möbel, Wand- und Deckenverkleidungen - insbesondere alte, billige Platten. In älteren Fertighäusern, deren Böden und Wände mit Spanplatten ausgekleidet wurden, ließen sich noch nach 15 Jahren unvermindert hohe Formaldehyd-Konzentrationen feststellen.

Häufig verbirgt sich Formaldehyd auch in Polyurethan-Schäumen, die zum Dämmen und Isolieren verwendet werden. Sie dienen häufig zur nachträglichen Wärmedämmung in älteren Gebäuden, etwa um Kältebrücken zu unterbinden und Hohlräume in Dach und Außenwänden auszuschäumen. Auch beim Einsetzen von Türstöcken und Fenstern leisten diese Schäume praktische Dienste.

Formaldehydhaltige Produkte

Antitranspirantien	Leder
Arzneimittel	Leim
Autopflegemittel	Metalle
Badezusätze	Mundwässer
Deodorants	Nagelhärter
Desinfektionsmittel	Papier
Farben	Fotopapier
Filzstifte	Reinigungsmittel
Fußbodenversiegler	Schuhpflegemittel
Geschirrspülmittel	Seife
Gummi	Shampoos
Haushaltsreiniger	Spachtelmasse
Klebefolien	Spanplatten
Klebstoffe	Textilien (vor allem in pflegeleichten Baumwollkleidungsstücken)
Kohleanzünder	Waschmittel
Kosmetika	Weichspüler
Kunststoffe	Zahnpasta
Kunststoffschäume	
Lacke	

Formaldehyd entweicht unterschiedlich schnell in die Raumluft. Die Reizschwelle, ab der das Gas wahrgenommen wird, ist von Mensch zu Mensch verschieden. In höheren Konzentrationen riecht Formaldehyd ziemlich stechend, ab einem bestimmten Wert (vier bis fünf ppm) treibt es uns die Tränen in die Augen.

Richtwerte

Innenräume sollten mit maximal 0,1 ppm Formaldehyd belastet sein, das entspricht einer Konzentration von 0,12 Milligramm Formaldehyd pro Kubikmeter Luft. Dieser Wert kann aber schon durch Zigarettenrauch überschritten werden.

Mögliche Gesundheitsschäden

Atembeschwerden, Reizhusten, gerötete Augen, Brennen in der Nase, ständiger Schnupfen, Asthma, Hautallergie (Kontaktekzem), Haarausfall, Halsschmerzen, Kopfschmerzen, Übelkeit, Erbrechen, Bindehautentzündungen, Schlafstörungen Konzentrationsstörungen, Schwindel, Magen- und Herzbeschwerden. Formaldehyd steht außerdem in begründetem Verdacht, Krebs auszulösen. Prüfen Sie: Treten die Beschwerden verstärkt zu Beginn und gegen Ende der Heizsaison auf sowie bei feuchtem und warmem Wetter? Bessert sich Ihr Zustand, wenn Sie Ihre gewohnte Wohnumgebung verlassen? Trifft dies zu, könnte Formaldehyd die Ursache sein. Wenn Sie sich unsicher sind und die Schadstoffquelle nicht selbst finden und entfernen können, lassen Sie die Formaldehydwerte in Ihrer Wohnung messen (➔ Messen von Schadstoffen, Seite 931).

Empfehlung

Die Belastung mit Formaldehyd sollte in allen Bereichen so gering wie möglich gehalten werden. Formaldehydhaltige Isolierschäume zum Beispiel können ohne großen Kostenaufwand nicht mehr entfernt werden.

Ozon-Killer: Halogenierte Kohlenwasserstoffe (FCKW)

Zu dieser Schadstoffgruppe zählen vor allem die Fluor-Chlor-Kohlenwasserstoffe (FCKW), die wissenschaftlich korrekt als Chlor-Fluor-Kohlenstoffe (CFK) bezeichnet werden müßten. FCKW zählen zu den vielseitigsten und lukrativsten Produktgruppen der Chemie-Industrie. Sie werden nicht nur als Treibgase für Spraydosen, sondern auch bei der Herstellung von Styropor benutzt, einem Material zur Wärmedämmung. Außerdem finden sie in Feuerlöschern und als Kältemittel für Kühl- und Gefriergeräte, in Wärmepumpen und Klimaanlagen Verwendung. FCKW sind vergleichsweise wenig giftig und nicht brennbar. Schon 1974 wurden sie verdächtigt, an der fortschreitenden Zerstörung der Ozonschicht über der Erde beteiligt zu sein. Außerdem sind FCKW-Gase erheblich an der Erwärmung der unteren Atmosphäre beteiligt, dem sogenannten Treibhauseffekt. Doch erst in jüngster Zeit werden FCKW langsam durch andere Produkte ersetzt.

Mögliche Gesundheitsschäden

FCKW tragen zur Vergrößerung des Ozonlochs über der Erde bei. Der Ozonschild ist aber zur Filterung der gefährlichen UV-B-Sonnenstrahlung unverzichtbar. Da die FCKW-Gase nur langsam nach oben steigen, wird sich der Ozonabbau wahrscheinlich noch mindestens zwei Jahrzehnte fortsetzen, selbst wenn es zu einem baldigen weltweiten Produktionsstopp kommen sollte. Deshalb muß damit gerechnet werden, daß Hautkrebs-Erkrankungen und Augenleiden in Zukunft vermehrt auftreten werden. Außerdem ist eine größere Verbreitung bestimmter Infektionskrankheiten wahrscheinlich, deren Erreger durch die Haut in den menschlichen Körper eindringen.

Empfehlung

FCKW lassen sich in fast allen Fällen durch schadstoffärmere Mittel ersetzen.

- Verzichten Sie auf Spraydosen. Benützen Sie treibgasfreie Zerstäuber oder Deo-Roller
- Fragen Sie beim Kauf eines neuen Kühlschranks, einer Gefriertruhe oder bei der Anschaffung einer Klimaanlage nach Produkten, die reine, chlorfreie Fluor-Kohlenwasserstoffe als Kühlflüssigkeit enthalten. Mit Helium betriebene Kühlanlagen, wie sie seit kurzem in den USA angeboten werden, arbeiten effektiver und energiesparender
- Hartschäume, die zur Wärmedämmung eingesetzt werden, verlieren einen Teil ihrer Isolationswirkung, wenn sie nicht mit FCKW hergestellt werden. Überlegen Sie aber, ob Sie nicht andere Isolationsmaterialien wie Glaswolle verwenden oder die Isolationsschichten vergrößern können

CKW - Chlorierte Kohlenwasserstoffe

Chlorierte Kohlenwasserstoffe (CKW) sind inzwischen sehr verbreitet, bauen sich in der Natur aber nur sehr langsam ab. Deshalb sind sie heute überall in der Umwelt vor-

Schadstoffe in Wohnräumen

Schadstoff	Herkunft	Wirkung auf die Gesundheit	Konzentration in besonders abgedichteten Räumen
Lösungsmittel wie Benzol, Dichloräthan, Toluol	Farben, Lacke, Harze, Polituren, Reinigungsmittel	Kopfschmerzen, Schleimhautreizungen, Störungen des Nervensystems, Leber-, Nierenschäden, Krebsverdacht bei Benzol und Dichloräthan	kritisch
Formaldehyd	Leime, Lacke, Spanplatten, Schäume	Reizungen der Schleimhäute, Atemweg-, Bindehautentzündungen, Kopfschmerzen, Lungenschäden	kritisch
Kohlendioxid (CO_2)	Heizung, Gasherd, Atmung, Außenluft	Kopfschmerzen, Schwindel, Blutdruckanstieg	kritisch
Kohlenmonoxid (CO)	Außenluft (Fahrzeuge), Feuerstellen, Heizung	Blockung der Sauerstoffversorgung, Kreislaufstörungen	normalerweise nicht kritisch
Stickoxide (NO)	Heizung, Gasherd, Tabakrauch, Außenluft	Husten, Speichelfluß, Schnupfen, Atemstörungen, Lungenschäden	kritisch
Schwefeldioxid (SO_2)	Heizung, Gasherd, Tabakrauch, Außenluft	Reizung der Schleimhäute, Atemweg-, Bindehautentzündungen, Bronchitis, Atemnot	normalerweise nicht kritisch
Polychlorierte Biphenyle, Phenol, Styrol usw.	Weichmacher in Kunststoffen	Kopfschmerzen, Schwindel, Müdigkeit, Nieren-, Leberschäden, Krebsverdacht bei Phenol und Styrol	kritisch
Radon	Ziegel, Natursteine, Erdgas	Übelkeit, Magen-Darm-Störungen, Schwächegefühl, alle anderen Folgen radioaktiver Belastungen	kritisch

handen - im Trinkwasser ebenso wie in der Nahrung und in der Luft. Im Haushaltsbereich enthalten verschiedene Reinigungsprodukte, Entfettungs- und Abbeizmittel sowie Haushaltspflegemittel oft CKW-haltige Lösungsmittel.

Mögliche Gesundheitsschäden

CKW können die Haut durchdringen und greifen das Zentralnervensystem an. Das Einatmen der Dämpfe führt zu Schleimhautreizungen und Lungenentzündungen.

CKW reichern sich im menschlichen Organismus an - unter anderem im Gehirn, in der Leber, in Nieren, Herz und Keimdrüsen. Durch die lange Verweildauer im Körper kann es zu chronischen Schäden kommen.

Viele CKW-haltige Lösungsmittel stehen im Verdacht, Krebs auszulösen. *Chloroform* erwies sich zumindest im Tierversuch als krebserregend.

Empfehlung

- Verwenden Sie im Haushaltsbereich nur Produkte, die lösungsmittelarm oder lösungsmittelfrei sind. Diese Mittel sind in der Bundesrepublik mit dem Umweltzeichen, dem »Blauen Engel«, gekennzeichnet
- Chlorhaltige Lösungsmittel lassen sich zudem durch sogenannte *Terpene* ersetzen. Das sind Stoffe, die unter anderem aus Orangenschalen gewonnen werden und biologisch abbaubar sind
- Auch Lösungsmittel wie Alkohole, Ester und Ketone gelten überwiegend als weniger gesundheitsschädlich. Fragen Sie danach bei Ihrem Einkauf

PCB - Polychlorierte Biphenyle

Polychlorierte Biphenyle (PCB) wurden lange Zeit auch für Farben und Lacke verwendet, um sie feuersicher und beständiger zu machen. Außerdem dienten sie als Weichmacher für Kunststoffe.

Obwohl Polychlorierte Biphenyle heute in der Bundesrepublik nur noch in geschlossenen Systemen (zum Beispiel in Transformatoren) eingesetzt werden dürfen, sind sie noch immer allgegenwärtig: in fetthaltigen Lebensmitteln, in der Muttermilch, im menschlichen Fettgewebe.

Mögliche Gesundheitsschäden

Gelangen über die Nahrungskette größere Mengen PCB in den Körper, können Leber-, Milz- und Nierenschäden auftreten.

PCP - Pentachlorphenol

In den 70er Jahren strichen Tausende Haus- und Wohnungsbesitzer arglos ihre holzvertäfelten Decken und Wände mit Mitteln wie *Xylamon* und *Xyladecor*. Damals enthielten diese Produkte noch PCP, einen desinfizierenden und pilztötenden Inhaltsstoff. Das behandelte Holz dünstete über Jahre hinweg giftige Dämpfe aus, viele Wohnungen und Häuser wurden unbewohnbar.

Die private Interessengemeinschaft der Holzschutzmittel-Geschädigten erstattete gegen die Produzenten dieser Mittel Strafanzeige wegen Körperverletzung und fahrlässiger Tötung. 1989 führte dies zum größten Umweltprozeß in der Geschichte der Bundesrepublik, der jedoch mit einem Freispruch endete.

Seit einigen Jahren dürfen Holzschutzmittel in der Bundesrepublik nur noch maximal 0,5 Prozent PCP enthalten. Ein Vorstoß der Bundesregierung bei der EG, generell die Anwendung und Herstellung von Pentachlorphenol zu verbieten, mißlang.

Mögliche Gesundheitsschäden

Akute Vergiftungserscheinungen: Beschleunigte Atmung, Übelkeit, Kopfschmerzen, Krämpfe, Bewußtlosigkeit. Bei langfristiger Einwirkung treten Leber- und Nierenschäden auf. Die Betroffenen sind ständig müde und magern ab.

Empfehlung

- Keine PCP-haltigen Holzschutzmittel verwenden. In der Bundesrepublik, nicht aber in Österreich, hat sich die Industrie verpflichtet, die Inhaltsstoffe auf der Packung anzugeben
- Lassen Sie sich beim Einkauf von Profilbrettern und Möbeln schriftlich bestätigen, daß das Holz nicht mit Pentachlorphenol oder anderen Holzschutzmitteln behandelt wurde

Vorsicht: Ausländisches Holz kann noch immer PCP enthalten.

PVC - Polyvinylchlorid

PVC zählt zu den bedeutendsten Kunststoffen überhaupt. Es wird zu vielerlei Haushaltsgegenständen verarbeitet, unter anderem zu Rohren, Rolläden, Tischtüchern, Vorhängen, Verpackungen und Spielzeug.

In Verruf kam dieser Kunststoff, weil bei seiner Verbrennung äußerst giftige Stoffe entstehen (Dioxine, Chlorwasserstoff).

Mögliche Gesundheitsschäden

Wenn PVC-haltige Produkte Feuer fangen, entsteht das gefährliche Chlorwasserstoffgas. Es wirkt ätzend auf die Atemwege, längeres Einatmen führt zu Bronchialkatarrh mit heftigem Reizhusten.
Gefürchtet sind insbesondere Brände in Häusern mit PVC-Fußböden - sie können zusätzlich zu den üblichen Brandschäden auch Vergiftungen und Säureschäden hervorrufen.

Weichmacher

Weichmacher werden wegen ihrer »weichmachenden« Wirkung gerne Kunststoffen, Textilien und Tabak beigemengt. Am häufigsten wird Phthalsäureester verwendet. Weichmacher gelangen in großen Mengen in die Umwelt und bauen sich nur schwer ab. Wenn Lebensmittel in Folien oder beschichtetes Papier eingewickelt werden, die solche »Weichmacher« enthalten, dann gelangen die unerwünschten Stoffe in die Lebensmittel, und wir essen sie mit.

Mögliche Gesundheitsschäden

Noch wenig erforscht, möglicherweise erhöhtes Krebsrisiko.

Dioxin

Was im allgemeinen Sprachgebrauch »Dioxin« genannt wird, müßte wissenschaftlich richtig als 2,3,7,8-Tetrachlordibenzo-para-dioxin (kurz: 2,3,7,8-TCDD) bezeichnet werden. Daneben zählen noch etwa ein Dutzend weitere Dioxine und Dibenzofurane zu den gefährlichsten Stoffen der organischen Chemie. Vor allem durch den Chemieunfall in Seveso 1976 wurde Dioxin zum Inbegriff von chemischer Vergiftung. Bereits unvorstellbar geringe Mengen (Aufnahme von mehr als zehn Picogramm pro Kilogramm Körpergewicht pro Tag) können schädlich sein. Dioxin ist vor allem als Schadstoff in der Außenluft von Bedeutung.
Doch auch in Innenräumen kann das Ultragift entstehen: Wenn Lösungsmittel, die chlorierte Kohlenwasserstoffe (CKW) enthalten (➔ CKW, Seite 912), oder mit PCP behandeltes Holz (➔ PCP, Seite 914) verbrennen.

Mögliche Gesundheitsschäden

Wahrscheinlich krebsauslösend, wahrscheinlich gehäuftes Auftreten von Mißbildungen bei Neugeborenen.

Asbest

Jahrzehntelang galt Asbest als Allzweckmittel, das nahezu alles versprach: Wärme zu dämmen, Kälte zu isolieren, Schall zu dämpfen und Flammen zu verhindern. Das vielseitige Material wurde in ungezählten Wohnungen, aber auch in Hallen, Schulen, Schwimmbädern und Behördenräumen montiert, oft auch an Gebäudeaußenwänden. Bedenkenlos fand der Stoff auch bei Haushaltsgeräten wie Haartrocknern, Blumenkästen und bei Heizungen Verwendung. Obwohl die Gefahren von Asbest seit langem bekannt sind, wird das faserige Mineral auch heute noch geschürft, in Produkte gemischt und in den Handel gebracht: Asbest ist damit weiterhin in vielen Fußbodenbelägen, aber auch in anderen Baumaterialien enthalten.
Ein generelles Herstellungs- und Anwendungsverbot ließ sich bislang in der Bundesrepublik und in Österreich nicht durchsetzen. Seit 1991 verzichtet die deutsche Asbestzementindustrie auf den gefährlichen Stoff in allen Hochbauprojekten.

Mögliche Gesundheitsschäden

Beim Abrieb von Asbest entsteht ein hauchfeiner Staub, gegen den sich die Lunge nicht wehren kann. Eine »unbedenkliche« Menge Asbest gibt es nicht, schon ein einziges Teilchen kann Lungenkrebs auslösen. Das deutsche Bundesgesundheitsamt hält 1000 Fasern pro Kubikmeter Luft für eine gerade noch akzeptable Luftverpestung, die Weltgesundheitsorganisation fordert eine Höchstkonzentration von 200 Fasern. Rechtlich verbindlich ist bislang keiner dieser Grenzwerte. Da Asbestfasern in den Industrieländern allgegenwärtig sind und vom Wind weit transportiert werden können, gibt es nach Schätzungen des Deutschen Gewerkschaftsbundes in der Bundesrepublik mindestens 10 000 Asbesttote.

Empfehlung

- Überprüfen Sie, ob Sie im Haushalt noch ältere asbesthaltige Gegenstände wie Haartrockner oder Blumenkästen verwenden. Werfen Sie sie weg
- Wenn Sie größere asbesthaltige Flächen - etwa Fußböden oder Decken - entfernen müssen: Unbedingt qualifizierte Fachleute beiziehen, die über entsprechende Absaugeinrichtungen verfügen. Gut ausgestattete Firmen verfügen überdies über Schutzkleidung und Atemschutzmasken, da gerade beim Herausreißen von Asbestplatten die lungengefährdenden Staubfasern frei werden. Das Schleifen von Asbestmaterial ist besonders gefährlich

Asbestfreie Produkte
Ersatzstoffe für Asbest sind überall auf dem Markt zu haben. Das deutsche Umweltbundesamt hat die für den Heimwerkerbereich wichtigen asbestfreien Bodenbeläge in einem übersichtlichen »Merkblatt« zusammengestellt. Andere asbestfreie Baumaterialien finden sich in einem mehrbändigen »Ersatzstoffkatalog«.
Beides zu beziehen über Umweltbundesamt
Bismarckplatz 1; 1000 Berlin 33

- In den vergangenen Jahren ist die Asbestentfernung zu einem florierenden Geschäftszweig geworden, in dem sich auch viele unseriöse Anbieter tummeln: Vorsicht vor Betrieben, die eine dauerhafte Sanierung durch das Überpinseln von Wänden oder durch Abdichten von Ritzen und Fugen mit Kunststoffen erreichen wollen. Oft platzen die verwendeten Lacke oder Kunststoffe rasch wieder auf

Radioaktive Abstrahlungen

Selbstverständlich sind die Gefahren, die von der Freisetzung von Radioaktivität aus Atomkraftwerken ausgehen, unvergleichlich größer als die »alltägliche« Strahlenbelastung in der Natur. Dennoch ist auch diese Belastung nicht unerheblich.

Radioaktive Baustoffe

Je nach Wohngebiet bestehen Unterschiede in der natürlichen Strahlenbelastung. Die Verwendung von Baumaterialien mit einem hohen Anteil an radioaktiven Stoffen kann sie erhöhen. Vor allem Chemiegips, Bimsstein, Schlackensand und Schlackensteine, Klinker sowie Natursteine und Ziegel aus den Zentralalpen und dem Böhmischen Massiv vergrößern die Strahlenbelastung in Wohnungen deutlich. Holz hingegen reduziert sie etwas.

Mögliche Gesundheitsschäden

Die Auswirkungen der natürlichen radioaktiven Strahlung auf die Gesundheit sind noch sehr umstritten. Höchstwahrscheinlich gibt es keine Minimaldosis, die sicher als unschädlich angesehen werden kann, auch wenn mit staatlich festgelegten »Grenzwerten« für die Außenluft dieser Eindruck entstehen soll. Andererseits ließen sich bei minimalen Belastungen bislang auch noch keine eindeutigen Folgeschäden nachweisen. Für Radioaktivität in Baustoffen wurden bislang keine amtlichen Grenzwerte festgelegt.

Radon

Das Edelgas Radon gelangt aus Gestein und Baumaterialien in die Atemluft. Relativ hohe Werte weisen Schlackensteine, Industriegips, Kraftwerkasche, Hochofenzement, aber auch Natursteine wie Granit, Tuff und Bims auf. Durch diese Materialien erhöht sich die Radonkonzentration in Gebäuden oft um ein Mehrfaches gegenüber der Außenluft.

Mögliche Gesundheitsschäden

Radon ist die Ursache von jährlich zumindest 1000 Lungenkrebserkrankungen in der Bundesrepublik. Der von der Internationalen Strahlenschutzkommission empfohlene Höchstwert von 200 Becquerel pro Kubikmeter Luft wird in der Bundesrepublik ungefähr in jeder 200. Wohnung übertroffen. Für Neubauten empfiehlt die Kommission maximal 100 Becquerel. Die Konzentrationen steigen durch schlechtes Lüften sehr stark an, vor allem gut dichtende Fenster können so zur Falle werden.

Empfehlung

- Achten Sie auf richtiges Lüften (➔ Seite 929)
- Wenn Sie den Verdacht haben, zu starken Belastungen ausgesetzt zu sein, können Sie dieses von Schadstoff-Fachleuten messen lassen (➔ Seite 931)

Elektrostatische Aufladungen

Das gesunde Raumklima kann durch elektrostatische Aufladungen erheblich belastet werden. Die Aufladungen entstehen durch Reibung von Materialien - etwa beim Hinundhergehen auf einem synthetischen Teppich. Auch Teppichböden aus Naturfasern, die mit Chemikalien »mottensicher« oder »fleckabweisend« gemacht wurden, können unangenehm werden.
Haben sich Metallgegenstände aufgeladen, versetzen sie uns beim Berühren einen »elektrischen Schlag«. Kunststoffe, zum Beispiel in Bodenbelägen und Gardinen, laden sich oft stark auf und halten diese Ladung manchmal tagelang. Elektrisch leitfähige Stoffe wie Stein oder Holz laden sich meist nur ganz schwach auf und entladen sich auch innerhalb von Sekunden wieder.

Mögliche Gesundheitsschäden

»Unerklärlicher« Streß, Nervosität, Schlafstörungen, Stoffwechselstörungen, Viruserkrankungen.

Empfehlung

Weniger Kunststoffe, mehr Holz und Stein verwenden.

Elektromagnetische Felder

Die bislang vorliegenden Untersuchungen über die Auswirkungen von Stromleitungen, Elektromotoren und Metallteilen (beispielsweise metallbewehrter Beton) auf das Raumklima reichen noch nicht aus, um allgemeingültige Aussagen zu treffen. Empfindliche Personen können sich jedoch beträchtlich gestört fühlen.

Mögliche Gesundheitsschäden

Vor allem Schlafstörungen.

Empfehlung

Im Schlafbereich nachts den Strom abschalten; nach Möglichkeit auch in den angrenzenden und darüber sowie darunter liegenden Räumen. In einzelne Zimmer können sogenannte Netzfreischalter installiert werden, die allerdings nicht ganz billig sind. Auch Spezialisolierungen von Stromkabeln sind möglich.

Zigarettenrauch

Zigarettenrauch enthält etwa 2000 chemische Verbindungen, darunter Kohlenmonoxid und Nikotin, Reizstoffe wie Formaldehyd und Acrolein sowie krebserzeugende Kohlenwasserstoffe und Nitrosamine. Dadurch wird die Raumluft oft stärker belastet als durch fast alle anderen Wohngifte. Auch Nichtraucher sind davon stark betroffen (➔ Rauchen, Seite 889).

HAUSHALTS-CHEMIKALIEN

Waschmittel

Im Verbrauch von Waschmitteln sind die Bundesdeutschen Weltmeister: Pro Person schütten sie jährlich mehr als zehn Kilogramm in die Waschmaschinen. Obwohl Phosphate bereits aus vielen Waschmitteln verbannt wurden, belasten immer noch zahlreiche andere Stoffe die Gewässer - Tenside, Bleichmittel, Füllstoffe.

Mögliche Gesundheitsschäden

Die Haut vieler Menschen reagiert empfindlich, wenn sie regelmäßig mit Waschmittelpulver oder flüssigen Waschmitteln in Berührung kommt.

Wenn Kinder Waschmittel schlucken, können sie sich damit lebensgefährlich vergiften, insbesondere mit flüssigen Waschmitteln, die die chemischen Wirkstoffe in stark konzentrierter Form enthalten.

Empfehlung

- Trotz jahrelanger Warnungen der Verbraucherverbände wird weiterhin in vielen Haushalten zu viel Waschmittel verwendet. Erkundigen Sie sich in jedem Fall bei Ihrem Wasserwerk über den Härtegrad des Wassers, und dosieren Sie dann das Waschmittel entsprechend. Vermeiden Sie beim Einfüllen des Pulvers den Kontakt mit der Haut
- Halten Sie Waschmittel wie alle Reinigungsmittel von Kindern fern

Handspülmittel

Gerne werben die Firmen mit der Aussage »Glanzklar ohne Abtrocknen«. Was bei der Verwendung solcher Produkte aber »hygienisch sauber« glitzert, ist in Wirklichkeit ein gleichmäßig dünner tensidhaltiger Schutzfilm. Bei der nächsten Benutzung des Geschirrs gelangt die Chemikalie dann in den Verdauungstrakt. Jährlich schlucken auf diese Weise viele Menschen bis zu ein Gramm Tensid.

Mögliche Gesundheitsschäden

Tenside stehen im Verdacht, die Aufnahme von DDT und anderen Ultragiften im Körper zu erleichtern. Geschirrspülmittel entfetten und bleichen nicht nur das Geschirr, sondern auch die Hände - selbst wenn Firmen behaupten, ihr Mittel »pflegt die Hände schon beim Spülen«. Zusätzliche Inhaltsstoffe wie Zitronenaroma oder Kamille sind unschädlich, aber auch kaum nützlich für die Haut.

Empfehlung

- Das Geschirr immer gut abspülen und so wenig Spülmittel wie möglich verwenden. Faustregel: Am Ende eines Abwaschganges sollte fast kein Schaum mehr sichtbar sein
- Zur Handpflege Handschuhe verwenden oder die Hände nach dem Abspülen eincremen

Maschinenspülmittel

Viele gängige Produkte enthalten noch Phosphate und belasten damit die Gewässer.

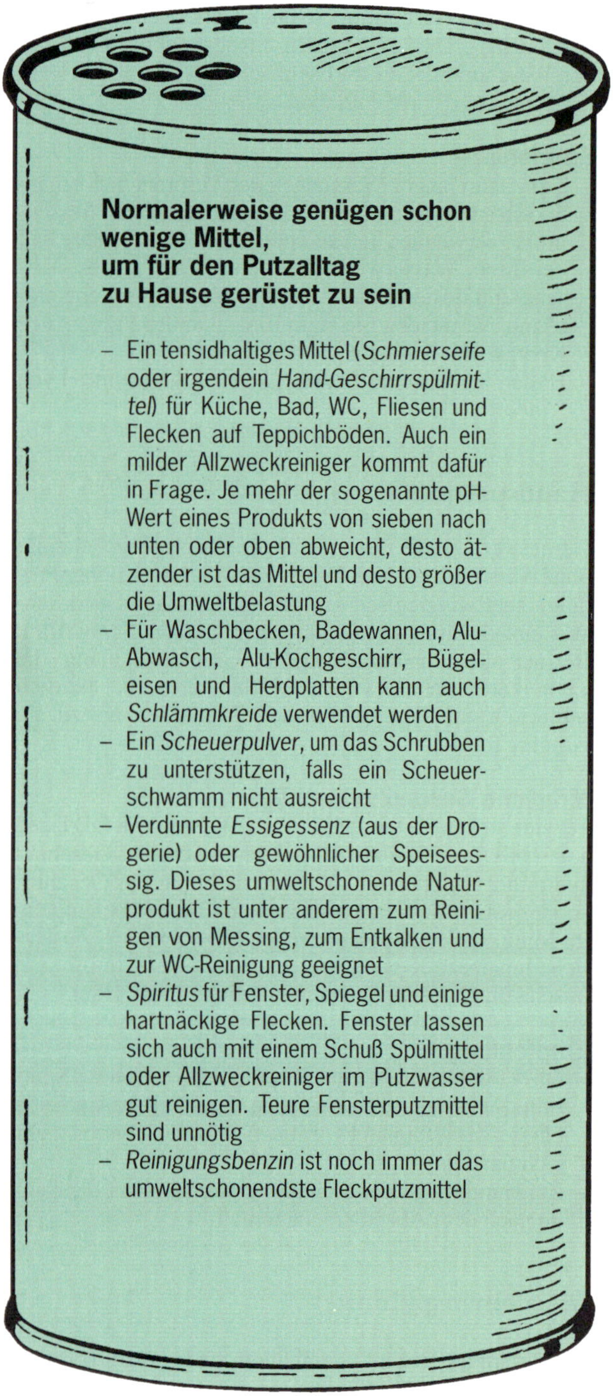

Normalerweise genügen schon wenige Mittel, um für den Putzalltag zu Hause gerüstet zu sein

- Ein tensidhaltiges Mittel (*Schmierseife* oder irgendein *Hand-Geschirrspülmittel*) für Küche, Bad, WC, Fliesen und Flecken auf Teppichböden. Auch ein milder Allzweckreiniger kommt dafür in Frage. Je mehr der sogenannte pH-Wert eines Produkts von sieben nach unten oder oben abweicht, desto ätzender ist das Mittel und desto größer die Umweltbelastung
- Für Waschbecken, Badewannen, Alu-Abwasch, Alu-Kochgeschirr, Bügeleisen und Herdplatten kann auch *Schlämmkreide* verwendet werden
- Ein *Scheuerpulver*, um das Schrubben zu unterstützen, falls ein Scheuerschwamm nicht ausreicht
- Verdünnte *Essigessenz* (aus der Drogerie) oder gewöhnlicher Speiseessig. Dieses umweltschonende Naturprodukt ist unter anderem zum Reinigen von Messing, zum Entkalken und zur WC-Reinigung geeignet
- *Spiritus* für Fenster, Spiegel und einige hartnäckige Flecken. Fenster lassen sich auch mit einem Schuß Spülmittel oder Allzweckreiniger im Putzwasser gut reinigen. Teure Fensterputzmittel sind unnötig
- *Reinigungsbenzin* ist noch immer das umweltschonendste Fleckputzmittel

Mögliche Gesundheitsschäden

Vergiftungsgefahr - Spülmittel sind stark ätzend.

Empfehlung

- Spülmittel genau dosieren
- Stark verschmutztes Geschirr abspülen, bevor man es in die Spülmaschine hineinstellt
- Auf Klarspüler gänzlich verzichten. Wenn das Geschirr unbedingt glänzen soll, hilft etwas Essig im Spülwasser

Allzweckreiniger und Scheuermittel

Alle marktgängigen Allzweckreiniger enthalten einen waschaktiven Wirkstoff (*Tensid*) und mehr oder weniger ätzende Inhaltsstoffe (Laugen) - zum Beispiel Soda oder Ammoniak. Bei Scheuermitteln ist der Hauptbestandteil Quarzmehl oder Marmormehl, daneben enthalten auch sie Tenside und oft auch Laugen.
Andere Inhaltsstoffe liefern meist nur Argumente für die Werbung, tragen aber fast nichts zur Reinigungskraft der Produkte bei.

Mögliche Gesundheitsschäden

Bei bestimmungsgemäßem Gebrauch gibt es keine Gesundheitsschäden.

Empfehlung

- Kaufen Sie keine Mittel, die Formaldehyd oder organische Chlorträger enthalten
- Allesreiniger sind den teureren und meist gefährlichen Spezialreinigern vorzuziehen

WC-Reiniger

Zahlreiche Sanitärreiniger enthalten Chlor. Wird gleichzeitig ein anderer, auf Säurebasis wirkender WC-Reiniger oder auch nur Essig verwendet, dann werden schlagartig gefährliche Mengen Chlorgas frei. In der Toilette breitet sich ein Wirkstoff aus, der im Ersten Weltkrieg als Kampfgas eingesetzt wurde.

Mögliche Gesundheitsschäden

Treffen chlorhaltige Sanitärreiniger und WC-Reiniger auf Säurebasis aufeinander, sind Chlorgaskonzentrationen bis zu 1000 ppm möglich - schon 500 ppm können nach zehn Minuten tödlich sein. Fünf bis fünfzehn ppm reichen aus für Lungenschäden.

Tips für die WC-Pflege
- Verzichten Sie auf Sanitärreiniger und Beckensteine
- Zur Entfernung von Kalk- und Eisenablagerungen genügen meist Bürste und Essigwasser. So erübrigen sich auch herkömmliche WC-Reiniger
- Wem menschliche Gerüche unangenehm sind, der kann die Glühbirne im WC mit Eau de Cologne beträufeln. Andere Möglichkeiten: Verdunster am Heizkörper können mit Pfefferminz-, Rosenblüten- oder Lavendelaufgüssen gefüllt werden; auch Orangen- oder Zitronenschalen auf dem Heizkörper duften gut

Luftverbesserer

»Luftverbesserer« in Sprayform enthalten oft Acetaldehyd, einen flüchtigen Stoff. Bei langdauernder Einwirkung - die ja bei solchen Mitteln durchaus erwünscht ist - kann Acetaldehyd die Leber schädigen. Außerdem kann es Gummi und Kunststoff angreifen.
Auch feste Luftverbesserer sind nicht harmlos, wenn sie das leberschädigende Paraldehyd enthalten.

Abflußreiniger

Zahlreiche Abflußreiniger enthalten Natronlauge (Ätznatron). Die ahnungslosen Benutzer dosieren die Natronlauge oft direkt vor ihren Augen mit dem Eßlöffel. Dabei würde kein Chemiker im Labor ohne Schutzbrille mit diesem Stoff experimentieren.

Mögliche Gesundheitsschäden
Ein einziger Spritzer eines Abflußreinigers auf der Haut kann schon schmerzhafte Verätzungen verursachen. Wer eine besonders hartnäckige Rohrverstopfung zusätzlich mechanisch zu lockern versucht, riskiert Fingerverätzungen und Augenverletzungen, falls die Flüssigkeit plötzlich herausspritzt.

Fußbodenreiniger

Fußbodenbeläge aus PVC können von chemischen Pflegemitteln genauso abhängig werden wie Menschen von Medikamenten.
Wer einmal anfängt, PVC-Böden mit Selbstglanz-Mitteln aufzuwischen, muß es immer tun. Denn die Produkte nehmen dem Boden den Eigenglanz.

Einige Fußbodenpflegemittel enthalten als Lösungsmittel sogar Chlorkohlenwasserstoffe, die bei längerem Einatmen schwere Gesundheitsschäden hervorrufen können - etwa Nerven-, Leber- und Nierenschäden.

Empfehlung
Zur Fußbodenpflege genügen ein Allzweckreiniger zum Schrubben und Bohnerwachs.

Teppichsprays und -shampoos

Zwischen der intensiven Reinigung von Teppichböden und dem Auftreten bestimmter fieberhafter Erkrankungen bei Kleinkindern (*Kawasaki-Fieber*) besteht möglicherweise ein enger Zusammenhang. Bei einer Untersuchung in den US-Städten Atlanta und Denver wurden im Frühjahr und im Herbst gehäuft fiebrige Erkrankungen bei Kleinkindern festgestellt: Die Kinder bekamen bis zu 40 Grad Fieber, litten an Entzündungen der Bindehaut, des Rachenraumes und an Hautveränderungen. Antibiotika halfen nicht.
Ein Vergleich mit einer Kontrollgruppe gesunder Kinder ergab: Von den erkrankten Kindern hatten 48 Prozent eine Teppich-Shampoonierung »miterlebt«, bei den Gesunden waren es nur zehn Prozent.

Empfehlung
- Die Großreinigung eines Teppichs so lange wie möglich hinauszögern. Meist genügt Staubsaugen
- Einzelne Flecken lassen sich oft gut mit Seifenlösung entfernen
- Bei Teppichsprays sollte - wenn man sie verwendet - auf jeden Fall darauf geachtet werden, daß Kinder mit den Mitteln nicht in Kontakt kommen können und kein offenes Feuer in der Nähe ist

Entkalker

Zahlreichen Entkalkern sind äußerst fragwürdige Wirkstoffe beigemengt. Bei irrtümlicher Einnahme kann es zu tiefen Verätzungen, Erbrechen, Husten und im Extremfall sogar zu einem Kreislaufkollaps kommen.
Als bedenklich müssen auch ameisensäurehaltige Entkalker eingestuft werden. Ameisensäure ist stark ätzend und schädigt Nieren und Knochenmark. Ihre Dämpfe, die beim oft erforderlichen Erwärmen der Säure zwangsläufig entstehen müssen, werden vom Körper besonders leicht aufgenommen.

Beim Entkalken - beispielsweise von Kaffeemaschinen - können leicht Spuren dieser Mittel zurückbleiben und über die nächste Tasse Kaffee in den Magen des Genießers gelangen.

Empfehlung

Es gibt viel harmlosere Möglichkeiten des Entkalkens: Erhitzen sie Weinsteinsäure oder Essig in den Geräten.

Backofensprays

Backofensprays bestehen meist aus einer Mischung von Natronlauge, Tensiden, wasserlöslichen organischen Lösungsmitteln (etwa Alkohol), Duftstoffen, Silikonverbindungen und Emulgatoren.
Die Sprays quellen die Fettreste auf und »verseifen« sie. Wer danach nicht mehrmals gründlich nachwäscht, würzt den nächsten Braten oder Kuchen mit Lösungsmittelrückständen.
Die Dämpfe, die sich aus den Spraynebeln entwickeln, reizen die Schleimhäute. Bei einem Kontrollblick in den Ofen sind vor allem Augen und Hände gefährdet.

Empfehlung

Wenn die Verschmutzungen im Backofen rasch nach ihrer Entstehung beseitigt werden, sind sie kein großes Problem. Hartnäckiger Schmutz kann eingeweicht und mit Scheuermitteln entfernt werden.

Fleckputzmittel

Fleckputzmittel enthalten im wesentlichen die gleichen chlorierten Lösungsmittel, die auch in chemischen Reinigungen eingesetzt werden - dort allerdings unter bestimmten Sicherheitsvorkehrungen: Trichloräthylen, Perchloräthylen, Tetrachlorkohlenstoff und ähnliche Wirkstoffe.
Diese Verbindungen sind nicht nur für die Umwelt höchst schädlich: Sie können auch beim Menschen akute Gesundheitsschäden und Langzeitfolgen verursachen. So stehen Tetrachlorkohlenstoff und Trichloräthylen im begründeten Verdacht, krebserregend zu wirken.
Tetrachlorkohlenstoffhaltige Fleckputzmittel können überdies zu schweren Leberschäden führen, wenn sie einige Stunden lang eingeatmet werden. Die Anwendung dieser Mittel ist deshalb in Industrie- und Gewerbebetrieben verboten, für den Hausgebrauch sind sie aber noch immer erhältlich.

Empfehlung

Trotz seiner Feuergefährlichkeit ist Reinigungsbenzin (ohne Lösungsmittelzusätze) im allgemeinen eine sinnvolle Alternative. Viele Flecken lassen sich auch schon mit herkömmlichen Mitteln (Seife, Wasser, Waschmittel, Spiritus) beseitigen.

Ledersprays

Imprägniersprays bilden nicht nur auf dem Leder einen feinen, wasserabweisenden Film, sondern können beim Einatmen die Zellen im Bereich der Lungenbläschen schädigen.

Mögliche Gesundheitsschäden

Tückischerweise treten die ersten Symptome einer Vergiftung erst etwa 30 Minuten bis zwei Stunden nach dem Einatmen des Spraynebels auf: Schüttelfrost bei bis zu 40 Grad Fieber, Kopfschmerzen, Atembeschwerden. Manche Vergiftungen führen zu einem Kollaps.

Empfehlung

Alle Ledersachen in der Reinigung imprägnieren lassen - mit Ausnahme von Wildlederschuhen: Dafür können statt Sprays Imprägnierschäume verwendet werden.

Insektenschutzmittel

Mücken sind lästig - doch chemische Insektenschutzmittel können viel unangenehmer werden.

Insektensprays

In jedem zweiten Haushalt in der Bundesrepublik werden regelmäßig Insektensprays benutzt. Sieben Prozent der Anwender klagen über Nebenwirkungen: Atembeschwerden, Unwohlsein, Übelkeit und Kopfschmerzen.
Wer die Warnhinweise auf den Sprühdosen beachtet, kann nach Ansicht des Bundesgesundheitsamtes die Sprays im Haushalt auch ohne Gesundheitsrisiken anwenden. Es sollten jedoch nur solche Produkte verwendet werden, die Pyrethrum (Permethrin) enthalten. Wer Sprays einsetzt, vernichtet damit jedoch nicht nur schädliche Insekten, sondern auch Nützlinge wie beispielsweise Marienkäfer.

Insektenschutz aus der Steckdose

Von sogenannten Elektroverdampfern, die ständig Giftstoffe an die Luft abgeben, muß abgeraten werden, da die

Folgewirkungen dieser Stoffe bislang noch nicht ausreichend auf gesundheitliche Gefahren überprüft wurden. Gleiches gilt für Strips, die man sich ins Zimmer stellen kann.

Mücken-Piepser

Solche Geräte sollen die Mücken durch Ultraschall vertreiben. Mücken-Piepser sind zwar völlig unschädlich für Menschen, wirken aber auch nicht gegen Mücken.

MÖBEL UND EINBAUTEN

Auch bei der Möbelherstellung werden zahlreiche chemische Stoffe verwendet, die später in den Wohnungen die Gesundheit der Bewohner erheblich beeinträchtigen können.

Holzmöbel

Selbst wenn nur echte Hölzer verarbeitet wurden, können Probleme auftreten. Zahlreiche Möbelhersteller behandeln ihre Produkte mit Holzschutzmitteln (➔ Seite 924), ausländische Produzenten benützen manchmal sogar noch PCP (➔ Seite 914).
Durch Leime, die Formaldehyd enthalten, verschlechtert sich in vielen Wohnungen die Raumluft noch zusätzlich, die durch Formaldehyd-Ausdünstungen aus Spanplatten ohnehin schon stark belastet ist (➔ Formaldehyd, Seite 911).

Empfehlung

Lassen Sie sich beim Kauf größerer Möbelstücke aus rechtlichen Gründen *schriftlich* bestätigen, daß das verwendete Holz nicht mit PCP oder anderen Holzschutzmitteln behandelt worden ist.

Spanplatten

Dieser Holzwerkstoff aus kleinen Holzfasern und Bindemitteln wurde in den vergangenen Jahrzehnten immer beliebter - er ist leichter zu verarbeiten und wesentlich billiger als massives Holz.
Spanplatten werden in Innenräumen vielseitig verwendet: für leichte und einfach wieder entfernbare Trennwände, zur Abdeckung von schadhaften Altbauwänden und als Fußbodenplatten über Decken aus Holzbalken oder über alten Fußböden. Viele Jugendliche und Heimwerker basteln sich aus Spanplatten ihre ersten Möbel. Insgesamt werden bereits mehr als die Hälfte aller produzierten Spanplatten für die Möbelherstellung genutzt. Oft sind sie mit einem Holzfurnier beschichtet.

Schädliche Bindemittel

Bei der Herstellung der Spanplatten werden die Holzteilchen vorwiegend mit Kunstharzen gebunden.
Die meisten Kunstharze enthalten Formaldehyd, beispielsweise Harnstoff-Formaldehyd (UF), Melamin-Formaldehyd (MF) oder Phenol-Formaldehyd. Dieses Gas entweicht in die Raumluft und kann eine Vielzahl von Gesundheitsbeschwerden verursachen.
Je nach Formaldehyd-Menge, die sie in die Raumluft abgeben, müssen die Spanplatten nach den Emissionsklassen E1 bis E3 gekennzeichnet sein.
Seit Juli 1989 dürfen in der Bundesrepublik für Wohnungseinbauten und Möbel nur noch Spanplatten verkauft werden, die der sogenannten E1-Qualität entsprechen und nicht mehr als 0,1 ppm Formaldehyd an die Luft abgeben. In Österreich ist es weiterhin erlaubt, Spanplatten mit höheren Formaldehyd-Werten anzubieten. Prüfinstitute stellten bei Kontrollmessungen allerdings fest, daß auch die gelobten Spanplatten der Emissionsklasse E1 in vier von fünf Fällen den Grenzwert für Formaldehyd teilweise um das Doppelte überschritten.
Anstelle von Formaldehyd verwenden zahlreiche Spanplatten-Hersteller inzwischen sogenannte Isocyanate (Kürzel »Iso«) als Bindemittel. Damit wird freilich häufig der Teufel mit dem Beelzebub ausgetrieben. Gelangen Isocyanate auch nur in geringen Konzentrationen an die Raumluft, können sie die Gesundheit ernsthaft schädigen: Isocyanate reizen die Schleimhäute von Nase, Rachen und Lunge, sie führen zu Atemnot und Brustschmerzen. Bei längerer Einwirkung können Hustenanfälle und eine Bronchitis folgen. Außerdem verursachen Isocyanate allergische Reaktionen, beispielsweise Asthma.

Klasse (Kennzeichnung)	**Formaldehyd in der Raumluft**
Emissionsklasse 1 (E1)	höchstens 0,1 ppm
Emissionsklasse 2 (E2)	höchstens 1,0 ppm
Emissionsklasse 3 (E3)	höchstens 2,3 ppm

Ein ppm (parts per million) entspricht 1,2 Milligramm Formaldehyd pro Kubikmeter Raumluft.

Unschädliche Spanplatten

Empfehlenswert sind nur Spanplatten, die als Bindemittel keine Kunstharze, sondern Magnesit oder Zement enthalten.
Magnesitgebundene Platten sind allerdings nicht wasserbeständig und sollten deshalb nicht in Küchen oder Bäder eingebaut werden. Derzeit sind sie im Handel noch schwer erhältlich.
Bei zementgebundenen Platten sollte man darauf achten, daß nachweislich Natur- oder Portlandzement als Bindemittel verwendet wurde, da bei anderen Zementen die Gefahr erhöhter Radioaktivität besteht. Lassen Sie sich nicht abschrecken, wenn ein Verkäufer mit dem Ausdruck »zementgebundene Spanplatte« nicht gleich etwas anfangen kann: In vielen Geschäften werden solche Platten geführt, sind aber nur unter den entsprechenden Markennamen bekannt.
Nachteil: Die unbedenklichen Spanplatten sind teurer.

Empfehlung

- Prüfen Sie, ob Sie nicht ohne Spanplatten auskommen können: Das ist zumeist eine Preisfrage, Bücherregale und einfache Möbel aus Fichtenholz kosten aber oft nicht viel mehr. Auch teure Möbelstücke aus qualitativ hochwertigem Holz können letzten Endes billiger kommen als Spanplatten-Möbel, da sie eine viel längere Lebensdauer besitzen
- Wenn Sie aus finanziellen Gründen oder weil die Möbel ohnehin nur eine kurze Zeit genutzt werden sollen, nicht auf Spanplatten-Möbel verzichten können, einige Tips:
- Kaufen Sie keinesfalls Platten, die nicht E1-Qualität haben
- Fragen Sie bei furnierten Platten und Möbeln auch nach den verwendeten Klebstoffen. Enthalten sie Formaldehyd, nützen auch E1-Platten nichts
- Verlangen Sie bei Ihrem Möbelhändler einen »Möbelpaß«, in dem Ihnen schriftlich garantiert wird, daß nur Spanplatten der Emissionsklasse 1 verwendet wurden. Manche Möbelhersteller legen ihren Produkten inzwischen von sich aus einen solchen Paß bei
- Lassen Sie sich bei E1-Platten nicht durch den Hinweis »Keine Abgabe von Formaldehyd« täuschen. Statt Formaldehyd könnten darin gefährliche Isocyanate enthalten sein
- Vorsicht auch vor der Beteuerung, das Möbelstück oder die Spanplatte sei ohnehin durch eine Beschichtung oder ein Furnier gut abdichtet. Die Abdichtung von Kanten und Bohrlöchern ist meist mangelhaft, sie wirken dann wie Ventile, durch die der Schadstoff entweicht
- Kinder sind durch Formaldehyd besonders gefährdet. Bei der Möblierung eines Kinderzimmers sollte man deshalb sehr vorsichtig sein, auch wenn billige Möbel aus Spanplatten zum Kauf locken

Lacke und Anstrichfarben

Lacke und Anstrichfarben sind aus Filmbildnern, Farbstoffen, Lösungsmitteln sowie Hilfsstoffen zusammengesetzt. Vor allem die Lösungsmittel haben es in sich: Sie werden beigemengt, damit der Lack aufgetragen werden kann. Manchmal bestehen Lacke bis zu 70 Prozent aus Lösungsmitteln, die nach der Verarbeitung verdunsten und den charakteristischen Film entstehen lassen.
Außerdem enthalten zahlreiche Lacke - insbesondere im Farbenspektrum Gelb - Rot - Orange - schwermetallhaltige Pigmente wie etwa Kadmium, Chromat und Blei.

Mögliche Gesundheitsschäden

Die verschiedenen Lösungsmittel unterscheiden sich in ihrer Wirkung auf den Menschen ganz erheblich. An vielen Arbeitsplätzen zählen sie zu den häufigsten Verursa-

Wenn es schon zu spät ist...

Häufig lassen sich Einbauten oder Möbelstücke, die zu viel Formaldehyd an die Raumluft abgeben, nicht ohne weiteres entfernen. Kaum jemand wird etwa einen teuren furnierten Einbauschrank im Wohnzimmer einfach wegwerfen.
Mit verschiedenen Beschichtungen läßt sich aber die Formaldehyd-Abgabe nachträglich vermindern:
Gut wirksam sind etwa Maserdekorpapier, eine Kunststoffbeschichtung oder ein Preßlagenholzdeck.
Mit Einschränkungen wirksam sind Grundierfolie oder ein Holzfaserplattendeck, da eine Beschädigung der Oberfläche wieder Formaldehyd freisetzen kann; ein Polyester-Lackgrund oder eine Lackierung haben den Nachteil, daß die Lacke oft gesundheitsschädliche Lösungsmittel enthalten. PVC-Folien wiederum sind aus einem problematischen Material gefertigt (➔ Seite 914).
Unzureichend sind Stoffe, Tapeten und Holzfurniere ohne Lackauftrag. Auch häufiges Lüften vermindert die Belastung nur kurzfristig.
Wie Sie die Schadstoffbelastung messen können, ➔ Seite 931.

chern schwerer Berufskrankheiten (➔ Gifte am Arbeitsplatz, Seite 943). Doch auch in Wohnungen können sie die Gesundheit beeinträchtigen, da sie aus den Lacken oft wochenlang ausdunsten.

Empfehlung

- Verwenden Sie im Haushaltsbereich nur Lackprodukte, die lösungsmittelarm oder lösungsmittelfrei sind. Diese Mittel sind in der Bundesrepublik mit dem Umweltzeichen, dem »Blauen Engel«, gekennzeichnet. Das bedeutet jedoch keineswegs, daß die mit dem Umweltzeichen versehenen Produkte insgesamt schadstofffrei und damit gesundheitlich völlig unbedenklich wären. Achten Sie bei der Verwendung dieser Mittel auf gute Durchlüftung beim Anstreichen
- Lassen Sie sich nicht durch die Kennzeichnung auf der Packung »Für Innenanstriche« oder »Für Außenanstriche« irreführen: Damit wird lediglich darauf hingewiesen, daß bestimmte Lacke weniger witterungsbeständig sind - mit ihrem Schadstoffgehalt hat dies kaum etwas zu tun

Umweltfreundliche Lacke
In Innenräumen lassen sich für fast alle Bereiche wasserlösliche Lacke verwenden. Sie haben gegenüber den traditionellen Lösungsmitteln eine Reihe von Vorteilen:
- Sie trocknen schneller (schon nach drei Stunden kann der zweite Anstrich erfolgen)
- Sie sind witterungsbeständiger
- Sie sind farbbeständiger und vergilben nicht
- Keine gesundheitlichen Probleme durch Dämpfe
- Sie belasten weder Luft noch Wasser
- Sie können mit Wasser verdünnt werden
- Die Pinsel können mit Wasser ausgewaschen werden
- Es gibt weniger Müllprobleme

Die Nachteile: Wasserlösliche Lacke sind teurer und glänzen nicht so stark wie Lacke, die Lösungsmittel enthalten.

Tips zum Umgang mit Lacken
Verwenden Sie wasserlösliche Lacke. Solche Produkte werden inzwischen von fast allen größeren Lackfirmen hergestellt.
- Bei der Verwendung von lösungsmittelhaltigen Farben und Lacken in Innenräumen sollte unbedingt auf eine gute Lüftung des Raumes geachtet werden. Auch nach dem Antrocknen des Lackes sollte immer wieder - häufiger als sonst - gelüftet werden, da später noch kleine Mengen von Lösungsmittelresten verdunsten können

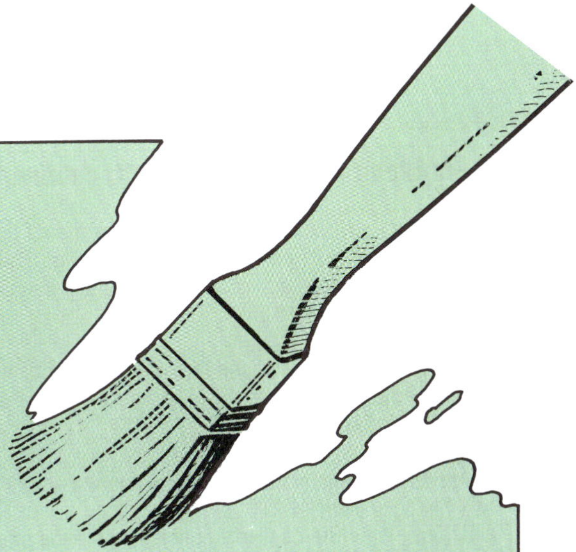

Lösungsmittel	Gesundheitsgefahr
Benzol	krebserregend
Toluol	Nach Inhalation Müdigkeit, Unwohlsein, verlängerte Reaktionszeit, aber auch Heiterkeit und Erregungszustände. Nach längerer Einwirkung Nervenschädigungen, Leber-, Hautschäden
Xylol	Nach längerem Einatmen Konzentrationsschwäche, Seh- und Gleichgewichtsstörungen, Kopfschmerzen, Schädigungen des Blutbildes. Wird auf krebserregende Wirkung untersucht
Methylisobutylketon Butylacetat Butanol	Augen- und Nasenreizung, Schleimhautreizung, Kopfschmerzen
Chlorierte Kohlenwasserstoffe (CKW) wie Tetrachlorkohlenstoff und Chloroform	CKW können die Haut durchdringen und greifen das Zentralnervensystem an. Bei langanhaltender Einwirkung Nerven- und Gehirnzellenschäden. Tetrachlorkohlenstoff ist ein starkes Lebergift. Chloroform erwies sich im Tierversuch als krebserregend

Gefährliche Inhaltsstoffe in Holzschutzmitteln

Lindan wird zur Insektenvernichtung beigemengt und gilt als Umweltgift. Es kann Schäden im Nerven-, Blut- und Immunsystem verursachen. Die Wirkstoffe gasen in die Raumluft ab.

Silicofluorid-Salze sind besonders problematisch, weil sie zum Teil erhebliche Mengen an Fluorwasserstoffgas an die Umwelt abgeben.

Arsen Arsenhaltige Holzschutzmittel können an der Holzoberfläche wieder kristallisieren und bilden so für Kinder und Tiere, wenn sie das Holz abschlecken, eine ständige Gefahr.

Endosulfan wird Holzschutzmitteln gerne zur Insektenvernichtung beigemengt und ist ein starkes Umweltgift. Es kann in den verschiedensten Formen in den menschlichen Körper gelangen - etwa in Lösungsmittel gelöst durch die Haut oder als Staub über die Atemwege. Längeres Einwirken kann das Zellgewebe beeinträchtigen.

Carbendazim ist ein Pilzvernichtungsmittel. In Schweden ist seine Anwendung in Innenräumen verboten, in Ländern wie Österreich gilt es aber als Ersatz für PCP. Der Wirkstoff hat im Tierversuch Krebs ausgelöst. Er sollte so lange nicht verwendet werden, bis seine Unbedenklichkeit für den Menschen erwiesen ist.

TBTO (= Tributylzinnoxid) ist ähnlich giftig wie *Lindan* und kann über die Haut und die Atmung aufgenommen werden. Hautreizwirkungen treten bei den Verwendern erst nach einigen Tagen auf. Das deutsche Bundesgesundheitsamt rät, TBTO-haltige Mittel nicht zu versprühen und zu verspritzen. Die Dämpfe sollen nicht eingeatmet werden, Mundschutz ist beim Auftragen auf alle Fälle erforderlich.

In der Bundesrepublik müssen die wichtigsten, in Holzschutzmitteln verwendeten Inhaltsstoffe auf der Produkthülle angegeben werden, in Österreich nicht. Einer der größten Holzschutzmittelhersteller Europas, die belgische Firma Solvay, warnt vor bestimmten Praktiken in der eigenen Branche: »Wenn konkrete Wirkstoffangaben nicht auf der Packung stehen oder wenn gar nicht mitgeteilt wird, welche Wirkstoffe nicht verwendet wurden, dann ist Vorsicht geboten. Der Hersteller könnte etwas zu verschleiern haben.«

- Offene Flammen oder Rauchen sollten Sie beim Umgang mit lösungsmittelhaltigen Lacken unbedingt vermeiden, da die Lösungsmitteldämpfe meist leicht entzündlich oder explosiv sind und sich bei Berührung mit offenen Flammen Giftgase (zum Beispiel Phosgen) bilden können
- Hautkontakt sollten Sie mit Farben und Lösungsmitteln möglichst meiden. Handschuhe tragen
- Lösungsmittelreste, zum Beispiel nach dem Auswaschen von Pinseln, sollte man auf keinen Fall in den Ausguß gießen, da sie schwer abbaubar für die Kläranlagen sind und das Trinkwasser gefährden. Außerdem gehen von Lösungsmitteldämpfen im Kanalisationssystem Vergiftungs- und Explosionsgefahren aus

Holzschutzmittel

Daß in Holzschutzmitteln Gefahren für die menschliche Gesundheit lauern, wurde einer breiten Öffentlichkeit durch die Skandale um den Inhaltsstoff PCP bewußt (→ PCP, Seite 914). Auch zahlreiche andere Wirkstoffe sind mit Risiken behaftet, werden aber dennoch von manchen Firmen zur Anwendung in Innenräumen empfohlen.

Sinnvoller Holzschutz

Trockene Innenräume

Verwenden Sie in den trockenen Innenräumen möglichst keine Holzschutzmittel. In den meisten Fällen ist eine chemische Holzschutzmittel-Behandlung gegen Pilze völlig unnötig, weil das Holz nicht so feucht wird, daß sich Pilze ansiedeln können. Beschränken Sie sich daher auf Holzbehandlungs-, Veredelungs- und Verschönerungsprodukte (z. B. wirkstofffreie Lasuren), die keine pilzvernichtenden (fungiziden) und insektenvernichtenden (insektiziden) Wirkstoffe enthalten.
Zum Einfärben von Holz sind wasser- bzw. spirituslösliche Beizen nicht nur billig, sondern auch sinnvoll.

Nasse Innenräume

Bei Innenräumen, die auch naß werden können (z. B. Badezimmer, Küche, Keller) benötigen Sie bisweilen einen Schutz gegen Bläue. Mittel, die zusätzlich noch Wirkstoffe gegen Pilze und Insekten enthalten, bergen ein unnötiges Risiko in sich. Produkte, die nur einen Wirkstoff gegen Bläue enthalten, sind zwar nicht harmlos, aber vergleichsweise wenig risikoreich. Geben Sie über die Bläuegrundierung eine wirkstofffreie Lasur.

Sauna
In der Sauna können sich Holzschädlinge nicht entwickeln: Die Temperatur ist zu hoch und die Luftfeuchtigkeit zu niedrig. Aufgrund der hohen Ausdünstung wäre die Verwendung von Holzschutzmitteln in der Sauna sogar besonders gefährlich.

Dachstuhl
Für den trockenen, überdachten Bereich des Dachstuhls sind Produkte zu empfehlen, die Borsäure oder Borate enthalten.

»Bio«mittel?
Seien Sie auch bei Produkten vorsichtig, die als »umweltfreundlich« oder als »biologisch« beworben werden. Oft bezieht sich diese Bezeichnung nur auf einen Inhaltsstoff, insgesamt ist das Mittel aber bedenklich. Mit dem Wörtchen »Bio« lassen sich gute Geschäfte machen, da es noch keine Vorschriften gibt, wann dieses Kürzel verwendet werden darf. In der Bundesrepublik bietet auch das amtliche Umweltzeichen, der »Blaue Engel«, nicht immer ausreichende Gewähr für die Unbedenklichkeit eines Produkts.

Informationen über unbedenkliche Produkte

BRD:	Arbeitsgemeinschaft der Verbraucher-Verbände Heilsbachstraße 20; 5300 Bonn 1 Tel.: (02 28) 6 48 90
Österreich:	Verein für Konsumenteninformation Linke Wienzeile 18; 1061 Wien Tel.: (02 22) 5 88 77-0

Schäume

Hohlräume unter Badewannen, zwischen Fenster- oder Türrahmen, bei Wandanschlüssen oder in Installationsschächten werden gerne mit sogenannten »Ortschäumen« ausgefüllt. Statt des mühsamen Ausstopfens mit eigens angefertigtem Dichtungsmaterial genügt der Griff zur richtigen Flasche.

Mögliche Gesundheitsschäden
Den Schäumen sind eine Reihe von giftigen Inhaltsstoffen beigemengt, die bei der Verarbeitung freigesetzt werden. Bei einer fehlerhaften Verwendung der Schäume - etwa einer Verarbeitung bei zu geringer Temperatur - verbleiben die gefährlichen Wirkstoffe im Endprodukt und werden dann weiterhin an die Umgebung abgegeben.
Handelt es sich um Produkte auf *Polyurethan-Basis* (PUR), so enthalten die Schäume als Treibmittel zumeist den Ozonkiller halogenierte Kohlenwasserstoffe (➔ Seite 912).
Außerdem können in PUR-Schäumen enthalten sein:
- Schaumbildende Zusätze, welche die Haut entfetten und spröde machen sowie schleimhautreizend und in hohen Konzentrationen narkotisch wirken
- Katalysatoren, die einen unangenehmen, fischartigen Geruch verbreiten, die Schleimhäute reizen, Magen- und Kopfschmerzen verursachen und zu allergischen Symptomen führen können

Viele PUR-Schäume enthalten als Grundkomponente sogar Isocyanate. Isocyanate reizen vor allem Haut und Schleimhäute. Ihre Inhalation reizt die Atemwege, führt zu bronchitischen oder asthmaähnlichen Beschwerden, außerdem zu Allergien. Wer auf Isocyanate überempfindlich reagiert, muß schon bei geringsten Mengen (Dämpfe, Stäube, Tröpfchen) dieses Stoffes mit Gesundheitsschäden rechnen.
Produkte auf *Harnstoff-Formaldehyd-Basis* (HF) enthalten Formaldehyd (➔ Seite 911).

Empfehlung
- Meiden Sie die Verwendung dieser praktischen, aber gefährlichen Schäume. Wenn Sie nicht ohne sie auskommen können, verwenden Sie Schutzkleidung und Atemschutz
- Unbedenkliche Füllmaterialien sind Kokosdämmfilz und lose Schüttungen, beides ist allerdings nur in »Biologischen Baustoffhandlungen« erhältlich. Lose Glaswolle ist ebenfalls ein tauglicher Ersatzstoff, die häufiger verwendete gebundene Glaswolle enthält als Bindemittel zumeist Formaldehyd (➔ Seite 911)

Tapeten

Häufig werden Tapeten mit Klebern an die Wand geleimt, die Formaldehyd enthalten (➔ Seite 911). Isoliertapeten mit Kunststoffrücken bestehen zu einem Teil aus Styropor, das halogenierte Kohlenwasserstoffe enthält (➔ Seite 912). Metallic-, Vinyl- und Lacktapeten sowie überlackierte Papiertapeten wirken sich auf das Raumklima ungünstig aus - sie sind weder wasserdampfdurchlässig noch feuchtigkeitsregulierend.
Sogenannte Schall- oder Wärmedämmtapeten aus Kunststoffen sorgen zwar für etwas mehr Oberflächen-

wärme, ihre Nachteile reichen aber von der Gefahr, Allergien auszulösen, bis zum Verdacht, die Krebsbildung zu fördern. Spezialtapeten enthalten oft auch PVC (➔ Seite 914).

Gardinen, Teppiche

Die meisten Teppiche und Gardinen bestehen aus Kunstfasern, die sich leicht statisch aufladen (➔ Seite 916). Dadurch werden sie auch zu hervorragenden Staubfängern. Auch Stoffe aus Naturfasern entwickeln solche Eigenschaften, wenn sie Etiketten wie »pflegeleicht«, »knitterarm« oder »fleckabweisend« tragen: Sie sind dann meist mit Kunstharzen »veredelt« worden. Gardinen enthalten zudem oft Weichmacher (➔ Seite 915). Bei der Herstellung von Teppichböden werden zumeist eine Reihe von Kunststoffen verwendet (vor allem zur Rückenbeschichtung): unter anderem PVC (➔ Seite 914), Polyurethan-Schäume (PUR) mit Isocyanaten (➔ Schäume, Seite 925). Fast immer werden beim Verlegen der Fußböden auch lösungsmittelhaltige Kleber verwendet (➔ Lösungsmittel, Seite 923).

Empfehlung

- Prüfen Sie, ob Sie wirklich überall Teppichböden brauchen. Holz-, Stein- und Fliesenböden sind zwar »kälter«, aber ökologisch sinnvoller
- Manche Handwerker beherrschen auch noch die Technik, Teppichböden zu verspannen und nicht zu verkleben
- Sollte Ihr Teppichboden anfangs unangenehm riechen, so sind entweder die lösungsmittelhaltigen Fußbodenkleber oder die Rückenbeschichtung die Ursache. In diesem Fall so häufig wie möglich lüften und keine Kleinkinder auf dem Boden spielen lassen. Hält die Belästigung über lange Zeit an, empfiehlt sich eine Schadstoff-Messung (➔ Seite 931) und/oder das Entfernen des Teppichs

Fernseher, Elektrogeräte

Unzählige Gehäuse von Fernsehapparaten, aber auch von anderen Elektrogeräten wie Computer, Haarföns und Bügeleisen enthalten ein bromiertes Flammenschutzmittel. Entsteht trotz dieses Schutzes ein Geräte- oder Wohnungsbrand, so kommt es zu giftigen Abgasungen von bromierten Dibenzofuranen, einer Stoffgruppe, die den hochgefährlichen Dioxinen chemisch verwandt ist (➔ Seite 915). Diese Stoffe können aufgrund der Erwärmung der Geräte auch beim normalen Betrieb ausgasen - allerdings kommt es bei diesen geringen Konzentrationen zu keiner meßbaren Gesundheitsbelastung. Sie entspricht in etwa der Furan-Belastung, wie sie an großen Verkehrskreuzungen oder in der Nähe vieler Industrieanlagen üblich ist.

Empfehlung

Jede unnötige Schadstoffquelle sollte vermieden werden. Achten Sie deshalb beim Kauf eines neuen Elektrogeräts darauf, daß keine bromierten Flammenschutzmittel im Gehäuse stecken.

Kinderspielzeug

Viele aus chemischen Stoffen gefertigte Kinderspielzeuge können gefährlich werden - auch wenn sie noch so harmlos aussehen.

Plastikspielzeug

Rotes und gelbes Plastikspielzeug enthält oftmals das giftige Schwermetall Kadmium, ergab eine Untersuchung Anfang der 80er Jahre. Rote Legosteine beispielsweise, die in kaum einem Kinderzimmer fehlen, enthalten sehr hohe Anteile dieses Schwermetalls, wenn sie vor 1983 hergestellt worden sind.

Weichplastik

Gegenstände aus Weichplastik, die wie Lebensmittel aussehen, können verheerende Folgen haben, da sie sich im Magen zu einem harten Gegenstand verwandeln und dann den Darm blockieren können. Solche PVC-haltigen Produkte werden auch in Form von Radiergummis angeboten. Lebensmittel-Imitationen sind inzwischen zwar verboten, werden aber immer noch aus dem Fernen Osten eingeführt (Taiwan, Hongkong).
Als äußerst gefährlich können sich auch sogenannte »Überraschungspüppchen« entpuppen, die sich im Wasser um ein Vielfaches vergrößern. Werden sie verschluckt, können auch sie in aufgeblähtem Zustand den Magen-Darm-Trakt blockieren.

Gefährliche Chemikalien

Häufig enthalten »Experimentierkästen« Chemikalien, die Kinder schwer schädigen können. Vor allem mitspielende Kleinkinder sind gefährdet, wenn etwa der ältere Bruder beispielsweise mit Klarlacken (leicht brennbar) oder Emaillepulver (enthält bis zu 70 Prozent Kadmium) hantiert. Mit solchen Experimentierkästen sollten Kinder - egal welchen Alters - nur unter Aufsicht spielen dürfen. Nach dem Gebrauch müssen die Hobbykästen sicher verschlossen werden.

Süchtig durch Haushaltschemikalien

Immer öfter entdecken Kinder und Jugendliche Haushaltschemikalien und Heimwerker-Utensilien als Rauschmittel-Quelle. Durch das gewohnheitsmäßige Schnüffeln an lösungsmittelhaltigen Produkten können eine Reihe schwerster Gesundheitsschäden auftreten: Leistungsabfall, Konzentrationsschwäche, Verhaltensstörungen, Aggressivität, Lähmungen der Arm- und Beinmuskulatur, Atmungslähmungen, Herz-Rhythmusstörungen.
Jedes Jahr sterben in der Bundesrepublik einige Kinder an ihrer Schnüffelsucht. Eltern sollten deshalb ihre Kinder genau über die möglichen Folgewirkungen aufklären, wenn sie sie beim Schnüffeln ertappen.

Wohnungsrenovierung

Mit der zunehmenden Wertschätzung von Altbauten werden immer öfter abgewohnte Wohnungen liebevoll saniert - vielfach in Eigenregie. Häufig soll am Ende der Renovierung vieles wieder so aussehen wie nach dem Erstbezug der Häuser - der Holzfußboden wird freigelegt und neu geschliffen, Tür- und Fensterrahmen werden von den unzähligen Lackschichten befreit oder sogar komplett ersetzt, alte Fliesen erstrahlen in neuem Glanz. Um dieses Ziel zu erreichen, werden allerdings oft Chemikalien eingesetzt, deren Gebrauch risikoreich ist und die sich bisweilen kaum mehr vertreiben lassen.

Fenster

Häufig müssen bei Altbauwohnungen die Fenster, manchmal auch die Fensterrahmen ausgewechselt werden (➔ Schäume, Seite 925 und Richtiges Lüften, Seite 929).

Bodenschleifen

Beim Abschleifen von Parkettböden und Holzdielen gelangen trotz der Absaugvorrichtungen, die üblicherweise bei den Schleifmaschinen eingebaut sind, große Mengen an Holzstaub in die Luft. Feinstäube sind besonders gefährlich, da sie lungengängig sind, in den Lungenbläschen abgelagert werden und dort Gesundheitsschädigungen hervorrufen können. Deshalb sollte stets eine Atemschutzmaske getragen werden.

Vorsicht, Schnüffelgefahr!
Folgende Produkte können zum Schnüffeln mißbraucht werden:
- Klebstoffe und Klebstoffverdünner
- Farben, Lacke, Lack- und Nitroverdünner
- Reinigungsmittel wie Nagellack- und Fleckentferner
- Terpentin und Wachslöser
- Desinfektionsmittel
- Feuerzeug- und Fahrzeugbenzin
- Haar-, Insektenvernichtungs-, Klarlack- und Fensterreinigungssprays
- Deodorantien
- Gase wie etwa Äther, Chloroform und Lachgas

Sonderrisiko Bodenversiegelung

Die meisten herkömmlichen Bodenversiegelungslacke enthalten risikoreiche Lösungsmittel (➔ Seite 923). Der Warnhinweis auf den Verpackungen (»Für gute Durchlüftung des Raumes sorgen«) ist zumeist irreführend: Bis die Lösungsmittel auf unbedenkliche Werte ausgedampft sind, dauert es oft Wochen, manchmal sogar Monate. Erst dann kann die Wohnung gefahrlos bezogen werden. Wer kann sich so lange Wartezeiten schon leisten?
Verwenden Sie deshalb nur Produkte, die lösungsmittelfrei sind - etwa Wachse oder Hartöle. Auch lösungsmittelfreie Lacke sind bereits im Handel erhältlich. Der Parkettboden glänzt dann etwas weniger und muß alle paar Jahre neu eingelassen werden.

Abbeizen

Beim Entfernen vorhandener Lackschichten mit Lackentfernern und Abbeizmitteln sollten unbedingt Produkte vermieden werden, die Dichlormethan (= Methylenchlorid) enthalten. Dieser Inhaltsstoff wurde früher in der Medizin zu Narkosezwecken verwendet. Wenn er eingeatmet wird, können Krankheitssymptome auftreten, die einer Kohlenmonoxid-Vergiftung ähnlich sind: Schwindelgefühl und Erbrechen. Durch den Kontakt von Dichlormethan mit offenem Feuer oder einem heißen Heizkörper kann sogar Phosgen entstehen, ein Kampfgift aus dem Ersten Weltkrieg.
Relativ ungefährlich sind hingegen Abbeizmittel, die nur Ätznatron (= Natronlauge) enthalten. Wegen der stark ätzenden Wirkung dieser Mittel sollte man immer mit Handschuhen und Augenschutz (Schutzbrille) arbeiten. Gelangen Spritzer auf die Haut, müssen sie sofort mit sehr viel Wasser abgespült werden. Alte Möbel, die noch nicht mit Kunstharzlacken gestrichen wurden, können auch mit dem ungefährlicheren Soda abgebeizt werden.

Umweltschonend, aber recht mühsam ist das Entfernen alter Lackschichten durch Hobeln oder Schleifen. Dabei sollte aber keinesfalls der Farbstaub eingeatmet werden. Verwenden Sie deshalb nur Schleifmaschinen mit Staubsack, und tragen Sie einen Atemschutz. Beim Entfernen alter Lackschichten mit einem Heißluftfön (Erhitzung bis 500 Grad Celsius) entstehen gesundheitsschädliche Dämpfe - deshalb unbedingt auf gute Durchlüftung achten und ebenfalls Atemschutzmasken tragen.

HEIZUNG

In unseren Breiten wird eine Raumtemperatur von 18 bis 26 Grad Celsius bei einer Luftfeuchtigkeit zwischen 35 und 65 Prozent als angenehm empfunden. Doch auch ein 20 Grad Celsius warmer Raum mit einer Luftfeuchtigkeit von 50 Prozent gilt als »kalt«, wenn die ihn umgebenden Wände wesentlich kälter sind und dadurch ein Gefühl des Zugs entsteht. Den gleichen Effekt rufen große Fensterflächen hervor, weshalb Heizkörper oft unterhalb der Fenster angebracht werden.
Neben den Belastungen für die Außenluft, die durch die verschiedenen Heizsysteme entstehen, kann es auch zu erheblichen Innenraumbelastungen kommen.
Vor allem die Verbesserungen bei der Wärmedämmung, durch die der Energieverbrauch oft mehr als halbiert werden kann, führen aber dazu, daß die Schadstoffe in den Wohnungen regelrecht eingeschlossen werden und so zu einer Gefahr für die Bewohner werden können (➔ Richtiges Lüften, Seite 929).

Welche Heizung?
Wenn Sie die Wahl zwischen Öl- und Gasheizung haben, ist aus Umweltgründen Gas vorzuziehen, da bei seiner Verbrennung weniger Schadstoffe entstehen. Erdgas ist wegen seines geringen Schwefelgehalts der umweltfreundlichste fossile Brennstoff.
Beim Verbrennen von Holz und Kohle in Wohnhäusern werden mehr Schadstoffe freigesetzt als bei der Verwendung von Öl oder Gas. Außerdem haben Holz- und Kohleöfen den Nachteil, daß sie von Hand nachgefüllt werden müssen. Dadurch wird auch eine genaue Regelung der benötigten Wärmemenge schwierig.
Elektrische Wärmepumpen sind vergleichsweise sehr teuer, die Kosten werden durch die Energieeinsparung nicht wieder wettgemacht.
Solarheizungen eignen sich in unseren Breiten bislang nur zur Warmwasserbereitung, für die Heizung im Winter ist die Sonneneinstrahlung zu schwach.
Am umweltfreundlichsten ist Fernwärme.

Gaskonvektoren

Wenn Wohnungen mit Außenluft-Gaskonvektoren geheizt werden, können die Stickoxid-Konzentrationen in den Innenräumen oft weit höhere Werte erreichen als auf vielbefahrenen Straßen oder in der Nähe von Großkraftwerken. Die Ursache: Ist beim Lüften der Gaskonvektor in Betrieb, werden die Stickoxide, die der Ofen ins Freie bläst, zum großen Teil in die Wohnung geweht.

Mögliche Gesundheitsschäden
Stickoxide können zu Husten, Speichelfluß, Schnupfen, Atemstörungen und Lungenschäden führen.

Empfehlung
Beim Lüften stets den Gaskonvektor ausschalten.

Luftbefeuchter

Sogenannte Luftbefeuchter, die in den Wintermonaten die Luftfeuchtigkeit in den Räumen erhöhen sollen, erweisen sich vielfach als Bakterienschleudern. Das Wasser im Behälter ist ein idealer Nährboden, durch unzureichende Filter werden die Bakterien in den Räumen regelrecht durcheinandergewirbelt.

Mögliche Gesundheitsschäden
Erhöhtes Infektionsrisiko.

Empfehlung
Vor allem die heute gebräuchlichen Kaltvernebler (Ultraschallvernebler) erhöhen die Infektanfälligkeit, wenn sie nicht mindestens alle drei Tage speziell und aufwendig gereinigt werden.
Wenn Sie mit feuchten Tüchern oder Wasserbehältern auf der Heizung die Luft nicht ausreichend befeuchten können, sollten Sie Luftbefeuchter verwenden, die das Wasser verdampfen. Die Hitze beim Verdampfen tötet den Großteil der Bakterien. Diese Geräte müssen zwar oft entkalkt werden, sind jedoch letztendlich gesundheitsfreundlicher. Erkundigen Sie sich im Fachhandel.
In jedem Fall sollten Sie vor dem Einsatz eines Gerätes die Luftfeuchtigkeit messen. 60 Prozent Luftfeuchtigkeit gelten als ideal, 50 Prozent sind noch recht angenehm.

KOCHEN

Gasherd

Viele der gebräuchlichen Brenner in Gasherden erzeugen beim Einsatz von Erdgas viel zu hohe Brenntemperaturen. Dadurch werden größere Mengen Stickoxide freigesetzt. Auch Kohlendioxid (CO_2) und Schwefeldioxid (SO_2) gelangen in die Raumluft.
Gasherde ohne Dunstabzug geben ständig das Reizgas Formaldehyd ab - oft liegen die Werte weit über denen von Spanplatten (➔ Formaldehyd, Seite 911).

Mögliche Gesundheitsschäden

Durch Stickoxide, Kohlendioxid und Schwefeldioxid: Husten, Schnupfen, Atemstörungen, Lungenschäden; Kopfschmerzen, Schwindel, Blutdruckanstieg; Atemweg- und Bindehautentzündungen, Bronchitis.

Empfehlung

Sorgen Sie bei einem Gasherd für ausreichende Entlüftung (Fenster neben dem Herd oder Abzug).

Mikrowellenherd

Die Verwendungsmöglichkeiten eines Mikrowellenherdes sind begrenzt - man kann in ihm frische Lebensmittel garen, fertige Speisen und Flüssigkeiten erwärmen sowie Gefriergut auftauen.
Mikrowellenherde sind sparsam im Stromverbrauch.

Mögliche Gesundheitsschäden

Über die Strahlengefahr, die von den Herden ausgehen könnte, wird in Fachkreisen weiterhin heftig diskutiert. Ein abschließendes Urteil ist allerdings noch nicht möglich.

WAS TUN?

Einkaufstips

- Der beste Schutz gegen Wohngifte ist, die Schadstoffe gar nicht erst in die Wohnung zu lassen. Auch wenn Sie kein Öko-Freak sind:
- Achten Sie beim Kauf von Chemikalien darauf, was Sie kaufen
- Machen Sie sich eine Kopie der Tabelle mit den wichtigsten Schadstoffen (➔ Seite 913), und legen Sie sie in Ihre Einkaufstasche. Noch besser: Fragen Sie bei den Verbraucherzentralen nach Listen unbedenklicher Produkte (Adressen ➔ Seite 931)
- Bei jeder größeren Anschaffung sollten Sie sich nach etwaigen Schadstoffen genau erkundigen. Lassen Sie sich vom Möbelverkäufer oder bei einem Hausbau von Ihrem Architekten schriftlich bestätigen, daß bestimmte Schadstoffe gar nicht (z. B. PCP) oder nur in minimalen Mengen verwendet werden (z. B. Formaldehyd)

Richtiges Lüften

Die Gefahr, die von Schadstoffen in Innenräumen ausgeht, steigt dramatisch an, wenn es durch Fugen und Ritzen der Fenster nicht mehr ein wenig »zieht«. 30 bis 60 Prozent der Luft sollten in einem Raum in jeder Stunde ausgetauscht werden, damit kritische Schadstoffwerte kaum erreicht werden und die Wärmedämmung immer noch ausreichend ist. Wenn es noch stärker zieht, steigt allerdings die Heizkostenrechnung sehr stark an.
Der notwendige Luftwechsel wird bei allen normal dichtenden Fenstern zu rund 80 Prozent durch die »Fugenlüftung« der Fensterritzen ermöglicht, nur zu 20 Prozent durch das bewußte Öffnen der Fenster.

Dichte Fenster machen krank

Um Energie zu sparen und als Lärmschutz werden jedoch seit Jahren besonders dichte Fenster empfohlen. In Österreich wird ihr Einbau vielfach steuerlich gefördert. Bei Neubauten zählen sogenannte »Schallschutzfenster« zur Standardausrüstung.
Bei den meisten dieser überdichten Kunststoff- und Alufenster sinken die Luftwechselwerte aber auf 10 bis 15 Prozent pro Stunde ab - Schimmelpilze, Feuchtigkeit und hohe Schadstoffkonzentrationen sind die Folge.
Das Lüften von Hand nützt bei diesen Fenstern wenig, man müßte jede Stunde eine Viertelstunde lang die Fenster aufreißen. Und bei der Kippstellung mit den üblichen Öffnungen von zehn Grad gelangen stündlich etwa 200 Kubikmeter Luft ins Zimmer - viel zuviel für kalte Tage. Ein Frischluftstrom von etwa 20 Kubikmeter pro Person würde ausreichen und die Wohnung auch noch beheizbar machen. Optimal wäre deshalb eine Kippstellung zwischen einem und vier Grad.

Test: Gift in Ihrer Wohnung?

- Haben Sie eine der folgenden Gesundheitsbeeinträchtigungen bei sich oder Ihren Familienangehörigen festgestellt?
  Allergien, Atemnot, Bronchitis, Depressionen, Entzündungen von Bindehaut und Rachen, Haarausfall, Hautveränderungen, Herz- und Kreislaufstörungen, Infektionsanfälligkeit, Kopfschmerzen, Leber- oder Nierenfunktionsstörungen, Nervosität, Unwohlsein
- Besserte sich Ihr Zustand, wenn Sie die Wohnung längere Zeit verließen?
- Wenn Sie längere Zeit nicht lüfteten, etwa bei Abwesenheit: Konnten Sie danach einen stechenden Geruch in Ihrer Wohnung wahrnehmen?
- Konnten Sie bei Haustieren krankhafte Veränderungen feststellen, sind Zimmerpflanzen trotz regelmäßiger Pflege eingegangen?
- Hat sich an Ihrer Wohnung in den fünf Jahren vor dem Auftreten der Beschwerden etwas geändert? Sind Sie umgezogen? Haben Sie umgebaut? Renoviert? Sich neu eingerichtet?
- Haben Sie in Innenräumen Holzschutzmittel aufgetragen - auf Holzbalken, Holzverkleidungen, Möbeln, in Schlaf-, Wohn- oder Kinderzimmern? In größeren Mengen (mehr als fünf Quadratmeter beziehungsweise mehr als fünf Liter)?
- Haben Sie die eingesetzten Holzschutzmittel vor 1980 gekauft?
- Sind bei Ihnen Spanplatten (auch Möbel) oder Isolierschäume verwendet worden?
- Leben Sie in einem Fertighaus, bei dem Fußböden, Decken und Wände oder größere Einrichtungsgegenstände aus Spanplatten gefertigt sind oder in dem mit Isolierschäumen gearbeitet wurde?
- Befindet sich in der Nähe oder sogar im selben Haus eine chemische Reinigung?

Wenn Sie die meisten Fragen mit Nein beantworten konnten, leiden Sie wahrscheinlich nicht an den Ausdünstungen von Wohngiften. Wenn Sie aber die meisten Fragen mit Ja beantworten mußten, liegt der Verdacht nahe, daß Ihr Wohlbefinden durch Formaldehyd, giftige Inhaltsstoffe aus Holzschutzmitteln, Farben und Lacken oder anderen Materialien beeinträchtigt ist. Sprechen Sie in diesem Fall mit Ihrem Hausarzt gezielt darüber. Wenn er Ihnen nicht weiterhelfen kann, wenden Sie sich an die folgende Adresse:

Verbraucher Initiative
Breite Straße 51; 5300 Bonn 1
Tel.: (02 28) 726 33 93

Hinweise für die richtige Fensterdichte

- Die Fenster dichten zu gut, wenn sie an kalten Tagen leicht anlaufen oder im Wohnraum im Winter mit einem genau eingestellten Hygrometer mehr als 60 Prozent Luftfeuchtigkeit gemessen werden
- Bei den meisten Kipp-Dreh-Fenstern läßt sich eine Fensterraste anbringen, mit der die Kippstellung der Fenster feinstufig einstellbar wird
- Wenn Sie neue Fenster anschaffen: Verlangen Sie Fenster mit ausreichender Grundlüftungsfunktion. Holz- oder Aluminiumfenster sind Kunststoffenstern vorzuziehen

Rechtliche Tips

Wer annimmt, daß chemische Produkte im Haus oder in der Wohnung seine Gesundheit beeinträchtigen, verfügt über eine Reihe von rechtlichen Möglichkeiten, um etwas dagegen zu unternehmen. Zumeist handelt es sich um Fragen des *Zivilrechts*. So können beispielsweise die Bauherren eines Hauses Ansprüche aufgrund der Verträge geltend machen, die sie mit den am Bau beteiligten Firmen geschlossen haben. Mieter können gegen den Vermieter rechtliche Schritte einleiten. Die Käufer von Möbeln und Einrichtungsgegenständen und Heimwerker müssen sich an das Geschäft wenden, das ihnen die schadstoffbelasteten Produkte verkauft und sie über die Gefahren nicht ordnungsgemäß aufgeklärt hat.

Rechtsansprüche

Jeder durch Wohngifte Geschädigte kann wie bei jedem anderen Kauf auch bei Qualitätsmängeln eine Reihe von sogenannten Gewährleistungsansprüchen geltend machen: Wandelung, Minderung, Schadensersatz oder die Lieferung einer neuen Sache. So kann etwa ein geschädigter Hauseigentümer oder Wohnungsbesitzer verlangen, daß die giftausdünstenden Teile seines Hauses bzw. der Wohnung ersetzt werden oder aber daß der Kaufpreis bzw. Mietpreis reduziert (»gemindert«) wird.
Jeder Käufer kann fordern, daß die verkaufte giftige Ware gegen Erstattung des Kaufpreises zurückgenommen wird. Sind bereits Gesundheitsschäden aufgetreten, kann etwa die Übernahme von Arzt- und Krankenhauskosten, eine Entschädigung für den Verdienstausfall und Schmerzensgeld verlangt werden. Denkbar sind auch Ansprüche gegen den Hersteller eines giftigen Produkts. Da aber in der Regel mit dem Produzenten keine unmittelbaren Vertragsbeziehungen bestehen, ist dieser Weg oft besonders schwierig.

Chancen

Die reellen Chancen, zu seinem Recht zu kommen, hängen sehr stark von den jeweiligen Umständen ab. Oft ist entscheidend, wie genau der Geschädigte beim Kauf über die möglichen Risiken des Produkts informiert wurde. Selbst wenn der Verkäufer einen Mangel arglistig verschwieg oder die Fehlerlosigkeit einer Ware zusicherte, muß man ihm dieses Fehlverhalten im nachhinein beweisen können. Nur selten sind die Vertragspartner freiwillig bereit, eine Sache nachzubessern, die Preise zu mindern oder Schadensersatz zu leisten.

Wenn Sie über eine schriftliche Bestätigung über bestimmte Qualitätseigenschaften des von Ihnen gekauften Produkts verfügen - beispielsweise »Enthält kein Formaldehyd« -, können Sie sich viel leichter durchsetzen.

Grundsätzlich gilt

- Beschweren Sie sich zunächst bei Ihrem Vertragspartner (dem Geschäft, wo Sie die Ware gekauft haben, beim Vermieter, beim Bauherrn Ihrer Wohnung)
- Lassen Sie sich nicht gleich mit einem Kompromiß abspeisen
- Wenn es um größere Beträge geht, lohnt sich oft das Gespräch mit einem Sachverständigen oder Anwalt, bevor Sie einem ausgehandelten Kompromiß endgültig zustimmen. Bitten Sie deshalb im Zweifelsfall um Bedenkzeit

Ursachennachweis

Werden lediglich Mängelbeseitigungsansprüche geltend gemacht - also etwa eine Kaufpreisminderung -, reicht es aus, die Mangelhaftigkeit des Produkts zu beweisen. Wenn der Geschädigte allerdings Schadensersatz und Schmerzensgeld fordert, muß er den ursächlichen Zusammenhang zwischen dem Produkt und der krankmachenden Wirkung nachweisen. Dies ist in der Praxis oft sehr schwierig, da viele Erkrankungen die verschiedensten Ursachen haben können. Dennoch sollte man sich nicht entmutigen lassen: Immer wieder haben Betroffene Erfolg.

Anwaltshilfe

Nur wenige verfügen über genügend Kenntnisse und Mut, einen Prozeß allein durchzustehen. Bevor Sie sich aber mit einem Anwalt treffen, erkundigen Sie sich bei einer der Verbraucherzentralen nach ihren rechtlichen Möglichkeiten.

Vielleicht verfügen diese Einrichtungen über Informationen, mit denen Sie den Verkäufer des schädlichen Produkts doch noch überzeugen können.

Messen von Schadstoffen

Zumeist kann die tatsächliche Schadstoffbelastung von Innenräumen nur mit Hilfe von technischen Geräten festgestellt werden. Zahlreiche Verbraucherinitiativen und private Institute sind bei der Suche nach einem Meßteam behilflich oder nehmen die Untersuchungen selbst vor. Interessierte können sich an die folgenden Adressen wenden:

BRD:

Arbeitsgemeinschaft
der Verbraucher-Verbände
Heilsbachstraße 20; 5300 Bonn 1
Tel.: (02 28) 6 48 90

Arbeitsgemeinschaft ökologischer
Forschungsinstitute
Rheingasse 8-10; 5300 Bonn 1
Tel.: (0228) 63 01 29

Katalyse, Institut für angewandte
Umweltforschung
Engelbertstraße 41; 5000 Köln 1
Tel.: (02 21) 21 95 21

Österreich:

Verein für Konsumenteninformation
Linke Wienzeile 18; 1061 Wien
Tel.: (02 22) 5 88 77-0

Wichtige Methoden

Formaldehyd, das wohl wichtigste Wohngift, kann mit vergleichsweise einfachen Geräten gemessen werden. In der Bundesrepublik führen manchmal die örtlichen Gesundheitsämter oder die Chemischen Untersuchungsämter solche Messungen gratis durch - eine Anfrage lohnt sich. Das Messen der Radonstrahlung mit Geigerzählern ist, entgegen einer weitverbreiteten Ansicht, unsinnig. Dazu muß ein Gammaspektrometer eingesetzt werden.

Vielleicht wird gerade ein in Ihrer Sache wichtiger Musterprozeß geführt, durch den Sie sich den Gang zum Gericht ersparen können.

Läßt sich der Weg zum Anwalt trotz eines Kontakts mit einer der Verbraucherzentralen nicht vermeiden, erkundigen Sie sich zunächst bereits bei der Terminvereinbarung am Telefon, ob für die erste anwaltliche Beratung ein Honorar berechnet wird. So lassen sich unliebsame Überraschungen vermeiden.

Jeder gute Anwalt wird seinen Mandanten zunächst über die rechtlichen Möglichkeiten aufklären, wie man gegen die Vertragspartner oder den Hersteller giftiger Produkte vorgehen kann.

Beweissicherung

Auch wenn es nicht zu einem Gerichtsprozeß kommen sollte - Beweise sind stets von entscheidender Bedeutung.

- Bewahren Sie immer die Kaufbelege auf, um später nachweisen zu können, wo und wann Sie das schädliche Produkt gekauft haben
- Wenn sich ein bestimmter Verdacht einstellt: Machen Sie sich Notizen, wann und wie lange Ihre gesundheitlichen Beeinträchtigungen auftreten. Lassen Sie sich Ihre Beschwerden vom Arzt bestätigen
- Informieren Sie Ihre Krankenversicherung über die mögliche Ursache Ihrer Erkrankung. Vielleicht kann sie Ihnen behilflich sein. Da die Kassen Erstattungsansprüche an Krankheitsverursacher haben, wird in jüngster Zeit intensiv darüber diskutiert, ob nicht auch Krankenkassen an Schadstoff-Prozessen beteiligt werden könnten
- Sachverständigengutachten sind oft nützlich, aber fast immer sehr teuer. Erkundigen Sie sich genau nach dem Preis, bevor Sie eines in Auftrag geben

Verjährung

Achtung: Ihre Rechtsansprüche können oft binnen kurzer Zeit verjähren - manchmal schon innerhalb von sechs Monaten. Außerdem ist die Berechnung der Verjährungsfristen in vielen Fällen sehr kompliziert. Wenn Sie einen begründeten Verdacht haben, Opfer von Schadstoffen geworden zu sein: Zögern Sie nicht lange, werden Sie aktiv.

Prozeßkosten

Anwaltsgebühren, Gerichtskosten und Gutachterhonorare addieren sich häufig zu astronomischen Beträgen - vor allem, wenn die Prozesse nicht bereits in der ersten Instanz entschieden werden. Besprechen Sie mit den Verbrauchervereinigungen bzw. Ihrem Anwalt *vorab* möglichst detailliert die Kosten, bevor Sie am Ende der Gerichtsverfahren aus allen Wolken fallen.

Wer nur über bescheidene Eigenmittel verfügt, kann auch bei Schadstoffprozessen um Prozeßkostenhilfe ansuchen, wenn die Klage hinreichende Erfolgsaussichten hat. Fragen Sie die Verbraucherzentrale oder Ihren Anwalt.

Rechtsschutzversicherungen

Bei Geschädigten, die rechtzeitig eine Rechtsschutzversicherung abgeschlossen haben, ist das Prozeßkostenrisiko geringer. Allerdings tragen die Versicherungen nicht jedes Risiko. Ihr Anwalt sollte darüber Bescheid wissen.

Strafanzeige

Natürlich kann jeder Betroffene auch Strafanzeige erstatten - etwa wegen Körperverletzung. Jeder Polizeibeamte muß sie zu Protokoll nehmen. Eine Strafanzeige von über 2000 Holzschutzmittel-Geschädigten wurde, wenn auch nach langem Zögern, bundesweit zentral von der Staatsanwaltschaft Frankfurt gemeinsam mit dem Bundeskriminalamt bearbeitet und führte 1989 zum bislang größten Umwelt-Prozeß in der Geschichte der Bundesrepublik.

Der wichtigste Vorteil einer Strafanzeige: Bei der Beweiserhebung verfügt der ermittelnde Staatsanwalt über weit mehr Möglichkeiten als ein privater Geschädigter.

Der wichtigste Nachteil: Strafanzeigen führen häufig zu keinem Ergebnis, die Ermittlungen werden oft eingestellt. Bei einem Zivilprozeß hingegen muß ein Urteil erfolgen - so oder so.

Verbraucherforderungen

Die zahlreichen Wohngiftskandale in den vergangenen Jahren müßten längst zu politischen Konsequenzen im Bereich des Konsumentenschutzrechts führen.

Notwendig wären unter anderem:

- Eine Umkehr der Beweispflicht vom Geschädigten auf den Schädiger
- Unbegrenzte Haftung der Hersteller von Chemikalien für Schäden, die sie zu verantworten haben (Produkthaftung)
- Deklaration aller Inhaltsstoffe von Haushaltschemikalien und Heimwerker-Baumaterialien auf der Produktverpackung
- Anwendungsverbote für bestimmte Chemikalien, etwa von fungizid und insektizid wirkenden Holzschutzmitteln oder Baumaterialien in Innenräumen

Zum Weiterlesen

Katalyse Umweltgruppe: Das ökologische Heimwerkerbuch, Reinbek

Roland von Wedel: Wohngiftfrei leben - Schadstoffe raus aus Wohnung und Haus, München

LUFTVERSCHMUTZUNG

Unzählige Schadstoffe verpesten die Atemluft - nicht nur in den Ballungszentren, sondern auch auf dem »platten Land«. Die möglichen gesundheitlichen Auswirkungen dieser anhaltenden Belastung werden vielerorts trotz des Engagements unzähliger Umweltgruppen noch immer unterschätzt. Dabei können zahlreiche Schadstoffe sogar langwierige Gesundheitsschäden hervorrufen.

Der Straßenverkehr ist inzwischen das Umweltproblem Nummer eins. Noch nie wurden in der Bundesrepublik so viele Autos produziert wie derzeit, auch Österreich meldet stets neue Zulassungsrekorde. Dabei verschmutzen Pkw bei gleicher Verkehrsleistung die Umwelt rund 33mal stärker als die Bahn. Und selbst ein Auto mit Drei-Wege-Katalysator trägt noch fünfmal so stark zur Luftverschmutzung bei wie die Bahn. Ein Mittelklassewagen ohne Katalysator setzt pro Fahrtkilometer durchschnittlich 2,2 Gramm Stickoxide und neun Gramm Kohlenmonoxid frei und verpestet damit 27000 Kubikmeter saubere Luft. Außerdem erhöht bleihaltiges Benzin die Belastung der Umwelt mit Schwermetallen (➔ Seite 936).

Trotz einiger Verbesserungen - etwa der Forcierung von Katalysatoren samt bleifreiem Benzin und strengeren Abgasvorschriften - steigt der Ausstoß von fast allen Schadstoffen weiter an, da immer mehr Autos in den Verkehr gelangen und pro Fahrzeug mehr Kilometer zurückgelegt werden als noch vor einem Jahrzehnt.

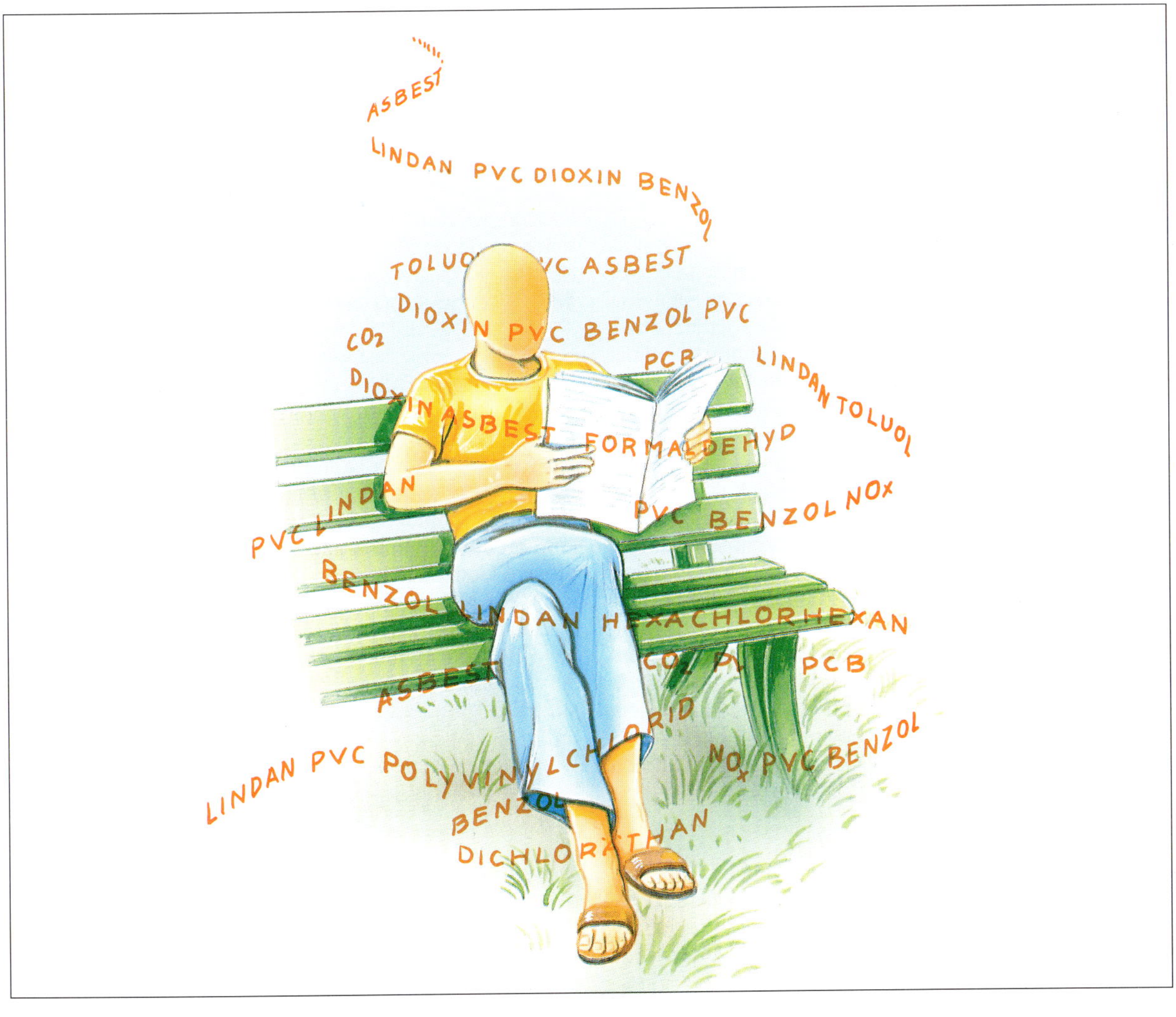

Gegenwärtig wird in der Bundesrepublik durchschnittlich jede Stunde ein Mensch im Straßenverkehr getötet, 50 werden verletzt.
Nicht nur die regionalen Folgen des Autoverkehrs - Verletzungen, Verkehrschaos, Lärm und Abgasbelastung - erfordern längst ein grundsätzliches Umdenken bei der Nutzung von Automobilen, sondern vor allem die weltweit herannahende Klimakatastrophe, zu der die Kraftfahrzeuge einen verheerenden Beitrag leisten. Denn auch die vermeintlich sauberen, mit Katalysatoren ausgerüsteten Pkw und Lkw stoßen ebensoviel für den Treibhauseffekt verantwortliches Kohlendioxid aus wie Autos ohne »Kat«. Wird der CO_2-Ausstoß nicht drastisch verringert, läßt sich die Erwärmung der Erdatmosphäre und damit eine Klimakatastrophe nicht mehr verhindern. Die globale Erwärmung würde alle bislang aufgetretenen Umweltprobleme in den Schatten stellen und hätte für die menschliche Zivilisation unabsehbare Folgen.

Kohlendioxid (CO_2)

Alles was verbrannt wird - egal ob Kohle, Öl, Gas oder Benzin - erzeugt Kohlendioxid (CO_2). Daneben entweicht dieses Gas auch, wenn Lebewesen aus Nährstoffen wie Kohlenhydraten Energie gewinnen. Gleichzeitig wird Sauerstoff verbraucht. Die Ausatmungsluft eines Menschen enthält etwa 4,5 Volumenprozent CO_2.
Ohne nennenswerte menschliche Eingriffe in die Natur bestünde auf der Erde ein Gleichgewicht: Es würde ebensoviel Kohlendioxid gebildet, wie die Pflanzen bei der Photosynthese auch wieder verbrauchen.
Inzwischen ist Kohlendioxid der mengenmäßig am meisten produzierte Schadstoff, seine Konzentration in der Luft hat in den vergangenen 100 Jahren um etwa 15 Prozent zugenommen. In der Bundesrepublik und in Österreich trägt der Autoverkehr etwa 20 Prozent zur Kohlendioxid-Gesamtbelastung bei. Im nächsten Jahrzehnt dürfte der CO_2-Ausstoß des Verkehrs bei einem anhaltenden Autoboom sogar noch um fast ein Drittel ansteigen. Durch die Verwendung von Fahrzeugen mit Drei-Wege-Katalysatoren lassen sich die CO_2-Emissionen nicht verringern.

Mögliche Gesundheitsschäden

Das farblose, schwere, nicht brennbare Gas kann bei Konzentrationen ab etwa acht Volumenprozent zu Kopfschmerzen, Ohrensausen, Blutdruckanstieg, Atemnot und Bewußtlosigkeit führen. 20 Volumenprozent wirken tödlich.

Kohlenmonoxid (CO)

Dieses farb-, geruch- und geschmacklose Gas entsteht bei unvollständiger Verbrennung von fossilen Brennstoffen wie Kohle, Öl und Gas. Es wird in der Luft in Kohlendioxid umgewandelt.
Der Autoverkehr ist für etwa 70 Prozent des Gesamtausstoßes von Kohlenmonoxid in die Luft verantwortlich. Durch Drei-Wege-Katalysatoren lassen sich bis zu 90 Prozent dieses Kohlenmonoxids in ein unschädliches Gas umwandeln.

Mögliche Gesundheitsschäden

Beim Einatmen blockiert Kohlenmonoxid die Sauerstoffaufnahme des Blutes und kann deshalb Kopfschmerzen und Schwindel verursachen, hohe Konzentrationen können sogar zum Tod durch »inneres Ersticken« führen. Bei extremen Verkehrs- und Smogwetterlagen (➔ Smog, Seite 938) besteht Gefahr für Herz und Kreislauf, bei Konzentrationen ab 14 Milligramm Kohlenmonoxid pro Kubikmeter Atemluft sterben deutlich mehr Menschen an Herzinfarkt als im Durchschnitt.

Kohlenwasserstoffe

Sogenannte unverbrannte Kohlenwasserstoffe entstehen bei unvollständiger Verbrennung von Treibstoffen aufgrund von Sauerstoffmangel oder zu niedriger Temperatur.
Kohlenwasserstoffe werden aber auch beim Tanken durch Verdunsten des Kraftstoffs freigesetzt. Diese chemischen Verbindungen aus Kohlenstoff und Wasserstoff sind brennfähig und können in Verbindung mit Luft explosive Gemische bilden.
Zu den Kohlenwasserstoffen zählen unter anderem Formaldehyd (➔ Seite 911) und die Krebserreger Benzol bzw. Benzo(a)pyren.
Am Gesamtausstoß an Kohlenwasserstoffen in die Luft sind Kraftfahrzeuge mit etwa 40 Prozent erheblich beteiligt.
Durch Drei-Wege-Katalysatoren lassen sich bis zu 90 Prozent dieser Verbindungen in unschädliche Gase umwandeln.

Mögliche Gesundheitsschäden

Kohlenwasserstoffe tragen zur Smog- und Ozonbildung bei (➔ Seite 938) und greifen die Vegetation an. Manche Kohlenwasserstoffe wie das im Benzin enthaltene Benzol sind krebserregend.

Stickoxide (NO_x)

Bei allen Verbrennungsvorgängen entsteht Stickstoffmonoxid (NO), aus dem sich in der Luft das gesundheitsschädlichere Stickstoffdioxid (NO_2) bildet.
Um den Kraftstoffverbrauch zu senken, arbeiten die Automobilhersteller mit höheren Verdichtungen und Verbrennungstemperaturen. Dadurch nimmt jedoch die Stickoxidbildung zu. In der Bundesrepublik und in Österreich trägt der Autoverkehr etwa 50 Prozent zur Stickdioxid-Gesamtbelastung der Luft bei. Durch Drei-Wege-Katalysatoren lassen sich bis zu 90 Prozent dieser Stickoxide in unschädliche Gase umwandeln.

Mögliche Gesundheitsschäden

Stickoxide sind Reizgase, die für das Waldsterben mitverantwortlich sind und unter Einwirkung von Sonnenlicht zur Ozonbildung beitragen (➔ Smog, Seite 938).
Liegen die NO_2-Konzentrationen im Tagesdurchschnitt über 150 Mikrogramm pro Kubikmeter Atemluft, so treten akute Erkrankungen der Atemorgane auf. Es kann zu Husten, Speichelfluß, Schnupfen, Atemstörungen und sogar zu Lungenschäden kommen. Anzeichen einer chronischen Stickoxid-Vergiftung sind Kopfschmerzen, Schlaflosigkeit und/oder Geschwüre der Schleimhaut.

Ruß

Unter Ruß versteht man in der Luft feinst verteilte Feststoffpartikel. Vor allem Dieselmotoren, aber auch Gasturbinen stoßen Rußteilchen aus. Die Emissionen hängen sehr stark vom Motorentyp, vom Alter und von der Einstellung des Einspritzsystems ab. Zur Verminderung des Rußausstoßes können keramische Filter verwendet werden, wie sie in den USA seit einiger Zeit üblich sind.
Enthält der Dieselkraftstoff Schwefel, so entsteht bei Dieselkraftfahrzeugen auch Schwefeldioxid (SO_2). Die Kraftfahrzeuge sind am Gesamtausstoß dieses Schadstoffs in die Atmosphäre mit etwa drei Prozent beteiligt.

Mögliche Gesundheitsschäden

An die Rußteilchen können sich andere Schadstoffe anlagern, vor allem krebserregende Substanzen wie etwa Polyzyklische aromatische Kohlenwasserstoffe (PAH).
Um Absatzrückgängen entgegenzuwirken, veränderten einige Ölfirmen den Geruch ihres Dieselkraftstoffs. Die neue Duftnote kommt bei den Kunden zwar recht gut an, ändert aber nichts am Krebsverdacht.
Zu den Gefahren von Schwefeldioxid ➔ Seite 937.

Asbest

Asbesthaltige *Brems- und Kupplungsbeläge* zählen zu den großen Krebsfallen. Durch den Abrieb dieser Beläge gelangen vor allem an Verkehrsknotenpunkten feinste Asbestfasern kiloweise in die Luft.

Mögliche Gesundheitsschäden

Schon ein einziges Teilchen kann Lungenkrebs auslösen (➔ Asbest, Seite 915).
Wer gerne selbst an Bremsen herumbastelt, ist noch weiteren Risiken ausgesetzt, da Bremsentfetter oft Trichloräthan oder Tetrachloräthan enthalten. Eine glimmende Zigarette oder heiße Metalloberflächen können schon genügen, um diese Chemikalien zu zersetzen. Dann entsteht das hochgiftige Phosgen - ein Wirkstoff, der im Ersten Weltkrieg als Kampfgas eingesetzt wurde.

SCHADSTOFFE IM AUTO

Lüftung

Kraftfahrzeuge belasten nicht nur die Umwelt, auch die Insassen sind vor allem im Verkehrsstau, im dichten Berufs- und Urlauberverkehr sowie bei Smog (➔ Seite 938) beträchtlichen Schadstoffeinflüssen ausgesetzt.
Insgesamt haben Autofahrer mit mehr als 800 gasförmigen Wirkstoffen zu kämpfen, darunter nervenschädigenden Substanzen wie Toluol oder krebserregenden wie Benzol und Benzpyren. Teilweise entstehen die Schadstoffe bereits bei der Fahrzeugproduktion und »verdampfen« nicht rechtzeitig.
Besonders bei eingeschaltetem Gebläse und geöffneten Lüftungsklappen saugt der Ventilator viele Schädiger in den Innenraum. Bei Testfahrten des ADAC wurden Spitzenwerte von 265 Teilen Kohlenmonoxid auf eine Million Teile Luft (ppm) gemessen. Zum Vergleich: Die zulässige Kohlenmonoxid-Belastung am Arbeitsplatz beträgt gerade 30 ppm.
Auf Dauer gesehen ist die Stickoxid-Belastung noch bedrohlicher:
Der am Arbeitsplatz zulässige Grenzwert wird bei Fahrten auf der Autobahn durchschnittlich während der Hälfte der Fahrzeit überschritten, im Stadtverkehr immer noch während einem Viertel.

Chemie sparen im Auto

- Verwenden Sie statt Autowaschmitteln, Lacksprays oder Plastik-Spezialreinigern einfache Seifenlauge - so schonen Sie Geldtasche, sich selbst und die Umwelt.
- Waschanlagen bei Tankstellen sind zumeist umweltfreundlicher. Benutzen Sie nach Möglichkeit Anlagen, die über Ölabscheider und einen Wasserkreislauf verfügen, womit sie den Wasserverbrauch stark reduzieren können. Fragen Sie nach solchen Einrichtungen.
- Zum Frostschutz reichen Mittel aus, die lediglich Alkohol enthalten.
- Meiden Sie giftige *Rostumwandler* zum Ausbessern von Lackschäden. *Coca Cola* enthält reichlich Phosphorsäure und tut's zumeist auch, rät die bundesdeutsche Stiftung Warentest.
- Sollte Ihr Fahrzeug noch nicht mit asbestfreien Brems- und Kupplungsbelägen ausgestattet sein, verlangen Sie beim nächsten Service einen Wechsel. Und bestehen Sie beim Neuwagenkauf auf asbestfreien Belägen.
- Lagern Sie keine mit Benzin gefüllten Plastikkanister in Ihrem Wagen. Das im Benzin enthaltene Benzol, ein Krebserreger, dringt durch das Plastik hindurch.

Empfehlung

So wenig wie möglich lüften. Zahlreiche ausländische Fahrzeughersteller statten ihre Wagen serienmäßig mit einer Umluftschaltung aus (sogenannte Smogschaltung). Bei bundesdeutschen Automobilproduzenten geschieht dies nur bei Fahrzeugen mit einem Kaufpreis ab 50 000 Mark.

Allerdings bieten nur Luftfilter, wie sie derzeit lediglich ein schwedischer Konzern in Serie anbietet, weitreichenden Schutz vor festen Schadstoffen. So läßt sich das Einatmen von Asbestfasern von Bremsbelägen, von Ruß von Dieselmotoren, Bakterien oder Pollen vermeiden - und damit Augenentzündungen, Heuschnupfen und Asthmaanfälle.

Um auch die gasförmigen Stoffe herauszufiltern, bedarf es komplizierter Filtersysteme, die mit Aktivkohle, Natronkalkschichten oder anderen Katalysatoren arbeiten und im Fachhandel erst ab etwa 500 DM erhältlich sind.

Radfahrer atmen auch im ärgsten Stau zwischen den qualmenden Autos nur ein Drittel der Schadstoffmenge eines Autofahrers ein. Außerdem belastet Radfahren die Umwelt überhaupt nicht.

Autopflege

Zur *Autopolitur* werden eine Vielzahl von Produkten eingesetzt, die häufig problematische Stoffe enthalten, bisweilen sogar chlorierte Kohlenwasserstoffe (CKW ➔ Seite 912).

Fenster- und Türschloßenteiser sowie *Frostschutzmittel* für die Scheibenwaschanlage gehören zu den gefährlichsten Autoutensilien. Jedes Jahr kommt es zu zahlreichen Vergiftungszwischenfällen, da viele Produkte das giftige Methanol oder sogar Äthylenglykol enthalten. Und dabei tut's ein Schuß Brennspiritus in das Scheibenwaschwasser ebenso.

INDUSTRIEABGASE

Die Industrie ist der größte Verursacher von Staub- und Schwefeldioxidemissionen.

Auch bei Stickoxiden (➔ Seite 935), Kohlenmonoxid (➔ Seite 934) und Kohlenwasserstoffen (➔ Seite 934) hält sie einen großen Anteil. Daneben gelangen täglich Hunderte andere Schadstoffe aus Industrie- und vor allem Chemieanlagen in die Luft.

Staub

Bei Staub handelt es sich um in der Luft schwebende, kleine feste Teilchen. Nur etwa 30 Prozent stammen von organischen Stoffen wie Pflanzen, die Mehrzahl kommt von Gesteinssplittern, Sand, Ruß und Asche. In den vergangenen Jahren konnte durch neue Produktionsverfahren und Filtereinbau bei Industrieanlagen der Staubausstoß deutlich verringert werden, allerdings nur bei Grobstäuben.

Mögliche Gesundheitsschäden

Vor allem Feinstäube (kleiner als fünf Mikrometer) sind gefährlich: Sie sind lungengängig, können in den Lungenbläschen abgelagert werden und dort Gesundheitsschäden hervorrufen. An die Feinstäube können sich außerdem Schwermetalle wie Blei und Kadmium anlagern. Staubhaltige Luft begünstigt die Entstehung von Atemwegerkrankungen, bei Kindern die von Pseudokrupp (➔ Seite 690). Kommt es gleichzeitig zu höheren Staub- und Schwefeldioxidkonzentrationen in der Luft, so häufen sich die Todesfälle.

Schwefeldioxid (SO_2)

Durch die Verbrennung von fossilen Brennstoffen wie Kohle und Öl wird die Atmosphäre stark mit diesem farblosen, stechend riechenden Gas belastet.
In den vergangenen Jahren konnten in der Bundesrepublik und in Österreich durch den Einbau von Filteranlagen und der Verwendung von weniger schwefelhaltigen Brennstoffen wenigstens einige Verbesserungen erreicht werden.

Mögliche Gesundheitsschäden

Schwefeldioxid reizt und schädigt die Schleimhäute und kann zu Reizhusten bzw. Atemwegerkrankungen führen. Enthält die Luft mehr als 400 bis 500 ppm Schwefeldioxid (ppm = Teile pro Million Teile), besteht Lebensgefahr. Wer lange Zeit hohen SO_2-Konzentrationen ausgesetzt ist, verliert zunächst das Geschmacksempfinden (rote Zunge und Beklemmungen), dann treten Lungenentzündungen bzw. -ödeme und schließlich Herz-Kreislauf-Versagen und Atemstillstand auf.
Außerdem ist Schwefeldioxid der bekannteste für das Waldsterben verantwortliche Schadstoff - zusammen mit Wasser und dem Sauerstoff in der Luft bildet SO_2 Schwefelsäure, die ein wichtiger Bestandteil des »sauren Regens« ist.

Schwermetalle

Giftige Schwermetalle wie *Blei, Kadmium* und *Quecksilber* gelangen teilweise über Verbrennungsprozesse in die Umwelt, wenn Müll, der diese Stoffe enthält, in Verbrennungsanlagen »entsorgt« wird. Vor allem aber kommen sie über das Abwasser und verseuchten Klärschlamm auf landwirtschaftliche Böden und damit in die Nahrungsmittelkette, ➔ Schadstoffe im Essen, Seite 862.

Mögliche Gesundheitsschäden

Blei
Das Einatmen bleihaltiger Stäube kann den Bleigehalt des Blutes, der durch belastete Nahrung zumeist bereits erhöht ist, weiter ansteigen lassen. Jeder Bundesbürger nimmt täglich etwa zwischen 26 und 42 Mikrogramm Blei ins Blut auf. Etwa 90 Prozent der im Körper vorhandenen Bleimenge lagert sich in die Knochen ein und baut sich nur sehr langsam ab (Biologische Halbwertzeit etwa zehn Jahre).
Bereits bei Konzentrationen von 50 bis 60 Mikrogramm Blei pro 100 Milliliter Blut können depressive und feindselige Verhaltensweisen sowie Störungen des Allgemeinbefindens auftreten. Akute Bleivergiftungen sind allerdings selten. Ihre Symptome: Speichelfluß, Erbrechen, Darmkoliken, Verstopfung, akutes Nierenversagen.
Chronische Bleivergiftungen sind oft noch schwerer feststellbar, da sie sich als Schwächegefühl, Appetitlosigkeit, Müdigkeit, Nervosität, Zittern, Blässe, Übelkeit, Kopfschmerzen, Magen-Darm-Beschwerden oder Impotenz äußern können.

Kadmium
Das Einatmen von kadmiumhaltigem Luftstaub über viele Jahre hinweg führt zu Lungen- und Nierenschädigungen. Außerdem stehen Kadmium und seine chemischen Verbindungen im Verdacht, Krebs zu erzeugen.

Quecksilber
Metallischer Quecksilberdampf, wie er zum Beispiel von dem aufsteigt, was aus einem zerbrochenen Thermometer ausfließt, ist gefährlich, da 80 Prozent der eingeatmeten Menge vom Körper aufgenommen wird. Symptome einer solchen Vergiftung: Metallgeschmack im Mund, Übelkeit, Erbrechen, Leibschmerzen, blutige Durchfälle, Zahnlockerung, schwarzer Quecksilbersaum am Zahnfleisch.

HEIZKRAFTWERKE UND HAUSFEUERUNGEN

Neben Autoverkehr und Industrie zählen Heizkraftwerke und private Hausfeuerungen zu den wichtigsten Luftverpestern. Die Menge der ausgestoßenen Schadstoffe hängt von der Qualität des verwendeten Brennstoffs (schwefelarme Kohle oder Heizöl), von den Anlagen und von eingebauten Rauchgasreinigungen ab.
Zu den einzelnen Schadstoffen und ihren gesundheitlichen Folgen: ➔ Kohlendioxid, Seite 934, ➔ Kohlenwasserstoffe, Seite 934, ➔ Stickoxide, Seite 935, ➔ Staub, Seite 937 und ➔ Schwefeldioxid, Seite 937.

SMOG

Trotz aller regionalen Bemühungen, den Schadstoffausstoß zu begrenzen, ist Smog vielerorts im Vormarsch. Denn alle kleinen Verbesserungen werden bislang durch den zunehmenden Autoverkehr und die voranschreitende Industrialisierung zumeist nach kurzer Zeit wieder zunichte gemacht. Solange es nicht zu einer tiefgreifenden umweltpolitischen Umorientierung kommt, werden wir mit dem gesundheitsgefährdenden Gebräu aus Rauch, Nebel und Abgasen leben müssen.
Smog entsteht bei sogenannten Inversionswetterlagen, wenn eine wärmere Luftschicht bodennahe Kaltluft unter sich »begräbt« und in Bodennähe kaum ein Wind weht. Dadurch können sich die Schadstoffe aus Ballungszentren nicht wie üblich über weite Gebiete verteilen.

Saubere Luft
Bei fast allen Wärmekraftwerken und unzähligen Industrieanlagen könnte längst der Großteil der üblichen Luftschadstoffe vermieden werden. Dies ist schon seit geraumer Zeit kein technisches, sondern nur ein finanzielles Problem.
Nach dem derzeit verfügbaren Stand der Technik ließen sich mit Hilfe von Rauchgasreinigungsanlagen zurückhalten:
- Staub zu 99 Prozent (mit Elektrofiltern)
- Schwefeldioxid zu 95 Prozent (Absorption)
- Stickoxide zu 90 Prozent (SCR-Verfahren, moderne Feuerungstechnik)
- Kohlenwasserstoffe zu 90-99 Prozent (Absorption, thermische Nachverbrennung)

Bei Hausfeuerungen gibt es kaum Rauchgasreiniger. Als die Stadt London vor einem Vierteljahrhundert am Smog zu ersticken drohte, wurden Öl- und Kohlefeuerungsstellen durch Strom- und Gasheizungen ersetzt. Seither läßt sich Londons Luft wieder eher atmen.

MÜLLVERBRENNUNGS-ANLAGEN

Trotz der anhaltenden politischen Diskussionen um die Müllverbrennung sind die Abgasreinigungen der meisten Anlagen weiterhin unzureichend. Neben Kohlenmonoxid (➔ Seite 935), Kohlenwasserstoffen (➔ Seite 934), Stickoxiden (➔ Seite 935) und Schwefeldioxid (➔ Seite 935) geben vor allem die Emissionen von Schwermetallen (➔ Seite 937) und Dioxinen (➔ Seite 915) Anlaß zur Sorge.

CHEMISCHE REINIGUNG

Daß chemische Reinigungen, die zumeist Perchloräthylen (volkstümlich »Per« genannt) verwenden, ihre Mitarbeiter erheblichen Gesundheitsgefahren aussetzen, war seit längerer Zeit bekannt.
Recht neu hingegen ist die Erkenntnis, daß auch die Bewohner umliegender Wohnungen in erschreckendem Maße gefährdet sind. Das deutsche Bundesgesundheitsamt fand dort 1987 Nahrungsmittel, vor allem Fettreiches wie Butter, Sahnetorte, Speck und Käse, mit weit überhöhten Per-Werten.
Das beißend riechende, leicht flüchtige Perchloräthylen entweicht aus den Reinigungen durch Türen und Ventilationsklappen und steigt nach oben. Geschlossene Fenster oder dazwischenliegende Stockwerke sind kein Hindernis, erst in 60 Meter Entfernung verflüchtigt sich der Schadstoff weitgehend.
Trotz der Verwarnungen und Abmahnungen, welche die Betreiber der chemischen Reinigungen nach den Untersuchungen des BGA hinnehmen mußten, ist das Problem noch lange nicht beseitigt: Als das bundesdeutsche Öko-Test-Magazin neue Messungen in Auftrag gab, wurden

Smog

Winter-Smog
In den Wintermonaten können vor allem Schwefeloxide, Schwebestaub und Kohlenmonoxid schnell eine gefährliche Konzentration in der Luft erreichen. Das kann die Atmung beeinträchtigen, die Schleimhäute reizen und den Blutkreislauf stören. Todesfälle sind in dieser Zeit häufiger. Gefährdet sind vor allem Kleinkinder (➔ Pseudokrupp, Seite 690) sowie ältere und kranke Menschen.

Sommer-Smog
Erst seit jüngster Zeit kommt es nicht nur in südlichen Großstädten wie in Los Angeles oder Sao Paulo regelmäßig zum gefürchteten photochemischen Sommer-Smog, sondern auch in Mitteleuropa. Hauptverantwortlich dafür ist die starke Zunahme des Autoverkehrs, aber auch das zuletzt ungewöhnlich warme Wetter, das manche Wissenschaftler bereits für das erste Anzeichen der globalen Erwärmung der Atmosphäre halten.
Beim Sommer-Smog entsteht bei starker Sonneneinstrahlung aus Stickoxid und Kohlenwasserstoffen bodennahes Ozon. Im Gegensatz zur Ozonschicht (»good ozone«), die sich 20 bis 45 Kilometer über der Erdoberfläche befindet und unseren Lebensraum von gefährlichen Sonnenstrahlen abschirmt, erweist sich das bodennahe Ozon (»bad ozone«) für die Menschen als Lungengift. Höhere Konzentrationen können zu Augenreizungen, aber auch zu Atembeschwerden und Reizungen des Halses und des Rachens führen. Das Einatmen von zuviel Ozon über einen längeren Zeitraum hinweg kann Entzündungen der Lungenbläschen auslösen.
Steigt der Ozongehalt über 150 Mikrogramm pro Kubikmeter Luft, sollten vor allem Kinder, ältere Menschen und Kranke zwischen 13 und 19 Uhr auf intensive körperliche Betätigungen unter freiem Himmel verzichten.

Am schlimmsten in den Alpen
Da sich das Ozon paradoxerweise über Ballungsgebieten wieder rascher abbaut, kann die vermeintlich gesunde Landluft oft stärker belastet sein. Die bislang höchsten Ozonwerte ganz Europas wurden im Mai 1989 in Österreichs Alpentälern und am Neusiedler See gemessen. In den USA führt Ozon in zahlreichen landwirtschaftlichen Anbaugebieten bereits zu erheblichen Pflanzenschädigungen und damit zu Ernteeinbussen bis zu 40 Prozent.

Smogalarm
Die meisten Ballungsgebiete in Österreich und in der Bundesrepublik verfügen inzwischen über Alarmpläne bei Winter-Smog, die bei unterschiedlichen Grenzwerten unterschiedliche Maßnahmen vorsehen - als ob sich die gesundheitliche Belastbarkeit der Bewohner in den verschiedenen Städten voneinander unterscheiden würde...
Die jeweiligen Alarmstufen richten sich nach Misch- und Summenwerten der gemessenen Schadstoffe, wobei einzelne, besonders günstig gelegene Meßstellen (etwa inmitten eines Parks) oft die Alarmgrenzen zusätzlich entschärfen. Wird die *Vorwarnstufe* ausgelöst, so werden Bewohner und Industrie dazu aufgefordert, nach Möglichkeit ein Anwachsen der Luftverunreinigung zu vermeiden.
Bei *Alarmstufe 1* ist zumeist die Verwendung schwefelarmer Brennstoffe in Feuerungsanlagen (Kraftwerken, Industriebetrieben) bindend vorgeschrieben, außerdem kommt es in bestimmten Sperrbezirken zu Pkw-Fahrverboten (mit Ausnahmeregelungen).
Erst bei *Alarmstufe 2* kommt es neben oft erweiterten Fahrverboten zu Stillegungen oder Leistungseinschränkungen von Feuerungsanlagen.
Alarmpläne gegen Sommer-Smog wurden in Mitteleuropa bislang noch nicht erarbeitet. Sie müßten aber in jedem Fall den Autoverkehr drastisch begrenzen, um den Ozongehalt der Luft wirklich rasch absenken zu können.

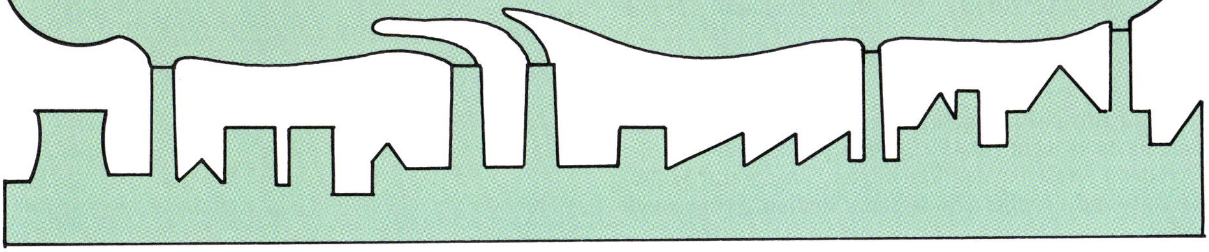

noch höhere Werte von Per in der Raumluft und in Lebensmitteln festgestellt - in einem Kilo Butter sogar 6000 Mikrogramm, obwohl nur 100 Mikrogramm als unbedenklich gelten.
Außerdem ersetzen etwa zehn Prozent der Reinigungen Per nicht mit stärker umweltentlastenden Chemikalien, sondern mit dem Ozonkiller FCKW (→ Seite 912).

Mögliche Gesundheitsschäden

Per steht in wissenschaftlich begründetem Verdacht, Krebs auszulösen. Außerdem reizt es Augen und Schleimhäute, führt zu Kopfschmerzen, Magen- und Kreislaufbeschwerden. Bei ständiger Aufnahme schädigt es Leber, Nieren und Nervensystem.

Empfehlung

- Manche Mieter konnten durch verringerte Mietzahlungen bereits erreichen, daß chemische Reinigungen in unmittelbarer Nähe schließen oder zumindest andere Produkte verwenden mußten. Beraten Sie sich vor einer solchen Maßnahme aber mit einem Anwalt oder einer Mieterorganisation
- Meiden Sie Lebensmittel aus Supermärkten und Einkaufszentren, in denen sich auch eine chemische Reinigung befindet, die Per verwendet

HOCHSPANNUNGS-LEITUNGEN

In den vergangenen Jahren belebte sich erneut die internationale Diskussion, welche Gefahren von elektromagnetischen Feldern ausgehen. Hochspannungsleitungen, Radarantennen und Fernsehsender sollen gesundheitsschädliche Mikrowellen abstrahlen.
Sollten die Mutmaßungen zutreffen, wäre die Bundesrepublik ganz besonders betroffen. Allein das Gewirr der Hochspannungs-Überlandtrassen der Kraftwerke breitet sich auf 28 500 Kilometern des Landes aus, das Starkstrom-Oberleitungsnetz der Bundesbahnen umfaßt 11 670 Kilometer.
Doch trotz einer Fülle von Untersuchungen ließen sich bislang schlüssige Beweise für ein erhöhtes Krebsrisiko oder für Erbschäden nicht erbringen. Eindeutige Resultate dürfte es nicht vor 1993 geben.
Erst dann werden in den Vereinigten Staaten mit Millionenaufwand erstellte umfassende Studien fertiggestellt sein.

ATOMKRAFTWERKE

Auch im störungsfreien Normalbetrieb gibt ein Atomkraftwerk ständig radioaktive Wirkstoffe an Luft und Wasser ab, die sich in der Umwelt anreichern und über Tausende von Jahren hinweg zu bislang nicht abschätzbaren Schäden führen können.
Die Behörden geben eine maximale Strahlenbelastung von weniger als 1 Millirem pro Jahr in der Umgebung an, AKW-Kritiker spechen von bis zu 50 Millirem. Nach der bundesdeutschen Strahlenschutzverordnung sind jährlich insgesamt sechs Millirem erlaubt.

Mögliche Gesundheitsschäden

In den USA wurde in der Umgebung von Kernkraftwerken, von denen keine nennenswerten Störfälle bekannt geworden sind, eine erhöhte Zahl von Krebsfällen und erhöhte Kindersterblichkeit festgestellt.
Bei Störfällen hängen die gesundheitlichen Schäden vom Ausmaß der entweichenden radioaktiven Menge ab. Nach der Kernschmelze von Tschernobyl 1986 starben binnen weniger Tage mindestens 40 Menschen. Tausende, wenn nicht Hunderttausende müssen mit einem stark erhöhten Krebs- und Leukämierisiko leben, Fehl- und Mißgeburten sind über einen langen Zeitraum hinweg zu erwarten. Die Kölner Umweltgruppe Katalyse schätzt, daß jeder Bundesbürger in Folge des Fallouts von Tschernobyl im Laufe seines Lebens durchschnittlich mit zusätzlich 200 Millirem Ganzkörperbelastung rechnen muß, in Bayern etwa mit 1000 Millirem. Kinder sind noch höheren Belastungen ausgesetzt. In der Bundesrepublik werde es im Lauf der Jahre zu einer Erhöhung der Krebsrate um 0,2 Prozent kommen.

UMWELTRECHT

- Die inzwischen unzähligen umweltrechtlichen Vorschriften lassen sich bestenfalls zu einem Netz mit großen Löchern verknüpfen. Vielfach sind die festgelegten Grenzwerte für Schadstoffausstöße viel zu lasch, um gesundheitliche Gefahren auszuschließen
- Immer noch werden massive Umweltverstöße viel zu zurückhaltend verfolgt und oft mit nur lächerlichen Geldstrafen geahndet
- Dennoch häufen sich die Erfolge beim Widerstand gegen die zunehmende Verseuchung der Umwelt. Vor allem parteiunabhängige Bürgerinitiativen können sich nach zumeist langwierigen Auseinandersetzungen mit Firmen und Behörden immer wieder durchsetzen. Voraussetzung dafür ist jedoch eine intensive Öffentlichkeitsarbeit und das Wissen, wie man die bestehenden rechtlichen Möglichkeiten nutzen kann

Kontaktadressen für Menschen, die aktiv werden wollen

Bundesverband Bürgerinitiativen Umweltschutz
Prinz-Albert-Str. 43; 5300 Bonn 1
Tel.: (02 28) 21 40 32

Bund für Umwelt- und Naturschutz Deutschland
Im Rheingarten 7; 5300 Bonn 3
Tel.: (02 28) 4 00 97-0

Zum Weiterlesen

Katalyse-Institut für angewandte Umweltforschung: Umweltlexikon in 1500 Stichworten, Köln, 1988

Einspruch - Widerspruch - Klage

Wollen Sie in Ihrer Nähe den Neubau einer Chemiefabrik oder die Erweiterung einer Hühnerfarm verhindern? Oder wollen Sie dafür sorgen, daß neue Betriebe oder Produktionsanlagen nur unter strengen Umweltauflagen produzieren dürfen? Die nachfolgende Übersicht über die möglichen behördlichen und gerichtlichen Verfahren in der BRD veröffentlichte erstmals die Zeitschrift *Natur:*

Antragstellung: Ein »Betreiber« stellt bei der zuständigen Behörde einen Antrag auf Genehmigung einer Anlage.
Prüfung bei der Behörde: Die Behörde prüft den Antrag. Sie muß dabei keine Fristen einhalten.
Bekanntmachung: Die Behörde macht den Antrag im amtlichen Mitteilungsblatt und in der Tageszeitung bekannt.
Öffentliche Auslegung: Die Behörde legt den Antrag samt allen Unterlagen zwei Monate lang aus. Jedermann kann ihn einsehen.

▼ **Ende der Öffentlichkeitsbeteiligung:** Gegen das Vorhaben erhebt niemand Einspruch. Das Verfahren wird ohne weitere Beteiligung der Öffentlichkeit beendet. Der Betreiber erhält einen Bescheid von der Behörde.

▼ **Einwendung:** Bürger fühlen sich von der Anlage »betroffen«. Sie müssen während der zweimonatigen Auslegungsfrist schriftlich Einspruch bei der Behörde einlegen und werden damit zu »Einwendern«. Der Einspruch ist kostenlos, muß aber einigen formalen Voraussetzungen genügen: Er muß die genaue Bezeichnung des Verfahrens beinhalten, Name und Adresse des Einwenders sowie dessen Unterschrift. In dem Schreiben muß auch dargelegt werden, was an der geplanten Anlage problematisch erscheint.

▼

Erörterungstermin: Die Behörde erörtert das Vorhaben auf einer gemeinsamen Versammlung mit den Einwendern und dem Betreiber.
Prüfung bei der Behörde: Die Behörde prüft das Vorhaben erneut.
Bescheid: Die Behörde gibt ihre Entscheidung bekannt. In der Regel wird der Bescheid den Einwendern zugesandt.

▼ **Ende des Einspruchsverfahrens:** Die Einwender akzeptieren den Bescheid der Behörde. Das Einspruchsverfahren ist damit beendet.

▼ **Widerspruch:** Die Einwender haben einen Monat Zeit, um bei der Behörde schriftlich Widerspruch einzulegen. Sie werden damit zu »Widerspruchsführern«. Wird dem Widerspruch nicht stattgegeben, muß jeder Widerspruchsführer etwa 50 bis 400 Mark Behördenkosten bezahlen. Hinzu kommen gegebenenfalls die Aufwendungen für einen eigenen Anwalt und Sachverständige.

▼

Prüfung bei der Behörde: Die Behörde prüft die Gründe für den Widerspruch.
Widerspruchsbescheid: Die Behörde teilt mit, wie sie über den Widerspruch entschieden hat.

▼ **Ende des Widerspruchsverfahrens:** Die Widerspruchsführer akzeptieren den Bescheid der Behörde. Das Widerspruchsverfahren ist damit beendet.

▼ **Einreichen der Klageschrift:** Die Widerspruchsführer haben einen Monat Zeit, um beim zuständigen Verwaltungsgericht Klage einzureichen. Verliert der Kläger das Verfahren, muß er allein sämtliche Gebühren und Kosten tragen - oft weit über 10000 Mark plus Aufwendungen für den eigenen Anwalt. Eine Prozeßkasse ist darum in jedem Fall notwendig.

▼

Mündliche Verhandlung: Das Gericht erörtert in einer mündlichen Verhandlung das Vorhaben und die Bedenken der klagenden Bürger.
Urteil: Das Gericht verkündet sein Urteil.

▼ **Ende des Klageverfahrens:** Die Kläger akzeptieren das Urteil. Das Klageverfahren ist damit beendet.

▼ **Rechtsmittel gegen das Urteil:** Die Kläger finden sich mit dem Urteil nicht ab. Letzte Instanz ist das Bundesverwaltungsgericht.

GIFTE AM ARBEITSPLATZ

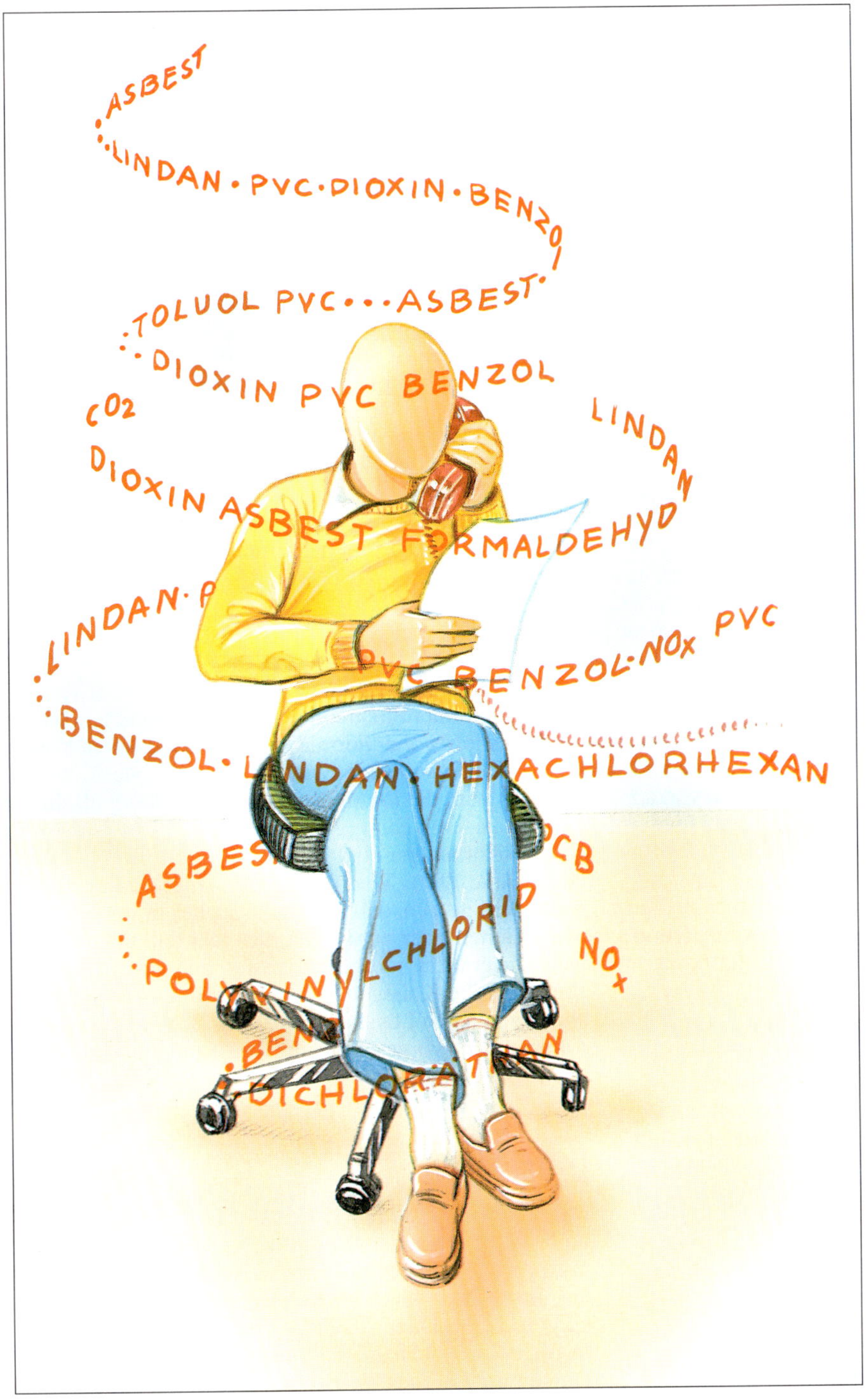

Noch ehe Umweltgifte über die Außenluft weite Landstriche verseuchten und sich auch in den Innenräumen breitmachten, hielten sie am Arbeitsplatz Einzug.
Die große Mehrheit der Berufstätigen hat heute täglich mit chemischen Belastungen zu tun - sei es im Büro oder in der Fabrik.
Fast die Hälfte aller Erwerbstätigen arbeitet in der Bundesrepublik regelmäßig im Büro.
Vordergründig wirkt der Arbeitsbereich hygienisch sauber, kein Vergleich zum Lärm und Schmutz an einer Werkbank. Doch der Teufel steckt im Detail.

Klimaanlagen

Mal ist es zu heiß und mal zu kalt, mal ist die Luft zu trocken, und manchmal nimmt ein unangenehmer Zugwind die Lust am Arbeiten - so klagt in der Bundesrepublik der Großteil der 2,5 Millionen Menschen, die in klimatisierten Räumen leben müssen.
Die Raumklimatisierung wird als unnatürlicher Zustand und die Anpassung an das künstliche Klima als Zwang empfunden. Doch während die Personalchefs die Beschwerden früher gerne als »Meckerei« abtaten, beherrschen inzwischen wissenschaftliche Untersuchungsergebnisse die Diskussion über das Gesundheitsrisiko Klimaanlage.
Die Umweltexperten der EG fordern strenge Vorschriften für Planung, Konstruktion

und Betrieb von Klima- und Lüftungsanlagen, da sogenannte Gebäudekrankheiten bei Büroangestellten ständig zunehmen.

Mögliche Gesundheitsschäden

Allein in der Bundesrepublik neigen aufgrund der negativen Einflüsse von Klimaanlagen insgesamt etwa eine Million Menschen zu trockenen Schleimhäuten und ihren Folgen Hustenreiz, Halsentzündungen, Heiserkeit, brennenden Augen, Kopfschmerzen, vorzeitigen Ermüdungserscheinungen und vor allem zu vermehrten Erkältungen.
Personen mit labilem Kreislauf leiden besonders unter der Überhitzung, da ihre Beine häufiger anschwellen und der Kopf schwer wird. Kontaktlinsenträger müssen wieder zur Brille zurückkehren, wenn die Schleimhäute ihrer Augen austrocknen.
Vor allem Klimaanlagen, die mit sogenannten Befeuchterkammern arbeiten, sind als »Bakterienschleudern« in Verruf gekommen.
Außerdem sind die Filter der Anlagen, ein Gemisch aus Mineral-, Glas- und Keramikfasern, in Verdacht geraten, Krebs zu erzeugen. Möglicherweise verteilen sich die winzigen Fasern in der Raumluft und verletzen beim Einatmen die Lunge.

Empfehlung

- Am besten wäre es beim momentanen Stand der Technik, auf Klimaanlagen soweit wie möglich zu verzichten. Sie gefährden nicht nur die Gesundheit, sondern verschlingen bei Bürogebäuden oft bis zu 20 Prozent der Baukosten und verbrauchen enorm viel Energie
- Nach Möglichkeit sollte jeder Büroraum über ein Fenster verfügen, das auch geöffnet werden kann. Kurzes Lüften ist oft besser, als ständig die Luftzirkulation künstlich zu regeln

»Luftreiniger« - Nicht haltbare Werbung

»Luftwäscher«, »Luftreinigungsbefeuchter«, »Geruchsvernichter« oder »Luftionisatoren« sollen laut Firmenwerbung angeblich die Raumluft völlig hygienisch von Schadstoffen wie Formaldehyd, Staub und Zigarettenrauch befreien, mit geringem Stromverbrauch und fast keinem Wartungsaufwand.
Das Magazin *Öko-Test* ließ diese etwa 200 bis 800 Mark teuren Geräte überprüfen. Ergebnis: Nicht haltbare Propaganda, nur geringste Raumluftverbesserungen. Das beste der getesteten Geräte lief außer Konkurrenz: ein geöffnetes Fenster.

- Wo Klimaanlagen unumgänglich sind, sollte das traditionelle System der konstanten Luftströme auf ein Klimasystem der variablen Volumenströme (VVS) umgerüstet werden. Damit kann man die zugeführte Frischluft individuell je nach Bedarf regeln. Zwar ist eine solche Anlage in der Anschaffung recht teuer, doch durch eine Kopplung mit einer Wärmerückgewinnungsanlage läßt sich der Stromverbrauch gegenüber herkömmlichen Systemen beinahe halbieren.
  Größter Nachteil der VVS: Die verbrauchte Raumluft wird statt 10- bis 14mal nur noch etwa zweimal pro Stunde erneuert
- Frischluftzufuhr über Bodenöffnungen sind neuerdings in Mode gekommen, dürften sich aber als Fehlkonstruktion erweisen, da sich am Boden der Staub fängt und dann ständig durch den Raum gewirbelt wird. Die Luftzufuhr aus der Decke (mit einem einfachen System getrennter Zu- und Abluftströme) scheint nicht nur sinnvoller, sondern drückt auch die Energiekosten auf ein Drittel herkömmlicher Anlagen

Zigarettenrauch

Zigarettenrauch enthält etwa 2000 chemische Verbindungen, darunter Stickoxide, Kohlenmonoxid und Nikotin, Reizstoffe wie Formaldehyd und Acrolein sowie krebserzeugende Kohlenwasserstoffe und Nitrosamine. Dadurch wird die Raumluft oft stärker belastet als durch fast alle anderen Bürogifte.
Auch Nichtraucher sind davon stark betroffen (➔ Rauchen, Seite 889). Wer rauchende Arbeitskollegen hat, sollte durchsetzen, daß nur Nichtraucher in seinem Zimmer arbeiten oder zumindest nur während der Arbeitspausen geraucht wird. Betriebsrat und Firmenleitung, aber auch die Kollegen selbst sind zumeist an einer für alle akzeptablen Lösung interessiert. Schwangere haben das gesetzlich vorgeschriebene Recht auf einen gut belüfteten Arbeitsplatz.

Beleuchtung

In den meisten älteren Leuchtstofflampen ticken Zeitbomben: Die Kondensatoren dieser »Neonröhren« sind mit PCB gefüllt, hochgiftigen polychlorierten Biphenylen. Inzwischen sind die Kondensatoren oft unbemerkt aufgebrochen. Dann findet sich häufig eine unscheinbare, ölige Flüssigkeit auf der Innenseite der Plastikverkleidungen der Lampen, manchmal sind sogar einige Trop-

Filzstifte, Korrekturlacke

Faserschreiber, Filzer, Filzstifte und wie sie sonst noch heißen - viele von ihnen enthalten unnötigerweise Lösungsmittel, die zumeist am stechenden Geruch zu erkennen sind.
Herkömmliche Korrekturlacke enthalten häufig noch immer chlorierte Kohlenwasserstoffe als Lösungsmittel. Die dazu angebotenen Verdünner bestehen fast ausschließlich aus Lösungsmitteln.

Mögliche Gesundheitsschäden

Die verschiedenen Lösungsmittel unterscheiden sich in ihrer Wirkung auf den Menschen ganz erheblich. Chlorierte Kohlenwasserstoffe wie etwa Trichloräthan stehen im Verdacht, krebserregend und erbgutverändernd zu wirken.
Außerdem rufen sie nicht selten Schwindelgefühle oder einen Rauschzustand hervor - eine klassische »Schnüffel«-Droge, die nicht selten zur Einstiegsdroge für Kinder werden kann.

Empfehlung

- Wenn lösungsmittelhaltige Stifte etwa zum Beschriften von Folien für Overhead-Projektoren verwendet werden müssen, dann möglichst nur in einem gut gelüfteten Zimmer
- So oft wie möglich Filzstifte mit in Wasser gelöster Tinte verwenden. Dabei aber Billigstifte vermeiden, vor allem importierte Waren enthalten noch immer Formaldehyd als Konservierungsmittel (➔ Seite 911)
- Korrekturflüssigkeiten auf Wasserbasis (»water base«-Lacke) verwenden. Sie trocknen allerdings langsamer

Klebstoffe

Vor allem Alleskleber, Kontaktkleber und sogenannte Spezialkleber enthalten oft bis zu 70 Prozent Lösungsmittel. Ob solche enthalten sind, muß nicht auf der Packung stehen, ist aber zumeist am strengen, nicht unangenehmen Geruch und an der Aufschrift »brennbar« bzw. »leicht entzündlich« zu erkennen.

Mögliche Gesundheitsschäden

Je nach Konzentration des Lösungsmittels in der Luft und der Empfindlichkeit des Benutzers beginnen die Augen zu tränen, es kratzt im Hals.
Außerdem rufen Lösungsmittel nicht selten Schwindelgefühle oder einen Rauschzustand hervor - eine klassische »Schnüffel«-Droge, die nicht selten zur Einstiegsdroge für Kinder werden kann.
Sogenannte Zwei-Komponenten-Kleber zum Verkleben von Stein, Porzellan oder Metall können Hautreizungen oder eine Kontaktdermatitis (➔ Seite 321) hervorrufen, wenn nur geringe Klebstoffmengen auf die Haut gelangen.
Sekundenkleber setzen oft Dämpfe frei, die als krebserregend gelten.

Empfehlung

Im Büroalltag genügen fast immer Papierkleber. Sie enthalten Wasser als Lösungsmittel und sind flüssig, pastös oder als Klebestifte im Handel. Vorsicht vor importierten Billigprodukten, die noch immer Formaldehyd enthalten.

Kennzeichnungen von PCB-haltigen Kondensatoren
Cp, CD, C, Cl, CP, CP 25, CP 40, CP 50, CPA 30, CPA 40, CPA 50, Clp 30, Clp 40, P, P 25, 3 CD, 4 CD

fen auf den Boden gefallen und hinterließen gelbe Flecken. Die Leuchtstoffröhre funktioniert jedoch zumeist auch, wenn der Kondensator schon defekt ist.
Bis 1983 wurden die Kondensatoren von fast allen Herstellern wie selbstverständlich mit PCB aufgefüllt. Die Geräte sind etwas größer als eine Taschenlampenbatterie, wiegen etwa 250 Gramm und sind stets mit Aluminium verkleidet.
Seit 1986 darf PCB in der Bundesrepublik nicht einmal mehr in geschlossenen Systemen wie Transformatoren oder Hydraulikpumpen verwendet werden. Vermutlich befinden sich derzeit aber noch etwa 30 000 Tonnen PCB in bundesdeutschen Leuchtstoffröhren.

Mögliche Gesundheitsschäden

Wird PCB verbrannt, können unter anderem Dioxine entstehen (➔ Seite 915). PCB steht unter dem Verdacht, krebsauslösend zu wirken. Gelangen über die Nahrungskette größere Mengen PCB in den Körper, können Leber-, Milz- und Nierenschäden auftreten.

Empfehlung

- Überprüfen Sie alle Leuchtstofflampen in Ihrer Umgebung, inbesonders wenn sich dort Kinder aufhalten. Häufig ist auch der Staub in den Räumen mit defekten PCB-Leuchten stark belastet. In den Niederlanden gelten bereits Böden, die mehr als zehn Milligramm PCB pro Kilo enthalten, als Sanierungsfall

Zum Weiterlesen
Claudia und Reinold Fischer: Chemie im Büro; Hamburg

CHEMIE IM BETRIEB

Von etwa 2,7 Millionen Männern, die im vergangenen Jahrzehnt aus dem Arbeitsleben schieden, wurden lediglich 30 Prozent im üblichen Alter berentet. 37 Prozent mußten als Frühinvalide in Pension gehen, 33 Prozent starben vorzeitig.
Es ist viel zuwenig bekannt, daß Schadstoffe am Arbeitsplatz wesentliche Ursache von Erkrankungen sind, oder es wird von den Verantwortlichen heruntergespielt. Dabei hantiert jeder fünfte bundesdeutsche Arbeitnehmer mit stark gesundheitsgefährdenden und teilweise krebserregenden Stoffen.
Belastungen entstehen unter anderem durch Gase und Dämpfe, durch Staub, Schmutz, Zugluft, Kälte und Hitze. Schadstoffe können eingeatmet werden wie etwa Asbeststaub, verschluckt werden beim Essen eines mit schmutzigen Händen angefaßten Brotes oder durch Hautkontakt, z. B. Flüssigkeitspritzer, aufgenommen werden.

Grenzwerte

Bis in die Gegenwart sind in Industrie- und Dienstleistungsberufen indirekt gleichsam »Testreihen« über die Gesundheits-Verträglichkeit der Arbeitsstoffe gelaufen - auf dem Rücken der Arbeitnehmer. Die statistischen Gefahrenwerte haben zur gesetzlichen Regelung der maximal zulässigen Konzentration eines Arbeitsstoffes als Gas, Dampf oder Schwebstoff (die *MAK-Werte*) und der zulässigen Spitzenkonzentration (der *ZSK-Werte*) in der Luft am Arbeitsplatz geführt.
Jedes Jahr wird von der Senatskommission der Deutschen Forschungsgemeinschaft für gefährliche Arbeitsstoffe eine Liste von etwa 500 Stoffen herausgegeben. In Österreich erstellt die Allgemeine Unfallversicherungsanstalt diese Liste, die hier 360 Stoffe umfaßt. In dieser MAK-Liste (Maximale Arbeitsplatzkonzentration) werden die zulässigen Grenzwerte der erfaßten Stoffe in der Raumluft am Arbeitsplatz festgelegt.
Die MAK-Werte berücksichtigen freilich nicht, daß ein Stoff auf bestimmte Menschen auch in einer niedrigeren Konzentration gesundheitsschädlich wirken kann, zumal wir auch außerhalb des Arbeitsplatzes inzwischen beträchtlichen Belastungen ausgesetzt sind.
Außerdem gelten die Grenzwerte jeweils nur für einen Stoff. Doch im Betriebsalltag haben die meisten Arbeitnehmer gleichzeitig mit mehreren gefährlichen Wirkstoffen zu tun, die sich in ihren schädlichen Auswirkungen oft potenzieren können.
Durch die Einführung des sogenannten *BAT-Werts* (Biologischer Arbeitsstoff-Toleranzwert) sollte die unterschiedliche individuelle Aufnahmefähigkeit und Empfindlichkeit etwa durch Alter oder körperliche Verfassung mitberücksichtigt werden. In der Praxis besteht aber die Gefahr, daß damit weniger belastbare Personen ausgesondert werden. Anstelle dieser BAT-Werte müßte der MAK-Wert so niedrig angesetzt werden, daß auch Arbeitnehmer, die nicht mehr topfit sind, ohne Gesundheitsgefahren an den entsprechenden Arbeitsplätzen arbeiten können.

Informationspflicht

Das Gesetz sieht vor, daß jeder Arbeitnehmer genau über die Risiken informiert wird, die mit dem Umgang mit gefährlichen Stoffen verbunden sind.

Informationsmöglichkeiten

Welche Informationen kann man fordern?
- Kennzeichnung der gefährlichen Stoffe auf allen Behältern
- Betriebsanweisung laut Gefahrstoffverordnung
- Mündliche Belehrung mindestens einmal jährlich
- Unterweisung im Einzelfall, etwa bei Arbeitsbeginn oder bei der Einführung neuer Arbeitsstoffe
- Sonderveranstaltungen und Lehrgänge
- Anfrage bei Informationsstellen innerhalb und außerhalb des Betriebes

Welche Personen sind im Betrieb ansprechbar?
- Betriebsrat bzw. Personalrat
- Sicherheitsfachkraft
- Betriebsarzt
- Arbeitgeber
- Strahlen- oder Umweltschutzbeauftragte
- Arbeitsschutzausschuß

Wer ist außerhalb des Betriebs ansprechbar?
- BRD: Bundesanstalt für Arbeitsschutz, Arbeitsschutzinstitute in den Bundesländern
- Österreich: Allgemeine Unfallversicherungsanstalt, Wien
- Gewerbeaufsicht
- Berufsgenossenschaften
- Zuständige Gewerkschaften

Wo kann man nachschlagen?
- Rechtsgrundlagen wie Chemikaliengesetz, Gefahrstoffverordnung, Technische Regeln für gefährliche Arbeitsstoffe, Unfallverhütungsvorschriften, MAK-Werte-Liste
- Stofflisten, Informationen der Hersteller (z. B. Sicherheitsdatenblatt)
- Wissenschaftliche Literatur

Allergien am Arbeitsplatz

Allergien sind mittlerweile für viele zu einem gravierenden Gesundheitsproblem geworden (➔ Seite 534). Für bestimmte Erwerbszweige typische Allergene sind:

Metallindustrie: Reinigungs- und Lösungsmittel, Hydrazinhydrobromid (beim Löten), Chrom, Nickel, Kobalt, Kadmium, Beryllium, Uran
Elektroindustrie: Chlorparaffin, Epoxidharze, Triäthylentetraminhärter, Formaldehyd
Pharma- und Chemieindustrie: Isocyanate, Aldehyde, aromatische Nitroverbindungen, p-Amine, Hydrazine, Peptide, Proteasen, Schwermetalle, Terpentin, Benzol, Toluol, Anisol, Kunststoffe, Metalle
Kunststoffindustrie: Phenol, Formalin, Epoxidharze, alle Kunststoffe
Druckindustrie: Terpentin, Xylol, Anilinderivate, Chrom, Kobalt, Nickel in Druckerschwärze, Gummi
Fotoindustrie: Entwickler, Fixiersalze, Tönungsmittel, Verstärker, Kopierlösungen
Gummiindustrie: Beschleuniger, Kolophonium, Azostoffe, Gummi
Textilindustrie: Anilin-Farbstoffe, Antiseptika, Mottenschutzmittel, Kobalt, Appreturen, Chrom, Nickel, Quecksilber, Vernetzer, Formaldehyd, organische Stäube
Holzverarbeitung: Formalin, Pyridin, Phenole, Chrom
Bau/Maler: Phenole, Lösungsmittel, Lacke, Formalin, Terpentin, Metalle, Farben, Leime, Bauzementmaterialien
Medizinischer Bereich: Desinfektionsmittel, Medikamente wie Antibiotika oder Mittel zur örtlichen Betäubung
Friseure: Färbe-, Bleich-, Haarwasch-, Fixiermittel, Kosmetika, Konservierungsmittel, Quecksilber
Haushalt: Reinigungsmittel, Desinfektionsmittel, Wachse, Bleichmittel, Gummihandschuhe
Landwirtschaft: Organischer Staub, Schädlingsbekämpfungsmittel, Kunstdünger, Kalkammonsalpeter, Kobalt (bei mineralangereichertem Futter), Antibiotika, Konservierungsmittel

Wenn Sie mit den genannten Stoffen hantieren müssen:
- Sicherheitsvorschriften penibel einhalten
- Gehen Sie bei ungewöhnlichen Beschwerden wie Hautveränderungen, Atemwegerkrankungen, Augenbeschwerden usw. unverzüglich zum Arzt und weisen Sie ihn auf Ihre Arbeitsbedingungen hin

Krebs am Arbeitsplatz

Arbeitsbedingte Krebserkrankungen kennt man seit 200 Jahren. Bis jetzt hat die Wissenschaft unter den über 600 000 gebräuchlichen chemischen Verbindungen mehr als 1000 Stoffe entdeckt, die Krebs auslösen können (*Kanzerogene*). Jedes Jahr werden weitere 1000 Substan-

zen neu entwickelt. Im selben Zeitraum kann man aber aus Zeit- und Geldgründen nur 77 Stoffe auf eine eventuelle krebserregende Wirkung prüfen. Die Wechselwirkung dieser Stoffe ist kaum geklärt.
Für Stoffe, die beim Menschen mit großer Sicherheit bösartige Tumore verursachen, sind in der BRD und in Österreich besondere Sicherheitsvorschriften erlassen worden. Für diese Stoffe gibt es keine MAK-Werte, da sie in keiner Menge unbedenklich sind.
Für einige Kanzerogene sind jedoch Grenzen festgesetzt, die durch technische Anlagen einhaltbar sind, die TRK-Werte. Sie dürfen am Arbeitsplatz nicht überschritten werden.
Krebserregende Stoffe sind - wo immer möglich - zu meiden. Ist ihre Verwendung jedoch unumgänglich, müssen besondere Überwachungsmaßnahmen eingehalten werden:

- Regelmäßige Kontrolle der Luft am Arbeitsplatz
- Zeitlich befristete Arbeit mit diesen Stoffen
- Individueller Atem- und Körperschutz
- Besondere ärztliche Überwachung von Personen, die diesen Stoffen ausgesetzt sind

Die Entstehung berufsbedingter Krebserkrankungen reicht meist 20 Jahre zurück. Die Schutzmaßnahmen haben dazu geführt, daß der Anteil von berufsbedingten Krebserkrankungen auf etwa sechs Prozent der Gesamtzahl von Berufserkrankungen gesunken ist.
Die Deutsche Forschungsgemeinschaft hat 1987 eine Liste mit 152 krebsgefährlichen Substanzen veröffentlicht. Die Liste der österreichischen MAK-Kommission enthält derzeit noch nicht so viele Stoffe.
Nähere Informationen über Krebsgefahren auf dem Arbeitsplatz können Sie bei Ihrer zuständigen Gewerkschaft einholen.

Krebsgefährliche Stoffe

17 Stoffe lösen beim Menschen nachweislich Krebs aus:
4-Aminodiphenyl, Arsenige Säure und Salze, Asbest, Benzidin, Benzol, Bis- bzw. Dichlormethyläther, Braunkohlenteer, Buchen- und Eichenholzstaub, 4-Chlor-o-toluidin, Dichlordiäthylsulfid, N-Methyl-bis-Monochlordimethyläther, 2-Naphtylamin, Nickel, Steinkohlenteer, -pech und -öle, Vinylchlorid, Zinkchromat.
75 Stoffe lösten im Experiment und wahrscheinlich auch beim Menschen Krebs aus. Dazu gehören:
Berylliumverbindungen, Kadmiumchlorid, Chrom-II- und IV-Verbindungen, Kobalt, Dieselmotor-Emissionen, Hydrazin, N-Nitroso-Verbindungen.
59 Stoffe stehen unter begründetem Krebsverdacht.

Die wichtigsten krebsgefährlichen Stoffe am Arbeitsplatz

Bis(Chlormethyl)äther (BCME)
Arbeiter, die mit dem Stoff BCME umgehen, tragen das 6- bis 9fache Lungenkrebsrisiko. Es wird durch Rauchen noch verstärkt.
BCME wird bei zahlreichen Herstellungsprozessen in Biologie- und Chemielaboratorien, in Insektenzuchtlaboratorien und in Spanplatten- und Papierfabriken angewendet.

Kokereiemissionen
Wer länger als fünf Jahre in der Nähe von Kokereiöfen arbeitet, trägt ein auf das Elffache erhöhtes Lungenkrebsrisiko.

Benzol
Benzol ist an der Entstehung von Leukämie beteiligt. Es ist in allen Produkten enthalten, die aus Rohöl gewonnen werden.

Benzpyren
Benzpyren gehört zu den polyzyklischen aromatischen Kohlenwasserstoffen, die bei unvollkommenen Verbrennungsvorgängen entstehen und überall in unserer Umwelt vorkommen. Sie kommen aus den Schloten der Industrie und aus den Auspuffgasen und vergiften Luft, Wasser und Boden, setzen sich auf Getreide, Obst und Gemüse ab und geraten so in die Nahrung.
Arbeiter in folgenden Berufen sind Benzpyren besonders ausgesetzt: Dachdecker, Isolierer, Gaswerkarbeiter, Kohleverflüssiger, Stahlkocher, Hochofenarbeiter, Asphaltkocher. Sie haben ein erhöhtes Risiko, an Krebs von Lunge, Mund, Lippen, Hals, Kehlkopf oder Speiseröhre zu erkranken.

Metalle
Nickel, Arsen und Chromate sind starke Karzinogene, die beim Menschen vor allem Lungenkrebs erzeugen. Kadmium (in der Galvanotechnik, Gummiindustrie, Batterie- und Kunststofftechnologie) fördert wahrscheinlich Lungen- und Prostatakrebs. Beryllium, Kobalt, Zink und Titan sind wahrscheinlich ebenfalls kanzerogen.
Ein erhöhtes Risiko, an Blasen- und Zungenkrebs zu erkranken, haben Sanitätsinstallateure, Konstruktionsmetallarbeiter und Schweißer. Krebs der Bauchspeicheldrüse ist bei Aluminiumhüttenarbeitern und Metallblechern häufig. Bei Installateuren und in der Aluminiumhütte sind Tumore des Lymphsystems häufig.

Asbest
ist weit verbreitet (➔ Seite 915). Die feinen Fasern des Materials können Lungenzellen mechanisch zerstören. Lungenkrebs ist Todesursache bei jedem fünften der Arbeiter, die über Jahre hinweg Asbest ausgesetzt sind.

Radioaktive Stäube
Mit Staubpartikeln können radioaktive Teilchen in die Lunge geraten. Dieser Gefahr sind vor allem Bergleute unter Tage ausgesetzt. In Lagerstätten mit Eisen-, Flußspat-, Wolfram-, Kupfer- und Zinkvorkommen und in Tongruben kommt das radioaktive Gas Radon vor. Beim Uranbergbau geht von den Radionukleiden, die sich an Staubpartikel heften, die 20fache Strahlendosis aus im Vergleich zu unmittelbar eingeatmetem Radon.

Holzstaub
Beschäftigte in der holzverarbeitenden Industrie tragen ein deutlich erhöhtes Krebsrisiko. Bei Schreinern, Holzfällern, Förstern, Papiermühlenarbeitern und Arbeitern in der Sperrholzplattenproduktion treten Magenkrebs und Krebs der blutbildenden Organe und des Lymphsystems auf. Möbelarbeiter leiden öfter an Nasen- und Nasennebenhöhlenkrebs. Bis jetzt ist ungeklärt, ob der Holzstaub selbst, ein Zersetzungsprodukt oder ein Arbeitsstoff diese Gefährdung bewirkt.

Berufskrankheiten

Auch wenn die Statistiken bei vielen Berufserkrankungen einen rückläufigen Trend ausweisen, so trügt doch das Bild: Viele Erkrankungen werden gar nicht erfaßt oder anderen Ursachen zugeschrieben. Lediglich bei Stoffen, die etwa Vergiftungen auslösen, läßt sich die Ursache oft leugnen. Doch viele chemische Wirkstoffe zeigen ihre Spuren erst später, bei krebserregenden oder erbgutschädigenden Mitteln kann es sogar häufig Jahrzehnte dauern. Und manchmal genügt bereits ein einmaliger Kontakt mit dem unheilbringenden Produkt.
Derzeit gelten in der Bundesrepublik lediglich 55, in Österreich 44 Krankheiten als Berufskrankheiten. 40 davon werden durch Schadstoffe am Arbeitsplatz hervorgerufen. Hauterkrankungen liegen dabei nach der Lärmschwerhörigkeit auf Platz zwei.

Der lange Weg zur Anerkennung
Um für eine Berufskrankheit entschädigt zu werden, müssen die Betroffenen einen beschwerlichen Weg auf sich nehmen. Ein Arzt muß zu dem begründeten Verdacht kommen, daß ein Zusammenhang zwischen Krankheit und Arbeitsbedingungen besteht. In der BRD durch eine Anzeige bei der zuständigen Berufsgenossenschaft und bei der Gewerbeaufsicht, in Österreich beim Arbeitsinspektorat und der Allgemeinen Unfallversicherungsanstalt beginnt das Verfahren.
Die Berufsgenossenschaft bzw. das Arbeitsinspektorat veranlaßt nunmehr eine Untersuchung durch einen speziell ausgebildeten, dazu ermächtigten Arzt, der wiederum entscheidet, ob eine Berufskrankheit vorliegt, ob sie entschädigt werden muß und in welcher Höhe. Die Entscheidung fällt schließlich die Berufsgenossenschaft bzw. der AUVA-Ausschuß.
Wird das ursprüngliche Ansuchen des Erkrankten abgelehnt, kann nur noch über eine Klage beim Sozialgericht eine Anerkennung durchgesetzt werden. Oft werden eine Reihe weiterer Gutachten angefordert. Die Verhandlungen können sich über Jahre erstrecken. Daß berufsbedingte Erkrankungen häufig nur auftreten, weil das Arbeitsschutzsystem versagt hat, nützt den Betroffenen nichts. Niemand achtet auf Ihre Gesundheit in dem Maße, wie Sie selbst es tun können. Nehmen Sie Sicherheitsvorschriften im Betrieb darum unbedingt ernst.

Krebsvorbeugung am Arbeitsplatz
- Erkundigen Sie sich bei Arbeitgeber bzw. Betriebsrat nach dem zulässigen MAK- und ZSK-Wert, wenn Sie mit Chemikalien hantieren müssen und Stäube und Dämpfe einatmen. Erkundigen Sie sich, ob Sie mit krebsfördernden Stoffen arbeiten. Wenn ja, informieren Sie sich über den vorgeschriebenen TRK-Wert. Auskunft gibt auch die Gewerkschaft
- Fordern Sie vom Arbeitgeber die Messung und die Einhaltung der MAK-, ZSK- und TRK-Werte
- Fordern Sie vom Arbeitgeber die vorgeschriebene Einrichtung von Sicherheitsmaßnahmen, zum Beispiel die Installation eines Abzugs, der Be- und Entlüftung
- Halten Sie Arbeitsschutzvorschriften penibel ein. Tragen Sie die vorgeschriebenen Schutzmasken, Schutzbrillen, Handschuhe und Schutzanzüge, auch wenn sie Ihnen lästig scheinen
- Nehmen Sie regelmäßig an den Vorsorge- und Überwachungsuntersuchungen teil. Suchen Sie den Arzt sofort beim Auftreten ungewöhnlicher Beschwerden auf

Zum Weiterlesen
Umweltgruppen Katalyse, Bund, Öko-Institut und Ulf: Chemie am Arbeitsplatz; Hamburg